Kirschnersche allgemeine und spezielle Operationslehre
Begründet von Martin Kirschner
Herausgegeben von G. Heberer und R. Pichlmayr

Gynäkologische Operationen

Dritte, völlig neubearbeitete und erweiterte Auflage

Herausgegeben von

J. Zander und H. Graeff

Bearbeitet von

R. Ackermann, M. Bader, J. Baltzer, L. Beck, H. G. Bender, E. Biemer
O. Dapunt, R. Deckardt, F. Fischbach, R. Goebel, G. Grospietsch, H. Graeff
H. Hansen, H. Hepp, M. Hölscher, R. von Hugo, F. Jänicke, U. Jonas
E. Kastendieck, P. G. Knapstein, M. Kolben, M. Korell, P. Krieglsteiner
R. Kürzl, W. Kuhn, B. Lampe, H.-J. Lindemann, K. J. Lohe, M. Mahlke
R. T. Michel, R. Penning, W. Poleska, P. Quent, W. Rath, M. Reiser
M. Rust, P. Scheidel, H. Schmidt-Matthiesen, J. Schöffel, Th. Schwenzer
K. Semm, B.-U. Sevin, J. R. Siewert, W. Spann, G. Spilker, R. Strigl, W. Theiss
R. Thurmayr, B. Ultsch, J. de Waal, K.-H. Wulf, J. Zander, W. Zeuner

Mit 600 meist farbigen Abbildungen
in 838 Einzeldarstellungen

Springer-Verlag Berlin Heidelberg New York
London Paris Tokyo Hong Kong Barcelona

Kirschnersche allgemeine und spezielle Operationslehre
Band IX, dritte, völlig neubearbeitete und erweiterte Auflage

ISBN 3-540-18252-7 Springer-Verlag Berlin Heidelberg New York
ISBN 0-387-18252-7 Springer-Verlag New York Berlin Heidelberg

CIP-Titelaufnahme der Deutschen Bibliothek
Kirschnersche allgemeine und spezielle Operationslehre / begr. von Martin Kirschner. Hrsg. von G. Heberer u. R. Pichlmayr. - Berlin ; Heidelberg ; New York ; London ; Paris ; Tokyo ; Hong Kong ; Barcelona : Springer
Früher u. d. T.: Allgemeine und spezielle Operationslehre NE: Kirschner, Martin [Begr.]; Heberer, Georg [Hrsg.]
Bd. 9. Gynäkologische Operationen. - 3., völlig neubearb. und erw. Aufl. - 1991
Gynäkologische Operationen / hrsg. von J. Zander und H. Graeff. Bearb. von R. Ackermann ... - 3., völlig neubearb. und erw. Aufl. - Berlin ; Heidelberg ; New York ; London ; Paris ; Tokyo ; Hong Kong ; Barcelona : Springer, 1991
(Kirschnersche allgemeine und spezielle Operationslehre ; Bd. 9)
ISBN 3-540-18252-7 (Berlin ...)
ISBN 0-387-18252-7 (New York ...)
NE: Zander, Josef [Hrsg.]; Ackermann, Rolf

Zeichnungen: R. Henkel und B. Zimmermann, Heidelberg
Reproduktion der Abbildungen: Gustav Dreher GmbH, Stuttgart; Gebr. Czech & Partner GmbH, München
Gesamtherstellung: Appl, Wemding
2122/3130-543210 - Gedruckt auf säurefreiem Papier

Mitarbeiterverzeichnis

HERAUSGEBER

J. ZANDER, em. Prof. Dr. Dr. h. c., I. Frauenklinik der Universität, Maistraße 11, D-8000 München 2

H. GRAEFF, Prof. Dr., Frauenklinik und Poliklinik der Technischen Universität, Klinikum rechts der Isar, Ismaninger Straße 22, D-8000 München 80

AUTOREN

R. ACKERMANN, Prof. Dr., Urologische Klinik der Universität, Moorenstraße 5, D-4000 Düsseldorf 1

M. BADER, Dr., Maximilianstraße 16, D-8000 München 22

J. BALTZER, Prof. Dr., Frauenklinik der Städtischen Krankenanstalten, Lutherplatz 40, D-4150 Krefeld

L. BECK, Prof. Dr., Universitäts-Frauenklinik, Moorenstraße 5, D-4000 Düsseldorf 1

H. G. BENDER, Prof. Dr., Universitäts-Frauenklinik, Abteilung Gynäkologie und Gynäkologische Onkologie, Theodor-Stern-Kai 7, D-6000 Frankfurt/Main 70

E. BIEMER, Prof. Dr., Chirurgische Klinik und Poliklinik der Technischen Universität, Abteilung für Plastische- und Wiederherstellungschirurgie, Klinikum rechts der Isar, Ismaninger Straße 22, D-8000 München 80

O. DAPUNT, Prof. Dr., Universitäts-Frauenklinik, Anichstr. 35, A-6020 Innsbruck

R. DECKARDT, Dr., Frauenklinik und Poliklinik der Technischen Universität, Klinikum rechts der Isar, Ismaninger Straße 22, D-8000 München 80

F. FISCHBACH, Priv.-Doz. Dr., Frauenklinik und Poliklinik der Technischen Universität, Klinikum rechts der Isar, Ismaninger Straße 22, D-8000 München 80

R. GOEBEL, Prof. Dr., Evangelisches Krankenhaus Oberhausen, Frauenklinik, Abteilung Gynäkologie und Geburtshilfe, Virchowstraße 20, D-4200 Oberhausen 1

G. GROSPIETSCH, Prof. Dr., Städtische Frauenklinik, D-3300 Braunschweig

H. HANSEN, Prof. Dr., Chirurgische Klinik der Evangelischen und Johanniter-Krankenanstalten Duisburg-Nord/Oberhausen, Fahrner Straße 133, D-4100 Duisburg 11

H. HEPP, Prof. Dr., Frauenklinik der Universität, Klinikum Großhadern, Marchioninistraße 15, D-8000 München 70

M. HÖLSCHER, Prof. Dr., Chirurgische Klinik und Poliklinik der Technischen Universität, Klinikum rechts der Isar, Ismaninger Straße 22, D-8000 München 80

R. VON HUGO, Prof. Dr., Frauenklinik, Klinikum Bamberg, Bugerstraße 80, D-8600 Bamberg

F. JÄNICKE, Priv.-Doz. Dr., Frauenklinik und Poliklinik der Technischen Universität, Klinikum rechts der Isar, Ismaninger Straße 22, D-8000 München 80

U. JONAS, Prof. Dr., Medizinische Hochschule Hannover, Zentrum Chirurgie, Klinik für Urologie, Konstanty-Gutschow-Straße 8, D-3000 Hannover 61

E. KASTENDIECK, E., Prof. Dr., Martin-Luther-Krankenhaus, Caspar-Theyss-Straße 27/29, D-1000 Berlin 33

P. G. KNAPSTEIN, Prof. Dr., Universitäts-Frauenklinik, Langenbeckstraße 1, D-6500 Mainz

M. KOLBEN, Dr., Frauenklinik und Poliklinik der Technischen Universität, Klinikum rechts der Isar, Ismaninger Straße 22, D-8000 München 80

M. KORELL, Dr., Frauenklinik der Universität, Klinikum Großhadern, Marchioninistraße 15, D-8000 München 70

P. KRIEGLSTEINER, Prof. Dr., Friedrichstraße 1, D-8000 München 40

R. KÜRZL, Priv.-Doz. Dr., I. Frauenklinik der Universität, Maistraße 11, D-8000 München 2

W. KUHN, Prof. Dr., Frauenklinik und Hebammenlehranstalt der Universität, Robert-Koch-Straße 40, D-3400 Göttingen

B. LAMPE, Dr., I. Frauenklinik der Universität, Maistraße 11, D-8000 München 2

H.-J. LINDEMANN, Prof. Dr., Michaelis-Krankenhaus e. V., Am Weiher 7, D-2000 Hamburg 20

K. J. LOHE, Prof. Dr., Gynäkologisch-geburtshilfliche Abteilung am Städtischen Krankenhaus München-Schwabing, Kölner Platz 1, D-8000 München 40

M. MAHLKE, Dr., Universitäts-Frauenklinik, Langenbeckstraße 1, D-6500 Mainz

R. T. MICHEL, Priv.-Doz. Dr., Alexander-von-Humboldt-Straße 8, D-6120 Erbach/Odenwald

R. PENNING, Dr., Institut für Rechtsmedizin der Universität, Frauenlobstraße 7a, D-8000 München 2

W. POLESKA, Dr., Städtische Krankenanstalten, Frauenklinik, Lutherplatz 40, D-4150 Krefeld

P. QUENT, Dr., Evangelisches Krankenhaus Oberhausen, Frauenklinik, Virchowstraße 20, D-4200 Oberhausen 1

W. RATH, Priv.-Doz. Dr., Frauenklinik und Hebammenlehranstalt der Universität, Robert-Koch-Straße 40, D-3400 Göttingen

M. REISER, Prof. Dr., Radiologische Klinik der Universität, Sigmund-Freud-Straße 25, D-5300 Bonn 1

M. RUST, Priv.-Doz. Dr., Institut für Anästhesiologie der Technischen Universität, Klinikum rechts der Isar, Ismaninger Straße 22, D-8000 München 80

P. SCHEIDEL, Prof. Dr., Marienkrankenhaus, Abteilung für Gynäkologie und Geburtshilfe, Alfredstraße 9, D-2000 Hamburg 76

H. SCHMIDT-MATTHIESEN, em. Prof. Dr., Humperdinckstraße 11, D-6000 Frankfurt/Main 70

J. Schöffel, Dr., Institut für Medizinische Statistik und Epidemiologie der Technischen Universität, Klinikum rechts der Isar, Ismaninger Straße 22, D-8000 München 80

Th. Schwenzer, Dr., Universitäts-Frauenklinik, Moorenstraße 5, D-4000 Düsseldorf 1

K. Semm, Prof. Dr. Dr. h. c., FRCOG, Frauenklinik der Universität und Michaelis-Hebammenschule, Michaelisstraße 16, D-2300 Kiel 1

B.-U. Sevin, Prof. Dr., University of Miami, School of Medicine, Division of Gynecologic Oncology (D-52), Department of Obstetrics and Gynecology, P. O. Box 016960, Miami, FL 33101, USA

J. R. Siewert, Prof. Dr., Chirurgische Klinik und Poliklinik der Technischen Universität, Klinikum rechts der Isar, Ismaninger Str. 22, D-8000 München 80

W. Spann, em. Prof. Dr. Dr. h. c., Institut für Rechtsmedizin der Universtität, Frauenlobstraße 7a, D-8000 München 2

G. Spilker, Prof. Dr. Dr., Städtisches Krankenhaus Merheim, Ostmerheimer Straße 200, D-5000 Köln 91

R. Strigl, Prof. Dr., Klinikum Landshut, Frauenklinik, Robert-Koch-Straße 1, D-8300 Landshut

W. Theiss, Prof. Dr., I. Medizinische Klinik und Poliklinik der Technischen Universität, Klinikum rechts der Isar, Ismaninger Straße 22, D-8000 München 80

R. Thurmayr, Prof. Dr., Institut für Medizinische Statistik und Epidemiologie der Technischen Universität, Klinikum rechts der Isar, Ismaninger Straße 22, D-8000 München 80

B. Ultsch, Prof. Dr., Kreiskrankenhaus Ellwangen, Dalkinger Straße 8–12, D-7090 Ellwangen

J. de Waal, Dr., Gemeinschaftspraxis, Ernst-Reuter-Platz 2, D-8060 Dachau

K.-H. Wulf, Prof. Dr., Universitäts-Frauenklinik und Hebammenschule, Josef-Schneider-Straße 4, D-8700 Würzburg

W. Zeuner, Dr., Städtische Krankenanstalten, Frauenklinik, Lutherplatz 40, D-4150 Krefeld

Vorwort

Die 1. Auflage dieser gynäkologischen Operationslehre erschien 1933. Sie wurde von GEORG AUGUST WAGNER (1873-1947), damals Direktor der Charité-Frauenklinik in Berlin, als V. Band der Kirschnerschen allgemeinen und speziellen Operationslehre bearbeitet. Als Schüler von v. EISELSBERG, CHROBAK und v. ROSTHORN und als vormaliger Oberarzt bei ERNST WERTHEIM wurde er im wesentlichen durch die Wiener Schule der operativen Gynäkologie geprägt. Nach seinem Tod 1947 fiel die erneute Bearbeitung zunächst seinem klinischen Schüler und Oberarzt und schließlich auch am Ende des Zweiten Weltkrieges Vertreter in der Leitung der Charité-Frauenklinik CARL KAUFMANN (1900-1980) zu. Dieser übergab im Verlauf seines Wirkens in Köln die weitere und endgültige Bearbeitung der 2. Auflage seinen Schülern KARL-GÜNTHER OBER, später Direktor der Universitäts-Frauenklinik Erlangen, und HELMUT MEINRENKEN, dem späteren Direktor der Landesfrauenklinik in Wuppertal. CARL KAUFMANN hat diesen Entschluß in seinem Geleitwort zu der völlig neu bearbeiteten 2. Auflage begründet. Sie erschien als IX. Band des Gesamtwerkes der Kirschnerschen Operationslehre 1964, also gut 30 Jahre nach der 1. Auflage. EGON FAUVET (1901-1970) und EGBERT SCHMIEDT haben an dieser 2. Auflage mitgearbeitet. Beide Auflagen haben als Standardwerk der operativen Gynäkologie in ihrer Zeit hohen Rang gewonnen. WAGNER gelang es, die internationalen Entwicklungen bis zum Beginn der dreißiger Jahre aus der Sicht der damals schon weltberühmten Wiener Schule in wesentlichen Zügen zusammenzufassen, in einer Zeit, in der weder die modernen Methoden der Anästhesie, der Trombose- und Embolieprophylaxe, der Antibiotikabehandlung und der postoperativen Behandlung und Überwachung zur Verfügung standen. KAUFMANN, OBER und MEINRENKEN standen hingegen vor der Aufgabe, den im Verlauf des Krieges mit der übrigen Welt verlorenen Kontakt bis in die erste Hälfte der Sechziger Jahre wiederherzustellen. Die inzwischen erfolgte Entwicklung der oben genannten Methoden, zu der vor allem auch die Grundlagenforschung in der Pysiologie und Biochemie beitrug, hatten eine beträchtliche Erweiterung der operativen Techniken bei deutlicher Minderung der mit operativen Eingriffen verbundenen Risiken ermöglicht. Gleichzeitig war in der Zeit Bewährtes inzwischen deutlicher geworden. Es ist heute unbestritten, daß diese schwierige Aufgabe den Autoren der 2. Auflage meisterhaft gelungen ist. So ist z. B. ihre ausführliche Darstellung der erweiterten abdominalen operativen Behandlung des Uteruskrebses nach wie vor von größtem Wert. Gerade in diesem Kapitel wird der Fortschritt von der 1. zur 2. Auflage besonders deutlich.

Nunmehr liegt - mehr als ein halbes Jahrhundert nach der 1. Auflage und gut ein viertel Jahrhundert nach der 2. Auflage - die 3. Auflage der „Gynäkologischen Operationslehre" wiederum als Band IX der Kirschnerschen Operationslehre vor. Die Herausgeber haben sich aus der gleichen operativen Schule entwickelt, wie die Autoren der beiden vorangehenden Auflagen. Der eine (J. Z.) war vor der Übernahme des Amtes als Direktor der Universitäts Frauenklinik in Heidelberg und später der I. Universitäts Frauenklinik in München langjähriger Oberarzt von CARL KAUFMANN, der andere (H. G.) war vor der Übernahme des Amtes als Direktor der Frauenklinik der Technischen Universität München langjähriger Oberarzt bei J. Z.. Zahlreiche Schüler und Mitarbeiter der Herausgeber sind als Autoren in der vorliegenden 3. Auflage beteiligt. Seit der 2. Auflage haben sich wiederum eine Fülle von Wandlungen in der operativen Gynäkologie vollzogen. Zu den methodischen Fortschritten, die heute weltweit Anerkennung gefunden haben, gehören die endoskopisch-diagnostischen und -operativen Methoden, ebenso wie die mikrochirurgischen Methoden. Supraradikale Methoden in der abdominalen gynäkologischen Krebsbehandlung sind vor allem durch Fortschritte in der abdominalen Allgemeinchirurgie und in der Urologie akzeptabler geworden und haben inzwischen ein eng umgrenztes Indikationsgebiet gefunden. Das Spektrum der gynäkologischen Operationen ist in vielen Ländern infolge der Entwicklungen der letzten ein bis zwei Jahrzehnte – insbesondere durch die Mammachirurgie – erweitert worden. Betrachtungen gynäkologischer Eingriffe aus der Blickrichtung der plastischen und rekonstruktiven Chirurgie haben einen weitaus größeren Stellenwert erlangt. Es ist noch sehr viel deutlicher geworden, was sich aus dem Bereich mehr traditionell gynäkologischer Operationsmethoden bewährt hat und was inzwischen weitgehend aufgegeben werden konnte. Das trifft besonders auch für die vaginalen Operationen zu, von denen die Herausgeber meinen, daß sie nach wie vor zum Standardrüstzeug und zum Besonderen gynäkologischen Operierens gehören, und daß sie deshalb auch intensiv gelehrt werden sollten.

Zu den wesentlichen Fortschritten der operativen Gynäkologie gehört auch die Entwicklung einer zunehmend kritischen Sorgfalt bei den Indikationsstellungen vor dem Hintergrund der international vorliegenden Ergebnisse, ebenso wie die Entwicklung des Gesamtkonzeptes einer Chirurgie, welche den chirurgischen Eingriff als erlernbare, solide und mit äußerster Zuverlässigkeit vorzunehmende Maßnahme betrachtet und nicht als ein jeweils individuelles Kunstwerk. Dazu gehört vor allem auch die Verhütung, frühzeitige Erkennung und Behandlung von typischen Fehlern und Komplikationen, ebenso wie die Vermeidung einer Unterbehandlung oder Überbehandlung, sei es aus ungenügender Kenntnis und Erfahrung des Operateurs oder auch aus einer gewissen Selbstherrlichkeit. Daraus ergibt sich wiederum die Notwendigkeit zur intensiven und offenen Kooperation mit der Anästhesie, der Allgemeinchirurgie, der Urologie und der Plastischen Chirurgie. Schließlich sind die Kenntnisse der aktuellen Fortschritte auf den Gebieten der präoperativen Diagnostik und gegebenenfalls Behandlung, unter Einschluß der Prophylaxe und Therapie von thromboembolischen Erkrankungen und Infektionen ebenso wie der peri- und postoperativen Betreuung und schließlich der Qualitätssicherung von größter Bedeutung für jeden gynäkologischen Operateur. Ein perioperatives Management, das konsequent angewandt und ständig detailliert an den Daten der Qualitätssicherung orientiert wird, kann die postoperative Morbidität senken. Letztlich geht es heute nach unserer Auffassung um die richtige Einordnung der Operationstechniken als Handwerk in ein humanes Gesamtkonzept der ärztlichen Tätigkeit.

Wir haben versucht, ein Konzept dieser Art in der 3. Auflage der Operationslehre zu verwirklichen. Es war von vornherein klar, daß dieser Versuch nur dann gelingen kann, wenn verschiedene Autoren aus allen Teilgebieten der gynäkologischen Chirurgie mit speziellen Kenntnissen und Erfahrungen und ebenso aus den benachbarten Fachgebieten der Chirurgie, Urologie und plastischen Chirurgie beteiligt werden. Gerade die Entwicklungen und die täglichen Erfahrungen in den benachbarten Fachgebieten müssen für die operative Gynäkologie voll genutzt werden.

In der Organisation des Gesamtstoffs haben wir uns von dem mehr klassischen Konzept einer Ordnung nach Organen getrennt. Es war auch keineswegs unser Ziel, dem bisher vorliegenden internationalen Schrifttum einen neuen Atlas gynäkologischer Operationstechniken hinzuzufügen. Das vorliegende Werk gliedert sich in 4 Hauptteile:

1. Die allgemeinen ärztlichen Grundlagen der gynäkologischen Chirurgie.
2. Die Darstellung der typischen gynäkologischen Operationstechniken, wobei der unmittelbare nosologische Bezug zunächst nicht im Vordergrund steht.
3. Ihre praktischen Anwendungen und Modifikationen unter nosologischen Gesichtspunkten.
4. Die Darstellung spezieller gynäkologischer Operationstechniken.

Wir sind der Meinung, daß in dieser Aufgliederung unsere speziellen Anliegen besser zum Tragen kommen.

Unser aufrichtiger Dank für die Bereitschaft an der Verwirklichung dieses Gesamtkonzeptes auf zahlreichen Detailgebieten mitzuwirken, gilt zunächst allen Autoren. Die Arbeit nahm viele Jahre in Anspruch. Unterschiedliche Beanspruchung und individuelles Arbeitstempo, gerade auch besonders erfahrener und sachkundiger Autoren, erfordern heute von den Mitautoren ebenso wie von den Herausgebern eines so weitgespannten Unternehmens dieser Art viel Toleranz. Manche berechtigte Frustration mußte von den Autoren, die ihre Manuskripte termingerecht einreichten, überwunden werden. Die Herausgeber bitten hier vielfach um Vergebung und danken den Mitautoren umsomehr, daß es schließlich zu Anfang 1990 gelang, alle Manuskripte in einer „up to date" aufgearbeiteten Form ziemlich gleichzeitig in Druck zu geben. Herrn Professor Dr. med. Dr. med. h. c. GEORG HEBERER, dem Mitherausgeber der Kirschnerschen Operationslehre, möchten wir in diesem Zusammenhang ebenfalls unseren Dank für seine stete Unterstützung und guten Ratschläge zum Ausdruck bringen.

Unser Dank auch im Namen aller Mitautoren gilt weiterhin den Zeichnern des Ateliers KÜHN in Heidelberg, insbesondere Herrn REINHOLD HENKEL. Er hat den weitaus größten Anteil der Abbildungen dieses Bandes neu gezeichnet. Er zeichnete sich aus durch ein außerordentliches Einfühlungsvermögen in die anatomischen Gegebenheiten ebenso wie durch persönliche Zuverlässigkeit. Eine Reihe von Autoren verdanken seiner unvoreingenommenen, engagierten Mitarbeit kritische Einwände und Anregungen zu ihren Vorlagen, die sich dann für das Endergebnis mancher Darstellungen günstig ausgewirkt haben. Für die Herausgeber gehören die vielfachen persönlichen Diskussionen mit Herrn HENKEL über Grundsätze der bildlichen operativen Darstellungen zu den besonders angenehmen Erfahrungen bei den Arbeiten für das Gesamtwerk. Nach unserer Auffassung hat Herr HENKEL die Tradition des Wiener Operationszeichners K. HAJEK (1. Auflage) und der Operationszeichner J. KORTNER und H. BRANDT (2. Auflage) überzeugend fortgesetzt. Die Abbildungen der Kapitel K. I und K. II hat der Autor K. SEMM aus Kiel selbst gezeichnet. Auch ihm gilt unser Dank.

Unser Dank gilt ferner Herrn WOLFGANG BERGSTEDT und Frau IRMGARD C. LEGNER im Springer-Verlag. Sie standen uns bei den Vorarbeiten bis zur endgültigen Drucklegung des Gesamtwerkes jederzeit mit der Fülle ihrer Erfahrungen, aber auch mit Geduld und nicht selten ermutigend zur Seite. Last not least gilt unser Dank dem Mitinhaber des Springer-Verlags, Herrn Dr. phil. Dr. med. h. c. mult. HEINZ GÖTZE. Er hat für die 3. Neuauflage dieses Werkes von vornherein größtes persönliches Interesse gezeigt und war dabei stets zu mutigen verlegerischen Entscheidungen bereit, nicht zuletzt auch im Bereich der erheblichen Kosten, die sich durch die Wahl eines sehr aufwendigen Bildverfahrens ergaben. Wir danken ihm für sein Vertrauen, seine verlegerische Geduld und nicht zuletzt für die gleichzeitig stets bewiesene persönliche Freundschaft.

Wir hoffen, daß unser hier skizziertes Gesamtanliegen der gynäkologischen Operationen als integrierten Anteil unseres ärztlichen Wirkens zumindest in Grundzügen erkennbar wird.

JOSEF ZANDER HENNER GRAEFF

Inhaltsverzeichnis

A Präoperative Aufklärung

I Präoperative Aufklärung aus der Sicht des Klinikers

J. Zander

Die Aufklärung des Patienten über die vorgesehenen diagnostischen Maßnahmen, über die Diagnose und über die in Frage kommenden therapeutischen Maßnahmen mit ihren möglichen Komplikationen und Nebenwirkungen gehört heute zu unseren wichtigsten Aufgaben. Elemente der ärztlichen Aufklärung gehen in fast jedes Gespräch mit dem Patienten über seine Erkrankung ein. Der Arzt sollte die Probleme der ärztlichen Aufklärung nicht nur von der rechtlichen Seite, sondern zunächst einmal aus vorwiegend ärztlicher Sicht betrachten.

Anspruch und Pflicht zur ärztlichen Aufklärung ergeben sich aus dem jeweiligen Zustand der Gesellschaft. So wie sich die Entwicklung der Gesellschaft und ihres Denkens in einem ständigen Wandel befindet, verhält es sich auch mit der ärztlichen Aufklärung. Was vor ein paar Jahrzehnten noch fragwürdig erschien, ist heute selbstverständlich. Umgekehrt ist manches heute fragwürdig, was vor nicht langer Zeit selbstverständlich erschien. Ein charakteristisches Beispiel für solchen Wandel ist die Aufklärung des Krebskranken über die Natur seines Leidens, auch wenn sie noch immer in mancher Hinsicht problematisch sein kann, hat sie sich in wenigen Jahrzehnten grundsätzlich verändert.

Unterschiedliche Herkunft, z. B. aus ländlichen Gebieten oder aus hochentwickelten städtischen Zentren, oder Bildungs- und soziale Unterschiede haben allerdings auch heute noch Auswirkungen auf den Aufklärungsanspruch. Ebenso kann der Aufklärungsanspruch in verschiedenartigen Kulturen sehr unterschiedlich sein. Dies trifft z. B. für stark religiös-gebundene Kulturen in Bereichen der islamischen Welt zu. Hat sich der Patient entschieden einem Arzt sein Vertrauen zu schenken, so erwartet er, daß dieser sein bestes tut, um ihm zu helfen. Es begleitet ihn fortan der feste Glaube, daß alles, was nunmehr zwischen ihm und seinem Arzt geschieht, in Gottes Hand liegt. Daraus kann ein Ausmaß an Entspannung und Gelassenheit resultieren, welches aus der Sicht unserer Kultur bewundernswert ist. Der Versuch, Patienten aus solchen Kulturen in unserem Sinne detailliert über einen vorgesehenen operativen Eingriff aufzuklären oder ihn gar an einer Entscheidung über mögliche Alternativen zu beteiligen, wird u. U. nicht verstanden. Er kann sogar das Gegenteil von dem erreichen, was erwünscht ist, d. h. der Patient wird in Bezug auf das Vertrauen zu seinem Arzt verunsichert.

Die Problematik der Aufklärung in unserer Kultur läßt sich hingegen in aller Kürze mit den Worten von Withold Gombrovicz in seinem Schauspiel „Yvonne, Prinzessin von Burgund" charakterisieren. Auf die Feststellung des Prinzen: „Ich bewundere Ihre Offenheit" antwortet Innozenz: „Viel lieber würde ich lügen, doch das ist heute nicht mehr möglich, unsere Epoche ist zu scharfsinnig, alle Feigenblätter sind verdorrt. Es bleibt nichts mehr als Aufrichtigkeit".

Wohin die Entwicklung der ärztlichen Aufklärung in unserer Kultur führen wird, kann niemand voraussehen. Sie muß keineswegs gradlinig, etwa in dem Sinne „mehr und immer mehr Aufklärung" verlaufen. Vielleicht könnte die Gesellschaft auch eines Tages wieder vorziehen, auf extreme Formen der Aufklärung zu verzichten, weil sie aus der Erfahrung gelernt hat, daß dafür ein hoher Preis zu zahlen ist. So fiel z. B. dem Autor im Verlauf seiner ärztlichen Erfahrungen auf, daß er zu einem völligen Verzicht auf Aufklärung im wesentlichen von Personen mit ärztlicher Ausbildung aufgefordert wurde. Vieles wird auch davon abhängen, welche Freiräume Gesetzgebung und Rechtsprechung der Intimität unserer privatesten Bereiche belassen, zu denen auch das Kranksein gehört.

Es gehört zum Wesen der Aufklärung, daß die Vermittlung der Informationen durch den Aufklärenden, also den Arzt, an den Aufzuklärenden, also den Patienten, in einer Sprache erfolgt, die dieser versteht. Aus dem zunächst einseitig gerichteten

Vorgang vom Arzt zum Patienten entwickelt sich ein Dialog, der die Voraussetzung dafür ist, daß der Patient aus der mehr passiven Rolle des Aufzuklärenden in eine mehr aktive Rolle als Aufgeklärter findet. Ziel der Aufklärung ist immer, daß der Patient zum selbstständig denkenden Partner des Arztes wird. Erst bei so verstandener Aufklärung gewinnt der Patient schließlich die Freiheit, eigene Entscheidungen im Bewußtsein der damit verbundenen Risiken zu treffen. Ob dieses Ziel in der Praxis immer erreichbar ist, ist eine andere Frage. Es muß aber in jedem Fall angestrebt werden. Die präoperative Aufklärung ist demnach nicht ein einmaliges formales Ereignis, sondern ein Prozeß. In USA spricht man von dem „informed consent".

So verstandene Aufklärung ergibt sich aus dem Respekt des Arztes gegenüber den Rechten seines Patienten. Sie ist letztlich auch der zeitgemäße Ausdruck der Solidarität mit dem Patienten, mit dem der Arzt in erster Linie durch den Heilauftrag und erst in zweiter Linie durch den Behandlungsvertrag verbunden ist. „Dieser Heilauftrag ist Jahrtausende älter als jeder Behandlungsvertrag und begründet die Heilkunde und damit den Umgang von Arzt und Kranken in der anthropologischen Grundsituation von Not und Hilfe" (E. BUCHBORN).

Aus dieser Sicht lassen sich auch ohne direkten rechtlichen Bezug einige Leitlinien für Inhalt und Form des präoperativen Aufklärungsprozesses aufzeichnen, welche sich in unserer Kultur aus der zwischenmenschlichen Begegnung von Arzt und Patient ergeben.

1. Die präoperative Aufklärung soll grundsätzlich durch den Arzt erfolgen, der gegebenenfalls den Eingriff vornehmen wird. Der Aufklärungsprozeß führt für den Arzt zu einem wesentlichen Zuwachs an Glaubwürdigkeit und damit für den Patienten an Vertrauen. Auch dies ist wesentlicher Bestandteil des ärztlichen Heilauftrages. Das schließt nicht aus, daß andere beteiligte Ärzte, Pflegepersonal, Seelsorger, Angehörige und Freunde des Patienten im Einvernehmen mit dem behandelnden Arzt an dem Aufklärungsprozeß unterstützend mitwirken. Der Dialog zwischen Patient und Arzt im Verlauf des Aufklärungsprozesses kann nicht ersetzt werden durch Formulare oder Merkblätter, auch wenn diese für einen bestimmten Eingriff ausgearbeitet wurden. Merkblätter dieser Art können jedoch im Rahmen des Aufklärungsprozesses durchaus behilflich sein.

2. Folgende Elemente sind die wesentlichen Bestandteile des präoperativen Aufklärungsprozesses:

- Die Natur der Erkrankung, welche der operativen Intervention bedarf (es ist klar, daß die Aufklärung über die Diagnose mit einer Fülle von speziellen Problemen verbunden ist, auf die hier nicht weiter eingegangen werden kann).
- Der empfohlene Eingriff, die mit ihm verbundenen möglichen Komplikationen und Risiken, seine Belastungen für den Patienten und seine Erfolgsaussichten.
- Alternative operative Eingriffe und nicht invasive Behandlungsmöglichkeiten mit ihren möglichen Komplikationen und Risiken, ihren Belastungen für den Patienten und ihren Erfolgsaussichten.
- Die Risiken bzw. der potentielle weitere Verlauf der Erkrankung bei Verzicht auf die empfohlene operative Behandlung oder auf alternative operative oder auch nicht invasive konservative Behandlungsmöglichkeiten.

3. Aus dem präoperativen Aufklärungsprozeß ergibt sich immer die Notwendigkeit zu eigenen Entscheidungen des Patienten. In jedem Fall muß er die Entscheidung darüber treffen, ob er den vorgeschlagenen Eingriff akzeptieren will oder nicht. Sehr viel schwieriger kann es für ihn werden, eine eigene Entscheidung zu finden, wenn alternative operative Behandlungsmöglichkeiten oder auch nicht invasive konservative Behandlungsmethoden zur Verfügung stehen. Für folgenschwere Entscheidungen dieser Art muß der Patient genügend Zeit haben. Die Dringlichkeit eines operativen Eingriffs, welche sich letztlich aus der Diagnose ergibt, ist deshalb wesentlicher Bestandteil des Aufklärungsprozesses. Keinesfalls sollte die präoperative Aufklärung ohne Dringlichkeit erst am Abend vor dem Eingriff erfolgen. Besondere Probleme bestehen naturgemäß, wenn der Bewußtseinszustand des Patienten seine Zustimmung zu einem absolut dringlichen operativen Eingriff nicht zuläßt (siehe hierzu auch das nachfolgende Kapitel von W. SPANN und R. PENNING)

4. Es läßt sich nicht immer vermeiden, daß der Patient im Verlauf des Aufklärungsprozesses in eine Entscheidungsnot gerät, die ihn praktisch unfähig macht, eine eigene Entscheidung zu finden. In solcher angstvoller und bedrängender Situation kann es hilfreich sein, wenn von anderer ärztlicher Seite eine unabhängige Meinung „second opinion" erbeten wird. Kein Arzt sollte sich dagegen wehren, sondern den Patienten in seinem Bemühen Entscheidungsfreiheit zu finden vielmehr unterstützen.

5. Die Dokumentation der erfolgten präoperativen Aufklärung und die unterschriftliche Bestätigung

durch den Patienten sind vor allem ein Problem des Behandlungsvertrages (siehe dazu das folgende Kapitel von W. SPANN und R. PENNING). Aber auch im Rahmen des ärztlichen Heilauftrags erscheint es wichtig und ratsam, kurze Hinweise über den wesentlichen Inhalt eines jeden Gesprächs, welches auch der präoperativen Aufklärung dient, *unmittelbar und in Gegenwart des Patienten* in das Krankenblatt aufzunehmen. Der Patient erkennt in solchem Verhalten die Sorgfalt des ärztlichen Bemühens. Er fühlt sich ernst genommen, und er hat die Möglichkeit zu eigenen Korrekturen. Mißverständnisse lassen sich so vermeiden. Auch dies trägt zur Vertiefung der Glaubwürdigkeit auf seiten des Arztes und damit des Vertrauens des Patienten bei. Daß dieses Verfahren gleichzeitig auch der Risikominderung auf seiten des Arztes dient, wird der Patient in aller Regel respektieren.

Insgesamt ist davon auszugehen, daß das Recht der Selbstbestimmung des Patienten gegenüber der Vernunftshoheit des Arztes in unserer Gesellschaft wesentlich an Gewicht gewonnen hat. Wie auch immer man zu dieser Entwicklung stehen mag, wir alle profitieren letztlich von dieser Tendenz.

Der präoperative Aufklärungsprozeß ist damit zu einem fundamentalen Bestandteil der ärztlichen Leistung und in unserem Fachgebiet auch der Leistung des gynäkologischen Chirurgen geworden. Vielfach nimmt diese Leistung in ihrer Gesamtheit heute sehr viel mehr Zeit und Mühe in Anspruch, als der operative Eingriff selbst. Ebenso setzt sie nicht selten weitaus größere ärztliche Fähigkeiten voraus als der operative Eingriff. Für den Patient wird im Verlauf dieses Aufklärungsprozesses die Intensität des ärztlichen Bemühens deutlicher erkennbar. Stellen sich Komplikationen ein, so können diese in aller Regel gemeinsam mit dem Patienten leichter bewältigt werden. Je sorgsamer die präoperative Aufklärung in der hier skizzierten Weise erfolgt, umso größer ist die Wahrscheinlichkeit, daß spätere Konfliktsituationen mit dem Patienten vermieden werden. Dies ist dann nicht in erster Linie das Ergebnis einer rechtlichen Absicherung, sondern vielmehr das Ergebnis eines unserer Zeit angepaßten intensiven Bemühens im Sinne der Erfüllung des ärztlichen Heilauftrages. Dafür spricht alle ärztliche Erfahrung der letzten Jahrzehnte.

II Präoperative Aufklärung aus der Sicht der Rechtsmedizin

W. Spann und R. Penning

Fragestellungen zur präoperativen Aufklärung fallen in den Bereich des Arztrechtes, speziell des Operationsrechtes. Das sog. Arztrecht hat in der Zeit nach dem 2. Weltkrieg, vor allem auch in der täglichen Praxis, beachtlich an Bedeutung gewonnen. Sogenannt deshalb, weil Arztrecht keine offizielle Bezeichnung ist, wie etwa Sozialrecht oder Arbeitsrecht. Unter dem Begriff Arztrecht versteht man die Summe der Rechtsfragen, die speziell ärztliches Handeln im weitesten Sinne betreffen. Im Vordergrund stehen zweifellos straf- und zivilrechtliche Aspekte. Weder im Straf- noch im Zivilrecht gibt es eine Vorschrift, die sich speziell mit Problemstellungen aus der Medizin befaßt. Alle rechtlichen Fragestellungen sind nach allgemein gültigen Vorschriften zu beurteilen und zu entscheiden. Im Strafrecht sind es in der Regel Vorwürfe einer fahrlässigen Körperverletzung bzw. fahrlässigen Tötung. Im Zivilrecht geht es um Forderungen nach Schadensersatz bzw. Schmerzensgeld. Soweit es sich isoliert um Fragen zur Aufklärung handelt, fallen diese als Rechtsfragen in den Zuständigkeitsbereich des Richters. Zu ihrer Beantwortung kann der medizinische Sachverständige meist – wenn überhaupt – nur wenig beitragen. Er sollte sich streng daran halten, sich nicht zu Rechtsfragen zu äußern, etwa ob ein bestimmtes Handeln als fahrlässig zu bezeichnen ist oder nicht; diese fallen in die Kompetenz des Richters.

Allein die Geläufigkeit der Bezeichnung Arztrecht, das Bestehen wissenschaftlicher Gesellschaften, die sich ausschließlich mit Fragen des Arztrechtes befassen, die Abhaltung von kleinen Symposien bis hin zu internationalen Kongressen mit zahlreichen Teilnehmern zu speziellen arztrechtlichen Fragen lassen die Bedeutung dieses kleinen speziellen Rechtszweiges erkennen. Das so definierte spezielle Arztrecht interessiert in jüngerer Zeit in Lehre und Forschung, aber auch in der Rechtsprechung sowohl die Jurisprudenz als auch die Medizin in besonderem Maße. Vergleichbar mit dem Arztrecht ist vielleicht das sog. Baurecht, das Rechtsfragen im Zusammenhang mit Errichtung von Hoch- und Tiefbauten betrifft. Im Baurecht sind es sehr hohe materielle Forderungen, die zur Disposition stehen, im Arztrecht dagegen die höchsten menschlichen Güter, Leben und Gesundheit.

Die neuere Medizingeschichte zeigt: In der Zeit nach dem 1. Weltkrieg kam es zu einer Aufsplitterung der Gesamtmedizin, beginnend mit den beiden großen Fächern Innere Medizin und Chirurgie, was zunehmend zur Entstehung einzelner Fachgesellschaften führte. Rechtsfragen, die die Medizin betreffen, sind für alle medizinischen Teilfächer nach gleichen Regeln zu beurteilen, wenngleich Fragen aus speziellen Teilbereichen der Medizin vielfach nur bei Vorliegen einer speziellen Sachkunde beantwortet werden können.

Alle das klassische Arztrecht aus heutiger Sicht betreffenden Fragen hatten noch vor wenigen Jahrzehnten zumindest in der täglichen Praxis wenig Bedeutung, obwohl sie zunehmend mehr theoretisch diskutiert wurden. Die Vertretung aller Fragen der Rechtsbeziehungen des Arztes oblag in Lehre und Forschung seinerzeit der gerichtlichen Medizin. Im Vordergrund des Interesses standen seinerzeit mehr standesrechtliche Probleme, wie z. B. Schweigepflicht, Meldepflicht, Seuchenrecht, Recht der Berufskrankheiten und ähnliches. Weniger interessierten die speziellen arztrechtlichen Fragen, wie der gesamte Komplex des Operationsrechtes und die damit eng verbundenen Probleme der Aufklärung. Heute sind eher umgekehrt die standesrechtlichen Fragen gegenüber dem klassischen Arztrecht hinsichtlich ihrer Bedeutung für die tägliche Praxis mehr in den Hintergrund getreten.

Dieser Wandel hat mehrere Gründe. An erster Stelle steht wohl die exorbitante Zunahme diagnostischer und therapeutischer Möglichkeiten und die damit verbundene Erhöhung des Eingriffsrisikos. Dazu kamen soziologische Veränderungen. War es nicht so, daß seinerzeit der Arzt haushoch über den Durchschnitt der Gesellschaft hinausragte und kaum jemand es wagte, an seinem Handeln zu zweifeln? Mißerfolge wurden ohne Rücksicht auf ihr Zustandekommen dem Patienten bzw. dessen Angehörigen meist als schicksalhaft dargestellt und fast immer so hingenommen. Eng mit der Änderung der Sozialstruktur verbunden steht - was nur selten Beachtung findet - der enorme Zugewinn an persönlicher Freiheit für den einzelnen Bürger unseres Landes nach dem 2. Weltkrieg. Dieses Mehr an persönlicher Freiheit in einem Lande, dessen Bürger über Jahrhunderte gewohnt waren, „am kurzen Zügel" zu gehen, begann mit der militärischen Besetzung 1945.

Von der Öffentlichkeit fast unbemerkt kam es - wie häufig bei Entwicklungen zum subjektiv Angenehmeren - parallel zu einem Wandel in den Beziehungen zwischen Arzt und Patient. Es ist nicht lange her, als der Patient auf die Frage nach Einzelheiten seiner Erkrankung oder gar nach dem geplanten therapeutischen Vorgehen häufig zur Antwort bekam, es würde schon alles recht gemacht, schließlich verstünde er es sowieso nicht. Andererseits erinnere ich mich sehr gut an die Zeit während des 2. Weltkrieges, als auf Hauptverbandplätzen und in Lazaretten selbst bei größter Eilbedürftigkeit meist versucht wurde, die Einwilligung z. B. zu einer Amputation zu erlangen.

Zunehmend mehr wurde während der vergangenen Jahrzehnte der Patient, soweit dies überhaupt möglich ist, gleichberechtigter Partner des Arztes. Durch diese Entwicklung traten die dem Patienten nach dem Gesetz seit eh und je zustehenden Rechte für die Öffentlichkeit erkennbar mehr und mehr in den Vordergrund. All dies geschah ohne ein änderndes Wort des Gesetzgebers. Nach der Gesetzeslage gehörte die Aufklärung über Diagnosen schon immer zu den Nebenpflichten des Arztes, die aus dem Arzt-Patienten-Vertrag resultieren, ebenso auch die Aufklärung vor dem Eingriff.

Die Aufklärung ist nur ein - allerdings sehr wichtiger - Teil des Operationsrechtes und kann nur im Zusammenhang mit diesem verstanden werden. Sehr zum Leidwesen vieler operativ tätiger Ärzte stellt der ärztliche Eingriff in unserem Lande für die Rechtsprechung - im Gegensatz zu großen Teilen der Rechtslehre - immer noch eine Körperverletzung im Rechtssinne dar. Dabei macht es für die Erfüllung des Tatbestandes Körperverletzung keinen Unterschied, ob im Rahmen des Eingriffes eine oder gar mehrere Körperhöhlen eröffnet werden, oder ob z. B. nur in die Haut eingestochen wird. Entscheidend ist die Verletzung der Integrität des Körpers. Der Gesetzgeber unterscheidet zwischen (einfacher) Körperverletzung, (§ 223 StGB), gefährlicher Körperverletzung (§ 223a StGB) und schwerer Körperverletzung (§ 224 StGB). Die Erfüllung des Tatbestandes der verschiedenen Arten der Körperverletzungen (einfache, gefährliche, schwere) setzt den Vorsatz („mit Wissen und Wollen") voraus. Da in der Regel im Zusammenhang mit ärztlichem Handeln weder unbedingter (dolus directus) oder auch „nur" bedingter Vorsatz (dolus indirectus) angenommen werden kann, kommt bei Vorwürfen von Behandlungsfehlern fast immer „nur" Fahrlässigkeit in Betracht (fahrlässige Körperverletzung § 230 StGB). Dies gilt auch für den Tötungsvorwurf (fahrlässige Tötung § 222 StGB). Fahrlässige Körperverletzung bzw. Tötung werden rechtlich relevant, wenn der Vorwurf eines ärztlichen Fehlverhaltens bei durch Einwilligung gedecktem Eingriff im Raume steht. Anders steht es nach nicht unbestrittener Meinung, wenn der Eingriff als solcher nicht durch eine rechtmäßige Einwilligung gedeckt ist. In diesen Fällen erfolgt die Verletzung des Körpers, z. B. mit dem Skalpell, bei fehlendem Rechtfertigungsgrund, mit Wissen und Wollen, also vorsätzlich. Der Vorwurf einer vorsätzlichen Körperverletzung bzw. vorsätzlichen Tötung steht zumindest rechtsdogmatisch im Raum.

Ob die Ärzteschaft gut beraten wäre, wenn die gesetzlichen Voraussetzungen dafür geschaffen würden, bei der Beurteilung ärztlichen Handelns nicht mehr von einer Körperverletzung auszugehen, ist eine andere Frage. Als Tatbestand bliebe dann z. B. der „Unerlaubte Heileingriff", der wahrscheinlich im gleichen Strafrahmen geahndet werden müßte. Der von operativ tätigen Ärzten immer wieder vorgetragene Vorwurf an die Juristen, daß ärztliches Handeln nicht mit dem des Messerstechers gleichgesetzt werden dürfe, geht für den, der sich die rechtliche Konstruktion des Operationsrechtes einmal klargemacht hat, ins Leere.

In jedem Falle einer ärztlichen Behandlung kommt es zu einer vertraglichen Beziehung zwischen Arzt und Patient, einem sog. Arzt-Patienten-Vertrag, der für beide Teile Rechte und Pflichten mit sich bringt. Der Arzt ist in erster Linie dazu verpflichtet, den Patienten - in dessen Interesse - nach bestem Wissen und Gewissen zu behandeln. Eine der Nebenpflichten aus dem Vertrag ist die Aufklärung über Befund und Diagnose, ggf. auch über geplante therapeutische Maßnahmen. In praxi wird man sich bei allen Arten der Aufklärung nach den Wünschen des Patienten zu richten haben. Nach dem Arzt-Patienten-Vertrag wird der Arzt die Bereitschaft zur Aufklärung erkennen lassen müssen.

Grundsätzlich gilt: je weniger dringend ein Eingriff geboten ist, um so weiter hat die Aufklärung zu gehen und umgekehrt. Bei rein diagnostischen invasiven Maßnahmen sind hohe Anforderungen an die Aufklärung zu stellen; nahezu lückenlos müßte sie bei Eingriffen ohne klassische medizinische Indikation sein, also z. B. bei rein kosmetischen Operationen.

Ein operativer Eingriff ist nach der klassischen Lehre dann rechtmäßig, wenn folgende drei Voraussetzungen erfüllt sind:

1. Es muß eine Indikation bestehen.
2. Der Eingriff muß lege artis durchgeführt werden und
3. der Patient muß in den Eingriff rechtswirksam eingewilligt haben.

Nimmt man die 1. Voraussetzung, die Indikation, mit zu Punkt 2, der Durchführung „lege artis“ (was von der Logik her gesehen ohne weiteres möglich ist), weil ein Eingriff nur bei bestehender Indikation kunstgerecht ist, so sind es nur zwei Voraussetzungen, kunstgerechte Durchführung und Einwilligung, die erfüllt werden müssen.

Der Formulierung, daß die Einwilligung „rechtswirksam“ sein müsse, läßt erkennen, daß nicht jede Einwilligung schlechthin ausreichend ist. Rechtswirksam ist die Einwilligung nur dann, wenn sie der Patient aus klarer Einsicht in die Situation erteilt hat. Klare Einsicht in die Situation kann der Patient nur durch die Aufklärung durch den Arzt erlangen. Somit ist die Aufklärung unabdingbare Voraussetzung für eine rechtswirksame Einwilligung. Auch hier reicht nicht jede Aufklärung schlechthin, sie muß vollständig und umfassend sein. In besonderem Maße erlangt die Aufklärung Bedeutung vor einem operativen Eingriff.

Das besondere Maß geht schon daraus hervor, daß den meisten ergangenen zivilrechtlichen Entscheidungen Aufklärungsmängel im Zusammenhang mit operativen Maßnahmen zugrunde liegen. Der von der Rechtsprechung entwickelten Aufklärungsregelung liegt folgender Gedanke zugrunde: Nur der höchstpersönlich Betroffene kann darüber entscheiden, ob und welches Risiko er als Patient in Kauf zu nehmen bereit ist. Niemand, auch nicht der behandelnde Arzt, kann seinem Patienten die Entscheidung darüber abnehmen, ob dieser bereit ist, in Abwägung zwischen Erkrankungsverlauf und Heilungschancen ein bestimmtes Risiko zu übernehmen. Diesen Gedankengängen kann sich nur der entziehen, der davon ausgeht, daß jeder Arzt unfehlbar ist, und daß die Höhe des Risikos bei jedem Patienten und bei jedem Arzt die gleiche ist.

Die ersten Urteile der höheren und höchsten Gerichte zu Fragen der Aufklärung in den 50er Jahren lösten seinerzeit von seiten der Ärzteschaft einen Sturm der Entrüstung ganz allgemein gegen die Juristen aus, die dies allerdings sehr gelassen hinnahmen. Von Anfang an verlangte der Bundesgerichtshof (BGH) keineswegs eine bis in alle Einzelheiten gehende Aufklärung des Patienten. Grundsätzlich hat sich die präoperative Aufklärung auf typische Gefahren und Risiken zu erstrecken und insbesondere auf solche, die für den Patienten unerwartet sind. Auf mehrfache Versuche von seiten der Medizin, den unbestimmten Begriff „typische Gefahren und Risiken“ näher zu präzisieren, insbesondere in Prozentzahlen auszudrücken, ist die Rechtsprechung nicht eingegangen. Kommt es zum Vorwurf einer unterlassenen bzw. nicht hinreichenden Aufklärung, so hat das Gericht im Einzelfall zu prüfen, ob die Aufklärung ausreichend war bzw. wenn nicht, worüber noch hätte aufgeklärt werden müssen. Ginge man z. B. davon aus, daß bei einer Gelenkpunktion das einzige Risiko in einer Infektion des Gelenkes bestünde, diese jedoch statistisch nur in 1 : 10000 Fällen aufträte, so wäre das Risiko zwar äußerst unwahrscheinlich, jedoch typisch.

Der häufig von beklagten Ärzten gemachte Einwand, der eingetretene Schaden gehöre zu den typischen Risiken dieses Eingriffes, löst deshalb immer die Antwort aus: dann hätte darüber aufgeklärt werden müssen.

Nur in Fällen unheilbarer Erkrankung wird keine rückhaltlose Aufklärung verlangt; in diesen Fällen kann von einer rückhaltlosen Aufklärung abgesehen werden, wenn durch sie ein Schaden für die Gesundheit zu befürchten wäre (sog. therapeutisches Privileg).

Unstrittig ist, daß der Patient – von Ausnahmen abgesehen – ganz oder teilweise auf die Aufklärung verzichten kann. In diesen Fällen ist dem Arzt in seinem eigenen Interesse, zu seinem Schutze, eine sorgfältige Dokumentation der Verzichtserklärung dringend anzuraten. In bestimmten Situationen kann der Patient nicht darauf verzichten, aufgeklärt zu werden, so z. B. vor einem Schwangerschaftsabbruch (§ 218b StGB), bei Geschlechtskrankheiten, aber auch bei Beeinträchtigung der Fahrtauglichkeit durch ärztliche Maßnahmen.

Ein in Ärztekreisen weit verbreiteter Irrtum betrifft die Form der Aufklärung. Hier gilt: Die Form der Aufklärung ist unerheblich. Es muß lediglich die innere Zustimmung nach außen manifest werden, sei es durch Unterschrift des Patienten oder Vermerk des Arztes in der Krankenakte. Dabei ist der Umfang der Aufklärung eine Rechtsfrage, die ex post vom Gericht zu entscheiden ist. Ohne Frage ist in praxi eine nach der Aufklärung geleistete Unterschrift eine zuverlässigere Beweissicherung als der Vermerk in der Krankenakte, insbesondere dann, wenn sich wie so häufig der Verdacht ergibt, der Eintrag sei nachträglich erst vorgenommen worden.

Für den Arzt, der in der Regel in Rechtsfragen Laie ist, muß an dieser Stelle darauf hingewiesen werden, daß das Problem der Aufklärung am häufigsten im Zivilrecht relevant wird, nämlich dann, wenn Schadensersatz, u. U. auch Schmerzensgeld, gefordert wird.

Wesentlich seltener erlangt fehlende oder nicht hinreichende Aufklärung strafrechtlich praktische Bedeutung. Dies, obwohl im Strafrecht bei fehlender oder nicht hinreichender Aufklärung die Einwilligung des Patienten nicht rechtswirksam wird und der ärztliche Eingriff (bei Fehlen des einzig möglichen Rechtfertigungsgrundes: Einwilligung) zu einer mit Strafe bedrohten Körperverletzung, möglicherweise einer solchen mit Todesfolge werden könnte.

Zum Beweis der ärztlichen Aufklärung: Behaupten der Patient oder dessen Angehörige einen Kunstfehler des Arztes, durch den ein Schaden eingetreten ist, so ist für diese Behauptung der Beweis anzutreten. Es ist dem Patienten bzw. dessen Angehörigen unbenommen, zunächst die Strafverfolgungsbehörde (Polizei oder Staatsanwaltschaft) in Form einer Strafanzeige über den Sachverhalt zu informieren; diese ist dann verpflichtet, ohne Kosten für den Anzeigeerstatter Ermittlungen, evtl. bis zur Anklageerhebung, bzw. bis zur Einstellung des Verfahrens, durchzuführen. Gleichzeitig mit der Anzeigeerstattung oder ohne Strafanzeige kann ein Zivilverfahren als Kläger gegen den Arzt (Beklagter) angestrengt werden mit dem Ziele, Schadensersatz bzw. auch Schmerzensgeld zu erhalten. Im strafrechtlichen Ermittlungsverfahren kommt es in vielen Fällen schon deshalb zur Einstellung, weil die Kausalität (Ursachenzusammenhang zwischen ärztlichem Handeln und Folge) nicht mit der erforderlichen Sicherheit („mit an Sicherheit grenzender Wahrscheinlichkeit") erweisbar ist. Zwar muß im Zivilrecht bei Geltendmachung eines Behandlungsfehlers der Patient diesen und die Kausalität beweisen. Bei Aufklärungsrügen obliegt es jedoch dem Arzt, die stattgefundene und ausreichende Aufklärung zu beweisen, da diese seine Rechtfertigung für die offensichtlich vorgenommene Körperverletzung ist.

Im folgenden einige kurz gefaßte typische obergerichtliche Entscheidungen mit Angaben der Aktenzeichen evtl. Fundstellen:

1. Zur Aufklärung bei diagnostischem und anschließendem operativen Eingriff (OLG Köln, Urteil vom 18. 3. 1985 - 7 U 117/84):
Eine ohne wirksame Aufklärung des Patienten durchgeführte Operation ist rechtswidrig und löst die Haftung der §§ 823 ff. BGB aus. Die Aufklärung vor einer diagnostischen Maßnahme (Karotisangiographie) macht eine erneute Aufklärung vor einem schwerwiegenden operativen Eingriff (Gefäßoperation bei eröffnetem Schädel) auch dann nicht entbehrlich, wenn der Diagnoseeingriff und die Operation (auch) vergleichbare Risiken in sich bergen.

Eine Aufklärung des Ehegatten des Patienten ersetzt nicht die Aufklärung des Patienten selbst, so lange der Eingriff nicht vital indiziert ist.

Die Aufklärung über das Operationsrisiko einer Halbseitenlähmung macht eine Aufklärung über das zusätzliche Risiko einer Aphasie (Sprachstörung) nicht entbehrlich.

Der Patient kann in nachvollziehbarer Weise - plausibel - dartun, er hätte sich gegen den ärztlichen Rat gegen eine Operation entschieden.

Die Kausalität einer Operation für einen Gesundheitsschaden kann nach den Grundsätzen des Anscheinsbeweis bewiesen werden.

2. Zur Aufklärung des Arztes über unterschiedliche Methoden der Geburtshilfe (OLG Braunschweig, Urteil vom 19. 12. 1986 - 2 U 71/86):
Eine Aufklärungspflicht besteht immer dann, wenn verschiedene Methoden für den Patienten unterschiedliche Risiken mit sich bringen und daher eine echte Wahlmöglichkeit eröffnen.

In der Geburtshilfe ist auch über die unterschiedlichen Risiken aufzuklären, die sich aus verschiedenen Methoden für Mutter und Kind ergeben.

Problemstellung: In einem städtischen Krankenhaus wurde 1981 ein Kind aus einer Beckenendlage heraus spontan geboren. Während der Geburt leistete der Chefarzt des Krankenhauses sog. Manualhilfe. Infolge der Geburt erlitt das Kind eine Plexuslähmung des linken Oberarmes, deren Folgen nicht beseitigt sind. Vor der Geburt hatte der Chefarzt nicht auf die Möglichkeit einer Schnittentbindung hingewiesen, jedenfalls konnte er eine derartige Aufklärung nicht nachweisen. Das Gericht verneinte einen Behandlungsfehler. Eine zwingende Indikation für eine Schnittentbindung bestand nicht. Jedoch hätte der Chefarzt über die unterschiedlichen Risiken der Entbindungsmethoden für Mutter und Kind aufklären sollen. Die Spontangeburt war für das Kind risikobehafteter als die Schnittentbindung, für die Mutter verhielt es sich umgekehrt. In dieser Situation muß der Mutter die Wahl überlassen bleiben, für welche der beiden Methoden sie sich entscheiden will.

3. Aufklärung vor einer kosmetischen Operation (OLG München, Urteil vom 19.9.1985 - 24 U 117/85):
Eine Einwilligung in eine kosmetische Operation - hier Brustreduktionsplastik nach MC KISSOK - ist nur dann wirksam, wenn die Patientin vorher in schonungsloser Offenheit und Härte auch durch Verwendung von Farbbildern über die in bis zu 50% der Fälle auftretenden derben, manchmal jukkenden, Wulstnarben aufgeklärt wurde.

Ein Schmerzensgeld von 4000,- DM für zahlreiche breite Narben und Sensibilitätsstörungen nach rechtswidriger mißlungener Brustreduktion nach MC KISSOK.

Nach einer - mangels wirksamer Aufklärung - rechtswidrigen kosmetischen Operation hat die Patientin einen Schadensersatzanspruch in Höhe des vereinbarten und schon bezahlten Honorars.

Problemstellung: Das Urteil befaßt sich mit der Aufklärung vor kosmetischen Eingriffen. Ausgehend von dem Satz, daß der Grad der Dringlichkeit einer Behandlungsmaßnahme den Umfang der Aufklärungspflicht mitbestimmt, gelangt das OLG zu dem Ergebnis, daß bei einer medizinisch nicht indizierten kosmetischen Operation die Anforderungen an die Aufklärung sehr hoch sind. Die Patientin soll in die Lage versetzt werden, sich ein klares Bild von den möglichen Mißerfolgen machen zu können. Da es an jeder medizinischen Indikation fehlt, und eine Ablehnung der Operation unschädlich wäre, bleibt kein Platz für Einschränkungen der Aufklärung. Demzufolge können auch Mittel eingesetzt werden, die bei der Information über notwendige Eingriffe bedenklich wären. Das Gericht forderte für diesen Fall, daß der Arzt der Patientin Farbbilder aus der Fachliteratur zur Verfügung stellen soll, damit sie sich ein zutreffendes Bild von den möglichen Operationsfolgen machen kann. Kommt es der Patientin gerade darauf an, einen bestimmten kosmetischen Erfolg zu erzielen, darf ihr nicht verborgen bleiben, daß häßliche Narben, Sensibilitätsstörungen und eine erhebliche Zahl von Nachoperationen mit weiteren Risiken nicht nur häufig sind, sondern sogar meistens auftreten. Von allgemeiner Bedeutung sind die Ausführungen zu dem völlig ungeeigneten Aufklärungsformular. Die Verwendung medizinischer Fachausdrücke wird beanstandet (Med. Recht 1988, Seite 187, Hohenbleicher).

4. Aufklärung über den Grad der Dringlichkeit des Eingriffs (OLG Hamm, Urteil vom 25.1.1984 - 3 U 20/83):
Vor einer Operation ist der Patient nicht nur über die Risiken dieser Operation aufzuklären, sondern auch über den Grad der Dringlichkeit des Eingriffes.

Problemstellung: Das Urteil befaßt sich in seinen wesentlichen Aussagen mit der Pflicht des Arztes, dem Patienten die Dringlichkeit des Eingriffs mitzuteilen. Die ältere Rechtsprechung maß diesem Umstand nur Bedeutung für den Umfang der Aufklärungspflicht zu. Als Faustregel gilt insoweit: Je dringlicher der Eingriff, desto geringeren Anforderungen unterliegt die Aufklärung. Zwei neuere Entscheidungen geben dem Arzt zusätzlich auf, dem Patienten neben der sachlichen auch die zeitliche Dringlichkeit mitzuteilen. Diese Aufklärungspflicht umfaßt zwei Fallgruppen. Zum einem soll der Patient die große zeitliche Dringlichkeit erfahren, wenn der Eingriff nur innerhalb einer knapp bemessenen Frist erfolgen kann, andererseits ist es für ihn aber auch entscheidungserheblich zu wissen, daß er ohne den sachlich gebotenen Eingriff noch längere Zeit so weiterleben kann. Das ist insbesondere dann von Interesse, wenn das Risiko, wie im vorliegenden Falle, sehr schwerwiegend ist (Med. Recht 1986, S. 152, Bundschuh).

5. Grenzen der Patientenaufklärung (BGH Urteil vom 22.9.1987, VI ZR 238/86):
So lange dem Patienten im Krankenhaus eine Behandlung geboten wird, die dem jeweils zu fordernden Standard genügt, ist er nicht darüber aufzuklären, daß dieselbe Behandlung andernorts mit besseren persönlichen und apparativen Mitteln und deshalb mit einem etwas geringeren Komplikationsrisiko möglich ist. Etwas anderes gilt jedoch, sobald neuere Verfahren sich weitgehend durchgesetzt haben und dem Patienten entscheidende Vorteile bieten (Händel, nach VersR 1988, 179).

6. Hinweis auf Mißerfolgsquote (OLG München, Urteil vom 25.9.1986 - 24 U 807/85):
Der Arzt ist verpflichtet, den Patienten vor der Operation darüber aufzuklären, daß bei einer beabsichtigten Marshall-Marchetti-Krantz-Operation in der Modifikation nach HIRSCH zur Behebung einer Belastungs- oder Streßinkontinenz nur mit einer Erfolgsquote von 80-90% und daher mit einer ganz erheblichen Mißerfolgsquote von bis zu 20% zu rechnen ist. Es obliegt dem Arzt darzulegen und zu beweisen, daß er den Patienten über die Risiken der Operation aufgeklärt hat. Ein allgemeiner Hinweis auf die Möglichkeit von Komplikationen bei der geplanten Operation im Aufklärungsformular beweise nicht, daß der Patient auch über eine Mißerfolgsquote von 20% aufgeklärt wurde. Als Belegarzt ist der Arzt nicht an das vom Krankenhausträger vorgesehene Aufklärungsformular gebunden, vielmehr hat er nach den jeweiligen Gegebenheiten zu modifizieren (Händel, nach VersR 1988, 525).

7. Fehler von Kollegen dürfen nicht verschwiegen werden (BGH VI ZR 320/87):

Wenn ein Arzt feststellt, daß bei der Behandlung seines Patienten seitens anderer Kollegen schwere Diagnose- oder Behandlungsfehler begangen wurden, muß er dies dem Patienten offenlegen.

Problemstellung: In dem zu entscheidenden Fall hatte der Chefarzt eines Krankenhauses den Termin für eine Fruchtwasseruntersuchung so spät angesetzt, daß bei einem vorliegenden Mongolismus des Ungeborenen der Zeitpunkt für einen medizinisch indizierten Schwangerschaftsabbruch bereits überschritten war. Der behandelnde Hausarzt hatte die Mutter über diesen Behandlungsfehler nicht aufgeklärt, obwohl er ihm bekannt war. Nach der BGH-Entscheidung steht nun fest, daß in solchen Fällen eine Pflicht zur Offenlegung der Bedenken durch den behandelnden Arzt besteht.

8. Aufklärung über Entbindungsrisiken (OLG Braunschweig, Urteil vom 19. 12. 1986 - 2 U 102/86): Nichtannahme der Revision durch BGH vom 1. 12. 1987 - VI ZR 34/87.

Der eine Schwangere betreuende Arzt ist verpflichtet, diese bei Vorliegen einer Beckenendlage über die Risiken und Gefahren einer Schnittentbindung und einer vaginalen Entbindung aufzuklären. Die vom BGH entwickelten Grundsätze zur hypothetischen Einwilligung sind auch auf die sog. Sicherungsaufklärung anzuwenden. Ein Verstoß gegen diese Aufklärungspflicht kann grundsätzlich auch dann als ein zum Schadensersatz verpflichtender Behandlungsfehler angesehen werden, wenn die durchgeführte Behandlung fehlerfrei vorgenommen worden ist. An den vom Arzt zu erbringenden Nachweis der erfolgten Aufklärung einer Patientin sind jedoch keine unbilligen oder übertriebenen Anforderungen zu stellen. Lassen unstreitige oder bewiesene Tatsachen im Sinne eines Anfangsbeweises den Schluß auf ein gewissenhaftes Aufklärungsgespräch zu, kann von der Erfüllung der Aufklärungspflicht ausgegangen werden (Händel, nach VersR 1988, 382).

9. Hinweis auf alternative Behandlungsmöglichkeiten (OLG Düsseldorf, Urteil vom 12. 11. 1987 - 8 U 125/86):

Stehen unterschiedliche Verfahren der Behandlung zur Verfügung, so muß hierüber der Patient belehrt werden, zumindest wenn es sich um echte Alternativen mit gleichwertigen Therapiechancen, aber mit andersartigen, evtl. geringeren Risiken handelt. Das folgt aus dem Selbstbestimmungsrecht des Patienten. Er hat letztlich zu entscheiden, ob er die Erkrankung und deren Gefahren für Leben und Gesundheit oder die Maßnahmen der Heilbehandlung und deren Risiken und Nachteile hinnehmen will. Diese Entscheidung und Abwägung kann der Patient verantwortlich nur treffen, wenn er die wesentlichen Auswirkungen der Krankheit, der Behandlungsmöglichkeiten und insbesondere auch der Komplikationen kennt. Diese Kenntnis muß der behandelnde Arzt im Rahmen der Aufklärung dem Patienten verschaffen. Unterläßt er dies, so ist der Eingriff mangels hinreichender Aufklärung nicht durch wirksame Einwilligung gedeckt und damit als unerlaubter Eingriff in die körperliche Unversehrtheit des Patienten zu werten (Händel, nach VersR 1989, 191).

10. Kommt es anläßlich einer Entbindung zu einem nicht durch wirksame Einwilligung gedeckten ärztlichen Eingriff, der die Gesundheit des Kindes schädigt, so ist auch dem Kind nach Vertragsrecht Ersatz zu leisten. Dabei kommt es auch nicht darauf an, ob die schädigende Handlung vor Beendigung der Geburt oder nachher erfolgte (OLG Düsseldorf, Urteil vom 30. 1. 1986 - 8 U 211/84).

Sachverhalt: Die Entbindung wurde vom Beklagten überwacht und durch Vakuumextraktion mit der 50 mm Saugglocke beendet. Einen Tag nach der Geburt wurde bei dem Kläger eine Fraktur des Scheitelbeines rechts mit extremer Abhebung eines Knochenstückes festgestellt. Die Fraktur lag im Bereich des Saugglockenfeldes. Bereits in den ersten Lebensmonaten machte sich beim Kläger eine linksseitige motorische Störung bemerkbar. Er ist der Meinung, die Hemiplegie sei eine Folge der durch Vakuumextraktion herbeigeführten Schädelverletzung. Für die Fraktur des Scheitelbeines und die weiteren Verletzungen habe der Beklagte einzustehen. Der Eingriff der operativen Entbindung sei rechtswidrig. Die Mutter habe mangels Aufklärung über die verschiedenen in Betracht kommenden Methoden operativer Entbindung in die Vakuumextraktion nicht wirksam eingewilligt. In Anbetracht der Zwillingsschwangerschaft hätten Komplikationen bei der Geburt und eine operative Entbindung nicht ausgeschlossen werden können. Es hätte deshalb über Art und Risiken der verschiedenen operativen Entbindungseingriffe aufgeklärt werden müssen. Das Landgericht hat ein haftungsbegründendes Fehlverhalten und eine Haftung wegen unterlassener Aufklärung verneint. Die Berufung des Klägers hatte beim Oberlandesgericht Erfolg.

11. Beratungspflicht des Arztes bei altersbedingter Risikoschwangerschaft (OLG Düsseldorf, Urteil vom 28. 7. 1988 - 8 U 34/87):

Eine generelle und umfassende ärztliche Beratungspflicht allein wegen des Lebensalters besteht jedenfalls dann, wenn die Frau das 40. Lebensjahr bereits vollendet hat und deshalb nach ärztlicher Erfahrung (Stand 1980) einem drastisch erhöhten Schädigungsrisiko ausgesetzt ist.

Da die genetische Entgleisung ihrerseits durch Fruchtwasseruntersuchung einwandfrei feststellbar ist, muß der Arzt auch hierüber umfassend und sachlich zutreffend beraten und zwar so, daß die Frau aus den ihr erläuterten Einzelumständen den

Zusammenhang zwischen dem altersbedingt erhöhten Risiko einer schweren genetischen Schädigung, der Fruchtwasseruntersuchung und der bei pathologischen Untersuchungsergebnissen dann anstehenden Entscheidung über Beendigung oder Fortsetzung der Schwangerschaft erkennt. Letztlich muß die Frau verstehen, daß die Fruchtwasseruntersuchung wegen des erhöhten Schädigungsrisikos geboten und Voraussetzung für die evtl. notwendig werdende Entscheidung über eine Beendigung der Schwangerschaft ist. Der Arzt verstößt gegen eine vertragliche Beratungspflicht, wenn er die Unterrichtung der Patientin in bezug auf das eigentliche Risiko auf die Mitteilung der schlagwortartigen Begriffe „Mongolismus" oder „mongoloides Kind" reduziert und wenn er aus ethischen sowie moralischen Erwägungen die Risiken der Fruchtwasserentnahme warnend herausstellt und sie nicht in einen medizinisch einwandfreien Gesamtzusammenhang bringt. (NJW 1989, Heft 24, Seite 1548, Reyer).

Während der letzten Jahre ist auch bei uns in der öffentlichen Meinung ein gewisser Wandel in Richtung zu einer rückhaltlosen Aufklärung, ähnlich wie dies seit längerer Zeit in den USA gehandhabt wird, eingetreten:

12. Das Urteil des BGH vom 25. April 1989 läßt dies deutlich erkennen. Es handelt sich um eine Entscheidung des 6. Zivilsenates (VI ZR 175/86). Nach dieser Entscheidung stellt es einen schweren Behandlungsfehler dar, wenn ein Arzt seinen Patienten nicht über einen wichtigen Befund unterrichtet und diesem somit die erforderliche ärztliche Beratung versagt wird. Eine Aufklärung naher Angehöriger, soweit sie überhaupt ohne Einwilligung des Patienten zulässig ist, kann das unterlassene direkte Gespräch zwischen Arzt und Patient in aller Regel nicht ersetzen.

Der Entscheidung lag folgender *Sachverhalt* kurz dargestellt zugrunde: Einem 39jährigem Patienten war 1979 das linke Auge operativ entfernt worden. Die histologische Untersuchung wies auf eine maligne Erkrankung hin. Dem behandelnden Arzt wurde durch den Untersucher des Auges kurzfristig mitgeteilt, daß es sich am wahrscheinlichsten um ein Retikulumzellsarkom der Aderhaut handeln würde und daß es deshalb unbedingt notwendig sei, den Patienten gründlich internistisch zu untersuchen. Im einzelnen wurde mitgeteilt, daß von internistischer Seite nach Vergrößerung der Lymphknoten gefahndet werden solle und diese ggf. histologisch untersucht werden sollten. Ferner sollte unbedingt ein großes Blutbild gemacht werden und auch eine Beckenkammbiopsie durchgeführt werden.

5 Wochen später wurde dem behandelnden Arzt die endgültige Diagnose mitgeteilt: High-grade-Non-Hodgkin-Lymphom vom zentroblastischen Typ. Dazu wurde bemerkt: „Das bedeutet, daß es sich um einen bösartigen lymphatischen Tumor handelt". Außerdem wurde dem behandelnden Arzt ein besonderes Interesse daran mitgeteilt, ob es sich bei der Augenveränderung um die einzige Manifestation dieses Tumors gehandelt hat oder ob auch noch an anderen Körperstellen solches Tumorgewebe nachgewiesen werden konnte.

Nach Eingang dieser Mitteilung ließ der behandelnde Arzt bei dem Patienten ein CT des Schädels und des Bauchraumes anfertigen. Daraus waren keine besonderen malignen Befunde erkennbar. Weitere Untersuchungen fanden nicht statt.

Weder über die Tumorerkrankung des Auges, noch über den geäußerten Verdacht einer evtl. Metastasierung hatte der Arzt seinen Patienten unterrichtet. Nur dessen Vater und die Ehefrau hatte er darüber aufgeklärt. Der Patient selbst wurde nicht informiert, da dessen Vater auf einen telefonischen Anruf des behandelnden Arztes mit der dringenden Aufforderung, der Sohn möge zu weiteren Untersuchungen in die Klinik kommen, geäußert hatte, man möge seinen Sohn in Ruhe lassen.

3 Jahre später kam der Patient wieder zur Behandlung. Nunmehr hatte er Beschwerden auch an seinem rechten Auge. Und jetzt ließ ein CT des Schädels auch einen Herd im Kopf erkennen. Der Arzt wies den Patienten deshalb in die Universitätsklinik ein, wo alsbald eine zytostatische Behandlung begonnen wurde. Der inzwischen arbeitsunfähig gewordene Patient verklagte nunmehr seinen Arzt und forderte von ihm Ersatz seiner materiellen und immateriellen Schäden für Vergangenheit und Zukunft. Denn er warf dem Arzt vor, dieser habe ihn niemals über die Natur der Erkrankung seines linken Auges und den histologischen Befund aufgeklärt und ihn auch nicht aufgefordert, sich weiteren Untersuchungen und Kontrollen zu unterziehen. Für diesen groben Behandlungsfehler, der zur Metastasenbildung und zur schweren Schädigung auch des anderen Auges geführt habe, forderte er ein Schmerzensgeld von 80000,- DM.

Den Einwand des Arztes, daß er zwar nicht den Patienten selber aus Rücksicht auf dessen psychische Labilität, dafür aber dessen Vater und die Ehefrau über die Erkrankung informiert hatte, ließen die Richter nicht als Entschuldigung gelten – im Gegenteil: Das Unterlassen einer Aufklärung und entsprechenden Beratung des Patienten wertete der BGH als einen eindeutigen Verstoß gegen den medizinischen Standard. Er lastete es dem Arzt als schweren Behandlungsfehler an, daß der Patient deshalb in dieser Phase seiner Krankheit ohne die dringend erforderliche ärztliche Behandlung und Beratung geblieben ist. Darum und nachdem ein Sachverständiger es für möglich gehalten hatte, daß dem Fortschreiten der Erkrankung durch geeignete ärztliche Maßnahmen rechtzeitig hätte begegnet werden können, gab der BGH der Schmerzensgeldklage des inzwischen fast vollständig erblindeten Patienten gegen den Arzt statt.

Nach der Wiedergabe verschiedener die Aufklärung betreffender Urteile, die absichtlich nicht nur aus dem Bereich der Gynäkologie und Geburtshilfe gewählt wurden, sei nochmals an die oben gemachten Ausführungen über die gewonnenen Freiheitsgrade aller Bürger unseres Landes angeknüpft. Dieser Gewinn brachte für den Patienten nicht nur Rechte, sondern auch ein Mehr an Verantwortung für sich selbst durch den Anspruch, in Erkrankungsfällen im Hinblick auf das therapeutische Vorgehen persönlich mitentscheiden zu dürfen. Jede Entscheidungsfindung setzt ein Höchstmaß an Information voraus, die der Patient nur durch den Arzt erhalten kann.

Auf dieser Linie liegt die höchstrichterliche Rechtsprechung, die für den Arzt verbindlich ist.

B Präoperative Untersuchungen und Vorbereitung

G. Grospietsch und W. Kuhn

INHALT

1 Einleitung

Die medizinische Entwicklung der letzten Jahrzehnte hat – wie in anderen operativen Fächern – auch in der operativen Gynäkologie zu einem Wandel der Indikation geführt.

Verschiedene Faktoren sind hier anzuführen. Einmal hat die bessere Kenntnis und Behandlungsmöglichkeit präoperativer Risikofaktoren in Verbindung mit der Zunahme des Lebensalters bzw. der Lebenserwartung bei häufig gutem körperlichem und geistigem Gesundheitszustand zu einem deutlichen Anstieg gynäkologischer Altersoperationen geführt. Bis zu 20% aller gynäkologischen Operationen werden heute jenseits des 60. Lebensjahres durchgeführt [3, 15, 16, 32]. Unterstützt wird diese Entwicklung durch neue Erkenntnisse in Physiologie und Pathophysiologie, besonders im Bereich des Herz-Kreislauf-Systems sowie der Lungen- und Nierenfunktion, bei biologisch älteren und alten Patientinnen. Andererseits hat die Fortentwicklung chirurgischer, anästhesiologischer und intensivpflegerischer perioperativer Methoden dazu geführt, das operative und postoperative Morbiditätsrisiko erheblich zu senken.

Die Patientinnen sind deswegen in höherem Lebensalter nicht mehr ohne weiteres bereit, sich mit unangenehm oder lästigen konservativ-medizinischen Partiallösungen, wie z. B. Pessar, Dauerkatheter, Bruchbinden, Anus-praeter, definitiv abzufinden.

Alle diese Faktoren haben dazu geführt, daß die alte chirurgische Grundregel, bei präexistenten Erkrankungen und bei alten Patientinnen nur vital indizierte Operationen durchzuführen, überholt ist. Bei guten anästhesiologischen Möglichkeiten und einer qualifizierten präoperativen und operativen Betreuung gibt es heute nur noch sehr wenige absolute Kontraindikationen bei gynäkologischen elektiven Operationen.

Dies zeigt sich in der immer großzügigeren Indikationsstellung in der Alterschirurgie, in einer mehr individualisierten Therapie der Malignome mit eingeschränkter Behandlung früher Stadien und andererseits in einer erheblichen Zunahme der Radikalität in fortgeschrittenen Stadien wie z. B. beim Ovarialkarzinom. Trotz der erheblichen Ausweitung operativer Eingriffe bei multimorbiden und alten Patientinnen ist die Mortalität entsprechend der allgemeinen Entwicklung aller operativen Fächer nicht angestiegen [3, 14].

Trotzdem sind die perioperativen Probleme infolge dieser Entwicklung eher größer als geringer geworden. Dies gilt sowohl für die strenge Indikationsstellung als auch für die optimale Vorbereitung der Patientin zur Operation.

Letzteren Gesichtspunkten ist dieses Kapitel gewidmet. Indikation und präoperative Aufklärung werden speziell abgehandelt.

Morbiditäts- und Mortalitätsrisiken sind von Seiten der Operation im wesentlichen durch den pathologischen Befund und der damit in Verbindung stehenden Größe des operativen Eingriffes vorgegeben. Sie stellen, optimale operative Technik vorausgesetzt, ultraradikale Karzinomoperationen ausgenommen, kalkulierbare Größen dar (siehe entspr. Kapitel). Demgegenüber stehen die bekannten oder unbekannten präoperativen Risikofaktoren, in

Form präexistenter Erkrankungen oder altersabhängiger Einschränkungen der Leistungs- und Adaptationsreserven vitaler Funktionen, z. B. des Herzens, des Kreislaufes, der Atmung, des Wasser- und Elektrolythaushaltes und des zentralen Nervensystems.

Die Kenntnis dieser Risikofaktoren ist besonders wichtig, da sie präoperativ zu etwa 80% beeinflußbar sind [14]. Intra- und postoperative Komplikationen können durch entsprechende Maßnahmen (Narkoseführung, erfahrene Anästhesisten, intensiv-medizinische postoperative Nachbehandlung) entsprechend vorbereitet und damit zum großen Teil verhindert bzw. abgefangen werden [22, 23, 24, 28]. Die genaue Erfassung des Allgemeinzustandes oder anders ausgedrückt, das Erkennen, Qualifizieren und Quantifizieren von Risikofaktoren, die unabhängig vom chirurgischen Grundleiden sind, ist abgesehen von der Indikation zur Operation die wichtigste präoperative Aufgabe des gynäkologischen operativ tätigen Arztes. Diese beeinflussen entscheidend die notwendige präoperative Diagnostik und Therapie, die Wahl der Klinik (leistungsfähige perioperative Infrastruktur) und eventuell sogar den operativen Eingriff selbst (vitale bzw. nichtvitale Operationsindikation). Besonders bei Wahloperationen muß auch oder gerade ein sehr geringes Risiko gegen den Operationsgewinn, besonders hoch eingeschätzt werden.

Sorgfältige Anamnese sowie klinische Untersuchungen und einige routinemäßig erhobene Zusatzbefunde (Labor, Röntgen, EKG etc.) sind naturgemäß die Basis zur Differenzierung von Risiko- und Nichtrisiko-Patientinnen.

Zusätzlich sind natürlich die notwendigen diagnostischen Untersuchungen im Rahmen der speziellen Operationsindikation durchzuführen (siehe dort).

In welchem Umfang die im folgenden dargestellten präoperativen Untersuchungen und Vorbereitungen möglich sind, hängt maßgeblich von der Dringlichkeit des Eingriffes ab. Die akute Blutung, z. B. bei der Extrauteringravidität, macht eine sofortige Operation notwendig. Bei einer subakuten anämisierenden Blutung aus einem Uterus myomatosus wird man den Eingriff als dringlich ansehen und nur die notwendigsten Voruntersuchungen durchführen. Bei geplanten elektiven Eingriffen schließlich ist die Vorbereitung der Patientin am umfassendsten.

2 Abschätzen des Operationsrisikos

Obwohl es eine Reihe verschiedener Schemata zur Klassifizierung des Operationsrisikos gibt, hat bis heute das Schema der American Society of Anesthesiologists (ASA), das 1941 eingeführt wurde, uneingeschränkt Gültigkeit (Tabelle 1). Um möglichst standardisierte Bedingungen zu haben, die unabhängig von chirurgischen oder anästhesiologischen Verfahren oder Entwicklungen sind, stützt sich diese Risikoklassifizierung allein auf den präoperativen Gesundheitszustand des Patienten. Obwohl damit auf andere Variable des Operationsrisikos, wie z. B. Ausdehnung und Zeitdauer des operativen Eingriffes, Qualifikation des Operateurs sowie des Anästhesisten oder die Infrastruktur (Möglichkeit der postoperativen Intensivtherapie) verzichtet wurde, lassen sich klare Schlußfolgerungen für die zu erwartende Komplikationsrate und die Mortalität ziehen. Marx [25] hat anhand von 34145 Patientinnen nachgewiesen und bestätigt, daß als dominierender Parameter des operativen Risikos der präoperative Gesundheitszustand des Patienten anzusehen ist (Tabelle 2) [17].

Zu ähnlichen Ergebnissen kommt Vacanti [38] anhand von 68388 Patienten. Ein großer Nachteil dieser Risikoklassifizierung ist jedoch das Fehlen einer exakten Definition und ein großer subjektiver Bewertungsspielraum [22, 28, 37]. Dies zeigt der

Tabelle 1. ASA-Schema für die Klassifikation des präoperativen Risikos [14]

Risikogruppen:	
I	normaler, gesunder Patient
II	Patient mit leichter Systemerkrankung
III	Patient mit schwerer Systemerkrankung
IV	Patient mit schwerster Systemerkrankung (konstante Lebensbedrohung)
V	moribunder Patient

Tabelle 2. ASA-Risikogruppen und postoperative Letalität [28]

ASA-Risikogruppen	Postoperative Letalität (%)	
	Autor: *Vacanti* et al. $n = 68388$	Autor: *Marx* et al. $n = 34145$
I	0,08	0,06
II	0,27	0,47
III	1,8	4,4
IV	7,8	23,5
V	9,4	50,8

Tabelle 3. Risiko-Checkliste (nach LUTZ [24] und PETER et al. [28])

0	1	2	4	8	10	Pkt.
stationär	ambulant	Notaufn.				
geplante Op.	dringl. Op.	Notoperation				
Alter 1–39 J.	Alter 0–1 40–69 J.	Alter 70–79 J.	Alter > 80 J.			
Normgew. ± 10%	10–30% Übergew. 10–15% Untergew.	30–50% Übergew. 15–25% Untergew.	> 50% Übergew. > 25% Untergew.			
> 6 Std. nücht.	< 6 Std. nücht.	< 1 Std. nücht.				
Bewußts. klar	Somnolenz	Komatös				
Kreislauf stab.	Hypotension	Lab. Hyperton.	Fix. Hypertonie	Komp. Schock	Dekomp. Schock	
Herz gesund	Org. Herzf. voll kp.	Leist.-Abf. b. Bel.	Herzinf. < 3 Mo.	Rekomp. Herzins.	Dekomp. Herzins.	
Herzrhythm. norm.	Herzrhythmus-stg.	Tot. AV-Block	Tachyarrhythm.	Ventrik. Extrasyst.		
Atmung norm.	Atmung behind.	Atemwege Lunge erkrankt	Pneumonie	Ateminsuffiz.		
Nierenfkt. norm.	Niereninsuff.	Anurie/Urämie				
Leberfkt. norm.	Leberinsuff.	Koma hepatic.				
Zuckerstoffw. norm.	Eingestellter Diab.	Entgleister Diab.				
Elektrolyte norm.	Hyperkaliämie > 5	Hypokaliämie < 3	Hypokaliämie < 2,5			
Hydratation norm.			Dehydratation			
Hb > 12,5 g%	Hb. 12,5–7;5 g%	Hb. < 7,5 g%				
Keine Allergie	Allergie	Zustd. nach Verbr.				
Keine and. Erkr.		Andere schw. Erkr.				
Vorraus. Op.-Zt. < 120 min	Vorauss. Op. 121–180 min	Vorauss. Op. > 180 min				
					Anzahl Punkte	

Risikogruppe	I	II	III	IV	V
Punkte	0–1	2–3	4–7	8–15	> 15

Datum ______________________
Unterschrift

Vergleich der postoperativen Letalität bei identischen Risikogruppen, der bei beiden Autoren zum Teil erheblich differiert. So ist die Letalität in der Gruppe IV bei VACANTI et al. 7,8%, bei MARX et al. dagegen mit 23,5% annähernd dreimal höher (Tabelle 2).

Diese möglichen Diskrepanzen in der Risikobeurteilung führten zur Entwicklung sogenannter Risiko-Checklisten, wie sie ursprünglich von LUTZ angegeben wurden [22] (Tabelle 3). Die bessere Klassifizierung ergibt sich durch die zahlenmäßige Bewertung verschiedener Risikobereiche. Mit steigender Punktzahl erhöht sich das Risiko einer intra- oder postoperativen Komplikation.

PETER [28] hat diese Risiko-Checkliste modifiziert (Tabelle 4), nachdem in einer prospektiv klinisch-

Tabelle 4. Risiko-Checkliste (nach PETER et al. [28])

0	1	2	3	4	Punkte
geplante Operation □ ambulant □ stationär		□ dringliche Operation		□ Notoperation	
OP-Gebiet		□ thorakale OP □ abdominelle OP	□ OP-Aorta		
Anästhesiedauer □ < 120 min	Anästhesiedauer □ 120–180 min	Anästhesiedauer □ > 180 min			
Alter □ 1–39 Jahre	Alter □ 40–59 Jahre	Alter □ > 59 Jahre			
Allgemeinzustand □ gut	□ chron. konsum. Erkrankung	□ Immobilisierung		□ ak. Vitalbedrohung □ z. B. Schock □ Lungenversagen	
□ Bewußtsein ungetrübt				□ Bewußtlosigkeit	
Herzleistung □ normal □ keine koronare Herzerkrankung	□ Belastungsinsuffizienz □ Akrozyanose □ Digitalismedikation □ Herzvitium	□ Herzvergrößerung □ Beinödeme □ Jugularvenenstauung □ Angina pectoris □ Innenschichtschaden i. EKG □ Infarkt vor > 6 Mo.	□ Lungenstauung □ Infarkt vor < 6 Mo. □ > 1 abgelauf. Infarkt		
Herzrhythmus □ normal	□ kein Sinusrhythmus □ AV-Block I, II □ kompl. Rechtsschenkelblock	□ Tachykardie □ supraventrikuläre ES □ ventrikuläre ES □ Linksschenkelblock			
Kreislauf u. Gefäßsyst. □ unauffällig	□ Hypertonie (RR > 145/95)	□ arterielles Verschlußleiden			
Atmungsorgane □ unauffällig	□ akute Bronchialerkrankung □ chron. Bronchialerkrankung □ Emphysem		□ Pneumonie □ pulmonale Dyspnoe		
Stoffwechsel □ normal	□ Übergewicht > 30%	□ Diabetes mellitus			
Serumkalium □ normal Hämoglobingehalt □ normal		Serumkalium □ < 3 mmol/l □ > 5 mmol/l Hb □ < 12,5 g%			
Leberfunktion □ normal		□ Transaminasen erhöht □ Gamma-GT erhöht □ Quick erniedrigt □ Lebercirrhose			
Nierenfunktion □ normal		Retentionswerte □ erhöht			
				Anzahl Punkte	

Risikogruppe	I geringes Risiko	II mittleres Risiko	III hohes Risiko
Punkte	0–6	7–10	> 10

statistischen Studie neue Kriterien erarbeitet worden waren. Bei einem Vergleich beider Checklisten ließ sich durch die Neufassung eine Steigerung der Vorhersage-Genauigkeit sowohl für die Patienten mit geringem Risiko, als auch insbesondere für die noch viel wichtigere Gruppe der Patienten mit schwerwiegenden postoperativen Komplikationen erreichen. In der Gruppe I hatten in diesem Kollektiv 0,8% schwere Komplikationen, während dies in der Gruppe III 36% waren.

Wenn sich auch mit den oben angeführten Checklisten das Risiko gegenüber der ASA-Einteilung weiter präzisieren läßt, so geht eindeutig daraus hervor, daß der entscheidende Parameter des operativen Risikos die Schwere und Anzahl präoperativer Erkrankungen ist. Sie bestimmen vorrangig die intra- und postoperative Komplikationsrate.

Dies unterstreicht den besonders hohen Stellenwert der präoperativen Diagnostik.

Über 90% gynäkologischer Patientinnen gehören zu den ASA-Klassen I und II. Das heißt, sie haben kein oder nur ein geringes Risiko in Abhängigkeit von den Grunderkrankungen [2]. Die Aufgabe der präoperativen Abklärung ist es, unbekannte bzw. auch bekannte präexistente Erkrankungen zu erfassen, das Risiko anhand oben angegebener Schemata zu klassifizieren und in Zusammenarbeit mit Internisten und Anästhesisten in Abhängigkeit von der Größe des operativen Eingriffes und von dem zusätzlich und separat zu betrachtenden Operationsrisiko die Patientin durch eine entsprechende Vorbehandlung in den bestmöglichen Zustand zu bringen. Dies trifft natürlich in erster Linie für die ältere Patientin zu. Über 60-jährige Patientinnen haben in einem hohen Prozentsatz von etwa 60–70% [3, 24, 26, 32] ein oder mehrere präexistente internistische Erkrankungen, die jedoch in ca. 80% durch eine sorgfältige präoperative Behandlung so gebessert werden können, daß sich das Operationsrisiko stark senken läßt [14, 24].

3 Präoperative Untersuchungen

Die präoperative Untersuchung zur groben Risikobeurteilung stützt sich auf die Ergebnisse von Anamnese, klinischer Untersuchung, Labor- und anderen Zusatzbefunden. Die Art und das Ausmaß der Laboratoriumsbefunde und der Zusatzuntersuchungen wird jedoch kontrovers diskutiert.

Die Deutsche Gesellschaft für Anästhesiologie und Intensivmedizin gibt folgende Empfehlung (Zit. nach [9]):

Tabelle 5. Präoperatives Standard-Untersuchungsprogramm für Routine-Eingriffe bei sonst gesunden Patientinnen. UFK Göttingen

Unter 40 Jahre:
- Hämoglobingehalt oder Hämatokrit
- Serumelektrolyte: Na^+, K^+
- Serumkreatinin und -harnstoff
- Gesamteiweiß
- Blutzucker
- SGPT, γ-GT
- Blutgruppe

Über 40 Jahre:
- zusätzlich EKG (12 Ableitungen)

Über 60 Jahre:
- Zusätzlich Röntgenbild des Thorax

Art und Umfang der erforderlichen Untersuchungen bestimmen sich nach den Erfordernissen des Einzelfalles. Dem Anästhesisten obliegt die Beurteilung der Narkosefähigkeit und eventl. notwendiger Vorbehandlungen. Unverzichtbar, abgesehen von sofort zu versorgenden Notfällen, sind eine gründliche Anamnese, eine körperliche Voruntersuchung und die Auswertung mitgebrachter oder im Krankenhaus erhobener Vorbefunde. Bei organgesunden Patienten in den jungen und mittleren Lebensjahren ohne spezielle Risikohinweise besteht in der Regel keine zwingende Notwendigkeit, ergänzende Labor-, EKG- oder Röntgenuntersuchungen des Thorax durchzuführen.

Von verschiedenen Autoren wird jedoch auch ein größeres Untersuchungsprogramm, dem EKG, Rö.-Thorax, Hb, Elektrolyte, Gerinnungswerte, Gesamteiweiß u. Urinuntersuchungen zugrunde liegen, empfohlen [2, 14, 23]. Tabelle 5 gibt unser eigenes Vorgehen wieder.

LUTZ [23] weist anhand eines großen Patientenkollektivs von ca. 137000 Patientinnen darauf hin, daß 42% dieses Kollektivs krankhafte EKG-Befunde aufweisen. Bei 18% waren die Veränderungen so gravierend, daß eine primäre Rückstellung von der Operation erforderlich war. Bei jedem 5. (21,3%) war der Blutdruck krankhaft verändert. In den meisten Fällen hyperton. Bei 15% war dies Anlaß für einen Operationsaufschub.

Andere pathologische Veränderungen traten in 18% auf, zum Beispiel: Hb, Eiweiß, Elektrolyte, Glukose, Kreatinin, Harnstoff-Veränderungen, Blutgerinnungsstörungen. Eine Rückstellung von der Operation war aus diesen Gründen in 9,5% erforderlich.

Die Häufigkeit kardiovaskulärer Komplikationen registriert aus Hypertonie, Herzrhythmusstörungen,

Tabelle 6. Art und Häufigkeit intraoperativer kardiovaskulärer Komplikationen bei Patienten mit fehlenden, normalen und krankhaften Voruntersuchungsbefunden im Rahmen 136943 geplanter operativer Eingriffe. Nach Lutz et al. [23]

Komplikation	Fehlende Befunde (6710 Pat. = 4,9%)		Normale Befunde (72854 Pat. = 53,2%)		Krankhafte Befunde (57379 Pat. = 41,9%)	
	n	%	n	%	n	%
Schwere Hypotension	154	2,29[b]	489	0,67	1001	1,74[a]
Schwere Hypertension	188	2,80[b]	432	0,59	897	1,56[a]
Herzrhythmusstörung	201	2,99[b]	384	0,53	1291	2,25[b]
Kreislaufstillstand	1	0,015[a]	5	0,006	37	0,06[b]
Exitus in tabula	–	–	1	0,001	4	0,007[a]
Total	544	8,09[a]	1311	1,79	3230	5,61[a]

[a] signifikante Unterschiede, [b] hochsignifikante Unterschiede

Kreislaufstillstand und Exitus in tabula, waren bei Patientinnen ohne präoperative Befunderhebung sowie bei Erkrankungen mit normalen oder pathologischen Befunden unterschiedlich. Während Patienten mit normalen präoperativen Untersuchungsbefunden nur in 1,79% intraoperativ kardiovaskuläre Komplikationen aufwiesen, traten diese bei Patienten mit „fehlenden" Untersuchungsbefunden in 8,90% auf (Tabelle 6) [23].

Bei jedem 11. Patienten (9,2%) ließen sich krankhafte Veränderungen im Röntgenbild des Thorax nachweisen. Dieser Befund sowie weitere anamnestische Hinweise waren bei 8,2% der Patienten Anlaß zur Durchführung einer Lungenfunktionsprüfung. 74% dieser Patienten zeigten eine krankhafte Veränderung der Lungenfunktion. Von diesen war bei etwa der Hälfte die Funktionseinschränkung so gravierend, daß sie zunächst von einer Operation zurückgestellt werden mußten [23].

Diese Befunde und die Erkenntnis, daß ab dem 20-ten Lebensjahr Erkrankungen, die das Operationsrisiko erhöhen, gehäuft auftreten und ab dem 40-ten Lebensjahr sprunghaft ansteigen [3, 7, 26] sowie die Tatsache, daß weit mehr als die Hälfte aller operativ zu versorgender Patienten unter pathologischen Veränderungen verschiedener Organsysteme leiden, unterstreicht die Empfehlung nach einem Routineuntersuchungsprogramm, wie angegeben, auch bei jüngeren Patienten.

Eine präoperative Therapie der Erkrankung führt zu einer deutlichen Minderung intra- und postoperativer Komplikationen. Andererseits können perioperative Vorsichtsmaßnahmen getroffen werden, wenn sich ein Krankheitsbild präoperativ nicht genügend oder gar nicht beeinflussen läßt, wie dies z. B. häufig für Lungenfunktionsstörungen zutrifft.

3.1 Herz-Kreislauf-System

Die Erkrankungen des Herz-Kreislauf-Systems spielen als Risikofaktoren für den perioperativen Zeitraum eine sehr wesentliche Rolle. Schwere kardiozirkulatorische Komplikationen treten vornehmlich intraoperativ oder kurz postoperativ auf [7, 10, 11, 12, 39]. In einer großen detaillierten Studie konnten Goldmann und Mitarbeiter das kardiale Risiko bei nichtkardiochirurgischen Eingriffen ermitteln und erstellten einen Risikoindex (Tabelle 7) [8].

Aus den präoperativen Daten ließen sich 9 wesentliche Faktoren isolieren, die eng mit schweren intra- und postoperativen kardialen Komplikationen korrelierten. Die höchste Koinzidenz perioperativer Probleme trat bei Zustand eines Myokardinfarktes innerhalb der letzten 6 Monate sowie bei Jugularvenenstauung und Galopprhythmus auf. Eine gründliche anamnestische und klinische Untersuchung sind die wichtigste Voraussetzung für das Erkennen von Herzerkrankungen bzw. einer eingeschränkten Leistungsfähigkeit des Herzens. Patientinnen ohne Belastungsdyspnoe, Zyanose und Ödeme, Patientinnen, die flach im Bett liegen und Treppensteigen können, sind gewöhnlich während der perioperativen Phase nicht stark gefährdet. Anamnestisch ist zusätzlich nach Herzinfarkten und schwerer Angina pectoris, Herzrhythmusstörungen, Hochdruck und rheumatischen Herzerkrankungen zu fragen. Wie oben schon erwähnt, ist besonders ein Herzinfarkt, der weniger als 6 Monate zurück liegt, intra- und postoperativ mit einer hohen Mortalität verbunden. Neben der einfachen Auskultation hat sich das EKG, das in den meisten Kliniken präoperativ sehr großzügig zum Einsatz

Tabelle 7. Multifaktorieller kardialer Risikoindex. Nach HEINRICH und AHNEFELD [14]

Kriterien	Risikopunkte
○ Vorgeschichte:	
– Alter über 70 Jahre	5
– Myokardinfarkt (<6 Monate)	10
○ Körperliche Untersuchung:	
– Jugularvenenstauung, Galopprhythmus	11
– valvuläre Aortenstenose	3
○ EKG:	
– Kein Sinusrhythmus, supraventrikuläre Extrasystolen	7
– >5 ventrikuläre Extrasystolen	7
Kriterien	**Risikopunkte**
○ Allgemeiner Status:	
PO_2 <60 mmHg oder PCO_2 >50 mmHg K <3,0 mmol/l oder HCO_3 <20 mmol/l Serumharnstoff >50 mmol/l oder Serumkreatinin >3,0 mg% Abnormale SGOT, chronische Lebererkrankung	4
○ Operation:	
– Intraperitonealer, intrathorakaler oder Aorteneingriff	3
– Notfalloperation	4
Maximal mögliche Punktzahl:	53 Risikopunkte

kommt, als mehr oder weniger Routineuntersuchung zum Screening für Herzrhythmusstörungen und zur Diagnostik der koronaren Herzkrankheit und des Nachweises eines Infarktgeschehens sehr bewährt. Nicht ausreichend sind alleinige Extremitätenableitungen zur Beurteilung eventueller Herzerkrankungen. Die zusätzlichen Brustwandableitungen werden heute als Standardprogramm vorausgesetzt, wünschenswert erscheint die EKG-Aufzeichnung mit 12 Kanälen. Auch bei jungen Patienten wird heute die routinemäßige EKG-Schreibung empfohlen, da Myokarditiden, vor allen Dingen bei Jugendlichen auftreten und der Anteil myokardialer Schäden zwischen dem 20. und 40. Lebensjahr ständig zunimmt [7, 10]. Im übrigen sind in jeder Altersklasse die Myokardiopathien unterschiedlicher Kategorien zu berücksichtigen. Ergibt sich anamnestisch der Verdacht auf eine kardiale Erkrankung und ist das EKG unauffällig, so sollte in diesen Fällen von einem Belastungs-EKG großzügig Gebrauch gemacht werden, da Erkrankungshinweise gelegentlich erst unter Belastung im EKG sichtbar werden. Jede Myokardinsuffizienz muß präoperativ behandelt werden. Besonders die Stadien III und IV entsprechend der Einteilung klinischer Schweregrade von Herzerkrankungen nach der New York Heart Association (NYHA) (Tabelle 8) sind während einer Operation unmittelbar lebensgefährdet. Als wichtigste therapeutische Maßnahme gelten Bettruhe, Digitalisierung und die Anwendung von Diuretika. Herzrhythmusstörungen und Blockierungen der Erregungsleitung spielen in der Bewertung des präoperativen Risikos eine bedeutende Rolle. Gehäufte Extrasystolen, polytope ektopische Erregungen und in Ketten auftretende Extrasystolen sind als besonders „komplikationsträchtig" anzusehen und müssen präoperativ internistisch behandelt werden, da sie als potentielle Vorläufer von Kammerflattern und Kammerflimmern anzusehen sind [39]. Die arterielle Hypertonie mit einer Inzidenz von 10–40% [6] ist eine der häufigsten Begleiterkrankungen bei Patienten, die sich einer Operation unterziehen müssen. Der Risikowert für die perioperative Phase wird heute als relativ gering eingeschätzt, allerdings unter der Voraussetzung, daß der Hpyertonus suffizient medikamentös eingestellt ist und die pharmakokinetischen und hämodynamischen Eigenheiten des Therapeutikums dem behandelnden Arzt bekannt sind und auf Interaktionen mit perioperativ verabreichten Medikamenten (Prämedikation, Anästhetika, Analgetika) geachtet wird.

Tabelle 8. Einteilung klinischer Schweregrade von Herzkranken (nach New York Heart Association). Nach FISCHER [7]

Schweregrad I:
Keine Einschränkung der körperlichen Leistungsfähigkeit, jedoch abnorme Kammerfunktion bei Belastung

Schweregrad II:
Leichte Einschränkung der körperlichen Belastbarkeit, abnorme Ventrikelfunktion schon in Ruhe

Schweregrad III:
Starke Einschränkung der körperlichen Belastbarkeit, Belastungsinsuffizienz. In Ruhe keine manifesten Insuffizienzzeichen

Schweregrad IV:
Ruheherzinsuffizienz, keine körperliche Belastung möglich. Manifeste Zeichen einer Links-, Rechts- oder Globalinsuffizienz

3.2 Lungenfunktion

Etwa 6% der gesamten Bevölkerung leidet an chronischen bronchopulmonalen Erkrankungen. Mit steigendem Lebensalter erhöht sich die Inzidenz; bis zum 30. Lebensjahr ist die Erkrankungshäufigkeit etwa 10%, bis zum 50. etwa ⅓, bei über 60-jährigen Patienten muß bei der Hälfte des Kollektivs mit respiratorischen Erkrankungen gerechnet werden [7, 18]. Pulmonale Vorerkrankungen führen vor allen Dingen postoperativ zu Komplikationen [4, 10, 21, 24]. Sie stellen mit 29,8% den wichtigsten Faktor der postoperativen Letalität dar, gefolgt von kardialen letalen Problemen mit 20,2% [21].

Das postoperative Risiko steigt um ein vielfaches, wenn gleichzeitig eine Einschränkung der Herzleistung besteht. Eine Störung der Atemfunktion kann über Tage anhalten und entzieht sich häufig der klinischen Beurteilung [10, 14, 19]. Untersuchungen von Heinrich und Ahnefeld zeigten, daß 50% aller spontanatmenden Patienten postoperativ im Aufwachraum eine Hypoventilation aufwiesen. 49% hatten unter Raumluft einen arteriellen pO_2-Wert unter 70 mmHg, 24% sogar unter 60 mmHg. Dies, obwohl zwei Anästhesisten unabhängig voneinander klinisch keinen Anhalt für eine Ateminsuffizienz fanden [14].

Abklärungen der Lungenfunktion: Im Mißverhältnis zu der sehr häufigen perioperativen Dekompensation der Lungenfunktion steht die relativ geringe Beachtung dieses Systems, wenn man sie mit den präoperativen Untersuchungen des Herzens und des Kreislaufes vergleicht.

Allerdings ist die Differenzierung zwischen physiologisch und pathologisch und die exakte Bestimmung der noch vorhandenen Leistungsreserve in der Diagnostik ungleich schwieriger als im Bereich des Herz-Kreislauf-Systems.

Anamnese: Folgende anamnestische Angaben können Anzeichen von Störungen der Lungenfunktion sein: Häufige Erkältungen, chronischer Husten, Auswurf, Belastungsdyspnoe, überstandene Lungenerkrankungen (z. B. Asthma, Pneumonien, Empyem), starker Tabakkonsum, berufliche Exposition.

Klinische Untersuchungen: Mit den klinisch üblichen Untersuchungsmethoden (Auskultation, Perkussion) lassen sich Anhaltspunkte für den Luftgehalt des Thorax, die Verschieblichkeit der Lungengrenzen, das Vorhandensein von Pleuraergüssen bzw. Schwarten oder infiltrativen Prozessen gewinnen.

Folgende Befunde können Hinweise auf eine gestörte Lungenfunktion geben: Thoraxdeformationen, nicht seitengleiche Beatmung beider Thoraxhälften, Tachypnoe, Dyspnoe, Zyanose, Trommelschlegelfinger, periphere Ödeme, vermindertes Atemgeräusch, Rasselgeräusche, leise Herztöne, epigastrisch deutlich sichtbare Herzaktionen, kräftiger Herzschlag links vom Sternum, Akzentuierung des pulmonalen Klappenschlußtones (gespaltener 2. Herzton).

Röntgenbefunde: Die Röntgen-Thorax-Aufnahme ap und seitlich geben wichtige Hinweise auf Veränderungen im Bereich des Lungenparenchyms sowie der Gefäßbahnen (z. B. Luftgehalt der Lungen, Infiltrationen, Flüssigkeitsgehalt im Interstitium oder den Alveolen, Weite der Arteria pulmonalis). Sie gestatten jedoch keine Aussage über das Vorhandensein oder Ausmaß von Obstruktionen, wie überhaupt der Wert des Röntgenbildes der Lunge im Hinblick auf die Beurteilung des Gasaustausches relativ gering eingeschätzt wird.

Elektrokardiographie: Drucksteigerungen im kleinen Kreislauf spiegeln sich in charakteristischen EKG-Veränderungen wieder. Zum Beispiel P-pulmonale in der Ableitung II und III, Steil- oder Rechtstyp der QRS-Komplexe, Rechtsschenkelblock, Erregungsrückbildungsstörungen, vor allen Dingen in den Brustwandableitungen V_1–V_3.

Labor: Polyglobulie, erhöhtes Hämoglobin oder ein hoher Hämatokrit sowie eine Eosinophilie können auf eine Störung der Lungenfunktion hinweisen.

Ergibt sich aufgrund von Anamnese, klinischer Untersuchung und den oben angeführten Röntgen- bzw. Laborparametern der Verdacht auf eine Einschränkung der Lungenfunktion, sind zusätzliche Untersuchungen notwendig.

Sie bestehen in der Messung der Vitalkapazität einschließlich des Atemgrenzwertes und der Bestimmung der 1 Sekunden-Kapazität. Diese Untersuchungen erlauben eine grobe Differenzierung von obstruktiven und restriktiven Ventilationsstörungen. Spiroergometrische Lungenfunktionsanalysen können zusätzlich durchgeführt werden. Mit am wichtigsten jedoch für die Beurteilung der Lungenfunktion sind Blutgasanalysen. Werte unter 60 mmHg für den arteriellen Sauerstoffpartialdruck (PaO_2) sowie über 45 mmHg für den Kohlendioxydpartialdruck ($PaCO_2$) sind als kritische Grenzwerte anzusehen, die in jedem Falle einer Abklärung bedürfen und bei elektiven Eingriffen Ursache zur Verschiebung des Operations-Termines sein müssen [7, 24].

Bei geplanten Eingriffen sind Infektionen des Respirationstraktes eine absolute Kontraindikation zum sofortigen Eingriff. Das obstruktive Symptom stellt im mittleren und höheren Lebensalter die häufigste Lungenerkrankung dar und rangiert damit an erster Stelle eines erhöhten operativen Risikos. Pathogenetisch liegt diesem Symptom gewöhnlich eine chronische Bronchitis mit verstärkter Schleimsekretion, Obstruktion von Bronchien oder Bronchiolen, der Ausbildung von Bronchiektasen und eines Emphysems mit Verminderung der Respirationskraft zu Grunde. Postoperativ bedeutet dies häufig eine Sekretverhaltung mit der Gefahr von Pneumonien, Atelektasen, Umverteilung der Durchblutung, als deren Folge dann regionale oder allgemeine Diffusionsstörungen entstehen können. Mit steigendem Alter und/oder durch zusätzliche Erkrankungen, wie z. B. Lungenfibrose, Pleuraschwarte, Morbus Bechterew, oder Thoraxtraumen, kann die respiratorische Diffusionsfläche durch Unterstützung der obstruktiven Veränderungen verstärkt werden, so daß die Atmung, vor allen Dingen postoperativ, insuffizient wird. Inhalationsanästhetika, die Lagerung der Patientin während der Operation sowie die postoperative Schmerztherapie können zu einer kritischen Einschränkung der Lungenfunktion führen [10, 19, 36].

Nach operativen Eingriffen, insbesondere im Bereich des Abdomens, kommt es auch bei gesunden Patienten zu charakteristischen Veränderungen mit Einschränkungen ventilatorischer Funktionen. Die Folge ist eine Hypoxämie, die den Boden für postoperative pulmonale Komplikationen bildet. Die Vitalkapazität ist unmittelbar postoperativ bis zum zweiten Tag auf weniger als die Hälfte ihres präoperativen Wertes verkleinert. Ausgangswerte werden erst nach 2–3 Wochen wieder erreicht. Damit verbunden ist in den ersten Tagen eine Zunahme der Atemfrequenz und eine Abnahme des Atemzugvolumens. Die Anwendung von Analgetika unterstützt die Einschränkung der Atemmechanik. Besonders betroffen sind die dorso-basalen Lungenabschnitte, die eingeengt werden oder kollabieren. Diese Veränderungen führen zu einer Vergrößerung des funktionellen Shuntvolumens. Die Folge ist eine postoperative Hypoxämie, die in den ersten Tagen am stärksten ausgeprägt ist, begleitet von einer mäßigen Hyperkapnie. Bei komplikationslosem postoperativen Verlauf bilden sich diese Störungen innerhalb von etwa 3 Wochen zurück. Abhängig vom Lebensalter, dem Körpergewicht (Adipositas) und bronchopulmonalen Begleiterkrankungen, können intra- und vor allen Dingen postoperativ ernste Komplikationen mit vitaler Bedrohung oder zumindest einer verzögerten Gesundung auftreten. Die Häufigkeit von Atelektasen und Pneumonien wird nach Unterbaucheingriffen mit 5–10%, nach Oberbaucheingriffen mit 20–30% angegeben [10, 19, 36].

Die eben geschilderten Veränderungen treffen auch für den gynäkologischen Bereich bei abdominalen Eingriffen zu. Geblähte Darmschlingen mit Hochdrängung des Zwerchfelles und damit eine eingeschränkte Beweglichkeit des Diaphragma, schmerzbedingte Hypoventilation sowie Analgetika induzierte Atemdepression und Dämpfung des Hustenreflexes verstärken die eingeschränkte Lungenfunktion und können Ursache postoperativer Komplikationen, vor allen Dingen bei präexistenten Erkrankungen der Lunge sein.

Vorbeugende Maßnahmen können diese Gefahr vermindern. Es kommen in erster Linie physikalische Maßnahmen prä- und postoperativ in Form von Atemschulung und Atemgymnastik durch speziell ausgebildetes krankengymnastisches Personal zur Anwendung. Bei Risikopatienten (bekannte präexistente pulmonale Erkrankungen, Adipositas, hohes Alter) kommt vorbeugend häufig bereits intraoperativ die Beatmung mit positiv endexspiratorischem Druck (PEEP) und eine postoperative Spontanatmung mit kontinuierlich positivem Atemwegsdruck (CPAP) zur Anwendung.

Die Rate an postoperativen pulmonalen Komplikationen ließ sich damit deutlich senken [19].

Im übrigen kommen sowohl prä- als auch postoperativ Mukolytika, Bronchodilatatoren, gelegentlich auch Glukokortikoide und Antibiotika zur Anwendung.

Perfusionsstörungen, die Folgen von Embolien sind, können besonders bei frühgeschädigten Lungen und auch bei Verschluß kleinerer Gefäßbezirke zu einer akuten Ateminsuffizienz führen. Dies ist besonders dann zu beobachten, wenn anamnestisch Lungenembolien bekannt sind. Die Prophylaxe thromboembolischer Erkrankungen ist heute ein ebenso einfaches wie etabliertes Verfahren, um schweren postoperativen Komplikationen bereits präoperativ vorzubeugen. An erster Stelle stehen physikalische Methoden. Sie bestehen präoperativ in Beinhochlagerungen, Bett-Kompressionsstrümpfen, bei Risikopatientinnen in niedrig dosierter subkutaner Heparintherapie, postoperativ in Frühmobilisierung und Heparinisierung.

Tabelle 9. Perioperative Thromboseprophylaxe. Nach RATH et al. [33]; RATH [34]

	normales Risiko	erhöhtes Risiko
präoperativ		
Beinhochlagerung	+	+
Kompressionsstrümpfe	+	+
Heparin sc.	∅	5000 IE 2h präop.
intraoperativ		
Kompressionsstrümpfe	+	+
Dextran 70, 500 ml	+	+
postoperativ		
Beinhochlagerung	+	+
Kompressionsstrümpfe	+	+
Frühmobilisation	+	+
Krankengymnastik	+	+
Heparin sc.	Op. vor 14^{00}: 5000 IE zwischen 20^{00}–22^{00} Uhr am Op.-Tag u. tgl. 2 × 5000 IE bis 10. Tag Op. nach 14^{00}: 5000 IE zwischen 6^{00}–8^{00} Uhr am nächsten Morgen u. tgl. 2 × 5000 IE bis 10. Tag	ab 3ten postop. Tag individuell bis max. 15000 IE/die

Tabelle 9 gibt die perioperative Thromboseprophylaxe, wie sie an unserer Klinik durchgeführt wird, wieder [33, 34]. Die Frequenz tödlicher Embolien ließ sich seit Einführung dieses Schemas unter 0,05% senken (siehe Kap. 3.5).

Bei Patientinnen im gebärfähigen Alter sollte unter dem Aspekt der Thromboseprophylaxe auch immer die Frage nach Ovulationshemmern gestellt werden und diese, falls ein Eingriff geplant ist, so lange wie möglich praeoperativ, im günstigsten Falle 6 Wochen vorher, abgesetzt werden. Dies gilt auch für die sogenannten „Mikropillen". Obwohl wahrscheinlich wegen der niedrigen Dosierung des Östrogens die Einflüsse auf das Gerinnungssystem so gering sind, daß sie nicht ins Gewicht fallen, gibt es bisher keine klinischen Daten, die eine gesicherte Aussage zulassen, so daß aus Vorsichtsgründen jede Medikation abgebrochen werden sollte. Patientinnen, die in der Postmenopause eine Substitutionstherapie mit niedrigen Östrogendosen durchführen, brauchen diese nicht abzusetzen, da bei dieser niedrigen Dosierung Einflüsse auf die Gerinnung zu vernachlässigen sind.

Obwohl die Erfahrungen noch relativ kurz sind scheinen auch mit der niedermolekularen Heparinpräparaten mindestens gleichgute Ergebnisse in der Reduktion von Thrombosen und Lungenembolien zu erzielen zu sein wie mit den herkömmlichen Heparinen. Im Gegensatz zu letzteren sind die Niedermolekularen besser bioverfügbar, wahrscheinlich noch effektiver, haben eine längere Halbwertszeit und sind wegen der Einmalapplikation /24 h in der Anwendung für den Patienten und das Pflegepersonal deutlich angenehmer.

3.3 Nierenfunktion

Pathologische Kreatinin- und Harnstoffwerte, die direkte oder indirekte Hinweise für eine Nierenfunktionsstörung unabhängig von der Genese anzeigen, treten nach LUTZ [23] in etwa 13% auf und sind in etwa 5,5% so ausgeprägt, daß eine präoperative Vorbehandlung erfolgen muß. Störungen des Kreislaufsystems (Hypertonie), Hypoproteinämie, Anämie und daraus resultierende Hypovolämien sowie Störungen des Wasser- und Elektrolythaushaltes gehen in der Regel mit einer Beeinträchtigung der Nierenfunktion einher [24, 27]. Jeder Hinweis für eine eingeschränkte Nierenfunktion muß Anlaß zu einer intensiven Suche nach anderen eventl. unbekannten Begleiterkrankungen sein.

In vielen Fällen kehren nach Behandlung der Grunderkrankung auch die Nierenfunktionsparameter wieder in den Normbereich zurück. Im gynäkologischen Patientengut bestehen außerdem besonders häufig Abflußhindernisse durch raumverdrängende Prozesse im kleinen Becken. Sie können Ursache akuter und chronischer rezidivierender entzündlicher Veränderungen im Bereich der Nieren und der ableitenden Harnwege sein. I. v.-Pyelogramm, in zunehmendem Maße auch die Sonographie, Urinsediment, eventl. eine bakteriologische Untersuchung, dienen der Abklärung.

Ein besonderer Hinweis sei auf den sog. „Kreatinin-blinden“ Bereich gestattet. Bei überhöhten Werten ist die Kreatinin-Serum-Konzentration ein brauchbarer Parameter zur Beurteilung der Nierenfunktion. Aufgrund der hyperbolen Funktion zwischen glomerulärer Filtrationsrate (GFR) und dem Serum-Kreatinin-Wert wird diese jedoch erst dann zu einem empfindlichen Indikator, wenn die GFR niedrige Werte erreicht. Bis zu einer Einschränkung auf etwa 50% der normalen GFR bleibt die Serum-Konzentration innerhalb des Referenzbereiches. Eine Einschränkung in dem Bereich zwischen 90 ml und 50 ml wird anhand des Serum-Kreatinin-Wertes nicht erkannt und deshalb als Kreatininblinder Bereich bezeichnet. Besonders bei älteren Patientinnen, bei denen relativ häufig eine gering eingeschränkte Nierenfunktion vorliegt, ist deshalb die präexistente Nierenfunktionseinschränkung nur durch eine Kreatinin-Clearance aufzudecken. Ein pathologischer Befund hat sowohl intra- als auch postoperativ für die Applikation von Narkotika, Muskelrelaxantien, Antibiotika, gerinnungshemmenden Substanzen, Digitalis-Präparaten etc. Bedeutung.

3.4 Anämie, Hypovolämie

Anämische und hypovolämische präoperative Befunde sind mittels einfacher Untersuchungen (Hb, Hk, Elektrolyte) leicht zu diagnostizieren und auszugleichen. Darauf ist präoperativ besonders zu achten, da pathologische Werte die postoperative Letalität beeinflussen können [20]. Gegebenenfalls ist eine präoperative Korrektur angebracht. Bei einer Anämie ist die postoperative Letalität erhöht. Hypovolämien als Folge der Hypoproteinämie, führen zu einer Minderung der onkotischen Wirksamkeit und der Fließeigenschaft des Blutes und zu einer Einschränkung der Proteinbindungsmöglichkeit von Pharmaka. Die Sauerstoffversorgung des Gewebes einerseits und der Abtransport von Metaboliten andererseits sowie toxische Nebenwirkungen von präoperativ verabreichten Medikamenten können die Folge sein. Die hypovolämische Komplikationsquote beträgt nach Lutz [20] nur 2,3% aller gesamten Komplikationen, jedoch rangieren diese Störungen nach pulmonalen und kardiovaskulären letalen Komplikationen an dritter Stelle.

3.5 Leberfunktion

Obwohl die Leberfunktion im Rahmen des Stoffwechsels eine zentrale Stellung einnimmt, sind mit Ausnahme der akuten Hepatitis oder des akuten Schubes einer chronischen Hepatitis Einschränkungen der Funktion bzw. chronische Erkrankungen nur selten ein limitierender Faktor für eine Operation, besonders unter dem Aspekt, daß eine Korrektur der Funktionsstörung gewöhnlich nicht möglich ist. Die Metabolisierung und Ausscheidung von Stoffwechselprodukten und vor allen Dingen von Medikamenten, z. B. Anästhetika, Muskelrelaxantien und anderen, kann verlängert, die Blutbildung von Gerinnungsfaktoren wie Faktor V, VIII, IX, X und Prothrombin kann gestört sein [24, 27]. Damit ist die Möglichkeit einer gesteigerten Blutungsneigung gegeben. Sollten anamnestische oder laborchemische Hinweise für eine gestörte Leberfunktion vorhanden sein, so ist mit Ausnahme der oben genannten akuten Erkrankungsfälle eine Operation möglich, wenn unter Berücksichtigung der gestörten Funktion die entsprechenden Gerinnungsfaktoren bereitgestellt werden können.

3.6 Stoffwechsel, Endokrinium, Diabetes

Der Diabetes ist unter den Stoffwechselerkrankungen am weitesten verbreitet. Unter dem Einfluß von Immobilisation, Anästhesie und Operationstrauma kann die Blutzucker-Erkrankung intra- und postoperativ entgleisen.

Anamnestisch sind der Beginn der Erkrankung sowie die Therapieform (Diät, orale Antidiabetika oder Insulintherapie) sowie die Exaktheit der Einstellung bzw. der Kontrolle der Therapie zu erfragen. In Abhängigkeit davon und in Zusammenarbeit mit dem Internisten ist dann die präoperative Vorbereitung zu planen. Unter gut kontrollierten Bedingungen gilt der Diabetes heute nicht mehr als wesentliches Anästhesie- oder Operationsrisiko. Allerdings sind die durch den Diabetes induzierten Veränderungen im Bereich der Gefäße (Herz, Niere und Gehirn) als intra- und postoperative Risikofaktoren anzusehen. Im Gegensatz zur Diabetes-Einstellung während der Schwangerschaft gilt in der perioperativen Situation das Prinzip: Lieber einen etwas erhöhten Blutzucker als eine Hypoglykämie riskieren.

3.7 Schilddrüse

Im Rahmen des perioperativen Problemkreises sind in erster Linie hyperthyreote Stoffwechselstörungen sowie perioperativ jodinduzierte Hyperthyreosen, z. B. durch Jod-Kontrastmittel, Antiseptika, oder auch jodhaltige Therapeutika zu beachten. Bei einer bekannten medikamentös eingestellten Hyperthyreose ist das perioperative Risiko bei guter Einstellung nicht erhöht. Eine enge Kollaboration mit dem Internisten ist Voraussetzung. Besonders in endemischen Jodmangelgebieten ist an jodinduzierte postoperative Hyperthyreosen bzw. Thyreotoxikosen bei komplizierten Verläufen zu denken. Unter dem Gesichtspunkt, daß Jod im Rahmen der Diagnostik (z. B. i. v.-Pyelogramm) und zur perioperativen antiseptischen Therapie (z. B. Desinfektion mit Polyvidon-Pyrolidin) relativ häufig zur Anwendung kommt und jodinduzierte Hyperthyreosen oder Thyreotoxikosen nicht selten [13, 35] beschrieben werden, kann nicht nachdrücklich genug auf eine strenge Indikationsstellung jodhaltiger Substanzen hingewiesen werden.

Andere endokrine Erkrankungen wie Morbus Cushing, Morbus Addison, sind extrem selten und bedürfen einer exakten präoperativen internistischen Behandlung. Die entsprechende perioperative Überwachung ist dem Einzelfall anzupassen. Gerinnungsstörungen spielen bei der rein gynäkologisch-präoperativen Operationsvorbereitung nur bei septischen Komplikationen eine Rolle und sind im Gegensatz zu geburtshilflichen Erkrankungen relativ selten. Die im Rahmen der Geburtshilfe auftretenden Störungen sowie deren Behandlung sind den entsprechenden Kapiteln zu entnehmen. Angeborene Koagulopathien und hämorrhagische Diathesen sind selten. Sie bedürfen einer speziellen Untersuchung und Therapie und müssen sich am Einzelfall orientieren.

Die seltenen Thrombozytopenien können medikamentös, toxisch oder allergisch ausgelöst sein. Funktionsstörungen kommen u. a. bei Sepsis, Leberzirrhose und Urämie vor. Als gefährdet werden Patientinnen angesehen, wenn die Thrombozytenzahl unter 150000 bis minimal 100000/μl liegt. Der kritische Grenzwert ist etwa bei 50000/μl. Bei pathologischen Werten sind Kontrollbestimmungen zu empfehlen. Vor allen Dingen septische Komplikationen können zu Verbrauchskoagulopathien führen. Falls überhaupt eine geplante Operation möglich ist, so ist primär die Grundkrankheit und die eventl. daraus resultierende Gerinnungsstörung zu behandeln, bevor eine Operation anzustreben ist. Häufig jedoch ist eine mehr oder weniger akute Operationsindikation gegeben, so daß auf eine großangelegte präoperative Diagnostik und Therapie verzichtet werden muß. Die Bereitstellung von Warmblut, Thrombozytenkonzentrationen sowie von tiefgefrorenem Frischplasma bzw. von speziellen Gerinnungsfaktoren, ist in solchen Fällen unabhängig von der Genese der Erkrankung angezeigt.

3.8 Adipositas

Wegen der Vielzahl von Begleiterkrankungen müssen adipöse Patientinnen grundsätzlich als polymorbid eingestuft werden. Häufig sind Risikofaktoren wie Hypertonus, koronare Herzkrankheit, Diabetes mellitus, Cholelithiasis, Hirnarteriosklerose, Leberzirrhose und degenerative Gelenkserkrankungen, mit Adipositas vergesellschaftet [5].

Im gynäkologischen Bereich ist besonders oft das Korpuskarzinom mit Adipositas, Hypertonus und Diabetes kombiniert. Für die präoperative Beurteilung und Vorbereitung einer Patientin können Veränderungen des Herz-Kreislauf-Systems, der Lungen, der Leber und der Magen-Darm-Funktion relevant sein. Die Veränderungen des Herz-Kreislauf-Systems entstehen aus der Notwendigkeit, das überschüssige Fettgewebe zu perfundieren.

Es resultiert ein erhöhter O_2-Verbrauch, der durch Steigerung des Blutvolumens sowie der Herzarbeit zum Teil kompensiert wird. Da jedoch die Adaptation nur relativ ist, muß bei adipösen Patientinnen immer mit einer Einschränkung der koronaren Reserve gerechnet werden, die besonders dann problematisch sein kann, wenn Begleiterkrankungen wie Hypertonie und kardiovaskuläre Veränderungen z. B. infolge eines Diabetes zusätzlich auftreten. Auch die Lungenfunktion kann in Abhängigkeit vom Körpergewicht erheblich eingeschränkt sein. Thoraxcompliance, Vitalkapazität, Totalkapazität, inspiratorisches Reservevolumen sowie funktionelle Residualkapazität können z. T. erheblich reduziert sein.

Die Atemarbeit ist im Durchschnitt um etwa 30%, der Sauerstoffverbrauch der Atmung erheblich erhöht. Die Einschränkung kardialer sowie pulmonaler Leistungsreserve in Kombination mit der Lagerung der Patientin sowie operative Probleme, die nicht selten ein forciertes Abstopfen der Darmschlingen notwendig machen, können intra- und vor allen Dingen postoperativ problematisch sein. Das Aspirationsrisiko ist bei adipösen Patientinnen infolge des erhöhten intraabdominellen Druckes in

Rückenlage als auch durch eine erhöhte Magensaftmenge als Folge einer verzögerten Magenentleerung im Gegensatz zu normalgewichtigen Patientinnen wesentlich erhöht.

Insgesamt ist eine adipöse Patientin hauptsächlich als Folge der kardiopulmonalen Veränderungen, unabhängig von dem übrigen Gesundheitszustand, als Risikopatientin anzusehen. Sowohl intra- als auch postoperativ treten erhöht Komplikationen auf. Zusätzlich ist das Risiko einer thromboembolischen Erkrankung etwa 2×, das von Wundheilungsstörungen um etwa 8× häufiger.

3.9 Zentrales Nervensystem

Es gibt heute praktisch keine Angaben darüber, wie sich Operation, Narkose und perioperative Medikation auf das zentrale Nervensystem auswirken. Obwohl nach den meisten Operationen keine Verhaltensstörungen der Patientinnen auftreten, ist allen Operateuren der postoperative Verwirrtheitszustand, das sogenannte „Durchgangssyndrom" alter Patientinnen, geläufig. Dies scheint nach Untersuchungen von Pichlmayer [29–31] nur bei Patientinnen aufzutreten, die präoperativ schwerste Veränderungen der zerebralen Funktion aufweisen, ohne daß sie klinisch auffällig sind. Es waren bei präoperativen EEG-Ableitungen in 47% pathologische EEG-Kurven, in 29% grenzwertige Befunde nachweisbar. Man kann daraus schließen, daß in etwa 50% aller alten Patientinnen mit einer normalen Reaktionsfähigkeit des Gehirns gerechnet werden kann. Offensichtlich sind es diese, die dann postoperativ keine Probleme bereiten. Bei allen anderen – und es sind nicht nur die Patientinnen, die uns Klinikern als arteriosklerotisch auffallen – kann in Abhängigkeit vom Schweregrad der Erkrankung jede kleine Belastung zur Entgleisung, dem postoperativen Verwirrtheitszustand, führen.

Bisher sind die pathophysiologischen Erkenntnisse jedoch noch zu gering, um eine perioperative Prophylaxe betreiben zu können. Es ist lediglich bekannt, daß eine Reihe von Beruhigungs-, Schlaf- und Schmerzmitteln sowie Anaesthetika, eine kurzzeitige Hypoxie oder Hypotonie, eine perioperative Infusionstherapie, die zur Überwässerung führt, und auch umgekehrt der Mangel an Flüssigkeit, also die Exsikose, das Entstehen von postoperativen Verwirrtheitszuständen begünstigen.

3.10 Fieber

Die Operationsmortalität ist bei Patientinnen mit hohem Fieber stark erhöht. Häufig ist die Ursache ein Infekt des Respirationstraktes oder der Harnwege, der unabhängig von der Grunderkrankung ist. Aus diesem Grund ist eine Zurückstellung der Operation indiziert. Im Rahmen einer gynäkologischen Erkrankung ist die praktisch einzige Operationsindikation bei Temperaturen der Tubo-ovarial-Abszeß bzw. der Verdacht auf einen rupturierten Abszeß. Während bei letzterem eine absolut sofortige Notfallindikation gegeben ist, ist bei ersterem gewöhnlich die antibiotische Therapie angezeigt, um die Operation im fieberfreien Zustand durchführen zu können. Mehr oder weniger akute Interventionen sind bei therapieresistenten kontinuierlichen oder septischen Temperaturen notwendig, besonders wenn Hinweise für beginnende Gerinnungsstörungen bzw. beginnende Funktionseinschränkungen der Nieren- und Lungenfunktion bestehen. Ähnliche operative Indikationen gelten für den Verdacht bzw. die gesicherte Ovarialvenenthrombose und die therapieresistente Endomyometritis mit begleitender Pelveoperitonitis.

4 Operationsvorbereitung

Vorbereitung des Eingriffes: Neben der obligaten Narkoseprämedikation sind unmittelbar präoperativ eventl. noch spezielle Laboruntersuchungen, die Bereitstellung von Blutkonserven sowie Röntgenbildern und anderer Untersuchungen, die während der Operation benötigt werden, zu veranlassen. Bei sehr großen Eingriffen und speziellen Indikationen muß häufiger eine zeitliche Koordinierung zwischen Gynäkologen und z. B. Chirurgen oder Urologen stattfinden. Entsprechende präoperative, der Schwere des Eingriffes angepaßte Überwachungsmaßnahmen, z. B. zentraler Venenkatheter, arterielle Blutdruckmessung, intraoperative Blutgasanalysen und andere Maßnahmen, sowie die Gewährleistung entsprechender postoperativer Überwachungsmöglichkeiten im Aufwachraum oder einer Intensivstation, sind zu veranlassen.

Allgemeine Maßnahmen: Soweit es nicht durch die Patientin selbst geschieht oder geschehen ist, sind die Angehörigen über den Zeitpunkt des Eingriffes zu informieren oder von der Patientin die nächsten Angehörigen zu erfragen.

Ernährung: Bei kleinen Eingriffen sind keine besonderen Maßnahmen notwendig. Eine mindestens 6-stündige Nahrungskarenz muß eingehalten werden. Bei großen Eingriffen erhält die Patientin am Tage vor der Operation eine breiig-flüssige Ernährung, bei besonders schlechtem Allgemeinzustand oder als Vorbereitung zu besonders großen Operationen (z. B. Ovarialkarzinom), hat sich eine ein- bis mehrtägige parenterale präoperative Ernährung mit hochkalorischer Lösung bewährt.

Hautvorbereitung: Vor der Operation wird eine allgemeine Hautdesinfektion durch Baden bzw. Duschen mit seifeartigen Desinfektionsmitteln durchgeführt. Haare im Bereich des zu erwartenden Operationsgebietes sind mittels Rasur oder chemischer Epilation zu entfernen; dies sollte möglichst erst unmittelbar präoperativ erfolgen.

Vorbereitung der Blase: Unmittelbar vor der Operation wird die Blase nach gründlicher Desinfektion des Urethralbereiches mittels eines Katheters entleert. Je nach Länge und Art des Eingriffes ist eventuell ein urethraler oder suprapubischer Katheter für einige Tage zu legen.

Vaginale Vorbehandlung: Bei Uterusexstirpation und/oder vaginalen Operationen sollte zur Aufnahmeuntersuchung eine orientierende Untersuchung des Scheidenmilieus durchgeführt werden. Bestehen Anhaltspunkte für eine Kolpitis, sollte diese präoperativ spezifisch behandelt werden. Bestehen altersatrophische Veränderungen, so ist eine lokale, Östrogen-Behandlung durchzuführen, um postoperativen Heilungskomplikationen vorzubeugen. Unmittelbar vor der Operation erfolgt eine vaginale Desinfektion mit Antiseptika.

Darmvorbereitung: Bei kleinen Eingriffen ist gewöhnlich ein Klistier (Entleerung des Enddarms) ausreichend. Bei größeren Eingriffen ist eine möglichst vollständige Entleerung des gesamten Dickdarmes notwendig, dies erfolgt mittels eines großen oder hohen Einlaufes, eventl. in Zusammenhang mit oral gegebenen Abführmitteln. Bei ausgedehnten Operationen, die einen Eingriff am Darm erwarten lassen, hat sich die orthograde Spülung des Darmes (eventuell mittels einer Magensonde) in den letzten Jahren gut bewährt.

Thromboseprophylaxe: Da die meisten Thrombosen intraoperativ entstehen, ist unmittelbar vor der Operation das Anlegen von sogenannten Antithrombosestrümpfen oder das Wickeln der Beine eine der wichtigsten prophylaktischen Maßnahmen. Eine generelle medikamentöse Thromboseprophylaxe ist zu empfehlen. Bei besonderer Risikokonstellation sollte diese schon praeoperativ erfolgen (siehe Tabelle 9 und Kap. 3.5.).

5 Schlußbemerkungen

Bedeutung der präoperativen Diagnostik und Therapie für die perioperative Phase:

Das perioperative Risiko, d. h. die Morbiditäts- und Mortalitäts-Häufigkeit, sind in erster Linie vom präoperativen Allgemeinzustand der Patientin abhängig. Anamnese und einige wenige leicht durchzuführende klinische apparative und laborchemische Untersuchungen, die auch unter Kostengesichtspunkten günstig sind, lassen in den meisten Fällen präexistente Erkrankungen erkennen. Eine Risikoklassifizierung ist möglich. In Abhängigkeit von der Dringlichkeit der Operation sind folgende Dinge zu bedenken:

- Läßt sich der präoperative Zustand des Patienten verbessern?
- Sind alle therapeutischen Möglichkeiten ausgeschöpft?
- Welche prä-, intra- und postoperativen Maßnahmen sind im Rahmen der geplanten Operation notwendig? Insbesondere dann, wenn Risikofaktoren präoperativ nicht behandelbar sind?
- Ist die Klinik, in der der Patient zur Aufnahme kam, von den prä-, intra- und postoperativen ärztlichen und pflegerischen Möglichkeiten her, dem Risiko gewachsen oder ist besser eine Zuweisung in eine Spezialabteilung bzw. in ein zentrales Klinikum zu erwägen?

Wenn auch der operativ tätige Gynäkologe die primäre Weichenstellung der präoperativen Diagnostik und Therapie durchführt, so ist die optimale Vorbereitung des Patienten eine interdisziplinäre Aufgabe, die in erster Linie den Anästhesisten, Internisten und eventl. zusätzliche Spezialisten betrifft. Die notwendigen Untersuchungen sowie die therapeutischen Maßnahmen sind in der Dringlichkeit und Differenziertheit umso gründlicher notwendig, je höher das präoperative Risiko und je dringender der geplante operative Eingriff ist. Bei vitaler Gefährdung ist keine Zeit zu verlieren.

LITERATUR

1. ASA (1973) New classification of physical status. Anesthesiology 24: 450
2. Altemeyer K-H, Schultz M, Mehrkens H-H, Heinz E, Dick W (1984) Präoperative Befunderhebung durch eine Anästhesie-Ambulanz-Auswertung der Ergebnisse bei 2500 Patienten. Anästh Intensivmed 25: 1
3. Baltzer J, Lohe K-J, Franke I, Messerer D, Zander J (1985) Postoperative Komplikationen nach gynäkologischen Operationen bei älteren Frauen mit benignen bzw. malignen Veränderungen des Genitale Geburtsh u. Frauenheilk 45: 877
4. Craig DB (1984) Postoperative recovery of pulmonary function. Anesth Analg 1: 46
5. Ellmauer St (1985) Anästhesiologische Probleme der Adipositas. Anästh Intensivmed 26: 354
6. Föex P (1978) Preoperative assessment of patients with cardiac disease. Br J Anaesth 50: 15
7. Fischer JTh (1985) Präoperative internistische Untersuchung in der Gynäkologie. Gynäkologe 18: 2
8. Goldmann L, Caldera D, Nussbaum SR, Southwick FS, Derba RN, Krostad D, Murray B, Burke DS, O'Malley TA, Goroll AH, Caplan CH, Nolan J, Carabello B, Slater EE (1977) Multifactorial index of cardiac risk in noncardiac surgical procedures. N Engl J Med 297: 845
9. Grote B (1985) Interdisziplinäre Zusammenarbeit mit der Anästhesiologie. Gynäkologe 18: 35
10. Hartung H-J, Johann A, Osswald PM, Lutz H (1984) Häufigkeit intra- und postoperativer Herzkreislauf- und Atmungskomplikationen in Abhängigkeit vom präoperativen Zustand des Patienten. Anästhesist 33: 417
11. Hempelmann G, Traub E (1985) Risikofaktoren: Herzinsuffizienz, koronare Herzkrankheit, Herzrhythmusstörungen, Eiweißmangel, Myokardschaden. Anästh Intensivmed 26: 350
12. Hempelmann G (1986) Risikofaktoren: Herzinfarkt, angeborene Herzfehler, erworbene Herzfehler. Anästh Intensivmed 27: 17
13. Herrmann J, Krüskemper HL (1978) Gefährdung von Patienten mit latenter und manifester Hyperthyreose durch jodhaltige Röntgenkontrastmittel und Medikamente. Dtsch Med Wschr 103: 1434
14. Heinrich H, Ahnefeld FW (1984) Präoperative Analyse und Therapie von Risikofaktoren: mehr Sicherheit für Arzt und Patient. Klinikarzt 13: 818
15. Jaluvka V (1977) Größere gynäkologische Operationen bei 80jährigen und älteren Frauen. Arch Gynäk 222: 73
16. Jaluvka V (1980) Surgical geriatric gynecology. Contributions to Gynecology and Obstetrics 7
17. Keats AS (1978) The ASA classification of physical status - a recapitulation. Anesthesiology 49: 233
18. Van de Loo J (1980) Die präoperative internistische Beurteilung der alten Frau. Gynäkologe 13: 187
19. Lotz P, Heise U, Schäffer J, Wollinsky K-H (1984) Die Wirkung einer intraoperativen PEEP-Beatmung und einer postoperativen CPAP-Atmung auf die postoperative Lungenfunktion nach Oberbaucheingriffen. Anästhesist 33: 177
20. Lutz H, Klose R, Peter K (1972) Untersuchungen zum Risiko der Allgemeinanästhesie unter operativen Bedingungen. Dtsch Med Wschr 97: 1816
21. Lutz H, Peter K (1973) Das Risiko der Anästhesie unter operativen Bedingungen. Langenbecks Arch Chir 334: 672
22. Lutz H, Klose R, Peter K (1976) Die Problematik der präoperativen Risikoeinstufung. Anästh Inform 17: 342
23. Lutz H, Osswald PM, Bender HJ (1983) Ist die Forderung nach einem präoperativen Routine-Untersuchungsprogramm (RUP) gerechtfertigt? Anästh Intensivther Notfallmed 18: 153
24. Lutz H (1986) Anästhesiologische Praxis Springer, Berlin Heidelberg New York Tokyo
25. Marx GF, Maeto CV, Orkin IR (1973) Computer analysis of postanesthetic deaths. Anesthesiology 39: 54
26. Nobbe F, Ahnefeld FW,Heinrich H (1984) Multimorbidität und Operationsrisiko. Chirurg 55: 65
27. Osswald PM, Muth U (1985) Risikofaktoren: Lebererkrankungen, Nierenerkrankungen. Anästh Intensivmed 26: 422
28. Peter K, Unertl K, Henrich G, Mai H, Brunner F (1980) Das Anästhesierisiko Anästh Intensivmed 21: 240
29. Pichlmayr I, Lips U (1983) EEG monitoring in anesthesiology and intensive care Neuropsychobiol 10: 239
30. Pichlmayr I, Kunkel H (1984) Das EEG in der Narkose und Intensivtherapieüberwachung. Anästh Intensivth Notfallmed 19: 281
31. Pichlmayr I, Prass D (1987) Geriatrische Probleme in der operativen Gynäkologie (Anästhesiologische Aspekte): Diskussion. In: Alete Wissenschaftl. Dienst 97. Tagung der Nordwestdeutschen Gesellschaft für Gynäkologie und Geburtshilfe Hildesheim, 161
32. Radakovic D (1980) Anästhesie und perioperative Betreuung der alten Frauen. Gynäkologe 13: 192
33. Rath W, Hölzl M, Kuhn W (1982) Thromboembolische Erkrankungen in Schwangerschaft, Wochenbett und nach Kaiserschnitt. Gynäkolog Prax 6: 241
34. Rath W (1986) Thromboseprophylaxe in Gynäkologie und Geburtshilfe. Niedersächsisches Ärzteblatt 59: 18
35. Rebentisch E (1985) Zur Anwendung von Polyvenylpyrrolidon-Jod-Komplexen (Povidonjod: PVP-Jod). Deutsches Ärzteblatt 56: 1434
36. Seeling W, Lotz P, Schröder M (1984) Untersuchungen zur postoperativen Lungenfunktion nach abdominellen Eingriffen. Anästhesist 33: 408
37. Striebel JP, Lutz H (1981) Objektive individuelle Kalkulation des Anästhesierisikos. Klinikarzt 10: 67
38. Vacanti CJ, Van Houton RJ, Hill RC (1970) A statistical analysis of the relationship of physical status to postoperative mortality in 68388 cases. Anesth Analg (Cleve) 49: 564
39. Vormittag E (1979) Kardiale Komplikationen in der Chirurgie. Springer, Wien New York

C Intra- und postoperative Komplikationen

I Definition und Häufigkeit

R. von Hugo

Intra- und postoperativ auftretende Komplikationen stehen in engem Zusammenhang mit der operativen Mortalität und Morbidität. Intraoperative Komplikationen sind Verletzungen benachbarter Organe und Blutungsprobleme. Nach der Operation drohen Infektionen, exazerbierende Begleiterkrankungen und thromboembolische Komplikationen.

Legt man bei der Berechnung der Mortalität alle während des Eingriffs und der anschließenden stationären Betreuung verstorbenen Patientinnen zugrunde, so hat die einfache Hysterektomie eine Mortalität von unter 0,1%. Abdominale Eingriffe haben eine höhere Mortalität als vaginale und bei Radikaloperationen von Tumorpatientinnen steigt die Mortalität bis zu 1% an. Die Sterblichkeit bei ultraradikalen und palliativen Eingriffen liegt in großen Zentren unter 5%. Geht in der operativen Gynäkologie die Mortalität insbesondere bei Tumorpatientinnen immer mehr zurück, so stellt die postoperative Morbidität nach wie vor ein ungelöstes Problem dar. Sie liegt nach Ausschluß asymptomatischer Bakteriurien zwischen 10 und 20% in Abhängigkeit vom jeweiligen Eingriff, Zustand der Patientin und Qualität der operativen und postoperativen Versorgung [2, 12, 15].

Blutungen, als die häufigste intraoperative Komplikation, treten zwischen 0,3 und 2% der operierten Patientinnen auf. Die Häufigkeit postoperativer Wundhämatome liegt bei 3 bis 7%. 0,5% der operierten Patientinnen müssen wegen Blutungen nachoperiert werden [10, 15, 18].

Die unbeabsichtigte Verletzung von Nachbarorganen stellt bei gynäkologischen Operationen eine relativ seltene, jedoch im gegebenen Fall ernstzunehmende intraoperative Komplikation dar. Zur Häufigkeit von Blasenverletzungen mit der Folge von Blasenfisteln zeigen Klinik- und Sammelstatistiken Zahlen zwischen 0,1 und 0,2%. Intraoperativ erkannte Blasenverletzungen, die während der Operation wieder verschlossen werden und in der Regel ohne Folgen abheilen, werden in Statistiken nur lückenweise erfaßt. Das Risiko einer Blasenverletzung ist bei abdominalen Eingriffen höher als bei vaginalen und wird in Sammelstatistiken zwischen 0,3 und 1% angegeben [5, 6, 8]. Wegen des bei adäquater Versorgung im allgemeinen komplikationslosen Verlaufs sind Blasenverletzungen selten Gegenstand forensischer Auseinandersetzungen.

Iatrogene Schäden der Harnleiter treten in der überwiegenden Mehrzahl nach gynäkologischen Operationen im kleinen Becken auf (s. hierzu auch Kap. H.VI). Hierbei zeigt sich, daß 50% der nachfolgenden Fisteln und über 80% der frischen intraoperativen Ureterenverletzungen nach abdominaler Hysterektomie auftreten [7]. Ursache ist die enge topographische Beziehung des Harnleiters mit dem L. infundibulo pelvicum, dem L. latum auf Höhe der A. uterina und dem distalen parazervikalen Abschnitt, der in unmittelbarer Nachbarschaft des juxtavesikalen Ureterenverlaufs liegt. Ging man früher davon aus, daß besonders bei radikalen abdominalen Krebsoperationen Ureterenverletzungen auftraten, so zeigen neuere Zusammenstellungen ein nur geringgradig erhöhtes Risiko gegenüber der einfachen Hysterektomie [15]. 0,1 bis 0,3% der gynäkologischen Operationen sind nach einer Sammelstatistik der Deutschen Gesellschaft für Gynäkologie und Geburtshilfe durch eine Ureterenverletzung kompliziert [3]. Mattingly und Thompson geben 0,5 bis 1,0% für die abdominale Hysterektomie an [15]. Vaginale Hysterektomien und Adnexoperationen haben nach dieser Zusammenstellung ein deutlich geringeres Risiko (Tabelle 1). Im Gegensatz zu Blasenverletzungen sind die Harnleiterverletzungen häufig Ursache von Regreßforderungen, insbesondere wenn sie intraoperativ nicht erkannt und in derselben Sitzung behoben werden [4]. Postoperativ auftretende Fisteln erfordern nahezu immer einen Zweiteingriff, der u. U. erst nach Abklingen der akuten entzündlichen Symptomatik vorgenommen

Tabelle 1. Ureterenverletzungen bei gynäkologischen Operationen. Nach LANG [14]

Operation	Ureterschäden (%)
Erweiterte Hysterektomie nach Wertheim	1–2
Abdominale Hysterektomie	0,5–1
Vaginale Hysterektomie	0,1
Adnexektomie	0,1

werden kann und in Einzelfällen zu bleibenden Schäden führt (s. auch Kap. H.VI). Selbst im Falle des günstigen Ausgangs sind Schmerzensgeldforderungen keine Seltenheit.

Das Risiko einer postoperativen Rektumscheidenfistel beträgt 0,1 bis 0,3% nach Hysterektomie und steigt bei Radikaloperationen des Zervixkrebses geringgradig weiter an [2]. Chronische Entzündungen im Operationsgebiet, extragenitale Endometrioseherde (z. B. Douglasendometriose), begleitende Darmerkrankungen (M. Crohn) und eine vorausgegangene aktinische Behandlung sind ebenfalls Faktoren, die das Auftreten von Darmverletzungen mit nachfolgender Fistelbildung begünstigen. Bei der unkomplizierten abdominalen Hysterektomie liegt das Risiko unter 1% und ist bei vaginalen Eingriffen noch niedriger [5, 6].

Patientinnen mit einer Relaparotomie scheinen ebenso ein erhöhtes Risiko einer Darmverletzung zu haben wie extrem adipöse. ⅓ der Verletzungen erfolgt hierbei bei der Eröffnung der Bauchhöhle – meist Dünndarmverletzungen – ⅓ beim Lösen von Adhäsionen und bei der Präparation von Konglomerattumoren [13].

Die häufigsten postoperativen Komplikationen sind Harnwegsinfekte, die über eine Bakteriurie (Keimzahl über 10^5/ml) mit und ohne Symptomatik nachgewiesen werden können (s. Kap. C. IV, S. 50). Je nach Liegedauer und adäquater pflegerischer Versorgung des Blasenkatheters treten bis zu 25% Harnwegsinfekte nach gynäkologischen Laparotomien auf. Erfordert eine Inkontinenzoperation längere Liegezeiten, so kann die Rate bis zu 75% ansteigen. Kurze Katheterverweilzeiten und nötigenfalls suprapubische Harnableitungen reduzieren die Infektionsinzidenz [1, 13] (s. Kap. F. I, S. 145).

Wundinfektionen treten bei abdominalen Eingriffen nach Sammelstatistiken in 8% der Fälle auf. Etwa jede zweite Infektion kann durch Anwendung einer Antibiotika-Prophylaxe verhindert werden [9]. Definiert man die febrile Morbidität über die rektal gemessene Temperatur, die an zwei Tagen über 38,5 °C liegt, so beträgt sie bei abdominalen Eingriffen zwischen 14 und 20% und bei vaginalen Eingriffen zwischen 20 und 40%. Die Einführung einer Antibiotika-Prophylaxe bei vaginalen Hysterektomien führte in unserem Haus zu einer Verminderung der febrilen Morbidität von 18,2 auf 5,2% [7]. Trotz ermutigender Ergebnisse neuerer Studien zur Effizienz der Antibiotika-Prophylaxe konnte bislang nur in wenigen Studien ausreichend belegt werden, daß die Rate schwerer infektiöser Komplikationen, wie Sepsis, parametraner Abszeß und Peritonitis, die in etwa 0,5% der Patientinnen postoperativ nach gynäkologischen Eingriffen beobachtet werden, reduziert werden kann.

Thromboembolische Komplikationen sind perioperativ auftretende Krankheitsbilder, in deren Mittelpunkt der Verschluß einer tiefen Bein- oder Beckenvene durch ein Blutgerinnsel steht mit nachfolgend möglicher Embolisation. Die klinische Diagnose der venösen Thrombose ist unsicher, kontrollierte Studien zeigten 50% falsch-negative Ergebnisse bei erfahrenen Untersuchern. Für die klinische Diagnose der Lungenembolie gilt ähnliches. Eine genaue Abschätzung des Risikos thromboembolischer Erkrankungen ist seit Einführung nuklearmedizinischer Diagnosetechniken nach gynäkologischen Operationen möglich. Die mit dem Radiofibrinogen-Test gefundene Thromboseinzidenz schwankt zwischen 11 und 29%. Sie liegt etwas tiefer als in der allgemeinen Chirurgie. Bei Malignom-Patientinnen steigt die Inzidenz bis nahe zu 40%. Obwohl nur 20% der so diagnostizierten Thrombosen eine klinische Symptomatik zeigen, findet sich bei jeder zweiten Patientin ein Defekt im Lungenperfusionsscan. Ohne Anwendung einer medikamentösen Prophylaxe ist mit einer Inzidenz von 0,5 bis 1% tödlicher Lungenembolien zu rechnen. Die allgemeine medikamentöse Prophylaxe kann zwar thromboembolische Komplikationen nicht grundsätzlich vermeiden, senkt jedoch die Inzidenz der tiefen Beinvenen-Thrombose und der damit verbundenen Emboliegefährdung in kontrollierten Studien signifikant (Übersichten bei [10, 11, 16]).

LITERATUR

1. Adam D, Daschner F (1984) Infektionsverhütung in der Chirurgie. Hygienemaßnahmen und Antibiotikaprophylaxe. Aktuelles Wissen, Hoechst
2. Beck L (1979) Abdominale Radikaloperation beim Zervixkarzinom. In: Beck L (Hrsg) Intra- und postoperative Komplikationen in der Gynäkologie. Thieme, Stuttgart, S 92–99
3. Beck L (1985) Moderatorenbericht über Komplikationen an den harnableitenden Wegen bei gynäkologi-

schen Operationen. Mitteilungen der Deutschen Gesellschaft für Gynäkologie und Geburtshilfe 1: 35-38
4. Beck L (1986) Prävention von Fehlern in der operativen Gynäkologie. In: Schindler AE (Hrsg) Prävention in Gynäkologie und Geburtshilfe. Terramed Communications, Überlingen, S 13-23
5. Becker K, Müller-Wühr E, Stark G (1977) Überblick über 2300 vaginale und abdominale Hysterektomien. Fortschr. Med. 95: 1425-1428
6. Burmucic R (1976) Die vaginale Uterusexstirpation an der Univ.-Frauenklinik Graz in der Zeit von 1955 bis 1970. Geburtsh. u. Frauenheilk. 35: 767-773
7. Fischbach F, Loos W, von Hugo R, Braveny I, Graeff H (1985) Prophylactic antibiotics for vaginal hysterectomy: A comparison of cefotaxim and penicillin G versus a control group. In: Ishigami J (ed) Recent Advances in Chemotherapy Vol. 3, University of Tokyo Press, pp 2488-2489
8. Guerriero WG (1985) Operative injury to the lower urinary tract. Urol Clin North America 12: 339-348
9. Hirsch HA, Neeser E (1984) Zur Wirksamkeit der perioperativen Antibiotika-Prophylaxe bei Hysterektomien und abdominalen Schnittentbindungen. Geburtsh. u. Frauenheilk. 44: 8-13
10. Hohl MK, Gruber UF (1983) Thromboembolieprophylaxe in der Frauenheilkunde. Huber, Bern
11. von Hugo R (1986) Thromboseprophylaxe in Gynäkologie und Geburtshilfe. In: Schindler AE (Hrsg) Prävention in Gynäkologie und Geburtshilfe. Terramed Communications, Überlingen, S 203-213
12. Käser O, Ikle FA, Hirsch HA (1983) Eviszeration des Beckens. In: Käser O, Ikle FA, Hirsch HA (Hrsg) Atlas der gynäkologischen Operationen. Thieme, Stuttgart, S 16.1
13. Krebs HB (1986) Intestinal injury in gynecologic surgery: A ten year experience. Am J Obstet Gynecol 155: 509-514
14. Lang N (1983) Geburtshilfe und gynäkologische Abteilungen. In: Thofern E, Botzenhart K (Hrsg) Hygiene und Infektionen im Krankenhaus. Fischer, Stuttgart New York, S 371
15. Mattingly RF, Thompson JD (1985) Te Linde's operative gynecology, 6th edn. Lippincott, Philadelphia
16. Schorr DM, Gruber UF (1977) Prophylaxe thromboembolischer Komplikationen in der operativen Gynäkologie. Geburtsh. u. Frauenheilk. 37: 291-296
17. Symmonds RE (1976) Ureteral injuries associated with gynecologic surgery. Prevention and Management. Clin Obstet Gynecol 19: 623-644
18. White SC, Wartel LJ, Wade ME (1971) Comparison of abdominal and vaginal hysterectomies: A review of 600 operations. Obstet Gynecol 37: 530-537

II Intraoperative Versorgung frischer Verletzungen

M. Hölscher, R. von Hugo und U. Jonas

INHALT

1 Einleitung

Die Verletzung eines *gesunden, nicht durch eine Grunderkrankung mitbetroffenen Nachbarorgans* ist gegenüber der Verletzung infolge eines mehr oder weniger ungewollten Präparationsschnittes am erkrankten Nachbarorgan selten. Wird diese erkannt und kunstgerecht versorgt, so ist ihre Prognose gut. Eine intraoperative Verletzung sollte der Patientin gegenüber nicht verschwiegen werden.

Dagegen setzt die Versorgung einer *Verletzung am erkrankten Nachbarorgan* bezüglich weiterer operativ-therapeutischer Schritte unter Umständen ganz besondere Erfahrungen voraus. Interdisziplinär (Chirurgie, Urologie) lassen sich auch diese Probleme in den meisten Fällen mit günstiger Prognose beheben.

Das Eingestehen der intraoperativen Verletzung, die exakte anatomische Darstellung sowie die richtige Einschätzung der Operationsfähigkeiten des jeweiligen Teams sind *unabdingbare Voraussetzungen der adäquaten Versorgung.*

Die *Prophylaxe von Verletzungen* beginnt mit der Indikationsstellung. Eine *konsequente Erfassung der Komplikationen* im Rahmen einer internen Qualitätskontrolle ermöglicht jedem Operateur seine Operationskompetenz abzuschätzen und schwierige Eingriffe interdisziplinär zu planen. Damit werden Folge- und Rezidiveingriffe mit einer höheren Verletzungsrate reduziert. Mit der *Schwere des pathologisch-anatomischen Befundes,* sei er entzündlicher oder tumoröser Genese, steigt der Anspruch an die Fähigkeiten des Operateurs erheblich; damit aber auch die intraoperative Komplikations- bzw. Verletzungsgefahr. Die Prüfung der technischen Operabilität durch Freilegung von Organen beinhaltet nach unserer Auffassung das größte Risiko. Frühzeitiges Erkennen der Verletzung und die sofortige adäquate operative Versorgung sind die besten Voraussetzungen für den Heilungsprozeß der intraoperativen Verletzung. Hierin liegt auch die optimale Vorsorge postoperativer Spätkomplikationen (s. hierzu auch Kapitel H. VI).

2 Blasenverletzung

Blasenverletzungen werden entsprechend ihrer Lokalisation in Blasenvorderwand-, Blasenhinterwand- und Trigonum-Verletzungen unterteilt (Abb. 1).

Die *Blasenvorderwandverletzung* entsteht häufiger nach Voroperationen, da Verwachsungen zu Lageanomalien der Blase führen.

Um diese Verletzungen zu vermeiden, ist möglichst subumbilikal mit der Eröffnung der Peritonealhöhle zu beginnen. Normalerweise ist dabei die Blase entleert. Die Corda umbilicalis mit der Plica mediana des Bauchfells dient als Leitschiene weiterer Präparationsschritte. Sind die Verhältnisse unübersichtlich, läßt sich eine Darstellung der Harn-

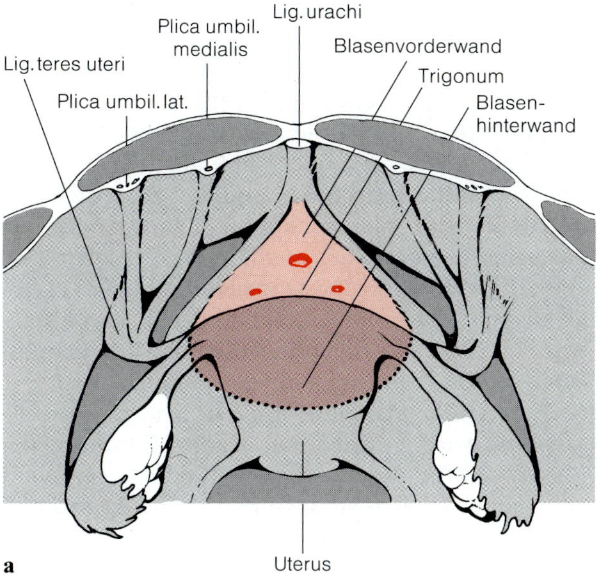

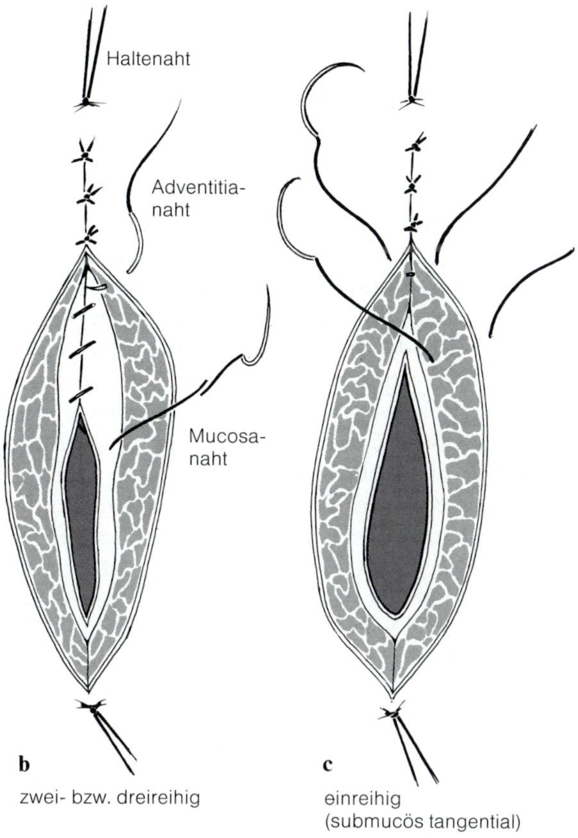

Abb. 1 a Topographie der Blase, **b** und **c** Blasennahttechniken

blase erreichen, wenn die Blase präoperativ unter sterilen Bedingungen gefüllt wird. Nach der Identifikation kann die weitere Präparation der Blase mit einer geringen Restfüllung von 50–100 cm^3 vorgenommen werden.

Häufig erfolgt die Blasenverletzung an der Hinterwand, die der Zervix uteri anliegt. Bei großen entzündlichen oder malignen Tumoren des kleinen Beckens ist das Spatium vesico-uterinum verlötet, obwohl die Blase nicht direkt befallen ist.

Bei der *abdominalen Hysterektomie,* die bei Verdacht auf pathologische Veränderungen benachbarter Organe im kleinen Becken indiziert ist, können ausgedehnte, innige Verwachsungen nach abgelaufener Entzündung, Endometriose und Strahlenbehandlung sowie bei Tumorerkrankungen eine besondere Gefahrenquelle für Blasenverletzungen darstellen.

Auch nach gynäkologischen Voroperationen, bei denen der Blasenfundus auf den Uterus genäht wurde (Kaiserschnitt, konservative Myomoperation) ist das Spatium narbig verändert. In all diesen Fällen gilt es, beim Präparieren Vorsicht walten zu lassen, es sei denn, man hat sich zu einer primären Blasenteilresektion wegen Tumorbefalls entschlossen.

Das Risiko einer Blasenverletzung ist bei *vaginalen Eingriffen* geringer, weil die Operationsindikation anders gestellt wird, seltener schwerwiegende Erkrankungen im kleinen Becken vorliegen und die Patientinnen in der Regel nicht voroperiert sind. Die Durchtrennung des Ligamentum supravaginale, die Entfaltung des Spatium vesico-cervicale und die Eröffnung der vorderen Peritoneal-Umschlagsfalte sind aber auch bei der vaginalen Hysterektomie kritische Situationen, die zur Blasenverletzung führen können.

Die *Trigonumverletzung* entsteht meist sekundär durch instrumentelle Perforation oder durch Risse, die aus dem Hinterwandbereich in das Trigonum hineinreichen. Neben den Ureter-Ostien sind auch die Gefäß- und Nerveneintritte als „Versorgungsprinzipien“ anzusehen.

2.1 Diagnose

Eine effiziente Blutstillung und exaktes anatomisches Darstellen der Verletzung aller betroffenen Blasenwandschichten sind die Voraussetzungen für eine einwandfreie Diagnose und für die nachfolgende adäquate Therapie der Blasenverletzung. Der geringste Verdacht sollte Anlaß zu weiterer Diagnostik sein.

Das *Instillieren von Farblösungen* deckt je nach Füllungsgrad der Blase auch kleine Perforationen auf. Sie läßt die Mukosa deutlich erkennen, der Nachteil jedoch ist, daß das Wundgebiet ebenfalls im Falle einer Leckage gefärbt wird, was die weitere Diagnostik erschwert. Tangentiale Blasenwanddefekte (Adventitia-Muscularis-Defekte) werden damit nicht erfaßt, müssen jedoch unbedingt versorgt werden, da sie zu Blasendivertikelbildung führen können. Steht ein C-Bogen zur Verfügung, ist das intraoperative Zystogramm eine Alternative.

Im Zweifelsfall kann auch die intraoperative Zystoskopie eingesetzt werden. Mukosaverletzungen sind zwar endoskopisch nicht immer ganz einfach darzustellen, da Ödeme und Faltenbildungen eine genaue Diagnostik ebenso stören wie die externe Manipulation mit Tupfer und Spatel, die zu einer Irritation der Mukosa führt. Der Eingriff ist jedoch weniger invasiv als die offene Versorgung einer Blasenverletzung.

Die *Zystotomie an der Blasenvorderwand* in der Medianlinie, eventuell aus einer Verletzung heraus, ist möglich und dient der exakten intraoperativen Darstellung einer Blasenverletzung und ihrer einwandfreien Versorgung. Vorteile sehen wir in der Versorgung von Trigonum-Verletzungen. Bei dieser Gelegenheit kann auch eine *retrograde Ureterensondierung* vorgenommen werden, die eine Verletzung der Harnleiter diagnostisch sichern kann. Es ist jedoch zu bedenken, daß das „Hängenbleiben" des Katheters eine Läsion bzw. Ligatur nicht beweist, ihr Wert ist jedoch dann gegeben, wenn nach einer Ureterdurchtrennung der Katheter im Wundgebiet erscheint und damit die Verletzung bewiesen wird. In diesem Falle ist sie auch für die Versorgung der Verletzung bedeutungsvoll.

2.2 Therapie

Die *Vorderwandverletzung* ist sofort nach Diagnosestellung zu versorgen. Da die Blase ein dehnbares Hohlorgan ist, sind die Wandschichten unter Zugspannung zu nähen, um möglichst eine dichte Naht zu erreichen. Dies geschieht nach Legen zweier Haltefäden, die die Übersicht erheblich verbessern. Hämostase wird durch Koagulation und Umstechung erreicht.

Die Naht kann ein- oder zweischichtig sein. Die Blase (Mukosa) sollte mit resorbierbarem Material genäht werden, außer Catgut und Chromcatgut ist dazu auch Vicryl möglich. Der sichere Verschluß der Naht hängt mehr von ihrer Ausführung als von den eingesetzten Techniken ab. Wir bevorzugen eine zweireihige Nahttechnik. Hierbei dichtet die fortlaufende Mukosa-Submukosa-Naht die Blase ab. Eine darüberliegende Naht durch Muscularis und Adventitia kann die Blasennaht zusätzlich entlasten. Sie wird als Einzelknopfnaht ausgeführt. Bei normalen anatomischen Verhältnissen ergeben sich keine Probleme für den Operateur (Abb. 1a–c). Eine absolut wasserdichte Naht an der Blase wird angestrebt, ist jedoch nicht unbedingt erforderlich, solange die Blase postoperativ gut drainiert wird.

Die *Exzision der Blasenwand* oder sogar die *Teilresektion* wird erforderlich, wenn Rißränder der Blase schlecht durchblutet, entzündlich verändert oder tumorbefallen sind, so daß die Naht nicht sicher im gesunden, gut durchbluteten Gewebe zu liegen kommt. Man darf sich nicht scheuen, die Blase hierfür zu mobilisieren.

Während tangentiale Verletzungen, z. B. Muscularis-Defekte, einreihig übernäht werden, stellt sich beim sekundären Tumorbefall der Blase häufig die Frage nach einer Blasenteilresektion, insbesondere wenn durch Präparationsschritte die Blase im Tumor eröffnet wurde.

Abweichend von üblichen Präparationstechniken müssen zunächst die Infiltrationsgrenzen von außen festgelegt werden. Gerade bei Voroperationen und entzündlichen tumorösen Prozessen kann die Beurteilung der Blasensituation so schwierig sein, daß frühzeitig ein Urologe konsiliarisch zugezogen werden sollte. Bei der nachfolgenden Versorgung kommt es darauf an, von lateral her auf den Ureteren deren Einmündung in die Blase darzustellen. A. uterina, Aa. vesiculares sup. und inf. sowie venöse Plexus gestalten die Präparation schwierig. Erst wenn eindeutig festgelegt ist, daß das Trigonum und ein 2–3 cm breiter Gewebsstreifen neben dem Ostium nicht befallen sind, darf reseziert werden.

Von der *Teilresektion im Tumor* ist, insbesondere nach Vorbestrahlung, abzusehen. Eine Übernähung einer Läsion in diesem Bereich kann durch Peritoneum, besser jedoch durch Netz gedeckt werden.

Blasendrainage: Die Drainage der Blase ist nach Blaseneröffnung immer obligat. Der Urethrakatheter in Form eines Nelaton- bzw. Hämaturiekatheters kann bei der Frau eingesetzt werden. Alternativ ist auch eine suprapubische Drainage mit einem Katheter möglich [6, 8].

3 Ureterenverletzung

Bei gynäkologischen Operationen treten Ureteren-Verletzungen entweder im mittleren Drittel paraaortal an den Kreuzungen mit den Iliacalgefäßen oder im kleinen Becken auf Höhe der Arteria uterina oder parazervikal bzw. juxtavesikal im Bereich des intramuralen Ureterverlaufs zum Trigonum vesicae auf (Abb. 2). Die Gefäßversorgung über die A. ureterica, die Zuflüsse aus den Iliacalgefäßen erhält, spielt neben der Integrität der Adventitia des Ureters eine wesentliche Rolle bei sekundär auftretenden Fisteln und Stenosen. *Primäre Ureterenverletzungen* müssen bezüglich ihrer Ätio-Pathogenese von *sekundären Fisteln und Stenosen* unterschieden werden. Pathologische Prozesse wie Entzündungen, invasives Tumorwachstum und zunehmende Strahlenreaktion können fortschreiten und postoperativ einen iatrogenen Schaden vortäuschen. Will man Komplikationen vorbeugen, gilt es die Möglichkeit dieser Verläufe mit in den operativen Therapieplan einzubeziehen.

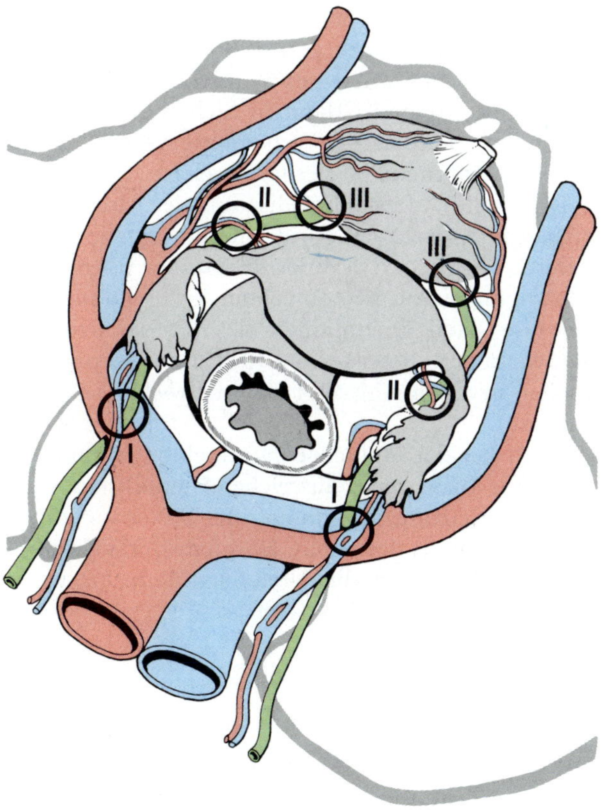

Abb. 2. Prädilektionsstellen für Ureterläsionen bei der abdominalen Hysterektomie

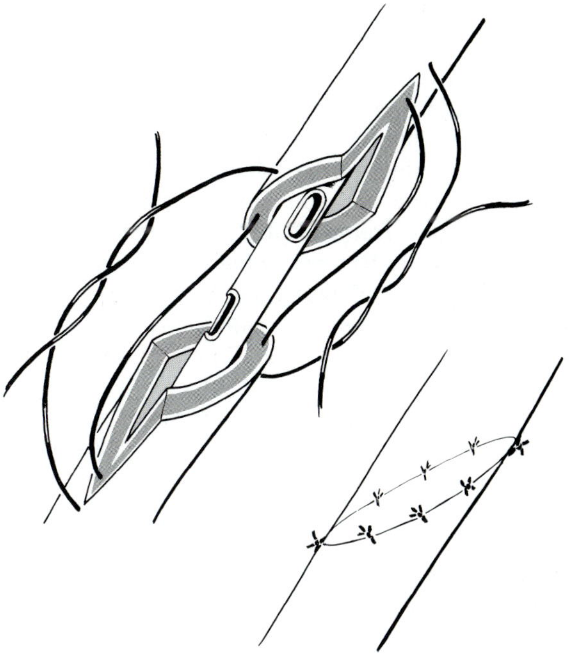

Abb. 3. Harnleiternaht durch End-zu-End-Anastomose. Beide Harnleiterenden sind zur Herstellung einer breiten Anastomose angeschrägt und die Harnleiter seitlich längs inzidiert

Bei unübersichtlichen Verhältnissen kann der präoperativ eingelegte Harnleiterkatheter nicht nur die präoperative ungestörte Harnpassage dokumentieren, sondern auch als Leitschiene bei der Präparation des Ureters intraoperativ hilfreich sein. Die Indikation ist jedoch streng zu stellen, da bei der Entfernung der Katheter das Harnleiterlumen zuschwellen und einen temporären Harnstau verursachen kann.

3.1 Verletzungstyp

Die *glatte Durchtrennung des Ureters* ist bei adäquater urologischer Versorgung durch eine spannungsfreie Ureternaht mit oder ohne Schienung durch einen Doppel-J- oder Ureteren-Katheter heute kein Problem. Wichtig sind das Erkennen der Läsion und die sofortige Markierung beider Enden durch Haltefäden (Abb. 3).

Massenligaturen in nicht präpariertem Gewebe sind gefährlich, da der Ureter mitgefaßt sein kann, *Quetschungen, Stenosen, Strikturen und fixierte Winkelbildungen* auftreten können und daher meist nicht intraoperativ erkannt werden. Die Dilatation des proximalen Ureters unter diuretischen Verhältnissen ist das einzige aber nicht verläßliche Symptom der Ureterstriktur. Sorgfältig sollte im Falle eines Verdachts einer Ureterenverletzung nach einem Urinextravasat gesucht werden. Nur durch das Darstellen des Ureters lassen sich solche Komplikationen verhindern.

Wird ein Ureter in der Klemme gefaßt *(Quetschtrauma)*, so sprechen alle experimentellen Befunde dafür, daß das Trauma spontan abheilt und keine Fistelbildung auftritt [1]. *Eine tangentiale Wandläsion* mit einer Verletzung des Mesureters bzw. der Muscularis, kann eine Schienung mit einem Ureterenkatheter bzw. eine Ureter-Teilresektion erforderlich machen.

Während bei Entzündungen im kleinen Becken der Ureter meist hervorragend präpariert und geschont werden kann, liegen bei infiltrativen Prozessen, wie zum Beispiel Tumoren, ganz andere Verhältnisse vor. Ureter-Resektionen mit Ureterplastiken, Ureterneozystostomien, End-zu-End-Anastomosen sowie einseitige Nephro-Ureterektomien sollen gerade bei palliativen Eingriffen vorgeplant sein, wobei insbesondere Informationen über die kontralaterale Niere und den zugehörigen Ureter vorliegen müssen, um nicht unverhofft die Operationstaktik ändern zu müssen. Ist der befallene Ureter präoperativ geschient, so lassen sich gerade bei diesen Fällen Läsionen im Tumor vermeiden.

3.2 Verletzungsort

Knapp unterhalb der Kreuzungsstelle des Ureters mit den großen Beckengefäßen kann es beim Absetzen der Adnexe, insbesondere wenn das Ligamentum infundibulopelvicum durch Adnextumore, Entzündungen oder Abszeßbildungen verkürzt ist, zur Harnleiterverletzung kommen (Abb. 2, I). Hierbei, wie bei Tumoren, die sich intraligamentär ausbreiten, muß der Ureter vom kranio-lateralen Zugang her identifiziert und distanziert werden. Bestehen ausgeprägte Verwachsungen oder eine Beckenfibrose nach vorausgegangener aktinischer Behandlung, kann die Schienung des Ureters mit einem Katheter hilfreich sein.

Am häufigsten wird der Ureter auf der Höhe der Kreuzungsstelle der uterinen Gefäße verletzt (Abb. 2, II). Erhebliche Blutungen können auftreten, wenn Gefäße an dieser Stelle aus der Klemme ausgleiten. Der Versuch, sie erneut zu fassen, führt dazu, daß die nachfolgende Ligatur weiter vom Uterus distanziert wird und damit der Ureter möglicherweise mitgefaßt wird. In einem solchen Fall ist Ruhe zu bewahren, das Abdrücken bzw. Abklemmen der A. iliaca interna kann für die Übersicht hilfreich sein. Nach präliminarer Tamponade wird die A. uterina isoliert gefaßt (keine Parametrien-Klemmen), präpariert und selektiv umstochen (2/0). Der Ureter ist dann in Sicherheit gebracht. Besondere Sorgfalt der Versorgung verlangen die venösen Blutungen in diesem Bereich.

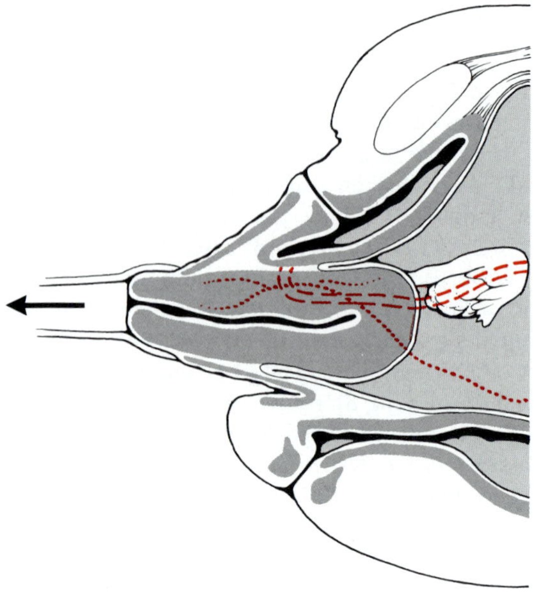

Abb. 4. Dislokation von Blase und Ureter nach Anhaken und Herabziehen des Uterus

Die zweithäufigste Lokalisation der Ureterschädigung liegt distal der A. uterina im iuxtavesikalen Bereich (Abb. 2, III). Verletzungen, vor allem aber Schädigungen mit nachfolgender Fistelbildung, treten hier nach Operationen des Zervixkarzinoms auf, wenn der Ureter bei der Resektion des parazervikalen bzw. parakolpalen Gewebestocks skelettiert wurde.

Auch bei der einfachen Hysterektomie kann es, wenn die Blase nicht ausreichend mobilisiert wurde, zu Verletzungen kommen. Bei Prolapsoperationen ist ebenfalls der untere Harnleiterverlauf zu bedenken. Hier kann die Ureterenschleife bis unter das Vulvanineau reichen (Abb. 4).

3.3 Diagnose

Da der Nachweis einer intraoperativen Ureterenverletzung oft schwierig ist, ist deren Prophylaxe über die Visualisierung des Ureterenverlaufs anzustreben. Ist man im Zweifel, ob ein Ureter geschä-

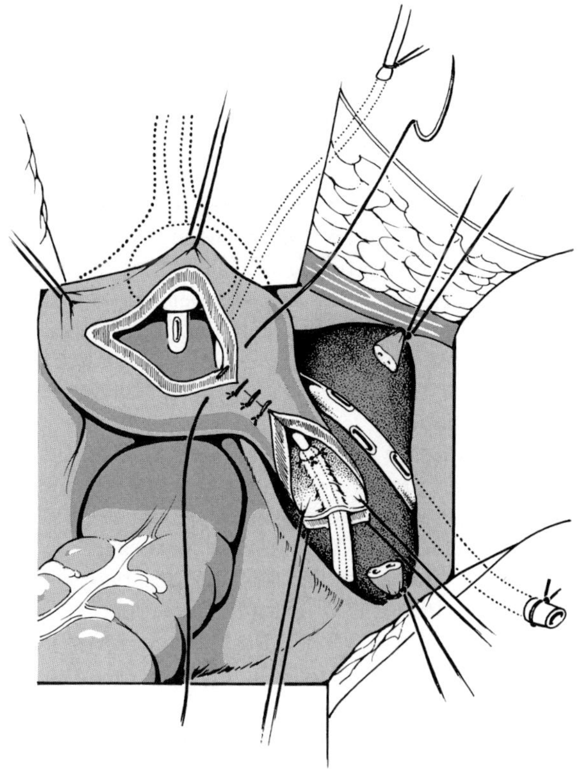

Abb. 5. Ersatz des distalen Harnleiters durch einen Blasenlappen nach Boari. Der Harnleiter ist spannungsfrei an der Lappenspitze in Höhe der Gefäßkreuzung unter Bildung eines kurzen submukösen Tunnels implantiert. Über einen eingelegten Splint wird der Blasenlappen zu einem Rohr verschlossen. Die Anastomose wird am Ende der Operation retroperitonealisiert. Katheter, paravesikale Drainage (s. auch Kap. H.VI)

digt, durchtrennt, stenosiert oder verzogen ist, so muß *obligat eine Darstellung* erfolgen. Ligaturen sind zu entfernen, um zwischen Gefäßen und Ureter unterscheiden zu können. Die Präparation von infrarenal oder die Katheterisierung des Ureters können hilfreich sein.

Im distalen parazervikalen Abschnitt ist die Gefährdung des Ureters am größten und die Beurteilbarkeit der Läsion am schlechtesten. Bestehen jedoch Zweifel, so ist es besser, intraoperativ zystoskopisch oder von der offenen Blase aus die Ausscheidung von Methylen-Blau über beide Ostien zu prüfen bzw. den Harnleiter mit einem Ureterenkatheter zu sondieren.

Die primäre Versorgung ist einfacher als die Versorgung in einem Folgeeingriff und hat die besten Erfolgschancen.

3.4 Therapie

Quetsch- und tangentiale Wandschäden des Ureters erfordern bei sekundärem Fistelrisiko immer eine endoluminale Schienung, auch wenn diese nicht vollständig entlastet. Alternativ kann eine Ureterresektion mit End-zu-End-Anastomose (Abb. 3) über einem Doppel-J-Katheter erforderlich werden. Bei *tief sitzenden Harnleiterverletzungen,* also in Höhe der A. uterina und tiefer, oder aber bei *tumorösem distalem Ureterbefall und -defekten bzw. intramuralen Ureterläsionen,* kommen die Verfahren zur *Ureteroneozystostomie* zur Anwendung. Im allgemeinen wird man eine kombinierte intraextravesikale Harnleiterreimplantation mit einem submukösen Tunnel als Antirefluxmechanismus durchführen. Besteht eine Defektstrecke, so kann es erforderlich werden, daß der distale Harnleiter durch einen Blasenlappen nach Boari (Abb. 5) im Sinne einer „Psoas-Hitch"-Plastik ersetzt werden muß (s. Kap. H. VI). Auch hier wird der Harnleiter unter Bildung eines kurzen submukösen Tunnels spannungsfrei an der Spitze des Blasenlappens implantiert. Sollte die primäre Versorgung einer Harnleiterverletzung nicht möglich sein, bleibt die Anlage eines kutanen Ureterostomas als letzte Therapiemöglichkeit. In einer zweiten Sitzung kann dann die definitive Versorgung der Harnleiterverletzung erfolgen. In diesem Zusammenhang sei auch noch auf die Möglichkeit der Autotransplantation einer Niere zur distalen Ureterendefektbehandlung hingewiesen. Besteht eine sekundäre Fistelgefahr als Folge eines distalen Ureterschadens nach Trauma, Entzündung oder Tumorbefall, ist eines der beschriebenen Verfahren das Mittel der Wahl [5, 8].

3.5 Nachsorge und Prognose

Die entscheidende Maßnahme in der Nachsorge der Blasen- und Harnleiterverletzung ist eine optimale Drainage des Harns. Nach Blasenverletzungen soll ein 20 Charrière-Dauerkatheter für 8 Tage liegen. Bei einer Ureterverletzung bleibt die Ureterschiene 12 Tage in situ – für denselben Zeitraum wird die Blase mit einem Dauerkatheter drainiert.

Die Prognose von Harnleiterverletzungen ist gut. Adäquat versorgt, führen sie selten zu bleibenden Folgen. Probleme entstehen, wenn Tumorbefall, infiltrative Prozesse und ungünstige Lokalisation zu erheblichen Versorgungsschwierigkeiten führen, so daß die erwünschte Heilung nicht eintritt. Hier sind Komplikationen nur durch Unterlassen der Palliativoperation oder durch die Erweiterung der operativen Radikalität bzw. Anwendung palliativer Ausschaltungsoperationen zu vermeiden.

4 Darmverletzung

Die Prognose der *Dünndarmverletzung* unterscheidet sich von der des *Dickdarms, da bei Dickdarmverletzungen* das Peritoneum und die Wundfläche regelhaft mit Stuhlkeimen kontaminiert werden. Die intraoperative Stuhl- oder Dünndarmfistel wird selten übersehen, so daß auf eine eingehende intraoperative Diagnostik verzichtet werden kann. Ist die Patientin ausreichend für eine Bauchoperation vorbereitet (12–24 Stunden Nüchternheit, Dickdarmentleerung durch Einläufe oder prograde Spülung), so braucht man sich vor einer Darmläsion nicht zu fürchten. Tritt sie ein, so sollte heutzutage mit einer perioperativen Antibiotika-Therapie begonnen werden. Allgemein gilt bei Darmverletzungen der folgende Grundsatz:

Es ist besser, durch eine saubere anatomische Resektion klare Voraussetzungen für eine chirurgische Versorgung zu schaffen, als durch eine unsichere Übernähung eine Peritonitis mit hoher Letalität zu riskieren.

4.1 Diagnose

Während eine *präoperative Dünndarm-Diagnostik* nur bei Peritonealkarzinosen bzw. Ileuszuständen in Form einer *verlängerten Gastrografin-Passage* notwendig ist, sollte recht häufig von der präoperativen Dickdarm-Diagnostik Gebrauch gemacht werden. Trotz moderner endoskopischer Verfahren (Sigmoidoskopie bzw. Koloskopie) führen wir zunächst bei Verdacht auf Dickdarm- und Rektumbefall nach Rektoskopie einen *Gastrografin-Einlauf* durch. Die Vorteile liegen auf der Hand: Der Gastrografin-Einlauf hat präoperativ zusätzlich reinigende Wirkung. Das Kontrastmittel bleibt nicht wie Barium oberhalb von Stenosen und Strikturen hängen, und gegenüber der Koloskopie sind Verdrängungen, Wandsteifen und Stenosen besser zu erkennen. Ist ein *tumoröser Dickdarmwandbefall* zu vermuten, ist die *Endoskopie mit Probeentnahme* indiziert. Die präoperative Kenntnis pathologischer Darmbefunde ist für den Operateur von größter Wichtigkeit.

Nur optimal durch Spülung vorbereitete Patientinnen können adäquat am Dickdarm reseziert werden. Viele Veränderungen sind nur durch Darstellung der Passage und durch den intraoperativen makroskopischen Befund eindeutig bezüglich ihrer therapeutischen Konsequenzen zu diagnostizieren. Tritt trotzdem eine Darmverletzung auf, so bedarf es im allgemeinen keiner weiteren intraoperativen diagnostischer Verfahren.

Dünndarmverletzungen sind intraoperativ sicher zu diagnostizieren. Sollte die Läsion nicht offenkundig sein, so ist der Dünndarm vom Treitz'schen Band bis zur Bauhin'schen Klappe auszustreichen. Läsionen werden dabei nicht übersehen. Gleiches gilt für Dickdarmverletzungen. Die meisten Läsionen entstehen bei der Eröffnung der Peritonealhöhle anläßlich von Relaparotomien und bei der Auflösung von Konglomerattumoren entzündlicher oder tumoröser Genese im kleinen Becken [3]. Daher sind Läsionen im terminalen Ileum bzw. Rektosigmoidalbereich häufig.

Eine besondere Situation ist beim Verdacht einer *Rektum- oder Sigma-Verletzung gegeben.* Man kann in dieser Situation, insbesondere wenn keine optimal übersichtlichen Verhältnisse vorliegen, versuchen, über eine *anale Luftfüllung* des betroffenen Darmabschnittes die Verletzung zu finden.

Hierzu wird das kleine Becken mit physiologischer Kochsalzlösung gefüllt und der Austritt der Luftblasen aus der Verletzungsstelle nachgewiesen. Andererseits können *farbstoffhaltige Lösungen* zur Überprüfung der Integrität distaler Darmanteile benutzt werden [2].

Wir empfehlen zur Vorbeugung von Darmverletzungen bei Relaparotomien in die Bauchhöhle seitlich bzw. oberhalb alter Narben einzugehen, das präperitoneale Fett stumpf zu distanzieren und die Peritonealfalte mit den Fingern anzuheben, bevor die Eröffnung erfolgt. Geduldiges und vorsichtiges Lösen von Adhäsionen spart Verletzungen.

4.2 Therapie (s. auch Kapitel F.III)

Dünndarm: Subseröse Hämatome der Darmwand und des Mesenteriums heilen nach Kompression zur Blutstillung meist folgenlos aus. *Die Deserosierung* (Abb. 6a), die nicht zu einem Mukosaprolaps führt, braucht nicht übernäht zu werden. Die Blutung wird auch hier durch Kompression gestillt. Hierdurch lassen sich sekundäre Stenosen vermeiden.

Besteht jedoch eine *tangentiale Wandverletzung mit Mukosaprolaps* (Abb. 6b), so ist sie mit quergelegten submucös (nicht transmural) verlaufenden Einzelknopfnähten (3/0 resorbierbares Material) zu

Abb. 6a–d. Darmverletzung – Ausmaß und Versorgung. **a** Serosadefekt, **b** seromuskulärer Defekt, **c** Perforation, Segmentresektion, End-zu-End-Anastomose, Nahttechnik, **d** ein- und zweireihige Nahttechnik

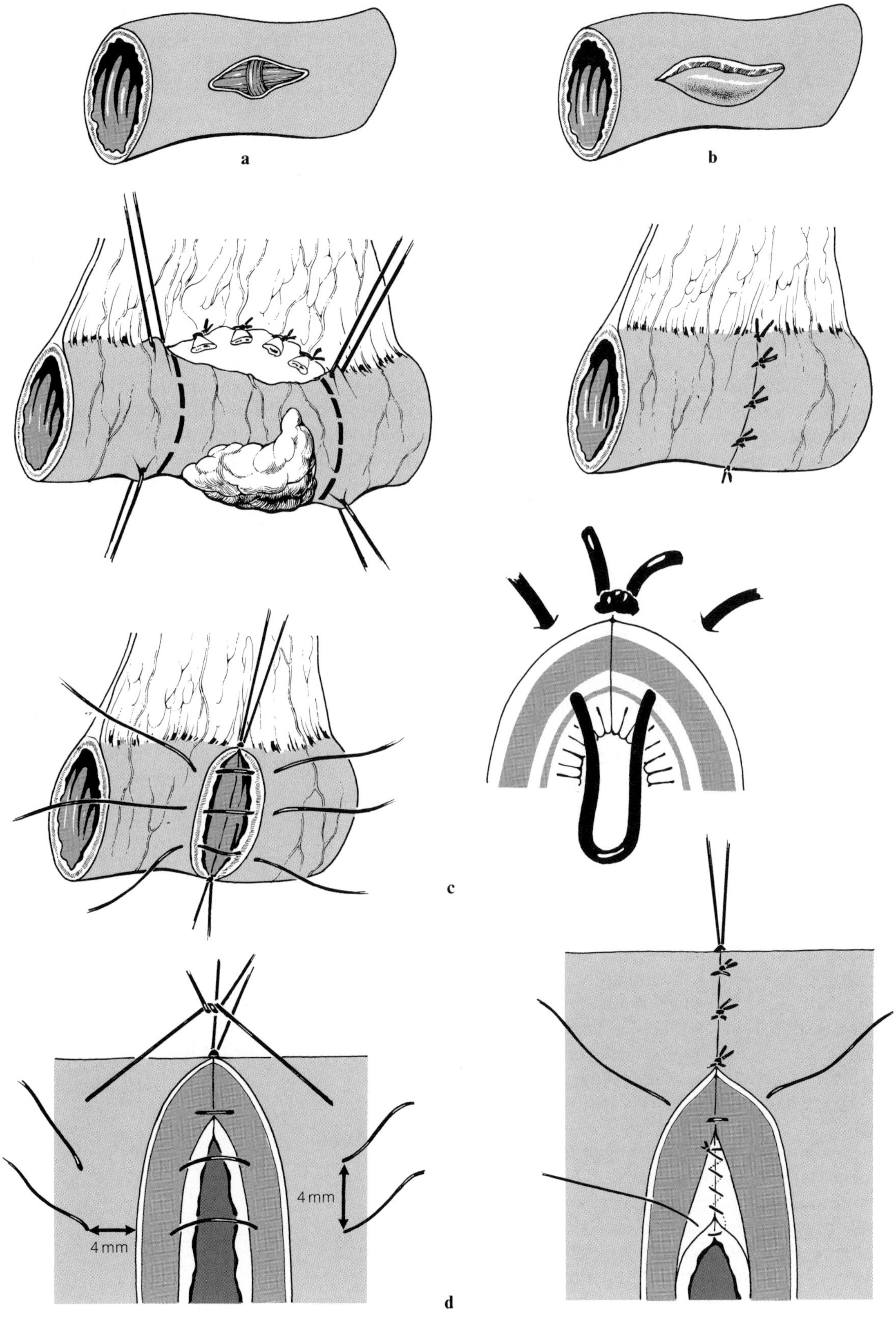
a
b
c
4 mm
4 mm
d

übernähen. Der Stichabstand beträgt wie die Stichbreite 3–4 mm (Abb. 6d). Eine zweireihige Nahttechnik mit fortlaufender Mukosanaht und seromuskulären Einzelknopfnähten wird mehr und mehr verlassen. Alle Übernähungen, die zu Stenosen und Knickbildungen führen und unsicher sind, weil sie nicht an einer gesunden und gut durchbluteten Dünndarmwand durchgeführt werden, sind zu vermeiden. Eine *saubere Segmentresektion* (Abb. 6c) mit End-zu-End-Anastomose hat hier eine bessere Prognose.

Es ist oft sinnvoller, das terminale Ileum, insbesondere wenn es geschädigt aus einem Konglomerattumor herauspräpariert wurde oder primär von Tumor befallen war, zu resezieren. Die Ileozökalklappe wird dann mit einer „maschinellen Naht" z. B. TA 55, verschlossen und übernäht. Das gesunde Ileum wird nach Resektion End-zu-Seit in das Colon ascendens eingepflanzt. Die Anastomose hat eine ähnlich geringe Komplikationsrate wie die reine Dünndarmanastomose. Hierbei können postoperative Fistelbildung und Peritonitis vermieden werden.

Dickdarm: Bezüglich der Deserosierung und tangentialen Wandverletzung gelten bei der Dickdarmverletzung die gleichen therapeutischen Grundsätze wie beim Dünndarm. Ist der Dickdarm ausreichend vorbereitet, so stellen perforierende Verletzungen und Segmentresektionen kein Versorgungsproblem dar. Auch hier gilt, daß eine saubere Segmentresektion mehr Sicherheit für die Patientin bietet als eine unsichere Übernähung.

Viele scheuen die Komplikation einer Dickdarmresektion bei gynäkologischen Eingriffen. In Wahrheit liegen aber Morbidität und Mortalität nicht höher als bei der unterlassenen Dickdarmoperation. Das wesentliche Problem stellt die unverhoffte Dickdarm- und Rektumläsion bei ungenügender Vorbereitung dar. Die Kontamination des Abdomens oder des Retroperitonealraums mit Stuhl und die damit verbundene Gefahr der Peritonitis auch nach ausgedehnter Spülung und die primäre Belastung einer Übernähung oder Anastomose mit Stuhl erhöht das Risiko für die Patientin um ein Vielfaches.

Daher sollten in Fällen ungenügender Vorbereitung nach einer Übernähung oder Anastomosierung, sofern diese überhaupt vertretbar ist, immer ein Anus praeter transversalis oder sigmoidalis vorgeschaltet werden. Bei sicheren Anastomosen (ein- oder zweireihige Nahttechnik (Abb. 6d)) kann unter guten Vorbereitungsverhältnissen auf ein Stoma verzichtet werden. Als Stoma bietet die selbstheilende Zökalfistel gegenüber einem Anus praeter gewisse Vorzüge, führt aber nicht zur vollständigen Ausschaltung des Dickdarms [7].

4.3 Nachsorge

Das Entlasten des Gastrointestinaltraktes ist nach allen größeren abdominellen Operationen von größter Wichtigkeit, um einer protrahiert verlaufenden Darmatonie vorzubeugen. Die Entlastung des oberen Gastrointestinaltraktes mittels Magen- und Duodenalsonde oder sogenannter oberer Jejunalsonde und die frühzeitige Stimulation der Darmperistaltik mit Parasympathikomimetika oder Peptidhormonen sind je nach Sachlage zu empfehlen. Allgemein sollten Dünndarmanastomosen bzw. andere operative Eingriffe am Dünndarm zu einer Entlastung über 3 bis zu 10 Tagen bei Adhäsionsileusgefahr führen. Von Klistiereinläufen und ähnlichem ist bei der Dickdarmoperation strikt abzusehen. Sphinkterdehnungen sind in der frühen postoperativen Phase nach Dickdarmanastomosen durchzuführen, um Nahtinsuffizienzen infolge Meteorismus bzw. Koprostase zu vermeiden. Besteht der Verdacht einer Dickdarmnahtinsuffizienz, so ist der Nachweis bzw. der Ausschluß über einen Gastrografin-Einlauf durchzuführen, unverzüglich zu drainieren und über einen Anus praeter zu entlasten.

4.4 Prognose

Die Prognose auch von Darmverletzungen ist gut, sofern sie adäquat versorgt werden, oftmals ist der für den Patienten aufwendigere Weg der sichere. Nie sollte man die einzeitige Rekonstruktion der Darmpassage erzwingen. Die gute Darmvorbereitung und die ausgiebige präoperative Diagnostik sind die entscheidenden Vorbedingungen für eine befriedigende Problemlösung.

LITERATUR

1. Higgins CC (1967) Ureteral injuries during surgery. JAMA 199: 118-124
2. Hildebrand HH, Castrup HJ, Neuhaus KL, Siewert JR (1981) Perioperative Maßnahmen in der Abdominalchirurgie. In: Allgöwer M, Harder F, Holländer LF, Peiper HJ, Siewert JR, Blum AL, Creutzfeld W (Hrsg) Chirurgische Gastroenterologie. Springer, Berlin Heidelberg New York Tokyo, S 191
3. Krebs HB (1986) Intestinal injury in gynecologic surgery: A ten year experience. Am J Obstet Gynecol 155: 509-514
4. Mattingly RF, Thompson JD (1985) Te Linde's operative gynecology 6th edn. Lippincott, Philadelphia
5. McDougal WS (1986) Ureteral injuries: In: Rob C (Ed) Rob + Smith's operative urology, 4th edn. Butterworth, New York, p 307
6. Mitchell T (1986) Traumatic injuries of the bladder. In: Rob C (Ed) Rob + Smith's operative urology, 4th edn. Butterworth, New York, p 369
7. Müller C, Allgöwer M (1981) Nahtmaterial und Nahttechnik. In: Allgöwer M, Harder F, Holländer LF, Peiper HJ, Siewert JR, Blum AL, Creutzfeld W (Hrsg) Chirurgische Gastroenterologie. Springer, Berlin Heidelberg New York Tokyo, S 156
8. Peters PC, Sagalowsky AJ (1986) Genitourinary trauma. Campbell's urology 5th edn. Saunders, Philadelphia

III Versorgung bedrohlicher Blutungen

R. von Hugo und M. Reiser

INHALT

1 Blutungsquellen

Blutungen sind intraoperative und postoperative Komplikationen, die trotz sorgfältigster Operationstechnik nicht vollkommen verhindert werden können. Eine postoperative Blutung liegt vor, wenn 4–6 Stunden nach Operationsende noch frisches Blut in Drainagesysteme gefördert wird oder nach einem längeren Intervall eine behandlungsbedürftige Hypovolämie auftritt [3]. Der Blutverlust bei typischen gynäkologischen Eingriffen variiert stark und ist vom Operationstyp, der Technik des Operateurs und von individuellen Besonderheiten der Patientin abhängig. Allgemein wird der Blutverlust zu niedrig geschätzt [9].

Blutungsquellen sind verletzte Arterien, Venen und Kapillargebiete. Bei der Arterienblutung spritzt typischerweise hellrotes Blut rhythmisch aus der Verletzungsstelle. Liegt das Gefäß nicht an der Oberfläche, sondern hat sich hinter kulissenartig vorliegende Weichteilgruppierungen retrahiert, bildet sich rasch ein Hämatom, aus dem ein hellroter, breiter Blutstrom hervortreten kann.

Aus einer verletzten Vene fließt das dunkelrote, kohlensäurehaltige Blut kontinuierlich wegen des im venösen System niedrigen Druckes und fehlender Pulsation. Trotzdem können bei großkalibrigen Gefäßen mit ausgedehnteren Verletzungen in kurzer Zeit erhebliche Blutmengen verloren werden.

Die kapilläre Blutung tritt bei jedem operativen Vorgang regelhaft auf und ist durch punktförmige Blutaustritte, die dann zu größeren Tropfen bzw. kleinen Blutseen konfluieren, gekennzeichnet. Im allgemeinen erfordert dieser Blutungstyp keine chirurgische Maßnahme zum Erreichen der Hämostase [21].

2 Intraoperative Blutung

Grundsätzlich ist die Technik der chirurgischen Blutstillung bei der intra- und postoperativen Blutung gleich. Das Vorgehen soll deshalb für beide Situationen gemeinsam beschrieben werden.

Intraoperativ wird man immer versuchen, größere Gefäße präventiv zu ligieren. Probleme können jedoch durch abgleitende Ligaturen oder bei chirurgischer Verletzung atypisch verlaufender Gefäße auftreten. Hierbei sollte in einer ersten Aktion die Blutungsquelle erkannt und gefaßt werden. Anschließend wird das ausgetretene Blut entfernt, die umgebenden Strukturen, soweit möglich, anatomisch zugeordnet und die definitive chirurgische Versorgung angeschlossen. Der reibungslose Ablauf dieses Vorgangs wird durch optimale Exposition des Wundgebiets, durch zügiges Entfernen des ausgetretenen Blutes mit einem Sauger und im Fall bedrohlicher Blutungen, in Abstimmung mit dem Anaesthesisten erreicht. In diesem Zusammenhang ist es wichtig, den Anaesthesisten möglichst frühzeitig über zu erwartende operative Risikosituationen zu informieren, so daß adäquate Maßnahmen intensiv-medizinischer Patientenüberwachung und entsprechender Therapie (zentralvenöser Zugang, Bereitstellung von Transfusionen) es ermöglichen, einen größeren Blutverlust ohne Entwicklung einer Schocksymptomatik zu überstehen.

Die chirurgische Blutstillung ist durch mechanische, thermische und chemische Maßnahmen möglich. Die einfachste Form der mechanischen Blutstillung ist die digitale Kompression der Blutungs-

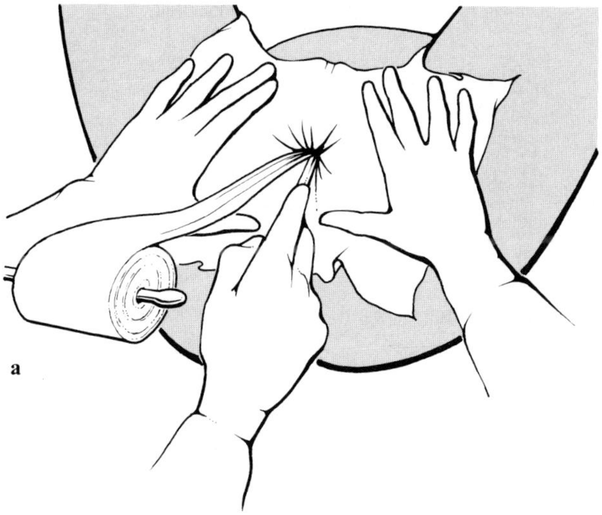

a

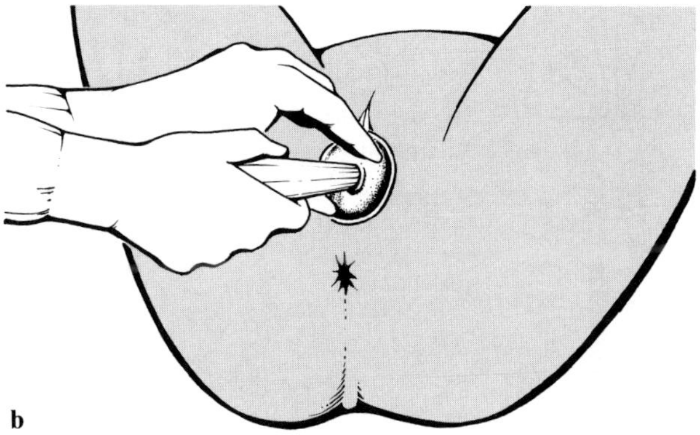

b

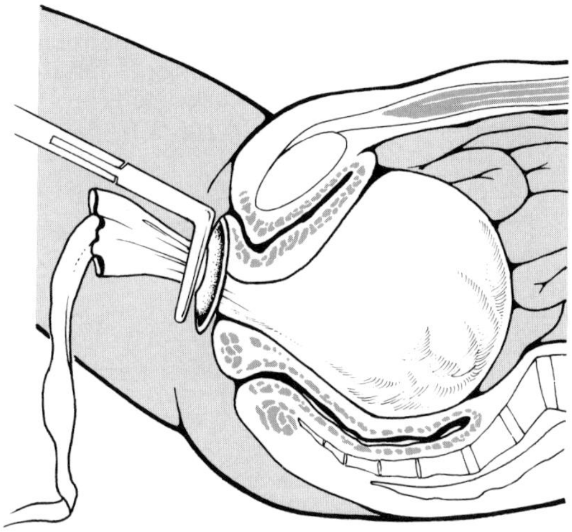

c

Abb. 1 a–c. Tamponade nach LOGOTHETOPULOS. **a** Ein Leinentuch wird über einer Tamponade so in das kleine Becken eingeführt, daß ein Beutel innerhalb des Wundgebiets entsteht. **b** Der Beutel wird über ein Gummipessar gezogen und angespannt. **c** Die Tamponade wird mit einer Klemme fixiert [14]

quelle. Bei ausreichender Zugänglichkeit läßt sich die Situation beherrschen, ohne daß eine weitere Traumatisierung des verletzten Gefäßes erfolgt. Liegt die Blutung tiefer im Situs, wird der gleiche Effekt mit einem Stieltupfer erzielt. Anschließend versucht man, das klaffende Gefäß mit einer Moynihanklemme seitlich zu fassen und den so geschlossenen Defekt mit einer Ligatur zu versorgen. Bei tiefliegendem Operationsgebiet muß der Faden für die Ligatur armiert werden [22].

Die kleine Verletzung eines großkalibrigen Gefäßes kann durch eine atraumatische fortlaufende Naht der Stärke $4\text{–}6 \times 0$ mit einem monofilen, nicht resorbierbaren Faden übernäht werden. Ist ein kleines Gefäß durchschnitten und sind die freien Enden zugänglich, so werden diese mit Overholt-Klemmen gefaßt und ligiert. Häufig gelingt es auch, die Blutungsquelle durch einen Clip, sei er aus Metall oder aus einem PDS-Kunststoff, zu versorgen. Wird ein Kunststoff-Clip verwendet, ist darauf zu achten, daß das blutende Gefäß vom umgebenden Gewebe befreit ist, da sonst der Verschlußmechanismus nicht einrasten kann. Voraussetzung ist, daß eine Clipzange ausreichender Länge vorhanden ist und der Clip mit großer Sicherheit die Blutung stillt. Die kombinierte Anwendung von Clip und Ligatur kann sich sehr ungünstig auswirken, da der starre Clip die nachfolgende Versorgung der Verletzungsstelle durch die Ligatur stört [16]. Bei größeren Verletzungen der Aa. Vv. iliacae externae oder communis bzw. deren vorgeschalteten Gefäßbereichen empfiehlt es sich, einen Gefäßchirurgen bei der Versorgung zuzuziehen. Insbesondere bei ultraradikalen Krebsoperationen können Gefäßprothesen erforderlich werden, deren Anwendung die tägliche Übung des Spezialisten erfordern.

Die gebräuchlichste Form thermischer Maßnahmen zur Blutstillung stellt die Hochfrequenzkoagulation dar. Damit können Gefäße bis zu einem Durchmesser von 2 mm versorgt werden. Es ist jedoch genauestens darauf zu achten, daß sich die Nekrosezone nur auf die Blutungsquelle beschränkt. Die Präzision der Anwendung kann durch eine bipolare Koagulationspinzette gesteigert werden. Trotzdem bleibt die Ausdehnung der Nekrose nach Koagulation schwer abschätzbar und stellt damit gegenüber der Ligatur einen entscheidenden Nachteil dar. Insbesondere Blutungen nahe dem Ureter oder an großen Gefäßen sollten nicht koaguliert werden. Der große Vorteil gegenüber der Ligatur liegt in der Zeitersparnis [5].

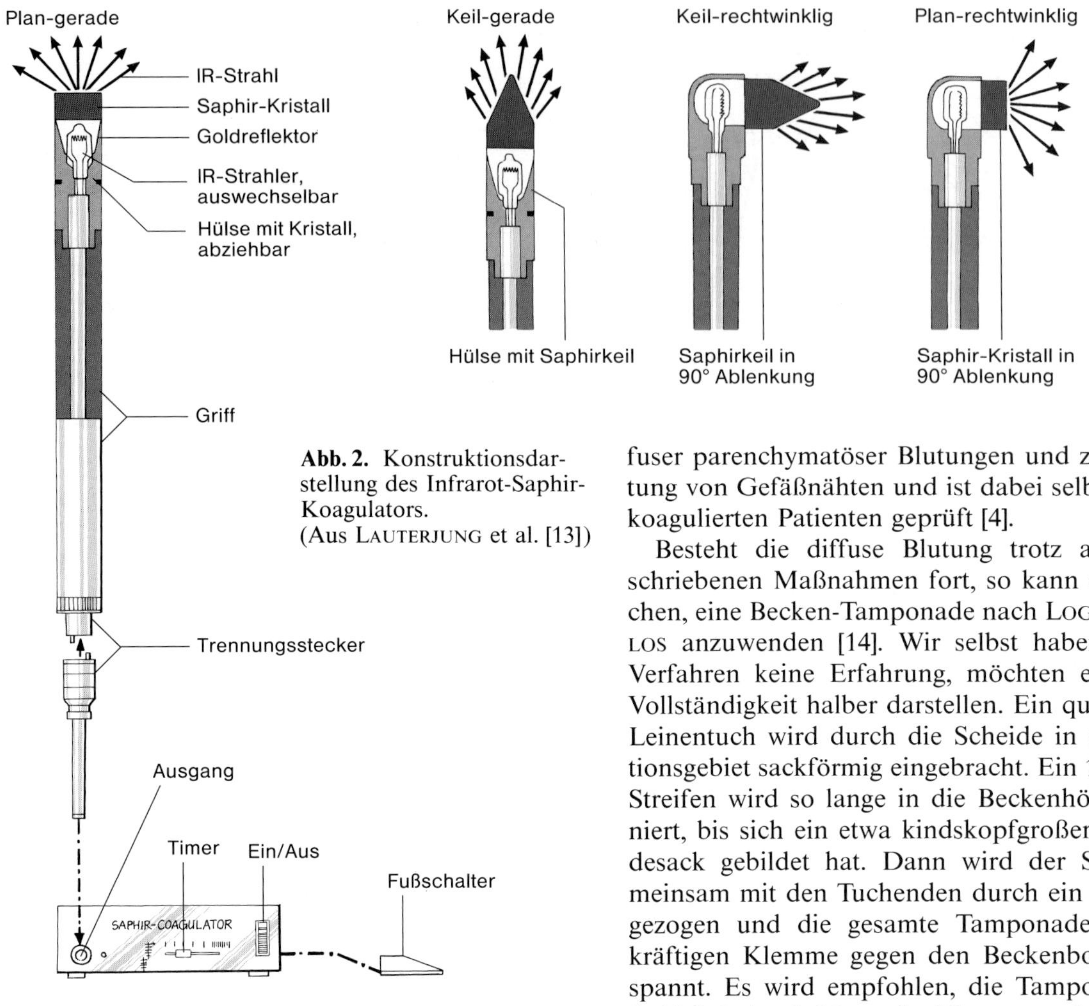

Abb. 2. Konstruktionsdarstellung des Infrarot-Saphir-Koagulators. (Aus LAUTERJUNG et al. [13])

Diffuse Blutungen aus flächig traumatisierten Venengeflechten können mit einer heißen Tamponade, die mindestens 5 Min. angewendet werden muß, zum Stillstand gebracht werden. Hierbei wird die Kompression durch die eiweißfällende Wirkung der erwärmten Kompresse verstärkt. Das Einbringen von resorbierbarer Gaze (Oxyzellulose) kann den hämostatischen Effekt noch verstärken. Es ist jedoch zu bedenken, daß solche Gazestreifen, wenn sie in situ verbleiben, nicht resorbiert, sondern bindegewebig umgewandelt und demzufolge narbig organisiert werden [12].

Eine weitere Möglichkeit Hämostase auf biochemischem Weg zu erreichen, ist durch die Anwendung von Fibrinkleber gegeben. Hierbei wird ein Kollagenschwamm mit Fibrinogenlösung durchtränkt, Thrombin- und Faktor XIII-haltige Lösung zur Fibrinbildung zugegeben und der Schwamm eine Minute auf die Blutungsquelle gedrückt. Das Verfahren eignet sich besonders zur Versorgung diffuser parenchymatöser Blutungen und zur Abdichtung von Gefäßnähten und ist dabei selbst bei antikoagulierten Patienten geprüft [4].

Besteht die diffuse Blutung trotz aller vorgeschriebenen Maßnahmen fort, so kann man versuchen, eine Becken-Tamponade nach LOGOTHETOPULOS anzuwenden [14]. Wir selbst haben mit dem Verfahren keine Erfahrung, möchten es aber der Vollständigkeit halber darstellen. Ein quadratisches Leinentuch wird durch die Scheide in das Operationsgebiet sackförmig eingebracht. Ein 10 m langer Streifen wird so lange in die Beckenhöhle tamponiert, bis sich ein etwa kindskopfgroßer Tamponadesack gebildet hat. Dann wird der Streifen gemeinsam mit den Tuchenden durch ein Ringpessar gezogen und die gesamte Tamponade mit einer kräftigen Klemme gegen den Beckenboden eingespannt. Es wird empfohlen, die Tamponade nach 8-12 Std. durch Lösen der Klemme zu lockern, und nach 2-3 Tagen beginnt man damit, die Tamponade zu ziehen. Dabei ist darauf zu achten, daß der Teil der Tamponade, der entfernt werden soll, gut angefeuchtet ist. Nach 5 Tagen soll die gesamte Tamponade möglichst in Narkose entfernt werden. Selbstverständlich ist während der Anwendung eine Harnableitung über einen Verweilkatheter der Blase erforderlich (Abb. 1).

3 Karzinomblutung

Die palliative Versorgung der Blutung bei fortgeschrittenen Karzinomen der Zervix und des Corpus uteri ist Teil notfallmäßiger Behandlung kritisch kranker Patientinnen in der gynäkologischen Onkologie. Bei leichten Sickerblutungen reicht die Tamponade, wobei immer auf einen ungestörten Harnabfluß zu achten ist und deshalb in den meisten

Fällen ein Verweilkatheter gelegt werden muß. Die Tamponade sollte nicht länger als 24 Std. liegen.

Ist die Blutung stärker, so kann eine lokale Radiumanwendung oder eine Afterloadingbestrahlung mit anschließender Tamponade versucht werden. In den meisten Fällen wird so eine Hämostase erreicht.

Ist die Blutung so stark, daß der Effekt aktinischer Maßnahmen nicht abgewartet werden kann oder führten diese primär nicht zum Ziel, kann die Anwendung eines Infrarot-Saphir-Koagulators[1] versucht werden. Er erreicht über die thermische Koagulation in einer Gewebetiefe von bis zu 5 mm bei parenchymatösen Blutungen die Hämostase und verursacht im Gegensatz zur Elektrokoagulation bzw. zur Laser-Anwendung kaum oberflächliche Karbonisierung. Das Prinzip dieses Koagulationsgeräts beruht auf der aus der Behandlung gutartiger Erkrankungen der Zervix uteri bekannten Infrarot-Koagulation mit einem Saphir-Kristall. Vorteilhaft sind seine hohe Wärmeleitfähigkeit, Strahlenausgangsleistung und minimale Gewebehaftung. Hinzu kommen als weitere Vorteile eine große Andruckfläche für flächenhafte Blutungen, verschiedene Formen von Infrarot-Koagulationssonden zur Blutstillung an schwer zugänglichen Stellen, die thermische und klinische Unzerstörbarkeit des Koagulationskopfes sowie die ungefährliche Betriebsspannung (Abb. 2) [13]. Versagt auch bei dieser Anwendung die lokale Blutstillung, so bleibt die Ligatur der A. iliaca interna oder die selektive Katheterembolisation als letzte Maßnahme. Beide Verfahren stellen invasive Methoden dar und sind nicht frei von Komplikationen.

4 Postoperative Blutung

Nach dem Erscheinungsbild unterscheidet man äußere, innere und interstitielle Blutungen. Ist die äußere Blutung an der Körperoberfläche leicht zu beobachten, macht die Erfassung innerer Blutungen in die großen Körperhöhlen bzw. in Hohlorgane zuweilen erhebliche diagnostische Probleme. Dies gilt auch für interstitielle Blutungen, wo typischerweise das ausgetretene Blut den Weg in Körperhöhlen nicht findet und auch nicht nach außen abfließen kann. Hier ist die wiederholte klinische Beobachtung der Patientin in kürzeren Zeitabständen von entscheidender Bedeutung.

[1] Hersteller: Dr. G. Nath, Labor für Medizintechnik, Steinerstr. 15, D-8000 München 60.

Blutungen treten nach Hysterektomien öfter auf als nach Adnexoperationen und scheinen nach vaginalen Eingriffen häufiger als nach abdominalen [17]. Sie werden in der Bauchdecke (insbesondere beim Querschnitt), intraperitoneal bzw. retroperitoneal und als vaginale Blutung meist in den ersten postoperativen Stunden beobachtet. Die Spätblutung, die sich erst nach einer Woche oder noch später als vaginale Blutung manifestiert, kann Folge lokaler Nekrosen bzw. entzündlicher Vorgänge am Scheidenabschluß sein. In seltenen Fällen wird u. a. ein Zusammenhang mit der medikamentösen Thromboseprophylaxe diskutiert.

Postoperative Blutungen relevanten Ausmaßes verursachen erhebliche lokale Beschwerden. Veränderungen der Kreislaufparameter, Blutdruck und Puls ermöglichen eine grob orientierende Abschätzung des Blutverlustes in der akuten Situation. So führt der Verlust von etwa 10% des Gesamtblutvolumens zu einem Anstieg der Pulsfrequenz über 100 in der Minute und ein Blutdruckabfall von 10–20 mmHg wird beim Verlust von 500 ccm Blut beobachtet. Die Berechnung des Schockindex stellt eine weitere Möglichkeit dar, das klinische Bild mit meßbaren Kreislaufgrößen zu korrelieren. Er wird aus dem Quotienten von Pulsfrequenz und systolischem Druck gebildet und ist im Normalfall 0,5, bei drohendem Schock 1,0 und beträgt im manifesten Schock 1,5 [2].

Ein Abfall von Hämoglobin und Hämatokritwerten ergibt einen zusätzlichen Hinweis auf das Vorliegen einer postoperativen Blutung. Die Messungen sind in der unmittelbar postoperativen Phase jedoch vorsichtig zu interpretieren, da der intraoperative Blutverlust durch körpereigene Kompensationsmechanismen schneller über die Flüssigkeitsbestandteile des Blutes als über den Erythrozytenersatz ausgeglichen wird und so zu einem protrahierten Abfall des Hämoglobinwertes führen kann, auch ohne daß eine chirurgische Blutungsursache fortbesteht [1].

Der großzügige Einsatz von Drainagesystemen erleichtert die Diagnose postoperativer Blutungen. Unabhängig davon ist die klinische Diagnose des Bauchdecken-Hämatoms einfach, die Objektivierung über die sonographische Darstellung unproblematisch und die Revision bei entsprechender Größe und Beschwerdebild angezeigt. Sie stellt gleichzeitig die effektivste Vorbeugung sekundär entstehender Entzündung dar. In vielen Fällen wird jedoch die Blutungsquelle bei der Revision nicht gefunden, da sich das Gefäß retrahiert hat und die Blutung spontan durch körpereigene Hämostase-

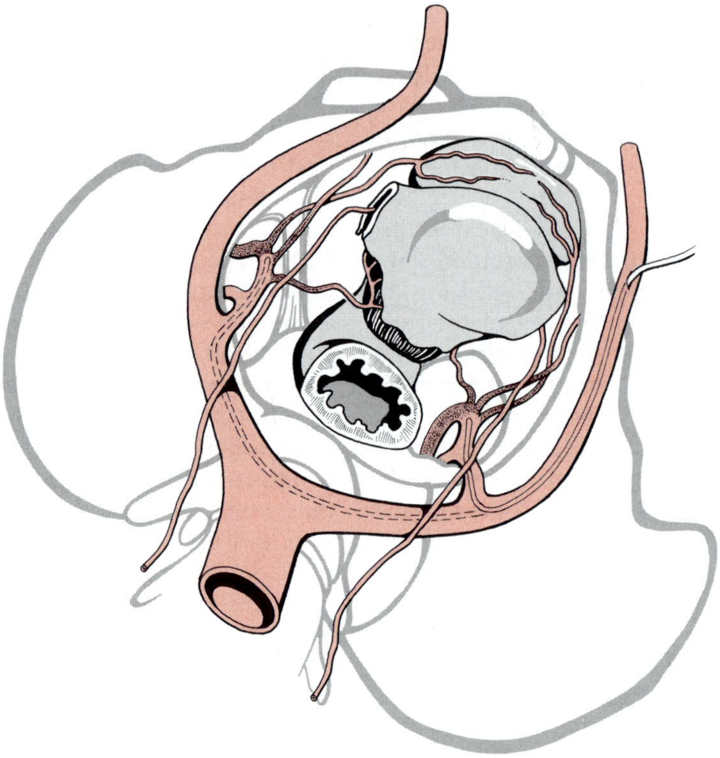

Abb. 3. Gefäßversorgung des inneren Genitale mit Schema der Transkatheterembolisierung der Arteria iliaca interna

mechanismen zum Stehen kam. Man kann deshalb primär versuchen, durch Spreizen der Wundränder das Hämatom abzulassen. Der Versuch einer Punktion gelingt selten, da früh Gerinnsel auftreten und diese nicht abgesaugt werden können. Unabhängig vom gewählten Verfahren ist auf strenge Asepsis zu achten. Gelingt die frühzeitige Entleerung des Hämatoms ohne komplizierende Infektion, wird die postoperative Liegezeit dadurch im allgemeinen nicht verlängert.

Vaginale Blutungen treten häufiger nach vaginalen Operationen auf, manifestieren sich eher früh und stammen meist aus der Scheidenabschluß-Region (R. cervicalis der A. vaginalis). Blutungen aus dem Präparationsgebiet der vorderen und hinteren Plastik sind eher selten, meist venösen Ursprungs und führen primär zur Hämatombildung, eine sekundäre Infektion ist möglich. Gelegentlich treten aus diesem Gebiet Spätblutungen als Folge septischer Nekrosen auf [17].

Von der Anwendung einer Tamponadebehandlung zur lokalen Blutstillung vaginaler Blutung raten wir ab, da die Symptomatik verschleiert wird und nur in etwa 30% der Fälle die Blutung zum Stehen kommt [20]. Die Blutungsquelle im Scheidenstumpf findet außerdem nach kranial kein Widerlager, und es besteht zusätzlich die Gefahr der Ausbildung größerer Hämatome mit der Möglichkeit retroperitonealer Ausbreitung. Dagegen gelingt es meist leicht, die Blutungsquelle bei Einstellung des Wundgebiets zu identifizieren und chirurgisch zu versorgen. Ist dies nicht möglich, muß das Operationsgebiet von abdominal revidiert werden und, falls erforderlich, die A. uterina bzw. A. iliaca interna ligiert werden. Wegen der reichen Kollateralgefäßversorgung im kleinen Becken ist von der einseitigen Ligatur der A. iliaca interna wenig zu erwarten (Abb. 3). Es ist deshalb im Blutungsfalle meist erforderlich, beide Arterien zu unterbinden. Hierauf fällt die Blutdruckamplitude um 85%, und es stellt sich in den kleinkalibrigen Anastomosegefäßen eine Verminderung des Blutflusses ein, die zur Thrombosierung beiträgt [6]. Bei der Ligatur der A. iliaca interna ist sorgfältig darauf zu achten, daß der Ureter nicht verletzt oder gar mitgefaßt wird, daß die zugehörigen Venen nicht verletzt werden und die A. iliaca externa nicht versehentlich ligiert wird. Im allgemeinen wird man von abdominal vorgehen, das Peritoneum knapp distal der Kreuzungsstelle des Ureters spalten und die A. iliaca interna aufsuchen. Sie wird dann mit einer gebogenen Klemme unterfahren und einer doppelten Ligatur unterbunden [7].

Alternativ kann eine Beckenarterienembolisierung (Transkatheterembolisierung) erwogen werden [11]. Hierbei werden die Beckengefäße von der A. femoralis aus angiographiert, das blutende Gefäß wird unter der Vorbedingung, daß die Blutung etwa 5 ml/min beträgt [9], erkannt und durch eine Injektion eines Hämostypticums thrombosiert.

Die Wahl eines geeigneten Embolisationsmaterials hat sich an verschiedenen Erfordernissen zu orientieren: Kaliber des Gefäßes, Strömungsgeschwindigkeit, temporäre oder permanente, periphere oder zentrale Okklusion und Kontrastgebung im Röntgenbild.

Autologe Blutgerinnsel sind heute weitgehend verlassen, da sie sich meist sehr schnell wieder auflösen. Substanzen, die einen Entzündungsreiz auf die Intima der Gefäße ausüben und dadurch zur Thrombose führen, wie konzentrierte Glukose oder absoluter Alkohol, sind technisch einfach zu handhaben. Gelfoam und Fibrospum bieten gleichfalls den Vorteil einer einfachen Durchführung, jedoch kann die Verschlußdauer manchmal nicht den klinischen Erfordernissen entsprechen. Mit Gewebekleber wie Butyl-2-Cyanocrylat kann auch bei großen Arterien und arteriovenösen Kurzschlüssen ein dauerhafter Gefäßverschluß erzielt werden. Bei diesen Substanzen tritt eine Polymerisation ein, sobald sie in Kontakt mit dem Blut kommen. Durch spezielle Verfahren (Glukose-Spülung) muß sichergestellt werden, daß der Katheter nicht mit dem Embolisat verklebt. Langsam härtende, flüssige Embolisationsmaterialien wie Silicon-Elastomer oder Ethibloc gestatten je nach Indikation einen zentralen oder peripheren dauerhaften Gefäßverschluß. Auch mit mechanischen Vorrichtungen wie mit einer Metallspirale, an die ein Baumwollfaden angebracht ist, wird eine dauerhafte Embolisation erzielt. Da sie in unterschiedlichen Größen verfügbar ist, kann die Lokalisation des Gefäßverschlusses exakt bestimmt werden.

Bei der Embolisation von Blutungen der Beckenorgane wird das verantwortliche Gefäß von der ipsilateralen A. femoralis aus oder über die kontralaterale A. femoralis in Cross-Over-Technik über die Aortenbifurkation erreicht. Daneben ist auch der axilläre oder brachiale Zugang möglich. Wegen des ausgedehnten Kollateral-Kreislaufs im Becken muß die A. iliaca interna insgesamt oder besser distal des Abgangs der A. glutea superior embolisiert werden. Aus dem gleichen Grund ist eine beidseitige Embolisation anzustreben. Zur topographischen Orientierung muß vor der Gefäßokklusion eine diagnostische Angiographie angefertigt werden, und nach Abschluß der Transkatheter-Embolisierung wird durch eine Kontroll-Angiographie dokumentiert, daß die versorgenden Äste der Iliaca interna verschlossen sind.

Folgende Komplikationsmöglichkeiten sind gegeben:

Schmerzen in der Gesäßregion, Temperaturerhöhung, distale Embolisation durch Reflux von Embolisationsmaterial und Gewebsnekrosen. Bei technisch korrekter Durchführung sind diese Komplikationen jedoch außerordentlich selten und es ist nahezu immer ein Sistieren der Blutung in der Akutphase zu erreichen. Je nach Grundkrankheit, insbesondere bei malignen Tumoren, kann es jedoch im weiteren Krankheitsverlauf zu Rezidivblutungen kommen. Weitere Indikationen sind Blutungen nach stumpfem Beckentrauma und schwere postpartale Blutungen, wenn versucht wird, den Uterus zu erhalten [10, 17]. Zwar sind Schwangerschaften nach Transkatheter-Embolisation der A. iliaca interna bislang nicht beschrieben worden, es ist jedoch bekannt, daß nach beidseitiger Ligatur der Aa. uterinae und der Aa. ovaricae Schwangerschaften ausgetragen wurden [18].

Die postoperative Blutung in die Bauchhöhle tritt typischerweise nach inadäquater Ligatur des L. infundibulopelvicum auf [16]. Die Entfernung entzündlicher Adnextumore bzw. die operative Versorgung ausgedehnter Endometrioseherde, führt oft zu großen Wundflächen, in denen eine metikuläre Blutstillung nicht möglich ist. Wir drainieren solche Wundgebiete großzügig und sehen selten Nachblutungen. Tritt eine intraperitoneale Blutung auf, so ist sie über den Hb-Abfall, Kreislaufreaktion und typische Schmerzsymptomatik gekennzeichnet. Der Verdacht kann über sonographische bzw. radiologische Zusatzuntersuchung (CT) objektiviert werden. Hierbei ist auch eine gezielte Punktion zur Sicherung der Diagnose möglich. Die operative Revision ist sofort angezeigt.

Retroperitoneale Hämatome entstehen primär bei Radikaloperationen gynäkologischer Malignome, wenn der Eingriff aus diagnostischen und therapeutischen Gründen auf das Retroperitoneum ausgedehnt wird. Sekundär können sie nach allen Operationen im kleinen Becken auftreten, wenn sich Hämatome aus dem Operationsgebiet retroperitoneal ausbreiten. Oft bleiben sie unentdeckt und können sich zuweilen über einen komplizierten postoperativen Verlauf, sei es einen Subileus oder eine febrile Komplikation möglicherweise nach einer passageren Harnabflußstörung, manifestieren. Sie sind meist venösen Ursprungs und kommen häufig spontan zum Stillstand. Eine operative Revision ist deshalb nicht zwingend erforderlich. Die gynäkologische Untersuchung zeigt bei größeren Hämatomen neben einem Ödem bzw. einem abgesunkenen Hämatom der großen und kleinen Labien einen prall elastischen Tumor der Beckenwand. Reicht der klinische Befund zur Diagnosefindung nicht aus, kann das Computertomogramm bzw. die Sonographie das retroperitoneale Hämatom und seine Ausdehnung erfassen. Wächst das Hämatom bei fortbestehender Blutung oder ist es bei der Diagnosestellung so groß, daß eine spontane unkomplizierte Resorption unwahrscheinlich ist, bestehen reaktive postoperative Komplikationen, wie z. B. Infektionen, die über das Hämatom ausgelöst oder unterhalten werden, ist die operative Revision angezeigt. Nachdem das Hämatom entleert ist, versucht man die Blutungsquelle zu finden. Dies gelingt bei arteriellen Blutungen leichter. Ist das blutende Gefäß direkt nicht zugänglich, kann man versuchen, das Gefäßgebiet über eine periphere Ligatur der A. uterina bzw. der A. iliaca interna „trockenzulegen". Venöse Blutungen sind im blutig durchtränkten Wundgebiet oft überhaupt nicht zu fassen. Letztendlich bleibt nach erneuter Peritonealisierung die Saugdrainage des Wundgebiets [8].

Das oft enttäuschende Resultat einer „Nachoperation" darf auf keinen Fall dazu führen, in einer ähnlichen Situation auf die Wundrevision zu verzichten. Letztendlich ist die rechtzeitige Indikation zur erneuten Laparotomie und der Versuch hierbei eine definitive chirurgische Blutstillung zu erreichen, der entscheidende therapeutische Vorgang bei der Beherrschung der Nachblutung. Sind die erforderlichen intensivmedizinischen Einrichtungen zur postoperativen Betreuung in einem peripheren Krankenhaus weder personell noch apparativ gegeben, sollte die Verlegung der Patientin in ein Krankenhaus der Maximalversorgung großzügig indiziert werden. Die Belastung einer erneuten Operation ist gegenüber der Infektionsgefährdung, dem thromboembolischen Risiko bei langdauernden postoperativen Liegezeiten und der fraglichen Effizienz ungezielter Maßnahmen durchaus vertretbar.

LITERATUR

1. Affolter H (1972) Zur Pathophysiologie des Schocks. Schweiz Med Wschr 102: 1096-1108
2. Ahnefeld FW, Dölp R (1979) Der Schock in der operativen Gynäkologie. In: Beck L (Hrsg) Intra- und postoperative Komplikationen in der Gynäkologie. Thieme, Stuttgart, S 14
3. Amgwerd R (1975) Postoperative Blutung. Helv chir acta 42: 753-761
4. Basisinformation der Firma Immuno zur Fibrinklebung mit TISSUCOL® (1983)
5. Beck L (1979) Komplikationen bei abdominalen gynäkologischen Operationen. In: Beck L (Hrsg) Intra- und postoperative Komplikationen in der Gynäkologie. Thieme, Stuttgart, S 80
6. Burchell RC (1968) Physiology of internal iliac artery ligation. J Obstet Gynaecol Br Commonw 75: 642-651
7. Burchell RC, Mengert WF (1969) Internal iliac artery ligation: A series of 200 patients. Int J Gynecol Obstet 7: 85-94
8. Burchell CR (1983) Retroperitoneal Postoperative Hemorrhage. In: Nichols DH (ed) Clinical Problems, Injuries and Complications of Gynecologic Surgery. Williams and Wilkins, Baltimore, p 126
9. Göltner E, Rivero T (1965) Der Blutverlust bei gynäkologischen Operationen. Dtsch med Wschr 90: 611-615
10. Glickman MG (1983) Pelvic artery embolization. In: Berkowitz RL (ed) Critical care of the Obstetric Patient. Churchill Livingstone, New York Edinburgh London Melbourne, p 165
11. Jander HP, Russinovic NAE (1980) Transcatheter gelfoam embolization in abdominal, retroperitoneal and pelvic hemorrhage. Radiology 136: 337-344
12. Käser O, Iklé H, Hirsch HA (1983) Atlas der gynäkologischen Operationen. Thieme, Stuttgart New York
13. Lauterjung KL, Nath G, Heberer G (1982) Blutstillung mit einem neuen Infrarot-Saphir-Koagulator (ISC-81). Chirurg 53: 88-92
14. Logothetopulos K (1926) Eine absolut sichere Blutstillung bei vaginalen und abdominalen gynäkologischen Operationen. Zentralbl Gynäk 50: 3202
15. Masterson BJ (1979) Manual of Gynecologic surgery. Springer, Berlin Heidelberg New York
16. Masterson BJ (1983) Intraoperative Hemorrhage. In: Nichols DH (ed) Clinical Problems, Injuries and Complications of Gynecologic Surgery. Williams and Wilkins, Baltimore, p 126
17. Melchert F, Günther R (1984) Akute Blutungen im kleinen Becken. Gynäkologe 17: 131-137
18. Mengert WF, Burchell RC, Blumstein RW, Daskal JZ (1969) Pregnancy after bilateral ligation of the internal iliac and ovarian arteries. Obstet Gynecol 34: 664-672
19. Nusbaum M, Baum S (1963) Radiographic demonstration of unknown sites of gastrointestinal bleeding. Surg Forum 14: 374-381
20. Rosenthal DM, Harkins JL, Garzo G, Doran TA, Cola pinto R (1983) Obstet Gynecol 61: 42-46
21. Schega W (1959) Blutung, Blutstillung und Blutersatz. In: Diebold O, Junghans H, Zuckschwerdt L (Hrsg) Klinische Chirurgie für die Praxis. Thieme, Stuttgart, S 208
22. Schwartz SI, Troup SB (1969) Hemostasis, surgical bledding and transfusion. In: Schwartz SI, Lillehei RC, Shires GT, Spencer FC, Storer EH (eds) Principles of surgery. Mc Graw Hill, New York, p 119

IV Infektionen und Infektionsprophylaxe

F. FISCHBACH, M. KOLBEN und H. GRAEFF

INHALT

1 Postoperative Infektionen

1.1 Allgemeine Infektionen

Postoperative Infektionen nach gynäkologisch-geburtshilflichen Eingriffen sind Komplikationen, die Arzt und Patientin belasten. Sie beeinträchtigen stark das Allgemeinbefinden der Patientin und können unter Umständen lebensbedrohliche Folgen haben. Liegedauer und Krankenhauskosten erhöhen sich. Die Verhütung von Infektionen durch Verminderung oder Beseitigung ihrer Ursachen setzt die Kenntnis der pathogenetischen Faktoren voraus. Exogene Krankenhausinfektionen, die durch Hände (90%), Gegenstände, Instrumente, Luft und Flüssigkeiten übertragen werden, sind leichter zu bekämpfen als endogene, die einen Anteil von 30–50% aller Infektionen haben. Mikroorganismen der körpereigenen Flora (endogene Infektion), wie z. B. von Magen-Darm-Trakt, Nasen-Rachen-Raum und Haut, können unter bestimmten Umständen die Ursachen einer infektiösen Erkrankung des Individuums werden. Dies trifft für die infektiösen Erkrankungen in der Geburtshilfe und Gynäkologie in besonderem Maße zu. Schon in der Scheide gesunder Frauen und symptomfreier Schwangerer können im wesentlichen alle Keime beobachtet werden, die ggf. eine Infektion verursachen (Tabelle 1). Die unterschiedliche Häufigkeit, mit der bestimmte Keime von einzelnen Autoren beobachtet werden, kann durch den sozioökonomischen Hintergrund, durch das Sexualverhalten und durch klimatische Verhältnisse bedingt sein. Fehler bei der Entnahme des Untersuchungsmaterials, beim Transport und bei der mikrobiologischen Bearbeitung beeinflussen Zahlenangaben ebenso wie Verschiedenartigkeit und unterschiedliche Anzücht-

Tabelle 1. Häufig bei pelvinen Infektionen beobachtete Bakterien des Genitaltraktes [45]

	Aerob	Anaerob
Grampositiv	α-hämol. **Streptokokken** (Viridansgruppe)	**Peptostreptokokken** (anaerobe Streptokokken)
	β-hämol. **Streptokokken** Gruppe A Gruppe B Gruppe D (Enterokokken)	**Peptokokken** (anaerobe Staphylokokken)
	Staphylokokken	**Klostridien**
Gramnegativ	**Escherichia coli, Proteus, Klebsiella** (u. a. Enterobakterien) **Gardnerella vaginalis** (fakultat. anaerob) **Gonokokken** **Chlamydien**	**Bacteroides**

barkeit der Keime. In den letzten Jahren hat sich unser Wissen um die aerobe und anaerobe bakterielle Flora des Genitaltraktes durch gezielte Untersuchungen bestimmter Mikroorganismen erweitert [18, 26, 38, 78, 87, 105, 106, 114].

Über schwere Infektionen durch normalerweise in der Scheide vorkommende Erreger wurde berichtet. In diesen Fällen erfolgte ihr Nachweis in Blutkulturen, Abstrichen von Abszessen oder entzündetem Gewebe. Im allgemeinen werden vom Genitale ausgehende Infektionen durch eine Mischung verschiedener Erreger (polymikrobielle Infektion) verursacht. Der Erregerwandel der letzten Jahrzehnte (e.g. 50er Jahre Staphylokokkenendemien, 60er Jahre gramnegative Sepsis) hat dazu geführt, daß derzeit etwa gleich häufig grampositive und gramnegative Keime beobachtet werden. Erst in einem späteren Verlauf der Erkrankung können in Abszessen dann Monokulturen meist anaerober Bakterien gefunden werden.

Infektionen des Respirationstraktes: Die Inzidenz nosokomialer Infektionen der Atemwege wird in der angloamerikanischen Literatur mit 0,5% angegeben [16]. Nosokomiale Pneumonien sind am häufigsten bei Intensivpatientinnen und nach operativen Eingriffen. 50% aller nosokomialen Pneumonien treten postoperativ auf. Mangelnde Ventilation bei der Narkose und ungenügende postoperative physikalische Therapie können Atelektasen entstehen lassen, die dann die Entstehung von Pneumonien begünstigen.

Infektionen des Respirationstraktes sind häufig Ursache frühzeitig auftretenden postoperativen Fiebers. Temperaturen über 39 °C, Tachykardie, basale auskultatorische Rasselgeräusche und ein arterieller pO_2 unter 60 mm Hg bei Raumluft sind klinische Zeichen einer beginnenden Pneumonie. Die klinische Diagnose sollte immer durch ein Röntgenbild der Lunge gesichert werden. Unverzüglich muß mit einer antibiotischen Therapie (Zephalosporine, Acylureidopenicilline), Mukolytika, Inhalation und einer intensiven physikalischen Therapie begonnen werden. Ältere Patientinnen, Patientinnen mit obstruktiven Lungenerkrankungen und starke Raucherinnen sind ebenso vermehrt gefährdet, wie Patientinnen in schlechtem Ernährungszustand oder mit onkologischen Erkrankungen. Aspiration während oder nach einer Narkose mit nachfolgender Pneumonie ist eine seltene, aber äußerst ernste Komplikation (s. Kap. D, S. 101).

Wurde perioperativ eine Aspiration nicht beobachtet, so muß bei sonst unerklärlichem postoperativen Fieber, Tachypnoe und Verschattung im Röntgenbild dennoch an dieses Krankheitsbild gedacht und unter bronchoskopischer Sicht gezielt abgesaugt werden. Die Gabe von Antibiotika ist erforderlich, der Einsatz von Kortikosteroiden wird kontrovers diskutiert.

Infektionen des Harntraktes: Harnwegsinfektionen sind nach wie vor die häufigsten aller postoperativen Infektionen und werden in der Literatur mit einer Inzidenz zwischen 10 und 40% angegeben, im Durchschnitt mit 35%. 60% der nosokomialen Infektionen im gynäkologischen Patientengut sind Harnwegsinfektionen [109]. Bereits präoperativ muß eine Infektion der harnableitenden Wege ausgeschlossen werden. Trotz Beachtung aller Maßnahmen der Prophylaxe sind Harnwegsinfektionen nach operativen Eingriffen, vor allem bei Patientinnen mit Verweilkatheter, nicht vermeidbar. Diese sollten nur nach strenger Indikationsstellung von geschultem Personal unter sterilen Kautelen gelegt werden. Der Urin wird über ein geschlossenes Urin-Drainagesystem, das nur zum Durchspülen eines verstopften Katheters, nicht aber zur Probeentnahme von Urin geöffnet werden darf, abgeleitet. Urinkulturen müssen steril aus dem geschlossenen System entnommen werden. Gerade bei längerer Verweildauer des Katheters kann die suprapubische Blasenpunktion postoperative Harnwegsinfektionen signifikant senken [22]. Im allgemeinen sollte die Verweildauer des Katheters so kurz wie möglich sein, da das Risiko eines Infektes zwischen 3 und 10% pro Tag zunimmt (s. Kap. F. I, S. 119). Aufsteigende Infektionen werden durch unsachgemäßes Legen, Kontamination der Innenseite des Katheters oder auch durch einen dünnen Flüssigkeitsfilm zwischen Katheter und Urethra verursacht [62]. Die Lokalisation des Harnwegsinfektes (oberer/unterer Trakt) kann neben der klinischen Symptomatik auch durch spezielle Urinuntersuchungen erkannt werden. Der fluoreszenzmikroskopische Nachweis von sogenannten „antibody coated bacteria" oder der mikroskopische Nachweis von granulierten Zylindern und deformierten Erythrozyten im Urin läßt ebenso den Schluß auf eine Nierenbeteiligung zu, wie die Ausscheidung von β-Glucuronidase im Urin. Im allgemeinen sind 40-50% der Keime renalen Ursprungs. Aufgrund der Symptomatik und des quantitativen Keimnachweises werden eine *asymptomatische Bakteriurie,* eine *symptomatische Abakteriurie* („akutes Urethralsyndrom"), eine *symptomatische Bakteriurie* (Zystitis) und die *akute Pyelonephritis* unterschieden.

Die Inzidenz der *asymptomatischen Bakteriurie* liegt postoperativ zwischen 2 und 11%. Bei Frauen mit asymptomatischer Bakteriurie sollte in jedem Fall die bakteriologische Urinuntersuchung kontrolliert werden, bevor eine Behandlung eingeleitet wird. Reichliche Flüssigkeitszufuhr ist oft alleine ausreichend. Eine asymptomatische Bakteriurie in der Schwangerschaft hingegen muß immer antibiotisch behandelt werden, da bei 20–40% der Schwangeren im weiteren Schwangerschaftsverlauf mit einer akuten Pyelonephritis zu rechnen ist.

Die *symptomatische Abakteriurie* („akutes Urethralsyndrom") ist relativ häufig. Bei nur 50% der Patientinnen mit klinischen Symptomen eines Harnwegsinfektes werden Keime in einer Zahl von mehr als 10^5/ml Urin nachgewiesen [103]. Bei 30–40% liegt die Keimzahl zwischen 10^2 und 10^5/ml; in diesen Fällen wird bei der bakteriologischen Routineuntersuchung in den meisten Labors üblicherweise keine Keimtestung vorgenommen. Bei 10–15% der Frauen mit symptomatischer Abakteriurie kann überhaupt kein Keimnachweis geführt werden. In diesen Fällen muß eine Infektion mit Chlamydien, Mykoplasmen sowie eine gonorrhoische Urethritis oder eine Tuberkulose ausgeschlossen werden. Nach neueren Untersuchungen scheint schon ein Keimnachweis von mehr als 10^2/ml das beste Kriterium für die Diagnose einer Harnwegsinfektion zu sein [103]. Kommt zu der nachgewiesenen niedrigen Keimzahl noch die klinische Symptomatik, muß die Infektion in jedem Fall behandelt werden.

Die *symptomatische Bakteriurie* (Zystitis) geht mit Dysurie, Pollakisurie, Nykturie, terminaler Hämaturie und Leukozyturie einher. Aufgrund der subjektiv häufig äußerst unangenehmen Beschwerden kann das Ergebnis der Urinkultur nicht abgewartet werden, d. h. eine initiale antibiotische Therapie muß eingeleitet werden.

Die *akute Pyelonephritis* geht mit typischen Zeichen wie Fieber, Schüttelfrost, Flankenschmerz, Übelkeit, Erbrechen, Harndrang und Dysurie einher. Im Urinsediment findet man Bakterien, granulierte Zylinder, reichlich Leukozyten und im Unterschied zur Zystitis sogenannte „antibody coated bacteria" [61].

Voraussetzung für eine korrekte mikrobiologische Beurteilung des Urins ist die sterile Probeentnahme, die z. B. durch Gewinnung von Katheterurin gewährleistet ist, und der rasche Transport (nicht länger als 2 Stunden). Bei sachgemäßer Einmalkatheterisation beträgt die Treffsicherheit über 90%, die Infektionsrate nur 1%. Die exakteste Methode zur sterilen Harngewinnung ist die suprapubische Blasenpunktion. Stamey berichtet über 2500 komplikationslose suprapubische Punktionen [101].

Postoperative Harnwegsinfektionen sind nicht nur abhängig von Art und Dauer der Harnableitung, sondern auch von der Art des operativen Eingriffs und der Durchführung einer Antibiotikaprophylaxe [33].

Die häufigsten Keime sind E. coli (30–50%), Enterokokken (20–30%), Pseudomonas aeruginosa (6–12%), Staphylococcus aureus (4–7%) und Staphylococcus epidermidis (3–6%). Unterschiedliches Keimvorkommen (Erregerwechsel) bei Erstinfektionen im Vergleich zu rezidivierenden Harnwegsinfektionen nach Antibiotikatherapie und nach urologischen Manipulationen wird beobachtet. Seltener gefundene Keime sind: Staphylococcus saprophyticus, Klebsiella sp., Proteus sp., Serratia. Anaerobier werden extrem selten beobachtet.

Frauen mit rezidivierender Bakteriurie zeigen häufiger eine Keimkolonisation der Vulva mit Enterobacteriaceae und Epithelzellen mit adhärenten E. coli am Introitus vaginae als Frauen ohne rezidivierende Bakteriurie [102].

Die Therapie des Harnwegsinfektes richtet sich nach den Erregern, die vor allem im gramnegativen aeroben Bereich zu erwarten sind. Noch vor wenigen Jahren wurden unkomplizierte Harnwegsinfekte durchwegs 7–10 Tage lang behandelt. Heute ist durch zahlreiche Studien erwiesen, daß hier eine 3-Tagestherapie, in vielen Fällen sogar die Einmalgabe eines Antibiotikums, die Therapie der Wahl ist. Die Therapie der akuten Pyelonephritis sollte über 7–10 Tage erfolgen. Cotrimoxazol hat auch heute noch eine ausgezeichnete Wirkung, wenn auch in zunehmendem Maße über resistente Keime berichtet wird. Ebenso können auch orale Zephalosporine (Cave: Enterokokkenlücke), Ampicillin bzw. Amoxicillin angewandt werden. Die erst kürzlich eingeführten Gyrasehemmer (Ofloxacin, Ciprofloxacin, Norfloxacin) zeigen eine hohe Wirksamkeit bei niedrigen minimalen Hemmkonzentrationen; bis jetzt konnten keine resistenten Keime gefunden werden. Diese Antibiotika sollten jedoch Problemkeimen vorbehalten bleiben [30].

Infektionen durch intravenöse Kanülen, Venenkatheter und Infusionslösungen: Infektionen durch intravenöse Kanülen, zentrale Venenkatheter, kontaminierte Infusionssysteme und Infusionslösungen gehören mit zu den häufigsten Sepsisursachen. Eine entscheidende Voraussetzung zur Verhütung septischer Katheterkomplikationen ist die genaue Einhaltung der allgemein gültigen Vorschriften bei Legen und Nutzung. Die Gefahr einer Infektion nimmt pro Tag Verweildauer um 1% zu. Die Häufigkeit der Kontamination von Venenkathetern wird in der Literatur zwischen 18 und 26% angegeben. Periphere Kanülen oder Verweilkatheter müssen bei den geringsten Anzeichen einer Phlebitis (Rötung, Schmerzen) entfernt werden, denn bei katheterbedingten Thrombophlebitiden liegt das Sepsisrisiko 20mal höher. Die maximale Liegedauer einer Kanüle soll möglichst 72 Stunden nicht überdauern, ein zentraler Venenkatheter sollte beim geringsten Verdacht auf eine katheterbedingte Infektion gezogen werden. Venenkatheter, die unter Notfallbedingungen und nicht nach den Regeln der Asepsis gelegt wurden, müssen möglichst bald wieder entfernt werden. Die zentrale Venendruckmessung bedarf eines eigenen Systems. Häufigste Ursache einer Kontamination des Infusionssystems ist die Manipulation (Durchspülen, Bluttransfusion, Blutentnahme, Injektion von Medikamenten). Tägliches Wechseln des Infusionsbesteckes und Inspektion der Einstichstelle sind Routinemaßnahmen. Durch Heparinzugabe in die Infusion (10000 IE Heparin in 24 h) kann sowohl die perioperative Thromboseprophylaxe durchgeführt, als auch eine Verstopfung des Venenkatheters und eine Gerinnselbildung an der Katheterspitze mit eventuell nachfolgender bakterieller Besiedelung in aller Regel vermieden werden. Bei vollständiger parenteraler Ernährung wurde in 38% eine Kontamination der Infusionslösungen beobachtet [23]. Da sich Keime in Ringer-, Kochsalz- oder Glukoselösungen nicht oder nur sehr langsam vermehren [73], kommt es nicht in gleicher Häufigkeit zu septischen Reaktionen. Bei Trübung oder Ausfällung der Infusionslösungen dürfen diese nicht mehr verwendet werden, bei Verdacht auf Kontamination müssen die Infusionslösungen auf pathogene Keime bzw. Endotoxine untersucht werden.

Abdominale Wundinfektionen: Abdominale Wundinfektionen nach geburtshilflich-gynäkologischen Eingriffen sind nach den Harnwegsinfektionen die zweithäufigste postoperative Infektion in unserem Fach und werden mit einer Häufigkeit von 3–20% in der Literatur angegeben. Sie werden meist verursacht durch Staphylococcus aureus (35–40%), E. coli (10–15%), Enterokokken (8–12%), Pseudomonas aeruginosa (6–10%) und Staphylococcus epidermidis (5–8%). Dabei kan die Wundinfektionsrate bei Kaiserschnitt durch Antibiotikaprophylaxe von durchschnittlich 9,8% auf 2,6% gesenkt werden [32, 57], bei abdominaler Hysterektomie von 8,5% auf 3,6% [57]. Einer Wundinfektion kann auch ein weit schwerwiegenderes Problem, wie z. B. ein Platzbauch zugrunde liegen. Das Entstehen einer infizierten Bauchwunde ist meist multifaktoriell. Im Vordergrund steht die Anzahl und Pathogenität der Keime, mit der das Wundgebiet kontaminiert wurde und die körpereigene Abwehr. Mangelnde Operationstechnik, ungenügende Hautdesinfektion, Rasur am Vorabend der Operation, fehlende Drainage, Adipositas, ein zu langer präoperativer stationärer Aufenthalt, aber auch eine lange Operationsdauer können eine Wundinfektion begünstigen. Jede Klinik sollte ihre eigene Wundinfektionsrate kennen und regelmäßig sogenannte „Routinemethoden“ zur Prophylaxe überprüfen [67]. Nur so kann „individuell“ die Infektionsrate gesenkt werden. Bei entzündeten und eitrigen Wunden muß zunächst die Wunde bis zur Faszie eröffnet werden. Ist die Fasziennaht intakt, wird nach Entnahme eines bakteriologischen Abstriches (aerobe und anaerobe Keime) die Wunde mehrmals täglich gereinigt (z. B. mit Chloroxid-Sauerstoff-Komplex-Hydrat). Eine Antibiotikatherapie hat die nachgewiesenen Erreger zu berücksichtigen. An dieser Stelle soll nochmals darauf aufmerksam gemacht werden, daß stark riechender Pus nicht durch E. coli, sondern durch Anaerobier verursacht wird. Nach Reinigung der Wunde kann mit granulationsfördernden lokalen Anwendungen begonnen werden.

1.2 Infektionen nach abdominalen und vaginalen Hysterektomien und onkologischen Eingriffen

Infektionen am Scheidenabschluß: Postoperative Infektionen am Scheidenabschluß sind polymikrobielle Infektionen, deren Schweregrad und Häufigkeit von einer Reihe von Faktoren beeinflußt wird. Am wichtigsten erscheint die bakterielle Kontamination des Operationsgebietes. Ist die abdominale Hysterektomie noch zu den bedingt aseptischen Eingriffen zu zählen, gehört die vaginale Hysterektomie zur Gruppe der kontaminierten Operationen. Scheide und Endozervix stellen das Keimreservoir bei der Hysterektomie dar. Sie beinhalten das polymikrobielle Erregerspektrum, an dem zu 70% Anaerobier beteiligt sind. Dies ergibt einen wichtigen Hinweis auf die Wahl des Antibiotikums sowohl bei Prophylaxe als auch bei Therapie. Infektionen am Scheidenabschluß kann durch eine extraperitoneale Drainage bzw. durch ein aus der Scheide geleitetes T-Drain vorgebeugt werden. Sollten sich trotzdem Infektionen oder Abszesse entwickeln, muß eine tägliche Spülung bzw. eine Eröffnung des Abszesses vorgenommen werden.

Pelvine Infektionen: Die Häufigkeit und Schwere pelviner Infektionen, wie Adnexentzündung, Pelveoperitonitis und pelviner Abszeß [37, 109], ist erhöht nach vaginaler Hysterektomie, bedingt durch die größere bakterielle Kontamination (Fassen der Zervix uteri mit Klemmen oder Kugelzangen). Wenn auch durch sorgfältige präoperative Vorbereitung die Scheide nahezu keimfrei gemacht werden kann, bleibt die Endozervix als Keimreservoir. Während des Eingriffes gelangen von dort Keime ins Operationsfeld und können sich intraabdominell ausbreiten. Pelvine Abszesse und auch relativ selten vorkommende subphrenische Abszesse unterliegen ganz bestimmten Charakteristika. Sie treten gewöhnlich 4–7 Tage nach dem Eingriff oder gar erst nach Entlassung der Patientin und nach zunächst unauffälligem postoperativen Verlauf auf. Die Patientinnen klagen zunächst über Abgeschlagenheit, Fieber bis 40 °C und Schüttelfrost. Stark erhöhte BKS, Leukozytose und Subileus-Beschwerden kommen hinzu. Bei diesem klinischen Bild ist immer an eine Abszedierung zu denken und es muß versucht werden, durch eingehende klinische sowie evtl. sonographische und computertomographische Untersuchung einen entsprechenden Herd nachzuweisen. Bei länger bestehenden Abszessen im kleinen Becken können chronische entzündlich-indurative Veränderungen der Nachbarorgane vorkommen und z. B. eine Sigmastenose das klinische Bild bestimmen. Spricht das Krankheitsbild auf Antibiotikabehandlung (z. B. Ampicillin + Clindamycin + Aminoglykosid oder Mezlocillin + Metronidazol + Aminoglykosid oder eine Kombination von Betalaktam-Antibiotika, oder die Gabe von Imipenem/Cilastatin) [1] nicht unmittelbar an, ist eine Laparotomie mit Ausräumung des Eiterherdes und Spülung des Bauchraumes erforderlich.

Pelveoperitonitis, Vier-Quadranten-Peritonitis: Kommt es zu einer diffusen Ausbreitung der Infektion vom kleinen Becken (Pelveoperitonitis) auf den gesamten Bauchraum, liegt eine Vier-Quadranten-Peritonitis vor. Diese fast immer bakterielle Entzündung der freien Bauchhöhle kann sowohl das viszerale als auch das parietale Peritoneum befallen und, mehr oder weniger ausgedehnt, angrenzende Gewebsbereiche einschließen [116]. Ihre Auswirkungen (u. a. Übertritt von Endotoxin über die Vena portae und die Lymphdrainage [D. thoracicus] des Bauchraums) betreffen jedoch den gesamten Organismus und lassen ihn lebensbedrohlich erkranken. Bei schweren Verlaufsformen kann es zur Insuffizienz sämtlicher Vitalfunktionen kommen [110]. Vor ca. 10 Jahren wurde der Begriff „inkurable Trias" geprägt, womit die Kombination von Peritonitis, respiratorischer Insuffizienz und akutem Nierenversagen gemeint war. Die Überlebensrate wird jedoch auch und gerade bei der Peritonitis von der Möglichkeit der Herdsanierung bestimmt. Zusätzlich zu diesem Behandlungsziel wurden neue Strategien entwickelt. Früher bestand die Tendenz, nach Beseitigung des Infektionsherdes und Sanierung der Bauchhöhle diese mehr oder weniger ausgiebig zu drainieren. Zusätzlich wurden Antibiotika verabreicht und der weitere Verlauf abgewartet. Erst bei Verschlechterung des Zustandes wurde relaparotomiert. Methoden der kontinuierlichen oder intermittierenden Spülung mit großen Flüssigkeitsmengen, offen oder über eingelegte Katheter, wurden in den letzten Jahren erprobt. Am meisten erfolgversprechend erscheint derzeit die „programmierte Etappenlavage" [9, 63, 65, 116]. Bei diffus eitriger Peritonitis wird die Patientin nach strenger Indikationsstellung vom Erstoperateur mit entsprechender Erfahrung in ein Programm primär aufgenommen [63]:

1. Die Bauchhöhle wird nach dem durch die Infektion bestimmten Eingriff nur palliativ verschlossen (Sekundärinfektion der Bauchdecken wird vermieden).
2. Nach dem Befund bei der Laparotomie und unter Berücksichtigung des klinischen Verlaufes wird die Bauchhöhle in etwa 48stündigen Abständen erneut besichtigt und ausgiebig gespült, bis der Bauchraum „sauber" erscheint. Vorhandene Beläge (vorwiegend aus Fibrin, Granulozyten und Bakterien bestehend) werden sorgfältig abgetragen. Dieses Vorgehen hat gezeigt, daß in schwersten Peritonitisfällen die Gesamtletalität bis auf 31% gesunken ist, ein Ergebnis, das mit früheren Methoden nicht erreicht wurde.

Histologische und bakteriologische Untersuchungen von Kujath et al. [65] während der programmierten Peritoneal-Lavage zeigten, daß Heilungsprozesse in den ersten zwei Tagen einsetzen und Entzündungsvorgänge bereits ab dem dritten Tag abklingen.

1.3 Sepsis, septischer Schock

Aus den Beobachtungen zur Bakteriologie wird deutlich, daß nur in den seltensten Fällen der Nachweis eines besonderen Erregers in der Scheide, der Zervix oder im Lochialsekret auch eine besondere Gefährdung der Patientin durch eine Infektion anzeigt. Die Untersuchungsergebnisse von Blutproben oder Abszeßmaterial erreichen den behandelnden Arzt oft erst Tage nach dem akuten Ereignis. Darüber hinaus werden sogenannte „asymptomatische" Bakteriämien ohne Krankheitswert beobachtet. Im allgemeinen kann deshalb in der Klinik die Diagnose einer Sepsis nicht auf den Keimnachweis im Blut gestützt werden, zumal bei Patientinnen mit klinisch diagnostizierter Sepsis nur in 10–20% eine positive Blutkultur erhalten wird. Der Nachweis von Endotoxin mit dem Limulus-Test ist nicht überall verfügbar und nicht immer mit der Schwere des Krankheitsbildes in Übereinstimmung zu bringen. Infektionen, die im gynäkologischen Bereich zu einem septischen Schock führen können, sind vor allem perioperative Infektionen, wie Wundheilungsstörungen, Abszeßbildungen, stauungsbedingte Fälle von Urosepsis und, auch hier der durch Aszension entstandene Harnwegsinfekt nach Katheterisierung sowie Thrombophlebitiden von liegenden Infusionszuführungen.Tuboovarialabszesse, Pelveoperitonitiden und bei foudroyanter Ausbreitung einer aszendierenden Infektion eine Vier-Quadranten-Peritonitis können ebenfalls Ursache eines septischen Schocks sein.

Im geburtshilflichen Bereich sind es der infizierte Abort, das Amnioninfektionssyndrom, die puerperale Endomyometritis und seltener beobachtete Krankheitsbilder, wie die septische Ovarialvenenthrombose, die oft mit Vulvaödem einhergehende Streptokokkengangrän, gelegentlich als nekrotisierende Fasziitis imponierend, und das Toxinschocksyndrom.

Pathophysiologie und Pathobiochemie: Veränderungen des Gefäßinhaltes und Mikrozirkulationsstörungen bestimmen den Verlauf des septischen Schocks. In der Frühphase ist das Herzzeitvolumen oft erhöht, eine niedrige arterio-gemischtvenöse Sauerstoffgehaltsdifferenz zeigt, daß die Extraktion von Sauerstoff aus dem arteriellen Blut vermindert ist. Schon in dieser Phase ergibt sich hieraus der Hinweis, daß die inadäquate Sauerstoffextraktion und der Übergang von der hyperdynamen in die hypodyname Kreislaufregulationsstörung mit Verminderung des Herzzeitvolumens auf eine Störung der Perfusion im Bereich der Mikrozirkulation zurückzuführen ist [75]. Eine wesentliche Erkenntnis der letzten Jahre war die Beobachtung, daß ganz zu Beginn der Reaktion, die zum septischen Schock und zum Multiorganversagen führt, die Einwirkung von zirkulierenden Bakterien und Toxinen, insbesondere von Endotoxin (Endotoxin: makromolekularer Lipopolysaccharidkomplex) auf Makrophagen/Monozyten erfolgt und deren Aktivierung bewirkt. Tumornekrosefaktor (TNF) und Interleukin-1 (IL-1) werden freigesetzt. Ohne die Freisetzung dieser Zytokine kommt es wahrscheinlich nicht zu einer Entwicklung des septischen Schocks [12, 13, 77, 111].

Weiterhin werden durch TNF und IL-1 Proteinsysteme des Blutes aktiviert, aktive Mediatoren aus inaktiven Vorstufen gebildet und zelluläre Veränderungen, wie Auflagerung von Makrophagen/Monozyten und Granulozyten auf dem Endothel, Degranulation und Aggregation der Leukozyten, sowie Aggregation der Thrombozyten induziert. Komplement-Kinin- und Gerinungsaktivierung folgen. Histamin, Prostanoide und Leukotriene [7] sowie Elastase, vasoaktive Peptide und β-Endorphine werden freigesetzt (s. Abb. 1). Im Gegensatz zum Tumornekrosefaktor haben sich Mediatoren der späteren Kaskade in einer Meta-Analyse der Literatur nicht als ursächlich erwiesen [80].

Veränderungen des Gefäßinhaltes mit Thrombozyten-, Leukozytenaggregation und Verminderung der plasmatischen Proteinaseinhibitoren sind verbunden mit dem Auftreten von löslichem Fibrin, das sich zu hyalinen Kugelthromben zusammenlagert und in Einzelfällen auch als Mikrothrombus terminale Gefäßstrecken verschließen kann. Diese Mikrozirkulationsstörung wird akzentuiert durch die Veränderungen der Gefäßwand mit Endothelläsion und Permeabilitätsstörung, es kommt zum Austritt von Fibrin und zum Ausschluß von Gewebsbereichen aus der Zirkulation [46, 75]. Shuntbildung und Sauerstoffverwertungsstörung beeinträchtigen die Sauerstoffversorgung in der Peripherie weiter. Über die resultierende Gewebshypoxie entwickelt sich durch den anaeroben Stoffwechsel eine metabolische Azidose. Fokale Ischämieherde können selbst bei Reperfusion einen weiteren Schaden durch freie Sauerstoff-Radikale erleiden; diese reaktiven, kurzlebigen Sauerstoffmetabolite, wie z. B. das Superoxidanion und das Hydroxylradikal werden vorwiegend aus PMN-Granulozyten und aus dem Endothel freigesetzt. Sie führen zu irreversiblen oxidativen Schädigungen von Aminosäuren (z. B. oxidative Denaturierung von α_{-1}-Proteinase-

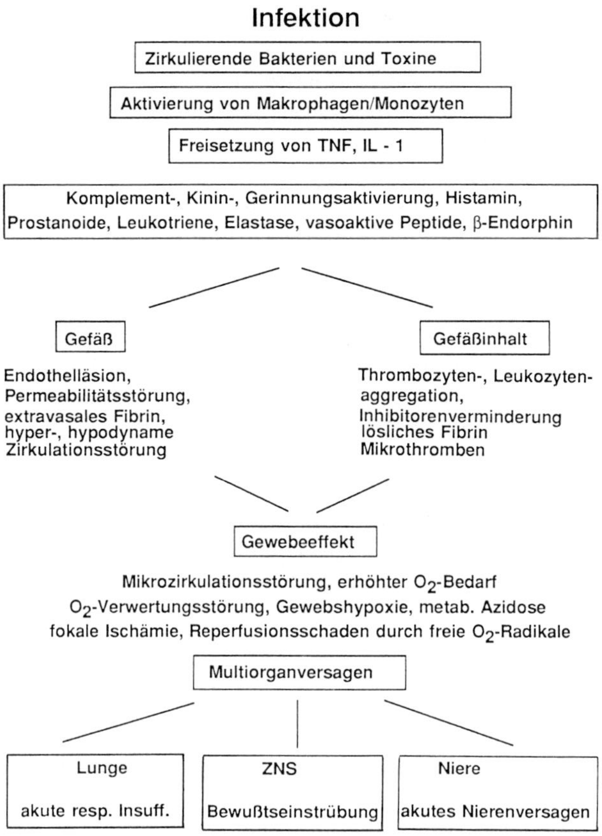

Abb. 1. Schematische Darstellung der Pathogenese des bakteriellen Schocks. (Nach Graeff u. Deckardt [48])

Inhibitor) und über die selektive Oxidation von mehrfach ungesättigten Fettsäuren zur Produktion von Eicosanoiden [60, 75, 79, 100].

Die beschriebenen pathophysiologischen Veränderungen betreffen als erstes Organ die Lungen. Folge ist eine verminderte Clearanceleistung für biogene Amine sowie ein gestörtes Diffusions-/Perfusionsverhältnis, aus dem das klinische Bild der akuten respiratorischen Insuffizienz (adultes, respiratorisches Distress-Syndrom) resultiert. Veränderungen der Mikrozirkulation führen darüber hinaus zu Funktionsstörungen nahezu aller Organe, besonders hervorzuheben sind ZNS, Nieren, Leber, Pankreas und Knochenmark.

Klinik: Der Übergang von einer Sepsis in einen septischen Schock ist fließend. Die Diagnosestellung wird häufig durch vorübergehende klinische Besserung verzögert, die Symptomatik kann durch die vorangegangene Gabe von Analgetika oder Antiphlogistika verschleiert werden. In Einzelfällen werden auch die üblicherweise erst gegen 20.00 Uhr auftretenden Temperaturspitzen nicht registriert. Klinische Zeichen der zunehmenden Schwere einer infektiösen Erkrankung bzw. der Entwicklung einer Sepsis und/oder eines septischen Schocks ergeben sich vor allem aus der aufmerksamen Beobachtung des Zustandes der Patientin und des Verlaufes der Erkrankung („Infektion und kritisch-klinischer Verlauf"). Richtungsweisend sind das Auftreten von Fieber von mehr als 39 °C, Frösteln oder in seltenen Fällen von Schüttelfrost sowie Tachypnoe und Tachykardie. In der Frühphase des septischen Schocks findet man im Zusammenhang mit der Hyperzirkulation eine warme Haut, gelegentlich Übelkeit, Erbrechen und Durchfall. Aufgrund der Tachypnoe wird als erstes Zeichen der beginnenden pulmonalen Insuffizienz eine Verminderung des pCO_2 gefunden, im weiteren Verlauf kommt es über eine Vasokonstriktion mit zunehmender Hypotonie zu kühlen Extremitäten im Sinne des späten septischen Schocks (hypodyname Phase), der dann in sein irreversibles Stadium übergehen kann.

Das Blutbild zeigt früh eine Thrombozytopenie mit Werten unter $120\,000/mm^3$ bzw. bei Verlaufsuntersuchungen einen Thrombozytenabfall von mehr als 30% (die Thrombozytopenie ist hier Ausdruck der Schwere der Infektion, sie reflektiert das Ausmaß der Endotoxinfreisetzung von gramnegativen Keimen und ist weniger ein Hinweis auf eine intravaskuläre Gerinnung). Eine Leukozytose mit Werten über $20\,000/mm^3$ ist ein verläßlicher Indikator einer schweren Infektion; noch richtungsweisender und prognostisch bedeutsamer ist jedoch das Auftreten einer Leukopenie (unter $5000/mm^3$, im Wochenbett unter $8000/mm^3$).

Zeichen und Symptome des septischen Schocks sind zusammenfassend in Tabelle 2 dargestellt. Der arterielle pO_2 hat sich als sehr verläßlicher klinischer Parameter eines beginnenden Lungenversagens erwiesen. Der Abfall des pO_2 unter 60 mm Hg bei Raumluft ist vor allem bei jugendlichen Patientinnen ein Spätsymptom und zeigt bereits die Beatmungspflichtigkeit der Patientin an. Dies ist im allgemeinen der entscheidende Zeitpunkt, um die Herdsanierung vorzunehmen. Als Folge der Sauerstoffverwertungsstörung in der Peripherie kommt es aufgrund des anaeroben Stoffwechsels zum Anstieg von Laktat im arteriellen Blut, wobei Werte von mehr als 5 mmol/l als pathologisch gelten [64]. Die Beeinträchtigung der Nieren- und Leberfunktion zeigt sich im Anstieg von Kreatinin, Bilirubin und Transaminasen.

Tabelle 2. Septischer Schock – Diagnose. (Nach GRAEFF u. DECKARDT [48])

Klinik:	Frösteln, Schmerzen, Fieber, Vasodilatation, warme Haut, Tachypnoe, später Vasokonstriktion, kühle Haut, Hypotonie, Pallor, Bewußtseinstrübung
Frage:	Wurden Analgetika/Antirheumatika gegeben?
Beachte:	Pat. peripartal oder postoperativ?, lokale Entzündungszeichen – Wunde, Thrombophlebitis etc.?, Pelveoperitonitis?, 4-Quadrantenperitonitis?
Zeichen und Symptome	
Allgemeine und gynäkologische Untersuchung:	
Lunge:	(als erstes betroffen!) Respiratorische Alkalose ($PaCO_2$ erniedr.) PaO_2 anfänglich normal, später erniedrigt (Grenzwert PaO_2 <60 mm Hg bei Raumluft).
Herz:	Tachykardie, HZV zunächst erhöht, später erniedrigt.
Peripherie:	niedrige arterio-venöse PO_2 Differenz, hohe venöse Sättigung.
Haut:	warm, später kühl, Exanthem, Differenz der Hauttemperatur der Großzehe zur Raumtemp. <2 °C.
Blut:	Semiquant. Endotoxinnachweis, Blutkultur oft negativ, Leukozytose, -penie, Thrombozytopenie, Laktatanstieg im art. Blut (pathol. >5 mMol/l), (Fibrinogen, Fibrinabbauprodukt D-Dimer, Quick, PTZ).
Niere:	Kreatinin erhöht.
Leber:	Bilirubinanstieg, Transaminasenanstieg.
Darm:	Subileus (Ileus).
Apparativ:	Ultraschall, Computertomographie, Röntgen.

Die Lokalisation und Sanierung des Infektionsherdes ist oftmals schwierig, da in vielen Fällen mehrere Ausgangspunkte gleichzeitig in Betracht kommen und häufig keine Klarheit über die eigentliche Ursache der Infektion besteht. Aus diesem Grunde sollte jeglicher aufwendigen Diagnostik eine sorgfältige allgemeinklinische und gynäkologische Untersuchung bei gleichzeitiger Entnahme repräsentativer Proben für die bakteriologischen Untersuchungen vorausgehen. Blutkulturen sollten dabei nicht aus einem zentralen Zugang, sondern mehrfach und aus verschiedenen peripheren Entnahmestellen möglichst zu Beginn eines Fieberanstieges entnommen werden [6]. Der Endotoxin-Nachweis kann mit dem Limulus-Lysat-Test erfolgen. Trotz Bestehen eines septischen Schocks sind jedoch infolge Inaktivierung von Endotoxinen falsch negative Ergebnisse möglich (ebenso falsch positive bei Gesunden [82]). Hilfreich bei der Herdsuche ist neben der Anamnese (Patientin peripartal oder postoperativ?) die Suche nach lokalen Entzündungszeichen der Wunde, Thrombophlebitis, Abszeß infolge intramuskulärer Injektion und nach Zeichen einer Pelveoperitonitis oder einer Vier-Quadranten-Peritonitis. Bei einer nichtschwangeren Patientin ist häufigste Ursache eines septischen Schocks das Vorliegen eines Tuboovarialabszesses, welcher oft beidseitig beobachtet wird. Die Ausdehnung läßt sich mit Ultraschall und Computertomographie im allgemeinen gut erfassen. Bei zunehmender Tendenz zu konservativem, organerhaltenden Vorgehen bei der jungen Patientin kann aufgrund der gewonnenen Befunde die Entscheidung zur CT-gesteuerten Punktion der Abszesse mit anschließender Drainage erleichtert werden.

Während der Schwangerschaft ist als Ausgangsort der Sepsis eine Chorioamnionitis – fast immer nach Blasensprung – oder eine Pyelonephritis am wahrscheinlichsten. Im Wochenbett findet sich als Ursache häufig eine Endomyometritis, die über Mikroabszesse in der Uteruswand und über Infektion thrombosierter Venen den Prozeß unterhält. Begünstigt wird die uterine Infektion durch den Kaiserschnitt, wobei hier Nekrosen im Wundbereich Eintritt und Ausbreitung der Infektion bahnen [70]. In diesen Fällen wird das klinische Bild mehr von einem Subileus als von einem Ileus bestimmt. Nimmt die Ileussymptomatik zu und zeigen sich im Wochenbett auch nur die geringsten Zeichen einer Peritonitis, so ist an eine Nahtdehiszenz der Uterotomiewunde mit sich entwickelnder Vier-Quadranten-Peritonitis und eventuell subphrenischer Abszeßbildung zu denken. Leitsymptom des subphrenischen Abszesses ist der Thoraxkompressionsschmerz. Bei der Laparotomie finden sich oftmals ausgedehnte peritonitische Auflagerungen, die sorgfältig zu entfernen sind. Im Peritonealexsudat bei Peritonitis werden hohe Spiegel an Fibrinabbauprodukten (D-Dimer; bis zu 190 μg/ml) und an PMN-Elastase (bis zu 18 μg/ml) gefunden (eigene Beobachtungen). Erwähnenswert ist in diesem Zusammenhang die Beobachtung [83], daß Endotoxin im Ductus thoracicus (Lymphdrainage des Bauchraums) in Konzentrationen von 5–38 μg/l (Kontrolle: 0,01 μg/l) und erhebliche Mengen auch in der Portalvene bei experimentell herbeigeführter Peritonitis nachgewiesen werden konnten. Daraus ist zu folgern, daß Endotoxin bei Peritonitis Zugang zur allgemeinen Zirkulation über die Vena portae und über den Lymphabfluß im Bereich lymphatischer Kanäle unter dem Zwerchfellmesothel und anschließend über den Ductus thoracicus gewinnt. Ebenso vorstellbar ist, daß über das Peritonealexsudat und die Lymphdrainage aktivierte Proteinasen wie Elastase bei Peritonitis Zugang zur Zirkulation finden. Obwohl meist eine ausreichende Hemmung der aus polymorphkernigen Granulozyten freigesetzten Elastase über die Komplexbildung mit α_{1}-Proteinase-Inhibitor erfolgt, kann es im septischen Schock durch unspezifische Proteolyse zum Abbau von Plasmaproteinen wie Antithrombin III, Fibrinogen, Faktor XIII und Fibronektin kommen. Der Beweis dafür konnte für Fibrinogen durch Nachweis der Elastase-typischen Spaltstellen mittels endständiger Aminosäuresequenzierung erbracht werden [115].

Behandlung von Sepsis und septischem Schock: Antibiotikagabe und operative Intervention sind die entscheidenden Maßnahmen in unserem Fach zur Behandlung von Sepsis und septischem Schock. Im folgenden werden deshalb die allgemeinen Maßnahmen der Intensivtherapie, die im wesentlichen Aufgabe des Arztes für Intensivmedizin (in Deutschland meist Anaesthesist oder Internist) sind, nur kurz dargestellt (s. Tabelle 3).

Vor Beginn der Antibiotikatherapie sind möglichst repräsentative Proben (Blut, Urin, Zervixsekret bzw. Lochien, Wundabstrich, Abszeßeiter) zu gewinnen und unter Verwendung von geeigneten Transportmedien (z. B. Stuart, Amies, Port-a-Cul) rasch in das mikrobiologische Labor zu bringen. Bei schweren Infektionen kann jedoch das Ergebnis nicht abgewartet werden und die Antibiotikatherapie hat sich an der Empfindlichkeit der üblicherweise zu erwartenden Bakterien zu orientieren. In diesem Zusammenhang ist es wichtig, daß der behandelnde Arzt durch regelmäßige Beobachtungen der nachgewiesenen Keime und deren Resistenzbild einen Überblick über die Situation an der Klinik hat. Die Zusammenarbeit mit dem mikrobiologischen Labor, der Hygienefachkraft und dem Hygienebeauftragten unter Beratung durch den Klinikhygieniker ist unerläßlich.

Zum gegenwärtigen Zeitpunkt erscheint die Kombination von Ampicillin (3 × 5 g/die), Clindamycin (3 × 600 mg/die) und einem Aminoglykosid wie Tobramycin, Netilmicin oder Gentamicin (3 × 80 mg/die) zur blinden Initialtherapie bei Sepsis und septischem Schock am sinnvollsten [1]. Hierbei können Ampicillin durch Mezlocillin und Clindamycin durch Metronidazol ersetzt werden. Bei eingeschränkter Nierenfunktion ist die Kontrolle der Aminoglykosidspiegel im Serum erforderlich. Weitere Möglichkeiten der Antibiotikatherapie sind Kombinationen wie Penicillin (Piperacillin, Mezlocillin) mit Metronidazol und einem Aminoglykosid.

Tabelle 3. Septischer Schock – Therapie. (Nach Graeff u. Deckardt [48])

Ziele:	1. Beseitigen der Infektionsursache, Herdsanierung. 2. Behandeln der Infektion. 3. Erkennen und Behandeln von Organfunktionsstörungen. 4. Prophylaxe von Spätkomplikationen (Thromboembolie, Streßulcus, Dekubitus, nachfolgende nosokomiale Infektionen).	
ad 1	Herdlokalisation:	Klin. Untersuchung, Kulturen (Blut, Urin, Sputum, Abstriche, Punktion), Ultraschall, CT, Röntgen.
	Herdsanierung:	Hysterektomie, Adnektomie, Ovarialvenenresektion, Revision des Bauchraumes, Lavage, CT-gesteuerte Abszeßpunktion und Drainage.
ad 2	Antibiotikather.:	Ampicillin 3 × 5 g/die i. v. + Clindamycin 3 × 0,6 g/die i. v. + Tobramycin, initial 3 × 80 mg/die i. v. oder Penicillin 6 × 2 Mio/die i. v. + Tobramycin, initial 3 × 80 mg/die i. v. + Metronidazol 3 × 0,5 g/die i. v.
ad 3	Volumenzufuhr:	Kristalloide 20–40 ml/kgKG/24 h Basalbedarf + Verluste; Kolloide (FFP) 10–20 ml/kgKG. (ZVD, aussagekräftiger: PCWP 14–16 mm Hg).
	Kardio- u. vasoaktive Substanzen:	z. B.: Dopamin 3–7(–10) µg/kg/min., Dobutamin 2,5–10 µg/kg/min. CAVE: Verminderung des uterinen Blutflusses.
	Frühe Intubation.:	PEEP, CPAP-Beatmung; PaO_2 soll > 70 mm Hg sein.
	Frühzeitige Hämofiltration:	Kreatinin > 3 mg%.
	Parenterale Ernährung:	Bis zu 40% mehr des Grundumsatzes.
ad 4	Verhütung nosokomialer Infektionen durch Händedesinfektion, kurze Verweildauer von Fremdkörpern, Vermeidung von Gewebenekrosen.	

Tabelle 4. Antibiotikatherapie bei schweren Infektionen (Initialbehandlung ohne vorliegenden Erregernachweis)

1. Ampicillin + Clindamycin + Aminoglykosid (Tobramycin, Netilmicin, Gentamicin)
2. Mezlocillin + Metronidazol + Aminoglykosid
3. Piperacillin + Clindamycin + Aminoglykosid
4. Cefotaxim + Aminoglykosid
5. Latamoxef + Ampicillin
6. Piperacillin oder Mezlocillin + Latamoxef
7. Imipenem/Cilastatin
8. Imipenem/Cilastatin + Aminoglykosid

Aber auch mit einer Kombination von Betalaktam-Antibiotika (Piperacillin bzw. Mezlocillin mit Latamoxef) kann therapiert werden. Zephalosporine wie Cefotaxim können mit Aminoglykosiden kombiniert werden (Cave: Nephrotoxizität, Ototoxizität); eine neuere Substanz zur Monotherapie stellt Imipenem/Cilastatin dar, das auch zusammen mit Aminoglykosiden kombiniert werden kann (Tabelle 4). Gerade bei uterinen Infektionen ist der häufige Nachweis anaerober Keime (z. B. Bacteroides sp.) in Rechnung zu stellen. Bei dieser Antibiotikatherapie ist es sinnvoll, zumindest eine lokale (oral, vaginal) Pilzprophylaxe vorzunehmen.

Abschließend muß betont werden, daß neuere Antibiotika nicht immer besser sind als ältere. Erfahrungen über die Empfindlichkeit der lokal vorherrschenden Keime, über die Wirkung der Substanz auf den Stoffwechsel beim Menschen und klinische Ergebnisse müssen für jedes neue Antibiotikum erst erworben werden.

Antibiotikabedingte Störungen der Blutgerinnung können in seltenen Fällen nach Gabe von Latamoxef, von Zephalosporinen der 3. Generation und von Breitspektrum-Penicillinen in hoher Dosierung (z. B. Carbenicillin, insbesondere bei gleichzeitig bestehender Niereninsuffizienz) beobachtet werden. Hierbei handelt es sich um folgende Veränderungen:

1. Vitamin-K-Mangel bedingte Prothrombinsynthesestörung
2. Thrombozytenfunktionsstörung
3. Störung der Fibrinpolymerisation.

Diese Veränderungen werden vorzugsweise bei intensivpflichtigen und parenteral ernährten Patientinnen beobachtet. Krankheitsbedingte Verminderungen der Thrombozytenzahl und der Gerinnungsfaktoren können hierbei das Manifestwerden der hämorrhagischen Diathese zusätzlich begünstigt haben. Das Wissen um die Nebenwirkungen, die Kontrolle der Thromboplastinzeit nach Quick und die Gabe von Vitamin K lassen Blutungsrisiken vermeiden [3, 8].

Bilanzierte Infusionstherapie, Volumenersatz – unter Beachtung des zentralen Venendruckes, des Pulmonalarteriendruckes oder des pulmonal kapillären Verschlußdruckes (PCWP) –, die frühzeitige Behandlung der akuten respiratorischen Insuffizienz sowie die Gabe von vasoaktiven Substanzen (Dopamin u. a.) und eventuell Kortikosteroiden sind weitere therapeutische Maßnahmen.

Aus den oben angeführten pathobiochemischen Veränderungen im Verlaufe einer Sepsis lassen sich weitere Therapieansätze ableiten (u. a. Antikörper gegen Endotoxin und TNF), die jedoch zum jetzigen Zeitpunkt größtenteils noch klinischen Studien vorbehalten bleiben.

Die geschilderte Behandlung von Sepsis und septischem Schock kann zu einer vorübergehenden Besserung des Zustandes der Patientin führen. Die Tatsache, daß der chirurgische Eingriff mit dem Ziel der Entfernung des Infektionsherdes die Behandlungsmaßnahme mit der größten Aussicht auf Erfolg darstellt, sollte jedoch nie außer acht gelassen werden. Der Nachweis von Abszessen im Bereich der Bauchwand, des Beckenbodens oder im kleinen Becken zwingt selbstverständlich zu einem möglichst unverzüglichen Eingreifen nach Diagnosestellung. Wenn es bei Patientinnen mit Infektionen zum Auftreten von Temperaturen über 39 °C, zu Schüttelfrost, Bewußtseinstrübung, Leukozytose oder Leukopenie und Thrombozytopenie kommt, und wenn dann noch die Zeichen der akuten respiratorischen Insuffizienz mit initialem Abfall des arteriellen pCO_2 und kurz darauffolgender Verminderung des pO_2 auf Werte unter 60 mm Hg dazukommen, ist der Zeitpunkt zur Operation gegeben. Für die Indikation ist neben den genannten Punkten auch die sorgfältige Beachtung des klinischen Verlaufes entscheidend. In der Klinik werden die subjektiven Angaben der Patientin nicht selten unterschätzt. In einer kürzlich erfolgten Zusammenstellung waren das schwere subjektive Krankheitsgefühl und der klinische Befund „schmerzhaftes Abdomen" die verläßlichsten klinischen Parameter, um den richtigen Moment zur Operation bei Sepsis im Wochenbett zu erfassen [25, 70]. Erfahrungen der Intensivmedizin haben zunehmend gezeigt, daß die chirurgische Herdsanierung für die Prognose bestimmend ist [51]. Ausgedehnte Diskussionen verleiten eher dazu, den richtigen Zeitpunkt für die operative Indikation zu verzögern und damit das Schicksal der Patientin ungünstig zu beeinflussen. Die schwierige Entscheidung zur operativen Revision ist durch den betreuenden Geburtshelfer und Gynäkologen zu treffen, wenn er über entsprechende Erfahrung verfügt. Andernfalls sollte der Rat eines erfahrenen Intensivmediziners herangezogen werden. Während der nachfolgenden Intensivbehandlung können immer wieder operative Revisionen, bis hin zur Etappenlavage durch wiederholte Laparotomien (s. auch „diffuse Peritonitis"), notwendig werden.

Gerade bei intensivpflichtigen Patientinnen im Schock ist es schwer, aus prospektiven Untersuchungen statistisch belegte Daten zum Wert therapeutischer Maßnahmen zu erhalten. Eine Randomisierung ist aufgrund der von Fall zu Fall sehr unterschiedlichen Krankheitsbilder kaum möglich, „bewährte" therapeutische Maßnahmen können aus ethischen Gründen nicht gegen Null getestet werden. Dennoch gibt es, insbesondere in der Intensivmedizin, Krankheitszustände, in denen der Konsens über die Art des therapeutischen Handelns den Status der Verbindlichkeit erreicht [95]. Dies betrifft z. B. den Zeitpunkt der Intubation und Beatmung bei der akuten respiratorischen Insuffizienz und in zunehmendem Maße wohl auch den Zeitpunkt der operativen Intervention. Es ist zusätzlich auch das Ausmaß des operativen Vorgehens von wesentlicher Bedeutung für den Erfolg dieser Maßnahme. Bei 20 Patientinnen, die wegen einer Sepsis im Wochenbett nach Kaiserschnitt einer Hysterektomie unterzogen wurden, konnte aus der zusammengefaßten Betrachtung von klinischem, intraoperativem und pathologisch-anatomischem Befund in allen Fällen geschlossen werden, daß wahrscheinlich keine der vorgenommenen Hysterektomien im Sinne der Beseitigung des Infektionsherdes unnötig war [70]. Der intraoperativ und auch pathologisch-anatomisch vorliegende Befund war im allgemeinen ausgedehnter als erwartet.

Toxinschocksyndrom: Das bisher vorwiegend bei menstruierenden Frauen beobachtete Toxinschocksyndrom (TSS) kann auch nach Operationen und sogar im Wochenbett beobachtet werden. Das Krankheitsbild ist charakterisiert durch Fieber, Hypotension, Haut- und Schleimhautveränderungen (makulopapulöses Exanthem, nichteitrige Konjunktivitis). In schweren Fällen bestimmt ein Mehrfachorganversagen die Prognose. Staphylococcus aureus (Phagentyp I und II) und Endotoxine von E. coli sind wahrscheinlich für das Krankheitsbild verantwortlich. Staphylococcus aureus-Stämme, die das Toxinschock-Markerprotein („pyrogenes Exotoxin C" = PEC) enthalten, werden in der Vaginalflora gehäuft zusammen mit Escherichia coli nachgewiesen [18]. Die frühzeitige Behandlung mit Flucloxacillin, Clindamycin oder Betalaktam-Zephalosporinen kann für den Ausgang der Erkrankung entscheidend sein.

Dieses Krankheitsbild kann in aller Regel den Schluß auf den ursächlichen Erreger zulassen. Im allgemeinen ist dieser Schluß jedoch bei schweren Infektionen und septischem Schock infolge der meist polymikrobiellen Ursache in der Gynäkologie und Geburtshilfe nicht möglich.

1.4 Infektionen nach vaginalen und abdominalen Entbindungen

Febrile Morbidität, Endomyometritis, Wundinfektion, Harnwegsinfektion: Bestimmte peripartale Situationen beinhalten ein erhöhtes Risiko infektiöser Morbidität. Ihre Kenntnis kann den behandelnden Arzt für bestimmte Situationen besonders aufmerksam werden lassen. Die Risikofaktoren einer Infektion im Wochenbett wurden in den letzten Jahren aufgrund sorgfältiger Untersuchungen statistisch beschrieben. Das Risiko nach Kaiserschnitt ist um den Faktor 10 höher als nach einer vaginalen Entbindung. In einer Literaturzusammenstellung von 58 Studien mit 6760 Patientinnen geben Hirsch u. Neeser [57] eine durchschnittliche febrile Morbidität von 45% an. Eine Endomyometritis im Wochenbett konnte bei 29%, eine abdominale Wundinfektion bei 10% und Harnwegsinfektionen bei 14% beobachtet werden. Beim nichtelektiven (sekundären) Kaiserschnitt bewirken spontane Wehen, vorzeitiger Blasensprung, häufige vaginale Untersuchungen und ein protrahierter Geburtsverlauf eine mehrfache Inzidenzsteigerung der Endomyometritis im Wochenbett. Sie erreicht den Faktor 7 bei spontanen Wehen, den Faktor 6 bei Blasensprung über mehr als 12 Stunden und den Faktor 5 bei gehäuften vaginalen Untersuchungen für das einfache Kriterium der Temperatursteigerung (Temperatur über 38,5 °C an 2 oder mehr Tagen). Ebenso wurde eine signifikante Steigerung der infektiösen Morbidität (i. e. Endomyometritis, Wundinfektion, Harnwegsinfektion) bei postoperativer Anämie und niederem sozioökonomischem Status beobachtet (Tabelle 5 [45]).

Tabelle 5. Risikofaktoren für eine Infektion nach Kaiserschnitt [113]

Risikofaktor	Steigerung des Endomyometritis-Risikos bei Vorliegen bestimmter Risikofaktoren (Relatives Risiko)	Temperatur > 38,5 °C über 2 Tage (Relatives Risiko)
Wehen	4,0	7,0
vorzeitiger Blasensprung (> 12 h)	2,6	6,0
vaginale Untersuchung	2,2	5,1
internes CTG	1,0	3,1

Phlegmonöse Entzündung im Bereich der Vulva, der Bauchwand und des Beckenbindegewebes („Streptokokkengangrän"): Im frühen Wochenbett werden vereinzelt äußerst schwer und dramatisch verlaufende Infektionen ohne erkennbare vorstehende Risikofaktoren beobachtet. Aerobe und anaerobe Streptokokken (auch β-hämolysierende Streptokokken der Gruppe A) werden häufig gefunden. Diese Krankheitsbilder sind initial von starken Schmerzen geprägt, die von der phlegmonös-gangränösen Ausbreitung der Entzündung verursacht werden. Sehr früh tritt ein ausgeprägtes Ödem der Vulva auf und ausgedehnte Weichteilschmerzen werden beobachtet. Aufgrund des klinischen Bildes wird die Erkrankung in der Literatur auch als „Vulvaödem", „nekrotisierende Fasziitis" oder „Streptokokkengangrän" bezeichnet. Die frühe Diagnose mit der danach folgenden Antibiotikatherapie (Penicillin G, Acylureidopenicillin, Ampicillin, Amoxicillin, Piperacillin oder Betalaktam-Zephalosporine) und eine ausgedehnte operative Revision können für die Patientin lebensrettend sein. Ausgangspunkt der Infektion ist die Episiotomie- oder die Uterotomie- bzw. Laparotomiewunde bei Kaiserschnitt.

Hämolysierende Streptokokken der Gruppe B können nicht nur kindliche, sondern vereinzelt auch mütterliche Erkrankungen verursachen. Bei schwerer Verlaufsform besteht zunächst ein schockähnliches Bild mit niedrigen arteriellen Blutdruckwerten und relativ gutem Allgemeinbefinden. Bei verzögertem Beginn der Antibiotikatherapie kann der Tod im septischen Schock bei entsprechender Organmanifestation erfolgen.

Puerperale Ovarialvenenthrombophlebitis (POVT): Neben der aseptischen Ovarialvenenthrombose, die gelegentlich während der Schwangerschaft, jedoch selten während des Wochenbettes beobachtet wird, stellt die mit fieberhaften Verläufen einhergehende puerperale Ovarialvenenthrombophlebitis (POVT) eine Sonderform thromboembolischer Erkrankungen dar [58]. Komplizierte Entbindung, bakterielle Infektion und die Ausbildung einer Endomyometritis nach Kaiserschnitt scheinen die Entstehung des Krankheitsbildes zu begünstigen, das etwa einmal bei 2000 Geburten beobachtet wird. Die Leitsymptome sind der sich in die Flanken ausbreitende Unterbauchschmerz und Fieber bei druckschmerzhafter Adnexregion. Die POVT tritt in 90% der Fälle rechts auf. Ihre Mortalität liegt bei 6%, wobei die Lungenembolie und nicht beherrschbare septische Verläufe entscheidend sind. Die klinische Diagnose der POVT gelingt nur in 15% und wird in der Regel erst während bzw. nach der Operation, die wegen eines septischen Verlaufes indiziert wurde, gestellt. Eine Verbesserung der diagnostischen Effizienz kann eventuell durch Phlebographie, Sonographie bzw. computertomographische Untersuchungsverfahren erreicht werden. Neben der Antikoagulation muß eine adäquate antibiotische Behandlung vorgenommen werden. Läßt sich auf diese Weise die Erkrankung nicht beherrschen, so ist die operative Sanierung des Sepsisherdes mit möglichst vollständiger Exzision der thrombosierten Vena ovarica (bei dem häufigen rechtsseitigen Befall Exstirpation bis zur Vena cava inferior) unumgänglich [72]. Septische Prozesse post partum sind bei fehlenden klassischen Symptomen einer Endomyometritis bzw. einer Salpingitis und Pelveoperitonitis suspekt auf eine puerperale Ovarialvenenthrombophlebitis. Bei jedem septischen Prozeß im Wochenbett, der nicht unmittelbar auf eine Antibiotikatherapie anspricht, muß an eine septische Ovarialvenenthrombophlebitis gedacht und die sonographische und computertomographische Sicherung der Verdachtsdiagnose rasch angestrebt werden, damit eine Antikoagulation zum frühestmöglichen Zeitpunkt indiziert werden kann (s. Kapitel L.V).

2 Infektionsprophylaxe

2.1 Infektionsprophylaxe bei gynäkologischen Eingriffen

2.1.1 Allgemeine Gesichtspunkte

Die Infektion als Komplikation nach einem Eingriff zu verhindern, ist die Aufgabe der perioperativen Infektionsprophylaxe. Neben den herkömmlichen Methoden der Asepsis hat sich eine perioperative Kurzzeitprophylaxe mit Antibiotika bewährt. Sie vermag in vielen Fällen die postoperative Morbidität signifikant zu senken. Dies gilt insbesondere für unseren Fachbereich, in dem die meisten Eingriffe (abdominale und vaginale Hysterektomie, Sektio) nicht aseptisch, sondern nur bedingt aseptisch durchgeführt werden können. Trotz der Erfolge in der perioperativen Antibiotikaprophylaxe dürfen allgemeine Maßnahmen zur Infektionsprophylaxe nicht unberücksichtigt bleiben und stellen nach wie vor die wichtigste Methode zur Bekämpfung der Infektionen im Krankenhaus dar. Die Erkennung von Begleitinfektionen (z. B. durch phasenkontrastmikroskopische Untersuchung des Scheidensekrets) und gegebenenfalls ihre Sanierung sind *vor* jedem Eingriff unerläßlich. Ein möglichst kurzer präoperativer stationärer Aufenthalt, Rasur des Operationsgebietes unmittelbar vor dem Eingriff und ausreichende Hautdesinfektion mit Alkohol oder PVP-Jod entsprechend den Empfehlungen und Einschränkungen der Bundesärztekammer [91] sind ebenfalls wichtiger Bestandteil einer Infektionsprophylaxe. Auf aseptische, atraumatische Operationstechnik, spannungsfreie Nähte, exakte Blutstillung, adäquate Drainage des Wundgebietes und vor allem auf gut verträgliches Nahtmaterial (z. B. Vicryl) sollte geachtet werden. Nach Spülungen des Bauchraumes mit Kochsalzlösung müssen am Ende des Eingriffs Flüssigkeitsreste soweit wie möglich abgesaugt werden, da sie sonst trotz Antibiotikaprophylaxe das Keimwachstum begünstigen [28]. Die Keimzahl und damit die Infektionsrate nehmen mit steigender Anzahl der im Opertionssaal anwesenden Personen zu. Die größte Kontamination des Wundgebietes erfolgt jedoch nicht, wie vielfach falsch angenommen, durch die Luft oder vom Fußboden, sondern aus dem Nasen-Rachen-Raum von Operateur und Operationsschwester. Hier ist die Ursache bei zu hohen Infektionsraten zu suchen. Auch bei Eingriffen mit einer Dauer von über drei Stunden steigt das Infektionsrisiko.

Auch die postoperative Versorgung der Patientin muß hinsichtlich infektionshygienischer Maßnahmen beachtet werden. Falls eine postoperative Harnableitung erforderlich ist, sollte diese möglichst suprapubisch, kurzfristig und über ein geschlossenes Urin-Drainage-System erfolgen. Ebenso ist auf eine sterile postoperative Wundversorgung zu achten. Eine selbstverständliche Maßnahme sollte die Alkoholdesinfektion der Hände nach jedem Patientenkontakt, z. B. während der Visite, sein. Nicht nur aerobe nosokomiale Infektionen, sondern auch anaerobe (e. g. Clostridium difficile) Infektionen werden über die Hände des Krankenhauspersonals übertragen [27]. Prädisponierende Faktoren für eine Infektion der Atemwege, wie mangelnde Desinfektion von Beatmungs- und Inhalationsgeräten, müssen ebenso wie schlechte Absaugtechnik und Vernebelung von unsterilen Flüssigkeiten vermieden werden.

Allein durch diese, heute eigentlich selbstverständlichen hygienischen Standardmaßnahmen konnte die postoperative Morbidität bei Kaiserschnitten von 83% auf 16% gesenkt werden [59]. Die Beachtung dieser Maßnahmen ist allein von der Einsatzbereitschaft und Disziplin des Pflegepersonals und der Ärzte abhängig. Die Asepsis steht nach wie vor trotz Antibiotikaprophylaxe an erster Stelle jeglicher Infektionsprophylaxe.

Auch unter Berücksichtigung all dieser prophylaktischen Maßnahmen, optimaler Operationsvorbereitung, Operationstechnik und postoperativer Versorgung, lassen sich Infektionen nach geburtshilflichen und gynäkologischen Eingriffen niemals völlig vermeiden. Körpereigene Abwehr und Virulenz des Erregers entscheiden letztlich über die Entstehung einer Infektion. Tierexperimentelle Untersuchungen [14] haben die wesentlichen Ursachen für die Entstehung einer Infektion bei chirurgischen Eingriffen aufgedeckt. Folgende Zusammenhänge sind von Bedeutung: Anzahl der Keime, mit der die Wunde kontaminiert wird, ihre Pathogenität und Virulenz sowie Anwesenheit eines Mediums (Gewebsflüssigkeit) zum Keimwachstum und die Abwehrlage des Wirtes. Der Schnitt des Chirurgen ist oft der Beginn einer möglichen Infektion, eine mögliche Abwehr des Wirtes beginnt nach tierexperimentellen Untersuchungen [14] erst drei Stunden nach Operationsbeginn. Diese Untersuchungen zeigen, wie wichtig bei bestimmten Eingriffen eine Antibiotikaprophylaxe sein kann. Ausreichende Antibiotikaspiegel müssen möglichst bei Operationsbeginn, also vor Inokulation, vorhanden sein. Traumatisierung von Gewebe und Ligaturen bedingen Minderdurchblutung und Abnahme des Redoxpotentials im Gewebe und führen somit zu idealen Voraussetzungen für das Keimwachstum von Anaerobiern.

Die Zunahme der Infektionen hat in der Geburtshilfe ihre Ursache in der steigenden Sektiofrequenz, in der Gynäkologie in invasiven onkologischen Eingriffen bei meist älteren abwehrgeschwächten Patientinnen. Lange Operationsdauer, Art des Eingriffes und Alter der Patientin führen zwangsläufig zu einer Zunahme der Infektionsrate. Versuche, bei diesen risikobeladenen Eingriffen die Infektionsrate zu senken, wurden erstmals 1972 von Allen et al. [4] mit Einführung einer Antibiotikaprophylaxe begonnen. Ihr Ziel bei geburtshilflich-gynäkologischen Eingriffen ist, die postoperative Infektionsrate nach Einhaltung aller hygienischen und chirurgischen Prophylaxemaßnahmen weiter zu senken. Die kontinuierliche Erfassung von Art und Häufigkeit postoperativer Infektionen und eine epidemiologische Überwachung der Antibiotikaprophylaxe sind im allgemeinen erforderlich (s. Kap. C.VI, S. 83).

Prophylaxe heißt kurzfristige Antibiotikagabe ohne Vorhandensein von Zeichen einer klinischen Infektion, jedoch bei Eingriffen, bei denen sich eine Infektion entwickeln könnte. Wie in zahlreichen Publikationen gezeigt werden konnte, ist eine Reduzierung der postoperativen infektiösen Morbidität bei nicht elektiven Kaiserschnitten, bei vaginalen und abdominalen Hysterektomien möglich [35].

2.1.2 Antibiotikaprophylaxe bei vaginaler Hysterektomie

Risikofaktoren, Morbidität, Mikrobiologie: Die postoperative Infektion ist die häufigste Komplikation nach vaginaler Hysterektomie (Infektionen des Scheidenstumpfes, Harnwegsinfekte, pelvine, pulmonale Infektionen, pelvine Abszesse und Sepsis).

Im Vordergrund stehen die im Operationsgebiet entstandenen Infektionen. Die präoperative Erkennung einer vaginalen Infektion ist deshalb wichtig, eine entsprechende Behandlung muß erfolgen. Untersuchungen von OSBORNE u. WRIGHT [84] haben gezeigt, daß weder Vagina noch Endozervix nach lokaler Behandlung mit PVP-Jod keimfrei werden.

Zahlreiche Autoren haben nach Risikofaktoren für eine Infektion nach vaginaler Hysterektomie gesucht. Obwohl einige Parameter wie Alter, Menopausenstatus [86], Zyklusphase, aber auch die Erfahrung des Operateurs diskutiert werden, besteht keine einhellige Meinung. Fast alle Autoren kommen jedoch zu der Überzeugung, daß von einer richtig angewandten Antibiotikaprophylaxe alle Patientinnen profitieren, wenn auch in unterschiedlichem Maße. Inwieweit die Prophylaxe auch schwere Infektionen und Sepsis verringert, wird kontrovers diskutiert. Es ist noch strittig, ob Harnwegsinfektionen und Infektionen der Atemwege vorgebeugt werden kann.

Mikrobielle Untersuchungen haben gezeigt, daß die Vaginalflora durch die Kurzzeitprophylaxe nur unwesentlich beeinflußt wird und sich die Veränderungen des Keimspektrums von der Plazebogruppe nicht wesentlich unterscheiden. Postoperativ kommt es sowohl bei der Prophylaxe- als auch bei der Kontrollgruppe zu einer leichten Zunahme der aeroben gramnegativen Stäbe, der Enterokokken und Bacteroides fragilis und einer geringen Abnahme von aeroben grampositiven Keimen und Staphylococcus epidermidis [84, 85]. So scheinen die ähnlichen Veränderungen des Keimspektrums nicht antibiotikabedingt, sondern das Ergebnis der Operation selbst zu sein. Eine Kurzzeitprophylaxe führt zu keinen Resistenzbildungen, zu keiner signifikanten Keimselektion und auch nicht zur Superinfektion [49, 50].

Die Frage der Dauer einer Prophylaxe wurde ebenfalls in randomisierten Studien ausführlich untersucht. Eine dreimalige Gabe von Cephaloridin liefert die gleichen Ergebnisse wie die Fünftagesprophylaxe [15]. In randomisierten, kontrollierten Studien konnte darüber hinaus gezeigt werden, daß die präoperative Einmalgabe eines Antibiotikums für eine Prophylaxe vollkommen ausreichend ist und gleich gute Ergebnisse erzielt, wie die Dreimalgabe [31, 56, 99]. Bei der Wahl des Antibiotikums ist vor allem auf Wirkungsspektrum, Bioverfügbarkeit, Verträglichkeit, Toxizität, Nebenwirkungen aber auch auf den Preis zu achten. Am geeignetsten erscheinen Zephalosporine. Wir bevorzugen die Einmalgabe von Cefotaxim nach Einleitung der Narkose und konnten mit dieser Prophylaxe in einer randomisierten kontrollierten Studie die febrile Morbidität von 18% in der Kontrollgruppe auf 5% senken [31]. Harnwegsinfekte nahmen ab, die Liegedauer verkürzte sich um 2 Tage, der postoperative Verbrauch von Antibiotika ging signifikant zurück und insgesamt konnten Kosten eingespart werden.

Alternativen zur Antibiotikaprophylaxe: SWARTZ u. TANAREE [107] konnten mit einer extraperitonealen Saugdrainage eine signifikante Verminderung der febrilen Morbidität erreichen und erzielten gleiche Ergebnisse wie mit der Antibiotikaprophylaxe. Durch die Kombination von Saugdrainage und Antibiotikaprophylaxe konnte die febrile Morbidität nur noch geringfügig von 10% auf 7% gesenkt werden. Mit einer Elektrokonisation unmittelbar vor der vaginalen Hysterektomie erreichten OSBORNE et al. [85] bessere Ergebnisse als mit Antibiotikaprophylaxe. Die Ergebnisse dieser Untersuchungen wurden allerdings retrospektiv erhoben. Mit einem Antibiotikumspray aus Neomycin, Polymyxin und Bacitracin konnte durch mehrmaliges prä-, intra- und postoperatives Besprühen des Wundgebietes in einer prospektiven, randomisierten Studie die febrile Morbidität im Vergleich zu einer Kontrollgruppe von 34% auf 16% gesenkt werden [117].

Empfehlungen zur Antibiotikaprophylaxe bei vaginaler Hysterektomie:
1. Die Ergebnisse zahlreicher, randomisierter kontrollierter Prophylaxestudien [4 ,11 ,31 , 39, 54, 56, 76, 99] zeigen, daß eine vaginale Hysterektomie *ohne* Antibiotikaprophylaxe heute nicht mehr vertretbar ist.
2. Alle Patientinnen profitieren hinsichtlich der postoperativen febrilen Morbidität.
3. Die Antibiotikaprophylaxe sollte als Kurzzeitprophylaxe, d. h. Einmalgabe oder maximal 3 Einzelgaben, präoperativ beginnend, durchgeführt werden.
4. Bei der Wahl des Antibiotikums sind das Wir-

kungsspektrum, die Bioverfügbarkeit, die Verträglichkeit, die Häufigkeit von Nebenwirkungen aber auch der Kostenfaktor zu berücksichtigen [98]. Am geeignetsten sind Zephalosporine mit Anaerobierwirksamkeit. Wir bevorzugen die Einmalgabe von 2 g Cefotaxim nach Einleitung der Narkose.

2.1.3 Antibiotikaprophylaxe bei abdominaler Hysterektomie

Risikofaktoren, Morbidität: Infektionen nach abdominaler Hysterektomie sind nicht so häufig wie nach vaginalen Eingriffen. Es handelt sich jedoch auch bei der abdominalen Hysterektomie um einen nur bedingt aseptischen Eingriff. Zahlreiche prospektive, randomisierte und kontrollierte Studien verweisen bei abdominaler Hysterektomie auf eine Infektionsrate von durchschnittlich 14%, bei vaginaler Hysterektomie auf 21%. Diese Zahlen werden von der Professional Activities Study von 8400 Patientinnen mit abdominaler Hysterektomie bestätigt [66]. Die Ursache der niedrigeren Infektionsrate bei abdominaler Hysterektomie liegt in der geringeren Kontamination von der Scheide aus.

Verschiedene Risikofaktoren, die zu einer postoperativen Infektion führen können, werden diskutiert. Übergewicht und präoperative Diagnostik waren nicht als Risikofaktoren zu erkennen [50, 97]. Frauen mit Intrauterinspiralen können als Risikopatientinnen eingestuft werden, größter Risikofaktor ist eine Operationsdauer von über drei Stunden [97]. Fast alle Autoren sehen eine dem Eingriff vorausgegangene Konisation (1–14 Tage) als erheblichen Risikofaktor, der eine Antibiotikaprophylaxe rechtfertigt. Dies kann auch für eine 2–7 Tage vorausgegangene Kürettage angenommen werden.

Alle vorliegenden Studien belegen, daß eine Antibiotikaprophylaxe bei abdominaler Hysterektomie zu einer Verringerung der postoperativen febrilen Morbidität führt. Eine Signifikanz konnte jedoch nur in einem Drittel dieser Studien aufgezeigt werden. Von fast allen Autoren wird heute bei Risikopatientinnen eine Prophylaxe mit zwei, maximal vier Einzeldosen vorgenommen. Zephalosporine wie Cephalotin, Cefazolin, Cefoxitin, Cefoperazon aber auch Penicilline wie Carbenicillin, Mezlocillin und das Anaerobier-Präparat Metronidazol wurden angewandt.

In einer eigenen Untersuchung zur Wirksamkeit der Antibiotikaprophylaxe bei abdominaler Hysterektomie konnte durch Einmalgabe von 2 g Cefotetan die infektiöse postoperative Morbidität signifikant gesenkt werden. Der Nutzen der Prophylaxe bezüglich der postoperativen infektiösen Komplikationen zeigte sich insbesondere bei Frauen mit Risikofaktoren wie vorausgegangene Konisation, Abrasio oder liegendes IUD. Neben der stationären Verweildauer konnte auch der zusätzliche Verbrauch von Antibiotika verringert werden [35].

Empfehlungen zur Antibiotikaprophylaxe bei abdominaler Hysterektomie:
1. Die Ergebnisse zeigen, daß zwar alle Patientinnen hinsichtlich der postoperativen febrilen Morbidität von einer Antibiotikaprophylaxe profitieren [4, 11, 24, 35, 50, 55, 90, 107, 112], signifikante Unterschiede wurden jedoch nur in einem Drittel der Studien nachgewiesen.
2. Eine Antibiotikaprophylaxe ist angezeigt, wenn dem Eingriff eine Konisation oder Kürettage vorausgeht. Auch IUD-Trägerinnen sollten eine Prophylaxe erhalten.
3. Falls eine Operationsdauer von über 3 Stunden zu erwarten ist, sollte ebenfalls eine Prophylaxe durchgeführt werden.
4. Die Prophylaxe ist als Kurzzeitprophylaxe, d. h. als Einmalgabe oder mit maximal 3 Einzeldosen, beginnend mit Einleitung der Narkose anzuwenden.
5. Als Antibiotika bevorzugen wir aus gleichen Gründen wie bei der vaginalen Hysterektomie die Einmalgabe von Zephalosporinen (2 g Cefoxitin oder 2 g Cefotetan [11, 35]).

2.1.4 Antibiotikaprophylaxe bei onkologischen Eingriffen

Über Antibiotikaprophylaxe bei Tumorpatientinnen liegen nur wenige brauchbare Studien vor [20, 92, 96]. In der Literatur konnten keine kontrollierten Studien bei Ovarial-, Vulva- oder Mammakarzinom gefunden werden. Da diese Eingriffe meist bei älteren Patientinnen vorgenommen werden und oft länger als drei Stunden andauern, kann eine Antibiotikaprophylaxe sinnvoll sein.

Bei radikaler Hysterektomie (Wertheim-Meigs) und beim Endometriumkarzinom mit Lymphknoten-Staging konnten pelvine Infektionen und Wundinfektionen durch eine Prophylaxe signifikant reduziert werden. Wir nehmen bei onkologischen Eingriffen eine Antibiotikaprophylaxe mit 3 × 2 g Cefoxitin oder Cefotaxim vor.

2.1.5 Antibiotikaprophylaxe bei Sterilitätseingriffen

Bei Durchsicht der Literatur fällt auf, daß keine kontrollierten Studien bei Sterilitätsoperationen vorliegen. Solche Studien sind auch schwer durchführbar, da subklinische Infektionen ablaufen können, die nicht erkannt werden und das Ergebnis der Operation bestimmen können. Das Auftreten einer postoperativen Infektion im kleinen Becken kann jedoch den Erfolg dieser rein elektiv vorgenommenen, praktisch gesunde Frauen betreffenden und sehr zeitwaufwendigen Eingriffe in Frage stellen oder zunichte machen. Eine Antibiotikaprophylaxe kann hier wahrscheinlich mehr nützen als schaden. Die von vielen Operateuren zur Adhäsionsprophylaxe intraabdominell verabreichten Kortikosteroide und Dextrane begünstigen darüber hinaus das Auftreten postoperativer Infektionen. Intraabdominale Spülungen mit Antibiotikalösungen werden wegen der Gefahr der Kristallisation und der damit verbundenen Entstehung von Verwachsungen von den meisten Autoren abgelehnt. Die einzige prospektive und kontrollierte Studie bei Sterilitätseingriffen führten PITTAWAY et al. [88] bei Hysterosalpingographien durch. Er konnte zeigen, daß nach oraler Gabe von 100 mg Doxycyclin eine Stunde vor und 12 Stunden nach dem Eingriff eine signifikante Abnahme der postoperativen Infektionen zu beobachten war. Nach CARTWRIGHT et al. [15] sollte bei folgenden Eingriffen eine Prophylaxe erwogen werden: Endometriose-OP, Adhäsiolyse, Myomenukleation, Ovarkeilresektion, tubenerhaltendes Vorgehen bei ektopischer Schwangerschaft, plastische Operationen an der Tube, Metroplastik, Laparoskopie mit Manipulation am Genitale, vor allem bei Bestehen einer subakuten oder chronischen Entzündung, Hysteroskopie und Hysterosalpingographie. WINSTON (pers. Mitteilung) führt routinemäßig bei allen Sterilitätsoperationen an den Tuben eine 14tägige Prophylaxe mit Doxycyclin (200 mg täglich) durch, um eventuell nicht erkannte Chlamydieninfektionen zu behandeln, die immerhin bis zu 75% [19] bei sterilen Frauen gefunden werden. HEPP und SCHEIDEL (pers. Mitteilung) empfehlen bei Sterilitätseingriffen eine Antibiotikaprophylaxe mit 3 × 2 g Cefotaxim und 3 × 500 mg Metronidazol nach vorheriger Abschätzung über Ausmaß und Risiko des Eingriffs. Von CARTWRIGHT et al. [15] wird als Prophylaxe Cefazolin oder Ampicillin 2 g i. v. eine Stunde präoperativ und zwei weitere Gaben von 1 g i. v. in 6stündlichen Abständen empfohlen.

2.2 Infektionsprophylaxe bei geburtshilflichen Eingriffen

2.2.1 Antibiotikaprophylaxe bei Kaiserschnitt

Risikofaktoren, Morbidität: Der Rückgang der peripartalen mütterlichen Mortalität in den letzten 30 Jahren führte dazu, daß geburtshilfliche Maßnahmen vor allem am Wohlergehen des Neugeborenen orientiert werden und damit die aus kindlicher Indikation durchgeführte Sektio immer häufiger wird. Die Bayerische Perinatalerhebung von 1988 zeigt eine kindliche Mortalität von nur 6‰ bei einer Sektiofrequenz von 14,8% (103829 Schwangere) [118]. In Kliniken mit risikobehaftetem Patientengut liegt die Sektiofrequenz entsprechend höher. In der Frauenklinik rechts der Isar der Technischen Universität München stieg sie von 8,7% (1974) auf 21,2% (1988) an. Diese Zahlen stehen im Einklang mit den Angaben des American College of Obstetricians and Gynecologists, das 1987 auf eine durchschnittliche Sektiorate von 24,4% hinweist [2].

Die hohe Rate der abdominalen Schnittentbindungen führt aber zu einer erhöhten Morbidität der Mütter im Wochenbett, da z. B. infektiöse Komplikationen nach Kaiserschnitt etwa 10mal häufiger sind als nach vaginalen Entbindungen [57]. Hierbei liegt jedoch die Infektionsrate beim sekundär vorgenommenen (nichtelektiven) Kaiserschnitt (im folgenden: sekundärer Kaiserschnitt) deutlich höher, als beim primär vorgenommenen (elektiven) Kaiserschnitt (im folgenden: primärer Kaiserschnitt). Beim sekundären Kaiserschnitt bedeuten spontane Wehen, ein vorzeitiger Blasensprung [47], häufige vaginale Untersuchungen und ein protrahierter Geburtsverlauf eine mehrfache Inzidenzsteigerung der infektiösen Morbidität im Wochenbett (s. Tabelle 5 [41, 44, 113]).

Diese und ähnliche Überlegungen haben im Zusammenhang mit statistischen Berechnungen dazu geführt, die Indikationsstellung zum Kaiserschnitt zu überdenken. Die Komplikationsrate des primären Kaiserschnitts (in unserer Klinik 7,4%) ist vorausschauend in Rechnung zu stellen gegenüber der mütterlichen Komplikationsrate bei sekundärem Kaiserschnitt (in unserer Klinik 20% ohne Prophylaxe, durch konsequente Antibiotikaprophylaxe auf 5,4% zu senken) und gegenüber den Risiken für das Kind bei der vaginalen Entbindung [29].

In zahlreichen prospektiven Studien wurde die Wirksamkeit einer perioperativen Antibiotikaprophylaxe überprüft [32, 40, 42, 43, 53, 89, 104, 113].

Häufige Komplikationen nach Kaiserschnitt, wie febriler postoperativer Verlauf (Temperatur rektal > 38,5 °C an zwei Tagen), Sepsis, Endomyometritis, abdominale und auch Harnwegsinfektionen können signifikant durch eine Prophylaxe gesenkt werden. Inwieweit schwerwiegende meist seltene infektiöse Komplikationen im Wochenbett nach Sektio durch eine Antibiotikaprophylaxe verringert werden können, wurde durch MEAD [74] untersucht. Von 659 Patientinnen mit Prophylaxe erkrankten 0,5% an einem Abszeß oder an einer septischen Thrombose im kleinen Becken, hingegen 1,1% von 609 Patientinnen ohne Prophylaxe.

Aufgrund der Ergebnisse ist eine generelle Prophylaxe nicht erforderlich. Eine Antibiotikaprophylaxe ist vor allem beim sekundären Kaiserschnitt von Nutzen. Weitere Risikofaktoren, wie niederer Sozialstatus, Keime im Fruchtwasser, B-Streptokokken-Nachweis in der Zervix uteri, Art der Narkose und Adipositas werden ebenfalls erwähnt und auch in einzelnen Untersuchungen belegt. Der Antibiotikaverbrauch im Wochenbett kann ebenso verringert werden wie die stationäre Aufenthaltsdauer. Die primäre Sektio stellt das geringste Risiko dar. Zu erwähnen sind jedoch vereinzelt zu beobachtende, schwere und frühzeitig einsetzende septische Verläufe nach primärem Kaiserschnitt. Möglicherweise wäre hier eine Prophylaxe, so zum Beispiel bei niederem Sozialstatus, auffälligem phasenkontrastmikroskopischen bzw. bakteriologischen Befund des Scheidensekrets sinnvoll und zu indizieren gewesen. Diese Annahme stützt sich jedoch nur auf indirekte Hinweise aus der Literatur.

Wahl des Antibiotikums: Voraussetzung für die Wirksamkeit einer Prophylaxe ist ihre sachgemäße Anwendung. Die Wahl des Antibiotikums hat sich auch hier nach dem zu erwartenden Erregerspektrum und der lokalen Hospitalismussituation zu richten, auf die Bioverfügbarkeit ist zu achten. In prospektiven Untersuchungen wurde die Wirksamkeit verschiedener Antibiotika zur Prophylaxe bei Kaiserschnitt verglichen. All diese prospektiven, randomisierten Studien zeigten keine signifikanten Unterschiede der einzelnen Antibiotika bzw. deren Kombinationen [32, 40, 104, 113].

Kurzzeit-Langzeitprophylaxe: Nur wenige Autoren überprüften die Wirksamkeit einer Kurzzeitprophylaxe (Einmalgabe bis maximal Dreimalgabe innerhalb von 24 Stunden) im Vergleich zur Langzeitprophylaxe (3–7 Tage), sie kommen fast alle zu der Überzeugung, daß eine Kurzzeitprophylaxe mit drei Einzelgaben oder mit einer Einmalgabe [5, 41, 53, 113] ausreichend wirksam ist.

Zeitpunkt der Antibiotikagabe: Auch über den Zeitpunkt der Antibiotikagabe (vor oder nach Abnabelung) bestehen heute keine divergierenden Ansichten mehr. CUNNINGHAM et al. [21] fanden keine unterschiedlichen Infektionsraten bezüglich einer Prophylaxe vor oder nach Abnabelung. In einer Literaturübersicht von SWARTZ u. GROLLE [108 (26 Studien)] wird dies bestätigt. Der Vorteil der Antibiotikagabe nach Abnabelung ist, daß kein Antibiotikum auf das Neugeborene übertritt und somit keine Veränderungen der Keimflora mit eventuell entstehenden Resistenzen zu befürchten sind. Auch für neuere Antibiotika (Latamoxef) wurde gezeigt, daß sie rasch und in hohen Konzentrationen ins Nabelschnurblut übertreten können [10].

Alternativen zur Antibiotikaprophylaxe: Auf der Suche nach alternativen Möglichkeiten zur Antibiotikaprophylaxe bei Schnittentbindungen konnte durch Lavage des Uterus mit 2 g Cefamandol in Kochsalz-Lösung die Wochenbettinfektionsrate im Vergleich zu einer Kontrollgruppe signifikant vermindert werden [36, 69]. Beim Vergleich der Lavage gegen parenterale Gabe war die Infektionsrate bei parenteraler Gabe etwas geringer. Dies war auch bei Risikopatientinnen der Fall [68]. Nach uteriner Lavage werden im Vergleich zur parenteralen Gabe niedrigere Antibiotikaspiegel im Serum erreicht [93, 94] und somit nur 65% der im kleinen Becken zu erwartenden Keime erfaßt [68].

Veränderungen der Keimflora: Nach Antibiotikaprophylaxe bei Kaiserschnitt wurde eine Veränderung der vaginalen bzw. zervikalen Keimflora im Sinne einer Abnahme von hochempfindlichen Organismen und einer Zunahme von Enterobakteriaceaen und Enterokokken beobachtet [42, 109, 113]. Wenn auch die Veränderungen der Keimflora ohne Auswirkungen auf den postoperativen Verlauf sind, so ist die epidemiologische Überwachung der Keimsituation auf Wöchnerinnenstationen dringend anzuraten. Ihre Bedeutung wird vor allem bei Patientinnen ersichtlich, die trotz Prophylaxe nach Kaiserschnitt Infektionen zeigen und einer Antibiotikatherapie bedürfen.

Empfehlungen zur Antibiotikaprophylaxe bei Kaiserschnitt:

1. Eine Antibiotikaprophylaxe sollte Patientinnen mit erhöhtem Risiko für eine Infektion im Wochenbett

vorbehalten bleiben. Dies sind Patientinnen mit sekundärem Kaiserschnitt (i. e. vorzeitiger Blasensprung, Wehen, vaginaler Entbindungsversuch).

2. Eine Prophylaxe bei primärer Sektio ist im allgemeinen nicht erforderlich. Als Ausnahmen können eine vaginale Infektion und ein niederer Sozialstatus gelten.

3. Falls eine Prophylaxe indiziert ist, sollte sie in nicht mehr als 3 Einzelgaben erfolgen.

4. Bei der Wahl des Antibiotikums sind Wirkungsspektrum, Pharmakokinetik, Nebenwirkungen und der Preis zu berücksichtigen. Geeignet erscheinen deshalb vor allem Zephalosporine mit Anaerobierwirksamkeit und neuere Penicilline (z. B. Cefoxitin, Latamoxef, Cefotaxim, Mezlocillin). Wir bevorzugen die Dreimalgabe von 2 g Cefoxitin.

5. Die Prophylaxe soll erst nach Abnabelung des Neugeborenen begonnen werden.

6. Bei Patientinnen mit Prophylaxe muß besonders auf postoperative Zeichen einer Infektion geachtet werden. Sollte eine Antibiotikatherapie erforderlich sein, so muß diese frühzeitig mit einer Kombination von Ampicillin, Clindamycin, Aminoglykosid oder Mezlocillin, Metronidazol, Aminoglykosid oder aber auch mit einer Kombination von Betalaktamantibiotika, wie z. B. Mezlocillin und Latamoxef begonnen werden. Monotherapien sind z. B. möglich mit Cefotaxim oder Imipenem/Cilastatin. Das zur Prophylaxe verwandte Antibiotikum sollte zur Therapie nicht beibehalten werden.

7. Von entscheidender Bedeutung für die Senkung der Infektionshäufigkeit ist die *Anwendungsrate* der Antibiotikaprophylaxe. Schriftliche und mündliche Erinnerungen durch die Klinikleitung sind hier immer wieder erforderlich (s. Kap. C.VI, S. 87).

2.2.2 Antibiotikaprophylaxe bei Zerklagen

Infektionen nach Zerklagen sind Komplikationen, die Mutter und Kind im weiteren Schwangerschaftsverlauf gleichermaßen betreffen. Dazu zählen: Lokale Infektionen der Zervix oder im Nahtbereich, die Chorioamnionitis, der vorzeitige Blasensprung, die Endomyometritis im Wochenbett sowie die neonatale Infektion oder Sepsis. Ihre Häufigkeiten werden in der Literatur mit 0,5 bis 40% angegeben [52]. Diese Krankheitsbilder werden teils als unmittelbar auftretende Komplikationen, teils als indirekte, im weiteren Verlauf der Schwangerschaft beobachtete Folgen mit der Zerklage in Verbindung gebracht. In einer prospektiven Studie wurde gezeigt, daß nach Zerklage die Häufigkeit und relative Menge der Keime in der Zervix signifikant zunehmen. Auffallend war hierbei die Zunahme der Neubesiedlung mit E. coli, Enterokokken und Anaerobiern im Sinne einer nosokomialen Infektion. Im weiteren Verlauf der Schwangerschaft waren vorzeitiger Blasensprung, puerperale und neonatale Infektionen gehäuft zu beobachten [71]. Das Komplikationsrisiko der Zerklage ist abhängig vom Zeitpunkt derselben und vom Muttermundsbefund. Fortgeschrittene Schwangerschaftsdauer und Weite des Muttermundes erhöhen das Risiko für eine Infektion [17, 81]. Bei entsprechenden Risikopatientinnen wird die Gabe von 2 g Cefoxitin präoperativ und einmal postoperativ empfohlen. Da 60% der Infektionen sich erst 4 Wochen nach Zerklage oder später entwickeln, bleibt unklar, welchen Einfluß eine Prophylaxe auf den weiteren Schwangerschaftsverlauf hat. In eigenen Untersuchungen konnte durch präoperative Einmalgabe von 5 g Mezlocillin die Häufigkeit von vorzeitigen Wehen, Frühgeburtlichkeit und vorzeitigem Blasensprung signifikant reduziert werden. Das mittlere Gestationsalter betrug in der Prophylaxegruppe 36 Wochen, in der Kontrollgruppe 33 Wochen [34]. Solange keine weiteren Studien über die Wirksamkeit einer perioperativen Antibiotikaprophylaxe bei Zerklagen vorliegen und diese Patientinnen nicht bis ins Wochenbett beobachtet werden, kann keine Empfehlung gegeben werden. Eindeutige Kontraindikationen für eine Zerklage sind vaginale Infektionen (Aminkolpitis, Trichomoniasis, Soor, Herpes genitalis).

Die Ergebnisse der vorliegenden Arbeiten unterstreichen nicht nur die Zerklage als Risikofaktor, sondern belegen auch, daß die postoperative Keimkolonisation der Zervix im Sinne einer genitalen Infektion eine erhöhte Rate von Schwangerschaftskomplikationen bedingen kann. Schon bei der Indikationsstellung zur Zerklage ist es deshalb notwendig, diese Risiken in die Überlegungen und in die Risiko-Nutzen-Abwägung einzubeziehen.

2.3 Die häufigsten Fehler bei Antibiotikaprophylaxe

1. Falsche Wahl des Antibiotikums: Die Wahl des Antibiotikums hat sich nach dem Zustand der Patientin, dem zu erwartenden Erregerspektrum und der lokalen Hospitalismussituation zu richten. Dies kann nur durch regelmäßige Beobachtungen der nachgewiesenen Keime und deren Resistenzbild beurteilt werden (epidemiologisch überwachte Antibiotikaprophylaxe und -therapie).

2. Falsche Dosis des Antibiotikums: Das Antibiotikum muß in therapeutisch wirksamen Dosen verabreicht werden.

3. Falsche Dauer der Antibiotikagabe: Jede Antibiotikaprophylaxe sollte entweder in einer Einmalgabe präoperativ beginnen (Ausnahme: Kaiserschnitt, hier erst nach Abnabelung) und maximal in 3 Einzeldosen erfolgen (nicht länger als 16–24 Stunden).

4. Falsche Applikationsart: Die Verabreichung des Antibiotikums erfolgt am besten in einer Bolusinjektion i.v. oder aber in einer Kurzinfusion von 15 Minuten Dauer.

5. Falscher Zeitpunkt der Antibiotikagabe: Das Antibiotikum soll je nach Pharmakokinetik 30–60 Minuten präoperativ verabreicht werden. Zu frühe Gaben haben bei Operationsbeginn zu niedrige Spiegel im Gewebe und Serum zur Folge, zu späte Gaben führen nicht rechtzzeitig zu den erforderlichen Wirkspiegeln.

6. Die Antibiotikaprophylaxe wurde vergessen: Wiederholte Hinweise sind nötig.

LITERATUR

1. ACOG (1986) Antimicrobial therapy for gynecologic infections. Technical Bulletin 97: 1
2. ACOG (1989) Newsletter: No longer optional, VBAC now urged as routine procedure. 33: 1
3. Adam D (1982) Blutgerinnungsstörung unter Breitbandantibiotika. Diagn Intensivth 7: 228
4. Allen JL, Rampone JF, Wheeless CR (1972) Use of a prophylactic antibiotic in elective major gynecologic operations. Obstet Gynecol 39: 218
5. D'Angelo LJ, Sokol RJ (1980) Short- versus long-course prophylactic antibiotic treatment in cesarean section patients. Obstet Gynecol 55: 583
6. Aronson MD, Bor DH (1987) Guidelines for the use of blood cultures to diagnose bacteremia. Intens Crit Care Digest 6: 45
7. Ball HA, Cook JA, Wise WC, Halushka PV (1986) Role of thromboxane, prostaglandins and leukotrienes in endotoxic and septic shock. Intensive Care Med 12: 116
8. Bang NU, Tessier SS, Heidenreich RO, Marks CA, Mattler LE (1982) Effects of moxalactam on blood coagulation and platelet function. Rev Infect Dis 4 (Suppl): 546
9. Bartels H, Gubernatis G, Hölscher M (1985) In: Castrup HJ, Jesdinsky HJ, Seifert J, Tempel G (Hrsg) Diffuse Peritonitis, aktuelle therapeutische Aspekte. Zuckschwerdt, München Bern Wien, S 120
10. Bawdon RE, Cunningham FG, Quirk JG, Roark ML (1982) Maternal and fetal pharmacokinetics of moxalactam given intrapartum. Am J Obstet Gynecol 144: 546
11. Berkeley AS, Freedman KS, Ledger WJ, Orr JW, Benigno BB, Gordon SF, McGregor JA, Galask RP, Sevin BU (1988) Comparison of cefotetan and cefoxitin prophylaxis for abdominal and vaginal hysterectomy. Am J Obstet Gynecol 158: 706
12. Beutler B, Milsark IW, Cerami AC (1985) Passive immunization against cachectin/tumor necrosis factor protects mice from lethal effect of endotoxin. Science 229: 869
13. Beutler B, Cerami A (1987) Cachectin: More than a tumor necrosis factor. N Engl J Med 316: 379
14. Burke JF (1961) The effective period of antibiotic prophylaxis in experimental incisions and dermal lesions. Surgery 50: 161
15. Cartwright PS, Pittaway DE, Jones III HW, Entman SS (1984) The use of prophylactic antibiotics in obstetrics and gynecology. Obstet Gynecol Surv 39: 537
16. Center for Disease Control (1979) National nosocomial infections study report. Ann Summary, issued March 1982
17. Charles D, Edwards WR (1981) Infectious complications of cervical cerclage. Am J Obstet Gynecol 141: 1065
18. Chow AW, Bartlett KH, Percival-Smith R, Morrison BJ (1984) Vaginal colonization with staphylococcus aureus, positive for toxic-shock marker protein, and escherichia coli in healthy women. J Inf Dis 150: 80
19. Conway D, Caul EO, Hull MGR, Glazener CMA, Hodgson J, Clarke SKR, Stirrat GM (1984) Chlamydial serology in fertile and infertile women. The Lancet I: 191
20. Creasman WT, Hill GB, Weed JC, Gall SA (1982) A trial of prophylactic cefamandole in extended gynecologic surgery. Obstet Gynecol 59: 309
21. Cunningham FG, Leveno KJ, de Palma RT, Roark M, Rosenfeld CR (1983) Perioperative antimicrobials for cesarean delivery: Before or after cord-clamping? Obstet Gynecol 62: 151
22. Daschner F (1979) Epidemiologie krankenhauserworbener Harnwegsinfektionen. Münchn Med Wschr 121: 1359
23. Deeb EN, Natsios GA (1971) Contamination of intravenous fluids by bacteria and fungi during preparation and administration. Amer J Hosp Pharm 28: 764
24. Duff P (1982) Antibiotic prophylaxis for abdominal hysterectomy. Obstet Gynecol 60: 25
25. Duff P, Gibbs RS (1983) Maternal sepsis. In: Berkowitz RL (ed) Critical care of the obstetric patient. Churchill Livingstone, New York, p 189
26. Eschenbach DA (1983) Vaginal infection. Clin Obstet Gynecol 26: 186
27. Mc Farland LV, Mulligan ME, Kwok RYY, Stamm WE (1989) Nosocomial acquisition of clostridium difficile infection. N Engl J Med 320: 204
28. Feifel G (1985) Gibt es eine chirurgische Infektionsprophylaxe? Symposium der Chirurgischen Klinik und Poliklinik der Technischen Universität München. Postoperative Komplikationen - Postoperative Sepsis, 8.–9. 11. 85, München
29. Feldman GB, Freiman JA (1985) Prophylactic cesarean section at term? New Engl J Med 312: 1264
30. Fischbach F, Loos W, von Hugo R, Machka K, Graeff H (1985) Ciprofloxacin in the treatment of patients with symptomatic and asymptomatic urinary

tract infections: A comparative study of single-dose application versus three-day treatment concerning efficacy and safety. In: Ishigami J (ed) Recent advances in chemotherapy, vol 2. University of Tokyo Press, p 1640
31. Fischbach F, Loos W, von Hugo R, Braveny I, Graeff H (1985) Prophylactic antibiotics for vaginal hysterectomy: A comparison of cefotaxim and penicillin G versus a control group. In: Ishigami J (ed) Recent advances in chemotherapy, vol 3. University of Tokyo Press, p 2488
32. Fischbach F, Loos W, Thurmayr R, Graeff H (1986) Perioperative Antibiotikaprophylaxe mit Cefoxitin bei Kaiserschnitt: Handhabung und Nutzen. Geburtsh u Frauenheilk 46: 706
33. Fischbach F (1986) Harnwegsinfektionen in der gynäkologischen Praxis (1986) In: Beller FK, Graeff H, Holzgreve W (Hrsg) Gegensätzliche Auffassungen in der Geburtshilfe und Gynäkologie. H. u. F. Verlag, Mülheim (Ruhr), S 35
34. Fischbach F, Loos W, Thurmayr R, Graeff H (1988) Antibiotic prophylaxis in pregnant patients undergoing cervical operations. 6th Mediterranean Congress of Chemotherapy, 22–27 May, Taromina Naxos, Italy, Abstract 247, p 147
35. Fischbach F, Voss A, Loos W, Thurmayr R, Graeff H (1988) Perioperative Antibiotika-Prophylaxe bei abdominaler Hysterektomie. Geburtsh u Frauenheilk 48: 889
36. Flaherty JF, Boswell GW, Winkel CA (1983) Pharmacokinetics of cefoxitin in patients at term gestation: Lavage versus intravenous administration. Am J Obstet Gynecol 146: 760
37. Friedberg V, Schmitt W (1984) Der Tuboovarialabszeß. Gynäkologe 17: 143
38. Gardner HL (1980) Haemophilus vaginalis vaginitis after twenty-five years. Am J Obstet Gynecol 137: 385
39. Gerstner G, Schmidt R (1982) Infektionsprophylaxe bei vaginalen Hysterektomien mit Metronidazol. Geburtsh u Frauenheilk 42: 269
40. Gibbs RS, de Cherney AH, Schwarz RH (1972) Prophylactic antibiotics in cesarean section: A double blind study. Am J Obstet Gynecol 114: 1048
41. Gibbs RS (1976) Bacteriologic effects of prophylactic antibiotics in cesarean section. Am J Obstet Gynecol 126: 226
42. Gibbs RS, St. Clair PJ, Castillo MS, Castaneda SC (1981) Bacteriologic effects of antibiotic prophylaxis in high risk cesarean section. Obstet Gynecol 57: 277
43. Gonik B (1985) Single- versus three-dose cefotaxime prophylaxis for cesarean section. Obstet Gynecol 65: 189
44. Graeff H (1981) Infektionen in der Schwangerschaft, unter der Geburt und im Wochenbett. In: Käser O, Friedberg V (Hrsg) Gynäkologie und Geburtshilfe, 2. Aufl, Bd. II/2. Thieme, Stuttgart New York
45. Graeff H (1982) Peripartale Infektionen. Geburtsh u Frauenheilk 42: 645
46. Graeff H (1984) Der bakterielle Schock. Gynäkologe 17: 88
47. Graeff H, Fischbach F (1985) Infektionsrisiken bei vorzeitigem Blasensprung. Arch Gyn 238: 234
48. Graeff H, Deckardt R (1989) Blutung, Schock, Sepsis. In: Ludwig H, Krebs D (Hrsg) Arch Gynecol Obstet 245: 1, 801
49. Grossmann III JH, Adams RL (1979) Vaginal flora in women undergoing hysterectomy with antibiotic prophylaxis. Obstet Gynecol 53: 23
50. Grossmann III JH, Greco TP, Minkin MJ, Adams RL, Hierholzer WJ, Andriole VT (1979) Prophylactic antibiotics in gynecological surgery. Obstet Gynecol 53: 537
51. Halbritter R, Haider M, Rackwitz R, Jahrmärker H (1979) Zur Prognose der Langzeitbeatmung auf einer internen Intensivstation. Intensivmed 16: 233
52. Harger JH (1980) Comparison of success and morbidity in cervical cerclage procedures. Obstet Gynecol 56: 543
53. Hawrylyshyn PA, Bernstein P, Papsin FR (1983) Short-term antibiotic prophylaxis in high risk patients following cesarean section. Am J Obstet Gynecol 145: 285
54. Hemsell DL, Hemsell PG, Nobles B, Heard M, Bawdon R (1983) Moxalactam versus cefazolin prophylaxis in vaginal hysterectomy. Am J Obstet Gynecol 147: 379
55. Hemsell DL, Johnson ER, Bawdon RE, Hemsell PG, Heard ML, Nobles B (1984) Cefoperazone and Cefoxitin prophylaxis for abdominal hysterectomy. Obstet Gynecol 63: 467
56. Hemsell DL, Heard ML, Nobles B, Hemsell PG (1984) Single-dose cefoxitin prophylaxis for premenopausal women undergoing vaginal hysterectomy. Obstet Gynecol 63: 285
57. Hirsch HA, Neeser E (1984) Zur Wirksamkeit der perioperativen Antibiotikaprophylaxe bei Hysterektomien und abdominalen Schnittentbindungen. Geburtsh u Frauenheilk 44: 8
58. von Hugo R, Muck BR, Graeff H, Zander J (1982) Kasuistische Beispiele lebensbedrohlicher Infektionen im Wochenbett. Geburtsh u Frauenheilk 42: 666
59. Iffy L, Kaminetzky HA, Maidman JE, Undsay J, Arrata NS (1979) Control of perinatal infection by traditional preventive measures. Obstet Gynecol 54: 403
60. Jochum M, Witte J, Duswald KH, Inthorn D, Welter H, Fritz H (1986) Pathobiochemie und Chirurgie. Neue Ansätze zur Diagnostik und Therapie schwerer entzündlicher Erkrankungen. In: Eigler FW, Peiper HJ, Schildberg FW, Witte J, Zumtobel V (Hrsg) Stand und Gegenstand chirurgischer Forschung. Springer, Berlin Heidelberg New York Tokyo, S 73
61. Jones SR, Smith JW, Sanford JP (1974) Localisation of urinary tract infections by detection of antibody coated bacteria in urine sediment. N Engl J Med 290: 591
62. Kass EH, Schneidermann LJ (1970) Entry of bacteria into the urinary tract of patients with inlying catheters. N Engl J Med 282: 33
63. Kern E, Klaue P, Arbogast R (1983) Programmierte Peritoneal-Lavage bei diffuser Peritonitis. Chirurg 54: 306
64. Kruse JA (1987) Blood lactate and oxygen transport. Intensive Care World 4: 121
65. Kujath P, Arbogast R, Kern E, Dämmrich J (1985) Histologische Untersuchungen während des Verlaufs der programmierten Peritoneal-Lavage. Chirurg 56: 170

66. Ledger WJ, Child MA (1973) The hospital care of patients undergoing hysterectomy: an analysis of 12026 patients from the professional activities study. Am J Obstet Gynecol 117: 423
67. Ledger WJ (1986) Infection in the female. Lea & Febiger, Philadelphia
68. Leveno KJ, Quirk JG, Cunningham FG, Nelson S, Bawdon RE (1984) Perioperative antimicrobials at cesarean section: Lavage versus three intravenous doses. Obstet Gynecol 149: 463
69. Levin DK, Gorchels C, Anderson R (1983) Reduction of post cesarean section infectious morbidity by means of antibiotic irrigation. Obstet Gynecol 147: 273
70. Lohe KJ, Lampe B, Graeff H, Holzmann K, Zander J (1983) Die Hysterektomie bei Sepsis nach Kaiserschnitt. Geburtsh u Frauenheilk 43: 27
71. Loos W, Fischbach F, Graeff H (1985) Bakterielle Besiedlung der Zervix und Komplikationen im weiteren Schwangerschaftsverlauf nach Zerklage. Geburtsh u Frauenheilk 45: 646
72. Loos W, von Hugo R, Dörrler J, Graeff H (1986) Clinical findings in 5 patients with puerperal ovarian vein thrombophlebitis. Angio Archiv 12: 61
73. Maki DG, Martin WT (1975) Nationwide epidemic of septicemia caused by contaminated infusion products. IV. Growth of microbial pathogens in fluids for intravenous infusion. J Inf Dis 131: 267
74. Mead PB (1982) Prophylactic antibiotics in gynecology. In: Ledger WJ (ed) Antibiotics in obstetrics and gynecology. Developments in perinatal medicine 2. Martinius Nijhoff Publishers, The Hague, Boston London, p 3
75. Messmer K, Kreimeier U, Hammersen F (1988) Multiple organ failure: Clinical implications to macro- and microcirculation. In: Manabe H, Zweifach BW, Messmer K (eds) Microcirculation in circulatory disorders. Springer, Berlin Heidelberg New York Tokyo London Paris, p 147
76. Mickal A, Curole D, Lewis C (1980) Cefoxitin sodium: double blind vaginal hysterectomy prophylaxis in premenopausal patients. Obstet Gynecol 56: 222
77. Michie HR, Manogue KR, Spriggs DR, Revhaug A, O'Dwyer S, Dinarello CA, Cerami A, Wolff SM, Wilmore DW (1988) Detection of circulating tumor necrosis factor after endotoxin administration. N Engl J Med 318: 1481
78. Milatovic D, Machka K, Brosch RV, Wallner HJ, Braveny I (1982) Comparison of microscopic and cultural findings in the diagnosis of Gardnerella vaginalis infection. Eur J Clin Microbiol 1: 294
79. Müller-Berghaus G (1987) Septicemia and the vessel wall. In: Verstraete M, Vermylen J, Lijnen HR, Arnout J (eds) Thrombosis and haemostasis. Int Soc Thrombosis and Haemostasis, Leuven University Press, Leuven, p 619
80. Neugebauer E, Lorenz W, Maroske D, Barthlen W (1987) Mediatoren beim septischen Schock: Strategien zu ihrer Sicherung und zur Einschätzung ihrer kausalen Bedeutung. Chirurg 58: 470
81. Olatunbosun OA, Dyck F (1981) Cervical cerclage operation for a dilatated cervix. Obstet Gynecol 57: 166
82. Olofsson P, Olofsson C, Nylander G, Olsson P (1986) Endotoxin inactivation in plasma from septic patients: an in vitro study. World J Surg 10: 318
83. Olofsson P, Nylander G, Olsson P (1986) Endotoxin: routes of transport in experimental peritonitis. Am J Surg 151: 443
84. Osborne NG, Wright RC (1977) Effect of preoperative scrub on the bacterial flora of the endocervix and vagina. Obstet Gynecol 50: 148
85. Osborne NG, Wright RC, Dubay M (1979) Preoperative hot conization of the cervix. Am J Obstet Gynecol 133: 374
86. Osborne NG, Wright RC, Grubin L (1979) Genital bacteriology: A comparative study of premenopausal women with postmenopausal women. Am J Obstet Gynecol 135: 195
87. Petersen E (1985) Die Aminkolpitis. Gynäkologe 18: 131
88. Pittaway DE, Winfield AC, Maxson W (1983) Prevention of acute pelvic inflammatory disease following hysterosalpingography: Efficacy of doxycycline prophylaxis. Am J Obstet Gynecol 147: 623
89. Polk BF, Krache M, Phillippe M, Munoz A, Hutchinson D, Miao L, Schoenbaum SC (1982) Randomized clinical trial of perioperative cefoxitin in preventing maternal infection after primary cesarean section. Am J Obstet Gynecol 142: 983
90. Poulsen HK, Borel J, Olsen H (1984) Prophylactic metronidazole or suction drainage in abdominal hysterectomy. Obstet Gynecol 63: 291
91. Rebentisch E (1985) Mitteilungen des wissenschaftlichen Beirates der Bundesärztekammer zur Anwendung von Polyvinylpyrrolidon-Jod-Komplexen (Povidonjod: PVP-Jod). Dt Ärzteblatt 19: 1434
92. Rosenhein NB, Villar RJC (1983) A prospective randomized study of doxycycline as a prophylactic antibiotic in patients undergoing radical hysterectomy. Gynecol Oncol 15: 201
93. Rudd EG, Cobey EA, Long WH (1982) Prevention of endomyometritis using antibiotic irrigation during cesarean section. Obstet Gynecol 60: 413
94. Saravolatz LD, Lee C, Drukker B (1985) Comparison of intravenous administration with intrauterine irrigation with ceforadine for nonelective cesarean section. Obstet Gynecol 66: 513
95. Schölmerich P (1983) Verbindlichkeiten des anerkannt medizinischen Fortschritts aus der Sicht der Klinik. In: Deutsch E, Kleinsorge H, Schuler F (Hrsg) Verbindlichkeiten der Medizinisch-Diagnostischen Aussage. Fischer, Stuttgart New York, S 69
96. Sevin BU, Ramos R, Lichtinger M, Girtanner RE, Averette HE (1984) Antibiotic prevention of infections complicating radical abdominal hysterectomy. Obstet Gynecol 64: 539
97. Shapiro M, Munoz A, Tager IB, Schoenbaum SC, Polk BF (1982) Risk factors for infection at the operative site after abdominal or vaginal hysterectomy. N Engl J Med 307: 1661
98. Shapiro M, Schoenbaum SC, Tager IB, Munoz A, Polk BF (1983) Benefit-cost analysis of antimicrobial prophylaxis in abdominal and vaginal hysterectomy. JAMA 249: 1290
99. Siekmann U, Heilmann L, Daschner F, Bornemann H (1983) 1-Dosis-Mezlocillin Prophylaxe und postoperative Morbidität nach vaginaler Hysterekto-

mie: Pharmakokinetische und klinische Ergebnisse. Geburtsh u Frauenheilk 43: 20
100. Sies H (1986) Biochemie des oxidativen Stress. Angew Chemie 98: 1061
101. Stamey TA, Goven DE, Palmer JM (1965) The localization and treatment of urinary tract infections: the role of bactericidal urine levels as opposed to serum levels. Medicine (Baltimore) 44: 1
102. Stamey TA, Timothy M, Millar M (1971) Recurrent urinary infections in adult women. The role of introital enterobacteria. Calif Med 115: 1
103. Stamm WE (1984) Quantitative urine cultures revisted. Eur J Clin Microb 3: 279
104. Stiver HG, Forward KR, Livingstone RA, Fugere P, Lemay M, Verschelden G, Hunter JDW, Carson GD, Beresford D, Tyrrell DL (1983) Multicenter comparison of cefoxitin versus cefazolin for preventing of infectious morbidity after nonelective cesarean section. Am J Obstet Gynecol 145: 158
105. Styrt B, Gorbach SL (1989) Recent developments in the understanding of the pathogenesis and treatment of anaerobic infections (first of two parts). N Engl J Med 321: 240
106. Styrt B, Gorbach SL (1989) Recent developments in the understanding of the pathogenesis and treatment of anaerobic infections (second of two parts). N Engl J Med 321: 298
107. Swartz WH, Tanaree P (1976) T-tube suction drainage and/or prophylactic antibiotics. A randomized study of 451 hysterectomies. Obstet Gynecol 47: 665
108. Swartz WH, Grolle K (1981) The use of prophylactic antibiotics in cesarean section, a review of the literature. J Reprod Med 26: 595
109. Sweet RL, Gibbs RS (1985) Infectious diseases of the female genital tract. Williams & Wilkins, Baltimore London Sydney
110. Tempel G, Schneck HJ, von Hundelshausen B, Kolb E (1985) Wundbehandlung bei diffus fibrinöseitriger Peritonitis. Leber Magen Darm 15: 211
111. Tracey KJ, Fong Y, Hesse DG (1987) Anti-cachectin/TNF monoclonal antibodies prevent septic shock during lethal bacteraemia. Nature 330: 662
112. Tuomala RE, Fischer SG, Munoz A, Souney PF, Steele L, Polk BF (1985) A comparative trial of cefazolin and moxalactam as prophylaxis for preventing infection after abdominal hysterectomy. Obstet Gynecol 66: 372
113. Warnecke HH, Graeff H, Selbman HK, Preac-Mursic V, Adam D, Gloning KP, Jänicke F, Zander J (1982) Perioperative Antibiotika-Kurzzeitprophylaxe bei Kaiserschnitt. Geburtsh u Frauenheilk 42: 654
114. Weissenbacher ER, Popp W (1982) Untersuchungen zur Besiedlung des äußeren weiblichen Genitale mit anaeroben „Vibrionen". Therapiewoche 32: 61
115. Weitz JI, Landmann SL, Crowley KA, Birken S, Morgan FJ (1986) Development of an assay for in vivo human neutrophil elastase activity. J Clin Invest 78: 155
116. Wittmann DH, Teichmann W, Frommelt L (1985) Die Bedeutung der Infektionserreger für die Therapie der eitrigen Peritonitis. Chirurg 56: 363
117. Wright VC, Lanning MM, Natale R (1978) Use of a topical antibiotic spray in vaginal surgery. Can Med J 118: 1395
118. Zander J, Holzmann K, Selbmann HK (1989) Materialien aus der Bayerischen Perinatalerhebung zur Problematik der Sektiofrequenz. Geburtsh u Frauenheilk 49: 328

V Thromboembolische Komplikationen und ihre Prophylaxe

R. von Hugo und W. Theiss

INHALT

1 Einleitung

Postoperative Thrombosen der tiefen Beinvenen (TVT) und nachfolgende embolische Komplikationen werden in den letzten Jahrzehnten infolge komplizierterer und langwierigerer Eingriffe bei Risikopatientinnen in der Gynäkologie zunehmend beobachtet. Lungenembolien (LE) gehören zu den häufigsten Todesursachen bei Frischoperierten. Die Behandlung ist wenig aussichtsreich, da in jedem zweiten Fall der Embolie-Patient innerhalb einer Viertelstunde nach Auftreten der ersten Symptome verstirbt. Aber auch nichttödliche Embolien gewinnen an Bedeutung, da sie über den pulmonalen Hochdruck zu einem chronischen Krankheitsbild bzw. letztendlich auch zu vorzeitigem Tod führen können. Die Spätfolge der TVT, das postthrombotische Syndrom (PTS), ist eine chronische Erkrankung, die wegen der damit verbundenen Einschränkung der Erwerbsfähigkeit von volkswirtschaftlicher Bedeutung ist. Bis zu 15% aller operierter Patienten geben noch Jahre nach dem Eingriff Beschwerden an, die auf ein PTS zurückzuführen sind [29].

Das Risiko einer klinisch nachweisbaren TVT wird auf 0,7–3,5%, die Häufigkeit tödlicher LE auf bis zu 1% geschätzt. Neuere Untersuchungen mit nuklearmedizinischen Nachweismethoden zeigen dagegen bis zu 35% TVT und bis zu 12% postoperative pulmonale Durchblutungsausfälle. Das Risiko der TE-Erkrankung stellt somit kein Einzelschicksal, sondern eine regelhaft wiederkehrende typische perioperative Komplikation dar (Übersichten bei [2, 6, 13]).

Leider ist es bislang unmöglich, anhand von Risikoprofilen mit ausreichender Sicherheit vorauszusagen, welche Patientinnen TE-Komplikationen entwickeln werden. Blutuntersuchungen sind zwar bei betroffenen Patientinnen verändert, zeigen jedoch lediglich ein statistisch erhöhtes Gruppenrisiko an und können keine individuelle Gefährdung voraussagen. Ihre Spezifität leidet unter den physiologischerweise während der Operation auftretenden Reparationsvorgängen. Eine großzügig anwendbare, risikoarme, einfache und zuverlässig wirksame Prophylaxe ist deshalb in der operativen Gynäkologie angezeigt [15].

2 Pathophysiologie

Die Ursache thromboembolischer Erkrankungen im perioperativen Zeitraum wird in Zusammenhang mit der Stase und dem operativen Gewebetrauma gesehen. Endothelveränderungen an Venenwänden scheinen von untergeordneter Bedeutung. Es ist bekannt, daß sich das Blut, insbesondere in den Solealvenengeflechten bettlägeriger Patienten bis zu 1 Stunde sammeln kann. Dieser Vorgang ist bei älteren Patienten stärker ausgeprägt. Eigene Untersuchungen zeigen, daß zum Zeitpunkt der mit Isotopentesten nachweisbaren fruhesten Thromboseentstehung, die stärkste Ausprägung der Hyperkoagulabilität (Gerinnungsaktivierung) besteht (s Tabelle 2). Nicht zuletzt spricht die Effizienz einer medikamentösen Thromboseprophylaxe mit einem

Tabelle 1. Hyperkoagulabilität nach Operationen

aktivierte Gerinnungsfaktoren	↑
Fibrinmetabolite (FpA, lösliches Fibrin)	↑
Fibrinabbauprodukte (D-D)	↑
Inhibitoren (AT III)	↓
Plasminogenaktivator	↓
aktivierte Blutplättchen	↑

Tabelle 2. Lösliches Fibrin bei gynäkologischen Operationen (n = 26; OP-Zeit > 2 h; einfaktorielle Varianzanalyse p < 0,005*)

Entnahmezeit	präop.	2 h postop.	2 d	4 d	6 d	8 d
lösl. Fibrin (%)	3,4	4,0*	3,4	3,8	3,7	3,5
Fibrinogen (mg/ml)	2,55	1,99	4,39	4,54	4,02	3,88

Antithrombin dafür, daß der Hyperkoagulabilität eine pathophysiologische Bedeutung zukommt. Die Wirksamkeit von Kompressionsstrümpfen bzw. pneumatischen Beinmanschetten deuten auf die pathophysiologische Bedeutung der Stase hin.

3 Diagnostik

Die klinische Diagnose der TVT ist trotz einer Vielzahl von „Thrombosezeichen" auch für den erfahrenen Untersucher unsicher. Systematische phlebographische Kontrollen in angiologischen Zentren haben gezeigt, daß bei der Hälfte der Patienten die Diagnose übersehen wird und 30–50% mit typischer klinischer Symptomatik ein unauffälliges Phlebogramm zeigen. Die Treffsicherheit liegt demzufolge bei etwa 50% falsch-negativen und etwa 30–50% falsch-positiven Befunden in erfahrenen Händen [11, 23] (Tabelle 4). Angesichts dieser Unzuverlässigkeit muß jedem Verdacht die prompte Sicherung bzw. der definitive Ausschluß der Verdachtsdiagnose mit apparativen Methoden folgen. Selbst wenn die klinische Diagnose bei einseitiger Schwellung, Konsistenzzunahme und Schmerzhaftigkeit sehr wahrscheinlich ist, sollte die Diagnose mit nicht invasiven Methoden, sei es durch Ultraschall-Doppler oder durch Venenverschluß-Pletysmographie gesichert werden. Hierbei ist zu bedenken, daß der Nachweis nur dann gelingen kann, wenn die Thrombose ein hämodynamisch wirksames Abflußhindernis darstellt. So können kleinere umflossene Thromben in einzelnen Wadenvenen ebenso übersehen werden wie Thromben außerhalb der großen venösen Gefäße. Bei klinisch relevanten Thrombosen im ileofemoralen Bereich läßt sich von geübten Untersuchern eine gute Treffsicherheit nicht invasiver Nachweismethoden mit einer Sensitivität von 85% und mehr erreichen (Tabelle 5). Bei der Diagnose der isolierten Wadenvenenthrombose wird mit Ultraschall-Doppler nur noch eine Sensitivität von 30–50% und mit der Venenverschluß-Pletysmographie von 20–60% in der Literatur angegeben (Übersicht bei [3, 24]) (Abb. 1).

Wird die TVT mit nicht invasiven apparativen Untersuchungsverfahren nicht zweifelsfrei erfaßt, kann letztendlich nur die Phlebographie Klarheit bringen.

Der 125-Jod-Fibrinogentest ist ein nuklearmedizinisches Nachweisverfahren hoher Sensitivität und Spezifität zur Erfassung der TVT. Er wird ausschließlich bei experimenteller Fragestellung eingesetzt und hat Hervorragendes für die Beurteilung verschiedener Methoden zur TE-Prophylaxe gelei-

Tabelle 4. Probleme bei der klinischen Diagnose tiefer Beinvenenthrombosen

1. 50% falsch negativ	≙ übersehene Diagnosen
2. 30–50% falsch positiv	≙ Fehldiagnosen
3. Verschleppungszeit	≙ 2 Wochen

Tabelle 5. Treffsicherheit der Ultraschall-Doppler-Untersuchung (USD) und der Venenverschlußplethysmographie (VVP)

	Sensitivität über dem Knie (%)	Sensitivität unter dem Knie (%)	Spezifität (%)
USD	85	30–50	85
VVP	85	20–60	85

Tabelle 3. Operationsabhängige Gerinnungsveränderung bei unkomplizierten gynäkologischen Eingriffen

		Alter	D-D ng/ml	Fbg mg/ml	FpA ng/ml	AT III %
Patienten	n = 9	44 ± 10	1280 ± 580	4,06 ± 0,7	29,9 ± 5,0	80 ± 14
Kontrollen	n = 20	44 ± 19	197 ± 52	1,99 ± 0,2	5,3 ± 4,1	95 ± 16

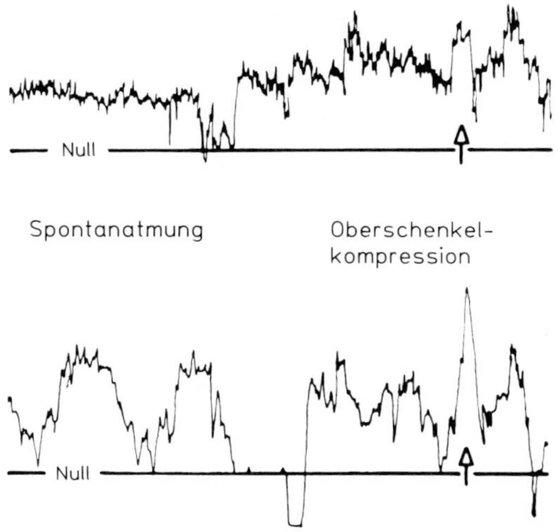

Abb. 1. Ultraschall-Doppler-Flußkurve der Vena femoralis präoperativ *(oben)* und 1 Jahr nach Thrombektomie *(unten)*: Präoperativ findet sich bei Spontanatmung kontinuierlich hochfrequenter Fluß ohne jedwede Atemmodulation, auf Oberschenkelkompression nur geringer Fluß. Postoperativ deutliche Atemmodulation schon bei Spontanatmung und kräftiger Fluß bei Oberschenkelkompression. (Aus von Hugo u. Graeff [15])

stet [17]. Eine diagnostische Hilfe in der Akutsituation am Krankenbett kann und soll dieses Testverfahren nicht erbringen.

Im Gegensatz hierzu stellt die pulmonale Perfusionsszintigraphie bei Verdacht auf Lungenembolie die wichtigste diagnostische Maßnahme dar. Bei pathologischem Ausfall muß sie durch ein aktuelles, technisch einwandfreies Röntgenbild der Lungen, - besser noch - durch ein Ventilationsszintigramm ergänzt werden [6]. Die hohe Sensitivität der Lungen-Perfusionsszintigraphie (99%) erlaubt, bei einwandfreier Perfusion, die Diagnose Embolie auszuschließen. Steht die Perfusionsszintigraphie nicht oder nicht schnell genug zur Verfügung, so ist die Patientin zunächst auf Verdacht hin zu antikoagulieren, dasselbe gilt im Verdachtsfall der TVT.

4 Therapie

Ist die Diagnose einer isolierten Unterschenkelthrombose gestellt, so darf man davon ausgehen, daß nur sehr selten Lungenembolien auftreten. Die meisten Wadenvenenthrombosen laufen ohne klinische Symptomatik ab und werden unentdeckt überstanden. Das Hauptrisiko ist die Aszension des Thrombus. Eine Linderung der Beschwerden und eine effektive Vorbeugung der Aszension kann durch die Anwendung eines Kompressionsstrumpfes oder eines entsprechenden Verbandes vom Zehenballen bis unter die Kniekehle erreicht werden. Wegen der geringen Emboliegefährdung steht der Mobilisierung der Patientin nichts entgegen. Bei fehlender Beteiligung der Poplitealvene reicht eine 14tägige, therapeutisch dosierte Heparinbehandlung (500 E/kg/d auf 3 Dosen subkutan verteilt) aus.

Ist die Vena poplitea betroffen, die Femoralvene jedoch frei, so muß eine volldosierte Heparin- bzw. Marcumarbehandlung auf 3 Monate ausgedehnt werden. Liegt lediglich eine oberflächliche Thrombophlebitis oder eine Varikophlebitis vor, so reicht die einfache Kompressionsbehandlung aus, die perioperative Thromboembolieprophylaxe läuft unverändert weiter.

Bei Ileofemoralvenen-Thrombosen ändert sich die Situation: Das erhebliche Embolierisiko erfordert die Antikoagulation. Eine adjuvante Kompressionsbehandlung der Extremität wird unterschiedlich gehandhabt. Man beginnt mit 1000 E/Std Heparin als Dauertropf-Infusion und stellt die Dosierung so ein, daß eine bis auf das 2fache der Thrombinzeit wirksame Antikoagulation erreicht wird. Nach mehreren Tagen Bettruhe werden die Patientinnen mobilisiert und vor der Entlassung wird auf orale Antikoagulation umgestellt.

Die Antikoagulation beherrscht das Risiko der Embolie in einem Maß, das durch weitergehende aggressive therapeutische Maßnahmen nicht verbessert werden kann. Sie kann jedoch nicht verhindern, daß trotz optimaler Antikoagulation 20-50% der Patientinnen mit proximaler Beinvenenthrombose mit der Entwicklung eines postthrombotischen Syndroms rechnen müssen [23, 29]. Eine effiziente Vorbeugung dieser Spätfolge kann nur durch die prompte Beseitigung des Thrombus erreicht werden.

Dies ist grundsätzlich entweder durch eine Thrombektomie oder durch eine fibrinolytische Behandlung möglich. Hierbei muß die individuelle Situation der Patientin in die Indikationsstellung eingehen. So sollten der Gesundheitszustand, die Risikobereitschaft, berufstypische Belastungen der erkrankten Extremität und die Akzeptanz langdauernder konservativer Behandlungsmaßnahmen (Tragen von Kompressionsstrümpfen) abgewogen werden.

Insbesondere frische isolierte Beckenvenen-Thrombosen, wie sie bei geburtshilflichen Patientinnen häufiger auftreten, die durchaus auch den proximalen Femoralisteil mitbetreffen können, eignen sich zur Thrombektomie. Die aus dem Unterschenkelbereich aszendierenden Formen sind für die operative Versorgung weniger geeignet. Nach Entfernung des Thrombus sollte eine arteriovenöse Fistel angelegt werden, um eine hohe Flußgeschwindigkeit im desobliterierten Venenstück zu erreichen. Die Patientinnen werden antikoaguliert und es erfolgt eine sofortige postoperative Mobilisierung. Bei der Thrombektomie besteht ein behandlungsspezifisches Risiko tödlicher Lungenembolien von bis zu 1%. Etwa 80% der Patientinnen erreichen jedoch ein gutes bzw. sehr gutes Behandlungsergebnis. Ein Vierteljahr nach der Operation wird die arteriovenöse Fistel verschlossen und die Behandlung wird nach 6- bis 12monatiger Antikoagulation und Kompressionsanwendung abgeschlossen. Die Thrombektomie kann nach Eingriffen in der operativen Gynäkologie bei Fehlen weiterer Komplikationen großzügig inzidiert werden.

Die fibrinolytische Behandlung der tiefen Beinvenen-Thrombose beugt bei geeigneter Indikation ebenfalls dem postthrombotischen Syndrom vor. Vor ihrem Einsatz sind jedoch eine ganze Serie von Kontraindikationen zu bedenken, wobei der perioperative Zeitraum wegen des erhöhten Blutungsrisikos den Kontraindikationen zuzuordnen ist. Entscheidend ist in diesem Zusammenhang, daß die Fibrinolyse bei der TVT proximaler Lokalisation nicht aus vitaler Indikation, sondern zur Verhinderung von Spätschäden erfolgt und deshalb die Kontraindikationen besonders sorgfältig beobachtet werden müssen. Außerdem steht mit der venösen Thrombektomie ein Alternativverfahren zur Verfügung [25].

Anders ist die Situation bei der fulminanten, schweren Lungenembolie mit Schockzustand, akuter Rechtsherz-Insuffizienz und starker Erniedrigung der arteriellen Sauerstoffsättigung. Hier bleibt nur die aktive Beseitigung des Embolus erfolgversprechend. Idealerweise sollte die prompte pulmonale Embolektomie unter Anwendung einer Herz-Lungen-Maschine erfolgen. Ist dies in ausreichend kurzer Frist nicht möglich, muß bei vitaler Indikation ein Lyse-Versuch mit hochdosierter Bolus-Injektion mit Streptokinase (etwa 1 Million E innerhalb weniger Minuten) oder mit einem der konventionellen Urokinase- oder Streptokinase-Dosierungsschema angewendet werden [26, 27]. Bislang konnte nicht nachgewiesen werden, daß die Anwendung des Fibrinolytikums über einen Pulmonaliskatheter direkt vor dem Embolus vorteilhaft ist.

Die Anwendung von Gewebeplasminogenaktivator (TPA, tissue-type plasminogen activator), der eine höhere Affinität zu Fibrin als zu Fibrinogen hat, ist bislang bei der postoperativen Lungenembolie nicht geprüft. Für alle fibrinolytisch wirksamen Substanzen gilt, daß nicht nur Fibrin im Embolus sondern auch das im Wundverschluß abgebaut wird und demzufolge massive Nachblutungen auftreten können. Selbstverständlich sind die Patientinnen intensivpflichtig.

Bei der schweren, jedoch weniger fulminant verlaufenden Lungenembolie wurde gezeigt, daß die Fibrinolyse gegenüber der Antikoagulation-Behandlung eine signifikant raschere Auflösung des Embolus bewirkt. Der Unterschied ließ sich jedoch 2 Wochen später szintigraphisch nicht mehr nachweisen und die Letalität war in der Heparingruppe ebenso hoch wie in der Fibrinolysegruppe. Neuere Untersuchungen zeigen, daß nach 2 Wochen und 1 Jahr später das Kapillarvolumen bei Fibrinolyse-Patienten normal war, während bei heparinbehandelten Patienten erniedrigte Werte persistieren. Analoges gilt für die Diffusionskapazität [23].

Postoperativ ist jedoch dieser Vorteil gegen das erhöhte Blutungsrisiko sorgfältig abzuwägen. Eine generelle Empfehlung kann hier nicht gegeben werden. In vielen Fällen kann jedoch die Lysebehandlung wegen fehlender apparativer sowie personeller Voraussetzungen nicht erfolgen. In einer solchen Situation führt auch die einfache Antikoagulation zu einem befriedigenden therapeutischen Ergebnis.

5 Prophylaxe

Eine konsequent angewandte medikamentöse Prophylaxe senkt die Rate postoperativer tödlicher Lungenembolien signifikant. Sie sollte bei allen in Narkose operierten Patienten anwendbar sein, möglichst keine Nebenwirkungen zeigen, mit bewährten Maßnahmen nicht interferieren und billig sein [13, 15].

Die Prüfung verschiedener Prophylaxeformen setzte die Objektivierbarkeit der postoperativen Thrombosen voraus. Die Einführung nuklearmedizinischer Thrombose-Diagnostik hat sich als hervorragendes Mittel zur Bewertung verschiedener Formen der Prophylaxe bewährt. Die Treffsicherheit des 125-Jod-Fibrinogentests steht außer jedem Zweifel, nachdem eine Vielzahl von Autoren eine Korrelation über 90% zwischen dem Thrombosenachweis mit Isotopen und der Phlebographie, dem internationalen Standard der Thrombose-Diagnostik, feststellten [16].

5.1 Kontrollierte Studien

Die hohe Inzidenz positiver 125-Jod-Fibrinogenteste in kontrollierten Studien hat viele Kliniker verwirrt. Bei etwa 20% tritt eine klinische Symptomatik nach proximaler Ausdehnung der Thrombose über die Vena poplitea hinaus auf, wird aber nur in 10% der Fälle erkannt. 30% der positiven Teste sind auf passagere Wadenvenen-Thrombosen zurückzuführen, die unter Beibehaltung der Prophylaxe spontan lysieren [20, 28].

In einer Zusammenstellung kontrollierter Studien, die die Häufigkeit der TVT nach gynäkologischen Eingriffen ohne Prophylaxe untersuchten, wird eine Inzidenz zwischen 14 und 29% beschrieben. Hierbei fällt auf, daß bei elektiven Operationen gutartiger Grunderkrankungen die Thrombose-Rate sehr niedrig war, bei Malignom jedoch bis zu 40% anstieg [21] (Tabelle 8).

Man hat versucht, Risikofaktoren für die Entstehung von Thrombosen in der operativen Gynäkologie zu identifizieren. Offensichtlich bedeuten fortgeschrittenes Alter und variköse Veränderungen der Beinvenen eine Risikoerhöhung, ebenso wie das Vorliegen einer bösartigen Grunderkrankung. Übergewicht und die Art des operativen Zugangs, vaginal oder abdominal, scheinen das Thromboserisiko nicht zu beeinflussen (s. Tabelle 6).

Der Effekt des Frühaufstehens und der postoperativen Mobilisierung als einzige Prophylaxemaßnahme ist nicht in kontrollierten Untersuchungen geprüft. Man kann jedoch davon ausgehen, daß die Kontrollgruppen der großen Studien ausnahmslos Frühaufstehen, Physiotherapie, Hochlagern der Beine und andere Verfahren anwendeten und trotzdem eine hohe Rate postoperativer thromboembolischer Komplikationen zeigten [7].

Dagegen senkt die prophylaktische Anwendung effizienter Medikamente die Inzidenz der TE-Komplikationen in einem Risikokollektiv von Patientinnen über 40 Jahren bei einer Operationszeit von mehr als 30 Min. um 2 Drittel bis zur Hälfte im Vergleich zur Kontrollgruppe (Tabelle 9).

Von den verschiedenen Möglichkeiten medikamentöser Prophylaxe ist die Effizienz niedrig dosierten Heparins am besten untersucht. Hierbei konnte in einer großen überregionalen Studie gezeigt werden, daß die Anwendung von 3 × 5000 E je Tag die Häufigkeit tödlicher Lungenembolien senkt [18].

Tabelle 6. Risikofaktoren für thromboembolische Komplikationen

1. Alter
2. Malignom
3. Varikosis
4. Operatives Trauma
5. Bettruhe

Tabelle 7. Vorschläge zur medikamentösen TE-Prophylaxe in Gynäkologie und Geburtshilfe

1. Gynäkologische Operationen (über 30 min und/oder älter 40 Jahre)
   unfraktioniertes Heparin (5000 E s. c.) 2 × tgl.
   niedermolekulares Heparin (Dosierung je nach Präparat) 1 × tgl.
   Beginn 2 Std. präoperativ oder am Vorabend
2. Kaiserschnitt:
   Dextran 6%ig nach Haptenvorgabe (Promit®)
   bei OP-Beginn und am 1. und 2. postoperativen Tag.

Tabelle 8. Thromboseinzidenz ohne medikamentöse Prophylaxe bei gynäkologischen Operationen durch 125-J-Fg-Test gesichert. (Nach BOLLINGER u. FRANZECK [3])

Autoren	Jahr	Pat. (n)	Häufigkeit (%)
BONNAR u. WALSH	(1972)	140	11
FRIEND u. KAKKAR	(1972)	92	18
BALLARD et al.	(1973)	55	29
WALSH et al.	(1974)	262	14
RUCKLEY	(1976)	29	14
ADOLF et al.	(1978)	75	29
TABERNER	(1978)	48	23
Gesamt		701	~20%

Tabelle 9. Thromboseinzidenz mit medikamentöser Prophylaxe bei gynäkologischen Operationen durch 125-J-Fg-Test gesichert. (Nach HEILMANN et al. [10]; D, Dextran; H, Heparin; HDH, Heparin mit Dihydroergotamin)

Autoren	Jahr	Pat. (n)	Häufigkeit (%)
BONNAR u. WALSH	(1972)	120	1_{D}
BALLARD et al.	(1973)	55	4_{H}
MC CARTHY et al.	(1974)	132	11_{H}
			16_{H}
BÄRTSCHI et al.	(1975)	54	7_{H}
KUNZ et al.	(1977)	178	15_{H}
			7_{HDH}
ADOLF et al.	(1978)	200	7_{H}
			2_{HDH}
TABERNER	(1978)	49	6_{H}
HOHL et al.	(1980)	232	15_{D}
			2_{H}
HOHL et al.	(1980)	125	3_{H}
			7_{HDH}
Gesamt		1145	~7%

Dextran senkt die Häufigkeit tiefer Venenthrombosen etwas weniger als niedrig dosiertes Heparin. Seine Wirksamkeit bezüglich der Verminderung postoperativ auftretender tödlicher Lungenembolien wurde in einer überregionalen Studie jedoch ebenfalls gesichert. Die Prophylaxe umfaßte 3 Infusionen von 500 ml Dextran 70 (Macrodex®), wobei die erste Infusion nach Einleitung der Anaesthesie begonnen wurde und etwa in 1 Stunde einlief. Die zweite Infusion folgte postoperativ über 2 Stunden und die dritte Infusion wurde am 1. postoperativen Tag über 2–4 Stunden gegeben. Der wichtigste Nachteil der Dextran-Prophylaxe ist die etwa 1%ige Wahrscheinlichkeit anaphylaktoider Reaktionen. Sie können durch Anwendung eines monovalenten Haptens (Promit®) weitgehend verhindert werden. Wenn auch schwere allergische Reaktionen nach Einführung der Haptenprophylaxe selten wurden, ist eine angemessene Überwachung der Patientin trotzdem erforderlich (Übersicht bei [8]). In unserem Hause wird seit vielen Jahren eine modifizierte Prophylaxe mit Dextran beim Kaiserschnitt angewendet (s. Tabelle 8).

Die Mehrzahl der Untersuchungen zur isolierten Prüfung von Aggregationshemmern scheinen darauf hinzudeuten, daß sie alleine keine signifikante Verminderung der TE-Komplikationen bewirken können [11]. Im Gegensatz hierzu erreichen mechanische Verfahren, wie die rhythmische Kompression der Beine durch eine Druckmanschette oder die Elektrostimulation der Muskulatur, eine Senkung der Thromboserate [7]. Wegen der umständlichen Handhabung der apparativen Vorrichtung und relativ hohen Anschaffungskosten fanden die Methoden bislang keine Verbreitung.

Auch Kumarine senken die Häufigkeit postoperativer Thrombosen. Die Anwendung dieser Wirkstoffgruppe zur medikamentösen Prophylaxe ist seit langer Zeit bekannt [22], konnte sich jedoch wegen der Vielzahl von Kontraindikationen, die insbesondere bei den Patienten bestehen, die eine Prophylaxe am dringendsten benötigen, und der technisch aufwendigen Einhaltung des therapeutischen Quickwertes nicht durchsetzen. Erfolgt die Prophylaxe bereits präoperativ, ist mit Blutungen zu rechnen.

Alle Formen medikamentöser Prophylaxen haben eine mehr oder weniger ausgeprägte Blutungsneigung als Nebenwirkung. Folgt man der Empfehlung Kakkars überregionaler Studie mit einer Dosierung von 3 × 5000 E Heparin subkutan pro Tag, beginnend 2 Std. präoperativ, so können in der operativen Gynäkologie 10% Nachoperationen wegen Blutungen nötig werden. Die Häufigkeit bedrohlicher hämorrhagischer [12] Komplikationen übersteigt hierbei die Inzidenz klinisch behandlungsbedürftiger Thrombosen in den Kontrollgruppen prospektiver Studien [13].

Wegen des relativ geringen TE-Risikos bei der Operation gutartiger Erkrankungen kann die Dosis in der Gynäkologie auf 2 × 5000 E Heparin reduziert werden, ohne daß die Häufigkeit thromboembolischer Komplikationen wesentlich ansteigt. Das Blutungsrisiko geht jedoch zurück. Es ist dabei unbedeutend, ob das Natrium- oder Kalziumsalz des Heparins eingesetzt wird. Die meisten Untersucher empfehlen den Beginn der Prophylaxe 2 Stunden präoperativ und nachfolgend 2 × täglich subkutane Injektionen in 12stündlichem Abstand, am günstigsten um 7.00 und 19.00 Uhr. Die Anwendung sollte nicht über dem Präparationsgebiet des Pfannenstiel-Querschnitts erfolgen, da hierbei möglicherweise Blutungen in die Bauchdecken ausgelöst werden. Wir empfehlen die subkutane Injektion am Oberarm, um die Anreicherung von Heparin über das Lymphdrainagesystem der unteren Extremität bzw. der Bauchdecken zu verhindern. Bei ausgedehnten onkologischen Operationen kann die Prophylaxe auch intravenös mit einem Perfusor in einer Dosierung von 400 E/h Heparin angewendet werden.

Im Sinne einer Risikominderung sollten hormonale Kontrazeptiva 4 Wochen vor elektiven Eingriffen abgesetzt werden, ist das nicht möglich, muß in jedem Fall eine medikamentöse Prophylaxe erfolgen [14].

Patientinnen mit fortgeschrittenem Tumorleiden haben ein hohes perioperatives TE-Risiko. Ähnlich ist die Situation, wenn ein postthrombotisches Syndrom bzw. eine Embolie anamnestisch vorliegt. In diesen Fällen ist eine Steigerung der Dosis der medikamentösen Prophylaxe auf 3 × 5000 IE/d angezeigt. Auch bei der primären Strahlentherapie gynäkologischer Malignome ist das TE-Risiko deutlich erhöht. Nach eigenen Untersuchungen ist eine einmalige subkutane Anwendung von 12500 IE Heparin als medikamentöse Prophylaxe ausreichend.

5.2 Neue Entwicklungen

Die Verminderung der Nebenwirkungen – hier insbesondere der Blutungsneigung – und eine Verbesserung der Anwendbarkeit (längere Dosierungsintervalle) sind die Ziele neuentwickelter Präparate zur medikamentösen Prophylaxe.

Tabelle 10. Thromboseinzidenz mit medikamentöser Prophylaxe bei gynäkologischen Operationen durch Plethysmographie, Thermographie, Sonographie und Kontrollphlebographie gesichert

Autoren	Jahr	Patienten (n)	Kontrolle (n)	TVT-Häufigkeit/ Gruppe
Borstad et al.	(1988)	59 Fragmin®	54 H	0; 0
Briel et al.	(1988)	95 Fragmin®	98 HDH	1; 1
Heilmann et al.	(1989)	150 Sandoparin®	150 H	2; 6

So ermöglichte die Kombination von Heparin mit Dihydroergotamin (Heparin DHE) eine Verminderung der Heparindosis und darüber des Blutungsrisikos bei gleichbleibender Effizienz der Prophylaxe. Das Sekalealkaloid tonisiert die Venen und wirkt der Stase entgegen und in einer kontrollierten Studie konnten 2⁄3 der ursprünglichen Heparindosis eingespart werden. Das Risiko vasospastischer Reaktionen unter Heparin-DHE wird auf 0,01-2,3‰ geschätzt. Man wird sie eher in der Traumatologie, bei Patienten mit Schockzustand, Sepsis und arteriellen Gefäßoperationen erwarten; sie dürften in der operativen Gynäkologie eine untergeordnete Rolle spielen [16, 19, 20]. Trotzdem wurden auf Anraten der Arzneimittelkommission der Deutschen Ärzteschaft Präparate, die 2mal 0,5 g DHE enthielten, vom Hersteller aus dem Handel genommen [1]. Die Kombination DHE mit niedermolekularem Heparin ist inzwischen eingeführt. Hierbei erfolgt im Gegensatz zur Prophylaxe mit unfraktioniertem Heparin nur eine Injektion pro Tag. Die Effizienz ist in der Allgemeinchirurgie nachgewiesen, gynäkologische Operationen sind innerhalb einer großen Beobachtungsstudie geprüft.

Eine andere Entwicklung ergab sich aus der Charakterisierung biologischer Eigenschaften von Heparinen verschiedener Molekülgröße. Niedermolekulare Heparine hemmen den Faktor Xa, ohne die Gerinnungszeit (gemessen mit der aktivierten partiellen Thromboplastinzeit und der Thrombinzeit) nennenswert zu beeinflussen. Es besteht somit eine starke antithrombotische Aktivität bei einem geringen Einfluß auf die Blutungszeit und die Thrombozyten. Pharmakodynamische Untersuchungen ergaben, daß sich die Eliminationskinetik von niedermolekularem Heparin deutlich von der des unfraktionierten Heparins unterscheidet, wobei die Anti Xa-Aktivität noch 18-24 Std. nach einmaliger subkutaner Gabe nachweisbar ist. In der Prophylaxe ist somit eine einmalige tägliche Injektion ausreichend und in einer Vielzahl von Studien konnte die Gleichwertigkeit mit konventionellen Prophylaxeregimes in der Allgemeinchirurgie nachgewiesen werden [9].

Für die operative Gynäkologie wurden bislang 3 Studien vorgestellt, wobei der Thrombosenachweis nicht mit dem 125-Jod-Fibronogentest sondern mit anderen physikalischen Verfahren (Phlethysmographie; Thermographie; Kontrolle positiver Befunde durch Phlebographie) erbracht wurden. Die Thromboseinzidenz unter niedermolekularem Heparin lag zwischen 1 und 3%, entsprach der unter konventioneller niedrig dosierter Heparin-Prophylaxe und ergab, daß niedermolekulares Heparin für die Prophylaxe in der operativen Gynäkologie geeignet ist (Tabelle 10) [4, 5, 10]. Unsere eigenen Erfahrungen aus einer überregionalen Anwenderstudie mit nahezu 800 Patientinnen zeigten, daß die Blutungsinzidenz bei niedermolekularem Heparin zwar nicht signifikant vermindert wurde, die Patientinnen jedoch das Präparat besser vertrugen, die einmalige Injektion die Akzeptanz erhöhte und bei gleicher Wirksamkeit zu einer deutlichen Entlastung der Pflege führte.

5.3 Zusammenfassung

Thromboembolische Komplikationen sind in der operativen Gynäkologie, abgesehen von besonderen Risikosituationen, eher selten. Sie sind wegen der potentiell tödlich verlaufenden Lungenembolie und den schlecht behandelbaren Folgezuständen (postthrombotisches Syndrom, Mikroemboliesyndrom) ernstzunehmen und stellen eine wichtige Ursache postoperativer Frühmortalität dar. Deshalb ist eine differenzierte medikamentöse Thromboembolie-Prophylaxe angezeigt. Beträgt die Operationszeit über 30 Minuten, sind die Patientinnen älter als 40 Jahre und postoperativ weitgehend immobilisiert, liegt auch bei gutartiger Grunderkrankung ein erhöhtes Risiko vor, das eine Prophylaxe erforderlich macht. Trotz der potentiellen Blutungskomplikationen gilt für diese Gruppe, daß eine Nachoperation wegen einer Blutung eher zu vertreten ist als eine fatale Lungenembolie bei unterlassener Prophylaxe.

Gynäkologische Malignompatientinnen mit ausgedehnten Eingriffen, Patientinnen mit postthrombotischem Syndrom oder mit thromboembolischen Komplikationen in der Anamnese müssen eine Prophylaxe in erhöhter Dosierung erhalten. Auch bei der primären Strahlentherapie ist eine Prophylaxe angezeigt. Patientinnen mit niedrigem Risiko (Alter unter 40 Jahren, Eingriff unter 30 Minuten und Frühmobilisierung) brauchen keine Prophylaxe.

LITERATUR

1. Arzneimittelkommission der deutschen Ärzteschaft (1987) Heparin-Dihydergot® nicht mehr im Handel. Dt Ärztebl 84, B-1198
2. Bergquist D (1983) Postoperative Thromboembolism. Springer, Berlin Heidelberg New York Tokyo
3. Bollinger A, Franzeck VK (1982) Diagnose der tiefen Becken- und Beinvenenthrombose. Schweiz Med Wschr 112: 550-556
4. Borstad E, Urdahl K, Handeland G, Abildgaard U (1988) Comparison of low molecular weight heparin vs unfractionated heparin in gynecological surgery. Acta Obstet Gynecol Scand 67: 99-103
5. Briel RC, Doller P, Harmann PC (1988) Thromboembolie-Prophylaxe bei Hysterektomien mit niedermolekularem Heparin. Geburtsh u Frauenheilk 48: 160-164
6. Buttermann G (1984) Klinische Bedeutung nuklearmedizinischer Nachweisverfahren. Gynäkol Prax 7: 685-694
7. Gruber UF (1980) Möglichkeiten zur Thromboseprophylaxe (physikalisch und medikamentös). Krankenhausarzt 53: 3-8
8. Gruber UF (1983) Dextran. In: Koller F, Duckert F (Hrsg) Thrombose und Embolie. Schattauer, Stuttgart New York, S 355
9. Haas S, Blümel G (1988) Prophylaxis of thromboembolism with various low-molecular-weight-heparins. Haemostasis 18: 82-87
10. Heilmann L, Kruck M, Schindler AE (1989) Thromboseprophylaxe in der Gynäkologie: Doppelblindvergleich zwischen niedermolekularem (LMWH) und unfraktioniertem (UFH) Heparin. Geburtsh u Frauenheilk 49: 803-808
11. Hirsh J, Genton E, Hull R (1981) Venous thromboembolism. Grune & Stratton, New York London
12. Hohl MK (1983) Prophylaxe tiefer Venenthrombosen und Lungenembolien. In: Koller F, Duckert F (Hrsg) Thrombose und Embolie. Schattauer, Stuttgart New York, S 506
13. Hohl KM, Gruber UF (1983) Thromboembolie-Prophylaxe in der Frauenheilkunde. Huber, Bern
14. von Hugo R (1987) Thromboserisiko: Vor der Operation die Pille absetzen? Med Trib 21: 27
15. von Hugo R, Graeff H (1984) Prophylaxe thromboembolischer Erkrankungen in der Geburtshilfe und Gynäkologie. Gynäkol Prax 8: 55-60
16. Immich H, Sonnemann E (1984) Heparin-Dihydroergotamin und Heparin: Ein Vergleich der Wirksamkeit und Verträglichkeit beider Verfahren. Klinikarzt 13: 763-773
17. Jung W, Fridrich R, Duckert F, Gruber UF (1975) Der Radiofibrinogentest zur Diagnose frischer tiefer Venenthrombosen. Schweiz Med Wschr 105: 391-398
18. Kakkar VV (1975) Prevention of fatal postoperative pulmonary embolism by low dose of heparin. Lancet II: 45-51
19. Kakkar VV (1984) Nutzen-Risiko-Dimension von Heparin-Dihydroergotamin. Dt Med Wschr 108: 1536-1537
20. Kuster B, Gruber UF (1984) Wert von Heparin-Dihydergot zur Prophylaxe thromboembolischer Komplikationen. Schweiz Med Wschr 114: 322-332
21. Schorr DM, Gruber UF (1977) Prophylaxe thromboembolischer Komplikationen in der operativen Gynäkologie. Geburtsh u Frauenheilk 37: 201-296
22. Sevitt S (1962) Venous thrombosis and pulmonary embolism: their prevention by oral anticoagulants. Am J Med 33: 706
23. Theiss W, Graeff H, von Hugo R (1984) Diagnostik und Therapie der tiefen Beinvenenthrombose in der Schwangerschaft und im Wochenbett. Med Welt 35: 927-934
24. Theiss W (1984) Nichtinvasive apparative Methoden der Diagnostik tiefer Beinvenenthrombosen. Gynäkol Prax 8: 61-64
25. Theiss W, Kriessmann A, Wirtzfeld A (1980) Therapie tiefer Venenthrombosen. Streptokinase, Urokinase, Plasminogensubstitution. Dtsch Med Wschr 105: 243-246
26. Urokinase-Pulmonary Embolism Trial (1973) A national cooperative study. Circulation (Suppl) 47: 70
27. Urokinase-Streptokinase Embolism Trial (1974) Phase 2 results. JAMA 229: 1606-1613
28. Walsh JJ, Bonnar J, Wright FW (1974) A study of pulmonary embolism and deep vein thrombosis after major gynecologic surgery using labelled fibrinogen, phlebography and lung scanning. J Obstet Gynaec B R Commonw 81: 311-316
29. Widmer LK (1978) Venenkrankheiten, Häufigkeit und sozialmedizinische Bedeutung. Basler Studie III. Huber, Bern

VI Qualitätssicherung in der operativen Gynäkologie

R. THURMAYR, H. GRAEFF, R. VON HUGO und J. SCHÖFFEL

INHALT

1 Einleitung

Qualitätskontrolle ist ein aus der industriellen Güterfertigung stammender Begriff. Man versteht darunter die Überwachung der Qualität von in Massen produzierten Gütern oder Dienstleistungen mit statistischen Methoden. Bei der Qualitätskontrolle wird laufend die Hypothese geprüft, daß Abweichungen der Güter- und Leistungsqualität von der Norm auf Zufall beruhen. Kann diese Hypothese nicht mehr aufrechterhalten werden, muß auf einen Fertigungs- oder Leistungsfehler geschlossen werden, dessen Ursache nachgegangen und beseitigt werden muß [15, 22].

Die Qualitätskontrolle soll eine befriedigende Qualität der Fertigung halten, wobei unter Qualität nur die Qualität der Übereinstimmung zwischen Vorbild und wirklicher Ausführung [20] gemeint ist. Eine entsprechende Qualitätskontrolle fand Eingang in die Beurteilung der Analysenphase der klinisch-chemischen Laboratorien und ist durch Richtlinien der Bundesärztekammer geregelt [2].

Die Übertragung des Begriffes Qualitätskontrolle von der industriellen Fertigung auf die Leistungserbringung durch Menschen ist insofern problematisch, weil damit vorausgesetzt würde, daß der Mensch wie eine Maschine arbeite und das Produkt technisch realisierbar sei. Mit einem oder einigen Merkmalen kann jedoch die Qualitätskontrolle menschlichen Handelns nicht auskommen, um den komplexen Handlungsvorgang zu erfassen. Weiterhin betreffen die Qualitätsverbesserungsmaßnahmen nicht eine Maschine, sondern einen handelnden Menschen mit eigenem Willen, der nicht durch Drehen an Knöpfen anders eingestellt werden kann, sondern durch interpersonalen Bezug zu besserer Leistung aufgefordert werden muß. Das heißt, der Handelnde muß in den Qualitätskontrollprozeß miteinbezogen werden, denn er wird sich nur dann ändern, wenn er ihn selbst einsehen und akzeptieren kann. Man spricht daher von Qualitätssicherung, um diesen Selbsterkennungsprozeß des Handelnden auszudrücken. Dies macht auch deutlich, daß Erfolge bei der Qualitätssicherung viel schwerer zu erreichen sind als in der Qualitätskontrolle.

Bei der Beurteilung medizinischer Leistungen kommt noch hinzu, daß das Produkt der medizinischen Leistung nicht nur vom Handelnden, sondern auch vom Behandelten abhängt. Der Patient muß in die Erfolgsbeurteilung als betroffener Beurteiler miteingeschaltet werden. Er muß auch gemäß seiner Aktivität bei der Bewältigung der Krankheit in die Leistungskontrolle einbezogen sein. Dieser persönliche Einsatz der Patienten geht bei der medizinischen Qualitätssicherung meist im statistischen Rauschen der Kontrollmethoden unter.

2 Definition der Qualitätssicherung

Ziel der Qualitätssicherung in der operativen Gynäkologie ist die Prüfung, Sicherung und Verbesserung der operativen Versorgung der Patientinnen. Qualitätssicherung ist Grundvoraussetzung geworden für die Weiterentwicklung eines operativen Faches wie der Gynäkologie. Dazu bedarf es eines Programms, das in einer Frauenklinik eingeführt werden muß.

Da medizinische Leistung nicht nur vom Arzt allein, sondern zusammen mit den Mitarbeitern des Pflegebereichs und mit dem Patienten erbracht wird, müssen bei der Qualitätssicherung die Methoden der Betriebsführung (Management) angewandt werden. Sie bestehen aus folgenden Schritten:

1. Feststellen des augenblicklichen Zustandes durch Ist-Dokumentation,
2. Erarbeiten von Verbesserungsmaßnahmen durch Planung,
3. Kontrolle der Einhaltung dieser Maßnahmen.

Entsprechend muß eine Qualitätssicherung folgende Schritte umfassen, die nicht nur einmal, sondern wie in einem Regelkreis wiederholt durchlaufen werden müssen [21]:

1. Erkennung von Problemen in der ärztlichen Versorgung und Setzen von Prioritäten,
2. operative Definition der Qualität und ihrer Güte in dem ausgewählten Problembereich und damit indirekt Festlegung der Ziele des Qualitätssicherungsprogramms,
3. detaillierte pro- oder retrospektive Beobachtung des Problembereichs im ärztlichen Alltag, sofern dies nicht bereits im Rahmen der Problemerkennung geschehen ist,
4. Analyse der Beobachtungen und Erarbeitung von Lösungsvorschlägen,
5. Umsetzung der Empfehlungen in die tägliche Praxis, Messung der Effektivität und Entscheidung über das weitere Vorgehen.

Dokumentation des Ist-Zustandes allein ohne Einleitung von Verbesserungsmaßnahmen und ohne Beobachtung deren Auswirkung auf die Routine ist keine Qualitätssicherung. Die Qualitätssicherung kann 3 Bereiche umfassen:

1. Strukturqualität: Hier wird untersucht, ob überhaupt die Voraussetzungen vorhanden sind, um eine Qualität zu garantieren. Man betrachtet die Struktur der Klinik unter der Fragestellung, ob die räumlichen, apparativen, personellen und organisatorischen Voraussetzungen gegeben sind, z. B. Anzahl der Operationsräume oder -tische der Klinik, Verhältnis Pflegepersonal zu Bett, Ausbildungsstand der Ärzte, Einrichtung der Nachtdienste.
2. Prozeßqualität: Bei der Prozeßqualität betrachtet man den richtigen und zeitgerechten Einsatz der zur Verfügung stehenden Mittel, wie Infusionen oder Operationen. Hier wird auch die Qualität der Mittel einbezogen, z. B. Qualität der diagnostischen Maßnahmen, wie Mammographie oder Laborwerte.
3. Ergebnisqualität: Die Ergebnisqualität sucht die Güte des Behandlungsergebnisses am Patienten selbst abzulesen. Komplikationsraten, Letalität, Liegedauer sind die klassischen Mittel der Qualitätsbeobachtung in der postoperativen Phase.
   Großes Gewicht wird auf Langzeitergebnisse gelegt, z. B. durch die Beobachtung von Funktionseinschränkungen. Auch der Patient wird gefragt nach seiner Einschätzung des Behandlungsergebnisses. Man versucht, die Lebensqualität, die der Patient nach seiner Operation empfindet, näher zu definieren.

Qualität kann also an den verschiedensten Parametern gemessen werden. Jedes Messen setzt jedoch ein Maß voraus [1, 4, 25].

1. Akademischer Standard: Eine Gruppe von Experten definiert den Standard der Qualität und legt Auffälligkeitsbereiche fest.
2. Statistischer Standard: Aus mehreren vergleichbaren Kliniken werden Lage- (Mittelwert, Median) und Streuungsmaße (Spannweite, Interquantilbereich) für jeden der Qualitätsparameter ermittelt. In einem Klinikprofil wird dann die Lage der Klinik gegenüber anderen oder gegenüber dem Soll dargestellt, so daß die Qualität der Klinik daran rasch abgelesen werden kann.
3. Trendwerte: Durch zeitlichen Vergleich kann sich eine Klinik an ihren eigenen Vorwerten messen und den Trend der Qualitätsänderung beobachten.

Nach Feststellung von negativen Abweichungen vom Qualitätssoll muß die Analyse beginnen, welche die Ursachen der Abweichung aufdecken soll. Sobald die Abweichungsursachen erkannt sind, muß durch geeignete Maßnahmen versucht werden, diese Ursachen auszuschalten. Entsprechende Anordnungen müssen in der Klinik erlassen und bekannt gemacht werden.

Daß diese Anordnungen eingehalten werden, kann durch eine laufende Dokumentation mitbeobachtet werden. Meistens sind jedoch zusätzliche Kontrollmaßnahmen notwendig. Um Analyse und Kontrolle sinnvoll durchführen zu können, sind zwei Gremien einzurichten. Die Analyse und die Herausgabe von Verordnungen muß bei der Klinikleitung angesiedelt sein, die Kontrollfunktion muß einem Qualitätsbeauftragten überantwortet werden, der den Klinikbetrieb gut kennt. Er muß darüber wachen, daß die vereinbarten Maßnahmen eingehalten werden oder, falls die vorgesehene Maßnahme nicht vollziehbar ist, die Abweichung schriftlich begründet wird. Diese Begründungen zeigen dann, wenn sie gehäuft auftreten, daß die Vorschrift nicht realistisch vorgegeben war und zwingt die Klinikleitung zu einer Neufassung. In entsprechenden Qualitätskonferenzen werden die Analyseergebnisse, Verbesserungs- und Kontrollmaßnahmen dem betroffenen Personenkreis nähergebracht.

In den Beispielen, Abschnitt 3 und 4, wird gezeigt, wie die Anforderungen an die Qualitätssicherung bisher realisiert werden konnten.

3 Beispiele von Qualitätssicherung in operativen Fächern

3.1 Professional Standards Review Organisation (PSRO)

In den USA wurde 1972 im Rahmen des sozialen Fürsorgegesetzes die Überwachung der Qualität ärztlicher Leistungen geregelt, die für die älteren und sozial schwächeren Bürger erbracht werden. Kernpunkte dieses Überwachungssystems, das 25% der Bevölkerung betrifft, sind [20]:

- ärztliche Leistungen werden nur bezahlt, wenn sie nachweislich medizinisch notwendig waren;
- eine stationäre Versorgung wird nur vergütet, wenn eine ambulante Versorgung ineffizient ist;
- Organisationen zur Überprüfung dieser beiden Kernsätze sind von der Ärzteschaft einzurichten (PSROs).

Die PSRO führten ihre Qualitätssicherungsaufträge durch regelmäßige Überprüfungen der Einweisungsnotwendigkeiten und der Liegezeiten, Studien über die Qualität ärztlichen Handelns und durch routinemäßige Betrachtung von Klinik-, Arzt- und Patientenprofilen durch [8].

3.2 Performance and Evaluation Procedure (PEP) der vereinigten Kommission zur Akkreditierung von Krankenhäusern (ICAH)

Die Akkreditierung eines Krankenhauses in den USA ist abhängig von der Erfüllung eines Mindeststandards an Strukturqualität und von der Durchführung von Performance- und Evaluationsprozeduren (je nach Größe 4–22 Prozeduren). Aufgrund der Krankengeschichte wird das Behandlungsergebnis (outcome quality) bei allen Patienten nach

Tabelle 1. Qualitätsüberwachungsaktivitäten, welche die vereinigte Kommission zur Akkreditierung von Krankenhäusern (ICAH) in den USA fordert

1.	Berichte über die ärztliche Tätigkeit
1.1	Laufende Antibiotika-Überwachung
1.2	Monatliche Einzelfallanalyse in der Chirurgie: Angemessenheit des chirurgischen Verfahrens, Komplikationen
1.3	Vierteljährige Überprüfung der Krankengeschichten: Liegedauer, Validität, ausreichender Inhalt
1.4	Vierteljähriger Bericht über Arzneimittelverbrauch
1.5	Vierteljähriger Bericht über Blutkonservenverbrauch
1.6	Monatliche Überprüfung ärztlicher Leistungen: Morbidität, Mortalität, Infektionen, Behandlungskomplikationen, ungewöhnliche Fälle
1.7	Überwachung der Einhaltung von Regeln und Vorschriften durch das ärztliche Personal
2.	Krankenhausspezifische Funktion
2.1	Infektionskontrolle
2.2	Überwachung der Krankenhausinanspruchnahme
2.3	Wartung der gesamten Ausrüstung
3.	Überprüfung der Beurteilung der Qualität und Angemessenheit der Krankenversorgung, die von zentralen Diensten geleistet wird
4.	Überprüfung und Beurteilung der Qualität und Angemessenheit der pflegerischen Versorgung
5.	Überprüfung der Zulassung und Gewährung von „Privilegien", d.h. des definierten Tätigkeitsgebietes eines Arztes.

Kriterien untersucht, die von der Qualitätssicherungs-Kommission des Krankenhauses in eigener Regie aufgestellt werden. Wird ein Kriterium verletzt, z.B. tritt eine Wundheilungsstörung auf und liegt keine lt. Standard begründete Ausnahme vor, so wird die ganze Krankengeschichte einem Ärzte-Kommittee vorgelegt. Die Berichte der Häuser werden nicht an eine Behörde weitergeleitet, sondern bleiben innerhalb der Ärzteschaft [20]. Die ICAH fordert von jedem Krankenhaus eine Reihe von Qualitätsüberwachungsaktivitäten, die in Tabelle 1 zusammengestellt sind [13].

3.3 Qualitätssicherung in der Chirurgie (BRD, Schega)

Die Deutsche Gesellschaft für Chirurgie entwickelte unter Federführung von W. Schega (Ausschuß für Qualitätssicherung) in Zusammenarbeit mit dem Deutschen Krankenhausinstitut ein zunächst vornehmlich prozeßorientiertes Verfahren zur Qualitätskontrolle [17]. In 3 Pilotstudien der Jahre 1977, 1979 und 1980/81 wurden – z.T. von der Robert-Bosch-Stiftung gefördert – 7 Erkrankungen als Leitdiagnosen (Tracer) getestet. Da zum Zwecke der Qualitätssicherung nicht alle Patienten in die Dokumentation einbezogen werden konnten, beschränkte man sich von Anfang auf Leitdiagnosen, die möglichst alle Versorgungsbereiche berühren. Aufgrund der Erfahrungen aus den Vorstudien wählte man Leistenhernie, Cholezystitis/-lithiasis und Oberschenkelfraktur als Tracer-Diagnosen aus. Seit 1982 läuft in Nordrhein-Westfalen mit diesen 3 Krankheitsbildern eine Feldstudie, welche die Durchführbarkeit der Studie in der Routine bei 184 freiwillig teilnehmenden chirurgischen Krankenhausabteilungen testet.

Für jedes Krankheitsbild wurde ein Erhebungsbogen entwickelt, der z. B. für das Gallensteinleiden 132 und für die Leistenhernie 119 Items enthält. Zur Erfassung gelangen - neben Angaben zur Person und Klinik - Aufnahmesituation, diagnostische Maßnahmen, Zweiterkrankungen und Risikofaktoren, intraoperative Diagnostik, Operationsbefund und -verfahren, postoperative Komplikation, Entlassungssituation und Anzahl vorangehender stationärer Behandlungen wegen dieser Erkrankung. Die Bögen werden von den teilnehmenden Kollegen ausgefüllt. Die Auswertung erfolgte im Institut für Medizinische Informationsverarbeitung, Statistik und Biometrie, München. Die Abteilungen erhalten in regelmäßigen Abständen eine Gesamtstatistik aller Teilnehmer und ihre eigene Statistik, ein grafisches Klinikprofil und eine Auflistung der Einzelkomplikationen, ebenfalls mit Vergleichszahlen.

Neben der einfachen Selbstkontrolle der eigenen Ergebnisse im Vergleich mit anderen chirurgischen Kliniken anhand der Statistiken nimmt die interkollegiale Beratung durch die Beraterkommission eine zentrale Stelle im gesamten System ein. Die Beraterkommission besteht aus erfahrenen Klinikern aus dem Kreise der teilnehmenden Abteilungen. Zu ihren Aufgaben zählen:

- interkollegiale Gespräche mit Klinikern, die aufgrund ihrer Selbstkontrolle Rat suchen;
- Besuch von Kliniken, falls es nach dem interkollegialen Gespräch notwendig erscheint;
- Festlegung und Weiterentwicklung von Standards für die Qualitätsbeurteilung, die im grafischen Klinikprofil besonders markiert werden;
- anonyme Beurteilung der Qualität mittels Ergebnisauswertungen.

Neben der Prozeßqualität werden in den bisherigen Studien auch Struktur- und Ergebnisqualität überprüft. So entstand zur Resourceanalyse ein Erhebungsbogen, der die räumliche, technische und personelle Klinikausstattung erfaßt und die Beratungstätigkeit der Kommission erleichtert. Die Ergebnisqualität wurde bei Cholezystitis-Patienten durch Versendung eines Fragebogens untersucht, der Fragen über den Gesundheitszustand enthielt.

Diese gründlichen Vorarbeiten zur routinemäßigen Qualitätssicherung in der chirurgischen Krankenhausversorgung sind notwendig, um die optimale Vorgehensweise zu finden, bevor an eine Institutionalisierung von Qualitätssicherungsmaßnahmen gedacht werden kann.

3.4 Zweitbeurteilung der Indikationsstellung (Second Opinion)

Bei diesem Programm - entwickelt in New York [5] - wird den Patienten auferlegt, sich die Indikationsstellung zu einer elektiven Operation durch einen zweiten unabhängigen Arzt bestätigen zu lassen. Bei einer Beteiligung von etwa 85% wurden in New York 30,7% (n = 397) der empfohlenen Hysterektomien nicht bestätigt. Gründe der Nichtbestätigung waren in 40% die Bevorzugung einer konservativen Therapie und in 20% die Notwendigkeit weiterer Diagnostik. Nach einem halben Jahr hatten sich etwa 53% der Patienten trotzdem operieren lassen. Bei Kürettage wurden 17,6% und bei Mastektomie einschl. anderer Brustoperationen wurden 17,3% der Operationsindikationen nicht bestätigt [3]. Der derzeitige Reingewinn wird durch Vermeidung der Operation und geringeren Arbeitsausfall auf 145 $ pro Patient errechnet.

4 Beispiele von Qualitätssicherung auf dem Gebiet der Gynäkologie und Geburtshilfe in der BRD

4.1 Bayerische Perinatalerhebung

Als Qualitätssicherungsmaßnahme ist die Bayerische Perinatalerhebung (BPE) als vorbildlich für die BRD hervorzuheben. Sie wird getragen von der Bayerischen Landesärztekammer und der Kassenärztlichen Vereinigung Bayerns. Die Träger der BPE und eine gemeinsame Kommission für Perinatologie aus Frauen-, Kinderärzten, Fachleuten für Datenverarbeitung und Verwaltung steuern eine zentrale Organisationsstelle, welche die Detailarbeit durchführt [26].

Die Beteiligung von Kliniken und Belegärzten ist freiwillig und anonym. Auch die Verbesserung eines Qualitätsdefizits, ersichtlich an den von der Organisationsstelle herausgegebenen Analysen, liegt in der Verantwortung der Kliniken. Im Jahre 1988 beteiligten sich 173 Kliniken, womit die Repräsentation aller bayerischen Geburten 84,8% beträgt.

Die beteiligten Kliniken erhalten jährlich eine gesamte Geburtshilfestatistik sowie eine Kurzfassung hiervon. Zusätzlich wird jeder Klinik ein Klinikprofil übermittelt, das für jedes wichtige Merkmal auf einer äquidistanten Abszisse zwischen Minimal- und Maximalhäufigkeit die Häufigkeit - bzw. Median - des Merkmals in der Gesamtpopulation und in der betreffenden Klinik grafisch darstellt. Die Abszissenabschnitte sind so zentriert, daß die Häufigkeiten der Merkmale in der Gesamtpopulation senkrecht übereinander liegen. Durch Verbindung der Häufigkeitspunkte der beteiligten Klinik in vertikaler Richtung ergibt sich eine Kennlinie der Klinik, aus der man rasch die überwiegende Richtung und die Stärke der Abweichung vom „Standard" der Gesamtpopulation ablesen kann.

4.2 Qualitätssicherung in der operativen Gynäkologie

Im Jahre 1980 wurde über eine Studie berichtet, an der sich 85 Gynäkologische Kliniken beteiligten und damit über 10% der Kliniken und Betten in der BRD abdeckte. Mit Hilfe eines einseitigen Erhebungsbogens, der von den Ärzten ausgefüllt wurde, konnten die Komplikationen bei 57362 diagnostischen und operativen Eingriffen erfaßt werden [18]. Die Präsentation der Komplikationsraten, ihre Kombinationsbedürftigkeit und ihr Bezug auf die Eingriffe erfolgte im Nürnberger Symposion „Problematik der Qualitätssicherung in der Gynäkologie" [23].

Hier wurde auch über eine prospektive Erfassung der Morbidität in der operativen Gynäkologie an der UFK Basel berichtet [12]. Die Erfassung begann 1978 an der UFK allein und wurde 1980 auf 8 schweizerische Frauenkliniken ausgedehnt. Auf einem speziell entworfenen Erhebungsbogen wurden Daten zur Patientin, der Eingriff - die Art der Operation wird exakt aufgeführt -, evtl. Reoperationen und Einzelheiten zum postoperativen Verlauf erfaßt und mit EDV ausgewertet. Diese Studie wurde 1982 abgelöst durch eine Pilotstudie der Arbeitsgemeinschaft Schweizer Frauenkliniken, an der sich 41 Kliniken beteiligten [7]. Sie wurde ähnlich wie die BPE organisiert mit Selbstkontrolle der beteiligten Kliniken und mit externer Hilfestellung dazu durch ein zentral erstelltes Klinikprofil. Es wird hier Gynäkologie, Geburtshilfe und Neugeborenes berücksichtigt.

Aus der UFK Tübingen wurde 1980 über ein Dokumentationssystem berichtet, bei dem 12 quantitative und 19 qualitative Merkmale über Diagnosen, Operationen, Voroperationen, Risikofaktoren, Komplikationen und Narkose bei Patientinnen der Klinik erfaßt und ausgewertet wurden [14].

Auch die Deutsche Gesellschaft für Gynäkologie und Geburtshilfe beschloß im Jahr 1981, ein Programm zur Qualitätssicherung der operativen Gynäkologie zu erarbeiten. Erste Ergebnisse wurden von H. Koester bei der 46. Tagung der Gesellschaft 1986 vorgestellt. Neben der Beobachtung der Komplikationsinzidenz wurde schwerpunktmäßig über die Indikation zur Adnexoperation und Hysterektomie referiert [10].

4.3 Einbettung der Qualitätssicherung in den Klinikbetrieb

Am Beispiel der Frauenklinik der Technischen Universität München soll demonstriert werden, wie die Qualitätssicherung in den Klinikbetrieb eingebettet werden kann. Um einen kontinuierlichen Überblick über die medizinische Versorgung der Patientinnen zu erhalten, wurden in der Frauenklinik Überwachungsverfahren für folgende 3 Teilbereiche eingerichtet:

- Perinatalbereich,
- operativer Bereich,
- bakteriologisch-serologischer Bereich.

Diese Bereiche wurden so gewählt, daß möglichst viele Patientinnen der Klinik daran teilnehmen, wobei eine Patientin in mehrere Bereiche fallen kann. Die Daten aus diesen 3 Bereichen werden auf unterschiedliche Weise gewonnen.

Die Daten aus dem Perinatalbereich werden primär für die Bayerische Perinatalerhebung erfaßt (s. Abschn. 4.1).

Die Bögen wurden ursprünglich an die zentrale EDV der Bayerischen Landesärztekammer gesandt und dort in den Computer eingegeben und überprüft. Fehlerhafte Erhebungsbögen kamen in mehrmonatlichem Abstand zur Verbesserung in die Klinik zurück, wo die angemahnten Daten oft nur unter erheblichem Aufwand rekonstruiert werden konnten. Die Klinik erhielt von der Zentrale die Jahresstatistik, erarbeitete sich jedoch monatlich manuell eine Übersicht über die Datenlage des letzten Monats.

Deshalb werden jetzt die Daten aus dem Erhebungsbogen sofort in den Klinikumscomputer im Dialog eingegeben und Fehler aufgrund der Fehler-

Erhebungsbogen für die Operationsstatistik der Frauenklinik der TUM

Klebeetikette oder Eintragung	**Postoperative Angaben**
Familienname:	Station postop.: 1 = operativ, 2 = konservativ, 3 = Geburtshilfe, 4 = Pat. außerhalb Gyn.
	Thromboseprophylaxe: 1 = nein, 2 = ja
Vorname:	Antibiotika: 1 = nein, 2 = therapeut., 3 = prophylakt., 4 = 2 + 3
	Transfundierte Blutkonserven insgesamt in Einheiten:
Geb. Tag Monat 1 9 Aufnah. Tag Monat Jahr	Strahlentherapie: 1 = nein, 2 = primär, 3 = postoperativ
Aufnahme-Nr. L	Entlassungs-/Verlegungsdatum Tag Monat Jahr
Angaben zur Operation OP-Art	Cytostatische Behandlung: 1 = nein, 2 = ja
OP-Buch-Nr. OP-Datum Tag Monat Jahr	Kontrollmodus: Kontrolle in Wochen
Operateur: Lehr-assistenz	1 = Regelmäßige Weiterbehandlung bei Ihnen 2 = Regelmäßige Weiterbehandlung bei uns 3 = Einmalige Kontrolle bei uns, Weiterbehandlung bei Ihnen 4 = Einmalige Kontrolle bei Ihnen 5 = Sonstiges
OP-Weg: 1 = abd. 2 = vag. 4 = Mamma Kombinat d. Addition Eingr.-größe	
OP-Dauer [min] AZ: 1 = gut, 2 = mäßig reduziert, 3 = stark reduziert	Brief – Verweis OP- Nummer Tag Monat Jahr

Diagnosen	1.	Katalog A:
	2.	Katalog A:
	3.	Katalog A:
	4.	Katalog A:
	5.	Katalog A:
Operationen	1.	Katalog B:
	2.	Katalog B:
	3.	Katalog B:
	4.	Katalog B:
Komplikationen	1.	Katalog C:
	2.	Katalog C:
	3.	Katalog C:
	4.	Katalog C:
		Kat. C Anzahl der Komplikationen
Histologie		x = kein Anhalt für maligne Entartung 9 = maligne Erkrankung Nosologie LOK
Weitere Angaben		

Therapie-Vorschlag:

Adresse des Brief-empfängers: Unterschrift:

Adressat: 1 = m, 2 = w, 3 = unbek., 4 = kein Brief

Abb. 1a. Erhebungsbogen für die Operationsstatistik. Aufgrund der vom Stationsarzt eingetragenen Angaben werden der Arztbrief automatisch erstellt und die Daten der Qualitätssicherung durchgeführt

Katalog A – Diagnosen

01 Descensus
02 Prolaps
03 Belastungsinkontinenz
04 Uterus myomatosus
05 Vorstufe des Zervixkarzinom (Dysplasie, Ca in situ)
07 Zervixkarzinom
08 Vorstufe des Korpuskarzinom
09 Korpuskarzinom
10 Adnextumor (nicht entzündlich)
11 Mammatumor (nicht entzündlich)
12 Ehesterilität
13 Sterilisierung
14 Extrauteringravidität
15 Adhäsionen
16 Unklare Unterbauchbeschwerden
17 Endometriose
18 Entzündliche Prozesse (mit Abszedierung)
19 Postmenopauseblutungen
22 Dysfunktionelle Blutungen
24 Präkanzerose der Vulva (M. Bowen)
25 Vulvakarzinom
26 Zervixinsuffizienz
27 Appendizitis
28 Aborte uterine
31 Indikation zur Sectio: Klartext
32 Zervixpolyp
33 Vaginakarzinom
98 Sonstige nicht gynäkologische Diagnose
99 Sonstige gynäkologische Diagnose

Katalog C – Komplikationen

01 Bluttransfusionen vor der OP
02 Bluttransfusionen während und nach der OP
03 Wundheilungsstörungen abdominal (auch Serom, Dehiszenz)
04 Wundheilungsstörungen vaginal
05 Wundheilungsstörungen Mamma (auch Serom, Dehiszenz)
06 Temp. $> 38{,}5^0$ C an mindest zwei aufeinanderfolg. Tagen
07 Fieber, das nicht unter Nr. 06 fällt
08 Wundhaematom konservativ behandelt
09 Postoperative Nachblutung mit Revision
10 Revision vaginal
11 Relaparatomie
12 Sekundärnaht
13 HWI (sympt. Keimzahl $> 10^2$/ml)
(asympt. Keimzahl $> 10^5$/ml)
14 Pyelonephritis
15 Endomyometritis post partum
16 Sepsis
17 Ileus
18 Subileus
19 Herz-, Kreislauf-Komplikation
20 Thrombose (tiefe)
24 Thrombophlebitis der unteren Extremität
21 Thrombophlebitis nach Infusionen
22 Lungenembolie
23 Pneumonie
25 Verlegung im Haus
26 Tod im Zusammenhang mit OP
27 Tod aus anderer Ursache
28 Ureterkomplikationen
29 Blasenkomplikationen
30 Darmverletzung
31 Gefäßverletzung
intraoperativ
32 postop. Störung der Blasenfunktion
33
99 Sonstiges

Katalog B – Art der Operation

[. . . .]: = Tarif-Nr. des DKG-NT für OP-Buch

Mammaeingriffe

01 Excision (PE) [2410 + 9801]
02 Ablatio mit vorausgehender PE [2410 + 9801 + 2413] in einer Sitzung mit Axilla
06 Ablatio (PE Tage zuvor) mit Axilla [2413]
03 Konservativ brusterhaltende Op. mit vorausgehender PE mit Axilla [2410 + 9801 + 2413]
05 Konservativ brusterhaltende Op. mit Axilla [2413]
08 Milchgangsresektion [2410 + 9801]
09 Plastische Operation, auch Mastektomie
10 Alleinige Präparation der Axilla [2402 + 9800]
11 PE aus der Axilla [2402 + 9800]
07 Sonstige Op. an der Mamma

Abdominaleingriffe

51 Kaiserschnitt primärer [1032 + 9802]
52 Kaiserschnitt sekundärer [1032 + 9802]
13 Hysterektomie von abdominal [1138] ohne Adnexentfernung
14 Hysterektomie von abdominal [1139] mit Adnexentfernung rechts
15 Hysterektomie von abdominal [1139] mit Adnexentfernung links
16 Hysterektomie von abdominal [1139] mit Adnexentfernung beidseits
53 Tubenentfernung (abd.) *)
54 Konservativ tubenerhaltende OP. (abd.) *)
55 Eingriffe am Ovar (abd.) *)
56 Adnektomie (abd.) *)
*) [1145 (eins.)/1146 (bds.) + 9802 bzw. 1048 bei EU]
57 Therapeutische Laparoskopie
18 Tubensterilisation von abdominal [1145 (eins.)/1146 (bds.) + 9802]
19 Tubensterilisation endoskopisch [1156 + 9802]
20 OP nach Marshall-Marchetti [1780]
21 Probelaparotomie [3135]
22 Sterilitätsoperation [1148 (eins.)/1149 (bds.)]
23 Konservative Uterus-OP [1162]
24 Wertheim'sche Operation [1166]
25 Laparoskopie [1155 + 9801]
26 Darm-OP
27 Appendektomie [3200]
50 Sonstige Abdominalop.

Vaginaleingriffe

28 Hysterektomie von vaginal [1138]
29 Hysterektomie von vaginal [1138 + 1125 + 9802] mit vorderer Plastik
30 Hysterektomie von vaginal [1138 + 1126 + 9802] mit hinterer Plastik
31 Hysterektomie von vaginal [1138 + 1127 + 9802] mit vorderer und hinterer Plastik
32 Hysterektomie von vaginal mit Adnexoperation [1138 + 1145 (eins.)/1146 (bds.) + 9802 bzw. 1139 (bei mit Adnexentf.)]
34 Plastik vordere und hintere [1127 + 9802]
35 Plastik vordere [1125 + 9802]
36 Plastik hintere [1126 + 9802]
37 Cerclage [1129 + 9801]
39 Afterloading [1104]
40 Abrasio [1104]
42 Konisation [1086 + 9800 + 1104]
43 Kolpokleisis [1123]
44 Vulvektomie [1159/(mit ing. LK: 1165)]
45 PE aus Vulva oder Vagina [1141 + 9801]
46 Interruptio [1104]
47 Marsupialisation (z. B. Bartholin-Abszess [1141 + 9801]
48 Abortinduktion [1050 + 9800]
33 Sonstige vaginale Op.
99 Sonstiges

Abb. 1b. Katalog für die Codierung des Erhebungsbogens. Auf der Rückseite des Erhebungsbogens (Abb. 1a) ist der Katalog der Codenummern für die Verschlüsselung von Diagnosen, Operationen und Komplikationen aufgedruckt und damit stets vorhanden kontrollen sofort beseitigt. Die bereinigten Daten werden monatlich mit dem Qualitätsmonitor ausgewertet und parallel dazu per Band an die Landesärztekammer weitergeleitet. Dazu erfolgen monatliche Klinikkonferenzen, in denen die Daten des zurückliegenden Monats besprochen werden. Sobald die Gesamtjahresstatistik vorliegt, werden die hausinternen Ergebnisse im Kollegenkreis diskutiert.

Inzwischen wurden erstmals die individuellen Leistungsdaten (operative Entbindungsfrequenz, Nabelschnurarterien-pH-Wert etc.) der einzelnen Geburtshelfer anonym berechnet. Die eigenen Ergebnisse werden jedem Mitarbeiter in einem verschlossenen Umschlag zugeleitet. In diesem Zusammenhang wurde eine Veränderung der Azidoserate und eine Besserung des „fetal outcome" beobachtet [19].

Die Daten der operativen Gynäkologie werden mit einem Erhebungsbogen (Abb. 1a) erfaßt, der Diagnosen, Operation und postoperativen Verlauf im Klartext enthält [11]. Bei Entlassung der Patientin füllen die Ärzte diese Bogen aus und verschlüsseln Diagnose, Operation und postoperative Komplikationen mit Hilfe eines 2stelligen Codes (Katalog A, B, C, in Abb. 1b). Die Daten werden zur Erstellung eines Arztbriefes mittels Computer im Dialog von Kräften des Instituts für Medizinische Statistik und Epidemiologie eingegeben. Nach Arztbrieferstellung und evtl. Fehlerkorrekturen werden die Daten der Qualitätssicherung zur Verfügung gestellt. Die Daten gehen weiterhin in die Basisdokumentation des Klinikums rechts der Isar ein. Nach größtenteils automatischer Transformation der Katalognummern in den ICD/E-Schlüssel nach IMMICH [9] bei Diagnosen und Komplikationen bzw. in den Operationsschlüssel nach GÖGLER-SCHEIBE [6] werden die Daten in die Datenbank eingespeichert und stehen dann patientenbezogen Auskünften, z. B. bei Wiedereintritt in das Klinikum, sofort zur Verfügung.

Für den bakteriologisch-serologischen Bereich werden täglich die Befunde von Mikrobiologie und Serologie in der Klinik bzw. im Institut für Mikrobiologie in den Computer eingegeben und stehen dann für die Qualitätssicherung bereit. An Daten werden der Einsender, das eingesammelte Material, die nachgewiesenen Bakterien und deren Antibiogramm erfaßt.

Zur Qualitätssicherung wurde mit Hilfe der EDV ein Monitoring eingerichtet, das die gespeicherten Daten der 3 Bereiche regelmäßig überprüft. Dazu wurden Kriterien der Qualitätssicherung definiert, die von der Liegedauer bis zu postoperativen Komplikationen und Resistenzanstieg von Bakterien gegen Antibiotika reichen. Als Vergleichsmaterial wurden die Daten der eigenen Klinik aus den vorangehenden Jahrgängen herangezogen, die dazu z. T. retrograd erfaßt und entsprechend der definierten Kriterien ausgewertet werden mußten. Durch Schichtung des Materials nach den häufigsten Diagnosen und Operationen konnte das Qualitätssicherungsmonitoring auf Untergruppen verfeinert werden.

Es wurden 3 Monitortypen aufgebaut:

1. Patientenbezogener Monitor: Dieser Monitor wird sofort nach Eingabe der Daten gestartet. Er führt einerseits eine Plausibilitätskontrolle durch, z. B. die Übereinstimmung von operativem Zugangsweg und Operation und weist andererseits auf bisher unbekannte oder seltene Er-

Abb. 2. Beispiel eines Stabdiagramms aus der Jahresstatistik

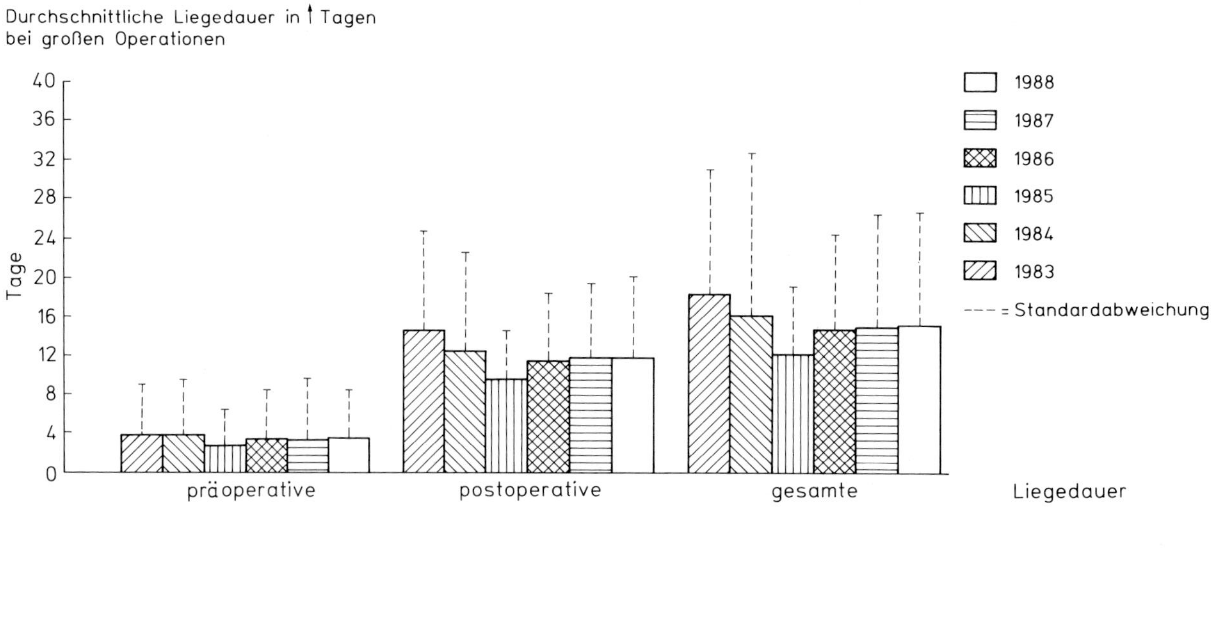

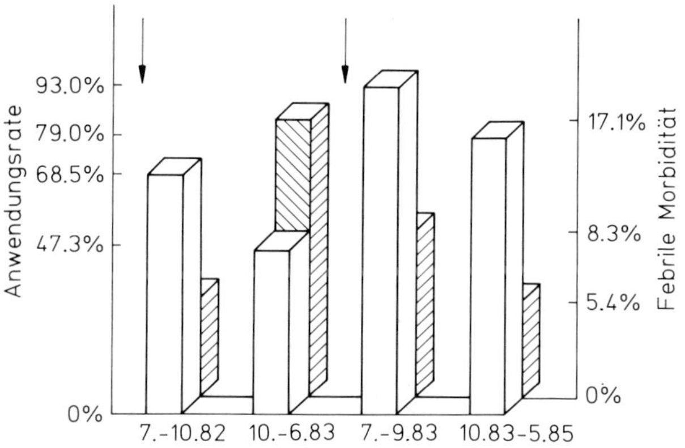

Abb. 3. Anwendungsrate der Antibiotikaprophylaxe bei sekundärem Kaiserschnitt und febrile Morbidität (Cefoxitin). Prophylaxerate *(weißer Balken)* und febrile Morbiditätsrate *(schraffierter Balken)* im Risikokollektiv (in %), bezogen auf 4 hintereinanderliegende Zeiträume. *Pfeile:* Zeitpunkte der schriftlichen Anweisung zur Prophylaxe

eignisse in den Daten hin. Die Merkmalsausprägungen, die im Gesamtmaterial oder in den Untergruppen der vorangehenden Jahrgänge noch nicht auftraten, wurden als bisher unbekannte Ereignisse in den Monitor aufgenommen. In ähnlicher Weise wurden Merkmalsausprägungen als seltene Ereignisse bestimmt, wenn ihre Häufigkeit im früheren Material weniger als 1% betrug. Bei quantitativen Merkmalen war das oberste und das unterste Perzentil maßgebend für die Auswahl als seltenes Ereignis. Auf diese Weise konnten 130 Abfragen für 25 Merkmale definiert werden. Die 3 Bereiche werden im patientenbezogenen Monitor auch übergreifend betrachtet.

2. Monatsmonitor: Zur Erstellung des Monatsmonitors werden die monatlichen Mittelwerte von 30 Merkmalen aus dem operativen Bereich z.T. nach Operation geschichtet bestimmt und jedes Merkmal in einem Plot mit der Zeit als Abszisse ab Januar 1981 aufgetragen. Für den Monatsmonitor werden die Merkmalplots monatlich fortgeschrieben. Außerhalb des 80% Perzentilbereich liegende Werte können sofort mit dem Auge erkannt werden. Der Monatsmonitor signalisiert durch solche Überschreitungspunkte kontrollbedürftige Gebiete in der medizinischen Versorgung.

3. Jahresmonitore: Die Jahresstatistik gibt in Form von 18 Tabellen (Tabellen 2, 3) und 12 Histogrammen die Häufigkeiten und Mittelwerte der wichtigsten Daten wieder (Abb. 2). Auch diese Statistik wird jährlich fortgeschrieben und in einer besonderen Klinikkonferenz unter allen Beteiligten diskutiert.

Zur gezielten Problemlösung wurde z. B. eine spezielle Studie über die Infektionsraten nach Sectio durchgeführt. Eine frühere prospektive klinische Studie hatte ergeben, daß eine Antibiotikaprophylaxe nach Sectio bei Risikopatientinnen zu einer deutlichen Senkung der Infektionsrate führt [24]. Daher wurde am 1. Juli 1982 eine Prophylaxemaßnahme nach Sectio für alle Risikopatientinnen vom Klinikdirektor angeordnet. Die Nachprüfung der Ergebnisse dieser Anordnung im Sinne des Bi-Cycle Concept durch eine neue retrograde Studie ergab, daß nach 3 Monaten diese Anordnung nur mehr bei 47% der Risikopatientinnen befolgt wurde und die Infektionsrate auf 15,7% stieg. Nach einer erneuten schriftlichen Aufforderung des Klinikdirektors zur Antibiotikaprophylaxe im Juli 1983 stieg die Prophylaxerate auf 92% und die Infektionsrate fiel erneut auf 8,3% ab (Abb. 3). Die Studie zeigte einerseits eine Lücke in der Ausführung nach länger zurückliegender Anordnung (performance gap), die jetzt speziell im Patientenmonitor überwacht wird und die Wirksamkeit der Antibiotikaprophylaxe in der Routine durch die reproduzierte Wechselwirkung zwischen Prophylaxe und Infektion.

In einer weiteren Studie beurteilten die Patientinnen ihre stationäre Versorgung. Die Erhebung wurde bei Aufnahme (T1), bei Entlassung (T2) und bei der 1. Nachsorge, etwa 8 Wochen nach der Operation (T3) durchgeführt. 215 Patientinnen machten Angaben zu Funktionseinschränkungen, z. B. Bettlägerigkeit, Pflegebedürftigkeit (T1, T2, T3), zu Beschwerden (T1, T2, T3) und zu Zufriedenheit mit dem Krankenhaus, z. B. ärztliche Betreuung, Essen (T2). Die Ergebnisse weisen auf eine hohe Zufriedenheit der Patientinnen mit der ärztlichen und pflegerischen Betreuung hin, während z. B. die Zimmerausstattung weniger gut beurteilt wurde, ein Mangel, der durch einen Umbau behoben werden konnte (Abb. 4).

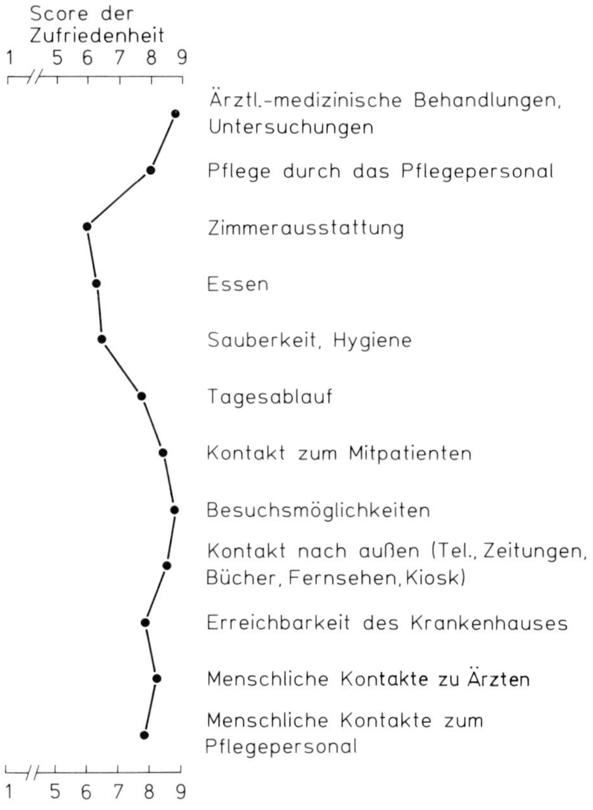

Abb. 4. Zufriedenheitsäußerung von 197 Patienten zu einzelnen Bereichen in der Frauenklinik der TUM. Der Zufriedenheitsscore reicht von 1: = völlig unzufrieden bis 9: = völlig zufrieden. Eingetragen sind die Mittelwerte der Antworten

Tabelle 2. Zusatztherapie nach großen Operationen gegliedert nach Jahren (% in Klammern, Bezug alle großen Op.)

Konservative Therapie / Jahr	1983	1984	1985	1986	1987	1988
Thromboseprophylaxe	507 (65,0)	542 (64,9)	605 (74,7)	749 (78,5)	802 (75,7)	801 (72,1)
Sekundäre Strahlentherapie	35 (4,5)	39 (4,7)	34 (4,2)	37 (2,8)	50 (4,7)	77 (6,9)
Antibiotikabehandlung insgesamt	357 (45,6)	350 (41,8)	388 (47,9)	469 (49,2)	457 (43,1)	614 (55,3)
- davon nur prophylaktisch (% bez. auf alle Antibiot. beh)	68 (19)	102 (29)	149 (38)	179 (38)	210 (46)	352 (57)
- davon nur therapeutisch (% bez. auf alle Antibiot.beh)	285 (80)	233 (67)	177 (46)	199 (43)	180 (39)	138 (23)
- davon therap.-prophylaktisch (% bez. auf alle Antibiot.beh)	4 (1)	15 (4)	62 (16)	91 (19)	67 (15)	124 (20)
Bluttransfusionen pro Operation						
(Einheiten) 1	14	22	13	12	15	6
2	13	39	43	54	40	43
3	2	5	5	11	5	8
4	5	9	8	14	17	9
5	0	1	4	6	4	2
6	2	0	2	5	6	8
7 und mehr	1	7	4	8	15	10
Operationen mit Bluttr. (Summe)	37 (4,7)	83 (9,9)	79 (9,8)	110 (11,5)	102 (9,6)	86 (7,7)

Tabelle 3. Anzahl der Komplikationen bei großen Operationen nach Jahren (in Klammern Spalten-%) Kombination möglich

Komplikationen	1983	1984	1985	1986	1987	1988	Quersumme
Keine Komplikation	502 (64,4)	546 (65,2)	503 (62,1)	586 (61,4)	747 (70,5)	786 (70,7)	3670 (66,1)
Bluttransf. präop.	10 (1,3)	2 (0,2)	2 (0,2)	9 (0,9)	7 (0,7)	4 (0,4)	34 (0,6)
und postoperativ	21 (3,7)	80 (9,6)	80 (9,9)	104 (10,9)	95 (8,9)	86 (7,7)	466 (8,4)
Wundheilungsstörung abdominal	21 (2,7)	30 (3,6)	21 (2,6)	15 (1,5)	15 (1,4)	14 (1,3)	116 (2,1)
Wundheilungsstörung vaginal	10 (1,3)	7 (0,8)	4 (0,5)	3 (0,3)	3 (0,3)	6 (0,5)	33 (0,6)
Wundheilungsstörung Mamma	5 (0,6)	8 (0,9)	17 (2,1)	27 (2,8)	27 (2,5)	30 (2,7)	114 (2,1)
Fieber >38,5 an zwei Tagen	22 (2,8)	17 (2,0)	21 (2,6)	40 (4,2)	32 (3,0)	39 (3,5)	171 (3,1)
Fieber sonstiges	30 (3,8)	31 (3,7)	16 (2,0)	30 (3,1)	28 (2,6)	47 (4,2)	182 (3,3)
Postoperative Nachblutung	8 (1,0)	1 (0,1)	8 (1,0)	6 (0,6)	1 (0,1)	7 (0,6)	31 (0,6)

Tabelle 3. (Fortsetzung)

Komplikationen	1983	1984	1985	1986	1987	1988	Quersumme
Postoperative Nachbl. u. Revision	1 (0,1)	1 (0,1)	3 (0,4)	2 (0,2)	6 (0,5)	4 (0,4)	17 (0,3)
Relaparotomie	0 (0,0)	1 (0,1)	2 (0,2)	4 (0,4)	2 (0,2)	1 (0,1)	10 (0,2)
Sekundärnaht	– –	2 (0,2)	0 (0,0)	0 (0,0)	3 (0,3)	0 (0,0)	5 (0,1)
Bakteriurie	157 (20,1)	120 (14,3)	155 (19,1)	175 (18,3)	118 (11,1)	119 (10,7)	874 (15,2)
Harnwegsinfekt	18 (2,3)	3 (0,4)	3 (0,4)	4 (0,4)	0 (0,0)	2 (0,2)	30 (0,5)
Fieberhafte Lochialstauung	6 (0,8)	7 (0,8)	2 (0,2)	1 (0,1)	8 (0,7)	9 (0,8)	33 (0,6)
Sepsis	1 (0,1)	2 (0,2)	1 (0,1)	6 (0,6)	1 (0,1)	1 (0,1)	12 (0,2)
Ileus	3 (0,4)	0 (0,0)	4 (0,5)	4 (0,4)	5 (0,5)	1 (0,2)	16 (0,3)
Subileus	5 (0,6)	2 (0,2)	5 (0,6)	11 (1,2)	10 (0,9)	12 (1,1)	45 (0,8)
Kardiale Komplikation	7 (0,9)	12 (1,4)	4 (0,5)	10 (1,1)	6 (0,6)	9 (0,89)	48 (0,9)
Thrombose	3 (0,4)	1 (0,1)	1 (0,1)	0 (0,0)	4 (0,4)	0 (0,0)	9 (0,2)
Thrombophlebitis untere Extremität	– –	2 (0,2)	2 (0,2)	3 (0,3)	0 (0,0)	1 (0,1)	8 (0,1)
Lungenembolie	2 (0,3)	3 (0,4)	2 (0,2)	4 (0,4)	2 (0,2)	0 (0,0)	13 (0,2)
Pneumonie	7 (0,9)	3 (0,4)	1 (0,1)	5 (0,5)	5 (0,5)	6 (0,5)	27 (0,5)
Verlegung im Hause	3 (0,4)	34 (4,1)	12 (1,0)	13 (1,4)	22 (2,1)	13 (1,2)	97 (1,7)
Tod	0 (0,0)	0 (0,0)	2 (0,2)	1 (0,1)	4 (0,4)	4 (0,4)	11 (0,2)
Ureterkomplikation	2 (0,3)	1 (0,1)	0 (0,0)	2 (0,2)	1 (0,1)	2 (0,2)	8 (0,1)
Blasenkomplikation	6 (0,8)	4 (0,5)	3 (0,4)	6 (0,6)	2 (0,2)	4 (0,4)	25 (0,5)
Darmverletzung	– –	2 (0,2)	1 (0,1)	2 (0,2)	0 (0,0)	1 (0,1)	6 (0,1)
Blasenfunktionsstörung	– –	2 (0,2)	2 (0,2)	1 (0,1)	4 (0,4)	3 (0,3)	12 (0,2)
Sonstige Komplikationen	26 (3,3)	31 (3,7)	25 (3,1)	43 (4,5)	45 (4,2)	66 (5,9)	236 (4,2)
Große Operationen	783	837	810	954	1060	1111	5555

5 Durchführbarkeit der Qualitätssicherung in der klinischen Praxis

Anhand der Beispiele in Abschnitt 3 und 4 konnte gezeigt werden, daß Qualitätssicherung in der Medizin heute durchführbar ist. Die wesentlichen Punkte für die Durchführbarkeit in der klinischen Praxis sollen entsprechend dem Beispiel in Abschn. 4.3 nochmals hervorgehoben werden.

Durch die Koppelung der Datenerfassung für die Qualitätssicherung an die Routine der computerunterstützten Arztbriefschreibung und Befundmitteilung der bakteriologischen Befunde wird der Arzt nicht mit Mehrarbeit belastet. Im Gegenteil, es werden dadurch Daten gesammelt, die auch für die Leistungserfassung und für die Basisdokumentation verwertet werden können.

Die Überwachung der Vollzähligkeit der Qualitätskontrolle ist problemlos, da die Operationen wie die Geburten in den entsprechenden Journalen fortlaufend numeriert werden. Schwieriger ist es oft, die Unterlagen für ausstehende Erhebungsbögen zu finden.

Vollständigkeit der Daten zu erreichen, ist wesentlich aufwendiger. Da man hier auf die sorgfältigen Angaben durch die Ärzte angewiesen ist, müssen die Ärzte die Qualitätssicherung als Hilfe für ihr ärztliches Handeln verstehen. Wenn die Daten erst nach Beendigung des Aufenthaltes in den Erhebungsbogen eingetragen werden, können Ereignisse aus dem anfänglichen Verlauf leichter vergessen werden. Es ist daher eine gute Zwischendokumentation dieser Merkmale notwendig.

Die Überwachung des tatsächlichen Handelns durch diese Monitore konnte Mängel in der Einhaltung von Ausführungsrichtlinien für die Patientenversorgung, in der Dokumentation und Fehler aufdecken.

Der Aufbau der Datenerfassung und die Aufdekkung von Auffälligkeiten durch Auswertung der Daten mittels EDV macht bei dem heutigen Stand der Informatik keine Schwierigkeiten. Jedoch die klinikinterne Analyse dieser Auffälligkeiten bzw. Fehler ermöglicht erst einen sich immer wiederholenden Lernprozeß, von denen die unmittelbar wie die mittelbar Betroffenen profitieren. Diese rationale Kontrolle ärztlichen und pflegerischen Handelns unter Einschluß der Fehleranalyse ist eine wesentliche Grundlage der Sicherung und der Verbesserung der fachlichen Qualität der einzelnen Mitarbeiter wie auch der Institution. Obwohl sich der Zusammenhang zwischen neu eingeführter Qualitätskontrolle und einer Verbesserung der klinischen Daten zwar erkennen läßt, ursächlich jedoch nicht abgeleitet werden darf, löst die Diskussion der Ergebnisse eine Motivation aller Beteiligten aus. Darüber hinaus ergeben sich aus den Analysen der Daten laufend Veränderungen des perioperativen Managements. Hieraus folgt dann eine belegbare Verminderung der postoperativen Morbidität und eine Verbesserung der geburtshilflichen Ergebnisse.

LITERATUR

1. Bassett JG (1984) Der Einfluß der Professional Activity Study auf die Qualität ärztlichen Handelns. In: Selbmann HK (Hrsg) Qualitätssicherung ärztlichen Handelns. Beiträge zur Gesundheitsökonomie, Bd 16, Bleicher, Gerlingen, S 99
2. Bonn (1970) Richtlinien der Bundesärztekammer zur Durchführung von Maßnahmen der statistischen Qualitätskontrolle und von Ringversuchen im Bereich der Heilkunde. Deutsches Ärzteblatt 68: 2226–2231
3. McCarthy EG, Finkel M, Ruchlin HS (1984) Zweitbeurteilung von Operationsindikationen. In: Selbmann HK (Hrsg) Qualitätssicherung ärztlichen Handelns. Beiträge zur Gesundheitsökonomie, Bd 16, Bleicher, Gerlingen, S 177
4. Donabedian A (1966) Evaluation of the quality of medical care. Milbank Mer FQ 44: 166–206
5. Gertmann PM et al (1980) Second opinions for elective surgery. N Engl J Med 302: 1169–1174
6. Gögler E, Scheibe O (1964) Allgemeiner chirurgischer Therapieschlüssel. Als Manuskript veröffentlicht
7. Hochuli E (1984) Gemeinsame Jahresstatistik Perioperative und perinatale Morbiditäts- und Mortalitätsanalyse. Geburtsh u Frauenheilk 44: 2–7
8. Hudson JI (1984) Quo vadis, PRO? In: Selbmann HK (Hrsg) Qualitätssicherung ärztlichen Handelns. Beiträge zur Gesundheitsökonomie, Bd 16. Bleicher, Gerlingen, S 109
9. Immich H (1966) Klinischer Diagnoseschlüssel. Schattauer, Stuttgart
10. Koester H (1987) Qualitätssicherung in der operativen Gynäkologie. Gynäkologie u Geburtsh 1: 29–33
11. Lange HJ, Thurmayr R, Beckert D (1984) Klinische Datenverarbeitung: Beispiele Klinikum rechts der Isar der Technischen Universität München. In: Siemens-Schriftenreihe data praxis. München, Bestell-Nr. U1410-J-253-1
12. Richter R, Käser O (1981) Operative Gynäkologie: Prospektive Erfassung der Morbidität. In: Stark G (Hrsg) Nürnberger Symposion, Problematik der Qualitätssicherung in der Gynäkologie. 27.–29. Juni 1980. Demeter, Gräfelfing, S 54
13. Roberts JS, Walczak R, Widmann DE (1984) Das Qualitätssicherungsprogramm der Gemeinsamen Kommission zur Akkreditierung von Krankenhäusern (JACH). In: Selbmann HK (Hrsg) Qualitätssicherung ärztlichen Handelns. Beiträge zur Gesundheitsökonomie, Bd 16. Bleicher, Gerlingen, S 43
14. Roemer VM, Nesser E, Wenniger H (1984) Zum Problem der Dokumentation und Qualitätskontrolle in der operativen Gynäkologie. Geburtsh u Frauenheilk 40: 39–46

15. Rubin LA (1975) Comprehensive quality assurance system – the Kaiser-permanente approach. Amer Gr Pract Ass, Alexandria VA
16. Sachs L (1974) Angewandte Statistik, 4. Aufl. Springer, Berlin Heidelberg New York
17. Schega W (1984) Qualitätssicherung in der Chirurgie. In: Selbmann HK (Hrsg) Qualitätssicherung ärztlichen Handelns. Beiträge zur Gesundheitsökonomie, Bd 16. Bleicher, Gerlingen, S 91
18. Schmidt H (1980) Ergebnisse der Erhebungen postoperativer Komplikationen Teil 1. In: Stark G (Hrsg) Nürnberger Symposion, Problematik der Qualitätssicherung in der Gynäkologie. 27.–29. Juni 1980. Demeter, Gräfelfing, S 9
19. Schneider KTM, Schöffel J, Graeff H (1989) Die Einführung einer individuellen Leistungskontrolle in der Geburtshilfe verbessert das „geburtshilfliche outcome". Abstract 14. Perinatalkongreß Berlin
20. Selbmann HK (1980) Qualitätssicherung ärztlicher Leistungen in den USA. Probleme, Ansätze und Erreichtes. In: Stark G (Hrsg) Nürnberger Symposion, Problematik der Qualitätssicherung in der Gynäkologie. 27.–29. Juni 1980. Demeter, Gräfelfing, S 70
21. Selbmann HK (1984) Qualitätssicherung ärztlichen Handelns – Einführung in die Thematik. In: Selbmann HK (Hrsg) Qualitätssicherung ärztlichen Handelns. Beiträge zur Gesundheitsökonomie, Bd 16. Bleicher, Gerlingen, S 11
22. Stange K (1965) Statistische Verfahren im Betrieb zur Überwachung, Prüfung und Verbesserung der Qualität. Allgem Statist Arch 49: 14–46
23. Stark G (1981) Ergebnisse der Erhebungen postoperativer Komplikationen, Teil 2. In: Stark G (Hrsg) Nürnberger Symposion, Problematik der Qualitätssicherung in der Gynäkologie. 27.–29. Juni 1980. Demeter, Gräfelfing, S 18
24. Warnecke HH, Graeff H, Selbmann HK, Praec-Mursic V, Adam D, Gloning KP, Jänicke F, Zander J (1982) Perioperative Antibiotika-Kurzzeitprophylaxe bei Kaiserschnitt. Gebfra 9: 654–661
25. Williamson JW (1978) Formulating Priorities for Quality Assurance Activity. JAMA 239: 631–637
26. Zander J (1982) Gibt es aus geburtshilflicher Sicht eine optimale Kaiserschnittfrequenz? In: Zander J, Selbmann HK (Hrs.) Wege zu einer verbesserten Perinatalversorgung. Deutscher Ärzte Verlag, S 97

D Spezielle Probleme der Anästhesie und der unmittelbaren postoperativen Versorgung

R. DECKARDT und M. RUST

INHALT

1 Anästhesiologische Probleme bei gynäkologischen Operationen

1.1 Anästhesievorbereitung (s. a. Kap. B, S. 13)

Die allgemein akzeptierten Forderungen an eine zufriedenstellende Anästhesie sind Schmerzausschaltung, Reflexunterdrückung und Relaxierung. Bei manchen Eingriffen mögen zudem Hypnose und Amnesie erwünscht sein. Das weitreichende Operationsfeld gynäkologischer Operationen, das die Dermatome von C 3 (Mamma) bis S 5 (Perineum) einschließt, sowie das sehr unterschiedlich zusammengesetzte Patientengut, das von gesunden Frauen (Tubensterilisation) bis zu moribunden Patientinnen (Tumorchirurgie) reicht, bedingt vielfältige medizinische Probleme bei der Anästhesievorbereitung und Durchführung. Der prä- und intraoperative Aufwand der angewandten Screening- und Überwachungsverfahren richtet sich sowohl nach der Größe des operativen Eingriffs als auch nach dem individuellen Gesundheitszustand der Patientin. Entsprechend den Empfehlungen der American Society of Anesthesiologists [79], werden 5 Risikogruppen unterschieden. Diese stellen einen brauchbaren Parameter für die zu erwartenden intra- und postoperativen Probleme dar [39] (Tabelle 1).

Zur operativen Vorbereitung gehören eine ausführliche anästhesiespezifische Anamnese, eine ausreichende Aufklärung der Patientin über die Art des beabsichtigten Anästhesieverfahrens und über eventuell vorhandene spezifische Risiken sowie eine körperliche Befunderhebung. Aus forensischen Gründen empfiehlt es sich, dieses Gespräch, das vor der jeweiligen Prämedikation geführt werden muß, zu dokumentieren und ein schriftliches Einverständnis der Patientin zu fordern. An Laborparametern sind unbedingt erforderlich ein Blutbild, bei Regionalanästhesien inklusive Thrombozytenzahl, Serumnatrium und Kalium, Serumharnstoff, besser Kreatinin, Blutzucker, Serumglutamatpyruvattransaminase (SGPT) (Tabelle 2). Bei Risikopatientinnen oder größeren Eingriffen sind zudem Blutgruppe, Rhesusfaktor, Gesamtprotein sowie die Gerinnungswerte (partielle Thromboplastinzeit, Thromboplastinzeit, evtl. Thrombinzeit, Fibrinogen) unerläßlich. Ein präoperatives EKG wird bei Patientinnen über 40 Jahren, sowie bei jüngeren Patientinnen mit auffälliger Anamnese empfohlen. Die Indikation zu einer Röntgenthoraxaufnahme sollte bei jungen, anamnestisch gesunden Patientinnen streng gestellt werden [61]. Zusätzliche präoperative Untersuchungen, wie arterielle Blutgaswerte, Lungenfunktionsteste, Echokardiographie und Nierenperfusionsszintigramm sind bei entsprechender Vorgeschichte indiziert. Die Bewertung dieser Befunde im Hinblick auf die Indikation, Art der Anästhesie sowie deren Durchführung liegt in der Entscheidung und Verantwortlichkeit des jeweiligen Anästhesisten. Von der Norm abweichende Ergebnisse sollten möglichst präoperativ abgeklärt und durch entsprechende Therapie ausgeglichen werden. Eine präoperative Atemtherapie kann zu einer

Tabelle 1. Risikogruppen (nach The American Society of Anesthesiologists)

1. Ein gesunder Patient
2. Ein Patient mit leichter Allgemeinerkrankung
3. Ein Patient mit schwerer Allgemeinerkrankung, die ihn behindert, jedoch nicht pflegebedürftig macht
4. Ein Patient mit schwerer Allgemeinerkrankung, die ihn pflegebedürftig macht und eine ständige vitale Bedrohung darstellt
5. Ein moribunder Patient, der mit und ohne Operation die nächsten 24 Stunden vermutlich nicht überleben wird.

Bei Notfalloperationen wird der entsprechenden Zahl jeweils ein N vorgestellt.

Tabelle 2. Präoperativ durchzuführende Maßnahmen

Anästhesiespezifische Anamnese
Klinische Untersuchung
Sorgfältige Aufklärung der Patientin mit schriftlicher Einverständniserklärung
Blutbild
Thrombozytenzahl
Serumnatrium, Serumkalium
Serumharnstoff, besser Serumkreatinin
Blutzucker
Serumglutamatpyruvattransaminase (SGPT)
Blutgruppe, Rhesusfaktor
Gesamtprotein
Partielle Thromboplastinzeit (PTT)
Thromboplastinzeit (Quick)
Thrombinzeit
Fibrinogen
EKG
Röntgenthorax
Arterielle Blutgase
Lungenfunktionstest
Echokardiografie
Nierenperfusionsszintigramm

Verbesserung der Lungenfunktion führen und vermindert das Auftreten postoperativer Lungenkomplikationen [94]. Das Rauchen ist nach Möglichkeit vor einer geplanten Operation einzustellen [5]. Neben veränderter Lungenmechanik und Blutgaswerten sowie erhöhten Carboxyhämoglobinwerten erleiden Raucher nach intraabdominalen Eingriffen sechsmal häufiger pulmonale Komplikationen als Nichtraucher [78]. Kachektische Patientinnen werden bereits präoperativ durch enterale oder parenterale Ernährung in eine verbesserte Ausgangssituation gebracht. Störungen des Wasser-, Elektrolyt-, sowie Säure-Basen-Haushaltes werden anhand der gewonnenen Labor- und klinischen Parameter ausgeglichen. Hypokaliämie führt zu einer Sensibilisierung des Myokards gegenüber Katecholaminen sowie zu gastrointestinalen Störungen mit Magendilatation und Ileus. Bei chronischer Hypokaliämie kann die Substitution bis zu zwei Tage in Anspruch nehmen, eine schnellere Substitution ist nicht angebracht [112]. Hypokalzämie und Hypermagnesiämie erhöhen die Sensitivität gegenüber nicht depolarisierenden Muskelrelaxantien. Hypophosphatämie, eine häufige Folge parenteraler Ernährung mit Kohlenhydraten, führt zu einem erschwerten Energiemetabolismus, Muskelschwäche und eingeschränkter myokardialer Kontraktilität. Trockene Schleimhäute, verminderter Hautturgor sowie Oligurie sind Zeichen einer bestehenden Dehydratation [118]. Der Hämatokritwert alleine ist, besonders bei älteren Patientinnen, kein guter Parameter für die Volumensituation. Venenfüllung auf Vorhofebene oder der zentralvenöse Druck bei Liegen eines zentralen Venenkatheters sind weitere Parameter für den Hydrierungszustand. Nach Flüssigkeitssubstitution, die nach Möglichkeit zeitgerecht erfolgen sollte, wird häufig das Vorliegen einer Anämie deutlich. Bei Hämoglobinwerten <10 g%, sowie Hämatokritwerten $<30\%$ müssen vor Beginn der Operation Erythrozyten transfundiert werden. Handelt es sich um das Auftreten einer akuten Blutungsanämie, ist die zusätzliche Gabe kolloidaler Lösungen (Dextran-Stärkelösungen, Albumin, Frischplasma) erforderlich.

1.2 Anästhesieführung

Während der Anästhesie müssen die Vitalparameter von Atmung und Kreislauf kontinuierlich überwacht werden. Entsprechend der Größe des Eingriffes, sowie der Vorgeschichte werden in Ergänzung zur Messung von Blutdruck und Puls, die arterielle Sauerstoffsättigung mit Pulsoximetrie, die blutige Messung des arteriellen Druckes, des zentralen Venendruckes, der inspiratorischen Sauerstoffkonzentration, der endexspiratorischen CO_2-Konzentration, der Körperkerntemperatur, sowie unter Umständen der Messung der Muskelrelaxierung durchgeführt. Hämodynamisches Monitoring mit Pulmonalarterienkathetern bleibt speziellen Krankheitsbildern wie Bleomycin-verursachten Lungenfunktionsstörungen [47], therapierefraktärem septischem Schock, oder schwerer EPH-Gestose vorbehalten. Die Art der durchzuführenden Anästhesie liegt im Entscheidungsbereich des Anästhesisten. Sie richtet sich nach den jeweiligen Erfordernissen der Patientin sowie Lokalisation und Dauer des operativen Eingriffes. Die anästhe-

Tabelle 3

A. Allgemeinanästhesie Prämedikation

30–60 Min. präoperativ z. B.:	Atropin	0,01 mg/kg i. m.
	Atosil	1 mg/kg i. m.
	Dolantin	1 mg/kg i. m.
	Benzodiazepine	

Narkoseeinleitung und Narkoseführung

Hypnotika	*Dosierung i. v.*	*Wirkdauer (Min.)*
Thiopental	3,0 –5,0 mg/kg	6– 8
Methohexital	1,0 –2,0 mg/kg	5
Ketamin	1,0 –2,0 mg/kg	10
Etomidat	0,1 –0,2 mg/kg	3– 8
Diazepam	0,2 –0,4 mg/kg	30
Midazolam	0,15 –0,2 mg/kg	30– 90
Lorazepam	0,02 –0,05 mg/kg	360–480
Flunitrazepam	0,015–0,03 mg/kg	60–120
Propofol	1,5 –2,5 mg/kg	4– 7

Inhalationsanästhetika	*minimale alveoläre Konzentration (MAC)*
Halothan	0,77 Vol%
Isofluran	1,28 Vol%
Enfluran	1,68 Vol%
Lachgas	105 Vol%

Opioidanalgetika	*Dosierung i. v.*	*Wirkdauer (Min.)*
Fentanyl	0,002–0,05 mg/kg	25
Alfentanil	0,04 mg/kg	15
Sufentanil	0,001–0,03 mg/kg	35
Muskelrelaxantien		
Succinylcholin	1,0 –1,5 mg/kg	5
Alcuronium	0,1 –0,2 mg/kg	20
Pancuronium	0,05 –0,1 mg/kg	30
Atracurium	0,4 –0,5 mg/kg	20– 35
Vecuronium	0,04 –0,06 mg/kg	25– 30

Narkoseausleitung

Opioidantagonisten		
Naloxon	0,01 mg/kg	3– 5
Muskelrelaxantienantagonisten		
Neostigmin	0,05 mg/kg	
Pyridostigmin	0,15 mg/kg	

B. Regionalanästhesie

Technik: Rückenmarksnahe Leitungsanästhesie spinal, peridural (lumbal, sakral)
Nervenblockaden (N. pudendus)
Infiltrationsanästhesie

Lokalanästhetika	*Max. Dosierung in mg* ohne	mit Adrenalin 1:200000	*Wirkdauer in Min.* ohne	mit Adrenalin 1:200000
Bupivacain	150	150	190	430
Lidocain	200	500	75	200
Mepivacain	300	500	108	240
Etidocain	300	300	190	
Prilocain	400	600	100	280

siologischen Probleme gynäkologischer Operationen erfordern deshalb eine sorgfältige Beachtung der zugrundeliegenden pathologischen Veränderung bei der Patientin.

Es kommen sowohl Allgemein- als auch Regionalanästhesien in Frage. Die zur Anästhesievorbereitung, Einleitung, Aufrechterhaltung und Ausleitung verwendeten Pharmaka werden in Tabelle 3 aufgeführt. Dosierung, Applikationsintervalle und Kombination der einzelnen Pharmaka richten sich nach den jeweiligen intraoperativen Erfordernissen und dem individuellen Zustand der Patientin. Auch eine Kombination von Allgemein- und Regionalanästhesie ist möglich [33]. Vorteile der Regionalanästhesie sind ein geringeres Aspirationsrisiko, geringerer operativer Blutverlust [33], bessere postoperative Darmmotilität [45], geringere Inzidenz tiefer Venenthrombosen nach ausgedehnten Eingriffen [60], bessere Möglichkeit der postoperativen Schmerztherapie, niedrigere postoperative Kortisolspiegel [48], fehlende postoperative Hyperglykämie, niedrigere Plasmareninspiegel [33], sowie ein kürzerer Krankenhausaufenthalt von Patientinnen nach Oberbaucheingriffen [88]. Über eine geringere Veränderung der Sauerstoffaufnahme mit positiver Auswirkung auf den Säurebasenhaushalt des Neugeborenen nach Periduralanästhesie wurde berichtet [37a]. Nachteile sind ein möglicher Abfall des Blutdruckes, vor allem bei dehydrierten Patientinnen, sowie Patientinnen mit vermindertem venösem Rückstrom aufgrund großer abdominaler Tumoren, Aszites [90] oder Bauchtüchern, Blasendysfunktion mit eingeschränkter Fähigkeit der spontanen Blasenentleerung [54] sowie stärkerer intraoperativer Wärmeverlust [33]. Bei alten Patientinnen kann zudem eine kontrollierte Beatmung mit besserer Kontrolle der Luftwege, sowie einer besseren Möglichkeit der Bronchialtoilette Vorteile beinhalten. So stellt hohes Lebensalter bei entsprechender Vorbereitung keine Kontraindikation für die Durchführung einer Allgemeinanästhesie dar [118]. Zu beachten ist, daß auch intravenöse und Inhalationsanästhetika dosisabhängig entweder über eine direkte kardiale Wirkung oder eine Änderung des peripheren Widerstandes zu zirkulatorischen Veränderungen führen können, die mit einer herabgesetzten Organperfusion einhergehen. Dosisabhängig kann es ebenfalls zu einem eingeschränkten Atemantrieb bei steigenden arteriellen Kohlendioxydpartialdrukken kommen, was eine assistierte oder kontrollierte Beatmung erforderlich macht.

2 Anästhesiologische Probleme bei Schwangeren

Neben durchgeführten Anästhesien bei geburtshilflichen Operationen ist zusätzlich bei ca. 2% aller Frauen im Laufe einer Schwangerschaft eine Anästhesie aufgrund anderer chirurgischer Eingriffe erforderlich. Der am häufigsten durchgeführte chirurgische Eingriff ist die Appendektomie, die häufigste abdominale gynäkologische Operation die ovarielle Zystektomie, deren Inzidenz mit 1 auf 2500 Schwangerschaften angegeben wird [62]. Noch wesentlich zahlreicher sind vaginale Operationen bei diagnostizierter Zervixinsuffizienz, deren Häufigkeit in der Literatur zwischen 1:1930 [91] und 1:54 [109] liegt. Die anästhesiologischen Besonderheiten ergeben sich aus der möglichen Beeinflussung der Schwangerschaft durch die Anästhesie sowie aus den typischen physiologischen Veränderungen bei Schwangeren.

Von entscheidender Bedeutung für die Durchführung einer Anästhesie bei Schwangeren ist die Frage erhöhter Morbidität und Mortalität der Patientin sowie die Problematik etwaiger Teratogenität für den Feten. Neuere Studien zeigen [101, 106], daß eine sorgfältig durchgeführte Anästhesie mit keiner erhöhten mütterlichen Morbidität und Mortalität einhergeht. Allerdings scheint die Rate der Frühgeburtlichkeit nach Operationen während der Schwangerschaft erhöht zu sein [61, 105]. Inwieweit diese Ergebnisse von der durchgeführten Anästhesie oder von der zugrundeliegenden Krankheitsursache, die eine chirurgische Manipulation erforderlich macht, abhängig ist, ist derzeit nicht geklärt. Bisher konnte weder eine einzelne Anästhesieform noch ein einzelnes Medikament mit einer höheren oder niedrigeren Frühgeburtlichkeit in Zusammenhang gebracht werden [101]. Alle in der Allgemeinanästhesie verwendeten Medikamente erwiesen sich bei Tierversuchen als fakultativ teratogen [106]. Eine Übertragung dieser Ergebnisse auf den Menschen ist jedoch nur schwer möglich. Bis heute konnte die eindeutige Teratogenität durchgeführter Anästhesien beim Menschen nicht belegt werden, deren eindeutige Sicherheit jedoch ebensowenig [100]. Während die akute Exposition gegenüber Anästhetika auch in großangelegten Studien zu keiner signifikanten Zunahme von Aborten oder Mißbildungen führte [101, 105], wird die chronische Exposition von Schwangeren mit einer höheren Abort- und Mißbildungsrate in Verbindung gebracht [27, 29]. Im Gegensatz dazu wurden bisher weder in Tierversuchen noch beim Menschen teratogene Effekte von Lokalanästhetika beschrieben [100].

2.1 Physiologische Veränderungen

Die physiologischen Veränderungen bei Schwangeren sind sowohl bei der Durchführung einer Regionalanästhesie als auch bei Notwendigwerden einer

Allgemeinnarkose von besonderer Bedeutung. Der sich vergrößernde Uterus führt zu einer Elevation des Zwerchfells, was mit einer Verminderung des Residualvolumens und des exspiratorischen Reservevolumens um ca. 25% einhergeht. Der gleichzeitig bestehende erhöhte Sauerstoffbedarf, der am Ende der Schwangerschaft um etwa 20% gegenüber nicht Schwangeren erhöht ist [87], wird mit Hilfe eines vergrößerten Atemminuten-Volumens, sowie Herzzeit-Volumens kompensiert. Dies ist nur möglich, wenn durch entsprechende Seitenlagerung der Patientin das Auftreten eines Cavakompressionssyndroms vermieden wird. Hormonelle Einflüsse führen zu einer Zunahme der zirkulierenden Blutmenge um etwa 40% mit einem leichten Überwiegen der Plasmakomponente, sodaß sowohl Hämoglobin- als auch Hämatokrit-Werte leicht abfallen [55]. Trotz des vergrößerten Blutvolumens kommt es über eine Abnahme des peripheren Gefäßwiderstandes zu einer leichten Blutdrucksenkung der Schwangeren. Sowohl die veränderte Atemmechanik als auch die veränderten Lungenvolumina bei gleichzeitig erhöhtem Sauerstoffbedarf machen Schwangere besonders empfindlich gegenüber Hypoxie. So führt eine einminütige Apnoe bei Schwangeren nach Präoxygenierung zu einem Abfall des arteriellen Sauerstoffpartialdruckes um 139 ± 3 mm Hg gegenüber 58 ± 8 mm Hg bei Nichtschwangeren [4]. Das erhöhte Atemminutenvolumen bei verminderter Residualkapazität führt zu einer schnelleren Aufnahme von volatilen Anästhetika. Da bei Schwangeren zudem die minimale alveoläre Konzentration (MAC) zum Erreichen einer ausreichenden Anästhesie um bis zu 40% vermindert ist [83], vergrößert sich die Gefahr einer Überdosierung. Dies führt sowohl über eine direkte myokardiale Beeinflussung, als auch über eine weitere Verminderung des peripheren Gefäßwiderstandes zu einem Abfall des arteriellen Mitteldruckes, mit konsekutiv verminderter Durchblutung des Uterus. Im Laufe der Schwangerschaft kommt es sowohl zu einer Abnahme der Gesamtproteinkonzentration als auch zu einer Abnahme des Verhältnisses von Albumin zu Globulin [102]. Dies führt zu einer Zunahme der frei verfügbaren, nicht an Eiweiß gebundenen Fraktion intravenös verabreichter Medikamente, sodaß auch hier die Gefahr einer akzidentellen Überdosierung besteht. Der sich vergrößernde Uterus führt physiologischerweise zu einer Kollateralenbildung mit Vergrößerung des epiduralen Venenplexus. Dies hat eine Verkleinerung des für Lokalanästhetika zur Verfügung stehenden Kompartiments zur Folge. Die Menge an rückenmarksnah applizierten Medikamenten muß deshalb um bis zu 40% reduziert werden, will man eine zu hohe Ausbreitung mit toxischen Nebenwirkungen vermeiden. Als weitere anästhesiologisch wichtige Besonderheit bestehen bei Schwangeren gastrointestinale Veränderungen mit verzögerter Magenentleerung, erhöhter Magensaftazidität sowie herabgesetztem Ösophagussphinktertonus, die bereits ab der 20. Schwangerschaftswoche, unabhängig von der verstrichenen Zeitdauer seit der letzten Nahrungsaufnahme das Risiko einer gastralen Regurgitation und anschließender Aspiration signifikant erhöhen [92].

2.2 Anästhesieführung

Als Folge dieser Gegebenheiten können für die Anästhesie bei Schwangeren folgende Empfehlungen gegeben werden:

Wenn möglich, sind operative Eingriffe erst nach Beendigung der Schwangerschaft durchzuführen. Zu beachten ist, daß das erhöhte Aspirationsrisiko auch noch einige Zeit nach der Geburt bestehen bleibt. Maskennarkosen haben deshalb keine Berechtigung im Wochenbett! Ist eine Operation in der Schwangerschaft unumgänglich, so sollte sie, wenn möglich, während des letzten Drittels durchgeführt werden. Bei Durchführung einer Regionalanästhesie ist durch geeignete Flüssigkeitszufuhr von ca. 10 ml/kg Körpergewicht Ringerlaktatlösung vor Beginn der Anästhesie, sowie durch korrekte Seitenlagerung der Patientin die Entwicklung einer durch Sympathikolyse und Cavakompression bedingten Hypotonie vorzubeugen. Bei der Durchführung einer Allgemeinnarkose sollten nur länger eingeführte Medikamente, die sich in der geburtshilflichen Anästhesie bewährt haben, in Betracht kommen. Dabei ist auf eine mögliche Interferenz mit während der Schwangerschaft gegebenen Tokolytika zu achten. Die Indikation zur Prämedikation ist eng zu stellen. Während der Narkose erhalten Schwangere einen erhöhten Sauerstoffanteil im Inspirationsgemisch. Um eine Linksverschiebung der Sauerstoffdissoziationskurve sowie einer uterinen Minderdurchblutung vorzubeugen, ist eine Hyperventilation mit arteriellen Kohlendioxydpartialdrucken unter 33 mm Hg zu vermeiden. Um eine ausreichende Sauerstofftransportkapazität zu gewährleisten, darf der Hämoglobingehalt 10 g% nicht unterschreiten. Die Gabe von Muskelrelaxantien gilt als sicher, da sie in einem unwesentlichen Maße die Plazenta passieren. Eine eventuell notwendig werdende Antagonisierung sollte nur unter größter Vorsicht geschehen, da Acetylcholinesterase-Hemmer über eine vermehrte Acetylcholin-Produktion die Uteruskontraktilität erhöhen können, sowie unter Umständen zu einer fetalen Bradykardie führen. Um auch in der postoperativen Phase das Auftreten von Komplikationen zu erkennen, ist eine enge Überwachung der Patientin und des Feten im Aufwachraum unerläßlich.

2.3 Anästhesie bei Sectio caesarea

Eine sorgfältige Überwachung der Schwangeren auch während der Geburt führt zu einem früheren Erkennen pathologischer Veränderungen bei Mutter und Fetus. Dies ergab in Verbindung mit veränderten sozioökonomischen Gegebenheiten innerhalb der letzten Jahre einen starken Anstieg der Sektiorate. Sie liegt derzeit innerhalb des Erfassungsbereiches der Bayerischen Perinatalerhebung im Mittel bei 14,8% und beträgt in manchen perinatologischen Zentren bis zu 25% [3]. Die Technik und Problematik der dabei durchzuführenden Anästhesie richtet sich sowohl nach den besonderen Gegebenheiten dieses Eingriffes als auch nach der jeweils erhobenen Indikationsstellung. Veränderte physiologische und pharmakodynamische Parameter der Schwangeren, sowie die vitale Gefährdung des Feten bei einer Notfallsektio sind dabei die wichtigsten Gesichtspunkte bei der Anästhesievorbereitung und -Durchführung.

Sowohl die Dauer als auch der Schweregrad eines auftretenden „fetal distress" während einer Sektio stehen in einem engen Zusammenhang mit der mentalen Entwicklung des Kindes, während die Frage, ob man einer Allgemein- oder Regionalanästhesie den Vorzug gibt, von untergeordneter Bedeutung zu sein scheint [82]. Obwohl Neugeborene nach Durchführung einer Allgemeinanästhesie nach einer Minute deutlich niedrigere Apgar-Werte aufweisen, ist nach Stimulation und assistierter Beatmung der 5-Min.-Apgar-Wert denen vergleichbar, die bei Regionalanästhesie entbunden wurden. Der erniedrigte Apgar-Wert ist dabei mehr einer Sedierung als einer Asphyxie zuzuschreiben [103]. Legt man den Scanlon-Early-Neonatal-Neurobehavioral-Scale (ENNS) [95] zugrunde, zeigten Neugeborene nach Regionalanästhesie am ersten Lebenstag bezüglich Gesamteindruck, Reaktion auf Schmerzreize, Tonus, Saugstärke, Moro-Reflex und Wachheit zwar bessere Werte als solche nach Allgemeinnarkose [52], bezüglich des Säure-Basen-Status als Ausdruck der Asphyxie des Neugeborenen gibt es jedoch keine signifikanten Unterschiede [103]. Vorteile der Regionalanästhesie für das Neugeborene finden sich hingegen bei langer Operationsdauer, bei EPH-Gestose der Mutter, sowie bei Neugeborenen mit niedrigem und sehr niedrigem Geburtsgewicht [75]. Bei pulmonalen-, kardiovaskulären- und Stoffwechselerkrankungen der Mutter stellt sie die Methode der Wahl dar. Sie hat einen geringeren Blutverlust zur Folge [76] und verringert zudem das Risiko einer Aspiration auf ein Minimum. Untersuchungen von mütterlichen Todesfällen in England und Wales 1976 [110] ergaben, daß 40 Todesfälle mit der durchgeführten Anästhesie in Zusammenhang standen. Bei 16 Patientinnen waren Schwierigkeiten während der Intubation, bei 14 Patientinnen die Aspiration von Mageninhalt als Todesursache verantwortlich. Im Vergleich dazu ist die Anwendung rückenmarksnaher Leitungsanästhesie mit einer geringen Komplikationsrate behaftet. Dieselbe Studie erwähnt keinen Todesfall nach Gabe von Lokalanästhetika, das Auftreten vorübergehender neurologischer Komplikationen wird anderenorts mit 2:10000 [81] bzw. 0,2% bei 60000 Epiduralanästhesien angegeben [31].

2.3.1 Regionalanästhesie

Die sichere Durchführung einer rückenmarksnahen Leitungsanästhesie erfordert die Beachtung der Kontraindikationen, wie fehlendes Einverständnis der Patientin, Fieber, Infektion an der Einstichstelle, Hypovolämie sowie Gerinnungsstörungen mit einer Blutungszeit >10 Min., Thrombozytenwerten $<100000/mm^3$, einer um das doppelte verlängerten Thrombin- und partiellen Thromboplastinzeit, einem Quick-Wert $<70\%$, Fibrinogen <200 mg%, sowie dem Vorhandensein von Fibrinogen-Spaltprodukten [36].

Die gängigste Form der rückenmarksnahen Leitungsanästhesie ist die Katheterperiduralanästhesie, deren Technik wie folgt ist: Nach sorgfältiger Vorbereitung aller Medikamente und Geräte, die im Notfall für die Durchführung einer Allgemeinnarkose erforderlich sind, wird die Patientin in Seitenlage gebracht und gebeten, einen Rundrücken zu machen. Nach intravenöser Gabe von 10 ml/kg Körpergewicht Ringerlaktat wird der Rücken der Patientin zunächst entfettet und anschließend desinfiziert. Nach Setzen einer Hautquaddel in Höhe von L 2/L 3 bzw. L 3/L 4 wird mit einer 16-Gauge-Tuohy-Nadel [111] zunächst das Ligamentum supraspinale durchstochen. Nach Entfernen des Nadelmandrins und Aufsetzen einer mit Luft oder 0,9%iger Kochsalzlösung gefüllten 10 ml-Spritze führt man die Nadel vorsichtig tiefer, indem man sich mit dem Rücken der einen Hand an der Patientin abstützt, während der Daumen der anderen Hand einen ständigen Druck auf den Spritzenstempel ausübt (Abb. 1). Nach Passieren des Lig. interspinale und Lig. flavum bemerkt man bei Erreichen des Periduralraumes einen „loss-of-resistance". Durch vorsichtige Aspiration wird sichergestellt, daß man nicht die Dura perforiert hat. Nach Entfernen der Spritze wird ein Periduralkatheter auf einer Länge von 2 bis 4 cm eingeführt, die Tuohy-Nadel anschließend entfernt. Nach nochmaliger Aspiration über den Katheter, um eine Punktion einer Epiduralvene auszuschließen, wird die Punktionsstelle steril abgedeckt und eine Testdosis von 2 ml des Lokalanästhetikums gegeben. Nach Ausschluß einer subarachnoidalen Lage des Katheters wird nach 5 Minuten eine weitere Testdosis von 3 ml gegeben, um eine versehentliche intravenöse Injektion des Medikaments zu erkennen. Zeigt die Patientin daraufhin weder Anzeichen einer Spinalanästhesie noch die Symptomatik einer intravasalen Gabe des Lokalanästhetikums, wird der Rest der Dosis in fraktionierten Einheiten von jeweils 5 ml injiziert. Die Menge des verabreichten Lokalanästhetikums richtet sich sowohl nach der Art des Medikaments als auch nach der klinischen Ausbreitung des sensorischen Blockes. Gute Erfahrungen liegen sowohl mit 0,5%igem Bupivacain, als auch mit 2%igem Lidocain vor. Die Menge der verabreichten Substanz liegt dabei in der Größenordnung von 20 bis 25 ml [35]. Im Anschluß an den durchgeführten Block erhält die Mutter Sauerstoff über eine Plastikmaske mit einem flow von 5 l/Min. Von entscheidender Bedeutung ist, daß die Patientin während des operativen Eingriffes in Linksseitenlage gebracht wird, die in Verbindung mit einer leichten Trendelenburg-Lagerung das Auftreten eines Cavakompressionssyndroms verhindert und den venösen Rückstrom vermehrt. Bei unsachgemäßer Rückenlagerung der Patientin führt das auftretende Cavakompressionssyndrom über eine Verminderung des venösen Rückstroms zu einer mangelnden Ventrikelfüllung sowie zu einem Abfall des Herzzeit-Volumens. Eine minderperfusionsbedingte Hypoxie des Feten ist die Folge. Eine engmaschige Kontrolle des Blutdruckes ist zusätzlich erforderlich. Da am Arm gemessene Blutdruckwerte jedoch keinen verläßlichen Parameter für die Uterusperfusion darstellen [70], sollten sowohl bei Regionalanästhesien als auch bei

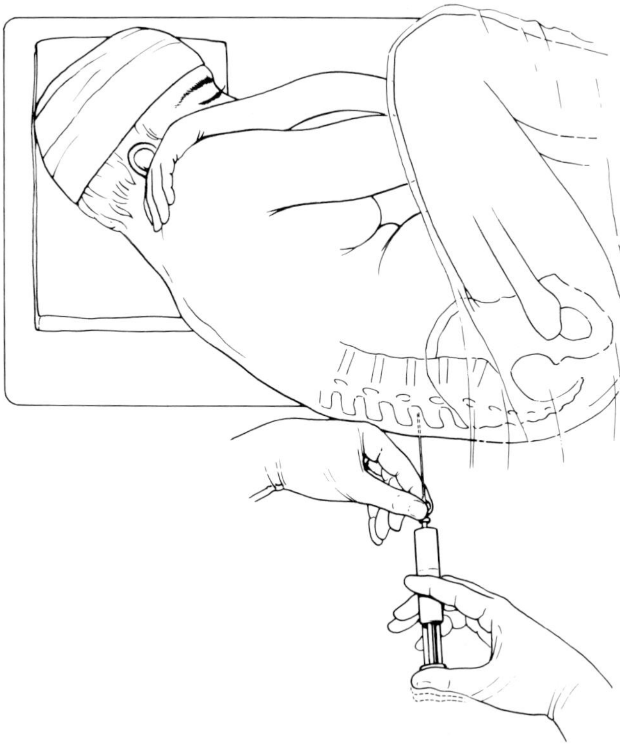

Abb. 1. „Loss of resistance" Technik der Periduralanästhesie. Die linke Hand stützt sich am Rücken der Patientin ab und verhindert ein unkontrolliert schnelles Eingehen der Tuohy-Nadel. Gleichzeitig übt der Daumen der rechten Hand einen kontinuierlichen, leicht federnden Druck auf den Spritzenstempel aus

Allgemeinnarkosen die kindlichen Herztöne mit Hilfe einer Kardiographie im Operationssaal überwacht werden.

2.3.2 Allgemeinanästhesie

Bestehen Kontraindikationen für die Durchführung einer Regionalanästhesie oder ist aus zeitlichen Gründen die Durchführung einer Allgemeinnarkose erforderlich, sind folgende wesentliche Punkte zu berücksichtigen:

Nach durchgeführter Aspirationsprophylaxe (3.2) wird die Patientin auf den um 20 Grad nach links geneigten OP-Tisch gelagert. Nach Anlegen eines venösen Zuganges, einer Blutdruckmanschette und eines EKG's erhält die Patientin 6 l Sauerstoff für 5 Minuten, um eine ausreichende Präoxygenierung zu gewährleisten. Es folgt die Gabe von Atropin (0,5 mg i. v.), sowie die Gabe einer geringen Menge eines kompetitiven Muskelrelaxans (z. B. Alcuroniumchlorid, 2 mg i. v.). Nach sterilem Abdecken sowie bereitstehender Operationsmannschaft erhält die Patientin ein kurz wirksames Hypnotikum (z. B. Thiopental 3–4 mg/kg) sowie Succinylcholin (1–1,5 mg/kg). Nach Sistieren der Spontanatmung erfolgt die rasche orotracheale Intubation unter gleichzeitigem Druck einer Hilfsperson auf den Ringknorpel. Bis zur Entwicklung des Kindes erhält die Patientin 50% Sauerstoff und 50% Lachgas. Da unter diesem Vorgehen in bis zu 26% der Fälle das Fehlen einer mütterlichen Amnesie beschrieben wurde [34], ist die zusätzliche Gabe von 0,5 Vol.% Halothan, 0,8 Vol.% Enflurane oder 0,75 Vol.% Isoflurane sinnvoll. Dies führt zu keiner signifikanten Veränderung der Blutgasparameter von Mutter und Neugeborenem, der Laktatspiegel, des Apgarwertes nach 1 und 5 Min. sowie des Neugeborenen-Verhaltens nach 2 und 4 Stunden [114]. Die Relaxierung wird mit reduzierten Dosen kompetitiver Muskelrelaxantien oder einer Infusion depolarisierender Muskelrelaxantien aufrechterhalten. Nach Abklemmen der Nabelschnur kann entsprechend der jeweiligen Verhältnisse die Anästhesie in üblicher Weise fortgeführt werden, wobei die relaxierende Wirkung des verwendeten Inhalationsanästhetikums auf den Uterus eine Dosisreduktion erforderlich macht. Nur unter diesen Bedingungen ist die Wirksamkeit von kontraktionsfördernden Pharmaka wie Oxytocin gewährleistet. Nach Beendigung eines komplikationslosen operativen Eingriffes sollte die Extubation an der wachen Patientin vorgenommen werden. Bei Auftreten von Komplikationen wie Aspiration, Lungenödem, schweren Blutungen, Gerinnungsstörungen, Sepsis oder dem Vorliegen einer Eklampsie ist die Indikation zur postoperativen Weiterbehandlung auf einer Intensivstation großzügig zu stellen, und die Patientin intubiert mit assistierter oder kontrollierter Beatmung zu verlegen.

3 Anästhesie bei Notfällen

Das Spektrum auftretender Notfälle in der Gynäkologie umfaßt eine Reihe von Krankheitsbildern, die hinsichtlich ihrer Vorgeschichte, ihres Verlaufs und der sich daraus ergebenden Komplikationsmöglichkeiten sehr unterschiedlich sind und für den Anästhesisten eine besondere Herausforderung darstellen. Neben Patientinnen in gutem Allgemeinzustand, die wegen einer akuten vaginalen oder intraabdominalen Blutung vital gefährdet sind, handelt es sich oft um Patientinnen mit längerem Krankheitsverlauf, die sich bei bestehender Tumorerkrankung, Peritonitis, Sepsis oder Thrombosen in deutlich reduziertem Allgemeinzustand präsentieren. Zusätzliche Erkrankungen, die mit dem akuten Ereignis nicht immer in Zusammenhang stehen, erhöhen dabei das Morbiditäts- und Mortalitätsrisiko, das bei Notfällen gegenüber elektiven Eingriffen deutlich erhöht ist [42, 44]. Die gebotene Eile macht eine eingehende Abklärung der medizinischen Vorgeschichte der Patientin sowie eine ausreichende Operationsvorbereitung nicht immer möglich. Pathologische Vitalfunktion von Atmung, Kreislauf und Temperatur, eingeschränkte Nieren- und Leberfunktion, Verschiebungen des Elektrolyt- und Säure-Basenhaushaltes sowie ein voller Magen sind die typischen Probleme gynäkologischer Notfallanästhesie.

3.1 Anästhesievorbereitung

Bei der Aufnahme der Patientin sollte durch ein Gespräch versucht werden, ihr den Sinn der erforderlichen Maßnahmen zu erklären und durch psychologische Unterstützung die für sie beunruhigende Situation zu erleichtern. Besonderheiten bei vorhergehenden Narkosen sowie der Zeitraum seit der letzten Narkose sollten erfragt werden. Regelmäßige Einnahme von Medikamenten, Rauchgewohnheiten, Alkoholgenuß, Allergien, Belastungsfähigkeit des Herz-Kreislauf-Systems sind ebenso von Bedeutung wie die Zeit der letzten Nahrungsaufnahme. Ein solches Gespräch erlaubt auch Rückschlüsse über den Wachheitszustand und die Kooperationsfähigkeit der Patientin. Zusätzliche Informationen gewinnt man durch das sorgfältige Studium der Krankengeschichte oder des Ambulanzblattes, worauf selbst bei größter Eile nicht verzichtet werden sollte. Nach sorgfältiger Lagerung der Patientin und Messen sowohl des systolischen als auch des diastolischen Blutdruckes wird ein zuverlässiger peripher venöser Zugang gelegt. Dieser dient auch zur Abnahme von Blut zur Bestimmung der notwendigen Laborparameter (s. Tabelle 2). Da in den meisten Fällen aus Zeitmangel kein präoperatives EKG vorliegt, müssen die intraoperativen EKG-Monitor-Ableitungen zur näheren Diagnostik der Herzfrequenz, des Rhythmus und der myokardialen Sauerstoffversorgung verwendet werden. Während die II. Ableitung sich am besten zur Diagnose von Arrhythmien eignet, ist zur Diagnostik von Ischämien der Vorder- und Seitenwand vor allem die V 5-Ableitung geeignet. 89% aller ST-Segment-Veränderungen in einer konventionellen 12-Punkt-Ableitung entfallen auf die Ableitung von V 5 [30]. Eine modifizierte V 5-Ableitung gelingt, indem man die Ableitung des linken Armes über V 5 befestigt, während die Ableitung des rechten Armes auf der rechten Schulter verbleibt [55]. Bei entsprechender Anamnese einer koronaren Herzkrankheit oder eines Myokardinfarktes in der Vorgeschichte sollte ein intraoperatives EKG mitgeschrieben werden, um bei etwaigen Veränderungen einen Vergleich mit der präoperativen Ausgangssituation zu haben. Ein pathologisch erhöhter myokardialer Sauerstoffverbrauch kann auch mit Hilfe des „rate-pressure-products" erkannt werden. Dieses ergibt sich aus der Multiplikation des systolischen Blutdruckes in mm Hg mit der Herzfrequenz/Min. und sollte 12000 nicht überschreiten. Obwohl dieses Produkt weder das enddiastolische Volumen noch den enddiastolischen Druck berücksichtigt, die ebenfalls den myokardialen Sauerstoffverbrauch beeinflussen, hat es sich in der Praxis als verläßlicher Parameter bewährt. Werte > 12000 sind häufig mit pektanginösen Beschwerden sowie ST-Senkungen im EKG vergesellschaftet [58]. Weitere Überwachungsmethoden wie blutige Messung des arteriellen Druckes, des zentralvenösen Druckes, des Druckes im linken Vorhof, der Urin-Ausscheidung, sowie der Körpertemperatur sollten, falls erforderlich, am anästhesierten Patienten durchgeführt werden.

3.2 Aspirationsprophylaxe

Die Aspiration von Mageninhalt stellt eine der Hauptrisiken notfallmäßiger Anästhesien dar. Alle Patientinnen mit verzögerter Magenentleerung können davon betroffen sein. Hohes Lebensalter, Schmerzen, Angst, Sedierung, Übergewicht, Ileus, akutes Abdomen sind Risikofaktoren. Besonders hervorzuheben sind Schwangere, die durch Druck des vergrößerten Uterus auf den Magen, herabgesetzten Ösophagussphinktertonus durch Progesteroneinfluß, sowie gesteigerter Magensaftproduktion durch plazentare Gastrinsekretion [100] besonders gefährdet sind. Von der 34. Schwangerschaftswoche an ist die Magenentleerung um 60% vermindert [37]. Diese Verminderung ist noch ausgeprägter bei Patientinnen mit anamnestisch vorhandenem gastroösophagealem Reflux (Sodbrennen) [115]. Die Inzidenz der Aspiration von Mageninhalt wird in der Literatur unterschiedlich angegeben. Sie reicht von 0,5% [67] bis 16% [72]. Die auftretenden Symptome des sog. Mendelson-Syndroms [74] reichen dabei von Asthma-ähnlichen Beschwerden, Obstruktion, Lungenödem bis zu pulmonalen Komplikationen im Sinne eines akuten Lungenversagens. Die damit einhergehende Letalität beträgt 0–70% [72]. 35% aller anästhesiebedingten Todesfälle sind durch Aspiration verursacht [110]. Das größte Risiko einer Aspiration besteht zum Zeitpunkt der Narkoseeinleitung, jedoch ist sie auch während der Narkose sowie bei der Ausleitung beschrieben [12]. Die mit einer Aspiration von Magensaft einhergehenden pathologischen Veränderungen beruhen auf einer direkten chemischen Schädigung der Schleimhautoberfläche, die mit Blutung, Ödembildung, „capillary leak" und Exsudation einhergeht. Bronchospasmus, Atelektasenbildung, verminderte Lungencompliance und eingeschränkter Gasaustausch bei erhöhter Atemarbeit sind die Folge. Tierexperimentelle [57] und klinische Untersuchungen [63] zeigen, daß das Ausmaß der Schädigung pH-abhängig ist. Bei einem pH < 2,5 kommt es immer zu pathologischen Veränderungen, die bereits nach einer Menge von 0,5 ml auftreten können [1]. Von mindestens ebensogroßer Bedeutung wie der pH scheint die Beimengung von Essenspartikeln zu sein. Hier werden weitgehende Beeinträchtigung des pulmonalen Gasaustausches bei pH-Werten weit über 2,5 beschrieben [98]. Sogar die Aspiration von herkömmlichen Antazida führte zu schweren pulmonalen Schädigungen [41]. Eine sinnvolle Aspirationsprophylaxe besteht demnach aus einer bestmöglichen Entleerung des Mageninhaltes im Wachzustand der Patientin, einer weitgehenden Hemmung der Magensäureproduktion, einer Pufferung verbleibender Magensäure mit nicht korpuskulären Antazida, Tieflagerung der Patientin und rascher Intubation (Tabelle 4).

Tabelle 4. Maßnahmen zur Aspirationsprophylaxe

1. Medikamentöse Maßnahmen
Metoclopramid oder Domperidon 10 mg i. m./i. v.
Cimetidin 60–90 Min. präop. 200–400 mg i. m.
(ev. Wiederholung nach 4 Stunden)
Natriumzitrat 0,3 molar 15–45 Min. präop. 20 ml oral
2. Allgemeine Maßnahmen
Magensonde
Kopftieflage
Cricoiddruck
Crash-Intubation durch erfahrenen Anästhesisten

Eine beschleunigte anterograde Magenentleerung bei gleichzeitiger Verstärkung der Ösophagussphinkterfunktion wird durch die intravenöse Gabe von jeweils 10 mg Metoclopramid oder Domperidon erzielt. Dabei reduziert sich der Mageninhalt innerhalb von 15 Min. um ein Drittel [56]. Metoclopramid und Domperidom entfalten ihre Wirkung an dopaminergen Rezeptoren der Area postrema des zentralen Nervensystems sowie an peripheren Rezeptoren. Histamin-H_2-Antagonisten reduzieren das Sekretionsvolumen an Magensäure signifikant. Durch die intravenöse Gabe, z. B. von 200 bis 400 mg Cimetidin 60 Min. vor der Einleitung läßt sich der Anteil an Patienten mit einem pH $<2,5$ auf 0 bis 20% senken [28, 107]. Zu beachten ist, daß Cimetidin vermutlich über einen verminderten hepatischen Blutfluß und Hemmung des Cytochroms P 450 die Wirkung von Lokalanästhetika bei Verwendung von rückenmarksnahen Leitungsanästhesien verstärken kann [77]. Als weitere unerwünschte Wirkungen sind Hypotonien, Arrhythmien sowie Bronchospasmen bei asthmatischen Patientinnen beschrieben [72]. Bei der Gabe all dieser Medikamente bei Schwangeren ist zu beachten, daß sie die Plazenta passieren. Da die Menge bereits vorhandener Magensäure durch die Gabe von H_2-Antagonisten nicht beeinflußt wird, ist bei Patientinnen, bei denen aus Zeitgründen die Wirkung dieser Medikamente nicht abgewartet werden kann, die orale Verabreichung von Antazida indiziert. Durch die Gabe von 20 ml einer 0,3-molaren Natriumzitrat-Lösung kann in vielen Fällen eine pH-Anhebung auf mindestens 2,5 erreicht werden [38, 50]. Durch großvolumige Magensonden kann der Mageninhalt bis zu 75% vermindert werden [53]. Um eine Dochtwirkung zu vermeiden und die Ösophagussphinkterfunktion nicht zu beeinträchtigen, wird die Magensonde noch vor der Narkoseeinleitung entfernt. Neben der Magenentleerung sowie der medikamentösen Aspirationsprophylaxe ist die Lagerung während der Narkoseeinleitung von entscheidender Bedeutung. Sie sollte nur in leichter Kopftieflage der Patientin [59] von einem erfahrenen Anästhesisten durchgeführt werden.

3.3 Anästhesieeinleitung

Die Dringlichkeit des operativen Eingriffes sowie das häufige Vorliegen von Kontraindikationen für eine Regionalanästhesie wie Hypovolämie, Gerinnungsstörungen, Sepsis, macht meist die Anwendung einer Allgemeinnarkose erforderlich. Besonderes Augenmerk ist dabei auf die Narkoseeinleitung zu richten. Da in den häufigsten Fällen keine Prämedikation stattgefunden hat, ist zu erwägen, ob die Patientin im OP noch ein Sedativum oder Analgetikum erhalten sollte. Aufgrund der speziellen Ausgangssituation, die eine Abklärung des Herz-Kreislauf-Zustandes sowie eines etwaigen Volumenverlustes nicht erlaubte, wird man die Gabe solcher Medikamente im Einzelfall von der jeweiligen Situation abhängig machen. Es ist zu bedenken, daß durch eine solche Verabreichung das bereits erhöhte Risiko der Regurgitation im Notfall bei einer schläfrigen Patientin noch erhöht werden kann. Die Patientin erhält bereits bei Eintreffen im Operationssaal Sauerstoff zur Präoxygenierung über eine Maske. Zur Narkoseeinleitung werden kurzwirkende Hypnotika (z. B. Barbiturate) und nach Vorgabe einer geringen Menge eines kompetitiven Muskelrelaxans Succinylcholin verwendet. Bei Vorliegen von absoluten oder relativen Kontraindikationen gegenüber diesen ist auf andere Pharmaka auszuweichen (s. Tabelle 3). Nach Sistieren der Spontanatmung erfolgt die rasche orotracheale Intubation. Eine Hilfsperson drückt gleichzeitig auf den Ringknorpel der Patientin, um so durch Verschluß des Ösophagus das Risiko einer Regurgitation zu vermindern [99]. Sofort nach Plazierung des Tubus wird dessen Manschette geblockt. Bei Schwangeren ist zu beachten, daß die Tubusgröße entsprechend der ödematös verdickten Schleimhäute des Larynx nicht zu groß gewählt wird.

3.4 Anästhesieführung

Die Narkoseunterhaltung bei Notfalleingriffen ist hauptsächlich eine Frage ausreichender Gewebeperfusion. Nahezu alle verwendeten Narkosegase und Medikamente führen über eine direkte Beeinflussung des Myokards oder des peripheren Gefäßwiderstandes zu einem Abfall des Herzzeitvolumens, der nur bei ausreichender Volumenfüllung kompensiert werden kann. Alle Medikamente müssen deshalb mit besonderer Vorsicht gegeben werden. Mehrmalige Bestimmung des Hämoglobins sowie laufende Kontrolle der Urinausscheidung, die 1 ml/kg KG nicht unterschreiten sollte, sind erforderlich. Wurde ein zentralvenöser Zugang gelegt, ist die mehrmalige intraoperative Kontrolle des zentralvenösen Druckes (normal 4–10 cm H_2O) angezeigt. Dabei sind Lagerungsänderungen im Laufe der Operation sowie veränderte endexspiratorische Drucke der angewendeten Beatmung bei der Interpretation der Ergebnisse zu berücksichtigen. Die Form der Volumensubstitution richtet sich nach der Art und Größe des Volumenverlustes. Neben der Substitution des Grundbedarfes an kristalloiden

Lösungen sind zusätzliche Verluste durch präoperative Dehydrierung, erhöhte Körpertemperatur sowie Operationen bei geöffnetem Abdomen auszugleichen. Der Grundbedarf ist durch die Gabe von 5 bis 15 ml/kg KG an Ringerlaktat gedeckt [37], erhöhte Körpertemperatur macht die zusätzliche Gabe von 300 ml pro m^2 Körperoberfläche/24 h/Grad Celsius Temperaturerhöhung erforderlich. Die Substitution von Blutverlusten erfolgt bis zu einer Menge von 15 bis 20% des Gesamtblutvolumens durch die Zufuhr von kolloidalen Lösungen im Verhältnis von 1:1. Ab einem Hämatokrit von 30% sollten zusätzlich Erythrozyten zugeführt werden. Dies geschieht am besten durch die Transfusion von Erythrozytenkonzentraten, wobei 3 ml/kg KG den Hämoglobinwert um ca. 1 g% erhöhen [11]. Durch Gabe von frischgefrorenem Plasma wird eine ausreichende plasmatische Gerinnung gewährleistet. Bei Absinken der Thrombozytenzahl auf Werte $< 50\,000$ mm^3 und gleichzeitig bestehender Blutungsneigung ist die Transfusion von Frischblut [66] erforderlich. Bei Fällen einer fortbestehenden Thrombozytopenie bei gleichzeitig zu befürchtender Volumenüberladung empfiehlt sich die Gabe von Thrombozyten in einer Menge von 1 Thrombozytenkonzentrat/10 kg KG [32]. Bei ausreichender Volumensubstitution und weiterhin bestehender Kreislaufinsuffizienz, insbesondere bei septischen Krankheitsbildern ist die Gabe von Katecholaminen (z. B. Dopamin) notwendig [48 a]. Mehrfach intraoperativ durchgeführte Kontrollen von Hämoglobin, Hämatokrit, Elektrolyten sowie der Thrombozytenzahl und der Blutgerinnungsparameter dienen zur Überwachung der durchgeführten Volumensubstitution. Die Frage, ob im Anschluß an die Operation die Patientin extubiert werden sollte, richtet sich nach ventilatorischen, hämodynamischen und neurologischen Parametern. Sind Blutdruck, Hämoglobin, Elektrolyte und Körpertemperatur normal, und zeigt die Patientin eine ausreichende Spontanatmung, kann in den meisten Fällen die Extubation im Anschluß an den operativen Eingriff erwogen werden. Es sei nochmals betont, daß Patientinnen mit Krankheitsbildern, die mit einem Schockgeschehen einhergehen (hypovolämisch, septisch, kardiogen, allergisch) von einem Multiorganversagen bedroht sind und deshalb frühzeitig eine postoperative intensivmedizinische Behandlung erhalten müssen.

4 Spezielle Probleme der unmittelbaren postoperativen Versorgung

4.1 Postoperative Atemtherapie

Ein ausreichender Atemantrieb sowie ein ungestörter Gasaustausch sind die entscheidenden Parameter einer suffizienten Spontanatmung. Besonders in der unmittelbaren postoperativen Phase gibt es eine Vielzahl von Störfaktoren, die Einfluß auf den normalen Ablauf der spontanen Atmung nehmen. Das Erkennen solcher Atemstörungen und deren Beseitigung ist nur durch die Beachtung der pathophysiologischen Zusammenhänge möglich. Alter, präoperative Lungenfunktion, Dauer des operativen Eingriffes, Ausbreitung einer rückenmarksnahen Leitungsanästhesie, Lagerung, endotracheale Intubation, intermittierende Überdruckbeatmung, intratracheales Absaugen, verminderter Schleimtransport, Atemdepression durch verwendete Anästhetika und Schmerzen beeinflussen die Atmung in der postoperativen Phase.

Abdominale Eingriffe bewirken eine Beeinträchtigung der Spontanatmung und führen zu einer Abnahme der Compliance, des Atemstoßvolumens, der funktionellen Residual- [6, 51] und der Vitalkapazität. Letztere ist nach Unterbaucheingriffen um 25 bis 30%, nach Oberbaucheingriffen um 50 bis 70% vermindert [118], mit einem Maximum während des 1. und 2. postoperativen Tages. Die Verringerung der funktionellen Residualkapazität begünstigt die Bildung von Atelektasen, die lokalisiert oder diffus auftreten und zu einer Beeinträchtigung des Gasaustausches führen können. Altersabhängige Veränderungen der Lungenmechanik und Lungenvolumina sowie Ventilations- und Perfusionsstörungen resultieren zudem in einer verminderten Effizienz des Gasaustausches älterer Patienten. Da der alveoläre Sauerstoffpartialdruck während des gesamten Lebens relativ konstant bleibt, geht der abnehmende arterielle Sauerstoffpartialdruck mit einer erhöhten alveolärarteriellen Sauerstoffdifferenz einher. Diese kann annäherungsweise berechnet werden: $PaO_2 = 109$ mmHg $- 0{,}43 \times$ Lebensalter in Jahren [118]. Eine sehr enge Definition der insuffizienten Spontanatmung bei Raumluft setzt die Grenzwerte für den arteriellen Sauerstoffpartialdruck bei 60 mm Hg, für den Kohlendioxydpartialdruck bei 49 mm Hg [20]. Diese Definition berücksichtigt nicht die unterschiedliche Verfügbarkeit gebundenen Sauerstoffs durch Rechts- oder Linksverschiebung der Sauerstoffdissoziationskurve. Auch

Tabelle 5. Ursachen eines gestörten postoperativen Gasaustausches

1. Hypoventilation
2. Ventilation – Perfusionsstörungen
3. Diffusionsstörungen

Diagnostische Verfahren
Pulsoximetrie
Arterielle Blutgase
Klinische Parameter: Atemfrequenz
Atemzugvolumen
Vitalkapazität
Atemstoßtest
Okklusionsdruck
Atemhilfsmuskulatur
Haut- Schleimhautkolorit
Auskultation

Therapie
ad 1. Beatmung bis zum Eintritt suffizienter Spontanatmung
ad 1. + 2. Sauerstoffgabe mit Maske
Kontinuierlich positiver Atemwegsdruck (CPAP)
Physikalische Therapie: Vibrationsmassage
Bindegewebsmassage
Lagerungsdrainage
Totraumvergrößerer
Spirometrie
tiefe Inspiration
Abhusten
Oberkörperhochlagerung
frühzeitige Reintubation

gibt sie keinen Anhalt über die Atemarbeit, die vom Patienten aufgebracht wird, um den Sauerstoff- bzw. Kohlendioxydpartialdruck innerhalb der definierten Grenzen zu halten. Diese Atemarbeit kann jedoch bei zugrundeliegender chronischer Ateminsuffizienz beträchtlich sein.

Entscheidend für die Beurteilung des Gasaustausches in der postoperativen Phase ist deshalb der Vergleich mit der präoperativen Ausgangssituation. Aus diesem Grund sollten nicht nur die Blutgasparameter, sondern auch die präoperativen Lungenfunktionswerte bei der Indikation zur postoperativen Atemtherapie berücksichtigt werden. Die Art der Atemtherapie richtet sich nach den Ursachen der gestörten Spontanatmung: Diese beruht entweder auf einer Hypoventilation, einer Ventilation-Perfusions-Störung oder einer Diffusionsstörung (Tabelle 5).

Hypoventilation wird verursacht durch eine Depression des Atemzentrums oder durch eine Beeinträchtigung der Atemmuskulatur von Thorax und Zwerchfell aufgrund verlängerter Wirkung von atemdepressiven Medikamenten und Muskelrelaxantien. Ventilation-Perfusions-Störungen sind die Hauptursachen von Hypoxien bei Patientinnen mit chronisch obstruktiven Lungenwegserkrankungen. Die klinisch bedeutsamste Form der Ventilation-Perfusions-Störung beruht auf dem Auftreten von Mikroatelektasen, die diffus die gesamte Lunge oder lokale Teile der Lunge betreffen können. Erhöhte venöse Beimischung durch intrakardiale Shunts sind dagegen von untergeordneter Bedeutung. Diffusionsstörungen sind häufig Begleiterscheinung einer Organmanifestation bakteriell-toxischer Erkrankungen mit vermehrter interstitieller Flüssigkeitsansammlung.

Die differentialdiagnostische Abgrenzung der einzelnen Atemstörungen erfolgt anhand von klinischen Gesichtspunkten und Blutgasparametern. Patientinnen mit insuffizientem Atemantrieb müssen bis zum Eintritt ausreichender Spontanatmung (Vitalkapazität von ca. 15 ml/kg KG und einer Inspirationsstärke von -30 cm Wassersäule) [118] beatmet werden, um den arteriellen Kohlendioxydpartialdruck zu normalisieren. Patientinnen mit erniedrigtem arteriellen Sauerstoffpartialdruck, jedoch suffizientem Atemantrieb bei normalem arteriellen Kohlendioxydpartialdruck erhalten zunächst Sauerstoff über eine Atemmaske mit einer Menge von 1 bis 5 l/min. Dies entspricht einer Sauerstoffkonzentration im Inspirationsgemisch von etwa 23 bis 35%. Es sollten Sauerstoffmasken verwendet werden, da bei Sauerstoffgabe über eine Nasensonde sich die inspiratorische Sauerstoffkonzentration aus dem angebotenen Flow und der Luftbeimischung durch Mundatmung ergibt. Bei O_2-Masken ist die zugeführte Sauerstoffkonzentration unabhängig von der Atmung des Patienten [23]. Masken bieten zudem den Vorteil einer besseren Anfeuchtung des Sauerstoff-Luft-Gemisches. Der arterielle Sauerstoffpartialdruck sollte ungefähr dem fünffachen der inspiratorischen Sauerstoffkonzentration entsprechen. Während sowohl eine Hypoxie, bedingt durch Hypoventilation oder Ventilation-Perfusionsstörungen im Sinne von chronisch obstruktiven Lungenerkrankungen auf Sauerstoffgabe bereits in niedriger Konzentration anspricht, verhält sich Hypoxie aufgrund von Atelektasenbildung refraktär gegenüber reiner Sauerstoffgabe. Kommt es deshalb trotz Sauerstoffgabe zu keiner wesentlichen Verbesserung des arteriellen Sauerstoffpartialdrukkes, liegt eine Shunt-Bildung oder Diffusionsstörung vor. Das Ziel der Atemtherapie sollte hier auf eine Expansion kollabierter Luftwege gerichtet sein. Dies erfordert physikalische Therapie, Spontanatmung mit kontinuierlich positivem Atemwegsdruck (CPAP), unter Umständen Reintubation und mechanische Beatmung [21]. Die inspiratorische Sauerstoffkonzentration sollte so niedrig gewählt werden, daß ein arterieller Sauerstoffpartialdruck von ca. 100 mm Hg gewährleistet ist. Physikalische Therapie ist vor allem bei segmentaler oder lobärer Atelektasenbildung hilfreich, auch um das Lösen und Abhusten von Sekreten zu erleichtern. Neben Bindegewebsmassage, Vibrationsmassage, Lagerungsdrainage und gezielter Atemschulung kommen Totraumvergrößerer, Spirometrie und intermittierender Masken-CPAP zur Anwendung. Tiefe Inspiration und Abhusten sind möglicherweise am effektvollsten und daher stets Teil des Behandlungsplanes [21]. Das Auftreten von Pneumonien kann dadurch signifikant gesenkt werden [108]. Eine alleinige Inhalationstherapie unter Spontanatmung ist dagegen nicht sinnvoll [43]. Das Auftreten einer Hyperventilation ist bei allen angewandten Verfahren zu vermeiden, da sie zu einer Linksverschiebung der Sauerstoffdissoziationskurve, einem verminderten cerebralen Blutfluß und einer kompensatorischen metabolischen Azidose führt. Die Effektivität der durchgeführten Therapie wird neben dem klinischen Eindruck der Spontanatmung, wie vor allem der Atemfrequenz, Nasenflügeln, Inanspruchnahme der Atemhilfsmuskulatur und der Menge der abgehusteten Sekrete vor allem durch Blutgasparameter und Lungenfunktionsteste im Vergleich mit den Ausgangswerten überprüft. Neben der Vitalkapazität und dem Atemstoßtest ist der einfachste Parameter das Anhalten der Atmung, was bei normaler Lungenfunktion problemlos 15 bis 20 Sekunden möglich sein sollte [13]. Um einen ausreichenden Erfolg zu erzielen, sollte die physikalische Therapie mehrmals täglich für 30 Minuten nach einem festen Behandlungsplan erfolgen, die dabei gemessenen Parameter sowie der klinische Eindruck auf einem entsprechenden Versorgungsblatt festgehalten werden [15].

4.2 Postoperative Schmerztherapie

Schmerz wird als ein unangenehmes Sinnes- und Gefühlserlebnis definiert, das mit aktueller oder potentieller Gewebeschädigung verknüpft ist oder mit Begriffen einer solchen Schädigung beschrieben wird. Beim postoperativen Schmerz handelt es sich in der Regel um einen akuten Schmerz. Dieser ist meist auf ein Areal begrenzt, wobei das Ausmaß der subjektiven Schmerzempfindung mit der Intensität des Reizes korreliert ist, der durch die operative oder krankheitsbedingte Gewebeschädigung hervorgerufen wird. Aufgabe des Arztes ist es, das Symptom „akuter Schmerz" als diagnostischen Indikator oder auch als Warnsignal in seine diagnostischen Überlegungen miteinzubeziehen, um frühzeitig Schritte zu einer notwendigen Beseitigung der Schmerzursache einzuleiten. Somit ist der postoperativ auftretende Schmerz daraufhin zu überprüfen, ob es sich um ein frühes Signal einer drohenden oder manifesten postoperativen Komplikation handelt, oder ob er lediglich Korrelat des operativen Gewebetraumas ist.

Akute Schmerzen sind typischerweise von vegetativen Reaktionen wie Pupillenerweiterung, Änderung der Atemfrequenz, Vertiefung oder Verflachung der Atmung, Erhöhung der Herzfrequenz und des Blutdruckes, erhöhter Muskelspannung oder Schwitzen begleitet. Ferner sind ausgesprochene Unlustgefühle bis hin zum Angstverhalten charakteristisch und bestimmen die persönlichkeitsgebundene, subjektive Stärke des Schmerzerlebnisses. Dieses kann das Ausmaß vegetativer Reaktionen verstärken. Daraus ergeben sich Komplikationsmöglichkeiten von Seiten des Stoffwechsels, der Atemfunktion, des Magen-Darm- und Urogenitaltraktes, die die therapeutischen Bemühungen in Frage stellen können [22, 104].

Schmerz führt zu einem Anstieg des Grundumsatzes, was mit einem vermehrten Sauerstoffverbrauch in der Größenordnung von 10 bis 15% einhergeht. Die postoperativen Blutglukosespiegel sind aufgrund erhöhter ACTH-, Wachstumshormon-, Katecholamin-, Glukagon- und Cortisolwerte, sowie einer verstärkten Sympathikusaktivität proportional der Streßursache erhöht [25]. Daraus resultiert eine ergotrope Situation im Eiweiß-, Kohlenhydrat- und Fettstoffwechsel mit einer Verminderung der Insulinwirksamkeit und einem Anstieg freier Fettsäuren. Die Aktivierung des Renin-Angiotensin-Aldosteron-Systems führt zu einer vermehrten Natrium- und Wasserretention bei erhöhten Kaliumverlusten [46]. Schmerzbedingte Veränderungen der Atmung führen zu einer Beeinträchtigung des Gasaustausches. So kann die Vitalkapazität nach intraabdominalen Eingriffen ohne Schmerztherapie bis auf 25% des Ausgangswertes reduziert sein [104]. Die funktionelle Residualkapazität (FRC) ist vermindert, mangelhaftes Abhusten fördert Sekretstau, Atelektasenbildung und postoperative Pneumonierate. Schmerzen fördern das Auftreten von Rhythmusstörungen, Hypertonus, Myocardinfarkt. Durch schmerzbedingte Immobili-

Tabelle 6

A. Nichtpharmakologische Methoden
Hypnose [96]
Transkutane elektrische Nervenstimulation (TENS) [2]

B. Pharmakologische Methoden
Sublinguale Applikation
Enterale Applikation
Parenterale Applikation
Intrathekale Applikation
Peridurale Applikation

tät steigt die Thromboseneigung, Schmerzen verstärken die postoperative Magen- und Darmatonie und begünstigen eine postoperative Harnverhaltung.

Unter diesen Gesichtspunkten muß eine adäquate postoperative Schmerztherapie Teil des postoperativen Behandlungskonzeptes sein. Generell empfiehlt es sich, sich mit Wirkung und unerwünschten Wirkungen einiger weniger Techniken vertraut zu machen (Tabelle 6). Dabei sind sowohl Wirkungseintritt als auch durchschnittliche Wirkungsdauer der einzelnen Verfahren auf die individuellen Bedürfnisse der Patientin abzustimmen. Sowohl die tägliche Praxis, aber auch zahlreiche Veröffentlichungen belegen, daß die einzelnen Analgesieverfahren klinisch zwar gezielt, jedoch aus Furcht vor unerwünschten Wirkungen häufig in ungenügender Dosierung angewendet werden [69]. Entsprechende Studien zeigen, daß etwa 40% der Patienten in der frühen postoperativen Phase mittelstarke bis starke Schmerzen haben [116] und nur 20% der behandelnden Ärzte Schmerzmedikation in ausreichender Menge verordnen. Die Hauptgründe dafür sind Furcht vor Drogenabhängigkeit oder unerwünschte Wirkungen wie z. B. Atemdepression. Darüberhinaus führt die häufig anzutreffende Praxis der intramuskulären oder subcutanen Analgetikagabe bei Bedarf durch schwankende Plasmaspiegel und kurze Wirkungsdauer zu inadäquater Analgesie. Um die bestmögliche Wirkung von Analgetika zu erzielen, sollten sie durch Techniken appliziert werden, die eine kontinuierliche Titration entsprechend der sich ändernden individuellen Bedürfnisse ermöglichen. Bewährt haben sich dabei Analgetika vom Opiat-Typ. Diese wirken über eine stereospezifische Interaktion mit Opiatrezeptoren. Durch Aktivierung dieser Rezeptoren auf spinaler und supraspinaler Ebene kommt es zu einer Hemmung nozizeptiven Einstromes entlang sensitiver schmerzleitender und verarbeitender Bahnen des zentralen Nervensystems. Die Gabe von Opiaten erfolgt entweder sublingual, subcutan, intramuskulär, intravenös als Bolus oder kontinuierlich, intrathekal oder epidural. Dabei führt die intravenöse, kontinuierliche Gabe von Opiaten gegenüber der Bolusapplikation zu einer effektiveren Schmerzbehandlung bei gleichzeitig niedrigeren Dosen [93] (Tabelle 7).

Die häufige Anwendung der intraoperativen Katheterperiduralanästhesie ermöglicht in vielen Fällen die Fortführung bis in die postoperative Phase durch kontinuierliche Lokalanästhetikagabe. Durch Infusion von Bupivacain 0,125%ig in einer Menge von 6 ml/h über eine Perfusorspritze erreicht man gute Analgesie bei erhaltener Spontanmotorik. Hervorzuheben ist außerdem der positive Effekt auf die Darmperistaltik durch die Sympathikolyse. Nachteile dieser Methode sind Blutdruckabfälle und Tachyphylaxie. Neben der intrathekalen Gabe von Morphin [113] hat in den letzten Jahren vor allem die peridurale Opiatgabe an Interesse gewonnen. Die Vorteile liegen in den geringen Dosen, die be-

Tabelle 7. Medikamente in der postoperativen Schmerztherapie

Name	Applikationsart	Dosis (mg)		Intervall (Std.)
		Bolus	kont. Zufuhr	
Morphin	i. m./s. c.	10		6
	intravenös	0,02/kg	0,01–0,02/kg/Std.	
	peridural	2,5–5		10–15
			5,0/24 Std.	
Buprenorphin	i. m./s. c.	0,3		6– 8
	sublingual	0,2		6– 8
	intravenös	0,002/kg	0,001/kg/Std.	
	peridural	0,15–0,3		10–15
Pethidin	i. m./s. c.	1,0/kg		4
	intravenös	0,5/kg	0,2/kg/Std.	
Bupivacain 0,125%	peridural		6 ml/Std.	

nötigt werden [24], der langen Dauer der erzielten Analgesie von 10–15 Stunden, sowie der fehlende Motor- und Sympathikus-Blockade. Die verbesserte Atemfunktion nach Baucheingriffen führte in einer 2-Jahres-Studie zu einer verminderten postoperativen Pneumonierate im Vergleich zur herkömmlichen Opiatanalgesie [119]. Die benötigte Morphinmenge liegt bei Unterbauchoperationen bei etwa 7,6 mg ± 2,1, bei Oberbauchoperationen bei etwa 10,3 mg ± 2,5 [14]. Nachteile dieser Methode sind morphinspezifische unerwünschte Wirkungen wie Übelkeit, Erbrechen, Juckreiz, Harnverhaltung und Naloxon-reversible Atemdepression, die bis zu 12 Stunden nach Applikation auftreten kann. Erklärlich ist dies durch eine Lage- und dosisabhängige rostrale Ausbreitung des Opiates innerhalb des Liquorraumes. Vor allem gut wasserlösliche Opiate, wie das Morphin sind mit diesem Risiko behaftet, während stark lipophile Opioide (Fentanyl) in ihrer Wirkung mehr segmental begrenzt sind. Die periduale Gabe von Opiaten bietet eine zufriedenstellende Möglichkeit der Schmerztherapie, die jedoch aufgrund der möglichen Nebenwirkungen eine kontinuierliche Überwachung während der ersten 24 Stunden nach ihrer Anwendung erforderlich macht.

4.3 Postoperative Ernährung

Eine ausreichende Ernährung in der perioperativen Phase steht in engem Zusammenhang mit dem Operationserfolg. Das veränderte Altersprofil der Patientinnen mit größeren Operationen in hohem Lebensalter geht mit einer erhöhten Mortalität einher, die zwischen 5 und 10% liegt [118]. 25 bis 30% solcher Klinikpatienten sind mangelernährt [9]. Meist sind es chronische und akute Ursachen, die zu einer Mangelernährung innerhalb der Klinik führen. Gründe für einen reduzierten Ernährungszustand sind Tumorerkrankungen, Streß, z. B. nach Operationen oder eine Kombination aus beiden, wie man sie bei Tumorpatientinnen mit Infektionen findet. Ein schlechter Ernährungszustand korreliert mit der Rate postoperativer Komplikationen [18]. So sind Wundheilungsstörungen, herabgesetzte Immunabwehr mit konsekutiven Infektionen, mangelnde Enzymsynthese und gesteigerte Mortalität eng mit einem reduzierten Ernährungszustand verbunden [97].

Zur Deckung des Energiebedarfs stehen Fette, Kohlenhydrate und Eiweiß zur Verfügung, wobei die Fette normalerweise den Hauptteil des kalorischen Bedarfs decken. Bereits präoperativ sollte der Ernährungszustand der Patientin überprüft und entsprechende Defizite ausgeglichen werden. Dies geschieht durch Erfassung verschiedener Meßdaten, wie Gewicht/Größe- und Kreatinin/Größeindex, Trizepshautfaltenmessung, Serumtransferrin- und Albuminkonzentration, Retinolbindendes Protein sowie verschiedener Immunparameter, wie dem Mérieux-Test [10]. Die Art der enteralen oder

Tabelle 8. Hypo- und isokalorische Ernährung in der postoperativen Phase Erwachsener pro Tag

Flüssigkeitsbedarf	30–40 ml/kg/24 Std
Energiebedarf	30–40 kcal/kg/24 Std
Basaler, endogener Glukosebedarf	2 g/kg/24 Std
Aminosäurenbedarf	0,8–1,4 g/kg/24 Std
Fettbedarf	1–2 g/kg/24 Std
Natrium	70–100 mmol
Kalium	50– 60 mmol
Kalzium	8 mmol
Magnesium	3 mmol
Eisen	70 μmol
Mangan	40 μmol
Zink	20 μmol
Kupfer	5 μmol
Chlorid	110 mmol
Phosphor	11 mmol
Jod	1 μmol
Thiamin	1,2 mg
Riboflavin	1,8 mg
Niacin	13 mEq
Vitamin B_6	2 mg
Folsäure	0,2 mg
Vitamin B_{12}	2 μg
Pantothensäure	10 mg
Biotin	0,3 mg
Ascorbinsäure	30 mg
Vitamin A	2500 IE
Vitamin D	100 IE
Vitamin K_1	0,15 mg
Tocopherol	70 IE

A. Enterale Zufuhr
Oligopeptidsondennahrung über Duodenal- bzw. Jejunalsonden enthaltend Eiweiß, Fett, Kohlenhydrate, Mineralien, Elektrolyte, Vitamine, Spurenelemente.

B. Parenterale Zufuhr

1. Hypokalorisch	z. B.:	Glucose	5%	1000 ml
		Glucose	10%	1000 ml
		Ringerlactat		1000 ml
	+	Elektrolyte		
	+	Spurenelemente		
2. Isokalorisch	z. B.:	Aminosäurelsg.	10%	500 ml
		Glucoselsg.	400 g	2000 ml
		Ringerlactat		500 ml
	+	Fettlösung	10%	500 ml
	+	Elektrolyte		
	+	Spurenelemente		

parenteralen Ernährung ist abhängig von den gewonnenen Befunden und der Größe des geplanten Eingriffes. Bei guter Ausgangssituation bestimmt das Ausmaß der Operation und der zu erwartende Verlauf das weitere Vorgehen. Eine isokalorische Ernährung ist nicht in jedem Fall erforderlich und bleibt solchen Patientinnen vorbehalten, deren orale Ernährung sich während mehrerer Tage verbietet. Bei eingeschränkt reduzierter Ausgangslage ist in jedem Fall eine ausreichende perioperative Ernährung sicherzustellen. Patientinnen mit stark reduzierter Ausgangslage werden bereits präoperativ ernährt. Diese Ernährung sollte frühestens 12 bis 24 Stunden nach der Operation fortgesetzt werden (Tabelle 8).

4.3.1 Enterale Ernährung

Die enterale Ernährung hat durch die Entwicklung filiformer nasoduodenaler oder -jejunaler Sonden in Kombination mit Oligopeptiden Vorteile sowohl gegenüber den herkömmlichen Magensonden, als auch gegenüber der vollständigen parenteralen Ernährung. Magensonden werden von den meisten Patienten als unangenehm empfunden und sind mit verschiedenen Komplikationen behaftet [7, 26]. Die postoperative Magen- und Dickdarmparalyse, die 2 bzw. 4 Tage lang anhält [85], macht zudem die herkömmliche Form der Sondennahrung in dieser Phase unmöglich. Ausschließlich parenterale Ernährung ist mit thromboembolischen und septischen Risiken behaftet. Die kontinuierliche duodenale oder jejunale Zufuhr von Di- und Tripeptiden in Form einer Oligopeptidsondennahrung stellt hier einen Ausweg dar, der nicht mit den unerwünschten Wirkungen der bisherigen enteralen Ernährung verbunden ist. Der Dünndarm weist postoperativ weder eine Atonie, noch eine Verminderung der Absorptionsfähigkeit auf [8]. Die Plazierung der Sonde ist einfach und erfordert keinen großen klinischen Aufwand [68]. Die zur Verfügung stehenden Sondennahrungen sind Gluten-, Cholesterin-, und Ballaststoffrei und enthalten neben Elektrolyten, Vitaminen und Spurenelementen die Nährstoffe Kohlenhydrate, Eiweiß und Fett. Da die Osmolarität dieser Lösungen 450 mOsmol/l nicht überschreitet, ist in der Regel nicht mit osmolaren Nebenwirkungen von Seiten des Darmes zu rechnen. Unter dieser Form der Ernährung kommt es präoperativ zu einem Anstieg erniedrigter Plasmaproteine einschließlich der Immunglobuline [84]. In der postoperativen Phase kommt es zwar zu einem Absinken der Serumproteine, das jedoch im Vergleich zur parenteralen Ernährung geringer ist [8, 71]. Die Haltbarkeit von Dickdarmanastomosen wird nicht beeinflußt [85].

4.3.2 Parenterale Ernährung

Die parenterale Zufuhr von Nährstoffen ist bis zu einer Osmolarität von 1000 bis 1200 mOsmol/l in Form einer hypokalorischen Ernährung über einen peripher venösen Zugang möglich [30]. Diese Form der Infusionstherapie erfolgt bei Patientinnen in prä- und postoperativ gutem Zustand, bei denen eine orale Ernährung bereits einige Tage nach dem operativen Eingriff möglich ist. Die zu infundierenden Nährstoffe sollten in einer Gesamtmenge von 20 bis 40 ml/kg KG/24 h enthalten sein. Nach Bilanzierung und Ausgleich des Elektrolyt- und Wasserhaushaltes mit Elektrolytlösungen erfolgt 12 bis 24 Stunden nach dem Eingriff die Zufuhr von Energieträgern. Selbst hypokalorische Kohlenhydratinfusionen führen zu einer signifikanten Verbesserung der negativen Stickstoffbilanz und dekken den basalen endogenen Glucosebedarf von 100 bis 200 g/die [19]. Das Ausmaß der Stickstoffbilanzverbesserung durch Zufuhr von 100 g Glukose/die im Postaggressionsstoffwechsel beträgt etwa 25% [73]. Eine Verbesserung der Stickstoffbilanz bei aminosäurefreier parenteraler Ernährung ist nur bis zu 700 Kcal/24 h möglich [65]. Die alleinige Zufuhr von Aminosäurelösungen führt ebenfalls zu einer dosisabhängigen Verbesserung der Stickstoffbilanz. Dabei werden jedoch nur 50 bis 65% der zugeführten Aminosäuren anabol verwertet, 35 bis 50% werden innerhalb der Glukoneogenese abgebaut, sodaß ein solches Infusionsregime als unökonomisch betrachtet werden muß [65]. Eine zusätzliche Gabe von Fetten führt innerhalb der ersten 6 Tage zu keiner Verbesserung der Stickstoffbilanz [86].

Isokalorische- und hyperkalorische parenterale Ernährung mit osmolaren Lösungen von mehr als 1000–1200 mOsmol/l erfolgen über zentralvenöse Zugänge. Dabei stellt die Kombination aus Kohlenhydrat- und Aminosäurelösungen die gebräuchlichste Form der Ernährung dar. Nach schweren Operationen kommt es zu einer Steigerung des basalen Energiebedarfs auf das 1,3 bis 1,5fache [49]. Daraus resultiert ein Energiebedarf von ca. 40 Kcal/kg KG/24 h, wovon ca. 20% zu Lasten des Proteinstoffwechsels gehen [40]. Durch die tägliche Substitution von 1,4 g/kg KG Aminosäuren kann ein ausgewogenes Verhältnis von Proteinsynthese und Abbau erreicht werden [117]. Zur Bereitstellung der dazu benötigten Energie dienen Kohlenhydratinfusionen in einer Menge von 4 mg/kg KG/min., was bei einer 70 kg schweren Patientin einer Gesamtmenge von 400 g/die entspricht. Eine weitere Steigerung der Kohlenhydratzufuhr führt selbst bei höher dosierter Aminosäurensubstitution zu keiner Verbesserung der Proteinsynthese [16]. Ist bei ausreichender Kohlenhydrat- und Aminosäurensubstitution aufgrund der klinischen Situation eine Steigerung der angebotenen Kalorienmenge erforderlich, stellen zusätzliche Fettinfusionen eine Alternative dar. Bei adäquater Kohlenhydratzufuhr konnte dabei kein negativer Effekt auf die Stickstoffbilanz nachgewiesen werden [80]. Über den Anteil der zugeführten Fettmenge am Gesamtkalorienangebot liegen unterschiedliche Meinungen vor, eine Übereinstimmung scheint jedoch dahingehend zu bestehen, daß bei zeitlich begrenzten Traumen wie Operationen, die günstigsten Wirkungen mit einem relativ geringen Angebot an Fetten zu erreichen sind [65].

LITERATUR

1. Ahnefeld FW, Halmagyi M (1975) Notfallversorgung in der Gynäkologie und Geburtshilfe. In: Ahnefeld FW (Hrsg) Anaesthesiology and Resuscitation Vol LXXXVII. Springer, Berlin Heidelberg New York, p 86
2. Ali J, Yaffe CS, Serrette C (1981) The effect of transcutaneous electric nerve stimulation on postoperative pain and pulmonary functions. Surgery 89: 507
3. American College of Obstetricians and Gynecologists (1977) An Update in Obstetrics and Gynecology. McGraw-Hill, New York, p 24
4. Archer GW (1974) Arterial oxygenation during apnea in parturient women. Br J Anaesth 46: 358
5. Atkinson RS, Rushman GB, Lec JA (1977) A synopsis of Anaesthesia. 8th edn., John Whright & Sons, Bristol, p 98
6. Bergman NA (1982) Reduction in resting end-expiratory position of the respiratory system with induction of anesthesia and neuromuscular paralysis. Anesthesiology 57: 14
7. Bingham JAW (1958) Oesophageal strictures after gastric surgery and nasogastric intubation. Br med J 2: 817
8. Bittner R, Ostach W, Fran KJ, Ebert R, Beger HG (1982) Eine neue Methode zur frühpostoperativen enteralen Ernährung nach intraabdominellen Operationen. Langenbecks Arch Chir Suppl Chir Forum: 189
9. Blackburn GL, Bistrian BR, Maini BS, Schlamm H, Smith MF (1977) Nutritional and metabolic assessment of hospital patients. J Parent Ent Nutr 1: 11
10. Blackburn GL, Benotti PN, Bistrian BR, Bothe A, Maini BS, Schlamm HT, Smith MF (1979) Nutritional assessment and treatment of hospital malnutrition. Infusionstherapie 6: 238
11. Blauhut B (1980) Die Therapie mit Blutkomponenten im Bereich der Intensivmedizin. In: Ahnefeld FW (Hrsg) Therapie mit Blutkomponenten 21 Klinische Anästhesiologie und Intensivtherapie. Springer, Berlin Heidelberg New York, p 152
12. Blitt CD, Gutman HL, Cohen D, Weisman H, Dillon JB (1970) Silent regurgitation and aspiration during general anesthesia. Anesth Analg 49: 707
13. Brand JB (1978) Anesthesia for Thoracic Surgery. In: Lebowitz PhW (ed) Clinical anesthesia procedures of the Massachusetts General Hospital. 1st edn. Little, Brown and Company, Boston, p 118
14. Bromage PR, Camporai E, Chestnut D (1980) Epidural narcotics for postoperative analgesia. Anesth Analg 59: 473
15. Burchardi A (1975) Physikalische Therapie und Krankengymnastik. In: Lawin P (Hrsg) Praxis der Intensivbehandlung. Thieme, Stuttgart 5: 1
16. Burke JF, Wolfe RR, Mullany CJ, Mathews DE, Bier DE (1979) Glucose requirements following burn injury. Ann Surg 190: 274
17. Burri C, Krischak G (1975) Fehler und Gefahren in der Anwendungstechnik der parenteralen Ernährung. In. Ahnefeld FW et al. (Hrsg) Klinische Anästhesiologie und Intensivtherapie, Bd 7. Springer, Berlin Heidelberg New York, S 199
18. Buzby GP, Mullen JL, Matthews DC, Hobbs ChL, Rosato EF (1980) Prognose Nutritional Index in Gastro-intestinal Surgery. Am J Surg 139: 160
19. Cahill GF jr, Owen OE (1968) Some observations on carbohydrate metabolism in man. In: Dickens, Randle, Whelan (eds) Carbohydrate Metabolism and its Disorders. Academic Press, London, p 497
20. Campbell EJM (1965) Respiratory Failure. Br Med J 1: 1451
21. Cheney FW (1983) Goal directed respiratory therapy. Annual Refresher Course Lectures, American Society of Anesthesiologists, Annual Meeting 105: 1
22. Cherney LS (1963) Tetracaine hydroiodide: A long lasting local anesthetic for the relief of pain. Anesth Analg 42: 477
23. Chodoff P (1976) The respiratory care unit in the postoperative management of critically ill aged patients. In: Siegel JH, Chodoff P (eds) The aged and high risk surgical patient. Grune & Stratton, New York London Toronto Sydney San Francisco, p 355
24. Chrubasik J, Wiemers K (1985) Continuous-plus-on-demand epidural infusion of morphine for postoperative pain relief by means of a small, externally worn infusion device. Anesthesiology 62: 263
25. Clarke RSJ (1970) The hyperglycaemic response to different types of surgery and anesthesia. Br J Anesth 42: 45
26. Clemençon G (1977) Iatrogene stenosierende Refluxösophagitis. Z Gastroenterol 15: 615
27. Cohen EN (1971) Anesthesia, pregnancy and miscarriage: A study of operating room nurses and anesthesists. Anesthesiology 35: 343
28. Coombs DW, Pageau M (1982) Emergency cimetidine prophylaxis against acid aspiration. Ann Emergency Med 11: 252

29. Corbett TH (1974) Birth defects among children of nurse anesthetists. Anesthesiology 41: 341
30. Coriat P, Daloz M, Bousseau D, Fusciardi J, Echter E, Viars P (1984) Prevention of intraoperative myocardial ischemia during noncardiac surgery with intravenous nitroglycerin. Anesthesiology 61: 193
31. Corino BG (1983) Toxicity of local anesthetics. Annual Refresher Course Lectures, American Society of Anesthesiologists, Annual Meeting 504: 1
32. Coté ChJ, Lin LMP, Szyfelbein SK, Goudsouzian G, Daniels AL (1985) Changes in Serial Platelet Counts following massive Blood Transfusion in Pedriatic Patients. Anesthesiology 62: 197
33. Cousins MJ (1980) Epidural Neural Blockade. In: Cousins MJ, Bridenbaugh PhO (eds) Neural Blockade in Clinical Anaesthesia and Management of Pain. Lippincott, Philadelphia Toronto, p 176
34. Crawford JS (1971) Awareness during operative obstetrics under general anaesthesia. Brit J Anaesth 43: 179
35. Crawford JS (1982) Obstetric Analgesia and Anaesthesia. In: Crawford JS (ed) Current Reviews in Obstetrics and Gynaecology, Vol I. Churchill Livingstone, Edinburgh London Melbourne New York, p 99
36. Datta S (1983) Anesthesia for the high risk pregnancy vaginal and cesarean delivery. Annual Refresher Course Lectures, American Society of Anesthesiologists, Annual Meeting 134: 1
37. Davison JS (1970) Gastric emptying time in late pregnancy and labour. J Obstet Gynaecol Br Commonw 77: 37
37a. Deckardt R, Fembacher PM, Schneider KTM, Graeff H (1987) Maternal arterial oxygen saturation during labor and delivery: Pain dependent alterations and effects on the newborn. Obstetrics and Gynecology 70/1: 21–25
38. Dewan DM, Writer WDR, Wheeler AS (1982) Sodium citrate premedication in elective cesarean section patients. Canad Anaesth Soc J 29: 355
39. Dripps RD, Lamont A, Eckenhoff JE (1961) The role of anesthesia in surgical mortality. JAMA 178: 261
40. Duke JH, Jorgensen SB, Broell JR, Long CL, Kinney JM (1970) Contribution of protein to caloric expenditure following injury. Surgery 68: 168
41. Eyler SW, Cullen BP, Murphy ME, Welch WD (1982) Antacid aspiration in rabbits: A comparison of mylanta and bicitra. Anesth Analg 61: 288
42. Farrow SC, Fowkes FGR, Lunn JM, Robertson IB, Samuel P (1982) Epidemiology in anaesthesia II. Factors affecting mortality in hospital. Br J Anaesth 54: 811
43. Foitzik H, Lawin P (1975) Inhalationstherapie. In: Lawin P (Hrsg) Praxis der Intensivbehandlung. Thieme, Stuttgart 19: 3
44. Fowkes FGR, Lunn JM, Farrow SC, Robertson IB, Samuel P (1982) Epidemiology in anaesthesia III. Mortality risks in patients with coexisting physical disease. Br J Anesth 54: 819
45. Gelman S, Feigenberg Z, Dintzman M, Levy E (1977) Electroenterography after cholecystectomy. The role of high epidural analgesia. Arch Surg 112: 580
46. Gofferje M (1978) Leitfaden der Infusionstherapie, 1. Aufl. Schattauer, Stuttgart New York
47. Goldiner PL, Schweizer O (1979) The Hazards of Anesthesia and Surgery in Bleomycin-Treated Patients. Seminars in Oncology 6-1: 121
48. Gordon NH, Scott DB, Robb JWP (1973) Modification of plasma corticosteroid concentrations during and after surgery by epidural blockade. Br Med J 1: 581
48a. Graeff H, Deckardt R (1989) Blutung, Schock und Sepsis. In: Ludwig H, Krebs D (Hg) Gynäkologie und Geburtshilfe. Springer, Berlin Heidelberg New York Tokyo, S 801–817
49. Gump FE, Martin P, Kinney JM (1973) Oxygen consumption and caloric expenditure in surgical patients. Surg Gynec Obstet 137: 499
50. Hester JB, Heath ML (1977) Pulmonary acid aspiration syndrome: should prophylaxis be routine? Brit J Anesth 49: 595
51. Hickey RF, Visick WD, Fairley HB et al. (1973) Effects of halothane anesthesia on functional residual capacity and alveolar-arterial oxygen tension difference. Anesthesiology 38: 20
52. Hodgkinson R, Bhatt M, Kim SS et al. (1978) Neonates neurobehavioral tests following cesarean section under general and spinal anesthesia. Am J Obstet Gynecol 132: 670
53. Holdsworth JD, Furness RMB, Roulston RG (1974) Comparison of apomorphine and stomach tubes for emptying the stomach before general anaesthesia in obstetrics. Brit J Anaesth 46: 526
54. Holmdahl MH, Sjorgren S, Strom G, Wright B (1972) Clinical aspects of continuous epidural blockade for postoperative pain relief. Ups J Med Sci 77: 47
55. Hytten FE, Leitch J (1971) The Physiology of Human Pregnancy. 2nd edn. Blackwell Scientific Publications, Oxford
56. Jacobs F, Akkermans LMA, Hong JO, Wittebol P (1981) Effects of domperidone on gastric emptying of semi-solid and solid foods. Roy Soc Med, Int Congr and Symp Serie No. 36: 11
57. James CJ, Modell JH, Gibbs CJ, Kuck JE (1983) Aspiration: combined effects of pH and volume of the aspirate in the rat. Anesth Analg 62: 266
58. Kaplan JA (1979) Hemodynamic monitoring. In: Kaplan JA (ed) Cardiac Anesthesia. Grune & Stratton, New York London Toronto Sydney San Francisco, p 71
59. Kirchner E (1978) Notfälle und Aspirationsgefahr. Anaesthesist 27: 19
60. Lahnborg G, Bergstrom K (1975) Clinical and haemostatic parameters related to thromboembolism and low-dose heparin prophylaxis in major surgery. Acta Chir Scand 141: 590
61. Lebowitz PhW (1978) Preoperative Evaluation. In: Lebowitz PhW (ed) Clinical Anesthesia Procedures of the Massachusetts General Hospital. Little, Brown and Company, Boston, p 2
62. Levine W (1961) Surgical procedures during pregnancy. Am J Obstet Gynecol 81: 1046
63. Lewis RT, Burgess JH, Hampson LG (1971) Cardiorespiratory studies in critical illness. Arch Surg 103: 335
64. Longnecker DE (1983) Non-Cardiac Surgery and the patient with cardiac disease. Annual Refresher Cour-

se Lectures, American Society of Anesthesiologists, Annual Meeting 502: 1
65. Löhlein D (1984) Proteinsparende Mechanismen der parenteralen Ernährung. II. Mitteilung: klinische Aspekte, Infusionstherapie 11: 114
66. Lundsgaard-Hansen P, Tschirren B (1980) Die Verwendung von Plasmaersatzmitteln und Albumin im Rahmen der Komponententherapie. In: Ahnefeld FW (Hrsg) Therapie mit Blutkomponenten 21 Klinische Anästhesiologie und Intensivtherapie. Springer, Berlin Heidelberg New York, p 120
67. Lutz H, Osswald RM, Bender HJ (1982) Risiken der Anaesthesie. Anaesthesist 31: 1
68. Manegold BC, Jung M, Miceli F, Schneider KG (1984) Implantation ultradünner naso-duodenaler und naso-jejunaler Ernährungssonden. Leber, Magen, Darm. Zeitschrift für angewandte Gastroenterologie. Sonderdruck 14 Bd. Nr. 3/5: 117
69. Marks RM, Sachar EJ (1973) Undertreatment of medical inpatients with narcotic analgesics. Ann Intern Med 78: 173
70. Marx GF (1982) Obstetric Anesthesia: Advances in the 1980's. In: Joyce ThW III (ed) Clinics in Perinatalogy Vol IX No. 1. Saunders, Philadelphia London Toronto Mexiko City Rio de Janeiro Sydney Tokyo, p 3
71. McArdle AH, Palmason C, Moreney J, Brown RA (1981) A rational for enteral feeding on the preferable route for hyperalimentation. Surgery 90: 616
72. McCammon RL (1983) Histamine 2 Blockers and Anesthesia. In: American Society of Anesthesiologists (ed) Annual Refresher Course Lectures, Annual Meeting 121: 1
73. McDougal SW, Wilmore DW, Pruitt BA (1977) Effect of intravenous near isoosmotic nutrient infusions on nitrogen balance in critically ill injured patients. Surg Gynec Obstet 145: 408
74. Mendelson CL (1946) The aspiration of stomach contents into the lungs during obstetric anesthesia. Amer J Obstet Gynec 52: 191
75. Milligan JE, Shennan AT (1980) Perinatal managements and outcome in the infant weighing 1000 to 2000 grams. Am J Obstet Gynecol 136: 269
76. Moir DD (1970) Anaesthesia for caesarean Section: An evaluation of a method using low concentrations of halothane and 50 per cent oxygen. Br J Anaesth 42: 138
77. Moir CL, McMorland GH (1984) Potential Interaction between Cimetidine and Amide local Anesthetics in Obstetics. Anesthesiology 60: 507
78. Morton HJV (1944) Tobacco smoking and pulmonary complications after operation. Lancet 1: 368
79. New Classification of Physical Status (1963) Anesthesiology 24: 111
80. Nordenström J, Askanazi J, Elwyn DH, Martin P, Carpentier YA, Robin AP, Kinney JM (1983) Nitrogen balance during total parenteral nutrition. Ann Surg 197: 27
81. Ostheimer GW (1983) Obstetric Anesthesia. In: American Society of Anesthesiologists (ed). Annual Refresher Course Lectures, Annual Meeting 401: 1
82. Ounstet M, Scott A, Moar V (1980) Delivery and development: To what extent can one associate cause and effect? J Royal Soc Med 73: 786
83. Palahnink RJ (1974) Pregnancy decreases the requirement for inhaled anesthetic agents. Anesthesiology 41: 82
84. Pasurka B, Filler D, Kahle M, Muhrer KH (1983) Operationsvorbereitung bei mangelernährten Karzinompatienten mit einer neuen Oligopeptiddiät. Akt Ernähr 8: 241
85. Pasurka B, Filler D, Kahle M (1984) Enterale Ernährung nach Colonresektion. Chirurg 55: 275
86. Peitsch W (1984) Postoperative, hochkalorische parenterale Ernährung: Kohlenhydrate oder Fett? Infusionstherapie 11: 76
87. Pernoll ML, Metcalfe J, Schenkler TL et al. (1975) Oxygen consumption at rest and during exercise in pregnancy. Resp Physiol 25: 285
88. Pflug AE, Murphy TM, Butler SH, Tucker GT (1974) The effects of postoperative peridural analgesia on pulmonary therapy and pulmonary complications. Anesthesiology 41: 8
89. Ramsey FM (1978) Anaesthesia for Abdominal Surgery. In: Lebowitz PhW (ed) Clinical Anesthesia Procedures of the Massachusetts General Hospital. Little, Brown and Company, Boston, p 100
90. Ranniger K, Switz DM (1965) Local obstruction of the inferior vena cava by massive ascites. AJR 93: 935
91. Raphael SJ (1966) Imcompetent internal os of the cervix. Obstet Gynecol 28: 438
92. Reisner LS (1981) The Pregnant Patient and the disorders of Pregnancy. In: Katz J, Benumof JL, Kadis LB (eds) Anesthesia and Uncommon Diseases. 2nd Edn. Saunders, Philadelphia London Toronto Sydney, p 81
93. Roe BB (1963) Are postoperative narcotics necessary? Arch Surg 87: 912
94. Saunders KB, White JE (1965) Controlled trial of breathing exercises. Br Med J 2: 680
95. Scanlon JW, Brown WV, Weiss JB et al. (1974) Neurobehavioral responses of newborn infants after maternal epidural anesthesia. Anesthesiology 40: 121
96. Schafer W (1975) Hypnosis on a burn unit. Int J Clin Exp Hypnosis 23: 1
97. Schmitz JE, Merkle N, Heinz E, Berg S, Grünert A, Ahnefeld FW (1983) Erfahrungen mit einem einfachen Schema zur Beurteilung eines ernährungsbedingten Operationsrisikos. Infusionstherapie 10: 292
98. Schwartz DJ, Wyne WJ, Gibbs CP, Hood CJ, Kuck EJ (1980) Pulmonary consequence of aspiration of gastric contents at pH values greater than 2.5. Amer Rev Resp Dis 121: 119
99. Sellick BA (1961) Cricoid pressure to control regurgitation of stomach contents during induction of anaesthesia. Lancet II: 404
100. Shelley WC (1982) Anesthetic Consideration for Nonobstetic Surgery. In: Joyce ThH III (ed) Clinics in Perinatalogy, Vol IX, No I. Saunders, Philadelphia London Toronto Mexico City Rio de Janeiro, p 135
101. Shnider SM (1965) Maternal and fetal hazards of surgery during pregnancy. Am J Obstet Gynecol 92: 891
102. Shnider SM, Levinson G (1979) Maternal Physiologic Alterations during Pregnancy. In: Shnider SM, Levinson G (eds) Anesthesia for Obstetics. Williams & Wilkins, Baltimore London, p 10

103. Shnider SM, Levinson G (1979) Anesthesia for Cesarean Section. In: Shnider SM, Levinson G (eds) Anesthesia for Obstetics. Williams & Wilkins, Baltimore London, p 254
104. Simpson BRJ, Parkhouse J, Marshall R, Lambrechts W (1961) Extradural analgesia and the prevention of respiratory complications. Br J Anaesth 33: 628
105. Smith BE (1963) Fetal prognosis after anesthesia during gestation. Anesth Analg 42: 521
106. Smith BE (1968) Teratogenic capabilities of surgical anesthesia. Adv Teratol 3: 127
107. Strain JD, Moore EE, Markovchick VJ, Duzer-Moore Van S (1981) Cimetidine for the prophylaxis of potential gastric acid aspiration pneumonitis in trauma patients. J Trauma 21: 49
108. Thoren L (1954) Postoperative pulmonary complications; observations on their prevention by means of physiotherapy. Acta Chir Scand 107: 193
109. Toaff R, Toaff ME, Ballas S et al. (1977) Cervical incompetence: Diagnostic and therapeutic aspects. Israel J Med Sci 13: 39
110. Tompkins J, Turnbull A, Robson G et al. (1976-1978) Report on Confidential Enquiries into Maternal Deaths in England and Wales 1976-1978. Her Majesty's Stationary Office, London
111. Tuohy EB (1945) Continuous spinal anesthesia: A new method of utilising a ureteral catheter. Surg Clin North Am 25: 834
112. Vitez TS (1983) Elektrolytes and the Anesthesiologist. Annual Refresher Course Lectures, American Society of Anesthesiologists, Annual Meeting 128: 1
113. Wang JK, Nauss LA, Thomas JE (1979) Pain relief can be controlled by intrathecally applied morphine in man. Anesthesiology 50: 149
114. Warren TM, Datta S, Ostheimer GW et al. (1983) Comparison of the maternal and neonatal effects of halothane, enflurane and isoflurane for cesarean delivery. Anesth Analg 62: 516
115. Weinberger SE (1980) Pregnancy and the lung. Am Rev Resp Dis 121: 559
116. Weis OF, Sriwatanakul K, Alloza JL et al. (1983) Attitudes of patients, housestaff and nurses toward postoperative analgesic care. Anesth Analg 62: 70
117. Wolfe RR, Goodenough RD, Burke JF, Wolfe MH (1983) Response of protein and urea kinetics in burn patients to different levels of protein intake. Ann Surg 197: 163
118. Zamost B, Benumof JL (1981) Anesthesia in the geriatric patient. In: Katz J, Benumof JL, Kadis LB (eds) Anesthesia and Uncommon Diseases, 2nd Edn. Saunders, Philadelphia London Toronto Sydney, p 98
119. Zenz M, Piepenbrock S, Tryba M, Brämswig H (1983) Peridurale Opiat-Analgesie. Anaesthesist 32: 289

E Allgemeine Grundsätze für die spezielle gynäkologische Chirurgie

J. ZANDER und H. GRAEFF

INHALT

Über die Chirurgie und die Chirurgen ist im Verlauf der Entwicklung der modernen Medizin viel gesagt und geschrieben worden. Es wäre vermessen, darüber auf wenigen Seiten auch nur einen annähernden Überblick zu geben. Trotzdem erscheint es uns notwendig, im Rahmen einer Operationslehre an einige Grundsätze für unser Handeln zu erinnern und auf spezifische Besonderheiten der gynäkologischen Chirurgie zu verweisen.

1 Allgemeine Grundsätze

Zum Handwerk: Zu den Voraussetzungen für jede chirurgische Tätigkeit gehört zunächst die Erlernung, Übung und schließlich Beherrschung des Handwerks. Von Generation zu Generation haben ältere Erfahrene den jüngeren, noch Unerfahrenen zunächst die Hand geführt. Dies dürfte aller Voraussicht nach auch in der Zukunft so bleiben. Die Lehrer-Schüler-Beziehung ist infolgedessen in der Chirurgie besonders eng. Sie hat in aller Welt zu chirurgischen Schulen geführt, welche in ihrer Gesamtheit durch ständige Verbesserung der chirurgischen Operationsmethoden außerordentliche Leistungen vollbracht haben. Wir meinen damit, daß an der Entwicklung der Operationstechniken bis zu ihrer heutigen Ausreifung vielfach Generationen von Chirurgen mitbeteiligt sind, von denen manche genannt, aber auch viele ungenannt bleiben - ein Grund zur Bescheidenheit für jeden, der in diesem Handwerk wirksam ist, und der damit auch Teil hat an den außerordentlichen Erfolgserlebnissen, die die moderne Chirurgie auch dem Operateur vermitteln kann.

Das Handwerk der Chirurgie bedarf jedoch einer etwas näheren und auch kritischen Betrachtung. Gewiß kann eine überdurchschnittliche, von der Natur gegebene Handfertigkeit eine gute Voraussetzung für die chirurgische Tätigkeit sein. Man erlebt jedoch handwerklich sehr begabte Chirurgen, die trotzdem nur mittelmäßige Chirurgen bleiben, weil ihnen andere, mindestens ebenso wichtige Begabungen für die ärztliche Tätigkeit fehlen oder weil der Entwicklung solcher Begabungen nicht die gleiche Aufmerksamkeit geschenkt wurde, wie dem Handwerk. Der Chirurg ist und bleibt zunächst einmal ein Arzt, an den in Bezug auf seine absolute Zuverlässigkeit und die ärztliche Zuwendung zu seinem Patienten höchste Anforderungen zu stellen sind. Das Handwerk ist eine selbstverständliche Voraussetzung. Es kann erlernt werden - auch bei durchschnittlicher Begabung. Gute und ausgereifte chirurgische Methoden zeichnen sich dadurch aus, daß sie von jedem erlernbar sind und nicht nur von einigen wenigen Artisten.

Von der „Operationskunst" wird vielfach gerne gesprochen. WILHELM ALEXANDER FREUND (1833-1918), einer der großen Pioniere der gynäkologischen Chirurgie, der die erste wissenschaftlich fundierte abdominale Uterusextirpation am 30. Januar 1878 an einem karzinomatös erkrankten Uterus in Breslau vornahm, hat im Rückblick auf sein Leben einmal gesagt: „Heute, bei vertiefter Einsicht in das Kunstschaffen, wie früher intuitiv in der Jugend, erkenne ich, daß die Kunst für mich ein wesentliches Moment meiner arbeitenden und genießenden Persönlichkeit gewesen ist. Ich habe keinen wahren Genuß außer dem künstlerischen kennengelernt, keine wirksamere Helferin in Arbeit, in Freude und Not, als in der Kunst gefunden. Mir ist keine wissenschaftliche Untersuchung gelungen, ich habe zu meiner Befriedigung keine Operation ersonnen, keinen Vortrag vor Studenten und Kollegen gehalten, ja keinen Brief geschrieben, in denen nicht die Kunst Anfang und Ende gesegnet hat. Nichts ist mir vollendet erschienen, was ich nicht am Schaffensende mit einem einzigen Blick wie einen schönen Baum, ein fertiges Bild, eine tadellose Gestalt vor meiner Seele stehen sah."

In der Tat sollten wir bemüht sein, alles, was wir tun, so zu gestalten, als ob es um ein Kunstwerk gehe. Eine spezifische Operationskunst gibt es aber nach unserer Auffassung nicht. Es gibt nur ein Bemühen in dieser Richtung und dieses gilt nicht nur für die Chirurgie, sondern für alle Formen ärztlicher Tätigkeit und darüberhinaus auch für jeden Beruf. Ein hochentwickeltes handwerkliches Können darf jedoch immer den Begriff der Meisterschaft für sich in Anspruch nehmen. Das gilt auch für die gynäkologische Chirurgie.

Zur Qualität unseres Handelns: Der große, überaus einfallsreiche Chirurg, Christian Albert Theodor Billroth (1829–1894), auf der Insel Rügen geboren, später in Zürich und schließlich in Wien tätig, gehörte zu jenen Persönlichkeiten, welche der gynäkologischen Chirurgie an ihrer Wiege vielfache Impulse vermittelt haben. Im Verlauf seines Lebens hat er immer wieder darauf hingewiesen, daß die außerordentliche Verantwortung des Chirurgen zunächst einmal eine sorgfältige Selbstkontrolle mit vollständiger und zuverlässiger Offenlegung der eigenen Ergebnisse, vor allem auch der Mißerfolge, erfordert. Qualitätskontrolle chirurgischen Handelns ist keineswegs eine Erfindung der Gegenwart. Sie wurde uns vielfach von unseren Lehrern vorgelebt. Wir erinnern z. B. an die regelmäßigen lücken- und auch schonungslosen Berichte in dem damaligen ärztlichen Münchner Intelligenzblatt über die mütterliche und kindliche Sterblichkeit in der Münchner Gebäranstalt, auch in der schlimmen Zeit der Kindsbettfieber-Epidemien. Wir erinnern ebenso an die Monographie von Ernst Wertheim (1864–1920) über die erweiterte abdominale Operation beim Gebärmutterhalskrebs aus dem Jahr 1911. In ihr wird das operative Vorgehen und das Ergebnis bei den ersten 500 Patientinnen für jede einzelne Patientin mit äußerster Genauigkeit beschrieben, auch wenn die Operationsmortalität zunächst noch bei 50% lag.

Über die Probleme der Gegenwart in Bezug auf die Qualitätskontrolle unseres Handelns wird in Kapitel C VI, S. 79 ausführlich berichtet. Es sei jedoch hier darauf verwiesen, daß jeder Chirurg vor allem seine eigene Tätigkeit sorgfältig kontrollieren sollte. Das bezieht sich einmal auf seine Indikationsstellungen zu operativen Eingriffen. Fragen der ärztlichen Ethik werden in den persönlichen Indikationsstellungen des Chirurgen vielfach berührt. Zum anderen muß jeder Chirurg die Komplikationsraten seiner Tätigkeit mit Sorgfalt beobachten und statistisch belegen. Dies ist heute auch aus forensischen Gründen notwendig. Die Zeit, in der man sich ausschließlich auf internationale Statistiken hervorragender Kliniken beziehen konnte, ist vorbei. Mehr und mehr wird sich der Chirurg fragen lassen müssen, wie häufig er selbst einen bestimmten Eingriff vorgenommen hat und wie umfangreich das Spektrum der Komplikationsraten im eigenen Erfahrungsgut war. Auch die unbedingte Bereitschaft und Offenheit zur Kooperation mit benachbarten chirurgischen Fachgebieten, welche in Teilgebieten der operativen Techniken über die größeren Erfahrungen verfügen, gehört zur Problematik der Qualität des Chirurgen in unserer Zeit.

Otto von Bollinger (1843–1909), der bedeutende Münchner Pathologe, stellte schon am 20. November 1908, also vor gut 90 Jahren in seiner Antrittsrede als Rektor der Ludwig-Maximilians-Universität München über „Wandlungen in der Medizin und des Ärztestandes in den letzten 50 Jahren“ in Bezug auf neuentwickelte Operationsmethoden fest: „Über den Wert neuer Methoden fällt die Statistik ihr unerbittliches Urteil. Gegenüber dem furor operativus, dem nicht bloß einzelne Ärzte, sondern gelegentlich das Publikum im blinden Vertrauen auf die Allmacht der Chirurgie verfallen erscheint, könnte vielleicht einmal die Zeit kommen, wo der operierende Arzt verpflichtet wird, über jede Operation und deren Erfolg genau Buch zu führen.“

Zur Persönlichkeit des Chirurgen: Die Persönlichkeit ist es, welche neben Kenntnissen, intellektuellen Fähigkeiten und Beherrschung des Handwerkes, den Chirurgen vor allem prägt. Vier Eigenschaften, die eng miteinander verbunden sind, möchten wir dabei unter vielen anderen in den Vordergrund stellen: Die Zuverlässigkeit, die Sorgfalt, die Besonnenheit und die Bescheidenheit.

Die Bereitschaft des Menschen, durch einen bestimmten Arzt einen chirurgischen Eingriff vornehmen zu lassen, setzt immer ein außerordentliches Vertrauen in diese Persönlichkeit voraus. Es beruht wesentlich auf der Annahme der unbedingten Zuverlässigkeit dieses Arztes bei seiner Indikationsstellung und bei der Vornahme des Eingriffs.

An die Zuverlässigkeit stellen sich besonders hohe Ansprüche, wenn Diagnostik, Indikationsstellung und operativer Eingriff in einer Hand liegen, wie dies in der Gynäkologie und der Geburtshilfe vielfach der Fall ist. Gerade dann bestehen aber auch Gefährdungen. Aus USA liegen genügend Berichte vor, daß mehr uteri operativ entfernt werden, als bei sorgfältiger Indikationsstellung notwendig wäre. Erfahrungen sprechen dafür, daß ähnliches mit hoher Wahrscheinlichkeit auch bei uns geschieht. Viele Patientinnen machen deshalb heute bei Operationsindikationen von der Möglichkeit Gebrauch, eine zweite Meinung von einem unabhängigen Arzt einzuholen (second opinion), ein Verfahren, das von jedem Arzt nicht nur respektiert, sondern vielfach sogar direkt empfohlen werden sollte.

Ein spezielles Problem ergibt sich in dieser Richtung für die zunehmende Frequenz der Kaiserschnitte, welche in der großen Mehrzahl der sogenannten entwickelten Länder zu beobachten ist. In USA erfolgen inzwischen 25% aller Geburten durch Kaiserschnitt. Hier spielt zweifellos eine defensive Medizin eine Rolle. Neben dem Risiko für die Mutter und für das Kind geht auch das Risiko des Arztes in bezug auf mögliche forensische Folgen mit in die Überlegungen für die Indikationsstellung zum Kaiserschnitt ein.

Zuverlässigkeit in Verbindung mit Sorgfalt und Besonnenheit prägen das Handwerk. Operieren darf keine „show" sein. Der Umgang des Operateurs mit dem Operationsteam ergibt sich aus der vollständigen Konzentration auf die gemeinsame Aufgabe. Diese Konzentration muß bei unerwarteten Komplikationen durch die Besonnenheit des Operateurs deutlich werden.

Die Zuverlässigkeit des Operateurs ist wesentlich mitgeprägt von der Kenntnis der Grenzen seiner eigenen Möglichkeiten. Sie ist präoperativ ebenso bedeutungsvoll wie intraoperativ. Einen operativen Eingriff abzugeben oder gegebenenfalls sachkundigere Hilfe herbeizuholen, kann hohe charakterliche Anforderungen an den Operateur stellen.

Auch die Unterbehandlung oder die Überbehandlung stehen in engem Zusammenhang mit der Zuverlässigkeit des Operateurs. Wer ein Karzinom ohne ausreichende Erfahrung unzureichend behandelt (Unterbehandlung), stiftet ebenso Schaden wie ein Operateur, der ohne überzeugende Gründe Eingriffe ausweitet, sei es aus mangelhafter Kenntnis oder um auf diese Weise sein operativ-technisches Können besonders zu demonstrieren (Überbehandlung). Erhöhte Komplikationsraten und verlängerte Heilungsphasen müssen dann nicht selten in Kauf genommen werden. Von der Zuverlässigkeit des Chirurgen hängt letztlich seine Glaubwürdigkeit ab.

Wir haben darauf verwiesen, daß jeder Chirurg vielfache Erfolgserlebnisse hat. In manchen öffentlichen Äußerungen steht er deshalb nicht selten dem „Halbgott in weiß" besonders nahe. Aus der Fülle der Erfolgserlebnisse drohen der Entwicklung der eigenen Persönlichkeit allerdings auch Gefahren. Mit der täglichen Bemühung um Glaubwürdigkeit muß deshalb die Bemühung um Bescheidenheit, auf die ebenfalls verwiesen wurde, eng verbunden sein.

Gewiß ist niemand von uns in der Lage, während seiner beruflichen Tätigkeit als Chirurg das Idealbild dieses Berufes ständig zu repräsentieren. Aber es ist notwendig, daß wir nicht aufhören, auch wenn wir glauben sehr erfahren zu sein, über die Richtung unseres Bemühens in kritischer Selbstbesinnung nachzudenken. Die Mißerfolge unseres Handelns werden uns dabei behilflich sein.

2 Spezifische Probleme der gynäkologischen Chirurgie

Gegenüber der Allgemeinchirurgie weist die gynäkologische Chirurgie zwei Besonderheiten auf:
- Es werden ausschließlich operative Eingriffe beim weiblichen Geschlecht vorgenommen,
- im Zentrum aller gynäkologischen operativen Eingriffe stehen Organe, welche der Fortpflanzung dienen.

Daraus ergeben sich für die gynäkologische Chirurgie eine Reihe von spezifischen Problemen.

Kenntnisse der Physiologie der Fortpflanzung und der Physiologie der Frau: Es ist selbstverständlich, daß die intime Kenntnis der Anatomie des weiblichen Genitales und seiner Nachbarorgane im kleinen Becken eine unabdingbare Voraussetzung für gynäkologisches Operieren ist. Ebenso wichtig ist eine präzise Kenntnis der Physiologie der weiblichen Fortpflanzung und der physiologischen Funktionen der an der Fortpflanzung beteiligten Organe. Dabei geht es nicht nur um die rein physiologischen Funktionen, sondern ebenso um die Weise, wie die Frau ihre Fortpflanzungsfunktionen und das damit verbundene, spezifische Bewußtsein in ihr Leben, ihre eigene Individualität und auch Integrität einordnet.

Für die Ärztin oder den Arzt ist solches Wissen über den individuellen Patienten nicht nur bei der Indikationsstellung zum operativen Eingriff, sondern ebenso bei unerwarteten intraoperativen Entscheidungen von fundamentaler Bedeutung, wenn sie im Einklang mit dem Auftrag und der Persönlichkeit der Patientin handeln wollen.

Dringend erforderlich sind ebenso für den modernen gynäkologischen Operateur genaue Kenntnisse über die Physiologie der Nachbarorgane des weiblichen Genitales, der harnabführenden Wege und der unteren Darmabschnitte.

Eingriffe im Bereich der abdominalen Fortpflanzungsorgane: Bei der außerordentlichen Bedeutung der an der Fortpflanzung beteiligten Organe für das Leben und die Individualität der Frau, muß eine konservierende Einstellung für die gynäkologische Chirurgie zumindest bis zum Ende der Geschlechtsreifephase ganz im Vordergrund stehen. Selbst nach dem Ende der Geschlechtsreifephase wird manche Patientin diese konservierende Einstellung von seiten des Arztes fordern. Das schließt selbstverständlich nicht aus, daß von ärztlicher Seite auf die Risiken und auch auf alternative Möglichkeiten z. B. bei Entfernung der Ovarien im Sinne der hormonalen Behandlung verwiesen werden muß.

Verstöße gegen solche Grundsätze sind zu beobachten, z. B. bei Entfernung des Uterus ohne dringliche Indikation in der Geschlechtsreifephase (etwa bei kleinen Myomen) oder bei Entfernung eines ganzen Ovariums wegen einer gutartigen Cyste, obwohl bei sorgfältiger Operationstechnik die Erhaltung des betreffenden Ovariums durchaus möglich wäre. Die Entscheidung, ob bei Ovarialtumoren junger Frauen ein ganzes Ovarium oder beide Ovarien entfernt werden müssen, bedarf spezieller Kenntnisse und Erfahrungen sowie eines engen intra-operativen Kontaktes mit dem Pathologen. Im Zweifelsfalle sollte sich der Operateur entscheiden, zunächst mindestens ein Ovarium zu belassen und dabei die Möglichkeit eines Zweiteingriffes nach eindeutiger Klärung in Kauf zu nehmen.

Selbst bei dringlicher Entfernung des Uterus bei jugendlichen Frauen z. B. bei Cervixkarzinomen, ist heute in aller Regel die Ovarialfunktion zu erhalten. Konservative medikamentöse Behandlungsmethoden von gynäkologischen Erkrankungen z. B. bei der Endometriose, können zu einer Abnahme der Radikalität operativer Eingriffe führen. Ebenso haben neue diagnostische Methoden weniger radikale konservierende operative Eingriffe zur Folge, so z. B. die frühzeitige Ultraschalldiagnostik der Eileitergravidität. Sie führt zu einer wesentlichen Verbesserung der Chancen für eine konservierende operative Behandlung der befallenden Tube.

Schließlich können neue Möglichkeiten der reproduktiven Medizin auch umgekehrt dazu führen, auf lang dauernde und gänzlich aussichtslose Eingriffe an zerstörten Eileitern zu verzichten und anstatt dessen Verfahren wie die in vitro Fertilisation mit Embryotransfer in Betracht zu ziehen.

Eingriffe von der Scheide aus (vaginales Operieren): Vaginales Operieren ist eine spezifische Errungenschaft der gynäkologischen Chirurgie. Es muß richtig erlernt werden und bedarf ständiger Übung. Über Vor- und Nachteile ist viel diskutiert worden. Das soll in diesem Zusammenhang nicht wiederholt werden. Ein wesentlicher Vorteil besteht darin, daß der Leib der Frau unverletzt bleibt, ein Gesichtspunkt, der für viele Frauen der Gegenwart aus der Sicht ihres Körpergefühls nicht unterschätzt werden soll.

Wir sind der Auffassung, daß gynäkologische Operateure bemüht sein sollten, vaginales Operieren zu pflegen. Eingriffe dieser Art können auch bei komplizierten Situationen, wie vorausgegangenen operativen Eingriffen und Myombildungen ohne erhöhtes Risiko zu großer Meisterschaft entwickelt werden. In die Indikationsstellung gehen selbstverständlich Erfahrung und Können des Operateurs sowie das Wissen um die eigenen Grenzen ein. Ein erhöhtes Risiko ist zu vermeiden. Dieses kann auch in der Person des Operateurs liegen.

Erweist sich, daß ein Operateur, der einen Eingriff vaginal begonnen hat, die Beendigung dieses Eingriffs nur über ein erhöhtes Risiko für die Patientin erzwingen müßte, so ist es seine ärztliche Pflicht, den Eingriff unmittelbar abzubrechen und sekundär abdominal vorzugehen.

Eingriffe im Bereich der Scheide und der Vulva (plastisches Operieren): Eine weitere Besonderheit gynäkologischen Operierens besteht in der Beachtung plastisch chirurgischer Gesichtspunkte bei Eingriffen im Bereich der Scheide und der Vulva. Jeder Eingriff muß so gestaltet werden, daß das äußere Genitale nach der Wundheilung möglichst unverletzt wirkt. Dies gilt schon für die Episiotomie und ihre Naht im Anschluß an eine Geburt. Es gehört zu den unbedingten Zielen eines jeden vaginalen Eingriffs, die Funktion des äußeren Genitales, des Introitus vaginae und der Scheide so zu erhalten oder wiederherzustellen, daß ein vollkommener Vollzug des Geschlechtsverkehrs möglich ist. Dies gilt für alle Altersgruppen. Aus dieser Sicht ist jeder Eingriff am äußeren Genitale und an den Scheidenwänden und ihrer Umgebung grundsätzlich auch ein plastisch-chirurgischer Eingriff.

Es ist zu beobachten, daß solche Gesichtspunkte nicht immer ausreichend beachtet werden. So können Bemühungen eines Operateurs z. B. ausschließlich auf die Wiederherstellung einer Harninkontinenz gerichtet sein, oder der Operateur ist der irrigen Auffassung, es sei dazu notwendig, möglichst viel Vaginalhaut zu entfernen. Im Endresultat kann dann der Vollzug des Geschlechtsverkehrs sehr erschwert oder sogar unmöglich sein. Auch die Möglichkeit der weiteren Schrumpfung der Scheidenhaut durch Verminderung der Östrogenproduktion in der Postmenopause bis zum Senium wird gelegentlich vom Operateur nicht ausreichend vorbedacht. Nicht selten erfährt der Operateur von solchen Fehlresultaten nichts. Besonders auch ältere Patientinnen möchten ihn für die Probleme ihrer Intimssphäre nicht erneut in Anspruch nehmen. Sie wenden sich einem anderen Arzt zu oder verzichten aus der Angst, der Zustand könne sich noch verschlimmern, auf eine erneute ärztliche Behandlung. Schwere Störungen und Belastungen ihrer Intimssphäre bis hin zum Verlust des Partners werden dann in Kauf genommen.

Auch bei abdominalen operativen Eingriffen bei der Frau müssen plastisch-chirurgische Gesichtspunkte dringend beachtet werden. Dies gilt vor allem auch für die Erhaltung der charakteristisch-weiblichen Formung des mons pubis. Tief eingezogene Narben mit Zerstörung des mons pubis bleiben nicht selten für eine Frau als einziges sichtbares Zeichen eines durchaus gelungenen operativen Eingriffes zurück. Die Akzeptierung solcher äußeren Folgeerscheinungen kann über Jahre größte Schwierigkeiten bereiten.

Eingriffe im Bereich der Brust: Kein Fachgebiet der Medizin hat mit der weiblichen Brust in allen Lebensphasen der Frau eine so unmittelbare Beziehung, wie die Gynäkologie und die Geburtshilfe. Dieses Fachgebiet sollte deshalb auch in besonderer Weise vertraut sein mit der Bedeutung der Brust für die Körperlichkeit und das Selbstverständnis der Frau. Entwicklung und Form der weiblichen Brust waren in allen Zeiten mit den Schönheitsidealen beider Geschlechter eng verbunden.

Plastisch-operative Eingriffe zur Anpassung der Brust an bestimmte aesthetische Vorstellungen spielen deshalb in der modernen Chirurgie eine zunehmende Rolle. Nicht selten kommt solchen Eingriffen eine eindeutige therapeutische Wirkung für das Leben einer Frau zu. Der Verlust oder die Verstümmelung einer Brust bei bösartigen Erkrankungen kann umgekehrt von einer Frau in aller Regel nur schwer verwunden werden. Äußerst sorgfältige und abgewogene Indikationsstellungen und hervorragendes handwerkliches Können sind deshalb bei allen operativen Eingriffen an der Brust von ebenso großer Bedeutung wie das psychologische und individuelle Einfühlungsvermögen der Ärztin oder des Arztes in ihre Patientin.

Die Fortschritte in Bezug auf mehr konservative brusterhaltende operative Eingriffe bei weniger fortgeschrittenen Karzinomen haben außerdem dazu geführt, daß Frauen in den Entscheidungsprozeß für die Art des operativen Vorgehens mit einbezogen werden müssen. Dies ist nur möglich, wenn sich der Arzt genügend Zeit und Ruhe nimmt, seine Patientin mit größter Sorgfalt über die Probleme und Risiken bei den verschiedenen Alternativen für den operativen Eingriff aufzuklären. Er muß für alle Fragen zur Verfügung stehen.

Ausgehend von den modernen diagnostischen Verfahren haben Gynäkologen vieler Länder in den letzten beiden Jahrzehnten engen Kontakt gewonnen mit den operativen, mehr radikalen und mehr konservativen Verfahren bei bösartigen Brusterkrankungen. Mancherorts haben sie auch Erfahrungen gewonnen mit plastisch-chirurgischen Operationsmethoden. Es bedarf an sich keiner besonderen Erwähnung, daß sich in der gynäkologischen Chirurgie in solchen Bereichen höchste Verantwortungen stellen. Auch hier gilt, daß ein chirurgischer Eingriff, welcher Art auch immer, im Zweifelsfall immer von dem vorgenommen werden soll, dem die größere Erfahrung und Übung zur Verfügung steht.

F Typische Operationstechniken

I Typische Operationstechniken bei abdominalen Eingriffen an Uterus, Tuben und Ovarien

P. KRIEGLSTEINER, H. GRAEFF, R. VON HUGO, R. STRIGL und J. ZANDER

INHALT

1 Topographisch-anatomische Vorbemerkungen

Grundvoraussetzungen jeder operativen Tätigkeit sind:

1. Vertrautsein mit den notwendigen Dissektions- und Nahttechniken
2. Kenntnis der topographischen Gegebenheiten und ihrer Variationen

Während die manuellen Fähigkeiten für die Durchführung der sich mehr oder weniger stereotyp wiederholenden Operationsschritte gelehrt und durch häufige Durchführung trainiert werden können, also vermittelbar sind, sind operationsstrategische Entscheidungen in hohem Maße von persönlicher Erfahrung abhängig. Diese Erfahrung ist jedoch nicht mit reiner Empirie gleichzusetzen, da gerade bei stärker pathologisch verändertem Situs ein profundes anatomisches Basiswissen unerläßlich ist. Trotz großer Unterschiede in wissenschaftlich-anatomischer und praktisch-chirurgischer Betrachtungsweise sollen deshalb der eigentlichen Beschreibung des operativen Ablaufs der abdominalen Hysterektomie einige topographische Vorbemerkungen vorangestellt werden.

Zwischen den Organen des weiblichen Beckens, Uterus, Blase mit Harnleitern und Rektum bestehen räumlich enge, entwicklungsgeschichtlich bedingte Beziehungen. Erkrankungen eines dieser Organe haben fast immer Beeinträchtigungen und pathologisch-anatomische Veränderungen der Nachbarorgane zur Folge. Die Isolierung und Entfernung des Uterus erfordert deshalb Kenntnis der bindegewebigen Aufhängungen, Bindegewebsräume, Gefäß- und Ureterverlaufstrecken.

1.1 Uterus

Der Uterus besteht aus nicht exakt voneinander abgesetzten Teilen:
1. Corpus uteri
2. Fundus uteri (Teil über der Tubenmündung)
3. Cervix uteri, das untere Uterusdrittel mit oberhalb des Scheidenansatzes an der Zervix gelegener Portio supravaginalis sowie der Portio vaginalis
4. Isthmus, ein etwa 1 cm langer Abschnitt, der Körper und Halsteil verbindet.

Der Uterus liegt weitgehend intraperitoneal und ist nicht starr fixiert, alle Lagevariationen sind deshalb möglich und prinzipiell physiologisch. Neben dem Füllungszustand der Nachbarorgane beeinflussen häufig pathologische Veränderungen der Umgebung (Tumoren, Adhäsionen, Endometriose) die Uteruslage.

1.2 Bindegewebige Aufhängung des Uterus (Abb. 1)

Das Korpus ist kranial, dorsal und ventral von Serosa bedeckt. Von lateral her treten Befestigungsapparate heran, die zugleich Gefäß-Nerven-Leitplatten sind (Ligamentum latum). Die Zervix ist mittels eines Halteapparates bindegewebiger Gurtungen sagittal (Ligamentum sacrouterinum, Ligamentum vesicouterinum) und transversal (Ligamentum cardinale) verspannt.

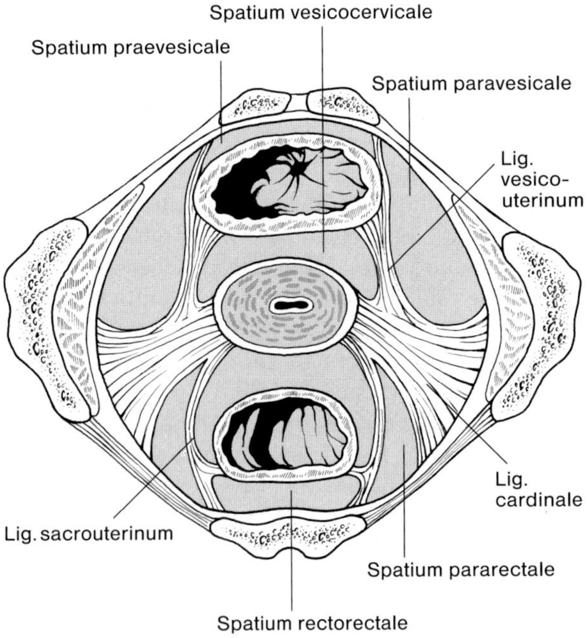

Abb. 1. Bindegewebige Aufhängung des Uterus (schematisch). Querschnitt durch das kleine Becken in Höhe des Os internum der Zervix uteri

Die paarig angelegten *Ligamenta rectouterina (sacrouterina)* gehören zum dorsalen Teil der Sagittalgurtung. Sie stellen den medialen Teil der Rektumpfeiler dar, die von Os sacrum und seitlicher Beckenwand ausgehend, bogenförmig zum Rektum und weiter nach vorne zur Zervix ziehen. Sie erscheinen hier als gut sichtbare seitliche Begrenzungen des Douglas'schen Raumes. Dem Ligamentum rectouterinum, dem uterusnahen Abschnitt dieses Bindegewebszuges, liegt die Ureterscheide an. Lateral des Ureters findet man die A. rectalis media.

Der vordere Abschnitt der ventralen Zervixgurtung [4] beginnt als ebenfalls paariges *Ligamentum pubovesicale* an der Symphyse, bildet den medialen Teil des Blasenpfeilers und erreicht die Zervix als *Ligamentum vesicouterinum*. GITSCH und PALMRICH [7] weisen darauf hin, daß dieses Band etwa 1 cm vom Zervixrand entfernt in das Parametrium einstrahlt. Der Name „vesicouterinum" ist somit eigentlich falsch. In ihm verlaufen der letzte Ureterabschnitt vor dem Eintritt in die Blase sowie die A. und V. vesicalis superior. Durch diesen Umstand wird das gefahrlose Anlegen gebogener oder gerader Klemmen an die Zervix zum Abtrennen der Parametrien ohne eigentliche Darstellung des Ureters erst ermöglicht. Seitlich dieser Bänder liegen die Fossae paravesicales, zwischen ihnen die Excavatio vesicouterina.

Das *Ligamentum cardinale* uteri ist die laterale und transversale Gurtung der Zervix uteri. Dieser horizontal quer in das Becken eingespannte Bindegewebszug beginnt etwa in Höhe des Ansatzes des M. levator ani bogenförmig als Arcus tendineus der Fascia endopelvina.

Unterhalb befindet sich die Levatorfaszie. Die sakrale Fläche des Bindegewebszuges ist membranverdickt, so daß sie hier leicht vom Rektumpfeiler abgetrennt werden kann. Dieser Abschnitt der festeren Bindegewebsplatte bildet die Umhüllung des Ganglion cervicale FRANKENHÄUSER. Das Ligamentum cardinale umgreift mit dünnen Schenkeln ventral und dorsal ringförmig die Zervix und setzt sich dann zur Gegenseite fort.

Man kann das Ligamentum cardinale als kaudale Begrenzung des Uteruspfeilers, des *Ligamentum latum*, auffassen. Zwischen dem vorderen und dem hinteren Peritonealblatt des Ligamentum latum befindet sich relativ lockeres Bindegewebe. Im Uteruspfeiler gelangen die A. uterina, Begleitvenen, sowie Lymphgefäße und Nerven etwa in Höhe des inneren Muttermundes zur lateralen Uteruskante. Diese Strukturen liegen dem festen Ligamentum cardinale gewissermaßen auf.

Der *pelvine Ureter* zieht in seinem absteigenden Teil über den Rektumpfeiler, erreicht den Uteruspfeiler (das Ligamentum latum), deszendiert in einer, dem hinteren Blatt des Ligamentum latum anliegenden bindegewebigen Hülle so lange, bis er auf das Ligamentum cardinale trifft. An dieser Stelle gibt die A. uterina meist ein kleines Ästchen zur Ureterscheide ab. Auf seinem Weg zur Blase durchläuft der Ureter nun im Ligamentum cardinale einen präformierten Kanal und erreicht dann den Blasenpfeiler. Die Distanz des Ureters von der lateralen Uteruskante beträgt etwa 1,5 cm. Der Übergang zwischen absteigendem und aufsteigendem Ureterteil, das Uterusknie, erfolgt dort, wo die A. uterina im Ligamentum latum seitlich von der Beckenwand kommend den Ureter überkreuzt.

Im *Ureterentunnel* ist der Harnleiter nur durch lockeres Bindegewebe an der Wand fixiert, wodurch seine Darstellung und die Durchtrennung des über ihm liegenden parametranen Gewebes bei der Wertheim'schen Operation gut möglich ist. Bestehen bei der einfachen Hysterektomie Unklarheiten, ob beim Absetzen der Parametrien oder bei unkontrollierten Umstechungen eine versehentliche Ligierung erfolgte, dann besteht die Möglichkeit, den ungestörten Verlauf durch Sondieren dieses Kanals mit einer Klemme zu prüfen [14].

Eine Besonderheit des uterinen Aufhängeapparates stellt das *Ligamentum teres uteri* (Ligamentum rotundum) dar, das ventral vom Abgang der Tube (mit Mesosalpinx) und Ovar (mit Mesovar) an der Funduskante des Uterus ausgeht, die ventrale Oberfläche des Ligamentum latum aufwirft und zum Anulus inguinalis profundus verläuft. Es zieht dann durch den Leistenkanal und strahlt in die Tiefe der großen Labien ein. Längs des Bandes liegen Lymphknoten, so daß Tumoren des Korpus oder Fundus auf diesem Wege metastasieren können.

Während rückwärts Korpus und Zervix komplett von Faszie bedeckt sind und hier der Peritonealüberzug in die Serosa des *Douglas* übergeht, bildet ventral eine Umschlagsfalte zur Blase etwa an der Grenze von Korpus zu Zervix, die *Excavatio vesicouterina*. Seitlich geht das Peritoneum auf das Ligamentum latum über. Nur etwas unterhalb des peritonealen Umschlages von der Zervix auf die Blasenhinterwand ist das Bindegewebe zum *Septum supravaginale* verstärkt. Von kranial nach kaudal folgen also hier in der Mitte lockere und feste Bindegewebsstrukturen: Peritoneum der Excavatio vesicouterina, Spatium vesicocervicale, Septum supravaginale, Septum vesicovaginale, Spatium urethrovesicale. Die Kenntnis der Abfolge der Schichten ist bei der abdominalen, mehr aber noch bei der vaginalen Hysterektomie wichtig.

1.3 Fascia pelvis visceralis

Die Morphologie der subserösen Strukturen des weiblichen Beckens gehört zu den schwierigsten Gebieten der topographischen Anatomie. Die Übersetzung zweidimensionaler Schnittbilder in dreidimensionale Hologramme überfordert vielfach die Vorstellungskraft.

Richter und Frick [28] bemühten sich, die beiden bekanntesten Vorstellungsmodelle für diese Verhältnisse, die gaine hypogastrique (iliaque) [16] und das Konzept des Bindegewebsgrundstocks [26], zu einem synoptischen Modell zu vereinen, das dem Operateur zu einem leichteren und besseren Verständnis der Fascia pelvis visceralis verhilft.

Das Konzept der *gaine iliaque* geht von der Beobachtung des abdominalen Operateurs aus, daß Bindegewebsstrukturen den Eingeweideästen der A. iliaca interna folgen (Abb. 2).

Nach Richter und Frick [28] existieren drei hauptsächliche, gebildeführende Bindegewebsstraßen zum inneren Genitale:

a) Die transversale (quere) Venenstraße als Abfluß von Blase, Rektum und Uterus via Parazystikum (Blasenpfeiler, Ligamentum vesicouterinum), Paraproktium (Rektumpfeiler; Ligamentum rectouterinum) und Parametrium, bzw. Parakolpium zu den von Bindegewebe umschlossenen Venen des Ligamentum cardinale.
b) Die Arterienstraße, die weitgehend der gaîne iliaque entspricht und eine Etage höher am Truncus visceralis der A. iliaca interna beginnend mehr frontal zum Uterus und den Beckeneingeweiden verläuft.
c) Die sagittale Ebene der neurovegetativen Wurzel. Das Rektum wird von dieser Lamina neurodiucens, die von den Sakralwirbellöchern II–IV ihren Ausgang nimmt, berührt. Nach ventral setzt sich der bindegewebig-vegetativ-nervöse Anteil des Ligamentums sacrouterinum in glattmuskulären Strukturen zur Zervix hin fort.

Der Gedanke des *Bindegewebsgrundstocks* entsprang den Beobachtungen bei vaginalen anatomischen Operationen des Zervixkrebses. Areale von lockeren und festen Bindegewebsstrukturen wechseln hier einander deutlich ab. Züge geformten Bindegewebsmaterials lassen sich durch Auseinanderziehen mit Spekula in Form reproduzierbarer Kunstprodukte, etwa „Blasenpfeiler“ und „Rektumpfeiler“ darstellen (Abb. 3).

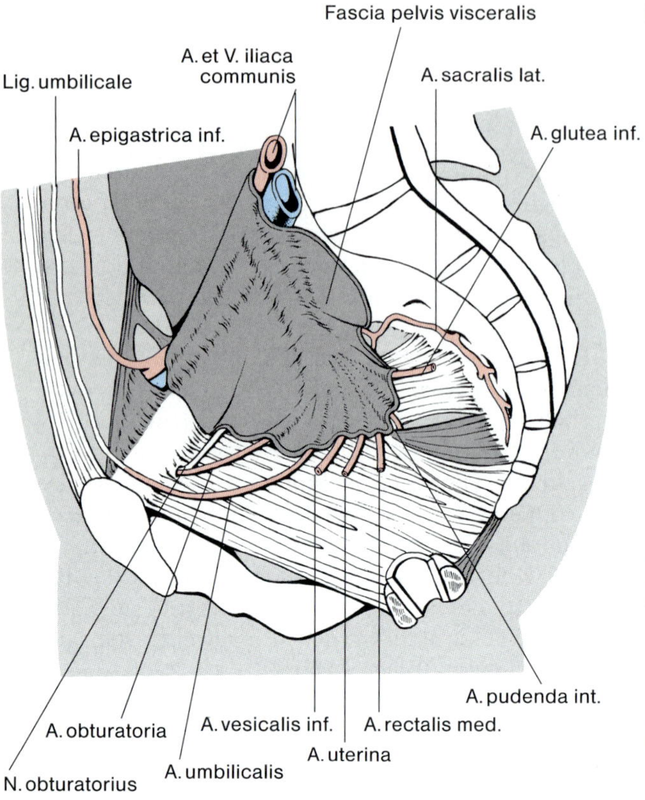

2

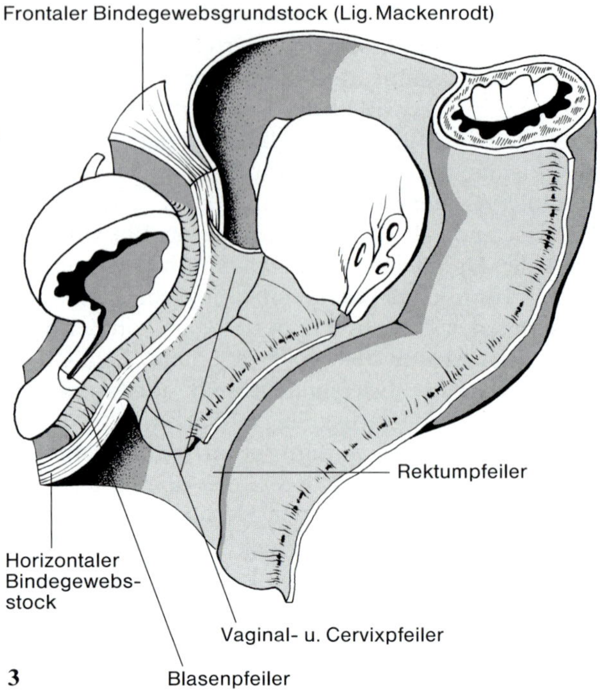

3

Abb. 2. „Gaine iliaque interne", schematische Darstellung nach KAMINA. Die Äste der Arteria iliaca interna werden durch Faszienblätter überkleidet

Abb. 3. „Bindegewebsgrundstock" des weiblichen kleinen Beckens (nach PEHAM und AMREICH). Die Schlittenkufenform entspricht der „Beckenführungslinie" des Geburtshelfers. Als Kunstprodukte können die Faszienblätter durch Spekula zu Pfeilern auseinandergezogen werden

Diese Textur festerer und lockerer Abschnitte ermöglichen dem Beckenbindegewebe eine außerordentlich gute Anpassungsfähigkeit an Volumenschwankungen und Dislokation der Hohlorgane. Das von diesen Vorstellungen ausgehende vertraute Modell des uterinen Aufhängeapparates wurde hieraus entwickelt (vgl. 1.2).

Das Wissen um diese Strukturen, ergänzt durch die Kenntnis der Verdichtungszonen um die Leitungsbahnen von und zu den Beckeneingeweiden, ermöglicht ein nahezu blutleeres Operieren innerhalb der chirurgisch leeren Spatien lockeren Bindegewebes und eröffnet die Möglichkeit, definierte Strukturen gezielt zu fassen. Dieses anatomiebezogene Vorgehen ermöglicht erst das angestrebte organnahe und atraumatische Operieren.

1.4 Arterien des Uterus

Die *Arteria iliaca interna* (A. hypogastrica) versorgt Muskulatur und Organe des kleinen Beckens und setzt sich in der Fossa ischiorectalis als A. pudenda interna fort, um Vulva und Damm zu versorgen. Variationen sind häufig. Aus didaktischen Gründen kann man die Astfolge der A. iliaca interna in einen vorderen und hinteren Truncus unterteilen [22]. Der hintere Stamm gibt nur Äste zur Beckenwand ab, während der vordere Stamm zwar vorzugsweise der Organversorgung dient, aber ebenfalls einige Äste zur Beckenwand abgibt.

Die A. uterina ist das, nach der zum Lig. umbilicale mediale obliterierten A. umbilicalis, am meisten median gelegene viszerale Gefäß der A. iliaca interna.

Nach ihrem Ursprung aus der A. iliaca interna, isoliert oder aus einem gemeinsamen Ast der A. vesicalis superior, zieht sie an der Beckenwand lateral und im wesentlichen zunächst parallel zum Ureter schräg von dorsal-kranial nach ventral-kaudal bis zur „Fußplatte" [20] des Ligamentum latum, dem Ligamentum cardinale.

Hier knickt sie nun fast rechtwinklig nach medial ab (verläuft ab hier gemeinsam mit den Venen intraligamentär), überkreuzt den Ureter und tritt in Höhe des inneren Muttermundes an den lateralen Uterusrand heran.

An der Kreuzungsstelle mit dem Ureter ist die Arteria uterina ca. 15 mm von der seitlichen Uteruskante und etwa 20 mm vom seitlichen Scheidengewölbe entfernt. Dieser Abstand kann durch gestationsbedingte Einflüsse, durch Tumoren und durch Zug am Uterus nach oben, beim abdominalen bzw. nach unten, beim vaginalen Vorgehen verändert sein.

Nach der Kreuzung beginnt der dritte, intraligamentäre Verlaufsabschnitt der A. uterina. Sie windet sich nunmehr stark geschlängelt (Reservestrecke für die Schwangerschaft) an der seitlichen Uteruskante im Mesometrium zwischen den beiden Blättern des Ligamentum latum nach oben und ist hierbei der hinteren Uteruskante stärker angenähert. Von den Kantenästen der Arteria uterina zweigen den Uteruskörper faßreifenförmig umfassende Arterien ab, die stark gewunden sind und mit der Gegenseite anastomosieren. Von diesen Ringarterien gehen in verschiedenen hierarchischen Ordnungen Radiärarterien ab, die sich in der Muskulatur verzweigen und schließlich die Schleimhaut versorgen. Hier unterscheidet man zwischen gesonderten Arterien für das Stratum basale und functionale. An der Grenze Korpus/Zervix findet man besonders dicht verlaufende Arterien mit transversaler Verlaufsrichtung. In der Zervix wird durch schräge Verlaufsrichtung ein Arterientrichter formiert.

Innerhalb ihrer Verlaufsstrecken gibt die A. uterina also folgende Äste ab (Abb. 4):

1. Parietaler Verlauf: keine Äste
2. Infraligamentärer Verlauf:
   a) einige dünne Ästchen zum lockeren intraligamentären Bindegewebe
   b) einen, allerdings inkonstanten Ast zum Ureter vor dessen Eintritt in den Parametrientunnel. Dieser muß bei der WERTHEIM-Operation häufig geopfert werden.
   c) Zahlreiche vesikovaginale Äste (5–6), die in den Fasern des Ligamentum vesicouterinum verlaufen und den terminalen Ureter begleiten.
   d) Die oft kräftige, manchmal gedoppelte A. cervico-vaginalis.
3. Intraligamentärer Verlauf
   a) Äste zum Ligamentum latum
   b) Zervixäste (Arterientrichter)
   c) Korpusäste
   d) ein zartes Ästchen zum Ligamentum rotundum („SAMPSONS artery“)
4. Terminale Teilung der A. uterina (etwa 15 mm unterhalb des intramuralen Tubenabschnitts)
   a) Fundusast zur Versorgung von Fundus, Anfangsteil der Tube und manchmal des Ligamentum rotundum.

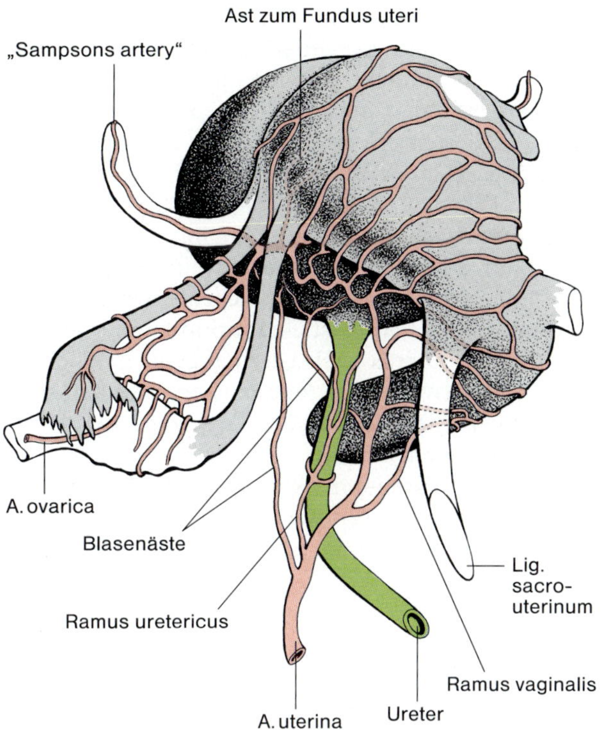

Abb. 4. Äste und Kollateralen der A. uterina (nach KAMINA)

   b) Adnexast: dieser verläuft unterhalb des Ligamentum uteroovaricum und teilt sich bald in zwei Äste, den R. tubarius und den R. ovaricus.

Anastomosen bestehen mit der A. ovarica, der A. vaginalis und über das Ligamentum rotundum mit der A. epigastrica inferior. Diese Kollateralkreisläufe ermöglichen die Ligatur oder röntgenkontrollierte Embolisierung der A. iliaca interna zur Beherrschung lebensbedrohlicher Blutungen, auch wenn der Uterus belassen werden soll.

Um eine sichere Hämostase zu erzielen, ergeben sich hieraus folgende Konsequenzen für das operative Vorgehen bei der abdominalen Hysterektomie:

1. Die Ligamenta rotunda sind prinzipiell zu ligieren, bei der abschließenden Peritonealisierung sind Verletzungen der SAMPSON-Arterie zu vermeiden.
2. R. tubarius und weiterführender R. ovaricus sind möglichst uterusnah zu ligieren.
3. Eine Entfaltung der Blätter des Ligamentum latum ist nach Adnektomie oder uterusnaher Gefäßligatur der Adnexarterien blutungsfrei möglich. Hierdurch ist eine Identifikation des Ureters und auch des infraligamentären Verlaufs der A. uterina durchführbar.

4. Zur Vermeidung von Massenligaturen ist eine Isolierung und Skelettierung der aufsteigenden A. uterina sinnvoll. Die Ligatur hat mittels einer senkrecht zur Zervix in Höhe des Os internum positionierten Klemme, die das Lumen der oft stark geschlängelten Arterie sicher faßt, zu erfolgen. Da die vesikovaginalen Äste, sowie die A. cervicovaginalis bereits im infraligamentären Verlauf abgingen, ist eine ausreichende Durchblutung von Zervix und Scheidengewölbe gewährleistet. Hierbei ist eine supravaginale Amputation des Uterus nach Uterinaligatur möglich.
5. Die zervikovaginalen Äste müssen eventuell portionsweise im Verlauf des Absetzens der Parametrien ligiert werden.
6. Die letzte Parametrienklemme sollte den Scheidenast und den venösen Plexus vaginalis sicher fassen.

1.5 Venen des Uterus

Die intramuralen Venen gehen an den Uteruskanten in den Plexus venosus uterinus über. Dieser steht in enger Beziehung zum Plexus venosus vaginalis. Die Kapazität dieses Plexus ist in der Schwangerschaft und im Wochenbett gegenüber der Nicht-Schwangeren auf das 60-fache gesteigert.

Der Abfluß zur Beckenwand erfolgt – grob schematisch – auf zwei Wegen, die allerdings häufig miteinander anastomosieren:

1. Vor dem Ureter gelegene Plexus: diese fließen häufig in hinter dem Ureter gelegene Venenplexus ab, meistens direkt in die V. iliaca interna, manchmal auch über die V. obturatoria.
2. Der venöse Hauptabfluß des Uterus wird durch hinter dem Uterus gelegene großkalibrige Venen gebildet, die zur Beckenwand und zum Stamm der V. iliaca interna ziehen.

1.6 Lymphabfluß des Uterus

Die Kenntnis der Lymphabflußverhältnisse des Uterus ist von großer praktischer Bedeutung, da entzündliche Ex- und Transsudate auf diesem Weg abgeleitet werden und die Ausbreitung von Karzinomen vorzugsweise lymphogen erfolgt. Man kann ein muköses Netz, das in das intramuskuläre Netz übergeht und ein subseröses Netz unterscheiden. Diese Netze streben zu den Kanten des Uterus. Der Lymphabfluß erfolgt dann in mehreren Zügen:

1. Die Gefäße des fundusnahen Drittels ziehen in Mesosalpinx und Mesovar nach lateral.
2. Über das Ligamentum teres besteht Anschluß an die Nodi lymphatici inguinales superficiales.
3. Die Gefäße des kaudalen Korpusdrittels ziehen über der A. uterina zur Beckenwand und finden Anschluß an die Nodi lymphatici iliaci interni und externi.
4. Die Zervixlymphgefäße vereinigen sich an der Zervix-Korpus-Grenze und werden ebenfalls über die Nodi lymphatici iliaci interni, aber auch über die Obturator- und Sakralgruppe drainiert.

1.7 Der pelvine Ureter (Abb. 5)

Der pelvine Abschnitt des Ureters ist mit ca. 15 cm Länge extra gleichlang wie die Pars abdominalis. Es lassen sich drei Abschnitte unterscheiden:

Der absteigende Abschnitt: Dieser beginnt an der Linea terminalis beim Eintritt des Harnleiters in das kleine Becken. Die Überkreuzung der A. iliaca communis erfolgt rechts meist etwas lateraler als links. Zwischen diesen Strukturen liegt lockeres Bindegewebe, so daß eine gute Isolierung und anschließende Ligatur der Vasa ovarica möglich ist, ohne den Ureter zu gefährden.

Links findet man den Ureter in der Basis des Mesocolon sigmoideum, medial von ihm läuft hier die A. rectalis superior. Links ergibt sich also folgende Reihenfolge von Gebilden von medial nach lateral.

- A. rectalis superior
- Ureter
- A. iliaca communis
- A. ovarica (Ligamentum suspensorium ovarii, Ligamentum infundibulopelvicum)
- Ovar

Rechts fehlt die A. rectalis superior. Der Verlauf der überkreuzenden Ovarialgefäße ist zum Margo mesovaricus ovarii gerichtet, der Ureterverlauf zum Margo liber ovarii. An der Projektion des freien Ovarialrandes auf das hintere Blatt des Ligamentum latum ist der Ureter meistens gut zu tasten. Muß das Ovar bei entzündlichen oder endometriosebedingten Verklebungen vom peritonealen Überzug des Ligamentum latum freipräpariert werden, so besteht hier die Gefahr von Verletzungen.

Die Ureterscheide liegt dem hinteren Blatt des Ligamentum latum eng an. Beim Spalten dieses Blattes besteht also Verletzungsgefahr, da der Ureter hier quasi „einschnittbereit“ liegt. Andererseits kann der Ureter hier immer demonstriert werden, besonders, wenn der Uterus stark symphysenwärts gezogen wird.

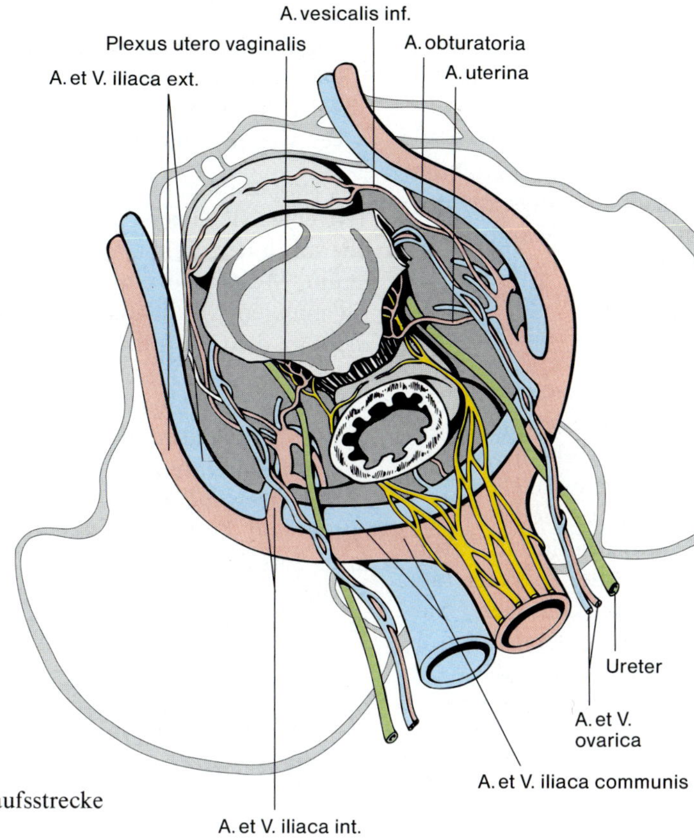

Abb. 5. Pelvine Verlaufsstrecke des Ureters

Der absteigende Teil krümmt sich nach lateral und liegt medial der A. iliaca interna und ihrer viszeralen Äste. In Höhe des Foramen obturatum überkreuzt der Ureter A. und V. obturatoria. Die A. uterina verläuft in ihrem parietalen Abschnitt lateral und parallel zum Ureter. Über dem Rektumpfeiler erreicht er dann den horizontalen Bindegewebsstock des Ligamentum latum. Der Abstand des Ureters von der Zervix beträgt in seinem Parametrientunnel etwa 1,5–2 cm.

Ureterknie: In diesem Bereich liegt auch die Kreuzungsstelle mit der A. uterina. Die Arterie verläuft auf dem Boden des Bindegewebes des Ligamentum latum. In dieser Region beschreibt der Ureter ein Knie und geht in seinen aufsteigenden pelvinen Teil über. Innerhalb des nach MACKENRODT benannten Bindegewebszuges führt er den nach dorsal und auswärts konvexen Bogen seiner Beckenkrümmung nach vorne fort. In dieser Verlaufsstrecke ist er allseits von Gefäßen umgeben. Bei Versorgung von Blutungen in diesem Bereich ist die Gefahr von versehentlichen Verletzungen des Ureters also groß. Wird der Tunnel nicht eröffnet, so kann der ungestörte Ureterverlauf durch Sondieren objektiviert werden.

Um Verletzungen zu vermeiden, muß sich der Operateur also bei der „blinden", einfachen abdominalen Hysterektomie eng an die Zervixkante halten, oder aber bei der erweiterten Hysterektomie den Kanal freilegen.

Aufsteigender pelviner Ureterabschnitt: In Höhe des tiefsten Punktes der Portio liegen die Ureteren der Scheide dicht an. Im Blasenpfeiler liegen sie bei aufsteigendem und medianwärts tendierendem Verlauf ventral der Vagina und konvergieren, bis sie nach intramuralem Verlauf im Trigonum vesicae enden. Der hintere Rand des Trigonums liegt etwa 1,5 cm unterhalb der vorderen Muttermundslippe.

Innerhalb des Ligamentum vesicouterinum verläuft der Ureter ähnlich wie im Ligamentum MACKENRODT in einer Art Kanal, dessen Wände nur locker mit dem Ureter verbunden sind. Die Abflußvenen des Plexus vesica grenzen kranial und lateral an diesen Kanal. Auch hier ist der Ureter also bei unkontrollierter Blutstillung stark gefährdet.

1.8 Die Adnexe

Ovar: Form und Größe der Ovarien variieren stark in Abhängigkeit von Alter, Funktionszustand innerhalb des Zyklus oder Schwangerschaft. Die Ovarien liegen in einer seichten Grube, der Fossa ovarica, die etwa in Höhe der Teilungsstelle der A. iliaca communis in die Aa. iliacae externa und interna liegt.

Das Mesovar geht vom hinteren Blatt des Ligamentum latum aus und stellt eine kurze Bauchfellduplikatur dar, die in der gesamten Länge der dorsalen Fläche des Ovars ansetzt, dem Margo mesovaricus.

Zusätzlich ist das Ovar je mit einem Band an der uterinen und der der Tubenampulle zugewandten Seite befestigt.

1. Das Ligamentum ovarii proprium zieht vom kaudalen Ovarpol zur lateralen Uteruskante, die Insertionsstelle liegt dorsal vom Ligamentum latum und dorsal und kaudal des Tubenwinkels.
2. Das Ligamentum infundibulopelvicum (Ligamentum suspensorium ovarii) beginnt als Peritonealduplikatur etwas kranial der Iliakalgefäße am M. psoas major und geht im kranialen Ovarteil in das Mesovar über. Dieses Band führt die A. und V. ovarica. Gelegentlich werden diese Gefäße auch als „Spermatikalbündel" bezeichnet.

Die *arterielle Versorgung* hat abdominolumbale und pelvine Zuflüsse. Anastomosen finden sich im Bereich des Mesovars.

1. Endäste der A. uterina (vgl. 1.4)
2. A. ovarica. Diese entspringt beidseits aus der Aorta und erreicht über das Ligamentum infundibulopelvicum das Ovar. Die Überkreuzung der A. und V. ovarica mit der A. und V. iliaca externa erfolgt etwa in Höhe der linea terminalis, die Überkreuzung des Ureters etwas tiefer.
   Im Ligamentum infundibulopelvicum steht die A. ovarica unter Längsspannung und retrahiert sich bei nicht sachgerechter Ligatur schnell. Starke Blutungen sind die Folge. Doppelte Ligaturen sind deshalb empfehlenswert. Auf die Gefährdung des Ureters wurde bereits hingewiesen.

Die *Venen* sind am Hilus mit drosselnder Muskulatur ausgestattet, verlaufen anfänglich mit den Arterien und münden links häufig in die V. renalis, rechts meistens direkt in die V. cava. Entzündliche Thrombosierungen bei puerperalen Entzündungen werden hier besonders rechts beobachtet.

Tube: Man unterscheidet drei Abschnitte:

1. Der intramurale Abschnitt mit einem engen, nahezu runden Lumen.
2. Der Isthmus: Dorsal liegt das Ligamentum suspensorium ovarii, ventral das Ligamentum rotundum. Der isthmische Teil macht etwa ein Drittel ihrer Länge aus. Das Lumen ist sternförmig mit nur wenig Schleimhautfalten.
3. Die Ampulle umfaßt zwei Drittel des lateralen Teils der Tube. Im Lumen ragen 4 bis 10 hohe, verzweigte Schleimhautfalten auf.

Die subperitoneale Muskulatur der Tubenwand ist Teil eines flächigen, glattmuskulären Systems, das überall unter dem Peritoneum von Ligamentum latum, Mesosalpinx und Mesovar liegt und sich in Ligamenten verdichtet (Ligamentum teres, Ligamentum ovarii proprium, Ligamentum infundibulopelvicum).

Sowohl im Ligamentum infundibulopelvicum, wie im Ligamentum ovarii proprium ziehen spezielle, gefäßführende Züge zur Tube.

Der *Mesosalpinx* ist ein Teil des Ligamentum latum und besteht ebenfalls aus einem ventralen und dorsalen Peritonealblatt mit einer mittleren Schicht, die Fett, Bindegewebe, Arterien, Venen, Lymphgefäße und Nerven enthält.

2 Operationstechnik

2.1 Allgemeine Prinzipien des abdominalen Vorgehens

Die Gebärmutter kann auf abdominalem oder vaginalem Weg operativ entfernt werden. Jede Methode hat ihre Indikationen und Kontraindikationen, sowie ihre speziellen Vor- und Nachteile. In den häufigen Situationen, die beide Wege zulassen würden, spielen bei der Indikationsstellung persönliche Erfahrung des Operateurs und subjektive klinische Untersuchungsmethoden (Beurteilung der Vaginalweite, Beurteilung der Uterusgröße, Ziehversuch) die Hauptrolle, wenn auch mittlerweile bildgebende und endoskopische Verfahren zur Entscheidungsfindung beitragen.

Den abdominalen Weg wird man bei Befunden unklarer Ausdehnung und Dignität wählen, um sich die Möglichkeit der weiteren Bauchhöhlenexploration offen zu halten. Bei nachgewiesenen Karzinomen des Corpus uteri und der Ovarien, bei Endometriose, inflammatorischen Prozessen und größeren Adnextumoren ist das abdominale Vorgehen in der Regel zwingend.

Prinzipien des operativen Vorgehens sind Distanzierung von Blase und, falls erforderlich, Rektum vom Uterus nach Durchtrennung des peritonealen Überzugs, klare Darstellung des Ureterverlaufes beidseits, isoliertes Absetzen der Ligamenta rotunda, infundibulopelvica bzw. ovarii propria, Skelettieren und Absetzen des Uterus über Klemmen, weitgehender Verschluß der Scheide und Peritonisierung des Wundgebietes.

2.2 Vorbereitung der Patientin

Wahl des Zeitpunktes der Operation: Bei der abdominalen Hysterektomie handelt es sich in der Mehrzahl der Fälle um einen elektiven Eingriff, bei dem die Terminplanung mit der Patientin abgesprochen werden kann. Ausnahmen sind starke Blutungen oder akute Entzündungen. Der vielfach geäußerten Meinung, daß während der Menses wegen vermehrter Blutungsneigung und Operationsmorbidität nicht operiert werden sollte, stehen Untersuchungen, in denen kein nachteiliger Zusammenhang zwischen Eingriff und gleichzeitiger Menstruation nachgewiesen werden konnte, entgegen [9].

Präoperativer Tag: Bei nicht durch zusätzliche Erkrankungen vorbelasteten Patientinnen wird im allgemeinen ein Tag stationären Aufenthaltes genügen, um die notwendigen präoperativen Untersuchungen und Maßnahmen zu ermöglichen:

Zu Anamneseerhebung, Allgemeinuntersuchung, klinischen und Laboruntersuchungen sei auf Kapitel B verwiesen.

Die Deutsche Gesellschaft für Gynäkologie und Geburtshilfe gab 1984 [2] folgende Empfehlungen hinsichtlich der präoperativen Diagnostik des harnableitenden Systems, denen nach unserem Dafürhalten der Status der Verbindlichkeit zukommt, schon um eventuellen späteren forensischen Anwürfen entgegentreten zu können: Es wird bei allen abdominalen Eingriffen mit Entfernung des Uterus und der Adnexe die Ultraschalluntersuchung der harnableitenden Wege als Regelmaßnahme mit entsprechender Dokumentation anempfohlen. Hierbei können die Funktionsfähigkeit der Niere, das Kelchsystem, die Harnleiter, und die Blase beurteilt werden, nicht aber Ureterfehlbildungen, wie etwa ein doppelter Harnleiter. Im Gegensatz zu früheren gutachterlichen Ausführungen wird ein juristischer Aspekt zur röntgenologischen Darstellung der Harnleiter im allgemeinen verneint. Lediglich bei Karzinomoperationen mit geplanten Röntgenkontrollen oder bei sonographisch ermittelter Pathologie ist ein Ausscheidungsurogramm indiziert. Ebenso erscheint ein solches sinnvoll bei bekannten alten Endometriosen und ausgedehnten entzündlichen Veränderungen.

Die gynäkologische Untersuchung sollte den in der Sprechstunde erhobenen Befund kontrollieren und, falls notwendig, ergänzen und aktualisieren. Zu fordern sind Spekulumuntersuchung, bimanuelle Untersuchung, rektale und rektovaginale Beurteilung von Enddarm und Parametrien. Falls noch Unklarheit über den einzuschlagenden Operationsweg (abdominal, vaginal) herrscht, sollte ein Ziehversuch, evtl. auch in Narkose, durchgeführt werden.

Vor Operationsbeginn muß ein zytologischer Portioabstrich vorliegen. Weiterhin sollte ein aus dem hinteren Scheidengewölbe entnommener Abstrich als Nativpräparat im Phasenkontrastmikroskop untersucht werden. Eventuell müssen dann bakteriologische Materialentnahmen aus Vagina und Zervikalkanal erfolgen.

Das abschließende Aufklärungsgespräch sollte alle vernünftigerweise für die Patientin relevanten Punkte hinsichtlich Art, Durchführung und Risiken behandeln und sollte Hinweise auf mögliche Alternativen beinhalten. Eine schriftliche Fixierung im Krankenblatt ist angezeigt (s. a. Kap. A I u. II).

Vorbereitung im Operationssaal: Die Patientin wird komplett entkleidet in zunächst horizontaler Position auf dem Operationstisch gelagert. Die Beine sind im Hüftgelenk leicht angewinkelt und beidseits etwa 15° abduziert. Die Abstützung der Beine erfolgt auf Kniestützen. Auf diese Weise ist jederzeit Zugang zu Vagina und Urethra möglich.

Ist eine perioperative Kurzzeitprophylaxe mit Antibiotika indiziert, so erfolgt die Applikation bei Narkoseeinleitung (s. Kap. C IV).

Der Operateur kontrolliert seinen bimanuellen Untersuchungsbefund in Narkose. Ist der Operationsweg (abdominal, vaginal) noch unklar, so wird die Mobilisierung mittels an der Portio eingehakter Kugelzange im Ziehversuch geprüft und eventuell die Sondenlänge des Kavums ermittelt.

Als nächster Schritt erfolgt eine mehrfache Vaginalspülung und das Einlegen eines Ballon-Katheters zur kontinuierlichen Harnableitung. In seltenen Ausnahmesituationen, etwa bei Stauung der Ureteren, bei Hydronephrose oder aber auch bei ausgeprägter Endometriose, werden ein- oder beidseitig Ureteren-Katheter gelegt, um den Harnleiterverlauf besser kenntlich zu machen.

Die Reinigung des Operationsgebietes erfolgt in der Regel dreimal, wobei vom Gebiet des geplanten Schnittes ausgehend, ein jeweils größeres Areal als das vorangehende, gewaschen wird.

Wir benützen zur Operationsfeldabdeckung Einwegmaterial. Durch selbstklebende Randzonen und mehrschichtigen Aufbau bei ganzflächig flüssigkeits- und bakterienundurchlässiger Mittelschicht werden Durchfeuchtung und Kontamination mit Hautkeimen bei längeren Eingriffen verhindert. Lediglich zum Umlegen des Wundrandes bei eröffneten Bauchdecken verwenden wir vor Einsetzen des Wundrahmens noch Leinentücher.

2.3 Allgemeine technische Hinweise

Position des Operationsteams: Der Anaesthesist befindet sich hinter einer sterilen Trennwand am Kopfende. Der rechte Arm wird ausgelagert, hier erfolgt der venöse (zentralvenöse) Zugang. Der Operateur steht an der linken Seite der Patientin, der erste Assistent rechts. Bei Linkshändern, sowie bei besonderen Situationen (unübersichtliche Verhältnisse, gleichzeitige pelvine und paraaortale Lymphonodektomie) können die Seiten getauscht werden. Der zweite Assistent steht zwischen den Oberschenkeln. Instrumententisch und Instrumentenschwester befinden sich rechts neben dem Operateur an der linken Seite der Patientin.

Instrumentarium, Nahtmaterial: Die Instrumente zum Eröffnen und Verschließen der Bauchdecken und für den eigentlichen intraabdominalen Eingriff sollten getrennt gehalten werden. Nach Durchschneiden der Haut wird das Skalpell gewechselt. Mit der eröffneten Scheide in Berührung gekommenen Instrumente werden ebenfalls abgeworfen.

Der „Grundtisch" für die abdominale Hysterektomie enthält folgende Instrumente:

2 Skalpelle
1 elektrisches Skalpell/Elektrokoagulator
2 kurze chirurgische Pinzetten
4 Tupferzangen
6 KÖBERLE-Klemmen
6 LERICHE-Klemmen
2 anatomische Pinzetten mittel
2 anatomische Pinzetten lang
1 MAJO-Schere kurz
1 MAJO-Schere lang
1 METZENBAUM-Schere mittel
2 MIKULICZ-Klemmen
2 OVERHOLDT
3 ZEPPELIN-Klemmen (nach KRIEGLSTEINER et al.) gerade, schwach gebogen, stark gebogen. Gegenüber herkömmlichen Instrumenten haben sie den Vorteil größerer Gewebeschonung, bei zum. gleicher Abrutschfestigkeit [18].
2 KOCHER-Klemmen lang
2 KOCHER-Klemmen mittel
1 Uterusfaßzange
2 FRITSCH (oder ROUX)-Haken
2 Fetthaken (Sechszinker stumpf)
2 Péan

Synthetische Nahtmaterialien an atraumatischer, abziehbarer Nadel(„rip-off"), die weitgehend inert und wenig bioaktiv sind, werden in weiten Teilen der Chirurgie immer mehr bevorzugt. Folgende Faden-, bzw. Nadelstärken verwenden wir bei den einzelnen Schritten der abdominalen Hysterektomie.

Unterbindung, Umstechung	Vicryl 2/0	SH1
Absetzen des Uterus	Vicryl 1	MO6
Scheidennähte	Vicryl 1	MO6
	oder Vicryl 0	CT2
Blasenperitoneum	Vicryl 0	CT1
Bauchperitoneum	Vicryl 1	CT1
Muskulatur	Vicryl 2/0	CT1
Faszie	Vicryl 1	CT2
Subkutannähte	Vicryl 2/0	CT1
Subepidermalnähte	Vicryl 2/0	SH1

2.4 Eröffnen und Schließen der Bauchdecken

Wahl der Schnittführung: Bei der abdominalen Hysterektomie werden als Zugangsweg im allgemeinen entweder die untere mediane Laparotomie oder ein Aponeurosenquerschnitt nach PFANNENSTIEL verwendet. Die querverlaufende Schnittführung bietet in den meisten Fällen bei ausreichender Übersichtlichkeit des Operationsfeldes den Vorteil eines besseren kosmetischen Resultats, weswegen sie von den meisten Patientinnen gewünscht wird. Weiterhin spricht für den PFANNENSTIEL-Schnitt das seltene Auftreten von Narbenbrüchen.

Selten kann es, besonders bei schlanken Patientinnen, bei denen der Querschnitt weit nach lateral ausgedehnt und ein selbstsperrender Operationsrahmen verwendet wurde, zu Verletzungen des N. femoralis [11] kommen. Auch Beeinträchtigungen des N. ilioinguinalis und N. iliohypogastricus, die den Mons pubis und einen Teil der Labien versorgen, wurden beobachtet. Von Nachteil sind die generell längere Operationsdauer, die gelegentlich verstärkte Blutung beim Abpräparieren der Faszie, sowie das Fehlen von problemlosen Erweiterungsmöglichkeiten.

Aus diesem Grunde sollte man bei allen unklaren Situationen, die zusätzliche chirurgische Maßnahmen auch im Oberbauch a priori zumindest nicht ausschließen lassen, den Unterbauchlängsschnitt wählen, da hier jederzeit eine Verlängerungsmöglichkeit besteht. Obligat ist dieses Vorgehen, wenn die Hysterektomie im Zuge der Operation eines Ovarialkarzinoms durchgeführt wird, oder gleichzeitig eine paraaortale Lymphknotendissektion vorgesehen ist. Der Längsschnitt mit linksseitiger Umschneidung des Nabels und Verlängerung in den Oberbauch ist auch bei kleinen und adipösen Patientinnen, sowie bei Patientinnen mit sehr großen Uteri oder großen begleitenden Adnextumoren vorteilhaft. Andererseits kann bei ausgeprägter Fettschürze auch einmal ein ausgedehnter Interiliakalschnitt gute Zugangsmöglichkeiten eröffnen.

Der Schnitt sollte nur so lang als nötig sein. Besonders beim Längsschnitt hängt die Spannung an den Gewebsrändern der vereinigten Wunde und damit auch die Wundheilung von deren Länge ab [30]. Da die Kutis elastischer ist als die Faszie, sollte der Faszienschnitt in jedem Falle länger sein als der Hautschnitt, da nur so ein optimaler Raumgewinn möglich ist.

Andererseits kann ein zu kleiner Schnitt den Eingriff erheblich erschweren und verzögern. Bei mangelnder Übersicht sind Verletzungen von Blase und Ureteren leichter möglich, die Blutstillung – besonders in der Beckentiefe – wird erschwert, die Patientin also unnötig gefährdet. Da in dieser Situation häufig die Spekula von Sperrer oder Rahmen brüsk auseinandergezogen werden, kann es zu unnötigen Gewebsquetschungen am Wundrand kommen.

Allgemeine Hinweise: Die *Lagerung* der narkotisierten Patientin sollte in leichter TRENDELENBURG-Lage mit Lordosierung der Wirbelsäule erfolgen. Durch eine ausreichende Kopftieflagerung sollte das Intestinum zwanglos aus dem Becken in den Oberbauch gleiten. Das Abstopfen mit Bauchtüchern wird somit erleichtert, nicht selten kann es bei guter Entspannung auch ganz unterbleiben. Ein allzu forciertes Abstopfen kann zur Darmtraumatisierung mit einer Erhöhung der postoperativen Ileusgefahr führen und durch Druck auf die Oberbaucheingeweide Beatmungsprobleme aufwerfen. Eine zu starke Beckenhochlagerung behindert aber ebenfalls Atmung und Kreislauf und kann postoperative Lungenatelektasen begünstigen.

Der *Wundinfektion* kann durch sorgfältige Desinfektion und Verwendung von Einweg-Abdeckmaterial entgegengetreten werden.

Zur Vermeidung stärkerer *Blutungen* werden – wie in allen anderen Schichten – erkennbare größere Gefäße primär mit Klemmen gefaßt und ligiert, kleinere elektrokoaguliert.

Der Hautschnitt soll unter Beachtung der Hautspannungslinien mit senkrecht zur Haut stehender Messerführung erfolgen, um einen senkrechten Verlauf der Wundränder zu erreichen.

Wird bei Relaparotomie die Schnittführung der Voroperation benutzt, so ist die alte Narbe zu exzidieren. Dies geschieht im allgemeinen unter wetzsteinförmiger Umschneidung, wobei die Haut und – keilförmig – ein Teil des subkutanen Fetts bis zur Faszie exzidiert wird. Die Schnittenden sollten nicht allzu breit aufeinander zulaufen, da sonst beim Wiedervereinigen unschöne Zwickelbildungen erfolgen.

Beim Eröffnen der Bauchdecken und des Peritoneums besteht die Gefahr von *Verletzungen von Blase oder Darmschlingen,* besonders nach entzündlichen Prozessen oder bei Relaparotomien. Einen gewissen Schutz bietet das obligate Einlegen eines Blasendauerkatheters vor der Operation. Das Peritoneum wird in jedem Fall kranial, möglichst blasenfern eröffnet. In Blasennähe verschwindet das Ligamentum umbilicale medianum, das präperitoneale Fett nimmt zu, die Transparenz ab. Hier blutet es gern aus mehreren kleinen Gefäßen. Durch den häufig fortlaufend vernähten Peritonealabschluß kann die Blase nach oben gezogen werden. Dies erschwert bei Relaparotomien den Zugang. Bei breitflächigen Adhäsionen gelingt es manchmal nur weiter kranial, eine transparente, darmfreie Peritonealstelle zum Eingehen zu finden.

Untere mediane Laparotomie: Der Hautschnitt wird exakt in der manchmal an ihrer Pigmentierung kenntlichen Mittellinie gelegt und reicht normalerweise vom Symphysenoberrand bis zur Zirkumferenz der Nabelgrube. Eine kürzere Schnittführung, sowie eine linksseitige Umschneidung der Nabelgrube mit Verlängerung in den Oberbauch sind möglich. Die Fettschicht wird bis zur Linea alba mit dem Messer durchtrennt, größere blutende Gefäße werden mit Kocherklemmen gefaßt und ligiert. Im Idealfall wird die Linea alba hierauf in gleicher Länge wie Haut und subkutanes Gewebe inzidiert. Besonders bei Nulliparen ist die Mittellinie nicht immer gut erkennbar, hier kann man sich an den Mm. pyramidales orientieren.

Hierbei wird jedoch oft eine der beiden Rektusscheiden eröffnet, besonders wenn die Inzision distal begonnen wird, wo die Mm. recti näher aneinandergerückt sind als in der Nabelgegend.

Wird, wie in Abb. 6 dargestellt, die Scheide des linken M. rectus eröffnet, dann wird das mediane Faszienblatt mit Klemmen gefaßt, der freiliegende Muskel mit der Hand des Operateurs nach lateral gedrängt, wobei auf die unmittelbar darunterliegende A. epigastrica zu achten ist. Der Muskel wird am Rand aus seinem Bett gelöst, die Fascia transversalis und das darunterliegende Peritoneum dargestellt. Die Mm. pyramidales werden entweder ebenfalls in der Mittellinie gespalten und auseinandergedrängt, oder einseitig aus dem Bett gelöst und

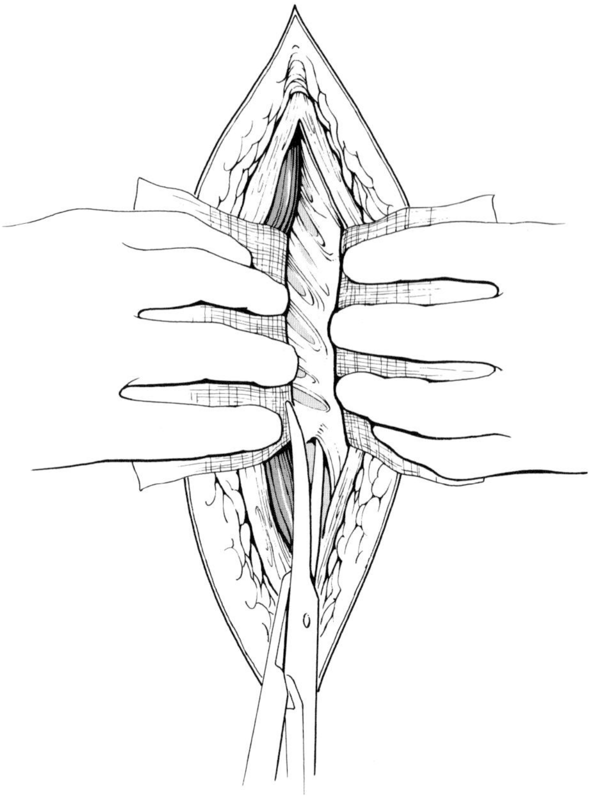

Abb. 6. Mediane Laparotomie: Eröffnen der Faszienscheide des linken M. rectus abdominis

nach einer Seite abgedrängt. Auf diese Weise kommen sie beim Verschluß wieder quer zu liegen und verstärken den unteren Bauchwandabschnitt. In diesem Bereich findet sich häufig ein kleinerer Ast der A. pudenda externa, der versorgt werden muß.

Nachdem nunmehr Fascia transversalis und Peritoneum in voller Ausdehnung der Wunde zur Darstellung gebracht wurden, erfolgt die Inzision des zwischen den Pinzetten von Operateur und erstem Assistent zur Darstellung gebrachten Peritoneums. Hierzu wird das Becken in ausgeprägtere Hochstellung gebracht und die Patientin relaxiert. Bei adipösen Patientinnen muß zunächst eine präperitoneale Fettschicht, die erhebliche Ausmaße erreichen kann, durchtrennt werden, bevor man das eigentliche Peritoneum erreicht. Die Orientierung wird durch Aufsuchen des Lig. umbilicale mediale, dessen Begleitvenen häufig ligiert oder verkocht werden müssen, erleichtert. Die Schnittränder werden gefaßt und das Peritoneum nach unten bis zur Blasenkuppe und dann nach oben in gleicher Ausdehnung wie die Faszie gespalten.

Hierauf werden die Wundränder mit Leinentüchern, die um alle Schichten geführt wurden, umlegt und die Branchen des Selbstsperrers oder Rahmens eingeführt. Wir bevorzugen einen Rahmen aus Hartplastik mit 4–6 variabel einsetzbaren Branchen, die je nach Dicke der Bauchdecken in mehreren Größen zur Verfügung stehen. Durch das relativ elastische Plastikmaterial sind weniger Druckschädigungen zu erwarten und versehentliches Berühren des Rahmens mit dem Elektrokoagulator bleibt folgenlos. Die große Zahl der Verstellungsmöglichkeiten ist günstig, der zweite Assistent wird für andere Aufgaben freigehalten. Bei kleineren Eingriffen an Uterus und Adnexen kann auch auf den Rahmen verzichtet werden (Fritsch-Haken).

Pfannenstiel-Schnitt (Aponeurosenquerschnitt): Der Pfannenstiel-Schnitt wird in seinen mittleren Anteilen innerhalb der Schamhaargrenze, 2–3 Querfinger oberhalb des Symphysenoberrandes gelegt und verläuft symmetrisch beidseits in den Spaltlinien der Haut leicht in Richtung der iliakalen Spinae ansteigend. Normalerweise reicht er lateral etwas über den seitlichen Rand der Mm. recti hinaus. Wird dieser Schnitt zu tief angesetzt, dann können im Bereich des Mons pubis Wundheilungsstörungen auftreten. Je höher der Querschnitt liegt, umso mehr Raum wird gewonnen. Nach dem Hautschnitt wird das Skalpell gewechselt und die Vorderseite der Rektusfaszie nach Durchtrennung der Fettschicht dargestellt. Die Faszie wird beidseits der Linea alba mit dem Skalpell inzidiert und die so entstandenen Faszienlappen oben und unten mit scharfen Klemmen gefaßt (Abb. 7).

Die seitlichen Rektusränder werden dargestellt und die Faszie weiter nach laterai mit der Schere durchtrennt (Abb. 8). Wenn man auf die Aa. und Vv. epigastricae inferiores trifft, müssen diese ligiert werden. Diese Gefäße verlaufen für gewöhnlich zwischen den bei größeren Schnitten durchtrennten, muskulären Abschnitten der Mm. obliquus internus und transversus.

Bei der Ablösung der Aponeurose von den Mm. recti wird zunächst der kaudale Lappen präpariert. Die Faszie ist mit zwei Klemmen gefaßt, die derberen Strukturen der Linea alba werden scharf mit der Schere durchtrennt. Je nach Situation bleiben die Mm. pyramidales an den Mm. recti der Faszie. Nabelwärts wird analog vorgegangen. Man trifft hier auf stark variierende Rami perforantes der Vasa epigastrica inferiora, die die Muskulatur durchbohren und in die Faszie einstrahlen. Diese werden elektrokoaguliert oder zwischen zwei Klemmen ligiert. Die Ausdehnung der Ablösung der Faszie ist maßgeblich für den erzielten Raumgewinn. Die Er-

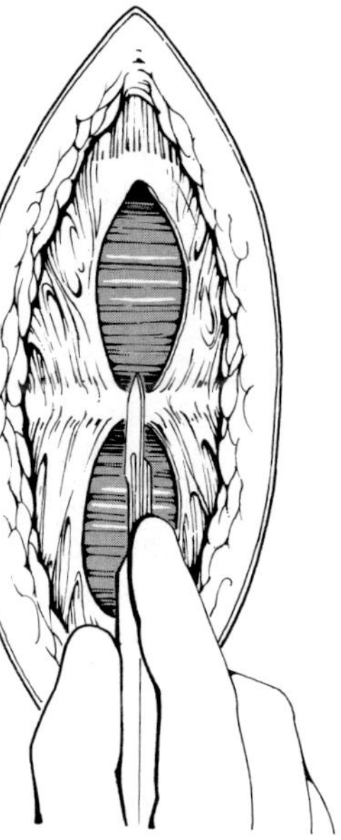

7

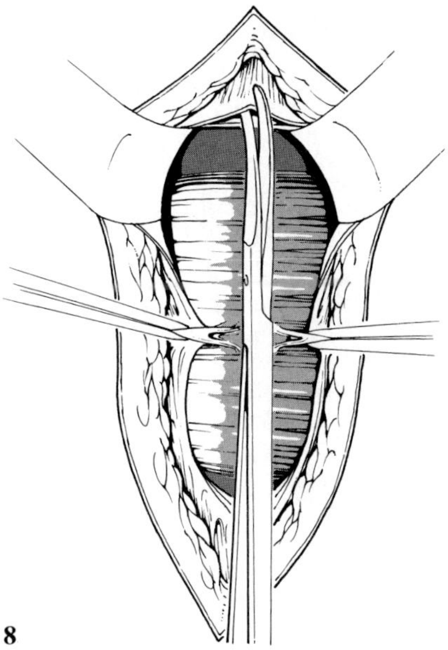

8

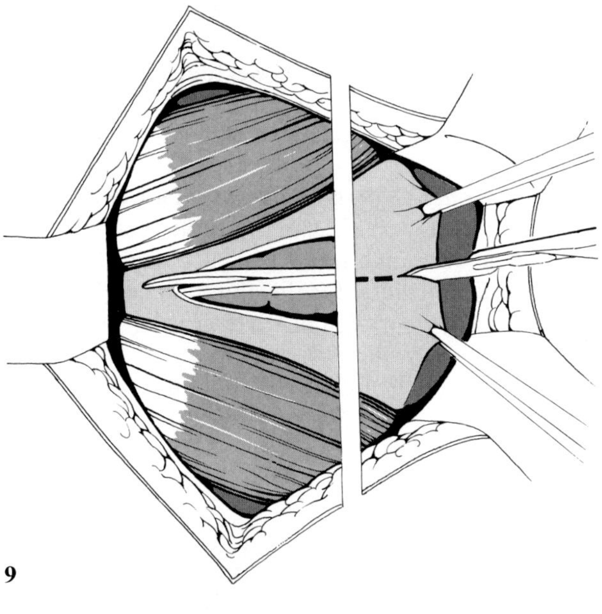

9

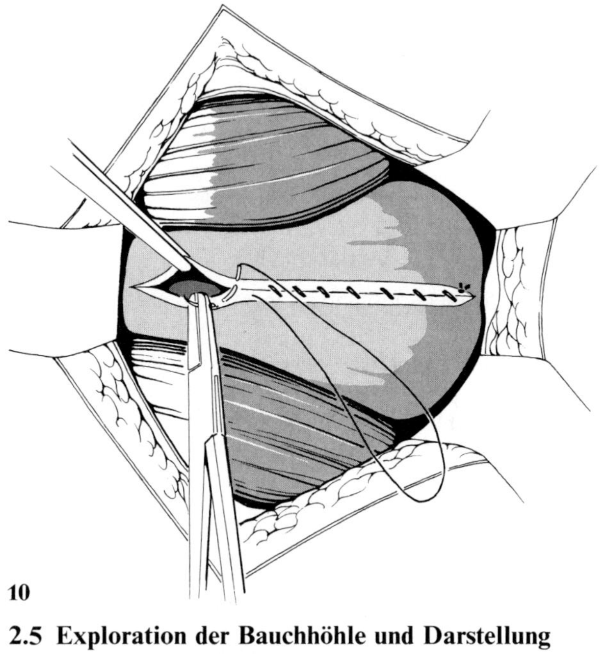

10

Abb. 7. Pfannenstiel-Schnitt: Spalten der Rektusscheide beidseits. Die Linea alba wird zuletzt durchtrennt

Abb. 8. Seitliches Durchtrennen der Faszien-Muskel-Schicht (M. obliquus externus, obliquus internus)

Abb. 9. Eröffnen des Peritoneums, initial mit dem Skalpell *(rechts)*, Erweiterung mit der Schere *(links)*

Abb. 10. Fortlaufender Peritonealverschluß: Vom oberen Wundwinkel werden Peritonealränder und Transversalisfaszie derart vereinigt, daß Serosa auf Serosa zu liegen kommt

öffnung des Peritoneums erfolgt zunächst mit dem Skalpell, die Erweiterung mit der Schere (Abb. 9). In Abbildung 10 ist der Peritonealverschluß dargestellt.

2.5 Exploration der Bauchhöhle und Darstellung des Operationsgebietes

Exploration der Bauchhöhle: Der Operateur ist in allen Fällen verpflichtet, die gesamte Bauchhöhle zu explorieren. Durch die „Chance des offenen Bauches" werden in gar nicht so seltenen Fällen Begleiterkrankungen, auf die vorher nichts hinweis, erkannt und können einer sofortigen oder späteren Behandlung zugeführt werden [17]. Viele Gynäkologen sind anfänglich nur auf ihr Fachgebiet fixiert, bei routinemäßiger und systematisch durchgeführter Untersuchung wird dieser Akt aber schnell zum integralen Bestandteil jedes pelvinen Eingriffs und

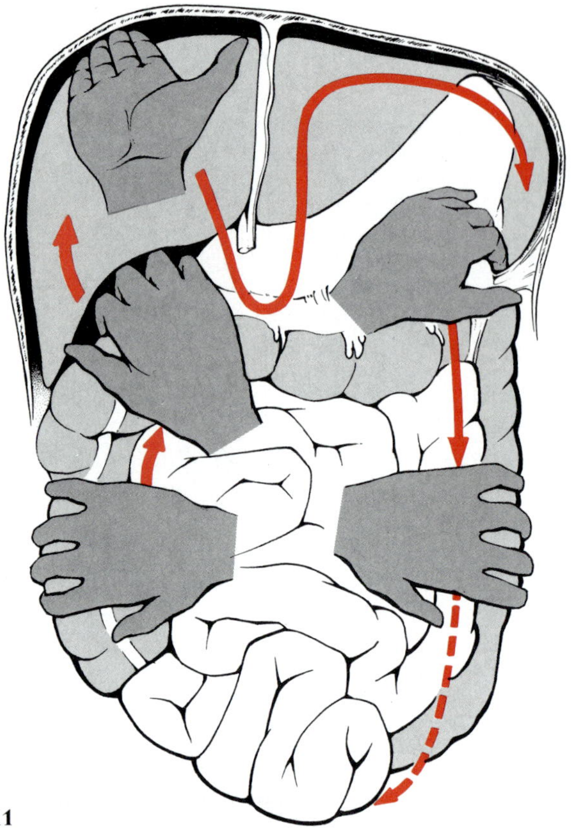

11

Abb. 11. Austasten der Bauchhöhle

Abb. 12. Dünndarmschlinge mit Verwachsungen zum Corpus uteri

Abb. 13. Verwachsungen werden grundsätzlich scharf durchtrennt. Die Darstellung der Trennebene erfolgt durch sanftes Anspannen mit der Hand

nimmt mit zunehmender Erfahrung auch wenig Zeit in Anspruch.

Die einzige Ausnahme von diesem Vorgehen stellt wegen der Gefahr der Infektpropagierung die streng auf das kleine Becken beschränkte Entzündung dar. Liegt aber bereits eine Zwei- oder Vierquadrantenperitonitis vor, so ist besonders sorgfältig nach weiteren Abszedierungen zu suchen (Schlingenabszesse, subphrenische Abszesse usw.).

Normalerweise geschieht die Exploration durch bloßes Austasten (Abb. 11). In bestimmten Situationen, etwa bei diffus intraabdominal metastasierenden Karzinomen, kann die Zuhilfenahme einer Endoskopie-Optik sinnvoll sein. Liegen eitrige oder karzinomatöse Exsudate vor, dann müssen - eventuell regional getrennt - Proben zur bakteriologischen, bzw. zytologischen Untersuchung entnommen werden (s. G.III und Kap. G.VI).

Folgende Organe und Strukturen sollten beurteilt werden: Peritoneum, Netz, Leber, Gallenblase, Zwerchfellkuppeln, Magen, Milz, Dünndarm, Dickdarm mit Sigma und Rektum, Mesenterium (Lymphknoten), Ureteren und Nieren, paraortale Lymphknoten, pelvine Lymphknoten.

Darstellung des Operationsgebietes: Bei jedem pelvinen Eingriff soll das Operationsfeld übersichtlich dargestellt und ungestört zugänglich sein. Dies gilt in besonderem Maße für die abdominale Hysterektomie. Dennoch wird häufig der Fehler begangen, den Uterus oder die Adnexe entfernen zu wollen, bevor sie ausreichend dargestellt sind.

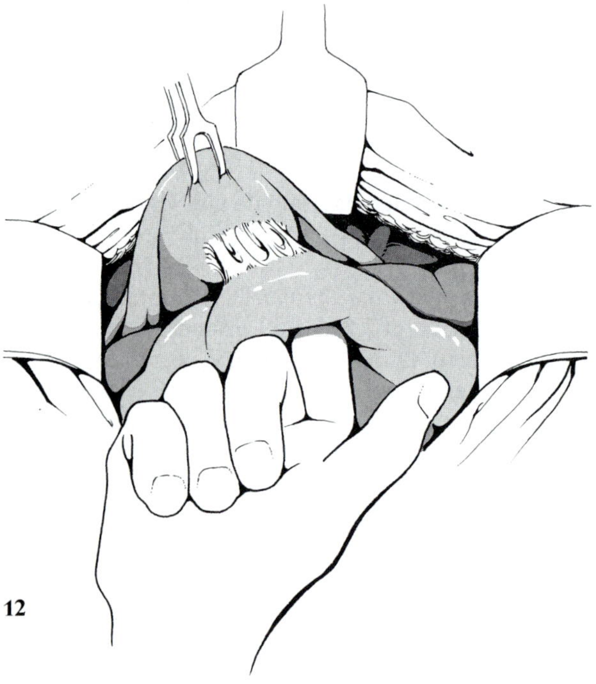

12

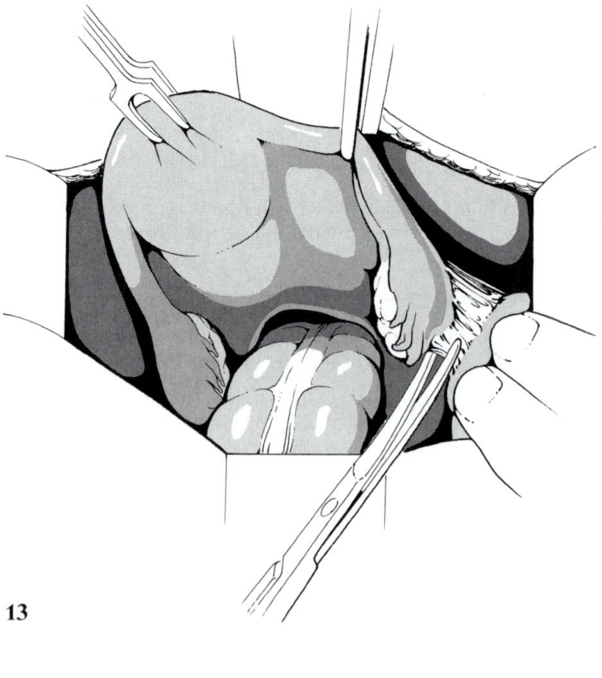

13

Häufig haften Darmanteile am Fundus uteri, an den Adnexen oder am medianen Blatt des Ligamentum latum (Abb. 12). Tube und Ovar sind oft breitflächig am medianen (hinteren) Blatt des Ligamentum latum verklebt. Hier kann man versuchen, eine Trennebene mit Hilfe der Hand zu finden. Dies gelingt häufig bei nicht allzu festen postinflammatorischen Veränderungen, mißlingt aber meist bei festeren, z. B. endometriosebedingten Verwachsungen. In diesen Fällen sollte man mit der Schere präparieren und bei Schwierigkeiten retroperitoneal vorgehen.

Häufig finden sich vom Zäkum ausgehende Verwachsungen als Appendizitis- oder Appendektomiefolge. Auch das Rektum und Sigma sind aus mannigfaltigen Ursachen oft breitflächig an die Uterushinterwand gelötet, ohne daß hierbei der Douglas komplett obliteriert sein muß. Bei Verwachsungen mit dem Darm ist es immer ratsamer, auf der sicheren, uterusnahen Seite zu operieren, als Darmverletzungen zu riskieren.

Verwachsungen dieser Art gilt es zu lösen, bevor man die Entfernung von Genitalorganen in Angriff nimmt. Hierbei kommen folgende operationstechnische Prinzipien zum Tragen:

1. Die Verwachsungen werden unter kontrolliertem Zug zur Darstellung gebracht. Der Uterus wird hierzu mit einem Greifinstrument am Fundus gefaßt. Falls die Identifikation des Fundus Schwierigkeiten bereitet, gelingt es fast immer, sich an den Ligamenta rotunda zu orientieren. Der Darm oder andere Bauchorgane werden zart mit den Fingern angespannt (Abb. 12).
2. Die Dissektion sollte immer scharf erfolgen (Abb. 13). Beim Versuch eine Trennung durch Auseinanderziehen oder -schieben, z. B. mit Tupfern zu erreichen, droht die Gefahr unkontrollierter Risse, besonders am Darm. Sie können später zu Fisteln führen.
3. Schleierförmige Adhäsionen werden mit der Schere durchtrennt, dickere, möglicherweise gefäßführende Stränge werden zwischen Klemmen durchtrennt und anschließend sofort ligiert oder umstochen.
4. Ergeben sich bei der Darmpräparation seromuskuläre Defekte, so werden diese sofort und so weit als möglich peritonealisiert. Verwachsungsrezidive treten bei atraumatischem Vorgehen und bei raschem postoperativem Wiedereinsetzen der Darmperistaltik seltener auf.
5. Das Ausmaß der Adhäsiolyse ist bei den Genitalbereich nicht unmittelbar beeinträchtigenden Verwachsungen vor dem Hintergrund folgender Überlegungen zu sehen: Symptome eines „Verwachsungsbauches" werden weniger durch das Ausmaß der Adhäsionen, als vielmehr durch deren Lokalisation bestimmt. Können die anamnestisch geschilderten Beschwerden nicht eindeutig mit dem vorgefundenen Situs in Bezug gebracht werden, dann wird man Verwachsungen, die es nicht zwingend zur Darstellung des Operationsfeldes und Mobilisation der Genitalorgane zu lösen gilt, nur dann operativ angehen, wenn bei strangförmigen Gebilden mit der Gefahr eines Bridenileus gerechnet werden muß.

Exposition des Operationsgebietes: Sind der Uterus und die Adnexe mobil oder wurden sie ausreichend mobilisiert, dann werden die mit Tüchern umlegten Wundränder mit Sperrer oder Rahmen gespreizt. Der Fundus uteris wird mit einer Greifzange gefaßt oder die Funduskanten werden am Abgang des Ligamentum latum mit langen Kocher-Klemmen unter Mitfassen des Adnexbündelabgangs und der Ligamenta rotunda beidseits gegriffen (s. a. Kap. G II).

Die Zugrichtung am mobilen Uterus kann auf diese Weise während des Operationsfortgangs den wechselnden Gegebenheiten angepaßt werden. Das Ausüben von kontrolliertem Zug ist während des gesamten Operationsverlaufs bei allen Eingriffen am Uterus und den Adnexen von nicht zu überschätzender Bedeutung: Die Schichten zwischen den Organen treten klarer hervor, gefäßführende Strukturen, die erhalten werden können, werden seltener unnötigerweise verletzt. Da Gefäßvarianten leichter erkannt werden, können Ligaturen meist präventiv gesetzt werden. Der Blutverlust wird so geringer. Der Ureterenverlauf ist unter Zug häufig weniger geschlängelt, die Identifikation gelingt auf diese Weise leichter. Die Trennschicht zwischen Zervix und Vagina gegenüber der Blase kommt unter Zug ebenfalls klar heraus. Der variable Zug gestattet also eine organnähere Durchführung der Hysterektomie, die dazu beiträgt, Verletzungen der dissektionierten Nachbarorgane zu vermeiden.

Das Zäkum kann mit einem feuchten Bauchtuch zart nach oben abgedrängt werden. Ein eventuelles ausgebreitetes feuchtes Bauchtuch dient dem Zurückdrängen von Dünndarmschlingen, Netz und oberen Sigmaanteilen. Es dürfen nur mit Metallmarken armierte Tücher verwendet werden, über die von der Instrumentenschwester ausgegebenen Tücher und Instrumente hat Kontrolle zu erfolgen. Empfehlenswert ist ein kurzes schriftliches Protokoll durch die Schwester, eine Kopie wird dem Krankenblatt beigeheftet.

2.6 Abdominale Hysterektomie mit Adnektomie

2.6.1 Prinzipien der Operationstechnik

Die anatomischen Gegebenheiten variieren auch bei benignen Affektionen des Uterus und seiner Adnexe stark. Hieraus ergibt sich ein mehr oder weniger individualisiertes Vorgehen. Dennoch ist ein gewisser standardisierter Operationsablauf dieses vom Gynäkologen am häufigsten durchgeführten Eingriffs hilfreich. Die im folgenden beschriebenen Techniken von abdominalen Operationen entsprechen dem derzeit bei uns geübten Vorgehen und tragen nach unserer Meinung folgenden Anforderungen Rechnung:

- Vermeidung von Verletzungen der Nachbarorgane
  durch routinemäßige und eindeutige Identifikation (Harnblase, Harnleiter, Enddarm),
  durch exakte und möglichst blutungsarme Darstellung der zu dissektionierenden Grenzschichten, orientiert an der jeweiligen Anatomie.
- Vermeidung stärkerer intraoperativer Blutungen und Prävention von Nachblutungen
  durch exaktes Darstellen und frühzeitiges Ligieren der zu- und abführenden Gefäße,
  durch Vermeidung von Massenligaturen, aus denen sich ligierte Gefäße retrahieren könnten.
- Vermeidung von Seromen, überschüssigem Granulationsgewebe und Adhäsionen
  durch Einsatz atraumatischer Instrumente und ausschließlicher Verwendung von atraumatischem Kunststoffnahtmaterial,
  durch organnahe Uterusskelettierung und Adnexentfernung, durch Drainage des Wundgebietes,
  durch adäquate Versorgung des Vaginalstumpfes,
  durch frühzeitige Präparation und abschließende exakte Vereinigung ausreichender, das Stumpfgebiet deckender Peritoneallappen,
  durch wiederholte Irrigation des kleinen Beckens vor dem endgültigen Verschluß der Abdominalhöhle.

2.6.2 Blasenmobilisation

Es wird mit der Ablösung der Blase von der Uterusvorderwand begonnen. Der Uterus wird nach kranial und dorsal gezogen, um den Peritonealüberzug der Blase und des Ligamentum latum ohne Falten zur Darstellung zu bringen. Das Peritoneum wird auf einer Seite etwas lateral der Uteruskante im mittleren lateralen Abschnitt der Fossa vesicouterina unterhalb des Ligamentum rotundum mit der Pinzette angehoben und mit der Schere inzidiert (Abb. 14). Hat man die richtige gefäßfreie Schicht gefunden, dann wird der obere peritoneale Schnittrand nach lateral bis zum Ligamentum rotundum und zur Mitte hin bis zu den etwas stärkeren bindegewebigen oberen Ausläufern des Septum supravaginale erweitert. Auf der Gegenseite wird in analoger Weise verfahren. Durch Spreizen der Schere gelingt es meist problemlos, das lockere Gewebe des seitlichen vesikozervikalen Raums zu durchtrennen (Abb. 15) und man erhält auf diese Weise in der Mitte einen Bindegewebssteg, der als kammartiges Gebilde dem Septum supravaginale entspricht und beim abdominalen Vorgehen, wo der Uterus stark nach oben gezogen wird, unmittelbar unter dem Bauchfell zu finden ist [23]. Kleinere Blutungen werden elektrokoaguliert. Die entstandene Bindegewebsbrücke wird uterusnah scharf mit der Schere durchtrennt (Abb. 16).

Die weitere Ablösung der Blase von der Zervix erfolgt ebenfalls scharf. Das Spatium vesicocervicale findet man zwischen der Fascia vesicalis und der Fascia cervicis uteri. Das vielfach geübte „Abschieben" mit Tupferzange oder Spekulum beinhaltet die Gefahr unkontrollierter Einrisse in die Blase oder von Blutungen, die den weiteren Operationsfortgang behindern würden. Um das richtige Operationsplanum zu finden, ist es hilfreich, den Uterus nach oben dorsal und den Blasenperitoneallappen nach vorne unten unter Zug zu halten. Die Dissektion soll dann in der zur Darstellung kommenden gefäßlosen Schicht erfolgen. Die seitlichen Fasern, die dem lateralen Parametrium aufliegen, lassen sich bis zum Vesikouterinligament leicht abpräparieren.

Um unnötige Blutungen zu vermeiden, kann die Blasenpräparation auch etappenweise erfolgen, d. h. zunächst nur in den oberen Abschnitten begonnen und nach partieller Mobilisation des Uterus vor dem Absetzen vom Scheidenrohr vollendet werden. Ein allzu tiefes Abpräparieren von der Scheide ist ebenfalls zu vermeiden, da auf diese Weise nach Absetzen des Uterus ein überflüssiger Hohlraum zwischen vorderer Vaginalwand und Blase entsteht.

Das Erreichen des vorderen Scheidengewölbes kann durch Palpation mit dem Finger kontrolliert werden (Abb. 17). Von wesentlicher operationstechnischer Bedeutung ist in jedem Fall die Darstellung der weißlichen Zervixfaszie.

Schwierigkeiten bei der Mobilisation können sich nach vorausgehenden Sectiones oder Laparotomien mit atypischer Peritonealisierung, sowie nach Ante-

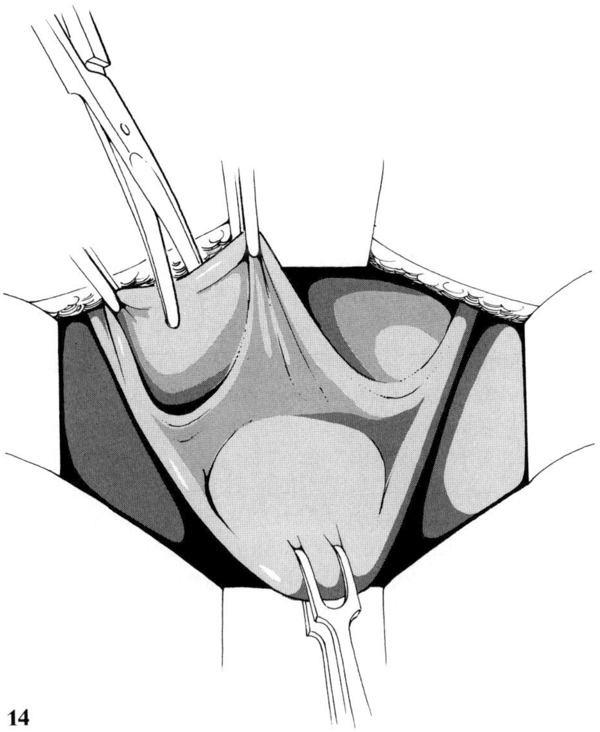

14

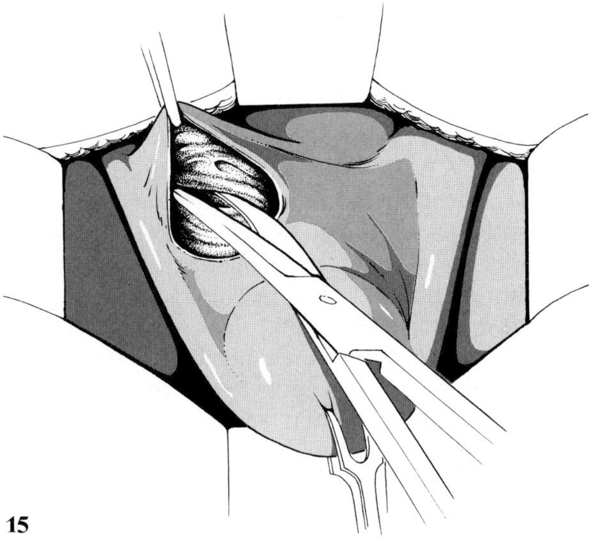

15

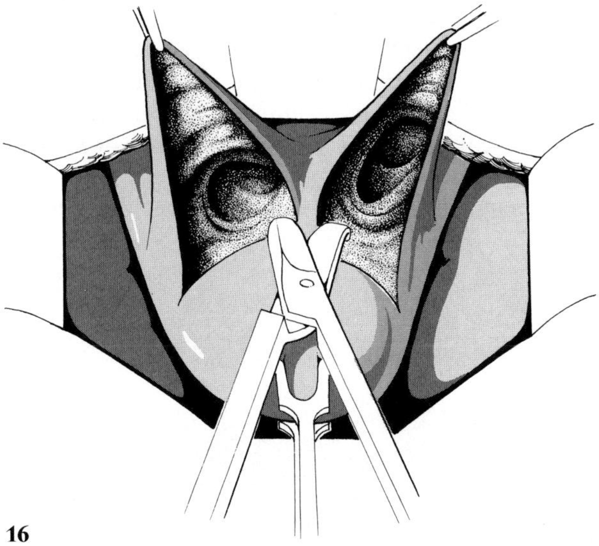

16

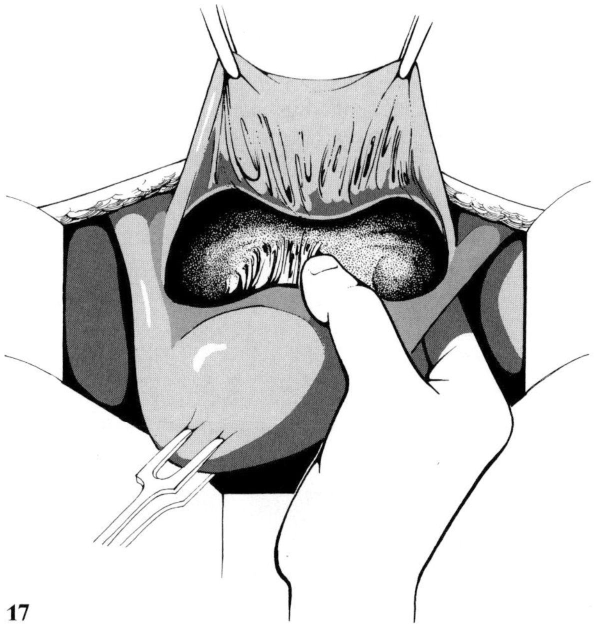

17

Abb. 14. Das Peritoneum der Fossa vesicouterina wird lateral angehoben und inzidiert

Abb. 16. Die seitlichen Gruben sind freipräpariert, die kranialen bindegewebigen Ausläufer des Septum supravaginale werden scharf durchtrennt

Abb. 15. Es gilt nun, die weitgehend gefäßlose Schicht zwischen Fascia vesicalis und Fascia cervicalis zu finden und die zarten, dem lateralen Parametrium anliegenden Fasern zu durchtrennen. Bei vorsichtiger Durchführung gelingt dieser Schritt ohne Blutung, die paravesikalen Gruben können dargestellt werden

Abb. 17. Die Blase ist abpräpariert. Der Operateur kontrolliert mit dem Finger, ob das vordere Scheidengewölbe erreicht ist fixationsoperationen oder bei Endometriose ergeben. Weiterhin sind die anatomischen Schichten manchmal durch endometriosebedingte Veränderungen oder vorausgehende Entzündungen von Blase und Genitale verändert. In diesem Falle empfiehlt es sich, zunächst lateral der Mittellinie auf dem parametranen Gewebe die Blase zu distanzieren und von hier nach medial zu präparieren.

2.6.3 Absetzen der Ligamenta rotunda

Das Ligamentum rotundum wird vom Operateur von der Fossa vesicouterina her mit der Pinzette gefaßt oder auf den Finger aufgeladen und leicht angespannt (Abb. 18). Das Beckenwandperitoneum kranial des Ligaments läßt sich so ohne Verletzungsgefahr für die pelvinen Gefäße fenstern. Hierauf wird das Ligament in 1–2 cm Entfernung von der Uteruskante zwischen Klemmen durchschnitten.

Der periphere Stumpf wird umstochen, wobei ein fast konstantes kleines Gefäß unterhalb des Ligaments mitgefaßt wird (Abb. 19). Diese Umstechung wird lang angezügelt. Ein späteres Einnähen in die Kante des Vaginalstumpfes unter der Vorstellung, auf diese Weise einen Vaginalprolaps verhüten zu können, ist möglich. Der uterusnahe Stumpf wird ligiert oder mit Clips versorgt.

2.6.4 Absetzen der Adnexe und Darstellen des medianen (hinteren) Blattes des Ligamentum latum

Nachdem die Ligamenta rotunda beidseits abgesetzt sind, kann die Adnektomie erfolgen. Zu diesem Zweck wird der Uterus nach der Gegenseite gezogen und das Bindegewebe im Ligamentum latum vorsichtig mit der Schere in Richtung der Ovarialgefäße mobilisiert (Abb. 20). Hierauf wird das laterale Peritonealblatt des Ligamentum latum mit der Schere bis zum gefäßführenden Teil des Ligamentum infundibulopelvicum gespalten. Auf die Gebilde der Beckenwand ist hierbei zu achten.

Nach eindeutiger Identifikation des Ureters werden die Ovarialgefäße durch Unterfahren dargestellt und proximal mit Klemmen gefaßt (Abb. 21). Der präparatseitige Stumpf wird über einer Klemme ligiert oder mit einem Clip zur Vermeidung einer retrograden Blutung versorgt. Der Gefäßstumpf wird ebenfalls ligiert. Wegen der starken Schlängelung neigen die Ovarialgefäße in besonderem Maße dazu, sich zu retrahieren. Eine zusätzliche Sicherheitsligatur ist deshalb empfehlenswert (Knotentechnik s. u.). Kommt es trotz aller Vorsicht dennoch einmal zur Hämatombildung, so wird das Peritoneum weiter nach oben bis über die Grenze

Abb. 18. Das Ligamentum rotundum wird von der freipräparierten Fossa vesicouterina her mit Pinzetten gefaßt und das laterale Blatt des Ligamentum latum gefenstert. Anschließend können die Klemmen zum isolierten Absetzen des Ligaments gesetzt werden

Abb. 19. Der periphere Stumpf des rechten Lig. rotundum wird umstochen und angezügelt. Der proximale Stumpf wird später ligiert. Der Adnexbündelabgang ist unversehrt

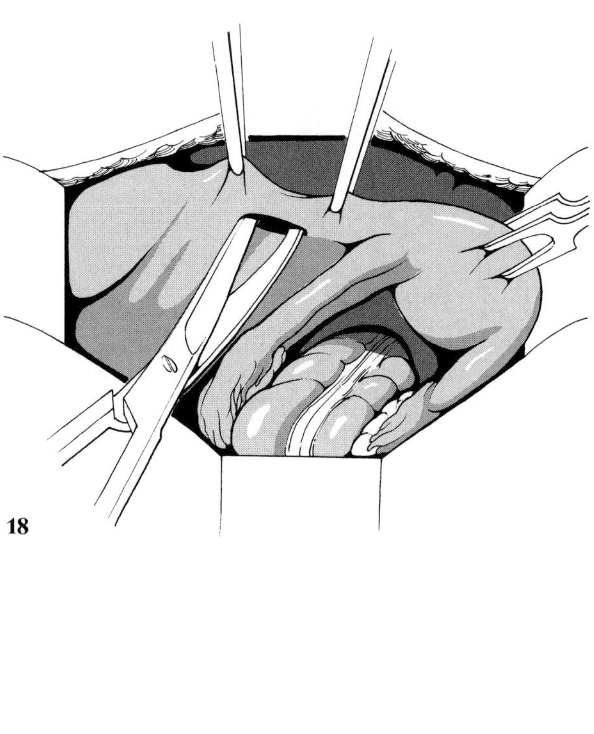
18

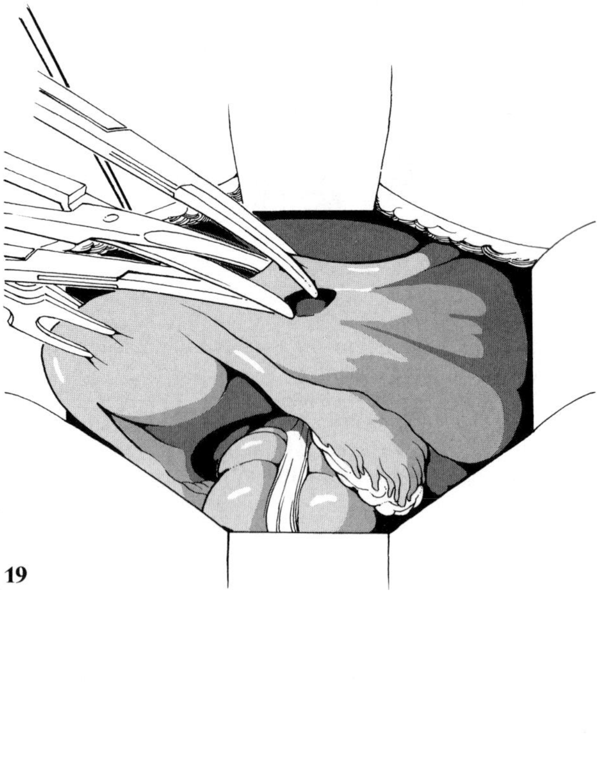
19

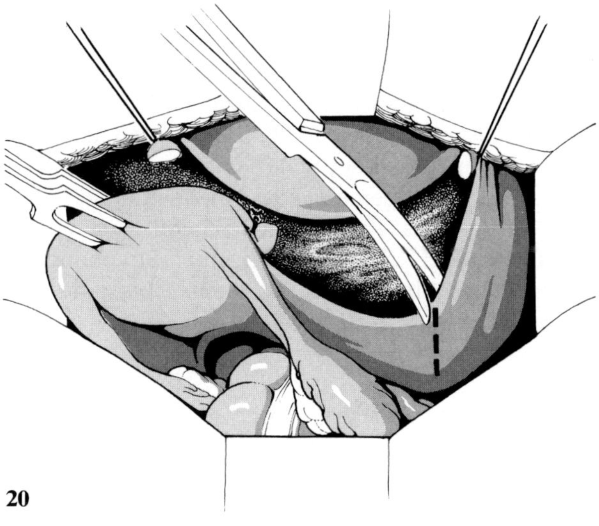

20

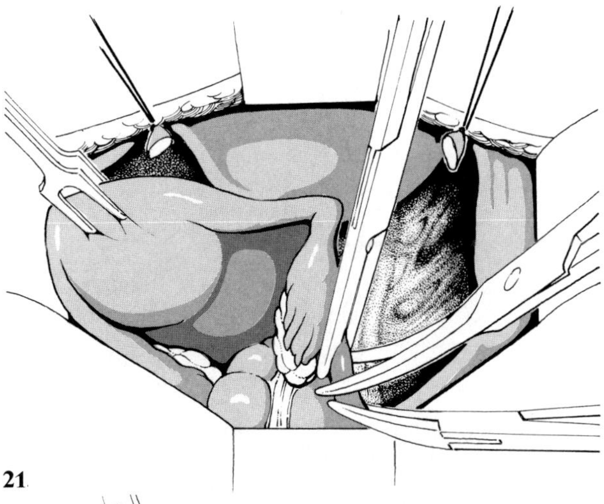

21

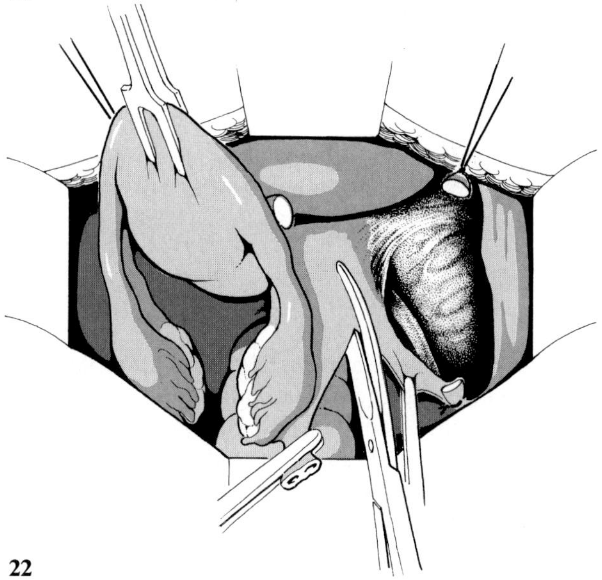

22

Abb. 20. Rechte Adnexseite: Der periphere Stumpf des Ligamentum rotundum ist gespannt. Das laterale Peritonealblatt des Ligamentum latum wird unterminiert und anschließend in Richtung Ovarialgefäße gespalten. Auf die Gefäße der seitlichen Beckenwand ist hierbei zu achten

Abb. 21. Darstellen der Ovarialgefäße und des Uterus. Die Gefäße werden unterfahren und zur Sicherheit peripher zweimal ligiert (Gefahr der Retraktion). Präparatseitig erfolgt zur Vermeidung retrograder Blutungen ebenfalls eine Ligatur oder es wird ein Clip gesetzt

Abb. 22. Spalten des hinteren (medianen) Blattes des Ligamentum latum. Konstante Diaphanie bei Entfaltung unter Spannung garantiert Schutz vor versehentlicher Verletzung von Gefäßen. Die Ureteren werden vorher identifiziert

des Hämatoms gespalten und die Gefäßsicherung in der beschriebenen Weise wiederholt. Das mediane (hintere) Blatt des Ligamentum latum wird in seinem gefäßfreien Bezirk unterhalb von Mesosalpinx bis in die Nähe der Uteruskante gespalten, wobei die Adnexe nach oben gezogen werden.

Der Ureter ist meist etwas tiefer an diesem Blatt fixiert und liegt bei atypischem Verlauf und unkontrolliertem Vorgehen „einschnittbereit" [21]. Die Freilegung der tieferen lockeren Bindegewebsstrukturen zwischen den Blättern des Ligamentum latum zur Sichtkontrolle der anatomischen Verhältnisse des Ureterverlaufs ist routinemäßig unbedingt zu empfehlen. Sie kann am besten mit der Hand erfolgen und verlängert den Eingriff nicht (s. auch Kap. H.VI). Das Einsetzen eines Breisky Spekulum erleichtert die Darstellung des Ureters von oben her.

Um atypisch verlaufende Gefäße nicht zu verletzen, sollte die Durchtrennung dieses Peritonealblattes immer unter Beachtung der im transparenten Licht aufscheinenden Strukturen durchgeführt werden. Das Gewebe sollte unter Spannung gehalten werden, da sich derartige Gefäße in den Falten verbergen könnten.

Da sich der aufsteigende Ast der A. uterina manchmal, besonders bei stark gewundenem Verlauf, etwas von der lateralen Uteruskante abheben kann, sollte ein Sicherheitsabstand von einigen Millimetern beim Ablösen dieses Blattes von der seitlichen Uteruswand gewahrt bleiben (Abb. 22). Nach unten wird das Peritonealblatt unter Beachtung der A. uterina communis bis zum Ansatz des Ligamentum sacrouterinum abgetrennt.

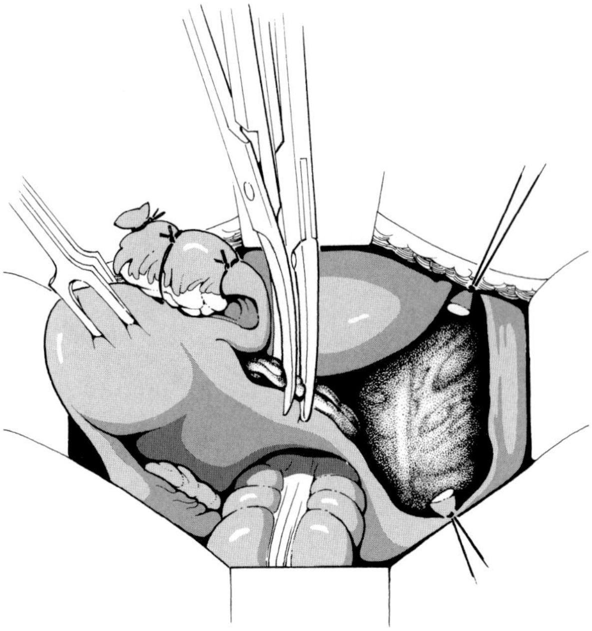

Abb. 23. Das isolierte Gefäßbündel der Uteringefäße links ist gefaßt, durchtrennt und wird in typischer Weise umstochen

2.6.5 Ligieren der Arteria uterina

An dieser Stelle sollte man sich visuell und palpatorisch Klarheit über die anatomische Situation, insbesondere über den Ureterverlauf geben. In manchen Fällen sieht man die A. uterina auf weiten Strecken ihres ansteigenden spiraligen Verlaufs von der A. hypogastrica bis zur Uteruskante. Der Ureter kommt zunächst lateral der A. uterina zum Vorschein und verläuft am medianen Blatt des Ligamentum latum. Man kann ihn dort als derben, beweglichen Strang palpieren, bei Berührung mit der Pinzette „wurmt" er peristaltisch.

Die Uteringefäße werden mit einer leicht gebogenen Klemme gefaßt. Die Klemme sollte etwa in der Höhe des inneren Muttermundes zu liegen kommen und senkrecht zum unteren Uterinsegment angesetzt sein. Um sicher zu gehen, daß alle Gefäße gefaßt sind, sollte man die geöffneten Branchen locker an die Zervix anlegen, abgleiten lassen und mit möglichst nahe an der Kante sitzender Spitze bis zur letzten Raste schließen.

Hierauf werden die Gefäße oberhalb der Klemme durchtrennt und umstochen (Abb. 23). Durch doppeltes Einstechen wird der Stumpf sicher umfaßt. Bei diesem Vorgehen ist die gelegentlich empfohlene doppelte Unterbindung der A. uterina nicht erforderlich. Nur bei stärkeren retrograden Blutungen klemmen wir den proximalen Gefäßstumpf ab oder versorgen ihn mit Clips.

Verwendet man, wie angegeben, Kunststoffnahtmaterial an atraumatischer Abziehnadel, kann der erste Knoten chirurgisch geknüpft werden. Zwei jeweils gegenläufige einfache Knoten werden darübergelegt. Im allgemeinen ist es jedoch unter leichtem Führen des Fadens ausreichend, den ersten Knoten einfach zu legen und unter Spannung zu halten. Die Fäden sollten mit einem Überstand von knapp 0,5 cm abgeschnitten werden.

2.6.6 Absetzen der Parametrien und Ligamenta sacrouterina

Für die nun folgenden Schritte ist eine ausreichende Blasenmobilisation von ausschlaggebender Bedeutung. Falls nötig, wird die Blase jetzt nochmals weiterreichend von der Zervix scharf abpräpariert. Die seitlichen Vaginalränder sind manchmal mit etwas dichterem Bindegewebe an der Blase fixiert. Zur atraumatischen Distanzierung empfiehlt es sich, am Uterus straffen Zug auszuüben und auch die Blase ebenfalls etwas anzuspannen, damit die Dissektion dieses manchmal problematischen Areals möglichst blutungsfrei gelingt. Kleinere Blutungen werden elektrokoaguliert. Durch diese Blasenmobilisation werden die Ureteren etwas von der Zervixwand distanziert.

Wenn die Ligamenta sacrouterina kräftig ausgebildet sind, sollten sie als erster Schritt abgesetzt werden.

Wegen der topographischen Nähe der Ureteren, bzw. des Mesureters zum Douglasperitoneum der seitlichen Rektumpfeiler, sollte diese Sakrouterinbanddurchtrennung nur nach nochmaliger Identifikation durchgeführt werden. Die Durchtrennung der Parametrien ist nach uterusnaher vorausgehender Durchtrennung der Ligamenta sacrouterina weniger gefährlich. Insbesondere bei hochgezogenem Darm erhält man exakte anatomische Verhältnisse durch Präparation eines hinteren Peritoneallappens, ein Verfahren, das zusätzlich eine gute Ausgangssituation zur abschließenden Peritonealisierung des Stumpfgebietes schafft. Zu diesem Zwecke wird das zwischen den Ligamenten liegende Bauchfell durchtrennt und eventuell auch noch der Peritonealüberzug der Bänder selbst. Im Idealfall bekommt man Anschluß an die Schnittlinie des hinteren (medianen) Blattes des Ligamentum latum, das vor Durchtrennung der A. uterina abpräpariert wurde (Abb. 24). Hierdurch werden zwei eindeutige

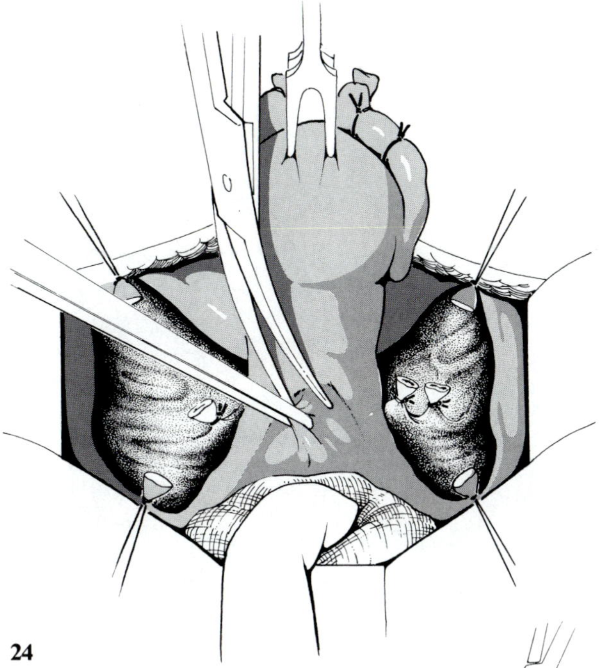

24

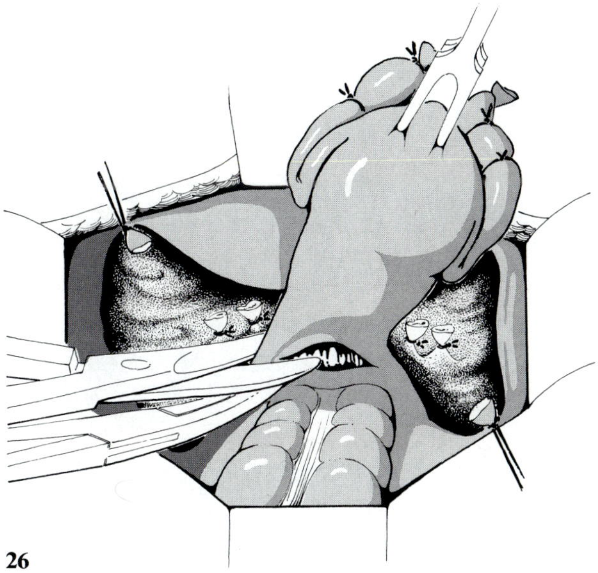

26

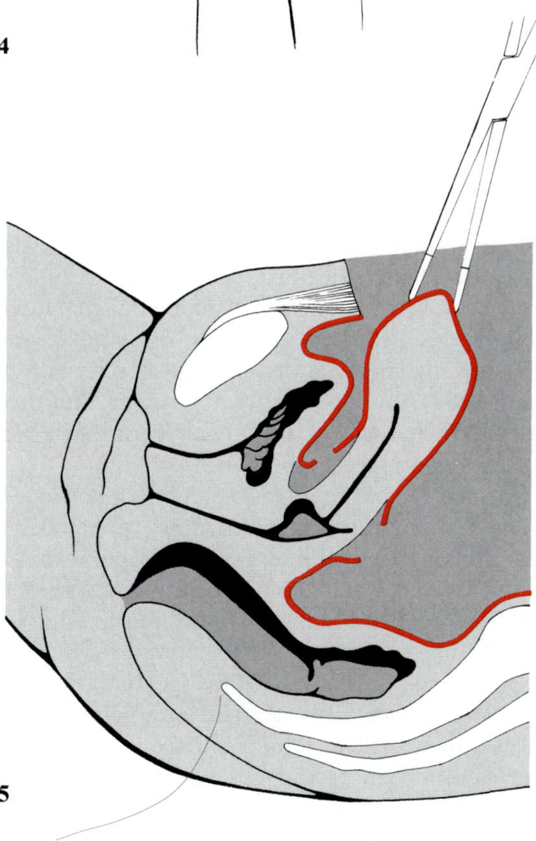

25

Abb. 24. Zustand vor Durchtrennung der Ligamenta sacrouterine. Der Ureter verläuft dem Ligamentum sacrouterinum angenähert. Das zwischen den beiden Ligamenten liegende Peritoneum wird durchtrennt, eventuell auch der peritoneale Überzug der Bänder

Abb. 25. Durch Bildung eines vorderen (Blasendissektion) und hinteren Peritoneallappens wird eine günstige Ausgangssituation zur Peritonealisierung geschaffen

Abb. 26. Absetzen der Ligamenta sacrouterina

Peritonealränder geschaffen, die später ohne größere Gefahr „blinder" Ureterverletzungen zur Deckung der Stümpfe vereinigt werden können (Abb. 25).

Der Uterus wird hierzu steil symphysenwärts gezogen und das zwischen den Ligamenta sacrouterina liegende Peritoneum gegriffen und inzidiert. Der Schnitt wird, wie beschrieben, in den Peritonealüberzug der Bänder weitergeführt. Manchmal ist das Rektum an der Uterushinterwand adhärent. Durch die beschriebene Dissektion kann es von der Uterushinter- und Scheidenhinterwand nach unten gedrängt werden und verschwindet somit ebenfalls aus dem Gefahrenbereich.

Die so deperitonealisierten Sakrouterinligamente werden möglichst uterusnah mit einer stärker gebogenen Hysterektomieklemme gefaßt, durchtrennt und sofort umstochen. Sind die Sakrouterinligamente weniger kräftig ausgebildet, so können sie mittels einer von schräg hinten angesetzten Klemme gemeinsam mit der oberen Portion des Parametriums gefaßt werden. Das Absetzen der Parametrien sollte in mehreren Schritten erfolgen, zum einen, um eine organnahe Skelettierung zu ermöglichen, zum anderen, um Massenligaturen zu vermeiden. Wir verwenden hierzu, je nach Situation,

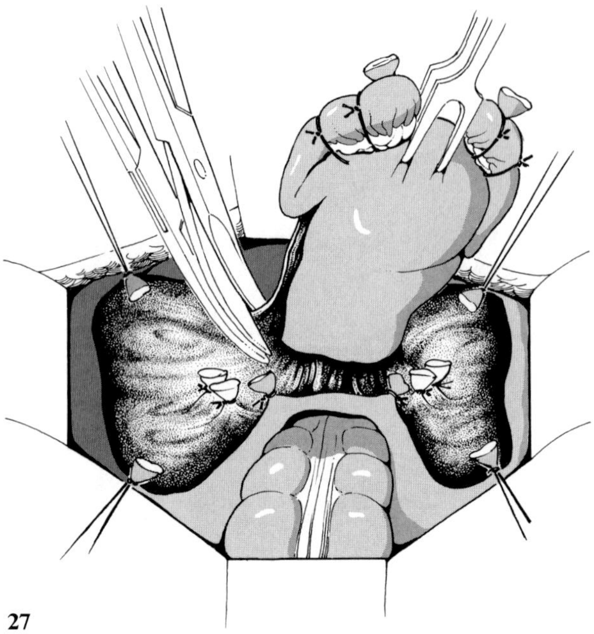

27

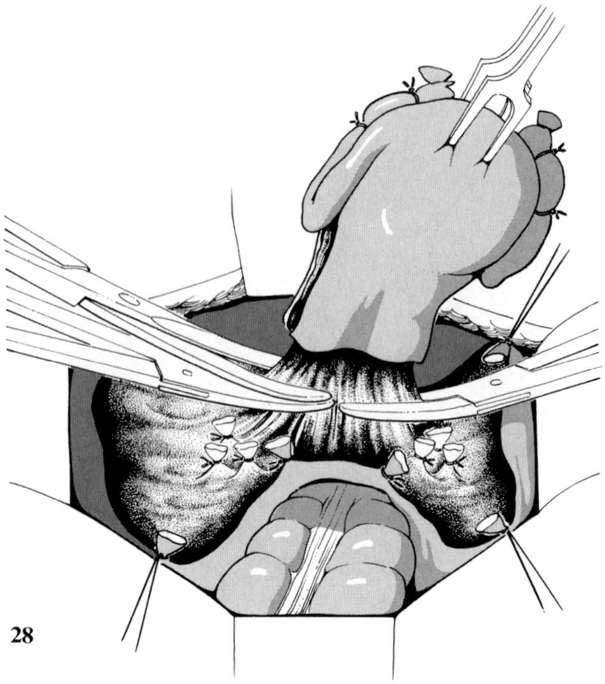

28

Abb. 27. Portionsweises Fassen der Parametrien (hier rechtes Parametrium) mit halbgebogenen oder geraden Parametrienklemmen

Abb. 28. Die letzte Parametriumklemme faßt die Wände des seitlichen Scheidengewölbes mit

gerade oder leicht gebogene Hysterektomieklemmen (Abb. 26). Alle Klemmen werden sofort durch Umstechungen ersetzt, die Stümpfe kommen immer weiter median der Uterinastümpfe zu liegen. Knotentechnik und Fadenüberstände entsprechen dem bei der Versorgung der Aa. uterina beschriebenen Verfahren.

Die Position von Zervix und Scheidengewölben wird durch Palpation zwischen Daumen und Zeigefinger überprüft und so die Ausdehnung der Parametriumdissektion bestimmt. Die Spitze der letzten, in jedem Fall gebogenen Klemme sollte bereits die Vaginalwand und die venösen Plexus der Vagina fassen.

2.6.7 Absetzen des Uterus vom Scheidenrohr

Der Uterus ist nun an allen Seiten freipräpariert. Die Blase wird gegebenenfalls mit einem Spekulum abgedrängt, die seitlichen Vaginalränder sind in ihren obersten Abschnitten dargestellt. Fadenfisteln durch versehentliches Mitfassen der Blase lassen sich so vermeiden. Eine nochmalige Desinfektion der Scheide ist jetzt bei entzündlichen Erkrankungen angezeigt.

Wie beschrieben, faßt die gebogene unterste Parametrienklemme den seitlichen Vaginalwinkel etwa 1 cm kaudal des seitlichen Fornix derart, daß der venöse Plexus mit umstochen werden kann. Zu diesem Zweck wird sicherheitshalber nach Durchtrennung des gefaßten Gewebes dieselbe Umstechungstechnik angewendet, wie sie bereits bei der Ligatur der A. uterina beschrieben wurde. Auf diese Weise können stärkere Blutungen vermieden werden („bloody angle“) (Abb. 27–29).

Zudem erfolgt eine Fixation der Vagina an den unteren Parametriumzügen, so daß weitergehende Maßnahmen zur Verhinderung des Vaginalstumpfprolapses, wie etwa das manchmal empfohlene Einnähen der Ligamenta rotunda, überflüssig werden [25].

Das seitliche Scheidengewölbe ist somit beidseits eröffnet. Die Ligaturen werden lang gelassen und als Zügel benutzt. Der Uterus wird jetzt nach kranial gezogen und die restliche Scheidenwand im vorderen und hinteren Anteil der Scheide wird durchtrennt und zur Durchführung der nächsten Schritte mit Klemmen gefaßt (Abb. 28). Am exstirpierten Uterus wird die Zervix auf Vollständigkeit überprüft. In die geöffnete Scheide wird ein mit Betaisadonalösung getränkter Leinenlappen eingelegt. Ein Rückfluß von Flüssigkeit aus der Scheide in das Wundgebiet ist zu vermeiden.

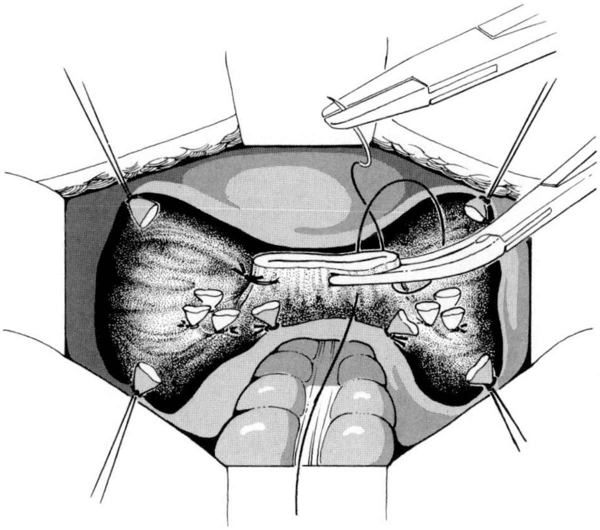

Abb. 29. Die seitlichen Scheidengewölbe sind mit den unteren Parametriumanteilen gemeinsam ligiert

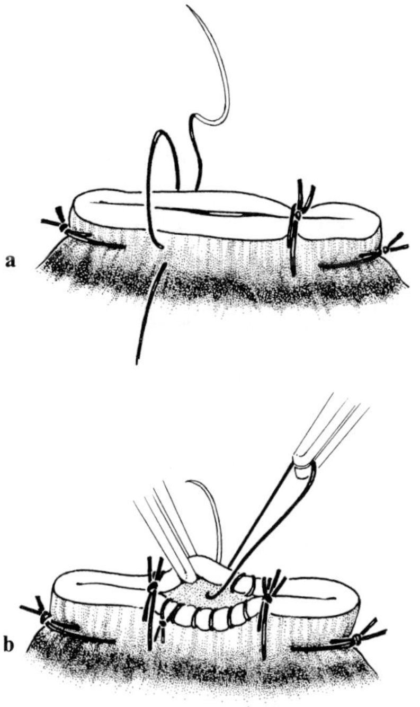

Abb. 30. a Vereinigen des Scheidenwundrandes: Median der letzten Parametriumklemme, die auch das seitliche Scheidengewölbe mitfaßt, werden far-and-near-Nähte zur Vereinigung der Scheidenhinter- und Vorderwand gelegt. **b** Der restliche Scheidenwundrand kann gerändelt werden

2.6.8 Versorgung des Scheidenstumpfes

Das Vaginalepithel hat die Tendenz, sich von der Muskularis abzulösen und dabei retrahieren sich kleinere, zwar thrombosierte, aber nicht ligierte Gefäße der Muskulatur. Blutungen aus dem eröffneten Vaginalrand sind die Folge [25]. Hieraus ergibt sich die Notwendigkeit einer exakten Hämostase.

Der Verschluß der Scheide wird häufig zugunsten der Drainagemöglichkeiten des subperitonealen Wundgebietes per vias naturales nicht komplett durchgeführt.

Wir gehen bei der Versorgung des Scheidenstumpfes folgendermaßen vor:

1. Median der letzten parametranen Umstechung, die ja gleichzeitig auch das seitliche Scheidengewölbe mit greift, setzen wir rechts und links je eine, die Scheidenvorder- und -hinterwand vereinigende Einzelnaht, in „far and near" Stichtechnik (Abb. 30a). Hierzu werden zunächst knapp 1 cm vom Ende des Vaginalrohrs entfernt die Hinter- bzw. Vorderwände von außen - innen - innen - außen durchstochen und dann - wiederum an der Hinterwand beginnend, der Vorgang weiter proximal - knapp an der Vaginalöffnung - wiederholt (die beschriebene Technik gilt für Rechtshänder). Hierdurch erhält man bei sicherer Hämostase stabile Scheidenecken, die, in Verbindung mit den beschriebenen parametrienfixierten lateralen Scheidengewölben, den Stumpfprolaps zuverlässig verhindern.

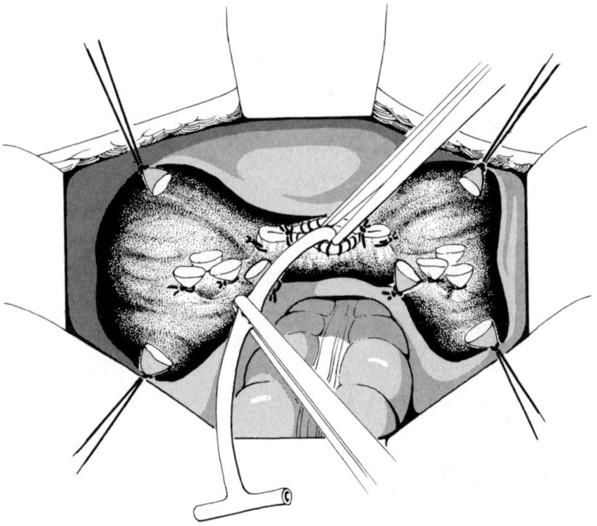

Abb. 31. Einbringen eines T-Drains aus Weichplastik zur Drainage des (später subperitoneal gelegenen) Stumpfgebietes

2. Die Hämostase der verbliebenen, noch unversorgten vorderen und hinteren Vaginalwandabschnitte kann durch Z-Nähte oder fortlaufende Wallnähte erreicht werden [32] (Abb. 30b).

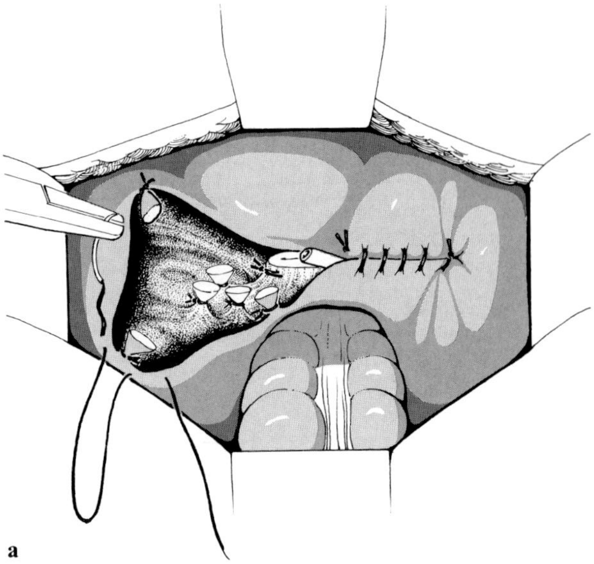
a

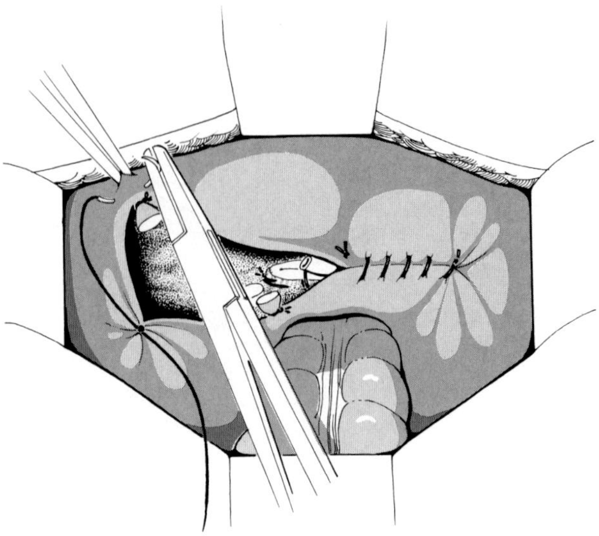
b

Abb. 32 a, b. Der vordere und hintere peritoneale Schnittrand (vgl. Abb. 25) werden zunächst links (**a**), dann rechts (**b**) vereinigt. Oft empfiehlt es sich, die kranialen Ausläufer der beiderseitigen peritonealen Schnittränder zunächst durch Einzelknopfnähte (nicht dargestellt) zu vereinigen

3. Einem Vorschlag von SWARTZ und TANAREE folgend, drainieren wir das später subperitoneal versenkte Stumpfgebiet mit einem T-Drain aus Weichplastik (oder auch einem Penrose-Drän bzw. einer Gummilasche), der durch die Scheide ausgeleitet wird (Abb. 31). Zuvor muß der mit Desinfektionslösung getränkte Lappen entfernt werden.

Durch Einführung von Auto-suture-Techniken mit resorbierbaren Clip-Reihen wird heute aber auch wieder von einigen Autoren unter dem Aspekt der hierdurch fast vollständigen Elimination von Granulationen ein kompletter Scheidenverschluß (entsprechend dem Vorgehen bei den Radikaloperationen) empfohlen. Die Drainage erfolgt hier retroperitoneal – transabdominal mittels JACKSON-PRATT-Drainage. Blutungsfreiheit der Scheidenränder und fehlende vaginale Aszensionsmöglichkeit sind weitere Vorteile dieses Konzepts.

2.6.9 Peritonealisierung des Wundgebietes

Ziel dieses Operationsschrittes ist es, alle Stümpfe extraperitoneal zu versenken und einen glatten Peritonealabschluß des Beckens zu erreichen.

Zunächst wird das gesamte Wundgebiet in allen Nischen auf Bluttrockenheit untersucht. Hilfreich ist hierzu eine mehrfache Spülung mit angewärmter physiologischer Kochsalzlösung. Noch vorhandene Blutungsquellen werden, je nach Größe, entweder elektrokoaguliert oder umstochen. Eine abschließende palpatorische Kontrolle der Ureteren ist zu diesem Zeitpunkt sinnvoll.

Hierauf wird mit dem Versenken der rechten Ovarialgefäßstümpfe begonnen. Mit atraumatischem fortlaufendem Faden wird zunächst eine halbe Tabaksbeutelnaht gelegt, in der nacheinander unter Beachtung des Ureterverlaufs das hintere Blatt des Ligamentum latum, das Peritoneum des verbliebenen Ligamentum infundibulopelvicum und das vordere Blatt des Ligamentum latum gefaßt werden. Beim oben beschriebenen Vorgehen wurden freie peritoneale Schnittränder geschaffen, die nun mittels fortlaufender LEMBERT-Naht vereinigt werden können (Abb. 32 a, b). Die Stümpfe von Lig. rotunda, Aa. uterinae, Lig. sacrouterina und der Parametrien lassen sich so problemlos versenken. Ist das gesamte Wundgebiet nicht allzu groß, so wird eine fortlaufende Naht genügen, die am Ende spiegelbildlich wiederum als halbe Tabaksbeutelnaht die linken Ovarialgefäßstümpfe versenkt. Alternativ kann die Peritonealisierung mit zwei halben Tabaksbeutelnähten beidseits und dazwischenliegenden Knopfnähten oder Z-Nähten vorgenommen werden.

Abschließend werden die Bauchtücher entfernt und gezählt und der pelvine Raum mehrfach gespült.

2.7 Abdominale Hysterektomie ohne Adnexentfernung

Die Technik entspricht in weiten Abschnitten dem oben geschilderten Vorgehen.

Zunächst wird die Blase vom Uterus distanziert und die Ligamenta rotunda werden in etwa 1–2 cm Entfernung von der Uteruskante zwischen Klemmen durchtrennt. Der Abgang des Adnexbündels, bestehend aus Tube, Mesosalpinx, Ovar und Mesovar kommt hierauf isoliert zur Darstellung, desgleichen das zarte, zwischen den beiden Blättern des Ligamentum latum gelegene Bindegewebe und nach dessen Durchtrennung die Innenfläche des hinteren Blattes. Manchmal liegen diesem Blatt Gefäße an, die bei Diaphanie gut darstellbar sind.

Das Adnexbündel wird unter Mitgreifen aller erkennbaren Gefäße in ca. 1 cm Entfernung von der Uteruskante gefaßt. An die Kante wird eine Gegenklemme zum Vermeiden der retrograden Blutung gelegt. Diese Klemme bleibt so lange in Position, bis später die Arteriae uterinae ligiert sind.

Die Adnexbündel werden zwischen den Klemmen durchtrennt und peripher umstochen. Tube und Ovar fallen dann spannungsfrei zurück.

Bei der Peritonealisierung wird der vordere und hintere Peritoneallappen lateral als erster bzw. letzter Schritt der fortlaufenden Naht in Form einer halben Tabaksbeutelnaht derart vereinigt, daß auch die Stümpfe des Adnexbündelabgangs retroperitoneal zu liegen kommen. Auch hierbei ist auf den Ureterverlauf zu achten (Abb. 33).

2.8 Variationen

Bei bestimmten Situationen kann es sich als Vorteil erweisen, von der oben beschriebenen Standardtechnik abzuweichen.

2.8.1 Supravaginale Uterusamputation

Dieser Eingriff wurde früher häufig durchgeführt, sollte aber heute die Ausnahme im Sinne eines Palliativeingriffs bleiben.

Technisch geht man bis zur Ligatur der Aa. uterinae identisch vor, wie bei der totalen Hysterektomie, lediglich die Blase muß weniger weit nach distal freipräpariert werden.

Der Uterus wird dann stark nach kranial gezogen und etwa in Höhe des Os internum des Zervikalkanals derart amputiert, daß ein Trichter entsteht (Abb. 34). Die Schnittfläche wird desinfiziert. An-

Abb. 33. Nach einfacher Hysterektomie beginnt die Peritonealnaht mit dem Fassen und Vereinen der Ligg. rotunda- und Adnexstümpfe

Abb. 34. Konusförmige supravaginale Amputation des Uterus in Höhe des Os internums des Zervikalkanals (schematisch)

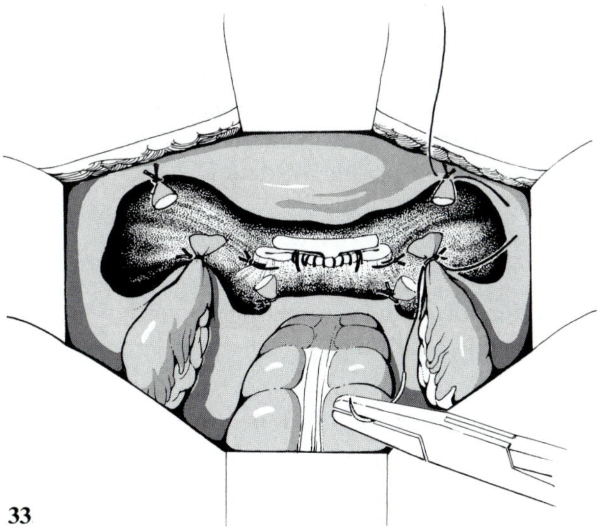
33

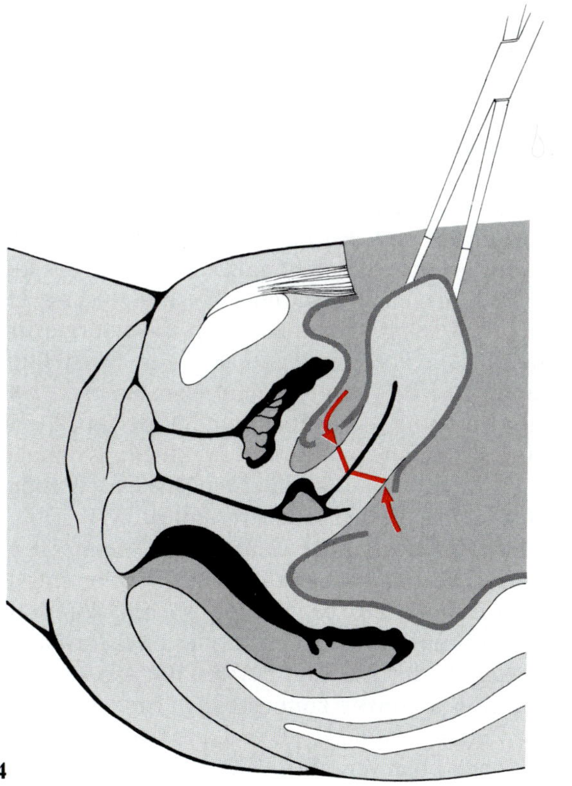
34

schließend wird der Trichter mit einer Reihe von Einzelknopfnähten verschlossen. Die Peritonealisierung erfolgt ähnlich wie bei der totalen Hysterektomie unter Zuhilfenahme des Peritoneums des Blasenlappens.

2.8.2 Intrafasziale Hysterektomie

Die meisten Blasen-Scheiden-Fisteln entstehen heute als Komplikationen der Hysterektomie (s. Kap. H.VI). Die Patientin ist immer dann besonders gefährdet, wenn derbe Verwachsungen den Blasenboden an Zervix und vordere Vaginalwand derart fixieren, daß eine problemlose Mobilisation in eindeutiger Schicht nicht möglich ist. Als Alternative bietet sich hier die intrafasziale Hysterektomie an.

Hierbei sind nur die Oparationsschritte bei der Skelettierung der Zervixvorderwand unterschiedlich zur üblichen Hysterektomie. Nach Ligatur der Aa. uterinae wird der Uterus stark kranialwärts gezogen und die Zervixfaszie oberhalb des Gefäßabgangs mit dem Skalpell quer inzidiert. Meist gelingt es in etwa 1 mm Tiefe eine Schicht zu finden, die sich stumpf oder mit der Schere erweitern läßt. Das Abpräparieren erfolgt weiter nach kaudal und lateral.

Manchmal müssen hierbei kleinere Arterien umstochen werden. Ein analoges intrafasziales Vorgehen an der Zervixhinterwand ist meist nicht nötig.

2.9 Verschluß der Bauchhöhle

Vor dem Verschluß der Bauchhöhle werden alle Bauchtücher und Instrumente entfernt und gezählt. Hierauf erfolgt eine mehrmalige Irrigation des kleinen Beckens mit angewärmter Kochsalzlösung. Detritus wird somit abgesaugt, noch unversorgte Blutungsquellen kommen deutlicher zur Darstellung. Hierauf werden der Bauchdecken-Sperrer oder -Rahmen entfernt, die Hautwundränder mit Desinfektionslösung behandelt und eventuelle Drainagen auf Position und Funktion überprüft. Das Wundgebiet wird mit frischen Tüchern umlegt.

Die Peritonealränder werden mit Klemmen exponiert. Die Adaption der Peritonealränder und der Fascia transversalis beginnt am oberen Wundrand und wird mit unterbrochenen oder zwei fortlaufenden Nähten durchgeführt (s. Abb. 10). Am kaudalen Rand in Blasennähe können einige Einzelnähte gesetzt werden, da die Blase auf diese Weise weniger stark nach oben verzogen wird.

Jede Schicht wird nochmals systematisch auf Bluttrockenheit kontrolliert. Durch lockere Adaption der Mm. recti wird eine postoperative Rektusdiastase vermieden. Hierzu werden wenige Einzelknopfnähte gesetzt; ein allzu straffes Ligieren hat Muskelnekrosen zur Folge. Die relativ dünnen Kunststoffäden können zudem, wenn sie zu straff sitzen, beim manchmal nach dem Extubieren auftretenden Singultus, die Muskulatur durchschneiden.

Der Faszienverschluß erfolgt mit Einzelnähten.

Hämatome und *Serome* treten bei Verwendung von Redondrainagen seltener auf oder sind zumindest früher erkennbar. Derartige Drainagen werden routinemäßig in die subfasziale Schicht eingelegt und fallweise in das subkutane Fettgewebe. Die Ausstichstelle sollte einige Zentimeter vom Hautschnittrand entfernt sein, um das Anlegen und Wechseln des Wundverbandes zu erleichtern und aus kosmetischen Gründen vorzugsweise im rasierten Schamhaarbereich liegen. Muß beim Einlegen zur Anpassung an die Wundlänge der perforierte Drainabschnitt gekürzt werden, so ist darauf zu achten, daß keine scharfen Kanten entstehen, die eventuell zu Gefäßverletzungen führen können. Die Fixation an der Haut sollte nur mit einem kurzen Steg des Haltefadens erfolgen, da durch Rutschbewegungen des allzu mobilen Drains Keime in die Wunde transportiert werden könnten. Die Naht des subkutanen Fettgewebes erfolgt durch wenige, die Scarpasche Faszie („Fettfaszie“) fassende oder durch unmittelbar subkutan gelegene Nähte. Der obere und untere bzw. die seitlichen Wundwinkel können mit Einzinkerhäkchen unter Spannung gehalten werden. Eine asymmetrische Adaption des subkutanen Fettgewebes, die kosmetisch störende verzogene Hautnarben zur Folge hätte, wird so vermieden. Die Stichrichtung erfolgt derart, daß die Knoten in die Tiefe zu liegen kommen. Dies ist besonders bei schlanken Bauchdecken wichtig, da subkutan tastbare Granulationen von der Patientin als störend empfunden würden. Die Haut wird genäht oder geklammert.

3 Perioperative Überwachung und Nachbehandlung

Die Vorbereitung, die postoperative Überwachung und Behandlung frisch operierter Patientinnen gehört zu den Pflichten des Operateurs und kann die postoperative Komplikationsrate vermindern [15],

Tabelle 1. Perioperative Versorgung

- kurze präoperative Liegezeiten
- Verzicht auf routinemäßiges AUG durch Sonographie
- präoperative Atemgymnastik und evtl. Infusionstherapie bei Risikopatienten
- Thromboseprophylaxe
- Antibiotikaprophylaxe
- orthograde Darmspülung (Golytely-Lösung) bei gegebener Indikation
- kontinuierliche Infusionsbehandlung (i. allg. ohne Zusätze, keine hyperosmolalen Lösungen peripher)
- postoperativ regelmäßige Analgetikagabe unter Berücksichtigung der entsprechenden HWZ(Spiegel) zur leichteren Mobilisierung und Minderung der Streßreaktion
- konsequente Atemgymnastik (Giebelrohr, forcierte Inspiration)
- Entfernung des Dauerkatheters normalerweise am 1. p. o. Tag
- Legen einer suprasymphysären Harnableitung bei längerfristiger Harnableitung.

bzw. können durch frühzeitiges Erkennen von Komplikationen schwerwiegende Folgen in den allermeisten Fällen vermieden werden. Tabelle 1 faßt Schwerpunkte der perioperativen Versorgung zusammen. Hinweise zu Änderungen ergaben sich aus den jährlichen operativen Statistiken zur Qualitätssicherung (s. Kap. C.VI). Neben zwei ärztlichen Visiten pro Tag in dem möglichst nahe beim Stationszimmer gelegenen Frischoperierten-Bereich, sollten die Patientinnen engmaschig und gegebenenfalls kontinuierlich überwacht werden.

Überwachung: Vorrangig ist die engmaschige Erfassung vitaler Funktionen (s. Kap. D) und der Körpertemperatur (s. Kap. C.IV).

Blutbild, Hämatokrit und Serumwerte (Elektrolyte, harnpflichtige Substanzen etc.) werden am Morgen des 1. postoperativen Tages bestimmt. Eine Bilanz unter Berücksichtigung der Drainageflüssigkeiten ist am Morgen des 1. postoperativen Tages und dann 24-stündlich erforderlich.

Bei der Visite werden Allgemeinzustand der Patientin und insbesondere ihr subjektives Befinden beachtet. Das Abdomen wird inspiziert, palpiert und auskultiert. Es folgt die Inspektion der Wunde, der Drainageflüssigkeiten, der Urinausscheidung und der venösen Zugänge. Dokumentation postoperativ erhobener Befunde (auch der Darmgeräusche), der Therapie, sowie besonderer Beobachtungen oder Risikosituationen auf einem Überwachungsbogen erleichtert die postoperative Betreuung.

Physiotherapie: Der Frühmobilisierung kommt besondere Bedeutung in der postoperativen Behandlung (s. Tabelle 1) zu. Sie ist Bestandteil der Thromboseprophylaxe (s. Kap. C.V), dient der Verminderung pulmonaler Komplikationen sowie der Dekubitusvorbeugung (s. Kap. D) und fördert die Darmaktivität. Bereits am Nachmittag des Operationstages sollten die Beine aktiv bewegt, und in aller Regel können die Patientinnen auch nach abdominalen Eingriffen kurz vor das Bett gestellt werden. Bei Risikopatientinnen soll die Atemtherapie bereits vor der Operation beginnen und sofort postoperativ fortgeführt werden [27], eventuell unterstützt durch intermittierende Maskenbeatmung mit dem Respirator. Gerade bei eingeschränkter Bauchatmung senkt die Atemgymnastik die Häufigkeit postoperativer Pneumonien [33] (s. a. Kap. D).

Infusionsbehandlung: Die Infusionstherapie dient primär der Deckung des postoperativen Flüssigkeits- und Elektrolytbedarfs. Man rechnet durchschnittlich 40 ml/kg/24 h Flüssigkeit, 80-100 mval Natrium und 100-120 mval Chlorid täglich. Die Substitution von 40-50 mval Kalium ist unter dem Blickpunkt der wieder in Gang kommenden Darmmotilität besonders wichtig [8]. Grundsätzlich reicht bei unkomplizierten Eingriffen an Unterus und Adnexen die hypokalorische Infusionstherapie mit Kohlenhydraten und Elektrolyten über einen peripheren venösen Zugang. 12 bis 24 Stunden nach dem Eingriff beginnend wird die Stickstoffbilanz verbessert und der basale endogene Glukosebedarf weitgehend gedeckt [5]. Eventuell bestehende Mangelzustände sollten nach Möglichkeit präoperativ behoben werden (s. Kap. D).

Thromboseprophylaxe: Die thromboembolischen Komplikationen zählen nach wie vor zu den häufigsten Todesursachen bei Frischoperierten. Durch eine Prophylaxe, bestehend aus Anziehen von Stützstrümpfen, Frühmobilisierung und einer medikamentösen Therapie mit Low-Dose-Heparin, kann die Thromboembolierate signifikant gesenkt werden (s. Kap. C.V).

Infektionen: Häufigste Komplikation nach abdominalen Eingriffen ist die nosokomiale Infektion. Entsprechend der vielfältigen Infektionsmöglichkeiten ist eine große Anzahl prophylaktischer Maßnahmen zu beachten. Hier seien nur die wichtigsten genannt: Kurzer präoperativer Aufenthalt, Sanierung der Scheide, strenge Asepsis im Operationssaal, atraumatisches Operieren, sorgfältige Blutstillung und ausreichende Drainage; postoperativ kurze, möglichst aseptische Harnableitung über ein geschlossenes System, bei längerer Liegedauer möglichst suprapubische Harnableitung; Pflege und regelmäßiges Wechseln des peripher venösen Zugangs; Ziehen zentraler Venenkatheter und aller Drainagen zum frühestmöglichen Zeitpunkt; sterile postoperative Wundversorgung und Atemgymnastik. Eine der wichtigsten und einfachsten Maßnahmen zur Verminderung nosokomialer Infektionen ist die Reinigung der Hände der Ärzte und des Pflegepersonals nach jedem Kontakt mit einer Patientin (Waschen mit Seifenlösungen, Desinfektion mit alkoholischen Lösungen) [6] (s. Kap. C.IV).

Der Wert einer perioperativen Antibiotika-Prophylaxe ist für die abdominale Hysterektomie weniger gut gesichert als für die vaginale [4]. Ihr Einsatz ist jedoch unter besonderen Risiko-Bedingungen (vorausgegangene vaginale Eingriffe, vaginale Infektionen) auch bei der abdominalen Hysterektomie sinnvoll (s. Kap. C.IV).

Von besonderer Bedeutung ist die frühzeitige Erfassung febriler Verläufe über tägliche Temperaturkontrollen und genaue Beobachtung der Patientin im Wachsaal. Möglichst früh sollen Wundabstriche entnommen, bei Temperaturen über 39 °C und/oder Schüttelfrost eine Blutkultur angelegt werden und durch eine allgemeine und gynäkologische Untersuchung der Patientin der Ausgangsort der Infektion gesucht werden. Besteht der geringste Verdacht auf das Vorliegen einer Harnabflußstörung, muß die einwandfreie Passage der Ureteren über den Ausschluß einer Stauungssymptomatik mit einer sonographischen Untersuchung bzw. über ein Ausscheidungsurogramm erbracht werden.

Die Behandlung der Infektion mit Antibiotika erfolgt unter dem Aspekt des zu erwartenden polymikrobiellen Spektrums. Nach Vorliegen der mikrobiologischen Untersuchungsergebnisse kann eine Korrektur der Therapie in einzelnen Fällen notwendig sein. Ist die chirurgische Sanierung eines Herdes möglich und sinnvoll, so wird sie möglichst bald vorgenommen. Frühzeitiges Erkennen und kausale Behandlung perioperativ auftretender Infektionen sind die wichtigsten Aufgaben bei der Betreuung frischoperierter Patienten im Wachzimmer.

Schmerztherapie: Schmerzen nach abdominalen Eingriffen belasten die Patientin sehr, sie führen über eine Immobilisierung zu gehäuften pulmonalen und thromboembolischen Komplikationen sowie zu Motilitätsstörungen von Darm und Blase. Eine ausreichende Therapie mit Opiaten oder anderen Schmerztherapieformen (z. B. transkutane Nervenstimulation, Periduralanaesthesie) sind Bestandteil der postoperativen Versorgung [29] (s. Kap. D).

Kontrolle der Darmtätigkeit: Um postoperativen Motilitätsstörungen des Magen-Darm-Traktes vorzubeugen, sollte nach Möglichkeit schon präoperativ die Wasser- und Elektrolytbilanz ausgeglichen werden [8]. Am Tag vor der Operation wird die Patientin durch orale Laxantien abgeführt, bei Bedarf wird der Darm zusätzlich durch hohe Einläufe, oder gegebenenfalls durch orthograde Spülung, vorbereitet. Postoperativ unterstützen Frühmobilisierung und die Zufuhr von Flüssigkeit und Elektrolyten bis zum 3. postoperativen Tag nach abdominalen Eingriffen das Ingangkommen der Darmtätigkeit. Am Morgen des 3. Tages geben wir zum Abführen bei unkompliziertem Verlauf Senna oral. Tee wird normalerweise beim Vorliegen guter Darmgeräusche und Abgang von Winden angeboten, feste Kost nach erfolgtem Abführen aufgebaut.

Wundbehandlung: Die Wunde kann ab dem 2. bis 3. postoperativen Tag nach Auftragen von Antiseptika oder Adstringentien offen bleiben. Redondrainagen aus den Bauchdecken und Blasenkatheter werden bei unkompliziertem Verlauf am 1. postoperativen Tag gezogen. Die subperitoneale transvaginal ausgeleitete Drainage entfernen wir am 3. postoperativen Tag. Retroperitoneale und intraperitoneale Drainagen sind möglichst früh zu ziehen. Fäden bzw. Klammern werden beim Querschnitt in der Regel am 7., beim Längsschnitt zwischen dem 8. und 10. postoperativen Tag entfernt.

Spezielle Medikamente: Besondere Behandlungen, z. B. zur Ulkusprophylaxe (H_2-Rezeptorenblocker, Antazida), Bronchosekretolytika, Bronchodilatatoren, Kardiaka, Antiemetika oder Antitussiva werden individualisiert nach Indikation angeordnet. Sie werden gesondert auf dem Wachbogen vermerkt. Die Therapie begleitender Erkrankungen sichert den Erfolg der perioperativen Betreuung.

4 Fehler, Komplikationen und ihre Verhütung

Fehler und Komplikationen sind bei gynäkologischen Operationen nicht gänzlich zu vermeiden. Die Indikationsstellung, sorgfältige Operationstechnik und postoperative Überwachung sind Voraussetzungen für eine möglichst niedrige Komplikationsrate. Im folgenden soll nur auf die wichtigsten Fehler und Komplikationen sowie deren Verhütung bei Entfernung des Uterus und der Adnexe eingegangen werden.

4.1 Lagerung

Anaesthesist und Operateur verantworten die Lagerung [1]. Das zu weite Abspreizen des Armes bei Beckenhochlagerung kann Dehnungen am Plexus brachialis verursachen. Zu starkes Kippen der Patientin auf den Kopf begünstigt die Atelektasenbildung in der Lunge. Eine sorgfältige Polsterung des Wadenbeins zur Vermeidung einer Peroneuslähmung und der Kreuzbeingegend, um einer Dekubitusbildung vorzubeugen, ist wichtig.

Auf guten Sitz der Ableitungselektrode, eine ausreichende Isolierung zwischen Patientin und Operationstisch und einen genügenden Abstand zwischen den ableitenden Elektroden und den EKG-Elektroden ist bei Anwendung der Elektrokoagulation mit Hochfrequenzstrom zu achten, um Verbrennungen zu vermeiden.

4.2 Zugang

Bei gutartiger Grunderkrankung und nicht allzu großen Tumoren im kleinen Becken wenden wir den suprasymphysären Querschnitt an [12]. Nachteile sind größere Wundflächen mit entsprechend erhöhtem Blutungsrisiko und die begrenzte Erweiterungsmöglichkeit. Diese kann jedoch in besonderen Fällen durch asymmetrische seitliche Verlängerung des Hautschnitts und Durchtrennung des M. rectus etwa 2–3 Querfinger kranial des Ansatzes doch noch erreicht werden. Bei unklaren Befunden, großer Tumorbildung, insbesondere wenn der Verdacht auf eine bösartige Erkrankung vorliegt, auch unter Berücksichtigung einer eventuell notwendigen chirurgischen Erweiterung des Eingriffes, wählt man besser den Längsschnitt. Um technische Schwierigkeiten zu vermeiden und Organverletzungen möglichst vorzubeugen, sollte der Zugang primär groß genug gehalten werden [1, 12].

4.3 Eröffnung des Abdomens

Größere Muskelläsionen sind bei Erstoperationen unter der Voraussetzung schonender Operationsweise in aller Regel zu vermeiden. Sie können jedoch bei Re-Laparotomien, wenn eine starke Narbenbildung vorliegt, ein Problem darstellen. Eine sorgfältige Blutstillung, insbesondere beim Querschnitt, ist Grundbedingung. Eine häufige Quelle von Blutungen während und nach der Operation sind die unversorgten Rami perforantes der Vasa epigastrica inferiores, die beim Querschnitt im kranialen Anteil zwischen Rektusmuskulatur und der Faszie verlaufen, und die Gefäße im seitlichen Wundwinkel. Sie sollten, bevor sie abreißen und sich retrahieren, präventiv versorgt werden. Eine weitere Blutungsquelle stellen die Venae epigastricae inferiores selbst dar, die hinter dem Musculus rectus nach kranial verlaufen und bei Verletzung entsprechend versorgt werden müssen.

Das forcierte Spreizen des Bauchraumes mit zu langen und zu tiefen Valven kann zu Quetschungen der Bauchdecken mit begleitender Nervenschädigung führen [13]. Gefährdet sind der N. ilioinguinalis, der N. iliohypogastricus und vor allem der N. femoralis, dessen Verletzung zu Sensibilitätsausfällen an der Vorderseite des Oberschenkels, an der Innenseite des Unterschenkels und des Fußes sowie zu motorischen Ausfällen des M. sartorius, des M. pectineus und des M. quadriceps führen kann. Bei Verwendung von Fritsch Haken bei kleineren Eingriffen und eventuell isolierter Entfernung der Adnexe wird dies vermieden.

Die Eröffnung des Peritoneums nach kaudal, vor allem bei Re-Laparotomien, beinhaltet die erhöhte Gefahr einer Verletzung des Blasenscheitels. Ebenso wie durch präoperative Blasenentleerung mit einem Verweilkatheter Verletzungen vermieden werden können, kann die Vorfüllung der Blase bei Darstellung der intraoperativen pathologischen Anatomie hilfreich sein. Dann muß vorsichtig nach unten bis zum Blasenscheitel, der sich durch verminderte Lichtdurchlässigkeit und typische Vaskularisation kennzeichnet [3], präpariert werden. Besteht präoperativ eine Blasensymptomatik (Entleerungsstörungen, Zystitis), ist die Patientin voroperiert oder besteht der Verdacht auf eine übergreifende Pathologie, so kommt der präoperativen Diagnostik entscheidende Bedeutung zu. Der Operateur kann einer erwarteten tumorösen Blasenbeteiligung besser begegnen als dem sich überraschend intraoperativ darstellenden Befund.

Bei der Eröffnung der Peritonealhöhle kann der Dünndarm verletzt werden. Besonders groß ist diese Gefahr, wenn Dünndarmschlingen nach Voroperationen mit der vorderen Bauchwand verwachsen sind, der Darm zusätzlich gebläht oder die Patientin nicht ausreichend relaxiert ist [19]. Ileus, Peritonitis, disseminierter Tumorbefall und Strahlenfibrose des Peritoneums erhöhen zusätzlich das Risiko. Bei voroperierten Patientinnen sollte das Peritoneum an einer freien Stelle eröffnet und dann vorsichtig unter Sicht weiter operiert oder gegebenenfalls das Abdomen über eine verlängerte Inzision aus dem Gesunden heraus eröffnet werden. Beim Freipräparieren von Dünndarmschlingen sind diese längs der Zugrichtung zu beanspruchen (Längsmuskel), während die Hauptpräparationsrichtung am Mesenterium radiär (Gefäße) ist. Die Adhäsiolyse an großem Netz und Darm wird unterschiedlich gehandhabt. Als Minimalforderung müssen Adhäsionen entfernt werden, wenn Strangbildungen vorliegen, wenn die Darmpassage behindert ist, oder wenn keine ausreichende Exposition der Organe des kleinen Beckens erreicht werden kann. Schon bestehende oder bei der Präparation auftretende Lücken im großen Netz oder Mesenterium müssen geschlossen werden, um Einklemmungen bzw. „Innere Hernien" zu vermeiden. Bei Adhäsionen des Dünndarms und des Dickdarms gilt die Regel, diese nicht forciert stumpf, sondern bei festerer Verbindung scharf unter Anspannen der Adhäsionen möglichst darmwandfern zu präparieren. Vor allem im Douglas'schen Raum, insbesondere wenn Tumorbefall, Narben nach Entzündungen oder eine Endometriose vorliegen, kann die Präparation erhebliche Schwierigkeiten machen und im Falle inadäquater Versorgung Rektumscheidenfisteln verursachen. Auch beim Einstellen des Operationssitus durch Instrumente und Bauchdeckenhaken können Serosa-Einrisse am Darm gesetzt werden. Beim Abstopfen des Darmes (möglichst, wenn überhaupt, nur mit *einem* feuchten Bauchtuch!) nach kranial ist darauf zu achten, daß dadurch nicht der Darm oder das Mesenterium verletzt, die Vena cava komprimiert und die Beatmung behindert wird.

4.4 Verhütung von Organverletzungen

Das Risiko einer Verletzung von Nachbarorganen während der abdominalen Hysterektomie ist erhöht bei Lageanomalien, großen (z. B. intraligamentären) Myomen, wiederholten Eingriffen, Entzündungen, Endometriose, malignen Tumoren und nach aktinischer Behandlung. Präoperative Diagnostik und Vorbereitung, schonende Präparationstechnik und optimale anatomische Exposition stellen die wirkungsvollste Prävention perioperativer Verletzungen dar.

Die Durchtrennung des Ligamentum supravaginale beinhaltet, wie die Längsspaltung des Peritoneum parietale, eine häufige Möglichkeit der Blasenverletzung (falsche Gewebeschicht). Neben der Möglichkeit, sowohl an der gefüllten wie auch an der leeren Blase zu präparieren, spielt die Präparationstechnik eine Rolle. Die Präparation sollte immer tangential zur Blasenwand erfolgen. Durch die Exposition der Faszie im Spatium vesico cervicale unter Schonung der venösen Plexus wird die Blase in typischer Weise präpariert. Das Bindegewebe des Spatium vesico cervicale verdichtet sich in Höhe des inneren Muttermundes zum Ligamentum supravaginale. Die scharfe Präparation besitzt Vorteile, da sie risikoärmer ist und glatte Schnittränder im Falle der Verletzung chirurgisch einwandfrei zu versorgen sind.

Ureterenverletzungen (s. auch Kap. F.IV) stellen die häufigste urologische Komplikation bei gynäkologischen Eingriffen dar [24]. Harnleiter sind besonders gefährdet, wenn Voroperationen, Entzündungen oder raumfordernde Prozesse im kleinen Bekken die normale Anatomie des Ureterenverlaufs beeinträchtigt haben. Präoperativ sollte vor einer Hysterektomie, gegebenenfalls auch vor einer Adnexoperation, eine Stauungsniere über eine Sonographie ausgeschlossen werden. Liegt der geringste Verdacht einer Abflußstörung im Harnleiterbereich vor, ist ein Ausscheidungsurogramm anzufertigen. Im Gegensatz zu früheren gutachterlichen Ausführungen geht man heute nicht mehr davon aus, daß bei Kenntnis des Urogramms der Ureter intraoperativ besser zu erkennen und damit einer Verletzung vorzubeugen sei.

Taktisch geht man intraoperativ so vor, daß man entweder in Gebieten präpariert, wo der Ureter sicher nicht verläuft, oder besser, man verschafft sich Klarheit über den Verlauf des Ureters, bevor Klemmen, Ligaturen usw. gesetzt und Strukturen durchtrennt werden. Die, zumindest palpatorische, intraoperative Ureterendarstellung als generell vorbeugende Maßnahme ist ratsam. Es sollte sich der Operateur soweit Klarheit verschaffen, daß bei schlanken Patientinnen die Visualisation des retroperitonealen Ureterverlaufs erfolgt und in den Fällen, in denen das nicht möglich ist, die Kontrolle des Verlaufs durch Fühlen des Ureters zwischen Zeigefinger und Daumen ermöglicht wird. Ist die Präparation des Ureters erforderlich, muß die bindegewebige Hülle, die die Gefäßversorgung trägt, geschont werden. Die Identifikation des Ureters gelingt nahezu ausnahmslos bei der Kreuzung der Iliakalgefäße, also von kranial her. Ist die palpatorische Identifikation auf Höhe der Arteria uterina bzw. im juxta-vesikalen Anteil dem Operateur nicht möglich, muß im Zweifelsfall der Ureter im Verlauf dargestellt werden. Ist dies technisch nicht möglich, kann der Ureter in seltenen Fällen zur Identifikation mit einem retrograd gelegten Katheter geschient werden. Die Durchgängigkeitsprüfung ist auch mit der Chromozystoskopie möglich.

Darmverletzungen in Zusammenhang mit Eingriffen an Uterus, Tuben und Ovarien stellen ein seltenes Ereignis dar. Sie treten besonders bei der Lösung von Verwachsungen bei fehlender Übersicht und ungeduldigem Operieren auf. Dickdarmverletzungen müssen in Verletzungen des Kolonrahmens, Verletzungen des Sigma, Rektum und Analkanals unterschieden werden. Verletzungen am Kolonrahmen treten meist nur bei intraabdomineller Metastasierung, z. B. eines Ovarialkarzinoms auf, wenn Netzmetastasen innigst mit dem Kolon verbacken sind. Sigma und Rektum sind jedoch häufig in Konglomerattumore entzündlicher oder tumoröser Genese gynäkologischer Herkunft, z. B. auch bei einer Endometriose oder einer alten Extrauterin-Gravidität, einbezogen. Frühzeitig sollte anhand präoperativer Untersuchungen und der kritischen Beurteilung des Situs die Indikation zur En-block-Resektion überprüft werden, da oftmals die Resektion des Darmabschnitts primär angelegt einfacher und sauberer durchzuführen ist als der Versuch der Tumorentfernung, der die Gefahr der Darmverletzung und sekundärer Fistelbildung beinhaltet (s. auch Kap. F.III). Besteht der Verdacht auf eine Darmbeteiligung, muß durch orthograde Spülungen (vorzugsweise mit Golytely-Lösung) das Darmlumen präoperativ vollständig entleert werden, so daß im Falle einer Darmverletzung das Risiko einer Wundinfektion mit Darmkeimen möglichst gering gehalten wird. Zu diesem Zweck empfiehlt sich auch eine perioperative Antibiotika-Prophylaxe.

Eine weitere Möglichkeit, rektovaginale Fisteln zu vermeiden, ist durch die Distanzierung der hinteren Scheidenwand vom Rektum auf 2–3 cm gegeben. Im Falle der Hysterektomie kann die Scheidenwand so einwandfrei versorgt werden.

Bei Adnexeingriffen ist das Risiko ebenfalls durch Lageanomalien, wiederholte Eingriffe, Entzündungen, Endometriose, maligne Tumoren, oder nach aktinischer Behandlung erhöht. Auch hier gelten die Grundregeln der adäquaten Exposition des Operationsgebietes mit genauer Darstellung umgebender Strukturen, insbesondere des Ureters. Die Präparation der Ureteren kann vorrangig sein. Bei ausgeprägten Veränderungen muß gegebenenfalls das taktische Vorgehen geändert werden. So kann der retroperitoneale Zugang von der lateralen Beckenwand vorteilhaft sein. In anderen Fällen ist die sekundäre Adnektomie nach vorausgegangener Hysterektomie vorteilhaft.

Die Technik zum *Vermeiden von Blutungskomplikationen* ist weiter vorne und die *Versorgung von Blutungen* in Kapitel C.III ausführlich besprochen. Die beste Prophylaxe besteht in einer präventiven Ligatur bzw. Umstechung der Gefäße. Zu große Massenligaturen sind zu vermeiden. Das Ligamentum infundibulo pelvicum wird sicherheitshalber von manchen Operateuren primär doppelt ligiert. Weitere bevorzugte Blutungsquellen sind die Gefäße in den Blasenpfeilern und an den Scheidenecken (Bloody angle).

4.5 Drainagen

Eine ausreichende Drainage dient der Entleerung von pathologischen Flüssigkeiten nach außen, zuerst über den Drain und dann über den granulierenden Kanal [10]. Sie ist besonders wichtig bei Infektionen, bei verstärkter Blutungsneigung und bei ausgedehnten Wundflächen. Sie stellt die wirkungsvollste Möglichkeit zur Früherkennung peri- und postoperativ auftretender Blutungen dar.

Nach abdominellen Eingriffen an Uterus und Adnexen kommt in der Regel das Operationsgebiet mit den Stümpfen durch die peritoneale Deckung extraperitoneal zu liegen. Es wird transvaginal, z. B. durch ein feines Silikon-T-Rohr oder Penrose drainiert, um der Bildung von Hämatomen oder entzündlichen Infiltraten im Stumpfbereich vorzubeugen. Bei suprasymphysärem Querschnitt wenden wir die Drainage des subfaszialen Raumes ebenfalls großzügig an. Selbstverständlich ist auch die Drainage operativ versorgter Abszeßhöhlen und infizierter Gebiete, die auch im intraperitonealen Raum liegen können. Dort soll man weiches Material, z. B. Easy-Flow-Drainagen oder gedoppelte Gummilaschen [10] verwenden, die nicht abgesaugt werden. Auf diese Weise sind auch die Wundräume hinter Darmanastomosen bzw. Anastomosen im harnableitenden System zu sichern. Grundsätzlich wird bei Eingriffen im Retroperitonealraum die Wundhöhle unter Sog drainiert. Das Risiko einer retroperitonealen Hämatombildung wird somit verringert bzw. frühzeitig erkannt. Bei entzündlichen, vor allem abszedierten Prozessen im kleinen Becken verringert neben einer Drainage durch die

Bauchdecken eine Ableitung vom Douglas mit einem weichen Silikon-Rohr transvaginal ausgeleitet das Risiko einer erneuten Abszedierung. Abflußlose Drainagen sollen nicht zu lange liegen.

LITERATUR

1. Beck L (1979) Komplikationen bei abdominalen gynäkologischen Operationen. In: Beck L (Hrsg) Intra- und postoperative Komplikationen in der Gynäkologie. Thieme, Stuttgart, S 80
2. Beck L (1985) Komplikationen an den harnableitenden Wegen bei gynäkologischen Operationen. In: Krebs D (Hrsg) Archives of Gynaecology. Verhandlungen der Deutschen Gesellschaft für Gynäkologie und Geburtshilfe, 45. Vers, Frankfurt/Main 18-22 Sept 1984. Springer, Berlin Heidelberg New York Tokyo, JF Bergmann, München
3. Becker K, Müller-Wühr E, Stark B (1977) Überblick über 2300 vaginale und abdominale Hysterektomien. Fortschr Med 59: 1423
4. Cartwright PS, Pittway DE, Jones III HW, Ettmann SS (1984) The use of prophylactic antibiotics in obstetrics and gynecology. Obstet and Gynec 39: 337
5. Cohil jr GF, Owen OE (1968) Some observations on carbohydrate metabolism in man. In: Dickens, Randle, Whelan (eds) Carbohydrate metabolism and its disorders. Academic Press, London, p 497
6. Daschner F (1983) Erfassung und Häufigkeit von Krankenhausinfektionen. In: Thofern E, Botzenhart K (Hrsg) Hygiene und Infektionen im Krankenhaus. Fischer, Stuttgart New York, S 25
7. Gitsch E, Palmrich AH (1972) Gynäkologisch-operative Anatomie. de Gruyter, Berlin New York
8. Hildebrand HH, Castrup HJ, Neuhaus KL, Siewert JR (1981) Perioperative Maßnahmen in der Abdominal-Chirurgie. In: Allgöwer M, Harder F, Hollender LF, Peiper HJ, Siewert JR (Hrsg) Chirurgische Gastroenterologie 1. Springer, Berlin Heidelberg New York, S 191
9. Hochuli E (1985) Geburtshilfe, Gynäkologie und Grenzgebiete, 2. Auflage. Huber, Bern Stuttgart Toronto
10. Hollender LF, Calderoh H (1981) Drainage der Bauchhöhle. In: Allgöwer M, Harder F, Hollender LF, Peiper HJ, Siewert JR (Hrsg) Chirurgische Gastroenterologie 1. Springer, Berlin Heidelberg New York, S 183
11. Hudson HR, Hunter GA, Wadell JP (1979) Iatrogenic femoral nerve injuries. Can J Surg 22: 62-67
12. Käser O, Radakovic D (1981) Prae- und postoperative Behandlung. In: Käser O, Iklé FA, Hirsch HA (Hrsg) Atlas der gynäkologischen Operationen. Thieme, Stuttgart New York, S 1.21
13. Käser O (1981) Eröffnung und Verschluß der Bauchdecken. In: Käser O, Iklé FA, Hirsch HA (Hrsg) Atlas der gynäkologischen Operationen. Thieme, Stuttgart New York, S 4.1
14. Käser O, Iklé FA, Hirsch HA (1983) Atlas der gynäkologischen Operationen, 4. Aufl. Thieme, Stuttgart New York
15. Käser O, Radakovic D (1983) Akut bedrohliche Zustände und ihre Behandlung. In: Käser O, Iklé FA, Hirsch HA (Hrsg) Atlas der gynäkologischen Operationen. Thieme, Stuttgart New York, S 1.3
16. Kamina P (1979) Anatomie gynécologique et obstétricale, 3ème édit. Maloine, Paris
17. Kindermann G, Meisner A (1978) Über den Wert einer Mittel- und Oberbauchexploration bei Laparotomien. Geburtshilfe Frauenheilkd 38: 513-515
18. Krieglsteiner HP, Erhardt W, Wriedt-Lübbe I, Blümel G (1981) Vergleichende Untersuchungen an Hysterektomieklemmen. Geburtshilfe Frauenheilkd 41: 580-582
19. Kümmerle F (1985) Dünndarm. In: Kremer K, Kümmerle F, Kunz H, Nissen R, Schreiber H (Hrsg) Intra- und postoperative Zwischenfälle. Ihre Verhütung und Behandlung. Thieme, Stuttgart New York, S 207
20. v Lanz T, Wachsmuth W (1984) Praktische Anatomie Band VI, Becken. Springer, Berlin Heidelberg New York Tokyo
21. Liepmann W (1920) Gynäkologischer Operationskursus. 3. Aufl. Hirschwald, Berlin
22. Mattingly RF, Thompson JD (1985) Te Linde's operative gynecology, 6th ed. Lippencott, Philadelphia London Mexico City New York St: Louis Sao Paulo Sydney
23. Ober KG, Meinrenken H, Fauvet E, Schmiedt E (1964) Gynäkologische Operationen. In: Guleke N, Zenker R (Hrsg) Allgemeine und spezielle Chirurgische Operationslehre, 2. Aufl, Band IX. Springer, Berlin Göttingen Heidelberg New York
24. Osterhage HR (1977) Therapie und Ergebnisse urologischer Komplikationen nach gynäkologischen Operationen. Geburtshilfe Frauenheilkd 37: 857
25. Parsons L, Ulfelder H (1968) An atlas of pelvic operations, 2nd ed. Saunders, Philadelphia London Toronto
26. Peham H, Amreich J (1930) Gynäkologische Operationslehre. Karger, Berlin
27. Pichlmayr R, Grotelüschen B (1978) Physikalische Vorbehandlung. In: Pichlmayr R, Grotelüschen B (Hrsg) Chirurgische Therapie. Springer, Berlin Heidelberg New York, S 621
28. Richter K, Frick H (1985) Die Anatomie der fascia pelvis visceralis aus didaktischer Sicht. Geburtshilfe Frauenheilkd 45: 282-287
29. Roe BB (1963) Are postoperative narcotics necessary? Arch Surg 87: 912
30. Sloan GA (1927) A new upper abdominal incision. Surg Gynecol Obstet 45: 678-682
31. Stark G (1984) Qualitätskontrolle in der operativen Gynäkologie. In: Stark G (Hrsg) Umstrittene Probleme in der Geburtshilfe und Gynäkologie, Nürnberger Symposium 30.3.-1.4.1984. Demeter, München Gräfelfing
32. Swartz WH, Tanaree P (1975) Suction drainage as an alternative to prophylactic antibiotics for hysterectomy. Obstet and Gynec 45: 305-310
33. Thoren L (1954) Postoperative pulmonary complications; observations on their prevention by means of physiotherapy. Acta Chir Scand 107: 193

II Typische erweiterte abdominale Operationstechniken

W. KUHN und W. RATH

Der bei uns als abdominale Radikaloperation nach WERTHEIM-MEIGS bezeichnete Eingriff stellt eine Vielfalt unterschiedlicher operativer Techniken dar, wobei u.a. MACKENRODT (1905), LATZKO (1919) MEIGS (1951), WAGNER (1930) und OKABAYASHI (1921) wesentlich zur Modifikation und Verfeinerung der ursprünglich 1898 von WERTHEIM angegebenen Operation beigetragen haben[1].

Unabhängig von der Indikation ist es das Ziel, ein Maximum an Radikalität unter Vermeidung einer inadäquaten Gefährdung der Patientin zu erreichen. Die verschiedenen Modifikationen der Wertheimschen Operation beziehen sich nicht zuletzt auf graduelle Unterschiede in der Radikalität, wobei die Absetzungsebene der Parametrien ebenso wie die der Vagina Gegenstand der Diskussion sind. Die Ausdehnung der Operation auf die präsakralen, parailiacalen (Arteria iliaca communis) und paraaortalen Lymphknotengruppen, wie sie von der Arbeitsgruppe um AVERETTE [3] in zahlreichen Fällen angewandt wurde und wird, ist jeweils im Einzelfall festzulegen, nicht zuletzt, da zumindest im Falle des im kleinen Beckens lokalisierten Zervixkarzinoms die operative Behandlung vor dem Hintergrund der ebenfalls guten primär radiologischen Ergebnisse zu sehen ist.

Im folgenden soll der praktische Ablauf der Operation unter gleichzeitigem Hinweis auf Operationsrisiken und Fehler sowie auf die im Laufe der Jahre entstandenen Modifikationen dargestellt werden.

1. Unmittelbar präoperative Vorbereitung: Die Palpationsuntersuchung in Narkose beurteilt noch einmal die Ausdehnung des Zervixkarzinoms, insbesondere den Zustand der Parametrien (rektovaginale Untersuchung) sowie die Beweglichkeit des Uterus. Mittels Schillerscher Jodprobe werden dann die makroskopisch erkennbaren Tumorgrenzen in der Vagina bzw. an der Portio vaginalis festgelegt. Bei einem Zervixkarzinom des Stadiums IIa empfiehlt sich, die Ebene 1 cm kaudal vom jodnegativen Bereich (untere Tumorgrenze) mit einem Faden zu markieren; dies erleichtert die Auffindung der individuellen, tumoradäquaten Ebene, in der die Scheide später reseziert werden soll.

Die Desinfektion der Vagina erfolgt im allgemeinen mit einer 70%igen Alkohollösung. Die Einlage eines alkoholgetränkten Tupfers oder einer Tamponade zur Fixation der oberflächlichen Schichten des Karzinoms und/oder zur Prophylaxe von Impfmetastasen [4] halten wir nicht für erforderlich.

2. Der interiliakale Querschnitt ermöglicht bei Operationen, die nicht a priori auf die Entfernung der paraaortalen Lymphknoten ausgerichtet sind ergibt häufig einen ausreichend großen operativen Zugang. Dabei ist auf eine ausreichende Mobilisierung der Faszien zu achten. In Einzelfällen kann der Musculus rectus abdominis auf einer (oder auf beiden) Seiten mit dem elektrischen Messer unter Schonung des Peritoneums auf einer Rinne durchtrennt werden. Bei sorgfältiger Adaptation der Rektusbäuche und Einlegen eines subfascialen Redon-Drains ist die Heilung im allgemeinen unkompliziert und ohne Beschwerden für die Patientin.

Der mediane Unterbauchlängsschnitt, der um den Nabel in den Oberbauch erweitert wird, ist dann indiziert, wenn von vornherein eine paraaortale Lymphonodektomie geplant ist.

3. Nach Eröffnung der Bauchhöhle werden von kranial nach kaudal sämtliche Organe systematisch exploriert [2], die Parametrien und seitlichen Beckenwände palpiert und die Größe und Beweglich-

[1] Eine ausführliche Darstellung der Entwicklung erweiterter abdominaler Operationstechniken findet sich bei K.G. OBER und H. MEINRENKEN in der vorhergegangenen 2. Auflage dieses Werkes (Springer-Verlag, Heidelberg 1964).

keit des Uterus beurteilt. Dabei gilt die besondere Aufmerksamkeit den iliakalen und vor allem paraaortalen Lymphknoten. Finden sich im Bereich der Arteria iliaca communis oder paraaortal harte, wenig verschiebliche, suspekte Lymphknoten, so sollten diese entfernt und der Schnellschnittuntersuchung zugeführt werden. Dabei ist zu berücksichtigen, daß die Vergrößerung eines Lymphknotens oder einer Lymphknotengruppe noch keinen Beweis für deren metastatischen Befall darstellt (z. B. lipomatöse Transformation des Lymphknotens). Sind die Lymphknoten frei von Metastasen, so kann die Operation in der nachfolgend beschriebenen Form durchgeführt werden. Bei histologisch gesichertem Befall muß in Verbindung mit dem intraoperativen Befund (Karzinomausdehnung in die Parametrien, Palpationsbefund der paraaortalen Lymphknoten) entschieden werden, ob im vorliegenden Fall unter Berücksichtigung des operativen Risikos für die Patientin eine paraaortale Lymphonodektomie sinnvoll ist, oder ob der Eingriff zugunsten einer radiologischen oder zytostatischen Behandlung abgebrochen werden sollte; dabei empfiehlt es sich im Hinblick auf die Vaskularisation des Tumors die Zytostatikatherapie der Strahlenbehandlung voranzustellen. Wird auf eine Fortführung der Operation verzichtet, so sollte das Gebiet der suspekten Lymphknoten kranial und kaudal mit Metallclips markiert werden (Bestrahlungsplanung).

Um eine optimale Zugänglichkeit des Operationsgebietes im kleinen Becken zu erreichen, ist eine adäquate Reposition des Darmes erforderlich. Dies gelingt im allgemeinen mit feuchten Bauchtüchern oder mit einem Götze-Beutel. Dabei muß grundsätzlich beachtet werden, daß je intensiver die Serosa des Darmes mechanisch alteriert wird, desto häufiger mit postoperativen Darmkomplikationen (Atonie, Paralyse) zu rechnen ist. Hinzu kommt die Tatsache, daß vor allem bei schlanken Patientinnen mit straffen Bauchdecken durch ein zu hartes Abstopfen der Därme ein *„Vena cava-Kompressionssyndrom"* induziert wird, welches zunächst der Anästhesist durch einen unerklärbaren Blutdruckabfall bemerkt, dann aber auch der Operateur durch erhebliche retrograde venöse Blutungen.

In Fortführung der Operation wird der Uterus mit einer zweizinkigen kurzen bis mittellangen Faßzange fixiert (alle anderen Instrumente sind zu lang und ermöglichen keine optimale Manipulation des Uterus). Diese Zange muß einen festen Sitz aufweisen, da durch die Bewegungen des Uterus und Zug an diesem Organ die Anspannung der jeweiligen, in Präparation befindlichen anatomischen Strukturen erleichtert wird.

4. Dann wird das Blasenperitoneum (fälschlicherweise oft als Blase bezeichnet) mit der anatomischen Pinzette rechts und links von der Mittellinie (Lig. supravaginale) gefaßt und die sich sagittal stellende Falte in der Excavatio vesicouterina mit der Präparierschere oberflächlich eröffnet (Abb. 1).

Modifikation: Einschneiden des Blasenperitoneums in der Mittellinie und Erweiterung in Richtung auf beide Lig. rotunda [4, 12].

Dabei dringt bei entsprechendem Zug am Blasenperitoneum Luft in die eröffnete Schicht ein, und das zarte, schleierartige subperitoneale Bindegewebe wird der Präparation mit der Schere leicht zugänglich. Das Blasenperitoneum wird nach rechts und links mit der Schere unterminiert und bis zu den Lig. rotunda durchtrennt, evtl. wird der Schnitt noch parallel zu den Bändern verlängert. Mit der feinen, nicht zu spitzen Präparierschere werden die beiden Paravesikalgruben (Latzko-Tasche) durch Spreizbewegungen und vorsichtiges Eingehen mit dem Zeigefinger dargestellt und der Raum bis in das darunterliegende Spatium pararectale inferior in Richtung auf den Beckenboden erweitert. Diese Gruben werden nach kaudal durch den Beckenboden, nach kranial durch das Lig. cardinale, nach medial durch die Blase und nach lateral durch die Beckenwand bzw. die großen Beckengefäße begrenzt.

Bei diesem Schritt darf einerseits die Schere nicht zu nahe am Uterus präparieren (Verletzung uteriner Gefäße), andererseits kann ein zu tiefes Eingehen mit der Schere in das Spatium zu unangenehmen Blutungen aus beckenbodennahen Vaginalvenen führen.

Auf eine Durchtrennung des Lig. supravaginale in der Mittellinie verzichten wir zu diesem Zeitpunkt, da hierdurch Blutungen verursacht werden, ohne daß ein Operationsfortschritt erzielt wird.

Modifikation: initiale Durchtrennung des Septum supravaginale und scharfe Abpräparation der Blase bis in Höhe der vorderen Scheidenwand [12, 13].

5. Durch Zug am Uterus in entgegengesetzter Richtung wird sowohl das Lig. rotundum als auch die Adnexe angespannt. Es erfolgt die Untertunnelung des Lig. rotundum mit dem Finger oder einer gebogenen Klemme; 3–4 cm vom Uterus entfernt wird das Lig. rotundum zwischen 2 Klemmen durchtrennt, der uterusnahe Anteil ligiert (Vicryl Stärke 0) und die beckenwandnahe Portion umstochen (Vi-

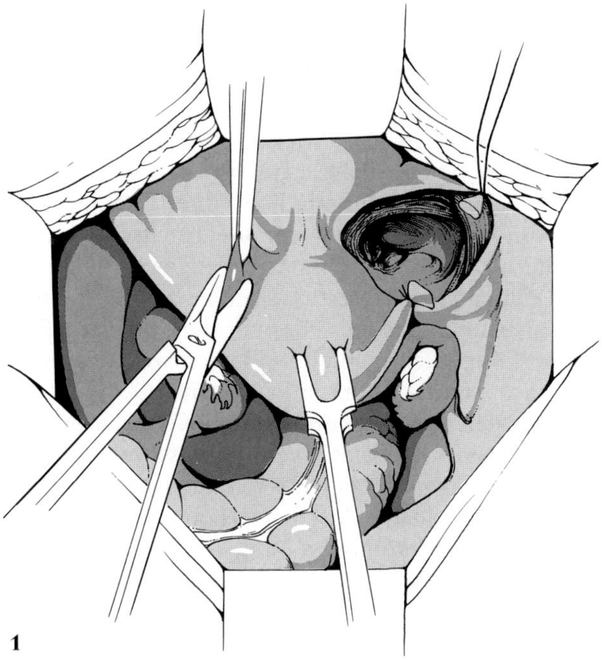

1

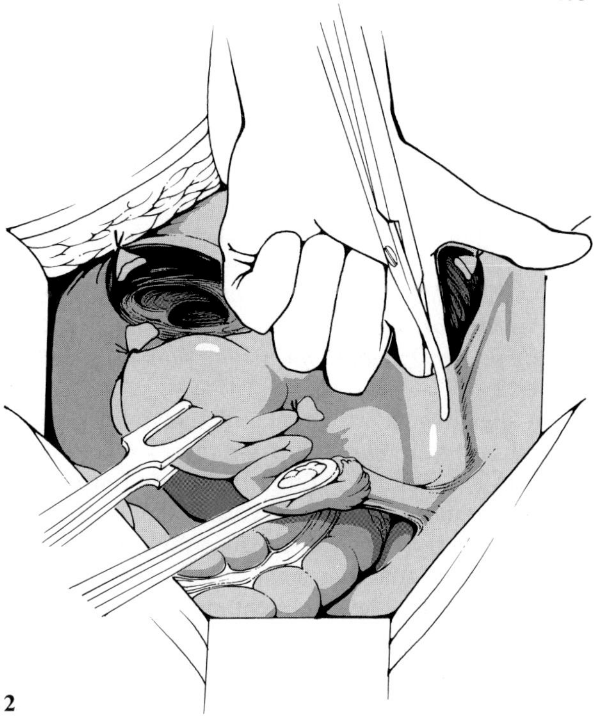

2

Abb. 1. Inzision des Blasenperitoneums und Bildung der paravesicalen Gruben

Abb. 2. Spaltung des seitlichen Beckenperitoneums nach Durchtrennung des Lig. rotundum rechts

cryl Stärke 1) und als Zügel belassen (Erleichterung der späteren Lymphonodektomie im Bereich des Femoralisringes).

Sollen die Adnexen belassen werden (makroskopisch unauffällig, junge Pat. <45 Jahre, nachfolgende Radiatio unwahrscheinlich), so erfolgt die Durchtrennung der Tube und des Lig. ovarii proprium uterusnahe zwischen 2 gebogenen Klemmen, die durch nachfolgende Umstechungen ersetzt werden. Die Adnexe kann dann leicht mit der Schere vom hinteren Peritonealblatt nach kranial mobilisiert werden.

Ist die Adnexektomie indiziert, so wird das bekkenwandnahe Peritoneum, ausgehend vom abgesetzten Lig. rotundum 4–5 cm nach kranial vorsichtig mit der Präparierschere unterfahren und durchtrennt, die Adnexe mit einer gefensterten Klemme angespannt und so das Lig. infundibulopelvicum mit den entsprechenden Gefäßen dargestellt (Abb. 2). Das Ligament wird ca. 2–3 cm oberhalb der Ovarien zwischen 2 Klemmen durchtrennt, der proximale Anteil umstochen und der distale ligiert. Dabei muß auf den Verlauf des Ureters geachtet werden, der zumeist deutlich erkennbar durch das hintere Blatt des Lig. latum schimmert.

Modifikation: zunächst Absetzen des Lig. infundibulopelvicum, dann Einschneiden des Peritoneums in Richtung auf das Lig. rotundum, Durchtrennung des Ligaments [12].

Die Adnexe wird aus Platzgründen auf den Uterusfundus gesteppt. Um retrograde Blutungen zu vermeiden, empfiehlt es sich, die aufsteigenden Äste der Arteria uterina und Anastomosen zum Ovar durch eine Umstechung an der Uteruskante oberhalb der Einmündung der Arteria uterina in den Uterus zu unterbinden.

6. Es erfolgt die Erweiterung des Peritonealschnittes, der beim Absetzen der Adnexe entstanden ist, nach kranial zunächst entlang des Lig. infundibulopelvicums, dann nach medial entlang der Arteria iliaca communis. Mit dem Zeigefinger beider Hände lassen sich das subperitoneale lockere Bindegewebe gut passieren und die Pararäume stumpf entfalten. Bei Anheben des hinteren Peritonealrandes mit der Pinzette ist der Ureter mit seinen peristaltischen Bewegungen und seinem zarten Gefäßplexus darstellbar: er liegt dem hinteren Ligamentumblatt der abgelösten Beckenserosa in einer feinen Bindegewebshülle an und ist hier in seinem Verlauf bis zum Eintritt in das Lig. cardinale gut sichtbar und tastbar. Die Pararäume lassen sich nun durch das Einbringen von Breisky-Spateln kaudal und kranial soweit entfalten, daß sämtliche Strukturen des ersten Operationsschrittes erkennbar und präparierbar sind. Erleichtert wird diese Darstellung durch Anbringen eines Zügels an den medialen Schnittrand des Peritoneums, mindestens 1 cm entfernt vom Ureter, der am Hakenring fixiert wird. Hierdurch erspart man sich die Hand eines Assistenten.

7. Durchführung der Lymphonodektomie. Modifikation: Präparation des Ureters, Lymphonodektomie am Ende der Operation nach Entfernung des Präparates [12, 13].

Im allgemeinen erfolgt jetzt die pelvine Lymphonodektomie; die Durchführung dieses Operationsschrittes am Ende des Eingriffes nach Entfernung des Präparates hat zwar den Vorteil, daß mehr Platz zur Verfügung steht, jedoch die Präparation unter ungünstigeren anatomischen Verhältnissen stattfinden muß, da das Gewebe nicht mehr optimal angespannt werden kann.

Das Lymphknotenfettgewebe wird etwas oberhalb der Iliakalgabel, ca. 1–2 cm medial vom Rand des Musculus iliopsoas mit der Pinzette gefaßt, mit der Präparierschere vorsichtig quer inzidiert und in kaudaler Richtung längs über dem Muskel und medial von dem dann zur Darstellung kommenden Nervus genitofemoralis mobilisiert (Abb. 3). Das über dem Musculus iliopsoas gelegene, individuell unterschiedlich ausgeprägte Fettgewebe enthält zumeist keine onkologisch relevanten Lymphknoten.

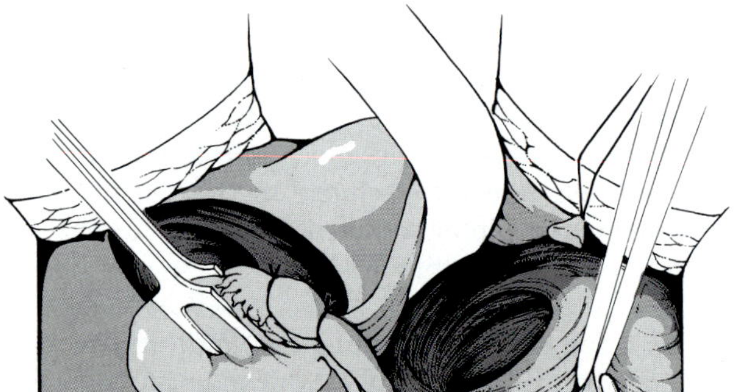

Abb. 3. Pelvine Lymphonodektomie: Spaltung des Binde- und Fettgewebes über den großen Gefäßen bzw. über dem Musculus psoas

8. Es ergibt sich nun eine klare Zugänglichkeit zu den distalen 2 cm der Arteria iliaca communis sowie zu der Arteria iliaca externa. Die Arterie kann mit einer breiten anatomischen Pinzette gefaßt werden, um die Eröffnung der Gefäßscheide zu erleichtern. Der Lymphknoten-Fettgewebe-Lappen wird mit einer gefensterten Klemme gefaßt und unter Anspannen des Gewebes mit der Präparierschere sorgfältig nach medial und kaudal von der Arteria iliaca externa abpräpariert. Kleine Gefäße können vor der Durchtrennung durch Koagulation mit einer feinen, atraumatischen Pinzette oder durch Applikation von Metallclips versorgt werden. Blutungen aus kleinsten Arterien stehen nach Koagulation oder Tupferkompression.

Wichtig ist die Mitentfernung der Rosenmüller-Lymphknotengruppe am Eingang zum Femoraliskanal (Abb. 4). Bei diesem Operationsschritt muß die Verletzung der Vena circumflexa ilium profunda (oder anderer Äste der Vasa iliaca externa, wie z. B. der Vasa epigastrica profunda) vermieden werden, die 1–2 cm proximal vom Femoralisring über die Arterie zur Vena iliaca externa zieht. Um Lymphansammlungen und Blutungen zu verhindern, empfiehlt es sich, die aus dem Femoraliskanal kommenden Lymph- und kleinen Blutgefäße vorsorglich durch Ligatur oder Metallclips zu unterbinden. Das externe iliacale Lymphknotenfettgewebe wird schließlich reseziert. Im Zuge dieser Präparation kommt meist medial und etwas dorsal von der Arterie die Vena iliaca externa zur Darstellung.

Es erfolgt nun die Freilegung der Vasa iliaca communia. Die Lymphknoten liegen vorwiegend lateral von der Arterie (1–3 Lymphknoten), seltener finden sich medial kleine Lymphknoten. Der Binde-Fettgewebe-Lappen wird nach kranial über dem Musculus iliopsoas inzidiert, nach Anspannen mit einer gefensterten Klemme nach medial mobilisiert und reseziert; im gleichen Schritt wird die Vena iliaca communis in ihrem Verlauf freigelegt. Wir verzichten dabei im Hinblick auf spätere Komplikationen auf eine Skelettierung der Gefäße mit Vernichtung kleinster Lymphbahnen.

Zur Erleichterung der späteren Ausräumung der Fossa obturatoria und zur vollständigen Freilegung der Beckengefäße wird empfohlen [4], die Vasa iliaca communia und externa von der seitlichen Beckenwand nach medial abzulösen und Arterie und Vene voneinander zu trennen. Ob dieses Vorgehen

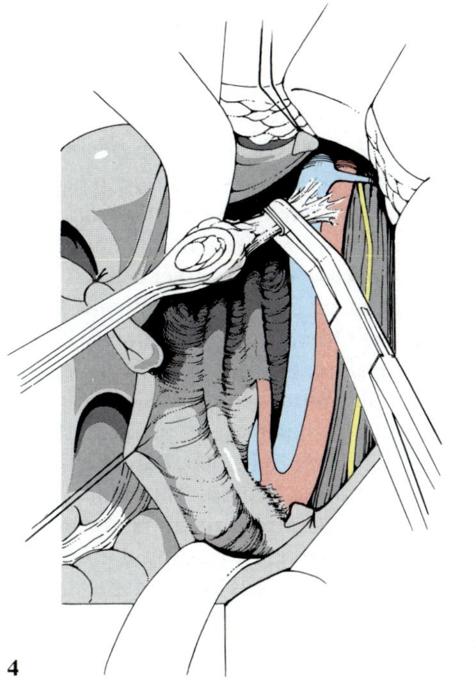

4

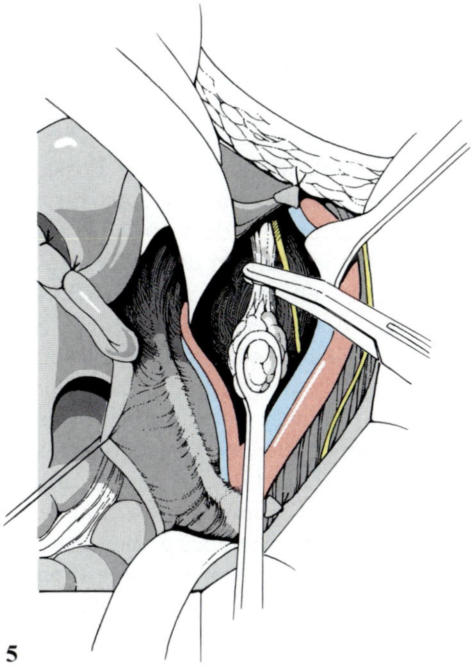

5

Abb. 4. Entfernung des Lymphknoten-Fettgewebes über den Vasa iliaca externa mit Resektion der Rosenmüller-Lymphknotengruppe kurz vor dem Eingang in den Femoraliskanal. (*Cave:* Verletzung der Vena circumflexa ileum profunda)

Abb. 5. Ausräumen der Fossa obturatoria: die Iliakalgefäße sind nach lateral abgedrängt, das Lig. umbilicale laterale nach medial angespannt, Darstellung des Nervus obturatorius und Entfernen des Lymphknoten-Fettgewebes

in jedem Fall erforderlich ist, richtet sich nach dem dort liegenden Lymphknotenfettgewebe. Nur inkonstant findet sich hier eine „anteriore" Lymphknotengruppe, bestehend aus maximal 3 kleinen Lymphknoten (Noduli iliaci communes et externi laterales profundi).

Es erfolgt nun die Ausräumung der Fossa obturatoria. Durch Anspannen des Lymphknotenfettgewebes zwischen der Arteria iliaca interna und deren Fortsetzung (Lig. umbilicale laterale) und den präparierten externen Beckengefäßen gelangt man am besten durch Spaltung der Gefäßscheide der Vena iliaca externa in die Fossa obturatoria. Dabei muß auf einen größeren im Winkel zwischen Arteria iliaca externa und interna gelegenen Lymphknoten (interiliacaler Lymphknoten) geachtet werden, dessen kleine Arterie vorsorglich mit einem Metallclip unterbunden werden sollte. Das Lymphknotenfettgewebe wird unter Zug nach medial von der Unterfläche der Vena iliaca externa abgelöst, erkennbare oder zu vermutende Lymphgefäße sollten dabei durch Metallclips versorgt werden, um sog. Lymphozelen zu vermeiden. Während die Vasa iliaca externa mit einem Gefäßhäkchen vorsichtig nach lateral und das Lig. umbilicale laterale mit einem in das Spatium paravesicale eingesetzten Breisky-Spatel nach medial abgedrängt werden, kommt in der Tiefe der Nervus obturatorius als weißer Strang zur Darstellung, der in den meisten Fällen 1–2 cm dorsal von der Vena iliaca externa die Fossa obturatoria durchzieht (Abb. 5). Bei dieser Präparation entlang des Nervus obturatorius ist bei evtl. notwendiger Blutstillung mittels Elektrokoagulation darauf zu achten, daß die haltenden Spatel nicht versehentlich unter Strom gesetzt werden, da der Nerv gegen elektrische und mechanische Insulte außerordentlich sensibel ist. Der zweite Assistent bemerkt jede Malträtierung des Nervus obturatorius an einer Kontraktion der Adduktorenmuskulatur.

Die weitere Entfernung des in der Fossa obturatoria liegenden Lymphknoten-Fettgewebes in kraniokaudaler Richtung erfolgt unter spreizenden und seltener schneidenden Bewegungen mit der Präparierschere, dabei kommt sowohl die Beckenwand als auch der eigentliche Beckenboden (Musculus levator ani) zur Darstellung. Hier ist besonders auf die fein verzweigten, jedoch gut erkennbaren, der knöchernen Beckenwand dicht anliegenden Venenplexus und auf die den Nervus obturatorius begleitenden Vasa obturatoria zu achten, die zumeist erhalten werden können. Bei Verletzung der Vasa obturatoria lassen sich diese ohne wesentliche Beeinträchtigung der Blutversorgung des Beines ligieren oder resezieren.

Das Lymphknotenfettgewebe der Fossa obturatoria muß nach kaudal bis zur Austrittsstelle des Nervus obturatorius aus dem Becken mit großer Vorsicht entfernt werden. In dieser Region liegt ein größerer, nicht selten metastatisch durchsetzter Lymphknoten, der einer nachfolgenden Strahlentherapie nur schwer zugänglich ist. Dieser Knoten ist aufgrund seiner innigen Verbindungen mit dem Periost oft nur schwer zu entfernen. Der Binde-Fettgewebe-Lappen aus der Fossa obturatoria wird schließlich vorn in der Gegend des Foramen obturatorium über eine Klemme mit anschließender Ligatur oder über einen Metallclip abgesetzt.

Der Nervus obturatorius liegt jetzt auf einer Länge von ca. 10 cm frei; eine routinemäßige Präparation des Nerven in kraniolateraler Richtung hinter die großen Beckengefäße bis in den Plexus lumbosacralis halten wir nicht für erforderlich.

Eine unter Umständen schwerwiegende Komplikation dieses Präparationsschrittes stellt die Verletzung des an der Beckenwand gelegenen Venenplexus oder die Läsion von Ästen des Plexus vaginalis in der Tiefe der Fossa obturatoria dar. Derartige Blutungen können durch Abdrücken der großen Venen mit dem Breisky-Spatel noch verstärkt werden. Das wichtigste in dieser Situation ist die Lokalisation und sofortige kräftige Kompression der verletzten Vene. Das Setzen von Klemmen ohne Sicht ist sinnlos (die Venen besitzen kaum umgebendes Gewebe) und gefährlich, da es bei Verlust der Orientierung infolge diffuser Blutungen zu Verletzungen des Nervus obturatorius und/oder zu einem weiteren Einreißen der dünnwandigen, sich retrahierenden Venen kommen kann. Lassen sich keine gezielten Umstechungen anbringen, so muß das Wundgebiet mit einer feuchten Tamponade über 5–10 min komprimiert werden. Führt diese Maßnahme nicht zum Erfolg, so sollte das Gefäß unter Sicht (dauerndes Absaugen oder Trockentupfen) mit dem Kauter koaguliert (Cave: Nervus obturatorius) und das Gebiet anschließend mit einem Fibrinkleber abgedichtet werden.

Andere Operateure haben mit der Fixierung eines Stückes Muskel aus dem Musculus rectus abdominis auf die blutende Stelle gute Erfahrungen gemacht [4].

9. Bei der weiteren Präparation der Arteria iliaca interna, die von der Bifurkation relativ steil nach dorsal und medial verläuft, und der Entfernung von anhaftendem Lymphknotenfettgewebe gelangt man in den Bereich der Abgangsstelle der Arteria uterina, die je nach Größe des Uterus einen Durchmesser von ca. 2–4 mm aufweist. Um das Auffinden der Arteria uterina zu erleichtern, kann die Arteria iliaca interna eine kurze Strecke nach kaudal bis zum Übergang in das Lig. umbilicale laterale verfolgt, und das Operationsgebiet durch Zug am Uterus zur kontralateralen Seite sowie Anspannen des Lig. umbilicale mittels Breisky-Spatels nach lateral gut zugänglich gemacht werden. Durch leicht spreizende Bewegungen mit der Präparierschere wird die Arteria uterina isoliert, mit einer gebogenen, fadenarmierten Klemme nach NIEDNER unterfahren und nach diskreter Spreizung der Klemme dicht an der Abgangsstelle aus der Arteria iliaca interna doppelt ligiert (Abb. 6). Die isolierte Arteria uterina kann auch mittels Deschamps unterminiert und dann zwischen 2 Ligaturen durchtrennt werden. Die uterusnahe Ligatur wird mit dem Begleitgewebe angespannt und etwas nach medial präpariert, wobei möglichst viel Gewebe in Zusammenhang mit dem Bindegewebsgefäßbündel verbleiben soll (parauterine Lymphknoten). Das Anspannen des uterinen Gefäßbündels erleichtert später das Auffinden des Ureterenkanals. Sofern möglich, sollte die tiefergelegene Vena uterina ebenfalls unterbunden werden, da hierdurch venöse Blutungen bei der nachfolgenden Ureterpräparation vermieden werden können. Andernfalls wird die Vena uterina später mit der Präparation des Lig. cardinale abgesetzt.

Es wird diskutiert, das Ligamentum (Arterie) umbilikale laterale zu durchtrennen [4, 8]; wir sehen hierfür keinen Grund, zumal hierdurch eine mehr oder minder wesentliche Gefäßversorgung der Blase (Arteriae vesicales superiores) unterbunden würde. Es ist jedoch wichtig, das entlang dem Ligament liegende Lymphknotenfettgewebe zu entfernen und auch das Fettgewebe von den Blasenzipfeln abzulösen. Hierbei besteht die Möglichkeit der Verletzung der Harnblase! Dieses Lymphknotenfettgewebe wird spätestens jetzt nachgeholt, wenn es nicht bereits bei der Präparation der Fossa obturatoria mitentfernt wurde.

Modifikation: Präparation des Spatium pararectale superior, Mobilisierung der Rectumpfeiler nach medial, Darstellung des Lig. cardinale, Darstellung und Durchtrennung der Arteria uterina, Absetzen des Lig. cardinale in 2–3 Portionen, einschließlich der Arteria vesicalis inferior, der Arteria vaginalis und Venen des

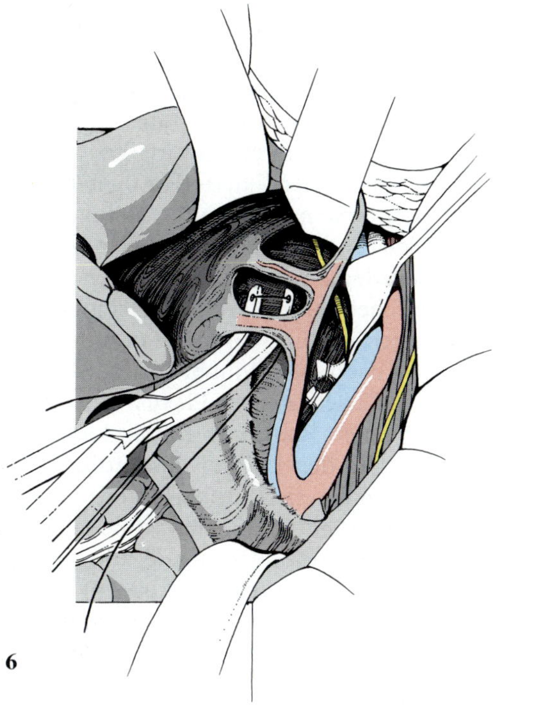

6

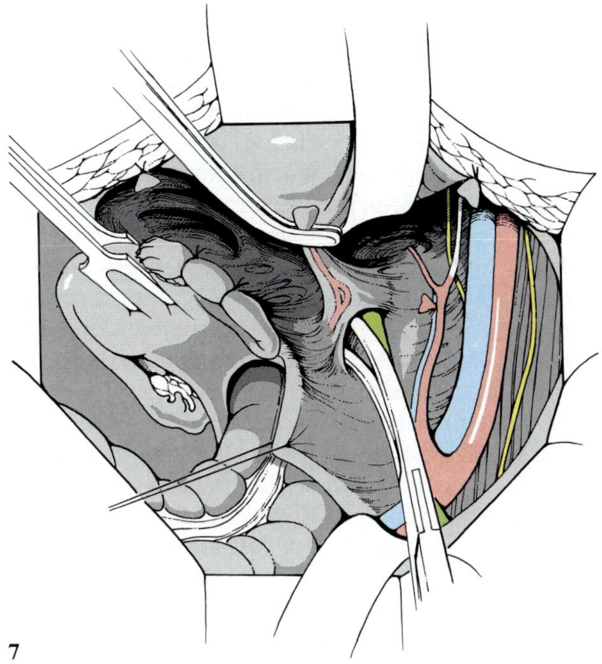

7

Plexus vaginalis (KÄSER, MACKENRODT, LATZKO, MEIGS).

10. Nach Einlegen eines feuchtwarmen, mit einer Klemme markierten Gazestreifens in die Fossa obturatoria erfolgen nun die identischen Präparationsschritte auf der linken Seite. Um an die Beckengefäße und den Ureter zu gelangen, müssen hier häufig zunächst (kongenitale) Verwachsungen zwischen dem Sigma und dem lateralen Beckenperitoneum, bzw. dem Lig. infundibulopelvicum gelöst werden. Bei ansonsten vergleichbaren anatomischen Verhältnissen wie auf der rechten Seite kann auf eine gesonderte Beschreibung dieses Vorganges verzichtet werden. Der Operateur wechselt zur Präparation der linken Beckenwand die Seite.

11. Präparation des Ureters: (Abb. 7). Modifikationen: a) Mobilisierung des Rektums, Durchtrennung der Rektumpfeiler (Lig. sacrouterina) und der hinteren Parametrien bis zum Parakolpium, dann Ureterpräparation im Lig. cardinale (KÄSER, MACKENRODT, LATZKO, MEIGS).
b) Präparation des Ureters im Lig. cardinale, Lösung des Ureters im Ureterenknie, Absetzen der Rektumpfeiler, Durchtrennung des Lig. vesicouterinums und Darstellung des Ureters bis zur Einmündung in die Harnblase (WAGNER).

Nach beidseitiger pelviner Lymphonodektomie und Absetzen der Arteriae uterinae präparieren wir

Abb. 6. Aufsuchen der Arteria uterina im ventralen Anteil des Lig. cardinale und Unterfahren mit der gebogenen, fadenarmierten Klemme nach NIEDNER, kaudal: A. a. vesicales superiores

Abb. 7. Anspannen des uterinen Gefäßbündels, Einführen einer gebogenen, auf die Zervix gerichteten Klemme in den Ureterenkanal, Distanzierung des Ureterendaches von seiner Unterlage durch Spreizen der Klemme

den Ureter, der bisher nicht aus seinen anatomischen Gewebsverbänden gelöst wurde. Durch Anspannen des Zügels am hinteren Anteil des durchtrennten Lig. latum bzw. des medialen Peritonealrandes wird der Verlauf des Ureters in das Lig. cardinale erkennbar. Vor Beginn der Ureterpräparation muß das Peritoneum zwischen Uterusvorderwand und Blasenrückwand gespalten und das Lig. supravaginale scharf durchtrennt werden. Bei kräftigem Zug am Uterus in Richtung Nabel kann nun die Blase von der Zervixvorderwand bis in den Bereich des oberen Vaginalabschnittes mit der Schere scharf abpräpariert werden. Das stumpfe Abschieben der Blase mit dem Stieltupfer ist, wenn überhaupt, nur dann gefahrlos vorzunehmen, wenn die Zervixfaszie freiliegt und keine pathologischen Veränderungen (entzündlich, Endometriose) zwischen Zervix und Blase bestehen. Dabei muß erheblicher Druck auf die Zervixfaszie ausgeübt werden, da bei einem zaghaften, vermeintlich schonenderen Abschieben Blasengewebe auf der Zervixfaszie hängen bleibt.

Nun wird 2–3 cm oberhalb des Eintritts des Ureters in das Lig. cardinale der ventrale Mesureter mit der Pinzette vorsichtig gefaßt und in einem Abstand von ca. 1 cm vom Harnleiter durchtrennt. Einerseits darf dabei die Ureterscheide mit seinen zarten, deutlich erkennbaren Venenplexus nicht verletzt werden, andererseits muß scharf genug an den Ureter heranpräpariert werden, damit ein optimaler Zugang und eine problemlose Passage des Ureterkanales gewährleistet ist. Durch Zug am Uterus zur Gegenseite und gleichzeitigem Anspannen des Haltefadens am distalen, d.h. uterusnahen Ende der Arteria uterina wird das Auffinden des Eingangs zum Ureterkanal am Lig. cardinale zusätzlich erleichtert. Keinesfalls sollte der Harnleiter bei diesen oder den nachfolgenden Manipulationen mit der Pinzette gefaßt und gequetscht werden.

Einige Operateure [1, 10, 14] gehen mit dem Zeigefinger medial vom Ureter in Richtung auf die Zervix in den Kanal ein, um dann nach Unterfahren des Gewebes mit Deschamps die Vasa uterina und Teile des Lig. cardinale zwischen 2 Ligaturen zu durchtrennen. Dieses Verfahren ist hinsichtlich der Schonung des Ureters möglicherweise von Vorteil, es hat jedoch den deutlichen Nachteil, daß der Ureterkanal, dessen Eingang als relativ derber Ring palpabel ist, oft gesprengt wird. Dabei zerreißen die über und unter dem Harnleiter liegenden Gefäße des Lig. cardinale, entsprechende, schwer lokalisierbare Blutungen sind die Folge.

Wir führen eine gebogene Klemme nach RUMMEL parallel zum Ureter uterusnah unter Sicht so weit möglich in den Kanal in Richtung auf die freiliegende Zervixfaszie ein. Durch leichtes Spreizen der Klemme wird das Ureterdach von seiner Unterlage distanziert, die Gefäße bleiben erhalten (Abb. 7). Bei liegender und gespreizter Klemme kann das Ureterdach dann zwischen 2 Klemmen oder nach Anlegen von 2 Ligaturen (unter Führung einer gebogenen Klemme nach Rummel) durchtrennt werden. Vorher sollte sich der Operateur noch einmal den Verlauf des Ureters vergegenwärtigen.

Anschließend erfolgt die Präparation des blasennahen Teils des Ureters im Lig. vesicouterinum. Durch entsprechenden Zug am Uterus und Abdrängen der auf die Scheide herunterpräparierten Blase mit Breisky-Spateln nach kaudal läßt sich das Lig. vesicouterinum gut darstellen; es wird mit gebogenen Klemmen nach RUMMEL zervixnah und, bezogen auf den Uterus, so kranial wie möglich unterfahren und nach doppelter Ligatur durchtrennt (Abb. 8). Dabei kommt es häufig zu Verletzungen von Venen mit Blutungen, vor allem dann, wenn die Klemmen nicht parallel plaziert und die gefäßreichen Blasenpfeiler nicht voll erfaßt werden. Der Ureter beschreibt nun, bedingt durch das Hochziehen des Uterus, einen ventralwärts gerichteten Bogen *(„Ureterknie“)*; der fixierte Harnleiter wird hier scharf mit der Schere von seiner Unterlage abgelöst, er verläuft jetzt in einem flachen Bogen nach lateral und wird wieder beweglicher. Mit der angedeutet geöffneten Schere läßt sich der Harnleiter nun seitlich im Bereich des Lig. cardinale und des Parakolpiums weiter nach lateral mobilisieren (Abb. 9), dabei muß eine Verletzung des Plexus vesicovaginalis, die zu erheblichen Blutungen führen kann, vermieden werden. Um den Ureter vollständig bis zu seiner Einmündung in die Harnblase freizulegen, müssen meist zusätzlich gefäßreiche Bindegewebszüge zwischen Blase und Zervixfaszie über gebogene Klemmen durchtrennt werden (Abb. 10).

Um die Parametrien möglichst beckenwandnah abzusetzen, kann es erforderlich sein, den Harnleiter vollständig von seiner Unterlage abzuheben (zirkuläre Präparation des Ureters) und ihn bei der späteren Resektion mit Breisky-Spateln bis zum Ansatz des Lig. cardinale an der Beckenwand aus dem Operationsgebiet abzudrängen; dabei läßt sich der dorsale Mesureter nicht in jedem Fall erhalten. Wichtig ist jedoch, den Ureter nicht zu denudieren und seine zarte Bindegewebshülle mit dem Gefäßplexus zu schonen (Nekrosen, Fisteln).

Zur Vermeidung von Ureterfisteln empfiehlt es sich, die Gegend des Ureter-Blasenwinkels mit ihren Gefäßanastomosen nicht vollständig zu skelettieren [4].

12. Danach erfolgt die Mobilisierung des Rektums und das Absetzen der Lig. sacrouterina (Rektumpfeiler). Hierzu wird der Uterus kräftig in ventrokaudaler Richtung über die Symphyse gezogen. Das sich anspannende Douglasperitoneum wird ca 1 cm unterhalb der Fixation an der Zervixhinterwand durch einen kleinen medialen Schnitt eröffnet (Abb. 11) und das Peritoneum bei durchschimmernden Scherenbranchen in Richtung auf das hintere Blatt des Lig. latum unter Abdrängen des Ureters nach lateral durchschnitten. Ist dies auf beiden Seiten geschehen, so kann das Rektum teils stumpf mit der Hand, teils scharf mit der Präparierschere von der Scheide bis in die Höhe der Beckenbodenmuskulatur und der Steißbeinspitze abgelöst werden. Erleichtert wird diese Präparation durch Abdrängen des Rektums gegen das Kreuzbein mit einem trockenen Tupfer. Wichtig dabei ist, daß das Rek-

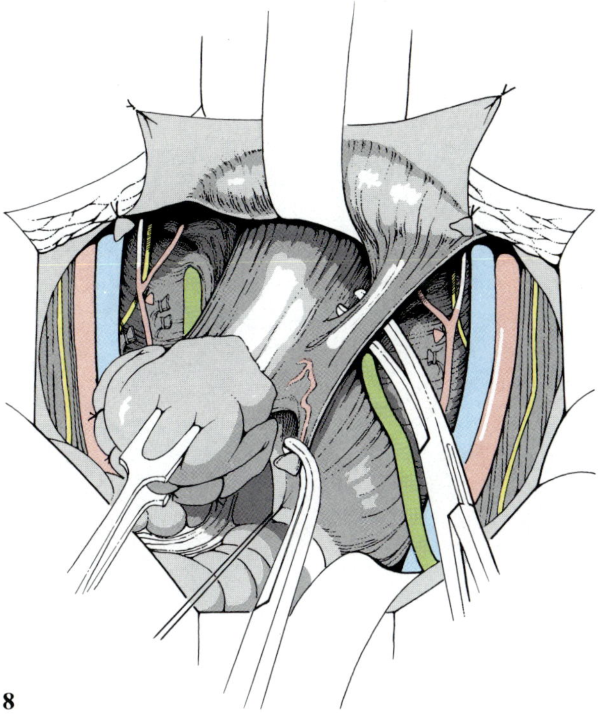

8

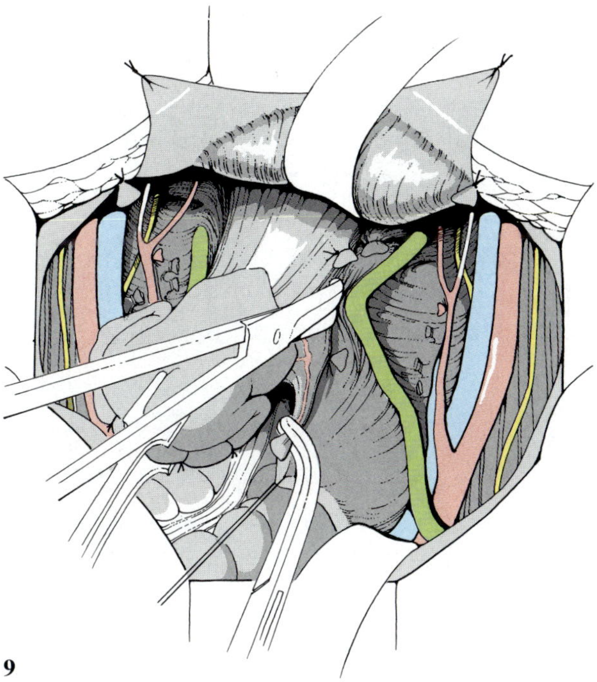

9

Abb. 8. Darstellung des Lig. vesicouterinums („Blasenpfeiler") und Unterfahren desselben mit der gebogenen Klemme, Abdrängen der Blase nach kaudal

Abb. 9. Durch Zug am Uterus entsteht das „Ureterenknie", Ablösen des Ureters von seiner Unterlage mit der halbgeöffneten Schere und Mobilisierung nach lateral

Abb. 10. Vollständige Mobilisierung des Ureters bis zur Einmündung in die Harnblase mit Durchtrennung gefäßreicher Bindegewebszüge zwischen Blase und Zervixvorderwand

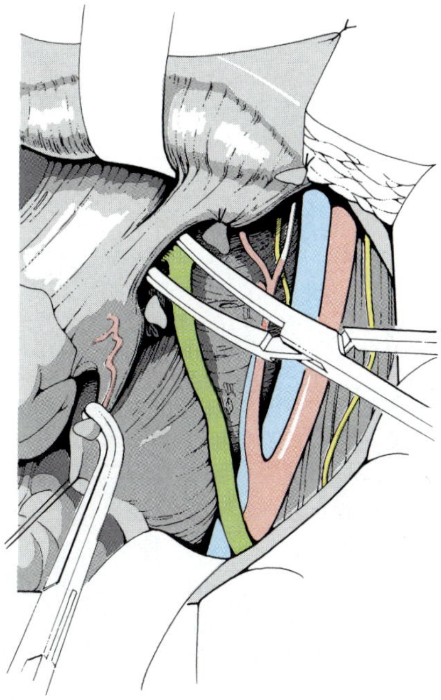

10

tum unter Distanzierung des Ureters seitlich vollständig von den Lig. sacrouterina mit der Schere abgelöst wird, so daß die Ligamente nun auf mindestens ¾ ihrer Länge freiliegen. Eine Verletzung der Rektumfaszie muß in jedem Fall vermieden werden. Mit einer oder zwei Wertheim-Klemmen läßt sich jetzt das Lig. sacrouterinum beids. gefahrlos absetzen (Abb. 12). Die nachfolgenden Umstechungen müssen besonders sorgfältig vorgenommen werden, um Blutungen in der Tiefe zu vermeiden.

Im nächsten Operationsschritt wird das Lig. cardinale, das vom Lig. sacrouterinum nur „künstlich" zu trennen ist, über 1–2 Wertheim-Klemmen oder nach Unterfahren mit einer gebogenen, fadenarmierten Klemme mit anschließender Ligatur reseziert (Abb. 13). Um etwa die Hälfte bis ⅔ des Ligaments mit dem Uterus entfernen zu können, muß der Ureter mit Breisky-Spateln weit nach lateral abgedrängt werden (s. S. 158). Hier sind nicht selten Blutungen aus größeren visceralen Ästen der Vena iliaca interna und externa zu befürchten; diese Blutungen stehen meist nach vorübergehender Kompression mit einem in heißer Kochsalzlösung getränkten, ausgedrückten Tupfer.

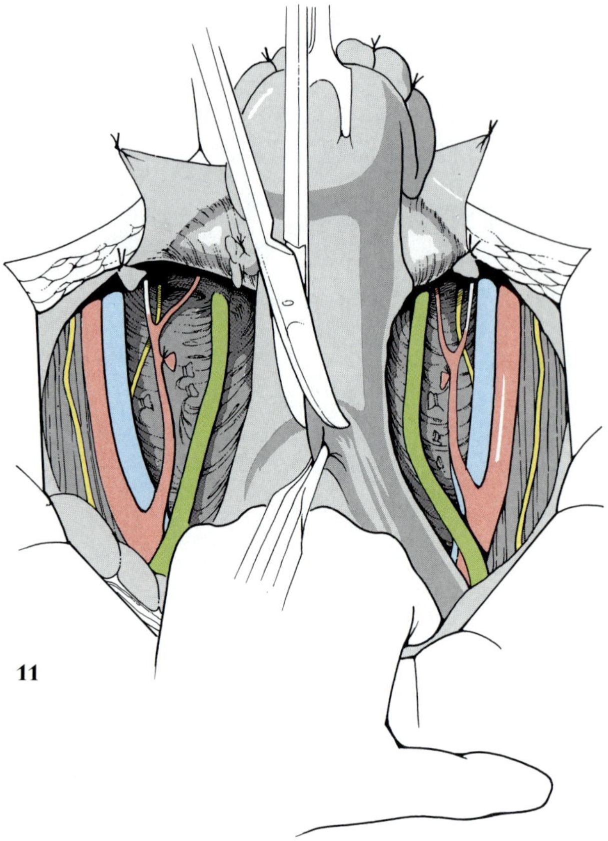

11

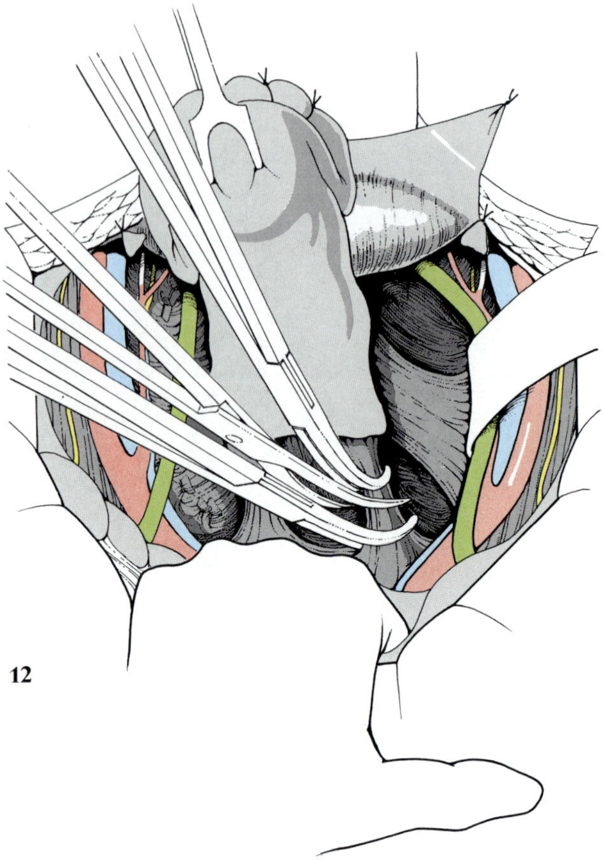

12

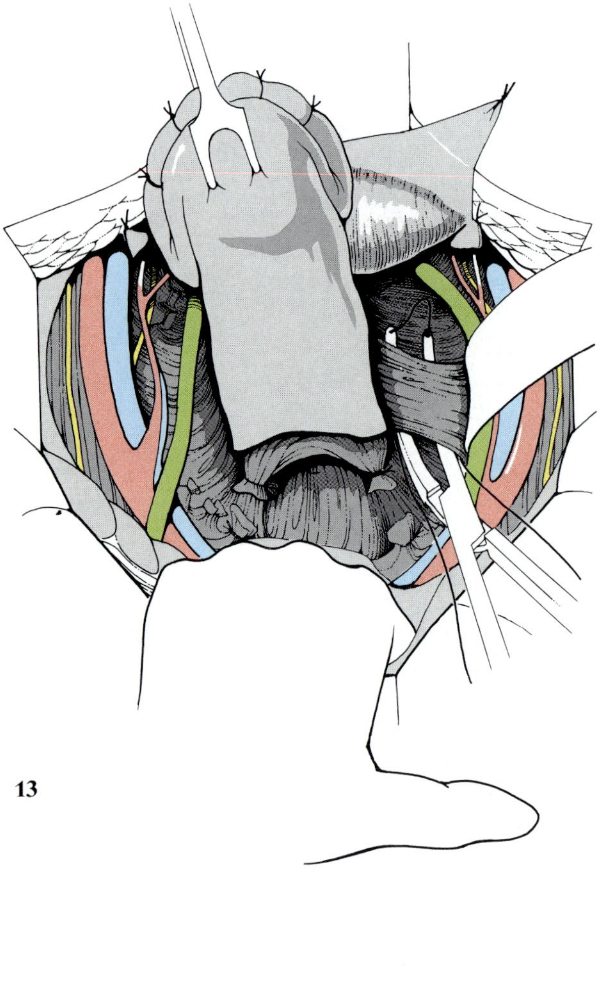

13

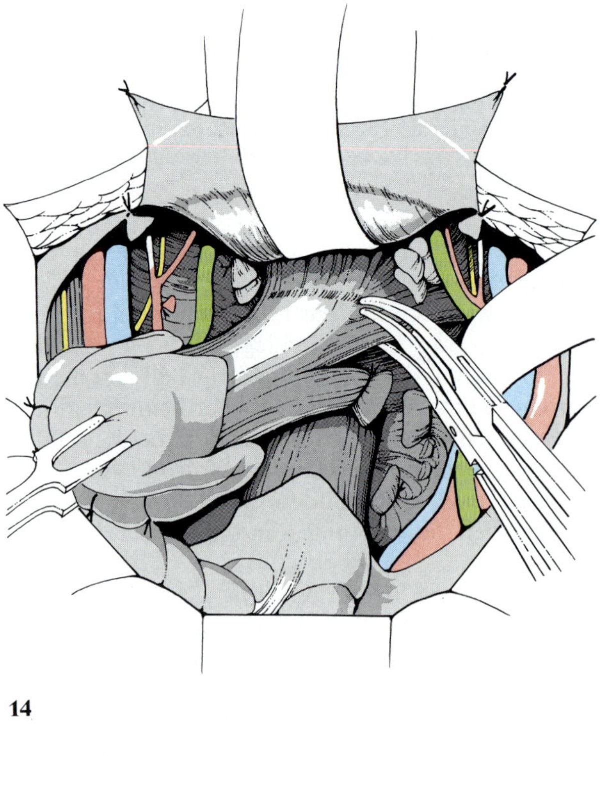

14

Der Uterus, der nur noch an der Scheide und am Parakolpium hängt, läßt sich jetzt im allgemeinen bis Höhe des Bauchschnittes hervorluxieren.

Vor Durchtrennung der Parakolpien muß die Blase bis ca. 1 cm unterhalb der Stelle, wo die Vagina später abgesetzt werden soll, mobilisiert werden. Unter kräftigem Zug am Uterus nach kranial und Abdrängen der Blase mit Breisky-Spateln nach kaudal lassen sich die Verbindungen zwischen Vagina und Blasenboden scharf durchtrennen; zudem muß die Blase seitlich von den Parakolpien abgelöst werden. Bei zu tiefer Präparation können Gefäße des Plexus vaginalis verletzt werden, die zu unangenehmen Blutungen führen. Beim Absetzen der Parakolpien mittels Wertheim-Klemmen muß einerseits der Harnleiter mit Breisky-Spateln weggehalten werden, damit er nicht in die Umstechung eingeknotet oder tangential wandständig mitfixiert wird, andererseits darf die Klemme nicht die Harnblase randständig mit erfassen (Fistelbildung). Der kaudale Pol der Wertheimer-Klemme sollte dabei in der Ebene des vaginalen Absetzungsrandes (Länge der Scheidenmanschette) liegen (Abb. 14). Diese Absetzungsebene richtet sich nach der Tumorausdehnung im Bereich der Portio bzw. der Vagina (s. S. 151). Bei einem auf die Zervix beschränkten Karzinom reicht die Entfernung einer gut 2 cm langen Scheidenmanschette aus, wobei der Operateur die Dehnung des Gewebes durch Zug am Uterus berücksichtigen muß. Wir halten im Hinblick auf das seltene intraepitheliale Tumorwachstum in der Vaginalwand einerseits und auf die Erhaltung der Funktion der Scheide andererseits die Resektion einer „Sicherheitsmanschette" von 2 cm für sinnvoll und ausreichend. Besteht ein Collum-Ca. des Stadiums IIa, so ist die Fadenmarkierung durch die noch geschlossene Vagina vom Operationsgebiet aus tastbar, und die Absetzungsebene kann entsprechend gewählt werden. Vor Durchtrennung der Vagina kann eine von Wertheim angegebene, große Winkel-Klemme an den unteren uterinen Teil der Scheide unmittelbar unterhalb der Portio beids. angelegt werden und die Vagina dann mittels Skalpell oder einer groben Schere durchtrennt werden. Vorher überzeugt man sich, daß vor allem die Blase (und das Rektum) ausreichend nach caudal distanziert sind.

13. Nach Entfernung des Operationspräparates wird die vordere und hintere Scheidenwand mit scharfen, langen Klemmen gefaßt und ein mit Polyvidonjod getränkter Streifen in die Vagina eingeführt. Die Scheidenecken werden mit Einzelknopfnähten (Vicryl Stärke 1) versorgt und die Fäden mit Kocher-Klemmen armiert. Unter Anspannen dieser Nähte wird die vordere und hintere Vaginalwand mit einer fortlaufenden Naht (Vicryl Stärke 0 oder 1) gesäumt, wobei eine ca. 2 cm große Öffnung erhalten bleiben soll, durch die dann ein Penrose-Drain ausgeleitet wird (Abb. 15), (der zuvor eingelegte Streifen muß entfernt und dem Operateur gezeigt werden). Die Penrose-Lasche wird 24 Std. post operationem entfernt.

14. Anschließend erfolgt unter Zuhilfenahme eines heißen, gut ausgedrückten Bauchtuches die systematische Blutstillung im Operationsgebiet. Dabei ist besonders auf eine venöse Blutung am Blasenboden und an der Blasenhinterwand zu achten.

◁

Abb. 11. Anspannen des Rektums und Durchtrennung des Douglasperitoneums

Abb. 12. Absetzen des Lig. sacrouterinum über Klemmen nach Mobilisierung des Rektums, Abdrängen des Ureters nach lateral

Abb. 13. Unterfahren des Lig. cardinale mit der gebogenen, fadenarmierten Klemme nach NIEDNER bei gleichzeitigem Abdrängen des Ureters nach lateral

Abb. 14. Fassen und anschließende Durchtrennung des rechten Parakolpiums (kaudale Klemme liegt in Höhe des vaginalen Absetzungsrandes)

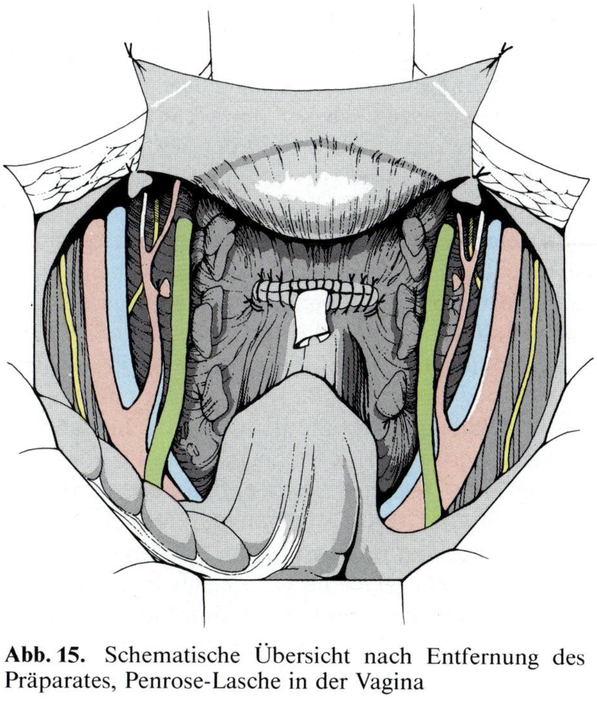

Abb. 15. Schematische Übersicht nach Entfernung des Präparates, Penrose-Lasche in der Vagina

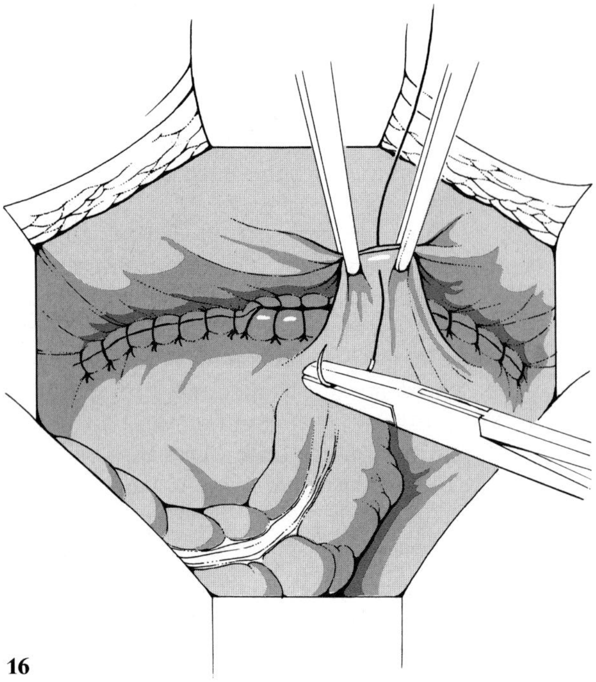

16

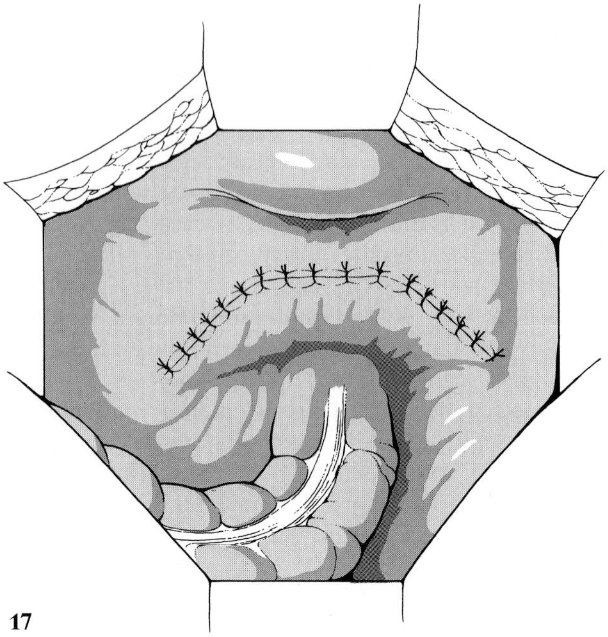

17

Abb. 16. Peritonealisierung nach SYMMONDS und PRATT [11]: Vereinigung des Blasen- und Rektal- bzw. Douglasperitoneums über dem Scheidenstumpf

Abb. 17. Vollständige Peritonealisierung des Operationsgebietes

Unter der Voraussetzung, daß die beids. Operationsgebiete weitgehend bluttrocken sind, kann die Peritonealisierung erfolgen.

a) Um eine ausreichende Drainage des „feuchten" Operationsgebietes zu gewährleisten, sollten 2 Redon-Drainagen, die sich in der Mitte überkreuzen (das rechts ausgeleitete Redon-Drain entlastet das linke retroperitoneale Wundgebiet und umgekehrt) eingelegt werden. Dabei empfiehlt es sich, stark gebogene Führungsinstrumente zu benutzen, da aus der Tiefe des Operationsgebietes heraus die Ausleitung der Drainagen durch die Bauchdecken in ventro-lateraler Richtung erfolgen sollte, wobei die externen Beckengefäße sichtbar sein müssen.

b) Wir haben bisher die bei der einfachen abdominalen Uterusexstirpation angegebene Peritonealisierung bevorzugt. Bei erhaltener Adnexe wird dabei der Stumpf des distalen Gefäßbündels durch Einzelknopfnähte im Peritoneum versenkt. Beachtet werden sollte, daß die Ovarien in ihrer natürlichen Lage belassen und die zuführenden Gefäße nicht unter Spannung gesetzt werden (zystische Degeneration und Funktionsstörung der Ovarien). Im mittleren Anteil adaptieren wir das Peritoneum durch eine fortlaufende, atraumatische Naht (Vicryl Stärke 0). Dabei darf bei Peritonealisierung der Beckenwände der Ureter nicht versehentlich mitgefaßt oder mit dem hinteren Blatt des Bauchfells zu stark aus seiner anatomischen Lage disloziert werden.

In Zukunft werden wir die Peritonealisierung nach SYMMONDS und PRATT (1967) anwenden (s. Kap. F.V). Diese Methode besitzt den Vorteil, daß das pelvine Wundgebiet sicher gegen die (septische) Vagina abgedeckt wird (Abb. 16, 17).

c) Zur Adhäsionsprophylaxe empfiehlt sich die reichliche Spülung des kleinen Beckens mit warmer, isotoner Kochsalzlösung. Man beseitigt damit verbliebene Koagel und verdünnt gleichzeitig die zwangsläufig vorhandenen, zu Adhäsionen führenden Gerinnungsfaktoren.

Modifikation: Je nach Ausdehnung des Tumors auf die Vagina bzw. Größe der entfernten Scheidenmanschette verbleibt bei üblichem Vorgehen der Peritonealisierung eine evtl. zu kurze Restvagina, die die „Lebensqualität" der Patientin unter Umständen erheblich einschränkt. Wir legen daher bei ausgedehnter Scheidenresektion eine Neovagina in Anlehnung an DAVYDOV *und* FRIEDBERG *in gleicher Sitzung an (detaillierte Beschreibung an anderer Stelle!)*

15. Der Bauchdeckenverschluß entspricht dem bei der abdominalen Uterusexstirpation angegebenen

Verfahren. Hinzu kommt unter Umständen die Vereinigung der durchtrennten Rektusbäuche, die bei optimaler Relaxierung der Patientin mit Z-Nähten erfolgt. Eine erneute elektrische Blutstillung kann erforderlich sein. Subfascial wird eine Redon-Drainage eingelegt.

Unmittelbar nach Verschluß der Bauchdecken (also noch vor dem Transport der Patientin auf die Wachstation) sind die Vakuumflaschen an die Redon-Drainagen anzuschließen, um das noch vorhandene flüssige Blut mit einem Teil der Spülflüssigkeit zu entfernen.

Eine perioperative Antibiotikaprophylaxe (z. B. Cefoxitin) halten wir für empfehlenswert.

LITERATUR

1. Antoine T (1954) Die abdominale Radikaloperation des Kollumkarzinoms. In: Antoine T (Hrsg), Klinische Fortschritte. Gynäkologie, Wien-Innsbruck
2. Averette HE, Sevin BU, Girtanner RE, Ford JW (1981) Prätherapeutische Staging Laparotomie beim Zervixkarzinom. Gynäkologe 14: 164-169
3. Belinson JL, Goldberg MJ, Averette HE (1979) Paraaortic lymphonodectomy in gynecologic cancer. Gynecol Oncol 7: 188
4. Käser O, Ikle FA, Hirsch HA (1983) Atlas der gynäkologischen Operationen, 4. Aufl. Thieme, Stuttgart New York
5. Latzko W, Schiffmann J (1919) Klinisches und Anatomisches zur Radikaloperation des Gebärmutterkrebses. Zbl Gynäk 69: 689
6. Mackenrodt A (1905) Ergebnisse der abdominalen Radikaloperation des Gebärmutterkrebses mittels Laparotomia hypogastrica. I. Anatomie, Chirurgie und Klinik. Z Geburtsh Gynäk 54: 514
7. Meigs JV (1951) Radical hysterectomy with bilateral pelvic lymphnode dissection. Am J Obstet Gynec 62: 854
8. Ober KG, Meinrenken H (1964) Gynäkologische Operationen. In: Guleke N, Zenker R (Hrsg) Kirschnersche allgemeine und spezielle chirurgische Operationslehre, 2. Aufl., Bd. 9. Springer, Berlin Göttingen Heidelberg
9. Okabayashi H (1921) Radical abdominal hysterectomy for cancer of the cervix uteri. Modification of the Takayama operation. Surg Gynec Obstet 33: 335
10. Palmrich AH (1961) Die Methode der Wertheim-Operation mit Lymphknotenentfernung an der I. Univ.-Frauenklinik Wien. Geburtsh u Frauenheilk 21: 829
11. Symmonds RE, Pratt JH (1967) Prevention of fistulas and lymphocysts in radical hysterectomy. Obstet. Gynecol 17: 57
12. Wagner GA (1928) Die abdominale Radikaloperation des Carcinoma colli uteri nach Wertheim. Chirurg 1: 49
13. Wagner GA (1930) Eingriffe an den weiblichen Geschlechtsorganen. In: Kirschner M (Hrsg) Allgemeine und spezielle chirurgische Operationslehre. Springer, Berlin
14. Wertheim E (1911) Die erweiterte abdominale Operation beim Carcinoma colli uteri. Urban & Schwarzenberg, Berlin

III Begleitende operative Eingriffe am Darm bei gynäkologischen Operationen

J. R. SIEWERT und M. BADER

INHALT

1 Notwendigkeit präoperativer Diagnostik und Operationsvorbereitung

Bei allen Tumoroperationen und unklaren entzündlichen Befunden im kleinen Becken sollte von Anfang an an die Möglichkeit eines resezierenden Eingriffes an Dünn- und Dickdarm gedacht werden. Eine entsprechende Diagnostik und Vorbereitung des Patienten ist sinnvoll und in vielen Fällen notwendig, um dem Patienten Mehrfacheingriffe zu ersparen und eine endgültige Sanierung auch der

Darmsituation gleichzeitig mit dem gynäkologischen Eingriff zu ermöglichen.

Folgende präoperative Untersuchungen erscheinen deshalb sinnvoll:

1.1 Sonographie

Die Ultraschalluntersuchung des Abdomens ist vor allen abdominellen operativen Eingriffen heute unverzichtbar. Sie dient vor allem der Bestätigung oder dem Ausschluß intraabdomineller Begleitveränderungen. Folgende Fragestellungen können präoperativ beantwortet werden [16]:

- gestaute Harnwege inkl. Nierenbecken und postrenale Abflußhindernisse
- Aortenaneurysma
- Lebermetastasen
- Aszites
- retroperitoneale Lymphome

und falls von Interesse:

- Gallenblasensteine
- gestaute Gallenwege

Zunehmend Bedeutung erlangt derzeit die intraoperative Sonographie. Mit ihrer Hilfe gelingt es mit großer Zuverläßigkeit, Lebermetastasen beim kolorektalen Karzinom nachzuweisen. Die ersten vorliegenden Erfahrungen zeigen, daß durch die intraoperative Sonographie in fast 10% der Fälle bis dahin präoperativ nicht zu diagnostizierende Lebermetastasen beim kolorektalen Karzinom entdeckt werden können.

1.2 Urologische Diagnostik (i. v. Urogramm - Zystoskopie)

Seit Einführung der Sonographie und dem damit möglichen Nachweis postrenaler Abflußhindernisse ist das i. v. Urogramm in den Hintergrund getreten und meist überflüssig. Bei Rezidiveingriffen im kleinen Becken kann es jedoch sinnvoll sein, den Ureterverlauf röntgenologisch darzustellen. Es bedeutet für den Operateur eine Erleichterung, wenn im Zweifelsfall präoperativ (nach Narkoseeinleitung) eine Ureterenschienung erfolgt. Sie ist obligat bei präoperativ bekannten postrenalen Abflußhindernissen.

Bei infiltrativ wachsenden gynäkologischen Tumoren im kleinen Becken ist eine präoperative zystoskopische Abklärung (Blasenimpression bzw. -infiltration) ohnehin üblich.

1.3 Endoskopie

Beim geringsten Verdacht auf eine Mitbeteiligung von Rektum und Sigma ist eine Rekto-Sigmoidoskopie mit dem flexiblen Gerät und der Möglichkeit bioptischer Probeexzisionen obligat. Die Endoskopie dient hier in erster Linie zum Ausschluß von Schleimhautveränderungen im Rekto-Sigmoid und zur Verifizierung einer unbehinderten Passage. Besteht der Verdacht auf eine spezifische oder unspezifische Enterokolitis oder gar auf einen Kolontumor (Suche nach Zweittumoren und Adenomen), kann auf eine totale Koloskopie nicht verzichtet werden, die am praktikabelsten am Tag vor der beabsichtigten Operation durchgeführt werden soll, wenn der Patient ohnehin durch eine Intestinallavage vorbereitet werden muß. Eine Endoskopie des oberen Gastrointestinaltraktes ist dann indiziert, wenn z. B. der Verdacht auf einen malignen Ovarialtumor besteht. Ein in die Ovarien metastasierendes Magenkarzinom kann dabei unschwer ausgeschlossen oder bestätigt werden (sog. Krukenberg-Tumor). Sie kann auch beim Bestehen einer Ulkusanamnese zum Ausschluß eines floriden Ulkus notwendig werden.

1.4 Kolon-Kontrasteinlauf, Intestinographie

Die Möglichkeit der endoskopischen Diagnostik hat die Notwendigkeit präoperativer gastroenterologischer Röntgenuntersuchungen im Doppelkontrastverfahren etwas zurückgedrängt. Unverzichtbar ist die intestinale Röntgendiagnostik jedoch einmal bei besonderen topographischen Fragestellungen (Lagebeziehungen des Kolons, intestinale Fistelbildung, etc.) sowie bei Unwegsamkeiten und Stenosen, die endoskopisch nicht passierbar sind. Domäne der Radiologie ist nach wie vor der Dünndarm, der am besten durch eine Intestinographie dargestellt wird (immer bei Verdacht auf M. Crohn!).

1.5 Intraluminaler Ultraschall

Eine wesentliche Verbesserung in der Möglichkeit des präoperativen Stagings hat der intraluminale Ultraschall gebracht. Mit seiner Hilfe ist es möglich, die Infiltrationstiefe des Tumors zumindest im Rektum und im Bereich des rektosigmoidalen Überganges mit großer Zuverläßigkeit darzustellen. Die diagnostische Treffsicherheit bezüglich der Infiltrationstiefe des Primärtumors darf mit 85-90%

angegeben werden. Aufgrund dieser Information ist auch die mögliche Indikation zu einer präoperativen Strahlentherapie objektivierbar. Die Darstellung der Lymphknoten bereitet dagegen noch Schwierigkeiten. Die diagnostische Treffsicherheit im Hinblick auf Lymphknotenmetastasen beträgt 65-75%.

1.6 Computertomographie

Für die Beurteilung retroperitonealer Lymphome oder Metastasen sowie zur Diagnostik oder Umgebungsbeziehungen von Tumoren im kleinen Becken ist das Computertomogramm hilfreich. Lymphknoten können jedoch nur ab einer Größe von 1,5 cm im Durchmesser diagnostiziert werden. Zumindest beim Rectumkarzinom scheint die intrarektale Ultrasonographie dem CT überlegen [5]. Diese CT-Untersuchung ist im Rahmen der postoperativen Tumornachsorge im Vergleich mit den präoperativen Befunden aber unverzichtbar, besonders im Hinblick auf die eventuell notwendig werdende Strahlentherapie [20].

1.7 Angiographie

Durch die CT ist die Angiographie vor allem des kleinen Beckens in vielen Fällen überflüssig geworden. Sie ist aber nach wie vor beim Verdacht auf venöse Abflußbehinderungen indiziert. Die Notwendigkeit angiographischer Diagnostik bezieht sich heute im wesentlichen auf die Versorgungsgebiete des Truncus coeliacus bzw. der A. mesenterica superior und inferior. Eine besondere Indikation ergibt sich dann, wenn Lebermetastasen nachgewiesen sind, die im Rahmen der Primärtumoroperation mitversorgt werden sollen. Die Darstellung der Leberarterien ist sowohl für die Metastasenresektion wie auch für Katheterimplantationen zur Zytostatikaperfusion erforderlich.

2 Operationsvorbereitung

2.1 Thrombembolieprophylaxe

Eine generelle Thrombembolieprophylaxe ist in der Abdominalchirurgie beim Erwachsenen zu fordern. Als Kontraindikationen haben lediglich zu gelten: Alter, Hypertonus, Leberzirrhose. Die Bestimmung des Gerinnungsstatus sollte einer Thrombembolieprophylaxe vorangehen (s. auch Kapitel C. V).

2.2 Präoperative Infusionstherapie - Atemtherapie

Eine intensive Atemgymnastik ist unter Anleitung von Fachkräften bereits präoperativ vor allem bei Risikopatienten sehr wünschenswert. Eine präoperative Infusionstherapie ist nur dann erforderlich, wenn Störungen im Elektrolythaushalt vorliegen oder wenn aufgrund des notwendigen Eingriffes am Gastrointestinaltrakt eine Nahrungskarenz von mehr als 12 Stunden eingehalten werden muß. Bei größeren Gewichtsverlusten oder schlechtem Ernährungszustand (z. B. M. Crohn) ist eine präoperative hochkalorische Infusionstherapie über einen zentral-venösen Katheter sinnvoll. Zur Erhebung des Ernährungszustandes eignet sich folgendes Programm: Volumen: 40 ml/kg KG; Energie: 30 kcal/kg KG, davon 5 g/kg KG Glukose, 15 g/kg KG Aminosäuren und Fettsubstitution 500 ml 10%ige Lösung [12].

2.3 Intestinallavage

Wenn im Rahmen gynäkologischer Operationen Dickdarmresektionen möglich erscheinen oder zu erwarten sind, ist eine präoperative Intestinallavage dringend empfehlenswert. Durch die orthograde präoperative Darmspülung wird der Intestinaltrakt mechanisch gereinigt, die intestinale Keimzahl um über 70% vermindert. Damit kann das Eingriffsrisiko wesentlich vermindert werden. Seit Einführung der Spülflüssigkeit Golytely® ist eine schonende Vorbereitung auch beim älteren Menschen möglich, da kaum mit Flüssigkeitsresorbtionen zu rechnen ist. Kontraindiziert ist die Intestinallavage beim Subileus/Ileus bzw. bei hochgradigen Kolonstenosen (ggf. Abdomenübersicht) sowie bei manifesten kardiopulmonalen Insuffizienzzeichen. Die Intestinallavage erfolgt am schonendsten über eine nasogastrale Sonde und wird solange fortgesetzt, bis der Patient klare Flüssigkeit ohne Stuhlbestandteile absetzt. Dieser Vorgang dauert etwa 4 Stunden, der Patient ist dabei zu überwachen (Gewichtsbestimmung, Serumelektrolyte). Er selbst bestimmt entsprechend seinem subjektiven Befinden die Einlaufgeschwindigkeit.

2.4 Zentral-venöse Katheter

Besteht die Notwendigkeit einer parenteralen Ernährung (z. B. Dünn- und Dickdarmresektionen) über mehrere Tage, gehört der zentral-venöse Katheter zur routinemäßigen präoperativen Vorbereitung. Dieser sollte unter Berücksichtigung aller aseptischer Kautelen gelegt werden, die Katheterlage muß röntgenologisch überprüft sein, eine Nahtfixation des Katheters an der Haut verhindert ein Hin- und Hergleiten und vermeidet lokale Infektionen. Die Kathetereinführungsstelle sollte täglich verbunden werden, auf eine Sicherung der Verbindung zwischen Katheter und Infusionsbesteck ist besonders zu achten, das Infusionsbesteck selbst muß täglich gewechselt werden. Grundsätzlich kann ein Cavakatheter bei guter Pflege solange verbleiben, wie er bei Funktionstüchtigkeit kein Infektionszeichen bietet. Besteht nur der geringste Verdacht, daß der Cavakatheter eine Infektionsquelle darstellt, ist er sofort zu wechseln. 3 Verbote sollten streng beachtet werden:

- keine Blutentnahmen
- keine Bolusinjektionen
- keine Bluttransfusionen.

2.5 Perioperative Antibiotikaprophylaxe

Bei Eingriffen am Darm, insbesondere am Kolon, ist eine perioperative Antibiotikaprophylaxe angezeigt. Diese beginnt bei Narkoseeinleitung und wird 24 Stunden postoperativ beendet. Postoperative Wundheilungsstörungen können insbesondere bei Koloneingriffen dadurch signifikant gesenkt werden (s. auch Kapitel C. IV). Geeignete Antibiotika sind unter anderem Cephalosporine [4].

2.6 Ureterenkatheter

Bei Rezidiveingriffen im kleinen Becken, insbesondere bei lokoregionären Karzinomrezidiven und bei sonographischem Nachweis eines postrenalen Abflußhindernisses kann es sinnvoll sein, nach Narkoseeinleitung einen von beiden Ureteren zu schienen. Diese Maßnahme verkürzt die Operationszeiten und verhindert intraoperative Komplikationen.

3 Lagerung, Zugangswege, Bauchdeckenverschluß

Ist bei einer gynäkologischen Operation ein operativer Eingriff am Darm zu erwarten, sollte die Lagerung in Steinschnittlage erfolgen. Diese ermöglicht eine gute Übersicht des Operationsgebietes und gleichzeitig erlaubt sie einen eventuell zusätzlich notwendigen perinealen Zugang [17]. Als Zugang sollte nicht der Pfannenstielschnitt gewählt werden. Zu bevorzugen ist vielmehr die mediane Unterbauchlaparotomie unter Linksumschneidung des Nabels, wobei je nach Erfordernis der Schnitt nach proximal in der Medianlinie (Oberbaucheingriff) sowie kostoumbilikal nach links (Lösung linke Kolonflexur) bzw. rechts (Hemikolektomie rechts) erweitert werden. (Berücksichtigung Kolostomie!) In Anbetracht der Tatsache, daß es beim Kolonkarzinom empfehlenswert ist, intraoperativ eine Ultrasonographie der Leber zum Nachweis bzw. Ausschluß von Lebermetastasen durchzuführen, ist die mediane Ober- und Unterbauchlaparotomie der empfehlenswerteste Zugang. Von diesem Zugang können auch alle Oberbauchorgane übersichtlich erreicht werden und ggfs. der Ultraschalldiagnostik zugeführt werden.

Der Bauchdeckenverschluß erfolgt schichtweise, das Peritoneum und die Faszie werden fortlaufend verschlossen. Zu empfehlen ist ausschließlich resorbierbares Nahtmaterial (Dexon- bzw. Vicrylnähte) (Abb. 1a–c).

4 Nahtmaterialien und Nahttechnik

4.1 Nahtmaterial

Die Diskussion um das Nahtmaterial in der Darmchirurgie ist heute weitgehend entschieden. Grundsätzlich empfiehlt sich die Verwendung resorbierbarer Fäden in Form des synthetischen Nahtmaterials Polyglykolsäure bzw. Polyglactin. Dieses Nahtmaterial erfüllt alle Anforderungen der chirurgischen Gastroenterologie:

- gute Gebrauchseigenschaften (guter Knotensitz)
- minimales Gewebetrauma durch atraumatische Naht
- hohe Reißfestigkeit
- minimale Gewebereaktion
- Auflösung nach erfüllter Aufgabe (Resorbierbarkeit) [14].

4.2 Nahttechnik

Jede Anastomose (auch im Bereich des Kolons) heilt so gut, wie ihre Durchblutung ist. Die gefäßtopographisch orientierte Resektion ist deshalb wichtigste Voraussetzung. Die beste Chance für eine pri-

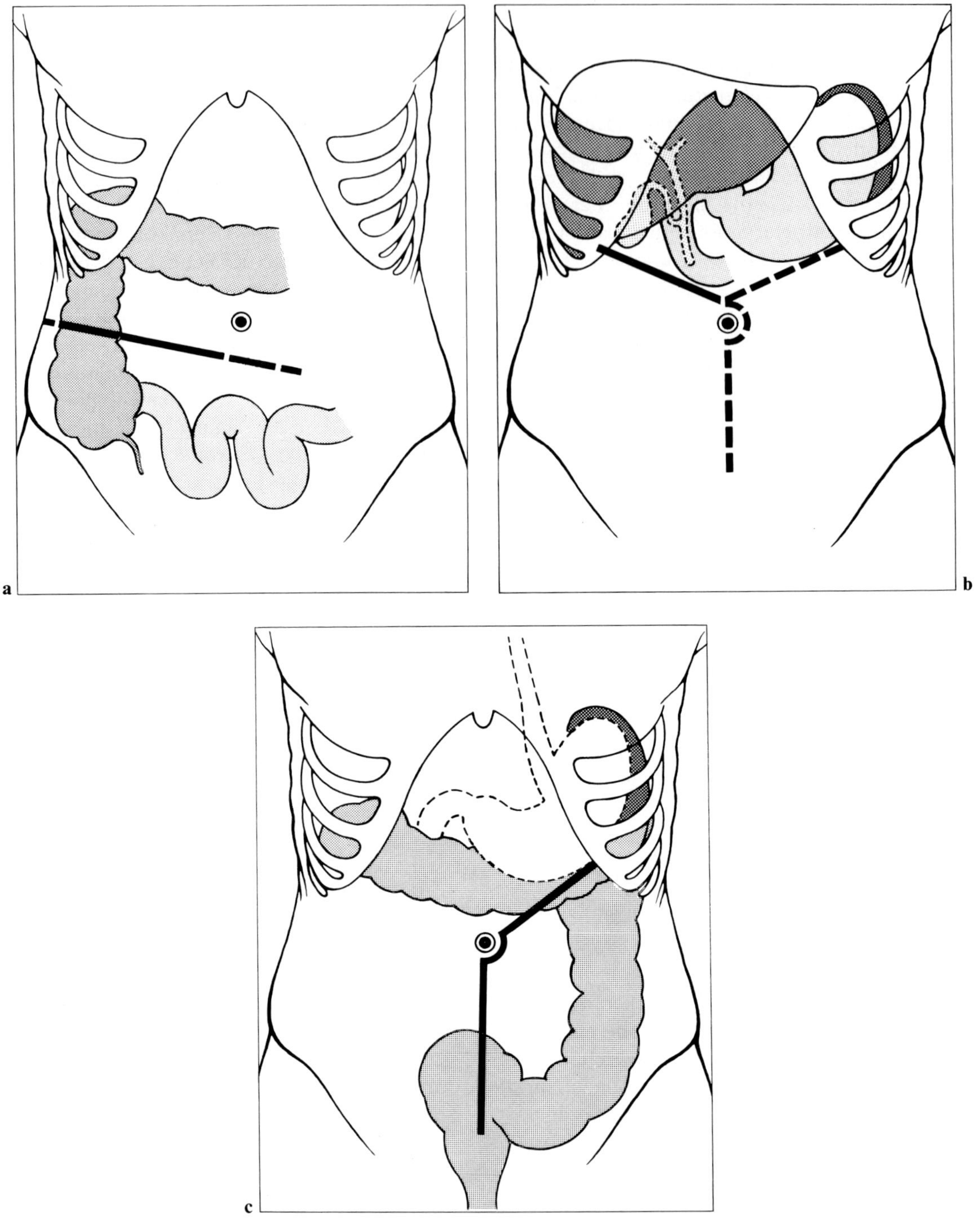

Abb. 1. a Querer Mittelbauchschnitt rechts mit Verlängerungsmöglichkeiten nach links. *Indikation:* Operation am rechten Hemikolon und Dünndarm. **b** Nervenschonender Kostoumbilikalschnitt rechts mit Verlängerungsmöglichkeit in den Unterbauch und symmetrisch nach links. *Indikationen:* Rechts: Gallenblasen- und Gallenwegschirurgie. Links: Milz. **c** Kostoumbilikalschnitt links mit medianem Unterbauchschnitt kombiniert. *Indikation:* Operation am linken Hemikolon, inkl. anteriore Resektion. Aus [1]

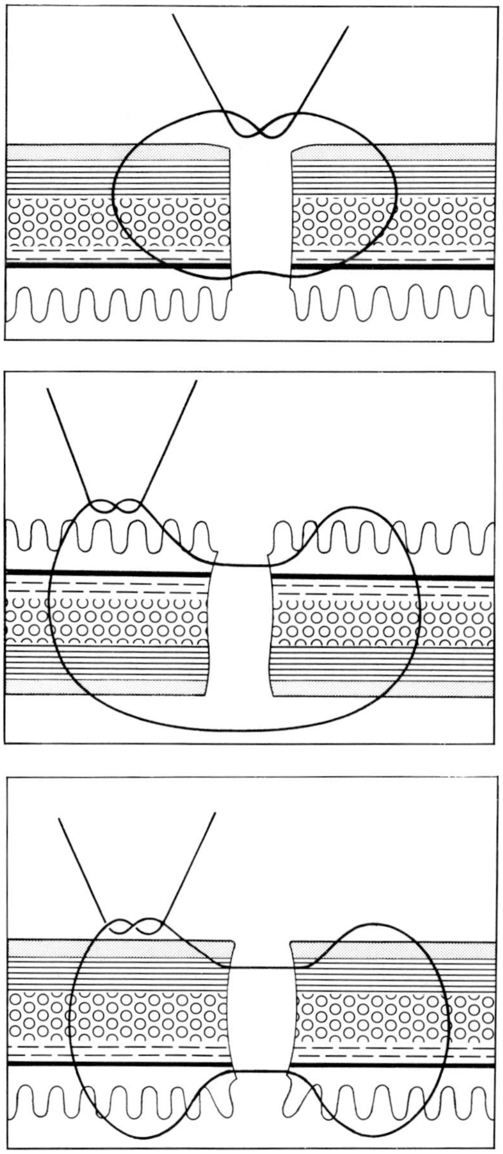

a

b

c

Abb. 2. **a** Seromuskuläre Naht auf Stoß (zweischichtig, von außen gestochen, Standardnaht). **b** Rückstichnaht (allschichtig, vom Lumen her gestochen, Rückstich durch die Mukosa, Hinterwandnaht). **c** Herzog-Naht (allschichtig, von außen gestochen, doppelter Rückstich durch die Mukosa und Serosa)

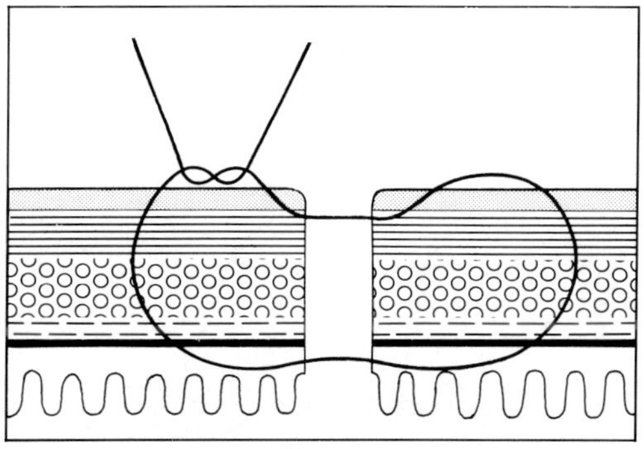

Abb. 3. **a** Seromuskuläre Rückstichnaht (zweischichtig, von außen gestochen, Rückstich durch die Serosa)

märe Wundheilung bietet die exakte Adaptation der Darmwandschichten Stoß auf Stoß in einreihiger allschichtiger submuköser Nahttechnik. Bei Dünn- und Dickdarmanastomosen ist eine zweireihige Nahttechnik nicht nur unnötig, vielmehr besteht die Möglichkeit einer sekundären Einstülpung mit der Lumeneinengung und Mangeldurchblutung. Wichtig ist bei der einreihigen Naht das gewebesparende Präparieren (kein Serosaputzen über 2 oder 3 cm!), sorgfältiges Knüpfen der Nähte (gute Adaptation ohne Ischämisierung der Wundränder). Ein weiterer wesentlicher Punkt ist die spannungsfreie Adaptation der Darmenden.

Die sero-muskuläre, die Mucosa tangential mitfassende Naht auf Stoß wird außen geknüpft und adaptiert bei exakter Durchführung alle Wandschichten ohne Nahtmaterial ins Darmlumen zu bringen. Diese einfache Standardnaht gilt für die Durchführung aller Anastomosen im Darmbereich, wenn die Darmabschnitte frei beweglich und gut zugänglich sind. Unter diesen Voraussetzungen kann die Anastomose gewendet werden, so daß beiderseits eine Vorderwandnaht erfolgen kann (Abb. 2a).

Die vom Lumen her gestochene, komplex allschichtige, innen geknüpfte Rückstichnaht (beim Rückstich nur die Mukosa fassend) ist besonders geeignet zur Schleimhautadaptation der Hinterwandnaht an fixierten Darmabschnitten (z. B. anteriore Rektumresektion). Dabei sind grundsätzlich atraumatische Nadeln der Fadenstärke 3/0 oder 4/0 des synthetischen Nahtmaterials Polyglukolsäure bzw. Polyglactin zu verwenden (Abb. 2b).

Alternativ zur eben genannten Nahttechnik ist die allschichtige, doppelte Rückstichnaht nach Herzog zu erwähnen. Sie ist die sicherste Adaptation auf Stoß und kann bei schwieriger Adaptation z. B. an den Ecken einer Anastomose zum Einsatz kommen (Abb. 2c und 3a).

1977 wurde durch die United States Surgical Corporation der EEA (end-enteric anastomosis) -Nahtapparat eingeführt. Es wird durch dieses Instrument eine invertierende End-zu-End Anastomose hergestellt, wobei 2 überlappende Reihen von 15 Klammern fixiert werden. Die maschinelle Naht

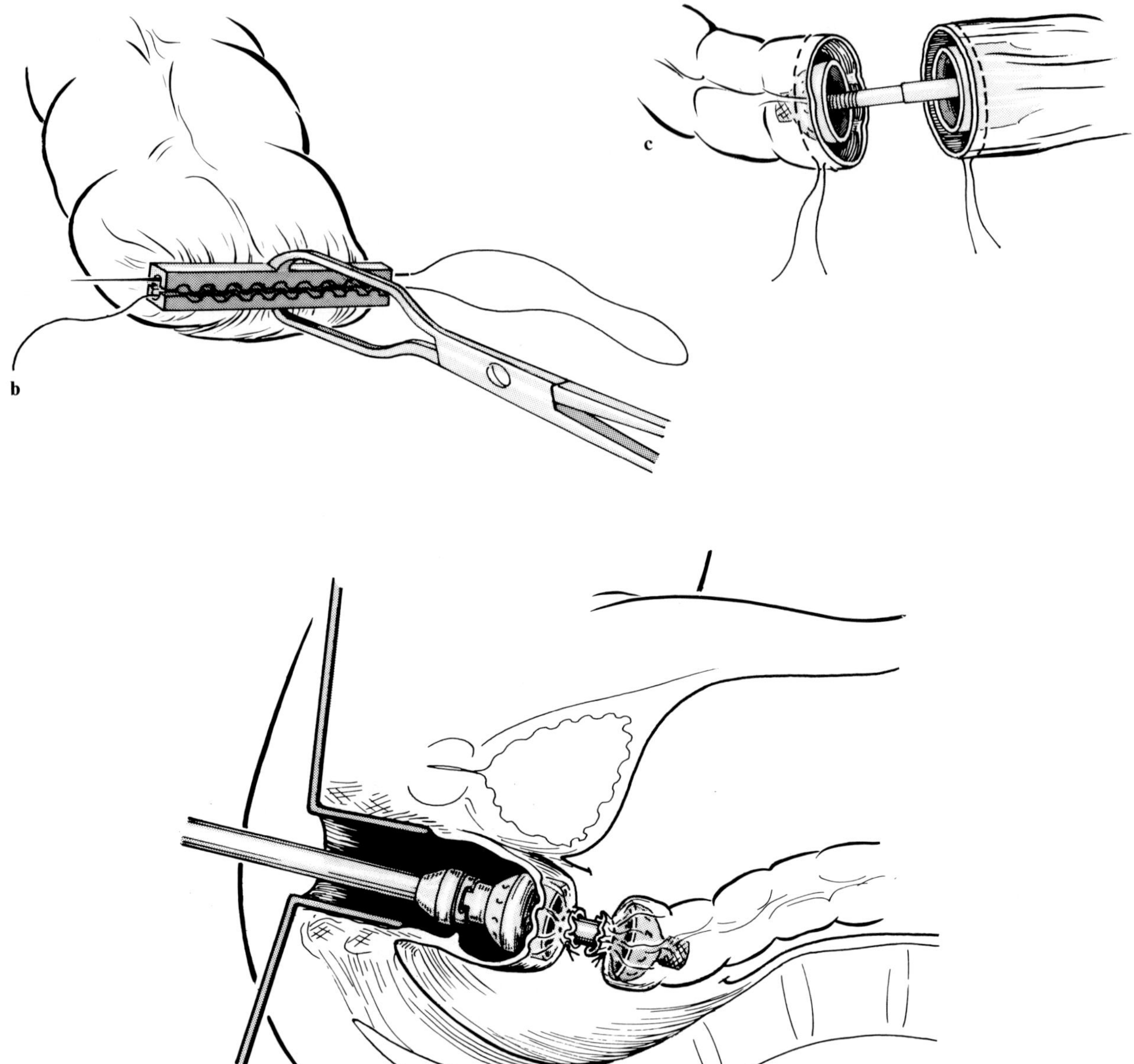

Abb. 3b–d. Tiefe End-zu-End-Anastomose bei anteriorer Rektumresektion mit dem E. E. A. (Stapler-Anastomose) (Abb. b, c aus [2]; Abb. d aus [1])

hat in experimentellen Studien eine 4-fach höhere Reißfestigkeit als die handgenähte Anastomose. Die maschinelle Naht kommt insbesondere dort zur Anwendung, wo der Nähapparat durch eine von der Natur vorgegebene Öffnung eingeführt werden kann, wie z. B. bei der tiefen Rektumresektion oder bei der Reanastomosierung nach Hartmann'scher Diskontinuitätsresektion des Sigmas (Abb. 3b, c).

Nach erfolgter tiefer Rektumresektion wird mit Hilfe einer Spezialzange (Abb. 3b) oder freihändig eine Tabaksbeutelnaht angelegt. Diese ist im Bereich des oralen Darmendes stets leicht möglich, bei sehr kurzem Rektumstumpf dagegen kann die Wellenzange oft schwer eingesetzt werden. Hier muß die Tabaksbeutelnaht überwiegend freifassend angelegt werden. Sodann wird der EEA transrektal eingeführt, die beiden Darmenden über ein Magazin mit Hilfe der Tabaksbeutelnaht befestigt (Abb. 3c).

Nach Verschluß der Tabaksbeutelnaht erfolgt dann mit Hilfe der Flügelmutter die Annäherung der beiden Darmenden und maschineller Verschluß derselben (Abb. 3d). Dabei wird jeweils vom oralen und aboralen Resektionsrand ein 1 cm breites Darmstück zusätzlich gewonnen; der Operateur hat sich von der Dichtigkeit der Anastomose zu überzeugen [3]. Besonders vorteilhaft ist die Benutzung des neuen CEEA-Premium Gerätes. Dieses Gerät hat den Vorteil, daß der Schaft mit Ambos von der Andruckplatte getrennt werden und beide Anteile des Magazins getrennt voneinander in die Darmenden eingeführt werden können. Dadurch gewinnt man eine wesentlich bessere Beweglichkeit mit dem Instrument und die Anastomosierung wird deutlich einfacher und sicherer.

5 Appendektomie

5.1 Operativer Zugang

Die Appendektomie kann im Prinzip von jedem Unterbauchzugang (auch gynäkologischem) aus vorgenommen werden.

Bei eindeutiger klinischer Diagnose ist der quere Unterbauchschnitt rechts mit querer Durchtrennung aller Wandschichten (kein Wechselschnitt) der zu bevorzugende Zugang, da er leicht bei Bedarf auch über die Medianlinie nach links verlängert werden kann und dann einen übersichtlichen Zugang zur gesamten Bauchhöhle gibt. Alternativ bietet sich der Pararektalschnitt etwa bei differentialdiagnostischen Abgrenzungsschwierigkeiten zur Cholezystitis an. Der mediane Unterbauchschnitt bleibt speziellen Indikationen vorbehalten wie z. B. dem akuten Abdomen, wenn Differentialdiagnosen wie z. B. Appendizitis/Divertikulitis/Magen-Darm-Perforation miteinbezogen werden müssen.

5.2 Lagevariationen der Appendix
(Abb. 4a–c) [13, 23]

Von klinischer Bedeutung (Suche und Auffinden des Wurmfortsatzes) sind Lagevariationen des Zökums und die damit verbundenen Lagevariationen der Appendix. So sind beim Coecum mobile folgende Variationen bekannt:

- subhepatisch
- supraumbilikal
- pelvin
- retrozökal.

5.3 Blutversorgung der Appendix
(Abb. 4d) [12]

Die Appendix hat eine eigene Blutgefäßversorgung. Während der gesamte Magen-Darm-Trakt durch ein kommunizierendes Netz von Gefäßarkaden verbunden ist, wird die Appendix lediglich von einer einzigen Arterie versorgt. Die A. appendicularis, gelegen in einem eigenen Mesenteriolum, hat keine zusätzlichen Arkaden, sondern ist eine Endarterie. Allerdings wird die Basis des Wurmfortsatzes auch von einem Ast der A. ileocolica versorgt.

5.4 Appendektomie
(Abb. 5a–f)

Grundsätzlich stellt ausschließlich die akute Appendizitis eine Operationsindikation dar. Die sog. chronische Appendizitis ist keine klinische sondern eine pathologisch-anatomische Diagnose. Da Adhäsions- bzw. Ileuszustände in 1%–2% der Fälle

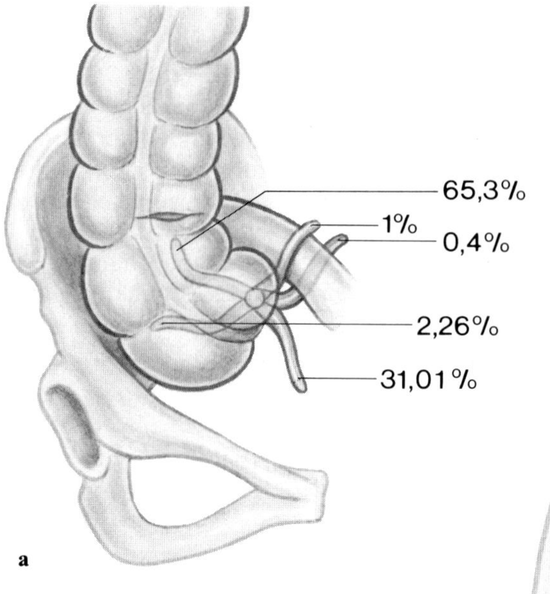

a

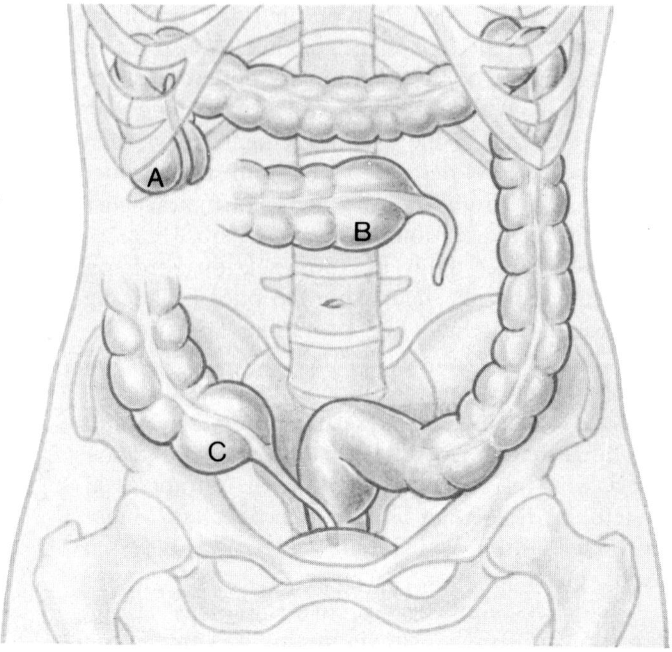

b

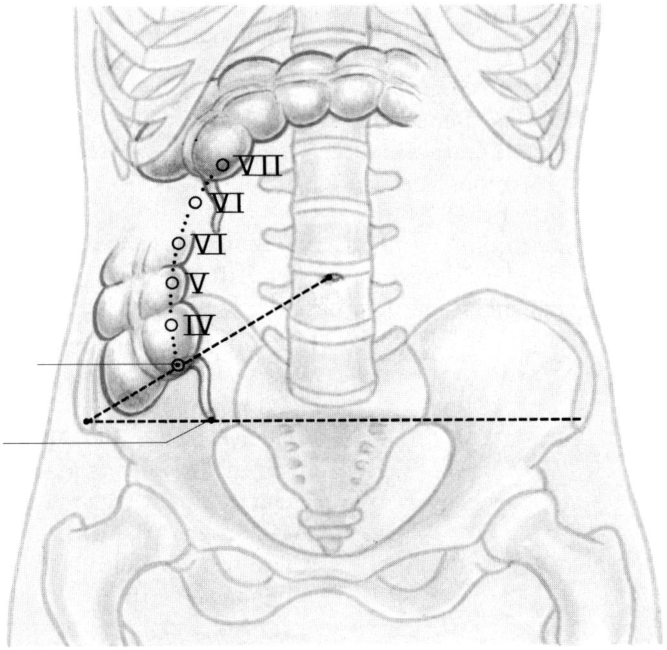

c

Abb. 4. a Lagevariationen an der Appendix. **b** Lagevariationen der Appendix. *A* Subhepatische Lage, *B* supraumbilikale Lage mit Caecum mobile, *C* pelvine Lage. **c** Lagevariation der Appendix veriformis während der Schwangerschaft. Mens IV–VII. **d** Gefäßversorgung der Ileozökalregion. Aus [13]

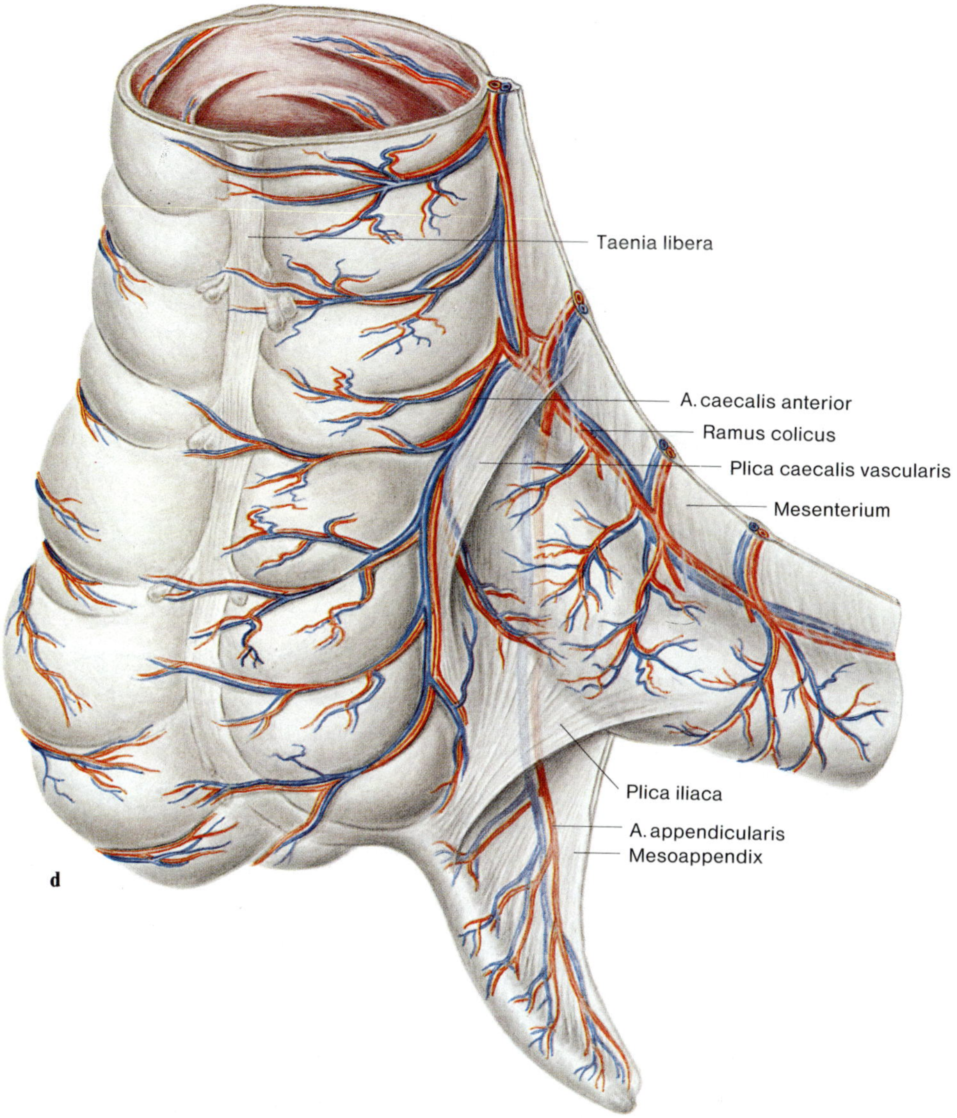

d

auch noch Jahre post operationem vorkommen, sind sog. Gelegenheitsappendektomien blander Appendizes als Simultaneingriff in aller Regel nicht vertretbar. Die Chance, daß eine blande Appendix im Laufe der Jahre eine akute Entzündung erfährt, liegt niedriger [8].

Zunächst wird die Lage der Appendix palpatorisch überprüft. Ist die Spitze frei beweglich, erfolgt die anterograde, bei fixierter Lage die retrograde Abtragung. Die A. appendicularis wird zwischen Klemmen durchtrennt und zentral mit einer (Durchstechungs-)Ligatur versorgt. Da die Appendixbasis durch einen gesonderten Ast der A. ileocolica versorgt ist, muß diese mit einer gesonderten Ligatur nach Quetschung der Appendixbasis unterbunden werden. Vor dem Absetzen wird eine seromuskuläre Tabakbeutelnaht angelegt, in die nach Abtragung der Appendixstumpf eingestülpt wird. Die Tabakbeutelnaht kann zusätzlich durch eine sero-muskuläre Z-Naht gesichert werden [18].

5.5 Besonderheiten

Finden sich an der Appendix keinerlei Entzündungszeichen, wurde aber unter der klinischen Diagnose Appendizitis laparotomiert, empfiehlt sich grundsätzlich die Appendektomie, da aufgrund des speziellen Zuganges später die Appendektomie unterstellt wird. Eine weitere Revision des Abdomens

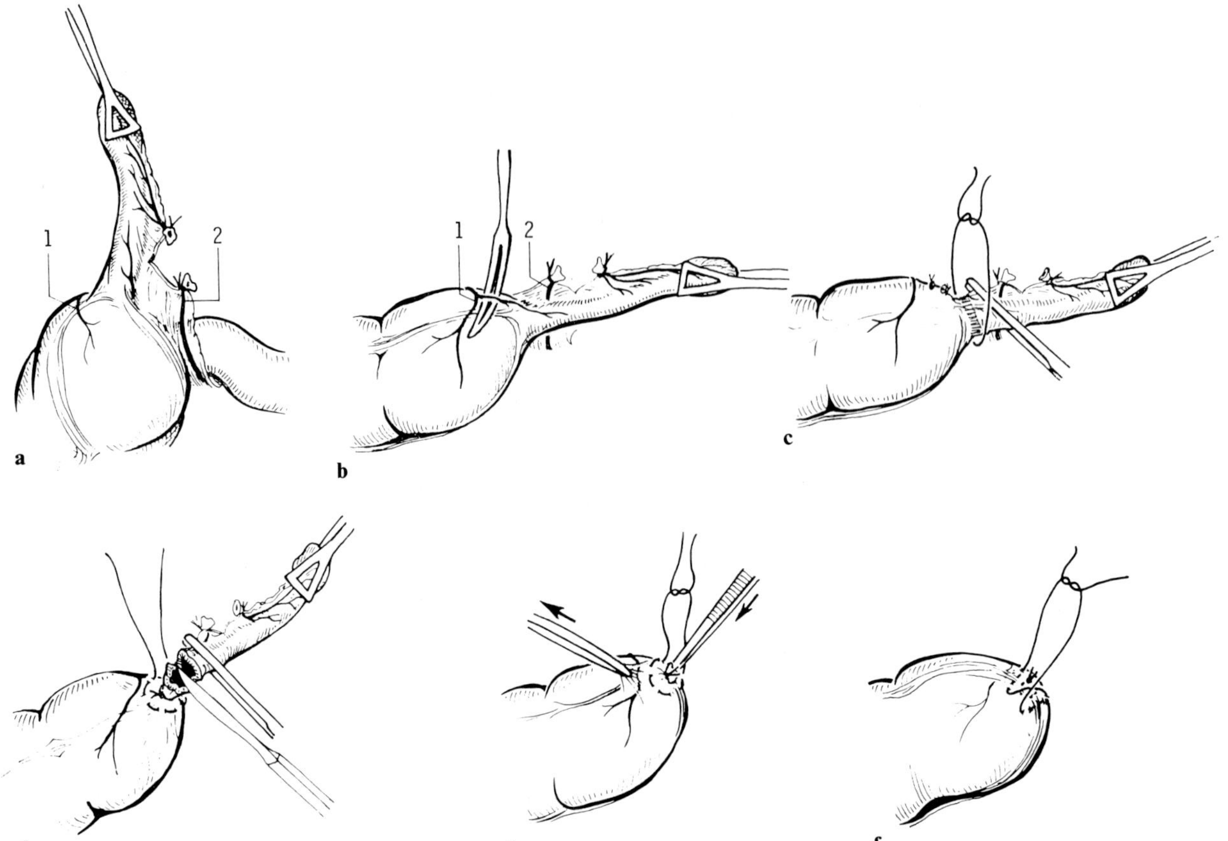

Abb. 5 a–f. Operationstechnik: Appendektomie. Aus [22] **a** Klassische anterograde Abtragung, Anklemmen der distalen Appendix und Anspannen des Mesenteriolums, Ligatur von A. und V. appendicularis. *1* Ramus appendicularis der A. coecalis anterior, *2* A. und V. appendicularis. **b** Zusätzliche, zur Appendix ziehende Gefäßäste müssen beachtet werden. **c** Basisnahe Ligatur der Appendix in der Quetschfurche. **d** Tabaksbeutelnaht im Bereich der Appendixbasis im Abstand von 0,5–1 cm. Distal der Basisligatur wird die Appendix mit einer Klemme verschlossen und mit dem Skalpell abgetragen. **e** Einstülpen des Appendixstumpfes mit Hilfe der vorher gelegten Tabaksbeutelnaht. **f** Die Tabaksbeutelnaht wird durch eine zusätzliche Z-Naht gesichert

ist jedoch dringend erforderlich, ausgeschlossen werden müssen Divertikulitis, Meckel'sches Divertikel, Cholezystitis, perforiertes Ulcus duodeni, Ileitis terminalis, etc. Wichtigste Differentialdiagnose ist die akute Ileitis, die keiner chirurgischen Therapie bedarf [8].

Liegt eine Ileitis terminalis M. Crohn vor, kann eine spärliche Ileozökalresektion mit End-zu-End Anastomose zwischen Dünn- und Dickdarm (Ileoaszendostomie) notwendig werden. Besteht eine nicht resektionswürdige Ileitis terminalis unter Aussparung des Zökumkopfes, wird beim Vorliegen einer Appendizitis appendektomiert; fehlen akute Appendizitiszeichen, wird die Appendektomie unterlassen. Dies gilt besonders bei entzündlicher Infiltration des Zökumkopfes (Gefahr der Stuhlfistel).

Eine Drainage der Bauchhöhle ist lediglich bei der Perforation bzw. beim perityphlitischen Abszeß angezeigt.

Bei phlegmonöser oder perforierter Appendizitis kann es sinnvoll sein, die Bauchwunde oberflächlich offen zu lassen und sie erst nach 5–6 Tagen sekundär zu verschließen. Eine perioperative Antibiotikaprophylaxe [4] ist geeignet, Wundinfekte zu reduzieren.

5.6 Postoperative Komplikationen

Die häufigste Komplikation stellt der Wundinfekt dar, seltener wird ein Douglas-Abszeß, diagnostiziert durch Rektal- oder Ultraschalluntersuchung, beobachtet. Dieser wird transvaginal oder transrektal drainiert.

Spätkomplikationen im Sinne eines Bridenileus kommen in 1%–2% der Fälle vor.

Stuhlfisteln (Insuffizienz der Appendixabtragungsstelle) werden fast nur bei der Zökalphlegmone im Rahmen einer phlegmonösen Appendizitis beobachtet. Bei guter Drainage haben sie eine hohe Selbstheilungstendenz.

6 Enterostoma: Kolostomie und Ileostomie

6.1 Definition

Zu unterscheiden ist zwischen einem permanenten und temporären Enterostoma.

Ein permanentes Enterostoma wird angelegt, wenn die natürliche Stuhlpassage unmöglich ist (aborales Darmsegment ist entfernt oder irreversibel verschlossen); temporäres, wenn die natürliche Stuhlpassage auf Zeit verhindert werden soll (Entlastung einer Anastomose, etc.).

Da diese Maßnahmen äußerst einschneidend sind, bedürfen die Patienten sowohl prä- wie postoperativ einer engagierten ärztlichen und pflegerischen Betreuung [7].

6.2 Vorbereitung

In der Regel besteht genügend Zeit, den Patienten psychologisch und theoretisch auf die Umstände und Konsequenzen des Enterostomas vorzubereiten. Es besteht fast immer die Möglichkeit, in der Klinik bereits präoperativ den Kontakt mit einem Enterostomaträger (Ilco-Vereinigung) herzustellen. Es hat sich besonders bewährt, wenn für die Patienten geschulte Pflegekräfte (Stomatherapeuten) zur Verfügung stehen.

Die Stomalokalisation wird präoperativ am liegenden, sitzenden und stehenden Patienten festgelegt. Zu vermeiden ist, daß das Stoma zu nahe am Beckenkamm oder Rippenbogen zu liegen kommt. Desweiteren ist auf Faltenbildung der Haut zu achten.

6.3 Zökallippenfistel (Zökostomie)

Die Zökallippenfistel dient der temporären aber nicht vollständigen Stuhl- und Gasableitung zum Schutze linksseitiger Kolonanastomosen sowie der notfallmäßigen Dickdarmileusdekompression bei stenosierenden Tumoren im Colon transversum sowie im linken Kolon und Rektum (Fistel als Überlaufventil).

Über den Zökalkopf im Bereich des rechten Unterbauches wird lateral des Rektusrandes eine quere Inzision angelegt und der Zökumkopf mobilisiert. Über eine gesondere Stichinzision unterhalb der

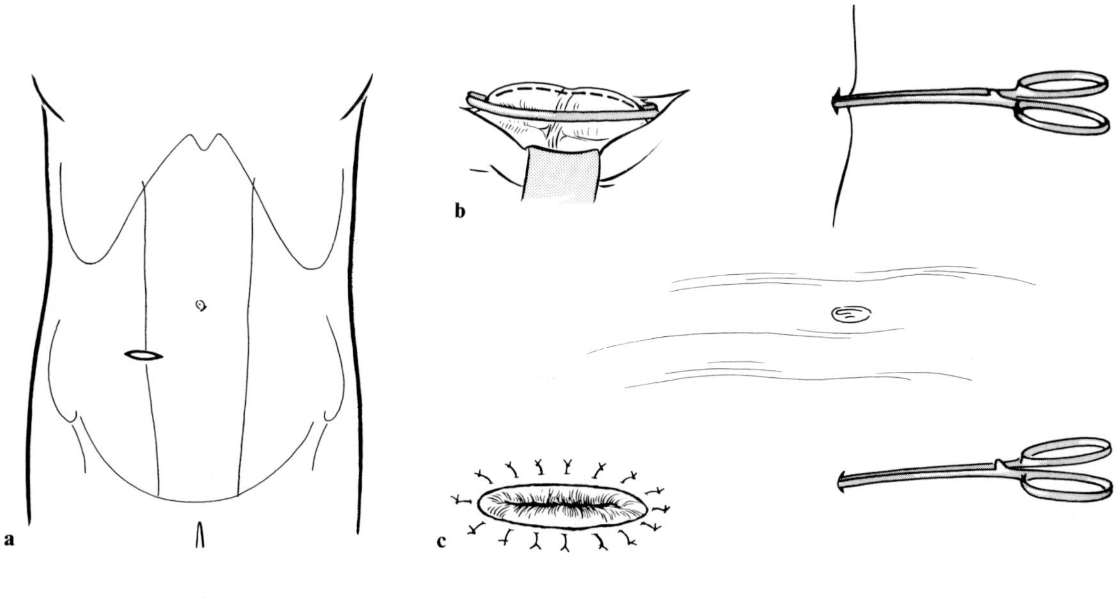

Abb. 6. a Plazierung der Zökostomie. Aus [2]. **b** Zökostomie. Tangentiales Abklemmen des prolabarierenden Zökums, das quer eröffnet wird. **c** Zökostomie. Über die exkludierende Klemme erfolgt die primäre mukokutane Naht. Die von der Haut her geführte Naht faßt die Seromuskularis der Darmlefze und wird nach der Rückstichtechnik über der Haut geknotet. **b, c** aus [1]

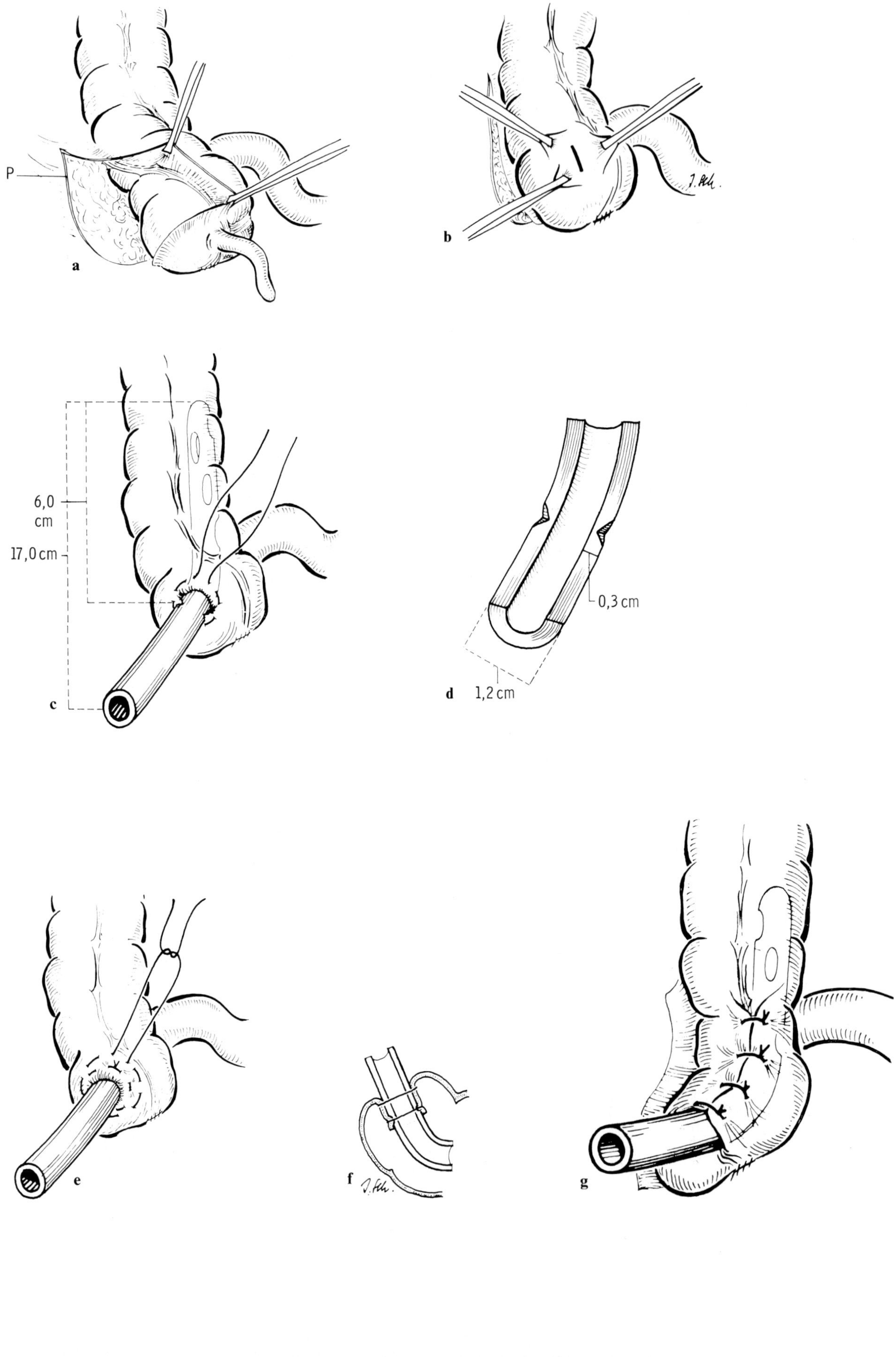
P
a
b
6,0
cm
17,0 cm
c
0,3 cm
d
1,2 cm
e
f
g

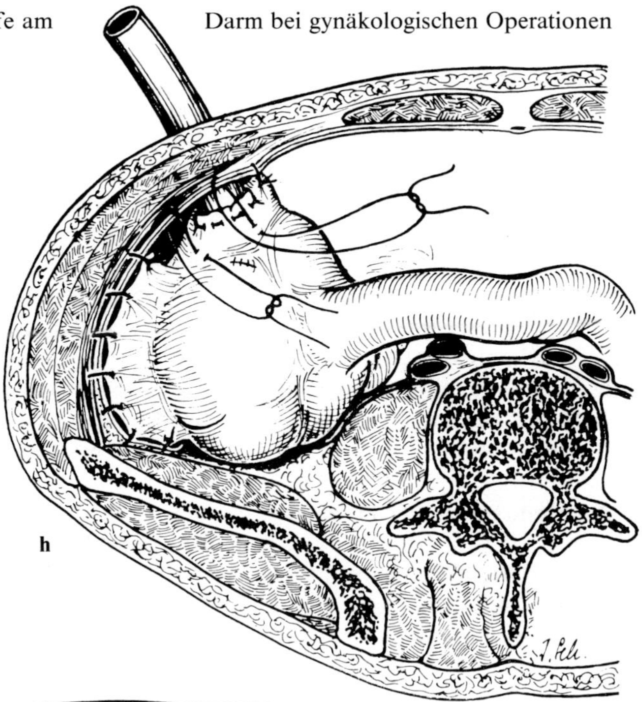

h

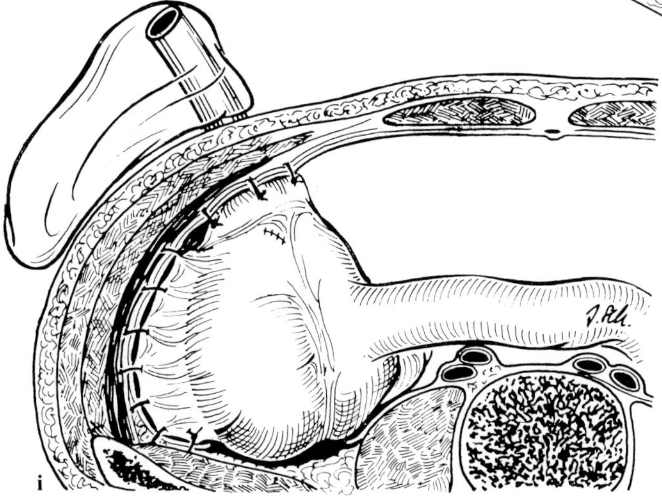

i

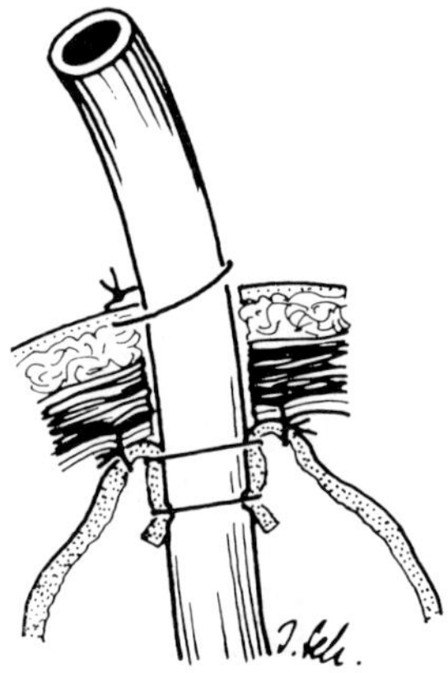

j

Abb. 7 a–j. Selbstheilende Zökalröhrenfistel nach STELZNER [22]. **a** Ausgangssituation. Ist das Zökum nicht frei beweglich, wird das parietale Peritoneum *(P)* knapp an der Darmwand lateral längs inzidiert. Immer wird die vorsorgliche Appendektomie durchgeführt. **b** Etwa in Höhe der Valvula Bauhini wird das Zökum ca. 1 cm lateral der freien Tenie auf 1–2 cm längs inzidiert. Die Inzisionsfläche wird dabei durch 3 Allis-Klemmen fixiert. **c** Spezielle Technik und Fixation des Drain-Rohres. Um die Inzisionsöffnung wird eine Tabaksbeutelnaht gelegt. Das Drain-Rohr wird am inneren Ende, das 6 cm betragen soll, mehrfach perforiert. Das distale Ende des intraluminär gelegenen Rohrteiles wird durch eine Kerbe markiert. Das vorbereitete Drain-Rohr wird bis zur Markierung in das Colon ascendens eingeschoben. **d** Das Drain-Rohr im Längsaufschnitt. Die Abmessungen sind zu beachten: Länge 17 cm, äußerer Durchmesser 1,2, Wandstärke 0,3 cm, Tiefe der Kerbe 0,2 cm. **e** Das Drain-Rohr wird durch eine zweite Tabaksbeutelnaht gesichert. **f** Sicherung des Drain-Rohres am Darm, schematische Übersicht der Nahtetagen im Längsschnitt: Innere Tabaksbeutelnaht, die in der Rohrkerbe verankert wird, und äußere deckende Tabaksbeutelnaht. **g** Sicherung und Fixation des Drain-Rohres. Zur Überbrückung des Abstandes zwischen Darmwand und perietalem Peritoneum wird das Drain-Rohr durch 3–4 seromuskuläre Nähte nach Art einer Witzel-Fistel einmanschettiert. **h** Fixation des Darmes, Ansicht von unten. Die seitliche Lücke zur Bauchwand wird durch eine Raffnaht und einige zusätzliche Einzelnähte zwischen Seromuskularis des Darmes und parietalem Peritoneum verschlossen. Zugleich erfolgt eine zirkuläre Fixation durch 4–6 Einzelnähte an das perietale Peritoneum um die Bauchdeckeninzision. **i** Übersicht nach Fertigstellung, Ansicht von unten. Die Lücke zur seitlichen Bauchwand ist komplett verschlossen und der Darm zirkulär um die Bauchwandöffnung seromuskulär fixiert. Auf das überstehende Darmrohr wird sofort ein gas- und wasserdicht schließender Beutel gestülpt. **j** Übersicht zur Fixation von Drain-Rohr und Darmwand im Querschnitt. Innen: 2 Tabaksbeutelnähte. Mitte: Seromuskuläre Nähte an das perietale Peritoneum. Außen: Einknoten des Darmrohres d. intradermal verankerte Naht

Laparotomiewunde wird subkutan eine weiche Darmklemme eingebracht, die tangential den Zökumkopf abklemmt. Somit kann nach Eröffnung des Zökums über der Tenia libera eine Wundkontamination bzw. Überschwemmung der Wunde mit Darminhalt vermieden werden. Bei liegender Darmklemme erfolgt das Einnähen des Zökums durch mukokutane Rückstichnähte. Ein Kolostomie-Versorgungssystem wird angebracht, nach Entfernung der Darmklemme kann sich dann der unter Überdruck stehende Dickdarm ohne Wundkontamination entlasten (Abb. 6a–c).

6.4 Selbstheilende Zökalröhrenfistel (STELZNER)

Die selbstheilende Zökalröhrenfistel kann als vorübergehende protektive Kolostomie zum Schutze linksseitiger Kolonanastomosen angelegt werden [22].

Ca. 2 Querfinger unterhalb des Nabels am lateralen rechten Rektusrand wird eine 2 cm im Durchmesser große zirkuläre Inzision von Kutis und Subkutis vorgenommen. Externusaponeurose und Peritoneum werden kreuzförmig gespalten. Im Bereich des Zökalkopfes etwas lateral der Tenia libera werden 2 Tabakbeutelnähte im Durchmesser von 2,5 und 3 cm angelegt. 4 um 90° versetzte Haltefäden werden zur späteren Fixation des Zökums am Peritoneum angelegt. Nach Eröffnung des Coecums lateral von der Tenia libera etwa 1 cm distal der Ileozökalklappe wird ein spezielles Plastikrohr eingebracht und die Tabakbeutelnähte in der Art geknüpft, daß die innere Tabakbeutelnaht in der Rohrkerbe zu liegen kommt und die äußere Tabakbeutelnaht das Plastik-Rohr mit einer Darmwandmanschette fixiert. Nach Ausleiten des Zökalrohres durch die Bauchdeckeninzision wird der Zökumkopf mit den zuvor gelegten Ecknähten am Peritoneum parietale fixiert.

Postoperativ wird das Plastikrohr täglich mit Hilfe eines Urinkatheters 2-mal gespült und am 10. bis 12. postoperativen Tag entfernt. In der Regel heilt diese Art der Zökalfistel binnen 4 bis 6 Wochen spontan ab. Diese Art der Zökalfistel hat den Vorteil gegenüber der Zökallippenfistel, daß sie nicht durch einen erneuten operativen Eingriff zurückverlagert werden muß (Abb. 7a–j).

6.5 Doppelläufige Transversostomie

Die doppelläufige Transversostomie dient der vollständigen Stuhlableitung und kommt vor allem zur Anwendung wenn linksseitige Kolonanastomosen auf Zeit aus der Stuhlpassage ausgeschaltet werden sollen oder bei nicht resezierbarem Rektum- und Rektosigmoidkarzinom bzw. gynäkologischen Tumoren als definitives Kolostoma.

Handbreit unter dem rechten Rippenbogen wird im Bereich des lateralen Rektusrandes eine quere Inzision angelegt, Rektusscheide und Externusapo-

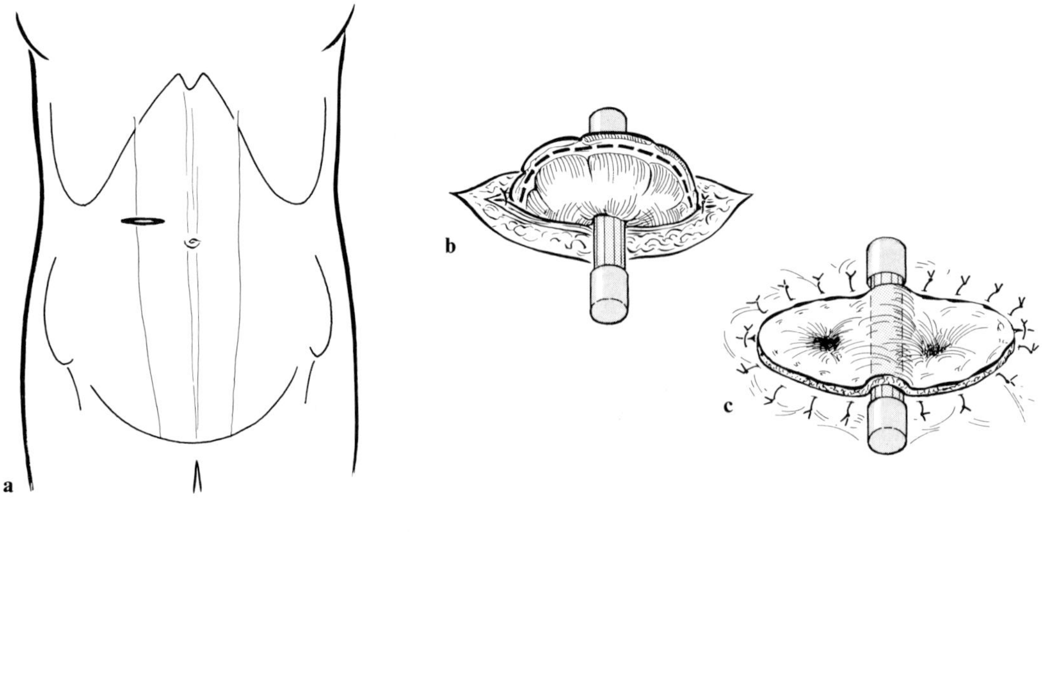

Abb. 8. a Plazierung der Transversostomie. Aus [2]. **b** Transversostomie. Hochgezogene und mit einem „Reiter" unterfahrene Transversumschlinge. **c** Transversostomie. Fertiggestellte Transversostomie. Mukokutane Naht mit Rückstichtechnik. Das Abklemmen der Dickdarmschenkel durch subkutan durchgezogene weiche Darmklemmen ist meist gut durchführbar. **b, c** aus [1]

neurose werden inzidiert und nach Eröffnung des Peritoneums das Colon transversum möglichst rechts der A. colica media in die Wunde luxiert. Häufig muß das über dem Kolon ausgespannte große Netz durchtrennt werden. In einem gefäßfreien Areal wird dann im Mesocolon transversum stumpf eine Öffnung angelegt, durch diese ein sog. Reiter, der an seinen beiden Enden mit Flügeln versehen ist, eingeführt. Er verhindert das Zurückgleiten der luxierten Kolon-Transversum-Schlinge in die Bauchhöhle. Die beiden Flügel des Reiters werden gesondert an der Haut fixiert. Peritoneum und Faszie werden schlüssig readaptiert, so daß eine parastomale Hernie vermieden wird. Ist die doppelläufige Transversostomie als definitiv anzusehen, werden Faszie und Peritoneum zusätzlich mit seromuskulären Einzelknopfnähten an beiden Transversumschenkeln angeheftet. Nach Längseröffnung der Darmwand im Bereich der Taenia libera werden mukokutane Nähte in Form von Rückstichnähten angebracht. Sodann wird ein exakt adaptierendes und abschließendes Kolostomie-Versorgungssystem zurechtgeschnitten und angebracht. Der Reiter kann am 10. bis 12. postoperativen Tag entfernt werden (Abb. 8a–c).

6.6 Endständige Sigmoidostomie

Die entständige Sigmoidostomie kommt vor allem als definitives Kolostoma nach abdomino-perinealer Rektumamputation (s. 8.8.12) zur Anwendung und als vorübergehendes Kolostoma bei der Diskontinuitätsresektion nach HARTMANN (s. S. 199).

Die Kolostomieplazierung sollte präoperativ beim stehenden, liegenden und sitzenden Patienten markiert sein. In der Regel wird dieses Kolostoma handbreit unterhalb des Nabels im linken Unterbauch plaziert, dazu wird ein etwa 2 cm im Durchmesser großes vorher markiertes Hautareal mit dazugehörender Subkutis exzidiert. Der Rektus und das hintere Blatt der Rektusscheide werden mit dem Peritoneum kreuzförmig inzidiert, so daß eine leichte Durchgängigkeit für 2 Querfinger besteht. Nach Ausleitung des Sigmastumpfes wird das zugehörende Mesosigma an das Peritoneum parietale derart angeheftet, daß keine laterale Lücke entstehen kann. Nach Verschluß der Bauchdecken wird im Stoma-Bauchdecken-Kanal der Kolonschenkel mit sero-muskulären Einzelknopfnähten am hinteren Blatt der Rektusscheide fixiert. Der Kolonstumpf mit seinem Mesenterium werden dann durch mukokutane Rückstichnähte in Inversionstechnik derart angeheftet, daß ein etwa 0,5 cm über dem Hautniveau liegendes Colostoma prominens entsteht. Das Kolostomie-Versorgungssystem ist identisch mit dem der Zökallippenfistel und der doppelläufigen Transversostomie (Abb. 9a–d).

6.7 Ileostoma

Das Ileostoma kommt zur Anwendung nach Proktokolektomie bzw. nach totaler Kolektomie unter Belassung des Rektumstumpfes, falls eine spätere Ileorektostomie beabsichtigt ist, selten zur Ausschaltung einer insuffizienten oder insuffizienzbedrohten Dünndarm/Dickdarm-Anastomose.

Auch hier wird wie bei allen Kolostomieformen darauf geachtet, daß es beim Anlegen der Ileostomie zu keiner Verschiebung der einzelnen Bauchdeckenschichten kommt, was dadurch zu vermeiden ist, daß die rechte Seite der Laparotomiewunde schichtweise durch Zug mittels einer Mikulicz-Klemme nach links gehalten wird. Ein vorher markiertes Hautareal wird etwa 2 cm im Durchmesser mit seiner Subkutis exzidiert, das vordere Rektusblatt kreuzförmig inzidiert, der laterale Anteil des rechten Rektusrandes auseinandergedrängt und das hintere Rektusblatt mit Peritoneum ebenfalls kreuzförmig gespalten. Der Ileostomiekanal sollte für 2 Querfinger gut durchgängig sein. Auch hier wird zur Vermeidung einer seitlichen Bauchwandlücke das Mesenterium des Ileums mit dem Peritoneum parietale verbunden. Nach Verschluß der Bauchdecken wird ein 4–5 cm langer prominenter Ileumstumpf mit Einzelknopfnähten am vorderen Rektusblatt angeheftet. Anschließend wird der Ileumstumpf mit atraumatischen Einzelknopfnähten evertierend umgestülpt und mit seinem freien Rand mukokutan fixiert. Es entsteht ein Ileostoma prominens. Das Stoma wird mit einem exakt sitzenden Karaya-Versorgungssystem versehen [11].

Wird nach ileorektalen Anastomosen ein doppelläufiges Ileostoma vorgeschaltet, kommt im Prinzip dasselbe Vorgehen wie bei der doppelläufigen Transversostomie zur Anwendung. Zu beachten ist allerdings, daß das stuhlableitende Ileostoma kaudal zu liegen kommt und ebenfalls durch exzentrische Inzision prominent angelegt wird (Abb. 10a–d).

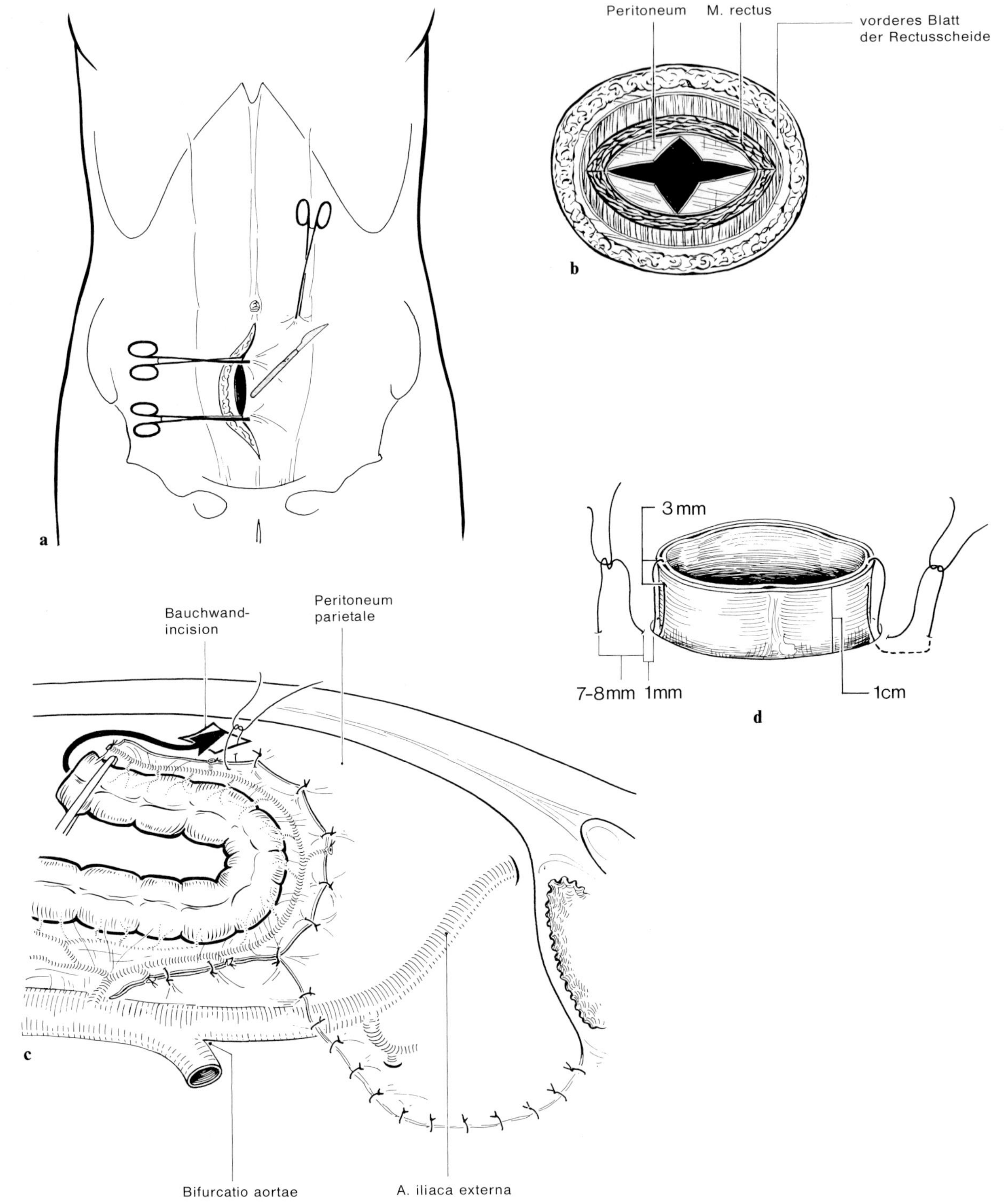

Abb. 9. a Plazierung der Sigmoidostomie. Anspannen der Bauchdecke mit den Wundrand fassenden Klemmen. Exzision einer Hautscheibe. **b** Schaffen des Bauchwandkanals. Kreuzförmige Inzision der vorderen und hinteren Rektusscheide. Spreizen der Rektusmuskulatur. Durchgängigkeit: 2 Querfinger. **c** Sigmoidostomie. Verschluß der parastomalen Lücke zwischen Darm und lateraler Bauchwand durch Einzelknopfnaht zwischen Mesosigma und parietalem Peritoneum. **d** Mukokutane Naht der endständigen Sigmoidostomie nach der Rückstichtechnik. Aus [2]

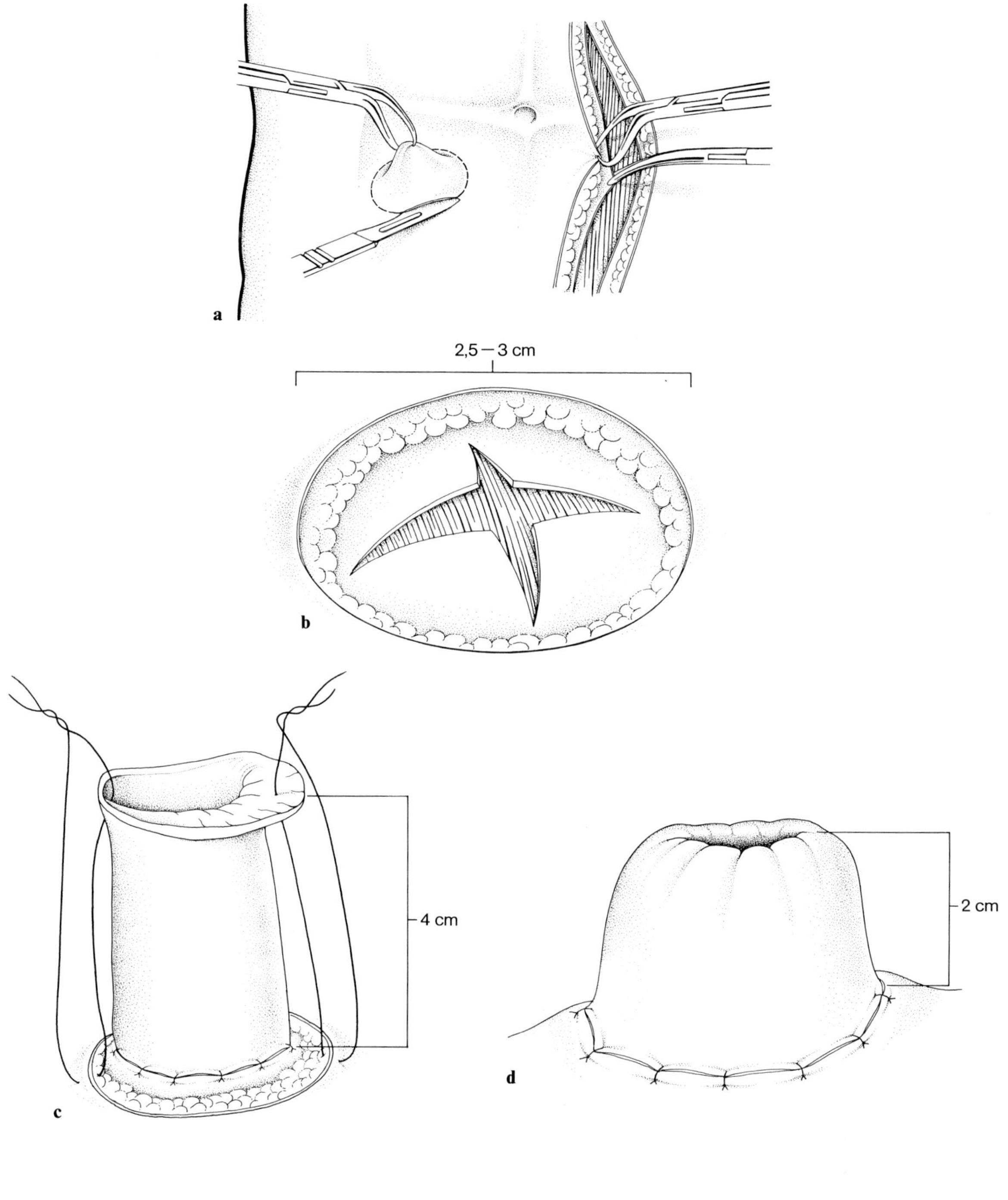

Abb. 10. **a** Präparation der Ileostomiewunde. Straffen der rechten Laparotomiewunde durch Klemmenzug nach links. Kreisförmige Exzision des vorher markierten, jetzt mit der Tuchklemme angehobenen Hautareals in einem Durchmesser von etwa 2,5 cm. **b** Präparation der Ileostomiewunde. Nach kreisförmiger Inzision der Subkutis kreuzförmiges Einkerben des vorderen Rektumblattes. Die Fasern des Musculus rectus abdominis werden auseinandergedrängt. Kreuzförmige Inzision des hinteren Rektusblattes und des Peritoneums. **c** Der etwa 4 cm herausgeleitete Ileumstumpf wird zirkulär mit Einzelknopfnähten am vorderen Rektusblatt fixiert. Anschließend werden Einzelnähte zuerst durch die Haut, dann durch die Darmwand geführt und geknüpft, so daß allmählich eine zirkuläre Ausstülpung des Darms resultiert. **d** Ileostoma prominens. Aus [1]

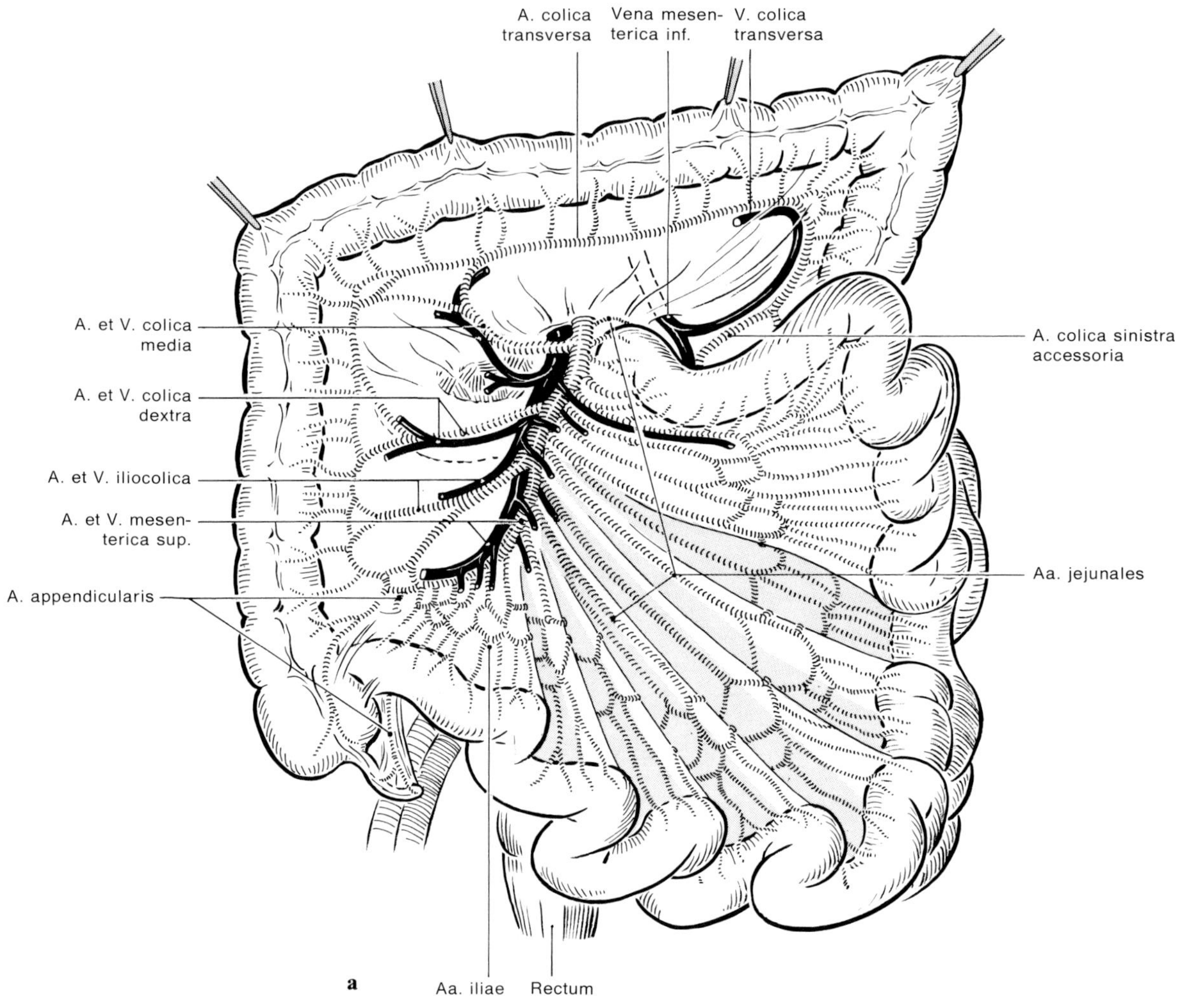

a

6.8 Postoperative Stomakomplikationen

Eine gefürchtete frühe postoperative Komplikation ist die Darmnekrose bzw. Stomanekrose. Meist liegt ursächlich ein technischer Fehler vor; entweder daß das Stoma nicht spannungsfrei eingenäht wurde oder daß aufgrund der Skelettierung am Mesenterium die Blutversorgung am Stoma unterbrochen wird. Ein weiterer Faktor kann ein zu enger Stoma-Bauchdecken-Kanal sein, der zur Ischämie am Stoma führt. Bei frühen und ausgedehnten Nekrosen ist sofort eine Stomakorrektur vorzunehmen (Laparotomie und Stomaneuanlage). *Wundinfekte* im Bereich der mukokutanen Nähte heilen stets ab, Stomastrikturen aufgrund eines zu engen Bauchdekkenkanals oder aus Ischämiegründen sind jedoch nicht selten.

Die *parastomale Hernie* ist Folge eines zu weiten Stoma-Bauchdecken-Kanals; sie kann vermieden werden, wenn das Kolostoma im Bereich des Rectus abdominis inseriert wird.

Der *Stomaprolaps* ist eine Spätkomplikation und meist dadurch bedingt, daß das Mesenterium des abführenden Kolonschenkels nicht exakt genug am Peritoneum parietale fixiert wurde bzw. im Stoma-Bauchdecken-Kanal ungenügend verankert wurde.

Stomastrikturen und Retraktionen werden gelegentlich beobachtet, meist sind chirurgische Reinterventionenen erforderlich. Die parastomale Fistel hat meist ihre Ursache in Darmwandnekrosen im Bereich des Stoma-Bauchdecken-Kanals, hervorgerufen durch zu tiefgreifende und zu fest geknotete sero-muskuläre Fixationsknoten im Stoma-Bauchdecken-Kanal.

Lokale *parastomale Dermatitiden* werden häufig beobachtet, ursächlich ist dafür meist ein nicht adäquates Versorgungssystem verantwortlich zu machen.

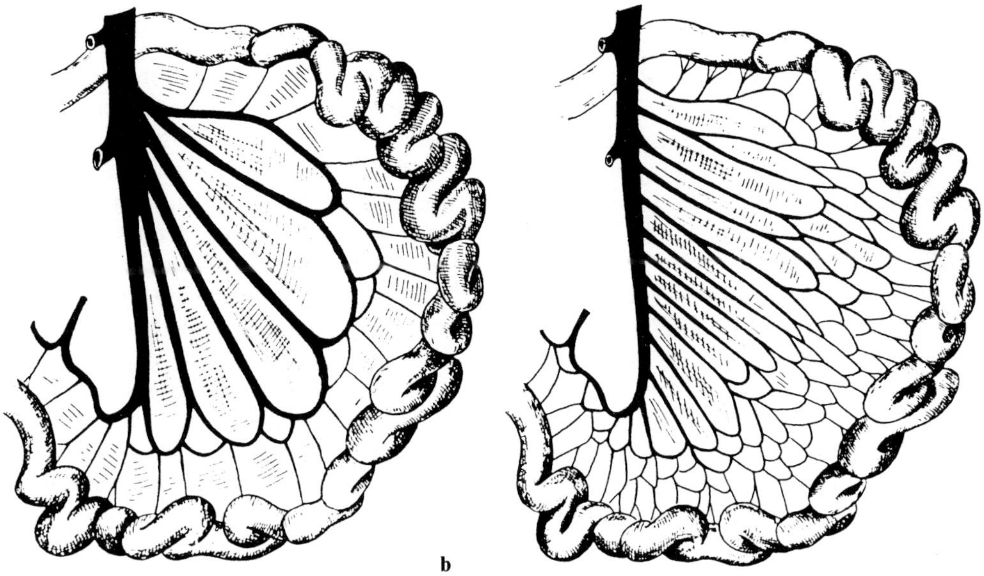

b

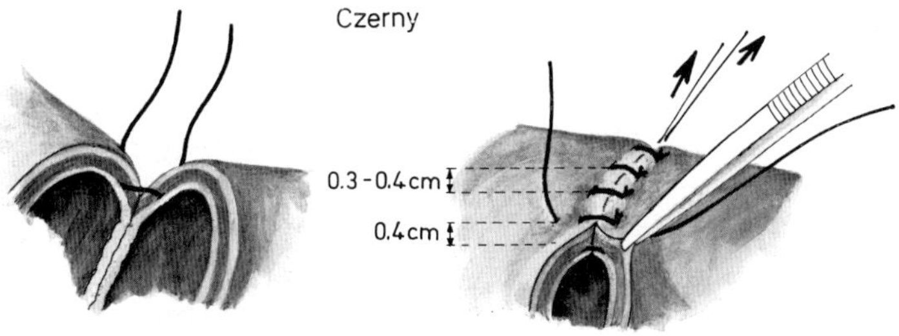

c

Abb. 11. **a** Arterielle und venöse Blutversorgung von Dünn- und Dickdarm. Aus [1]. **b** Varianten der Gefäßversorgung am Dünndarm. **c** Dünndarmanastomose nach Czerny. Seromuskuläre Naht auf Stoß (zweischichtig, von außen gestochen, Standardnaht). **b, c** aus [19]

7 Eingriffe am Dünndarm

7.1 Anatomie

Im allgemeinen kann man davon ausgehen, daß der Dünndarm so gut durchblutet ist, daß Resektionen jeden Ausmaßes in allen Abschnitten möglich sind.

Dennoch ist die Kenntnis der Gefäßanatomie des Dünndarms von Bedeutung für eine risikoarme Chirurgie. Welche der möglichen Variationen vorliegt, kann erst nach Eröffnung des Abdomens abgeklärt werden. 2 Extremfälle sind möglich:

- im günstigen Fall teilt sich die A. mesenterica superior in wenige Hauptäste und diese sind durch kräftige Randarkaden nahe dem Dünndarm miteinander verbunden
- im ungünstigen Fall teilt sich die A. mesenterica superior in viele schwache Einzeläste mit nur unzureichenden Arkaden.

  Dazwischen gibt es unzählige Varianten.

Häufig beobachtet man, daß die Randarkade am Darm irgendwo zwischen 2 Aa. jejunales vollkommen unterbrochen oder nur durch ein sehr dünnes Gefäß verbunden ist. Auch bei Dünndarmanastomosen ist somit die Überprüfung der Gefäßarchitektur von Bedeutung (Abb. 11a, b).

7.2 Chirurgische Technik

Dünndarmresektionen werden im Rahmen gynäkologischer Eingriffe notwendig, wenn Dünndarmschlingen in einen Tumorprozeß miteinbezogen sind oder wenn es z. B. bei Reoperationen als Folge von Adhäsionen, die gelöst werden müssen, zu Dünndarmläsionen kommt, die nicht übernäht, sondern reseziert werden müssen. Grundsätzlich gilt, statt vieler Übernähungen lieber das betroffene Areal zu resezieren und den Eingriff mit einer Anastomose zu beenden (Abb. 12).

Wie bei allen Darmanastomosen ist auch bei Dünndarmanastomosen (Abb. 11c) eine ausreichende Durchblutung beider Darmstümpfe Voraussetzung für eine ungestörte Heilung. Dies ist der Fall bei rosarotem Kolorit der Darmwand mit spiegelnd glänzender Serosa, bei blutenden Wundrändern sowie tastbaren Pulsen der segmentalen Arterien und Randarkaden der zu anastomosierenden Dünndarmschenkel. Die Skelettierung der Darmwand soll deshalb möglichst sparsam erfolgen (höchstens 1 cm), was für die termino-terminalen Dünndarmanastomosen bei einreihig-allschichtiger Nahttechnik auch völlig ausreichend ist. Grundsätzlich sollten ausschließlich End-zu-End Anastomosen angelegt werden, wobei am besten atraumatisches resorbierbares Nahtmaterial der Stärke 3/0 bzw. 4/0 zur Anwendung kommt. Als Nahttechnik kommt aufgrund der überzeugenden Ergebnisse die einreihige und allschichtige Einzelknopfnaht unter tangentialer Mitnahme der Mukosa zur Anwendung. Nach Fertigstellung der Darmanastomose erfolgt der Verschluß des Mesenteriums, wobei besonders darauf zu achten ist, daß zuführende Gefäße bzw. Gefäße der Randarkade unberührt bleiben (Abb. 12).

7.3 Meckel'sches Divertikel

Es darf angenommen werden, daß etwa 30% der Meckel'schen Divertikel im Laufe der Jahre durch Komplikationen klinisch manifest werden. Mögliche Komplikationen sind der mechanische Ileus als Folge von Divertikelinvagination oder Divertikelstrangulation. Entwicklungsgeschichtlich bedingt wird im Meckel'schen Divertikel selten heterotope

Abb. 12. Schema eines Querschnittes durch die Dünndarmwand. *1* Kerckring-Falte, *2* Tunica mucosa, *3* Tela submucosa und lamina muscularis mucosae, *4* Tunica muscularis (*a*, Stratum circulare; *b*, Stratum longitudinale), *5* Tela subserosa, *6* Tunica serosa (Peritonealüberzug), *7* Mesenterialgefäß, *8* Mesenterium mit vorderem und hinterem Peritonealblatt. Aus [19]

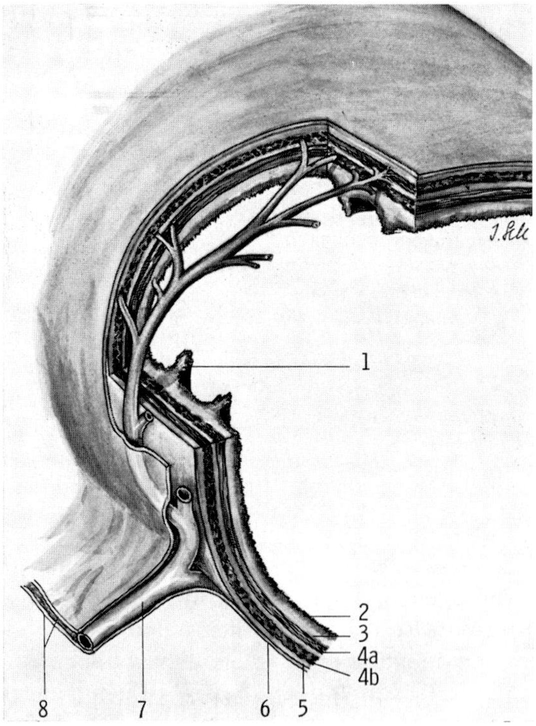

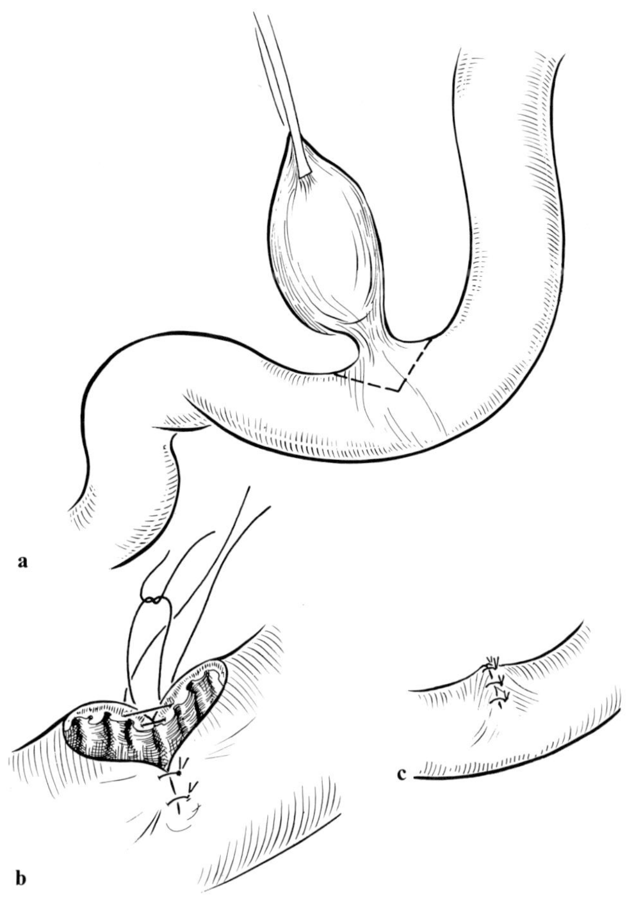

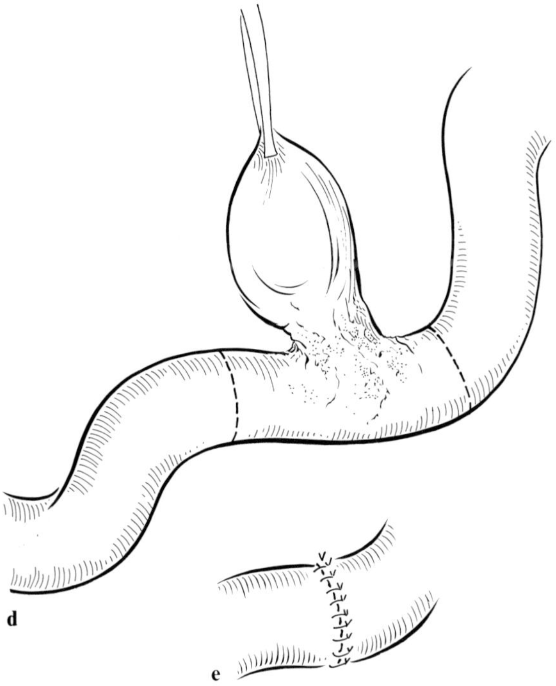

Abb. 13a–c. Keilexzision beim Meckel-Divertikel. **d, e** Segmentresektion beim Meckel-Divertikel. Aus [1]

Magenschleimhaut beobachtet mit daraus resultierenden Ulkusbildungen, Blutungen oder Perforationen. Klinisch ähnelt die Symptomatik der der akuten Appendizitis.

Wird ein asymptomatisches Meckel'sches Divertikel als Zufallsbefund bei einer gynäkologischen Operation entdeckt, kann die Resektion vorgenommen werden, wenn die Umstände es gestatten. Ein asymptomatisches radiologisch oder szintigraphisch nachgewiesenes Meckel'sches Divertikel bedarf dagegen keiner chirurgischen Therapie.

Ist eine chirurgische Intervention erforderlich, wird in der Regel die Abtragung des Divertikels durchgeführt. Seltener ist eine Segmentresektion erforderlich, sie wird unter den o. g. Prinzipien durchgeführt (Abb. 13a–e). Alternativ könnte die Abtragung auch mechanisch mit dem T.A 55 erfolgen.

7.4 Postoperative Nachbehandlung

Grundsätzlich empfiehlt sich eine nasogastrale Verweilsonde, die in der Regel am 2. postoperativen Tag nach Einsetzen der Peristaltik entfernt werden kann. Insgesamt wird der Patient unter Nahrungskarenz bis zum 3. postoperativen Tag parenteral ernährt und dann schrittweise auf enterale Ernährung umgestellt. Eine perioperative Antibiotikaprophylaxe ist nicht nötig.

Die Drainage einer Dünndarmanastomose ist in der Regel nicht nötig. Bei unsicher erscheinenden Verhältnissen (Peritonitis, große Lumeninkongruenz, etc.) kann eine Drainage der entsprechenden Quadranten oder des Douglas'schen Raumes mit einer Penrose-Drainage für 3–4 Tage erfolgen.

7.5 Postoperative Komplikationen

Die gefürchteste Komplikation ist die Anastomoseninsuffizienz bzw. Anastomosenblutung, beide Komplikationen sind jedoch bei technisch einwandfreier Nahttechnik äußerst selten. Bei entsprechender Symptomatik ist jedoch die sofortige Relaparotomie notwendig.

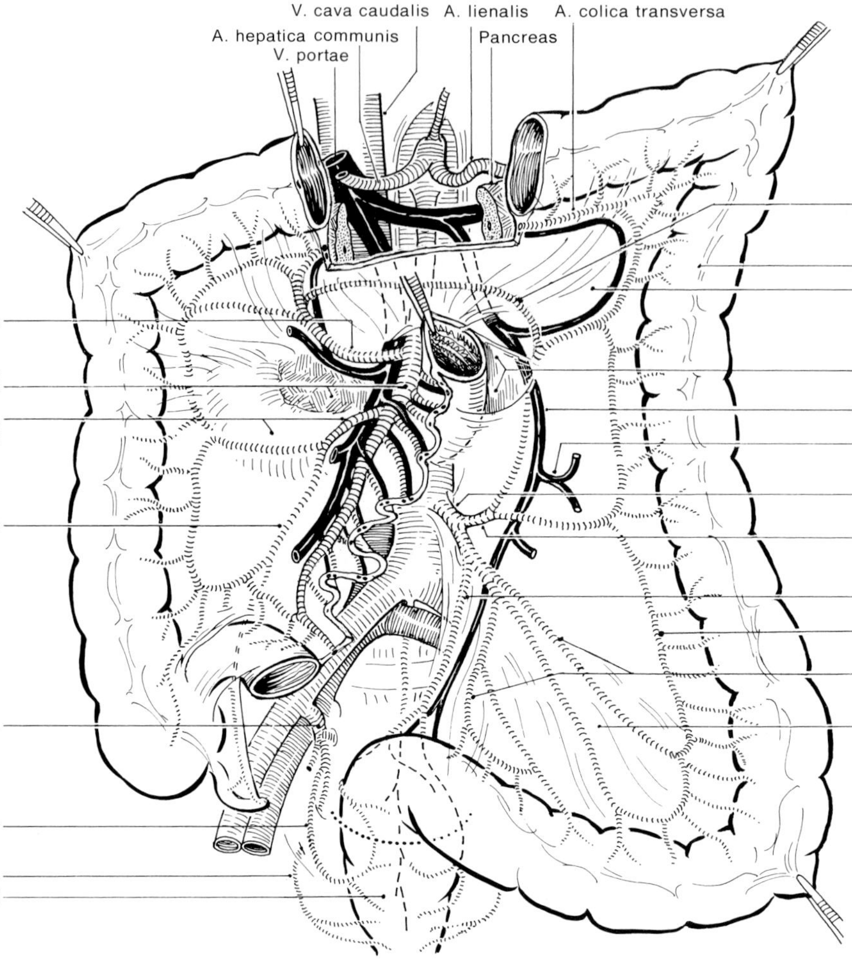

Abb. 14 a. Arterielle und venöse Blutversorgung von Dünn- und Dickdarm nach Wegfall des Dünndarms. Aus [1]

8 Eingriffe am Dickdarm

8.1 Anatomie

Die arterielle Gefäßversorgung des Kolons stellt sich wie folgt dar (Abb. 14a, b):

Das rechte Kolon wird über die A. mesenterica superior durch die A. ileocolica, die A. colica dextra und A. colica media versorgt. Das linke Kolon wird über die A. mesenterica inferior durch die A. colica sinistra, segmentale Sigmoidarterien und die A. hämorrhoidalis superior versorgt. Für den Chirurgen ist die Kenntnis der Arterienversorgung des Kolons von entscheidender Bedeutung. Eine Randarkade verläuft entlang des Kolonrahmens und wird von den genannten 4–7 zuführenden Arterien gespeist. Die Arkade ist im Bereich der linken Flexur am schwächsten. So ist an dieser Stelle nur in der Hälfte der Fälle eine direkte Anastomose zwischen der A. colica media und A. colica sinistra zu finden (Abb. 14c). Deshalb ist dieses Gebiet eine Prädilektionsstelle für ischämische Kolitiden (linke Kolonflexur und Colon descendens). Diesem Umstand ist bei linksseitigen Kolonanastomosen besonders Rechnung zu tragen (Abb. 14a–c).

8.2 Chirurgische Technik

Die Vorbereitung zur Dickdarmresektion wurde ausführlich in Kapitel 8.1 und 8.2 besprochen.

Erste und wichtigste Maßnahme für jeden Eingriff am Kolon ist die großzügige Kolonmobilisierung, um die Gefäßarchitektur darstellen und eine absolut spannungsfreie Dickdarmanastomose erreichen zu können. Bei der zweiten Maßnahme, der

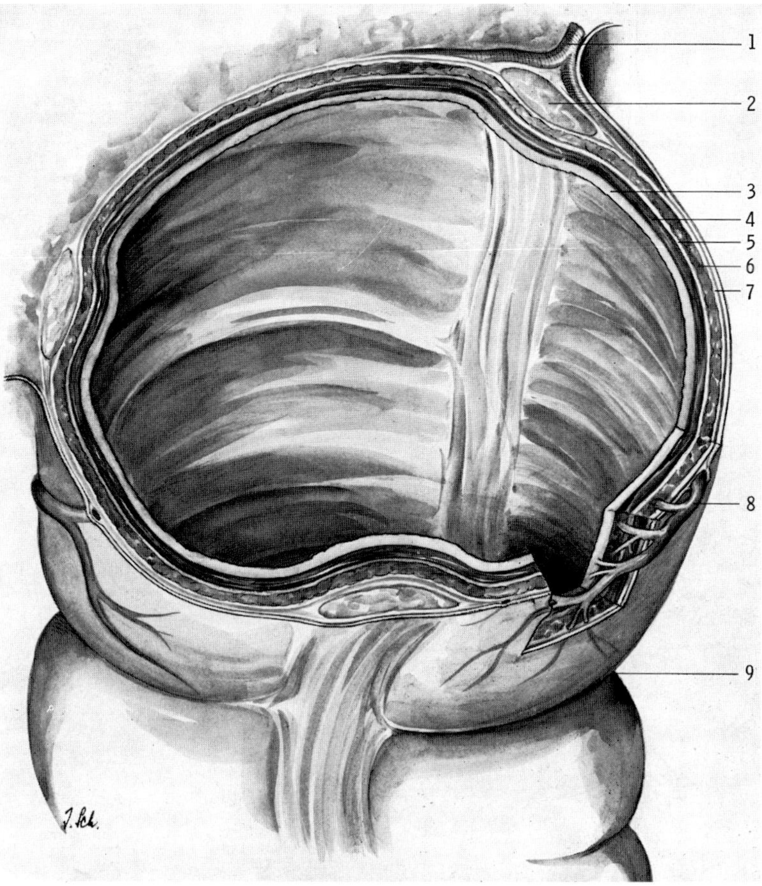

b

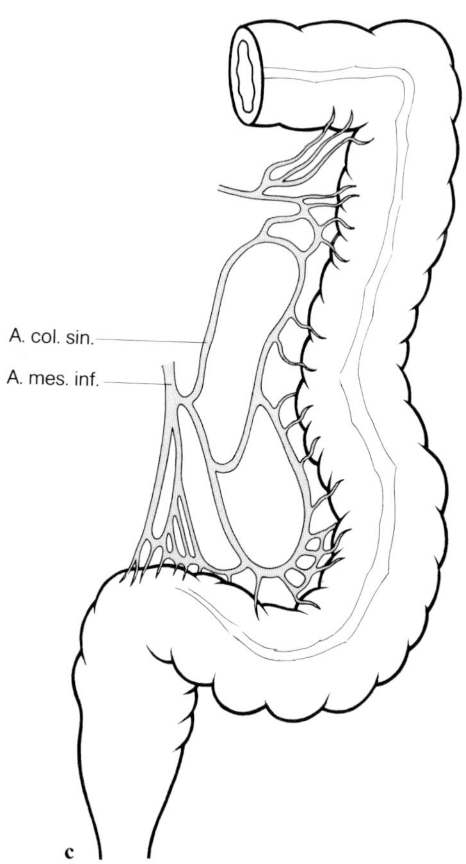

c

Abb. 14. b Querschnitt durch die Dickdarmwand. Aus [19] *1* Aa. recti mit vorderem und hinterem großen Ast. Zwischen diesen beiden Ästen können kurze Gefäßaufzweigungen mit kleinerem Kaliber zur Darmwand laufen. *2* Tenia mesocolica. *3* Tunica mucosa. *4* Tela submucosa. *5* Lamina muscularis mucosae. *6* Stratum circulare (Ringmuskelschicht). *7* Tunica serosa et subserosa. *8* Arteriole. *9* Plica semilunaris coli (Haustre). **c** Arterielle Blutversorgung des Colon descendens und Rektosigmas. Aus [1]

Skelettierung des zu resezierenden Darmteils, muß der besonderen Dickdarm-Gefäßanatomie Rechnung getragen werden. Das Resektionsausmaß richtet sich immer nach den durch die Gefäßversorgung vorgegebenen Arealen und erfolgt deshalb standardisiert (s. u.). Dies umso mehr als bei onkologischen Eingriffen die Lymphabflußgebiete, die sich an die Gefäßversorgung anlehnen, mitreseziert werden müssen (1 und 2) (Abb. 14d). Nur gut durchblutete und spannungsfreie Darmenden versprechen zudem eine primäre Anastomosenheilung. Dabei ist prinzipiell die Form der End-zu-End Anastomose anzustreben. Verwandt wird ausschließlich resorbierbares atraumatisches Nahtmaterial der Stärke 3/0 bzw. 4/0. Grundsätzlich kommt die einreihige Allschichtennaht (s. o.) zur Anwendung. Der Faden verläuft dabei von der Serosa durch die Muskularis tangential in die Submukosa und wird ebenso tangential durch die Submukosa, Muskularis und Serosa der Gegenseite ausgeführt. Auf diese Weise entsteht eine Naht Stoß auf Stoß mit einwandfreier Schleimhautadaptation. Die Nähte der Kolonanastomosen müssen sorgfältig adaptierend geknüpft sein, ohne daß dabei die kapillare Vaskularität von Submukosa und Muskularis durch allzu festes Knüpfen gedrosselt wird.

In letzter Zeit ist die Diskussion um die Notwendigkeit einer Drainage im Rahmen der Kolonchirurgie wieder aufgeflammt. Es darf aber nach wie vor davon ausgegangen werden, daß eine richtig gewählte und plazierte Drainage, die nicht länger als

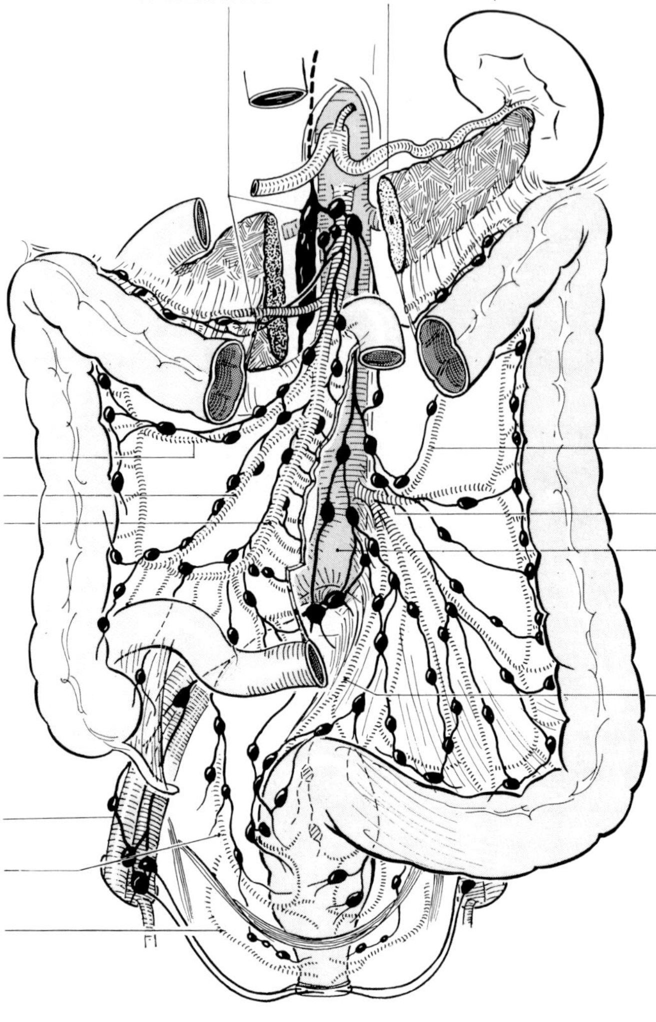

Abb. 14d. Lymphgefäßversorgung des Kolons. Aus [1]

4–5 Tage verbleibt, für den Patienten von Nutzen ist. Wir bevorzugen entweder die sog. Easy-flow-Drainage oder ein geschlossenes Drainage-System. Dabei ist es besonders wichtig, daß die Drainage nicht an oder auf der Anastomose zu liegen kommt, sondern distanziert von ihr an einem tieferen Punkt plaziert wird, um eine Verklebung zwischen Anastomose und Drainage zu verhindern.

8.3 Ileozökalresektion

Die Ileozökalresektion kommt hauptsächlich beim M. Crohn des terminalen Ileums inkl. der Zökalklappe und bei den selten vorkommenden Divertikelperforationen am Zökumkopf zur Anwendung. Im gynäkologischen Fachgebiet ist eine Einbeziehung des Zökums bzw. des terminalen Ileums z. B. beim Ovarialkarzinom möglich. Prinzipiell unterscheidet sich diese Resektion von der rechtsseitigen Hemikolektomie dadurch, daß das Colon ascendens verbleibt und die A. ileocolica nicht an ihrem Ursprung unterbunden wird. Trotz der Lumeninkongruenz ist auch hier eine End-zu-End Anastomose in allschichtig einreihiger Nahttechnik zwischen terminalem Ileum und dem Colon ascendens anzustreben. Bei alleiniger Resektion des Ileums ist auch das Anlegen einer End-zu-Seit Anastomose bei Übernähung der Bauhin'schen Klappe gestattet, weil sie der natürlichen Form der Ileozökalklappe entspricht. Das terminale Ileum wird daher an der medialen Taenia in Form einer End-zu-Seit Anastomose ins Colon ascendens eingepflanzt. Da die

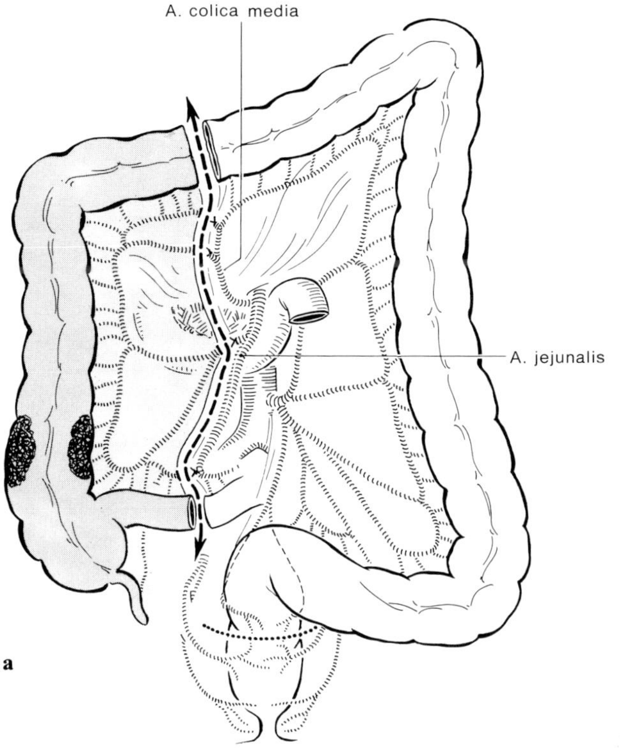

a

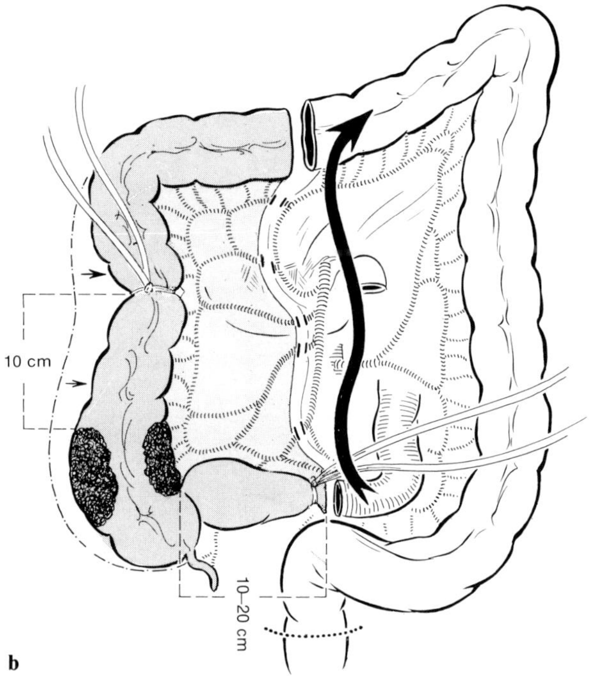

b

Abb. 15. **a** Ausmaß der Resektion bei der Hemikolektomie rechts. **b** Hemikolektomie rechts. Abbinden des Dünndarmlumens und Unterbrechen der Blut- sowie Lymphabfuhr. **c** Typische laterale Mobilisation bei der rechtsseitigen Hemikolektomie. Hierbei werden die dritte Duodenalpartie und der Ureter sichtbar gemacht. Aus [2]

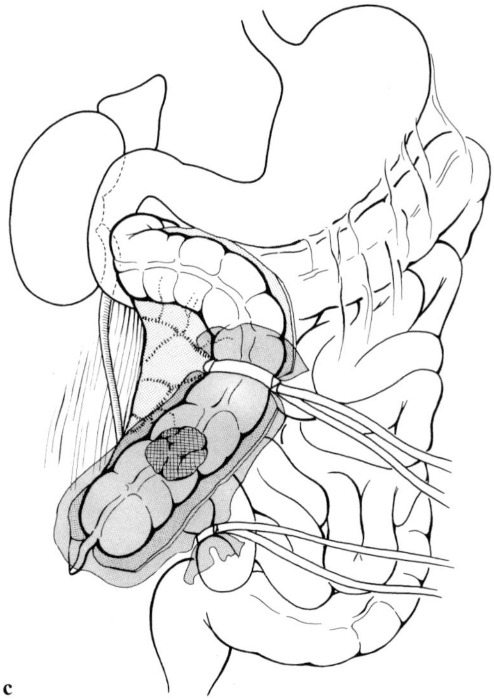

c

Anastomose nicht zu wenden ist, muß die Rückstichnahttechnik oder eine zweireihige Nahttechnik zur Anwendung kommen (Abb. 15f).

8.4 Hemikolektomie rechts

Aus onkologischen Gesichtspunkten wird das Dünndarmlumen knapp oral der Ileozökalklappe und das Dickdarmlumen knapp distal der rechten Flexur ligiert. Dann erfolgt die Ligatur der A. und V. ileocolica zentral nahe des unteren Duodenalknies und schließlich wird der Tumor, falls er die Serosa erreicht hat, mit einer aufgenähten Kompresse abgedeckt. Das Peritoneum lateral des Kolons wird inzidiert und das rechte Kolon inkl. der rechten Flexur ausgiebig mobilisiert. Dabei gelangt man von rechts her in die Bursa omentalis und kann nun die A. colica media darstellen. Sie muß geschont werden. Ebenso wird der rechte Ureter aufgesucht, dargestellt und das Duodenum von der

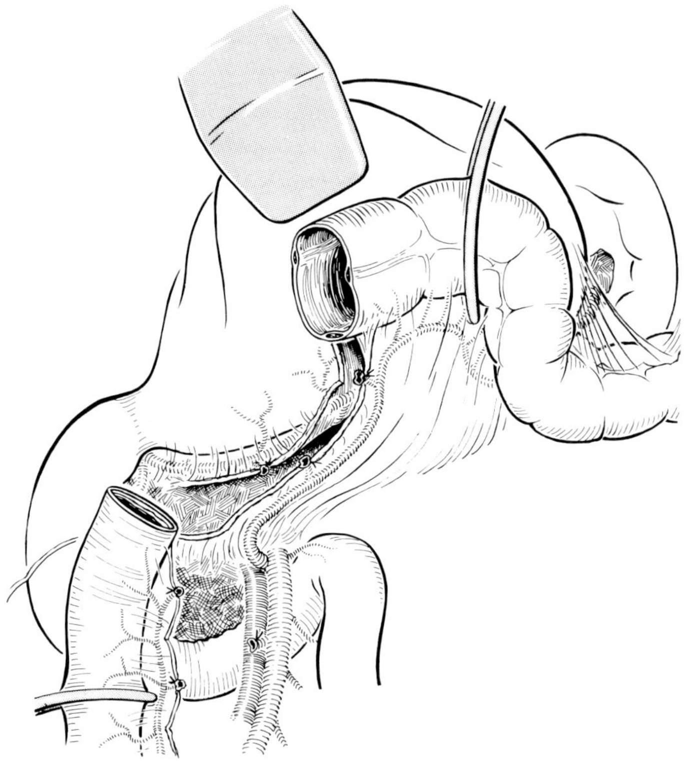

d

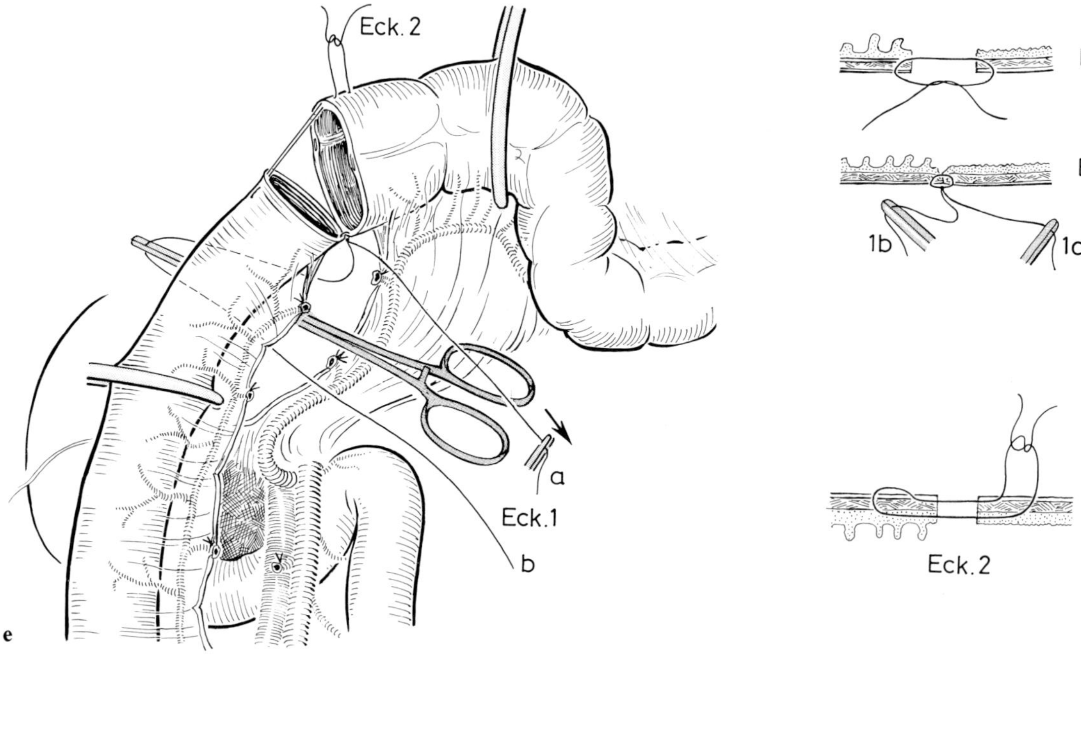

e

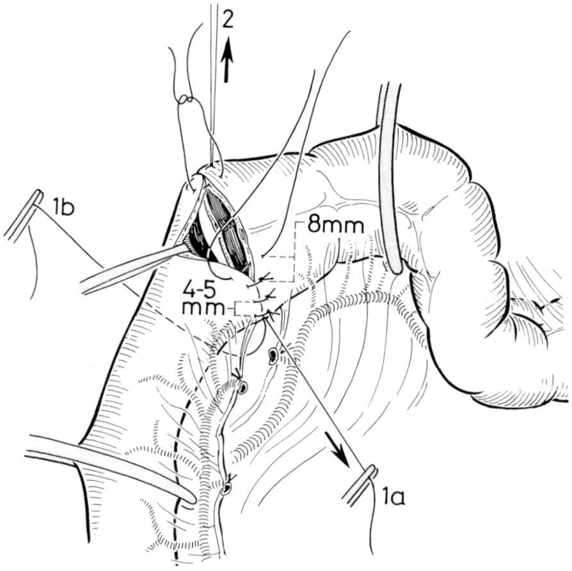

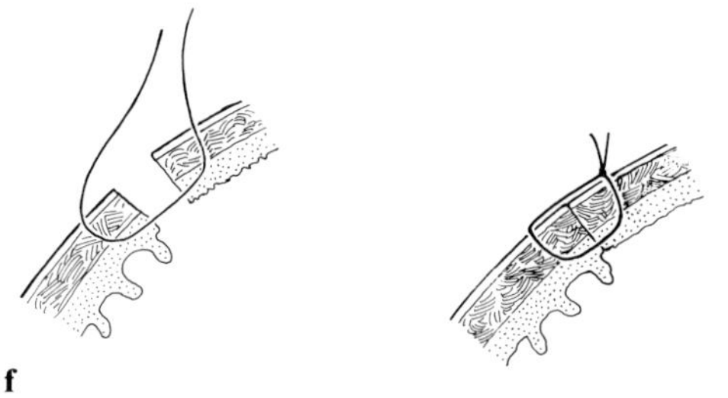

f

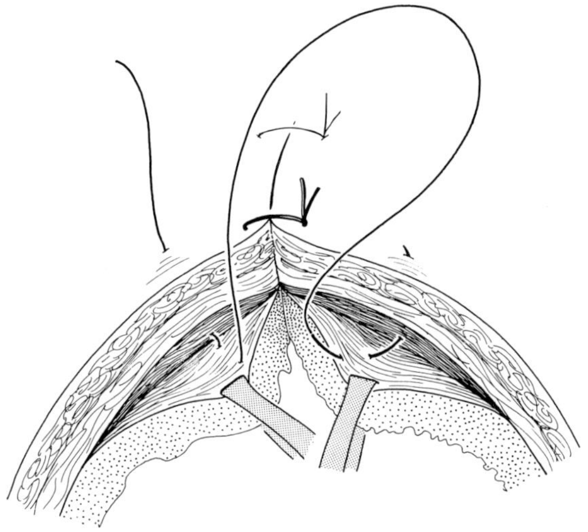

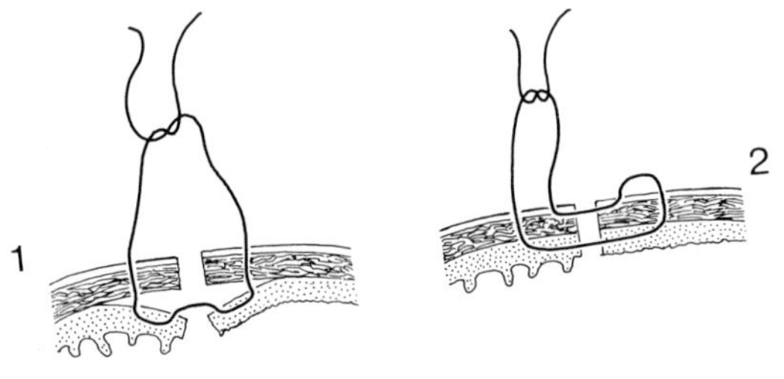

g

Abb. 15. d Status nach Resektion des tumortragenden Abschnittes bei der rechtsseitigen Hemikolektomie. Meist muß ein großer Lumenunterschied ausgeglichen werden. Schrägresektionen sind dazu nicht notwendig, da sich bei der Naht ein zu weites Lumen raffen läßt. Aus [1]. **e** Hemikolektomie rechts. Anlegen der antimesenterialen und mesenterialen Naht. Der mesenteriale Eckfaden geht sukzessive von der Serosa des Kolons durch die Muskularis und Submukosa, dann durch die Submukosa und die Muskularis des Ileums und kommt durch die Serosa wieder hervor. Beim Knüpfen dieser Naht legen sich die Schleimhautenden genau aneinander. Die Enden dieses Eckfadens werden an je eine Klemme genommen (damit stets ein Faden bei der 180°-Drehung des Darmes zur Verfügung steht). Als zweites erfolgt die Anlage des antimesenterialen Eckfadens, welche entweder als typische Tangentialnaht oder als Rückstichnaht gelegt wird. **f** Hemikolektomie rechts, reinreihige Allschichtennaht, wobei im Mukosabereich lediglich submukös gestochen wird. Durch Hochziehen des Kolons ist hier die Naht der Hinterwand gezeigt. Sie präsentiert sich somit wie eine Vorderwand. Meist ist es ratsam, die Lumina durch weiche Klemmen ca. 15 cm von der Anastomosenstelle weg vor der Resektion zu verschließen. **g** Hemikolektomie rechts. Typische einreihige Allschichtennaht (von der Serosa durch die Muskularis in die Submukosa gehend und als Tangentialnaht zu bezeichnen (*1* übliche Naht und *2* Donathy-Modifikation bei schlechter Adaptation). **e–g** aus [2]

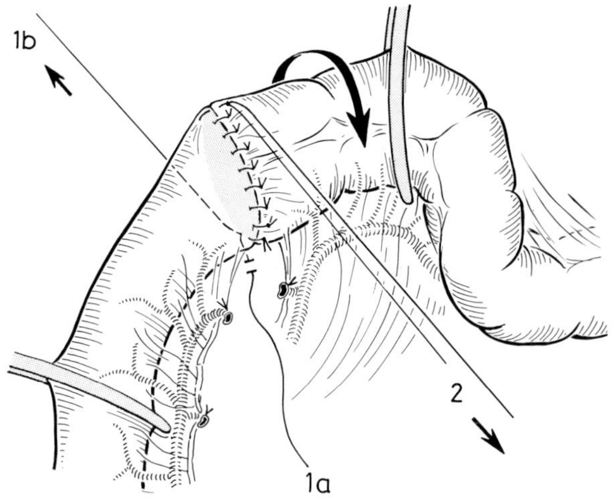

Abb. 15h. Hemikolektomie rechts. Die Naht der Hinterwand ist fertiggestellt. Mit Hilfe des mesenterialen und antimesenterialen Fadens *(1b)* kann die Anastomose um 180° gedreht werden, so daß nun die Vorderwand dem Chirurgen wieder gut zur Hand liegt. Aus [2]

rechten Kolonflexur stumpf abgeschoben. Das große Netz, sofern es dem Resektionsgebiet anhaftet, wird gut handbreit aboral der Resektionslinie vom Colon transversum abpräpariert. Jetzt kann die eigentliche rechte Hemikolektomie vorgenommen werden. Sie umfaßt etwa 10 cm des terminalen Ileums, den ganzen lymphovenösen Abfluß des rechten Hemikolons (A. ileocolica und A. colica dextra) und das Colon ascendens bis zur A. colica media. An den Resektionslinien werden antimesenterial und mesenterial an den zu belassenden Darmenden Haltenähte angelegt. Oft liegt eine Lumenungleichheit zwischen dem weiten Colon transversum und dem terminalen Ileum vor. Eine End-zu-End Anastomose ist aber ausnahmslos erreichbar, wenn die einzelnen Stiche am Dickdarm etwas weiter auseinanderliegen als am Dünndarm. Man kann sich die exakte Adaptation Stoß auf Stoß durch die sog. Vierteltechnik erleichtern, indem man die Abstände zwischen den gelegten Fäden immer weiter halbiert durch neue Stiche. Die Allschichtennaht beginnt in der Regel an der weniger übersichtlichen mesenterialen Vereinigungsstelle. Ist eine Wand genäht, wird der Darm um 180° gedreht und man kann sich so von der exakten intraluminalen Schleimhautadaptation überzeugen. Die Anastomose wird wie oben beschrieben vollendet. Nach Verschluß des Mesokolonschlitzes erfolgt die Einlage von 1–2 Penrose-Drainagen, die in der Nähe der Anastomose plaziert werden und 4–5 Tage verbleiben (Abb. 15a–h).

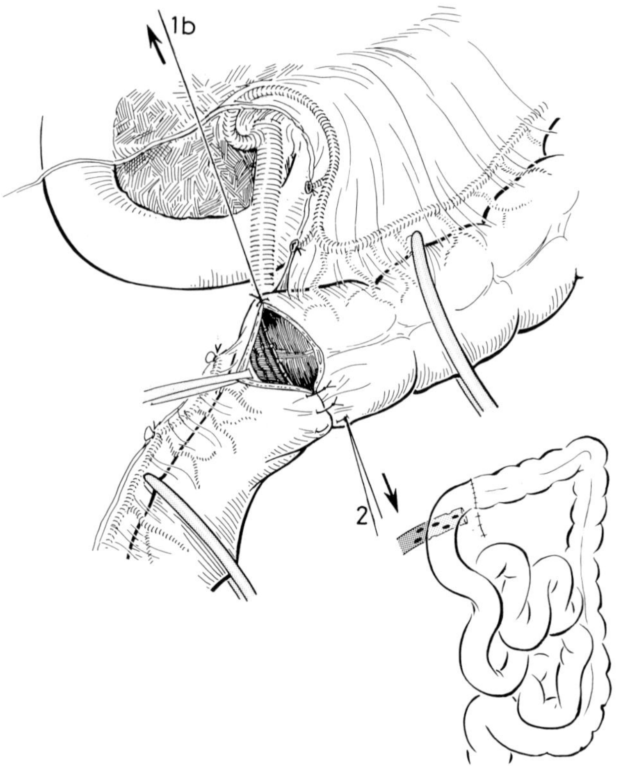

8.5 Transversumresektion

Die Transversumresektion hat im Rahmen der onkologischen Chirurgie in den letzten Jahren an Bedeutung verloren, weil sie den Radikalitätsprinzipien nicht gerecht wird. Karzinome im Bereich des Colon transversums werden je nach Lokalisation entweder durch erweiterte Rechts-Hemikolektomie oder durch erweiterte Links-Hemikolektomie behandelt. Eine Indikation zur alleinigen Transversumresektion ergibt sich am ehesten bei Mitbeteiligung dieses Darmanteils an anderen Organkrebsen (z. B. Magenkarzinom). Sie sollen deswegen kurz dargestellt werden.

Ein idealer Zugang ist die quere Laparotomie handbreit oberhalb des Nabels; der Eingriff kann aber auch vom verlängerten Mittelschnitt aus ausgeführt werden. Auch hier müssen ggf. die onkologisch notwendigen, tumorspezifischen Maßnahmen ergriffen werden (Ligatur des Darmlumens oral und aboral des Tumors sowie zentrale Gefäßligatur). Im Fall der Transversumresektion werden die A. und V. colica media radikulär ligiert. Dann erfolgt die Mobilisierung beider Flexuren rechts vom Duodenum und links nach Durchtrennung des Ligamentum phrenicocolicum von der Milz. Nach Durchtrennung des zentralen Gefäßstiels der A. co-

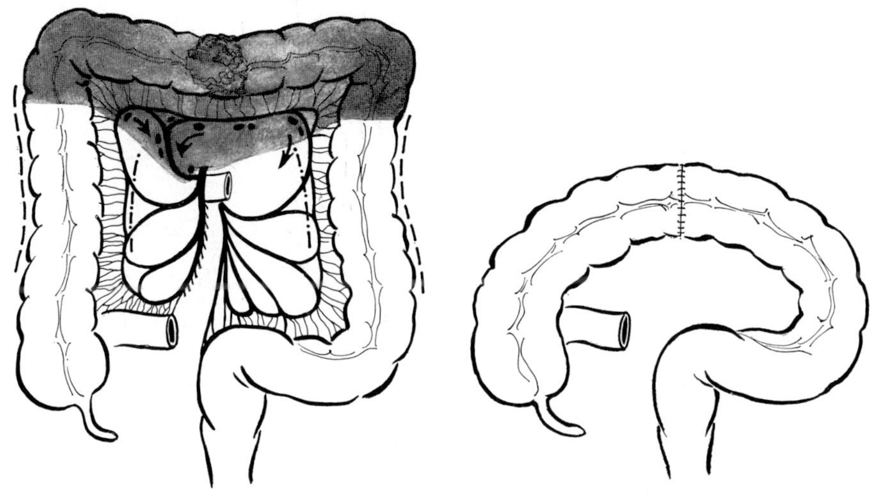

Abb. 16. Resektion des Colon transversum. Technik. Übersicht über die Resektionsgrenzen und über die regionären Lymphknotengruppen. Zur Wiederherstellung des Dickdarms werden auf- und absteigendes Darmrohr von lateral her *(gestrichelt)* mobilisiert, etwa bis in die Höhe des Abgang der Gefäßarkaden *(gestrichelte Linien)*. Aus [19]

lica media müssen aus den geschilderten gefäßanatomischen Gründen die Durchblutungsverhältnisse an der linken Kolonflexur durch Palpation der Arkadenpulsation gesichert werden.

Die Anastomosierung der beiden Flexuren erfolgt in der gleichen Nahttechnik – allschichtig einreihig – wie bei allen Dickdarmanastomosen.

Intraoperative Hauptgefahrenpunkte sind die Verletzungsmöglichkeiten des Duodenums bei der Mobilisierung der rechten Kolonflexur und die Milzläsion beim Auslösen der linken Kolonflexur (Abb. 16).

8.6 Hemikolektomie links

Immer wenn die linke Kolonflexur mobilisiert werden muß, empfiehlt sich die mediane Unterbauchlaparotomie, die kosto-umbilikal zum linken Rippenbogen verlängert wird. Primär wird die A. und V. mesenterica inferior radikulär, d. h. an ihrem Abgang aus der Aorta bzw. ihrer Einmündung in die V. lienalis, ligiert. Das linke Hemikolon wird aus seinen anlagebedingten Verwachsungen gelöst, die linke Kolonflexur mobilisiert und der linke Ureter dargestellt. Auch hier sollte darauf geachtet werden, daß es zu keiner Milzläsion kommt. Kleine Kapselläsionen sind kein Grund zur Splenektomie, vielmehr sollte die Blutung lokal durch Infrarotkoagulation oder Diathermie im Zusammenspiel mit lokalen Hämostyptika gestillt werden.

Das Netz wird vom Transversum abgelöst. Bevor die Resektionsgrenzen festgelegt werden, ist wieder die Gefäßanatomie zu überprüfen und vor allem auf eine gute Arkadenpulsation im oralen Bereich zu achten. Da die A. mesenterica inferior radikulär ligiert ist und somit das Blutversorgungsgebiet der A. hämorrhoidalis superior gedrosselt ist, muß die Anastomose zwischen Colon transversum und dem Rektum unterhalb der Peritonealumschlagsfalte angelegt werden und zwar so tief bis der Rektumstumpf eine ausreichende Durchblutung über die A. rectalis media und caudalis, die lateral aus den Aa. iliacae stammen, erfährt.

Neuere Untersuchungen haben gezeigt, daß auch eine retrograde Durchblutung des Rektumstumpfes über distale Arkaden der A. haemorrhoidalis superior möglich ist, so daß auch in Höhe der peritonealen Umschlagfalte anastomosiert werden kann. Die gute Durchblutung der Anastomosenränder ist aber individuell zu überprüfen.

Die Anastomosennaht zwischen Transversum und Rektum unterscheidet sich gegenüber den o. g. Kolonanastomosen (Ileotransversostomie und Transversumresektion) insofern, daß die Nahtreihe im kleinen Becken nicht gewendet werden kann. Wir wenden deshalb das sog. Lift-Verfahren an. Hierbei wird die Hinterwand durch intraluminale Rückstichnähte vereinigt ohne die Fäden zu knüpfen. Die atraumatische Naht beginnt im oralen Resektionsschenkel, wobei alle Schichten gefaßt werden. Die Nadel wird dann zum Rektumstumpf hinuntergeführt und faßt dort ebenfalls alle Schichten, um dann als Rückstich unter Fassen der Schleimhaut des aboralen und des oralen Darms zu

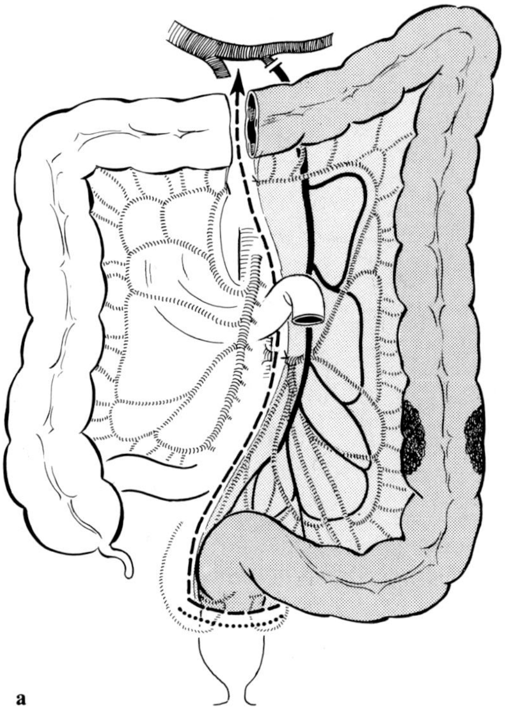

a

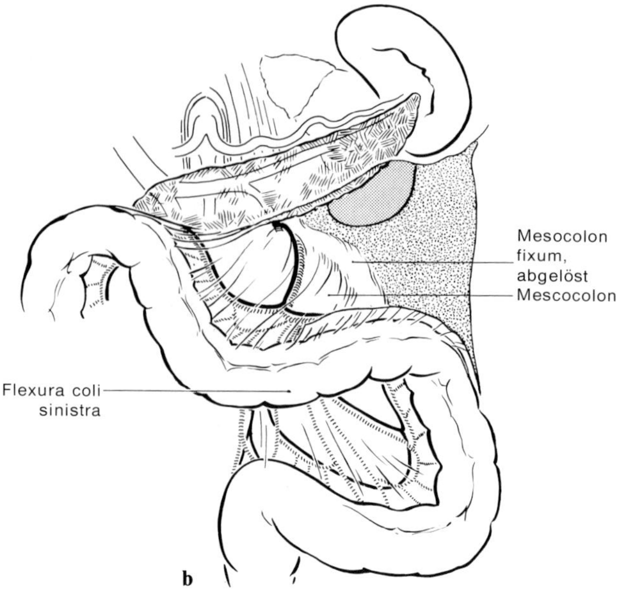
Mesocolon
fixum,
abgelöst
Mescocolon
Flexura coli
sinistra

b

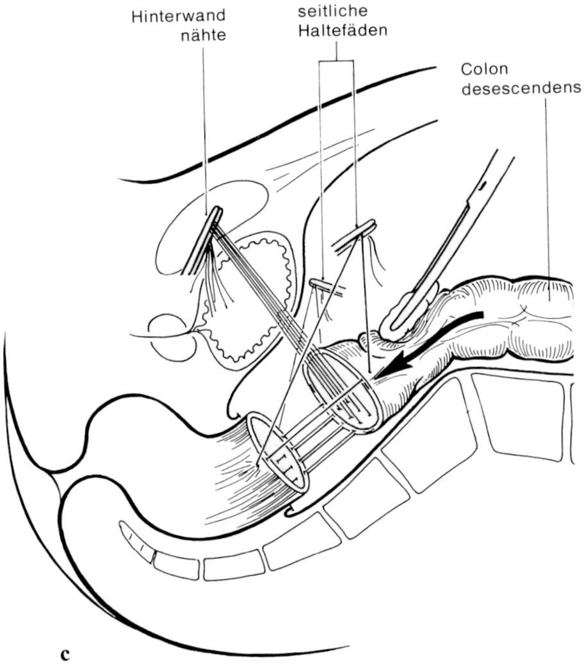
Hinterwand
nähte
seitliche
Haltefäden
Colon
desescendens

c

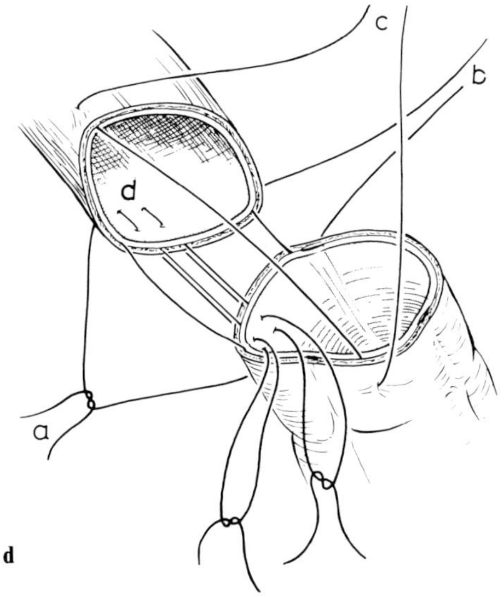
c
b
d
a

d

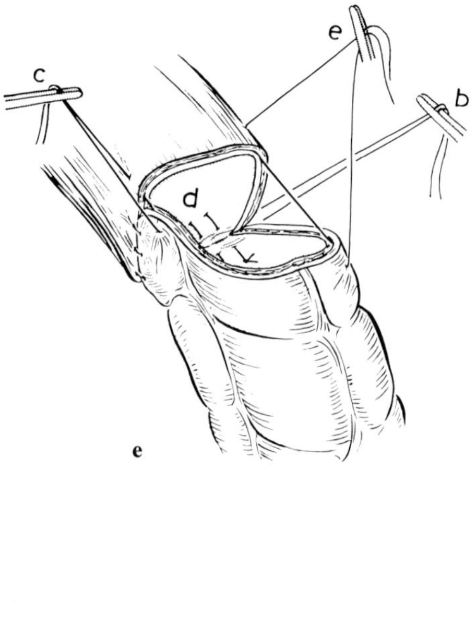
c
e
b
d

e

enden. Der Knoten kommt später intraluminal im oralen Kolonschenkel zu liegen; zunächst werden jedoch sämtliche Rückstichnähte auf einer Klemme, die mit einem Tupfer armiert ist, ungeknüpft geklöppelt. Anschließend werden die beiden Ecknähte sero-muskulär, die Submucosa tangential fassend, d. h. von außen, gelegt (1. Nähte der Vorderwand). Wichtig ist, daß bei sämtlichen Rückstichnähten und bei den beiden Ecknähten viel Darmwand (1–1,5 cm) gefaßt wird. Nach Knüpfen der Hinterwandnähte und der beiden Ecknähte kommt es bereits zu einer guten Adaptation der Vorderwand. Abschließend erfolgt in üblicher einreihiger allschichtiger Nahttechnik die Vorderwandnaht.

Da bei diesem Vorgehen die Anastomose unterhalb des peritonealen Umschlags im kleinen Becken zu liegen kommt, ist es möglich, Anastomose und Drainagesystem zu „extraperitonealisieren", d. h. den peritonealen Beckenboden oral der Anastomose wiederherzustellen, die Drainage kann transperitoneal ebenso wie extraperitoneal pararektal oder auch transvaginal erfolgen (Abb. 17a–e).

Abb. 17. **a** Schema der vollständigen Hemikolektomie links. Allerdings wird meist ein längerer Anteil des Transversums erhalten, ohne die Radikalität des Eingriffs zu gefährden.
b Z. n. Mobilisierung des linken Hemikolons.
c Hemikolektomie links. „Lift-Verfahren": Legen der Hinterwandnähte bei der tiefen Anastomose im Bereich des unbeweglichen Sigmoids. Der unbewegliche Faden links ist besonders hervorgehoben, da er – nach Anbringen der intraluminalen Hinterwandnähte – entsprechend dem Vorgehen der Tangentialnaht wie für die Vorderwandnaht gelegt wird.
d Fadenführung beim „Lift-Verfahren": **a** Hinterwandnaht *(d)* durchsticht vom Lumen des oralen Schenkels hier sämtliche Schichten und geht dann zu dem aboralen Schenkel, um dort von der Serosa her sämtliche Schichten bis ins Darmlumen zu durchstechen. Auf dem Rückweg – intraluminale Rückstichnaht – faßt sie am oralen wie am aboralen Darmende nur noch die Schleimhaut. Sämtliche Fäden werden vorher gelegt und an der Kocher-Klemme aufgereiht, um eine Verwechslung der Fäden zu vermeiden.
e Die als Tangentialnaht gestochenen Eckfäden *a* und *b* werden besser vor dem Lift gelegt. Sind sämtliche intraluminale Hinterwandnähte gelegt und separat davon die beiden Eckfäden tangential gestochen, so kann das orale Ende zum aboralen Ende hinuntergestoßen werden, entsprechend dem gezeigten Lift-Verfahren. Nach Knüpfen der beiden Eckfäden werden die Tangentialnähte der Vorderwand gelegt (Schema der Naht *c*) und fortlaufend geknüpft *(e)*. Fadenführung der Vorderwandnaht. Aus [2]

8.7 Radikale Sigmaresektion
(Abb. 18g)

Die radikale Sigmaresektion entspricht im Wesentlichen der linksseitigen Hemikolektomie, nur wird die A. mesenterica inferior erst distal des Abganges der A. colica sinistra ligiert. Es verbleibt also der zentrale Stumpf der A. mesenterica inferior (ca. 3–5 cm) und die Durchblutung der linken Kolonflexur wird über die A. colica sinistra erhalten. Bei jeder Mobilisierung der linken Kolonflexur kann eine Anastomose zwischen Colon descendens und dem Rektumstumpf, der bis über den peritonealen Umschlag hinaus mobilisiert werden muß, erfolgen. Die Durchblutungssituation des Rektumstumpfes ist die gleiche wie bei der linksseitigen Hemikolektomie (s. 8.8.6). Die Anastomose kommt in Höhe des Beckenbodens zu liegen und wird extraperitonealisiert. Die Anastomosierungstechnik zwischen Colon descendens und dem Rektumstumpf ist identisch mit der bei der Hemikolektomie links.

Die Hemikolektomie links ist das geeignete Verfahren für die Resektion von Tumoren im Bereich des Colon descendens. Für Prozesse im Sigma – diese Situation ist im Rahmen gynäkologischer Eingriffe wesentlich häufiger – ist die sog. radikale Sigmaresektion ein auch im onkologischen Sinne ausreichender Eingriff (Abb. 18a–c).

8.8 Sigmaresektion
(Abb. 18h)

Bei fortgeschrittenen Tumoren unter palliativen Gesichtspunkten, bei entzündlichen Veränderungen und bei kleinen Tumoren (villöses Adenom) ist die sog. einfache Sigmaresektion ausreichend.

Das betroffene Sigma wird reseziert, die A. mesenterica inferior je nach Notwendigkeit unterhalb des Abgangs der A. colica sinistra ligiert. Die A. colica sinistra inkl. ihres deszendierenden Astes bleibt somit erhalten, allerdings fällt die distale A. hämorrhoidalis superior der Resektion zum Opfer, so daß auch bei dieser Resektionsform eine Anastomose zwischen Colon descendens und dem Rektumstumpf unterhalb des peritonealen Umschlags angelegt werden muß; Ausnahme: benigne Tumoren oder entzündliche Erkrankungen.

Die Anastomose wird in gleicher Art wie bei der radikalen Sigmaresektion angelegt (Abb. 19a–d).

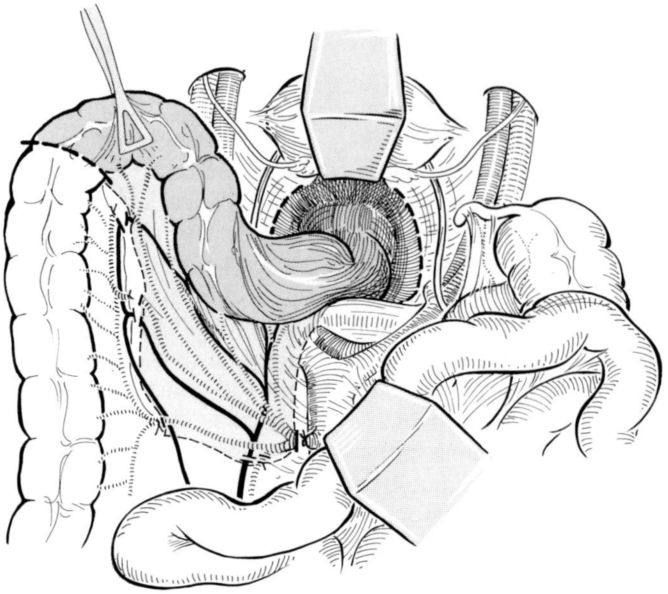

a

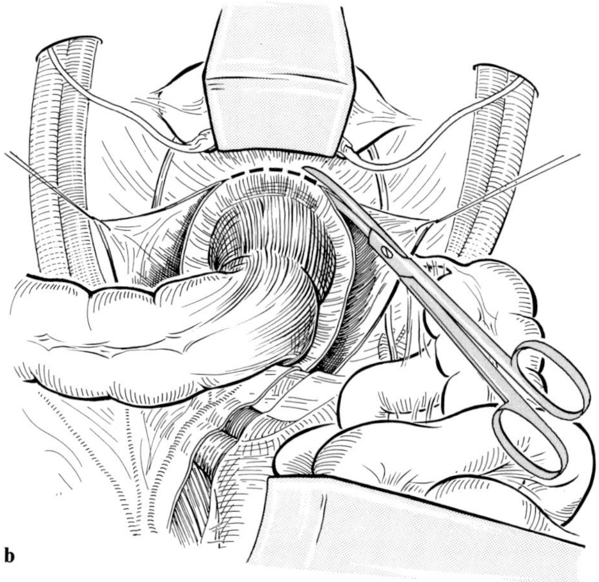

b

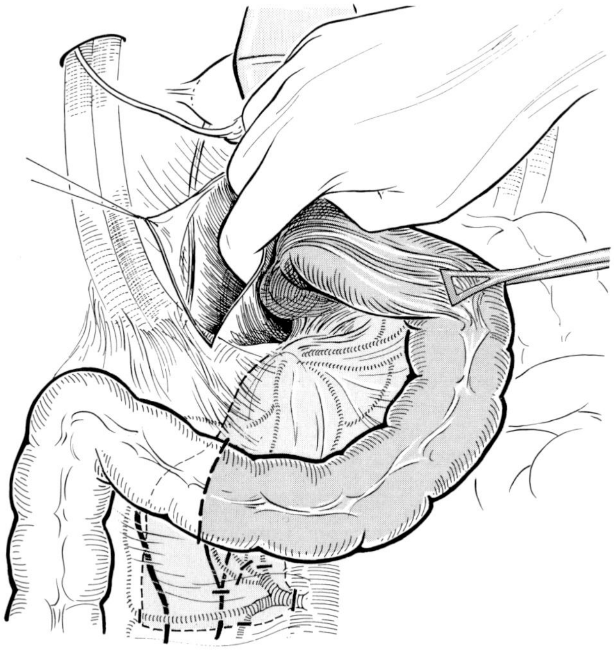

c

Abb. 18. **a** Resektionsausmaß bei der radikalen Sigmaresektion (s. auch Abb. 19g) No-touch-Technique bei der tiefen Resektion. Durchtrennungsstellen der zu- und abführenden Gefäße inkl. Lymphgefäße. Gestrichelt die Inzisionslinie des parietalen Peritoneums im Douglas-Raum.
b Radikale Sigmaresektion: Erster Schritt der Präparation: Inzision des Peritoneums.
c Darstellung der Ureteren. Aus [1]

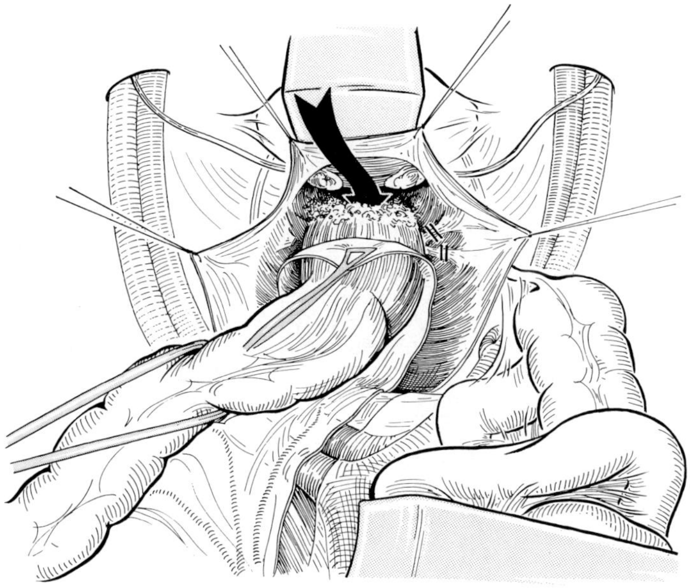

d

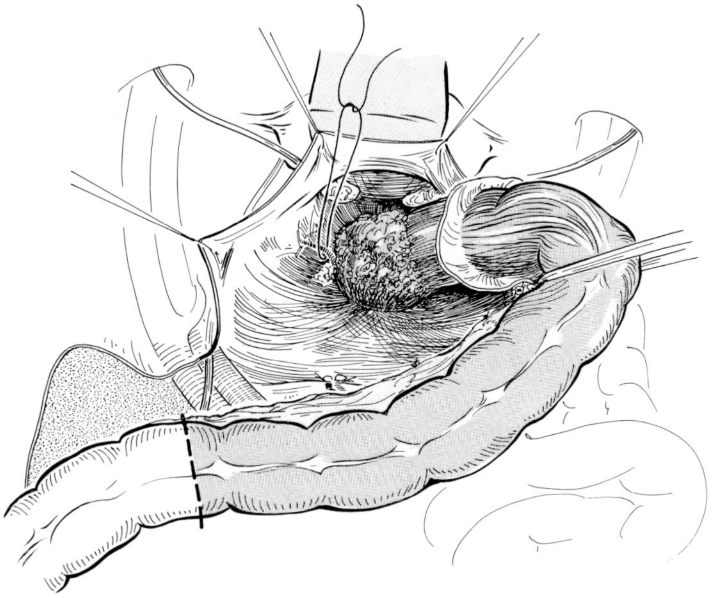

e

Abb. 18. **d** Radikale Sigmaresektion. Zweiter Schritt in der Mobilisation des Rektosigmoids: Darstellung der Trennschicht unter Sichtbarmachung der Samenblasen und der Prostata. Bei der Frau analoges Vorgehen unter Darstellung der hinteren Vaginalwand. Entlang dieser Schichten läßt sich das Rektum meist weitgehend unblutig mobilisieren.

e Radikale Sigmaresektion. Nach Mobilisierung vorn gegen Samenblase bzw. Vaginalwand Eingehen in die pararektalen Bindegewebsschichten, unter größtmöglicher Respektierung der präsakralen Faszie und Darstellung der Gefäßversorgung (Haemorrhoidalis media) die sich dem palpierenden Finger als Strang anbietet und damit präliminär ligiert werden kann. Aus [1]

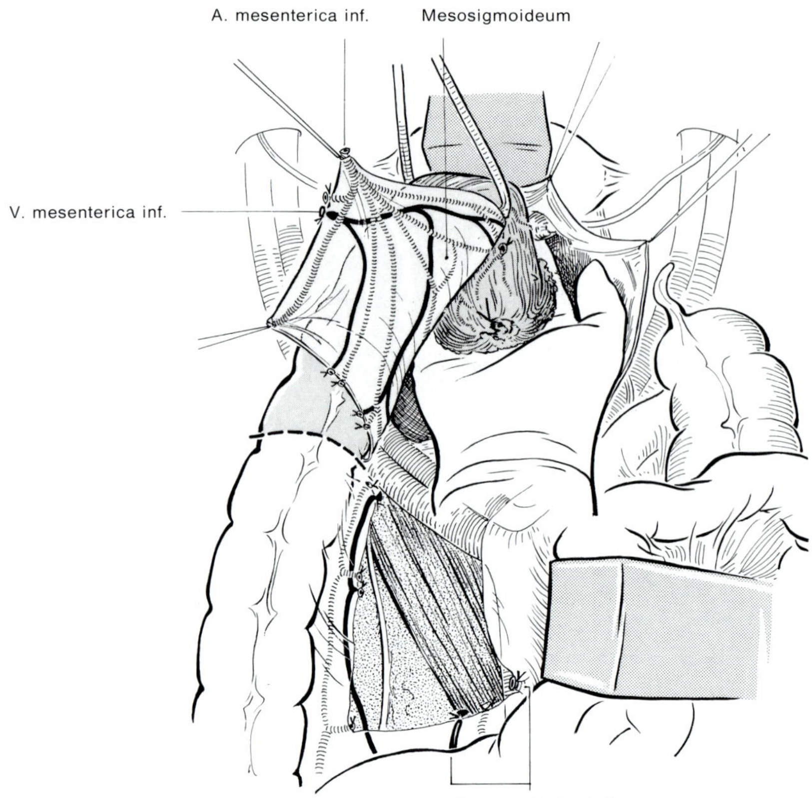
A. mesenterica inf.
Mesosigmoideum
V. mesenterica inf.
A. mesenterica inf.,
V. mesenterica inf.
(durchtrennt)

f

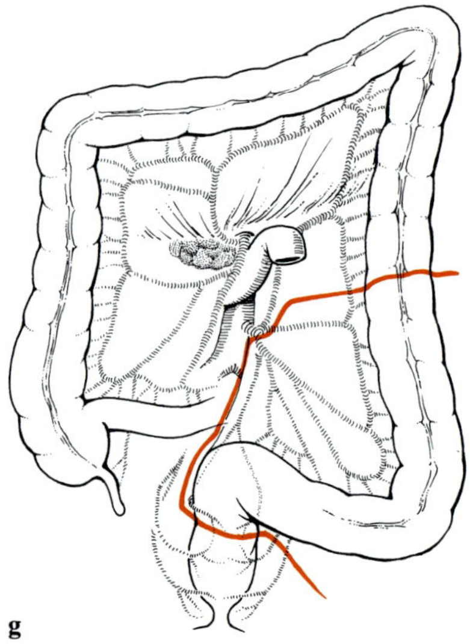

g

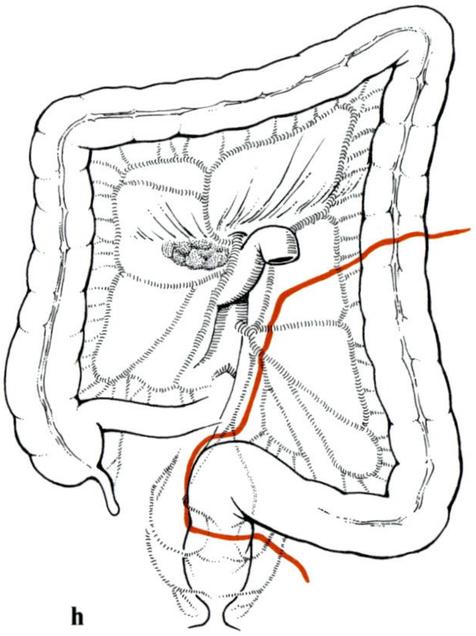

h

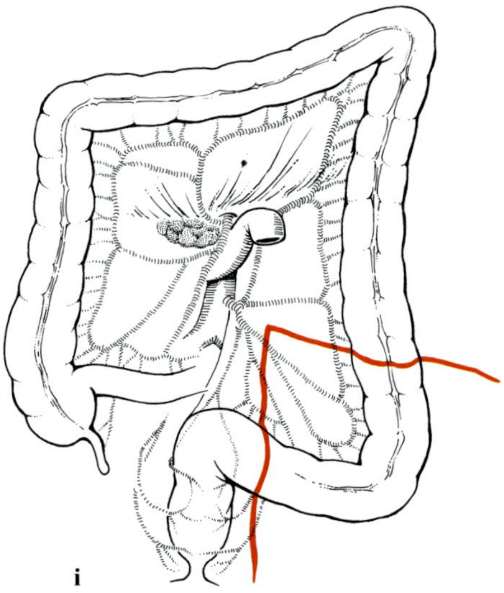

i

8.9 Sigmasegmentresektion (Abb. 18 i)

Sie kommt nur für gutartige Prozesse (Divertikulitis, M. Crohn, etc.) und für Läsionen bei gynäkologischen Grundkrankheiten in Frage, da diese Resektionsform eines Sigmasegmentes im eigentlichen Sinne kein onkologischer Eingriff ist. A. und V. mesenterica inferior, A. colica sinistra und A. hämorrhoidalis superior bleiben erhalten. Die Aa. sigmoideae werden an ihrem Abgang aus der A. mesenterica inferior ligiert. Unter dieser Voraussetzung, daß die A. hämorrhoidalis superior erhalten bleibt, kann eine Sigmaanastomose in jeder Höhe angelegt werden. Je nach Höhe kann die Anastomose gewendet werden (Abb. 15 h) oder sie muß, wie unter Abb. 17 c dargestellt, ausgeführt werden.

8.10 Diskontinuitätsresektion des Sigmas nach Hartmann

Hauptindikation der Sigmadiskontinuitätsresektion stellt die perforierte Sigmadivertikulitis mit Peritonitis dar. Sie kann aber auch bei weit fortgeschrittenen Tumoren als Palliativmaßnahme und im Rahmen gynäkologischer Eingriffe bei für eine Dickdarmoperation nicht vorbereiteten Patienten zur Anwendung kommen. Mit anderen Worten, sie ist immer dann angezeigt, wenn eine primäre Anastomosierung zu risikoreich erscheint [6].

Dieses Verfahren besteht in der Resektion des divertikeltragenden Darmanteils. Das Rektum wird in Höhe des Rektosigmoids oder tiefer – je nach Situation – blind verschlossen und das Colon descendens linksseitig als endständiges Kolostoma ausgeleitet. Erlaubt es der Allgemeinzustand und die Grundkrankheit des Patienten, wird durch erneute Relaparotomie die End-zu-End Anastomose des zurückgelassenen Rektumstumpfes mit dem Colon descendens angestrebt. Die Anastomosentechnik entspricht der Anastomosierung, wie sie bei der Sigmaresektion bzw. Sigmasegmentresektion empfohlen wurde (Abb. 20 a, b).

◁

Abb. 18. f Radikale Sigmaresektion. Präsakrale Mobilisierung der hinteren Rektalwand. Dieser Schritt erfolgt praktisch gleichzeitig mit dem in Abbildung 18 c gezeigten Schritt und erlaubt eine schonende Mobilisierung des Tumors. Fortführen der hinteren Mobilisierung – je nach Lage des Tumors – bis zum Levator ani. Durchtrennen des meist sehr dicken Mesorektums zur Unterbindung der nach oben steigenden Äste der Haemorrhoidalis (Verbindung der Haemorrhoidalis superior mit der Mesenterica inferior)
g Resektionsausmaß der radikalen Sigmaresektion: Ligatur der A. mesenterica inferior unterhalb des Abgangs der A. colica sinistra. Da die A. haemorrhoidalis superior ligiert ist, muß die Anastomosierung unterhalb des peritonalen Umschlags erfolgen. Die Anastomose wird zwischen mobilisierter linker Kolonflexur und dem Rektumstumpf angelegt.
h Resektionsausmaß Sigmaresektion: Im Gegensatz zur radikalen Sigmaresektion bleibt die A. haemorrhoidalis superior erhalten, was eine Anastomosierung oberhalb des peritonealen Umschlags erlaubt (Indikation: Morbus Crohn, Divertikulitis, Palliativeingriff).

Bei der onkologisch radikalen Sigmarsektion muß jedoch der lymphovenöse Abfluß des Versorgungsgebietes der A. mesenterica inferior fallen und damit das Gebiet der A. haemorrhoidalis superior, was eine Anastomosierung unterhalb der peritonealen Umschlags bedingt.
i Resektionsausmaß Sigmasegmentresektion: *Indikation:* Breitbasige und endoskopisch nicht angehbare Adenome ohne invasives Wachstum. Sämtliche Stammgefäße bleiben erhalten, Resektion innerhalb der Gefäßarkaden. Aus [1]

8.11 Anteriore Rektumresektion

Die anteriore Rektumresektion ist als kontinenzerhaltende Operation das Verfahren erster Wahl bei Tumoren des proximalen und mittleren Rektumdrittels bzw. der Einbeziehung dieser Areale in gynäkologische Prozesse unter der Voraussetzung, daß nach distal das Erreichen eines Sicherheitsabstands von mindestens 3 cm gewährleistet ist. Wünschenswert dafür ist ein entsprechend sorgfältiges präoperatives Tumorstaging (digitale Klassifikation des klinischen Stadiums, intrarektaler Ultraschall, Computertomographie) [15].

Als operativer Zugang wird die mediane Unterbauchlaparotomie mit Fortführen des Schnittes links kostoumbilikal gewählt, da unbedingt eine gute Mobilisation der linken Kolonflexur notwendig ist. A. und V. mesenterica inferior werden unterhalb des Abganges der A. colica sinistra ligiert. Der linke Ureter wird – wenn nötig – dargestellt. Nachdem die Blutzufuhr der A. hämorrhoidalis superior durch Ligatur der A. mesenterica inferior gedrosselt ist, kann das Rektum unschwer mit dem gesamten lymphovenösen Abfluß des Rektosigmoidstumpfes stumpf ausgelöst werden. Die dorsale Rektummobilisation wird bis zur Steißbeinspitze mit der Hand oder der Schere vorgenommen. Orientierungspunkt ist dabei die Waldeyer'sche Faszie, die möglichst nicht durchstoßen werden sollte, da es sonst leicht zu einer Verletzung des venösen Plexus sacralis kommt. Im Anschluß daran werden die Aa. hämorrhoidales mediae mitsamt den Paraproktien zwischen Klemmen durchtrennt. Die Dissektion an

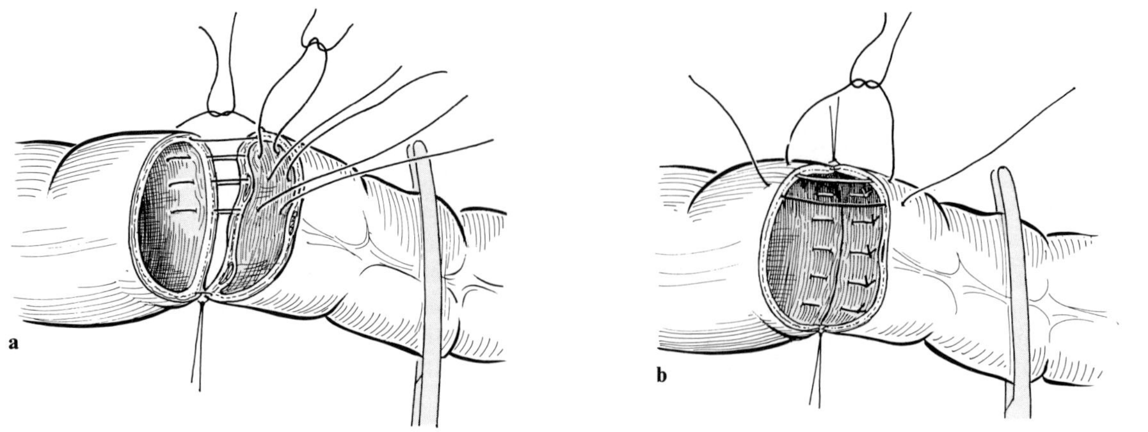

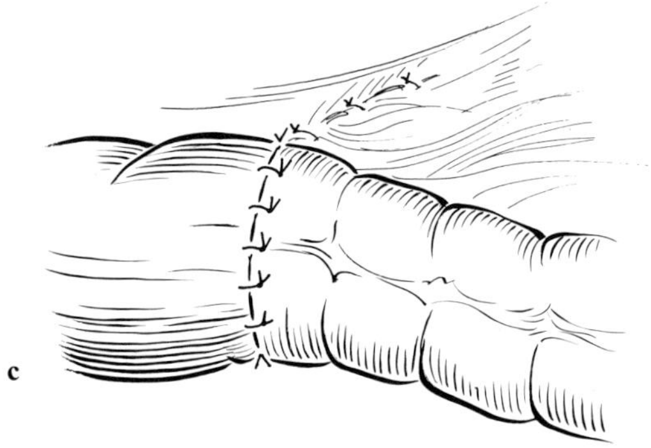

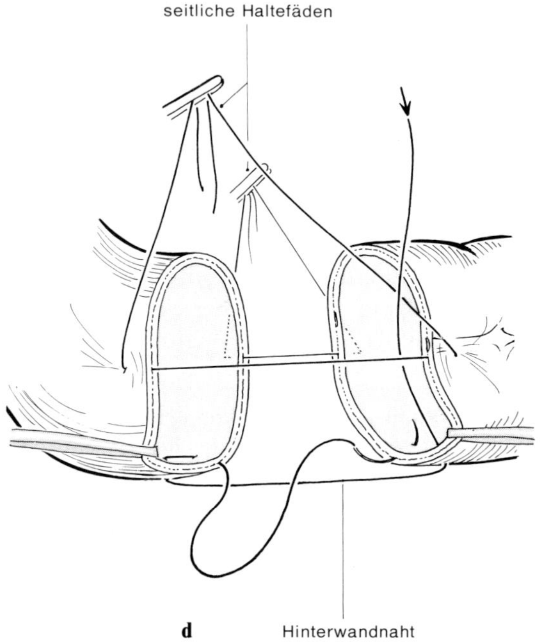

Abb. 19a–c. End-zu-End-Anastomose der Darmenden: Hinterwandnähte vom Lumen her in Donati-Technik (**a**), Vorderwandnähte in einreihiger Allschichttechnik (**b**), spannungsfreie Anastomose, Verschluß des Mesoschlitzes (**c**). **d** Technik der Hinterwandnaht im Detail: Nach Anlegen seitlicher Haltefäden (seromuskuläre Ecknähte) werden die Nähte vom Lumen her als Rückstichnähte in Donati-Technik gesetzt. Die Mukosa wird dabei jeweils ganz durchstochen. Sind alle Hinterwandnähte gesetzt, werden die Fäden nacheinander geknotet. Aus [1]

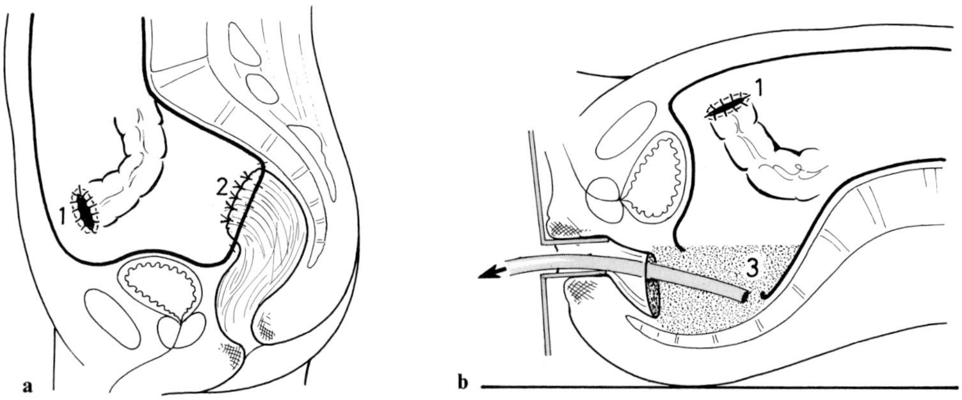

Abb. 20a, b. Operatives Vorgehen nach HARTMANN: Resektion des divertikulitischen Dickdarmsegmentes. **a** Endständiger Anus praeter *(1)* und blinder Verschluß des distalen Darmendes *(2)*. Aus [1]. **b** Endständiger Anus praeter *(1)* und transrektale Drainage durch kurzen offenen Rektumstumpf *(3)*. Aus [2]

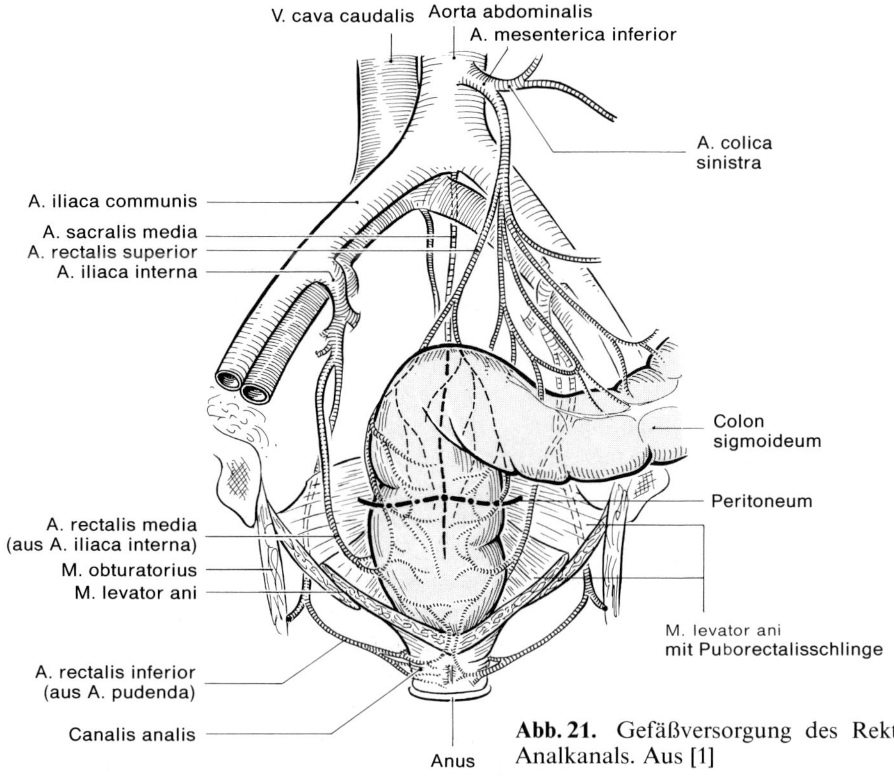

Abb. 21. Gefäßversorgung des Rektosigmoids und des Analkanals. Aus [1]

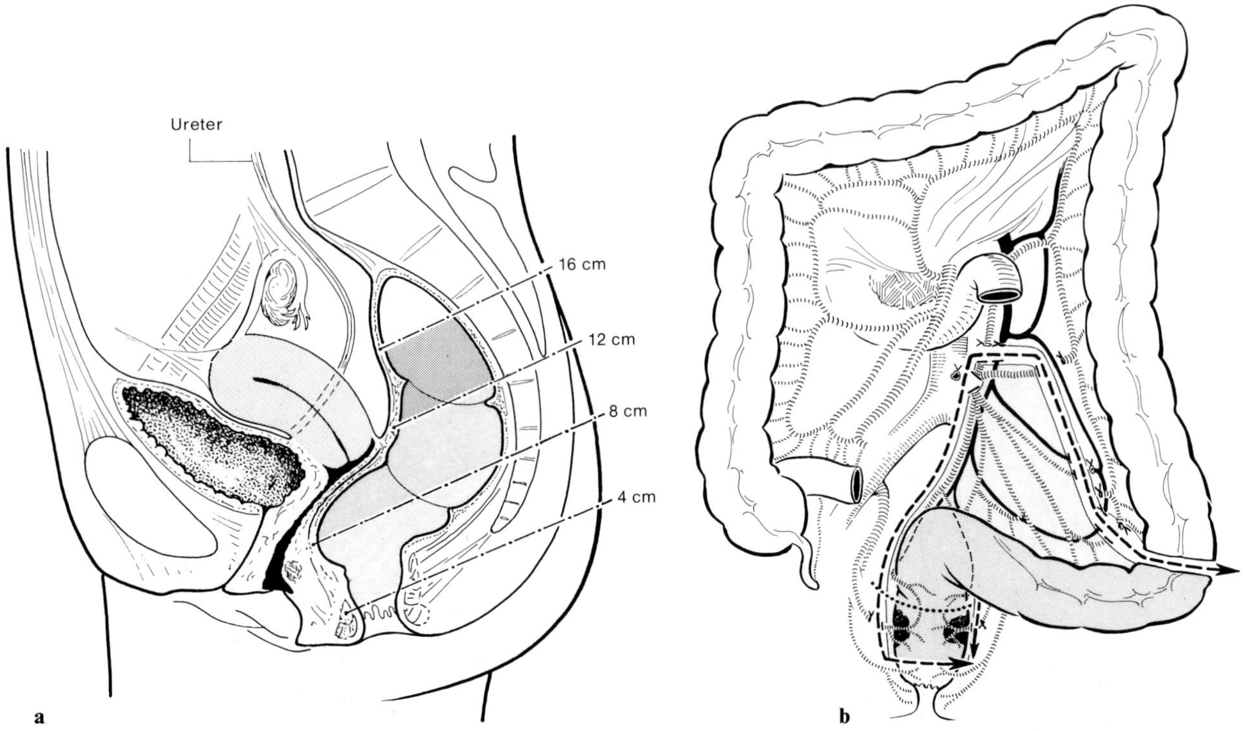

Abb. 22. a Trennungsschichten bei der Rektosigmoidresektion der Frau, wobei die Vorderschicht durch die hintere Vaginalwand, die hintere durch die präsakrale Faszie gebildet werden. **b** Ausmaß der Resektion beim tiefen Sigmoidkarzinom bzw. beim Ovarialkarzinom mit Rektum und/oder Sigmabeteiligung. Aus [1]

der Rektumvorderwand orientiert sich an Uterus bzw. Portio. Beide Gebilde werden geschont, bis die Rektumvorderwand von der Vaginalwand abgelöst ist (Abb. 21).

Sind nach distal mindestens 3 cm tumorfreies Rektum präpariert, wird das Rektum zwischen Haltefäden durchtrennt. Die Durchblutung des Rektumstumpfes ist umso besser, je tiefer reseziert wird. Vor Anlegen der Anastomose wird der Rektumstumpf sorgfältig gespült, um eventuell abgeschilferte Tumorreste zu entfernen. Wie bei der linksseitigen Hemikolektomie legen wir die Anastomose im sog. Lift-Verfahren an (Hinterwand-Rückstichtechnik, Vorderwand allschichtig einreihig mit sog. tangentialen sero-muskulären Nähten). Die Anastomose wird extraperitonealisiert und ebenso extraperitoneal drainiert.

Ist die Anastomose technisch einwandfrei und sicher, verzichten wir auf eine protektive Kolostomie, führen jedoch nach Abschluß der Operation bei dem noch in Narkose liegenden Patienten stets eine Sphinkterdehnung durch. Alternativ kann auch eine laterale Sphinkterotomie ausgeführt werden (Abb. 22a, b).

Als Alternative kann die Anastomose auch mit dem EEA-Instrument ausgeführt werden (s. Abb. 4a–c).

Sind beim fortgeschrittenen Ovarialkarzinom Sigma- oder Rektumresektion erforderlich, so sollte die Tumorresektion im kleinen Becken möglichst en bloc unter gleichzeitiger Mitnahme von Darm, Uterus und Adnexen (hintere Exenteration) erfolgen (Abb. 22b). Das retroperitoneale Vorgehen erleichtert hierbei den technischen Ablauf.

8.12 Abdomino-perineale Rektumamputation (MILES)

Ist aus onkologischen und chirurgischen Gesichtspunkten eine tiefe anteriore Resektion nicht mehr gerechtfertigt oder unmöglich, muß die synchrone abdomino-perineale Rektumamputation nach MILES durchgeführt werden. Das abdominelle Vorgehen unterscheidet sich in keiner Weise von dem der kontinenzerhaltenden Rektumresektion.

Die Patientin wird dabei in Steinschnittlage bei überstreckter Hüftflexion gelagert. Die perineale Phase der Operation beginnt mit einem dicht abschließenden Tabaksbeutelverschluß des Anus. 3 cm außerhalb der Anokutanlinie wird die Haut spindelförmig umschnitten, die Dissektion an der Vorderwand schont die Vaginalwand. An den Rektumseitenwänden werden die Aa. rectales inferiores in Höhe der Levatorebene zwischen Klemmen durchtrennt und mit Durchstechungsligaturen versorgt. Bei tiefsitzenden Rektumkarzinomen ist besonders auf die sorgfältige Resektion der Paraproktien und des ischiorektalen Fettes zu achten. Ganz

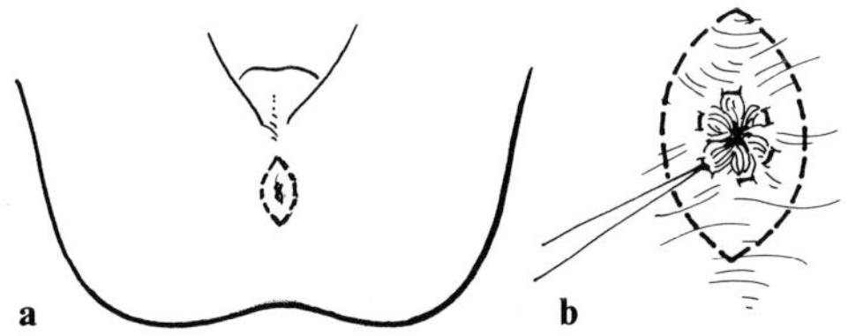
a b

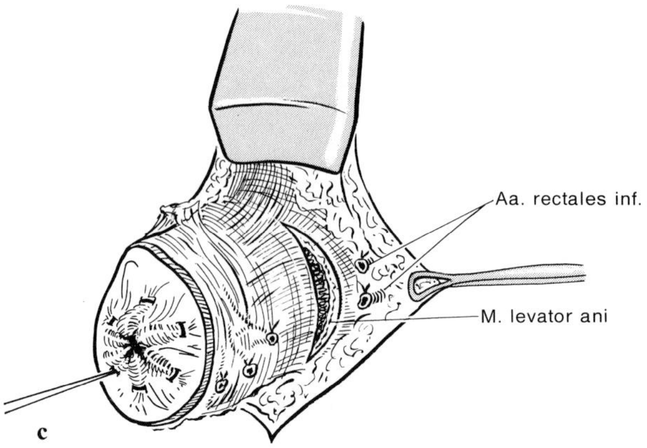

c

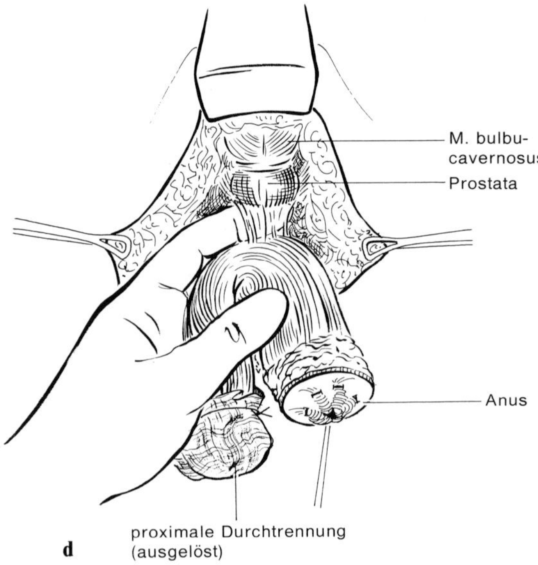

d

Abb. 23a, b. Perineale Phase der Miles-Operation: Verschluß des Anus mit einer Tabaksbeutelnaht und spindelförmige Umschneidung. Aus [1]. **c** Durchtrennung der Levatoren. **d** Auslösung des Rektosigmas. Aus [2] wichtig erscheint, daß bei der perinealen Dissektion das Rektumlumen intakt bleibt und nicht eröffnet wird. Ist dies der Fall, muß man von einer Palliativresektion sprechen, da onkologische Radikalität nicht gewahrt ist. Die Wunde wird, nach Spülung und Einlage von 2 Saug-Drainagen, die parasakral ausgeleitet werden, primär geschlossen.

Das abdominelle Team verschließt den Beckenboden und beendet die Operation mit einer endständigen Sigmoidostomie (s. S. 179) (Abb. 23a–d).

8.13 Postoperative Nachbehandlung

Wir plazieren bereits intraoperativ grundsätzlich eine nasogastrale Verweilsonde, die in der Regel bis zum 3. postoperativen Tag verbleibt. Eine perioperative Antibiotikaprophylaxe wird grundsätzlich angewendet und postoperativ beendet. Patienten mit Kolonanastomosen werden bis zum 7. postoperativen Tag parenteral über einen zentralvenösen Katheter ernährt. Grundsätzlich wird bei Patienten mit Kolonanastomosen nach Beendigung der Operation noch vor der Narkoseausleitung eine Sphinkterdehnung vorgenommen, die am Krankenbett täglich bis zum 6. postoperativen Tag überprüft wird.

8.14 Postoperative Komplikationen

Häufigste postoperative Komplikation in der Dickdarmchirurgie ist der Bauchdeckeninfekt, die Infektionsrate läßt sich jedoch auf 10% absenken, wenn eine perioperative Antibiotikaprophylaxe eingesetzt wird.

Die gefürchteste Komplikation ist die Anastomoseninsuffizienz, wobei zwischen Früh- und Spätinsuffizienz unterschieden werden muß. Bei Zeichen der Frühinsuffizienz ist rasches Handeln erforderlich und in jedem Falle die frühe Relaparotomie mit Beseitigung des septischen Herdes indiziert. Obligat ist dabei eine proximale totale Kotableitung durch doppelläufige blockierende Kolostomie, wenn möglich wird nach Resektion des septischen Herdes eine Reanastomosierung angestrebt, ist dies nicht möglich, legen wir eine endständige Kolostomie im Sinne einer Hartmann-Diskontinuitätsresektion an. Ist die Peritonitis überwunden und sind die septischen Komplikationen ausgeheilt, kann eine Reanastomosierung durchgeführt werden.

Die sog. späte Anastomoseninsuffizienz verläuft dagegen weniger dramatisch, sie kann bei adäquater und guter Drainage der Anastomosenleckage konservativ behandelt werden, da sich diese Leckagen erfahrungsgemäß in der Regel spontan verschließen. Dies hat zur Voraussetzung, daß der Patient weiterhin langfristig parenteral ernährt wird.

9 Spezielle Probleme der postoperativen Nachbehandlung

9.1 Thrombembolieprophylaxe

Bekanntlich liegt die Rate der symptomatischen postoperativen Thromboseraten in der Allgemeinchirurgie bei 5%, die letalen Lungenembolien bei 1%. Daraus ergibt sich die Folgerung einer generellen Thrombembolieprophylaxe, zumindest beim Erwachsenen, unter besonderer Berücksichtigung der Kontraindikationen (vermehrte Blutungsneigung, Gerinnungsstörungen, etc.). Unter flankierenden Maßnahmen mit physikalischer Zusatztherapie (häufiges Mobilisieren, Anlegen von Stützstrümpfen, Krankengymnastik) ist eine tägliche Heparindosis von 2 × 5000 I. E. zu empfehlen. Das Medikament wird durch subkutane Injektion verabreicht und solange gegeben, bis der Patient voll mobilisiert ist [10].

9.2 Atemhilfen

Die postoperative Atemgymnastik ist neben der Thrombembolieprophylaxe und der krankengymnastischen Mobilisation eine zusätzliche hilfreiche flankierende Maßnahme. Gerade bei Oberbaucheingriffen und bei älteren Patienten gewährleistet die von Fachkräften durchgeführte Atemgymnastik eine gute Pneumonie- und Atelektaseprophylaxe [24].

9.3 Postoperative Infusionstherapie

Patienten mit Dünn- bzw. Dickdarmresektionen müssen etwa 5 bzw. 7 Tage postoperativ parenteral ernährt werden. Wegen der hierzu notwendigen hypertonen Lösungen ist die Anlage eines zentralvenös liegenden Katheters (Röntgenkontrolle) erforderlich. Folgende klinische Kontrollen und laborchemischen Untersuchungen sind notwendig:

- 24-Stunden-Wasserbilanz
  (Einfuhr minus Ausfuhr (Urin, Flüssigkeitsverlust über Drainagen und Fistel, Diarrhoen, Erbrechen))
- zentral-venöser Druck
- laborchemische Kontrollen inkl. Blutgasanalyse.

Für die vollständige parenterale Ernährung gelten folgende Dosierungsrichtlinien:
- Volumen: 40 ml/kg KG
- Energie (kcal): 30 kcal/kg KG
  davon Glukose (g): 5 g/kg KG
  Aminosäuren (g): 1,5 g/kg KG

Die verschiedenen Komponenten werden in einem Beutel gemischt und sollen über 24 Stunden gleichmäßig infundiert werden. Bei höheren Infusionsgeschwindigkeiten kann die Hyperglykämie gelegentlich Probleme machen. Steigt der Blutzucker über 250 mg% an bei gleichzeitiger Glukosurie infolge eines absoluten oder relativen Insulinmangels, ist die Gabe von Insulin indiziert. Die Insulinapplikation geschieht am besten über einen Perfusor, der Durchschnittsbedarf liegt nicht höher als 24-36 I. E./24 Stunden.

Kurzfristige postoperative parenterale Ernährung:

Ist nur eine kurzfristige postoperative parenterale Ernährung erforderlich, entfällt die Notwendigkeit eines zentral-venösen Katheters. Die parenterale Ernährung kann nach dem sog. „hypokalorischen Konzept" über periphere Zugänge erfolgen. Die Indikation ist besonders bei Eingriffen gegeben, die ab dem 3./4. postoperativen Tag ein Übergehen auf die enterale Ernährung gestatten (z. B. Darmresektionen mit Entlastungsfisteln, Dünndarmanastomosen).

Dosierungsempfehlung:
  Volumen: 40 mg/kg KG
  Energie: 1,5 g Xylit und Sorbit/kg KG
  Aminosäuren: 1 g/kg KG

Die best untersuchte Komplettlösung stellt die Lösung PE 900 dar. Entsprechend dem oben empfohlenen Schema sind bei 70 kg schweren Patienten etwa 3000 ml zu infundieren. Bei länger als 5-6 Tagen notwendig werdender parenteraler Infusionstherapie ist auf das hochkalorische Konzept überzugehen.

9.4 Antibiotika

Eine generelle Indikation zur perioperativen Antibiotikaprophylaxe ist bei Dickdarmeingriffen gegeben [4].

9.5 Prophylaxe und Therapie der Magen-Darm-Atonie

Zunächst ist eine entsprechende Infusionstherapie zum Ausgleich des Wasser- und Elektrolythaushalts notwendig. Von größter Bedeutung ist jedoch die präoperative Sondenentlastung gestauter Darmabschnitte sowie eine sorgfältige Entleerung des Dickdarms. Wir empfehlen am 2. postoperativen Tag die Applikation eines Klystiers bzw. eines Praktoklysts (Ausnahme: Rektum- und Sigmaanastomosen), falls es zu diesem Zeitpunkt noch nicht zu einer spontanen Stuhlentleerung gekommen sein sollte.

Ist es unter diesen prophylaktischen und postoperativ therapeutischen Maßnahmen bis zum 3. postoperativen Tag nicht zum Wiedereintreten der Darmtätigkeit gekommen, besteht eine Magen-Darm-Atonie. Therapeutisch stehen 3 Maßnahmen im Vordergrund: Infusionstherapie und Elektrolytausgleich (Kalium), Fortsetzung der mechanischen Abführmaßnahmen und medikamentöse Stimulation der Darmperistaltik durch Parasympathikomimetika (Ubretid 2 × ½ Ampulle/Tag s. c.).

Eine Applikation von Laxantien über Magensonden darf erst erfolgen, wenn klinisch (auskultatorisch) ein Wiedereinsetzen der Darmperistaltik nachweisbar ist. Eine unmittelbar postoperativ bei Narkoseausleitung durchgeführte Sphinkterdehnung empfiehlt sich bei Dickdarmeingriffen.

9.6 Prophylaxe akuter gastroduodenaler Läsionen

Folgende Situationen stellen im hier zu besprechenden Rahmen ein besonderes Risiko für die Entwicklung postoperativer gastroduodenaler Läsionen dar:

Sepsis, Schock, Langzeitbeatmung, Gerinnungsstörungen, Leberzirrhose und anamnestisch bekannte Ulkuskrankheit.

Zur Prophylaxe dieser gastroduodenalen Läsionen gelten folgende Richtlinien: orale Ernährung so früh wie möglich, naso-gastrale Sonde nicht länger als notwendig, Verzicht auf ulzerogene bzw. säurestimulierende Medikation (Kortikosteroide, Antiphlogistika, Theophyllin).

Die prophylaktische Wirkung von H_2-Blockern ist gesichert, es empfiehlt sich eine tägliche Gabe von 1,6 g Cimetidin bzw. 300-600 mg Ranitidin bei kontinuierlicher Überwachung des Magen-pHs, der im Idealfall bei pH 4 gehalten werden kann [21].

9.7 Drainagen

Der Wert intraabdomineller Drainagen ist in letzter Zeit lebhaft diskutiert worden. Zweifellos stellen sie keine Prophylaxe von Anastomoseninsuffizienzen und ihren Folgen dar. Sie sind aber von hohem diagnostischen Wert (Nachblutungen, Anastomoseninsuffizienzen, etc.) und haben deshalb nach wie vor ihren Wert.

Erstes Ziel intraabdomineller Drainagen bei Dickdarmanastomosen ist die Ableitung von Sekret nach außen und die damit gegebene Möglichkeit einer frühzeitigen Diagnostik einer Intestinalleckage. Die Drainage leitet Flüssigkeiten der Schwerkraft folgend nach außen, es ist deshalb darauf zu achten, daß möglichst der kürzeste Weg vom Drainageort zur Körperoberfläche gewählt wird und das Drain nahe an der seitlichen Bauchwand ausgeleitet und fixiert wird. Dabei ist zu bedenken, daß es zu Arrosionen im Drainagekanal bzw. zu Verwachsungen am Drainageort kommen kann. Es ist deshalb wichtig, möglichst atraumatische Drainagen zu verwenden, um Nebenwirkungen zu vermeiden.

Wir bevorzugen geschlossene Drainagesysteme aus Silikon oder Easy-flow-Drainagen.

Die Drainage selbst sollte nicht mit der Anastomose in Kontakt stehen, sondern in gebührendem Abstand davon plaziert werden. Eine Fixation des Drain an der Haut ist selbstverständlich. Wird eine Abszeßhöhle drainiert, so ist darauf zu achten, daß das Drain am tiefsten Punkt des Drainageortes zu liegen kommt. Nach dem 2. postoperativen Tag erfolgt eine schrittweise Lockerung des Drains, bei Dünndarmanastomosen verbleibt es bis zum 3./4. und bei Dickdarmanastomosen bis zum 5. postoperativen Tag.

9.8 Naso-gastrale Sonden

Wir verwenden ausschließlich belüftete Magensonden, die an einen kontinuierlichen Sog angeschlossen werden können. Diese Sonden dienen in erster Linie zur Prophylaxe der postoperativen Magen-Darm-Atonie und Dekompression des Magens. Sie werden bei Anastomosen im unteren Gastrointestinaltrakt bei Wiedereinsetzen klinisch nachgewiesener Darmperistaltik entfernt. Ihre Notwendigkeit ist allerdings in der Literatur nicht unumstritten.

LITERATUR

1. Siewert JR, Harder F, Allgöwer M, Blum AL, Creutzfeld W, Hollender LF, Peiper HJ (1990) (Hrsg) Chirurgische Gastroenterologie, 2. Aufl. Springer, Berlin Heidelberg New York Tokyo
2. Allgöwer M, Harder F, Hollender LF, Peiper HJ, Siewert JR (1981) (Hrsg) Chirurgische Gastroenterologie, Bd 1 und 2. Springer, Berlin Heidelberg New York
3. Ballantine GH, Beart RW Jr (1985) Maschinelle Anastomosen in der colorectalen Chirurgie. Chirurg 56: 223–226
4. Dürig M, Neff U, Ritmann (1979) Antibiotika-Prophylaxe in der Colonchirurgie mit Cefazolin. Helv Chir Acta 46: 721
5. Feifel G, Hildebrandt U, Dhom G (1985) Die endorectale Sonographie beim Rectumcarcinom. Chirurg 56: 938–402
6. Frede KE, Allgöwer M (1979) Ergebnisse der primären Resektion bei einfacher und komplizierter Divertikulitis. Therapiewoche 29: 742–744
7. Grötzinger U, Harder F (1981) Colostomie. In: Chirurgische Gastroenterologie, Bd 2. Springer, Berlin Heidelberg New York, S 821
8. Hecker WC, Rueff J, Dudeck J, Rueter E, Noky A (1966) Untersuchungen zur Charakteristik der Appendicitis in den 4 verschiedenen Lebensabschnitten. Ergebnisse Chir Orthop 48: 37
9. Hollender LF, Meyer Ch (1981) Die Divertikel des Dünndarms. In: Chirurgische Gastroenterologie, Bd 2. Springer, Berlin Heidelberg New York, S 636
10. Kakkar VV (1978) The current status of low-dose heparin in the prophylaxis of thrombophlebitis and pulmonary embolism. World J Surg 2: 3–18
11. Kremer K, Rumpf P, Ehms H, Strohmeyer G (1981) Colitis ulcerosa. In: Chirurgische Gastroenterologie, Bd 2. Springer, Berlin Heidelberg New York, S 699
12. Leutenegger A, Gösche H (1981) Elementardiät und parenterale Ernährung. In: Chirurgische Gastroenterologie, Bd 1. Springer, Berlin Heidelberg New York, S 198
13. Lierse W (1984) Becken. In: v. Lanz T, Wachsmuth W (Hrsg) Praktische Anatomie, Bd 2, Teil 8A. Springer, Berlin Heidelberg New York Tokyo, S 209, 216
14. Müller C, Allgöwer M (1981) Nahtmaterial und Nahttechnik. In: Chirurgische Gastroenterologie, Bd 1. Springer, Berlin Heidelberg New York, S 156
15. Reifferscheid M (1983) Rectumcarcinom: Sphinktererhaltende Operationsverfahren. Georg Thieme, Stuttgart New York
16. Rettenmaier G (1985) Sonographie. In: Siewert JR, Blum AL, Ottenjann R, Lehr L (Hrsg) Aktuelle Gastroenterologische Diagnostik. Springer, Berlin Heidelberg New York, S 276
17. Rüedi PH (1981) Zugangswege zur Bauchhöhle. In: Chirurgische Gastroenterologie, Bd 1. Springer, Berlin Heidelberg New York, S 145
18. Rüedi PH (1981) Appendicitis. In: Chirurgische Gastroenterologie, Bd 2. Springer, Berlin Heidelberg New York, S 749
19. Schreiber HW (1972) In: Baumgartl S, Kremer K, Schreiber HW (Hrsg) Spezielle Chirurgie für die Praxis, Bd 2, Teil II: Darmnaht. Georg Thieme, S 102
20. Schuster R, Erkelenz J (1981) Röntgenologische Untersuchungen des Magen-Darm-Traktes. In: Chirurgische Gastroenterologie, Bd 1. Springer, Berlin Heidelberg New York, S 53
21. Siewert JR, Hölscher AH (1982) Akute gastroduodenale Läsionen. Intensivbehandlung 7: 121–132
22. Stelzner F (1970) Die selbstheilende coecale Röhrenfistel zur Sicherung von Anastomosen mit dem Colon und dem Rectum. Chirurg 41: 281
23. Stelzner F (1984) In: v. Lanz T/Wachsmuth W, Praktische Anatomie, Bd 2, Teil 8A: Lierse W (Hrsg) Bekken. Springer, Berlin Heidelberg New York Tokyo
24. West JB (1976) Respiratory physiology – the essentials. The Williams and Wilkins Company, Baltimore

IV Begleitende urologische Eingriffe bei gynäkologischen Operationen

R. ACKERMANN

INHALT

1 Allgemeine prä-, intra- und postoperative Maßnahmen

Operationsvorbereitung. Die engen topographisch-anatomischen Beziehungen zwischen den weiblichen Geschlechtsorganen und den Harnorganen im kleinen Becken verlangen im Rahmen gynäkologischer Operationen gelegentlich auch operative Maßnahmen am Harntrakt. Bei den begleitenden urologischen Operationen kann es sich um elektive Eingriffe oder um eine nicht vorhersehbare, im Verlauf einer gynäkologischen Operation zwingend erforderliche Maßnahme handeln. Da die unvorhersehbare Intervention im Vergleich zur geplanten Operation am Harntrakt in der Regel unter ungleich ungünstigeren Verhältnissen erfolgen muß, ist eine präoperative urographische Beurteilung der Harnorgane bei allen Eingriffen im kleinen Becken angezeigt, wenn Befund und Sonographie eine Einbeziehung der harnableitenden Organe nicht ausschließen. Die sonographische Untersuchung zum Ausschluß oder Nachweis einer Harnabflußstörung deckt zwar Ektasien des Nierenhohlsystems auf, nicht aber Weitstellungen des distalen Uretersegmentes als Zeichen einer beginnenden Harnabflußstörung. Jede Harnabflußstörung verlangt die Lokalisation der ihr zugrunde liegenden Obstruktion sowie die Bestimmung ihres Ausmaßes zunächst mittels einer instrumentellen retrograden röntgenologischen Abklärung. Der dabei in die oberen Harnwege eingeführte Ureterenkatheter kann zur temporären Harnableitung belassen werden.

Bei Verdacht auf einen die Blasenwand infiltrierenden Prozeß gehören die Zystoskopie, evtl. mit gleichzeitiger Biopsie der Blasenschleimhaut, die bimanuelle Palpation und die zytologische Harnuntersuchung zur präoperativen Diagnostik.

Vor allem bei einer ausgedehnten bilateralen Harnabflußstörung mit eingeschränkter globaler Nierenfunktion ist eine temporäre Harnableitung durch Anlage sonographisch gesteuerter Nephrostomien in Erwägung zu ziehen.

Steht bereits vor einem gynäkologischen Eingriff fest, daß eine permanente Harnableitung mit Verwendung von Darmsegmenten erforderlich wird, muß zur Reduktion des Infektionsrisikos eine Darmvorbereitung in Form einer orthograden Darmspülung erfolgen (s. Kap. F. III).

Lagerung, Zugangswege und Wundverschluß. Zusätzliche urologische Maßnahmen sind in Rückenlage bzw. Steinschnittlage möglich. Die mediane Unterbauchinzision ist dem Pfannenstielschnitt vorzuziehen, da bei einer möglicherweise erforderlich werdenden Präparation der abdominalen Uretersegmente oder der Nieren die Inzision nach kranial unter Umschneidung des Nabels auf der linken Seite problemlos erweitert werden kann. Daneben können die Retroperitonealorgane über andere

Schnittführungen erreicht werden (Abb. 1). Für eine optimale Exposition der Harnblase muß die Inzision bis auf die Symphyse geführt werden. Grundsätzlich ist bei allen operativen Eingriffen an den Harnorganen resorbierbares Nahtmaterial zu verwenden, da nichtresorbierbares Material - soweit es in ständigen Kontakt mit Urin kommt - zur Kristallisation von Harnsalzen und damit zur Steinbildung führt.

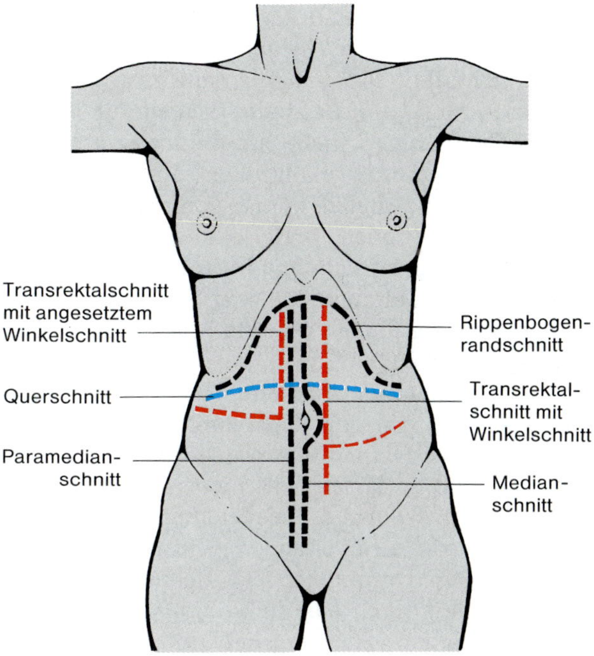

Abb. 1. Abdominale Schnittführung zur Exposition der Retroperitonealorgane

Vorbereitungen zur Anlage eines Harnstomas. Vor allem bei malignen Erkrankungen, bei denen eine Mitbeteiligung der Harnorgane nicht sicher ausgeschlossen werden kann, muß davon ausgegangen werden, daß die Harnblase aus Gründen der Radikalität des Eingriffs nicht erhalten werden kann. Dies kann erforderlich werden bei Eingriffen, bei denen die Harnblase mitbefallen ist, aber auch bei Operationen, bei denen wesentliche Anteile der Urethra mitentfernt werden müssen. Die daraus resultierende Notwendigkeit einer supravesikalen Harnableitung muß bereits präoperativ in Erwägung gezogen werden, um die für die Patientin günstigste Lokalisation eines Hautstomas festlegen zu können. Durch enge Kooperation mit einem Stomatherapeuten lassen sich Probleme bei der späteren Versorgung dieser Patientin weitgehend vermeiden. Die genaue Kenntnis des Verlaufs von abdominalen Hautfalten im Stehen, Sitzen und Liegen und der Bereich der Gürtellinie ist eine unerläßliche Voraussetzung, damit Stomata nicht an ungeeigneter Stelle angelegt werden. Sie sollten stets oberhalb einer Hautfalte und wenn möglich unterhalb der Gürtellinie lokalisiert sein. Die Bildung eines Stomas unmittelbar angrenzend an eine bereits vorhandene Narbe ist zu vermeiden. Die günstigste Stelle liegt bei den meisten Patienten knapp unterhalb der Mitte einer Verbindungslinie zwischen Nabel und Spina iliaca anterior superior, so daß der Konduit durch den Rektusmuskel hindurchzieht. Der Bildung parastomaler Hernien wird dadurch entgegengewirkt. Die spätere Versorgung des Stomas setzt voraus, daß es von der Patientin eingesehen werden kann. Deshalb sollte es bei sehr adipösen Personen eher etwas kranial von der gewöhnlich gewählten Stelle vorgesehen werden. Das Anbringen des Stomabeutels für einige Tage vor der Operation kann bei adipösen Patienten hilfreich sein und sicherstellen, daß die Stomaversorgung postoperativ keine Probleme aufwirft. Bei vorbestrahlten Patientinnen ist daran zu denken, daß Ileum und Sigma geschädigt sind, so daß ein Segment des Colon transversum zur Harnableitung verwendet werden muß. Die Lokalisation des Stomas ist in dieser Situation im rechten oder linken Oberbauch zu wählen. Die Markierung der vorgesehenen Stomalokalisation sollte mit alkoholunlöslicher Farbe erfolgen.

Nachbehandlung. Nach Eingriffen an den Harnorganen, vor allem wenn sie eröffnet wurden, ist bei der postoperativen Behandlung auf verschiedene Besonderheiten zu achten. Grundsätzlich ist größte Aufmerksamkeit einer kontinuierlichen Harnausscheidung entweder per viam naturalem oder über die prä- oder intraoperativ ein- oder angelegten Harnableitungssysteme (perkutane Nephrostomie, Ureterschienen) zu schenken. Harnabflußstörungen, bedingt durch Verstopfen dieser Systeme, z. B. durch Blutkoagel, können Einschränkungen der Nierenfunktion, bei infiziertem Urin septische Komplikationen und Urinextravasate bewirken. Eine genaue Bilanzierung von Flüssigkeitsein- und -ausfuhr mehrmals täglich und soweit möglich mit seitengetrennter, stündlicher Erfassung, kann entsprechend dem Umfang des Eingriffs erforderlich sein.

Eine plötzlich einsetzende Flüssigkeitsausscheidung über Wunddrainagen muß in erster Linie an eine *Urinextravasation* denken lassen. Die Überprüfung der Durchgängigkeit der eingelegten Harndrainagesysteme ist in dieser Situation zwingend erforderlich. Das alleinige Anspülen, z. B. perkutan herausgeleiteter Ureterschienen oder -splints, reicht häufig nicht. Ihre Dislokation erlaubt zwar das problemlose Einbringen der Spülflüssigkeit, die jedoch anschließend nicht mehr ungehindert abtropft. Röntgenologische Lagekontrollen durch Einbringen von Kontrastmittel können erforderlich werden. Wundrevisionen und sekundäre operative Maßnahmen lassen sich damit vermeiden. Die Anlage einer temporären perkutanen Nephrostomie ist bei Urinextravasationen als erste Maßnahme in Erwägung zu ziehen.

Flankenschmerzen, unklare abdominale Beschwerden bis hin zur Ileussymptomatik müssen ebenso an eine Harnabflußstörung oder Urinextravasation denken lassen wie Fieber, Leukozytose und Symptome einer drohenden Sepsis. Eingriffe an den Harnorganen verlangen nicht in jedem Fall eine postoperative antibiotische Behandlung. Präoperativ sollte durch eine mikrobiologische Harnuntersuchung eine Harnwegsinfektion ausgeschlossen werden. Wird eine Bakteriurie nachgewiesen, ist eine antibiotische Therapie entsprechend der Resistenzprüfung angezeigt (s. Kap. C.IV). Bei Verwendung von Darmsegmenten zur supravesikalen Harnableitung gelten die chirurgischen Behandlungsgrundsätze.

Bei allen Eingriffen mit Eröffnung der Harnorgane sollte eine temporäre Harnableitung geschaffen werden, um eine ungestörte Wundheilung zu gewährleisten. Die Entlastung einer Blasennaht wird bei weiblichen Patienten vorzugsweise durch einen transurethral eingelegten Katheter mit ausreichend großem Lumen (Charr.-Stärke 20–24) erreicht. Ist jedoch eine langfristige Harndrainage erforderlich, kann eine Harnableitung über einen intraoperativ suprapubisch eingelegten Blasenfistelkatheter sinnvoll sein.

Die temporäre Harnableitung. Die temporäre Sicherung des Harnabflusses wird bei Maßnahmen am Ureter, z. B. bei Ureterneozystostomie oder Anastomose durch Einlage einer zentrallumigen Ureterschiene erreicht. Das Kaliber der Schiene richtet sich nach dem des Ureters, sollte aber auf keinen Fall so groß sein, daß dadurch eine Dehnung der Harnleiterwand entsteht. Schienen der Charr.-Stärken 6–9 werden bevorzugt verwendet. Um postoperativ eine seitengetrennte Bilanzierung der Harnausscheidung vornehmen zu können, sollten die stets in die Blase vorzuführenden Systeme nicht in der Blase versenkt bleiben. Bei eröffneter Blase können sie bereits intraoperativ entweder suprapubisch oder neben einem anschließend einzulegenden Blasenkatheter transurethral herausgeleitet werden. Andernfalls müssen sie unmittelbar nach Beendigung des operativen Eingriffs mit Hilfe eines über ein Zystoskop eingeführten Faßzängchens unter Sicht transurethral herausgeleitet werden. Eine gute Fixation an der Austrittsstelle mit einer Naht ist zwingend erforderlich, um eine vorzeitige Dislokation zu vermeiden. Das Herausleiten von Ureterschienen erleichtert die spätere Entnahme der Schienen ohne nochmalige zystoskopische Maßnahmen.

Die primäre Anlage von Nierenfisteln durch ultraschallgesteuerte perkutane Punktion des Nierenhohlsystems ist im Zusammenhang mit gynäkologischen Eingriffen selten erforderlich. Bei Patientinnen mit ausgeprägter bilateraler Harnstauung und konkomittierender Einschränkung der Nierenfunktion oder in Fällen mit Harnstauung und pyelonephritischen Symtpomen kann die perkutane Fistelung einer oder beider Nieren indiziert sein. Da trotz temporärer Harnableitung, z. B. bedingt durch Verstopfen eines Katheters oder einer Ureterschiene, eine Extravasation von Harn immer im Bereich des Möglichen liegt, muß bei allen begleitenden urologischen Eingriffen auf eine gute Drainage des Wundgebietes geachtet werden. Eine Evakuation von Wundsekret durch sogerzeugende Vakuumsysteme sollte nach Eingriffen, bei denen die Harnorgane eröffnet wurden, nicht erfolgen.

2 Eingriffe an der Niere

Nicht vorhersehbare operative Maßnahmen an den Nieren sind nur in Ausnahmefällen zu erwarten. In seltenen Fällen kann bei einer präoperativ in ihrem Ausmaß nicht erkennbaren Resektion eines größeren Uretersegments eine Nephrektomie indiziert sein, wenn der Umfang des gynäkologischen Eingriffs, die Art der Grunderkrankung, die Lebenserwartung der Patientin und die Funktionsminderung der betroffenen Niere umfangreiche rekonstruktive Maßnahmen nicht sinnvoll erscheinen lassen. Durch präoperative urographische Untersuchung muß sichergestellt sein, daß eine funktionstüchtige kontralaterale Niere vorhanden ist.

Die einfache Nephrektomie kann bei allen transabdominalen gynäkologischen Operationen ohne wesentliche Erweiterung des Zugangs erfolgen, vorausgesetzt, daß eine mediane Laparotomie gewählt wurde. Bei eröffnetem Abdomen wird der Retrope-

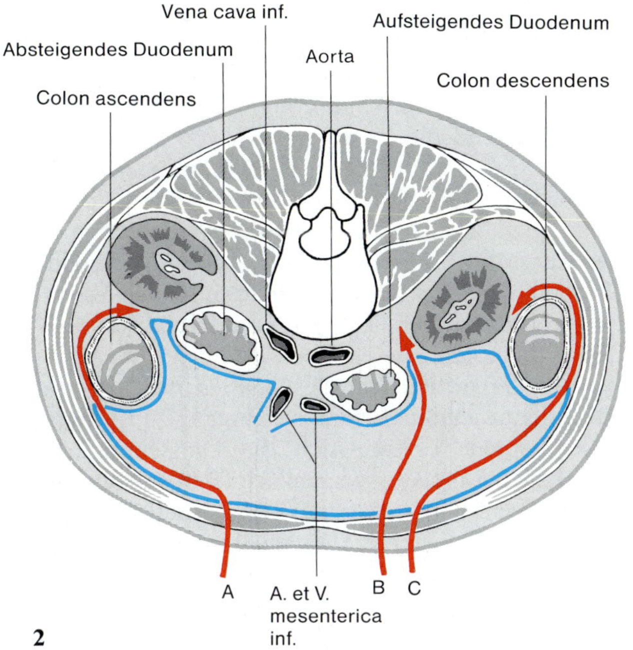

2

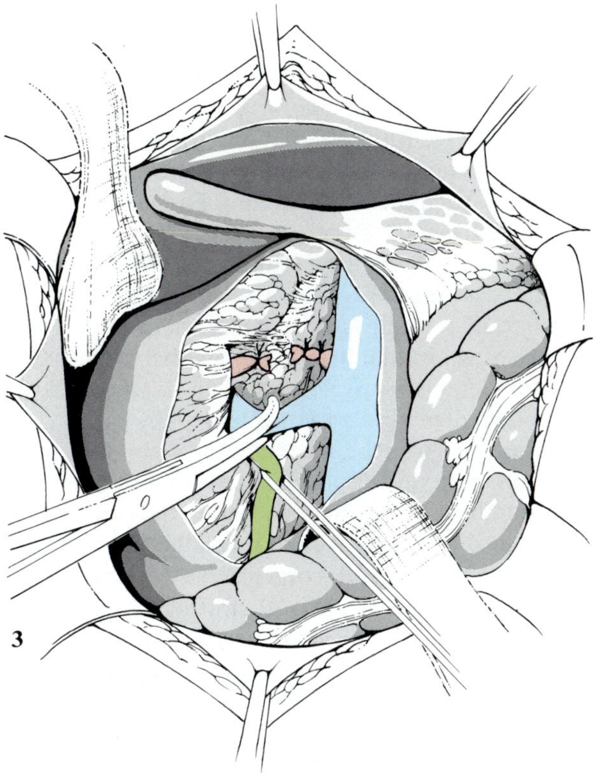

3

Abb. 2. Extra- und transperitoneale Zugangswege zur Exposition der Retroperitonealorgane. Abdomineller Querschnitt in Höhe L1/2

Abb. 3. Transperitoneale laterokolische Exposition der rechten Niere nach Mobilisation des Colon ascendens und der rechten Kolonflexur. A. renalis zur Nephrektomie durchtrennt, V. renalis abgeklemmt

Abb. 4. Transperitoneale laterokolische Exposition der linken Niere. Die kranial in die V. renalis mündende V. suprarenalis ist versorgt. Die kaudal einmündende V. ovarica muß nicht zwingend erhalten werden. Der Ureter ist distal abgesetzt

ritonealraum beidseits durch eine laterokolische Inzision des Peritoneums erreicht (Abb. 2). Auf der rechten Seite reicht diese Inzision vom Zökalpol bis zur Flexura coli dextra, während sie links lateral des Sigmas beginnt und bis zur linken Kolonflexur hochführt. Durch stumpfe Mobilisation des Colon ascendens auf der rechten Seite und des Colon descendens auf der linken Seite wird der jeweilige Retroperitonealraum weit freigelegt, so daß die in der Fettkapsel gelegene Niere ventral freiliegt. Die V. cava caudalis auf der rechten und die Aorta abdominalis auf der linken Seite stellen für die Orientierung wesentliche Strukturen dar, um die die Niere versorgenden Gefäße darstellen zu können. Als weitere wichtige Orientierungshilfe dient der Harnleiter, der bis in Höhe der Niere isoliert werden muß.

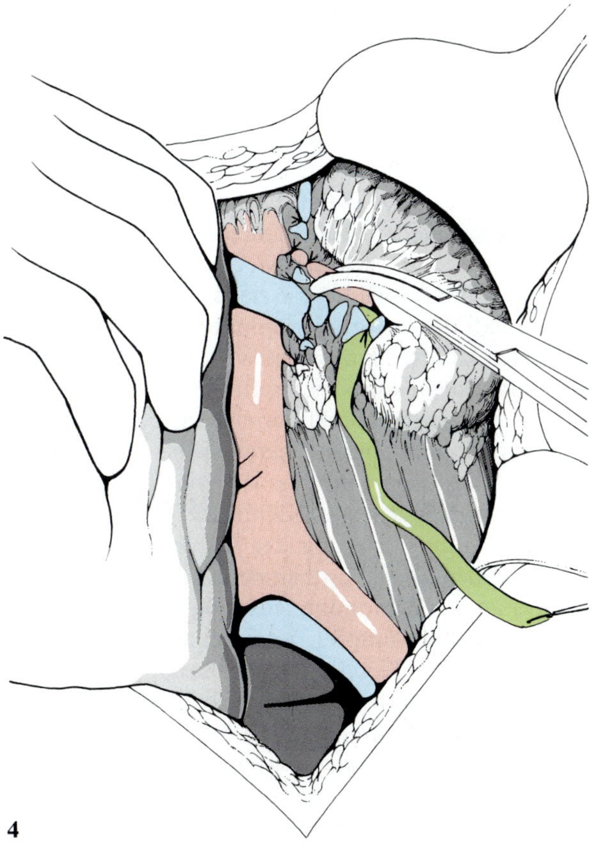

4

Zunächst wird die Darstellung des rechten Nierengefäßstieles beschrieben (Abb. 3). Auf dieser Seite findet sich in der Regel wenige Zentimeter kaudal der Einmündung der V. renalis in die V. cava inferior der Konfluens der V. ovarica und der V. cava. Die V. ovarica wird in diesem Bereich nach Anlegen von Klemmen durchtrennt. Die Gefäßstümpfe werden ligiert. Durch weitere Darstellung der rechten lateralen Zirkumferenz der V. cava wird kranial des Stumpfes der V. ovarica die V. renalis sichtbar. Dieses nur wenige Zentimeter lange große Gefäß wird zirkulär freigelegt, so daß wenigstens 3 Gefäßklemmen angelegt werden können. Zwei Besonderheiten sind zu beachten. Zum einen werden die Nieren nicht selten durch mehrere Venen drainiert, zum anderen kann von dorsal kommend eine Lumbalvene im Bereich der dorsalen Zirkumferenz in die V. renalis einmünden, so daß bei der Präparation schonend vorgegangen werden muß, um atypische Gefäße nicht zu eröffnen. Nach Anlegen der Klemmen und Durchtrennen der V. renalis wird der zur V. cava ziehende Gefäßstumpf zweifach mit einer kräftigen Ligatur (Chromcatgut No. 3 oder synthetisches resorbierbares Nahtmaterial) unterbunden. Der zur Niere ziehende Stumpf kann einfach in gleicher Weise versorgt werden. Dorsal und meist leicht kranial verläuft die Nierenarterie, die in der Regel von der Aorta kommend dorsal der V. cava verläuft. Läßt sie sich durch Anheben der V. renalis ausmachen, sollte sie vor der Ligatur der V. renalis unterbunden und durchtrennt werden. Sie wird in gleicher Weise wie die V. renalis versorgt. Bei der Ligatur der Gefäßstümpfe ist jeglicher Zug daran zu vermeiden. Nach Durchtrennung des Nierengefäßstiels läßt sich die Niere in ihrer Fettkapsel liegend stumpf von der Faszie des M. psoas ablösen, so daß der obere Nierenpol unter vorsichtigem Zug nach kaudal identifiziert werden kann. Bei der einfachen, nicht durch eine Tumorerkrankung des Organs indizierten Nephrektomie wird die Fettkapsel der Niere am oberen Nierenpol eröffnet und in kleinen Portionen nach vorheriger Koagulation oder nach Anlegen von Klemmen quer abgesetzt, um eine Traumatisierung der rechten Nebenniere zu vermeiden. Nach Entnahme des Operationspräparates ist die Wundhöhle auf mögliche Blutungen aus den Gefäßstümpfen und der Nebenniere zu überprüfen. Der Verschluß der laterokolischen Peritonealinzision erfolgt nach Einlage einer Wunddrainage, die extraperitoneal durch die seitliche Bauchwand herausgeleitet wird, fortlaufend.

Entsprechend den besonderen anatomischen Verhältnissen im linken Retroperitonealraum ist bei der Suche nach dem linken Nierengefäßstiel folgendes zu beachten (Abb. 4):

Im Gegensatz zur rechten Seite mündet die V. ovarica links von kaudal kommend in die V. renalis, während die V. suprarenalis von kranial einmündet. Für den in diesem Bereich weniger Erfahrenen kann die V. renalis durch Verfolgen der Ovarialgefäße sicher ausgemacht werden. Die in der Regel die Aorta abdominalis ventral kreuzende V. renalis wird zirkulär auspräpariert, wobei V. ovarica und V. suprarenalis ligiert und durchtrennt werden können. Die Nierenvene wird in gleicher Weise wie für die rechte Seite beschrieben versorgt und durchtrennt. Dadurch wird der Zugang zur A. renalis erleichtert. Erweist sich die Darstellung der A. renalis bei intakter Vene als einfach, so sollte sie vor der Vene ligiert werden. Dieses Gefäß – gelegentlich können mehrere Aa. renales angelegt sein – kann unter vorsichtiger Dissektion der mit den großen Gefäßen verlaufenden lymphatischen Gewebsstrukturen dargestellt werden. Die A. renalis zieht von der lateralen Zirkumferenz der Aorta abdominalis ausgehend zur Niere. Die Versorgung der A. renalis und die weiteren operativen Schritte bis zur Entnahme der Niere erfolgen in gleicher Weise wie für die rechte Seite beschrieben, ebenso die Drainage der Retroperitonealhöhle und der Verschluß der laterokolischen Peritonealinzision.

3 Ureterolyse

Extraureterale Ursachen einer Ureterkompression können in direktem Zusammenhang mit der gynäkologischen Grunderkrankung stehen, z. B. mit Lymphknotenmetastasen, oder durch unabhängige Krankheitsprozesse bedingt sein, z. B. durch eine idiopathische Fibrose. Besonders häufig werden Ureterobstruktionen nach vorausgegangenen operativen oder radiologischen Therapiemaßnahmen beobachtet. Vorausgesetzt, daß die Obstruktion nicht zu einem weitgehenden und irreversiblen Verlust der Nierenfunktion geführt hat, ist die Wiederherstellung eines normalen Harnabflusses indiziert.

Neben endoureteralen Maßnahmen, die in zunehmendem Maße in bestimmten Situationen Anwendung finden, kann die Beseitigung der Obstruktion durch einfache Ureterolyse angestrebt werden. Lokalisation, Ausmaß und Art der Kompression entscheiden darüber, ob mit einer Ureterolyse ein normaler Harnabfluß dauerhaft wiederhergestellt werden kann.

Dies verlangt, daß bei der Auspräparation des Harnleiters dessen Wand soweit als möglich geschont wird. Seine Schädigung kann zu Narbenbildungen führen, durch die ein aktiver Harntransport wiederum gestört wird. Auf das feine Gefäßnetz der Ureterwand ist besonders zu achten. Neben dieser spezifischen anatomischen Gegebenheit, ist in technischer Hinsicht darauf zu achten, daß grundsätzlich nur feine atraumatische Instrumente verwendet werden. Der Umfang der Ureterolyse sollte auf das befallene Segment und auf die unmittelbar angrenzenden Abschnitte des Harnleiters begrenzt sein. Um einer erneuten narbigen Einschwielung des ausgelösten Uretersegments vorzubeugen, sollte dieser Abschnitt - sofern verfügbar - durch eine Peritonealmanschette oder durch einen gestielten Lappen des großen Netzes eingescheidet werden. Vor allem bei extraureteralen Kompressionen infolge vorausgegangener Behandlungsmaßnahmen, besteht das grundsätzliche Problem, daß erst nach erfolgter Ureterolyse eine gleichzeitig bestehende Schädigung der Harnleiterwand erkannt werden kann. Intraoperativ läßt sich häufig nicht eindeutig feststellen, ob durch die Ureterolyse der Harnabfluß wiederhergestellt werden konnte. Weiterhin bestehende Kalibersprünge des Ureters und nicht präparativ bedingte Wandveränderungen deuten darauf hin, daß mit der alleinigen Ureterolyse ein freier Harntransport nicht erzielt wurde. In dieser Situation ist zu entscheiden, ob z. B. eine Korrektur des Hindernisses nicht besser durch eine Resektion des betroffenen Segments und anschließende Rekonstruktion der ableitenden Harnwege erfolgen sollte. Obwohl bei der Ureterolyse der Harnleiter nicht eröffnet werden sollte, kann von einer möglicherweise erforderlichen Segmentresektion eine ca. 0,5 cm längsverlaufende Ureterotomie unmittelbar proximal oder distal des betroffenen Abschnitts zur Sondierung des Harnleiters vorgenommen werden. Die freie Passage z. B. eines weichen Ureterenkatheters bis Charr.-Stärke 9, läßt einen ausreichenden Harnabfluß erwarten. Andernfalls sind weitere Maßnahmen angezeigt, die im Zusammenhang mit den Ureterverletzungen abgehandelt werden.

4 Operative Maßnahmen bei intraoperativ erkannten Ureterverletzungen

Jede beabsichtigte oder ungewollte Eröffnung oder Durchtrennung des Harnleiters ist mit einer Urinextravasation verbunden. Je nachdem, ob die Schädigung intraoperativ auffällt oder nicht erkannt wird, können unterschiedliche Maßnahmen angezeigt sein. Da nur begleitende urologische operative Maßnahmen in diesem Kapitel abgehandelt werden sollen, beschränkt sich die Problematik auf die intraoperativ erkannten Läsionen des Harnleiters (s. auch Kap. C.II). Das Ausmaß der Schädigung, ihre Lokalisation und die Beschaffenheit des angrenzenden Uretergewebes sind bei der Wahl des weiteren Vorgehens zu berücksichtigen, wobei ein spannungsfreier Verschluß ohne Einengung des Ureterlumens sichergestellt sein muß.

Kleine Läsionen des Ureters mit gut erhaltenen Wundrändern lassen sich gewöhnlich durch eine querverlaufende Nahtreihe mit Einzelknopfnähten mit synthetischem, resorbierbaren Nahtmaterial der Stärke 4×0 oder 5×0 verschließen. Hierbei ist darauf zu achten, daß nur die Adventitia und Muskularisschicht gefaßt werden. Die Einlage einer Ureterschiene erübrigt sich, da die Läsion des Ureters bei ihrem Einbringen gelegentlich nur vergrößert wird. Da kein wasserdichter Verschluß angestrebt wird, muß für die Drainage des Wundbettes gesorgt werden.

Bei größeren Wanddefekten, die sich durch einfache Naht nicht spannungsfrei ohne Einengung des Ureterlumens verschließen lassen, kann der Verschluß durch eine intubierte Ureterotomie angestrebt werden. Alternativ kommen die für die Rekonstruktion eines komplett durchtrennten Ureters geeigneten Operationsverfahren in Frage.

4.1 Intubierte Ureterotomie

Dieses Verfahren beruht auf der Fähigkeit der Uretermukosa, zirkulär um eine in den Ureter eingelegte Schiene zu regenerieren, während die Lamina muscularis durch Bindegewebe ersetzt wird. Es wird dabei nicht der Versuch unternommen, den Defekt der Ureterwand durch einzelne Nähte zu verschließen. Voraussetzung ist, daß wenigstens ein Drittel der Zirkumferenz des Ureters gut vaskularisiert erhalten ist [7, 8, 9, 31]. Die über den Defekt in den Ureter eingelegte Schiene muß mit ihrer Spitze im Nierenhohlsystem liegen und mit ihrem Ende

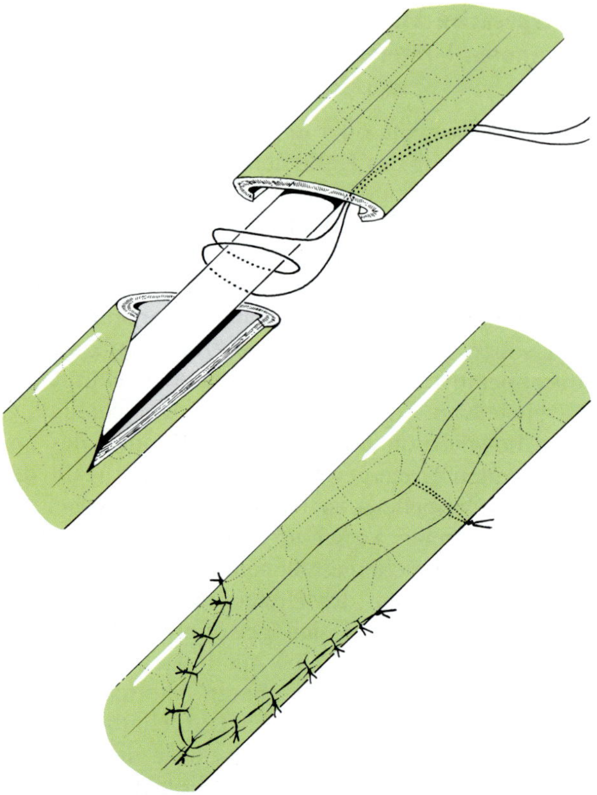

Abb. 5. Interne Fixation einer Schiene im Ureter durch eine von außen durch das Lumen geführte um die Schiene geschlungene Naht. Ein- und Ausstich müssen eng nebeneinanderliegen, um eine Raffung des Ureters zu vermeiden. Ureteroureterostomie durch Vereinigung der gegenüberliegend spatulierten Ureterenden mit Einzelnähten

bis in die Blase vorgeschoben werden. Sie muß kranial des Defektes mit einer Naht mit atraumatischem Plaincatgut Nr. 4 × 0 fixiert werden, um eine frühzeitige Dislokation zu verhindern (Abb. 5). Die Einlage eines Dauerkatheters in die Blase bzw. die Anlage einer suprapubischen Blasenpunktionfistel sind zur Entlastung der Blase und damit zur Prävention eines Harnrefluxes über die eingelegte Schiene angezeigt. Auf eine ausreichende Wunddrainage ist zu achten. Kommt es trotz der Harnableitung über die Ureterschiene zur Harnsekretion über die Wunddrainage, kann die perkutane ultraschallgesteuerte Punktion des Nierenhohlsystems und Einlage eines Nierenfistelkatheters sekundär erforderlich werden. Die Ureterschiene ist wenigstens für 21 Tage in situ zu belassen.

4.2 Operative Maßnahmen bei kompletter Durchtrennung des Ureters

Im Zusammenhang mit gynäkologischen Eingriffen kann es sich um vorgesehene oder ungewollte Durchtrennungen im Bereich des distalen Ureterdrittels handeln. Die Wiederherstellung eines ungestörten Harnabflusses kann hierbei entweder durch eine Ureteroureterostomie oder durch eine Ureterozystoneostomie erreicht werden. Bei Verlust eines größeren Uretersegments müssen verschiedene Möglichkeiten des Uterersatzes geprüft werden.

Ureteroureterostomie. Vorausgesetzt, daß die Enden des durchtrennten Ureters sich spannungsfrei approximieren lassen und ausreichend vaskularisiert sind, kann bei Unterbrechungen der Kontinuität des Harnleiters ab einer Lokalisation ca. 5 cm kranial der Blase und oberhalb davon eine Reanastomose des Ureters vorgenommen werden [5]. Relative Kontraindikationen sind schlechte Gewebebeschaffenheit eines oder beider Ureterenden, eine kurzzeitig vorausgegangene Strahlenbehandlung in diesem Bereich, entzündliche Gewebereaktionen oder -abszesse und/oder Urinome.

Um Einengungen des Ureterlumens vorzubeugen, ist eine reine End-zu-End-Anastomose zu vermeiden. Durch parallel verlaufende schräge Resektion der Ureterenden und deren Reanastomose mit Einzelknopfnähten mit feinem, atraumatischem, resorbierbaren Nahtmaterial (4 × 0 oder 5 × 0) wird eine weite ellipsoide Vereinigung erreicht (s. Abb. 5). Daneben wird einer Uretereinengung auch mit einer Z-Plastik oder mit fischmaulartig zugeschnittenen Ureterenden entgegengewirkt. Eine Schienung des Ureters, wie bei der intubierten Ureterotomie beschrieben, ist zweckmäßig (s. hierzu auch Kap. C.II und H.VI).

Ureterozystoneostomie. Ausgedehnte Verletzungen oder Durchtrennungen des juxtavesikalen Uretersegments (bis ca. 5 cm oberhalb der Blase) lassen sich am sichersten durch eine, wenn möglich antirefluxive Ureterozystoneostomie [6, 22] korrigieren. Um postoperativ einen Reflux des Harns von der Blase in den oberen Harntrakt auszuschalten, wird der Harnleiter bei den verschiedenen Modifikationen der Ureterozystoneostomie durch einen submukösen Tunnel in die Blase hineingeführt.

Das Prinzip der Präparation eines submukösen Tunnels ist in Abb. 10 im Zusammenhang mit der Ureterimplantation bei der Ureterosigmoidostomie dargestellt. Eine Darstellung der Ureterozystoneostomie nach POLITANO und LEADBETTER [22] mit Abbildungen findet sich in Kapitel H.VI (dort Abb. 11 a,b).

Bei einem längerstreckigen Defekt des juxtavesikalen Uretersegments kann eine spannungsfreie Reimplantation mit den beschriebenen Verfahren allein nicht möglich sein. Sofern das fehlende Segment nicht mehr als das distale Drittel des Ureters ausmacht, kann es entweder durch ein „Psoas-Hitch"-Verfahren oder durch eine Ureterersatzplastik nach BOARI überbrückt werden. Wegen des geringeren operativen Aufwandes wird heute das „Psoas-Hitch"-Verfahren bevorzugt angewandt.

Psoas-Hitch Verfahren. Bei diesem Verfahren wird durch ausgiebige Mobilisation der Blase und durch eine veränderte Schnittführung bei der Eröffnung der Blase an der Vorderwand eine kraniale Verlagerung der Blasenwand über die Iliakalgefäße hinaus bis zum M. psoas erreicht [13, 29]. Eine Darstellung dieses Verfahrens findet sich in Kapitel H.VI (dort Abb. 14a,b). Die Mobilisation der Blase wird durch mehrere Maßnahmen erreicht: das Ligamentum rotundum uteri der betroffenen Seite muß, sofern nicht geschehen, durchtrennt werden. Des weiteren müssen die Vasa vesicales superiores durchtrennt und versorgt werden. Das dem Blasendach anliegende Peritoneum ist soweit als möglich abzupräparieren und der verbleibende Anteil evtl. zu exzidieren, damit die kraniale Hälfte der Blase frei beweglich ist. Während bei der unkomplizierten Ureterozystoneostomie die Blasenvorderwand in der Medianlinie längs eröffnet wird, verläuft die Zystotomie beim „Psoas-Hitch" quer über die Mitte der Blasenvorderwand. Mit zwei in die Blase eingeführten Fingern kann sie in Richtung auf den Ureter über die Iliakalgefäße hinweg bis zum M. psoas minor extendiert werden. Die quere Zystotomie wird dabei in eine längslaufende Blasenöffnung verformt. Bringt dieses Manöver keine ausreichende Überlagerung mit dem Ureter auf eine Strecke von 2–3 cm, müssen die beschriebenen Maßnahmen zur Mobilisation der Blase auch auf der kontralateralen Seite vorgenommen werden.

Ureterersatzplastik nach BOARI. In seltenen Fällen muß für die Überbrückung eines distalen Ureterdefektes eine Ureterersatzplastik nach BOARI vorgenommen werden [1, 21]. Voraussetzung hierfür ist eine nicht eingeschränkte Blasenkapazität und Dehnungsfähigkeit der Blase, die durch radiogene Schädigung, akute oder chronische entzündliche Prozesse und Narben eingeschränkt sein können.

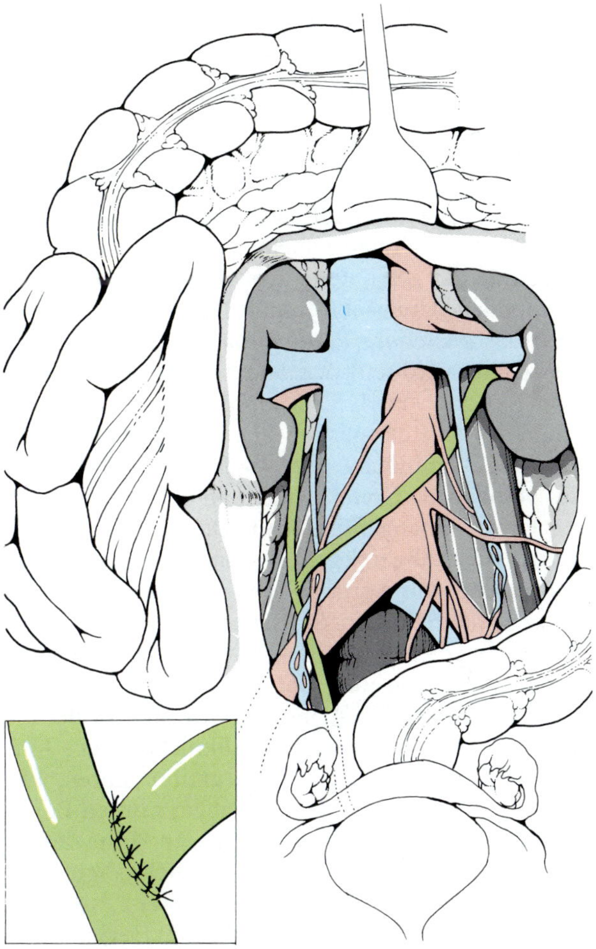

Abb. 6. Verlauf des linken Ureters kranial des Abganges der A. mesenterica inferior bei der rechtsseitigen Transureteroureterostomie. Die V-förmige Anastomose liegt an der medialen Zirkumferenz des rechten Ureters

Eine Darstellung dieser Methode findet sich in Kapitel H.VI (dort Abb. 13a–e). Ist eine spannungsfreie antirefluxive Ureterimplantation nicht zu erreichen, kann eine End-zu-End-Anastomose zwischen dem zuvor gebildeten Rohr und dem Ureter vorgenommen werden.

Transureteroureterostomie. Bei eingeschränkter Blasenkapazität und Verlust ihrer Dehnungsfähigkeit können beide Verfahren, Psoas-Hitch und Ureterersatzplastik nach BOARI zum Ersatz eines distalen Ureterdefekts nicht geeignet sein. In diesen Fällen besteht bei nichtgeschädigtem oberen Harntrakt der kontralateralen Seite die Möglichkeit, den verbleibenden Anteil des defekten Ureters mit dem kontralateralen zu vereinigen [26]. Für eine spannungsfreie Anastomose mit dem kontralateralen Ureter muß wenigstens die proximale Hälfte des Harnleiters gut vaskularisiert erhalten sein. Dieses Segment wird zuerst mit großer Sorgfalt bis zum Nierenbekken auspräpariert, um eine Schädigung der Gefäßversorgung zu vermeiden. Der Zugang zum Retroperitoneum kann entweder über eine laterokolische Peritonealinzision oder eine mediane Inzision des posterioren Peritoneums erfolgen. Der Länge des verbliebenen Uretersegments entsprechend, wird die Höhe der geplanten Anastomose mit dem kontralateralen Ureter bestimmt. In diesem Bereich wird das posteriore Peritoneum ebenfalls indiziert. Der Ureter wird retroperitoneal aufgesucht und auf eine Strecke von 4–5 cm zirkulär ausgelöst. Zwischen beiden Retroperitonealräumen muß eine tunnelartige Verbindung hergestellt werden, über die das verbliebene Uretersegment an den kontralateralen Ureter herangeführt wird. Dieser Tunnel sollte kranial des Abganges der A. mesenterica inferior und ventral von Aorta abdominalis und V. cava inferior verlaufen (Abb. 6). Bei einem Verlauf dorsal der A. mesenterica inferior bzw. des Mesosigmas ist darauf zu achten, daß der Ureter nicht zu knapp um den Abgang der A. mesenterica inferior herumgeführt wird. Dies kann zur Abknickung des Ureters und zur sekundären Obstruktion führen. Der Ureter sollte nicht torquiert in einem sanften Bogen zur kontralateralen Seite verlaufen. In Höhe der geplanten Anastomose wird der nichtgeschädigte Ureter an der medialen Zirkumferenz auf eine Strecke von 1,5–2 cm längs indiziert. Der approximierte Ureter wird auf eine gleich lange Strecke spatuliert. Eine zentrallumige Ureterschiene wird bis ins Nierenbeckenkelchsystem der betroffenen Seite hochgeführt und am Austritt aus dem Ureter mit einer Naht mit Plaincatgut Nr. 4 × 0 fixiert. Das im Anastomosenbereich liegende Segment der Ureterschiene muß zur Aufnahme des Harns der kontralateralen Niere mit einigen Augen versehen werden. Sie lassen sich auch aus kleinkalibrigen Schienen mit einer Luer-Zange ausstanzen. Die Schiene wird über die Ureterinzision in die Blase vorgeführt, am Ende der Operation zystoskopisch transurethral herausgeleitet und am Dauerkatheter fixiert. Die End-zu-Seit-Anastomose der Ureteren erfolgt mit Einzelnähten mit synthetischem, resorbierbarem Nahtmaterial Nr. 4 × 0 oder 5 × 0. Dabei wird lediglich die Lamina muscularis sowie die Adventitia gefaßt. Der Anastomosenbereich wird drainiert; die Drainage sollte extraperitoneal durch die laterale Bauchwand herausgeleitet werden.

Uretersatz durch Ileum. In Fällen, in denen der kontralaterale obere Harntrakt ebenfalls eine Schädigung aufweist, oder in denen ein beidseitiger Ersatz des distalen Uretersegments vonnöten ist, können die nicht mehr verwendbaren Ureteranteile durch ein ausgeschaltetes Ileumsegment überbrückt werden [2, 12]. Die Länge des hierfür erforderlichen Segments hängt von der Länge der noch verwendbaren Ureteranteile ab. Die Technik der Ausschaltung eines vaskularisierten Darmsegments und der Ureter-Darm-Anastomose entspricht dem Vorgehen bei der Anlage eines Ileumkonduits (s. Abschn. 6.2). In diesem Abschnitt werden die Lage des Segments und seine Anastomose mit der Blase beschrieben. Der retroperitonealen Lage der Ureteren entsprechend sollte der ausgeschaltete vaskularisierte Ileumanteil ebenfalls retroperitonal verlagert werden. Das posteriore parietale Peritoneum wird zwischen der Pars ascendens des Duodenums und der V. mesenterica über der Aorta längs indiziert; die Inzision kann maximal bis zum Treitz-Band geführt werden. Kaudal verläuft sie bis zur Aortenbifurkation und folgt dem Verlauf der A. iliaca communis dextra. Die Schnittränder werden stumpf mobilisiert. Der die Blase überziehende Peritonealanteil wird von dieser abpräpariert. Der Blasenscheitel wird dem Kaliber des Ileums entsprechend transversal mit dem Elektromesser eröffnet. Die entstehenden Lippen werden in der Mitte in sagittaler Richtung eingeschnitten, so daß ein vierzipfliger Wundrand für die Anastomose vorbereitet ist. Der von der Blase abgelöste Peritonealabschnitt wird in sagittaler Richtung so weit eingeschnitten, daß der aborale Anteil des ausgeschaltenen Ileumsegments ohne eingeengt zu werden zur Blase hindurchgeleitet werden kann. Die Anastomose von Ileum und Blase erfolgt zweischichtig. Die Mukosa wird mit zwei semizirkulären fortlaufenden Nähten mit synthetischem, resorbierbarem Material Nr. 3 × 0 oder 4 × 0 vereinigt. Die Muskularis von Darm und Blase wird danach mit Einzelnähten mit synthetischem, resorbierbarem Nahtmaterial Nr. 0 oder 2 × 0 adaptiert. Das Ileumsegment verläuft nur bis in Höhe der Aortenbifurkation bzw. der A. iliaca communis dextra retroperitoneal; distal davon spannt es sich über den Zugang zum Douglas-Raum zum Blasenscheitel aus. Dadurch entsteht eine innere Lücke, die einen mechanischen Ileus verursachen kann. Durch Anheften des angrenzenden Peritoneums an das Segment und das Mesenterium läßt sich die Lücke verschließen. Zwischen Peritoneum und Anastomose wird eine extraperitoneal verlaufende Wunddrainage eingelegt. Für die Ureter-Ileum-Anastomose müssen die verbliebenen Anteile der Ureteren ausreichend weit isoliert werden, um eine spannungsfreie Vereinigung mit dem Ileum zu gewährleisten. Der rechte Ureter muß nach Bildung eines Tunnels meist retroduodenal und ventral der V. cava inferior an das Ileumsegment herangeführt werden, während der linke Ureter ventral der Aorta verläuft und keine Tunnelierung verlangt. Zur temporären Harnableitung sind, wie bei der Ureterzystoneostomie, Ureterschienen einzulegen. Für die Anastomose von Ureteren und Ileum werden mehrere Verfahren empfohlen, die im Zusammenhang mit der Beschreibung des Ileumkonduits dargestellt werden. Dorsal der ileoureteralen Anastomosen wird eine Wunddrainage eingelegt, die durch die linke Retroperitonealhöhle verlaufend durch die linke laterale Bauchwand herausgeleitet wird. Die posteriore Peritonealinzision wird mit einer fortlaufenden Naht mit Plaincatgut Nr. 0 ventral des versenkten Ileumsegments verschlossen. Die dadurch entstehende Mesenteriallücke wird durch Einzelnähte mit dem angrenzenden Peritoneum beseitigt. Hierbei darf nur die Serosa des Mesenteriums gefaßt werden, um die Vaskularisation des ausgeschalteten Darmsegments nicht zu schädigen.

5 Operative Maßnahmen an der Harnblase

Begleitende operative Maßnahmen umfassen die temporäre Eröffnung der Harnblase, z. B. im Zusammenhang mit einer Ureterzystoneostomie, den Verschluß einer akzidentell eröffneten Harnblase, die partielle Resektion der Blase und die Zystektomie. Letztere wird zusammen mit der anterioren Exenteration abgehandelt.

Eröffnung der Harnblase. Die Harnblase kann grundsätzlich an jeder beliebigen Stelle und in jeder Richtung und anatomischen Ebene geöffnet werden. Die Fixation und Gefäßversorgung der Harnblase über die dorso-lateral einstrahlenden Aa. und V. vesicales sup. et inf. sind hierbei zu beachten. Je näher die Schnittlinie an der Eintrittstelle der Gefäße verläuft, um so ausgeprägter wird die durch die Inzision ausgelöste Blutung sein. Mit der extraperitonealen längs verlaufenden Zystostomie an der Vorderwand der Blase wird dieses Problem weitgehend umgangen. Sie erlaubt einen guten Zugang zu allen Abschnitten der Blase. Die Inzision am Blasenscheitel erschwert häufig die Inspektion der gesamten Blase; die darüberliegenden Harnleiterostien lassen sich nur schwer einsehen. Die Harnblase sollte vor dem Eröffnen stets mit steriler physiologischer Kochsalzlösung über den präoperativ eingelegten und steril abgedeckten Katheter aufgefüllt werden. Bei kollabierter Blase können bei der Eröffnung Verletzungen anliegender Wandabschnitte entstehen. Die Inzision kann sowohl mit dem Skalpell als auch mit geeigneten elektrochirurgischen Instrumenten vorgenommen werden. Die dabei entstehenden Blutungen lassen sich durch Koagulation stillen.

Der Verschluß einer akzidentell oder auch gezielt eröffneten Harnblase kann ein- oder mehrschichtig erfolgen. Durch das gewählte Vorgehen sollte aber in jedem Fall ein wasserdichter Verschluß erreicht werden. Auf Grund eigener Erfahrungen kann dies mit zwei fortlaufenden Nähten mit atraumatischem Chromcatgut Nr. 0 oder 1 erzielt werden. Mit der ersten Nahtreihe wird die Mukosa vereinigt und mit der zweiten Muskularis und Adventitia. Vorausgesetzt, daß die Mukosa bereits wasserdicht verschlossen wurde, kann die Muskularis auch mit Einzelnähten vereinigt werden. Der wasserdichte Verschluß sollte in jedem Fall durch Auffüllen der Blase mit physiologischer Kochsalzlösung überprüft werden. Bei akzidenteller Eröffnung der Blase ist darauf zu achten, daß traumatisiertes und minder durchblutetes Gewebe an den Wundrändern exzidiert wird. Der Verschluß muß in jedem Fall spannungsfrei möglich sein, gegebenenfalls muß eine ausreichende Mobilisation der Wundränder erfolgen, in dem z. B. angrenzendes Peritoneum von der Blase abgelöst oder ein zur Spannung beitragender Gefäßpfeiler durchtrennt und versorgt wird. Die Blase ist für einige Tage durch einen transurethral oder suprapubisch eingelegten Katheter zu entlasten.

Die Blasenteilresektion. Die partielle Zystektomie kann bei operativer Therapie von malignen gynäkologischen, die Blase infiltrierenden Tumoren indiziert sein (Abb. 7a). Die Erhaltung der Harnblase wird aber vor allem bei ausgedehnterem Befall mit einer höheren Rezidivrate verbunden sein, so daß unter kurativen Aspekten die totale Zysturethrektomie im Rahmen einer anterioren Exenteration häufig sinnvoller ist. Die Lokalisation des Tumorbefalls der Blasenwand läßt sich meist durch eine präoperative zystoskopische Untersuchung und bimanuelle Palpation ungefähr ausmachen. Bei dieser Untersuchung ist auch die maximale Blasenkapazität zu bestimmen, unter der die Patientin noch keinen zu ausgeprägten Harndrang verspürt. Eine nach der

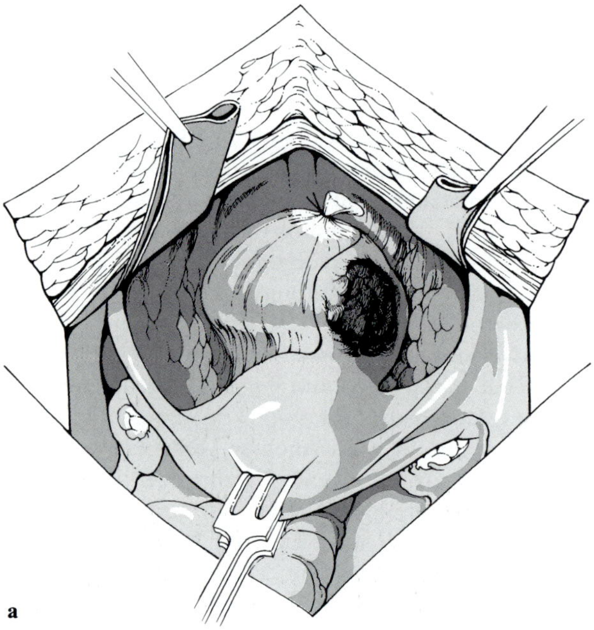

a

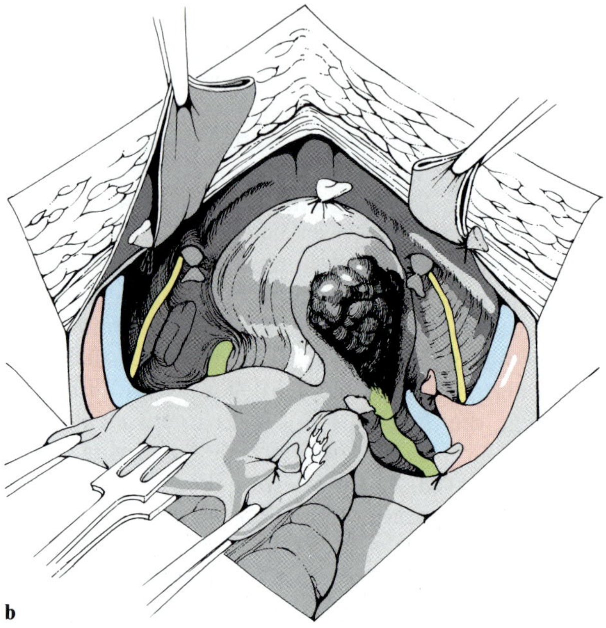

b

Abb. 7. a Tumorinfiltration der Blase laterodorsal rechts, intra- und extraperitoneale Exposition der Blase nach Ablösen des Peritoneums. **b** Operationssitus nach bilateraler pelviner Lymphadenektomie

Blasenteilresektion verbleibende Blasenkapazität von weniger als 150 ml stellt eine Kontraindikation für diesen Eingriff dar. Grundsätzlich ist größte Vorsicht nach vorausgegangener Strahlenbehandlung und ausgeprägten akuten oder chronisch entzündlichen Veränderungen der Harnblase angebracht. Da der gynäkologische Teil des Eingriffs über die eröffnete Peritonealhöhle erfolgt, wird der Zugang häufig so gewählt, daß eine extraperitoneale Freilegung der Blase nur mit Einschränkung möglich ist. Bei medianer Unterbauchinzision ist der intra- und extraperitoneale Zugang zur Harnblase gleichermaßen gewährleistet. Die Harnleiterostien sind durch einen in die oberen Harnwege eingelegten Katheter zu markieren. Der Ballon des präoperativ unter sterilen Bedingungen und steril abgedeckten transurethralen Blasenkatheters wird

Abb. 8. a Longitudinale anteriore Zystotomie, deutlich entfernt von der Tumorinfiltration, Markierung der Ureterostien mit in den oberen Harnwegen liegenden Ureterenkathetern. **b** Extraperitoneale elektrochirurgische Exstirpation der tumorbefallenen Blasenwand, wenigstens 2 cm vom Tumorrand

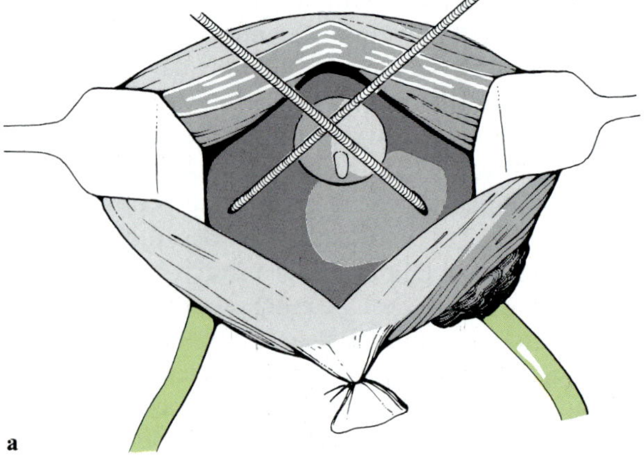

a

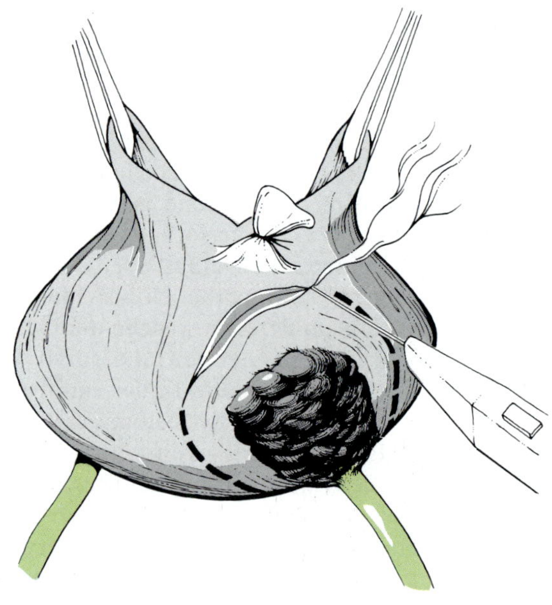

b

über die Symphyse herausgezogen und fixiert. Vor der Exzision des infiltrativen Wandprozesses muß der ipsilaterale Ureter juxtavesikal freipräpariert werden (Abb. 7b). Die Blase ist deutlich abgesetzt von der erwarteten Tumorinfiltration, wie beschrieben, zu eröffnen (Abb. 8a). Ein evtl. im Bereich der Exzision liegendes Ostium muß mitentfernt werden, so daß nachfolgend eine Ureterozystoneostomie erforderlich wird. Die Blasenteilresektion ist kontraindiziert, wenn der Sicherheitsabstand der Exzisionslinie von 2 cm durch die Nähe des Blasenhalses nicht eingehalten werden kann. Die Mitnahme des Blasenhalses verursacht einerseits eine totale Harninkontinenz, die eine supravesikale Harnableitung erforderlich macht, andererseits wird durch ein Nichteinhalten des Abstands die Radikalität des Eingriffs in Frage gestellt.

Die Exzision des betroffenen Anteils der Blase kann mit dem Skalpell oder mit einem Elektromesser extra- oder intravesikal vorgenommen werden (Abb. 8b). Eröffnete Blutgefäße müssen jeweils sofort durch Koagulation versorgt werden, da die Exzision durch eine übermäßige Blutung leicht unübersichtlich wird und nicht in der vorgegebenen Weise vorgenommen werden kann. Der Schnittrand der Blase kann mit atraumatischen Allis-Klemmen gefaßt werden, wodurch der nachfolgende zweischichtige Blasenverschluß erleichtert wird. Das angrenzende perivesikale Fettgewebe wird mitentfernt. Bei infiltrativen Prozessen an der Hinterwand der Blase kann es zweckmäßig sein, die zunächst an der Vorderwand vorgenommene längsverlaufende Zystostomie über den Blasenscheitel auf die Hinterwand bis 2 cm kranial der Infiltration zu verlängern. Der Tumor läßt sich dadurch in der Form eines Tennisschlägers exzidieren. Der Verschluß der Blase muß spannungsfrei, wie beschrieben, erfolgen. Wird der der Blase anliegende Anteil des Peritoneums bei der Exzision durchtrennt oder teilweise mitentfernt, müssen die Schnittränder ausreichend unterminiert und durch eine separate fortlaufende Naht vereinigt werden. Liegt die Blasennaht unmittelbar ventral des Vaginalverschlusses, kann die Interposition eines Peritoneallappens oder eines gestielten Netzzipfels, wie bei der Korrektur komplizierter vesikovaginaler Fisteln, angezeigt sein (s. hierzu Kapitel H.VI). Intraoperativ eingelegte Ureterenkatheter sollten erst nach dem Verschluß des durch die Blasenteilresektion entstandenen Defektes entfernt werden. Jeder Widerstand bei der Entnahme ist als Hinweis zu deuten, daß bei Verschluß der angrenzende Ureter möglicherweise mit in die Naht einbezogen wurde. Im Bereich des Blasenverschlusses ist eine Wunddrainage einzulegen, die - soweit möglich - extraperitoneal lateral des M. rectus abdominis herausgeleitet werden sollte.

6 Supravesikale Harnableitungen

Jeder operative Eingriff an den Harnorganen, bei dem die Blase oder der proximale Anteil der Urethra und damit das für die Harnkontinenz erforderliche anatomische Korrelat entfernt wird, muß mit einer supravesikalen Form einer Harnableitung versorgt werden. Es handelt sich hierbei um eine permanente Maßnahme, so daß bei der Wahl des Verfahrens die damit für die Patientin erreichbare Lebensqualität, aber auch Faktoren, wie der intraoperative Zustand der Patientin, die zu erwartende Lebensdauer und die intra- und postoperativen Komplikationsrisiken, zu berücksichtigen sind. In den meisten Fällen liegen bereits präoperativ Hinweise dafür vor, daß eine Harnableitung im Zusammenhang mit dem gynäkologischen Eingriff möglicherweise erforderlich wird, so daß mit der Patientin die Form der supravesikalen Harnableitung festgelegt werden kann.

Grundsätzlich ist zwischen Verfahren mit und ohne Verwendung von Darmsegmenten zu unterscheiden.

6.1 Harnableitung ohne Verwendung von Darmsegmenten

Perkutane Nephrostomie. Die perkutane Nephrostomie kann heute ohne Freilegung des Nierenhohlsystems durch transrenale ultraschallgesteuerte Punktion des Nierenbeckenkelchsystems angelegt werden. Sie eignet sich jedoch kaum zur längerfristigen permanenten Harnableitung, da die Versorgung der Patienten vor allem bei beidseitiger Nephrostomie erhebliche Probleme aufwirft und ihre Lebensqualität erheblich einschränkt. Neben der schwierigen permanenten Fixierung der Nephrostomiekatheter, der beinahe ausnahmslos auftretenden Harnwegsinfektion, die auch geruchlich wahrgenommen wird, kommt es häufig zur schmierigen Infektion im Hautniveau. Ein mit zunehmender Zeitdauer häufiger erforderlicher Wechsel der Katheter erschwert die Situation für die betroffenen Patienten. Die perkutane Nephrostomie sollte deshalb nur dann als permanente Harnableitung in Erwägung gezogen werden, wenn aufgrund eines schlechten Allge-

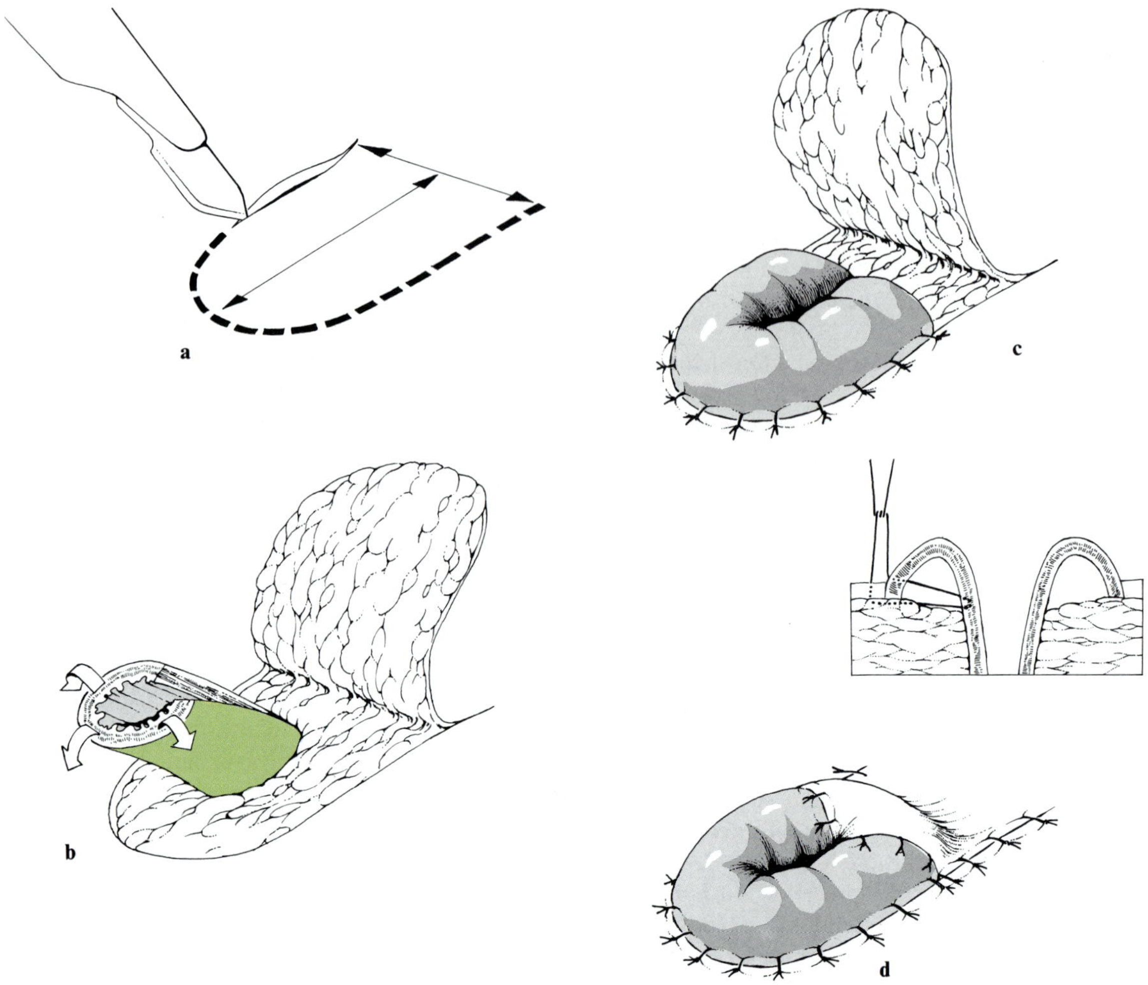

Abb. 9. **a** Schnittführung zur Bildung eines Epidermisläppchens zur Gestaltung eines nippelförmigen Ureterokutaneostomas. **b** Spatulierung des Ureters an der dem Hautläppchen zugewandten Zirkumferenz. **c** Nahtverlauf zur Gestaltung eines nippelförmigen Stomas. **d** Interposition des mit gleicher Nahttechnik in die Zirkumferenz des Ureters eingefügten Hautläppchens zur Prävention einer Stomastenose

meinzustandes der Patientin andere Verfahren nicht in Erwägung gezogen werden können.

Eine risikoarme Punktion der Hohlsysteme sollte nur von einem mit dieser Technik Vertrauten vorgenommen werden.

Ureterokutaneostomie. Die Ureterokutaneostomie stellt nach der perkutanen Nephrostomie den für die Patientinnen am wenigsten belastenden operativen Eingriff einer Harnableitung dar [10, 27]. Ein gravierender Nachteil dieses Verfahrens besteht in der häufigen Strikturierung des Stomas, vor allem bei normalkalibrigen Ureteren. Daraus resultieren meist konsekutive Schwierigkeiten, immer häufiger vorzunehmende Bougierungen bis hin zur permanenten Einlage eines Katheters in den Ureter mit dem Risiko der Harnwegsinfektion. Als Spätkomplikation werden nicht selten Ureterstrikturen beobachtet. Aus diesen Gründen besteht bei Vorliegen eines normalkalibrigen Ureters eine relative Kontraindikation für die Ureterokutaneostomie.

Die ausgeprägte Neigung zur Stomastriktur hat zur Entwicklung verschiedener Operationsmodifikationen geführt. Neben der Z-Plastik hat die Interposition eines Epidermisläppchens in den spatulierten Ureter klinische Bedeutung erlangt.

Im Zusammenhang mit einem gynäkologischen Eingriff kann der betreffende Ureter sowohl transperitoneal, aber auch extraperitoneal im Retroperitoneum aufgesucht werden (s. hierzu das Vorgehen bei der Transureteroureterostomie; S. 213). Das Ausmaß der Harnleiterpräparation hängt von der vorgesehenen Stomalokalisation und vom Habitus der Patientin ab. Je adipöser die Patientin, um so ausgedehnter muß der Ureter isoliert werden, um eine spannungsfreie Stomabildung zu gewährleisten. Auch wenn der transperitoneale Verlauf des Ureters grundsätzlich möglich ist, sollte der Ureter, wenn möglich, extraperitoneal zur Bauchwand geführt werden. Eine gewebeschonende Präparation ist wichtig, um die Vaskularisation des Ureters nicht zu schädigen. Periureterales Gewebe, das bei der Ureterpräparation an der Adventitia verbleibt, muß nicht entfernt werden. Mit der Präparation des Stomas muß so lange gewartet werden, bis abzusehen ist, daß der Ureter für die vorgesehene Stomalokalisation eine ausreichende Länge aufweist. Er sollte bei spannungsfreiem Verlauf das Hautniveau um 1–2 cm überragen. Bei der Wahl der Stomalokalisation sind die allgemeinen Kriterien zu berücksichtigen.

An der für das Stoma vorgesehenen Stelle wird in kraniokaudaler Richtung ein 2 cm langes und 1 cm beites Hautläppchen ausgeschnitten, dessen Basis kranial liegt (Abb. 9a). Die Subkutis ist so weit zu belassen, daß seine Vaskularisation nicht kompromittiert wird. Im übrigen wird die Subkutis dem Kaliber des Ureters entsprechend bis auf die Faszie entfernt, kleinere Blutungen sind sorgfältig durch Koagulation zu stillen. Die Faszie wird durch kreuzförmige Inzision von jeweils 1 cm Länge eröffnet. Mit einer Klemme wird die Muskulatur in Faserrichtung auseinandergedrängt, um extraperitoneal in den Retroperitonealraum zu gelangen. Eine zuvor am Ureter angelegte Haltenaht wird gefaßt. Beim Zurückziehen der Klemme muß der Ureter frei durch den gebildeten Kanal gleiten. Vor allem im Faszienniveau ist auf Abknickungen zu achten, ebenso muß jegliche Torquierung des Ureters vermieden werden. Das Ende des Ureters wird korrespondierend zur Lage des Hautläppchens auf einer Strecke von ca. 1 cm spatuliert (Abb. 9b). Die Einnaht in die Haut erfolgt mit Einzelnähten mit resorbierbarem Nahtmaterial der Stärke 4×0, dabei wird die Naht in der Weise geführt, daß zuerst der Ureterrand, dann die Adventitia ca. 0,5 cm proximal des Randes und schließlich der Hautrand gefaßt und sich ein nippelförmiges Stoma entwickelt (Abb. 9c). In gleicher Weise wird der gebildete Hautlappen in den durch die Spätulierung entstandenen Defekt der Ureterzirkumferenz eingepaßt (Abb. 9d). Der Ureter wird für ca. 10 Tage mit einer ins Nierenbeckenkelchsystem hochgeführten Ureterschiene versorgt, die an der Haut 2–3 mm vom Stoma entfernt fixiert wird. Die Einlage einer Wunddrainage in den Retroperitonealraum ist bei schonender Präparation nicht erforderlich.

Die Ureterokutaneostomie kann auch in Verbindung mit einer Transureteroureterostomie durchgeführt werden, so daß die Harnausscheidung aus beiden Nieren über ein Stoma erfolgt. Bei längerstreckigen Schädigungen der distalen Ureterabschnitte muß bei der Festlegung der Lokalisation der Ureterenanastomose gleichzeitig geprüft werden, ob das verbleibende Uretersegment distal der Anastomose eine ausreichende Länge für eine spannungsfreie Ureterokutaneostomie aufweist. Danach ist zuerst die Ureterokutaneostomie vor der Transureteroureterostomie vorzunehmen.

6.2 Harnableitung mit Verwendung von Darmsegmenten

Die Vielzahl der entwickelten Operationsverfahren belegt, daß ein Blasenersatz, der allen Erfordernissen gerecht wird, vor allem bei weiblichen Patienten bislang nicht gelungen ist. Den Prinzipien entsprechend, die den verschiedenen Operationsverfahren zu Grunde liegen, lassen sich Eingriffe mit und ohne Durchtrennung der Darmkontinuität und solche mit und ohne nasses Stoma unterscheiden. Die Wahl des Verfahrens, ebenso wie der operative Eingriff selbst, sollte stets in Kooperation mit einem mit diesem Verfahren besonders vertrauten Urologen erfolgen, da bei den komplizierten Eingriffen nur dann optimale Behandlungsresultate erreicht werden können. Die Wahl des Operationsverfahrens hängt von den zu erwartenden anatomischen Gegebenheiten und dem Zustand des Gewebes, ebenso wie vom allgemeinmedizinischen Befund sowie von der Grunderkrankung und von der Lebenserwartung der Patientin ab. Aus Gründen der Übersicht werden Indikation und Kontraindikation mit der Darstellung der einzelnen Verfahren besprochen.

Die Ureterosigmoidostomie. Die Ureterosigmoidostomie stellt eine kontinente Form einer Harnableitung dar, worin ihr wesentlicher Vorteil liegt. Eine Reihe möglicher Früh- und Spätkomplikationen stehen demgegenüber und haben dazu beigetragen, daß dieses Operationsverfahren, wenn auch nicht gänzlich verlassen, aber weniger häufig zur Harnableitung gewählt wird.

Wesentliche Voraussetzung ist, daß die Patientin einen guten analen Kontinenzmechanismus aufweist. Präoperativ muß deshalb geprüft werden, ob die Patientin 200–250 ml einer in das Rektum instillierten lauwarmen Kochsalzlösung komfortabel

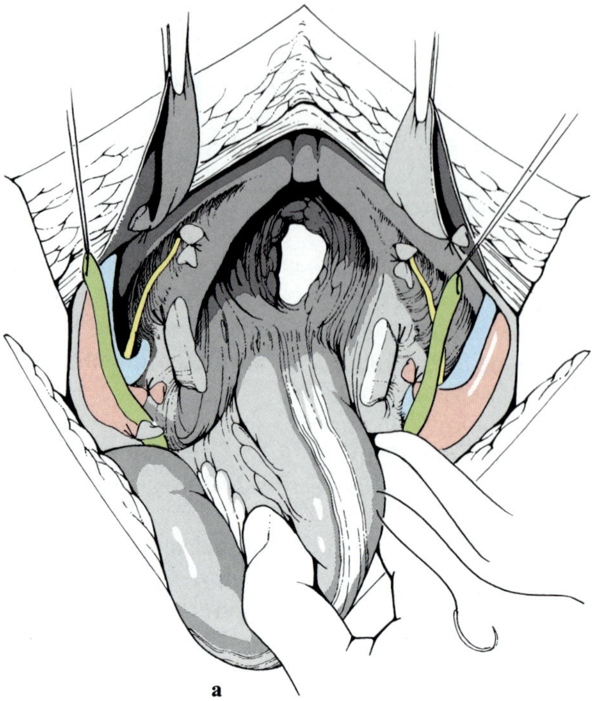

a

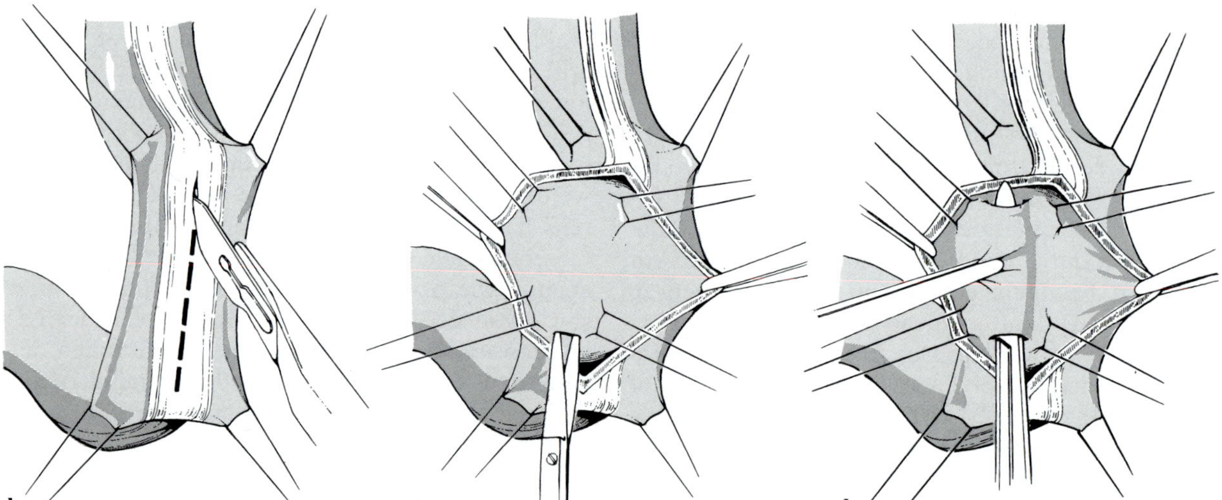

b c d

Abb. 10. **a** Operationssitus nach anteriorer Exenteration mit Exposition des kaudalen Sigmasegments für die Ureterosigmoidostomie. **b** Inzision der Taenia libera auf 8–12 cm zur transkolischen Ureterimplantation. **c** Ausspannen der Darmmukosa mit paarweise gelegten Haltenähten zur Tunnelierung der Mukosa an der Hinterwand. **d** Vollständige Präparation des submukösen Tunnels. **e** Einzug des Ureters mit einer transmural und subserös ins Retroperitoneum vorgeschobenen van Bueren-Sonde, die an der Spitze eine Querbohrung zur Fixation der Ureterhaltenaht aufweist. **f** Submuköse, antirefluxive Verlagerung des zu spatulierenden Ureters. Querer Verschluß des proximalen Tunnelendes mit Einzelnähten. **g** Schnittführung an der Darmmukosa zur Einnaht des Ureters. Die Ecknähte fassen auch die Muskularis des Sigmas. **h** Einzelknopfnaht mit Plaincatgut 4×0 in der Mitte der Basis der Anastomose zur Fixation der Ureterschiene. **i** Vervollständigen der Anastomose mit Einzelnähten mit synthetischem, resorbierbarem Nahtmaterial 4×0 oder 5×0

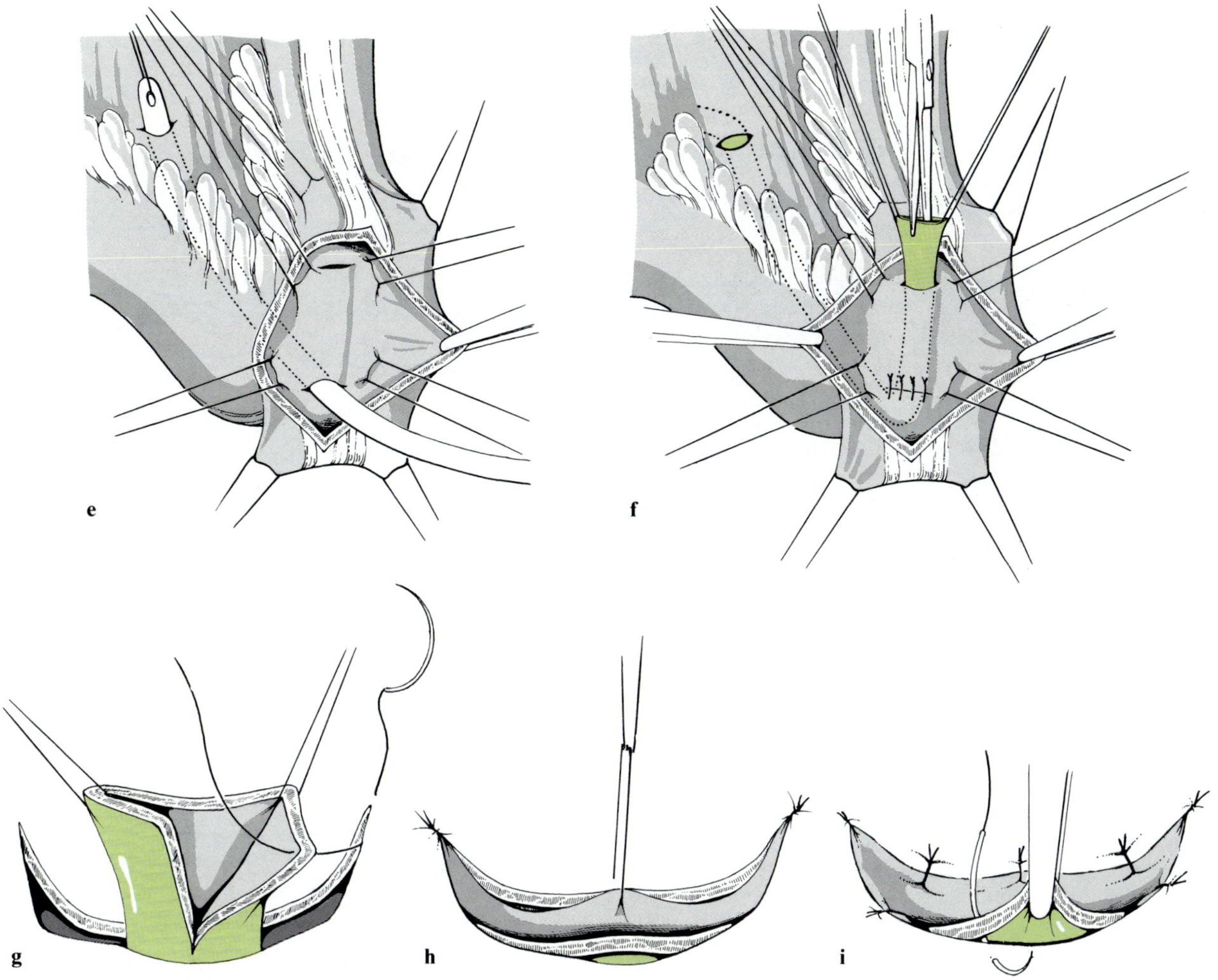

über 2–2½ h halten kann. Durch Kolonkontrastdarstellung, endoskopische Untersuchung und Inspektion des Analbereichs müssen Erkrankungen des Dickdarms ausgeschlossen werden, die ebenso eine Kontraindikation für die Ureterosigmoidostomie darstellen, wie eine vorausgegangene oder geplante Strahlenbehandlung der Beckenorgane. Eine Dilatation der Ureteren erlaubt nur schwerlich eine antirefluxive Implantation ohne eine Obstruktion zu riskieren. Durch die damit verbundene, wenn auch häufig klinisch nicht relevante Einschränkung der Nierenfunktion, wird eine auch leichte metabolische Störung rasch nicht mehr kompensiert. Dieser Aspekt ist besonders zu bedenken, da ca. 50% der Fälle eine hyperchlorämische Azidose entwickeln. Die Selektion der für dieses Verfahren geeigneten Patienten bestimmt damit wesentlich das Behandlungsergebnis. Der operative Eingriff am Sigma verlangt präoperativ eine Darmreinigung durch orthograde Spülung. Im übrigen sind die chirurgischen Behandlungsrichtlinien für Eingriffe am Dickdarm zu beachten. Unter den verschiedenen Modifikationen der Ureterosigmoidostomie hat sich das transkolische Vorgehen weitgehend durchgesetzt [11, 30].

Nach Mobilisation beider Ureteren, die eine ausreichende Länge aufweisen müssen, wird das Sigma am absteigenden distalen Segment entlang der Taenia libera auf eine Strecke von 8–12 cm eröffnet (Abb. 10a, b). Die für die Ureteranastomose vorgesehene Stelle wird an der Hinterwand festgelegt und mit 2 Haltenähten markiert, die in einem Abstand, der etwas größer als das Kaliber des Ureters sein sollte, gelegt werden. Ungefähr 2–2,5 cm kranial werden parallel dazu zwei weitere Haltenähte gelegt, mit denen der dazwischenliegende Mukosastreifen zur Präparation eines submukösen Tunnels ausgespannt werden kann (Abb. 10c, d; 11a). Vor der Ureterimplantation sollte auch der Tunnel für den anderen Ureter gebildet sein. Er sollte abgesetzt

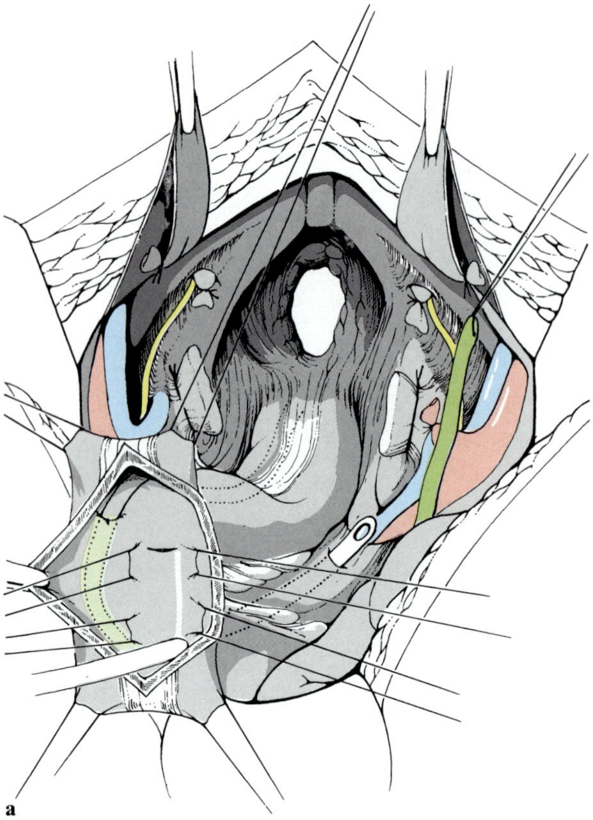

a

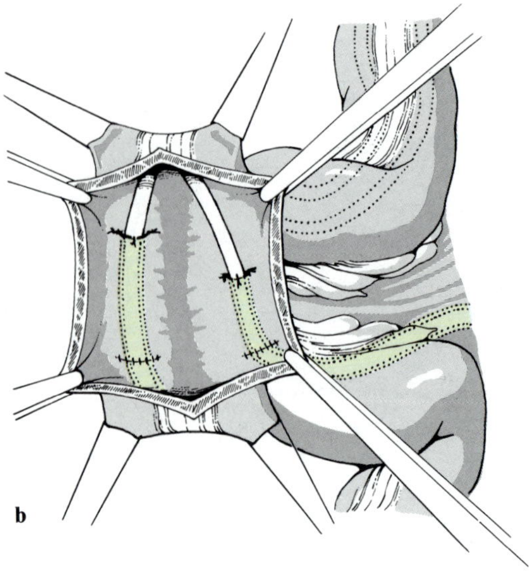

b

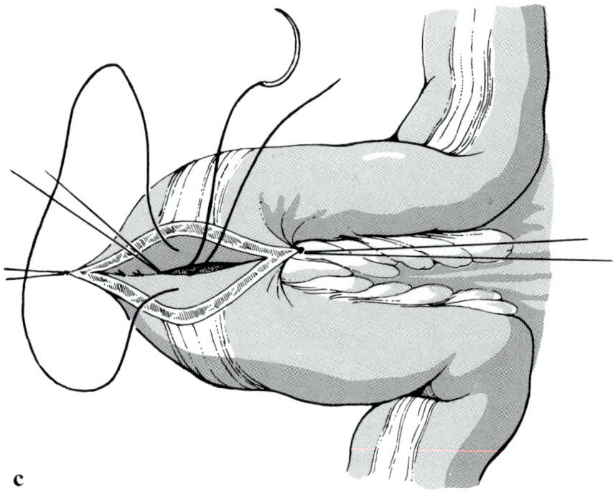

c

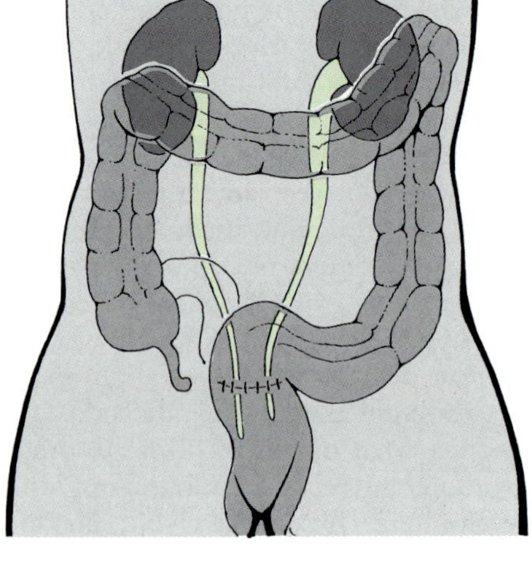

d

Abb. 11. a Transkolischer Einzug des rechten Ureters. **b** Operationssitus nach abgeschlossener Ureterimplantation. **c** Querer zweireihiger Verschluß der Sigmoidotomie mit invertierenden Einzelnähten der Mukosa und seromuskulären Einzelnähten. **d** Schematische Darstellung des optimalen Ureterenverlaufes und ihre Implantation in das kaudale Segment des Sigmas

vom ersten wenige Zentimeter kaudal oder kranial von ihm liegen. Am jeweiligen kranialen Tunneleingang wird die Muskularis des Sigmas gespreizt, so daß eine Sonde oder eine Klemme an dieser Stelle durch die Darmwand und anschließend unmittelbar unter der Serosa bis zur Wurzel des Mesosigmas vorgeschoben werden kann (Abb. 10e). Die Serosa wird beidseits über der Spitze des Instruments 6–8 cm eröffnet. Die bereits mobilisierten Ureteren können über die jeweilige Peritonealinzision im Retroperitonealraum aufgesucht werden. Über eine Haltenaht wird der Ureter in einem ersten Schritt bis zur Wurzel des Mesosigmas verlagert und anschließend im Mesosigma verlaufend bis ins Lumen des Sigmas geführt. Wie bei der Ureterozystoneostomie ist darauf zu achten, daß Abknickungen, Einengungen und die Torquierung des Ureters vermieden werden. Das ins Sigma hineinragende Uretersegment wird von kranial nach kaudal durch den submukösen Tunnel geführt und sollte knapp einen Zentimeter aus der kaudalen Tunnelöffnung herausragen, um eine spannungsfreie Anastomose zu gewährleisten. Für die Anastomose wird das Ureterende spatuliert und mit Einzelnähten mit atraumatischem resorbierbarem Nahtmaterial Nr. 4 × 0 mit der Mukosa des Sigmas vereinigt (10f bis i). Die Mukosainzisionen am kranialen Tunneleingang werden mit Einzelnähten mit demselben Nahtmaterial verschlossen. Eine Ureterschiene wird beidseits bis ins Nierenhohlsystem hochgeführt und unmittelbar distal des neu gebildeten Ostiums mit einer Einzelnaht mit Plaincatgut Nr. 3 × 0 oder 4 × 0 fixiert. Ein großlumiges Darmrohr wird transanal ins Rektum eingeführt und bis zur Sigmoidotomie vorgeschoben. Die Ureterschienen werden durch das Darmrohr geführt, das anschließend herausgezogen wird. Die damit transanal herausgeleiteten Ureterschienen werden perianal mit einer Naht fixiert (Abb. 11b). Ihr Lumen darf dadurch nicht eingeengt werden. Das Darmrohr wird zur temporären Entlastung des Rektums wieder eingelegt und fixiert. Beim Verschluß der Sigmoidotomie wird die Mukosa mit invertierenden Einzelnähten mit synthetischem, resorbierbarem Nahtmaterial Nr. 3 × 0 vereinigt, gefolgt von seromuskulären Einzelnähten mit demselben Nahtmaterial (Abb. 11c). Die Peritonealinzisionen an der Wurzel des Mesosigmas werden mit fortlaufender Naht mit Plaincatgut Nr. 0 verschlossen. Eine intrabdominale Drainage, deren Spitze im Douglas'schen Raum liegt, wird durch die vordere Bauchwand herausgeleitet. Abbildung 11d zeigt schematisch den anzustrebenden Verlauf der Ureteren.

Das Ileumkonduit. Das Ileum-Konduit stellt immer noch das am häufigsten zur supravesikalen Harnableitung angewandte Verfahren dar [3]. Die Zwischenschaltung eines Dünndarmsegmentes zwischen Ureteren und Haut dient dem Zweck, die bei der direkten Ureter-Hautanastomose häufig beobachtete Strikturierung des Stomas mit dem größeren Darmlumen zu umgehen. Das Ileumkonduit stellt keine Ersatzblase dar, da ihm die Reservoirfunktion fehlt. Es handelt sich um ein „Durchlaufsystem" mit einem nassen Stoma. Die Versorgung des Stomas stellt einige Anforderungen an den Patienten, so daß präoperativ geprüft werden muß, ob die Versorgung durch den Patienten selbst oder durch Hilfspersonen postoperativ gewährleistet ist. Die Festlegung der Stomalokalisation sollte in enger Zusammenarbeit mit einem Stomatherapeuten erfolgen. Für die Vorbereitung der Patientin sind die unter Abschn. 1 beschriebenen Besonderheiten zu berücksichtigen.

Der Eingriff beginnt mit der Mobilisation beider Ureteren. Bei eröffneter Peritonealhöhle wird das posteriore Peritoneum auf der linken Seite kranial des Mesosigmas und medial des Sigmas, auf der rechten Seite über der A. iliaca communis auf eine Strecke von 10–12 cm eröffnet. Nach Identifizierung der Ureteren werden sie nach kranial und kaudal isoliert und nach Anlegen einer Klemme am tiefsten Punkt abgesetzt. Ihre Enden werden mit einer Haltenaht versehen. Die distalen Stümpfe werden mit synthetischem, resorbierbarem Nahtmaterial Nr. 0 ligiert. Über einen präparierten dorsal des Mesosigmas verlaufenden Tunnel wird der linke Harnleiter an seiner Haltenaht vom linken in den rechten Retroperitonealraum verlagert.

Für das Konduit wird ein Ileumsegment ca. 10–15 cm proximal der Bauhin-Klappe gewählt. Durch Transillumination läßt sich der Verlauf der A. iliocolica leicht ausmachen. Das vorgesehene Darmsegment sollte durch 1 oder 2 Gefäßarkaden proximal des Abganges des Ramus coecalis aus der A. iliocolica versorgt werden (Abb. 12a). Um die Länge des Segments ungefähr bestimmen zu können, muß die Entfernung zwischen der vorgesehenen Stomalokalisation und dem Promontorium abgeschätzt werden. Dieser Länge sind 2–3 cm Ileum für die Bildung des Stomas hinzuzufügen. Beim Erwachsenen mit normalem Habitus ist das Segment 15–18 cm lang. Die Resektionslinien werden mit jeweils einer Haltenaht am Ileum markiert. Die jeweils vom Ansatz des Mesenteriums am Ileum zur Mesenterialwurzel verlaufende Inzision muß distal länger sein, um den distalen Anteil des Segments später spannungsfrei in das Hautniveau führen zu können. Die distale Mesenterialinzision sollte bis über den Ramus coecalis hinausreichen. Kleine intramesenterial verlaufende Gefäße werden nach Anlegen von Mosquito-Klemmen durchtrennt und ligiert. Das Ileum wird im Bereich der vorgesehenen Resektionslinien im Abstand von 3 cm mit jeweils zwei weichen Darmklemmen versehen. Danach kann das Ileum mit dem Skalpell oder Elektromesser durchtrennt werden. Das ausgeschaltete Ileumsegment wird nach kaudal gelegt, so daß die End-zu-End-Anastomose des Ileum zur Wiederherstellung der Darmkontinuität kranial davon erfolgt. Die Anastomose wird durch einreihige allschichtige submuköse Einzelnähte erstellt. Bei dieser Nahttechnik werden die Darmwandschichten Stoß auf Stoß adaptiert. Der mit der Ileumanasto-

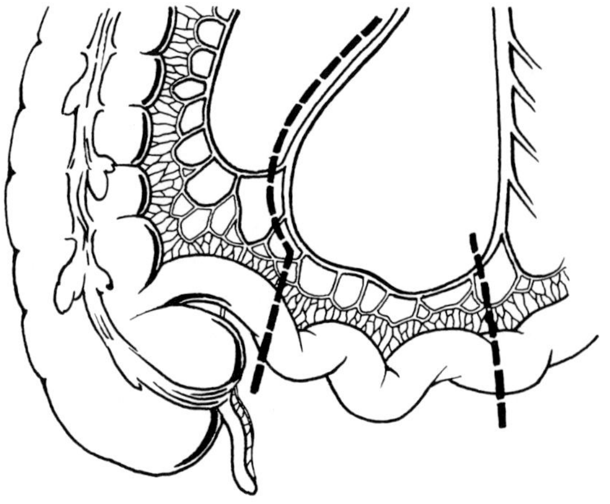

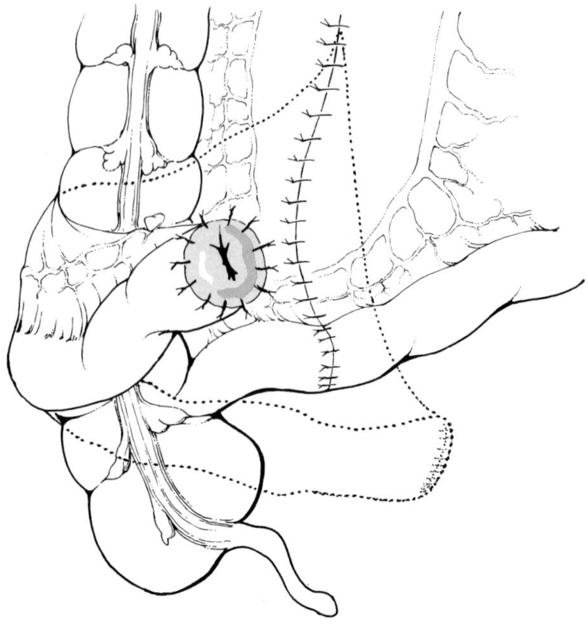

Abb. 12. a Gefäßversorgung des ileozökalen Überganges. Mesenteriale Schnittführung zur Isolierung eines Dünndarmsegments beim Ileumkonduit. **b** Retrozökaler Verlauf des Ileumkonduits. Verschluß der Mesenterialschlitzes nach Enteroenterostomie

mose entstandene Mesenterialschlitz wird mit synthetischem, resorbierbarem Nahtmaterial Nr. 3 × 0 beidseitig mit Einzelnähten verschlossen (Abb. 12b), dabei darf nur die Serosa gefaßt werden, um intramesenterial verlaufende Gefäße nicht anzustechen oder gar zu ligieren. Das ausgeschaltete Ileumsegment wird mehrmals mit Betaisodonna-Lösung gespült. Das proximale Ende des ausgeschalteten Ileumsegments wird mehrreihig verschlossen. Die Mukosa wird mit einer fortlaufenden invertierenden Naht mit synthetischem, resorbierbarem Nahtmaterial Nr. 3 × 0 vereinigt, gefolgt von seromuskulären Einzelnähten mit demselben Material.

Die über die rechtsseitige posteriore parietale Peritonealinzision herausgeleiteten Ureteren werden so weit gekürzt, daß eine spannungsfreie Anastomose an der dorsalen Wand des Ileums möglich ist. Ihre Enden werden ca. 1 cm spatuliert. Dem Lumen der Ureteren entsprechende Ureterschienen werden eingelegt und am Austritt mit einer Naht mit atraumatischem Plaincatgut Nr. 4 × 0 fixiert. Die nichtantirefluxive ileoureterale Anastomose kann mit verschiedenen Techniken vorgenommen werden. Neben der getrennten Anastomose können die spatulierten Ureterenden zunächst durch fortlaufende Nähte mit resorbierbarem Nahtmaterial Nr. 4 × 0 oder 5 × 0 vereinigt und gemeinsam mit dem Ileum anastomosiert werden. Das nachfolgend beschriebene Vorgehen hat sich als technisch einfaches Verfahren mit geringem Risiko für eine Strikturierung der Anastomose erwiesen [3] (Abb. 13).

An der dorsalen Wand des nach kaudal gelegten Ileumsegments, am Übergang vom proximalen zum mittleren Drittel werden Exzisionen der Darmwand vorgenommen, deren Umfang dem der spatulierten Ureterenden entsprechen müssen. Die Ureterschienen werden über die Öffnungen durch das Konduit hindurchgeführt. Die ileoureterale Anastomose erfolgt nicht antirefluxiv einreihig mit Einzelnähten mit synthetischem, resorbierbaren Nahtmaterial Nr. 4 × 0 oder 5 × 0, wobei am Ureter nur Adventitia und Muskularis und am Ileum Serosa und Muskularis gefaßt werden. Durch Fixation der Ränder des Ileumsegments und des Mesenteriums am angrenzenden parietalen Peritoneum werden mögliche Lücken zur Prävention eines Ileus verschlossen. Die eingangs vorgenommenen Inzisionen des posterioren parietalen Peritoneums werden mit fortlaufenden Nähten mit Plaincatgut Nr. 2 × 0 verschlossen.

Zur Bildung des Stomas muß ein möglicherweise eingebrachter Wundsperrer entfernt werden. Faszien und Haut werden am rechten Rand der Abdominalinzision mit einer atraumatischen Allis-Klemme gefaßt und nach medial gezogen, um eine korrekte Lage des Stomas an der präoperativ markierten Stelle im rechten Unterbauch sicherzustellen. Die Kutis wird mit einer Kocher-Klemme gefaßt und markstückgroß mit der Subkutis exzidiert. Die Faszie des M. rectus abdominis wird kreuzweise jeweils 3–4 cm inzidiert. Der Muskel wird mit einer Präparierklemme in Faserrichtung gespreizt. Durch Anheben der Bauchwand kann die Spitze der Klemme ausgemacht werden. In diesem Be-

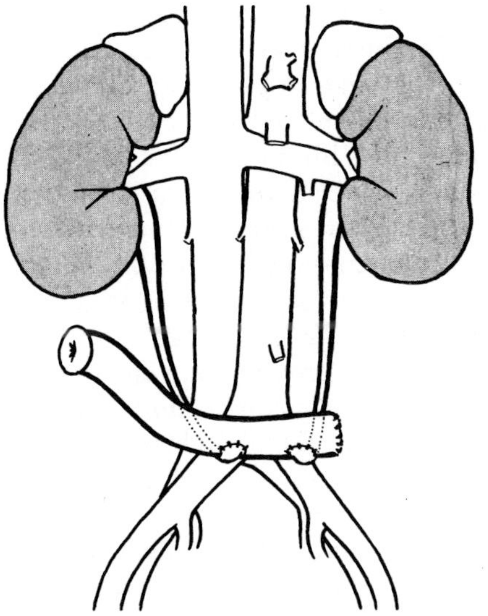

Abb. 13. Ileoureterale Anastomose nach BRICKER an der dorsalen Zirkumferenz des Ileums

reich wird das Peritoneum und die anliegende Faszie ebenfalls auf Markstückgröße exzidiert. Der gebildete Kanal sollte für zwei Finger gut durchgängig sein. Am distalen Ende des Konduits wird in jedem Quadranten eine Haltenaht angelegt, die zusammen mit den Enden der Ureterschienen mit der Klemme gefaßt werden. Das distale Segment des Konduits wird an den Haltenähten durch die Bauchwand hindurchgezogen. Den anatomischen Gegebenheiten entsprechend kann das Konduit antezökal, bei einem Coecum mobile aber auch retrozökal verlaufen. Das Konduit sollte das Hautniveau um 1–2 cm überragen. In korrekter Position verläuft das Mesenterium zwischen 12.00 und 1.00 Uhr durch den Bauchwandtunnel. In dieser Position wird das Konduit mit Einzelnähten an der anterioren Faszie des M. rectus abdominis mit synthetischem, resorbierbaren Nahtmaterial Nr. 3 × 0 fixiert. Die Nähte fassen nur die Serosa und angrenzende Muskularis des Konduits. Besondere Vorsicht ist geboten, daß mit den Nähten das Mesenterium nicht gefaßt wird, um die Vaskularisation des distalen Segments des Konduits nicht zu gefährden. Die Anastomose mit der Haut erfolgt mit Einzelnähten mit resorbierbarem Nahtmaterial Nr. 3 × 0. Um ein nippelförmiges Stoma zu bilden, wird bei dieser Naht das Konduit allschichtig randständig gefaßt, Serosa und Muskularis 1,5 cm proximal davon und schließlich die Haut wiederum randständig von innen nach außen [23]. Die Ureterschienen werden wenige Millimeter vom Stomarand entfernt mit jeweils einer Naht fixiert. Ihre Enden sollten unterschiedlich angeschnitten sein, um eine seitengerechte Identifizierung zu gestatten (rechts-quer, links-schräg). Der proximale Stumpf des Konduits wird am parietalen Peritoneum über dem Promontorium mit einer Naht fixiert. Eine Wunddrainage, deren Spitze im Douglas-Raum liegt, wird kaudal des Konduits vorbeigeführt und durch die Bauchwand herausgeleitet.

Das Sigmakonduit. Das Sigmakonduit stellt ein alternatives Verfahren dar, bei dem ein ausgeschaltetes Segment des Sigmas anstelle des Ileums verwendet wird [15, 17, 20]. Es erlaubt wegen der stärkeren Ausbildung der Muskularis des Kolons die antirefluxive Implantation der Ureteren. Durch das größere Lumen des Kolons sind Stomastenosen seltener als beim Ileumkonduit zu erwarten. Auf Grund dieser Vorteile, die mit einer etwas längeren Operationszeit erkauft werden müssen, wurde das Sigmakonduit vor allem bei benigner Grunderkrankung als supravesikale Harnableitung gewählt. Bei den gynäkologischen Erkrankungen, die eine Harnableitung verlangen, handelt es sich beinahe ausnahmslos um maligne Tumoren der weiblichen Genitalorgane, so daß ein Sigmakonduit nur selten zwingend indiziert ist. Die für die Ureterosigmoidostomie dargestellten Kontraindikationen gelten

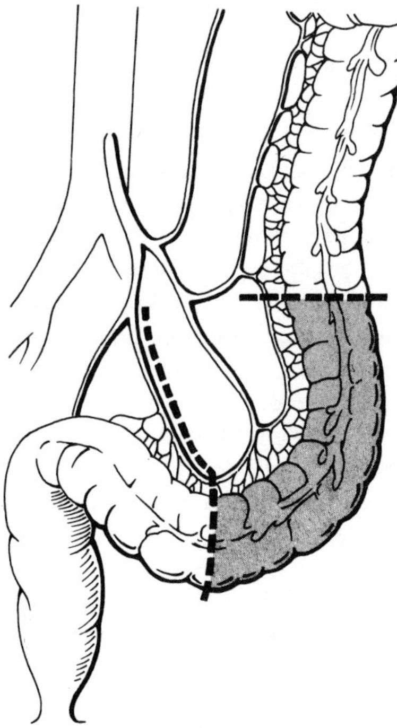

Abb. 14. Gefäßversorgung des Sigmas. Mesenteriale Schnittführung zur Isolierung eines Segments beim Sigmakonduit

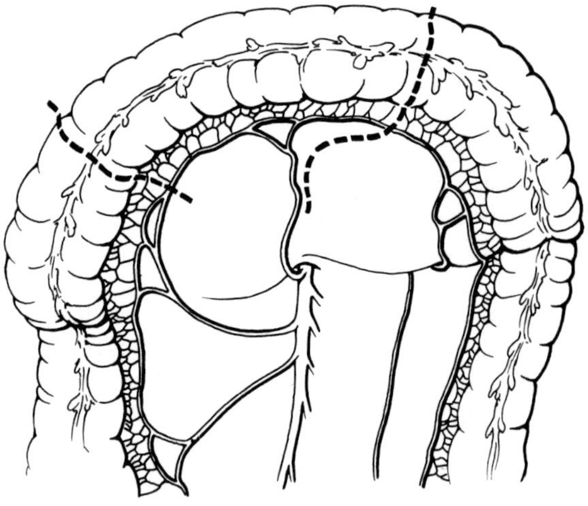

Abb. 15. Gefäßversorgung des Colon transversum. Mesenteriale Schnittführung zur Isolierung eines Segments beim Transversumkonduit

auch für das Sigmakonduit. Das operative Vorgehen gestaltet sich analog dem beim Ileumkonduit. Das Sigmasegment für den Konduit sollte ca. 20–25 cm lang sein und durch einen größeren Ast der A. mesenterica inferior versorgt werden (Abb. 14). Die distale Inzision des Mesosigmas sollte deutlich länger als die proximale sein. Die A. rectalis superior kann zur besseren Mobilisation des Segments durchtrennt werden, da das verbleibende Rektosigmoid über die Äste der Aa. rectalis media und inferior ausreichend versorgt wird. Bei vorausgegangener oder gleichzeitiger anteriorer Exenteration ist zu beachten, daß durch die möglicherweise vorgenommene Ligatur der Aa. ilacae inf. die Blutversorgung über deren Rektalisäste kompromittiert wird. Das ausgeschaltete Segment kommt lateral des reanastomosierten Sigmas zu liegen. Die Darmanastomose erfolgt spannungsfrei mit einer allschichtig, einreihigen, submukösen Naht mit einer Stoß-auf-Stoß-Adaptation der Darmwandschichten mit synthetischem, resorbierbarem Nahtmaterial Nr. 3 × 0. Gegebenenfalls muß eine Mobilisation des Colon descendens einschließlich der linken Flexur vorgenommen werden.

Das parietale Peritoneum wird lateral des Sigmas und des angrenzenden Abschnitts des Colon descendens auf einer Strecke von ca. 15 cm inzidiert. Der linke Ureter läßt sich über diese Inzision im linken Retroperitonealraum aufsuchen und mobilisieren. Zur Mobilisation des rechten Ureters wird das Peritoneum über der rechten A. iliaca communis longitudinal inzidiert. Der isolierte rechte Ureter wird durch einen zuvor präparierten Tunnel dorsal des Mesosigmas auf die linke Seite verlagert. Durch laterale Verlagerung des Sigmasegments neben das in seiner Kontinuität wiederhergestellte Sigma wird seine ehemals linke Wandzirkumferenz zur dorsalen Wand, in deren Bereich die Ureteren implantiert werden. Die Bildung des ca. 2–2,5 cm langen submukösen Tunnels erfolgt vom Rand der Mukosa an der proximalen Segmentöffnung aus. Die ureterosigmoidale Anastomose wird in gleicher Weise, wie bei der Ureterosigmoidostomie, einschließlich der Ureterschienung vorgenommen. Das Lumen des Konduits wird proximal mit einer fortlaufenden invertierenden Mukosanaht und seromuskulären Einzelnähten mit synthetischem, resorbierbarem Nahtmaterial Nr. 3 × 0 zweireihig, ohne die Ureteren an der Implantationsstelle einzuengen, verschlossen. Das Stoma ist im linken Unterbauch in analoger Weise zum Ileumkonduit anzulegen.

Das Transversumkonduit. Bei jeder Strahlenbehandlung der Beckenorgane, ist grundsätzlich damit zu rechnen, daß die Vaskularisation der angrenzenden Darmabschnitte in Mitleidenschaft gezogen wurden. In diesen Fällen sollte nach intraoperativer Überprüfung der Verhältnisse, bei bestehenden radiogenen Schädigungen, auf ein Ileum- oder Sigmakonduit verzichtet werden. In dieser Situation kann die supravesikale Harnableitung über ein Transversumkonduit erfolgen [25].

Die im Retroperitoneum mobilisierten Ureteren werden über eine Inzision des posterioren parietalen Peritoneums in Höhe des Treitz-Bandes intraperitoneal verlagert. Das Segment des Colon transversum sollte entsprechend dem Habitus der Patienten ca. 12–15 cm lang sein und durch die A. colica media versorgt werden (Abb. 15). Nach Skelettierung des Lig. gastrocolicum wird das Mesokolon an der vorgesehenen Resektionslinie inzidiert. Das ausgeschaltete Transversumsegment wird nach kaudal gelegt, die Darmkontinuität wird kranial davon wieder hergestellt. Sie erfolgt wie für das Sigmakonduit beschrieben. Durch großzügige Mobilisation der Kolonflexur beidseits muß jegliche Spannung an der Anastomose vermieden werden. Die Implantation der geschienten Ureteren erfolgt wie beim Sigmakonduit beschrieben. Das verschlossene proximale Ende des Konduits kommt durch die Peritonealinzision am Treitz-Band retroperitoneal zu liegen. Der angrenzende Peritonealrand wird mit Einzelnähten mit synthetischem, resorbierbarem Nahtmaterial Nr. 3 × 0 mit dem Konduit adaptiert. Das Stoma sollte vorzugsweise im rechten oder linken Oberbauch, in gleicher Weise wie für das Ileumkonduit beschrieben, gebildet werden.

6.3 Supravesikale Harnableitung durch kontinentes Harnreservoir (s. auch Kap. H.VI)

Im vergangenen Jahrzehnt wurde in zunehmendem Maße über Erfahrungen mit kontinenten supravesikalen Harnableitungen berichtet. Mit den verschiedenen Verfahren haben wir die Lebensqualität der Patienten, die ihre Harnblase verloren haben, wesentlich verbessert, da die regelmäßige Versorgung eines „nassen" Stomas mit Harnauffangsystemen nicht erforderlich ist. Die Indikationen für die kontinenten Formen der supravesikalen Harnableitung sind wegen der bislang zeitlich begrenzten Nachbeobachtung der damit versorgten Patienten noch nicht eindeutig definiert. Bei der Entscheidung für einen dieser technisch sehr schwierigen Eingriffe muß sorgfältig geprüft werden, ob die Patientin hierfür geeignet ist. Patientinnen mit Darmerkrankungen, mit vorausgegangenen resezierenden Eingriffen und Strahlenbehandlung, mit Verwachsungen des Darms und solche, die das vorgesehene Darmreservoir nicht intermittierend durch Katheterisierung selbst entleeren können, sind ebenso davon auszuschließen, wie jene, die wegen eines alters- oder krankheitsbedingten reduzierten Allgemeinzustands oder einer begrenzten Lebenserwartung dafür nicht in Frage kommen. Danach sind kontinente Operationsverfahren bei jungen, anderweitig gesunden Patientinnen, bei denen der gynäkologische Eingriff eine Heilung erwarten läßt, indiziert.

Die verschiedenen Verfahren zur kontinenten Harnableitung unterscheiden sich in bezug auf das verwendete Darmsegment, im Prinzip des Kontinenzmechanismus und in der Art der antirefluxiven Protektion der oberen Harnorgane. Beim Ileum-Pouch nach Kock wird das Reservoir ausschließlich aus Ileum, der Kontinenzmechanismus und Refluxschutz durch nippelförmige Intususzeption des Ileums gebildet [18, 19].

Beim MAINZ-Pouch (Mixed Augmentation of Ileum and Zoekum) werden distales Ileum, einschließlich Bauhin-Klappe, Zökum und der angrenzende Anteil des Colon ascendens benötigt [28]. Die Kontinenz des Reservoirs kann durch Intususzeption des Ileumanteils oder bei vorhandener Appendix durch eine Appendikostomie, z. B. im Nabel, erreicht werden. Die Ureteren werden antirefluxiv wie bei der Ureterosigmoidostomie oder beim Sigmakonduit implantiert. Beim Indiana-Pouch wird das Reservoir vorwiegend aus Zökum und Colon ascendens gebildet [23]. Antirefluxe Implantation der Ureteren und die Gestaltung des Kontinenzmechanismus werden analog zum MAINZ-Pouch vorgenommen. Soweit die bisherigen Erfahrungen belegen, hängt die Wahl des Verfahrens weitgehend von der Einstellung des Operateurs ab. Die detaillierte Darstellung auch nur der weitestverbreiteten Operationsmodifikationen würde den Umfang dieses Kapitels überschreiten, zudem sollte bei diesen technisch schwierigen Verfahren möglichst nur eine Modifikation bevorzugt angewandt werden, da mit zunehmender Erfahrung die Operationsresultate besser werden, und die Rate der Früh- und Spätkomplikationen abnimmt. Nachfolgend wird das operative Vorgehen beim Ileumreservoir nach Kock beschrieben, für die anderen Verfahren muß auf die einschlägigen urologischen Operationslehren und die Originalmitteilungen verwiesen werden [16].

Die Vorbereitung der Patientin erfolgt wie zur nichtkontinenten Harnableitung. Für den Eingriff wird ein Klammernahtgerät (TA 55)[1] und ein Netz aus synthetischem, resorbierbarem Material benötigt.

Nach Abschluß des gynäkologischen Teils des Eingriffs werden beide Ureteren mobilisiert und wie beim Ileumkonduit über zwei Inzisionen des posterioren parietalen Peritoneums intraperitoneal verlagert und mit Haltenähten armiert. Für das von Kock beschriebene Operationsverfahren wird Ileum in einer Gesamtlänge von 78 cm aus der Darmkontinuität ausgeschaltet (Abb. 16a). Die distale Resektionslinie entspricht der beim Ileumkonduit, und die Anastomose des Ileums wird, wie in diesem Abschnitt beschrieben, vorgenommen. In der Mitte des ausgeschalteten Segments und jeweils 17 cm von den beiden Enden entfernt wird jeweils mit synthetischem, resorbierbarem Nahtmaterial Nr. 4×0 eine Haltenaht antimesenterial angelegt. Diese Haltenähte begrenzen den für die Reservoirbildung benötigten Darmanteil, der in Form eines U nach kaudal weist. Der jeweils 17 cm lange angrenzende afferente und efferente Schenkel wird durch Intususzeption zur Bildung des Kontinenzmechanismus und zum Refluxschutz verwendet. Die U-förmig aneinanderliegenden Abschnitte werden mit Serosa-Einzelnähten ca. 2 cm vom Mesenterialansatz entfernt im Abstand von 2–3 cm vereinigt. An den Spitzen des U, die durch Haltenähte markiert sind, wird die Darmwand jeweils so weit inzidiert, daß eine Kocher-Sonde eingeführt werden kann. Unmittelbar angrenzend an die serosсерösen Nähte werden beide Schenkel mit dem Elektromesser eröffnet. Diese Inzision wird 2–3 cm in den afferenten und efferenten Schenkel verlängert. Die medialen Schnittränder der U-förmig aneinan-

[1] Surgical Instruments.

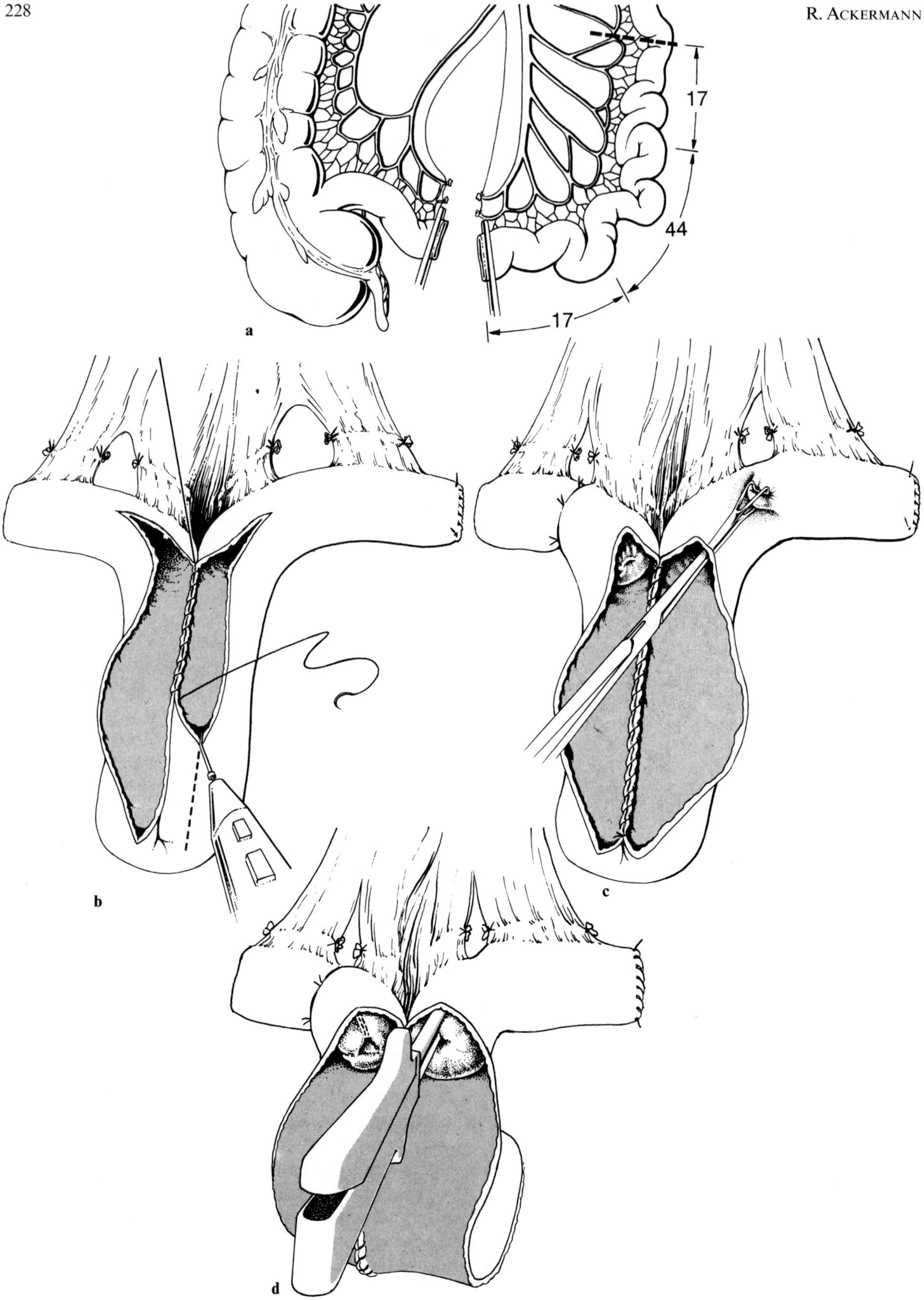
17
44
17
a
b
c
d

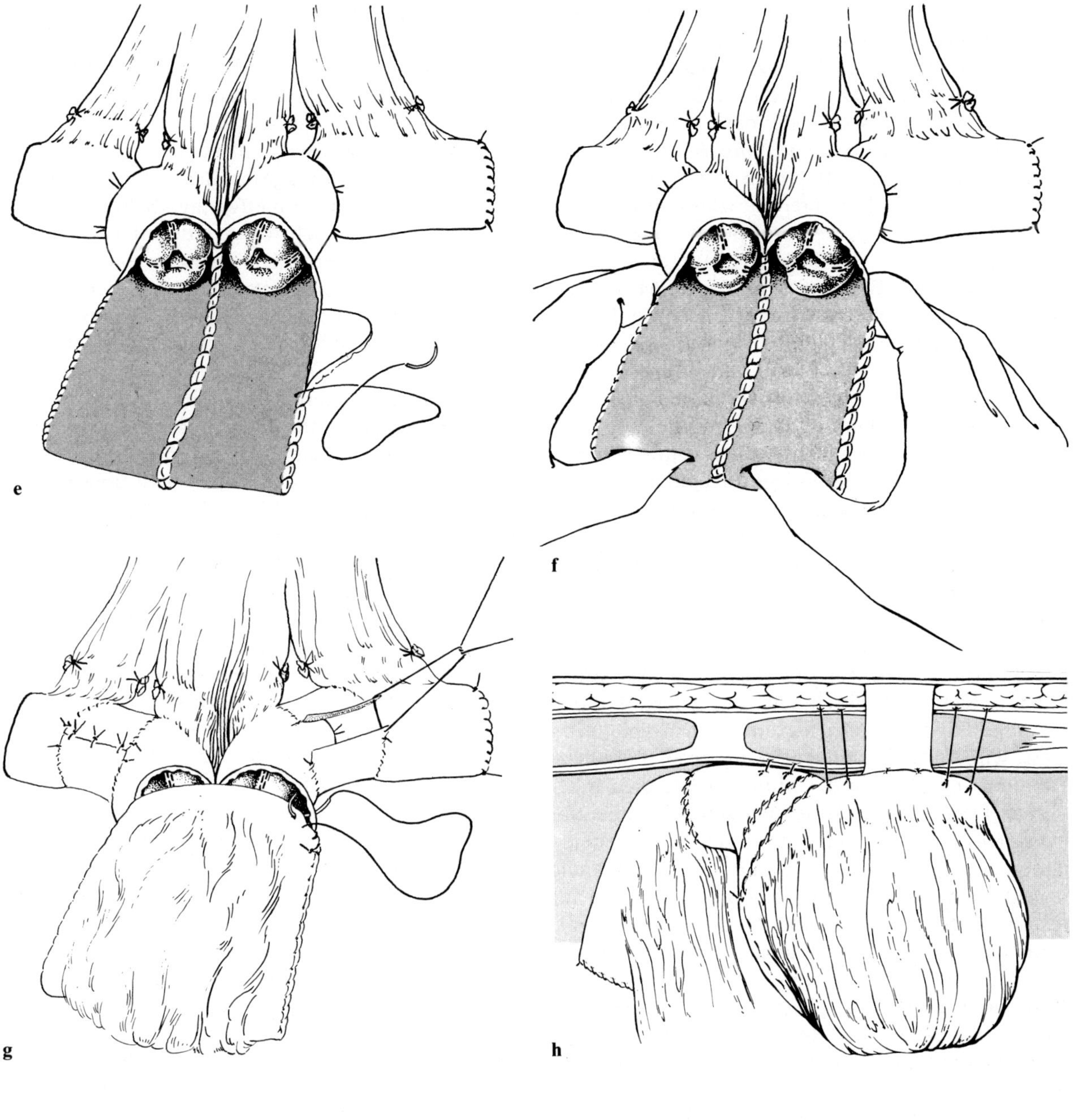

Abb. 16. **a** Isolierung eines Ileum-Segmentes mit einer Länge von 78 cm. Hiervon werden jeweils 17 cm für den afferenten und efferenten Schenkel und 44 cm für das Reservoir benötigt. **b** U-förmige Anordnung des ausgeschalteten Ileumsegments. Eröffnen der aneinanderliegenden Schenkel zur Bildung einer Darmplatte. Ablösen des Mesenteriums am afferenten und efferenten Schenkel für die Intususzeption. **c** Invagination des afferenten Schenkels mit einer Babcock-Klemme. **d** Fixation des Nippels mit Klammernähten. **e** Umschlagen der Darmplatte und Vereinigung der lateralen Ränder mit einer fortlaufenden allschichtigen Naht zur Bildung des Reservoirs. **f** Manuelles Umstülpen der gebildeten Tasche. **g** Stabilisierung des invaginierten afferenten und efferenten Schenkels mit einem 2 cm breiten Netz aus synthetischem, resorbierbaren Material. Hierzu muß eine kleine Mesenteriallücke gebildet werden. Verschluß des Reservoirs mit fortlaufender Naht. **h** Fixation des Ileumreservoirs an der Innenseite der Bauchwand und Lokalisation der Stabilisierungsmanschette im Stomakanal zur problemlosen intermittierenden Katheterisierung

derliegenden Schenkel werden mit einer fortlaufenden Naht mit synthetischem, resorbierbarem Nahtmaterial Nr. 2×0 oder 3×0 zu einer Darmplatte vereinigt (Abb. 16b). Die proximale Öffnung am afferenten Schenkel wird wie beim Ileumkonduit zweireihig verschlossen. Zur Vorbereitung für die Intususzeption des afferenten und efferenten Schenkels wird das Mesenterium vom Ileum jeweils am zentralen, dem bereits eröffneten Anteil zugewandten Abschnitt der Schenkel, auf eine Länge von 7–8 cm unter Belassen einer feinen Mesenterialleiste abgelöst. Die Mesenterialgefäße werden jeweils ligiert. Die Darmwand wird mit einer ins Lumen des jeweiligen Schenkels eingeführten Babkock-Klemme ca. 5–6 cm vom Abgang der Schenkel aus der Darmplatte entfernt gefaßt (Abb. 16c). Damit wird mit dem angrenzenden Ileumabschnitt ein 5 cm langes nippelförmiges Invaginat gebildet. Es wird mit einer weiteren Babkock-Klemme gegenüberliegend gefaßt. Die Nippel werden mit jeweils zwei Klammernähten mit dem TA-55-Instrument (Klammergröße 4,8 mm) fixiert (Abb. 16d). Hierzu müssen die ersten 6 Klammern von der Ferse des Instruments gezählt aus dem Klammermagazin entfernt werden. Eine in gleicher Weise vorbereitete 3. Klammernahtreihe wird so gelegt, daß der jeweilige Nippel gleichzeitig an der Darmplatte fixiert wird. Durch Anlegen von zwei Babkock-Klemmen ungefähr in der Mitte der lateralen Ränder der Darmplatte wird sie quer gefaltet, wobei die entstehenden beiden Hälften mit der Serosa aneinanderliegen. Die seitlichen Wundränder werden mit jeweils einer fortlaufenden Naht mit synthetischem, resorbierbarem Nahtmaterial Nr. 3×0 wasserdicht vereinigt, so daß sich eine ausgestülpte Tasche bildet (Abb. 16e). Sie wird umgestülpt, dabei werden Basis und Spitze der Darmplatte approximiert (Abb. 16f). Bevor das Reservoir vollständig verschlosen wird, muß die Anastomose der Ureteren mit dem afferenten Schenkel, wie beim Ileumkonduit beschrieben, erfolgen. Abknickungen und Torquierungen der Uretern sind unbedingt zu vermeiden. Die eingelegten Ureterschienen werden durch den afferenten Nippel ins Reservoir hindurchgezogen.

Um später ein umkompliziertes Einführen des Katheters in das Reservoir sicherzustellen, darf der efferente Schenkel in seinem Verlauf durch die Bauchwand keine Abknickungen erfahren. Er wird dazu an der Basis des efferenten Nippels stabilisiert. Hierzu wird ein 2 cm breites Band aus synthetischem, resorbierbarem Material straff um den efferenten Schenkel angrenzend an die Basis des Nippels gelegt und an den Rändern mit seromuskulären Einzelnähten mit synthetischem, resorbierbarem Nahtmaterial Nr. 3×0 befestigt. Das Mesenterium muß hierzu am Darmansatz auf einer Länge von 2 cm abgelöst werden. Eine zu starke Einengung des Darmlumens kann vermieden werden, in dem vorher ein Drainageschlauch Charr.-Stärke 30 durch den Nippel in den efferenten Schenkel eingelegt wird. Er wird nach Anlegen der Manschette zunächst wieder entfernt. Die im Reservoir liegenden Enden des Ureterensplints werden über den efferenten Schenkel herausgeleitet. Im Reservoir, angrenzend an die Spitze des afferenten Nippels, werden sie mit jeweils einer Einzelnaht mit Plaincatgut 4×0 zusätzlich fixiert. Das Reservoir wird danach mit einer weiteren fortlaufenden Naht mit synthetischem, resorbierbarem Nahtmaterial Nr. 3×0 verschlossen (Abb. 16g). Der Pouch wird über den efferenten Schenkel mit 100–150 ml physiologischer Kochsalzlösung aufgefüllt, um evtl. noch bestehende undichte Nahtstellen identifizieren und verschließen zu können.

Zur Bildung des kontinenten Stomas wird die Kutis an der vorgesehenen, markierten Stelle im rechten Unterbauch mit der Kocher-Klemme gefaßt und im Vergleich zum Ileumkonduit nur in der Größe eines Zehnpfennigstückes mit der Subkutis exzidiert. Die Faszie des M. rectus abdominis wird kreuzweise inzidiert und der Muskel in Faserrichtung gespalten. Das angrenzende Peritoneum wird wiederum kreuzförmig eingeschnitten. Der gebildete Kanal sollte mit Ausnahme der Kutis für zwei Finger durchgängig sein. Die Ureterschienen werden zuerst herausgeleitet. Die Verankerung des Schenkels erfolgt mit 2 U-Nähten mit synthetischem, nicht-resorbierbarem Nahtmaterial Nr. 2×0, die an der medialen und lateralen Zirkumferenz zu liegen kommen. Die Nähte werden von außen nach innen durch die Rektusfaszie, durch die annähernd volle Breite der Stabilisierungsmanschette und im Abstand von 1–1,5 cm zurück durch die Manschette und schließlich von innen nach außen durch die Rektusfaszie geführt. Mit zwei über den Bauchwandkanal eingeführten Babock-Klemmen wird der Rand des efferenten Schenkels gefaßt und gestreckt. Durch vorsichtigen Zug an den zuvor gelegten Nähten wird die Manschette in das Niveau der Rektusfaszie gebracht. Bevor die Nähte verknotet werden, muß die freie Passage des efferenten Schenkels für einen Katheter geprüft werden. Hierzu muß der Wundsperrer entfernt und der rechte Rand der Abdominalinzision mit einer die Faszie und Haut fassenden Allis-Klemme in seine Ausgangslage gebracht werden. Der Katheter muß sich ohne Schwierigkeit einführen lassen, erst danach dürfen die U-Nähte verknotet werden. Überschüssiges, über das Hautniveau hervorragendes Ileum wird abgetragen. Die ileokutane Anastomose wird mit intrakutanen Einzelnähten mit synthetischem resorbierbaren Nahtmaterial Nr. 3 × 0 vorgenommen. Der Pouch wird kranial und kaudal des Stomakanals mit jeweils zwei durchgreifenden Nähten an der Bauchwand fixiert (Abb. 16h). Am Pouch ist darauf zu achten, daß nur die Serosa und Anteile der Muskularis gefaßt werden. Verbliebene Mesenteriallücken werden mit fortlaufenden Nähten mit Plaincatgut Nr. 2 × 0 verschlossen. Eine intraabdominale Wunddrainage wird mit der Spitze ins kleine Becken eingelegt. Die Ureterschienen werden parastomal mit Einzelnähten fixiert. Ein zentrallumiges Drainagerohr Charr.-Stärke 30 aus Silikon wird über das Stoma in das Resevoir eingelegt und parastomal mit einer Einzelnaht fixiert.

6.4 Partieller Blasenersatz mit Darmsegmenten

Bei ausgedehnten, komplizierten vesikovaginalen Fisteln mit Schrumpfung der Blase kann die Rekonstruktion in Form einer partiellen Ersatzblase sinnvoll sein. Dieses Vorgehen setzt voraus, daß eine wenigstens 1–2 cm breite, gut vaskularisierte Blasenhalsmanschette vorhanden ist, und daß die angrenzenden Darmabschnitte durch die meist vorausgegangene Strahlenbehandlung keine ausgeprägten radiogenen oder anderweitigen Schädigungen aufweisen.

Die Vorbereitung der Patientin erfolgt wie bei allen urologischen Eingriffen, bei denen Maßnahmen am Darm vorgenommen werden müssen.

Der operative Eingriff beginnt mit der subtotalen Zystektomie. Beide Ureteren werden bis zur Blasenwand mobilisiert und nach Anlegen einer Haltenaht abgesetzt, sofern nicht das gesamte Trigonum erhalten werden kann.

Der Eingriff stellt eine Modifikation des von Hautmann zum kompletten Ersatz der Harnblase beim Mann beschriebenen Operationsverfahrens dar [14]. Für den Blasenersatz wird das Ileum in einer Länge von 52 cm, wie bei der Bildung des kontinenten Ileumreservoirs nach Kock, ausgeschaltet. Zuvor muß geprüft werden, daß wenigstens eine Darmschlinge spannungsfrei an die Blasenhalsmanschette gelegt werden kann, um später eine spannungsfreie Anastomose sicherzustellen. Das Segment wird in kraniokaudaler Richtung in Form eines W gelegt, mit Babcock-Klemmen fixiert und antimesenterial mit dem Elektromesser in gesamter Länge eröffnet. Die jeweils gegenüberliegenden Wundränder werden mit allschichtigen fortlaufenden Nähten mit synthetischem resorbierbaren Nahtmaterial Nr. 2 × 0 oder 3 × 0 zu einer Darmplatte vereinigt. Die Darmplatte wird ins kleine Becken verlagert, um auszumachen, welcher Abschnitt des kaudalen Randes der Platte eine spannungsfreie Anastomose mit der dorsalen Zirkumferenz der Blasenmanschette erlaubt. Zur Anastomosierung werden Einzelnähte aus synthetischem, resorbierbarem Nahtmaterial Nr. 2 × 0 im Abstand von 0,5 cm an der dorsalen Zirkumferenz vorgelegt. Sie fassen am Ileum Serosa und Muskularis, an der Blase Muskularis und Adventitia. Sie müssen sich spannungsfrei verknoten lassen. Es wird dann ein Blasenkatheter Charr.-Stärke 24 eingelegt. Der Ballon wird mit 10 ml Aqua bidest gefüllt. Die Anastomose wird lateral und ventral in gleicher Weise vervollständigt. Eventuelle überschüssige Anteile des kaudalen Randes der Darmplatte werden mit einer allschichtigen fortlaufenden Naht mit demselben Material ventral von kaudal nach kranial vereinigt, so daß daraus ein Teil der Blasenvorderwand entsteht. Die Ureteren werden durch die von der Blasenplatte gebildete Hinterwand hindurchgeführt und antirefluxiv nach dem Verfahren von Camey und LeDuc implantiert [4]. Von der Eintrittspforte wird die Darmmukosa in kraniokaudaler Richtung dem Kaliber des Ureters entsprechend auf eine Länge von 2–3 cm exzidiert. Die Anastomose der zuvor 0,5 cm spatulierten Ureteren erfolgt am tiefsten Punkt der Exzision mit Einzelnähten mit synthetischem, resorbierbarem Nahtmaterial Nr. 4 × 0, mit denen Mukosa und Muskularis des Darms gefaßt werden. Die klaffende Mukosa über dem nichtspatulierten Anteil des Ureters wird nicht vereinigt. Die submuköse Verlagerung dieses Ureterabschnitts erfolgt durch Mukosaregeneration. Die Ureterschienen werden am Neoostium mit Einzelnähten mit Plaincatgut 4 × 0 fixiert und transurethral herausgeleitet. Das Reservoir wird verschlossen, in dem der kraniale Rand der Darmplatte nach kaudal umgeschlagen und mit dem Rand der teilweise gebildeten Vorderwand durch eine querverlaufende, fortlaufende Naht mit synthetischem resorbierbaren Nahtmaterial vereinigt wird. Da durch die Schleimbildung im Reservoir der Blasenkatheter leicht verstopfen kann, sollte die partielle Ersatzblase durch einen suprapubisch herauszuleitenden Blasenfistelkatheter Charr.-Stärke 15 (Cystofix) zusätzlich drainiert werden.

LITERATUR

1. Boari A (1900) Chirurgia dell'uretere. Societa Editrice Dante Aligherie, Rome, Ch 9, p 176-177
2. Boxer RJ, Freitzche P, Skinner DG (1979) Replacement of the ureter by small intestine: Clinical application and results of the ileal ureter in 89 patients. J Urol 121: 728-738
3. Bricker EM (1950) Bladder substitution after pelvic evisceration. Surg Clin North Am 30: 1511-1521
4. Camey M, LeDuc A (1979) L'entéro-cystoplastie après cystoprostatectomie totale pour cancer de vessie. Indications, technique opératoir, surveillance et résultats sur quatre-vingt-sept cas. Ann Urol 13: 114-123
5. Carlton CE jr, Scott R jr, Guthrie AC (1971) The initial management of ureteral injuries: A report of 78 cases. J Urol 105: 335-340
6. Cohen SJ (1975) Ureterozystoneostomie. Eine neue Antirefluxtechnik. Aktuel Urol 6: 1-8
7. Davis DM (1951) Intubated ureterostomy. J Urol 66: 77-84
8. Davis DM (1958) The process of ureteral repair: A recapitulation of the splinting question. J Urol 79: 215-223
9. Davis DM, Strong GH, Drake WM (1948) Intubated ureterotomy: Experimental work and clinical results. J Urol 59: 851-862
10. Feminella JG jr, Lattimer JK (1971) A retrospective analysis of 70 cases of cutaneous ureterostomy. J Urol 106: 538-540
11. Goodwin WE, Harris AP, Kaufman JJ et al. (1953) Open transcolonic ureterointestinal anastomosis. Surg Gynecol Obstet 97: 1-3
12. Goodwin WE, Winter CC, Turner RD (1959) Colon replacement of the ureter by small intestine: Clinical application and results of the „ileal ureter". J Urol 81: 406-418
13. Harrow BR (1968) A neglected maneuver for ureteral vesical reimplantation following injury at gynecology operations. J Urol 100: 280-284
14. Hautmann RE, Egghart G, Frohneberg D, Miller K (1987) Die Ileum-Neoblase. Urologe A 26: 67-73
15. Hendren HW (1975) Nonrefluxing colon conduit for temporary or permanent urinary diversion in children. J Pediat Surg 10: 381-398
16. Hinman F jr (1989) Atlas of urologic surgery. Saunders, Philadelphia
17. Hohenfellner R (1977) Colonic conduit. In: Eckstein HB, Hohenfeller R, Williams DI (eds) Surgical pediatric urology. Thieme, Stuttgart
18. Kock NG, Nilson AE, Nilson LO (1982) Urinary diversion via a continent ileal reservoir: Clinical results in 12 patients. J Urol 128: 469-475
19. Leisinger HJ, Säuberli H, Schauwecker H, Mayor G (1976) Continent ileal bladder: First clinical experience. Eur Urol 2: 8-12
20. Mogg RA (1967) The treatment of urinary incontinence using the colonic conduit. J Urol 97: 684-692
21. Ockerblad NF (1947) Reimplantation of the ureter into the bladder by a flap method. J Urol 57: 845-847
22. Politano VA, Leadbetter WF (1958) An operative technique for the correction of vesico-ureteral reflux. J Urol 79: 932-941
23. Richie JP (1984) The ureter. In: Paulsen DF (ed) Genitourinary surgery, Vol 1. Churchill Livingstone, Edinburgh, p 198
24. Rowland RG, Mitchell ME, Bihrle R, Kahnaski RJ, Pisel JE (1987) Indiana continent urinary reservoir. J Urol 137: 1136-1153
25. Schmidt JD, Hawtrey CE, Buchsbaum HJ (1975) Transverse colon conduit: A preferred method of urinary diversion for radioation-treated pelvic malignancies. J Urol 113: 308-313
26. Sharpe NW (1906) Transuretero-ureteral anastomosis. Ann Surg 44: 687-707
27. Straffon RA, Kyle KM, Corvalan J (1970) Techniques of cutaneous ureterostomy and results in 51 patients. J Urol 103: 138-146
28. Thüroff JW, Alken P, Engelmann U, Riedmiller H, Jacobi GH, Hohenfellner R (1985) The Mainz pouch (Mixed Augmentation of Ileum and Zoecum) for bladder augmentation and continent urinary diversion. Eur Urol 11: 152-160
29. Turner-Warwick R, Worth PHH (1969) The psoas bladder hitch procedure for the replacement of the lower third of the ureter. Br J Urol 41: 701-709
30. Wear JB jr, Barquin OO (1973) Ureterosigmoidostomy. Longterm results. Urology 1: 191
31. Weaver RG (1958) Ureteral regeneration: Experimental and clinical Part III. J Urol 79: 31-40

V Erweiterte Radikaloperationen mit Harnblasen- und/oder Rektumresektion (Exenteration) bei malignen Tumoren des weiblichen Genitale

H. G. Bender

INHALT

Die besonderen Merkmale der pelvinen Exenteration erfordern eine präzise präoperative Abklärung, exakte Planung und optimale Vorbereitung bei der einzelnen Patientin (zur individuellen Indikationsstellung s. Kap. G.I). Bei von außen gut zugänglichen Tumoren sollte vor der Durchführung des Eingriffes die histologische Sicherung erfolgt sein. Für eine möglichst genaue präoperative Vorstellung von der Ausbreitung sollten die Ergebnisse von Zystoskopie, Rektoskopie, intravenösem Urogramm, Computer- bzw. Kernspintomographie des Abdomens mit Beurteilung der topographischen Verhältnisse im Becken, der pelvinen, paraaortalen und parakavalen Lymphknoten sowie der Leber vorliegen. Nierenbefunde mit ausbleibender, stark verzögerter oder eingeschränkter Ausscheidung bedürfen der präoperativen Funktionsabklärung, was durch perkutane Nephrostomaanlage oder Isotopenclearance geschehen kann. Hieran orientiert sich, ob bei der beschriebenen Ausgangssituation eine Harnableitung in Betracht kommt oder wegen ungenügender Funktion und potentieller Infektionsgefährdung eine unilaterale Nephrektomie auf der betroffenen Seite in Zusammenhang mit der Exenteration vorgenommen werden sollte (s. Kapitel F. IV). Mit der sogenannten Scalenus-Biopsie kann das Risiko einer hämatogenen Metastasierung genauer erfaßt werden; sind die hierbei entnommenen Lymphknoten von Tumor befallen, muß die Wahrscheinlichkeit einer hämatogenen Metastasierung relativ hoch angesetzt werden. Die durchschnittliche Lebenserwartung liegt bei der Mehrzahl dieser Patientinnen bei nur wenigen Monaten.

Die im folgenden beschriebenen erweiterten Radikaloperationen müssen im Zusammenhang mit den beiden vorangehenden Kapiteln über begleitende Eingriffe am Darm (F.III) und begleitende urologische Eingriffe (F.IV) betrachtet werden.

1 Präoperative und postoperative Maßnahmen

Die Aufnahme der Patientin zur Operation erfolgt in Abhängigkeit von dem Umfang des Restprogrammes in den o. g. Untersuchungen. Auch wenn alle notwendigen Abklärungsschritte vorgenommen worden sind, sollte die Aufnahme mindestens 2 Tage vor dem geplanten Operationstermin erfolgen. In diese Zeit fallen nochmals ausführliche Gespräche mit der Patientin und ihrer Familie, die Kontrolle der notwendigen Laborparameter, die außerordentlich wichtige Planung und Markierung für die Stomaanlage in Zusammenarbeit mit dafür speziell geschultem Personal (Stomatherapeut(in)), die Bereitstellung von Blutersatzpräparaten und die orthograde Darmspülung. Ziel der letztgenannten Maßnahme ist es, eine möglichst weitgehende Entfernung des Darminhaltes durch Spülung zu erzielen. Dies erreicht man gewöhnlich dadurch, daß man 2 Tage vor dem Eingriff eine schlackenarme Diät verordnet oder sich auf flüssige Nahrung beschränkt. Am Tage vor der Operation wird über eine Magensonde mit isotoner Elektrolytlösung (oder Golytelylösung, s. S. 166) gespült, bis sich über den Anus für einen Zeitraum von etwa 2 Std. klare Flüssigkeit entleert hat. Die oft als belästigend empfundene Magensonde ist erforderlich, da im allgemeinen die für eine ausreichende mechanische Reinigung des Darmes erforderliche Flüssigkeitsmenge nicht getrunken werden kann. Ist dies ausnahmsweise jedoch möglich, kann die orale Aufnahme der gleichen Flüssigkeitsmenge vorgesehen werden. Zu beachten ist, daß insbesondere bei älteren und kreislaufinstabilen Patientinnen Schwankungen im Blutvolumen vermieden werden müssen und bei Kranken mit Einschränkungen der Darmpassage die Intensität der Spülung so reduziert werden sollte, daß keine akute Überdehnung des Intestinums mit Ausbildung eines Ileus eintritt. Gewöhnlich werden nach der Verabreichung von Abführmitteln 2 Tage vor der Laparotomie (Magnesiumsulfat, Cascara-Salex o. ä.) 8-10 Liter isotoner Elektrolytlösung für die Spülung notwendig. Die Vorbereitung des Darmes wird durch eine intraoperative parenterale Antibiotikaapplikation vor Eröffnen des Darmlumens ergänzt.

Für einen günstigen Verlauf der Operation ist die Kooperation mit einem Anästhesisten Voraussetzung, der mit diesen Operationsverfahren und seinen Komplikationsmöglichkeiten - wie z. B. plötzliche stärkere Blutvolumenverluste - vertraut ist. Neben einer ausreichenden Zahl von venösen Zugängen, die auch zumindest einen zentralvenösen umfassen sollten, und arterieller Druckmessung sollte wegen der durchschnittlich langen Dauer der Eingriffe eine Überwachung der Körpertemperatur und die Anwendung einer Wärmeunterlage auf dem Operationstisch vorgesehen werden. Eine längere postoperative Nachbetreuung - ggf. auch Nachbeatmung - sollte organisatorisch vorbereitet sein. Es ist selbstverständlich, daß in diesem Zusammenhang auch wesentliche Laborparameter (Hämoglobin, Hämatokrit, Leukozyten, Thrombozyten, Elektrolyte, Leberenzyme, harnpflichtige Serumwerte, Werte des Säurebasenhaushaltes, Blutgerinnungsanalyse) durchgehend abrufbar sein müssen. Auch postoperativ müssen ausreichende Mengen an Blutersatzpräparationen im Bedarfsfall innerhalb kürzester Zeit zur Verfügung stehen.

2 Operationstechnik

Da die Krankheitsbilder, für die eine um die Harnblasen- und/oder Rektumresektion erweiterte Radikaloperation erwogen und durchgeführt wird, sehr unterschiedliche Ausgangsbedingungen (Tumorlokalisation und Ausdehnung, evtl. Vorbestrahlung etc.) aufweisen, erfordert gerade ein solcher Eingriff eine außerordentliche, an den individuellen Gegebenheiten orientierte Flexibilität im operativen Ablauf. Zudem kann die Präparation des zentralen Beckenorganblockes in verschiedenen Schritten vorgenommen werden, deren Abfolge unterschiedlich gewählt werden kann. Die folgende Darstellung beschreibt daher ein Grundkonzept, das je nach Ausgangssituation und Erfahrungen des Operateurs abgewandelt werden kann.

2.1 Vordere Exenteration

Die Patientin wird bevorzugt auf einem Standardoperationstisch mit im Hüftgelenk gestreckten Beinen gelagert. Diese Lagerung und die Anwendung von Kompressionsstrümpfen sollen ebenso wie die während der Operation eingestellte Kopftieflagerung während des im Durchschnitt lange dauernden Eingriffes den venösen Rückstrom aus den unteren Extremitäten verbessern. Für eine evtl. erforderliche perineale oder vaginale Operationsphase muß eine Umlagerung in die Steinschnitt-Position ohne Schwierigkeiten und Gefährdung der Antisepsis möglich sein.

Die Hautdesinfektion erstreckt sich von der Mitte der Thoraxhöhe über das gesamte Abdomen bis zu den Oberschenkeln unter Einschluß des Dammes, bei evtl. Entnahme eines mykokutanen Lappens vom Oberschenkel bis über das Knie.

Die Operation beginnt mit einer medianen Unterbauchinzision. Da der gesamte Eingriff zunächst den Charakter einer explorativen Laparotomie besitzt, die bei Antreffen nicht operabler Befunde abgebrochen werden kann, sollte die Inzision zunächst nur zwischen Symphyse und Nabel angelegt werden. Sollte sich nach der ersten Exploration zeigen, daß eine erweiterte Tumoroperation sinnvoll durchführbar ist, muß die Inzision unter Umschneidung des Nabels - bei uns bevorzugt auf der linken Seite - nach kranial verlängert werden. Dabei ist darauf zu achten, daß der Nabel besonders dann in einem größeren Abstand umschnitten wird, wenn geplant ist, in ihn später das Stoma eines pouches einzupflanzen. Nach Eröffnen der Abdominalhöhle aspirieren wir mittels einer mit einem Ballon armierten Spritze eine Probe evtl. vorhandenen Aszites zur zytologischen Untersuchung. Wird kein Aszites angetroffen, spülen wir unter Druck auf den Ballon das kleine Becken und die beiderseitigen parakolischen Rinnen mit physiologischer Kochsalzlösung und aspirieren die Spülflüssigkeit wiederum aus der Beckenhöhle durch den Sog, der durch nachlassenden Druck auf den zuvor komprimierten Ballon erzeugt wird.

Die Planung des weiteren Ablaufes wird von allgemeinen Indikationsüberlegungen bestimmt. Versucht man, den Eingriff grundsätzlich auf eine ku-

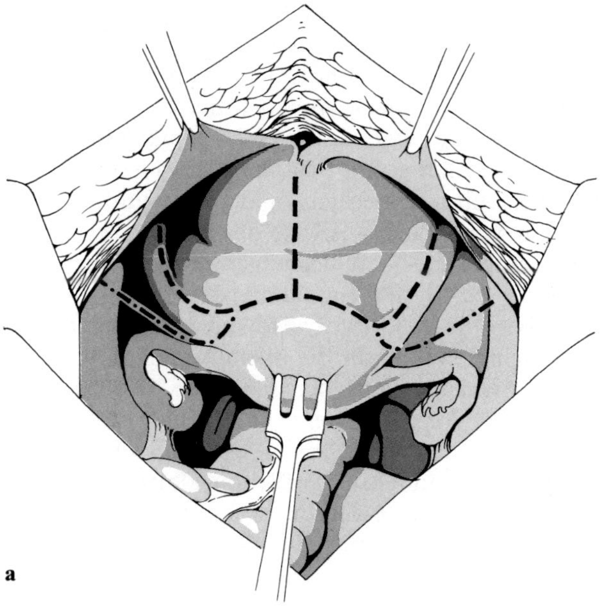
a

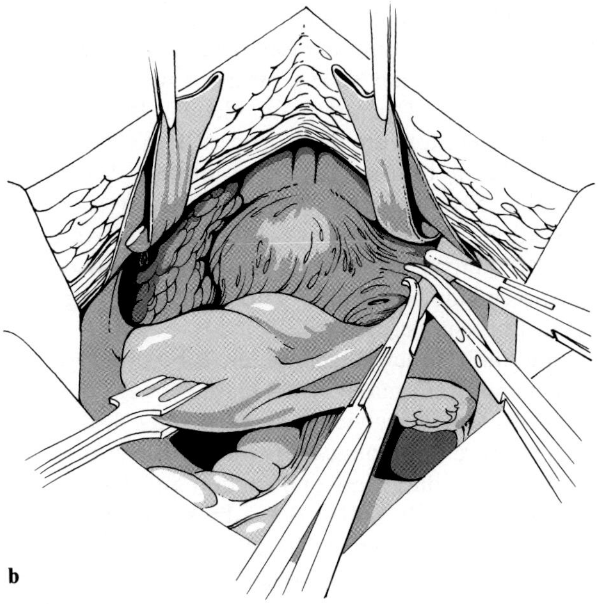
b

Abb. 1. **a** Ausgangssitus: Uterus im Fundus angehakt, geplante Inzisionslinien am viszeralen Peritoneum von Harnblase und Vorderwand des inneren Genitale zur Entwicklung von lateral gestielten Peritoneallappen, die für den späteren distalen Abschluß der Abdominalhöhle benutzt werden können. Die laterale Inzisionslinie kann medial oder lateral des Ligamentum rotundum verlaufen. **b** Nach Mobilisierung des lateral gestielten Blasenserosalappens wird das rechte Ligamentum rotundum zwischen Klemmen durchtrennt und umstochen

rative Zielsetzung zu beschränken, wird nach der Austastung des Abdomens und nach präliminärer Überprüfung der Resektionsebene des Genitale gegenüber der Beckenwand die Lymphonodektomie den nächsten Operationsschritt darstellen. Ausgangspunkt und Ausdehnung werden unterschiedlich festgelegt; die paraaortale und parakavale bis zur Ebene der Nierengefäße erlaubt eine relativ zuverlässige Aussage über die Ausbreitung insbesondere, wenn vor der Laparotomie eine Scalenus-Biopsie ohne Tumornachweis durchgeführt wurde. Detaillierte Angaben zur Operationstechnik der paraaortalen und parakavalen Lymphonodektomie finden sich in Kapitel G. III.

Würde man die Exenteration auch dann durchführen, wenn resezierbare Lymphknotenmetastasen vorliegen, stellt die Überprüfung der Resektionsebenen zwischen Genitalorganen und Beckenwänden den ersten Schwerpunkt im operativen Ablauf dar.

Die Operationsphase im kleinen Becken beginnen wir mit einer Inzision der Harnblasenserosa in der Medianlinie (Abb. 1a). Von hieraus präparieren wir die Serosa türflügelartig bds. nach lateral ab, wobei wir - je nach Ausbreitung des Tumors - nach dorsal bis etwa 1 cm vor den Serosaübergang auf die Cervix uteri bzw. die Vagina mobilisieren. Geht die Tumorausbreitung bis unmittelbar unter die Serosa, gehen wir entsprechend weniger weit nach dorsal oder verzichten ganz auf diese Lappentechnik. Bei durch Tumor ungehinderter Präparation mobilisieren wir die Serosa bogenförmig vor der Harnblasen-Uterus- bzw. Vagina-Übergangszone auf das Ligamentum rotundum zu. Dieses kann unter günstigen Voraussetzungen etwa in der Mitte seines dem Peritoneum anliegenden Anteils durchtrennt werden, so daß es in seinem lateralen Anteil mit in den mobilisierten Serosalappen einbezogen wird (Abb 1b). Dieser wird nach lateral bis über die externen Iliacalgefäße hinaus mobilisiert. Wir klappen den so beidseits geschaffenen Peritoneallappen mit einer Klemmen-bewehrten Situationsnaht über die Ränder der Bauchdeckenwand nach außen. Diese Lappen spielen nach unserer Erfahrung eine wichtige Rolle für die distale Rekonstruktion der Peritonealhöhle nach vorderer und totaler Exenteration. Die in der Mittellinie wieder vereinigten Peritoneallappen können nach der vorderen Exenteration an die Serosa des Rektosigmoids und nach totaler Exenteration an den kaudalen Peritonealrand des Mesocolon und Mesenterium durch weitere Nähte adaptiert werden. Damit wird das kleine Becken mit seiner großen Wundhöhle von der allseits peritonealisierten Abdominalhöhle abgetrennt. Wir sehen hierin einen wichtigen Faktor in der Vermeidung von peritonealen Infektionen, Adhäsionen und damit in Zusammenhang möglicherweise auftretenden Darmkomplikationen. Es soll jedoch erwähnt werden, daß viele Chirurgen und Urologen nach radikaler Operation im kleinen Becken den nicht von Peritoneum überzogenen Beckenboden in dieser Form belassen und mit diesem Vorgehen günstige Erfahrungen berichten. Erweist sich die Resektion des Genitale als nicht durchführbar, können die Serosalappen ohne Schwierigkeiten durch entsprechende Nähte in ihre ursprüngliche Lage zurückverbracht werden.

Sind auf den jeweiligen Seiten Tube und Ovar in situ, kann von kaudal nach kranial das Ligamentum infundibulo-pelvicum - vom Ureter distanziert - unterfahren und abgesetzt werden, wenn die Gesamtplanung die Adnexexstirpation auf der jeweiligen Seite umfaßt. Sollen die Adnexe erhalten bleiben, wird das zwischen Uterus und Ovar gelegene Gefäßnetz unterfahren, abgeklemmt, durchtrennt und ligiert. Falls bei einer früheren Operation der Uterus unter Erhalt der Adnexe entfernt wurde, werden diese von medial nach lateral unter Belassung am infundibulo-pelvinen Gefäßstiel mobilisiert.

Mit der Präparation des o. b. Lappens aus vesikaler und paravesikaler Serosa sowie der Adnexmobilisation besteht jetzt unmittelbar Zugang zur iliakalen Gefäßloge. Entsprechend dem Vorgehen bei der radikalen Hysterektomie können jetzt der paravesicale und der pararektale Raum stumpf entfaltet und damit die Operationsebene am Parametrium gegenüber der Beckenwand unmittelbar palpatorisch beurteilt werden. Aus diagnostischer und operationstaktischer Überlegung heraus führen wir als nächsten Schritt die Lymphonodektomie durch, mit der die entscheidenden Strukturen des kleinen Beckens (Blutgefäße, Bandsysteme, Ureter und Nerven) freigelegt werden und gleichzeitig eine Information über den evtl. metastatischen Befall der Lymphknoten gewonnen wird (Abb. 2). Das Fett- und Lymphknotengewebe über der Arteria iliaca externa wird von proximal nach distal bis zum Eingang in den Leistenkanal gespalten und nach medial von Arterie und Vene abpräpariert. Anschließend wird der laterale Anteil des Gefäßbegleitgewebes mobilisiert und unter Schonung des Nervus genitofemoralis von der lateralen Gefäßzirkumferenz einerseits und dem Muskulus psoas andererseits gelöst. Dabei trifft man häufig auf variable Äste der Arteria iliaca externa zum Muskel, die vor ihrer Durchtrennung elektrokoaguliert oder durch Metallclips versorgt und durchtrennt werden sollten. Das komplett gelöste Gewebe zwischen den externen Iliakalgefäßen und der Medialkante des Musculus psoas wird in die Fossa obturatoria durchgeschoben, aus der es mitsamt den dort befindlichen Lymphknoten und dem Fettgewebe nach Anheben der komplett gelösten Vena iliaca externa mit einem Gefäßhaken und unter Darstellung und Schonung des Nervus obturatorius entfernt werden kann. Vene und Arterie werden voneinander gelöst, das geringe zwischen den Gefäßen gelegene Begleitgewebe wird ebenfalls entfernt. Nach der Entnahme des beschriebenen Gewebes, die der bei der radikalen Hysterektomie entspricht, sind die für die operative Taktik wesentlichen Strukturen an der seitlichen Beckenwand dargestellt. Vor der weiteren Präparation stellen wir den Ureter dar, lösen ihn möglichst atraumatisch von dem ihm anliegenden Peritonealblatt, unterfahren ihn mit einer Overholt-Klemme und armieren ihn mit einem flachen Gummi- oder Kunststoffzügel. Die Durchtrennung des Ureters nehmen wir erst vor, wenn sich der Gesamteingriff als durchführbar erweist. Anderenfalls würde eine aufwendige Reanastomosierung oder Implantation in die Harnblase erforderlich; zudem bleibt mit der Erhaltung der Ureterkontinuität die Urinausscheidung besser kontrollierbar. Zu diesem Zeitpunkt läßt sich die Resektionsebene zur lateralen Beckenwand wie auch zum Os sacrum noch einmal besser beurteilen. Da man allgemein auf der von der Tumorausbreitung her schwierigeren Seite beginnt, ist der weitere Operationsverlauf jetzt in seinen Grundzügen klarer abzusehen. Bei einer zu diesem Zeitpunkt festgestellten Inoperabilität kann der Eingriff ohne Schwierigkeiten abgebrochen werden. Bei Fortsetzung der Operation wird der für die primär angegangene Seite beschriebene Eingriff jetzt auf der kontralateralen Seite vorgenommen.

In der folgenden Operationsphase werden die Halte- und Verspannungssysteme der Beckenorgane durchtrennt: Jederseits der distale Stamm der inneren Iliacalgefäße nach Abgang der glutealen Seitenäste, das Ligamentum cardinale, das Ligamentum sacrouterinum und die retropubischen Bindegewebszüge zur Harnblase. Die Reihenfolge in der Durchtrennung der genannten Strukturen kann im Einzelfall auf die angetroffenen Bedingungen abgestellt werden. Mit dem frühzeitigen Durchtrennen der Arteria iliaca interna proximal der Verzweigung in die Arteria uterina und die Arteria vesicalis superior unterbricht man frühzeitig einen Teil des Blutzuflusses für das kleine Becken. Zu beachten ist jedoch, daß die unmittelbar dorsal der Arterie gelegenen größerkalibrigen Äste der internen Iliakalvenen dabei nicht verletzt werden, da es sonst zu sehr hefti-

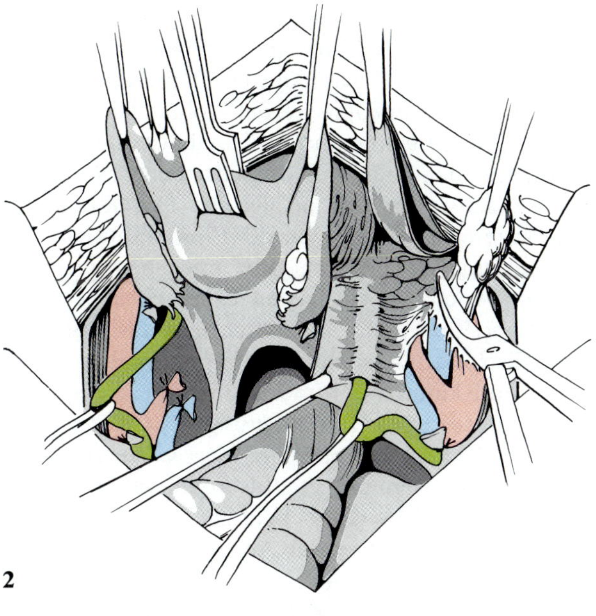

2

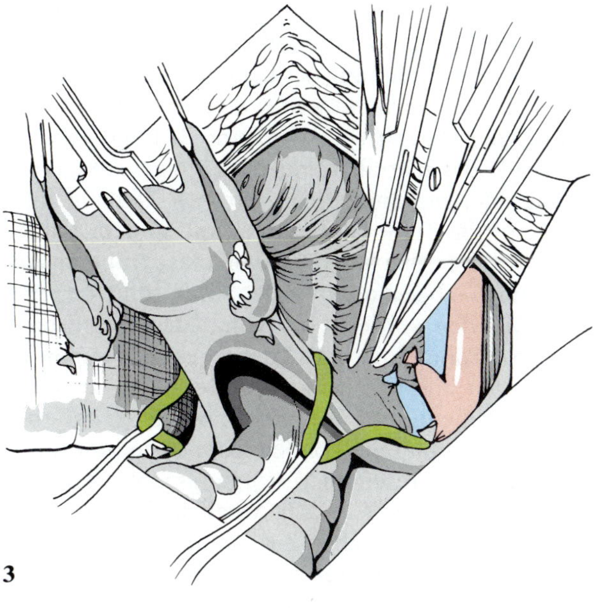

3

Abb. 2. Darstellung der rechtsseitigen iliakalen Lymphonodektomie. Die Ureteren sind beidseits angezügelt, die linksseitigen Vasa iliaca interna sind nach der linksseitigen Becken-Lymphonodektomie bereits unterbunden. Die lateral gestielten Peritoneallappen werden angehoben

Abb. 3. Absetzen des rechten Parametrium möglichst beckenwandnah unter Zug am Uterus zur Gegenseite (hier Durchtrennen des Parametrium zwischen Klemmen). Die rechten Vasa iliaca interna sind unterbunden, die beiderseitigen Ureteren angezügelt

Abb. 4. Durchtrennung der Ureteren vor Einmündung in den Uretertunnel oder Tumorgebiet. Das rechte Parametrium ist durchtrennt. Bei lateralem Zug an den externen Iliakalgefäßen mit einem Gefäßhaken ist in der Tiefe der Nervus obturatorius und darunter der Beckenboden erkennbar

Abb. 5. Durchtrennen des rechtsseitigen Ligamentum sacrouterinum zwischen Klemmen nach Mobilisieren der Genitalhinterfläche von der Rektumvorderwand bei der vorderen Exenteration

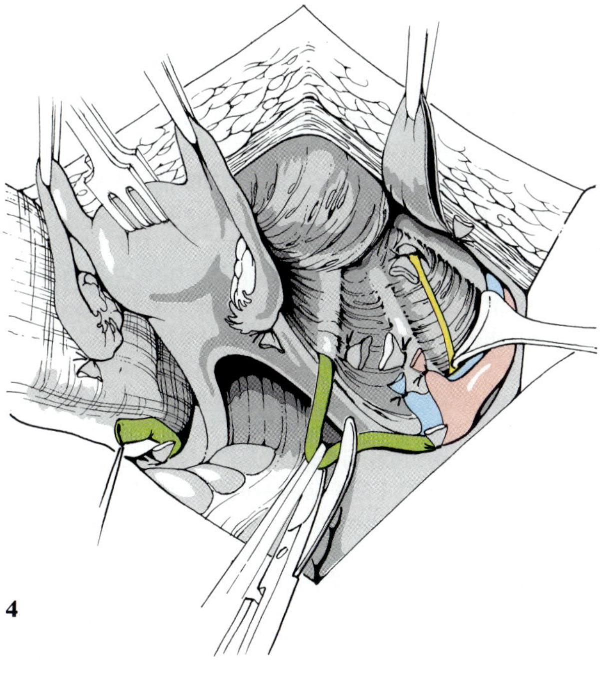

4

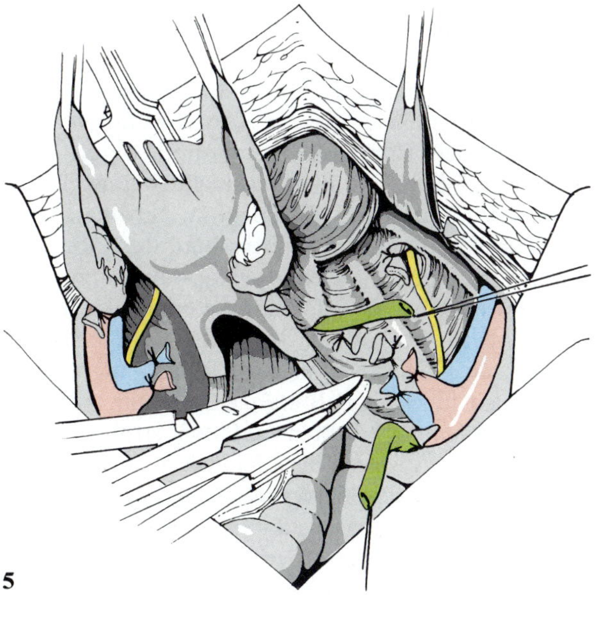

5

gen, schwer stillbaren Blutungen kommen kann. In einigen Fällen kann es vorteilhaft sein, mit der frühzeitigen Durchtrennung der Ligamenta sacrouterina, die nach entsprechend weiter Präparation dicht am Os sacrum abgesetzt werden, eine deutlich größere Mobilität des zentralen Präparates zu gewinnen.

Die Durchtrennung der internen Iliakalgefäße muß auf die Tumorausbreitung und andere Faktoren - wie z. B. die Auswirkungen einer früheren Bestrahlung - abgestimmt werden. Man sollte bestrebt sein, nur den vorderen Abschnitt des Gefäßstammes (Arteria uterina und Arteria vesicalis superior) abzusetzen und damit die glutealen Äste zu erhalten. Bei Patientinnen mit Einschränkungen der arteriellen Durchblutung können trophische Störungen bis zu Hautnekrosen im Versorgungsgebiet der Glutealgefäße auftreten. Nach Möglichkeit versuchen wir, die Arterie zwischen 2 Klemmen zu durchtrennen und mit 2 Ligaturen am proximalen Stamm zu sichern. Eine der Ligaturen kann durch einen kräftigen Clip aus Tantalum ersetzt werden. Der Stamm der unmittelbar dorsal der Arterie gelegenen Vene sollte in einem zweiten Schritt möglichst isoliert abgeklemmt und mit atraumatischer Naht (z. B. Vicryl 0) umstochen werden. Die Anatomie des Systems der Vena iliaca interna ist sehr variabel. Besteht zwischen den einzelnen Zuflüssen ein größerer Abstand, sollte man die Gefäße lieber einzeln über Klemmen absetzen, da es beim Anziehen einer sogenannten Massenligatur zu Einrissen - häufig gerade in den schwer zugänglichen am weitesten posterior gelegenen - Gefäßästen kommen kann.

Die Durchtrennung des Ligamentum cardinale beider Seiten sollte so nahe wie möglich an der Beckenwand erfolgen, wie dies auch bei der radikalen Hysterektomie geschieht (Abb. 3). Wir benutzen schlanke Klemmen, die die Gewebestümpfe fest zwischen den Branchen halten und durch eine spornartige Spitzenarmierung nicht herausgleiten lassen. Wir setzen das Ligamentum cardinale und das Parakolpium in mehreren Schritten ab. Dadurch vermindert man das Risiko, daß bei zu großen Gewebebürzeln Gefäßeinrisse entstehen. Demgegenüber muß allerdings auch das Risiko beachtet werden, daß die Klemmen nicht jeweils das Gefäß ganz exakt fassen und Blutungen aus nur teilweise von der Klemme erfaßten Gefäßen erfolgen können. Mit dem Absetzen der Ligamenta cardinalia ist der Organblock des kleinen Beckens lateral bis zur Ebene des Musculus levator ani mobilisierbar. In Einzelfällen kann es erforderlich sein, für eine komplette Tumorresektion einen Anteil dieses Muskels mit zu entfernen. Allerdings ist dies eine prognostisch ungünstige Situation. Zudem gerät man hier in die Nähe der Stämme des lumbosakralen Nervenplexus, deren Läsion durch Präparation und/ oder Nähte vermieden werden sollte. Die Durchtrennung des Ligamentum cardinale erfolgt auf der kontralateralen Seite in der beschriebenen Weise.

Als nächster Schritt erfolgt die Durchtrennung der Ureteren etwa 1 cm vor der Einmündung in den sogenannten Uretertunnel oder mit einem gleichen Abstand von der proximalen Front einer evtl. Tumorausbreitung (Abb. 4). Durch eine histologische Schnellschnittuntersuchung vom proximalen Absetzungsrand kann die Tumorfreiheit für die spätere Anastomose zum Harnableitungssystem gesichert werden. Die Durchtrennung der Ureteren sollte dem Anästhesisten mitgeteilt werden, damit die Änderung für die Urinausscheidung und die Bewertung des Volumens in der Absaugevorrichtung berücksichtigt werden kann.

Bei der vorderen Exenteration erfolgt spätestens jetzt die Durchtrennung der Ligamenta sacrouterina (Abb. 5). Nach Inzision des Douglasperitoneum und Eingehen in das Spatium rektovaginale wird der Darm von der Genitalhinterwand und der Medialfläche der Sacrouterinligamente mobilisiert. Unter Abdrängen des Rektum nach medial werden die Ligamenta sacrouterina nahe am Os sacrum mit 2 Klemmen gefaßt, zwischen ihnen durchtrennt und die Stümpfe mit einer atraumatischen Naht aus resorbierbarem Material (z. B. Vicryl Stärke 0) versorgt. Wir bevorzugen Nahtmaterial der Stärke 0 oder 1, um ein bei dünnerem Nahtmaterial zu beobachtendes Ein- oder Durchschneiden des Gewebes zu vermeiden und Brüche des Fadens auf ein Minimum zu reduzieren.

Der retrosymphysäre und retropubische Raum beinhaltet eine avaskuläre Schicht, das Spatium Rezii, in der die Harnblase von der Beckenwand relativ leicht und rasch gelöst werden kann. Einige gefäßführende Bindegewebsstränge, die zur lateralen Blasenzirkumferenz ziehen, können zwischen Klemmen durchtrennt werden, die durch 2 × 0 Ligaturen aus resorbierbarem Material ersetzt werden. An Stelle der Ligaturen kann vor der Durchtrennung die Elektrokoagulation vorgenommen werden. Die ventrale Mobilisation gelingt von abdominal ohne Schwierigkeiten bis zum distalen Symphysenrand. Eine weitergehende Präparation stellen wir zurück, bis in der vaginalen Operationsphase das distale Urethrasegment von distal entgegenpräpariert werden kann.

Zu diesem Zeitpunkt kann die Patientin nach einer erneuten Kontrolle auf weitestgehende Blutstil-

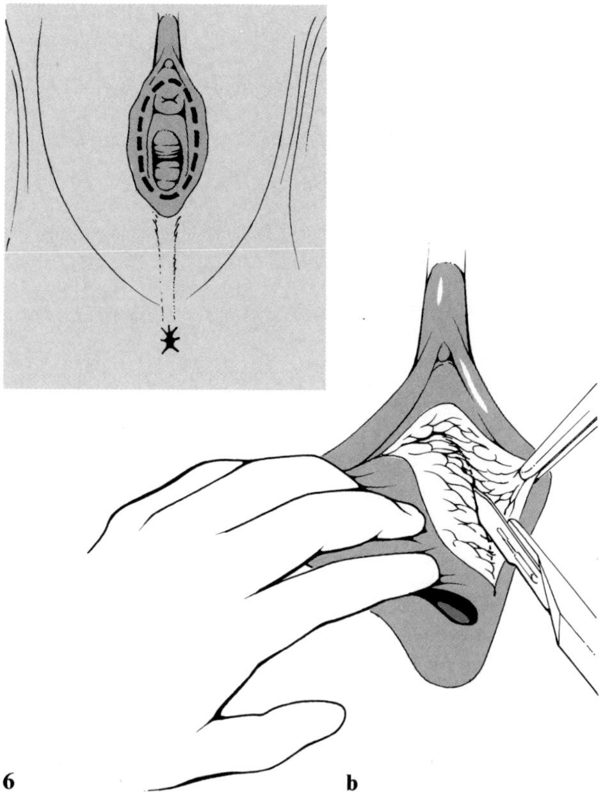

a 6 b

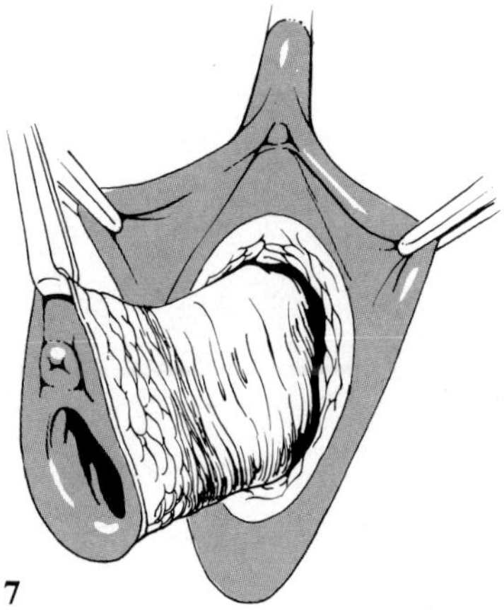

7

Abb. 6. a Umschneidungsfigur bei der vorderen Exenteration; bei Durchführung des Eingriffes wegen eines Vulvatumors kann die Mitentfernung der Klitoris erforderlich sein. **b** Laterale Mobilisierung im paravaginalen Gewebe

Abb. 7. Das Op.-Präparat kann nach kompletter Mobilisierung nach distal entfernt werden

lung für die vaginale Operationsphase vorbereitet werden. Die Anlage der Schnittfigur richtet sich nach dem Operationstyp. Die Schnittfigur der vorderen Exenteration umfährt die Urethra und in ihrer klassischen Ausführung den vaginalen Introitus (Abb. 6a). Gelegentlich können jedoch Teile der Scheidenhinterwand erhalten werden, so daß die dorsale Schnittfigur in verschiedener Höhe in der Vagina verlaufen kann. Zumeist sind nach Mobilisierung der Vagina vom vaginalen Zugang her noch einige Gewebezüge zur Levatormuskulatur zu durchtrennen (Abb. 6b). Dies geschieht günstiger nach Applikation von Klemmen, da sonst der Muskelrand stärker bluten kann. Nach diesen Schritten ist das Präparat allseits mobilisiert und für die Entnahme (Abb. 7) und Weiterleitung zur histologischen Untersuchung vorbereitet. Es erfolgt jetzt zunächst die vollständige Blutstillung im kleinen Becken (Abb. 8).

Vor weiteren Eingriffen am Darm – z. B. für die Anlage eines conduit oder Reservoirs für die Harnableitung – kann jetzt die Lymphonodektomie vervollständigt werden, wenn sie anfangs nicht komplett durchgeführt wurde. Arteria und Vena iliaca communis sind jetzt ohne Schwierigkeiten zugänglich und frei präparierbar. Falls geplant, kann die parakavale und paraaortale Lymphonodektomie nach Spaltung des überziehenden Peritoneum vorgenommen werden. Vor der Durchführung der Eingriffe zur Harnableitung oder zur Wiederherstellung der Darmkontinuität nehmen wir die typische Entfernung der Appendix vermiformis – wenn nicht schon zu einem früheren Zeitpunkt geschehen – vor. Diesen Eingriff halten wir für sinnvoll, da Reinterventionen wegen einer Appendizitis nach einer Exenteration technisch schwierig sein können und die Entzündung einer hinter einem Urinreservoir gelegenen Appendix vermiformis zu erheblichen diagnostischen Problemen führen kann. Demgegenüber stellt die prophylaktische Appendektomie in diesem Zusammenhang keine spürbare Ausweitung der Operationsbelastung und -Morbidität dar.

Es folgen jetzt die operativen Schritte für die supravesicale Harnableitung z. B. über ein Dünn- oder Dickdarmsegment (s. Kap. F. IV).

Falls die präoperativen Gespräche mit der Patientin ergeben haben, daß auf die Erhaltung bzw. Wiederherstellung der Kohabitationsfähigkeit kein Wert gelegt wird, kann die vulvovaginale Wunde

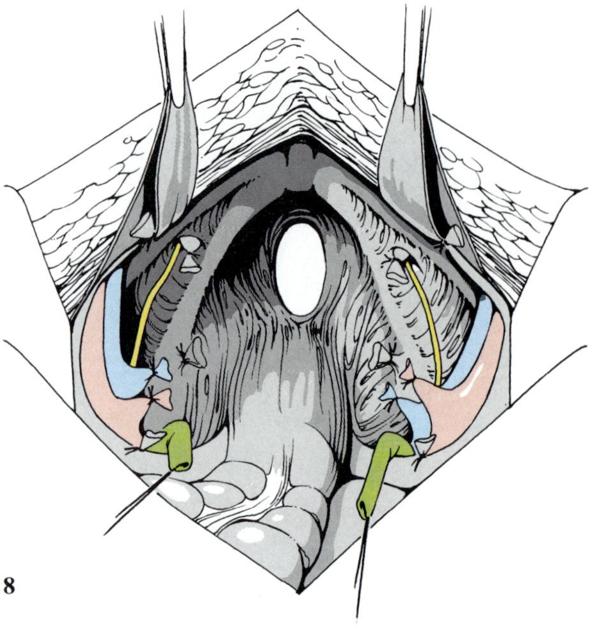

8

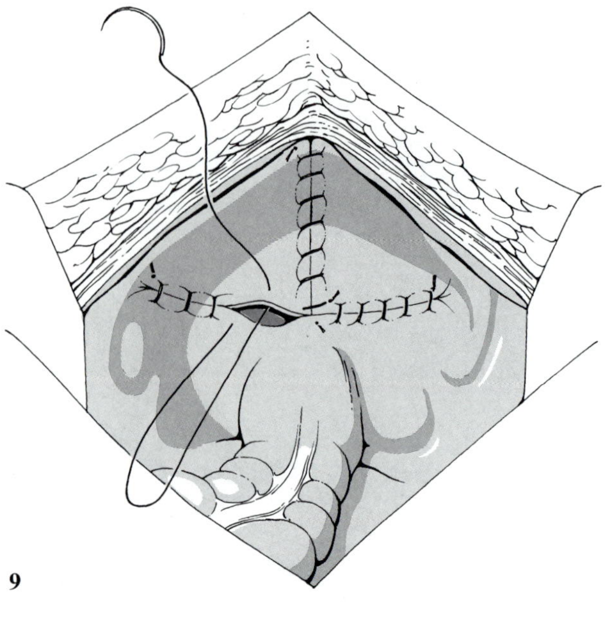

9

Abb. 8. Situs nach Entfernen des vorderen Exenterationspräparates. Ventral ist der Beckenboden mit dem vorderen Anteil des Hiatus genitalis zu erkennen. Dorsal das Rektum, lateral die mit einer Situationsnaht armierten Ureteren, die Vasa iliaca interna sind beidseits unterbunden. Gelb dargestellt der Nervus obturatorius beider Seiten, nach ventral angehoben die lateral gestielten Peritoneallappen

Abb. 9. Peritonealer Abschluß der Bauchhöhle nach distal unter Adaptation der median untereinander vernähten gestielten Blasenserosalappen mit der Serosa des Sigma und dem beidseits lateral gelegenen Peritoneal-Wundrand

wie bei einer Kolpokleisis verschlossen werden. Wir legen Wert darauf, eine kräftige Drainage aus der Höhle des kleinen Beckens durch diesen Wundverschluß auszuleiten. Ist präoperativ die Erhaltung der Kohabitationsfähigkeit gewünscht worden, kommen je nach der Ausgangslage nach Entfernung des Operationspräparates die verschiedensten Rekonstruktionsmethoden in Betracht, mit denen der Operateur hinsichtlich Indikationsabgrenzung und Durchführung vertraut sein sollte (s. Kapitel H. V). Das operationstechnische Vorgehen bei den einzelnen Verfahren (myokutane Lappen, Sigmascheide etc.) wird an anderer Stelle beschrieben.

Nach Vervollständigung dieser Eingriffe verbleibt nach einer nochmaligen Kontrolle des Wundgebietes im kleinen Becken auf Bluttrockenheit und Anlage einer durch die Unterbauchdecke ausgeführten Drainage die Reperitonealisierung. Die eingangs beschriebenen türflügelartig präparierten Harnblasenserosalappen verschließen den retropubisch gelegenen Peritonealdefekt, indem sie mit der Serosa am rektosigmoidalen Übergang und dem davon lateral gelegenen parietalen Peritoneum durch Nähte verbunden werden (Abb. 9). Die Höhle des kleinen Beckens wird damit von der komplett reperitonealisierten Abdominalhöhle abgeschlossen. Die Lappen werden durch eine feine resorbierbare Naht (2 × 0 Vicryl) in der Mittellinie vereinigt und an ihren dorsalen Kanten mit den ortsständig o. g. Peritonealwundrändern vereinigt. Ventral werden sie so vernäht, daß sie nach kranial in das ventrale parietale Bauchdeckenperitoneum unter Schaffung einer verkleinerten Abdominalhöhle übergehen. Rektusmuskulatur und Faszie verschließen wir mittels kräftiger resorbierbarer Nähte (Vicryl Stärke 1) in Smead-Jones-Form, bei denen in einer 8-Tour zunächst Faszie und Muskulatur beiderseits weit und anschließend nochmals eng bezogen auf den Abstand von den Wundrändern gefaßt werden (s. Kap. G III). Damit erübrigt sich eine subfasziale Drainage. Das subkutane Fettgewebe adaptieren wir mit dünnen resorbierbaren Nähten locker. Die Hautinzision wird von uns mit einem Klammergerät zu einmaligem Gebrauch verschlossen. Nach Desinfektion und Verbinden der Wunde wird über das für die Harnableitung angelegte Stoma ein Beutelsystem angebracht, durch das ggf. die in beide Ureteren eingebrachten Splints durchgeführt und in separate Beutel geleitet werden können. Damit besteht die Möglichkeit, die Ausscheidungsfunktion beider Nieren und die Durchgängigkeit der Uretersplints zu kontrollieren. Nach

Abschluß des Eingriffes wird die Pat. unter den eingangs erwähnten Voraussetzungen überwacht bzw. therapiert.

2.2 Hintere Exenteration

Bei der hinteren Exenteration verläuft die Operationsebene zwischen Genitale und unterem Harntrakt, nicht wie bei der vorderen Exenteration zwischen Rektum und Genitale. Da häufig vor Durchführung der Laparotomie die Ausdehnung der Resektion nicht sicher abgeschätzt werden kann, erfolgt im allgemeinen die Vorbereitung, die abdominale Inzision und Exploration wie für die vordere Exenteration beschrieben. Es erfolgt die Durchtrennung der Ligamenta rotunda zwischen 2 Klemmen, die durch 2 × 0 Vicrylumstechungen ersetzt werden. Die Behandlung der Adnexe - falls noch vorhanden - erfolgt wie für die vordere Exenteration angegeben. Damit ist der Zugang zu den iliakalen Gefäßen gegeben, an denen in der o. b. Form die Lymphonodektomie wie bei der radikalen Hysterektomie vorgenommen wird. Besondere Beachtung ist der frühzeitigen Darstellung und schonenden Behandlung des Ureters zu schenken. Die weiteren Operationsschritte entsprechen ebenfalls der radikalen Hysterektomie: absetzen der Arteria uterina an ihrem Abgang aus der Arteria iliaca interna, spalten der Serosa am Übergang von der Harnblase zum Genitale, abpräparieren der Harnblase von der Genitalvorderfläche bis weit nach distal, spalten des Daches des Uretertunnels zwischen Klemmen, die durch feine Ligaturen ersetzt werden und schließlich möglichst radikale Entfernung der Parametrien an der Beckenwand. Das mit dem Genitale im Verbund bleibende Rektum wird deutlich oberhalb der Tumorausbreitung - zumeist am Übergang vom Colon sigmoideum zum Rektum - durchtrennt (Abb. 10). Zuvor sollte die Arteria hämorrhoidalis superior - der Endast der Arteria mesenterica inferior - zwischen Overholt- oder Moskito-Klemmen durchtrennt und mit resorbierbarer 2 × 0 Ligatur versorgt werden. Die Arteria hämorrhoidalis superior kreuzt auf ihrem Weg zum Rektum die linke

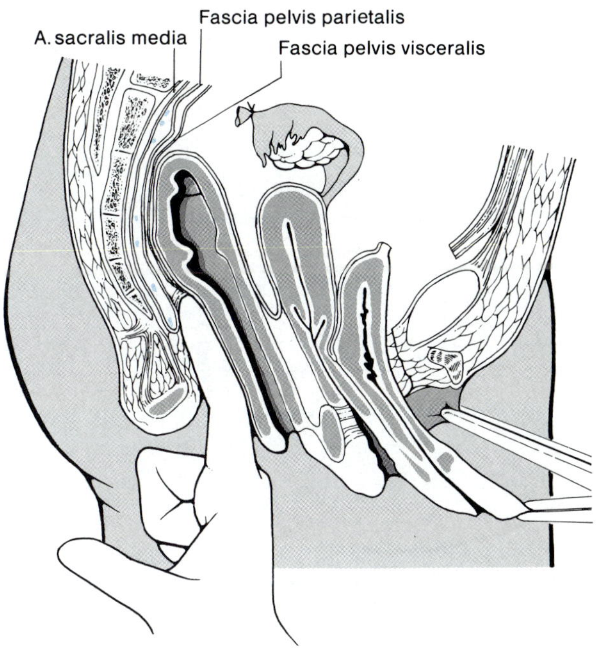

Abb. 11. Digitale Mobilisierung des ansonsten weitgehend freipräparierten totalen Exenterationspräparates vor dem Os sacrum in der vorgegebenen Schicht. Die Präparation weiter dorsal ist mit dem Risiko stärkerer und schwer stillbarer Blutungen verbunden

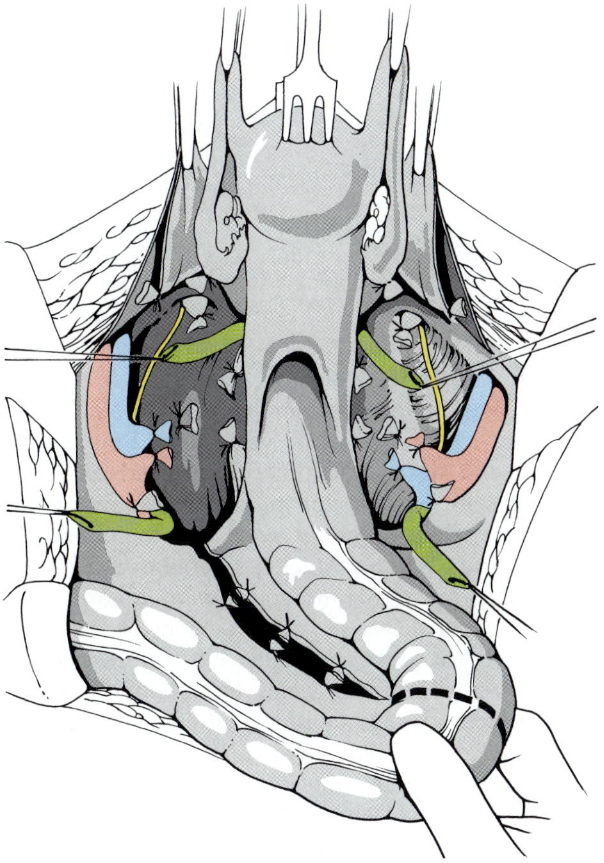

Abb. 10. Situation vor Durchtrennen des Sigma an der gestrichelten Linie. Die Blutgefäße im Mesosigma sind ligiert und durchtrennt. Die beiderseits durchtrennten Ureteren sind angezügelt, die beiderseitigen Vasa iliaca sind unterbunden. In der Tiefe sind beiderseits Anteile des Beckenbodens erkennbar. Darüber jeweils der Nervus obturatoris (*gelb*)

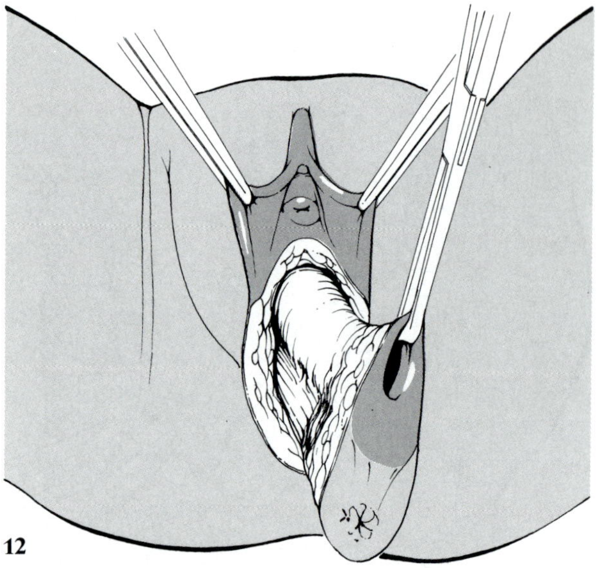

12

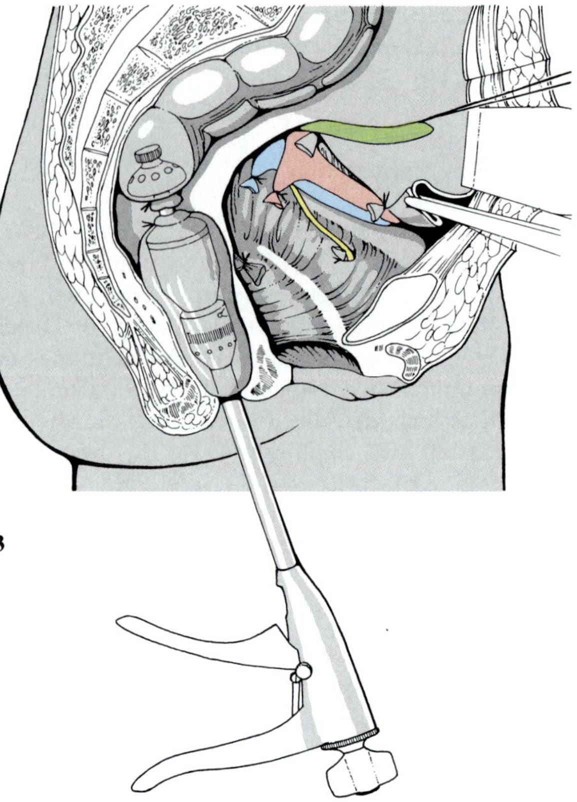

13

Abb. 12. Mobilisiertes hinteres Exenterationspräparat mit Umschneidung von Vagina, Damm und Anus. Initiale Präparation von abdominal, späteres Entgegenpräparieren vom Damm aus

Abb. 13. Anastomose zwischen Sigma und distalem Rektum-Stumpf mittels Klammernahtgerät. Proximale und distale Absetzungslinie sind mittels Tabaksbeutelnaht auf das Gerät fixiert, bevor Approximierung und Applikation der Klammernaht erfolgen. Ventral mit Naht fixierter abgesetzter Ureter (*grün*), Vasa iliaca interna unterbunden, Nervus obturatorius (*gelb*), darunter Anteile des Beckenbodens erkennbar

Arteria iliaca communis. An dieser Stelle ist sie relativ einfach - oft auch palpatorisch - aufzufinden und zu versorgen. An der geplanten Stelle für die Darmdurchtrennung (s. auch Kap. F.IV) wird der Peritonealübergang vom Darm zum Mesosigma geschlitzt, der Darm an dieser Stelle unter Aussparung sichtbarer Gefäße mit einer Klemme unterfahren und mit einem Gummi- bzw. Plastikzügel angeschlungen. In kleinen Schritten wird jetzt der Darm von der dorsal gelegenen Wurzel über Klemmen isoliert, die wir durch 2 × 0 resorbierbare Ligaturen ersetzen. Wenn die vorgesehene Durchtrennungsstelle genügend weit isoliert ist, durchtrennen wir den Darm zwischen 2 weichen Darmklemmen oder durch ein automatisches Klammer- und Schneidegerät (GIA), das sich durch den Vorteil auszeichnet, durch die Klammerreihen den proximalen und distalen Darmstumpf weitgehend verschlossen zu halten. Damit ist ein geringeres Kontaminationsrisiko verbunden. Der Nachteil dieses Gerätes liegt jedoch in seinem relativ hohen Preis. Wir bemühen uns, kranial der Tumorausbreitung so wenig wie möglich von der posterioren Darmwurzel zu resezieren, da dies die spätere abschließende Reperitonealisierung erleichtert, die letztlich verbleibende Wundhöhle verkleinert und schließlich vor einer zu weit posterior gelegenen Präparation schützt, mit der beträchtliche Blutungsrisiken verbunden sein können. Im unteren präsakralen und präkokzygealen Abschnitt gerät man bei stumpfer Präparation in eine weitgehend gefäßarme Schicht, die stumpf mit der Hand gelöst werden kann. Das Verbleiben in dieser richtigen Schicht ist außerordentlich wichtig, da schwierige Blutstillungsprobleme auftreten können, wenn unmittelbar auf der Vorderfläche des Os sacrum oder Os coccygis präpariert wird und sich nicht durch Klemmen gesicherte durchtrennte Blutgefäße in den Knochen retrahieren (Abb. 11). Gefäßführende Bindegewebszüge ziehen vom postero-lateralen Übergang des Rektum leicht nach lateral und werden über Klemmen durchtrennt und mit resorbierbaren 2 × 0 oder 0 Ligaturen versorgt.

Kann bei der kompletten Tumorentfernung ein etwa 5 cm langer distaler Rektumstumpf und der Anus erhalten bleiben, kann eine kontinenzerhaltende tiefe Anastomose angelegt werden (s. auch Kap. F.III). Von manchen Autoren [1, 5] wird dieser Eingriff nicht als Exenteration gewertet. Wir sehen zwar auch den primären Wortsinn bei einem solchen Eingriff nicht erfüllt, glauben jedoch, daß die Entfernung des gesamten intrapelvinen Eingeweideblockes die Benutzung dieses Begriffes rechtfertigt.

Die Umschneidung wird bei der hinteren Exenteration so angelegt, daß unmittelbar posterior zum Meatus urethrae externus inzidiert wird (Abb. 12). Von hier aus umfährt die Inzisionsfigur an der Innenfläche der kleinen Labien die Scheide und von dort aus über den Damm den Anus. Von der suburethralen Inzision aus kann die Präparation der Scheidenvorderwand erfolgen. Diese ist wegen der straffen bindegewebigen Verbindung zwischen Urethra und Vaginalwand im unteren Abschnitt gewöhnlich recht schwierig, gestaltet sich dann aber im Septum vesicovaginale entsprechend den Erfahrungen bei der vorderen Scheidenplastik sehr viel einfacher.

Ist eine Resektion unter Erhaltung der analen Kontinenz vorgesehen, werden die Inzisionslinien von der Innenfläche der kleinen Labie kommend in das Septum rektovaginale von der hinteren Kommissur aus hineingeführt und das Rektum unter Belassen eines distalen etwa 5 cm langen Stumpfes aus dieser Präparationsebene heraus nach präparatorischer Freilegung durchtrennt. Die Anastomose kann mit einem zirkulären Klammergerät (EEA verschiedener Kaliber) (Abb. 13) oder durch von abdominal oder transsphinktär plazierte Nähte angelegt werden. In den meisten Fällen wird ein vorgeschalteter protektiver doppelläufiger Anus praeter für ca. 6–8 Wochen erforderlich sein. Im Einzelfall orientiert man sich jedoch daran, ob der Darm vorbestrahlt wurde, wie seine Durchblutungsverhältnisse, sein Lumen und die Passage durch das terminale Darmsegment zu beurteilen sind.

Die Ausleitung des Darmes erfolgt an der präoperativ markierten Position (Abb. 14). Für einen endständigen Anus praeter (s. auch Kap. F.III) wird der durch eine Klemme oder eine Klammernahtreihe verschlossene Kolonstumpf durch die Bauchdecke in üblicher Weise durchgeleitet und zunächst noch nicht durch Adaptation an die Bauchhaut eröffnet. Vor Verschluß der Abdominalhöhle wird die Höhle im kleinen Becken durch die Adaptation der peritonealen Wundränder an Harnblasenhinterwand und Mesocolon bzw. parietalem dorsalen Peritoneum anderer Lokalisation gedeckt. Nach Verschluß von Lücken, die potentielle Ileusquellen

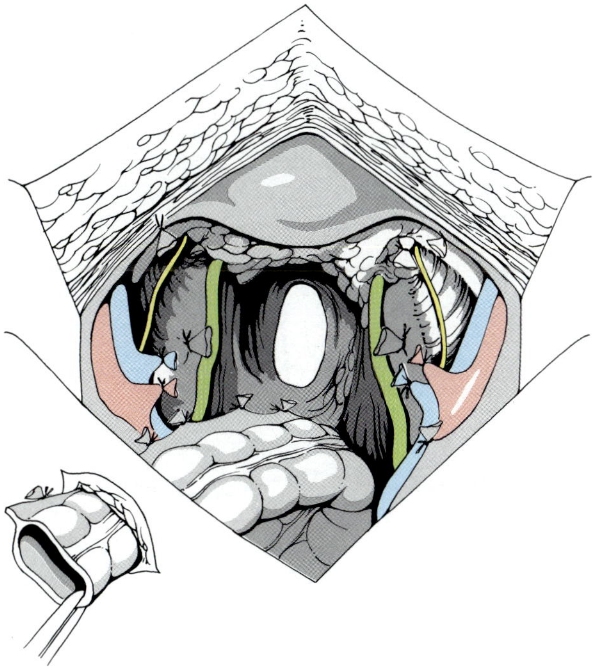

Abb. 14. Blick in das kleine Becken nach hinterer Exenteration ohne Erhaltung eines distalen Rektumstumpfes. Die grün dargestellten Ureteren münden in die ventral erhaltene Blase, die beiderseitigen Vasa iliaca interna sind durchtrennt. An der Beckenwand erkennt man die abgesetzten Parametrienstümpfe sowie beiderseits den Nervus obturatorius. In der Tiefe Anteile des Beckenbodens. Am linken Unterbauch wird der Stumpf des Colon sigmoideum ausgeleitet. Aus Darstellungsgründen ist der Stumpf bei der Verlagerung vor die Bauchdecke nicht mit einer weichen Darmklemme oder einer Klammernahtreihe verschlossen

darstellen könnten, erfolgt der schichtweise Verschluß der Bauchdecken in der Form, die für die vordere Exenteration beschrieben wurde. Nach Verschluß der Bauchhaut und Anlegen eines Verbandes erfolgt die Implantation des Anus praeter durch Adaptation der Darmmukosa mit 3 × 0 Vicrylfäden an die Bauchhaut.

Bei doppelläufigem Anus praeter hat sich die Verwendung des Colopont-Reiters bewährt, der relativ weit von der Stelle entfernt, durch die der Darm durch die Bauchdecke geleitet wird, in die Haut eingebracht und subkutan unter den vorverlagerten Darmschenkel vorgeschoben werden kann. Mit dieser Vorrichtung läßt sich die Darmmukosa in ihrer gesamten Zirkumferenz primär an die Haut adaptieren, was bei den üblichen Reitern wegen ihrer Abstützung auf 2 Punkten des Hautwundrandes nicht möglich ist. Zudem erlaubt das Colopont-Verfahren die primär ungestörte Applikation eines Anus-praeter-Beutels.

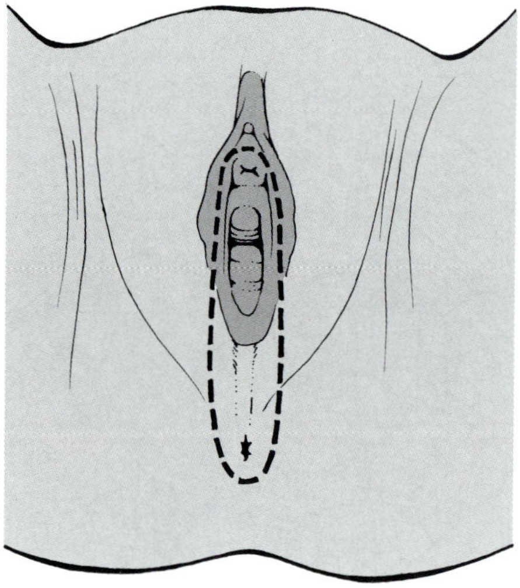

a

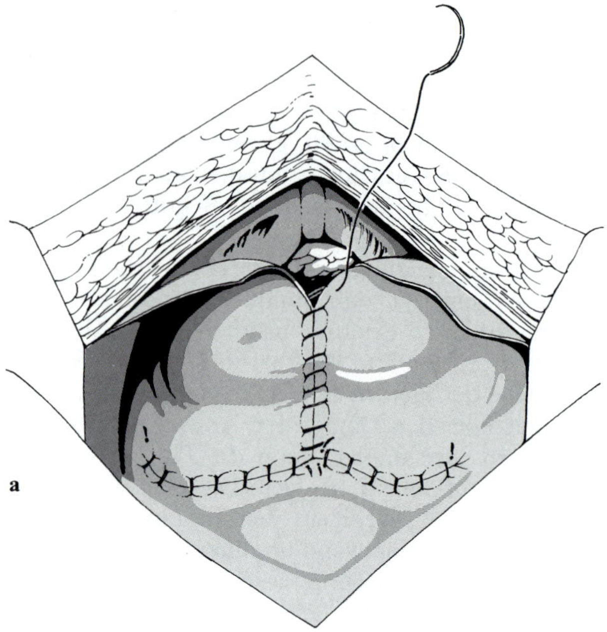

a

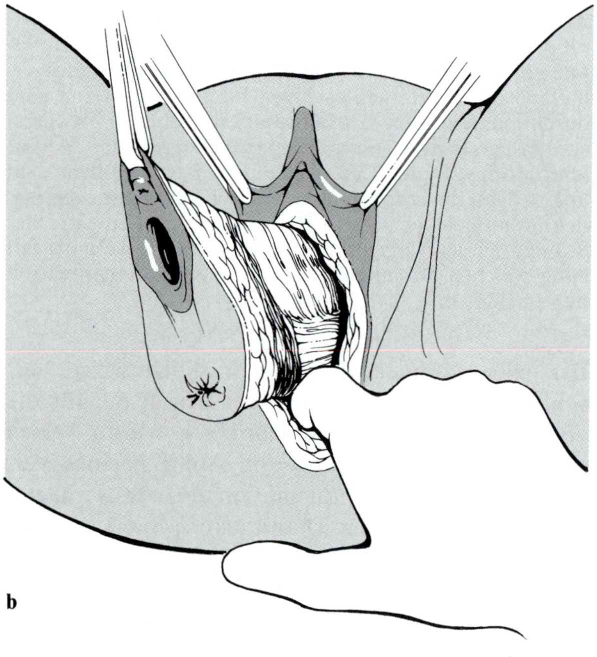

b

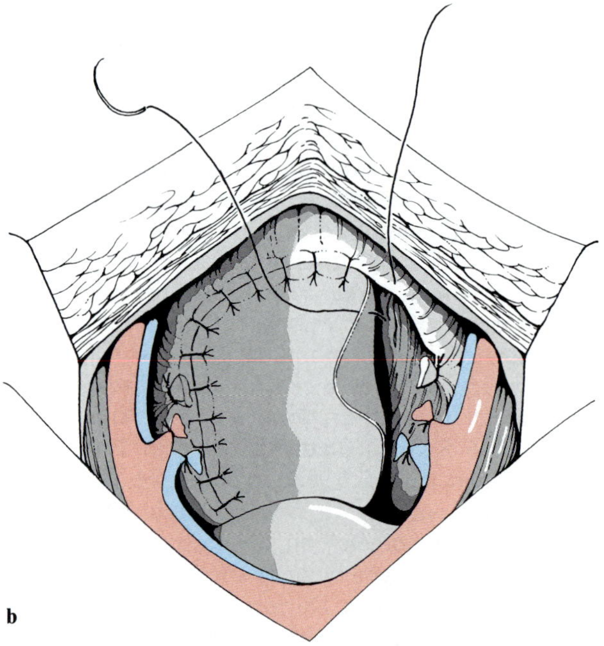

b

Abb. 15. a Umschneidungsfigur bei totaler Exenteration. Bei entsprechender Indikation (z. B. Vulvatumoren) kann eine Anpassung der Umschneidungsfigur und die Mitnahme der Klitoris erforderlich werden. **b** Nach allseitiger Mobilisierung wird das totale Exenterationspräparat nach distal entfernt

Abb. 16. a Peritonealer Abschluß der Abdominalhöhle nach totaler Exenteration. Adaptation der median vernähten lateral gestielten Peritoneallappen mit dem dorsalen Peritoneal-Wundrand. **b** Abdecken des Hiatus genitalis nach totaler Exenteration mittels frei transplantierten Peritoneallappens, z. B. vom ventralen parietalen Peritoneum. **c** Mobilisieren der rechten Hälfte des Omentum majus nach Absetzen vom Colon transversum und medianer Spaltung im oberen Anteil. **d** Aufsicht in das kleine Becken nach Einbringen und Adaptation des heruntergeschlagenen Omentum majus Lappens mit Verschluß des Hiatus genitalis nach totaler Exenteration

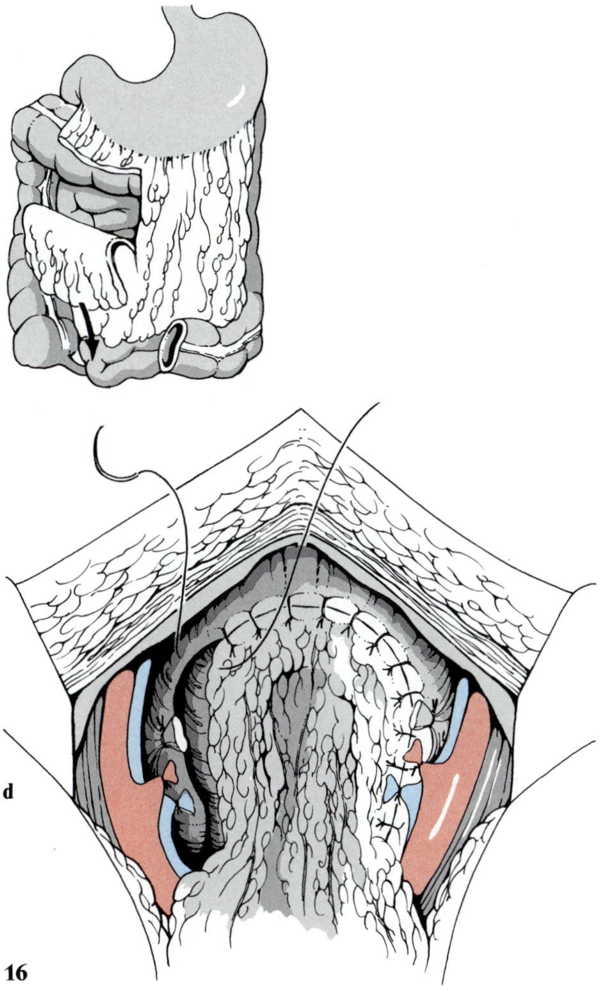

c

d

16

2.3 Totale Exenteration

Bei der totalen Exenteration werden die Operationsabläufe, die für die vordere bzw. hintere Exenteration beschrieben wurden, miteinander kombiniert. Falls sich im Verlauf der Exploration und initialen Präparation keine Kontraindikationsgesichtspunkte für die Durchführung des Eingriffes ergeben, erfolgt die Präparation der Harnblasenserosalappen, die pelvine Lymphonodektomie, die Unterbindung der distalen internen Iliakalgefäße, das Absetzen der Parametrien möglichst radikal an der Beckenwand, die ventrale Mobilisierung der Harnblase und nach möglichst spät erfolgender Durchtrennung des Kolon die Mobilisierung des Rektum in der Sakralhöhle unter Durchtrennung der Ligamenta sacrouterina in ihrem sakralen Ansatz. Die perineale Umschneidung umfaßt - wenn nicht wie bei der hinteren Exenteration beschrieben, eine Erhaltung der analen Kontinenz möglich und geplant ist - die Urethra, die Vagina, den zentralen Dammanteil und den Anus (Abb. 15a, b; s. a. Abb. 11). Eine Erweiterung der äußeren Umschneidungsfigur ist notwendig, wenn der Tumor die Vulva miterfaßt hat (ausgedehntes Zervix-Vaginal-Karzinom oder primäres Vulvakarzinom mit Einbruch in die Nachbarorgane). In diesen Situationen entsprechen die äußeren Inzisionslinien denen einer Vulvektomie unter zusätzlicher Umfahrung von Urethra und/oder Anus. In typischer Weise ist in einer derartigen Situation auch die Ausräumung der inguinalen Lymphknoten angezeigt.

In der zeitlichen Abfolge der Rekonstruktion nach totaler Exenteration erfolgt gewöhnlich zunächst günstiger die Ausleitung des verschlossenen Kolonstumpfes für die Anlage des Anus praeter bzw. die tiefe kolorektale Anastomose. Danach folgen die operativen Schritte für die Harnableitung. Bei der präoperativen Planung und der operativen Durchführung ist insbesondere Wert auf das Ziel zu legen, die Ableitungen für Harn und Stuhl in eine günstige Position zueinander zu bringen, die eine gute Versorgung zuläßt und überwandernde Infektionen weitgehend vermeidet. Die Reperitonealisierung erfolgt unter Verwendung der initial präparierten Harnblasenserosalappen (Abb. 16a), die dorsal mit dem Periteonealrand am Mesokolon und Mesenterium durch Nähte vereinigt werden. Ggf. können freie Peritonealtransplantate (Abb. 16b) von der Bauchdecke oder ein gestielter Netzlappen (Abb. 16c, d) zum Verschluß von verbleibenden Defekten genutzt werden. Die damit abgedeckte Höhle im kleinen Becken muß ausgiebig durch die Bauchdecken und zum Damm hin drainiert werden.

LITERATUR

1. Burghardt E (1988) Persönliche Mitteilung
2. Käser O, Iklé FA, Hirsch HA (1983) Atlas der gynäkologischen Operationen, 4. Aufl. Thieme, Stuttgart New York
3. Nelson JH (1977) Atlas of radical pelvic surgery. Appleton, Century, Croft; New York
4. Symmonds RE, Webb MJ (1981) Pelvic exenteration. In: Coppleson M (eds) Gynecologic Oncology. Churchill Livingstone, Edinburgh London Melbourne New York
5. Symmonds RE (1989) Persönliche Mitteilung

VI Typische Operationstechniken bei vaginalen Eingriffen an Uterus, Tuben und Ovarien und am Beckenboden

O. DAPUNT

INHALT

Einleitung

Dieser Beitrag fußt zum einen auf der streng anatomischen Betrachtungsweise der Österreichischen Schule, welche die vaginalen Operationen durch stets neue Befassung zum heutigen hohen Standard geführt hat.

Auch habe ich mich bemüht, das Prinzipielle der heute gängigen vaginalen Operationen herauszuarbeiten, um den Lernenden in den Stand zu setzen, den jeweiligen anatomischen Gegebenheiten „abzulauschen", was zu tun sei. Die feste Leitlinie, derer wir bedürfen, betrifft in erster Linie den grundlegenden Umgang mit der Gewebsstruktur als der Beachtung methodischer, unter Umständen unpassender Details. Es wurde keine Operation dargestellt, die der Autor nicht selbst vielfach ausgeführt hat. Wir hoffen, auf diese Weise dem Leser Anleitungen zu geben, die ihn einen sicheren Weg finden lassen. Was in Operationslehren enthalten ist, sollte sich beim Eingriff unschwer wiederfinden lassen. In der Berücksichtigung technischer Vorteile folge ich den Zielen meines Lehrers und Vorgängers Siegfried TAPFER, der die Sicherheit und damit Komplikationsarmut des Operierens stets vorangestellt hat (Siegfried TAPFER [27], Typische gynäkologische Operationen). Nirgends können „falsche Wege" mehr in die Irre führen als beim vaginalen Operieren, weshalb es wahrscheinlich von manchen nur sehr eingeschränkt betrieben wird. Die exakte Kenntnis der spezifischen Anatomie und des angepaßten Operationsvorganges gleichen dies nicht nur völlig aus, sie bringen der Patientin den Vorteil der geringen Belastung und des idealen Zuganges zum Beckenboden, dem Operateur die Freude an einem ausgefeilten, folgerichtig ablaufenden, befriedigenden Eingriff. Die Zahl der dargestellten Operationen wurde im Vergleich zu früheren Operationslehren reduziert. Es kann aber unseres Erachtens mit den dargestellten Methoden allen Anforderungen entsprochen werden.

1 Grundsätzliche Bemerkungen zum Instrumentarium und Nahtmaterial

Im Kapitel F.VII gehen wir an Hand der Schautaoperation näher auf die Rollenverteilung zwischen Assistenten (fast immer zwei) und Instrumentarin in Bezug auf den spezifischen vaginalen Operationsvorgang ein. Es ist mitunter mühsam, den jungen Assistenten davon zu überzeugen, daß er im Interesse eines geordneten, zügigen Operationsfortschrittes eine „statische Funktion" einnehmen sollte, die darin besteht, die für die Operation jeweils günstigste Exposition herzustellen. Meint er, unbedingt Fäden knoten oder Blut wegtupfen zu müssen, so geht das meist auf Kosten der Übersichtlichkeit des Operationsfeldes, welche unter Zeitverlust oftmals mühsam wiederhergestellt werden muß. Aus diesem Grund übernimmt die gut eingespielte Instrumentarin bei uns wichtige Aufgaben wie Abnehmen von Klemmen, Tupfen etc. Es mag hilfreich sein, am Ende dieses Abschnittes eine Aufstellung jenes Instrumentariums zu geben, das wir in der „Vaginaltasse" für die vaginale Operation bereithalten:

Was das gynäkologische Instrumentarium anlangt, so sollte die richtige Mitte zwischen der Anforderung des festen Fassens, Klemmens und Nähens oftmals derber Gewebsstrukturen und des atraumatischen Operierens gefunden werden. Im großen und ganzen sind die angebotenen - und vielfach verwendeten - Instrumente, insbesondere Klemmen, zu grob. Die Parametrien- und Adnexklemmen sollten elastisch sein, nicht zu breit und eine Debakeyverzahnung aufweisen, welche ein Abrutschen des Gewebes verhindert. Ein Sporn an der Klemmenspitze ist damit überflüssig geworden. Grundsätzlich arbeiten wir ja am Parametrium mit Massenligaturen und umstechen Gefäße nicht isoliert. Das ist aus der Sichtweite der gesetzten Gewebsnekrose ein Nachteil. Man sollte daher lieber eine Klemme mehr setzen, um allzu große Bürzel zu vermeiden. Aus diesem Grunde, und da die Fäden leichter abgingen, haben wir auf die Verwendung der Deschampsschen Unterbindungsnadel verzichtet.

Kocherklemmen, die wir viel zum Fassen der Scheidenlappen verwenden, sollten relativ zart und federnd sein, auch nicht brüsk gesetzt werden; es ist uns allerdings bisher nicht gelungen, sie durch geeignetere Faßinstrumente zu ersetzen, auch die Allisklemme hat sich uns nicht bewährt, sie gleitet zu leicht - insbesondere bei seitlichem Zug - ab.

Unsere Adnexklemmen sind zarter und etwas stärker gekrümmt als die Parametriumklemmen. Wir halten es bei der vaginalen Operation für überflüssig und überspitzt, auch letztere in verschiedenen Krümmungsradien anzubieten.

Atraumatische Nadeln bevorzugen wir, wenn immer möglich. Für Parametrienligaturen stehen derzeit leider noch keine Modelle zur Verfügung, die die nötige Bruch- und Biegungsfestigkeit aufweisen.

Polyglykol (Vicryl, Dexon) hat sich wegen seiner Reißfestigkeit und reaktionslosem Abbau durch Hydrolyse heute fast allgemein durchgesetzt. In jüngerer Zeit entwickelte Fäden (Vicryl-NEU) haben eine kürzere Resorptionszeit (40 gegenüber 120 Tagen), welche sich insbesondere für Scheidennähte eignen. Hinsichtlich Elastizität und Handlichkeit ist Catgut durch kein anderes Nahtmaterial ersetzt - die Finger der Operateure zeugen davon -, stärkere Gewebsreaktion und Dochtwirkung haben dieses Material allerdings fast verschwinden lassen.

Tasse für vaginale Operationen:

3	chirurgische mittellange Pinzetten
3	kurze chirurgische Pinzetten
3	mittellange anatomische Pinzetten
20	Kocherklemmen
6	Tupferklemmen
2	Adnexklemmen
4	Parametriumklemmen
6	Kugelzangen
3	Nadelhalter
1	Kornzange
1	Crobakklemme
2	Overholdklemmen
1	Mixterklemme
3	Moskitoklemmen
1	Gallenblasenfaßzange
1	Nervenhäkchen
1	Knopfsonde
2	Einzinkerhäkchen
2	Injektionskanülen
2	Nirostaschälchen
2	Skalpellklingen
1	hinterer Vaginal- und Martinspiegel
3	Breiskyspekula
1	Rinnenspekulum
	Nach Bedarf 3 lange Breiskyspekula
1	Saugerschlauch mit Ansatz
1	Nadeldose
1	mittellange Präparierschere
1	spitze Blasenschere
1	kurze Präparierschere
1	Adnexschere
1	starke Vaginalschere
1	gerade Uterusschere (zur Spaltung)
1	Instrumentenschere
8	Tuchklemmen
0	Ethibond für Annähte (Operationstuch, Douglas-Blasenperitoneum)
1	Vicryl für Versorgung der Parametriumklemmen und Levatornähte
0	Vicryl oder Vicryl Neu für Verschluß der vorderen und hinteren Kolporrhaphie
3/0	Ethibond für Hautnähte am Damm
2/0	Vicryl SH für Versorgung der Rekto- oder Zystozele

2 Vaginale Uterusexstirpation

Die Portio wird mit drei vorne konisch zugespitzten Kugelzangen (zwei vorne, eine hinten) angehakt (die heute erhältlichen Modelle sind zu zart, reißen leicht aus und können zu Blutungen führen), anschließend wird mit dem rechten Zeigefinger die Stufe getastet, an der sich die Fascia cervicalis in die Fascia vesicalis fortsetzt. Sie ist dort an der Unterlage fixiert. Knapp darüber gleitet der Finger in eine seichte Grube. Im Querschnitt stellt sie sich als

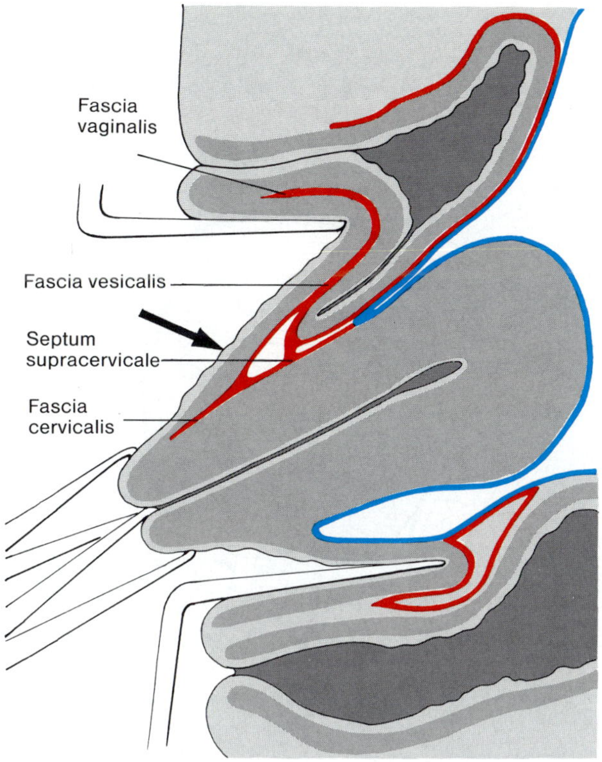

Abb. 1. „Chirurgische" Anatomie der Fascia cervicovesicovaginalis: Die fibromuskuläre Gewebsschicht überzieht zunächst die Cervix uteri, dann die Harnblase und endet suburethral (s. genaue Beschreibung im Text). Oberhalb der Stelle, an der sich die Faszie auf die Blase fortsetzt, tastet man eine seichte Grube, die im Querschnitt einem Dreieck (Verschieberaum für die Blase) entspricht. Die Höhe der Umschneidung soll knapp oberhalb der Stufe oder wenig darunter liegen. Die gesamte Länge der Vagina kann dabei durchwegs erhalten bleiben

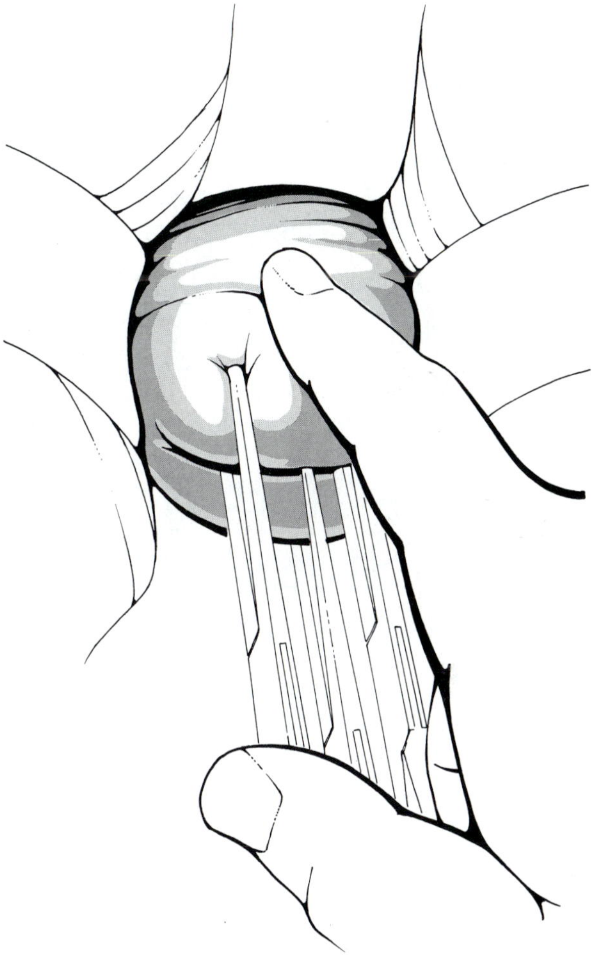

Abb. 2. Tasten der Stufe am Übergang der Fascia vaginalis in die Fascia vesicalis, die hier fest an der Unterlage fixiert ist, mit dem rechten Zeigefinger. Die glatte Portio vaginalis geht hier in die quergerunzelte Scheidenwand über

Dreieck dar, das nach vorne von der Fascia vesicalis, nach hinten von der Zervixvorderwand, nach oben zu von der Blase gebildet wird, die im „Dreieck" einen Verschieberaum vorfindet (Abb. 1, 2). Zwischen Blase und Uterus befinden sich lediglich die zarten Fasern des Septum supracervicale als lockere Verschiebeschicht. Wie in Abb. 1 dargestellt, überzieht die fibromuskuläre Faszie zunächst die Zervix, welche sie zirkulär umgreift und ist mit deren Vorderwand relativ fest verbunden, setzt sich dann, immer unter der Scheidenhaut liegend, auf die Blase fort, um suburethral zu enden. Die intime Kenntnis der Fascia cervicovesicovaginalis, die hier aus chirurgischer Sicht beschrieben wurde, ist die Voraussetzung für die Überwindung der ersten Klippe der vaginalen Uterusexstirpation. Das Entscheidende ist, ob das „Blattl", wie der Österreicher die Fascia vaginalis nennt, im Bereich des Dreiecks oder weiter distal im Zervixbereich, durchtrennt wird, wo sie verhältnismäßig fest mit der Zervix verbunden ist. Ihre Ablösung an dieser Stelle löst meist Blutungen aus und schafft unübersichtliche Verhältnisse, bei der Abpräparation nach oben gelangt man unter Umständen nicht ins Dreieck, sondern aus Angst vor einer Verletzung der Harnblase ins Uterusmassiv. Wir empfehlen daher auch dem Anfänger nachstehendes, unseres Erachtens weit gefahrloseres Vorgehen: Nach Anhaken der Zervix und Tasten der Stufe wird die Portio zirkulär umschnitten, wobei der Schnitt vorne und hinten tunlichst nur die Scheidenhaut (Abb. 3), nicht die Fascia cervicalis, durchtrennen soll. Seitlich kann er tiefer geführt werden. Der erste Assistent spannt dabei unter Mitnehmen der Blase die Scheidenhaut

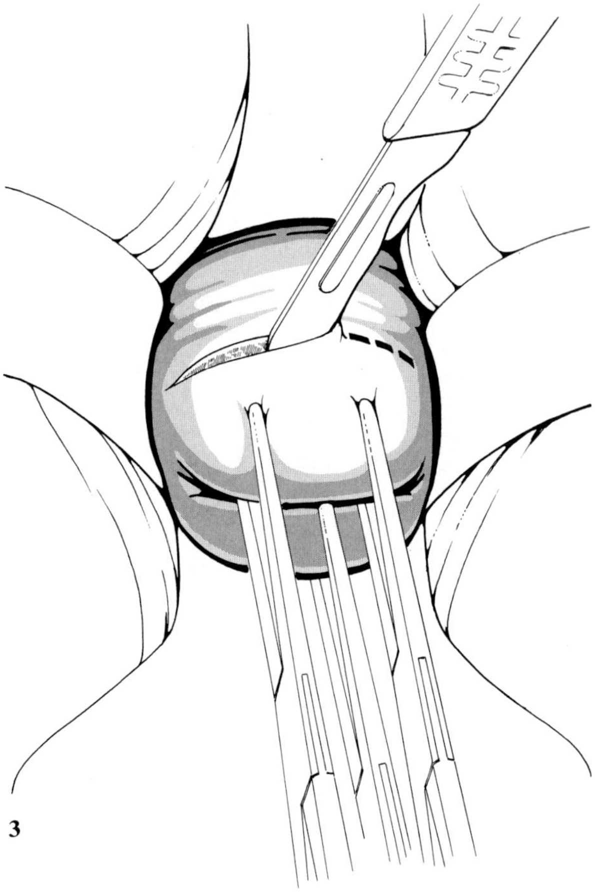

3

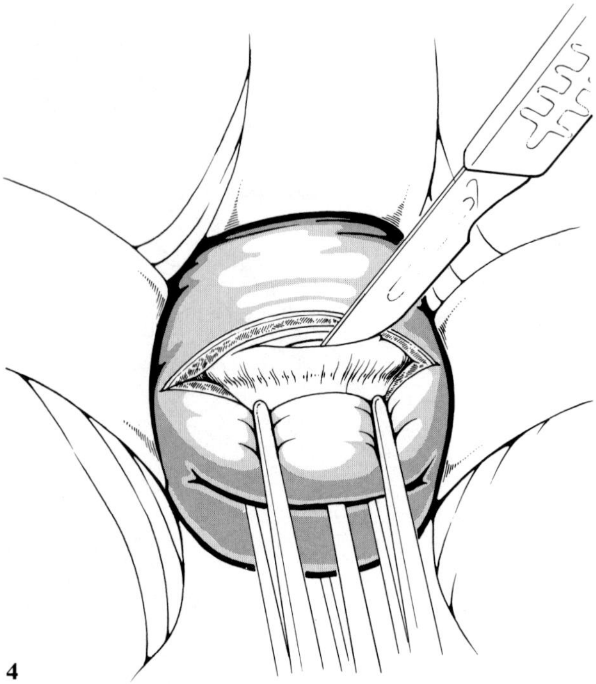

4

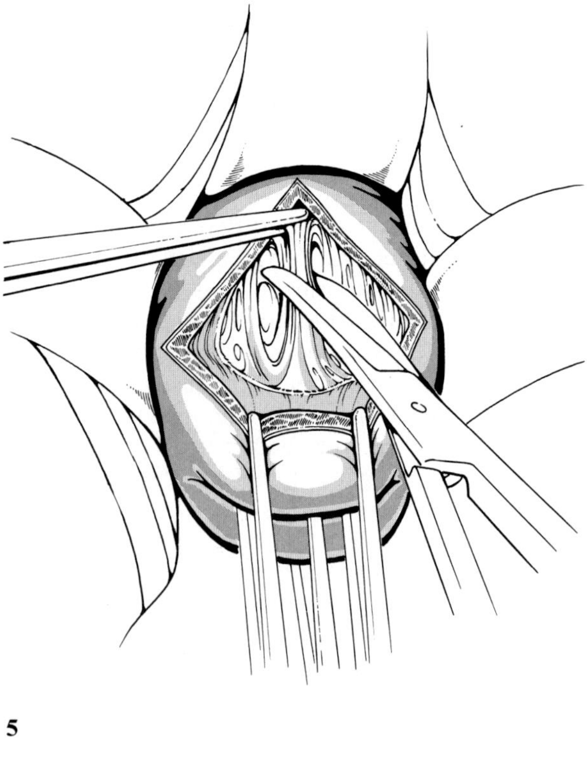

5

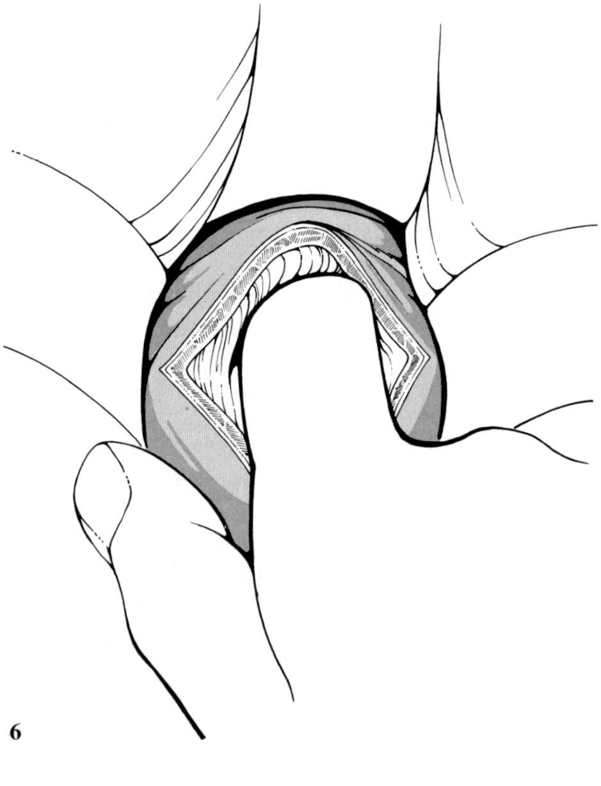

6

mit einem Breiskyspekulum nach oben (Abb. 4). Die Höhe der Umschneidung soll knapp oberhalb der Stufe oder wenig darunter liegen. Die gesamte Länge der Vagina kann dabei durchweg erhalten bleiben. Es folgt nun das „Nachfassen", in dem die vorderen Kugelzangen in die Umschneidung gesetzt werden. Das Dreieck wird dadurch tiefer gezogen. Unter weiterem Spannen nach oben werden die Fasern der Fascia vaginalis durchtrennt, was einiges Gefühl verlangt. Das Messer soll dabei senkrecht auf die Struktur gehalten werden. Ist die Durchtrennung vollständig in der richtigen Schicht gelungen, gleitet die Blase nach oben und ist bis auf die zarten Fasern des Septum supracervicale abgelöst. Um auch diese noch zu durchtrennen, wird die Fascia vesicalis mitsamt der darunterliegenden Blase mit der chirurgischen Pinzette gefaßt und nach vorne zum Operateur gezogen. Auf diese Weise spannen sich die Fasern des Septum supracervicale an. Beim Durchschneiden mit einer relativ spitzen Schere zieht sie sich von selbst zurück (Abb. 5). Man weiß, man ist in der richtigen Schicht, die Blase ist abgelöst. Die Österreichische Schule bemüht sich durchwegs um eine scharfe Präparation, dem Grundsatz folgend, daß nichts stumpf präpariert oder abgeschoben werden kann, was nicht vorher durchschnitten wurde! Der Operateur führt mit der linken Hand ein Blatt in den Raum zwischen Blase und Uterus ein und hebt die Blase nach oben an. Gleichzeitig orientiert er sich mit dem eingeführten

◁

Abb. 3. Quere Inzision zunächst nur der Scheidenhaut knapp distal von der Stufe

Abb. 4. Nach Nachfassen der Portio knapp oberhalb der Inzision wird die Fascia vaginalis ebenfalls durchtrennt. Dabei sollte man nicht zu tief geraten. Der erste Assistent spannt dabei die Scheidenhaut mit einem Breiskyspekulum nach oben. Die Harnblase wird auf diese Weise bis auf die zarten Fasern des Septum supracervicale von der Unterlage abgelöst

Abb. 5. Fascia vesicalis und die darunterliegende Blase werden mit einer chirurgischen Pinzette gefaßt und nach vorne oben zum Operateur gezogen. Auf diese Weise spannen sich die Fasern des Septum supravesicale an. Beim Durchschneiden mit einer relativ spitzen Schere ziehen sie sich charakteristischerweise zurück

Abb. 6. Der Operateur führt mit der linken Hand ein Breiskyblatt zwischen Blase und Uterus ein und hebt die Blase nach oben an. Gleichzeitig orientiert er sich mit dem eingeführten rechten Zeigefinger über die vollständige Ablösung der Harnblase und komplettiert diese allenfalls nach beiden Seiten zu durch ein typisches Seitbewegen des Zeigefingers nach links und rechts

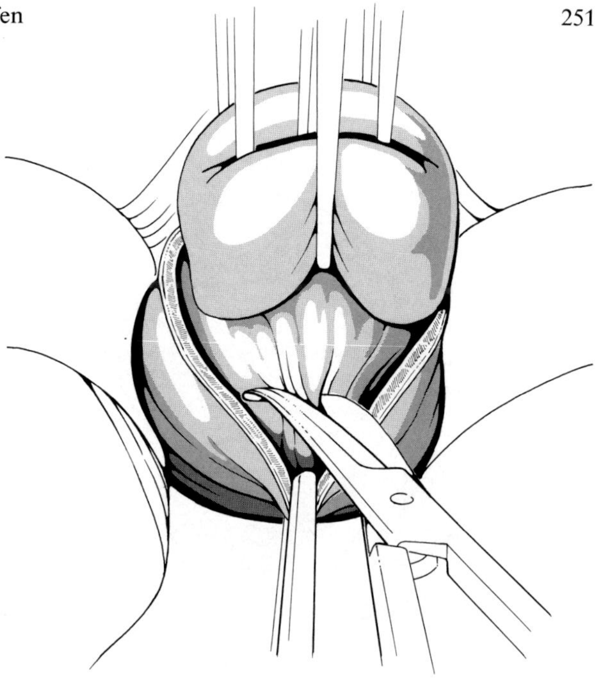

Abb. 7. Das Douglasperitoneum wurde von der hinteren Vaginalwand nicht vom Uterus abpräpariert, bleibt auf diese Weise an der Uterushinterwand und kann mit der Pinzette gefaßt und gewöhnlich oberhalb derselben durchtrennt werden

rechten Zeigefinger über die vollständige Ablösung der Harnblase und komplettiert diese allenfalls nach beiden Seiten zu durch ein typisches Seitbewegen des Zeigefingers nach rechts und nach links (Abb. 6). Es gibt Operateure, die die Präparation der Harnblase lediglich bis zur Umschlagfalte des Peritoneums betreiben und diese als Rettungsanker bei der Präparation herbeisehnen. Man sollte die Blase aber vollständig lösen, ein unvollständig ausgeführter Schritt kann im späteren Verlauf Schwierigkeiten bringen. Der Uterus wird nunmehr durch den ersten Assistenten nach oben gezogen, die Fascia cervicalis mit einer kräftigen Schere in den seitlichen und insbesondere in den hinteren Partien durchtrennt. Die Mobilisierung der Scheidenhaut erfolgt bei der einfachen Hysterektomie in verhältnismäßig geringem Ausmaße. Lediglich hinten werden Vaginalhaut und Faszie mit der Pinzette gefaßt, etwas zum Operateur gezogen und vom Uterus abpräpariert. Hier besteht der mögliche Fehler darin, zu nahe am Uterus bleiben zu wollen und damit den Douglas abzulösen anstatt darzustellen. Bleibt man aber an der Scheidenwand, stellt sich die Umschlagfalte vorne am Uterus haftend dar, wovon man sich durch Wackelbewegungen am Peritoneum, das man mit der Pinzette gefaßt hat, überzeugen kann. Nach Fassen und Vorziehen des Peri-

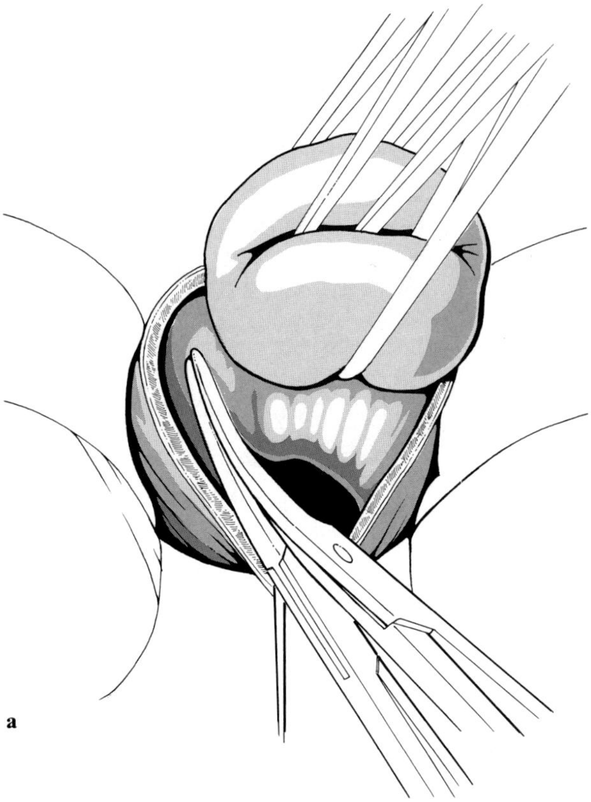

a

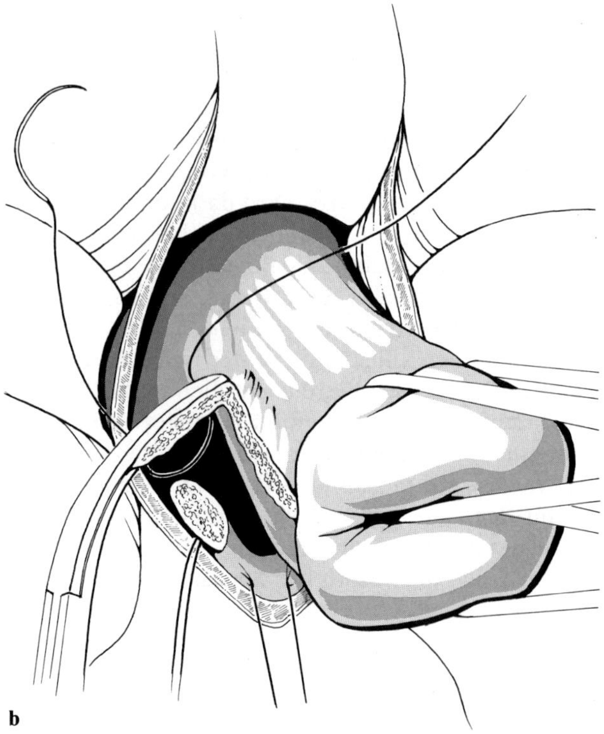

b

Abb. 8. a Die erste gebogene Klemme wird an das rechte Ligamentum sacrouterinum gesetzt. Dabei werden Zeige- und Mittelfinger der linken Hand hinter das Paragewebe geführt, um die Lage der Klemme zu kontrollieren. Wenn der Uterus schlecht ziehbar ist, unterbindet man gleich das linke Ligamentum sacrouterinum, sonst geht die Skelettierung rechts weiter. **b** Eine zweite Klemme wurde quer zum Uterus an das rechte Ligamentum cardinale gesetzt und ist auf **b** bereits durchtrennt. Die Klemmen werden sofort umstochen, wobei wir dem Lernenden raten, dies doppelt an Spitze und Basis zu tun. **c** Eine dritte Klemme etwas schräger zum Uterus gesetzt, faßt gewöhnlich bereits die Arteria uterina

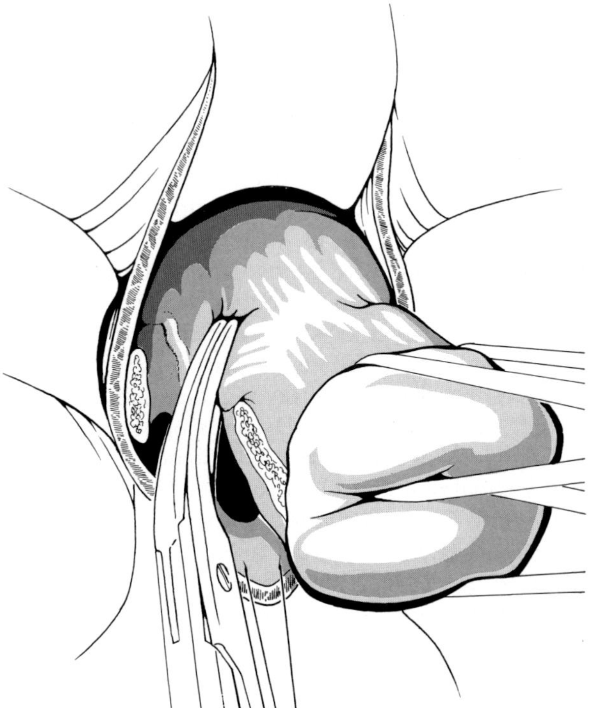

c

toneums mit der Pinzette läßt sich der Douglassche Raum leicht eröffnen (Abb. 7). In Ausnahmefällen wird man manchmal zunächst die Ligamenta sacrouterina unterbinden, um den „Douglas" aufzufinden. Das Douglasperitoneum wird mit einem Faden angeschlungen. Es folgt die Skelettierung des Uterus, die wir mit gebogenen Klemmen ausführen, die eine Debakeyverzahnung aufweisen. Die Unterbindung der Ligamenta cardinalia mit der Deschampsschen Nadel, wie sie die Österreichische Schule früher geübt hat, haben wir aufgegeben, da die Ligaturen häufiger abgingen und zu große Ligaturbürzel gebildet werden mußten. Der erste Assistent zieht den Uterus nach der linken Seite, es wird die linke Hand hinter das rechte Paragewebe eingeführt, um die Lage der Klemme zu kontrollieren,

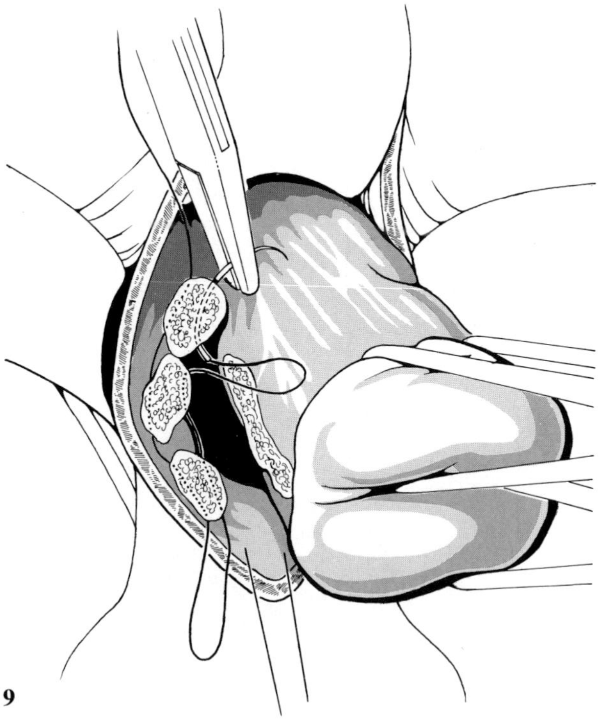

9

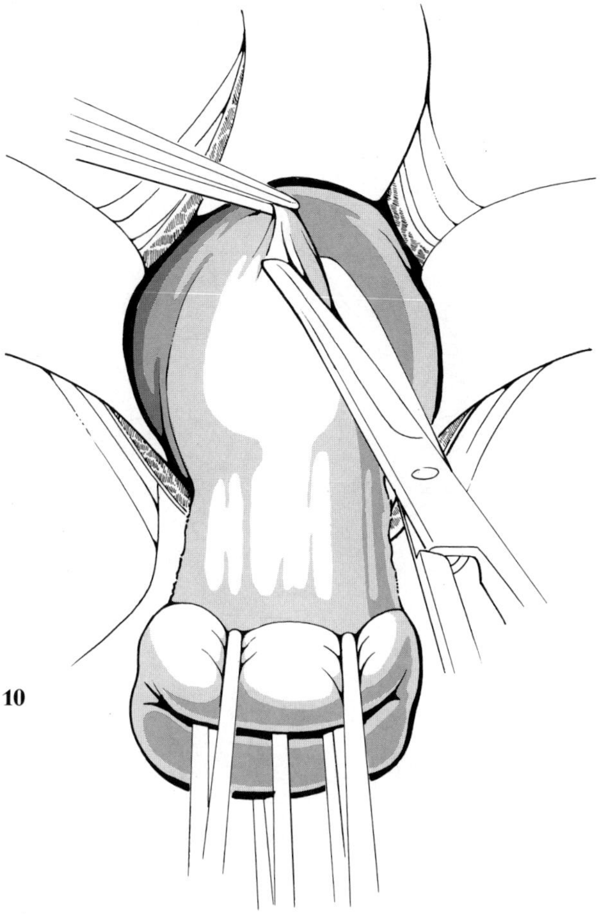

10

Abb. 9. Wir trachten, die Ligaturbürzel aneinanderzufügen, indem der nächst folgende zuerst an der Klemmenspitze und zum zweiten am vorangegangenen Bürzel eingestochen wird. Auf diese Weise strafft man das Retinaculum uteri und betreibt eine Prolapsprophylaxe

Abb. 10. Erst nach Skelettierung des Uterus bis an das Ligamentum rotundum, kenntlich daran, daß die beiden Blätter des Ligamentum nahe aneinander liegen, eröffnen wir die Bauchhöhle. Wir fassen dabei das Blasenperitoneum median knapp oberhalb der Umschlagfalte und schneiden darunter ein. Die Inzision wird nach beiden Seiten auf das Ligamentum rotundum zu erweitert

welche mit der rechten Hand zunächst an das rechte Ligamentum sacrouterinum gesetzt wird (Abb. 8a). Wenn der Uterus schlecht ziehbar ist, tun wir das gleiche sofort auf der anderen Seite. Die Klemmen werden sofort umstochen, wobei wir dem Lernenden raten, dies anfangs doppelt an Spitze und Basis zu tun. Die zweite Klemme kommt an das Ligamentum cardinale und wird quer zum Uterus gesetzt (Abb. 8b). Es kann vorher noch notwendig werden, die Blasenpfeiler (Ligamenta vesicouterina) etwas nach seitlich und oben abzuziehen. Man durchtrenne dabei lediglich die äußeren fibromuskulären Fasern, die im allgemeinen keine Gefäße enthalten, scharf mit der Schere. Die dritte Klemme wird in schräger Richtung gelegt und faßt gewöhnlich schon die Arteria uterina (Abb. 8c). Besser, man legt eine Klemme mehr und kann damit nahe am Uterus bleiben und Ureterverletzungen vermeiden. Außerdem ergeben sich kleine Bürzel, die sich im Hinblick auf postoperative Sekretion günstig auswirken. Man skelettiert den Uterus beidseits bis an das Ligamentum rotundum heran, kenntlich auch daran, daß die beiden Blätter des Ligamentum latum nahe aneinander liegen und nur mehr wenig Gewebe dazwischen ist. Wir trachten, die Ligaturbürzel aneinander zu fügen, indem der nächst folgende zuerst an der Klemmenspitze und zum zweiten am vorangegangenen Bürzel eingestochen wird. Auf diese Weise strafft man das Retinaculum uteri und betreibt eine Prophylaxe von Senkungszuständen (Abb. 9).

Beim nächsten Schritt wird der Uterus von der zweiten Assistenz – sie steht an der rechten Seite der Patientin – nach hinten unten gezogen, das Blasenperitoneum knapp oberhalb der Umschlagsfalte mit der chirurgischen Pinzette angehoben und dahinter eingeschnitten, die Inzision nach beiden Seiten bis an das Ligamentum rotundum erweitert (Abb. 10). In die Lücke wird ein vorderes Spekulum

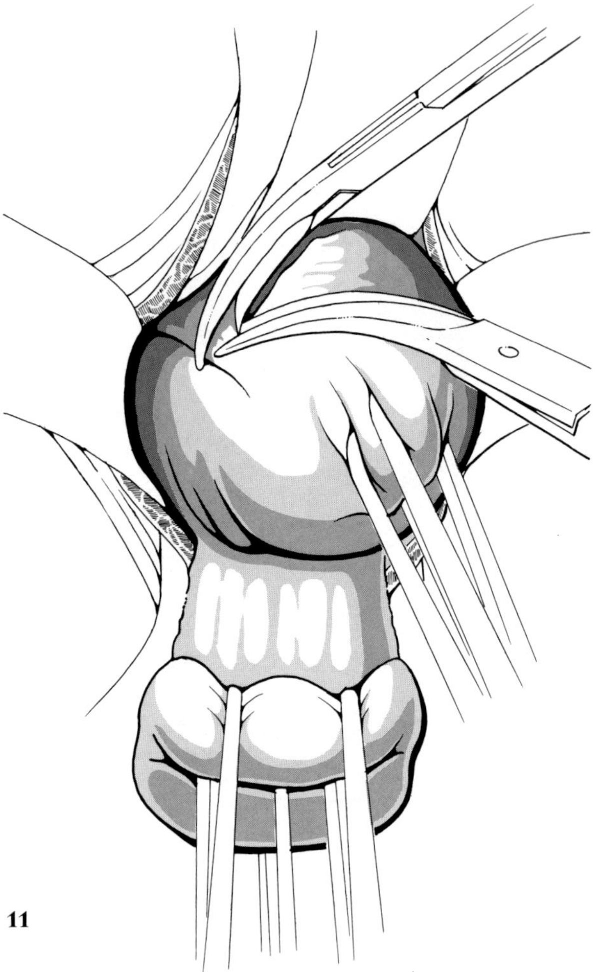

11

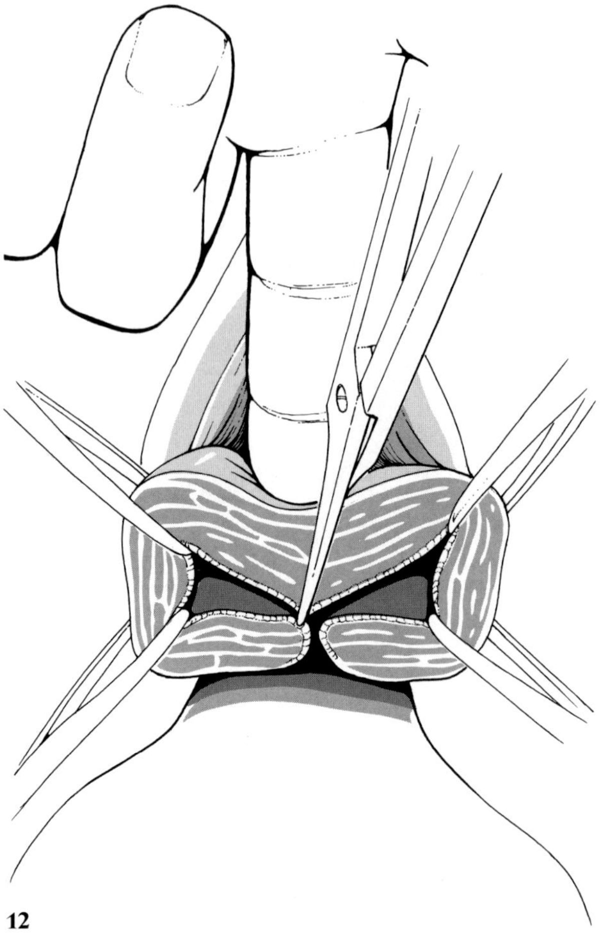

12

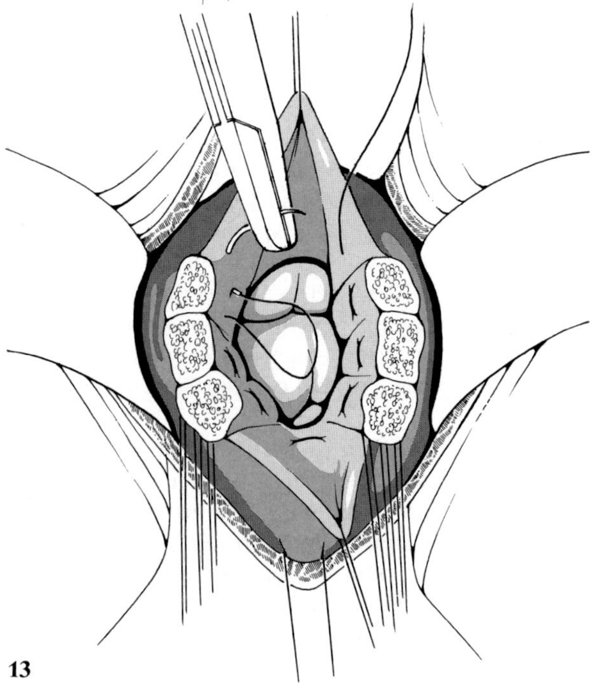

13

Abb. 11. Nach Einführen eines vorderen Spekulums wird der Uterus mit einer Kugelzange median am Fundus gefaßt und vorgewälzt. Eine zweite Kugelzange greift sagittal am rechten Tubeneck nach und spannt das Ligamentum infundibulo pelvicum und rotundum an. Gewöhnlich setzen wir an jedes der beiden eine gebogene Klemme. Derselbe Vorgang geschieht dann links

Abb. 12. Die komplette Spaltung des Uterus kann zu seiner Entfernung notwendig werden. Meist aber läßt sich der vergrößerte (myomatöse) Uterus schon nach Spaltung durch die Vorder- oder Hinterwand oder nach Morcellement vorwälzen

Abb. 13. Bei der einfachen Uterusexstirpation verschließen wir den Douglas gewöhnlich durch eine zirkuläre Naht, die das Peritoneum, nicht so sehr das darunterliegende Gewebe, allseits im Uhrzeigersinn mehrfach faßt. Hat man einmal das Blasenperitoneum durch Abreißen der Ligatur verloren, so versuche man nicht lange, dieses unterhalb der Harnblase mit einer flachen Klemme hervorzuholen. Man findet es in jedem Fall, wenn man nach Beginn der zirkulären Naht das rechte Ligamentum rotundum fest tieferzieht. Die Ansatzstelle des Peritoneums kommt dann zur Ansicht und kann leicht gefaßt werden eingeführt, der Uterusfundus vorne mit einer Kugelzange gefaßt und vorgewälzt. Eine zweite Kugelzange setzen wir dann sagittal zuerst rechts, dann links, am Funduseck ein, um die Klemmen an Adnexe und Ligamentum rotundum legen zu können (Abb. 11). Gewöhnlich braucht man zwei auf jeder Seite. Die Klemmen sollen nahe am Uterus gesetzt werden, um die Durchblutung der belassenen Adnexe nicht zu schädigen. Es werden anschließend in typischer Weise zuerst die Adnex-, dann die Rotundumklemme versorgt. Das Bürzel wird wiederum an den darunterliegenden, das ist jener des Uterinabündels, angeschlossen. Größere Uteri müssen, ehe sie vorgewälzt werden können, durch die Vorderwand mit einer geraden, kräftigen Schere gespalten werden. Wenn dies leichter zum Ziele führt, spalten wir auch die Hinterwand und entwickeln das Corpus uteri nach dem Douglasschen Raum zu. Auch kann der Uterus vollständig median durchtrennt und die beiden Hälften dann von den Ligamenten abgesetzt werden. Nicht so selten greifen wir auch zur Zerstückelung (Morcellement). Wichtig ist dabei, daß die Gebärmutter jeweils oberhalb, das heißt funduswärts, von der jeweiligen Schnittführung sicher gefaßt werden kann. Vorher soll man nicht morcellieren, sei es, daß man zitronenscheibenartige Stücke aus dem Corpus uteri am besten mit einem Morcellementmesser schneidet, sei es, daß man einzelne der Myomknoten mit einer Kugelzange faßt, entfernt und dadurch das Volumen der Gebärmutter verkleinert (Abb. 12).

Bei der einfachen Gebärmutterentfernung verschließen wir den Douglas mit einer atraumatischen, zirkulären Vicrylnaht, die das Peritoneum und nicht so sehr das darunterliegende Gewebe allseits im Uhrzeigersinn mehrfach faßt (Abb. 13). Werden die Adnexe belassen, fasse man an dieser Stelle besser das Ovar oberflächlich nahe dem Ligaturbürzel. Sticht man in die Tube, kommt es eher zu Blutungen. Auf Wertigkeit und Technik der hohen Peritonisierung wird später verwiesen werden. Bei weitem Douglas und kurzen Bändern setzen wir zu dessen Verschluß links und rechts eine Halbtabaksbeutelnaht und komplettieren durch einige Einzelknopfnähte.

Manche Kontroverse gab und gibt es um die Versorgung des Scheidenblindsackes. Die Österreichische Schule tendiert(e) zur offenen Stumpfversorgung und führt(e) als wesentliche Argumente die Vermeidung von Sekretstau, Stumpfinfiltraten und vor allem die Prolapsprophylaxe durch Sekundärheilung und Bildung einer festen Narbe ins Treffen. Die Befürworter der geschlossenen Stumpfbehandlung verweisen auf die niedrige Frequenz von Nachblutungen sowie die rasche und glatte Abheilung ohne Sekretion, müssen aber zugestehen, daß die Vernähung des Scheidengrundes die Vagina verkürzen kann. Man sollte daraus unseres Erachtens keine Glaubens- oder Schulfrage machen und nach wie vor davon ausgehen, daß die vaginale Uterusexstirpation eine sekundärinfizierte Wunde darstellt. Wir lassen daher den Stumpf heute noch zumeist offen, insbesondere, wenn bei Gefahr von Sekretstau und Infektion sowie Nachblutung ein möglichst guter Abfluß vonnöten scheint (Abb. 14). In allen übrigen Fällen kann das Scheidenrohr durch Catgut- oder Vicryleinzelknopfnähte verschlossen werden. Wir konnten uns aber aus den vorgenannten Gründen bislang nicht entschließen, auf eine Drainage zu verzichten und verwenden dazu ein T-Saugdrain der Stärke 4 das nicht fixiert werden muß und je nach Sekretion nach 24–48 Stunden unschwer nach der Scheide zu entfernt werden kann.

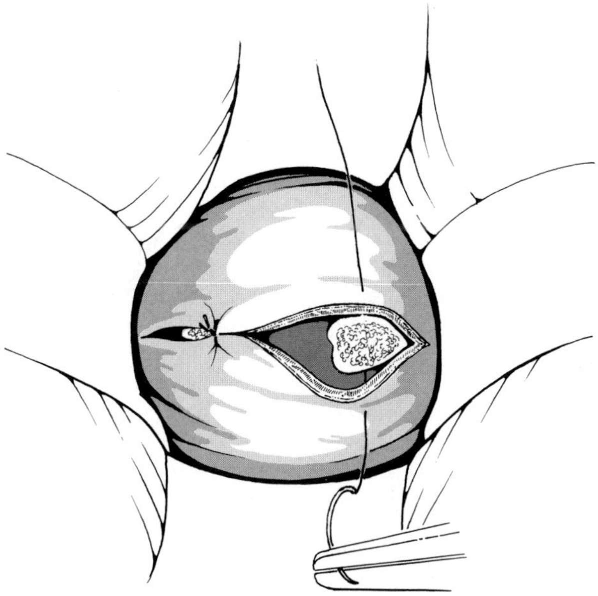

Abb. 14. Wir lassen den Scheidenstumpf gewöhnlich offen. Es wird dabei links und rechts eine Kantennaht gesetzt, die beidseits durch vordere Vaginalwand, Ligamentum sacrouterinum (zur Blutstillung besser doppelt) und hintere Scheidenwand gesetzt wird. Eine innen geknüpfte Naht an die hintere Scheidenwand, die die Sacrouterina aneinander annähert, machen wir immer; den vorderen Vaginalrand „säumen" wir gelegentlich bei Blutung

Bei einer Vergleichsserie, die wir durchführten, ergab sich bei der Sechswochenkontrolle im Hinblick auf Abheilung kein wesentlicher Unterschied zwischen der offenen und der halbgeschlossenen

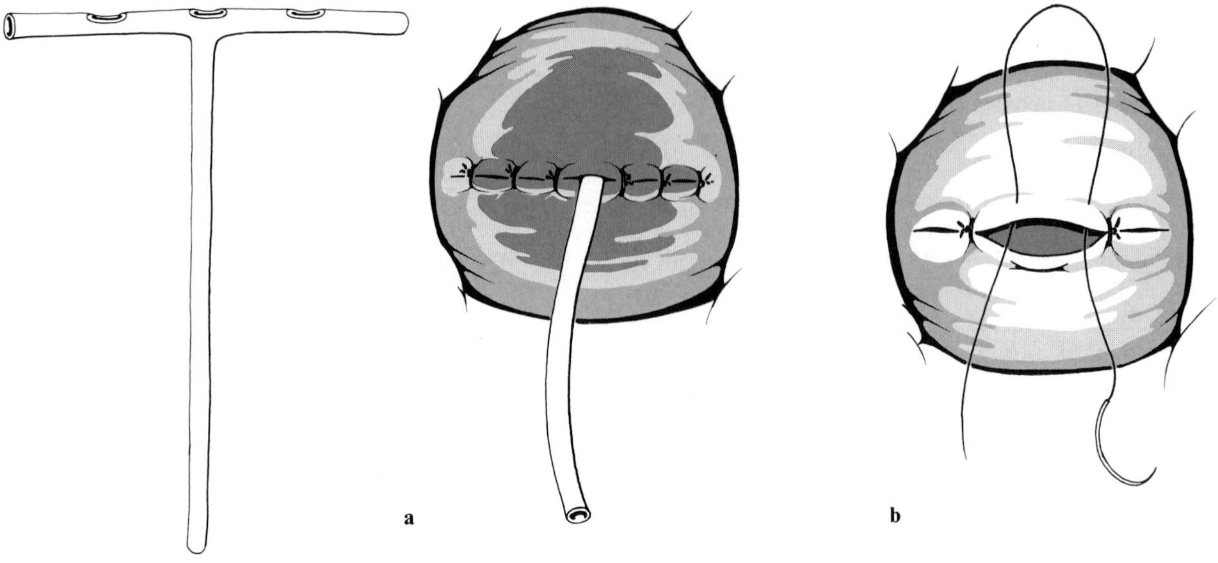

Abb. 15a, b. Falls man sich zur geschlossenen Stumpfversorgung entschließt, soll besser ein T-Drain zum Sekretabfluß gelegt werden. Eine geringe Verkürzung der Scheide muß dann in Kauf genommen werden

(mit Drainage) Methode der Stumpfversorgung. Eine geringfügige Verkürzung der Vagina bei geschlossener Stumpfversorgung, insbesondere, wenn diese bei abdominellem Vorgehen mit dem Klammerapparat (Stapler) vorgenommen wird, schließen wir nicht aus (Abb. 15a, b). Allfällig noch vorhandene Granulationen werden dabei mit dem Lapisstift verätzt, ebenso können Vicrylnähte noch in situ sein und müssen entfernt werden. Für Nähte am Scheidengewebe selbst wäre ein schneller resorbierbares Material wünschenswert. Eventuell wird eine neue Vicrylfadengeneration diese Forderungen erfüllen, ohne die Dochtwirkung des quellenden Catgut aufzuweisen (Vicryl-Neu).

Auch bei der Scheidenstumpfversorgung im Rahmen der einfachen Uterusexstirpation muß die Vorbeugung von Senkungszuständen im Auge behalten werden. AMREICH verwies immer wieder darauf, daß die Vagina bei der stehenden Frau waagrecht liegt und eine nach oben konvexe Krümmung durch den Levator aufweist. Alle operativen Methoden, die die Vagina steil stellen und verkürzen, sind daher ungünstig. Wir setzen aus diesen Erwägungen links und rechts eine Kantennaht, die an der hinteren Vaginalwand von außen nach innen eingestochen wird, das Ligamentum sacrouterinum unter Umständen auch doppelt mitfaßt, der Ausstich erfolgt an der vorderen Vaginalwand von innen nach außen. Einige in 5–10 mm vom Wundrand gestochene Einzelnähte werden locker geknüpft und vervollständigen nach Einlegen des T-Drains den Verschluß. Lassen wir den Stumpf offen, werden beidseits an den Scheidenwinkeln unter Mitfassen der Ligamenta sacrouterina die vorher geschilderten Kantennähte gesetzt, die hintere Scheidenwand wird gewöhnlich durch eine innen geknüpfte Naht versorgt. Das Säumen der vorderen Vaginalwand ist jedoch zur besseren Blutstillung nur selten erforderlich. Ligaturstümpfe (Adnexe, Ligamenta rotunda, Ligamenta cardinalia, Ligamenta sacrouterina) einzeln mit dem Scheidenrand zu vernähen, ist eine weitere Möglichkeit der Suspension der Vagina, die wir nicht mehr üben. Dabei wäre es verführerisch, die Ligamenta rotunda kräftig tiefer zu ziehen und mit der vorderen Scheidenwand zu verbinden, eine wirksame Aufhängung, die aber die Vagina steil stellt und damit die Entstehung einer Rektodouglasozele begünstigen kann. Wir haben früher, gerade nach vorderer und hinterer Kolporrhaphie, kombiniert mit Antefixationsoperationen, häufig sogenannte hintere Rezidive gesehen.

Nach der einfachen vaginalen Uterusexstirpation legen wir für 48 Stunden einen Dauerkatheter. Eine Streifentamponade der Scheide, die nach ein bis zwei Tagen entfernt wird, ist nicht unbedingt erforderlich, wird aber von manchen noch gelegt (s. Abb. 22a–e und 23).

Entfernung der Adnexe: Die Adnexentfernung ist, wie das vaginale Operieren überhaupt, in erster Linie eine Sache der Herstellung einer optimalen Exposition für die einzelnen chirurgischen Schritte (Abb. 16). Wo man nicht einwandfrei hinsieht, kann man nicht ohne Gefahr operieren!

Man benötigt dazu nicht selten zwei oder gar drei lange vordere (Breisky) Spekula, ein kleines Perltuch (sogenanntes Schautatuch) und ein langes hinteres Rinnenspekulum.

Entfernt man die Adnexe gemeinsam mit dem Uterus, so können Ovar und Tube nach dem Vorwälzen des Uterus häufig mit einer Fensterklemme gemeinsam gefaßt und tiefer gezogen werden (s. Abschn. 2). Zwei gebogene Adnexklemmen werden dann von oben her gesetzt, die erste an das Ligamentum infundibulopelvicum, die zweite an das Ligamentum rotundum. Dies ist der einzige Akt, bei dem der vaginale Operateur manchmal besser aufsteht. Die Klemmen werden dann doppelt umstochen, die Fäden bleiben lang und werden seitlich mit einer Kocherklemme fixiert. Manchmal bleibt nichts anderes übrig, als die Adnexe von unten her anzugehen, also zunächst das Rotundum, dann das Infundibulo pelvicum, zu fassen. Man beginne mit dem Setzen der Klemmen besser erst, wenn die Adnexe insgesamt gut dargestellt und sicher gefaßt werden können. Durchtrennt man das Rotundum, ohne daß man das Ovar mit seinem Gefäßstiel zugänglich gemacht hat, so kann dieses nach oben „entschwinden", ganz abgesehen von der Auslösung von Blutungen durch die willkürliche Dislozierung der Ligamente voneinander.

Noch wichtiger wird die optimale Einstellung des Operationsfeldes, wenn man die Adnexe isoliert, also nach Abtragung des Uterus entfernt.

Ein (langes) Breiskyblatt hält die Blase nach oben und stellt die Adnexe von oben und medial her ein, ein zweites wird zwischen Adnexe und Beckenwand eingeführt, ein drittes drängt die Ligaturstümpfe und Adnexe der Gegenseite ab und erweitert den Zugang. In Fällen schwieriger Adnexentfernung nehmen wir als erstes das hintere Martin-Spekulum heraus und stopfen den Darm mit einem Schautatuch ab (kleinere Laparotomiekompresse). Darüber wird ein relativ langes Rinnenspekulum eingeführt, das den Darm nach hinten abdrängt und so den Zugang verbessert.

Die isolierte Entfernung der Tuben nehmen wir nur vor, wenn sie pathologisch verändert sind. Eine Verminderung der Durchblutung der Ovarien durch diesen, ob von abdominell oder vaginal vorgenommenen Eingriff, ist nicht auszuschließen, ganz abgesehen von der Auslösung von Blutungen. Wir sind nicht bereit, diese allfälligen Nachteile für eine Prophylaxe des seltenen Tubenkarzinoms in Kauf zu nehmen. Über den Zeitpunkt der prophylaktischen Adnexentfernung im Rahmen der Uterusexstirpation gibt es geteilte Auffassungen. Wir lassen hier die Patienten mitbestimmen und halten unsererseits die Indikation für gegeben, wenn keine nennenswerte Ovarialfunktion mehr anzunehmen ist, d. h. also zwischen dem 50. und 55. Lebensjahr. Danach bleibt bei hochsitzenden, schlecht ziehbaren, atrophischen Adnexen immer noch die Abwägung von Nutzen und Risiko der routinemäßigen vaginalen Adnexexstirpation.

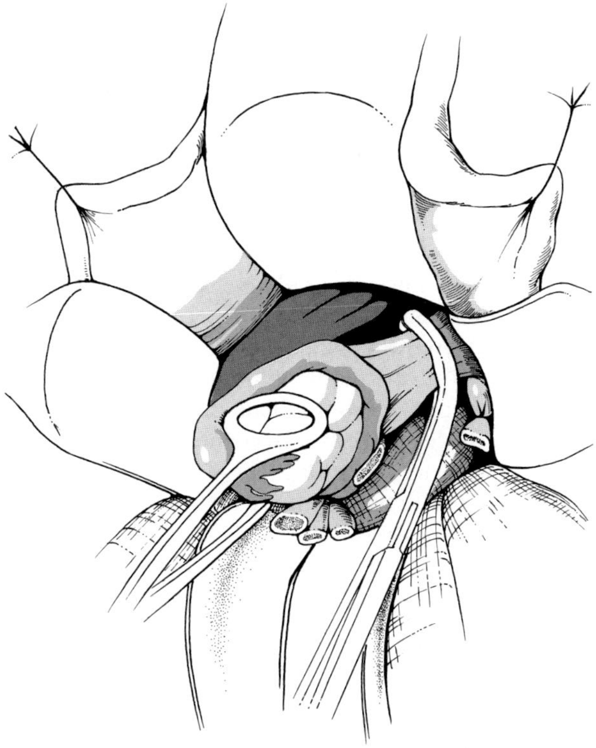

Abb. 16. Die Adnexektomie ist in erster Linie eine Frage der optimalen Einstellung des Operationsfeldes. Dies besonders, wenn man die Anhänge nach erfolgter Exstirpation des Uterus entfernt. Ein (langes) Breiskyspekulum stellte die Adnexe von oben und medial her ein, ein zweites wird zwischen Adnexe und laterale Beckenwand eingeführt, ein drittes drängt die Ligaturstümpfe und Adnexe der Gegenseite ab. In Fällen schwieriger Adnexentfernung stopfen wir den Darm mit einer kleinen Laparotomiekompresse (Schautatuch) ab. Darüber wird ein langes Rinnenspekulum eingeführt, das den Darm nach hinten abdrängt. Die Adnexe werden mit einer gefensterten Klemme gefaßt und anschließend je eine gebogene Adnexklemme an das Ligamentum rotundum und infundibulo pelvicum von unten oder in umgekehrter Reihenfolge von oben gelegt, wenn dies günstiger scheint

3 Vordere Plastik

Der immer noch vielfach verwendete Ausdruck „Kolporrhaphia anterior" bezeichnet den unwesentlichsten Teil der vorderen Plastik. Fast immer gemeinsam mit der hinteren Kolpoperioneoplastik ausgeführt, hat sie das Ziel der Wiederherstellung des Beckenbodens bei gleichzeitiger Behebung einer in ca. 70% mit dem Senkungszustand verbundenen Harninkontinenz. Letzteres kann durch Verlagerung des urethrovesikalen Übergangs in die Abdominalregion, also oberhalb der Symphyse, erreicht werden. Das Wesentliche des Eingriffs spielt sich also in der Tiefe der Beckenregion ab. Es bedarf dazu wiederum der intimen Kenntnis der Anatomie des urethralen Aufhängeapparates und des Beckenbodens. RICHTER gab 1988 eine eindrückliche Darstellung dieser Strukturen [23a]. Er hat des weiteren vorgeschlagen, die Methoden zur Behebung von Deszensus und Harninkontinenz in rekonstruktive (Wiederherstellung und gelegentlich Überkorrektur der anatomischen Verhältnisse) und reparative (Schaffung neuer Strukturen mit körpereigenem oder Fremdgewebe - z. B. Schlingenoperationen) einzuteilen. Dies scheint mir für die Entwicklung unserer operativen Konzepte sehr hilfreich.

Der vorliegende Abschnitt über vaginale Operationen befaßt sich nahezu ausschließlich mit rekonstruktiven Eingriffen.

Die vordere Plastik beginnt wie die einfache vaginale Uterusexstirpation mit der zirkulären Umschneidung der Portio. Anschließend spannt der erste Assistent mit einem Breiskyspekulum die vordere Vaginalwand nach oben. Diese wird schrittweise mit dem Messer von unten nach oben durchtrennt und sofort mit relativ feinen, gut federnden Kocherklemmen zart angehakt (Abb. 17a). Das ideale In-

Abb. 17. **a** Nach zirkulärer Umschneidung der Portio (s. Abschn. 2) wird die vordere Vaginalwand schrittweise von unten nach oben bis 1 cm an das Orificium urethrae heran durchtrennt. Wenn die erste Assistenz die Vaginalwand mit einem Breiskyblatt fest nach oben spannt, fällt das Messer automatisch in die richtige Schicht zwischen Scheidenwand und Blasenfaszie. Nach jedem Schritt wird die Scheidenwand rechts und links mit federnden Kocherklemmen angehakt. **b** Mit langen Messerzügen von vorne nach hinten wird die Scheidenwand von der Blasenfaszie abgelöst. „Silbrige" Fasern zeigen die richtige Schicht an. Hat man bei der medianen Kolpotomie die Blasenfaszie teilweise durchtrennt, ist das nicht weiter schlimm, man findet dann nach lateral zu leicht in die richtige Präparierebene. Bleibt man aus Vorsicht zu nahe an der Scheidenwand, birgt dies die Gefahr einer postoperativen Nekrose

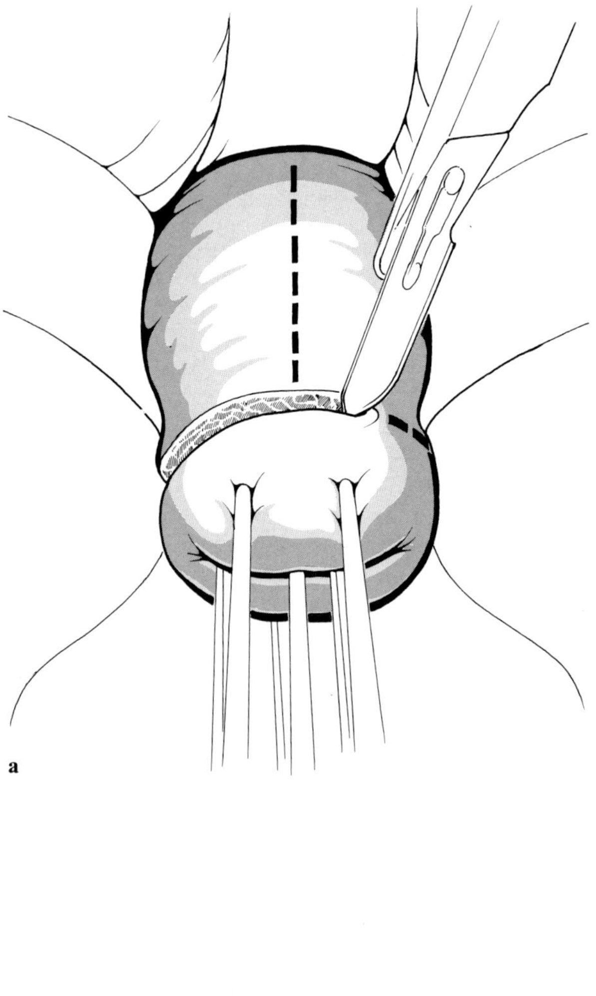

a

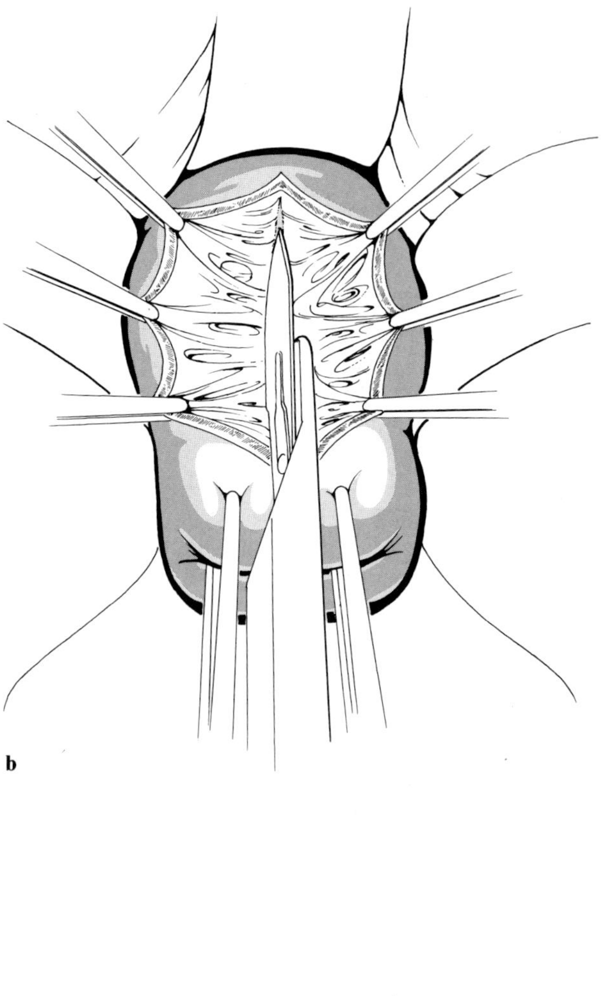

b

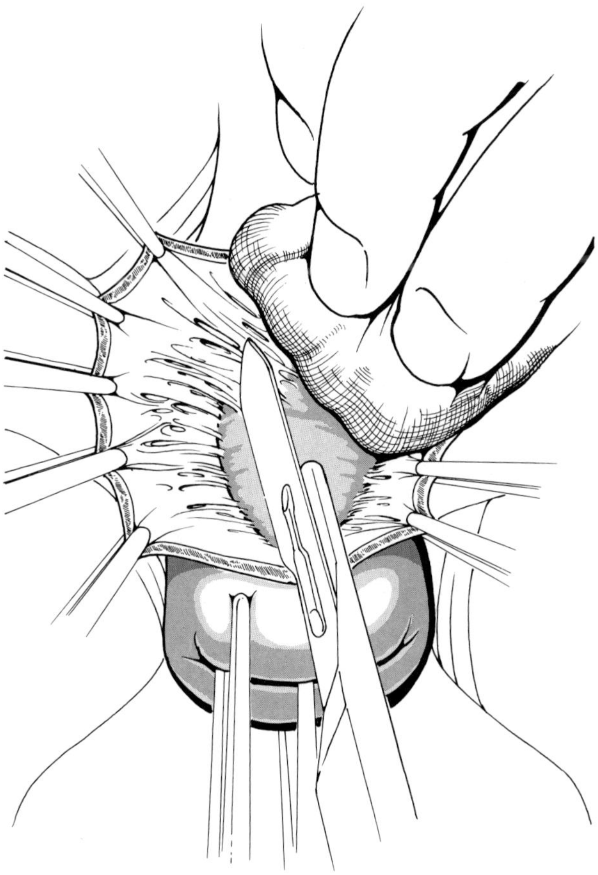

Abb. 18. Bei der Abpräparation des rechten Scheidenlappens hält der Operateur einige Kocherklemmen, die erste Assistenz spannt mit einem Stieltupfer die Blasenfaszie nach der Gegenseite. Manchmal verwendet man besser einen gelegten Tupfer. Links spannt der Operateur mit einem Tupfer, die erste Assistenz hält die auseinandergespannten Klemmen

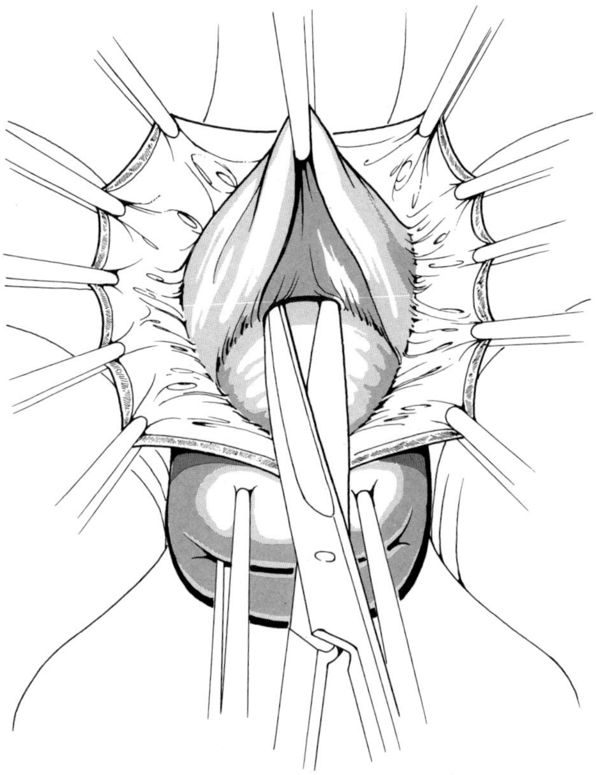

Abb. 19. Bei der Abpräparation der Harnblase faßt der Operateur mit einer chirurgischen Pinzette Blasenfaszie und die darunter liegende Blase und spannt diese nach oben und vorne. So läßt sich die Blasenfaszie leicht zunächst medial, dann beidseits nach lateral durchtrennen. Die Stelle der Durchtrennung geben wir mit ca. 1 cm oberhalb des Überganges der Fascia cervicalis in die Fascia vaginalis an. Nach Durchtrennung der Blasenfaszie spannen sich zwischen Blase und Uterus lediglich noch zarte Fasern des Septum supracervicale an, die sich nach Durchtrennung zurückziehen. Beläßt man den Uterus, muß die Blase lediglich bis zur Vorderwand des Corpus uteri abgelöst werden, bei Exstirpation des Uterus vollständig nach den bei der vaginalen Uterusexstirpation geschilderten Prinzipien

strument hierfür ist noch nicht gefunden. Auch Allis-Klemmen haben sich uns hierbei nicht besser bewährt. Sie gehen leichter ab und traumatisieren das Gewebe kaum weniger. Manche lösen die Scheidenwand auch mit einer stumpfen, leicht gebogenen Schere, Konvexität nach hinten, ab. Wir sehen bei der vorderen Plastik zumeist davon ab, da die Scheidenwand, wie gleich zu schildern sein wird, abschnittsweise nur scharf abgelöst werden kann. Der mediane Schnitt sollte optimaliter bis auf die Fascia vesicalis reichen, diese also auf der Blase liegen lassen. Meist wird aber median auch die Fascia vesicalis durchtrennt und dadurch die Blasenvorderwand sichtbar. Dies ist kein größeres Mißgeschick. Man gerät nämlich beim Abpräparieren der Scheidenlappen mit langen, von vorne nach hinten geführten Messerzügen gegen die Seite hin immer in die richtige Schicht zwischen Scheidenhaut und Fascia vaginalis. Sie zeigt sich durch „silbrige" Fasern an und enthält in diesem Bereich meist weitlumige Venen, die ohne weiteres durchtrennt werden dürfen. Die langen Messerzüge sind besonders wichtig, da kurze, hakende Messerbewegungen die Schicht immer wieder verlieren lassen. Bemüht man sich allzu sehr, die Fascia vesicalis auch median auf der Blase liegen zu lassen, so besteht die Gefahr einer Durchlöcherung der Scheidenhaut mit der Möglichkeit der postoperativen Nekrose (Abb. 17b). Bei der Präparation des rechten Scheidenlappens hält der Operateur die Kocherklemmen, die erste Assistenz spannt die Blase mit dem

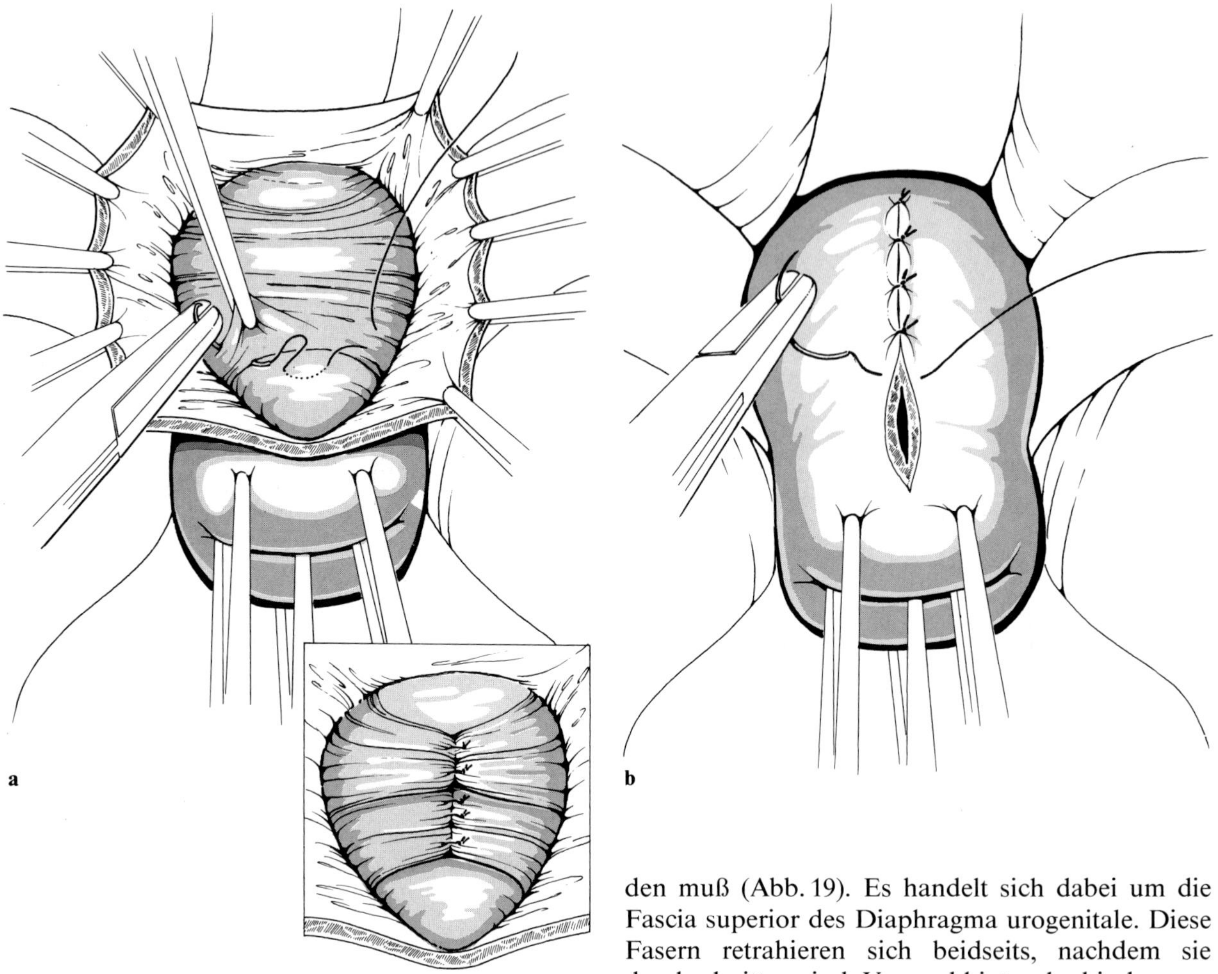

a b

Abb. 20. **a** Das „Blasenseptum" (= Fascia vesicalis) wird stets mit atraumatischen Einzelknopfnähten, hinten beginnend, genäht. Die unterste Naht wird bei belassenem Uterus beidseits in die bindegewebige Bedeckung des rechten und linken Blasenpfeilers gestochen und am Übergang Zervix zum Corpus uteri inseriert. Bei entferntem Uterus sticht man zuerst in den linken Blasenpfeiler, die Ligamenta rotunda (selbige nicht zu sehr tiefer ziehen!) und zuletzt den rechten Blasenpfeiler. Im urethrovesikalen Bereich kann die sogenannte Diaphragmanaht eine vaginale Suspension darstellen. Die seitlich weit ausholenden Nähte erfassen beidseits die Fascia vaginalis, die Fascia superior des Diaphragmas und die Ausläufer der Ligamenta pubourethralia posteriora. **b** Zustand nach Diaphragmaplastik

Stieltupfer. Links spannt der Operateur mit einem Tupfer, die Assistenz hält die auseinandergespannten Klemmen (Abb. 18). Im hinteren Anteil der Urethra stellt sich dem Messer eine mitunter derbfibröse Gewebsplatte nach der Seite zu entgegen, die nahe der Scheidenhaut scharf durchtrennt werden muß (Abb. 19). Es handelt sich dabei um die Fascia superior des Diaphragma urogenitale. Diese Fasern retrahieren sich beidseits, nachdem sie durchschnitten sind. Vor und hinter der bindegewebigen Platte dringt man beidseits leicht in eine Grube vor (Spatia paraurethralia inferiora und superiora).

Es erfolgt nun der insbesondere für die Behebung der Harninkontinenz wesentliche Teil der vorderen Plastik, die Naht des „Blasenseptums" (Abb. 20a, b). Die atraumatischen Vicryleinzelknopfnähte (Stärke 0) werden stets von hinten nach vorne gesetzt. Für die erste Naht wird zunächst in die bindegewebige Bedeckung des linken Blasenpfeilers, dann in das linke Ligamentum rotundum (ohne es tiefer zu ziehen!), das rechte runde Mutterband und den rechten Blasenpfeiler eingestochen und die Naht geknüpft. Wird der Uterus erhalten, inserieren wir die Naht an der Zervixvorderwand. Mit dieser ersten Naht raffen wir indirekt auch die Ligamenta cardinalia und die sogenannten lateralen Blasenligamente. Nun erfolgt die sogenannte Diaphragmanaht, welche den Blasenharnröhrenübergang hinter die Symphyse anheben soll. Der gesamte Vorgang spielt sich seitlich vom urethrovesikalen Bereich ab und kann bei richtigem Vorgehen zu einer Art „vaginaler Kolposuspension“ führen. Die seitlich weit ausholenden Nähte erfassen beidseits die Fascia vesicalis, die Fascia superior des Diaphragmas und die Ausläufer der Ligamenta pubourethralia posteriora. Die rekte ausgeführte Diaphragmanaht stellt de facto eine vaginale Schlingenoperation dar, die die natürliche Verankerung an Festigkeit übertrifft. Sie kommt etwa 4 cm hinter dem Orificium urethrae externum zu liegen, wobei ein bis zwei, maximal drei Einzelknopfnähte genügen. Im Bereich der Urethra verzichten wir gewöhnlich auf weitere Nähte, es sei denn, man hat einmal eine Urethrozele einzustülpen. Da sich der Eingriff im paravesikalen Gewebe abspielt, sollte er nicht zur Fältelung des Blasenhalses führen. Man führt also keine „Vesicorrhaphie“ aus. Tabaksbeutelnähte halten wir selbst zur Einstülpung großer Zystozelen nicht für angebracht, wie wir jede Verkürzung des Abstandes der Harnröhrenöffnung zum erhaltenen Uterus oder den Ligamenta rotunda tunlichst vermeiden.

Die Diskussion, ob die vordere Plastik, allenfalls auch kombiniert mit der vorderen Levatorplastik, eine Inkontinenzoperation darstellt, ist derzeit in vollem Gange. Urodynamische Befunde, wie das Absinken des Urethraverschlußdruckes und schlechtere Primärergebnisse nach vaginaler Inkontinenzoperation als nach sogenannten abdominellen Eingriffen, lassen erstere derzeit schlechter wegkommen. Es gibt Anhaltspunkte, daß das Absinken des Urethraverschlußdruckes nach vorderer Plastik mit einer Schädigung des Musculus compressor urethra zusammenhängt, der über die vordere Harnröhre hinwegzieht. Deshalb keine Nähte nahe der Urethra, sondern Suspension durch paraurethrale und paravesikale Nähte.

Wir sollten nicht so weit kommen, das Symptom Harninkontinenz prinzipiell durch eine abdominelle Inkontinenzoperation behandeln zu wollen, ohne einen vorhandenen Senkungszustand zu beheben, wobei dieser nicht so selten erst intraoperativ exakt beurteilt werden kann. Wir operieren daher bei Zusammentreffen von Senkung und Harninkontinenz immer primär vaginal und fügen bei hypotoner Urethra (Urodynamik) und defekter Verankerung des Blasenhalses (seitliches Urethrozystovaginogramm) eine abdominelle Inkontinenzoperation hinzu (Kolposuspension nach BURCH). Es wäre sehr zu bedauern, wenn auch in der Gynäkologie durch ungerechtfertigte Bevorzugung sogenannter abdomineller Verfahren der natürliche Zugang zu den defekten Beckenorganen und die Prinzipien der Rekonstruktion des Beckenbodens in Vergessenheit gerieten.

4 Ventrale Levatorplastik

Operationen am ventralen Levator (DELANGLADE 1905; FRANZ 1919; INGELMAN-SUNDBERG 1947 [10, 14, 19]) sind in verschiedenen Modifikationen mit und ohne Durchtrennung desselben beschrieben, werden im Hinblick auf ihre Effizienz, insbesondere als Inkontinenzoperation, unterschiedlich beurteilt und wurden von LAHODNY [21] auf der Basis anatomischer Studien, von FLÄMRICH [12] als ventrale Levatorplastik, neuerlich eingehend bearbeitet. Die ventrale Levatorplastik schafft eine unphysiologische Vereinigung der vorderen Levatoranteile zwischen Vagina und Urethra und ist damit keine rekonstruktive, sondern eine reparative Operation. Wie durch die Diaphragmaplastik, läßt sich auch durch die ventrale Levatorplastik keine Verbesserung urodynamischer Parameter erzielen [3, 8]. Wir nehmen sie zur Hilfe, wenn die Nähte der Blasenfaszie und die Diaphragmanähte „schlechtes Gewebe“ vorfinden. Allerdings ist in solchen Fällen nicht so selten auch die Vereinigung der vorderen Levatoranteile schwer durchführbar, selbst wenn die Präparation unter gelegentlicher Blutungsgefahr weit in die Fossa ileoanalis vordringt. Da der Eingriff gewöhnlich gemeinsam mit einer hinteren Scheidendammplastik vorgenommen werden muß, können sich ringförmige Einengungen des Scheidenrohres ergeben.

Der Eingriff wird der Naht des Blasenseptums und den Diaphragmanähten angefügt. Teilweise mit dem Skalpell, teilweise mit einer halbstumpfen, eher langen Schere wird der ventrale Levator zunächst in den hinteren Anteilen dargestellt (Abb. 21). Man hält sich dabei an vorgebildete Schichten und beginnt die Präparation links wie rechts am Knochen des vertikalen Schambeinastes. Ist der ventrale Levator im gesamten Bereich genügend mobilisiert, läßt er sich mit einer Vicrylnaht fassen und median vereinigen. Der ventrale Levator imponiert in manchen Fällen als kräftiger, beweglicher Muskelbauch, in anderen ist er weit lateralisiert, dünn und narbig und tendiert beim Versuch der Vereinigung beider Schenkel zum Einreißen. Die Vereinigung erfolgt durch einige Vicryl- oder Chromcatguteinzelknopfnähte, beginnend meist dorsal und nach vorne bis in die Suburethralregion, wobei auf eine mögliche Einengung der Scheide zu

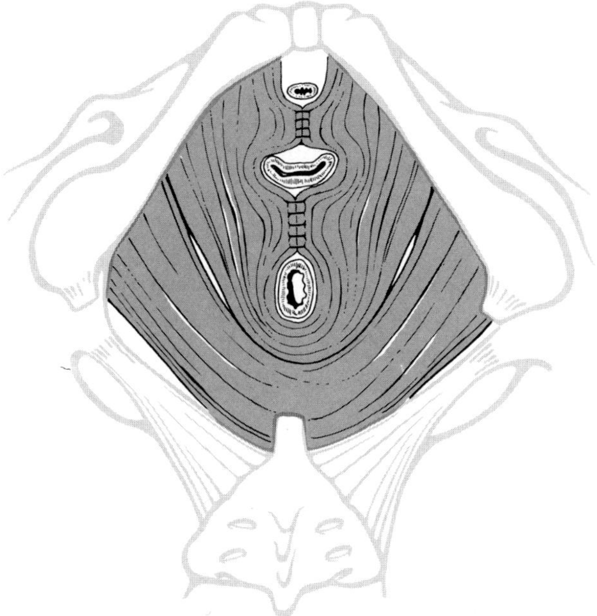

Abb. 21. Die ventrale Levatorplastik führt zu einer unphysiologischen Vereinigung der Levatoren zwischen Vagina und Urethra. Die Nähte werden nach beidseitiger Freilegung des ventralen Levators mit Skalpell und halbstumpfer Schere von hinten nach vorne gesetzt, wobei auf eine Einengung der Vagina zu achten ist

achten ist. Im Idealfall erfährt die Anhebung des urethrovesikalen Überganges durch die vorausgegangene Diaphragmaplastik eine gute muskuläre Unterstützung.

5 Zusatzoperationen

Darunter verstehen wir die Behandlung der Ligamente, das Ausschneiden eines sogenannten hinteren Dreiecks und die hohe Peritonisierung.

5.1 Behandlung der Ligamente

Die Vereinigung der Ligamentstümpfe nach vaginaler Uterusexstirpation dient der Straffung des Beckenbodens mit gleichzeitiger Möglichkeit der Suspension des Scheidenblindsackes.

Zahlreiche Modifikationen wurden angegeben. In den meisten Fällen genügt das bei der vaginalen Uterusexstirpation beschriebene Einnähen der Ligamenta sacrouterina in die beiden lateralen Wundwinkel („Hundeohrnähte"), die Scheide wird dadurch nach hinten gezogen, der Entstehung eines hinteren Rezidivs – Douglasozele – vorgebeugt (Abb. 22a–e). Das Verfahren ähnelt dem von HEANEY 1940 beschriebenen, das seinerseits auf die Wiener Schule zurückgeht [17]. Nur wird bei diesem die Scheide an den Cardinalia fixiert, während wir die Sacrouterina verwenden, immer aus Angst, die Vagina nach oben zu ziehen und damit steilzustellen. Werden die Ligaturstümpfe einzeln am Scheidenrand fixiert [16], vermeide man auf jeden Fall, die Rotunda, wozu sie sich anbieten, tiefer zu ziehen (Abb. 22d). Die suspendierte Scheide wird von den Ligamenta rotunda wie mit einem Paternosteraufzug angehoben und steilgestellt. Die Mayo-Ward-Technik vereinigt die Ligamentstümpfe paarweise. Das „Paket" wird dann noch am hinteren und vorderen Scheidenrand verschnürt, insgesamt geht der Zug ebenfalls eher nach vorne oben (Abb. 22e, 23).

Es genügt uns also zusammenfassend für die Mehrzahl der Fälle das Einnähen der Ligamenta sacrouterina in die beiden lateralen Scheidenwundwinkel. Soll die „hintere Bruchpforte" speziell verschlossen werden, schneiden wir ein hinteres Dreieck mit der Basis nach dem Scheidenrand aus und vereinigen durch eine oder mehrere Nähte die Ligamenta sacrouterina.

5.2 Ausschneiden eines hinteren Dreiecks

Bei ausgeweitetem hinteren Scheidengewölbe schneiden wir, nach dem Vorschlag von RICHTER u. POMMER [24], WARD [28] u. a., ein mit der Basis nach dem Abtragungsrand der Scheide gerichtetes, sogenanntes hinteres Dreieck aus. Es kommt dadurch zu einer Straffung des Gewebes, zu einer Annäherung der Ligamenta sacrouterina und zu einem besseren Verschluß der hinteren Bruchpforte. Das Ausschneiden des hinteren Dreiecks ist ein wesentliches Detail im Konzept der Rekonstruktion des Beckenbodens und in der Vermeidung des sogenannten hinteren Rezidivs (Abb. 24a, b).

5.3 Hohe Peritonealisierung (Abb. 25a, b)

Bei jeder vaginalen Uterusexstirpation soll die Tiefe des Douglasschen Raumes und seiner eventuellen Aussackung mittels des Handgriffes nach WARD geprüft werden: Der Zeigefinger der rechten Hand wird dabei in den Douglasschen Raum eingelegt; liegt dessen Grund tiefer als der Introitus, kann von einer Douglasozele gesprochen werden. Mit der

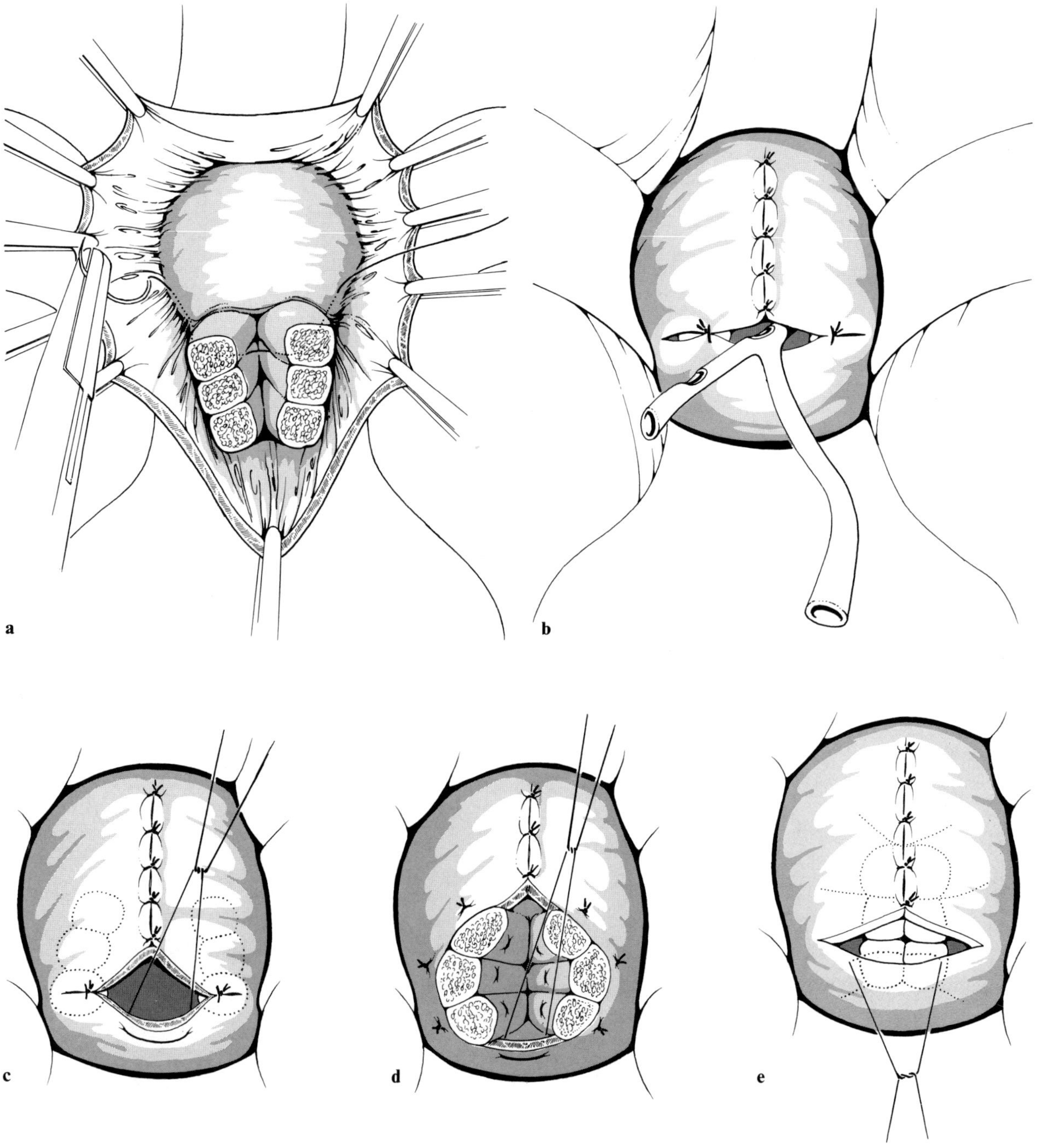

Abb. 22. a Bei entferntem Uterus wird die unterste Septumnaht an den Ligamenta rotunda inseriert und diese dadurch median vereinigt. **b** Wir suspendieren die Vaginalwand bei der gewöhnlichen Prolapshysterektomie an die Ligamenta sacrouterina. Bei geschlossener Stumpfversorgung wird ein T-Drain eingelegt und die Vagina durch Einzelknopfnähte verschlossen. Das Drain bleibt ca. 48 Stunden liegen. **c, d** Bei offener Stumpfversorgung, die wir zumeist ausführen, wird an der hinteren Vaginalwand eine innen zu knüpfende Naht gesetzt, die die Ligamenta sacrouterina einander annähern. Dabei können diese auch mitgefaßt werden. Ein „Säumen" der vorderen Vaginalwand erübrigt sich unseres Erachtens, außer zur Blutstillung. Auch können die Stümpfe einzeln an die Scheidenhaut genäht werden, was wir aber nur selten tun. **e** Nach der Technik von MAYO-WARD werden die Ligamentstümpfe paarweise median vereinigt und anschließend an der hinteren und vorderen Vaginalwand fixiert. Wir fixieren niemals an der vorderen Vaginalwand, da die Scheide dadurch steil gestellt und eventuell verkürzt werden kann (s. auch Abschn. 5)

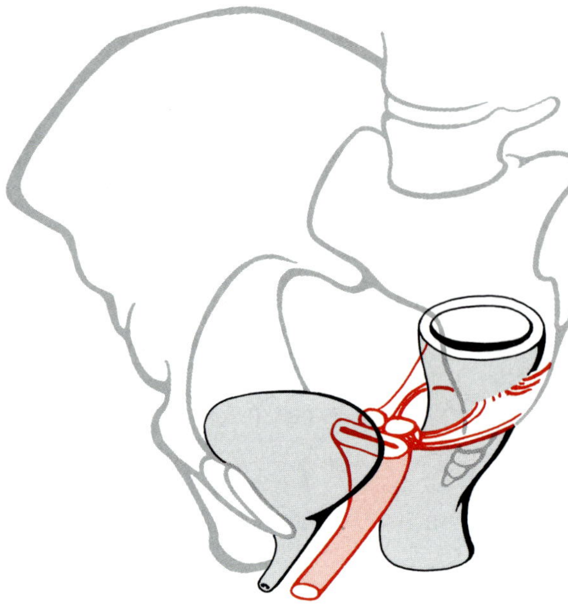

Abb. 23. Unsere Vorgangsweise der Suspension des Scheidenblindsackes verfolgt das Ziel, eine prolapsbegünstigende Steilstellung der Scheidenachse zu vermeiden. Das anzustrebende Ziel ist eine bei der stehenden Frau horizontal verlaufende Scheide mit einer ventralen perinealen Krümmung durch den Levator. Röntgendarstellungen der Vagina zeigen, daß das Operationsergebnis nicht selten von der Zielvorstellung abweicht. Steilstellung und Verkürzung der Scheide aber bergen unausweichlich die Gefahr eines sogenannten hinteren Rezidivs (Rektodouglasozele)

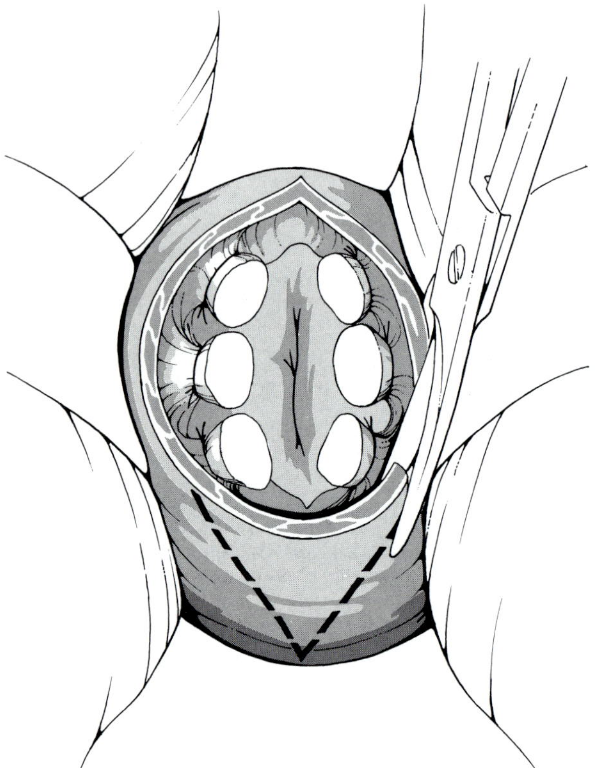

a

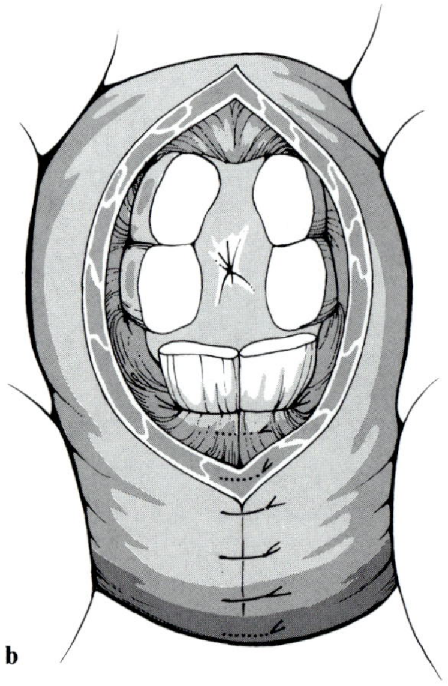

b

Abb. 24 a, b. Bei erweitertem Scheidengewölbe erweist es sich als günstig, ein sogenanntes hinteres Dreieck mit der Basis zum Scheidenrand auszuschneiden. Bei der Vernähung werden die Ligamenta sacrouterina mitgefaßt und median vereinigt. Manchmal vereinigen wir die Ligamenta sacrouterina auch durch mehrere Nähte nach hinten, um die hintere Bruchpforte sicher zu verschließen. Ligg. cardinalia und rotunda vor der Vereinigung

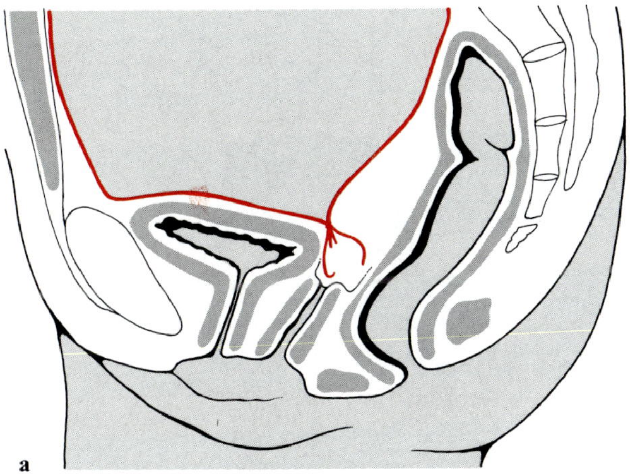
a

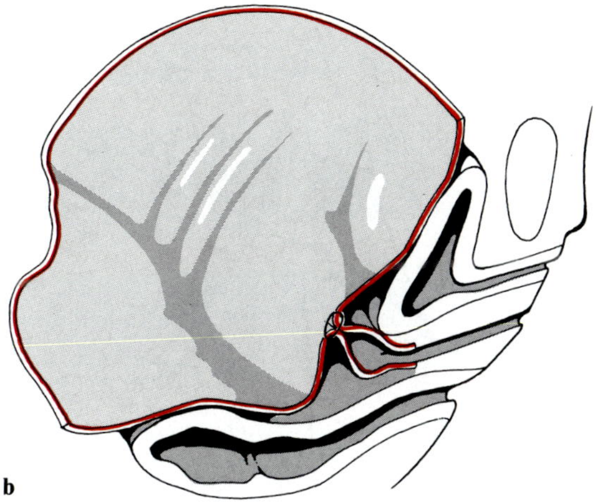
b

Abb. 25 a, b. Bei jeder vaginalen Uterusexstirpation soll die Tiefe des Douglasschen Raumes und seiner eventuellen Aussackung geprüft werden, indem der rechte Zeigefinger in diesen eingelegt wird. Liegt dessen Grund tiefer, so kann von einer Douglasozele gesprochen werden (Handgriff nach WARD). Bei höhergradigen Senkungszuständen gehört die hohe Peritonisierung zum Operationskonzept. Es werden beidseits Halbtabaksbeutelnähte gesetzt, die durch 2–3 Einzelknopfnähte komplettiert werden. Dabei hat man das Blasenperitoneum bis zu der Stelle tiefer zu ziehen, an der es in das gelbliche ventrale Bauchfell übergeht und anschließend mit der Serosa der ebenfalls tiefer gezogenen Ligamente sowie derjenigen des Mastdarms zu vereinigen. Bei richtiger Technik kommt es zur Ausschaltung eines bis zu 10 cm langen Anteils des Douglasperitoneums, den man nicht resezieren muß. **a** gewöhnliche, **b** hohe Peritonealisierung

von uns bei der vaginalen Uterusexstirpation bevorzugten zirkulären Raffnaht des Douglas könnte man den Gedanken an eine Prophylaxe der Scheidenblindsacksenkung verbinden, obwohl eine solche bei erhaltenem Stützapparat, insbesondere wegen der Fixation des Paracolpiums an die Ligamenta cardinalia, nicht notwendig erscheint.

Bei höhergradigen Senkungszuständen, insbesondere mit Douglasozele, also bei Verlust der Statik, gehört die sogenannte hohe Peritonisierung (Peritonealisatio alta) zum unerläßlichen Operationskonzept mit dem Ziel, der Verschlimmerung eines bereits bestehenden Senkungsleidens entgegenzuwirken.

Unter hoher Peritonealisierung dürfte allerdings nicht selten durchaus Verschiedenes verstanden werden. Wird der Eingriff den Regeln entsprechend ausgeführt, ist es erforderlich, das Blasenperitoneum bis zu der Stelle tiefer zu ziehen, an der es in das gelbliche ventrale Bauchfell übergeht und diesen Bereich mit der Serosa des Mastdarmes zu vereinigen. Es kommt dabei zur Ausschaltung eines bis zu 10 cm langen Abschnittes des Blasendouglasperitoneums, der nicht reseziert werden muß und rasch durch Verklebung eine feste Narbe bildet.

Wir beginnen mit der ersten Halbtabaksbeutelnaht meist rechts, stechen in die Serosa des Douglasperitoneums so hoch wie möglich ein, ziehen Ligamentum sacrouterinum, cardinale, Ligamentum suspensorium ovarii und (weniger) Ligamentum rotundum tiefer und fassen deren Peritonealüberzug in die Naht, dann folgt die Insertion der Naht am Übergang des Blasen- zum ventralen Peritoneum. Die erste Ecknaht wird zunächst nicht geknüpft und eine zweite in umgekehrter Reihenfolge links gelegt. Nach Knüpfung genügen ein bis zwei Einzelknopfnähte für den vollständigen Verschluß.

Unter den Zusatzoperationen zur sogenannten Prolapsprophylaxe ist nochmals auf die Behandlung der Ligamentstümpfe nach Uterusexstirpation bzw. deren Fixation an den Scheidenrand zu verweisen. Wie bei der abdominellen Uterusexstirpation fixieren wir die Stümpfe aneinander und suspendieren die Vagina an den Ligamenta sacrouterina, um eine horizontale Scheidenachse zu erzielen. So sehr dies sich anbietet, soll der Scheidenblindsack niemals an die Ligamenta rotunda angeheftet werden, da dies die Scheidenachse prolapsbegünstigend steilstellt.

6 Hintere Scheidendammplastik

Die hintere Scheidendammplastik stellt eine in nahezu allen Fällen notwendige Ergänzung der vorderen Plastik dar, da bei Senkungszuständen meist der gesamte Beckenboden (Stützapparat) insuffizient

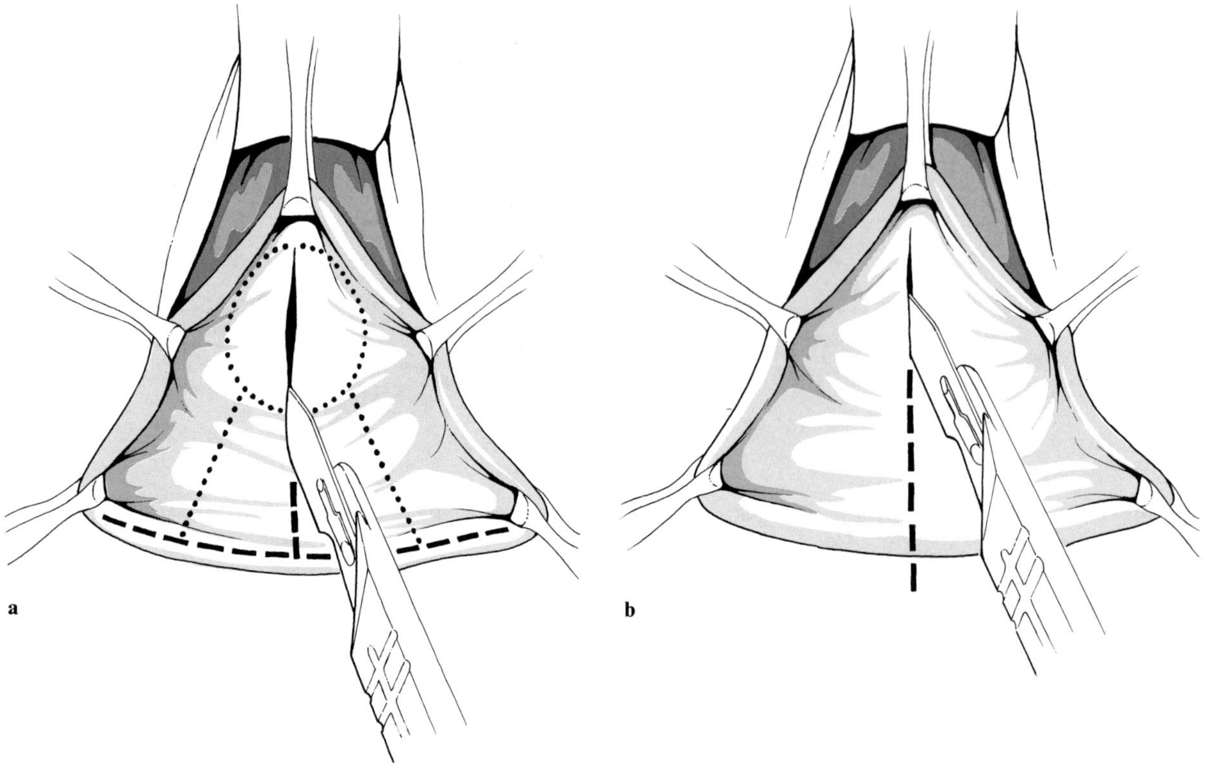

a b

Abb. 26. **a** Wir beginnen die Inzision bei der hinteren Kolporrhaphie mit einer umgekehrten T-Figur, der Längsschenkel muß auf jeden Fall über die Rektozele hinaufreichen, mitunter durch die ganze hintere Vaginalwand. Die Ausschneidung der Scheidenlappen erfolgt nach den anatomischen Gegebenheiten erst am Ende der Operation. Ein sogenanntes Hegarsches Dreieck schneiden wir zu Beginn nur bei hochgradiger Rektozele und weiter Scheide aus. Eine zu weit gehende, unbedachte Ausschneidung führt zum hohen „häutigen" Damm und kann postoperativ zum Kohabitationshindernis werden. **b** Die Inzision reicht bis auf die Perirektalfaszie, sie kann wie bei der vorderen Plastik schrittweise mit dem Messer erfolgen. Häufig führen wir zunächst den queren Schnitt am Damm und unterminieren die hintere Vaginalwand mit einer stumpfen Schere, Krümmung nach unten, die beim Zurückziehen leicht gespreizt wird. Die hintere Vaginalwand läßt sich dann mit der Schere gefahrlos durchschneiden, Kocherklemmen werden rechts und links gesetzt

geworden und zu behandeln ist. Die hintere Plastik strafft das Diaphragma pelvis und stellt das Centrum tendineum und die hintere Partie des Diaphragma urogenitale wieder her. Ihre Position am Ende der gesamten Senkungsoperation mag gelegentlich dazu führen, technische Grundsätze in der Raschheit des komplettierenden Eingriffs zu vernachlässigen, was sich in unbefriedigenden Resultaten ausdrückt, die auch die Kohabitationsfähigkeit stören können. Gerade die manchen unbedeutend scheinende hintere Plastik gilt deshalb als „Aushängeschild" des gynäkologischen Operateurs.

Die großen Labien bzw. die Vulva werden rechts und links mit gut haltenden Kugelzangen an der Umschlagstelle der hinteren Kommissur zum aufsteigenden Schenkel gefaßt. Wir legen sodann Zeige- und Ringfinger der rechten Hand oberhalb der Kugelzangen in die Vagina, um die postoperative Weite des Scheidenrohres einschätzen zu können. Bei erheblichen Senkungszuständen, insbesondere, wenn die Patientin die Erhaltung der Kohabitationsfähigkeit nicht wünscht, können die Kugelzangen auch höher angesetzt werden, werden dann auseinander und nach hinten gezogen, um die hintere Vaginalwand zu strecken. Nach Einführen eines vorderen Spekulums läßt sich die Stelle gut ausmachen, an der, je nach Grad des Deszensus, in verschiedener Höhe eine dritte Kugelzange median in die Scheidenwand gesetzt wird. Die hintere Kolpotomie muß auf jeden Fall erheblich über die Rektozele hinaufreichen und häufig die gesamte hintere Scheidenwand fassen (Abb. 26a). Anstelle der dritten Kugelzange kann auch eine Haltenaht verwendet werden. Die Kugelzangen werden nunmehr von den Assistenzen gespannt und ein Schnitt entlang der hinteren Kommissur geführt. Die Scheidenhaut wird mit der chirurgischen Pinzette angehoben und mit dem Messer, insbesondere median,

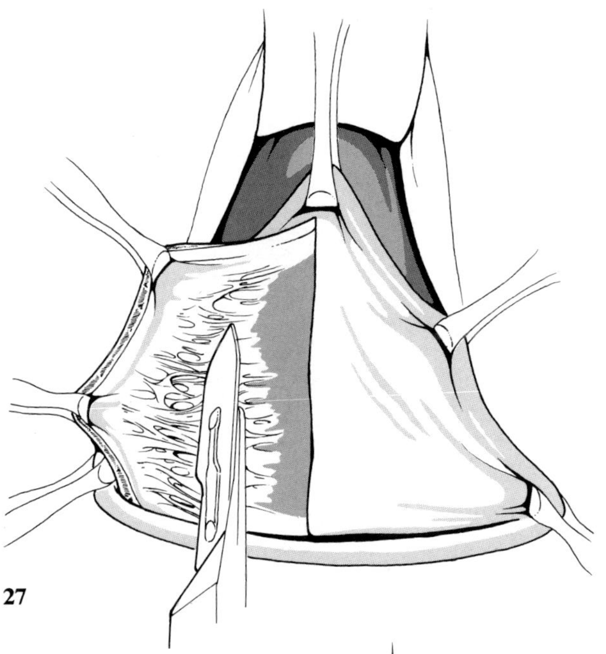

27

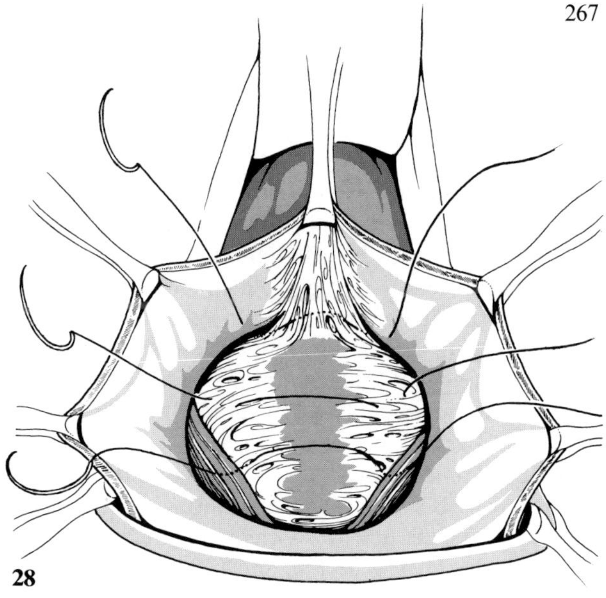

28

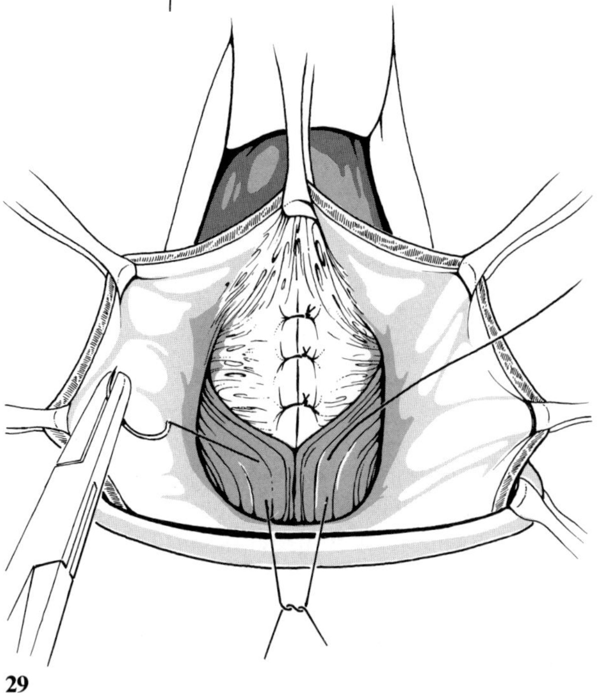

29

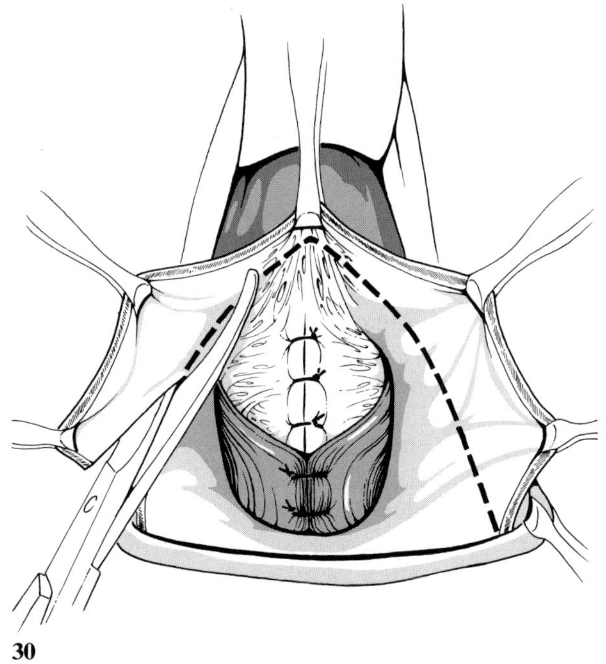

30

Abb. 27. Mit „langen Messerzügen" werden die Scheidenlappen zur Seite präpariert, wobei die Perirektalfaszie auf dem Mastdarm liegenbleiben soll. Rechts hält der Operateur die Kocherklemmen, der erste Assistent spannt mit einem Stieltupfer, links verteilen sich die Aufgaben umgekehrt

Abb. 28. Für die korrekte Vereinigung der Perirektalfaszie muß beidseits die „Levatorgrube" freigelegt sein: dies gilt besonders für die Rektumpfeiler, die hinter dem Levator hervorgeholt werden. Auch hier verwenden wir atraumatische Einzelknopfnähte, wobei die oberste etwas in die Scheidenhaut gestochen wird. Ziel ist wiederum, eine Verkürzung der Perirektalfaszie und damit der Scheide, etwa durch Tabaksbeutelnaht, zu vermeiden

Abb. 29. Mit einer verkehrt eingespannten, relativ dicken Nadel wird zunächst der linke Levator breit gefaßt, wobei der Assistent das Rektum mit einem Spatel oder Tupfer weghält; rechts wird die Nadel in gewöhnlicher Weise eingespannt und der Levator gefaßt. Die Naht wird zunächst nicht geknüpft. Es folgen ein bis zwei, bei hohem Dammaufbau auch weitere Levatornähte. Faßt man bei den vordersten Levatornähten nur mehr die oberen inneren Schichten, so läßt sich ein kulissenartiges Vorspringen vermeiden

Abb. 30. Die Ausschneidung der Scheidenlappen erfolgt entsprechend den anatomischen Gegebenheiten erst in diesem Abschnitt auf etwa 1 cm abpräpariert. Danach läßt sich eine gebogene Schere mit stumpfen Enden und nach hinten gerichteter Konvexität geschlossen bis zur oberen Kugelzange vorschieben. Beim Zurückziehen wird die Schere jeweils etwas gespreizt und damit das Rektum weiter abpräpariert. Die Scheidenhaut wird dann in der Medianlinie mit der Schere durchtrennt. Dies ist eine Möglichkeit der Präparation. Die mediane hintere Kolpotomie kann aber auch mit dem Messer ausgeführt werden. Bei richtiger Spannung sinkt dieses automatisch in die richtige Schicht zwischen Fascia vaginalis und Rektum. Links und rechts werden je drei bis vier federnde Kocherklemmen in die Scheidenhaut gesetzt (Abb. 26b). Bei der Abpräparation des rechten Scheidenlappens hält der Operateur zumindest die zwei vorderen Kocherklemmen mit der rechten Hand, das Rektum wird von der ersten Assistenz mit einem in die Klemme gespannten Tupfer nach der Gegenseite weggehalten. Auch bei der hinteren Plastik ist es nicht günstig, schon in der Medianen lediglich die Scheidenhaut präparieren zu wollen, um die Perirektalfaszie zu erhalten. Man gerät seitlich auf jeden Fall in die richtige Schicht und vermeidet so eine postoperative Nekrose der allzu dünnen Vaginalwand. Links faßt beim selben Vorgang der erste Assistent die Kugelzangen und spreizt sie mit den Fingern seiner rechten Hand auseinander. Der Österreicher nennt dies „Sprageln". Der Operateur hält mit einem gelegten oder eingespannten Tupfer das Rektum nach rechts. Auf dieser Seite ist der Mastdarm höher und inniger an die Scheidenwand geheftet, so daß die Verletzungsgefahr größer ist. Man führe daher den ersten Schnitt nahe der Scheidenwand. Die richtige Schicht findet man dabei mit langen Messerzügen, während der Anfänger sie durch zaghafte und kurze Schnitte immer wieder zu verlieren droht (Abb. 27). Ist die Scheidenhaut rechts und links gut abpräpariert, kann mit dem Zeigefinger der rechten Hand unschwer beidseits in die Grube hinter dem Levator eingedrungen werden (Halban). Dieser Schritt ist nicht so sehr wegen des Anlegens der Levatornähte, als wegen der Naht der Rektumpfeiler und der Perirektalfaszie erforderlich. Erstere lassen sich rechts und links aus den seitlichen Anteilen des Rektums und der Levatorgrube vorziehen und median vereinigen (Abb. 28). Insgesamt verwenden wir für die von hinten nach vorne fortschreitende Naht der perirektalen Faszie zwei bis drei atraumatische Vicrylnähte, wobei die unterste die Rektumpfeiler faßt, die oberste median etwas in die Scheidenhaut inseriert wird. Nun folgen die wichtigen Levatornähte. Für das Fassen des linken Levators spannen wir die relativ dicke Nadel verkehrt ein und lassen das Rektum mit einem Spatel oder Tupfer weghalten, laden dann den Levator für die unterste Naht breit auf. Derselbe Vorgang geschieht rechts. Wer auch links nicht mit umgekehrter Nadel gegen die Hand arbeiten will, muß sich besonders bemühen, das Rektum wegzuhalten. Die erste unterste Levatornaht wird nicht sofort geknüpft, sondern als Zügel verwendet, wodurch sich weitere Nähte unschwer legen lassen. Ihre Zahl, gewöhnlich drei, richtet sich nach der gewünschten Höhe des Dammaufbaues (Abb. 29). Faßt man bei den vordersten Levatornähten nur mehr dessen innere Schichten, läßt sich ein kulissenartiges Vorspringen der Beckenbodenmuskulatur vermeiden, das bei Kohabitationen stören kann. Es empfiehlt sich in diesem Abschnitt, die hintere Scheidenwand nochmals nach beiden Seiten zu mobilisieren und dann die Damm-Muskulatur durch zwei bis drei weitere

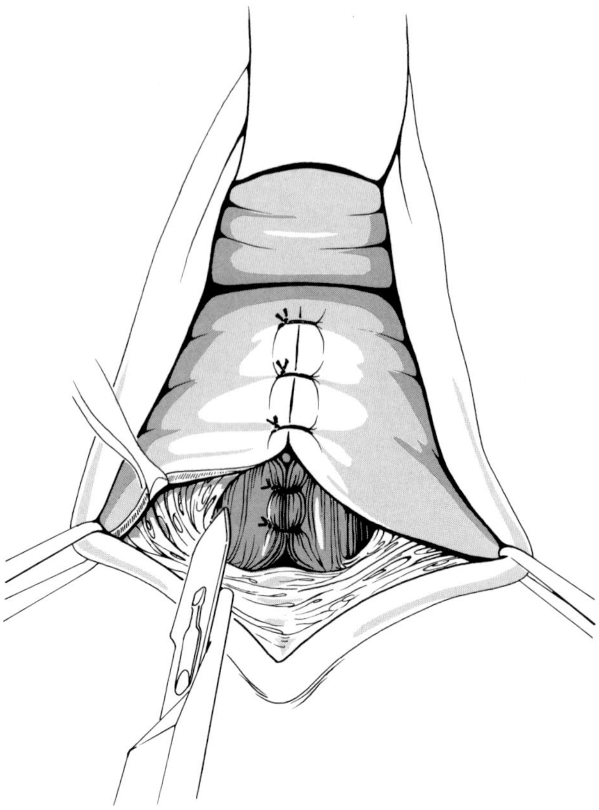

Abb. 31. Die neuerliche beidseitige Mobilisierung der Scheidenwand mit dem Messer oder der Schere hat den Zweck, postoperative narbige Verziehungen zu vermeiden. Auf diesen Akt legen wir im Hinblick auf die Funktion besonderen Wert

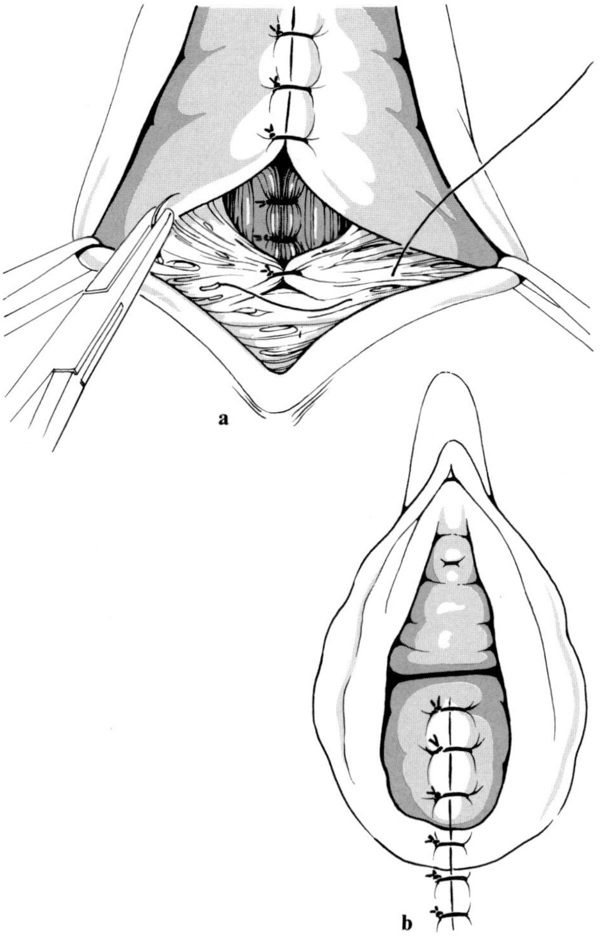

Abb. 32 a, b. Die Dammuskulatur wird durch einige weitere Nähte vereinigt, die Kolpotomie durch Einzelknopfnähte verschlossen. Diese sollen in der Vagina mehr als am Damm breit gefaßt und locker aneinandergelegt werden. Als Nahtmaterial verwenden wir meist Vicryl-Neu, am Damm nichtresorbierbares Material

Nähte zu vereinigen, um spätere Einziehung der Scheidenhaut zu vermeiden (Abb. 30, 31). Vorher werden die Scheidenränder reseziert, wobei der Grad der Ausschneidung sich nach den Gegebenheiten zu richten hat. Der wesentliche Operationsvorgang spielt sich auch bei der hinteren Scheidendammplastik in der Tiefe ab. Häufig vereinigen wir die Kolpotomie auch ohne Ausschneidung durch locker geknüpfte atraumatische Einzelknopfnähte mit Vicryl, am Damm mit nichtresorbierbarem Material (Abb. 32 a, b). Wer schon am Beginn des Eingriffes das Hegarsche Dreieck ausschneidet, muß dies wohl dosieren, da daraus, wie bei jeder weitgehenden Ausschneidung, ein hoher, häutiger Damm resultieren kann.

7 Uteruserhaltende Prolapsoperation (Donald-Fothergill-Shaw)

Die auf die Autoren Donald [11], Fothergill [13], Shaw [26] zurückgehende uteruserhaltende Prolapsoperation wurde im Schrifttum in verschiedenen Modifikationen dargestellt (Burger [6]; Berwind [4]; Sederl [25]; Käser et al. [20] u. a.) und wird, da dortselbst entstanden, auch als Manchesteroperation bezeichnet.

Falls der Uterus im Rahmen einer Prolapsoperation erhalten werden muß, stellt sie unseres Erachtens eine taugliche Methode dar, den Beckenboden zu rekonstruieren. Wir haben vor Jahren die Manchesteroperation mit der Prolapshysterektomie im Hinblick auf die Rezidivhäufigkeit verglichen und keine Unterschiede finden können, da sich der Uterus offensichtlich als Insertionszentrum für die geraffte Bandoperation bewährt. Andere, vor allem karzinomprophylaktische Gesichtspunkte, führen dazu, daß die Operation nur mehr selten bei jüngeren Frauen zur Ausführung kommt. In der gegebenen Situation weiteren Kinderwunsches oder des Bestehens auf Organerhaltung bei Prolapsträgerinnen stellt sie eine unverzichtbare Methode dar, was ihre Darstellung rechtfertigt:

Wir führen den Eingriff in einigen Punkten abweichend von der Originalbeschreibung in folgender Weise aus: Die Portiovorderlippe wird mit zwei, die hintere mit einer zwischen die beiden vorderen gesetzten Kugelzangen angehakt. Nun wird mit einem Hegarstift die Sondenlänge bestimmt, um insbesondere die Länge der Zervix abschätzen zu können. Der erste Assistent spannt dabei die vordere Scheidenwand mit einem Breisky-Spekulum nach oben und die Vaginalwand wird schrittweise mit dem Messer durchtrennt, die Scheidenränder mit Kocherklemmen gefaßt, die Portio dann umschnitten. Nunmehr erfolgt die weitgehende Mobilisierung der Scheidenränder im gesamten Bereich der Portio und die Eröffnung des Douglasschen Raumes. Dann folgt der erste spezifische Schritt: Eine zirkuläre Naht des Douglasschen Raumes, welche beidseits die Ligamenta sacrouterina mitfaßt (Abb. 33). Genau genommen, handelt es sich um einen „gewissen Grad einer hohen Peritonisierung“ bei erhaltenem Uterus. Man bemerkt nach Knüpfen der Naht deutlich, wie die Hinterseite der Gebärmutter angehoben wird. Die Harnblase muß dann bis über die Stelle hinauf, an der später die Zervix amputiert wird, abpräpariert werden. Dazu faßt man die Blasenfaszie mit der darunter liegenden

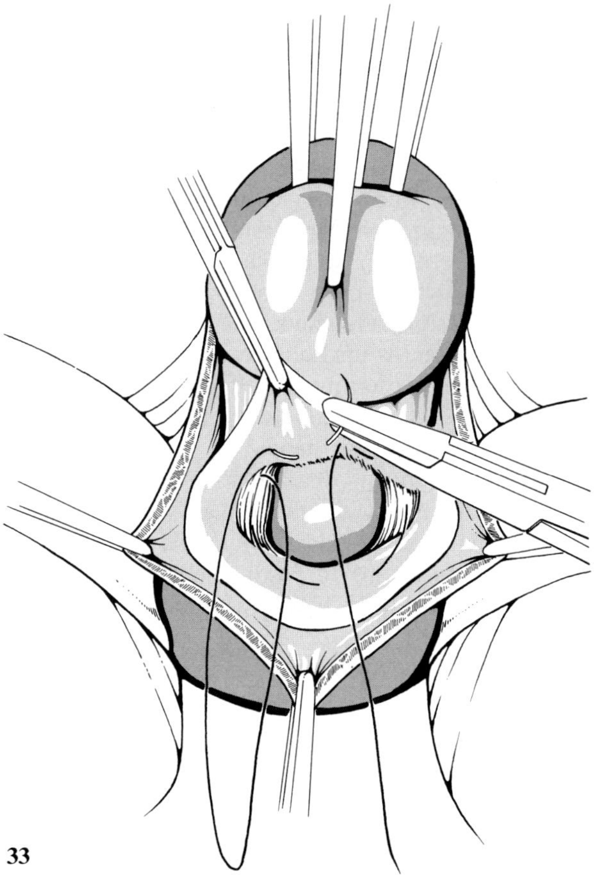

33

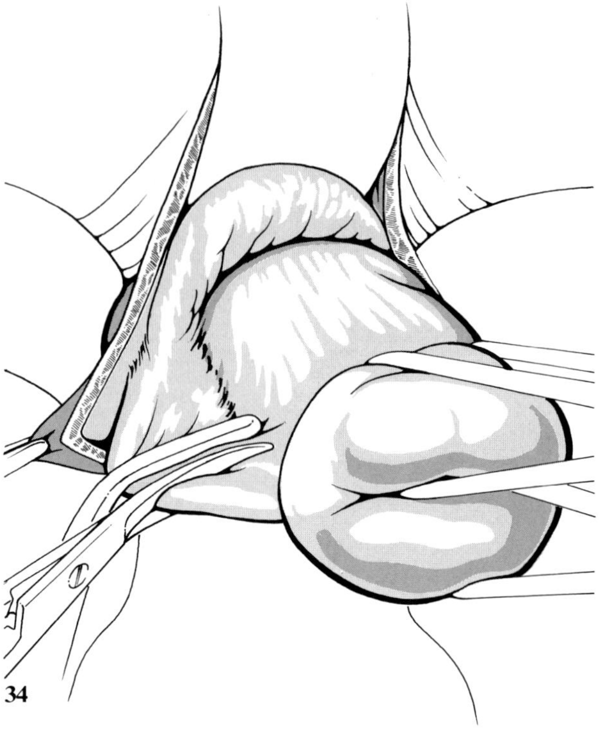

34

Abb. 33. Der Douglas wird durch eine Tabaksbeutelnaht verschlossen, welche die Ligamenta sacrouterina mitfaßt und damit rafft. Der Uterus wird durch diese Naht angehoben und ein gewisser Grad einer hohen Peritonisierung erreicht

Abb. 34. Das Ligamentum cardinale wird beidseits mit einer gebogenen Klemme quer zur Uterusachse gefaßt, mit der Schere durchtrennt und ligiert

Blase und der chirurgischen Pinzette und zieht sie nach vorne und oben. Mit einem Scherenschlag kann so ohne Gefahr für die Blase die Blasenfaszie durchtrennt werden. Unterhalb der Blase bleiben lediglich einige zarte Fasern des Septum supracervicale zu durchschneiden. Seitlich sind allenfalls die Blasenpfeiler durch Durchtrennung der äußeren bindegewebigen Fasern nach oben zu mobilisieren. Jetzt schneiden wir die Scheidenränder, je nach Größe der Zystozele, dreieckförmig mit der Spitze nach der Urethralöffnung aus und führen danach die Naht des Blasenseptums von unten nach oben aus, wobei die unterste, welche die Blasenpfeiler mitfaßt, am Uterus etwas oberhalb der Zervix inseriert wird. Die Diaphragmanaht erfolgt wie bei der vorderen Plastik geschildert. Dann folgt wiederum ein spezifischer Akt, die modifizierte Fothergill-Naht: Wir ziehen dabei den Uterus etwas nach unten, setzen beidseits eine mit Debakey-Verzahnung versehene, nicht zu breite Klemme, nahezu rechtwinkelig an das Ligamentum cardinale (Abb. 34, 35). Dieses wird links wie rechts mit Vicrylnähten uterusnahe umstochen und durchtrennt, die Nähte geknüpft und die Klemmen abgenommen. Oberhalb der Ligatur wird zunächst das linke Ligamentum cardinale unterfahren und uterusnahe durchstochen (hier riskiert man keine Blutung!). Die Nadel sticht dann etwas oberhalb der Zervix in die Uterusmuskulatur, wird dann von vorne nach hinten uterusnahe durch das rechte Paragewebe geführt. Nach Knüpfen der Naht schlagen sich die Stränge des linken und rechten Ligamentum cardinale auf die Vorderwand des Zervixkorpusüberganges und heben nunmehr den Uterus auch von vorne an (Abb. 36a, b). Die Zervix wird nun, je nach Grad der Elongation, nach Dilatation des Kanals verschieden hoch amputiert, wobei es infolge der Unterbindung der Ligamenta cardinalia nicht mehr stark blutet. Wir setzen trotzdem noch zwei Nähte, eine an die Zervixvorderwand, die andere an die Hinterwand und zwar in folgender Weise: Die relativ starke, runde Nadel wird oberhalb der Amputationsstelle links in das Zervixmassiv eingestochen

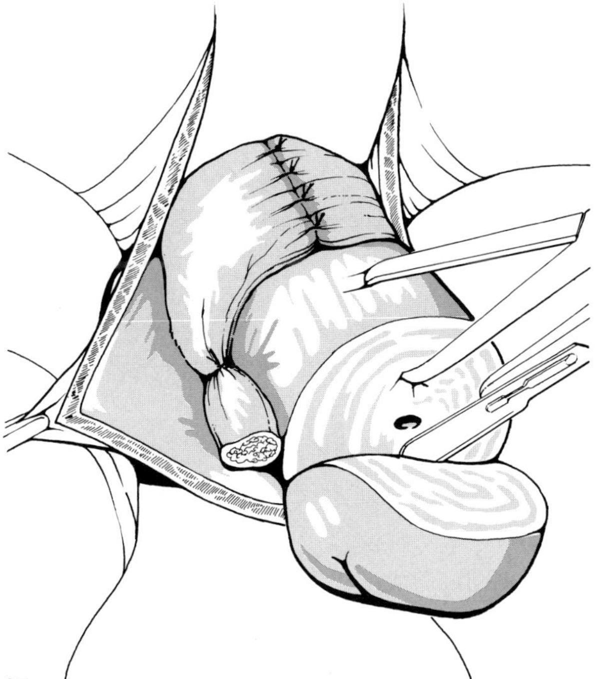

35

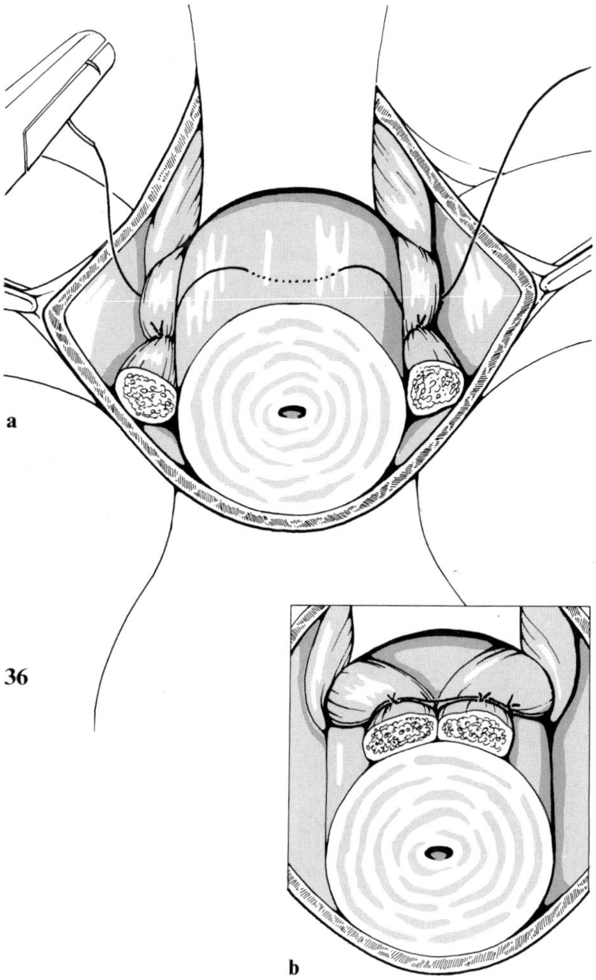

36

Abb. 35. Das Blasenseptum wird von unten nach oben durch Einzelknopfnähte versorgt, wobei die unterste Naht am Übergang zum Corpus uteri inseriert wird. Die Zervix wird oberhalb und unterhalb des Schnittes mit einer Kugelzange gefaßt und amputiert. Das Ausmaß richtet sich nach dem Grad der Elongation des Kollums

Abb. 36. a Wir führen die sogenannte Fothergillnaht in der dargestellten Weise aus. Das rechte Ligamentum cardinale wird unterfaßt, wobei der uterusnahe Einstich ohne Blutungsgefahr erfolgen kann. Anschließend sticht man in die Zervixvorderwand und unterfaßt das linke Ligamentum cardinale, diesmal von innen nach außen. **b** Nach Knüpfen der Naht wird der Uterus auch nach vorne angehoben

und durch den Zervikalkanal herausgeführt. Der Rückstich erfolgt durch den Zervikalkanal nach oben. Ausstich etwa einen halben Zentimeter oberhalb der Amputationsstelle. Die gleiche Vorgangsweise an der Hinterlippe. Kleine Blutungen werden noch zusätzlich koaguliert. Nun bleibt die Überhäutung der neu zu schaffenden Portio. Wir haben die Original-Sturmdorfnähte, die dazu klassischerweise verwendet wurden, verlassen, da sie zu Nekrosen führten. Schon gar nicht schien es uns günstig, die vordere Sturmdorfnaht mit der Fothergill-Naht zu kombinieren (Hunter [8], geschildert bei Tapfer [27]). Wir fanden in den Bieletzkynähten eine Methode, die Nekrosen weitgehend vermeiden hilft, insbesondere, wenn sie nicht, wie bei der Originalmethode, hinten und vorne, sondern nach unserer Modifikation, seitlich gelegt werden (Dapunt). Die Original-Sturmdorfnaht ist in Abb. 37a–f dargestellt. Der Einstich erfolgt bei der vorderen Naht links in die Scheidenhaut etwa 1 cm vom Rand entfernt. Die Nadel wird durch das Portiomassiv in den Zervikalkanal geführt, dann werden beide Scheidenlappen median gefaßt und vom Zervikalkanal durch das Portiomassiv rechts an der Scheidenhaut ausgestochen. Die Naht wird dann an der Basis des in den Halskanal gezogenen Lappens geknüpft. Dieses jedem plastisch-chirurgischen Prinzip widersprechende Vorgehen dürfte die Ursache für die häufigen Nekrosen gewesen sein. Bielecky [5] hat die Sturmdorfnaht in gleicher Weise angelegt, dann aber nicht jede Naht für sich, sondern jeweils Anfang mit Anfang und Ende mit Ende der vorderen und hinteren Naht geknüpft. Wie bei der Original-Sturmdorfnaht entsteht auch bei dieser Modifikation eine Narbe, die einem umge-

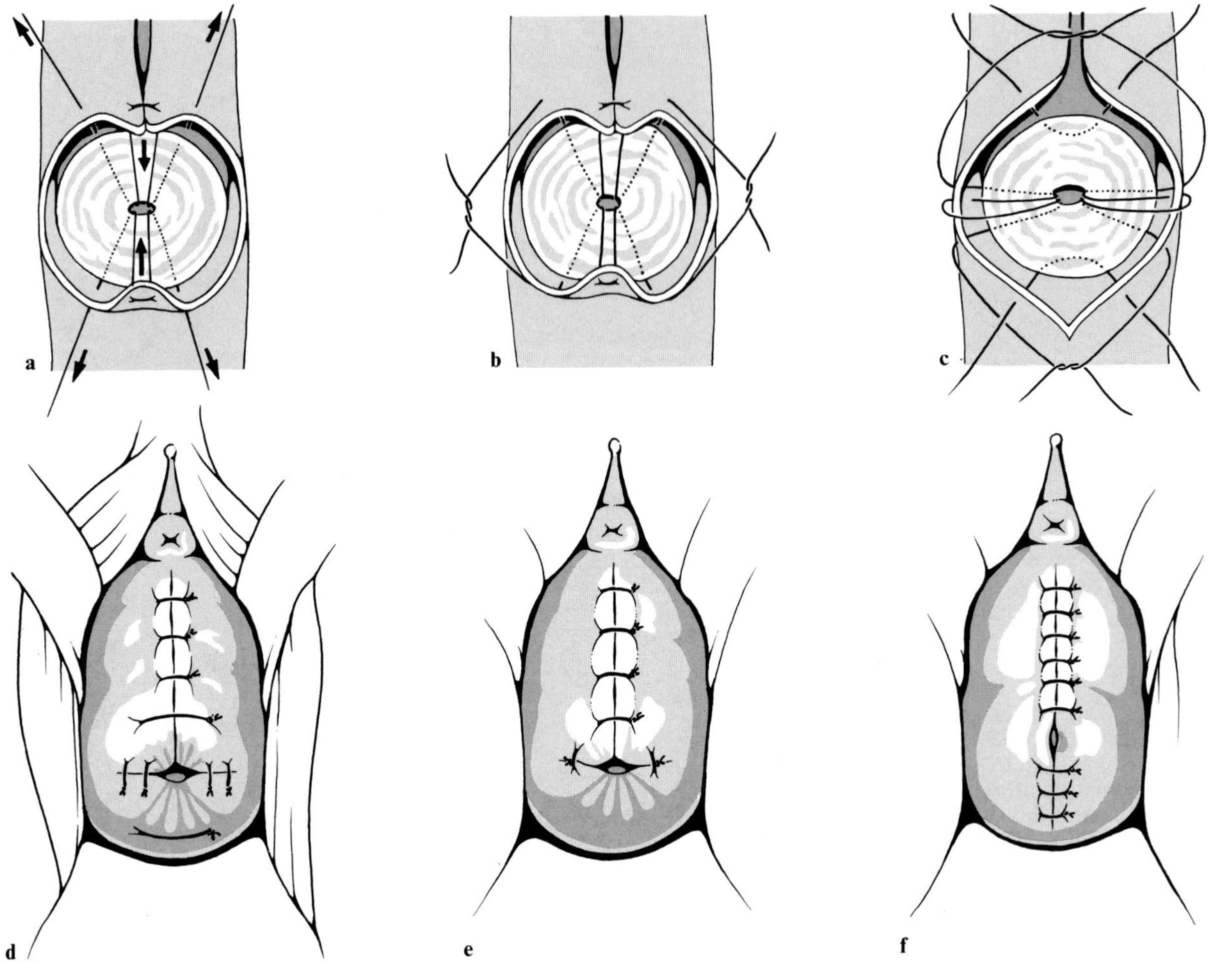

Abb. 37a–f. Darstellung der Methoden zur Überhäutung der Portio. Sie gehen zurück auf die Original-Sturmdorfnaht. Da diese an der Basis der in den Zervikalkanal gezogenen Scheidenlappen geknüpft wird, birgt sie die Gefahr der Nekrosenentstehung (**a, b**). Diese wird durch die Bieleckynahttechnik vermieden, bei der nicht jede Naht für sich, sondern jeweils Anfang mit Anfang und Ende mit Ende beider Nähte verknüpft wird. Es resultiert aber immer noch eine nekrosefördernde umgekehrte T-Figur (**c, d**). Wir haben daher die Nähte seitlich gelegt und wie Bielecky Anfänge mit Anfängen und Enden mit Enden verknüpft. Dadurch erhält man eine gerade, ohne Nekrose heilende Nahtreihe. Vor und hinter den Sturmdorfnähten soll die nächste Einzelknopfnaht das Portiomassiv etwas mitfassen (**e, f**)

kehrten T entspricht. Um eine gerade und damit ohne Nekrose heilende Nahtreihe zu erzielen, haben wir die Sturmdorfnähte seitlich gelegt und ebenso, wie BIELECKY, jeweils Anfänge und Enden miteinander verknüpft. Vor und hinter den Sturmdorfnähten soll die nächste Einzelknopfnaht das Portiomassiv noch etwas mitfassen. Dann bleibt lediglich der Verschluß der Kolpotomie durch weitere Einzelknopfnähte. Eine hintere Scheidendammplastik schließt den Eingriff ab. Ein Verweilkatheter oder suprapubische Drainage bleibt zirka sieben Tage liegen. Selten auftretende Zervixstenosen verlangen ab und zu eine Dilatation.

8 Die operative Therapie des Scheidenblindsackprolapses, Kolpektomie; Vaginaefixatio sacrospinalis (Amreich-Richter)

Die Frequenz des Auftretens von Scheidenblindsackprolapsen ist weitgehend abhängig von einer suffizienten Behandlung der Halte- und Stützstrukturen im Rahmen der vaginalen und abdominellen Uterusexstirpation. Treten solche Prolapse aber auf, meint man gemeinhin, vor einem der schwierigsten Probleme der Gynäkochirurgie zu stehen. Dies besonders dann, wenn die Patientin die Erhaltung der Kohabitationsfähigkeit wünscht. Ist dies nicht der

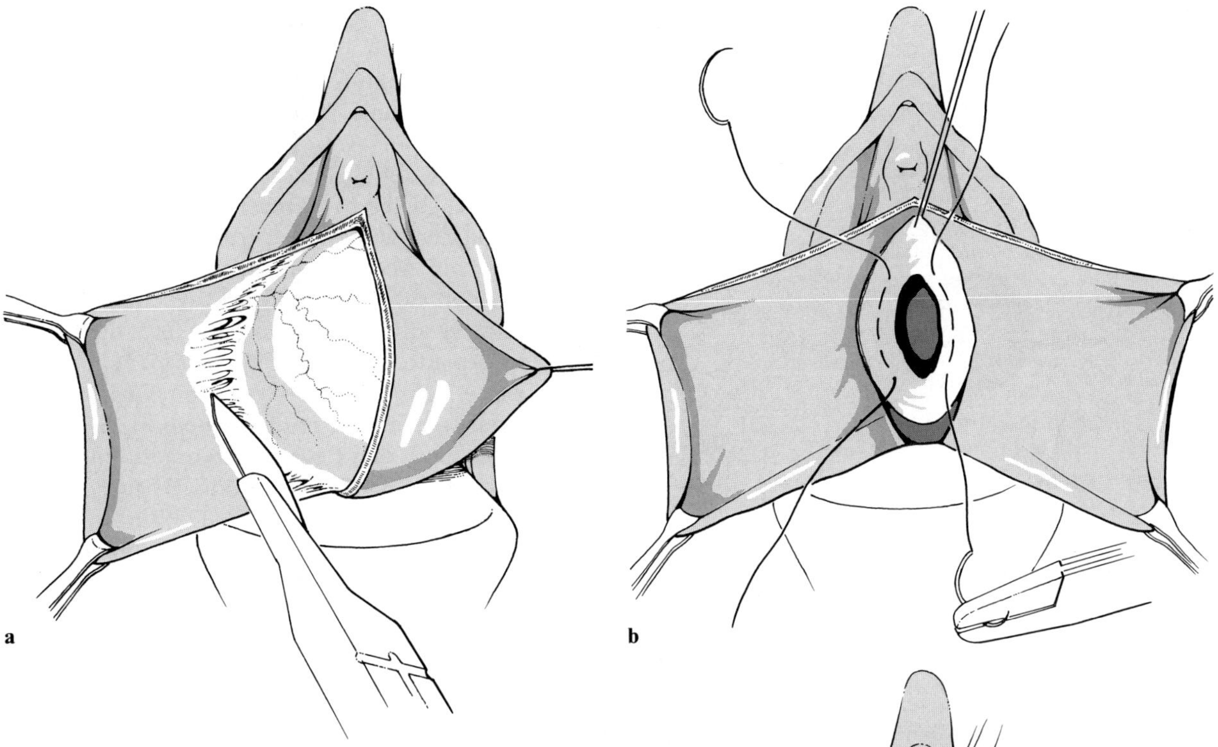

a b

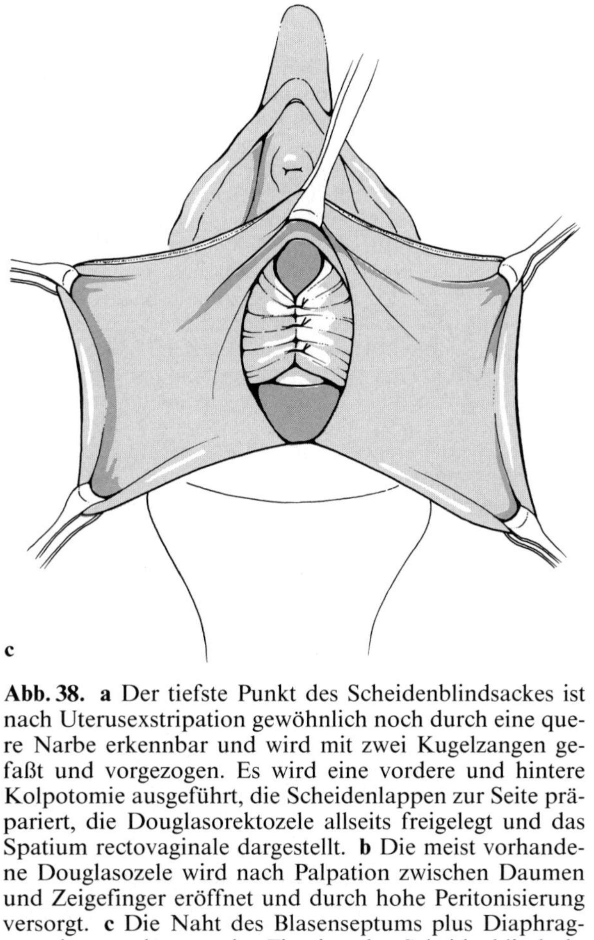

c

Fall, steht mit der Kolpektomie eine probate Methode zur Verfügung, die uns in nahezu allen Fällen ausgezeichnete Ergebnisse gebracht hat.

Wir setzen dabei zwei Kugelzangen möglichst hoch rechts und links an die großen Labien bzw. Vulva und entfalten das Scheidenrohr. Mit weiteren Kugelzangen oder Haltenähten wird die tiefste Stelle des Scheidenblindsackes gefaßt und vorgezogen, welche gewöhnlich noch durch eine quere Narbe erkennbar ist. Wir umschneiden zunächst den Scheidengrund vorne und hinten, als ob eine Portio vorhanden wäre. Dann folgt die vordere und hintere Kolpotomie und die Präparation der Scheidenlappen. Zwei Klemmen werden links und rechts oberhalb des stehengebliebenen Scheidenrestes gesetzt, diese durch Nähte ersetzt, die Anteile der Scheidenhaut abgeschnitten und die Ligamenta cardinalia durch eine weitere Naht vereinigt. Nach Eröffnung des ausgeweiteten Douglas erfolgt die hohe Peritonisierung. Nach ausgiebiger Präparation des Levators auch in den vorderen Anteilen und Naht der Perirektalfaszie erfolgt die Naht des dorsalen und ventralen Levators von hinten nach vorne bis in die Suburethralregion. Die Scheidenlappen werden entsprechend den hoch angesetzten Kugelzangen vorne und hinten ausgeschnitten und anschließend der Verschluß durch Vicrylnähte vorgenom-

Abb. 38. **a** Der tiefste Punkt des Scheidenblindsackes ist nach Uterusexstripation gewöhnlich noch durch eine quere Narbe erkennbar und wird mit zwei Kugelzangen gefaßt und vorgezogen. Es wird eine vordere und hintere Kolpotomie ausgeführt, die Scheidenlappen zur Seite präpariert, die Douglasorektozele allseits freigelegt und das Spatium rectovaginale dargestellt. **b** Die meist vorhandene Douglasozele wird nach Palpation zwischen Daumen und Zeigefinger eröffnet und durch hohe Peritonisierung versorgt. **c** Die Naht des Blasenseptums plus Diaphragmanähte werden vor der Fixation des Scheidenblindsackes vorgenommen

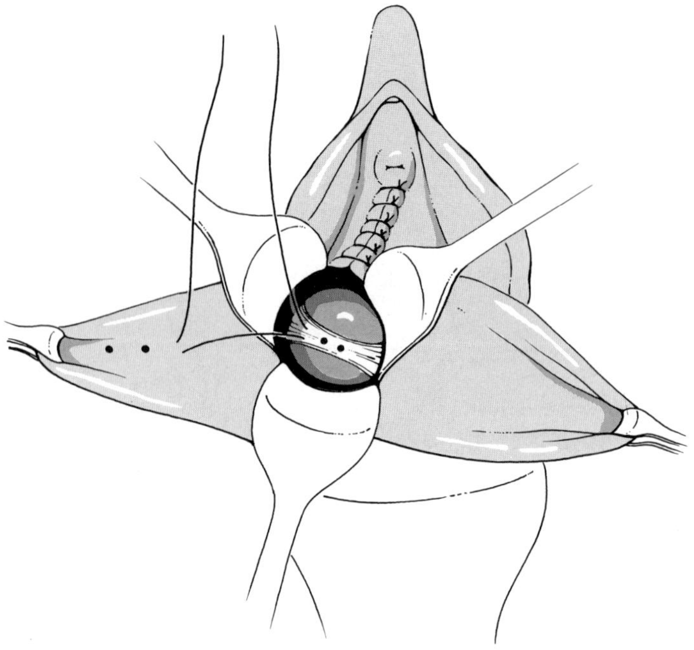

Abb. 39. Der Akt der Durchdringung des rechten Ligamentum sacrospinale kann u. U. schwierig sein, dies besonders dann, wenn der Bandapparat durch den Blindsackprolaps noch nicht maximal gedehnt ist. Dies kann der Fall sein, wenn die sakrospinale Fixation als Zusatzoperation bei Uterusprolaps angefügt wird. Meist aber läßt sich das rechte Ligamentum sacrouterinum durch Bewegungen mit der geschlossenen Schere in der Faserrichtung leicht durchdringen und das Ligamentum sacrospinale darstellen. Zu dessen Einstellung benötigt man drei Breiskyspekula. Eines hält das Rektum nach links, das zweite das rechte Ligamentum cardinale nach oben, das dritte drängt den Levator nach unten. Die Spina ischiadica gilt als Zeitpunkt für das Anlegen der Fixationsnähte, die erste setzen wir 1-½ cm von der Spina ischiadica entfernt, eine (manchmal 2), weitere medial davon. In den geschlossenen Nadelhalter wird eine relativ starke atraumatische Nadel eingespannt und das Ligamentum unter obiger Vorgangsweise in sicherer Entfernung von Nerven und Gefäßen durchstochen. Die Fäden werden dann mittels der noch liegenden Nadeln an der Innenseite des rechten Scheidenlappens am tiefsten Punkt der Vagina inseriert. Manchmal haben wir ohne Probleme auch den linken Scheidenlappen fixiert.

Nach Knüpfen wird der Scheidengrund in die Tiefe gezogen. Es folgt der Verschluß der vorderen Kolpotomie und eine hintere Scheidendammplastik (nach ALBRICH)

men. Nach sechs Wochen findet sich an Stelle der Vagina ein 1-2 cm tiefer Rezessus.

Muß die Vagina bei Scheidenblindsackprolaps erhalten werden, stellt der von SEDERL als Amreich II-Operation bezeichnete Eingriff heute die Methode der Wahl dar. Mit der abdominellen Promontoriofixur haben wir eher schlechte Erfahrungen gemacht, vor allem, da sie die Vagina steil stellt und so das hintere Rezidiv (Rektodouglasozele) begünstigt; auf jeden Fall muß dabei eine Behandlung der Stützstrukturen und damit eine kombinierte abdominovaginale Operation ausgeführt werden. Nicht so bei der Amreich II-Operation, die von RICHTER 1968 ausführlich bearbeitet und perfektioniert wurde [23]. Sie beschreitet den natürlich vorgezeichneten vaginalen Weg. Die Fixation des Scheidenendes am rechten Ligamentum sacrospinale verlagert den Scheidenblindsack aus dem Bereich des Hiatus levatoris nach rückwärts über die unpaare Levatorplatte, wo sich der Fornix vaginae normalerweise befindet (RICHTER). Die Vagina erhält die bei der stehenden Frau typische horizontale Lage mit der durch den Levator hervorgerufenen perinealen Krümmung. Wir führen die Operation nach den Vorschlägen von RICHTER [23] in folgender Weise aus: Als Grundbedingung muß hervorgehoben werden, daß die Operation nur bei genügend langer Scheide und gedehntem Bandapparat gut ausgeführt werden kann.

Das Ende des Scheidenblindsackes wird mit zwei Kugelzangen oder Haltefäden gefaßt und nach vorne gezogen. Es erfolgt die Durchtrennung der vorderen und hinteren Scheidenwand einschließlich der Vaginalfaszie. Die Scheidenlappen lassen sich unschwer zur Seite präparieren und beidseits das Spatium rektovaginale darstellen. Meist ist eine Douglasozele vorhanden, die nach Palpation zwischen Daumen und Zeigefinger eröffnet und durch hohe Peritonealisierung versorgt wird (Abb. 38a-c). Allerdings soll dabei das Rektum nicht zu weit proximal gefaßt werden, wie es sich insgesamt als günstig erweist, Patientinnen mit Scheidenblindsackprolaps und ausgedehnten Douglasrektozelen präoperativ auch proktologisch einschließlich eines Defäkogramms zu beurteilen. Ein Rektumprolaps ist klinisch durch die Bemerkung zu vermuten, die Patientin habe das Gefühl, auf dem Rektum zu sitzen. Eine abdominalchirurgische Versorgung kann sich in diesen Fällen als notwendig erweisen.

Gewöhnlich führen wir zuerst die Naht des Blasenseptums plus Diaphragmanähte aus. Sodann erfolgt der unter Umständen schwierige Akt der Durchdringung des rechten Ligamentum sacrospinale. Wir erreichen dies gewöhnlich mit der stumpfen, geschlossenen Schere. Zur Darstellung des sogenannten Ligamentum sacrospinale werden drei bis zu 3 cm breite, unter Umständen überzogene vordere Breiskyspekula eingesetzt. Eines hält das Rektum nach links, das zweite das rechte Ligamentum cardinale nach oben, das dritte drängt den Levator nach unten. Mit der Schere wird dabei

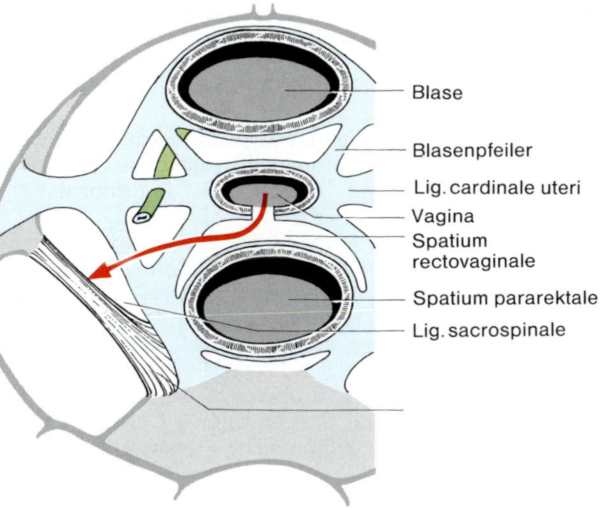

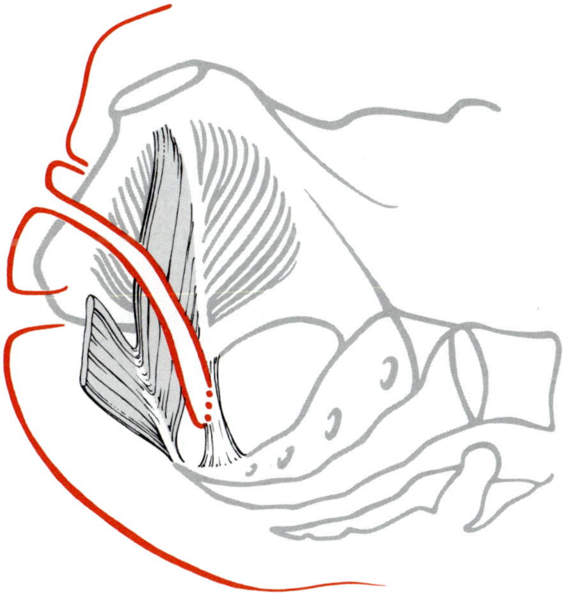

Abb. 40. Schematische Darstellung des Zuganges zum rechten Ligamentum sacrospinale. Nach RICHTER [23]

Abb. 41. Das Scheidenrohr verläuft nach Vaginaefixatio sacrospinalis nach hinten und weicht etwas nach rechts ab. Diese Position ist im Hinblick auf ein Rezidiv des Senkungszustandes günstig

manchmal noch weiter auf das Ligament vorgedrungen, bis es tastbar und als schräge Leiste auch sichtbar wird. Die Überraschung des Operateurs, ein relativ breites, fibromuskuläres Band vorzufinden, findet ihre Erklärung in dem Umstand, daß es sich bei dem sogenannten Ligamentum sacrospinale um einen teilweise fibrosierten Musculus ischiococcygicus handelt. Es muß allerdings getrachtet werden, die Nähte im „fibrösen Anteil" zu inserieren. Die Spina ischiadica gilt nunmehr als Leitpunkt für das Anlegen der Fixationsnähte. Die erste setzen wir 1½ cm von der Spina entfernt, ein bis zwei weitere medial davon. Auf diese Weise läßt sich ein Anstechen der Arteria und Vena pudenda vermeiden, die sich um die Spina ischiadica schlingen. Ebenso ist man in sicherer Entfernung von den Nervi musculi levatoris ani oder des weiter hinten liegenden Plexus sacralis. In einen langen geschlossenen Nadelhalter wird eine relativ dicke, atraumatische Nadel eingespannt, durch das Ligament gestochen und, falls sich dies als günstig erweist, mit einem zweiten Nadelhalter gefaßt. Die Fäden werden dann mittels der noch liegenden Nadeln an der Innenseite des rechten Scheidenlappens am tiefsten Punkt und der queren Narbe des Scheidenabschlusses inseriert, ohne die Vaginalwand völlig zu durchstechen und sodann eine nach der anderen geknüpft. Dabei verschwindet der Scheidenblindsack in der Tiefe (Abb. 39–41). Nach entsprechender Resektion der Scheidenränder und allfälliger Versorgung einer Rektozele sowie Levatornähten werden die vordere und hintere Kolpotomie durch atraumatische Einzelknopfnähte geschlossen. Eine lokkere Streifentamponade der Scheide kann gelegt werden, ein Dauerkatheter oder suprapubische Drainage wird im Falle einer gleichzeitig ausgeführten vorderen Plastik angelegt und nach sieben Tagen entfernt. Bei postoperativen Kontrollen tastet man als Ersatz des rechten Paracolpiums eine Verdickung medial von der rechten Spina ischiadica. Die Scheide weicht gegenüber der Norm etwas nach rechts hinten ab. In den ersten ein bis zwei Wochen werden ab und zu leichte Schmerzen an der Fixationsstelle angegeben.

LITERATUR

1. Albrich W (1989) Vaginale sacrospinale Fixation der Vagina zur Behebung des echten Scheidenblindsackvorfalles. Serie Ethikon: Im Dienste der Chirurgie Nr. 71 (Firmenbroschüre)
2. Amreich I (1961) Ätiologie und Operation des Scheidenstumpfprolapses. Wien Klin Wochenschr 63: 74
3. Anderl P, Bazzanella A (1988) Urodynamische und röntgenologische Veränderungen nach ventraler Levatorplastik. Geburtshilfe Frauenheilkd 48: 414
4. Berwind T (1954) Erfahrungen mit der Manchester-Operation nach Burgers Technik. Geburtshilfe Frauenheilkd 14: 424

5. Bielecky A (1964) Modifikation of the suture on the Sturmdorf-operation. Am J Obstet Gynecol 88: 1091
6. Burger K (1958) Zur Anatomie des Beckenbindegewebes. Arch Gynakol 166: 284
7. Dapunt O (1968) Modifikation der Sturmdorfnaht. Geburtshilfe Frauenheilkd 28: 176
8. Dapunt O (1989) Die Wertigkeit des vaginalen Vorgehens bei der Harninkontinenz. Gynakol Rundsch [Suppl] 2: 11
9. Dapunt O, Kammerlander H (1970) Für und wider die Erhaltung des Uterus bei der Prolapsoperation. Wien Med Wochenschr 27-29: 479
10. Delanglade (1905) De la myorrhaphie anterieure des releveurs de l'anus. Bull Mem Soc Chir (Paris), Séance du 5 avril 1905, 361
11. Donald A (1902) The operative treatment of prolapse of the uterus and vagina. J Obstet 1: 312
12. Flämrich E (1953) Der Harnröhrenverschluß beim Weibe. Zentralbl Gynakol 75: 529
13. Fothergill WE (1915) Anterior colporrhaphy and amputation of the cervix combined as a single operation for use in the treatment of genital prolapse. Am J Surg 29: 161
14. Franz R (1919) Zur operativen Behandlung der Harninkontinenz beim Weibe. Zentralbl Gynakol 43: 116
15. Franz R (1943) Über die Behandlung der Harninkontinenz mit Hilfe der Levatorplastik. Zentralbl Gynäkol 67: 1930
16. Gitsch E, Palmrich AH (1972) Gynäkologisch-operative Anatomie; einfache und erweiterte Hysterektomie. De Gruyter, Berlin
17. Heany NS (1940) Vaginal hysterectomy - its indications and technique. Am J Surg 56: 284
18. Hunter JW (1955) The conduct of delivery following pelvic floor repair. J Obstet Gynaecol Br Emp 62: 809
19. Ingelman-Sundberg A (1947) Extravaginal plastic repair of the pelvic floor for prolapse of the bladder neck. A new method to operate for stress incontinence. Gynaecologia (Basel) 123: 242
20. Käser O, Iklé FA, Hirsch HA (1982) Atlas der Gynäkologischen Operationen. Thieme, Stuttgart New York
21. Lahodny J (1981) Ventrale Levatorplastik - eine verläßliche Methode zur operativen Behandlung der Belastungsinkontinenz. Geburtshilfe Frauenheilkd 41: 749
22. Mayo CH (1915) Uterine prolapse with associated pelvic relaxation. Surg Gynecol Obstet 20: 253
23. Richter K (1968) Die chirurgische Anatomie der Vaginaefixatio sacrospinalis vaginalis. Ein Beitrag zur operativen Behandlung des Scheidenblindsackprolapses. Geburtshilfe Frauenheilkd 26: 321
23a. Richter K (1988) Die operative Anatomie des Blasenverschlusses und ihre Bedeutung für die vaginale Operation der Streßinkontinenz. Geburtshilfe Frauenheilkd 48: 541-550
24. Richter KW, Pommer W (1961) Indikation und Technik der hohen Peritonealisierung nach vaginaler Uterusexstirpation. III. Weltkongreß für Gynäkologie und Geburtshilfe, Wien, September 1961. Berichte II, 248
25. Sederl J (1958) Zur Operation des Prolapses der blindendigenden Scheide. Geburtshilfe Frauenheilkd 15: 824
26. Shaw W (1949) Vaginal operations for cystocele, prolapse of the uterus and incontinence. Surg Gynecol Obstet 188: 11
27. Tapfer S (1961) Typische gynäkologische Operationen unter besonderer Berücksichtigung technischer Vorteile, 3. erw Aufl. Urban & Schwarzenberg, München Berlin
28. Ward GG (1922) Technic of repair of enterocele (posterior vaginal hernia) and rectocele: As an entity, and when associated with prolapse of the uterus. J Am Med Assoc 79: 709

VII Typische erweiterte vaginale Operationstechniken

O. DAPUNT

Die vaginale Radikaloperation nach SCHAUTA-AMREICH wird als die Königin der gynäkologischen Operationen bezeichnet. Ebenso, wie sich die Beherrschung der abdominellen Radikaloperation für die einfache abdominelle Uterusexstirpation vorteilhaft auswirkt, leistet die Kenntnis der Schauta-Amreich-Operation erhebliche Hilfestellung, wenn man es bei der vaginalen Hysterektomie etwa mit dem Harnleiter zu tun bekommt. Die Unmöglichkeit, die Beckenlymphknoten in toto im Rahmen der Schauta-Amreich-Operation zu entfernen, hat für die meisten Operateure dazu geführt, die Indikation auf das Stadium I A 2 des Zervixkarzinoms zu beschränken. Dazu kommen weitere Kontraindikationen wie Nulliparität, hochgradige Adipositas und andere. Auch wer den Eingriff nicht selbst durchführt, sollte seine anatomischen Gegebenheiten genau kennen. An der Innsbrucker Klinik führen wir die Operation mit geringen Abänderungen genauso aus, wie sie Isidor AMREICH hier hinterlassen hat und wie sie von Siegfried TAPFER [5] dargestellt wurde. Weitere Besprechungen finden sich bei FAUVET [1], FAUVET et al. [2], REIFFENSTUHL u. PLATZER [4] u. a.

Wie beim vaginalen Operieren überhaupt, ist jeder Akt anatomisch exakt auszuführen, da ein Schritt den nächsten vorbereitet (Abb. 1). Der Versuch, sich über präparatorische Schwierigkeiten hinwegzumogeln, kann das Weiterschreiten geradezu verunmöglichen oder zwingt zu Einschränkungen der Radikalität. Wir führen die Operation heute fast durchweg in Allgemeinanästhesie aus, eine gangbare Alternative ist die Spinal- oder Epiduralanästhesie.

Hilfsschnitt: Der Eingriff beginnt mit dem Hilfsschnitt (Abb. 2a): Der Operateur faßt das Dammgewebe zwischen dem linken Zeigefinger und dem Daumen und zieht nach medial. Der erste Assistent hält mit den gleichen Fingern der rechten Hand die Vulva am Übergang zum aufsteigenden Schenkel und spannt nach oben seitlich. Links bei sieben Uhr, etwa an der Stelle einer mediolateralen Episiotomie, wird die Scheidenhaut des Introitus etwa 3–4 cm vaginalwärts eingeschnitten und die Inzision etwa 2–3 cm vom Anus entfernt in Richtung des linken Tuber ossis ischii geführt. Dringt der rechte Zeigefinger in die weiterhin auseinandergespannte Wunde ein, läßt sich der obere Rand des linken Levators tasten. Nur zwischen Levator und Scheidenwand kann der Finger eindringen und das

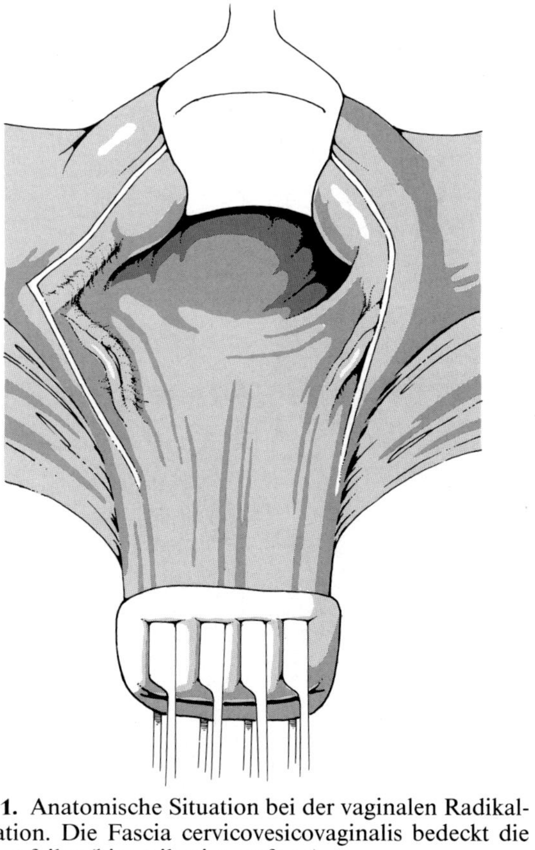

Abb. 1. Anatomische Situation bei der vaginalen Radikaloperation. Die Fascia cervicovesicovaginalis bedeckt die Blasenpfeiler (hier teilweise entfernt)

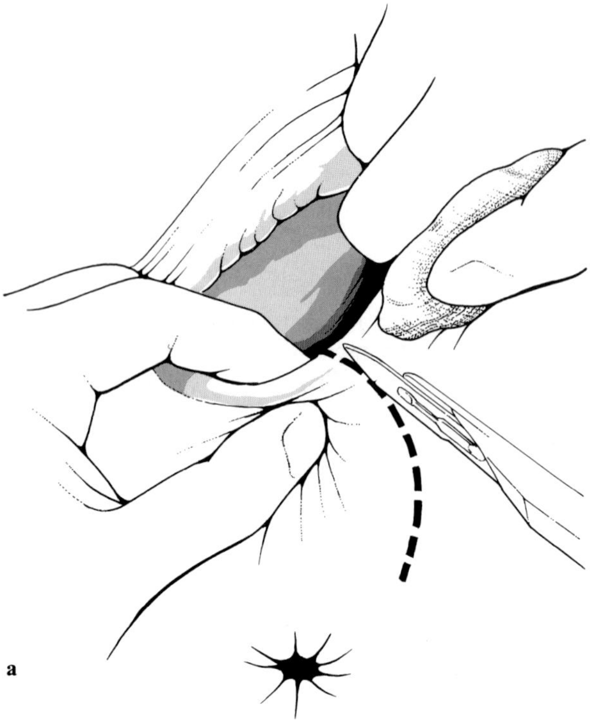
a

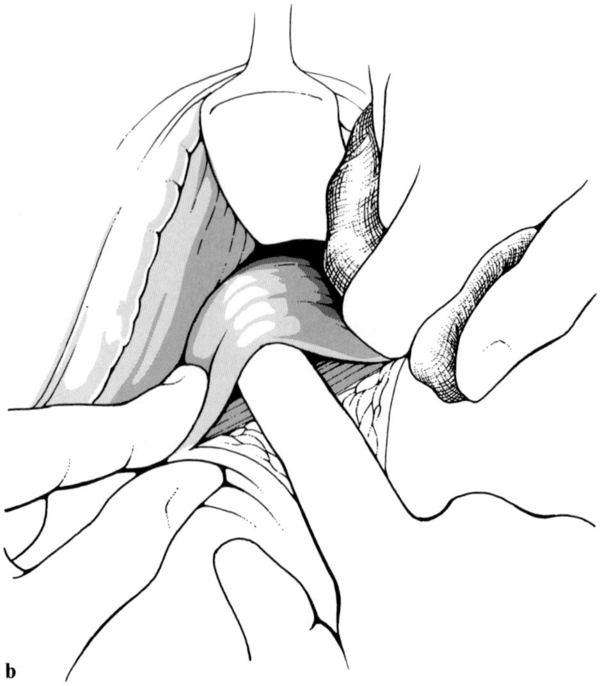
b

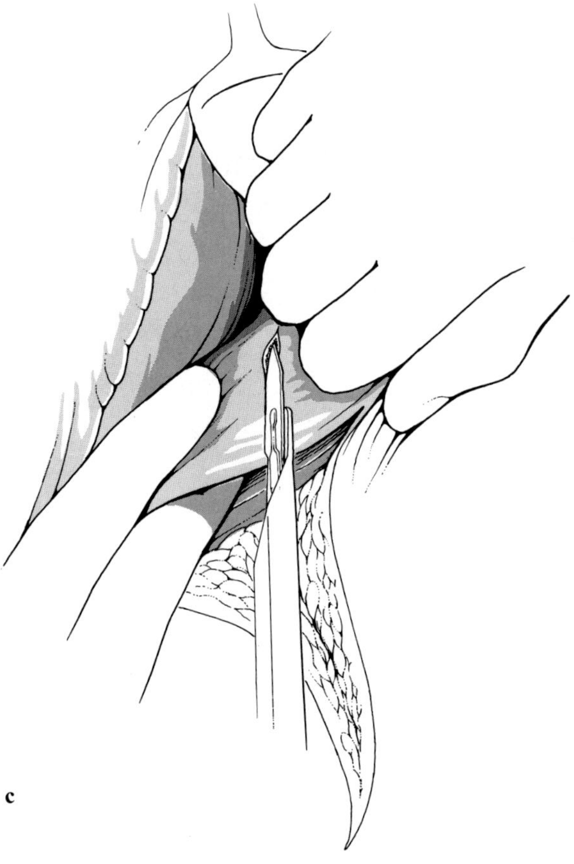
c

Abb. 2. a Ausführen des Hilfsschnittes. Der Operateur faßt das Dammgewebe zwischen linkem Zeigefinger und Daumen und zieht nach medial. Der erste Assistent spannt die Vulva mit denselben Fingern der rechten Hand nach oben seitlich. Links wird die Inzision in der Art einer mediolateralen Episiotomie bei 7 Uhr etwa 3–4 cm in die Vagina und 2–3 cm vom Anus entfernt in Richtung auf den Tuber ossis ischii geführt. **b** Dringt der rechte Zeigefinger in die Wunde ein, läßt sich der obere Rand des linken Levators tasten. Nur zwischen Levator und Scheidenwand kann der Finger eingeführt werden und das Rektum nach hinten ablösen. Der Levator wird bei schlecht ziehbarem Uterus durchtrennt. **c** Zur Bildung der Scheidenmanschette faßt der Operateur die hintere Scheidenwand zwischen vorne liegendem Ring- und hinten liegendem Zeigefinger, der Assistent spannt nach der Gegenseite. Die Scheidenwand wird mit Messer oder Schere durchtrennt. Das obere Ende des Schnittes wird durch das Ausmaß der Scheidenresektion bestimmt. Bei der Schauta-Operation entfernt man leicht zu viel Scheide!

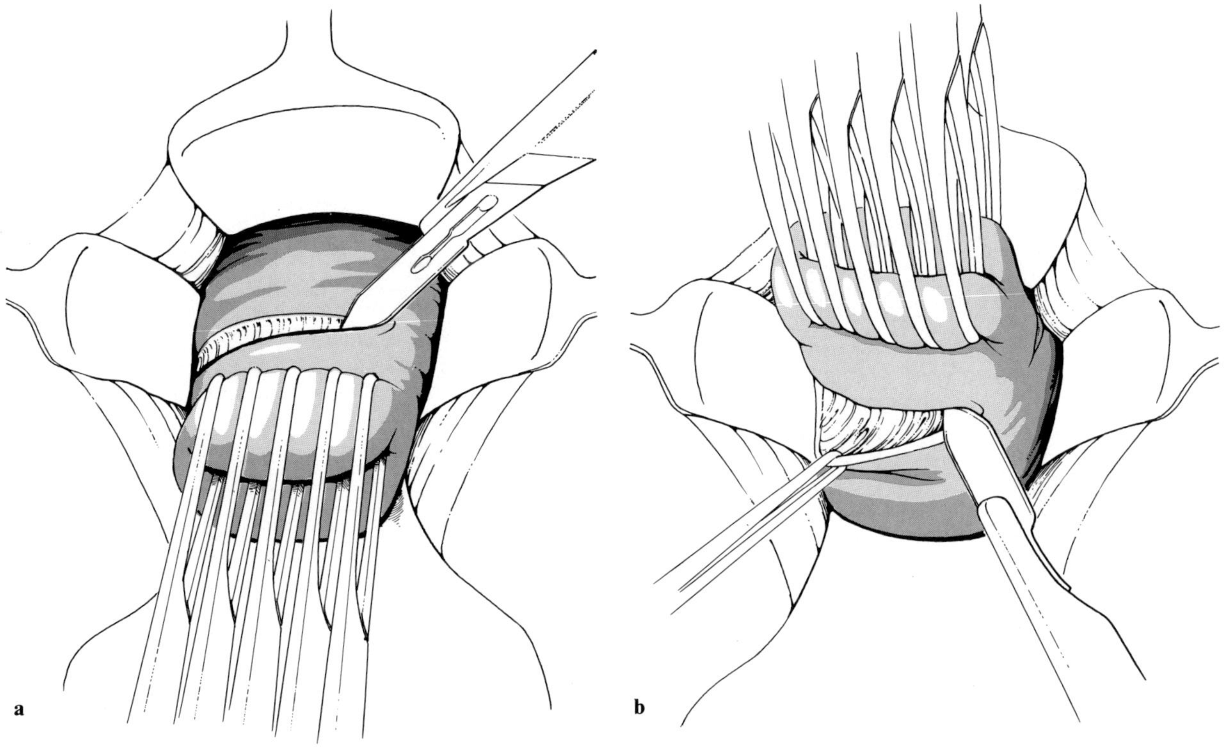

Abb. 3. a Die Scheide wurde vorne und hinten je nach gewünschtem Ausmaß der Manschette mit je vier bis fünf Kugelzangen verhältnismäßig tief gefaßt. Die Umschneidung erfolgt unter Durchtrennung der Scheidenhaut und der Fascia vaginalis zuerst vorne, dann rechts und hinten, zuletzt links, mit dem Messer. **b** Durchtrennung der hinteren Scheidenwand

Rektum abgelöst werden (Abb. 2b). Wenn der Uterus relativ schlecht ziehbar ist, empfiehlt es sich, den Levator 2–3 cm vom Rektum entfernt von unten nach oben fortschreitend zu durchtrennen. Der Schnitt soll aber nicht bis in das leicht blutende Fettgewebe geführt werden. Bei idealen Operationsbedingungen und gering erforderlicher Radikalität verzichten wir auf die Levatordurchtrennung.

Bildung der Scheidenmanschette: Nun muß die Scheide umschnitten und eine Manschette gebildet werden. Dazu faßt der Operateur die präparierte hintere Scheidenwand zwischen dem hinten liegenden Zeige- und dem vorne liegenden Mittelfinger der linken Hand und spannt nach medial. Unter weiterer Gegenspannung durch den ersten Assistenten durchtrennen wir die Vaginalwand mit Schere oder Skalpell, wobei das obere Ende des Schnittes durch das Ausmaß der zu bildenden Scheidenmanschette bestimmt wird (Abb. 2c). Dabei muß speziell beim Stadium I A 2 bedacht werden, daß man bei der vaginalen Radikaloperation unschwer zu viel Scheide entfernen kann. Es ist also Zurückhaltung angebracht.

Entsprechend der geplanten Radikalität wird nunmehr die Scheide vorne und hinten mit je vier bis fünf Kugelzangen relativ tief gefaßt. Die Umschneidung erfolgt unter Durchtrennung von Scheidenhaut und Fascia vaginalis zunächst vorne, dann rechts und hinten, zuletzt links mit dem Messer, welches streng senkrecht auf die Faserrichtung gehalten werden soll (Abb. 3a, b). An dieser Stelle sind einige allgemeine Bemerkungen zur Verteilung der Aufgaben zwischen Operateur und Assistenzen angebracht: Grundsätzlich haben die Assistenzen beim gynäkologischen, insbesondere vaginalen Operieren, eine eher statische Funktion, die darin besteht, für den Operateur die jeweils beste Exposition herzustellen und die anatomischen Gegebenheiten optimal darzustellen. Ehe dies erreicht ist, sollte der Operateur keine Handlung setzen. Da dies nicht immer befriedigt, trachten die Assistenten, selbständige Aufgaben zu unternehmen, etwa einen Faden zu knüpfen, und schon ist die Übersicht im Operationsfeld verloren. Nicht überall wird, wie in der Österreichischen Schule, auch die Instrumentarin für Aufgaben wie Tupfen, Abneh-

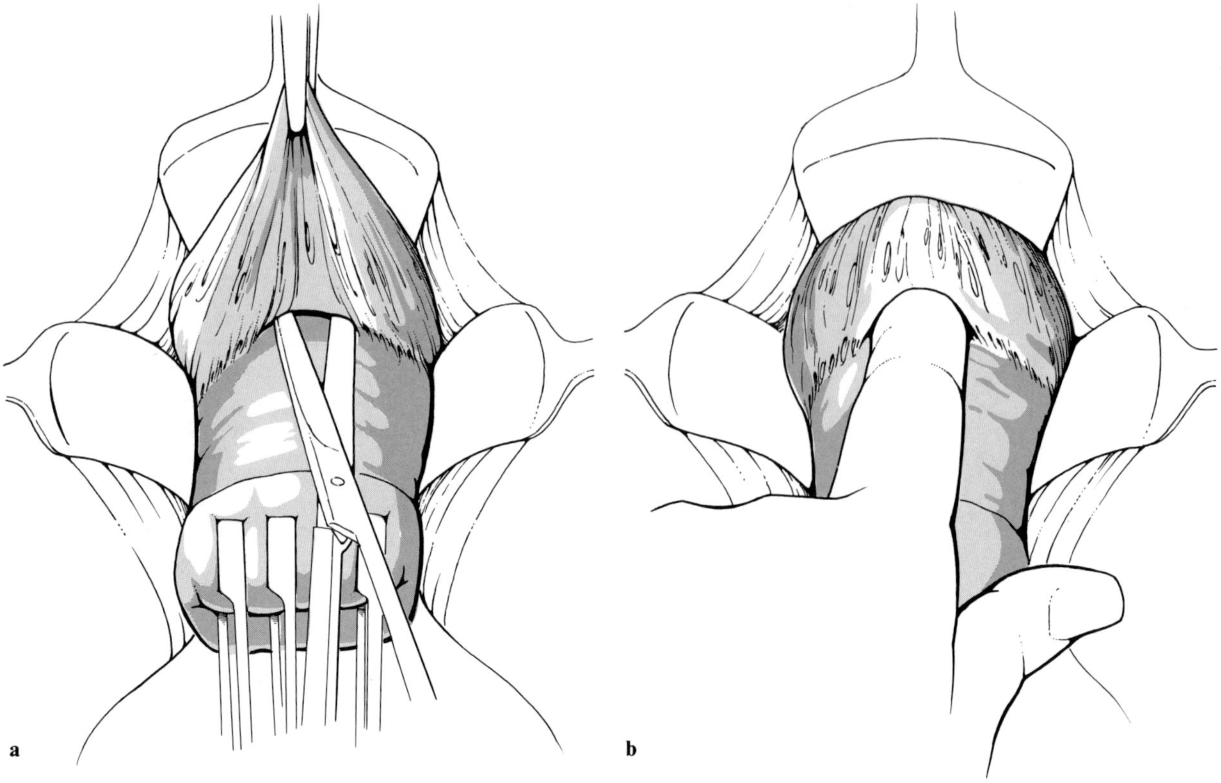

a b

Abb. 4. a Die Kugelzangen wurden durch „Mäusezahnklemmen" ersetzt, diese stellen ein festes Präparierplanum her. Der Operateur spannt mit der linken Hand die Kugelzangen, mit der rechten Hand durchtrennt er die Fasern der Fascia vaginalis mit dem Messer, während der Assistent mit dem Breiskyspatel nach oben spannt. Eine Klippe kommt an der Stelle, an der die Fascia vaginalis relativ fest an die Zervix angeheftet ist. Man hat ja die Präparation unterhalb des sogenannten Dreiecks begonnen (Kap. F. VI, Abschn. 2), oberhalb der Anheftungsstelle werden Blasenfaszie und Blase mit der Pinzette angehoben und die Blase unter Durchtrennung der Fasern des Septum supracervicale vollends abgelöst. **b** Man überzeugt sich, ob die Präparation der Harnblase in der richtigen Schicht erfolgt ist und löst diese allenfalls vollständig ab

men von Klemmen und weiteren Tätigkeiten herangezogen, immer dann, wenn ein Eingreifen der Assistenzen mit dem Verlust der Exposition verbunden wäre. Siegfried Tapfer verbrachte viel Zeit damit, die Assistenzen zum richtigen Einstellen der anatomischen Struktur zu bewegen. Ein einziger Schnitt oder Scherenschlag brachte dann den gewünschten Fortgang der Operation.

Ureterpräparation: Beim Ablösen der Harnblase und der Ureterpräparation im Rahmen der Schauta-Operation gewinnt das Vorhergesagte essentielle Bedeutung. Die Aufgaben der Assistenzen verteilen wir folgendermaßen: Die erste Assistenz (steht links), hält mit der rechten Hand ein Breisky-Blatt und spannt die Scheidenhaut nach oben. Die linke Hand hält den linken seitlichen Spiegel, die zweite Assistenz (steht rechts), mit der rechten Hand das hintere Martinsche Spekulum oder Fasszangen des Uterus, mit der linken den rechten Seitenspiegel. Der Operateur spannt mit seiner Linken die Kugelzangen, mit der rechten Hand durchschneidet er die Fasern der Fascia vaginalis, was einiges Geschick verlangt, will er nicht zu tief geraten. Wenn die erste Assistenz gut nach oben spannt, ist die Trennschicht bald gewonnen und man beginnt, die Blase abzulösen. Eine Klippe kommt an der Stelle, an der die Fascia vaginalis der Zervix angeheftet ist (Kapitel F. VI, Abschn. 2). Man hat ja die Ablösung, im Gegensatz zur einfachen vaginalen Uterusexstirpation, unterhalb des sogenannten „Dreiecks" begonnen. Wir verwenden an dieser Stelle gewöhnlich die Schere und trachten, nicht ins Uterusmassiv zu geraten. Oberhalb der Anheftungsstelle heben wir die Blase mit der Pinzette und durchtrennen die Fasern des Septum supracervicale (Abb. 4a). Der Zeigefinger dringt ins Spatium vesicouterinum vor, man überzeugt sich, ob die Präparation in der richtigen Schicht erfolgte. Hinten und seitlich trennen wir dann Scheide und Fascia vagi-

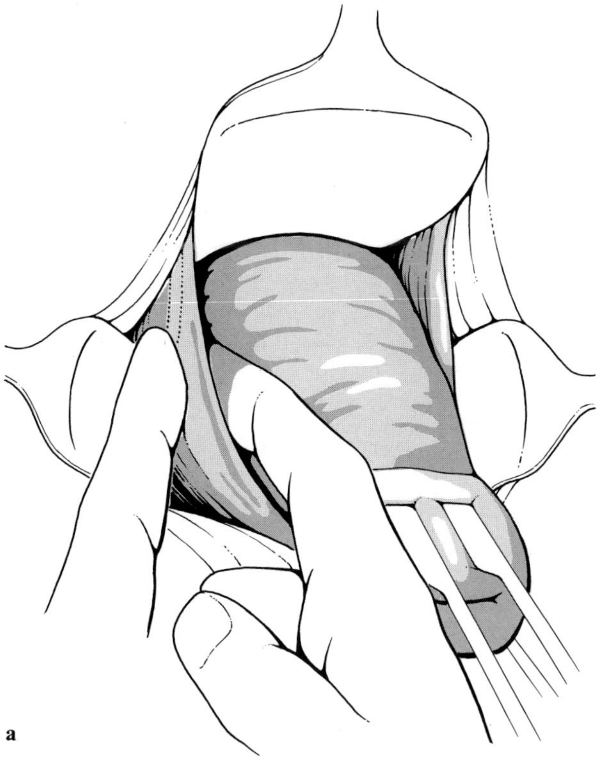

a

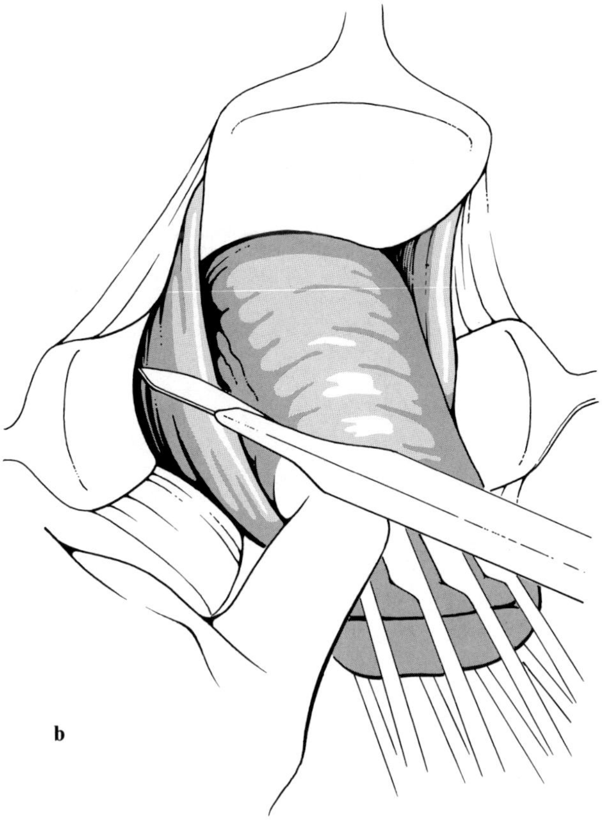

b

Abb. 5. a Der Operateur führt ein vorderes Breiskyblatt in die Excavatio vesicouterina ein, übergibt es dann dem ersten Assistenten, der die Blase nach oben hebt und damit den rechten Blasenpfeiler darstellt. Zwischen den beiden Zeigefingern kann der Operateur das Ureterknie gut tasten und seine Höhenlage im Blasenpfeiler bestimmen, insbesondere, wenn der linke Zeigefinger ruhig gehalten und der rechte von der Excavatio vesicouterina her dagegen bewegt wird. **b** Wenn der Ureter getastet wurde, läßt sich die bindegewebige Bedeckung des Blasenpfeilers zuerst lateral und dann vorne ohne Gefahr einschneiden. **c** Einkerben der Fascia vaginalis: Der linke Zeigefinger dringt in Richtung auf das Ureterknie in den Blasenpfeiler ein und hebt das Bindegewebsblatt der Fascia vaginalis nach lateral ab, das sich mit der Schere ohne Gefahr für den Harnleiter durchtrennen läßt. Das Ureterknie ist freigelegt. Zu diesem Zeitpunkt nehmen wir die Ureterpräparation nach links vor, da die Blase noch mehr am Uterus fixiert ist

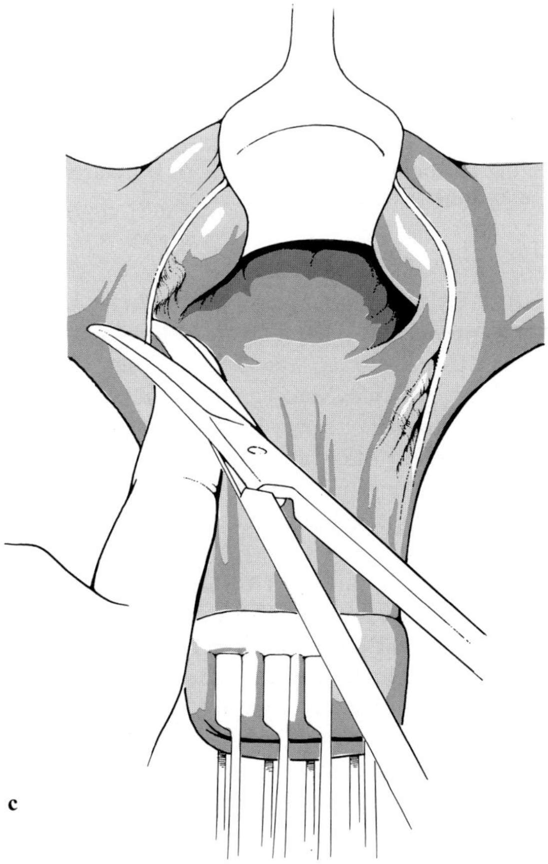

c

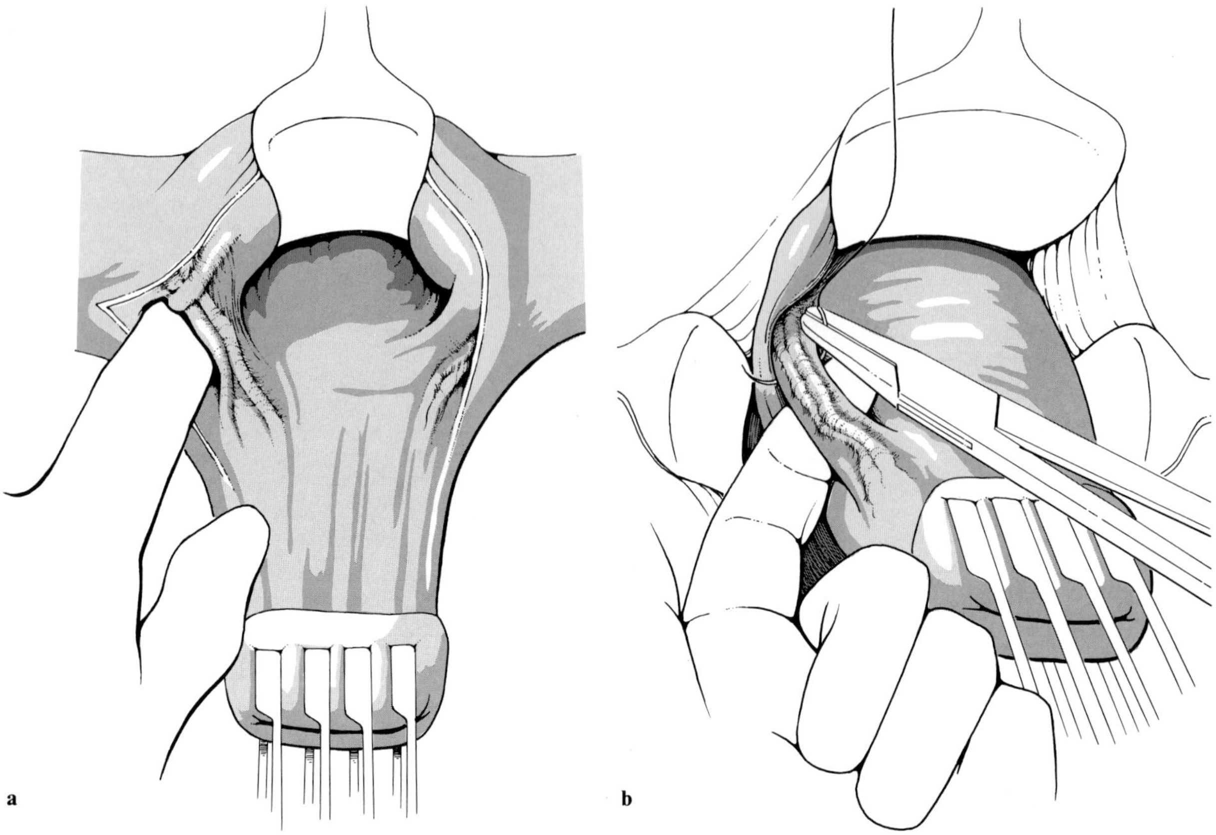

a b

Abb. 6. a Mit einer spitzen Schere wurde das Ureterknie mobilisiert, woraufhin der Zeigefinger unschwer von vorne nach hinten und leicht lateral in den Ureterkanal eindringen kann. Man lädt auf diese Weise das Ureterknie auf die Zeigefingerspitze auf und spannt das Uterinabündel an, das sich dann leicht zwischen zwei Durchstechungsligaturen durchtrennen läßt. **b** Durchtrennung des Gefäßstranges rechts

nalis vollständig mit Messer und Schere. Das Douglasperitoneum liegt frei (Abb. 4b).

Die Kugelzangen werden in diesem Abschnitt durch sogenannte Mäusezahnklemmen ersetzt, die Scheidenmanschette wird damit zu einem festen Widerlager für die weitere Operation.

Zur Präparation der Ureteren und der Unterbindung der Uteringefäße hält die zweite Assistenz den rechten Seitenspiegel und zieht die Mäusezahnklemmen nach hinten. Der Operateur nimmt ein vorderes Breisky-Blatt, führt es in die Excavatio vesicouterina und hebt die Blase nach vorne an, stellt somit den rechten Blasenpfeiler dar (Abb. 5a). Mit dieser Demonstration übergibt er das Breiskyblatt an die erste Assistenz. Der Operateur versucht nun, den rechten Ureter zu tasten. Er legt dazu den linken Zeigefinger lateral an den rechten Blasenpfeiler (Abb. 5b). Mit dem rechten Zeigefinger versucht er von der Excavatio vesicouterina her, den Ureter gegen den linken Zeigefinger zu bewegen, sein typisches Schnappen zu fühlen und damit seine Höhenlage im Blasenpfeiler zu bestimmen. Wenn dieser schon genügend tief liegt, kann der Ureter auch zwischen Daumen und Zeigefinger gefühlt werden.

Konnte der Harnleiter auf diese Weise lokalisiert werden, läßt sich die bindegewebige Bedeckung des Blasenpfeilers ohne Gefahr für diesen zunächst lateral und dann bis zur vorderen Kante mit dem Messer einschneiden, Dringt man mit dem linken Zeigefinger in den Blasenpfeiler auf das Ureterknie zu ein und hebt das Bindegewebsblatt der Fascia vaginalis nach lateral ab, so läßt sich dieses ohne Mühe mit der Schere durchtrennen, das Ureterknie liegt frei. Da die Blase in diesem Akt noch mehr am Uterus fixiert ist, empfiehlt es sich, die Freilegung des Ureterknies zunächst auch links vorzunehmen (Abb. 5c).

Mit einer eher spitzen Schere mobilisieren wir dann das Ureterknie, wobei die Präparation verhältnismäßig dicht am Ureter bleibt. Gewöhnlich dringt die Spitze des linken Zeigefingers dann unterhalb des Ureterknies unschwer von vorne nach hinten und leicht lateral in den Ureterkanal ein und

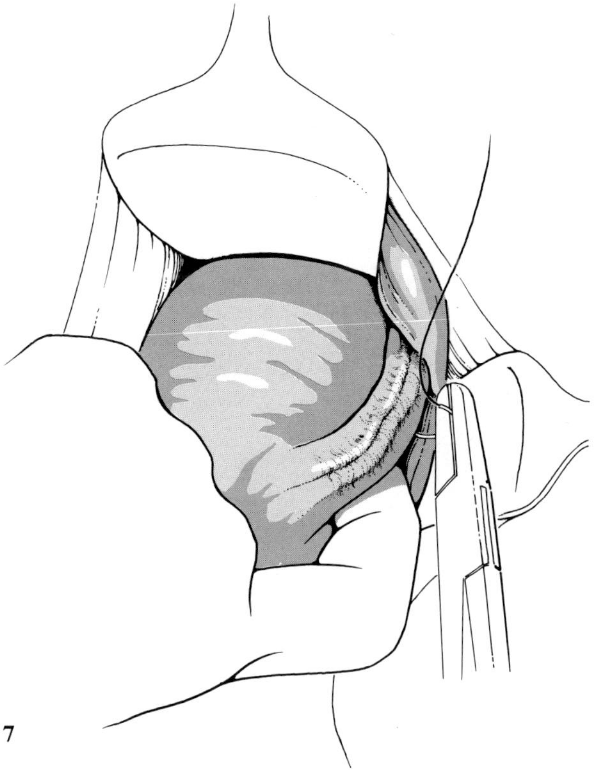

7

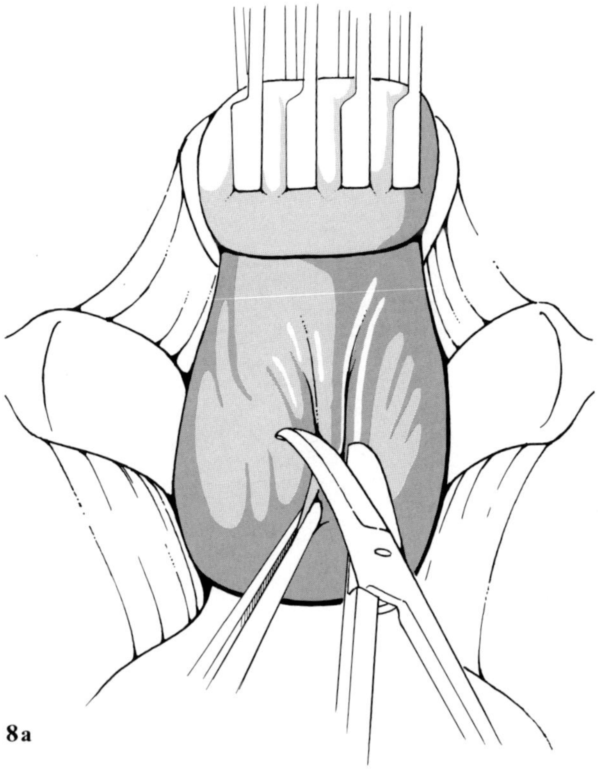

8a

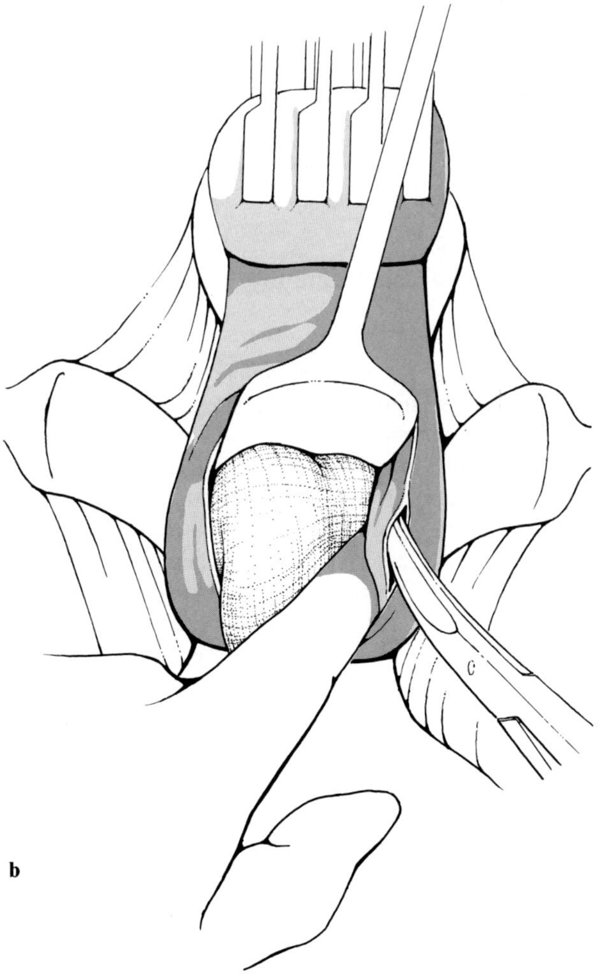

b

Abb. 7. Ligatur des Gefäßstranges links

Abb. 8. a Der Uterus wird vom Assistenten nach oben gezogen, der Douglassche Raum mit der Schere eröffnet und mit einem Faden angeschlungen. Vorher wurde die Scheide mit der Schere abpräpariert. Anschließend wird eine Laparotomiekompresse (Schautatuch) in den Douglas eingeführt, das die Darmschlingen zurückhalten soll, darüber führen wir ein langes Rinnenspekulum ein. **b** Der erste Assistent hebt mit einem Breiskyspatel den Uterus an und stellt damit die Rektumpfeiler dar. An deren medialer Seite wird zuerst rechts, dann links das Peritoneum mit einer eher stumpfen geschlossenen Schere unterminiert und dann durchtrennt. Die Rektumpfeiler lassen sich zumeist ohne Blutung dicht am Rektum durchtrennen, wozu allerdings auch eine Klemme verwendet werden kann

lädt auf diese Weise das Ureterknie auf die Zeigefingerspitze auf. Das Uterinabündel wird dadurch ausgespannt und läßt sich leicht zwischen zwei Durchstechungsligaturen durchtrennen (Abb. 6a, b). Wir verwenden dazu heute anstelle der Deschampschen Nadel eine modifizierte Gefäß- bzw. Unterfahrungsklemme. Die Blase ist dadurch abgelöst, derselbe Vorgang erfolgt auf der Gegenseite. Die geschilderte Technik folgt dem Grundsatz, Sicherheit und anatomisches Präparieren geht vor

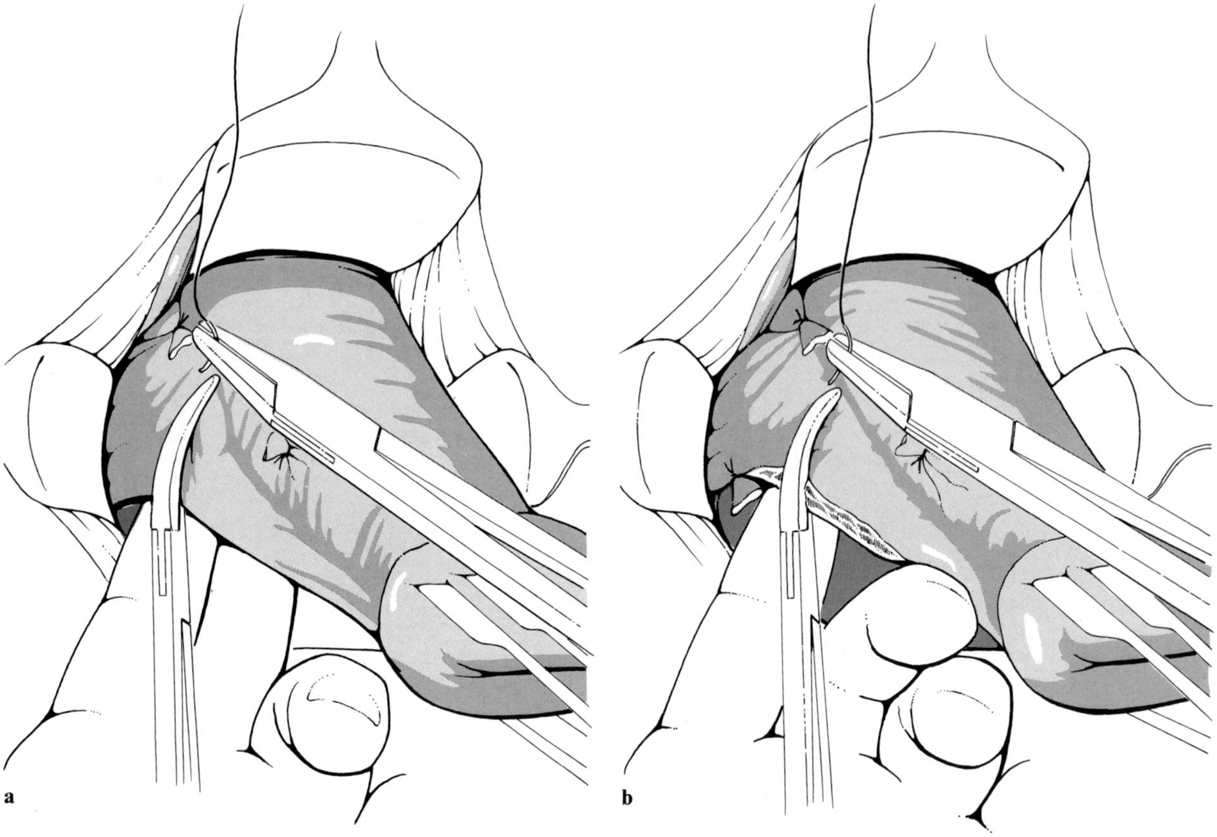

a b

Abb. 9. a Das Ligamentum cardinale wird über zwei bis drei beckenwandnahe gelegte Klemmen ausgeschnitten und sofort ligiert. **b** Zweite Ligatur des Parametriums. Die Ligatur kann schon vor der Durchschneidung gelegt werden

Raschheit und damit mitunter Unübersichtlichkeit (Abb. 7).

Durchtrennung der Rektumpfeiler: Der Uterus wird vom ersten Assistenten an den Mäusezahnklemmen nach oben gezogen, der Douglas wird mit der Schere eröffnet und mit einem Faden angeschlungen. Die Scheide muß vorher allenfalls etwas weiter mobilisiert werden. Wir führen dann eine Laparotomiekompresse in den Douglasschen Raum ein, welche das Vorfallen von Darmschlingen verhindern soll und führen ein relativ langes Rinnenspekulum ein (Abb. 8a). Der erste Assistent hebt mit dem Breiskyblatt den Uterus nach oben und stellt damit die Rektumpfeiler dar. An deren medialer Seite wird zuerst rechts, dann links das Peritoneum mit der geschlossenen, eher stumpfen Schere mobilisiert und anschließend durchtrennt. Die gewünschte Radikalität muß dabei im Auge behalten werden. Die Rektumpfeiler könnten zumeist ohne jegliche Blutung dicht am Mastdarm von hinten nach vorne durchtrennt werden, wobei allerdings auch eine Klemme verwendet werden kann (Abb. 8b).

Ausschneiden des Ligamentum cardinale: Das Ligamentum cardinale Mackenrodt ist nun für die Resektion zugänglich. Es wird immer wieder erwähnt, daß dieses, um größte Radikalität zu erzielen, ohne wesentliche Blutungsgefahr beckenwandnahe ohne Ligaturen ausgeschnitten werden könne. Kommt es doch zu Blutungen aus Beckenvenen, soll zunächst eine Kompresse zur Tamponade eingelegt werden, die endgültige Versorgung später vorgenommen werden.

Bei der heute angestrebten Radikalität schneiden wir das Ligamentum cardinale über zwei bis drei beckenwandnahe gelegten Wertheimklemmen aus und sehen dabei so gut wie nie Blutungen, insbesondere, wenn zuerst die Durchstechungsligatur gelegt und etwas angezogen wird und das Paragewebe erst dann durchschnitten und die Ligatur vollends geknüpft wird (TAPFER) (Abb. 9a, b).

Entfernung des Präparates: Das Peritoneum wird knapp oberhalb der Umschlagfalte eröffnet und mit

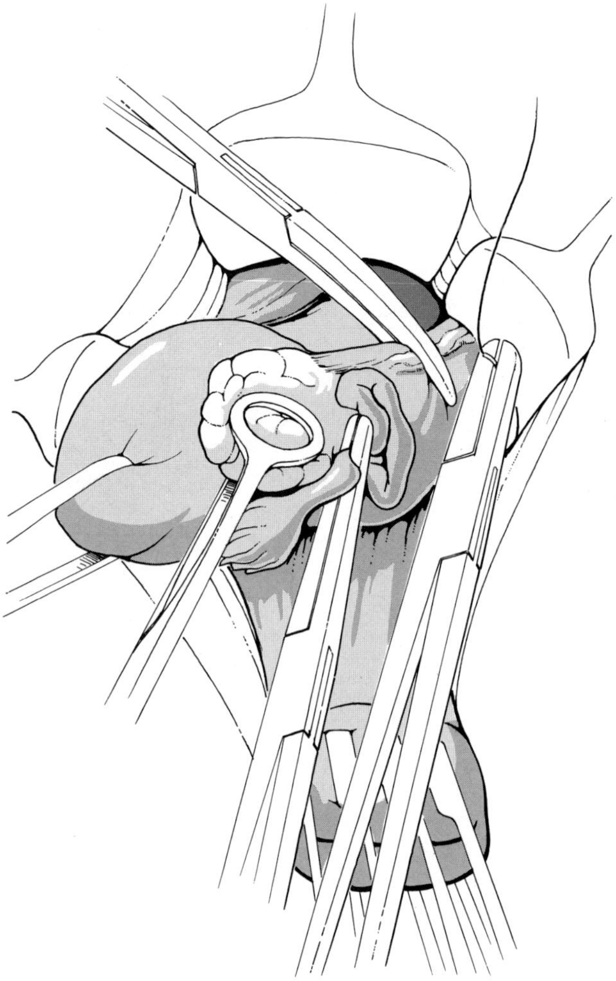

Abb. 10. Das Peritoneum wurde knapp oberhalb der Umschlagfalte eröffnet und angeschlungen. Der Uterus wurde nach Fassen mit einer Kugelzange vorgewälzt. Falls die Adnexe mit entfernt wurden, lassen sie sich gewöhnlich unschwer mit einer Fensterklemme fassen und vorziehen. Wir setzen dann zwei Klemmen, meist von oben her, eine an den Adnexstiel, die andere an das Ligamentum rotundum und ligieren sie durch Umstechung

einem Faden angeschlungen (Abb. 10). Der erste Assistent führt ein Breiskyblatt ein, der Uterus wird zunächst am Fundus vorne mit einer Kugelzange und dann mit einer zweiten an der rechten Fundusecke gefaßt. Falls die Adnexe mit entfernt werden sollen, was im Stadium I A 2 nicht vonnöten ist, werden Tube und Ovar mit einer gefensterten Klemme gemeinsam gefaßt und etwas vorgezogen. Wir setzen gewöhnlich zwei gebogene Adnexklemmen, eine ans Ligamentum infundibulo-pelvicum, die andere an das Ligamentum rotundum. Derselbe Vorgang auf der linken Seite und damit ist das Präparat gewonnen.

Verschluß des Peritoneums: Den Verschluß des Peritoneums nehmen wir mit zwei Halbtabaksbeutel- und einigen Einzelknopfnähten vor (Abb. 11 a), es wird getrachtet, die Ligaturstümpfe exakt zu extraperitonealisieren. Wir beginnen meist rechts. Der erste Assistent hält mit einem großen Stieltupfer das Rektum nach links sowie mit einem vorderen Blatt die Blase nach vorne. Die zweite Assistenz verwendet ein bis zwei Seitenspiegel zur Darstellung der Ligamente. Eingestochen wird oberhalb der Ligaturstümpfe in der Reihenfolge Sacrouterinum, Cardinale, Rotundum, Adnexe. Umgekehrt bei der Ecknaht an der linken Seite. Komplettierung des Verschlusses durch einige Einzelknopfnähte (Abb. 11 b). Wir legen für 48 Stunden eine Tamponade mit breiten Jodoformstreifen, wobei zuerst die rechte, dann die linke Beckenhälfte beschickt wird. Nach Versorgung des Hilfsschnittes wird die Vaginaltamponade komplettiert (Abb. 11 c). Eine Umstechung der Scheidenränder ist nicht erforderlich. Nach der Schauta-Operation bildet sich am Schei-

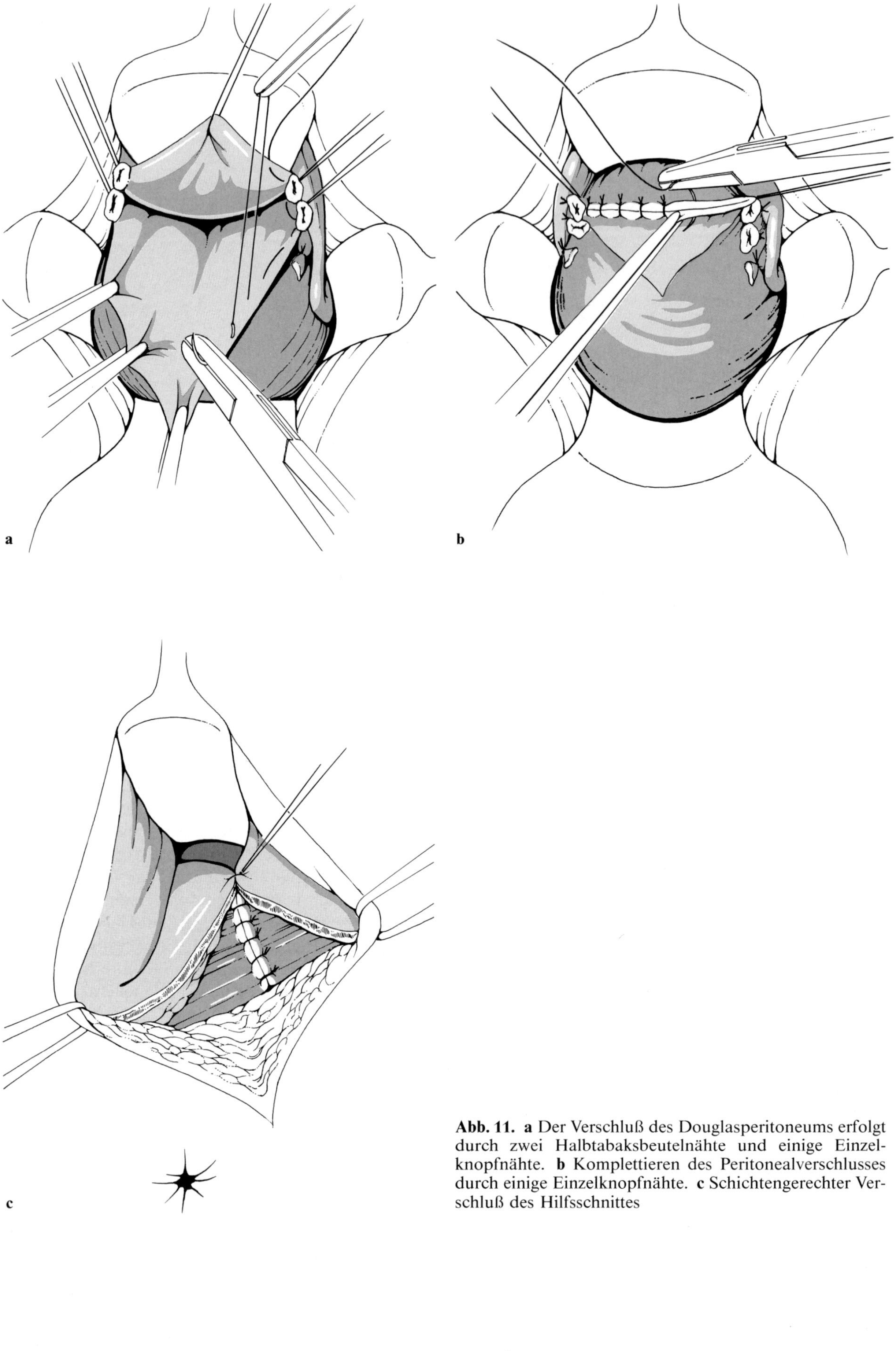

Abb. 11. a Der Verschluß des Douglasperitoneums erfolgt durch zwei Halbtabaksbeutelnähte und einige Einzelknopfnähte. **b** Komplettieren des Peritonealverschlusses durch einige Einzelknopfnähte. **c** Schichtengerechter Verschluß des Hilfsschnittes

denabschluß eine straffe Narbe. Eine Prolapsgefahr besteht, für manche überraschend, nicht.

Die Vulva wird links und rechts mit Kugelzangen gefaßt, nach den Seiten gespreizt und das Wundbett eingestellt. Die erste Naht faßt den oberen Vaginalrand, anschließend nähen wir den Levator von unten nach oben, die Scheidenhaut von innen nach außen und nach Vereinigung des Dammgewebes die Haut im Bereich des Dammes mit Vicryleinzelknopfnähten. Letztere sind nach etwa sechs Tagen zu entfernen.

LITERATUR

1. Fauvet E (1964) Die vaginale Operation des Cervixkrebses (Schacharadi-Schauta-Amreich). In: Ober KG, Meinrenken H (Hrsg) Gynäkologische Operationen. Springer, Berlin Göttingen Heidelberg
2. Fauvet E (1982) In: Käser O, Iklé FA, Hirsch HA (Hrsg) Atlas der gynäkologischen Operationen, 4. erw. Aufl. Thieme, Stuttgart New York
3. Peham H v, Amreich I (1930) Gynäkologische Operationslehre. Karger, Berlin
4. Reiffenstuhl G, Platzer W (1974) Die vaginalen Operationen. Chirurgische Anatomie und Operationslehre. Urban & Schwarzenberg, München
5. Tapfer S (1961) Typische gynäkologische Operationen unter besonderer Berücksichtigung technischer Vorteile, 3. erw. Aufl. Urban & Schwarzenberg, München Berlin

G Praktische Anwendung typischer Operationstechniken bei gynäkologischen Erkrankungen, Indikationen, Modifikationen

I Operative Behandlung des Karzinoms der Cervix uteri

J. BALTZER, J. ZANDER und H. G. BENDER

INHALT

Individualisierte Behandlung im Rahmen der Therapie von Patientinnen mit Zervixkarzinom heißt tumorangepaßtes Vorgehen unter Berücksichtigung spezieller histomorphologischer Prognosekriterien des Karzinoms. Dieses Vorgehen kann sowohl zu dem Konzept einer eingeschränkten, organ- und funktionserhaltenden Behandlung als auch zum Konzept einer erweiterten operativen Therapie führen. Seit den ersten abdominalen Krebsoperationen ist mit Zunahme der Diagnostik früher Karzinomstadien und größerem Wissen von Wachstum und Ausbreitung des Zervixkarzinoms ein Wandel im therapeutischen Konzept vollzogen worden [34, 12]. Die früher bei Frauen mit operablem Karzinom übliche Behandlung einer Maximaltherapie mit erweiterter Hysterektomie, Entfernung beider Ovarien und obligatorischer Nachbestrahlung wurde zugunsten einer mehr tumorbezogenen, individualisierten Behandlung in Frage gestellt [33].

1 Dysplasie, Carcinoma in situ (CIN I-III), Mikrokarzinom

J. BALTZER und J. ZANDER

Dysplasie und Carcinoma in situ (CIN I-III) zählen zu den präinvasiven Veränderungen des Zervixkarzinoms. Jedes atypische Epithel, das sich durch länger dauernde Persistenz auszeichnet, vermag zum invasiven Wachstum überzugehen. Bis jetzt sind keine morphologischen Merkmale bekannt, die dafür sprechen würden, daß ein bestimmtes Epithel die Potenz zum invasiven Wachstum erlangt hat [13].

Bei der *beginnenden Stromainvasion* findet der erste Einbruch eines atypischen Epithels in das daruntergelegene Stroma statt. Typisch ist die Stromaauflockerung in der Umgebung dieser Tumorzapfen und die rundzellige entzündliche Infiltration. In 30% geht die Invasion von einem Oberflächenepithel aus, in 70% von atypischem Epithel, das in Zervixdrüsen ausgebildet ist [13]. Von therapeutischer Bedeutung ist die zumeist zu beobachtende Multifokalität einer beginnenden Stromainvasion. Mit einer metastatischen Ausbreitung in die regionären Lymphknoten ist nicht zu rechnen.

Mit Zunahme der Invasion kann es zur Ausbildung des sog. *„Mikrokarzinoms"* kommen. Nach MESTWERDT [29] wurde bei der Abgrenzung zum klinischen Karzinom eine Invasionstiefe von 5 mm festgelegt. Es hat sich jedoch gezeigt, daß die alleinige Bestimmung der Invasionstiefe zur Definition dieser kleinen Karzinome nicht ausreichend ist, so daß vorgeschlagen wurde, mindestens zwei, möglichst drei Dimensionen des Karzinoms zu messen [14]. Als zuverlässigste Definition des Mikrokarzinoms gilt die Volumenbestimmung, wobei ein Volumen von maximal 500 mm^3 angenommen wird [25, 28]. Für die Therapie und Prognose ist bedeutungsvoll, daß im Gegensatz zur meist multizentrisch vorhandenen frühen Stromainvasion das Mikrokarzinom eher unizentrisch wächst und überwiegend von Zervikalkanal und Portiooberfläche ausgeht, im Gegensatz zur frühen Stromainvasion, die bevorzugt in der Tiefe von Zervixdrüsen vorliegt [25]. Die Wahrscheinlichkeit einer metastatischen Absiedlung beim Mikrokarzinom liegt deutlich unter 1% [25]. Nach anderen Autoren liegt die Metastasenfrequenz schon bei einer Invasionstiefe bis zu 3 mm bei 2,8-4,3% und im Bereich von 3-5 mm bei 3,35-5,5%. Dies gilt offenbar nur für die Fälle, bei denen die Oberflächenausdehung nicht mit berücksichtigt wurde und ein Durchmesser von 10 mm überschritten wird [35]. Der Begriff des Mikrokarzinoms sollte deshalb nur dann Verwendung finden, wenn die oberflächliche Ausdehnung 10 mm beträgt und die Invasionstiefe nicht größer als 3 oder 5 mm ist [35]. Von Bedeutung ist, daß die Häufigkeit einer metastatischen Absiedlung in die Lymphknoten nicht nur von der Größe des Karzinoms, sondern auch vom histologisch nachgewiesenen Einbruch des Primärtumors in Lymphgefäße abhängt.

Bei der operativen Behandlung von Patientinnen mit Frühformen des Zervixkarzinoms ist deshalb die Art der Veränderung, die Oberflächenausdehnung, die größte Invasionstiefe und der histologisch nachgewiesene Einbruch in Lymphgefäße zu berücksichtigen.

Das anläßlich der Konisation im Gesunden entfernte CIN I-III macht keine weiteren therapeutischen Maßnahmen erforderlich. Nach vollständiger Entfernung der Veränderung liegt die Wahrscheinlichkeit eines Tumorrezidivs bei höchstens 2% [26]. Wurde die Veränderung nicht im Gesunden entfernt, ist mit Zunahme eines Rezidivs zu rechnen. Bei 1336 unvollkommen entfernten Carcinomata in situ wurde unter 308 Tumorrezidiven in 1,6% sogar ein infiltrierender Prozeß registriert [26]. Dennoch ist bei jungen Frauen mit bestehendem Kinderwunsch und nicht im Gesunden entferntem CIN III zunächst die engmaschige zytologische Kontrolle gerechtfertigt, da damit zu rechnen ist, daß im Bereich der Nekrosezone des Konisationskraters Randveränderungen zugrunde gehen. Fortbestehende zytologisch suspekte Abstriche machen ein erneutes operatives Vorgehen erforderlich, die Rekonisation ist in diesem Fall gerechtfertigt. Bei ungünstigem anatomischen Befund kann dieses organerhaltende Vorgehen gelegentlich nicht möglich sein, so daß dann die sekundäre Uterusexstirpation resultiert.

Bei älteren Patientinnen oder Frauen mit abgeschlossener Familienplanung bzw. bei Patientinnen mit Zusatzbefunden wie Uterus myomatosus oder Descensus uteri ist bei nicht sicher im Gesunden entfernter intraepithelialer Neoplasie (CIN II + III) die Uterusexstirpation ratsam. In diesen Fällen wird der vaginale Operationsweg bevorzugt.

Hat die histologische Untersuchung des Konus eine frühe Stromainvasion oder ein Mikrokarzinom ergeben, kann nur individuell entschieden werden, ob die Konisation als ausreichende Behandlung angesehen werden darf. Bei der jungen Frau mit Kinderwunsch und sicher im Gesunden entfernter beginnender Stromainvasion ist es gerechtfertigt, von weiteren operativen Maßnahmen abzusehen. Voraussetzung ist, daß eine einwandfreie präzise histomorphologische Untersuchung des Konus erfolgte [27] und die Patientin zu regelmäßigen zytologischen Kontrolluntersuchungen bereit ist. Beim Mikrokarzinom muß der Wunsch nach Funktionserhaltung gegen das Risiko abgewogen werden. Bis zu einer Invasionstiefe von 3 mm ist nicht mit einer Streuung zu rechnen und die Organerhaltung bei ausführlicher Aufklärung der Patientin diskutabel. Je mehr die Invasionstiefe zunimmt, je schmaler die freien Konusränder, je weniger frontal abgegrenzt das Karzinom wächst, je sprayförmiger es ist und je geringer seine Differenzierung, umso weniger wird man die Uterusexstirpation vermeiden können [21]. Bei nachgewiesenem Tumoreinbruch in Lymphgefäße ist die zusätzliche Lymphonodektomie zu diskutieren. An der Frauenklinik in Graz wird seit 1976 bei allen Patientinnen mit Mikrokarzinom und histologisch nachgewiesenem Tumoreinbruch in Gefäße die zusätzliche Lymphonodektomie vorgenommen. Bei bisher 23 Fällen wurde weder eine metastatische Tumorabsiedlung noch ein Rezidiv des Karzinoms registriert [13].

Ein funktionserhaltendes Vorgehen bei nicht im Gesunden entfernter früher Stromainvasion bzw. Mikrokarzinom bleibt problematisch, da jenseits der Resektionsränder des Konus morphologische Veränderungen vorliegen können, die über das diagnostizierte Ausmaß hinausgehen. In diesem Fall ist das beschriebene operative Vorgehen ratsam. Das gleiche operative Vorgehen, unter Umständen mit Einschluß der Lymphonodektomie, gilt auch für ältere Patientinnen mit abgeschlossener Familienplanung und zusätzlichen uterinen Veränderungen wie Uterus myomatosus. Auf die Entfernung parametranen Gewebes kann verzichtet werden.

2 Klinisches Zervixkarzinom

J. BALTZER und J. ZANDER

Beim klinischen Zervixkarzinom sind unterschiedliche qualitative und quantitative prognostische Tumorparameter Basis für eine individualisierte operative Behandlung. Zu den qualitativen Tumorparametern zählen Tumortyp, Tumorlokalisation, Wachstum und Ausbreitung, Grading, Einbruch in Lymph- und Blutgefäße sowie die Art der metastatischen Absiedlung in die Lymphknoten. Als quantitative Parameter sind Tumorlänge, -höhe, -breite, größte Invasionstiefe und das Tumorvolumen meßbar. Zusätzlich ist die Relation von Tumorvolumen und Zervixvolumen, der sog. Zervix-Tumor-Index, bestimmbar [4, 16].

Diese genannten Tumorkriterien können Entscheidungshilfe zur Planung einer tumorangepaßten operativen Behandlung von Patientinnen mit Zervixkarzinom sein.

2.1 Adenokarzinom der Zervix

Bei der Berücksichtigung unterschiedlicher Tumorformen werden zum Adenokarzinom der Zervix im Schrifttum kontroverse Angaben über Epidemiologie, Ätiologie, Behandlung und Prognose gemacht. In diesem Zusammenhang ist von Bedeutung, daß in der Mehrzahl der Mitteilungen allein zwischen Plattenepithelkarzinom und Adenokarzinom der Zervix unterschieden wird. Eine gesonderte Gruppe restlicher bzw. nicht näher klassifizierbarer Tumoren wird nicht aufgeführt. Eigene Untersuchungen haben gezeigt, daß im Hinblick auf Altersverteilung, Symptomatik und Klinik keine Unterschiede zwischen operierten Patientinnen mit Plattenepithel- bzw. Adenokarzinom bestehen. Die Behandlungsergebnisse von operierten Frauen mit Adenokarzinom gleicher histologischer Ausdehnung entsprachen denen von Frauen mit Plattenepithelkarzinom der Zervix. Dieses gilt auch unter Berücksichtigung der metastatischen Absiedlung in die Lymphknoten. Bei Frauen mit Adenokarzinom der Zervix lag in 25%, bei Patientinnen mit Plattenepithelkarzinom der Zervix in 26,6% eine metastatische Absiedlung in die regionären Lymphknoten vor [3]. Ähnliche Behandlungsergebnisse wurden von BEREK et al. [7] im Stadium Ib nach alleiniger Operation bzw. nach Operation und Bestrahlung erzielt. Schlechtere Behandlungsergebnisse lagen jedoch nach alleiniger Strahlenbehandlung von Patientinnen mit Adenokarzinom der Zervix vor. Auch die vergleichenden Untersuchungen von ADCOCK et al. [1] machen deutlich, daß Überlebensraten von Patientinnen mit Plattenepithelkarzinom bzw. Adenokarzinom der Zervix keinen Unterschied aufweisen. Lediglich Patientinnen mit adenosquamösem Karzinom der Zervix hatten eine schlechtere Prognose. Wurden zusätzlich morphologische Parameter berücksichtigt, zeigte sich, daß dem Grading des Karzinoms prognostische Bedeutung zukommt. Patientinnen mit G1-Adenokarzinom hatten eine deutlich bessere Prognose als Frauen mit G3-Adenokarzinom [8]. Zusammengefaßt ist die Prognose von Patientinnen mit Adenokarzinom der Zervix nicht schlechter als von Frauen mit Plattenepithelkarzinom, so daß das gleiche operative Vorgehen gerechtfertigt ist wie bei Frauen mit Plattenepithelkarzinom der Zervix.

2.2 Plattenepithelkarzinom der Zervix

Bei der prognostischen Bewertung von Tumorwachstum und Tumorausbreitung haben eigene Untersuchungen bei operierten Patientinnen mit Zervixkarzinom gezeigt [2], daß eine enge Korrelation zwischen Tumorwachstum, -ausbreitung und Alter der Patientin besteht. Berücksichtigt man Tumorwachstum und Alter der Patientinnen, so wird deutlich, daß bei jungen Frauen ein exophytäres Tumorwachstum überwiegt, während mit zunehmendem Lebensalter die Frequenz endophytär wachsender Karzinome auf 72,8% ansteigt. Auch die Tumorausbreitung ist mit dem Alter der Patientin korreliert. Bei Frauen im Alter von 16–30 Jahren lag in 25,5% ein Tumorbefall der Grenzzone und in 11,3% ein Tumorbefall des parametranen Gewebes vor. Bei Patientinnen im Alter von 51–70 Jahren stieg der Prozentsatz eines Tumorbefalls der Grenzzone auf 56,1% und eines Parametriumbefalls auf 22,1% an.

Tumorwachstum und -ausbreitung sind ihrerseits ebenfalls eng miteinander korreliert. Bei exophytären Tumoren lag ein kontinuierlicher Tumorbefall der Grenzzone in 12,1% und ein kontinuierlicher Tumorbefall des parametranen Gewebes in 1,1% vor. Ein exo-/endophytär wachsendes Karzinom hatte in 39,5% zu einem Tumorbefall der Grenzzone und in 16,7% zu einem kontinuierlichen Tumorbefall des parametranen Gewebes geführt.

Auch zwischen Menopausestatus und Tumorlokalisation liegt eine statistisch belegbare Abhängigkeit vor. In der Geschlechtsreife waren 25,3% der

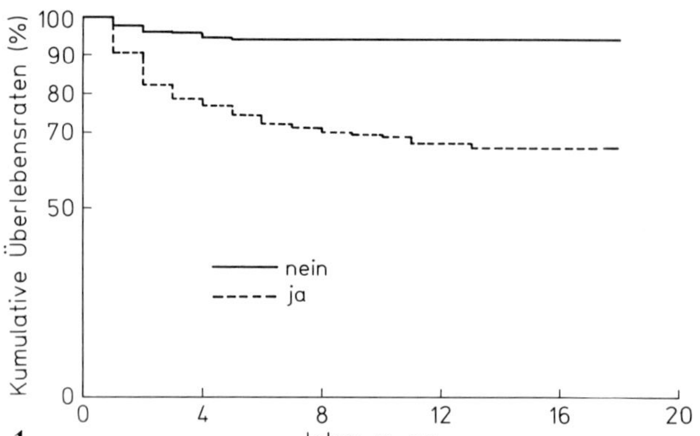

1

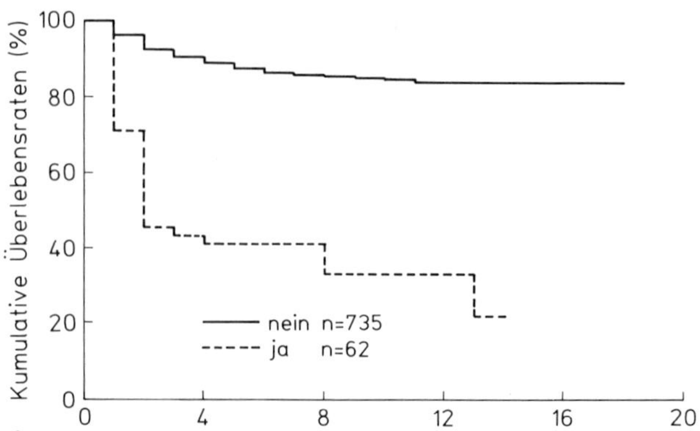

2

Abb. 1. Überlebensraten von operierten Patientinnen mit Plattenepithelkarzinom der Zervix in Relation zur histologisch nachgewiesenen Lymphangiosis carcinomatosa

Abb. 2. Überlebensraten von operierten Patientinnen mit Plattenepithelkarzinom der Zervix in Relation zum histologisch nachgewiesenen Tumoreinbruch in Blutgefäße

Karzinome an der Portio und 74,7% der Tumoren im Zervikalkanal lokalisiert. Bei Frauen in der Postmenopause sank der Prozentsatz an der Portio lokalisierter Karzinome auf 12,5% ab, der Prozentsatz endozervikal lokalisierter Tumoren stieg auf 87,5% an. Entsprechend dem Menopausestatus und dem typischen endozervikal gelegenen Karzinom lag bei Frauen in der Postmenopause gehäuft ein kontinuierlicher bzw. diskontinuierlicher Tumorbefall des Corpus uteri vor. Bei diesen Patientinnen ist zu berücksichtigen, daß ein Karzinombefall des Corpus uteri, vergleichbar der metastatischen Absiedlung beim Endometriumkarzinom, eher zu einer Tumorabsiedlung in die Ovarien führen kann. Im genannten Krankengut war bei 4 Patientinnen eine metastatische Absiedlung in die Ovarien zu registrieren, 3-mal lag gleichzeitig ein Karzinombefall des Corpus uteri vor. Die Prognose von Patientinnen mit nachgewiesenem Befall des Corpus uteri ist deutlich schlechter als von Frauen ohne Karzinombefall des Corpus uteri. Auch NOGUCHI et al. [32] weisen auf die prognostische Bedeutung dieses Kriteriums hin. Bei nachgewiesenem Karzinombefall des Corpus uteri sanken die Überlebensraten von 92,4% auf 53,8% ab.

Wird anläßlich der präoperativen Gewebeentnahme und fraktionierten Kürettage histologisch ein Karzinombefall des Corpus uteri nachgewiesen, so ist auch bei jungen Patientinnen die Belassung der Ovarien im Hinblick auf eine mögliche metastatische Absiedlung nicht gerechtfertigt. Die beidseitige Adnektomie ist ratsam.

Von besonderer prognostischer Bedeutung ist der Reifegrad des Karzinoms. Hierbei ist zu bedenken, daß der Reifegrad im Bereich der Invasionsfront bzw. im Tumorzentrum unterschiedlich ausgeprägt sein kann. Eine besonders günstige Prognose hatten Frauen mit reifem Karzinom im Bereich der Invasionsfront mit Überlebensraten von 96%. Ungünstig war die Prognose von Frauen mit unreifem Karzinom im Tumorzentrum. Hier lag der Prozentsatz verstorbener Frauen bei 28,4% [4].

Die weitere Analyse läßt erkennen, daß zwischen Tumorreife und Alter der Patientin keine Abhängigkeit besteht. Statistisch signifikante Unterschiede bestehen jedoch zwischen der Art des Tumorwachstums und dem Menopausestatus. Bei Frauen in der Geschlechtsreife lagen Tumoren mit stark dissoziierendem, aufsplitterndem Tumorwachstum in 21,7% vor. Bei Frauen in der Postmenopause stieg dieser Prozentsatz auf 32,7% an. Dieses unterschiedliche Wachstumsverhalten der Karzinome ist ebenfalls von prognostischer Bedeutung. Bei Patientinnen ohne aufsplitterndes Karzinomwachstum betrug die 5-Jahre-Überlebensrate 86,4%. Bei ausgeprägtem dissoziierenden Tumorwachstum sank die Überlebensrate auf 66,2% ab.

Auch der Nachweis einer Lymphangiosis carcinomatosa ist prognostisch bedeutungsvoll. Patientinnen mit nachgewiesenem Tumoreinbruch in Lymphgefäße hatten schlechtere Überlebensraten als Frauen ohne Tumoreinbruch in Lymphgefäße (Abb. 1). Besonders ungünstig war die Prognose von Patientinnen mit nachgewiesenem Tumoreinbruch in Blutgefäße (Abb. 2).

Die Prognose von Patientinnen mit Zervixkarzinom wird entscheidend durch den Lymphknotenstatus beeinflußt. Zwischen den genannten qualitativen Tumorparametern bestehen statistisch nachweisbare Beziehungen einer Metastasierung in die Lymphknoten. Im Bereich der Portio lokalisierte

Karzinome wiesen in 87,9% keine metastatische Absiedlung in die Lymphknoten auf. Dieser Prozentsatz metastasenfreier Lymphknoten sank bei endozervikal lokalisiertem Karzinom auf 59,9% ab. Bei fehlendem dissoziierenden Tumorwachstum betrug der Prozentsatz metastasenfreier Lymphknoten 85,3%. Dieser Prozentsatz sank bei ausgeprägter Tumordissoziation auf 58% ab. Auch zum Tumorgrading bestanden deutliche Beziehungen. Bei reifen Karzinomen lagen in 80,5% metastasenfreie Lymphknoten vor. Dieser Prozentsatz sank bei unreifen Karzinomen auf 64,7% ab. Wurde kein Tumoreinbruch in Lymphgefäße registriert, lagen in 94,4% metastasenfreie Lymphknoten vor. Bei nachgewiesener Lymphangiosis carcinomatosa betrug der Prozentsatz metastatisch befallener Lymphknoten 47,2% [6].

Auch meßbare quantitative Tumorparameter sind von prognostischer Bedeutung und können Basis für eine individualisierte operative Behandlung sein. Von den gemessenen Tumorgrößen Tumorlänge, Tumorhöhe und Tumorbreite hat die gemessene Invasionstiefe eine besonders enge Korrelation zur Häufigkeit von Lymphknotenmetastasen. Mit Zunahme der Invasionstiefe steigt die Frequenz von Mikro- und Makrometastasen an. Die Häufigkeit von Tumorzellembolisationen bleibt auffälligerweise unverändert. Dieses Ereignis muß als zufälliges, von der Tumorgröße unabhängiges Faktum angesehen werden.

Auf dem Boden der Tumoreinzelmaße ist eine Berechnung von Tumor- bzw. Zervixvolumen und

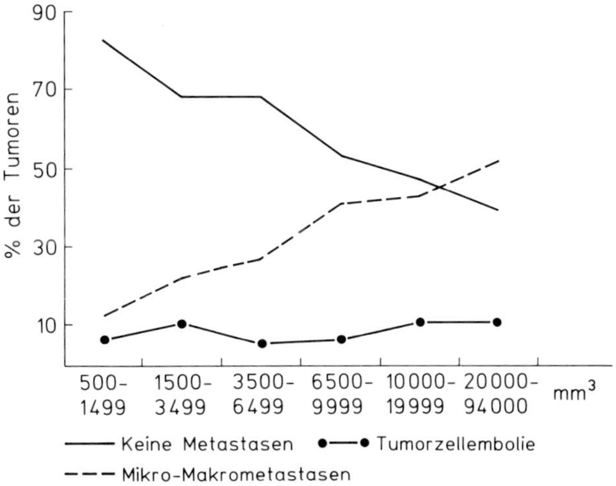

Abb. 3. Metastasierung in die Lymphknoten in Abhängigkeit vom gemessenen Tumorvolumen bei operierten Patientinnen mit Plattenepithelkarzinom der Zervix

die Bestimmung des Zervix-Tumor-Index möglich. Es zeigt sich, daß in Abhängigkeit von der Größe des Tumorvolumens die Häufigkeit von Lymphknotenmetastasen zunimmt. Auch hier bleibt die Frequenz der Tumorzellembolisation unverändert (Abb. 3). Unter Berücksichtigung der gezeigten qualitativen und quantitativen Tumorparameter sowie der metastatischen Tumorabsiedlung in die

Abb. 4. Morphologische Prognosekriterien bei operierten Patientinnen mit Plattenepithelkarzinom der Zervix in Relation zu den 5-Jahre-Überlebensraten

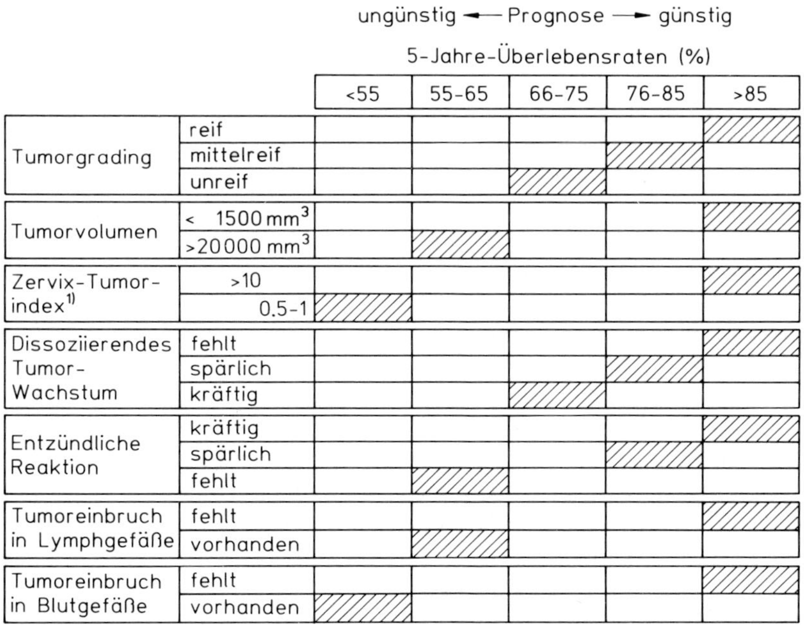

Lymphknoten konnte anhand der Volumenbestimmung gezeigt werden, daß die Prognose von jüngeren Frauen keineswegs schlechter ist als die von älteren Patientinnen. Die Analyse macht deutlich, daß die Erhaltung der Ovarien und damit die Vermeidung der Kastration bei jungen Frauen die Prognose der Erkrankung nicht verschlechtert, so daß auf die obligatorische Adnektomie bei der erweiterten operativen Behandlung des Zervixkarzinoms verzichtet werden kann [39].

Der prognostische Wert der genannten Tumorkriterien geht über den Wert einer rein klinischen Stadieneinteilung hinaus, da sich gezeigt hat, daß nur eine ungenügende Übereinstimmung zwischen klinisch vermuteter und histologisch erwiesener Tumorausdehnung besteht. So wurde z. B. das Stadium IIb in 67% überbewertet [2]. Die klinische Stadieneinteilung kann Anhaltspunkte für eine operative Behandlung geben, für ein tumorangepaßtes operatives Vorgehen ist sie nicht ausreichend. Die genannten Prognosefaktoren lassen Patientinnen mit High-Risk- bzw. Low-Risk-Tumoren unterscheiden (Abb. 4).

Für die Ausdehnung des operativen Eingriffs können zunächst die Richtwerte einer möglichen Tumorabsiedlung in die pelvinen Lymphknoten in Abhängigkeit von der histologisch erwiesenen kontinuierlichen Tumorausdehnung angesehen werden. Bei einem auf die Zervix beschränkten Karzinom lag ein pelviner Lymphknotenbefall in 14,3% vor. Waren Zervix und Vagina befallen, stieg dieser Prozentsatz auf 43,7% an. Bei einem Karzinombefall von Zervix und seitlicher Grenzzone lag der Prozentsatz pelviner Lymphknotenmetastasen bei 30,9%. Bei zusätzlichem Vaginalbefall stieg der Prozentsatz auf 41,8% an. Waren Zervix, Grenzzone und Parametrium befallen, betrug die metastatische Absiedlung in die Lymphknoten 58% [22].

Auch die Größe der Lymphknotenmetastasen ist von prognostischer Bedeutung. Nach INOUE et al. [20] betrug die 3-Jahre-Überlebensrate bei unter 10 mm großen Metastasen 95% und sank bei über 20 mm großen Lymphknotenmetastasen auf 76% ab. Nicht resezierbare Lymphknotenmetastasen waren mit einer 3-Jahre-Überlebensrate von nur 18% korreliert. Auch der Befall weniger oder mehrerer Lymphknotenstationen wirkt sich prognostisch aus [15]. Dagegen besteht kein prognostischer Unterschied bei der Beteiligung verschiedener anatomischer Gruppen [15]. Der beschriebene pelvine Lymphknotenbefall gilt als wichtigster Prognoseindex. In welchem Ausmaß paraaortale Lymphknotenmetastasen auch bei der Primärbehandlung eine Rolle spielen, ob sie und ihre operative Entfernung eine prognostische Bedeutung für das Schicksal der Patientinnen haben, ist eine heftig diskutierte Frage [22]. Nach amerikanischen Untersuchungen ist im Stadium Ib in 5,5%, im Stadium IIa in 10,3%, im Stadium IIb in 17,3% und im Stadium III in 34,5% mit einer metastatischen Absiedlung in die paraaortalen Lymphknoten zu rechnen [36]. Bei diesen Angaben dürfte es sich um einen Mindestbefall handeln, da zumeist keine systematische Lymphonodektomie, sondern ein eingeschränktes diagnostisches Sampling erfolgte. Bisherige Untersuchungen haben nicht eindeutig den Weg der Metastasierung aufzeigen können, ob die Absiedlung ausgehend von befallenen pelvinen Lymphknoten erfolgt oder ob eine primäre paraaortale Metastasierung bei freien pelvinen Lymphknoten möglich ist.

Eine tumorangepaßte operative Behandlung berücksichtigt die genannten morphologischen Tumorparameter. Basis des operativen Vorgehens ist die erweiterte abdominale Hysterektomie. Zum Ausmaß der Parametrienresektion besteht derzeit noch keine Einigkeit. Die bisherigen Beobachtungen sprechen dafür, daß gerade bei der Behandlung volumenmäßig großer Tumoren eine möglichst ausgedehnte Parametrienresektion erforderlich ist. Bei den kleinen Tumoren dürfte mit der Ausweitung der Radikalität hinsichtlich des Heilungserfolges kein Zugewinn möglich sein [15]. Auch bei endozervikal lokalisierten, endophytär wachsenden Karzinomen mit häufigerem Befall von Grenzzone und parametranem Gewebe dürfte eine möglichst vollständige Entfernung des parametranen Gewebes günstig sein. Während zur Frage der Radikalität der Parametrienresektion noch kontroverse Auffassungen bestehen, wird von nahezu allen Operateuren eine möglichst radikale pelvine Lymphonodektomie gefordert [17]. KJÖRSTAD et. al. [23] haben auf die Bedeutung einer möglichst radikalen pelvinen Lymphonodektomie hingewiesen. GITSCH u. PHILIPP [19] konnten die Radikalität der Lymphonodektomie durch den Einsatz einer Gamma-Kamera verbessern. Der kurative Effekt einer paraaortalen Lymphonodektomie ist umstritten.

Das Ausmaß der Scheidenresektion richtet sich nach einem durch Schillersche Jodprobe nachgewiesenen Tumorbefall der Scheide.

Bei geschlechtsreifen Frauen kann auf die Adnektomie verzichtet werden, es sei denn anläßlich der präoperativen Diagnostik wurde histologisch ein Karzinombefall des Corpus uteri nachgewiesen.

Gegenstand einer kontroversen Diskussion ist die Frage des Wertes einer postoperativen Bestrahlung.

MORROW [31] weist darauf hin, daß die Behandlungsergebnisse von Frauen mit operiertem Zervixkarzinom auch bei metastatischem Befall von bis zu drei Lymphknoten durch eine zusätzliche Bestrahlung nicht verbessert werden konnten. Ähnliche Untersuchungsergebnisse werden von FULLER et al. [18] mitgeteilt. Auch die eigenen Behandlungsergebnisse bei der operativen Behandlung von 1092 Patientinnen mit Zervixkazinom [5] ließen erkennen, daß die Prognose von Patientinnen mit prognostisch ungünstigen Tumorkriterien durch eine postoperative Bestrahlung nicht beeinflußt werden konnte. Der Vergleich ließ sowohl bei Berücksichtigung der genannten qualitativen Tumormerkmale als auch der am Operationspräparat nachgewiesenen Tumorausdehnung, Volumenbestimmung und Metastasierung in die Lymphknoten keine Verbesserung der Behandlungsergebnisse durch eine postoperative Strahlentherapie erkennen. Die zusätzliche Prüfung durch die Bildung von Zwillingspaaren gleicher histologischer Merkmale und unter Berücksichtigung einer maximalen Altersdifferenz von ± 2,5 Jahren bestätigte die zuvor beschriebenen Untergruppenanalysen.

Diese Behandlungsergebnisse lassen den Schluß zu, daß bei der Mehrzahl der Patientinnen mit operablem Zervixkarzinom die erweiterte abdominale Hysterektomie mit obligatorischer Lymphonodektomie unter Vermeidung der Kastration bei jungen Frauen die optimale Behandlungsmethode darstellt. Eine Überbehandlung durch die zusätzliche postoperative Bestrahlung kann vermieden werden. TULUSAN [38] teilte identische Behandlungsergebnisse von Patientinnen mit operiertem Zervixkarzinom mit, bei denen die Operation und histologische Aufarbeitung des Operationspräparates in gleicher Weise vorgenommen wurde.

3 Indikationsgesichtspunkte zur Beckenexenteration

H. G. BENDER

In Sondersituationen ist bei Patientinnen mit einem Zervixkarzinom eine erweiterte Tumoroperation zu erwägen, die sich auf die unmittelbar benachbarten Organe des unteren Harntraktes und/oder das Rektum erstreckt. Grundsätzlich muß ein solcher Eingriff in die Überlegungen mit einbezogen werden, wenn ein Tumor des unteren weiblichen Genitaltraktes in eines der Nachbarorgane infiltrativ vorgedrungen ist, so daß die operative Behandlung in den vorgegebenen üblichen Schichten nicht zur vollständigen Tumorentfernung führen würde. Unter diesen Bedingungen würde auch die Radiotherapie mit einem sehr hohen Risiko einer Fistelausbildung verbunden sein. In der überwiegenden Zahl der Fälle handelt es sich jedoch um sogenannte zentrale Rezidive nach früherer Radiotherapie, so daß für diese Therapieform keine Reserven mehr zur Verfügung stehen. Das Karzinom der Cervix uteri stellt den häufigsten Tumor dar, der für diese Art operativer Therapie in Betracht kommt. Diese Tatsache ergibt sich durch die Häufigkeit dieser Erkrankung, die anatomischen Nachbarschaftsbeziehungen und das biologische Verhalten dieses Tumors, das gekennzeichnet ist durch vergleichsweise längeres lokoregionäres Wachstum und relativ späte Fernmetastasierung. Die Kombination dieser Faktoren führt dazu, daß Patientinnen mit einem Zervixkarzinom häufiger für eine derartige Behandlung in Betracht kommen als solche mit einem Karzinom des Corpus uteri, der Vagina, der Vulva oder insbesondere als Patientinnen mit einem Ovarialkarzinom. Das allgemeine Indikationsgebiet für die Beckenexenteration erstreckt sich daher auf Tumoren des weiblichen Genitale, die trotz Mitbefall eines oder mehrerer Nachbarorgane die Aussicht auf eine komplette Entfernung bieten; zudem darf es für die Patientin keine gleich effektive aber weniger belastende Behandlungsform geben. Die grundsätzliche Forderung nach radikaler Resezierbarkeit des Tumors begründet die Aussicht auf langfristige Heilung.

Im einzelnen kommen die vordere, hintere oder die totale Exenteration zur Anwendung. Die erstgenannte Form kommt in Betracht, wenn der Genitaltumor in oder durch das Septum vesicouterinum oder vesicovaginale vorgedrungen ist. Die hintere Exenteration bietet eine Behandlungsmöglichkeit für Patientinnen, bei denen der maligne Tumor das Septum zwischen Genitale und Rektumvorderwand infiltrativ durchdrungen hat. Bei simultaner ventraler und dorsaler Wachstumsrichtung eines malignen Genitaltumors mit Durchdringung der beiderseitigen Grenzzonen bietet die totale Exenteration eine Behandlungsmöglichkeit. Gelegentlich wird empfohlen, dieses Verfahren generell anzuwenden, da nur es die größtmögliche Radikalität in der Tumorentfernung bietet. Dem stehen allerdings die allgemeinen Erfahrungen entgegen, die auch für die vordere und hintere Exenteration durchaus günstige Behandlungsergebnisse nachgewiesen haben. Zu bedenken ist allerdings, daß bei der hinteren Exenteration nach früherer Bestrahlung Fisteln vom Harntrakt relativ häufig auftreten und im Gefolge einer kompletten Parametrien- und Parakolpiumentfernung schwere Blasenfunktionsstörungen auftreten können.

Die Bewertung der auf die Nachbarorgansysteme ausgedehnten gynäkologischen Tumoroperationen hat sich in den letzten Jahren erheblich gewandelt. In ihrer Initialphase, die insbesondere mit dem Namen BRUNSCHWIG [9] verbunden ist, waren diese Eingriffe gekennzeichnet durch nicht selektive Anwendung und hohe perioperative Mortalität. Unter den heutigen Bedingungen sind demgegenüber hervorzuheben: Die Senkung der operationsbezogenen Mortalität auf 2–5%, 5-Jahres-Überlebensergebnisse von 50–60% [30, 24] bei strenger Patientenauswahl und wesentlich verbesserte funktionelle Resultate nach der Operation. Auf diese Möglichkeiten, die die kontinente suprapubische Harnableitung nach Zystektomie, die Erhaltung oder Wiederherstellung der analen Kontinenz sowie die verschiedenen Verfahren der vaginalen Rekonstruktion umfassen, wird in den Kapiteln F. IV, F. III und H. IV. eingegangen. Mit den durch diese Techniken erreichbaren organfunktionellen Ergebnissen ist die Operation für viele Patientinnen eher akzeptabel und führt zu einer deutlich geringeren psychischen Belastung.

Bisher unbefriedigend definiert sind die Kriterien, an denen sich die Auswahl der Patientinnen und die Prognoseabschätzung orientiert. So sind 5-Jahresheilungen bei 50–60% der Patientinnen zwar ein für dieses Kollektiv außerordentlich günstiges Ergebnis, das besonders in den Zentren erreicht wird, in denen Wert darauf gelegt wird, die Beckenexenteration nur aus kurativer Intention und nicht zur Palliation einzusetzen; es besagt jedoch auch gleichzeitig, daß eine korrekte Abschätzung des längerfristigen Verlaufs der Erkrankung nur bei etwa der Hälfte der operierten Patientinnen gelingt. Dabei wird die Beurteilung durchweg auf multiple intraoperativ befundete Biopsien aus der Tumorumgebung und der Abdominalhöhle gegründet. Unbeantwortet muß die Frage bleiben, wieviele Patientinnen von der Therapie aufgrund des intraoperativen Staging ausgeschlossen wurden, die trotz der ungünstigen Biopsieergebnisse hätten geheilt werden können. Eine näherungsweise Vorstellung läßt sich aus der Analyse von STANHOPE und SYMMONDS [37] ableiten: Nach 2 Jahren lebten noch 47% und nach 5 Jahren noch 17% der Patientinnen, bei denen die histologische Auswertung des Operationspräparates der Beckenexenteration ungünstige Befunde wie peritoneale oder Lymphknotenmetastasen ergab. Die Auswertung eines eigenen Patientenkollektivs zeigte, daß Angaben zu vielen Gesichtspunkten nicht eindeutig mit einem günstigeren oder schlechteren Krankheitsverlauf vergesellschaftet waren: Ob die Exenteration als Primär- oder Sekundäroperation durchgeführt wird, ob eine Vorbestrahlung erfolgte, ob präoperativ eine Harnabflußstörung vorlag oder nicht, Angaben zum histologischen Typ und Tumorgrad, zur Lymphknotenmetastasierung oder zur Frage ob eine Lymphangiosis carcinomatosa vorlag oder nicht. Ungünstige Überlebensaussichten waren mit mikroskopischem Tumornachweis am Absetzungsrand des Exenterationspräparates und histologisch festgestelltem Tumoreinbruch in Blutgefäße verbunden. Damit wird deutlich, daß im Regelfall nicht vor – auch nicht mit den modernen bildgebenden und biochemischen Diagnosemethoden – oder während des Eingriffes die Prognose einer Patientin eindeutig abzuschätzen ist, sondern daß sich dazu Ansätze erst nach Auswertung des Operationspräparates ergeben. In einigen Zentren wird im Rahmen der präoperativen Abklärung die sogenannte Scalenus-Biopsie vorgenommen, d. h. die Entnahme von Lymphknoten zu diagnostischen Zwecken, die hinter dem medialen Ansatz der linken Klavikula gelegen sind. Patientinnen, bei denen ein metastatischer Befall dieser Lymphknoten nachgewiesen wurde, haben häufig nur wenige Monate überlebt.

Vorausgesetzt, daß die mit der Beckenexenteration verbundenen Belastungen von einer Patientin psychisch und physisch toleriert werden können, kommt dieser Eingriff bei primär fortgeschrittenen zentralen Tumoren des weiblichen Genitale und bei Tumorrezidiven in Betracht, wenn eine Präparationsebene gegenüber den beiden Beckenwänden durch die vaginale und insbesondere rektovaginale Untersuchung angenommen werden kann und keine Hinweise auf Fernmetastasen vorliegen. Die Operation wird dann zumeist als explorative Laparotomie begonnen und wird zum definitiven Eingriff ausgeweitet, wenn im Verlauf der Laparotomie keine Kontraindikationsgesichtspunkte wie nicht resezierbare Lymphknoten oder diffuse Peritonealmetastasen angetroffen werden.

LITERATUR

1. Adcock LL, Potish RA, Julian TM, Okagaki T, Prem KA, Twiggs LB, Savage JE (1984) Carcinoma of the Cervix, FIGO-stage Ib: treatment failures. Gynecologic Oncology 18: 218-225
2. Baltzer J (1978) Die operative Behandlung des Zervixkarzinoms. Klinische, histologische und tumormetrische Untersuchungsergebnisse einer kooperativen Studie an vier Universitäts-Frauenkliniken bei 1092 Patientinnen mit Zervixkarzinom. Habilitationsschrift München
3. Baltzer J, Köpcke W, Zander J (1979) Das operierte Adenokarzinom der Cervix uteri. Geburtsh u Frauenheilk 39: 1011-1016
4. Baltzer J, Lohe KJ, Köpcke W, Zander J (1982) Histological criteria for the prognosis in patients with operated squamous cell carcinoma of the cervix. Gynecologic Oncology 13: 184-194
5. Baltzer J, Köpcke W, Lohe KJ, Kaufmann C, Ober KG, Zander J (1984) Die operative Behandlung des Zervixkarzinoms. Behandlungsergebnisse in Kenntnis des postoperativen Verlaufs über mindestens 5 Jahre nach einheitlicher Operation und standardisierter histologischer Untersuchung der Operationspräparate bei 1092 Patientinnen an vier Universitätsfrauenkliniken. Geburtsh u Frauenheilk 44: 279-285
6. Baltzer J, Lohe KJ, Zander J (1988) Postoperative Strahlentherapie beim primär operierten Zervixkarzinom - ja oder nein. In: Hepp H, Scheidel P, Monaghan JM (Hrsg) Lymphonodektomie in der gynäkologischen Onkologie. Urban & Schwarzenberg, München Wien Baltimore
7. Berek JS, Castaldo TW, Hacker NF, Petrilli ES, Lagasse LD, Moore JG (1981) Adenocarcinoma of the uterine cervix. Cancer 48: 2734-2741
8. Berek JS, Hacker NF, Fu YS, Sokale JR, Leuchter FC, Lagasse LD (1985) Adenocarcinoma of the uterine cervix: histologic variables associated with lymph node metastases and survival. Obstetrics and Gynecology 65: 46-52
9. Brunschwig A (1948) Complete excision of pelvic viscera for advanced carcinoma a one-stage abdominoperineal operation with end colostomy and bilateral ureteral implantation into the colon above the colostomy. Cancer 1: 177
10. Burghardt E (1982) Diagnostic and prognostic criteria in cervical microcarcinoma. In: Minimal invasive cancer (microcarcinoma), Burghardt E, Holzer E (eds) Clinics in oncology, W. B. Saunders Comp. London Philadelphia Toronto
11. Burghardt E (1983) Definition, Bewertung und Therapie der Frühstadien des Zervixkarzinoms. In: Darugna D (Hrsg) Festschrift Prof. Dr. O. Käser. Schwabe, Basel Stuttgart
12. Burghardt E, Pickl H (1978) Local spread and lymph node involvement in cervical cancer. Obstetrics and Gynecology 52: 138-145
13. Burghardt E, Pickl H (1988) Die Entwicklung zum Zervixkarzinom. In: Käser O, Friedberg V, Ober KG, Thomsen K, Zander J. Gynäkologie und Geburtshilfe, Band 3, Teil 2. Thieme, Stuttgart
14. Burghardt E, Mestwerdt G, Ober KG (1973) Der Unterschied zwischen der Einstufung Zervixkrebs des Stadiums Ia und dem Begriff Mikrokarzinom. Geburtsh u Frauenheilk 33: 168-172
15. Burghardt E, Pickl H, Haas J (1985) Prognostische Faktoren und operative Behandlung des Zervixkarzinoms. In: Burghardt E (Hrsg) Spezielle Gynäkologie und Geburtshilfe. Springer, Wien New York
16. Burghardt E, Pickl H, Haas J, Lahousen M (1987) Prognostic factors and operative treatment of stages Ib-IIb cervical cancer. Amer J Obstet Gynecol 156: 988-996
17. Friedberg V, Herzog RE (1988) Die Therapie der Zervixkarzinome. In: Käser O, Friedberg V, Ober KG, Thomsen K, Zander J (Hrsg) Gynäkologie und Geburtshilfe, Band 3, Teil 2. Thieme, Stuttgart New York
18. Fuller AF, Elliott E, Kosloff C, Lewis JL (1982) Lymph node metastases from carcinoma of the cervix stages Ib and IIa: implications for prognosis and treatment. Gynec Oncol 13: 265-274
19. Gitsch E, Philipp K (1984) Control by radioisotop labeling tissue of complete or incomplete lymphadenectomy. Europ J Gynec Oncol 1: 26-31
20. Inoue T, Chihara T, Morita K (1984) The prognostic significance of the size of the largest nodes in metastatic carcinoma from the uterine cervix. Gynec Oncol 19: 187-193
21. Kindermann G (1988) Voraussetzungen und Möglichkeiten der Funktionserhaltung bei intraepithelialer Neoplasie und Mikrokarzinom der Cervix uteri. Gynäkologe 21: 298-301
22. Kindermann G, Maaßen V (1988) Die Ausbreitung des Zervixkrebses. In: Käser O, Friedberg V, Ober KG, Thomsen K, Zander J (Hrsg) Gynäkologie und Geburtshilfe, Band 3, Teil 2. Thieme, Stuttgart New York
23. Kjörstad KE, Kolbensvedt A, Strickert T (1984) The value of complete lymphadenectomy in radical treatment of cancer of the cervix stage Ib. Cancer 54: 2215-2219
24. Lichtinger M, Sevin BU, Dembicki L, Averette H (1986) Pelvine Exenteration. Gynäkologe 19: 81
25. Lohe KJ (1974) Das beginnende Plattenepithelkarzinom der Zervix. Klinische, histologische und tumormetrische Untersuchungen bei 419 Patientinnen mit früher Stromainvasion und Mikrokarzinom der Zervix aus 6 Univ.-Frauenkliniken. Habilitationsschrift München
26. Lohe KJ (1980) Erhaltung von Uterus und Ovarien bei präinvasivem oder frühinvasivem Zervixkarzinom. Gynäkologe 13: 130-137
27. Lohe KJ, Baltzer J, Zander J (1976) Histologische Diagnose und individuelle Krebsbehandlung in der Gynäkologie. Münch Med Wschr 118: 1373-1378
28. Lohe KJ, Burghardt E, Hillemanns HG, Kaufmann C, Ober KG, Zander J (1978) Early squamous cell carcinoma of the uterine cervix. I. Definition and Histology. Gynecol Oncol 6: 10-30
29. Mestwerdt G (1947) Die Frühdiagnose des Kollumkarzinoms. Zbl Gynäk 69: 198-202
30. Morley GW, Lindenauer SM, Cerny JC (1971) Pelvic exenterative therapy in recurrent pelvic carcinoma. Am J Obstet Gynecol 109: 1175
31. Morrow CP (1980) Panel report: Is pelvic radiation beneficial in the postoperative management of stage Ib squamous cell carcinoma of the cervix with pelvic node metastases, treated by radical hysterectomy and

pelvic lymphadenectomy? A report from the presidential panel at the 1979 annual meeting of the Society of Gynecologic Oncologists. Gynec Oncol 10: 262-290
32. Noguchi H, Shiozawa I, Kitahara T, Yamazaki T, Fukuta T (1988) Uterine body invasion of carcinoma of the uterine cervix as seen from surgical specimens. Gynecologic Oncology 30: 173-182
33. Ober KG (1983) Therapie der Vor- und Frühstadien des Zervixkrebses. Festschrift Prof. Dr. O. Käser. Schwabe, Basel Stuttgart
34. Ober KG, Huhn FO (1962) Die Ausbreitung des Zervixkrebses auf die Parametrien und die Lymphknoten der Beckenwand. Archiv für Gynäkologie 197: 262-290
35. Schmidt-Matthiesen H, Kühnle H (1986) Präneoplasien und Karzinome der Cervix uteri. In: Schmidt-Matthiesen H (Hrsg) Spezielle gynäkologische Onkologie I. Urban & Schwarzenberg, München Wien Baltimore
36. Sevin BU (1986) Prätherapeutische Staging-Laparotomie beim Zervixkarzinom. Gynäkologe 19: 62-66
37. Stanhope CR, Symmonds RE (1985) Palliative exenteration - what, when and why? Am J Obstet Gynecol 152: 12
38. Tulusan AH (1988) Therapie des Zervixkarzinoms in der UFK Erlangen. In: Pfleiderer A, Teufel G (Hrsg) Therapie des Zervixkarzinoms. Springer, Berlin Heidelberg New York (im Druck)
39. Zander J, Baltzer J (1988) Preservation of ovarian function in the cervical carcinoma. In: Ichinoe K, Segal SJ, Mastroianni L (eds) Preservation of tubo-ovarian function in gynecologic benign and malignant diseases. Raven Press, New York

II Operative Behandlung des Endometriumkarzinoms

J. BALTZER

INHALT

Die operative Behandlung des Endometriumkarzinoms hat in den letzten Jahren eine Wandlung erfahren. Fortschritte in der Anästhesie und Intensivmedizin haben dazu geführt, daß heute Patientinnen operiert werden können, bei denen früher wegen zu hoher internistischer Risiken eine primäre Strahlenbehandlung vorgezogen wurde. Das Ausmaß der Operation richtet sich nach speziellen Kriterien, die eine Unterscheidung von Low-risk- bzw. High-risk-Tumoren zulassen. Therapeutisches Ziel der operativen Behandlung ist nicht nur die vollständige Entfernung des Primärtumors, sondern auch möglicher metastatischer Absiedlungen. Voraussetzung für ein tumorangepaßtes operatives Vorgehen ist die Kenntnis von Wachstum und Ausbreitung des Endometriumkarzinoms. Diese ermöglicht eine Abwandlung der Standardtherapie nach dem Grundsatz „so schonend wie möglich, so radikal wie notwendig". Auf diese Weise läßt sich eine Unterbehandlung mit dem erhöhten Risiko eines nicht ausreichend behandelten Krebses und eine Überbehandlung mit dem erhöhten Risiko unerwünschter Behandlungsfolgen vermeiden [86].

1 Grundlagen

Das Endometriumkarzinom entwickelt sich überwiegend bei älteren und alten Frauen in der Peri-, bzw. Postmenopause. In Einzelfällen kann das Karzinom auch bei jüngeren Frauen in der Geschlechtsreife auftreten. Das Erkrankungsrisiko steigt mit zunehmenden Alter an.

In den Industrieländern der westlichen Hemisphäre wird eine kontinuierliche Zunahme der Häufigkeit des Endometriumkarzinoms beobachtet [37, 49a, 52]. Die Relation zwischen der Häufigkeit von Zervix- und Endometriumkarzinom hat sich in den letzten Jahren zugunsten des Endometriumkarzinoms geändert. In den 20er Jahren betrug sie noch 1:14,8 [42], nach neueren Untersuchungen liegt sie bei 1:1 [18].

Während bei Patientinnen mit Zervixkarzinom typische Begleiterkrankungen fehlen, sind für Frauen mit Endometriumkarzinom begleitende Erkrankungen wie Diabetes mellitus, Hypertonus und Adipositas charakteristisch. Die Frage einer statistisch gesicherten Abhängigkeit ist jedoch Gegenstand kontroverser Diskussion [13, 19, 57, 59a, 65, 84]. Am besten dürfte die Korrelation zum körperlichen Übergewicht gesichert sein [77].

Obwohl Patientinnen mit Endometriumkarzinom bzw. dessen Vorstufen, keine pathognomonischen Symptome aufweisen, steht die pathologische Blutung als Hypermenorrhoe, Metrorrhagie oder Blutung in der Postmenopause im Vordergrund. Bis zu 20% der an einem Endometriumkarzinom erkrankten Frauen können zum Zeitpunkt der Diagnose symptomfrei sein [60]. Mit der Verlängerung des Intervalls zwischen Menopause und erneuter Blutung wird die Wahrscheinlichkeit eines Endometriumkarzinoms größer. Die Stärke der Blutung läßt keinen Rückschluß auf Art und Ausdehnung der Erkrankung zu. Jede auch noch so geringe Blutung in der Postmenopause bleibt karzinomverdächtig, bis histologisch das Gegenteil bewiesen, bzw. die Verdachtsdiagnose bestätigt wurde.

Das Endometriumkarzinom entwickelt sich über Vorstufen zum manifesten Karzinom. Zu diesen Vorstufen zählen die unterschiedlichen Formen der adenomatösen Hyperplasie Grad I bis Grad III. Unter Grad I wird die umschriebene ausgeprägte oder diffuse, mäßige, adenomatöse Wucherung mit Drüsenschlängelung, reduziertem Stroma, Unreife und Mehrreihigkeit des Epithels oder die beginnende intraluminale Epithelpapillenbildung verstanden. Bei der Grad II-Hyperplasie liegt eine diffuse ausgeprägte, adenomatöse Wucherung und fokal beginnende, klein alveoläre Aufgliederung mit weitgehendem Schwund des Stromas, eine zunehmende Unreife und Mehrreihigkeit des Drüsenepithels bei verstärkter intraluminaler Epithelpapillenbildung vor. Als Grad III-Hyperplasie gelten zusätzlich zu den Kriterien der Grad II-Hyperplasie Veränderungen mit umschriebener eosinophiler Aufhellung des Drüsenepithels bei Mehrschichtigkeit und Kernvergrößerung sowie beginnender Kernpolymorphie [3].

Die Entwicklung zum invasiven Endometriumkarzinom verläuft in der Regel über viele Jahre, als begünstigender Faktor wird eine langzeitige kontinuierliche Östrogenwirkung im Sinne eines anhaltenden Proliferationsreizes diskutiert. Sie kommt ohne die entgegengesetzte proliferationshemmende Wirkung der Gestagene, z. B. bei Frauen mit gehäuften anovulatorischen Zyklen, beim sogenannten „Stein-Leventhal-Syndrom“, bei östrogenbildenden Ovarialtumoren und bei Frauen nach langdauernder Östrogenbehandlung vor [26]. Nach bisher vorliegenden epidemiologischen Untersuchungen wurde die Entwicklung eines Endometriumkarzinoms unter solchen Bedingungen gehäuft beobachtet. Es dürfte kein Zweifel daran bestehen, daß die langjährige Verabreichung hoher Östrogendosen ohne Gestagenzusatz mit einem deutlich erhöhten Risiko für die Entstehung eines Endometriumkarzinoms verbunden ist [85, 87]. Bei einer Östrogenbehandlung müssen Indikationen, Kontraindikationen und Risikofaktoren sorgfältig abgewogen werden. Östrogene sollten in möglichst niedriger Dosierung zyklisch und in Kombination mit Gestagenen verabreicht werden [53a].

2 Histologie und Ausbreitung des Endometriumkarzinoms

Beim Endometriumkarzinom handelt es sich nahezu ausnahmslos um ein Adenokarzinom. Die TNM-Klassifikation maligner Tumoren (1987) unterscheidet beim histopathologischen Grading als G_1 gut differenzierte Karzinome, G_2 mäßig differenzierte und G_{3-4} schlecht differenzierte bzw. undifferenzierte Karzinome [79a]. Als weitere prognostisch bedeutsame Subtypen des Adenokarzinoms werden das Adenokankroid, das adenosquamöse Karzinom, das klarzellige sowie das papilläre Karzinom abgegrenzt [3, 26, 84a] (Tabelle 1). Die Notwendigkeit der Unterteilung ergibt sich aus der sehr unterschiedlichen Prognose der einzelnen Karzinomformen.

Tabelle 1. Häufigkeit und 5-Jahre-Überlebensraten bei Subtypen des Endometriumkarzinoms

Karzinomtyp	Häufigkeit (%)	5-Jahres-Überlebensrate (%)
Adenokarzinom	60	75
Grad I: glanduläres		93
Grad II: teils glanduläres, teils solides		76
Grad III: solides		61
sekretorisches	1,5	87
Adenocancroid (glanduläres mit gutartigen Plattenepithelmetaplasien)	21	87
Adenosquamöses Karzinom glandulär solides (mit atypischen Plattenepithelmetaplasien) mukoepidermoides (mit monozellulärer Verschleimung und Verhornung)	6,9	47
Klarzelliges Karzinom glanduläres, papilläres, solides	5,7	35
Papilläres Karzinom (über 50% papilläre Strukturen)	4,7	51

Das Karzinom wächst zunächst überwiegend im Fundus uteri. Im Rahmen der kontinuierlichen Tumorausdehnung kann das Karzinom mehr exophytisch in das Cavum uteri oder mehr endophytisch in das Myometrium vorwachsen. Die weitere Tumorausbreitung erfolgt auf intrakanalikulärem (Cervix uteri, Tuben), lymphogenem oder hämatogenem Weg (Abb. 1).

Die lymphogene Tumorausbreitung entspricht der Lymphdrainage des Corpus uteri über die Mesosalpings und über das Ligamentum suspensorium ovarii in die paraaortalen Lymphknoten. Bei tiefsitzenden oder in die Zervix uteri hinuntergewachse-

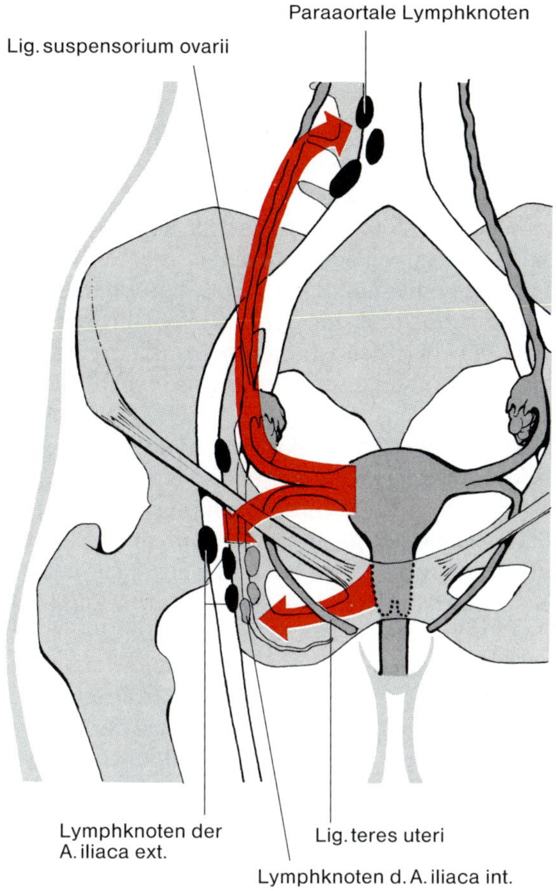

Abb. 1. Ausbreitungswege einer metastatischen Absiedlung in die regionären Lymphknoten beim Endometriumkarzinom

nen Karzinomen wächst der Tumor nach gleichen Wachstums- und Ausbreitungsmodalitäten, wie das Zervixkarzinom. In diesen Fällen werden Lymphknotenmetastasen an der Beckenwand in bis zu 52% berichtet [22, 62]. Ein metastatischer Befall der Lymphknoten ist nicht nur von der Tumorausdehnung, sondern auch von der Wachstumsart und dem Tumorgrading abhängig. Bei umschriebenen „exophytären" Karzinomen wurden nur in geringerer Frequenz Lymphknotenmetastasen beobachtet [61]. Mit Fortschreiten der Myometriuminfiltration bei „endophytär" wachsenden Karzinomen ist mit einer Zunahme von Lymphknotenmetastasen zu rechnen [62]. Karzinome, die auf die Schleimhaut beschränkt blieben, hatten nur in 3,6% zu Lymphknotenmetastasen geführt. Bei Befall des mittleren Myometriumdrittels stieg die Metastasenfrequenz auf 10%, bei Befall des äußeren Myometriumdrittels auf 43% an [55]. Auch zwischen Lymphknotenmetastasierung und Tumorreife bestehen gesicherte Beziehungen. Mit zunehmender Unreife des Karzinoms wurden häufiger Lymphknotenmetastasen beobachtet [22]. Bei G1-Karzinomen lagen in 3,1% Lymphknotenmetastasen im Becken und in 1,5% paraaortal vor. Bei G3-Karzinomen stieg der Prozentsatz von Lymphknotenmetastasen auf 36 bzw. 28% an.

Mit einer metastatischen Absiedlung in die Adnexe ist in 2–12% der Fälle zu rechnen [38]. Auffallend ist, daß bei 60% der Patientinnen mit metastatischem Befall der Ovarien maligne Zellen in der Peritonealzytologie nachweisbar waren, gegenüber 11% ohne metastatische Absiedlung in die Adnexe [26a]. Ausgedehnte und aggressiv wachsende Karzinome können kontinuierlich in das parametrane Gewebe und in die Nachbarorgane vorwachsen. Unabhängig von Tumorwachstum und Tumorgrading kann es über die Tuben zu einer metastatischen Aussaat in die freie Bauchhöhle mit positiver Peritonealzytologie kommen [21, 24]. Mit einem metastatischen Befall der Vagina bzw. der Scheidengewölbe ist in etwa 7–8% der Fälle zu rechnen [47, 48]. Die hämatogene Tumorausbreitung erfolgt in der Regel erst spät. Häufigste Organlokalisation der metastatischen Absiedlung sind Lunge, Leber und Skelettsystem [70].

3 Präoperative diagnostische Maßnahmen

Zur diagnostischen Klärung von Blutungsstörungen, bzw. Blutungen in der Postmenopause, steht die fraktionierte Kürettage im Vordergrund. Zervix und Corpus uteri werden getrennt kürettiert. Durch dieses Vorgehen ergeben sich wichtige Hinweise auf die Lokalisation und Ausdehnung des Karzinoms. Das methodische Vorgehen bei der Abrasio ist mitentscheidend für eine zuverlässige histologische Diagnose. Die Zervixkürettage erfolgt, wenn möglich, vor der Dilatation des inneren Muttermundes und der Messung der Sondenlänge des Uterus. Nach der Sondierung des Uterus mit Bestimmung der Sondenlänge wird die Dilatation des inneren Muttermundes mit Hegarstiften vorgenommen. Bei alten Patientinnen oder begründetem Karzinomverdacht, muß vorsichtig sondiert werden, um den Uterus nicht zu perforieren. Das durch die Kürettage geförderte Gewebematerial wird getrennt für Zervix und Corpus uteri gesammelt und histologisch untersucht (Abb. 2).

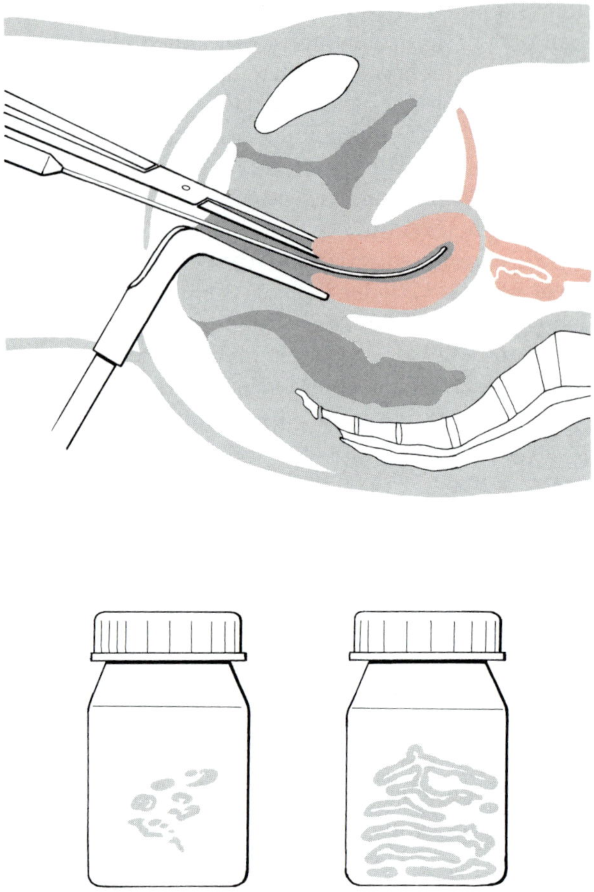

Abb. 2. Vorgehen bei der fraktionierten Curettage zur Diagnostik des Endometriumkarzinoms. *Links* Gewebematerial der Zervixcurettage, *rechts* Gewebematerial der Korpuscurettage

An der I. Frauenklinik der Universität München hat sich folgendes Vorgehen bewährt: Das bei jedem Abrasionsstrich geförderte Gewebematerial wird sofort in eine mit einem sterilen Läppchen ausgelegte Petrischale gegeben. Nach Beendigung der Abrasio wird über das Gewebe Fixationslösung gegossen. Die Gewebestückchen färben sich weißgrau an und können leicht mit Hilfe eines Skalpells von Blut isoliert werden und in vorbereitete Gefäße mit Fixationslösung übertragen werden [58]. Durch dieses Vorgehen bei der fraktionierten Abrasio wird gewährleistet, daß die Lokalisation der malignen Veränderung bestimmt werden kann. Lokalisation und Ausbreitung des Karzinoms sind mitbestimmend für die Art der weiteren Behandlung.

In der erforderlichen Allgemeinnarkose soll die Untersuchung der Beckenorgane an der relaxierten Patientin erfolgen. Die hierbei palpatorisch vorgenommene klinische Stadieneinteilung zur Bestimmung der Ausbreitung des Karzinoms entspricht den Kriterien der FIGO [2] bzw. der IUCC [81]. Die zur Zeit gültige Klassifikation der FIGO berücksichtigt im Stadium I auch prognostische Kriterien wie Sondenlänge des Uterus und histologisches Grading des Karzinoms (Tab. 2).

Für nicht narkosefähige Patientinnen kommt die diagnostische Saugkürettage [6] in Frage. Ohne Narkose wird bei durchgängigem innerem Muttermund die Schleimhaut der Gebärmutterhöhle nahezu schmerzlos und mit hoher Zuverlässigkeit abgesaugt. Von Nachteil ist, daß die exakte Beurteilung eines Tumorübergangs auf die Zervix nicht möglich ist.

Die in jüngster Zeit diskutierte nicht invasive Methode zur Früherfassung endometrialer Veränderungen durch die Ultraschalluntersuchung [69a] läßt eine endgültige Bewertung in ihrer Aussagekraft derzeit noch nicht zu. Das gleiche gilt auch für die sonographisch gemessene Infiltrationstiefe; selbst am histologischen Schnittpräparat des Uterus ist bei Vorliegen einer ausgeprägten Adenomyosis uteri oder massiver entzündlicher Infiltration des umgebenden Stromas die Messung der Infiltrationstiefe eines Endometriumkarzinoms gelegentlich ebenfalls nicht exakt möglich.

Die *Hysterographie* kann durch die Beurteilung von Wand- und Füllungsdefekten im Cavum uteri die Lokalisation und Ausdehnung des Tumorwachstums ermöglichen [63]. Jedoch ist die Möglichkeit einer transtubaren Verschleppung von infiziertem Tumormaterial in die freie Bauchhöhle nicht mit Sicherheit auszuschließen. Mit der *Hysteroskopie* lassen sich Hinweise zu Lokalisation und Ausbreitung des Tumors gewinnen [56, 75]. Auch diese Methode läßt jedoch keine sichere Aussage zum Tumorbefall der Zervix zu [25]. Gegen eine routinemäßige Anwendung sprechen die gleichen Bedenken wie bei der Hysterographie.

Bei fortgeschrittenem Karzinom mit Vergrößerung des Uterus bzw. Tumorübergang auf Nachbarorgane, kann die *Ultraschalluntersuchung* evtl. unter Zuhilfenahme spezieller Verfahren eine diagnostische Hilfe beim prätherapeutischen Staging darstellen [30, 37a, 39, 62a, 78a]. Auch bei der Suche nach Lebermetastasen hat sich die Sonographie bewährt [30, 39]. Die *Computertomographie* ist in ihrer Aussagekraft ähnlich der Ultraschalldiagnostik zu werten. Die diagnostische Aussagekraft bei Befunden im kleinen Becken ist derzeit noch nicht abschließend beurteilbar. Karzinome, die die Organgrenze nicht überschreiten, werden in der Regel nicht exakt erkannt. Die Treffsicherheit bei der Erfassung

Tabelle 2. Klinische Stadieneinteilung beim Endometriumkarzinom (FIGO bzw. TNM-Einteilung)

Stadium (FIGO)	Beschreibung	TNM-Klassifikation[a] (UICC)		
0	Carcinoma in situ	T_{is}	N_0[b]	M_0[c]
I	Karzinom auf das Korpus begrenzt	T_1	N_{X-0}	M_0
Ia	Länge des Cavum uteri 8 cm oder kleiner	T_{1a}	N_{X-0}	M_0
Ib	Länge des Cavum uteri größer als 8 cm Die Stadium-I-Fälle sollen nach dem histologischen Typus des Adenokarzinoms in folgender Weise unterteilt werden: G_1 = hochdifferenzierte reife Adenokarzinome G_2 = mittelreife Adenokarzinome mit soliden Partien G_3-G_4 = vorwiegend solide oder völlig undifferenzierte unreife Karzinome	T_{1b}	N_{X-0}	M_0
II	Das Karzinom hat nach der Entstehung im Corpus uteri die Cervix uteri befallen	T_2	N_{X-0}	M_0
III	Ausbreitung außerhalb des Uterus, jedoch nicht über das kleine Becken hinaus	T_3 T_{1-3}	N_{X-0} N_1	M_0 M_0
IV	Ausbreitung außerhalb des kleinen Beckens oder Befall der Blasen- oder Rektumschleimhaut	T_4 T_{1-4}	N_{X-0} N_{X-0}	M_0 M_1

[a] Postoperative histopathologische Klassifikation = pTNM

[b] N = regionäre Lymphknoten
N_X = Minimalerfordernisse zur Beurteilung nicht erfüllt (klinische Untersuchung einschließlich Laparoskopie und/oder Laparotomie)
N_0 = kein Nachweis von regionärem Lymphknotenbefall
N_1 = Nachweis von regionärem Lymphknotenbefall

[c] M = Fernmetastasen
M_0 = kein Nachweis von Fernmetastasen
M_1 = Nachweis von Fernmetastasen

regionärer Lymphknotenmetastasen liegt bei 60% [17].

Die *lymphographische Darstellung* der regionären Lymphabflußwege wird an einzelnen Kliniken im Rahmen eines präoperativen Stagings vorgenommen [31, 31a, 46]. Die Aussagekraft der Befunde ist umstritten.

Die Lymphszintigraphie wird zur verbesserten intraoperativen Auffindung von Lymphknoten bei der Lymphonodektomie empfohlen [32a].

Eine weitere röntgenologische Abklärung von Lunge, Niere und ableitenden Harnwegen gehört zu den diagnostischen Maßnahmen vor Therapiebeginn. Bei Verdacht auf Tumorinvasion ist die Röntgenuntersuchung des Darmtraktes unumgänglich.

Auch Zystoskopie und Rektoskopie gehören zur prätherapeutischen Diagnostik, um einen kontinuierlichen Tumorübergang auf Harnblase bzw. Enddarm rechtzeitig zu erkennen.

Ziel dieser präoperativen diagnostischen Maßnahmen sind Grading und Staging des Karzinoms. Sie sind die Basis für einen therapieangepaßten Behandlungsplan.

4 Prognostische Faktoren

Als weitere therapiebestimmende Faktoren bzw. Faktoren zur prognostischen Beurteilung des Karzinoms gelten bei Patientinnen mit Endometriumkarzinom klinische Angaben und Befunde wie Lebensalter, Menopausestatus und klinische Stadieneinteilung. Zwischen Lebensalter und Tumorreife besteht eine deutliche Korrelation. Bei jungen Frauen wurden überwiegend reife Karzinome mit günstiger Prognose, bei alten Frauen vorwiegend unreife Karzinome mit ungünstigerer Prognose beobachtet [68]. Andere Untersucher [60] weisen auch auf die prognostische Bedeutung des Menopausestatus hin. Bei Frauen in der Prämenopause wurden häufiger Karzinome in frühen, günstigen Stadien, als bei Frauen in der Postmenopause registriert.

Die klinische Stadieneinteilung hat nur bedingt prognostische Aussagekraft. Nahezu 75% der Patientinnen werden ungeachtet bedeutsamer sonstiger Unterschiede dem klinischen Stadium I zugeordnet. Auf die Diskrepanz zwischen klinischer Stadieneinteilung und histologisch erwiesener Tumorausdehnung bei operierten Patientinnen im Stadium I und II ist wiederholt hingewiesen worden [4, 40]. Auch die prognostische Aussagekraft von Uterusgröße

Tabelle 3. Histo-morphologische Prognosekriterien bei operierten Frauen mit Endometriumkarzinom

	5-Jahres-Überlebensrate (%)
• Tumor-Grading	
Reifes Karzinom	88,9
Mittelreifes Karzinom	85,0
Unreifes Karzinom	33,3
Adenoakanthom	73,3
Adenosquamöses Karzinom	50,0
• Ausmaß der Myometriuminfiltration	
bis 1/3	90,0
bis 2/3	66,7
bis 3/3	33,3
• Tumor-Einbruch in Lymphgefäße	
Nein	84,9
Ja	52,9

bzw. Sondenlänge ist umstritten. Eigene Untersuchungen bei 216 operierten Patientinnen [4] ließen keine statistisch zu sichernden Unterschiede in den 5-Jahre-Überlebensraten von Patientinnen im Stadium Ia bzw. Ib erkennen. Die o.g. Hysterographie bzw. Hysteroskopie hat bisher nicht zu einer prognostisch besser verwertbaren Stadieneinteilung geführt.

Aussagekräftiger in ihrer prognostischen Bedeutung sind morphologische Kriterien wie Tumortyp, Differenzierungsgrad, Art des Tumorwachstums, bzw. der Tumorausdehnung, Ausmaß der Myometriuminfiltration, Tumoreinbruch in Lymph- und Blutgefäße sowie die metastatische Absiedlung in die regionären Lymphknoten. So gilt bei Berücksichtigung des Tumortyps das adenosquamöse Karzinom als prognostisch ungünstig. Es werden 5-Jahre-Überlebensraten von weniger als 20% mitgeteilt [45]. Die 5-Jahre-Überlebensraten für das prognostisch günstige Adenoakanthom liegen hingegen bei 83% [73].

Bei Berücksichtigung der Tumorreife wurden mit zunehmender Unreife des Karzinoms sinkende 5-Jahre-Überlebensraten registriert. Operierte Patientinnen hatten bei reifem Karzinom 5-Jahre-Überlebensraten von 88,9% und bei mittelreifem Karzinom von 85%. Bei unreifem Karzinom sank die 5-Jahre-Überlebensrate auf 33,3% ab [5]. In Zusammenhang mit der Tumordifferenzierung steht auch das Ausmaß der Myometriuminfiltration. Während bei gut differenzierten Karzinomen gewöhnlich nur mit einer geringen Wandinfiltration zu rechnen ist, liegt bei unreifen Karzinomen zumeist schon eine fortgeschrittene Myometriuminfiltration vor [36, 82]. In Abhängigkeit vom Ausmaß der Myometriuminfiltration werden die Überlebensraten der behandelten Frauen schlechter. Bei einer Myometriuminfiltration bis zu ⅓ betrugen die 5-Jahre-Überlebensraten 90% und sanken bei einer Muskelinvasion bis zu ⅔ auf 33,3% ab [5].

Auch der Karzinombefall der Zervix ist von prognostischer Bedeutung. Gegenüber Patientinnen mit einem auf das Corpus uteri beschränkten Karzinom mit 5-Jahre-Überlebensraten von 80% sanken bei Zervixbefall die 5-Jahre-Überlebensraten auf 50% ab [23].

Prognostisch besonders ungünstig ist der nachgewiesene Tumoreinbruch in Lymphgefäße. Im Vergleich zu Patientinnen ohne Tumoreinbruch in Lymphgefäße mit 5-Jahre-Überlebensraten von 84,9% sanken die Überlebensraten bei nachgewiesenem Tumoreinbruch auf 52,9% ab [5].

Diese unterschiedlichen histo-morphologischen Prognosekriterien sind in Tabelle 3 zusammengefaßt. Neben den genannten Kriterien gelten auch biochemische Parameter wie Rezeptorstatus und CEA-Bestimmung als Prognosefaktoren. Die höchsten Spiegel progesteronbindender Rezeptorproteine wurden bei reifen Karzinomen gemessen [27, 71]. Bei hohem Gestagenrezeptorgehalt ist eher mit einem Ansprechen einer Gestagenbehandlung zu rechnen als bei niedrigem Rezeptorstatus [73a]. Besonders günstig sollen Überlebensraten von Patientinnen mit Endometrium-Karzinom im Stadium I+II sein, wenn sowohl östrogen – als auch progesteronrezeptorpositive Karzinome vorliegen [24a].

Die Gewinnung von Tumormaterial zur Rezeptorbestimmung ist beim Endometriumkarzinom aus methodischen Gründen nicht unproblematisch. Die histologische Diagnose wird nicht anläßlich einer Schnellschnittuntersuchung, wie z.B. beim Mammakarzinom gestellt, sondern erst am eingebetteten Gewebematerial der Kürettage. Dieses Gewebe steht zur Rezeptorbestimmung zumeist nicht mehr zur Verfügung. Neuerdings zeichnet sich die Möglichkeit ab, durch histo-chemische Methoden der Darstellung von „Lektin-Rezeptoren" am Gewebeschnitt eine Aussage zur endokrinen Beeinflußbarkeit des Karzinoms wie beim Mammakarzinom zu erhalten [51]. Diese Methodik ist auch am fixierten Gewebematerial anwendbar. Die prognostische Bedeutung der CEA-Bestimmung ist umstritten. Es konnte gezeigt werden [66], daß auch bei gutartigen gynäkologischen Erkrankungen erhöhte CEA-Spiegel registriert wurden. Der CEA-Bestimmung kommt deshalb überwiegend bei der Verlaufskontrolle von Patientinnen mit Endometriumkarzinom Bedeutung zu, da bei erneutem Ansteigen der Werte im weiteren Verlauf ein Rezidiv des behandelten Karzinoms auftrat [73b].

5 Allgemeine Prinzipien der Behandlung

Die Behandlung von Patientinnen *mit den unterschiedlichen Formen der Endometriumhyperplasie* (Grad I, Grad II, Grad III) hängt vom Lebensalter und dem Schweregrad der histologisch nachgewiesenen Veränderung ab [3, 5a]. Bei der jungen Frau mit Kinderwunsch ist ein konservatives Vorgehen mit hochdosierter Gestagen-Behandlung zu verantworten. Die Kontroll-Kürettage erfolgt nach 3–4 Monaten. Bei Frauen in der Prämenopause bzw. Frauen ohne Kinderwunsch, ist bei Vorliegen einer adenomatösen Hyperplasie Grad I die Indikation zur Gestagen-Behandlung oder einfachen Hysterektomie gegeben. Bei der Vornahme einer Gestagen-Behandlung bedarf die Patientin einer besonders sorgfältigen Beobachtung. Auch hier ist die Kontroll-Kürettage unumgänglich. Bei Vorliegen einer adenomatösen Hyperplasie Grad II ist die Uterusextirpation indiziert, da ein autonomes Wachstum der Schleimhaut anzunehmen ist. Bei Frauen in der Postmenopause bzw. bei Vorliegen einer adenomatösen Hyperplasie Grad III ist die Indikation zur Hysterektomie mit Entfernung der Adnexe gegeben.

Für das *invasive Karzinom* steht im operablen Stadium die Operation als primäre therapeutische Maßnahme im Vordergrund, falls Operabilität gegeben ist.

Auch bei Vorliegen eines Uterus myomatosus oder eines Ovarialtumors, bzw. eines nicht näher abgrenzbaren Adnexprozesses, ist die operative Behandlung einer Strahlentherapie vorzuziehen. In Abhängigkeit vom Ausmaß der Veränderungen (entzündliche Veränderungen, alte Endometriose) ist über die Ausdehnung des operativen Eingriffs zu entscheiden. Liegt eine Pyometra vor, wird nach Entleerung des Uterus und histologischer Sicherung der Diagnose „Endometriumkarzinom“ die Operation erforderlich, auch hier bestimmt das Ausmaß der entzündlichen Veränderungen die Radikalität des Eingriffs. Die präoperative intrauterine Kontaktbestrahlung, mit der eine Devitalisierung des Tumors erreicht werden sollte [20], ist von uns verlassen worden, da eine Verbesserung der Behandlungsergebnisse nicht nachweisbar war [28, 29, 83]. Zur Vermeidung des Scheidenrezidivs wird bei Patientinnen mit unreifem bzw. fortgeschrittenem Karzinom die postoperative Radiumeinlage in die Scheide empfohlen [10, 12, 28, 34, 47]. Eine postoperative percutane Hochvolt-Bestrahlung ist bei Frauen mit fortgeschrittenem, unreifem Karzinom mit tiefer Wandinfiltration oder einer metastatischen Tumorabsiedlung indiziert [29]. Im Rahmen einer randomisierten Untersuchung [1] konnten jedoch keine Unterschiede in den Überlebensraten von Frauen ohne bzw. mit postoperativer Hochvolt-Bestrahlung registriert werden. Nur bei fortgeschrittenem und undifferenziertem Tumor war eine leichte Verbesserung der Behandlungsergebnisse ohne statistische Signifikanz zu verzeichnen. Auch die Sterbe- und Rezidivraten waren in beiden Gruppen gleich.

Eine primäre Strahlenbehandlung kommt bei Patientinnen in Frage, bei denen wegen eines zu hohen Operationsrisikos bzw. wegen eines lokal nicht operablen Karzinoms die operative Behandlung unmöglich ist. Dennoch sollte auch bei Patientinnen mit hohem internistischen Risiko bei der Risikoabwägung bedacht werden, daß die 5-Jahre-Überlebensraten einer operativen Behandlung um etwa 15% höher als die einer primären Strahlenbehandlung liegen [57]. Fortschritte in der Anästhesie und postoperativen Intensivpflege rechtfertigen vielfach noch ein operatives Vorgehen.

Eine hormonelle Behandlung mit hochdosierten Gestagenen bzw. mit MPA ist bei fortgeschritteneren reifen progesteronrezeptorpositiven Karzinomen indiziert [49, 63, 79, 79a]. Nebenwirkungen einer Gestagenbehandlung sind im Vergleich zu einer Chemotherapie weitaus geringer [52a].

Neben einer Gestagentherapie kommen auch andere hormonelle Behandlungsmaßnahmen zum Einsatz – sowohl mit dem Antiöstrogen Tamoxifen als auch mit dem Aromatasehemmer Aminoglutethimid können in Einzelfällen Tumorremissionen erzielt werden [76, 76a].

Eine Chemotherapie mit Kombinationen von Adriblastin und Endoxan (AC) oder Vincristin, Adriblastin und Endoxan (VAC), Platinex, Adriblastin und Endoxan (PAC), kommt erst beim rezidivierten Karzinom zur Anwendung. Den Adriamycin enthaltenden Schemata scheint eine größere Wirksamkeit zuzukommen [81a]. Bei Patientinnen mit Tumorzellnachweis im Bereich des Peritoneums und hierdurch bedingter schlechterer Prognose, wird eine Kombination von postoperativer Chemotherapie (CAP) und postoperativer Bestrahlung empfohlen [80]. Bei reifem rezeptorpositivem Karzinom mit positiver Peritonealzytologie wird eher die hochdosierte Gestagen-Behandlung zu bevorzugen sein.

6 Besonderheiten bei der operativen Behandlung des Endometriumkarzinoms

Bei der Mehrzahl der allgemein und lokal operablen Patientinnen mit Endometriumkarzinom stellt die Hysterektomie mit beidseitiger Adnektomie die Grundlage der Behandlung dar [4a, 67, 72a, 48]. In der Regel wird die Operation von abdominal vorgenommen. In Ausnahmesituationen ist der vaginale Operationsweg vertretbar. Obwohl ältere Untersuchungen gezeigt haben, daß die Behandlungsergebnisse der vaginalen Operation dem abdominalen Vorgehen vergleichbar sind [16, 72], hat die abdominale Operation den Vorteil, daß sie eine Beurteilung der Lymphabflußwege im kleinen Becken und paraaortal zuläßt. Die zusätzliche Extirpation von Lymphknoten erfolgt entsprechend dem histologischen Befund des Abradates oder in Abhängigkeit vom intraoperativen Situsbefund. Als Indikation für ein erweitertes Vorgehen mit Lymphonodektomie gelten prognostisch ungünstige Karzinomformen wie adeno-squamöses, klarzelliges oder papilläres Karzinom sowie G_2 oder G_{3-4}-Karzinome.

Auch die am aufgeschnittenen Operationspräparat makroskopisch erkennbare fortgeschrittene Wandinfiltration macht die zusätzliche Lymphonodektomie erforderlich. Der Radikalität des Eingriffs setzen Allgemeinzustand der Patientin, Operabilität und Adipositas Grenzen. Liegt ein makrometastatischer Befall der pelvinen Lymphknoten vor, sollte nach Möglichkeit der Eingriff um die paraaortale Lymphonodektomie erweitert werden [70a], wobei der Wert dieser therapeutischen Maßnahme bisher noch nicht eindeutig erwiesen ist [47a]. Die vaginale Hysterektomie sollte auf Patientinnen mit hohem Operationsrisiko beschränkt bleiben. Dieses Vorgehen hat den Vorteil eines weniger belastenden operativen Eingriffs. Von Nachteil ist, daß mit einer stärkeren Traumatisierung des karzinomatösen Uterus und mit einer erhöhten Gefahr der Tumorzellverschleppung zu rechnen ist. Die Adnexe sind mit-

Abb. 3. a Einstellung der Zervix und Einlage eines alkoholgetränkten Gazestreifens in die Zervix. **b** Verschluß der Zervix durch Naht

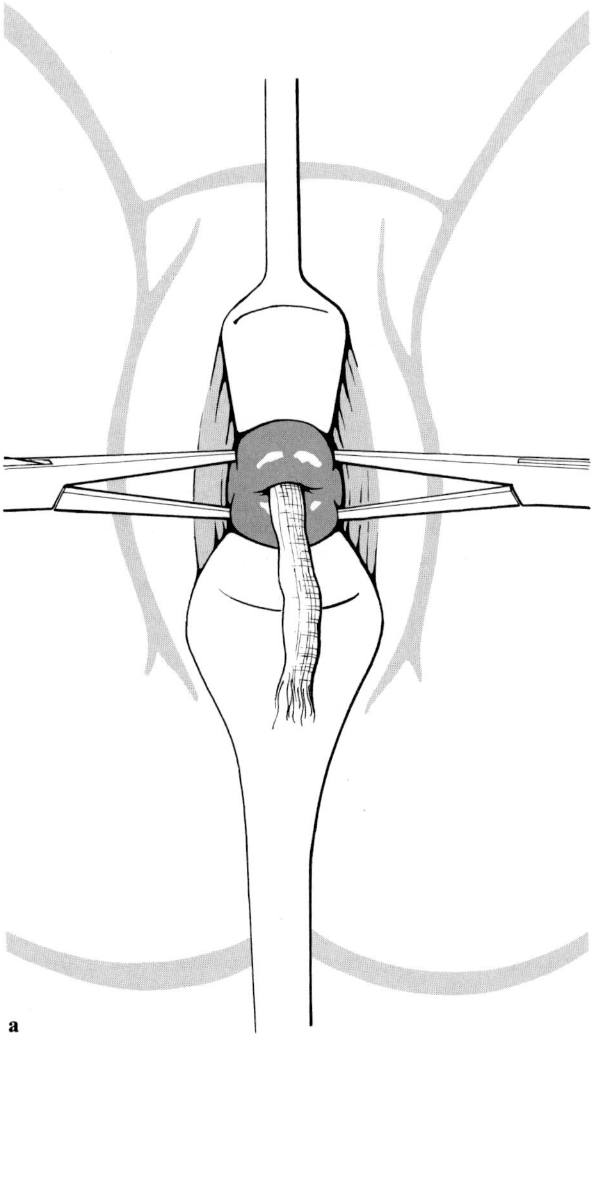

a

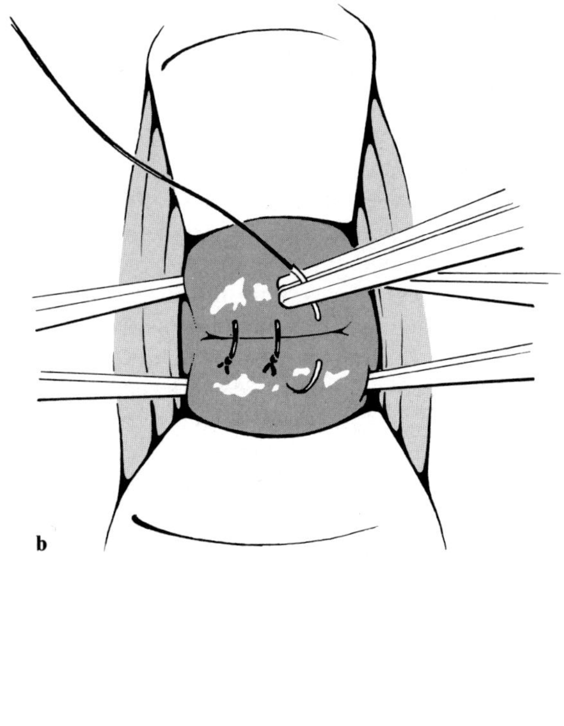

b

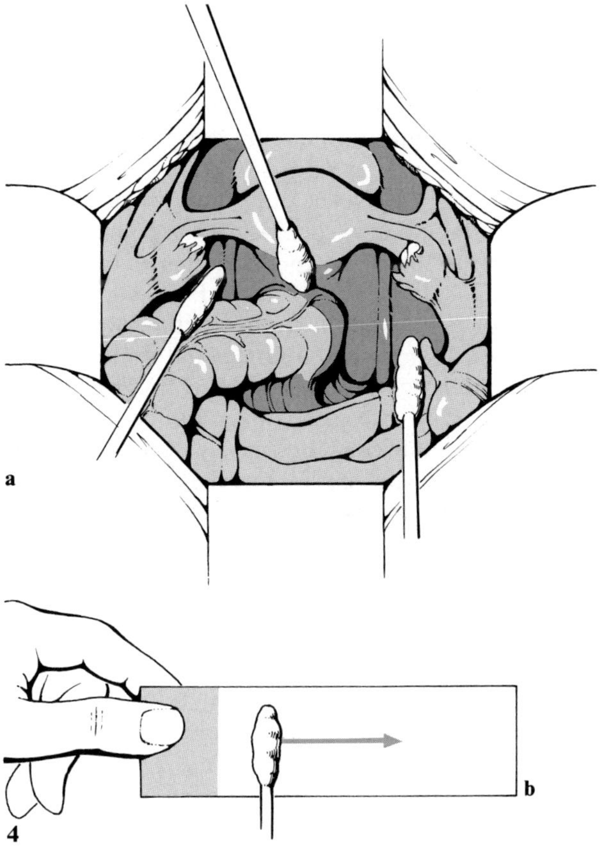

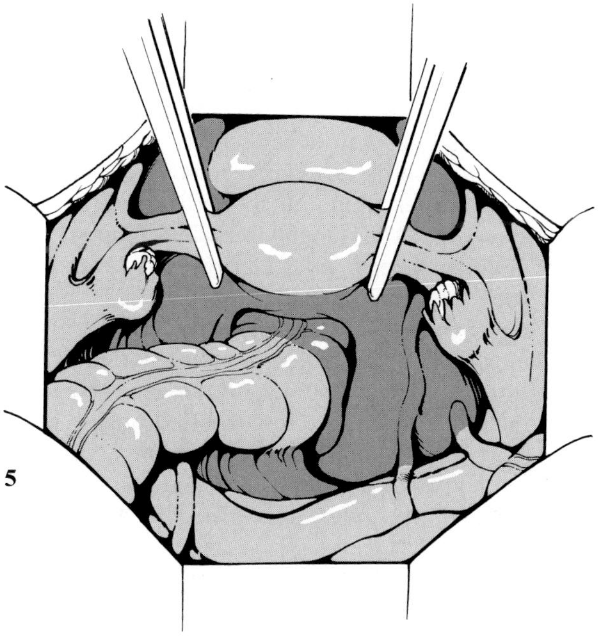

Abb. 4. a Entnahmestellen der zytologischen Abstriche aus dem Douglas und den Kolonrinnen. **b** Ausstreichen des Watteträgers auf dem Objektträger

Abb. 5. Verschluß der Tubenabgänge durch lange, gerade Klemmen

unter nur schwer zugänglich und können gelegentlich nicht mit entfernt werden. Die früher propagierte erweiterte vaginale Operation ist nicht sinnvoll [47], da metastatisch befallene Lymphknoten hierbei nicht entfernt werden können.

Zur Vermeidung einer Tumorverschleppung aus dem Zervikalkanal in das Wundgebiet der Scheide verschließen wir präoperativ die Zervix mit einem alkoholgetränkten Gazestreifens [50, 67]. Hierbei wird nach Anhaken der Portio mit Kugelzangen ein Gazestreifen in die Zervix eingelegt und die Zervix anschließend durch Naht verschlossen (Abb. 3). Dieser Streifen blockiert wie ein Pfropf die Verschleppung von Tumormaterial während der Operation.

Die Eröffnung des Leibes kann vom Querschnitt aus erfolgen. Im Hinblick auf die zumeist adipösen Patientinnen mit herabhängender Fettschürze soll der Querschnitt oberhalb der Fettfalte erfolgen. Diese Schnittführung hat den Vorteil, daß die Hautwunde nicht durch die herabhängende Fettschürze bedeckt wird. Bei aufeinanderliegenden Falten der Fettschürze kann im Schnittbereich eine feuchte Kammer entstehen, die gerade bei Frauen mit Diabetes mellitus das Risiko einer Wundinfektion mit Sekundärheilung erhöht. Auf eine ausreichend große Schnittführung muß geachtet werden, um in der zu erwartenden Tiefe des Operationsgebietes ausreichend Platz für schonendes Operieren zu gewährleisten. In letzter Zeit wenden wir beim Karzinom immer den Längsschnitt an; diese Schnittführung erleichtert die evtl. erforderliche Lymphonodektomie.

Unmittelbar nach Eröffnung des parietalen Peritoneums werden getrennte zytologische Abstriche von den Kolonrinnen und vom Douglas entnommen (Abb. 4a, b). Eventuell vorhandenes Douglassekret wird abgesaugt und ebenfalls zur zytologischen Untersuchung gegeben. Dieses Vorgehen ermöglicht den diagnostisch bedeutungsvollen Nachweis von Tumorzellen im Bereich des Peritoneums bzw. der Bauchhöhle. Anschließend werden Größe und Beweglichkeit des Uterus, der Zustand der Adnexe, der Parametrien und des Peritoneums sorgfältig inspiziert. Im Rahmen dieser eingehenden Situsbeschreibung wird das gesamte Abdomen systematisch untersucht und die pelvinen und paraaortalen Lymphknoten abgetastet. Netzadhäsionen, die den operativen Eingriff stören, werden gelöst, evtl. über Klemmen durchtrennt und durch Umstechungen zur Blutstillung versorgt. Gelegentlich können die Adnexe durch Verwachsungen in den Douglas oder an die seitliche Beckenwand fixiert sein. Sie werden sorgfältig unter Sicht mit der Schere mobilisiert. Eine zu forcierte, stumpfe Lösung dieser Verwachsungen mit den Fingern der Hand kann zu Ureter- oder Darmverletzungen führen. Auch unangenehme Blutungen sind Folge einer zu groben Präparation. Ursache derartiger Verwachsungen können außer älteren entzündlichen oder endometriotischen Veränderungen gelegentlich auch metastatische Tumorabsiedlungen sein. Das sonst zarte, spiegelnde Peritoneum ist auffallend verdickt und zeigt gelegentlich schon mit dem bloßen Auge erkennbare metastatische Absiedlungen.

Zu Beginn der Hysterektomie werden die Tubenabgänge als erstes mit einer langen, geraden Klemme, zusammen mit den Ligamenta rotunda gefaßt und abgeklemmt. Hierdurch werden die Tuben verschlossen, so daß eine intraoperative, transtubare Tumorverschleppung verhindert wird (Abb. 5).

Aus dem gleichen Grund muß auch das Fassen des Corpus uteri mit einer Faßzange, Kralle oder ähnlichen scharfen Instrumenten vermieden werden. Mit den beidseits angelegten, atraumatischen Klemmen läßt sich der Uterus vorziehen und während der gesamten Operation dirigieren, so daß eine Traumatisierung des Uterus und damit eine intraperitoneale Tubenverschleppung verhindert werden kann.

Im Hinblick auf die typische lymphogene Tumorausbreitung über das Ligamentum suspensorium ovarii in die paraaortalen Lymphknoten ist beim Absetzen der Adnexe auf eine sorgfältige Darstellung des Ligamentum infundibulo pelvicum zu achten. Nach Durchtrennung des Blasenperitoneums und des Ligamentum rotundum wird das laterale Peritoneum gespalten. Durch dieses Vorgehen läßt sich der Ureter leicht erkennen und distanzieren. Anschließend wird das Ligamentum infundibulo pelvicum isoliert über einer krummen Klemme abgesetzt, die durch Umstechung versorgt wird. Wird das operative Vorgehen mit der Darstellung des Ligamentim infundibulo pelvicum begonnen, läßt sich die Lage des Ureters erkennen, wenn das Ligamentum durch Anheben des Ovars angespannt wird. Im gefäßlosen Gewebe unterhalb des Ligamentum infundibulo pelvicum wird das Peritoneum mit Overhold-Klemme oder einer gebogenen Schere durchstoßen und gespreizt. Das hierdurch isolierte Band wird mit einer Klemme angehoben, durchtrennt und durchstochen (Abb. 6a–d). Nach der Versorgung des Ligamentum infundibulo pelvicum kann das seitliche Peritoneum bis zum Ligamentum rotundum durchtrennt werden. Auch dieses Band wird isoliert dargestellt, über einer krummen Klemme abgesetzt und durch Umstechung versorgt. Das weitere operative Vorgehen erfolgt nach den gleichen Prinzipien wie bei der abdominalen Uterusextirpation (Kapitel F. I). Die Zervixfaszie muß beim Endometriumkarzinom wegen der zahlreichen Lymphgefäße immer mit entfernt werden [62]. Unmittelbar vor dem Absetzen des Uteruspräparates wird die Scheide gründlich mit einer 96%igen alkoholischen Lösung ausgewaschen, um den infizierten bzw. mit Tumorzellen untermischten Gewebesaft in der Scheide zu beseitigen und Tumorzellen zu vernichten [50].

Der entfernte Uterus wird sofort in Längsrichtung aufgeschnitten, um das Ausmaß der myometranen Infiltration beurteilen zu können. Bei schon makroskopisch erkennbarer fortgeschrittenerer Wandinfiltration wird die beidseitige pelvine Lymphonodektomie nach den im Kapitel F. II beschriebenen Prinzipien angeschlossen.

Ehe das Peritoneum verschlossen wird, erfolgt die Spülung der Bauchhöhle mit physiologischer Kochsalz-Lösung, um Blut, Bakterien und Tumorzellkomplexe zu beseitigen [47].

Bei metastatischer Tumorabsiedlung im Bereich des Peritoneums ist die vollständige Entfernung dieser suspekten Peritoneumanteile erforderlich. Falls das Douglasperitoneum in ausgedehnterem Maße von derartigen metastatischen Absiedlungen betroffen ist, wird das gesamte Peritoneum in diesem Bereich entfernt (Abb. 7). Das resezierte Gewebe wird getrennt zur histologischen Untersuchung gegeben. Um das Einrollen der dünnen Gewebslamelle zu verhindern, wird das Gewebe auf ein Stückchen Papier, z. B. steriles Papier zur Verpakkung der Operationshandschuhe, aufgelegt, ausgebreitet, angedrückt und in diesem Zustand fixiert (Abb. 8). Dieses Vorgehen gewährleistet eine optimale histologische Untersuchung, selbst kleiner Peritonealstreifen.

Zur histologischen Untersuchung des Operationspräparates hat sich an der I. Frauenklinik der Universität München das folgende Vorgehen bewährt [58]: Nach Fixierung des Operationspräparates wird aus der Uterusmitte eine sagittal verlaufende Gewebsscheibe zugeschnitten. Die seitlichen isthmusnahen Anteile werden in horizontal verlaufende Gewebescheiben zerlegt. Beide Adnexe wer-

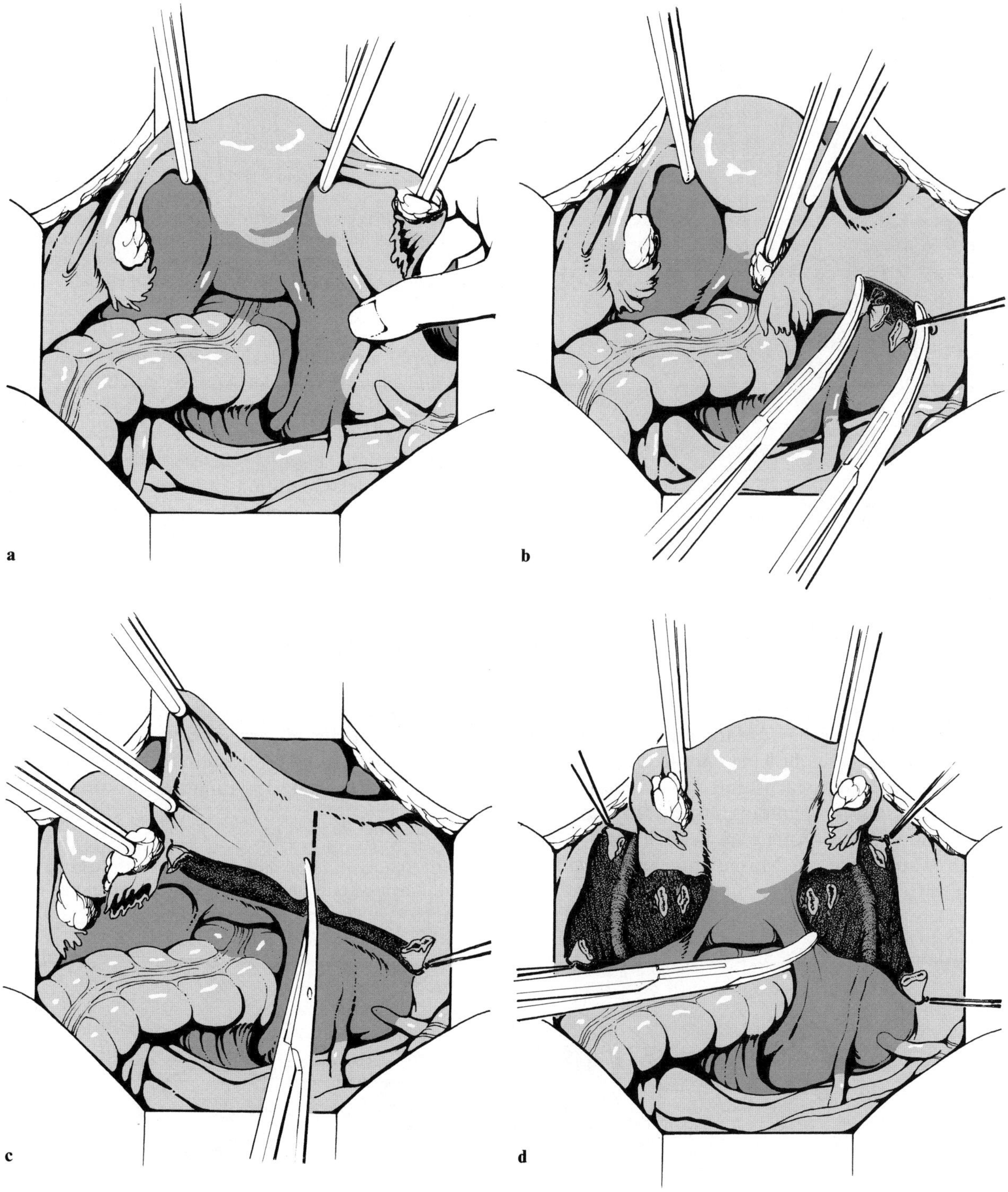

Abb. 6. a Vorziehen des Uterus mit langen, geraden Klemmen. Mit diesen Klemmen wird der Uterus während der gesamten Operation schonend gefaßt und in die jeweils erforderliche Richtung gelegt. **b** Isoliertes Absetzen des Ligamentum infundibulo pelvicum. **c** Durchtrennen des Peritoneums bis zum Ligamentum rotundum. **d** Beidseits ist das Absetzen von Ligamentum infundibulo pelvicum und Ligamentum rotundum erfolgt

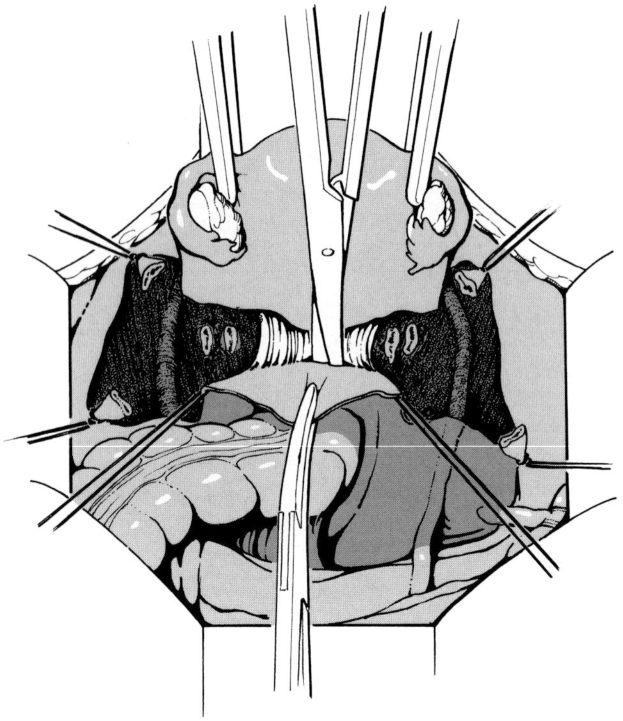

Abb. 7. Operative Entfernung des Douglasperitoneums. Der Peritonealstreifen ist mit Fäden angezügelt. Die Präparation erfolgt mit der Schere

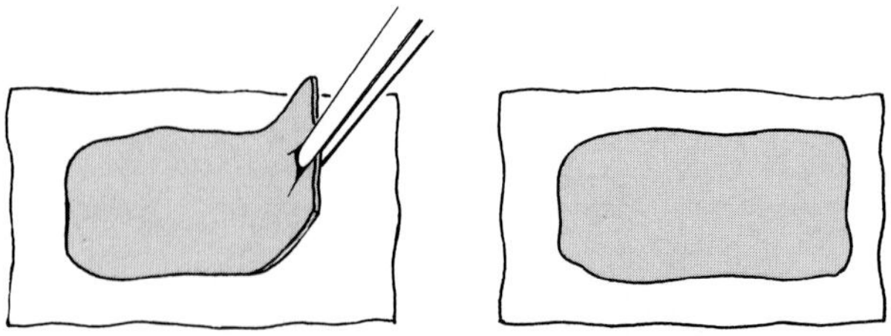

Abb. 8. Aufbringen des Peritoneumstreifens auf vorbereitetes Papier. Hierdurch wird ein Aufspannen und Fixieren des Peritoneumstreifens ermöglicht, dieses erleichtert die histologische Untersuchung des Peritoneums

den vollständig zugeschnitten (Abb. 9). Diese aufwendige histologische Aufarbeitung des Operationspräparates erlaubt eine mosaikartige Rekonstruktion des Tumorwachstums mit detaillierten Angaben zu Tumortyp, -grading, -wachstum, -lokalisation, größter Invasionstiefe im Vergleich zur gemessenen Wandstärke der Muskulatur, Karzinomübergang auf die Zervix bzw. auf die Tuben, Einbruch in Lymph- und Blutgefäße sowie zur Frage eines metastatischen Befalls der Adnexe. Auch die Frage, ob das Karzinom lokal im Gesunden entfernt wurde, oder, falls nicht, wo die Resektion nicht im Gesunden erfolgte, kann durch diese feingewebliche Bearbeitung des Operationspräparates exakt beantwortet werden. In Tabelle 4 ist das operative Vorgehen in Abhängigkeit von Tumorgrading und Tumorstaging zusammengestellt.

7 Indikation für erweiterte Eingriffe

Für das Endometriumkarzinom im Stadium I ist die Operation als allgemein bevorzugte Behandlungsmethode akzeptiert. Kontrovers wird das Ausmaß der Radikalität des Eingriffs diskutiert. Da,

Abb. 9. Standardisierte, histologische Aufarbeitung des Operationspräparates beim Endometriumkarzinom

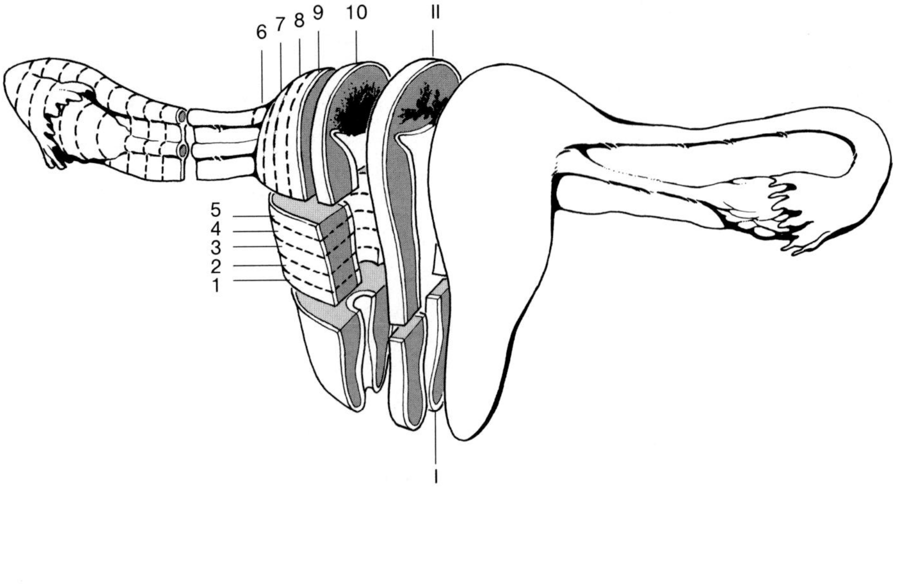

Tabelle 4. Operatives Vorgehen bei Patientinnen mit Endometriumkarzinom in Abhängigkeit von Tumorgrading und -staging

fraktionierte Abrasio		
Stadium I		Stadium II
oberflächl. Wandinf.	tiefe Wandinf.	
G1 Tumor	G2–G4 Tumor	G1–G4 Tumor
abd. H. E.	abd. H. E.	erweiterte abd. H. E.
Adnektomie	Adnektomie	Adnektomie
	Lymphonodektomie	Scheidenmanschette
		Lymphonodektomie

ähnlich wie beim Zervixkarzinom, auch bei Frauen mit Endometriumkarzinom, mit einer lymphogenen Absiedlung zu rechnen ist, wurde das Behandlungskonzept der Hysterektomie mit beidseitiger Adnektomie im Stadium I in Frage gestellt. Auch in diesem Stadium wurde die Indikation zu einer erweiterten abdominalen Hysterektomie mit Entfernung parametranen Gewebes und obligater Lymphonodektomie gestellt [15, 54]. Bei diesem Vorgehen mußte für die bekannten Risiko-Patientinnen (hohes Alter, Begleiterkrankungen, Adipositas) eine erhöhte postoperative Mortalität und Morbidität in Kauf genommen werden. Nachfolgende Untersuchungsergebnisse [41, 44] haben gezeigt, daß die Überlebensraten von erweitert operierten und kombiniert operativ-radiologisch behandelten Patientinnen nahezu identisch waren. Die generelle erweiterte operative Behandlung wurde deshalb von einem mehr individualisierten Vorgehen abgelöst. Besondere Bedeutung kommt nach neueren Untersuchungen der Lymphonodektomie zu. Gegenüber Frauen, bei denen die Uterusextirpation mit Adnektomie vorgenommen wurde, hatten Patientinnen mit zusätzlicher Lymphonodektomie deutlich verbesserte Überlebensraten [33]. Als Indikation für die Erweiterung der Operation mit Lymphonodektomie im Stadium I gilt fortgeschrittenes Karzinomwachstum (reichlich Gewebematerial bei der präoperativen Kürettage) oder ein mittelreifes bzw. unreifes, undifferenziertes Karzinom (G2, G3, G4). Bei diesen Karzinomen ist vermehrt mit einer Metastasierung in die Lymphknoten zu rechnen. Auch die am Operationspräparat erkennbare fortgeschrittene Wandinfiltration ist Indikation zur zusätzlichen Lymphonodektomie. Diese kann unter Zuhilfenahme der Operationsgammakamera nach Technicium-Markierung der regionären Lymphknoten erfolgen [32]. Der Radikalität dieses Eingriffes setzen jedoch Allgemeinzustand und bekannte Risikofaktoren dieser Patientinnen Grenzen. Bei metastatischem Befall der pelvinen Lymphknoten und hiermit verbundenem hohem Risiko eines paraaortalen Lymphknotenbefalls wird die paraaortale Lymphonodektomie empfohlen [8, 23, 72a]. Sie erfolgt nach den im Kapitel G. III beschriebenen Kriterien. Der therapeutische Wert dieser zusätzlichen Maßnahme läßt sich bisher nicht eindeutig beweisen [47a].

Die Entfernung einer Scheidenmanschette mit Resektion des oberen Vaginaldrittels zur Verhinderung von Vaginalmetastasen ist bei einem auf das Corpus uteri beschränkten Karzinom in der Regel nicht erforderlich [50]. Bei Patientinnen mit unreifem Karzinom bzw. fortgeschrittener Wandinfiltration, erfolgt zur Vermeidung eines Scheidenrezidivs die intravaginale Radiumeinlage 2–3 Wochen postoperativ [3, 33, 47, 78].

Im Stadium II mit histologisch erwiesenem Übergang des Karzinoms auf die Zervix ist im Hinblick auf die dann gegebene lymphogene Ausbreitung des Tumors, wie beim Zervixkarzinom, die erweiterte abdominale Uterusextirpation mit Entfernung beider Adnexe, Scheidenmanschette und obligatorischer Lymphonodektomie anzuraten. Sie erfolgt nach den im Kapitel F. II beschriebenen Prinzipien unter besonderer Beachtung der Vermeidung einer Verschleppung von Uterusinhalt in die freie Bauchhöhle. Diese ausgedehnten Operationen stellen für die zumeist alten Patientinnen in schlechtem Allgemeinzustand, ein hohes Operationsrisiko dar. Da die Ergebnisse einer alleinigen Strahlentherapie des Endometriumkarzinoms im Stadium II einer operativen Behandlung unterlegen sind, wird auch die einfache Uterusextirpation mit Entfernung der Adnexe, bzw. eine eingeschränkte Radikaloperation in Kombination mit einer hochdosierten Bestrahlung vorgenommen [3, 7, 14, 26a, 47, 69].

Bei einer metastatischen Absiedlung in die freie Bauchhöhle ist zumeist das Peritoneum betroffen. Die Indikation zu der auf Seite 310 beschriebenen Resektion des Peritoneums ist dann gegeben. Liegt bei einem fortgeschrittenem metastatischen Befall der Ovarien, ähnlich wie beim Ovarialkarzinom, eine Aszitesbildung vor, sollte die Entfernung des großen Netzes nach den Prinzipien der Tumorchirurgie beim Ovarialkarzinom (Kapitel G. III) erfolgen. In seltenen Fällen läßt sich auch bei aufwendiger histologischer Untersuchung des Operationspräparates nicht mit letzter Sicherheit entscheiden, ob ein primäres Endometriumkarzinom mit metastatischer Absiedlung in die Ovarien oder ob ein primäres Ovarialkarzinom mit metastatischer Absiedlung in den Uterus vorliegt. In diesen seltenen Zweifelsfällen ist die operative Behandlung wie bei Patientinnen mit Ovarialkarzinom erforderlich.

8 Fehler, Komplikationen und ihre Verhütung

Gelegentlich wird von der Patientin keine Blutungsstörung bzw. keine Blutung in der Postmenopause angegeben oder es wird die Klärung einer anamnestisch als harmlos angesehenen Blutungsstörung versäumt, so daß das Karzinom erst anläßlich der Operation diagnostiziert wird. Steht die Diagnose „Endometriumkarzinom" schon bei der Operation fest, ist die zusätzliche Entfernung der Adnexe, unabhängig vom Lebensalter der Patientin, erforderlich. Wurde die Diagnose erst später, anläßlich der histologischen Untersuchung des Operationspräparates gestellt, ist die Re-Laparotomie mit Entfernung der Adnexe unerläßlich. In Abhängigkeit vom Operationssitus sowie von Invasionstiefe und Reifegrad des Karzinoms ist die Indikation zur zusätzlichen Lymphnodektomie gegeben. Auch bei Frauen, bei denen wegen eines Descensus uteri die vaginale Hysterektomie unter Belassung der Adnexe erfolgte, ist die Laparotomie indiziert, wobei die genannten Aspekte das Ausmaß des operativen Vorgehens bestimmen. In Ausnahmesituationen ist bei betagten Patientinnen mit reifem Karzinom und fehlender bzw. oberflächlicher Wandinfiltration die nachträgliche Laparotomie zur Entfernung der Adnexe nicht zwingend. Sollte der erneute operative Eingriff ein zu hohes Risiko für die Patientin darstellen, wäre die Indikation zur postoperativen perkutanen Hochvoltbestrahlung gegeben [62].

Mit einer exakten Erhebung der Anamnese bzw. der präoperativen diagnostischen Klärung von Blutungsstörungen, wird sich diese Komplikation zumeist vermeiden lassen.

Wird anläßlich der diagnostischen Kürettage die Gebärmutter perforiert, ist bei nachgewiesenem Karzinom mit Tumorverschleppung, bzw. intraperitonealer Aussaat von infiziertem Uterusinhalt zu rechnen. Die prognostische Bedeutung einer Uterusperforation ist schwer zu ermessen, da nur vereinzelte Mitteilungen hierzu vorliegen [11]. Die 5-Jahre-Überlebensrate von Patientinnen sollen nach Uterusperforation nur geringgradig schlechter sein. Dennoch gilt es in Kenntnis der erhöhten Perforationsgefahr bei Verdacht auf Endometriumkarzinom diese Komplikation durch ein besonders vorsichtiges Vorgehen bei der Kürettage zu vermeiden.

Von der Sorgfalt der fraktionierten Kürettage hängt mitunter auch das Tumorstaging, bzw. die Zuordnung des Karzinoms ab. Gelegentlich läßt sich histologisch nicht eindeutig unterscheiden, ob ein undifferenziertes Endometriumkarzinom in die Zervix hinunter gewachsen ist, oder ob ein unreifes Zervixkarzinom das Corpus uteri befallen hat. In beiden Fällen handelt es sich um einen Karzinombefall der Zervix. Liegt ein Zervixkarzinom vor, ist bei der jungen Frau die Belassung zumindest eines Ovars zur Vermeidung der Kastration möglich. Liegt dagegen ein Endometriumkarzinom vor, ist unabhängig vom Lebensalter im Hinblick auf die Möglichkeit der metastatischen Absiedlung und die hormonelle Stimulation des Endometriumkarzinoms die Entfernung der Adnexe unumgänglich.

Wurde keine fraktionierte Kürettage vorgenommen, ist im Hinblick auf die nachfolgende tumorangepaßte Behandlung eine präoperative Zervixkürettage ratsam. Bei histologisch nachgewiesenem Karzinombefall der Zervix ist die Indikation zur erweiterten operativen Behandlung gegeben.

Eine fehlerhafte Beurteilung des Karzinombefalls der Zervix wird umgangen, wenn erst nach erfolgter Zervixkürettage die Sondierung des Uterus und die Dilatation des inneren Muttermundes erfolgt. Sowohl durch die Sondierung als auch durch die Muttermundsdilatation kann es zur Tumorverschleppung kommen, so daß fälschlicherweise ein Tumorbefall der Zervix angenommen wird. Dennoch läßt sich eine Fehlbeurteilung des Tumorbefalls der Zervix nicht immer vermeiden [4, 55, 59, 64], auch die zusätzliche Zervikohysteroskopie [43, 74] führte bei Patientinnen im Stadium I + II zu einer Überbewertung des Stadiums in 8,1% und zu einer Unterbewertung in 16,2% der Fälle [25].

Ein Tumorbefall von Nachbarorganen läßt sich zumeist durch die o. g. Zusatzuntersuchungen erkennen, bzw. ausschließen. Besondere Bedeutung kommt der sorgfältigen Inspektion der Scheidengewölbe zu, um eine metastatische Absiedlung auszuschließen, bzw. den operativen Behandlungsplan in Kenntnis dieses metastatischen Befalls der Scheide zu modifizieren.

Bei Patientinnen, bei denen sich trotz sorgfältiger Voruntersuchung intraoperativ herausstellt, daß es sich um ein fortgeschrittenes, lokal nicht operables Karzinom handelt, ist die Operation als „Staging-Laparatomie" [3a] zu beenden. Die sorgfältige Situsbeschreibung zur Ausdehnung des Karzinoms und die Entfernung von parametranen oder paraaortalen Lymphknoten zur histologischen Untersuchung, kann wertvolle Informationen für die notwendig werdende Strahlenbehandlung geben. Eine Operation durch Tumorgewebe hindurch sollte vermieden werden. Beckeneviszeration bzw. ultraradikale Eingriffe sind bei Patientinnen mit Endometriumkarzinom nur in Ausnahmefällen angezeigt und möglich [47]. Finden sich intraoperativ trotz eines präoperativ gesicherten reifen Adenokarzinoms mit geringer Wahrscheinlichkeit einer lymphogenen Absiedlung vergrößerte Lymphknoten, sollten diese nach Möglichkeit entfernt und entsprechend ihrer Lokalisation - sei es pelvin, sei es paraaortal - zur histologischen Untersuchung gegeben werden. Gelingt die operative Entfernung nicht, ist zumindest die punktionszytologische Klärung der Lymphknotenvergrößerung herbeizuführen. Die Markierung dieser metastasenverdächtigen Lymphknoten durch Metallklips ist für den Strahlentherapeuten zur Abgrenzung der Bestrahlungsfelder von Bedeutung.

Wurde der Uterus intraoperativ versehentlich eröffnet, so daß Tumormaterial in die freie Bauchhöhle gelangte, muß das gesamte kleine Becken und die Bauchhöhle mit physiologischer Kochsalzlösung gespült werden (Lavage der Bauchhöhle), um evtl. zurückgebliebene Karzinomzellkomplexe zu eliminieren [47]. Zum Ausschluß, bzw. Nachweis von Tumorzellkomplexen ist die zytologische Untersuchung der Flüssigkeit ratsam. Diese Spülung der Bauchhöhle soll ebenso wie die präoperative Einlage eines alkoholgetränkten Streifens in die Zervix, das intraoperative Abklemmen der Adnexgänge und die Auswaschung der Scheide vor Absetzen des Uteruspräparates die Verschleppung von Tumorzellkomplexen und die Implantation im Operationsgebiet verhindern [50].

Besonderes Augenmerk muß auf ein gewebeschonendes Präparieren und eine sorgfältige Blutstillung gelegt werden. Gerade bei Patientinnen mit Endometriumkarzinom und typischen internistischen Begleiterkrankungen und Risiken ist mit einer erhöhten postoperativen Morbidität zu rechnen. Schon ein Bauchdeckenhämatom kann bei einer Patientin mit Diabetes mellitus zu sekundärer Wundinfektion mit nachfolgenden schweren postoperativen Komplikationen führen. Zur Prophylaxe von Hämatomen und Seromen hat sich u. a. die Einlage von Saugdrainagen für einige Tage in präformierte Hohlräume zur Vermeidung von Flüssigkeitsansammlungen bewährt [9]. Von großer Bedeutung für die Vermeidung von Komplikationen ist bei den zumeist älteren Frauen die sorgfältige präoperative internistische Untersuchung und Behandlung. Hierzu gehört die präoperative Einstellung und postoperative Überwachung eines Diabetes mellitus. Auch der Thrombo-Embolie-Prophylaxe dieser zumeist übergewichtigen schwer mobilisierbaren Patientinnen kommt zur Vermeidung gravierender Komplikationen entscheidende Bedeutung zu (siehe auch Kapitel C. V).

LITERATUR

1. Aalders J, Abeler V, Kolstad P, Onsroad M (1980) Postoperative external irradiation and prognostic parameters in stage I endometrial carcinoma. Obstet gynaec 56: 419-427
2. Annual report on the results of treatment in gynaecological cancer (FIGO) (1985) Vol 19, 1976-1978, Stockholm, Schweden
3. Arbeitsgemeinschaft für gynäkologische Onkologie (AGO) (1984) In: Dallenbach-Hellweg G, Schmidt-Matthiesen H (Hrsg) Hyperplasien, Präkanzerosen und Karzinome des Endometriums. Mitteilungsblatt 5, 5-6

3a. Averette HE, Jobson VW (1981) Surgical staging: New approaches. In: Coppleson M (ed) Gynecologic Oncology. Churchill, Livingstone Edingburg

4. Baltzer J, Lohe K-J, Kürzl R, Scheer KP, Zander J (1982) Prognostische Aussagekraft des Stadiums bei Patientinnen mit operiertem Endometriumkarzinom. Geburtshilfe Frauenheilkd 42: 453-456

4a. Baltzer J, Lohe KJ (1988) Pathologie, Diagnostik und Behandlung des Endometriumkarzinoms und seiner Vorstufen. In: Käser O, Friedberg V, Ober KG, Thomsen K, Zander J (Hrsg) Gynäkologie und Geburtshilfe, Bd 3, Tl 2 Spezielle Gynäkologie, 2. neubearb. Aufl. Thieme, Stuttgart New York

5. Baltzer J, Lohe K-J, Kürzl R, Scheer KP, Zander J (1983) Prognostic criteria in patients with endometrial cancer. Arch Gynaec 234, 121-129

5a. Baltzer J (1988) Therapeutic procedure for minimal endometrial cancer. In: Grundmann E, Beck L (eds) Minimal neoplasia. Springer, Berlin Heidelberg New York London Paris Tokyo

6. Baltzer J, Wolf W, Lohe K-J (1974) Die diagnostische Saugcurettage des Uterus. Frauenarzt 15: 194-203
7. Barber HRK (1982) Cancer of the endometrium. In: Van Nagell JR, Barber HR (eds) Modern concepts of gynaecologic oncology. Wright, Boston
8. Barber HRK, Sommers SC (1981) Carcinoma of the endometrium, Masson, New York
9. Bender HG, Beck L (1979) Wundheilung, Wundheilungsstörungen, Platzbauch, Nahtmaterial. In: Beck L (ed) Intra- und postoperative Komplikationen in der Gynäkologie. Thieme, Stuttgart
10. Berman ML, Barlow SC, Lagasse LD (1980) Prognosis and treatment of the endometrial cancer. Amer J Obstet Gynecol 136: 679-688

11. Boronow R (1969) Carcinoma of the corpus-treatment at M. D. Anderson hospital. In: Cancer of the uterus and ovary. (eds) Chicago Year-Book, Medical Publishers
12. Brown JM, Dockerty MB, Symmonds RE, Banner EA (1968) Vaginal recurrence of endometrial carcinoma. Amer J Obstet Gynec 100: 544–549
13. Brown R (1974) Clinical features associated with endometrial carcinoma. J Obstet Gynec Brit Cwlth 81: 933–939
14. Bruckman JE, Goodman RL, Murthy A, Mark A (1978) Combined irradiation and surgery in the treatment of stage II carinoma of the endometrium. Cancer 42: 1146–1151
15. Brunschwig A, Murphy AI (1954) Rational for radical pan-hysterectomy and pelvic node excision in cancer of the corpus uteri. Amer J Obstet Gynecol 68: 1482–1488
16. Butler ChF, Pratt JH (1977) Vaginal hysterectomy for carcinoma of the endometrium: 40-years experience at the Mayo-clinic. In: Gray LA (ed) Endometrial carcinoma and its treatment: The role of irradiation, extent of surgery and approach to chemotherapy. Thomas, Springfield, Il
17. Christ F, Claussen C, Brandt H (1982) Die Wertigkeit der Computertomographie in der Diagnostik des Zervixkarzinoms, Vortrag bei der 40. Tagung der Deutschen Gesellschaft für Gynäkologie und Geburtshilfe, München
18. Cramer DW, Cutler SJ, Christine B (1974) Trends in the incidence of endometrial cancer in the Unites States. Gynaec Oncol 2: 130–143
19. Corscaden JA, Gusberg SB (1947) The background of cancer of the corpus. Amer J Obstet Gynec 53: 419–431
20. Cohen CJ, Gusberg SB (1970) Constribution of radiotherapy to the surgical treatment of endometrial cancer. In: Sturgis SH, Taymor ML (eds) Meigs and Sturgis: Progress in gynaecology, Vol. 5. Grune and Stratton, New York
21. Creasman WT, Rutledge F (1971) The prognostic value of peritoneal cytology in gynaecologic malignant desease. Amer J Obstet Gynec 110: 773–781
22. Creasman WT, Boronow RC, Morrow CP, Disaia PJ, Blessing J (1976) Adenocarcinoma of the endometrium: Its metastatic lymphnode potential. Gynecol Oncol 4: 239–243
23. Creasman WT, Weed FC (1981) Carcinoma of endometrium (FIGO stages I and II): Clinical features and management. In: Coppleson M (ed) Gynecological Oncology. Livingstone Edingburgh London Melbourne New York
24. Creasman WT (1985) Endometrial cancer: Pathogenesis and its implications. 5. Weltkongreß Gynäkologie und Geburtshilfe Berlin
24a. Creasman WT, Soper OT, McCarthey KS, Hinshaw W, Clark-Pearson DL (1985) Influence of zytoplasmic steroid receptor content on prognosis of early stage endometrial carcinoma. Amer J Obst Gynec 151: 922–932
25. Cronje HS (1984) Cited in: du Toit JP (1984) Carcinoma of the uterine body. In: Sheppard JH, Monagan JM (eds) Clinical gynaecological oncology. Blackwell Publications, Oxford London Edinburgh Boston Palo Alto Melbourne
26. Dallenbach-Hellweg G (1981) Endometrium, 2. Auflg. Springer, Berlin Heidelberg New York Tokyo
27. Ehrlich CE, Cleary RE, Young PCM (1978) The use of progesterone receptors in the management of recurrent endometrial cancer. In: Brush MG, King RJB, Taylor RW (eds) Endometrial cancer. Baillière-Tindall, London
28. Frischkorn R (1983) Die Strahlentherapie des Endometriumkarzinoms. Gynäkologe 16: 104–113
28a. DiSaia PJ, Creasman WT (1989) Clinical gynecologic oncology. C. V. Mosby Comp., St. Louis Washington, Toronto
29. Frischkorn R (1981) Komplikationen der postoperativen Strahlenbehandlung beim Zervix- und Endometriumkarzinom. In: Wannemacher M (ed) Kombinierte chirurgische und radiologische Therapie maligner Tumoren. Urban & Schwarzenberg, München Wien Baltimore
30. Garrett WJ (1981) Ultrasound. In: Coppleson M (ed) Gynecologic oncology. Churchill Livingstone, Edinburgh London Melbourne New York
31. Gerteis W (1967) The frequency of metastases in carcinoma of the cervix and corpus. In: Rüttiman H (ed) Progress of lymphology. Thieme, Stuttgart
31a. Gerteis W (1985) Lymphographische Methoden. In: Schmidt-Matthiesen H (Hrsg) Allgemeine gynäkologische Onkologie. Urban & Schwarzenberg, München Wien Baltimore
32. Gitsch E (1983) Zur operativen Behandlung des Korpuskarzinoms. Gynaekol Rundsch 23, Suppl 3: 128–135
32a. Gitsch E, Janisch H, Tulzer H (1978) Die Radioisotopen-Radikaloperation des Neoplasma colli uteri vom Typ III. Gebh Frauenheilk 38: 331–333
33. Gitsch E, Janisch H, Leodolter S (1973) Der Einsatz der Gamma-Operationskamera bei der abdominalen Radikaloperation des Neoplasma Colli uteri. Arch Gynecol 215: 377–388
34. Gray LA (1977) Endometrial carcinoma and its treatment: The rule of irradiation, extent of surgery and approach to chemotherapy. Thomas, Springfield Illionois
35. Gray LA (1977) Evalution of treatment methods of endometrial carcinoma. With particular reference to surgery alone. In: Gray LA (ed) Endometrial carcinoma and its treatment: The role of irradiation, extent of surgery and approach to chemotherapy. Thomas, Springfield, Illionois
36. Gusberg SB (1978) Cancer of endometrium: Classification and treatment. In: Gusberg SB, Frick HC, Corscadens (eds) Gynaecologic cancer, 5. Aufl Williams and Wilkins, Baltimore
37. Gusberg SB (1976) The individual at high-risk-fall endometrial carcinoma Amer J Obstet Gynecol 126: 535–542
38. Halberstadt E, Käser O, Castano-Almendral H (1970) Das Korpus- oder Endometriumkarzinom. Gynäkologe 3: 31–38
39. Hansmann M, Hackeloer B-J, Staudach A (1985) Ultraschalldiagnostik in Geburtshilfe und Gynäkologie. Lehrbuch und Atlas. Springer, Berlin Heidelberg New York Tokyo
40. Held E (1969) Kritische Bemerkungen zur neuen Einteilung des Korpuskarzinoms. Geburtshilfe Frauenheilkd 29: 301–323

41. Held E (1977) Abdominale erweiterte Hysterektomie und Lymphonodektomie kontra einfache Hysterektomie in der Behandlung des Korpuskarzinoms. Arch Gynecol 22: 295-309
42. Hinselmann H (1930) Die Ätiologie, Symptomatologie und Diagnostik des Uteruskarzinoms. In: Stöckl W Handbuch der Gynäkologie, Bd. 6 Springer Berlin
43. Joelsson L, Levine RU, Moberger G (1971) Hysteroscopy as an adjunct in determining the extent of carcinoma of the endometrium. Amer J Obstet Gynecol 111: 696-702
44. Jonas HW (1975) Treatment of the adenocarcinoma of the endometrium. Review. Obstet Gynecol Surv 30: 147-169
45. Julian CG, Daikoku NH, Gillespie A (1977) Adenoepodermiod and adeno-squamous carcinoma of the uterus. Amer J Obstet Gynecol 128: 106-116
46. Kademian MT, Buchler DA, Wirtanen GW (1977) Bipedal lymphangography in malignancies of the uterine corpus. Amer J Roentgenol 129: 903-906
47. Käser O (1983) Operative Möglichkeiten bei der Therapie des Endometriumkarzinoms. Gynäkologe 16: 99-103
47a. Käser O (1984) Kontroversen in der operativen gynäkologischen Onkologie In: Starck G (Hrsg) Nürnberger Symposium. Demeter Gräfelfing
48. Käser O, Ikle FA, Hirsch HA (1983) Atlas der gynäkologischen Operationen, 14. Auflg. Thieme, Stuttgart
49. Kaiser R (1978) Hormonale Behandlung von Genital- und Mammatumoren bei der Frau. 2. Auflg. Thieme, Stuttgart
50. Kindermann G (1981) Zur Therapie des Endometriumkarzinoms. Geburthilfe Frauenheilkd 41: 650
51. Klein PJ, Vierbuchen M, Schulz KD, Würz H, Citoler P, Uhlenbruck G, Ortmann M, Fischer R (1981) Hormonabhängige Lektin-Bindungsstellen: II Lektinrezeptoren als Indikator einer Hormonsensibilität von Mammakarzinomen. Tumor Diagnose 2: 240
52. Koss LG, Cramer D, Ferenczy A, Gurpide E, Reagan JW, Siiteri PK, Sommers SC (1980) Recent advances in endometrial neoplasia. Acta Cytol 24: 478-493
52a. Kreienberg R, Melchert S (1988) Grundsätze der Chemo- Hormon- und Immuntherapie In: Käser O, Friedberg V, Ober KG, Thomsen K, Zander J (Hrsg) Gynäkologie und Geubrtshilfe, Bd 3, T 2 Spezielle Gynäkologie, 2. neubear. Aufl. Thieme, Stuttgart New York
53. Lansac J, Chantereau M, Galtier JL, Grangeponte MC, Rouleau P, Faguet JN (1977) Apport de l'hystérographie dans l'exploration de l'endometre. In: L'endometre 28. Assise françaises de Gynecologie. Tours Masson, Paris
53a. Lauritzen C (1987) Exogenious hormones and endometrial carcinogenesis. In: Schulz KD, King RJB, Pollow K, Taylor RW (eds) Endometrial cancer. Zuckschwerdt, München Bern Wien San Franzisco
54. Lewis BV, Stallworthy JA, Codwell R (1970) Adenocarcinoma of the body of the uterus. J Obstet Gynaec Brit Cwlth 77: 343-348
55. Lewis BC, Mortell R, Slack NH (1977) Endometrial cancer. Therapeutic decisions and staging process in early disease. Cancer 39: 959-966
56. Lindemann HJ (1980) Atlas der Hysteroskopie. Fischer, Stuttgart
57. Lochmüller H (1978) Das Endometriumkarzinom als chronische Erkrankung. Wachholz, Nürnberg
58. Lohe K-J, Baltzer J, Zander J (1976) Histologische Diagnose und individuelle Krebsbehandlung in der Gynäkologie. Münch Med Wochenschr 118: 1373-1378
59. Macasaet M, Brigaty D, Boyce J (1980) The significance of residual desease after radiotherapy in endometrial carcinoma: Clinico-pathological correlation. Amer J Obstet Gynecol 138: 557-563
59a. Maass H (1988) Epidemiologie gynäkologischer Tumoren. In: Käser O, Friedberg V, Ober KG, Thomsen K, Zander J (Hrsg) Gynäkologie und Geburtshilfe, B 3/2, 2. Aufl. Thieme, Stuttgart New York
60. Malkasian GD, Annegers JF, Fountain KS (1980) Carcinoma of the endometrium, Stage I. Amer J Obstet Gynecol 136: 872-888
61. Masubuchi S, Fujimoto I, Masubuchi K (1979) Lymph node metastases and prognosis of endometrial carcinoma. Gynec Oncol 7: 36-46
62. Mattingly RF, Thomson JD (1985) The Linde's operative gynecology. 6. Ed, JB Lippincott, Philadelphia Toronto
62a. Merz E (1988) Ultraschalldiagnostik in der Gynäkologie. In: Käser O, Friedberg V, Ober KG, Thomsen K, Zander J (Hrsg) Gynäkologie und Geburtshilfe, Band 3/2, II. Aufl. Thieme, Stuttgart New York
63. Moazzami B, van der Wald JD, Boyd NR (1983) Use of progestogens as an adjuvant to surgery in the treatment of stage I adenocarcinoma of the uterine corpus. Brit J Obstet Gynecol 90: 178-181
64. Morrow CP, Disaia PJ, Townsend DE (1974) Current management of endometrial cancer Obstet Gynecol 42: 399-406
65. Nagell JR van, Roddick JW, Wallace JO (1972) Clinical correlations of endometrial carcinoma Amer J Obstet Gynaecol 112: 935-937
66. Nagell JR van, Pavlik EJ, Gay EC (1982) Tumor markers in gynaecologic cancer. In: Nagell JR van, Barber HR (eds) Modern concepts of gynaecologic oncology. Wright, Boston
67. Ober KG, Meinrenken H (1964) Gynäkologische Operationen. Springer, Berlin Göttingen Heidelberg New York
68. Onsrud M, Kolstad P, Norman T (1976) Postoperative external pelvic irradiation in carcinoma of the corpus, stage I: A controlles clinical trial. Gynecol Oncol 4: 222-231
69. Onsrud M, Aalders J, Abeler V, Taylor B (1982) Endometrial carcinoma with cervical involvment (stage II): Prognostic factors and value of combines radiological-surgical treatment.
69a. Oosmers R, Völkensen M, Rath W, Teichmann A, Kuhn W (1989) Vaginalsonographische Messungen des postmenopausalen Endometriums zur Früherkennung des Endometrium-Karzinoms. Geburth Frauenheilk 49: 262-265
70. Plentl AA, Friedmann EA (1971) Lymphatic system of female genitalia - the morphologic basis of ancologic diagnosis and therapy. Saunders, Philadelphia London Toronto
70a. Piver MSt, Lehle SB, Barlow JJ, Blumenson L (1982) Paraaortic lymphnode evaluation. In: Stage I endometrial carcinoma. Obst Gynec 59: 97-100
71. Pollow K, Schmidt-Gollwitzer M, Pollow W (1978)

Estradiol-binding proteins in normal human endometrium during the menstrual cycl and in endometrial carcinoma dependent on the degree to tumor differentiation. In: Brush MG, King RJB, Taylor RW (eds) Endometrial cancer. Bailliere-Tindall, London
72. Pratt JH, Symmonds RE, Welch JS (1964) Vaginal hysterectomy for carcinoma of the fundus. Amer J Obstet Gynecol 88, 1063-1068
72a. Sevin BU (1986) Die primär operative Therapie des Corpus-Karzinoms. Gynäkologe 19: 88-93
73. Silvenberg SG, Bolin MG, Degiogi LS (1972) Adenokantoma and mixed adeno-squamous carcinoma of the endometrium. Cancer 30: 1307-1314
73a. Schulz KD, Schmidt-Rhode P, Zippel HH, Sturm G (1987) New concepts of adjuvant drug treatment in endometrial cancer. In: Schulz KD, King RJB, Pollow K, Taylor RW (eds) Endometrial cancer. Zuckschwerdt, München Wien San Franzisco
73b. Schmidt-Rhode P, Schulz KD, Sturm G (1987) Tumor markers and endometrial cancer. In: Schulz KD, King RJB, Pollow K, Taylor RW (eds) Endometrial cancer. Zuckschwerdt, München Bern Wien San Franzisco
74. Sugimoto A (1975) Hysterscopic diagnosis of endometrial carcinoma Am J Obstet Gynecol 121: 105-113
75. Sugimoto A (1981) Diagnostic hysteroscopy. In: Coppleson M (ed) Gynaecologic oncology. Churchill, Livingstone Edingburgh London Melbourne New York
76. Swenerton KD, Shaw D, White GW, Bois DA (1979) Treatment of advanced endometrial carcinoma with tamoxyfen. N Engl J Med 301: 105
76a. Swenerton KD (1987) The treatment of disseminated endometrial carcinoma with tamoxifen. In: Schulz KD, King RJB, Pollow K, Taylor RW (eds) Endometrial cancer. Zuckschwerdt, München Bern Wien San Franzisco
77. Schindler AE (1977) Endometriumkarzinome und extraglanduläre Östrogen-Biosynthese. Geburtshilfe Frauenheilkd 37: 242-251
78. Schmidt-Matthiesen H, Bastert G (1984) Gynäkologische Onkologie, 2. Aufl. Schattauer, Stuttgart New York
78a. Schramm Th, Gloning KP (1989) Pränatale und gynäkologische Sonographie - Atlas und Lehrbuch für die Praxis. Encke, Stuttgart
79. Schulz KD, Kaiser R (1983) Gegenwärtiger Stand der medikamentösen Behandlung des Endometriumkarzinoms. Gynäkologe 16: 114-118
79a. TNM-Klassifikation maligner Tumoren (1987) Hermanek P, Scheibe O, Spiessl B, Wager G (Hrsg) 4. vollst. überarb. Aufl., Springer, Berlin Heidelberg New York London Paris Tokyo
79b. Schulz KD, Schmidt-Rhode P, Zippel HH, Sturm E (1987) New concepts of adjuvant drog treatment in endometrial cancer. In: Schulz KD, King RJB, Pollow K, Taylor RW (eds) Endometrial cancer. Zuckschwerdt, München Wien San Franzisco
80. Du Toit JP (1985) Carcinoma of the uterine body. In: Shepard JH, Monaghan JM (eds) Clinical gynaecological oncology. Blackwell Publications, Oxford London Edingburgh Boston Palo Alto Melbourne
81. UICC International Union against Cancer (1976) TNM-Klassifizierung der malignen Tumoren und allgemeine Regeln zur Anwendung des TNM-Systems, 2. Auflg. Springer, Berlin Heidelberg New York
82. Underwood PB, Lutz MH, Kreutner A, Miller MC, Johnson RD (1977) Carcinoma of the endometrium radiation followed immediately by operation. Am J Obstet Gynecol 128: 86-98
83. De Waal J, Lochmüller H (1982) Präoperative Kontaktbestrahlung beim Endometriumkarzinom Geburtshilfe Frauenheilkd 42: 394-396
84. Wynder EL, Escher GC, Mantel N (1966) An epidemiological investigation of cancer of the endometrium. Cancer 19: 489-520
84a. Zaino RJ, Kurmann RJ (1988) Squamous differentiation in carcinoma of the endometrium: A critical appraisal of adenoacanthoma and adenosquamous carcinoma. Seminars in diagnostic pathology 5: 154-171
85. Zander J (1979) Östrogene und Endometriumkarzinom. Editorial Münch Med Wochenschr 121: 443-444
86. Zander J, Baltzer J, Lohe K-J (1985) Maligne Tumoren im weiblichen Genitalbereich. In: Gross R, Schmidt CG (eds) Klinische Onkologie. Thieme, Stuttgart New York
87. Ziel HK (1982) Oestrogen's role in endometrial cancer. Review. Obstet Gynecol 60: 509-515

III Operative Behandlung des Karzinoms der Ovarien und der Tuben

B. U. SEVIN

INHALT

1 Grundlagen und Prinzipien der Behandlung

Das Ovarialkarzinom ist ein gynäkologisches Malignom, bei dem die Stadieneinteilung auf einer operativen Exploration beruht (Tabelle 1). Bei der Primärdiagnose sind nur etwa 30–40% der epithelialen Tumoren auf das kleine Becken beschränkt, während etwa 60–70% der Keimzelltumoren auf das kleine Becken beschränkt erscheinen [12]. Ovarialmalignome metastasieren hauptsächlich auf zwei Wegen:

1. Durch Exfolation von Tumorzellen in die Bauchhöhle, von wo aus sie dann mit Hilfe der normalen Zirkulation der Peritonealflüssigkeit (Abb. 1) sehr früh, entlang der rechten und linken parakolischen Rinne, in die Lymphbahnen der rechten und linken Zwerchfellhälfte gelangen [2, 19, 23, 32]. Das Omentum, funktionell einem biologischen intraabdominalen Filter vergleichbar, ist ebenfalls eine Stelle früher Metastasierung. Peritonealzytologie, Biopsien des Zwerchfelles und Resektion des großen Netzes gehören somit zum Standardvorgehen des operativen Staging und der chirurgischen Therapie.

2. Der andere Ausbreitungsweg des Ovarialkarzinoms, welcher oft vernachlässigt wird, ist entlang des Lymphsystems [25] (Abb. 2). Von der Anatomie her kann ein Ovarialkarzinom vom Ovar über das Ligamentum ovarii direkt in die Gegend der mittleren para-aortalen Lymphknoten metastasieren. Retrograd kann sich das Malignom entlang dem para-

Tabelle 1. Stadieneinteilung des Ovarialkarzinoms (FIGO 1987)

Stadium I: Tumor begrenzt auf Ovarien
a) Tumor auf ein Ovar begrenzt, Kapsel intakt, kein Tumor auf Ovaroberfläche
b) Tumor auf beide Ovarien begrenzt, Kapsel intakt, kein Tumor auf Ovarienoberfläche
c) Tumor begrenzt auf ein oder beide Ovarien mit Kapselruptur, Tumor an Ovaroberfläche oder maligne Zellen im Ascites oder in der Peritoneallavage

Stadium II: Ein oder beide Ovarien befallen, Ausbreitung im kleinen Becken
a) Übergreifen und/oder Metastasierung auf Uterus und/oder Tuben
b) Übergreifen auf übrige Beckengewebe
c) Tumor wie IIa und IIb aber mit malignen Zellen im Ascites oder in der Peritoneallavage

Stadium III: Tumor befällt ein oder beide Ovarien, mit mikroskopisch nachgewiesenen Peritonealmetastasen außerhalb des Beckens und/oder regionären Lymphknotenmetastasen
a) Mikroskopische Peritonealmetastasen jenseits des Beckens
b) Makroskopische Peritonealmetastasen jenseits des Beckens, größte Ausdehnung 2 cm oder weniger
c) Peritonealmetastasen jenseits des Beckens, größte Ausdehnung mehr als 2 cm, und/oder regionäre (retroperitoneale, inguinale) Lymphknotenmetastasen

Stadium IV: Fernmetastasen
(Peritonealmetastasen ausgeschlossen)
Fernmetastasen nicht beurteilbar
Regionäre Lymphknoten nicht beurteilbar
Keine regionäre Lymphknotenmetastasen
Regionäre Lymphknotenmetastasen

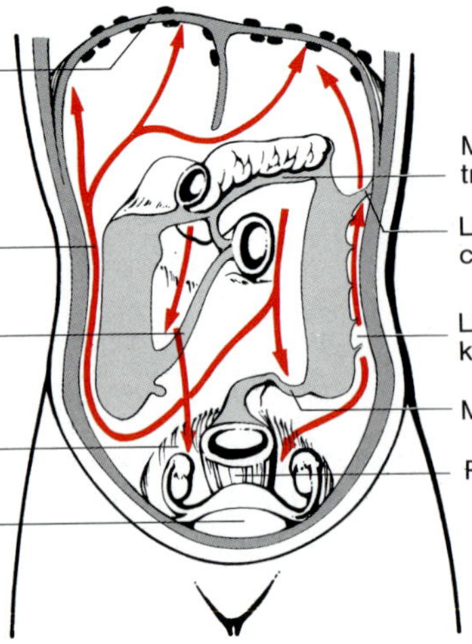

1

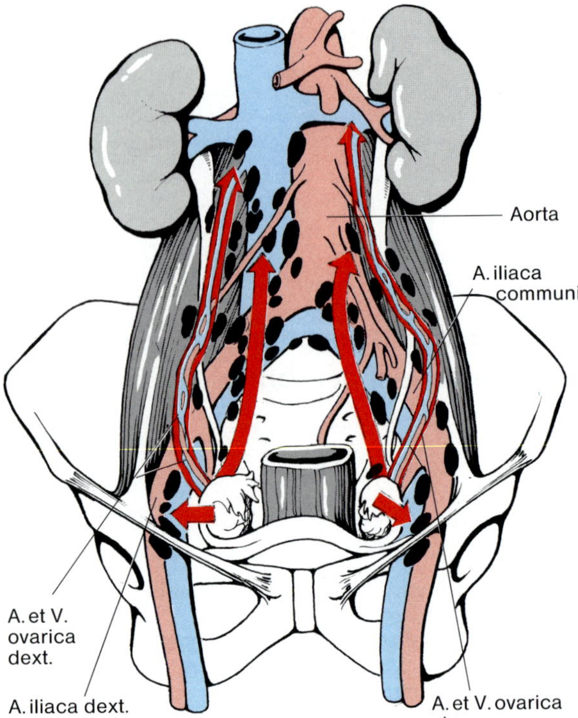

2

Abb. 1. Zirkulation der Peritonealflüssigkeit

Abb. 2. Lymphatische Metastasierung beim Ovarialkarzinom

metranen Lymphknotennetz in die Lymphknoten der Arteria iliaca communis, Arteria iliaca externa und Fossa obturatia bis hinunter in die Lymphknoten der Fossa femoralis ausbreiten. Eine diagnostische Lymphadenektomie der paraaortalen und pelvinen Lymphknoten ist besonders beim frühen, makroskopisch auf das Becken begrenzten Ovarialkarzinom angezeigt [1, 10, 12, 20].

Im frühen Stadium I und II ist die chirurgische Entfernung des Primärtumors einschließlich des Uterus und beider Adnexe wie auch eine sorgfältige Exploration der gesamten Bauchhöhle und des Retroperitonealraumes („Operatives Staging") der erste und wichtigste Schritt zur erfolgreichen Gesamttherapie [12, 22, 27, 33]. Auf der Basis dieser chirurgischen Primärtherapie und der chirurgisch-pathologisch bestimmten Tumorausdehnung wird eine individualisierte adjuvante Therapie geplant, wobei heutzutage eine Vielzahl von Therapiemodalitäten zur Verfügung stehen; z. B. Einzel- oder Kombinations-Chemotherapie, intraabdominale Radiotherapie (z. B. P-32), pelvine- oder ganzabdominale Bestrahlung [13, 29]. Hierbei sollte man versuchen, alle wichtigen prognostischen Faktoren zu beachten (Zelltyp und Differenzierungsgrad, DNS-Ploidie, operatives Stadium, Lebensalter, allgemeiner Gesundheits- und Ernährungszustand der Patientin), um eine optimale Tumortherapie mit minimaler Belastung der Patientin zu erreichen. Intraoperativ muß bereits eine postoperative adjuvante Therapie geplant werden [29 a]. Tumorgewebe für spezielle Untersuchungen (z. B. Chemosensibilitätanalyse, Ploidiestudie [29 b] oder Immunhistochemische Untersuchungen) sollte, wenn möglich, dem entsprechenden Labor zugewiesen werden. Wenn intraperitoneale Therapie (z. B. Radiokolloide, i. p. Chemotherapie) in Betracht gezogen wird, kann ein peritonealer Katheter eingelegt werden.

Beim fortgeschrittenen Ovarialkarzinom (Stadien III und IV) ist eine vollständige Tumorabklärung mit chirurgischen Methoden zum Teil nicht möglich. Oft erscheint das ausgedehnte Tumorwachstum im Becken mit Invasion von Blase und Rektosigmoid als inoperabel. Eine ausgedehnte Oberflächenkarzinomatose des parietalen und viszeralen Peritoneums, einschließlich der Unterfläche des Zwerchfelles, macht es oft unmöglich, eine biologisch signifikante Tumorresektion durchzuführen. Auf der anderen Seite hat es sich in den letzten 5-10 Jahren mehr und mehr gezeigt, daß beim fortgeschrittenen Ovarialkarzinom die Größe des Tumorresidualvolumens nach vollendeter zytoreduktiver Operation einer der wichtigsten, wenn nicht der wichtigste prognostische Einzelfaktor ist, welche den Erfolg oder Mißerfolg der adjuvanten Therapie bestimmen [5, 7, 8 a, 15, 17, 31].

Die Wahrscheinlichkeit, mit Hilfe von Chemotherapie oder Bestrahlung eine bessere Heilungschance zu erreichen, verschlechtert sich mit zunehmendem Residualtumorvolumen. Deshalb ist eine aggressive Tumorresektion das Hauptziel der primären chirurgischen Therapie beim fortgeschrittenen Ovarialkarzinom. Dabei ist die Reduktion des Tumorgesamtvolumens, wie auch die Verkleinerung aller individuellen Tumorknoten wichtig, so daß entweder keine sichtbaren, oder nur äußerst kleine Tumorreste hinterbleiben (< 1-2 cm Durchmesser). Je kleiner der Durchmesser des größten zurückgebliebenen Tumorknotens ist, desto besser ist die Heilungschance:

Zum einen führt eine maximale Tumor-Reduktion zu einer maximalen Reduzierung von heterogenen Tumorzellpopulationen. Tumorheterogenität hat sich - besonders beim fortgeschrittenen Ovarialkarzinom - als eines der schwierigsten Probleme einer erfolgreichen Chemotherapie erwiesen: Je größer das Residualvolumen ist, desto größer ist die Wahrscheinlichkeit, chemotherapieresistente Tumorpopulationen vorzufinden. Selbst eine aggressive Kombinationstherapie führt oft nur zu einer Selektion therapieresistenter Zellreste, von denen neue Rezidive ausgehen können, nicht aber zu einer vollständigen Heilung der Patientin. Zum anderen bestimmt der Durchmesser des größten individuellen Residualtumorknoten den therapeutischen Effekt von Chemo- wie auch Radiotherapie: Chemotherapeutische Mittel gelangen durch die Blutbahn ins Tumorgewebe. Tumorknoten, die im Zentrum eine reduzierte Blut- und Sauerstoffversorgung aufzeigen, sind aus zwei Gründen in Hinsicht Chemotherapie relativ therapieresistent:

a) Die reduzierte Blutversorgung erlaubt nur eine relativ niedrige Gewebekonzentration der chemotherapeutischen Mittel, welches oft nur zu einer teilweisen zytotoxischen bzw. zytostatischen Schädigung führt, von der sich einige Tumorzellen wieder erholen können.

b) Im Bereich relativ armer Blut- und Sauerstoffversorgung befinden sich ein großer Teil der sonst proliferierenden Tumorzellen in einer zellkinetischen Ruhephase (G0-G1). Diese ruhenden Zellen sind gegenüber den meisten Zytostatika temporär resistent, können aber später durch „recruitment" wieder in das Proliferationsstadium zurückkehren und somit den Kern eines späteren Rezidivs bilden.

In Hinsicht auf Strahlentherapie verlangen größere Tumorknoten (> 1 cm Durchmesser) höhere Strahlendosen als kleinere Zellnester. Dieses Verhältnis von Tumorvolumen und Strahlendosis wird durch hypoxische Areale noch weiter verschlechtert, die eine 2-4fache Strahlendosis erfordern, um den gleichen radiotherapeutischen Effekt zu erreichen. Tumorknoten, die sich im oberen Bauchraum - besonders unter der suprahepatischen Zwerchfellkuppel und im Serosaüberzug der Nieren - befinden, stellen Risikoareale zur Rezidivbildung dar, weil die Strahlentoleranz der Leber und der Nieren unter 3000 Rad liegt. Eine effektive Bestrahlung von mikroskopischen Zellnestern verlangt aber mehr als 3000 Rad. Eine teilweise Abschirmung dieser Organe während der Ganzabdomenbestrahlung führt zu einer unzureichenden Bestrahlung von Tumornestern in diesen Arealen. Damit bilden Leber und Nieren eine Art Asyl für Tumorzellen, von dem später neue Rezidive ausgehen können.

Die primäre-zytoreduktive Operation („Debulking Procedure") ist - vor allen anderen Therapiemodalitäten - der erste und wichtigste Schritt zur möglichen Heilung jeder Patientin mit Ovarialkarzinom. Der behandelnde Arzt bestimmt somit zu einem großen Teil die Prognose seiner Patientin.

Deshalb ist es von äußerster Wichtigkeit, daß der Chirurg all diejenigen Operationstechniken beherrscht, die zu einer optimalen Tumorreduktion erforderlich sind: die „Radikale Oophorektomie" - mit oder ohne Resektion des Rektosigmoids -, Dünndarmresektionen, Omentektomie, pelvine- und paraaortale Lymphadenektomie wie auch eine partielle Blasenresektion [4]. Diese Operationen sind indiziert, wenn dadurch am Ende der Operation keine oder nur sehr kleine Tumorreste zurückbleiben.

Bei jeder Patientin mit einem Beckentumor muß der Arzt sich vor der Operation die Frage stellen, ob es sich hierbei um ein Ovarial- oder Tubenmalignom handeln kann.

In Hinsicht auf klinische Symptome lassen sich das Ovarialkarzinom und das Tubenkarzinom schwer voneinander unterscheiden. Der von LATZKO beschriebene Symptomkomplex (Hydrops tubae profluens) mit wäßerigem vaginalen Ausfluß, Schmerzen und einem Adnextumor, ist nur selten zu finden. Meist werden entweder vaginale Blutungen (50%) oder kolikartige Schmerzen im Beckenraum (30%) beschrieben. Beim Ovarialkarzinom dagegen stehen Bauchschmerzen (50%), geblähtes Abdomen (50%) im Vordergrund, während gastrointestinale Beschwerden (22%), Gewichtsabnahme (18%), vaginale Blutungen (17%) und Blasenstörungen (16%) weniger häufig beschrieben werden. Eine gute Anamnese mit spezifischen Fragen nach diesen Symptomen ist in jedem Fall angezeigt. Bei

Tabelle 2. Histologische Klassifikation der Ovarialtumoren

I. Epitheliale Tumoren
   A. Seröse Tumoren
   B. Muzinöse Tumoren
   C. Endometrioide Tumoren
   D. Hellzellige (mesonephroide) Tumoren
   E. Brenner-Tumoren
   F. Gemischte epitheliale Tumoren
   G. Undifferenzierte Karzinome
   H. Unklassifizierte epitheliale Tumoren

II. Stromatumoren
   A. Granulosazelltumoren
      1. Granulosazelltumoren
      2. Tumoren der Thekom-Fibrom-Gruppe
   B. Androblastome; Sertoli-Leydig-Zelltumoren
   C. Gynandroblastome
   D. Unklassifizierte Stromatumoren

III. Lipidzell-Tumoren

IV. Keimzelltumoren
   A. Dysgerminome
   B. Endodermale Sinustumoren
   C. Embryonale Karzinome
   D. Polyembryome
   E. Choriokarzinome
   F. Teratome
   G. Gemischte Formen

V. Gemischte Keimzell- und Stromatumoren
   A. Reine Gonadoblastome
   B. Gonadoblastome gemischt mit Dysgerminom oder anderen Keimzelltumoren

VI. Bindegewebige, nicht-ovarspezifische Tumoren

VII. Unklassifizierte Tumoren

VIII. Sekundäre (metastatische) Tumoren

IX. Tumorähnliche Veränderungen

der bimanuellen Untersuchung der Beckenorgane kann man manchmal beim Tubenkarzinom im frühen Stadium einen schmerzhaften Adnextumor palpieren. Im allgemeinen aber werden diese Befunde als Ovarialkarzinom interpretiert, da das Tubenkarzinom relativ selten ist (0.3% aller gynäkologischen Malignome). Ein pathologischer Befund des zervikalen Abstriches kann in wenigen Fällen auf ein Tubenkarzinom hinweisen. In den meisten Fällen wird ein Tubenmalignom intraoperativ diagnostiziert.

Da keine offizielle FIGO-Stadieneinteilung für das Tubenkarzinom existiert, benutzen wir im allgemeinen die Stadieneinteilung für das Ovarialkarzinom (Tabelle 1). Da ⅔ aller Tubenkarzinome im distalen oder ampullären Anteil der Tuben vorkommen, erfolgt die Metastasierung ähnlich dem Ovarialkarzinom. Beim Tubenkarzinom, welches in der Nähe des Isthmus entsteht, ist die Metastasierung ähnlich wie beim Korpuskarzinom. Im Unterschied zum Ovarialkarzinom scheint das Tubenkarzinom oft auf lymphogenem Wege zu metastasieren, was die Notwendigkeit einer sorgfältigen pelvinen und paraaortalen Lymphadenektomie unterstreicht. In der folgenden Abhandlung werden Ovarial- und Tubenkarzinom zusammen abgehandelt, da sich das diagnostische Vorgehen, wie auch die chirurgische Therapie kaum voneinander unterscheiden.

Bei der chirurgischen Primärtherapieplanung spielt die Morphologie des zu behandelnden Tumors eine signifikante Rolle, besonders bei jüngeren Patientinnen mit Kinderwunsch. Außer den klinischen Stadien bestimmen zwei weitere Faktoren die Möglichkeit einer konservativen fertilitätserhaltenden Therapie: a) der histologische Zelltyp und b) der Differenzierungsgrad.

Tabelle 2 gibt eine Übersicht über die Vielfalt der histologischen Varianten, die als Ovarialtumoren auftreten. Unter den Tumoren, die vom Zoelomepithel ausgehen, ist eine konservative Therapie mit unilateraler Salpingo-Oophorektomie bei all denjenigen sogenannten „Borderline"-Tumoren – oder „Tumor of Low Malignant Potential" (LMP) – angezeigt, die im Stadium IA diagnostiziert werden (Tabelle 3). Beim hochdifferenzierten (Grad I) muzinösen Karzinom ist eine fertilitätserhaltende Operation ebenfalls zu rechtfertigen.

Bei den Keimzelltumoren, die besonders im jungen Alter (<35 Jahre) auftreten, erlaubt besonders das reine Dysgerminom im Stadium IA ohne andere Keimzellelemente eine konservative Behandlung. In diesen Fällen sollte immer eine paraaortale Lymphadenektomie durchgeführt werden, da dieser Tumor primär lymphogen metastasiert. Selbst bei positivem Lymphknotenbefall ist diese Patientin mit Strahlentherapie heilbar, da das Dysgerminom äußerst strahlenempfindlich ist.

Tabelle 3. Bedingungen für eine konservative, fertilitätserhaltende Operation

A. Junge Patientin mit Kinderwunsch
B. Tumor auf ein Ovar begrenzt (Stadium I a) mit glatter Tumoroberfläche und ohne Adhäsionen mit Nachbarorganen
C. Bei epithelialen Tumoren: LMP-Tumoren oder Grad I muzinöses Karzinom
D. Keimzelltumoren: Das reine Dysgerminom, reife Teratome
E. Tumoren des Ovarialstroma: Hochdifferenzierte Granulosa-Thekazelltumoren und Androblastome
F. Negative Befunde nach sorgfältiger Staging-Laparotomie
G. Chirurgische Reexploration nach etwa 1 Jahr ratsam

Von den Tumoren, die vom Ovarialstroma ausgehen, eignen sich die hochdifferenzierten Formen der Granulosa-Thekazellgruppe zur konservativen Therapie. Dabei muß der Arzt sich allerdings bewußt sein, daß besonders der Granulosazelltumor eine große Tendenz zur späten (bis nach 10–15 Jahren) Rezidivbildung zeigt. In allen Fällen, bei denen eine konservative fertilitätserhaltende Chirurgie zur Diskussion steht, muß im Zusammenhang mit der unilateralen Salpingo-Oophorektomie eine sorgfältige Staging-Laparotomie (s. Abschn. 2.) durchgeführt werden. Wenn der endgültige pathologische Befund ein fortgeschrittenes Stadium oder ein undifferenziertes Malignom aufweist, sollte in allen Fällen nachoperiert werden und/oder mit adjuvanter Therapie nachbehandelt werden. Da 20–30% aller Ovarialtumoren bilateral auftreten können, wird bei der konservativen Therapie meist zu einer Keilexzision des kontralateralen Ovars angeraten. Eine sorgfältige Inspektion ohne Traumatisierung des verbleibenden Ovars erscheint uns allerdings ausreichend und vorzuziehen, um die Fertilitätschancen der Patientin nicht durch unnötige Narbenbildung zu verschlechtern. Wenn immer ein Ovarial- oder Tubenmalignom konservativ behandelt worden ist, ist eine sorgfältige Nachsorge erforderlich und eine chirurgische Re-exploration („Second-Look Procedure") nach etwa einem Jahr anzustreben.

1.1 Präoperative Untersuchungen

Bei Verdacht auf ein Ovarialkarzinom muß man präoperativ versuchen, die pathologischen Befunde soweit wie möglich aufzuarbeiten, die Patientin auf ihre Operabilität hin zu untersuchen und sie so auf eine Operation vorzubereiten (Tabelle 4), bei der alle notwendigen Spezialeingriffe durchgeführt werden können, die einer maximalen Tumorvolumenreduktion dienen. Die Aufklärung der Patientin in Hinsicht auf mögliche Komplikationen, wie auch körperliche Veränderungen (z. B. Kolostomie), ist dabei von äußerster Wichtigkeit.

Routine-Blutuntersuchungen mit Analyse der Blutgerinnung müssen vor jeder größeren Operation durchgeführt werden. Da der durchschnittliche Blutverlust einer ausgedehnten Operation des Ovarialkarzinoms um 1500 ml liegt, sollten 1–2 Liter Blut zur Verfügung stehen. Leberwerte, einschließlich Serum-Protein, Albumin und Transferrin dienen sowohl der allgemeinen Beurteilung des Ernährungszustandes der Patientin, wie auch als möglicher Hinweis auf Leberwerte.

Tabelle 4. Präoperative Untersuchungen

Allgemeine gynäkologische Untersuchung, einschließlich zytologischem Abstrich.
Serum-, Leberwerte, Gerinnungsstatus
Urinanalyse
Röntgen Thorax
Intravenöses Pyelogramm
Rektosigmoidoskopie und Zytoskopie
Ultraschall

Wenn keine abnormalen Leberwerte vorliegen, besteht keine Indikation für ein Leber-Milz-Isotopenszintigramm [24]. Patientinnen mit niedrigem Serum-Protein, Albumin und Transferrin müssen als unterernährt angesehen werden und sollten für mindestens eine Woche mit präoperativer zentralvenöser Hyperalimentation behandelt werden, um postoperative Komplikationen der Heilungsphase zu verringern. Eine Thoraxaufnahme kann in etwa 14% eine Metastasierung der Lunge aufzeigen. Verdächtige Lungenschatten können mit Tomographie weiter aufgeabeitet werden [16]. Pleuraergüsse sollten punktiert und zytologisch auf maligne Zellen untersucht werden.

Das intravenöse Pyelogramm kann in 15–25% eine laterale Verlagerung oder Obstrukton der Ureteren aufweisen [33], dagegen sind pathologische Befunde der Nierenfunktion selten. Anatomische Variationen der unteren Harnwege (z. B. Doppelureteren) sollten dem Chirurg ebenfalls bekannt sein. Rektosigmoidoskopie und Zystoskopie sind notwendig, um Tumoreinbruch in das Rektum oder die Blase abzuklären. Mit Hilfe von Kontrastmittelaufnahmen lassen sich pathologische Befunde des Dünn- und Dickdarms, sowie Primärmalignome des Darmtraktes, die sich als Ovarialmetastasen manifestieren (z. B. Krukenberg Tumor), nachweisen.

Eine ultrasonographische Untersuchung des Bekkens kann den Verdacht auf ein Ovarial- oder Tubenmalignom vergrößern, besonders wenn die Tumormasse ein Gemisch von zystischen und soliden Anteilen aufzeigt [28]. Dies kann besonders bei jüngeren Patientinnen als differendialdiagnostisches Mittel sehr hilfreich sein. Dagegen ist die Computertomographie, Kernspintomographie und Lymphangiographie [25] beim primären Ovarialkarzinom in den meisten Fällen weder indiziert, noch kosteneffizient. Da das Ovarialkarzinom primär chirurgisch behandelt werden muß, sind teuere diagnostische Untersuchungen präoperativ unnötig.

Die präoperative Vorbereitung der Patientin schließt eine mechanische oder medikamentöse

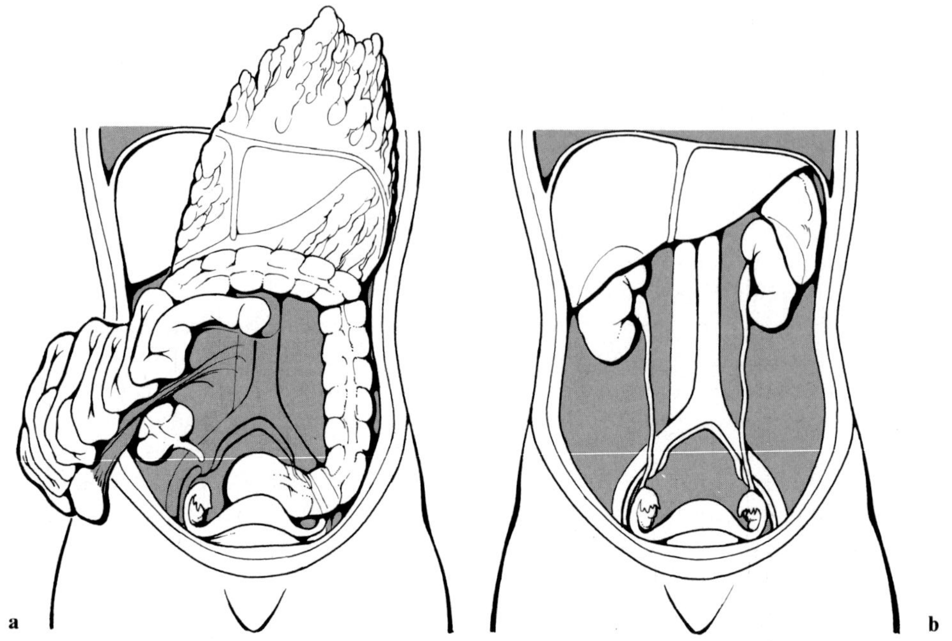

Abb. 3 a, b. Schematische Darstellung des postoperativen Resttumors (Anlage zum Operationsbericht). **a** intraperitoneal, **b** retroperitoneal

Dünn- und Dickdarmreinigung ein, eine Nasensonde, wie auch routinemäßig prä- und postoperative prophylaktische Antibiotika und Heparin zur Reduktion von postoperativen Infektionen bzw. Thromboembolien.

2 Staging-Operation und Therapie der frühen Stadien

Beim Ovarialkarzinom, welches makroskopisch auf das Becken beschränkt erscheint, ist die Exstirpation des Tumors, des Uterus und beider Adnexe in toto die wichtigste *therapeutische* Maßnahme, und eine sorgfältig durchgeführte „Staging Procedure" die wichtigste *diagnostische* Maßnahme [29 a]. Ein standardisiertes chirurgisches Vorgehen erleichtert die Operation und hilft der postoperativen Dokumentation des intraoperativ festgelegten pathologisch nachgewiesenen Tumorausbreitungsstadiums. Jeder Chirurg sollte mit Hilfe eines standardisierten Operationsberichtes und einer schematischen Zeichnung die intraoperativen Tumorbefunde wie auch die individuellen Biopsiestellen dokumentieren. Jedes zurückgelassene Tumorgewebe muß beschrieben und in der Zeichnung aufgeführt werden (Abb. 3 a, b).

3 Operatives Vorgehen

Zur Öffnung des Bauchraumes steht der Chirurg am besten auf der linken Seite der Patientin. Die Bauchwand wird von der Symphysis pubis bis etwa 3–4 cm oberhalb des Nabels geöffnet (Abb. 4). Bei größeren intakten Tumoren ist eine Erweiterung der Inzision bis zum Xiphoid möglich. Ein unterer Querschnitt ist beim Verdacht auf einen Ovarialtumor absolut kontraindiziert. Beim Querschnitt ist eine sorgfältige Exploration des Oberbauchraumes [26] mit Beurteilung der oberen Bauchhöhlenorgane einschließlich der Paraaortalknoten, des Zwerchfells und der Leber unmöglich. Das Peritoneum wird freipräpariert und an einer avaskulären Stelle eröffnet. Damit wird eine Verletzung des darunterliegenden Dünndarmes vermieden, und eine Aspiration von Aszites oder eine Peritoneallavage kann ohne Kontamination mit Wundblut leicht durchgeführt werden (Abb. 5). Maligne Aszitesflüssigkeit kann zur in vitro Chemosensibilitätstestung steril ins Labor gebracht werden [29 a]. Wenn keine Aszitesflüssigkeit vorliegt, sollte die Bauchhöhle mit etwa 200 ml physiologischer Kochsalzlösung gespült und nach Heparinzugabe zytologisch auf maligne Zellen untersucht werden. Wir versuchen hierbei

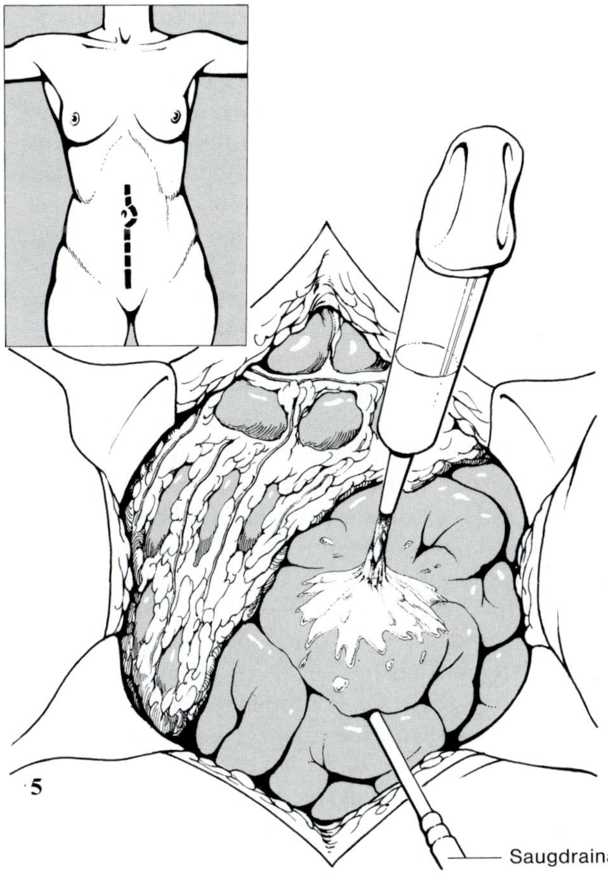

4

5

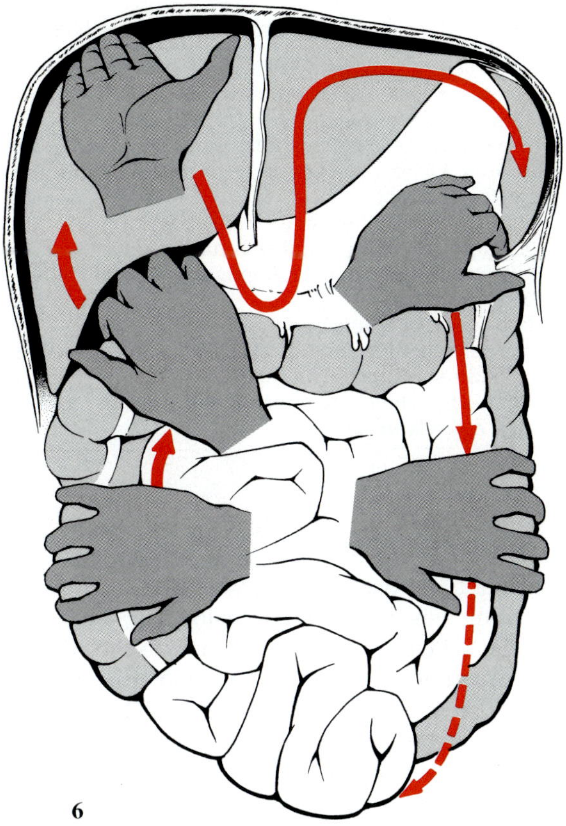

6

Abb. 4. Medianer Bauchschnitt

Abb. 5. Aspiration von Aszites bzw. Peritoneallavage

Abb. 6. Palpation der oberen Bauchorgane

fünf Areale separat zu spülen: den Douglas'schen Raum, die rechte und linke parakolische Rinne, sowie das rechte und linke Zwerchfell, um die Wahrscheinlichkeit eines positiven Zytologiebefundes zu erhöhen. Nach der Abdominallavage wird die Bauchhöhle sorgfältig ausgetastet (Abb. 6). Am besten fängt man im rechten Oberbauch an. Zuerst palpiert man die rechte parakolische Rinne und die rechte Niere, die Leberoberfläche und die Unterseite des Zwerchfelles rechts und links.

Ein Abstrich für Zytologie, sowie zwei Biopsien vom rechten und linken Zwerchfell werden zur Diagnose von okkulten Zwerchfellmetastasen entnommen.

Ein flexibles Fiberglaslicht, welches mit einer sterilen Plastikhülle überzogen ist, oder ein Laparoskop kann die Inspektion des Zwerchfelles und eine Gewebsentnahme erleichtern. Von dort gleitet die Hand über die Milz zur linken Niere und entlang der linken parakolischen Rinne hinunter ins Becken. Wenn das Becken mit einem großen Ovarialtumor ausgefüllt ist oder wegen Adhäsionen eine Beurteilung der Beckenwände und des Douglas'schen Raumes nicht möglich erscheint, spart man sich die Tastuntersuchung des kleinen Beckens für später auf. Stattdessen untersucht man dann das Kolon vom Sigma links unten bis hoch zur Flexura colica sinistra und entlang des Kolon transversale, mit gründlicher Abtastung des Omentum, dann hinunter entlang des Kolon ascendens bis zum Zökum und Appendix. Danach erfolgt eine sorgfältige Inspektion und Palpation des gesamten Dünndarms einschließlich des Mesenteriums von der Valva ileocoecalis bis zum Treitz'schen Band, sowie eine Abtastung des Paraaortalbereiches zum Nachweis von vergrößerten Lymphknoten. Jede auf Tumor verdächtige Knotenbildung oder Vernarbung wird biopsiert.

Nach der manuellen Exploration des Oberbauches wendet man sich dem Becken zu und reseziert den auf das Becken begrenzten Ovarialtumor zusammen mit Uterus und Tuben, wie es bereits in anderen Kapiteln beschrieben wurde. Man sollte im-

Tabelle 5. Primäroperation beim frühen Ovarialkarzinom

1) Medianer Längsschnitt
2) Aspiration von Aszites oder Peritoneal-Lavage für Zytologie
3) Inspektion und Palpation aller intraabdominalen Organe vom kleinen Becken bis zur rechten und linken Zwerchfellkuppel
4) Uterusextirpation und beidseitige Adnektomie
5) Omentum-Resektion (großes Netz)
6) Paraaortale und pelvine Lymphadenektomie
7) Appendektomie
8) Biopsien des Peritoneums:
   Douglas'scher Raum, Beckenseitenwände beidseits, parakolische Rinne beim Sigma bzw. Zökum, wie auch lateral der rechten und linken Kolon-Flexur, rechte und linke Zwerchfellkuppel

mer versuchen ein Eröffnen oder Ruptur des Tumors zu vermeiden. Oft ist es chirurgisch einfacher, die tumorösen Adnexe getrennt zu entfernen, um somit einen besseren Zugang zu Uterus und Douglas'schem Raum zu gewinnen. Nach der Uterusextirpation wird die Vagina mit Einzelstichen verschlossen. Hierbei muß darauf geachtet werden, daß die Nahtlinie tumorfrei ist, um ein vaginales Rezidiv zu vermeiden. Die Beckenhöhle wird mit warmer Kochsalzlösung mehrfach ausgespült.

Eine diagnostische Lymphadenektomie sollte besonders bei frühen Stadien eines Ovarialkarzinoms immer durchgeführt werden (Tabelle 5). Hierbei handelt es sich zwar nicht um eine therapeutisch radikale Lymphadenektomie wie beim Zervixkarzinom, aber die Hauptlymphknotenbündel der rechten und linken Beckenwände einschließlich der Fossa obturatoria sollten herauspräpariert werden. Nach Eröffnung des lateralen Beckenperitoneums vom rechten Ureter bis zur Fossa femoralis stellt man den Ureter, die A. iliaca communis und A. iliaca externa dar und entfernt die Lymphknoten der A. iliaca communis und externa. Hierbei konzentriert man sich zuerst auf palpable Lymphknoten. Im Gegensatz zur radikalen Lymphadenektomie wird die Adventitia der Gefäße nicht freipräpariert. Die Gefäße werden lateral und medial hinreichend mobilisiert, um die Lymphbahnen der Umgebung resezieren zu können. Kaudal soll man alle afferenten Lymphbahnen unterbinden oder mit Metallklipps abklemmen, um einer Lymphzystenbildung vorzubeugen. Nach Entfernung der Lymphknoten der Arteria iliaca externa identifiziert man den Nervus obturatorius in der Fossa obturatoria. Der Obturatornerv wird am besten stumpf freipräpariert und das umgebende Lymphgewebe entfernt und kaudal abgeklemmt. Nach Ausspülung mit warmer Kochsalzlösung wird der Retroperitonealraum auf Blutungsstellen untersucht. Eine Auspackung der Seitenwände mit heißen Lappen hilft oft der Blutstillung.

Nach der pelvinen Lymphadenektomie wird eine paraaortale Resektion besonders der mittleren und kranialen aortalen Lymphknoten durchgeführt. Da ein Teil des ovariellen Lymphabflusses direkt entlang der Ovarialgefäße in den Bereich der Arteria renalis führt, sind alleinige paraaortale Lymphknotenmetastasen ohne Beckenmetastasen beim Ovarial- und Tubenkarzinom durchaus möglich. Die paraaortale Lymphadenektomie ist am leichtesten von der rechten Seite der Patientin durchzuführen.

Nachdem der Darm mit Darmtüchern sorgfältig in den Oberbauch gepackt wurde, stellt man die Bifurkation der Aorta und Vena cava inferior dar und öffnet das parietale Peritoneum über der rechten Arteria iliaca communis etwa 1 cm kranial der Kreuzungsstelle mit dem rechten Ureter (Abb. 7). Der rechte Ureter und die Ovarialgefäße müssen während dieser Phase der Operation eindeutig identifiziert und mit breiten Darmspiegeln, die unter das dorso-parietale Peritoneum eingesetzt werden, sanft aus dem Operationsgebiet herausgehalten werden.

Der rechte Psoasmuskel wird dann freigelegt, und mit Hilfe eines großen Dever-Spiegels wird das parietale Peritoneum einschließlich dem rechten Ureter lateral verlagert. Damit wird das rechte paraaortale Lymphknotengewebe freigelegt. Kaudal wird dieses Lymphgewebe lateral der Arteria communis dextra von den darunterliegenden Gefäßen freipräpariert, mit großen Klipps versehen und abgetrennt (Abb. 8 a, b). Mit der langen Pinzette wird das proximale Lymphknotengewebe von den unterliegenden Gefäßen vorsichtig nach kranial bis zur Arteria renalis freipräpariert. Dabei muß man versuchen, die dünnwandige Vena cava nicht zu verletzen. Sowohl von der Vena cava inferior, wie auch der unteren Aorta, etwa 1 cm über der Bifurkation, findet der Chirurg oft ein kleines Gefäß, welches man prophylaktisch mit kleinen Klipps abklemmen sollte. Bei der Vena cava kann es manchmal zu größeren Blutungen kommen, wenn dieses kleine Gefäß aus Versehen aus der Venenwand herausgerissen wird. Falls dies der Fall ist, muß der Defekt entweder mit Klipps mittlerer Größe verschlossen werden oder mit einer feinen Gefäßnaht vorsichtig übernäht werden.

Auf der linken Seite wird eine ähnliche Präparation der paraaortalen Lymphknoten wie rechts vorgenommen. Hierbei sind folgende Unterschiede zu beachten:

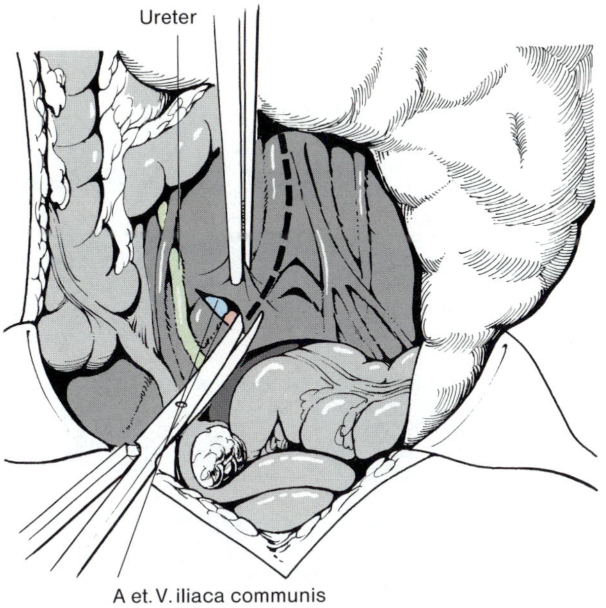

Abb. 7. Rechte paraaortale Lymphadenektomie: Öffnen des rechten Retroperitonealraumes

Abb. 8 a, b. Resektion der rechten paraaortalen Lymphknotenbündel

a) Die meisten der linken Lymphknoten sind retroaortal gelegen
b) Der präsakrale Nervenplexus liegt über der Bifurkation der Aorta und der linken A. iliaca communis. Eine Resektion dieses Nervenbündels zusammen mit einer präsakralen Lymphadenektomie erlaubt die laterale Freipräparation des linken Ureters, der oft im Mesenterium des Sigma versteckt liegt. Hierzu identifiziert man zuerst die linke Arteria communis und die darüberliegenden Nervenbündel. Kaudal wird die Arteria communis freipräpariert (Abb. 9) und die Nervenbündel werden bis zur unteren Aorta reseziert. Die präsakrale Lymphadenektomie wird dann von kranial kommend nach kaudal weitergeführt. Dabei muß man auf die leicht verletzbare unterliegende Vena communis sinistra achten.
c) Die Arteria mesenterica inferior hat normalerweise ihren Ursprung von der Aorta 2–3 cm kranial von der Bifurkation und muß vorsichtig identifiziert und freipräpariert werden.

Die Resektion des linken Lymphknotengewebes beginnt, wie auf der rechten Seite, lateral der mittleren Arteria iliaca communis (Abb. 9) und wird vorsichtig mit scharfer Präparationsmethode von kaudal über die Arteria mesenterica inferior hinaus bis zu den Nierengefäßen hochgeführt. Ein kleiner Gefäßspiegel erleichtert die Darstellung der retroaortalen Lymphknoten. Die großzügige Verwendung von

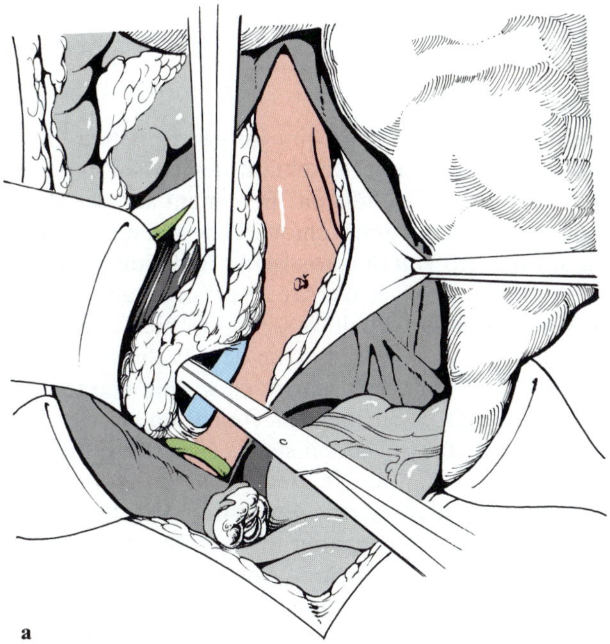

a

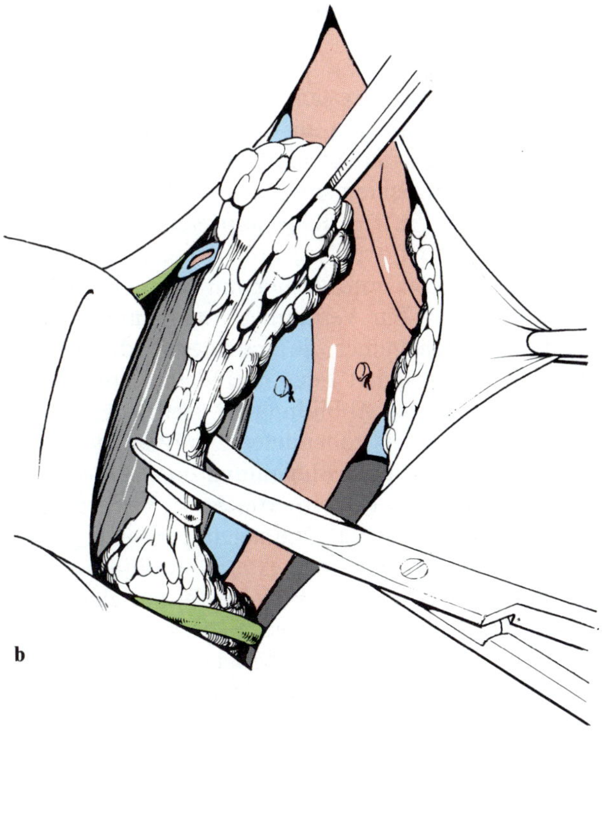

b

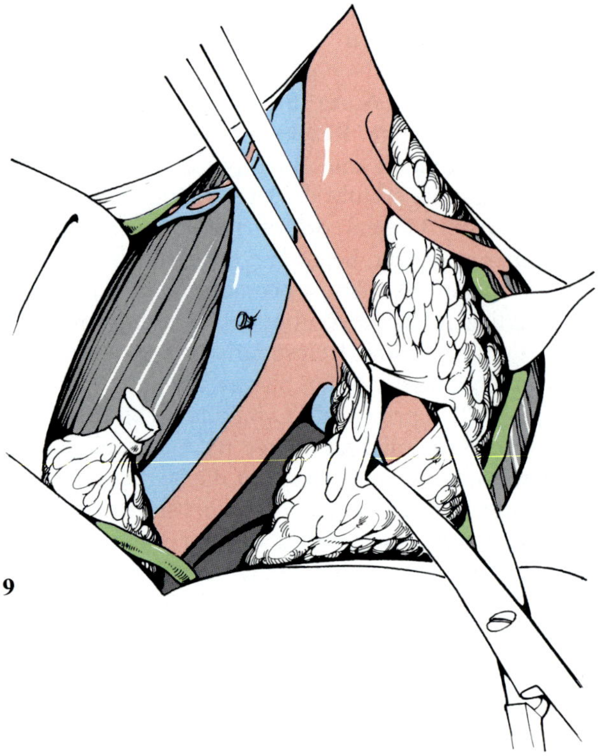

9

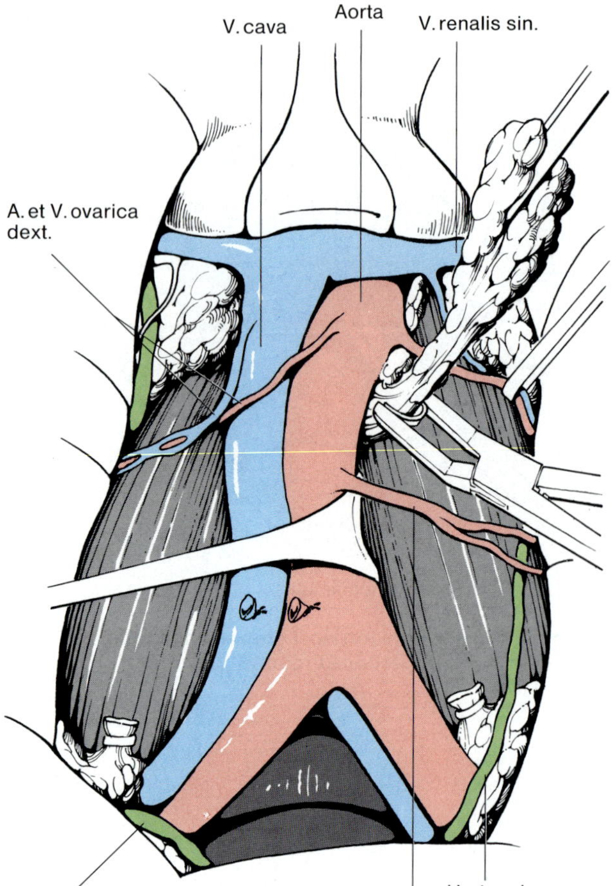

10

Abb. 9. Beginn der präsakralen Neurektomie und Lymphadenektomie

Abb. 10. Paraaortalgebiet nach linker Lymphadenektomie

Metallklipps bewährt sich hier besonders zur Verhütung von Blutungen aus den kleinen Lumbalgefäßen die hinter der Aorta oft mit dem Lymphknotenbündel verflochten sind.

Blutungen, die trotz Klips auftreten, müssen individuell behandelt werden, wobei kleine venöse Gefäßblutungen oft unter Druck mit warmen Tüchern zu stillen sind. Zur Verhütung von Lymphozystenbildung sollten immer die kranialen und kaudalen Lymphbahnen ligiert oder mit Metallklipps abgeklemmt werden. Abbildung 10 stellt den Paraaortalbereich nach vollendeter Lymphadenektomie dar. Sobald eine gute Blutstillung im Paraaortalbereich wie auch im Becken erreicht ist, werden beidseitig retroperitoneale Drainagen perkutan lateral zu Arteria und Vena iliaca externa in die Fossa obturatoria gelegt und das Peritoneum mit einer fortlaufenden Naht verschlossen. Falls nicht genügend Peritoneum vorhanden ist, benützt man das Sigma zur Abdeckung des kleinen Beckens (Abb. 27).

3.1 Omentektomie

Beim frühen wie auch beim fortgeschrittenen Ovarialkarzinom ist eine Resektion des Omentum majus von großer Wichtigkeit: Bei einem auf das Becken begrenzten Primärtumor ist die Omentektomie hauptsächlich von diagnostischer Bedeutung [8]. Da das Omentum als eine Art „Auffangsstation“ des Peritonealraumes dient, lassen sich hier sehr früh Metastasen nachweisen. Um den Pathologen zur Sorgfalt zu ermuntern, schneiden wir ein makroskopisch normal erscheinendes Omentum in vier bis fünf Teile auf und senden sie als separate Gewebeproben in die Pathologie. Bei einem von großen Tumorknoten durchsetzten Omentum (Abb. 11) ist eine sorgfältige Freipräparierung des Omentums vom Querkolon – und manchmal von der großen Kurvatur des Magens – notwendig. Die Radikalität dieser Resektion hängt vom Gesamtbild jeder einzelnen Patientin ab: Wenn mit Hilfe einer aggressiven Tu-

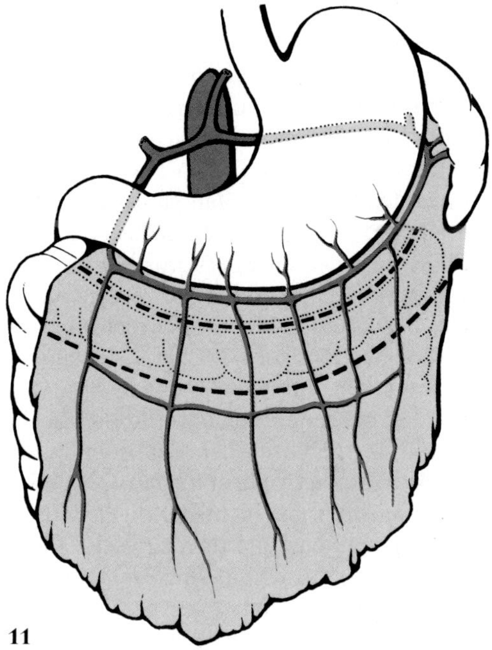

11

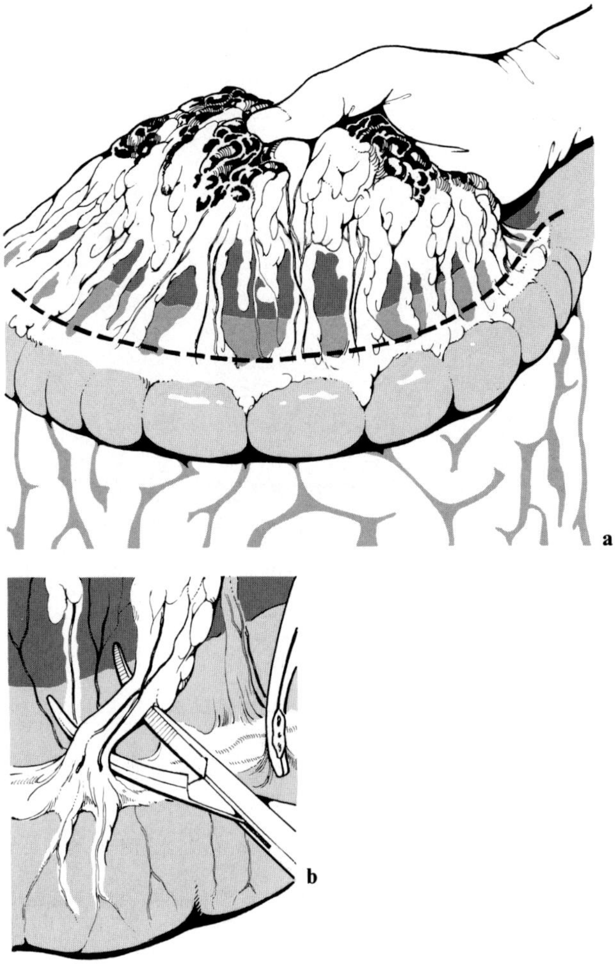

12

Abb. 11. Omentum majus mit Resektionslinien entlang dem Querkolon bzw. der großen Kurvatur des Magens

Abb. 12 a, b. Isolierung der omentalen Blußgefäße

morresektion ein vollständiges „Debulking" erreicht werden kann, so daß sowohl im Becken wie auch im Oberbauch keine makroskopischen Tumorreste hinterbleiben, dann ist ein radikales chirurgisches Vorgehen gerechtfertigt und zu fordern.

Falls aber trotz totaler Tumorresektion im Becken und Omentum nichtresezierbare Tumorknoten (> 2 cm im Durchmesser) im Oberbauch zurückbleiben (z. B. wegen Tumorverbackung mit dem Zwerchfell), erscheint der therapeutische Vorteil einer aggressiven Tumorresektion in Hinsicht auf Heilungverbesserung sehr fragwürdig. In den meisten Fällen läßt sich selbst ein mit Tumor verbackenes Omentum relativ leicht vom Querkolon abtrennen. Schritt für Schritt kann man die Blutgefäße des Omentums direkt am Kolon bzw. der großen Kuratur des Magens abklemmen (Abb. 11) und resezieren. Dabei ist es manchmal notwendig, die rechte und linke Flexur des Kolons zu mobilisieren, indem man lateral und kranial zum Kolon das Peritoneum eröffnet. Auf der rechten Seite muß man dabei eine Verletzung der Leber und Gallenblase vermeiden und auf der linken Seite auf die leicht traumatisierbare Milz achten. Die retroperitoneal gelegenen Nieren sind ebenfalls zu jedem Zeitpunkt im Auge zu behalten. Da es sich bei den omentalen Blutgefäßen um relativ freiliegende Strukturen handelt, werden diese Gefäße entweder einzeln ligiert (Abb. 12 b) oder mit einem automatischen LDS-Stapler abgetrennt.

3.2 Die radikale extraperitoneale Oophorektomie

Bei Patientinnen mit fortgeschrittenem Ovarialkarzinom muß der Chirurg intraoperativ feststellen, wie weit eine zytoreduktive Operation („Debulking") möglich und ratsam ist. Optimalerweise versucht man alle makroskopisch erfaßbaren Tumoraggregate zu entfernen („100% Debulking"). Falls dies nicht der Fall ist, sollte man versuchen nichtresezierbare Tumorknoten auf einen Durchmesser von weniger als 1-2 cm zu reduzieren. Wenn bei der Exploration des Oberbauches eine endgültige Tumorreduktion auf <2 cm nicht möglich erscheint, ist - wie bei der Omentektomie - eine ag-

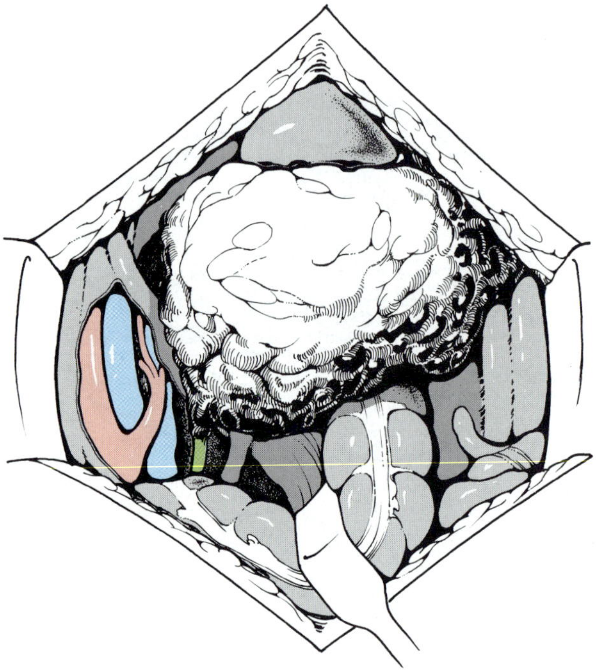

Abb. 13. Inzision des Peritoneums über der linken Arteria iliaca externa

Abb. 14. Abklemmen des Ligamentum rotundum

Abb. 15. Abklemmen des linken Ligamentum infundibulopelvicum vor der Durchtrennung

gressive chirurgische Intervention im Becken nicht indiziert oder wegen der oft damit verbundenen Komplikationsrate sogar kontraindiziert.

Oft wird aber der Versuch einer aggressiven Resektion des Tumors im Becken schon dann aufgegeben, wenn eine massive Tumormasse das Becken ausfüllt. In den meisten Fällen ist es trotzdem möglich, ein auf das Becken begrenztes Ovarialkarzinom mit Hilfe einer retroperitonealen Freipräparation, zu mobilisieren und zu resezieren. Diese Methode der „Radikalen Oophorektomie" wurde zuerst 1968 von Hudson [18] beschrieben und hat sich bei uns nicht nur beim Ovarialkarzinom, sondern auch bei ausgedehnten chronischen Beckenabszessen und fortgeschrittener Beckenendometriose sehr bewährt. Zur retroperitonealen Dissektion des Beckeninhalts steht ein rechtshändiger Chirurg am besten auf der linken Seite der Patientin. Bei einem Ovarialkarzinom, das das kleine Becken völlig ausfüllt, wird das Peritoneum über der linken Arteria iliaca externa inzidiert (Abb. 13), wobei das Rektosigmoid medial gehalten wird. Der avaskuläre Retroperitonealraum wird exploriert, das Peritoneum wird nach kaudal weiter geöffnet und das Ligamentum rotundum lateral an der Beckenwand abgeklemmt, umstochen und durchtrennt (Abb. 14). Arteria und Vena iliaca externa werden dargestellt, das Peritoneum wird kranial und kaudal weiter eröffnet und der Ureter identifiziert. Die kranialen Blutgefäße des Ovars im Ligamentum infundibulo-

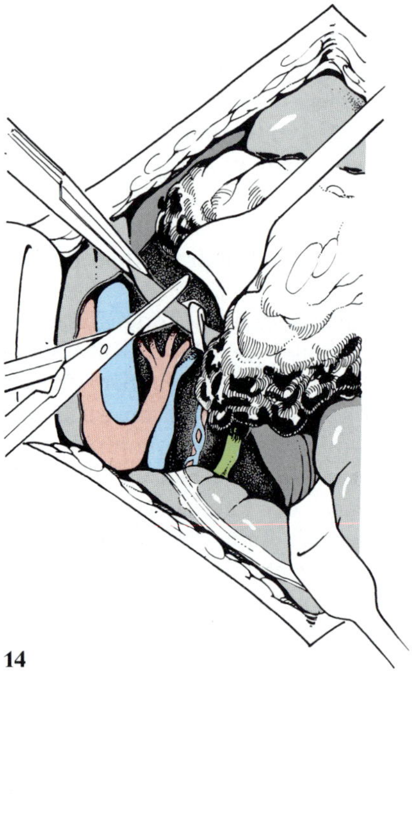

14

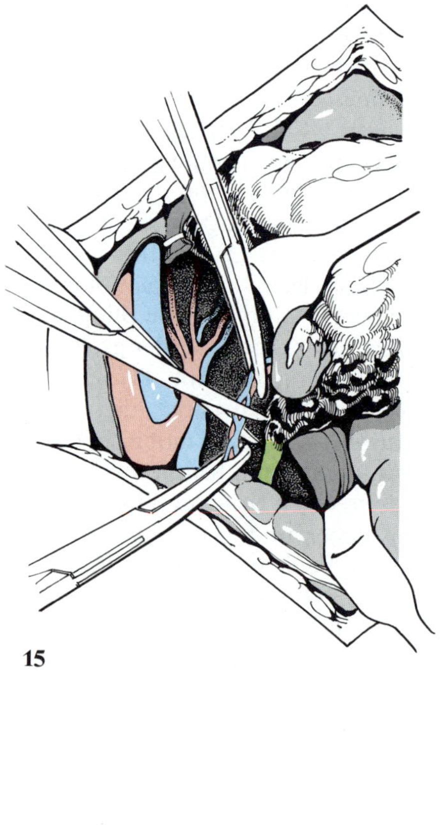

15

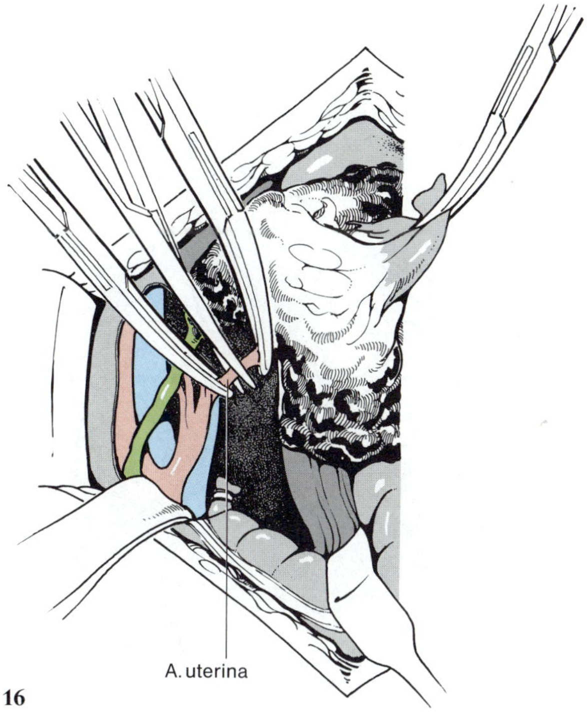

16

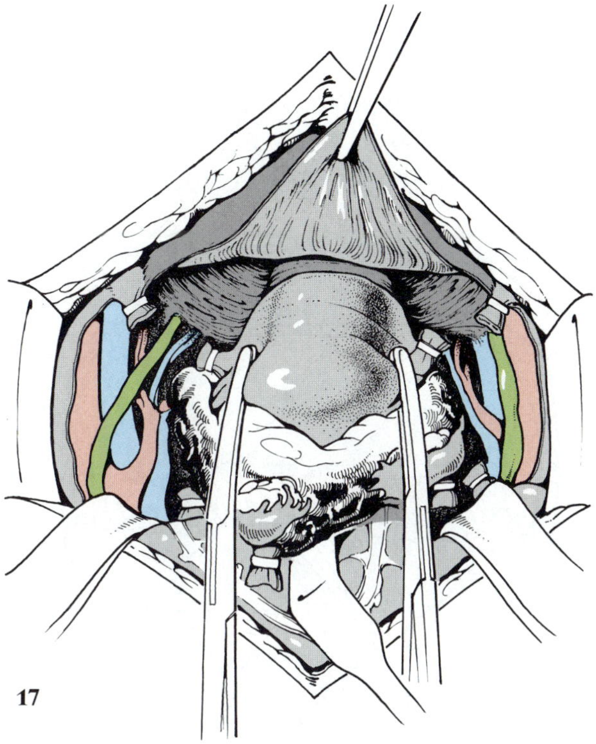

17

Abb. 16. Isolierung und Dissektion der linken Arteria uterina vor Anlegen der Seidenligatur

Abb. 17. Eröffnung des vesico-vaginalen Raumes

pelvicum (Abb. 15) werden isoliert, durchtrennt und individuell ligiert. Der Ureter wird dann - von kranial kommend - mit Hilfe scharfer Dissektion freipräpariert; dies ist normalerweise beim Ovarialkarzinom nicht sehr schwierig, obwohl der Ureter oft völlig von der Tumorkapsel umwachsen ist. Eine Invasion der Adventitia oder gar der Muskularis des Ureters ist dagegen selten, was im allgemeinen ein Freipräparieren ohne Verletzung der ureteralen Blutgefäße erlaubt. Mit Hilfe eines kleinen, weichen „Penrose"-Drains wird der Ureter aus dem Operationsfeld nach lateral verlagert. Jetzt ist es möglich, die Tumormasse nach medial hin zu ziehen, was einen tieferen Einblick in den linken Retroperitonealraum erlaubt.

Die Blutversorgung des Uterus wird dann unterbunden, indem man die Arteria und Vena uterina isoliert, an der Basis von der Arteria bzw. Vena iliaca interna abtrennt und mit Seide ligiert (Abb. 16).

Die Dissektion wird dann an der linken Beckenwand nach kaudal bis hin zur Blase weitergeführt, dabei kann das Blasenperitoneum, wenn es mit Tumor verwachsen ist, vollständig reseziert werden. Wenn kein makroskopischer Tumorbefall existiert, wird das Peritoneum der Blase erhalten und später zum Verschluß des Beckenbodens benützt.

Abbildung 17 zeigt die Eröffnung des vesico-vaginalen Raumes. In diesem Falle wurde das Peritoneum nicht entfernt. Lateral plazierte Klemmen erlauben es jetzt, den Uterus besser aus dem Becken zu heben. Nachdem die Tumormasse - in ähnlicher Weise wie links - von der rechten Beckenwand freipräpariert worden ist, wendet der Chirurg sich der Dissektion des Rektosigmoids zu. Im allgemeinen läßt sich das Rektum scharf von der hinteren Tumormasse freipräparieren (Abb. 18 a).

Im Falle einer teilweisen, obstruierenden Tumorinvasion des Rektums kann ein Teil des Rektosigmoids ‚en bloc' mit der Tumormasse reseziert werden [30]. Wenn diese extensive Operation zu einer vollständigen Tumorresektion führt, sollte sie in jedem Falle durchgeführt werden. Die Blutversorgung des befallenen Rektosigmoid-Segmentes, welche von der Arteria mesenterica inferior ausgeht, wird schrittweise unterbunden und das Rektosigmoid oberhalb und unterhalb der Tumormasse durchtrennt (siehe Kapitel F. III). Dabei sollte man versuchen a) im tumorfreien Raum zu arbeiten und b) möglichst viel tumorfreies Rektum zu hinterlassen, um eine primäre Kolon-Rektum-Anastomose zu ermöglichen. Bei uns hat sich in den letzten Jahren die automatische „Stapler"-Technik sowohl für die Resektion wie auch die Anastomosenbildung äußerst bewährt [30].

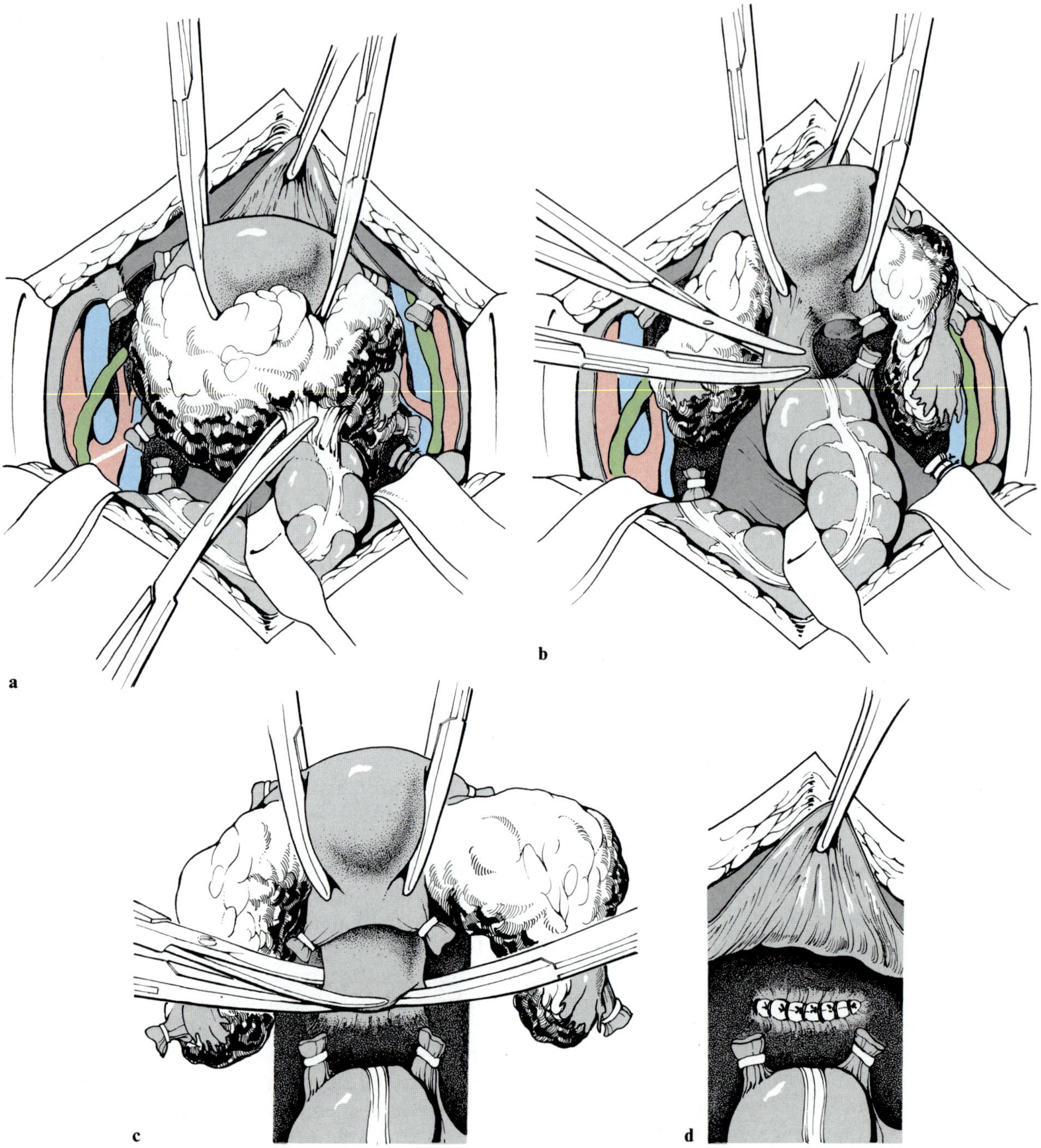

Abb. 18. **a** Scharfe Dissektion der Tumormasse vom Rektum mit der Metzenbaum-Schere. **b** Darstellung der sakro-uterinen Ligamente, nach Eröffnen des rektovaginalen Raumes. **c** Abklemmen der oberen Vagina mit starken Moynihan-Klemmen. **d** Vaginalstumpf nach Entfernung des Uterus und Ovarialtumors

Eine temporäre, divertierende Kolostomie zum Schutz einer Stapler-Kolonanastomose erscheint bei der primären chirurgischen Therapie des Ovarialkarzinoms nicht notwendig [6]. Falls eine primäre Kolonanastomose wegen eines zu kurzen Beckenstumpfes nicht möglich ist, wird das proximale Kolonende als Anus praeter durch die linke Bauchwand angelegt.

Im geschilderten Fall war eine Separation von Rektum und Tumor möglich, da eine tiefe Invasion der Muscularis oder Obstruktion des Rektums nicht vorlag. Die sakrouterinen Ligamente werden freipräpariert (Abb. 18 b), durchtrennt und ligiert. Die Vagina wird mit „Moynihan"-Klemmen abgeklemmt (Abb. 18 c), oberhalb der Klemmen durchtrennt und der Uterus mit Adnextumoren aus dem Becken entfernt. Abbildung 18 d zeigt das tumorfreie Becken mit Vaginalstumpf. Nach Verschluß der Vagina wird der Retroperitonealraum reichlich mit Kochsalzlösung ausgespült. Eine pelvine und aortale Lymphadenektomie sollte in den Fällen, bei denen eine vollständige Tumorresektion erreicht wurde, immer durchgeführt werden - sowohl aus diagnostischen wie auch aus therapeutischen Gesichtspunkten.

Nach Herstellung guter Hämostase wird der Retroperitonealraum verschlossen. Im Falle einer vorhergehenden Resektion des Blasenretroperitoneums kann man den Beckenboden mit Hilfe des Rektosigmoides abdecken (Abb. 19). Nach Resektion des Rektosigmoids ist es manchmal nicht möglich, den Retroperitonealraum zu verschließen, da auch kein Omentum zur Verfügung steht. In diesen Fällen kann man das Becken offen liegen lassen, ohne schwere Komplikationen erwarten zu müssen, da in den meisten Fällen keine Beckenbestrahlung nachfolgt. Dies steht im Gegensatz zum Zervix- und Korpuskarzinom, bei denen wir immer versuchen, den Beckenboden mit Serosa auszukleiden.

Nach vollständiger Tumorresektion und Verschluß des Peritoneums wird eine Appendektomie durchgeführt (Kapitel F. III) und, nach mehrfachem Spülen, der Bauchraum verschlossen. Bei allen Krebsoperationen benützen wir die Wundnaht nach Smead-Jones (Abb. 20) mit nicht-resorbierbarem Nahtmaterial: Mit einem unterbrochenen Doppelstich werden zuerst - von außen kommend - die Faszie, Rektusmuskulatur und Peritoneum beidseitig lateral erfaßt. Mit einem zweiten Stich werden danach die Faszienränder allein adaptiert.

Tabelle 6. Ovarialkarzinom

Adjuvante Therapiemodalitäten nach operativer Tumorresektion
1) Intraperitoneale Radiokolloide (P-32)
2) Perkutane Radiotherapie
3) Einzel-Chemotherapie
4) Kombinations-Chemotherapie
5) Intraperitoneale Chemotherapie
6) Immuno-Chemotherapie

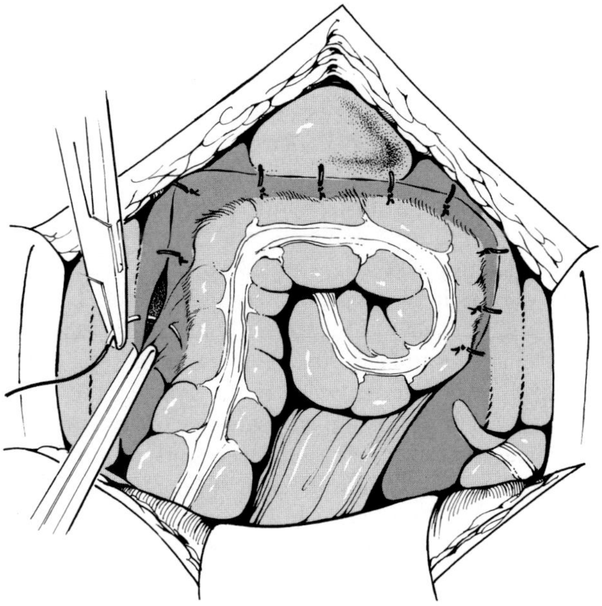

Abb. 19. Abdeckung des kleinen Beckens mit dem Sigma

Da der erste Stich intraperitoneal liegt, muß man beim Einstechen und bei der Knotenbildung auf den darunterliegenden Dünndarm achten, um eine Verletzung oder Einbeziehung des Darmes in die Naht zu vermeiden. Die Haut wird normalerweise mit zeitsparenden automatischen Hautklipps verschlossen.

Nach einer solchen aggressiven, zytoreduktiven Chirurgie ist in praktisch allen Fällen des fortgeschrittenen Ovarialkarzinoms eine zusätzliche Primärtherapie notwendig. Die in Tabelle 6 zusammengestellten Therapiemodalitäten werden heutzutage entweder allein oder in Kombination miteinander benutzt. Vorbereitungen für postoperative Zusatztherapie müssen bereits während der Operation getroffen werden [29 a].

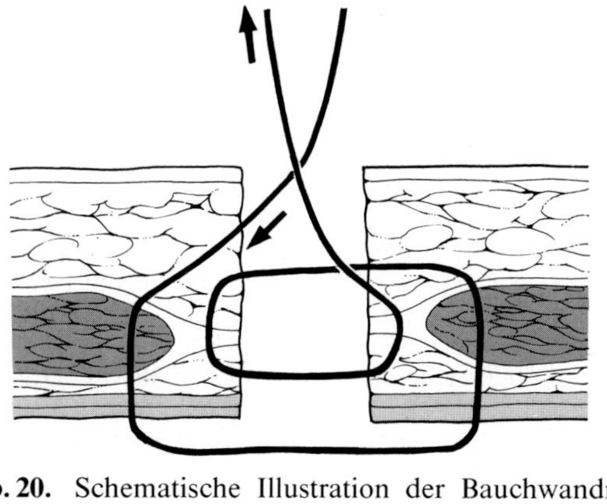

Abb. 20. Schematische Illustration der Bauchwandnaht nach Smead-Jones

3.3 Chirurgische Reexploration („Second Look-Procedure")

Als Endpunkt einer jeden Therapie sollte die vollständige Heilung der Patientin angesetzt werden. Eine vollständige klinische Remission ist aber ein sehr subjektiver Maßstab und unzureichend für eine Entscheidung in Hinsicht auf Beendigung oder Weiterführung der Therapie. Besonders bei einem fortgeschrittenen Ovarialkarzinom, welches mit Kombinationschemotherapie behandelt wurde, muß ein Endpunkt dieser zum Teil sehr toxischen Behandlung gefunden werden.

Dieser Versuch, eine vollständige Tumorabklärung nach maximaler operativer und adjunktiver Therapie mit histopathologischem Nachweis zu objektivieren, führte zur Entwicklung der chirurgischen Reexploration, auch „Second Look Procedure" genannt [3, 21, 31]. Eine chirurgische Reexploration ist eine sorgfältig durchgeführte Laparotomie zur Gewinnung von pathologischem Material, mit dem Hauptziel, eine vollständige Tumor-Remission nachzuweisen und dadurch eine objektive Basis zur Therapiebeendigung zu gewinnen.

Bei uns wird eine Reexploration nach 6–12 Monaten allen Patientinnen angeraten. Falls bei dieser Operation ein Tumor im Bauch- oder Retroperitonealraum entdeckt wird, wird versucht, mit einer Art „Sekundärem Tumor-Debulking" soviel Tumor wie möglich chirurgisch zu resezieren [5, 21]. Falls keine makroskopischen Tumorreste zu finden sind, wird eine sorgfältige Suche nach mikroskopischen Metastasen durchgeführt [3].

Tabelle 7 faßt das chirurgische Vorgehen kurz zusammen: Sechs Punkte müssen systematisch untersucht werden, wobei freizügig mehrere Peritoneallappen (2 × 4 cm) oder Biopsien entnommen werden sollten. Man konzentriert sich hauptsächlich auf Areale, die bei der Primäroperation mit Karzinom befallen waren. Es ist wünschenswert, daß derselbe Chirurg beide Operationen durchführt. Falls eine Lymphadenektomie bei der primären Operation nicht oder nur teilweise durchgeführt worden war, muß dies auf jeden Fall bei der Reexploration gemacht werden. Das Gleiche gilt für die Omentektomie: manchmal ist es ratsam auch das kleine Netz zu resezieren. Es ist hierbei zu betonen, daß der prognostische Wert der chirurgischen Reexploration in direkter Beziehung zur Intensität steht, mit der der Chirurg Tumorreste aufsucht. Eine Übersendung von 20–30 Gewebsproben zur pathologischen Untersuchung ist durchaus normal.

Tabelle 7. Ovarialkarzinom

Chirurgische Re-exploration („Second-Look-Procedure")
1) Peritoneale Lavage für zytologische Untersuchung.
2) Inspektion und Palpation aller peritonealen Oberflächen und intraabdominalen Organe.
3) Peritoneale Biopsien, besonders von Gegenden mit vorherigem Tumorbefall, Cul-de-Sac, rechte und linke Beckenwand, rechte und linke parakolische Rinne, Mesenterium des Dünn- und Dickdarmes.
4) Biopsie oder Kurettage des Zwerchfells. Leberbiopsie wenn indiziert.
5) Entnahme retroperitonealer, pelviner und paraaortaler Lymphknoten.
6) Resektion von Resten des Omentums.

4 Fehler, Komplikationen und ihre Verhütung

4.1 Unvollständige Tumorresektion

Patientinnen mit einem Ovarialkarzinom sollten – entsprechend unserem heutigen Therapieverständnis – bei der primären wie auch sekundären Behandlung mit Hilfe einer ausgedehnten Staging-Laparotomie genau auf die individuelle Tumorausbreitung untersucht werden und dann so radikal wie möglich – im Rahmen einer sinnvollen Therapieplanung – von allem makroskopischen Tumor operativ befreit werden. Dabei liegt die Entscheidung der Radikalität zum Teil in den Händen des Chirurgen, der immer den therapeutischen Gewinn einer aggressiven Resektion mit den zu erwartenen Komplikationen in Vergleich stellen muß [7, 11, 15, 17, 31].

Eine der häufigsten und gewichtigsten Fehler bei der operativen Therapie des Ovarialkarzinoms liegt in der unrealistischen Einschätzung des operativ Machbaren. Eine fatalistische Einstellung beim fortgeschrittenen Ovarialkarzinom ist fehl am Platz. In den meisten Fällen läßt sich ein zuerst inoperabel erscheinendes Ovarialkarzinom des Beckens mit Hilfe einer systematisch durchgeführten, retroperitonealen „Radikalen Oophorektomie" vollständig resezieren [18, 31]. Tumoreinbrüche in den Dünn- und Dickdarm können abgeklärt werden, indem man befallene Darmsegmente reseziert und re-anastomisiert (Kapitel F. III) [7, 9, 17]. Mit Hilfe von automatischen „Stapler"-Instrumenten [6, 14, 30], ist es heute durchaus akzeptabel, zwei bis drei Dünndarmresektionen beim fortgeschrittenen Ovarialkarzinom – ohne erhöhte Morbidität – durchzuführen, wenn dies zu einer makroskopisch optimalen Tumorabklärung führt.

Ein mit Tumor verwachsenes Omentum erscheint oft nicht resezierbar, aber mit sorgfältiger Präparationsmethodik läßt sich auch ein dicker „Omentumkuchen" vom transversalen Kolon bzw. der großen Magenkurvatur abtrennen.

Dagegen ist bei Patientinnen mit nicht resezierbaren Oberbauchmetastasen, mit einem tumorverbakkenem Diaphragma, parenchymalen Lebermetastasen oder massiven Lymphknotenmetastasen in der Basis des Dick- oder Dünndarmmesenteriums der Versuch einer radikalen Oophorektomie oder multiplen Darmresektion *nicht* gerechtfertigt. In diesen Fällen kann die Chirurgie keinen signifikanten Beitrag zur Gesamttherapie leisten und die Patientin sollte mit Chemotherapie behandelt werden. Im Falle einer guten klinischen Tumorreduktion mit Hilfe der Chemotherapie kann man später eine „Secondary Debulking Procedure" in Betracht ziehen. Ob diese Art der Therapie zu einer Lebensverlängerung führt, ist nicht nachgewiesen. Wenn chirurgisch eine Tumorvolumenreduktion auf 1–2 cm Durchmesser zu erreichen ist, scheint nach primärer wie auch nach sekundärer „Debulking Procedure" sowohl die Überlebensdauer wie auch die Lebensqualität signifikant verbessert zu sein [5, 7, 11, 21].

Die Heilungsrate und die Überlebensdauer hängen hauptsächlich von dem klinischen Stadium zur Zeit der Diagnose,vom Residualtumorvolumen nach der primären Operation und von der Effektivität der adjuvanten Therapie ab. Das klinische Stadium und die Effektivität der adjuvanten Therapie konstituieren unveränderliche bzw. schwer zu kontrollierende Variable des Ovarialkarzinoms. Dagegen ist das Residualtumorvolumen die Variable, bei der ein erfahrener Chirurg einen großen Einfluß auf die Prognose der Patientin ausübt. Eine chirurgisch aggressive Grundeinstellung, gekoppelt mit einer realistischen Einschätzung des chirurgisch Machbaren, erlaubt es in den meisten Fällen, eine maximale Tumorresektion mit minimaler operativer Morbidität zu erreichen.

4.2 Dünn- und Dickdarmverletzungen

Da das fortgeschrittene Ovarialkarzinom auf der gesamten Serosa des Peritonealraumes wachsen kann, sind Verletzungen des Darmes nicht ungewöhnlich. Jeder Chirurg, der sich an ein fortgeschrittenes Ovarialkarzinom heranwagt, muß die Patientin wie auch sich selbst entsprechend vorbereitet haben. Die Patientin muß präoperativ mit Darmreinigung und Antibiotika-Prophylaxe auf eine Darmresektion vorbereitet sein und sie muß über die Möglichkeit einer Darmoperation einschließlich einer Kolostomie aufgeklärt werden. Der Chirurg selbst muß mit diesen operativen Spezialtechniken vertraut sein oder zumindest einen chirurgischen Experten vor der Operation für eine mögliche Hilfeleistung herangezogen haben. Kleine Darmverletzungen lassen sich leicht korrigieren, während breitflächige Traumata, die die Muskularis betreffen, oft eine Darmresektion mit primärer Anastomose [30] verlangen (Kapitel F. III).

Bei kleinen Verletzungen des Darmes mit Öffnung des Darmlumens wird die Darmwand mit zwei Nähten verschlossen:

1) Eine invertierende Naht zum Verschluß der Darmmukosa und
2) eine abdeckende Naht, die Serosa und muscularis approximiert.

4.3 Postoperativer Ileus

Nach einer ausgedehnten abdominalen Operation, besonders mit Omentektomie, radikaler Oophorektomie und Lymphadenektomie ist ein mechanischer Ileus leicht möglich. Zusätzlich kann die Smead-Jones Naht, welche direkt den Dünndarmschlingen anliegt, eine Ursache für eine Obstruktion sein. Zur Verhütung dieser Komplikationen wird der Dünndarm vor Verschluß der Bauchwand sorgfältig vom Zökum bis zum Treitz'schen Ligament abgetastet und anatomisch gerecht – ohne Verdrehungen – in den Bauchraum gelegt, wobei Zökum und Rektosigma das kleine Becken auskleiden sollten. Somit werden pathologische Darmverwachsungen vermieden. Bei der Bauchnaht nach Smead-Jones muß bei jeder Knotenbildung die Bauchwand angehoben werden und mit zwei Fingern der Dünndarm von der darüberliegenden Ligatur geschützt werden. Mit Hilfe der präoperativ eingeführten Magensonde werden postoperative Gas- und Flüssigkeitsansammlungen im Magen-Darmtrakt verhindert, welches ebenfalls zu einer Verminderung intraabdominaler Adhesionen führt. Die Magen-Darmsonde verbleibt bis die Patientin transrektal Gas ableitet. Ein verlängerter funktioneller Ileus beim Ovarialkarzinom und besonders nach paraaortaler Lymphadenektomie ist nicht ungewöhnlich und es ist ratsam, die Magensonde nicht voreilig zu entfernen.

Zusätzlich zu den erwähnten Vorsorgemaßnahmen führt eine frühe Mobilisierung der Patientin postoperativ ebenfalls zu einer frühen Reaktivierung der Darmaktivität und ist eine ausgezeichnete Thromboseprophylaxe. Bei uns werden Patientinnen am ersten postoperativen Tag mit Hilfe der

Schwestern angeleitet, aus dem Bett zu steigen und im Krankenzimmer 2-3mal am Tag kurz zu gehen. Diese frühe Mobilisierung ist am erfolgreichsten, wenn die Patientin kurz vorher mit Schmerzmitteln behandelt wurde.

Zusätzlich zur frühen Mobilisierung muß eine sorgfältige Elektrolytüberwachung durchgeführt werden, besonders das Serum-Kalium muß im Normalbereich liegen; Hypokalämie ist ein metabolischer Faktor des postoperativen funktionellen Ileus. Eine medikamentöse Darmstimulation wird bei uns nicht angewendet.

LITERATUR

1. Averette, HE, Lovecchio JL, Townsend PA et al. (1983) Retroperitoneal lymphatic involvement by ovarian carcinoma. Cancer Campaign Vol. 7: Carcinoma of the ovary. Bender HG, Beck L (eds), p 101
2. Bagley CM Jr, Young RC, Schein PS et al. (1973) Ovarian carcinoma metastatic to the diaphragm - frequently undiagnosed at laparotomy. Am J Ostet Gynecol 116: 397
3. Barnhill DR, Hoskins WJ, Heller PB, Park RC (1984) The Second-Look surgical reassessment for epithelial ovarian carcinoma. Gynecol Oncol 19: 148
4. Berek JS, Hacker NF, Lagasse LD et al. (1982) Lower urinary tract resection as part of cytoreductive surgery for ovarian cancer. Gynecol Oncol 13: 87
5. Berek JS, Hacker NF, Lagasse LD et al. (1983) Survival of patients following secondary cytoreductive surgery in ovarian cancer. Obstet Gynecol 61: 189
6. Berek JS, Hacker NF, Lagasse LD (1984) Rectosigmoid colectomy and reanastomosis to facilitate resection of primary and recurrent gynecologic cancer. Obstet Gynecol 64: 715
7. Blythe JG, Wahl TP (1982) Debulking surgery: Does it increase quality of survival? Gynecol Oncol 14: 396
8. Buchsbaum HJ, Lifshitz J (1984) Staging and surgical evaluation of ovarian cancer. Semin Oncol 11: 227

8a. Burghardt E, Lahousen M, Stettner H (1990) Die operative Behandlung des Ovarialkarzinoms. Geburtshilfe und Frauenheilkunde 50: 670

9. Castaldo TW, Petrillo ES, Ballon SC et al. (1981) Intestinal operations in patients with ovarian carcinoma. Am J Obstet Gynecol 139: 80
10. Chen SS, Lee L (1983) Incidence of paraaortic lymphnode metastasis in epithelial carcinoma of the ovary. Gynecol Oncol 16: 95
11. Chen SS, Bochner R (1985) Assessment of morbidity and mortality in primary cytoreductive surgery for advanced ovarian carcinoma. Gynecol Oncol 20:190
12. Day TB, Smith JP (1975) Diagnosis and staging of ovarian cancer. Semin Oncol 2: 217
13. Dembo AJ (1984) Radiotherapeutic management of ovarian carcinoma. Semin Oncol 11: 238
14. Delgado G (1981) The automatic staple versus the conventional gastrointestinal anastomosis in gynecological malignancies. Gynecol Oncol 12: 302
15. Delgado G, Oram DH, Petrillo ES (1984) Stage III epithelial ovarian cancer: The role of maximal surgical debulking. Gynecol Oncol 18: 293
16. Gordon RE, Mettler FA, Wicks JD et al. (1983) Chest X-rays and full tomograms in gynecologic malignancy. Cancer 52: 559
17. Hacker NF, Berek JS, Lagasse LD et al. (1983) Primary cytoreductive surgery for epithelial ovarian carcinoma. Obstet Gynecol 61: 413
18. Hudson CN (1968) A radical operation for fixed ovarian tumors. J Obstet Gynecol Brit Commw 75: 1155
19. Keetel WC, Pixley EE, Buchsbaum HJM (1974) Experience with peritoneal cytology in the management of gynecologic malignancies. Am J Obstet Gynecol 120: 174
20. Knipscher RJL (1982) Paraaortal lymphnode dissection in 20 cases of primary epithelial ovary carcinoma, Stage I (FIGO): Influence of Staging. Euro J Obstet Gynecol Rep Biol 13: 303
21. Luesley DM, Chan KK, Fielding JWL et al. (1984) Second Look Laparotomy in the management of epithelial ovarian carcinoma: An evaluation of 50 cases. Obstet Gynecol 64: 421
22. McGowan L, Lesker LP, Norris HJ et al. (1985) Misstaging of ovarian cancer. Obstet Gynecol 65: 568
23. Meyers MA (1973) Distribution of intra-abdominal malignant seeding: Dependency on dynamics of flow of ascitic fluid. Am J Rad 119: 198
24. Mettler FA, Christie JH, Crowe NE et al. (1982) Utility of radionuclide liver/spleen scanning and serum enzyme level in detecting hepatic metastases from ovarian carcinoma. Cancer 50: 909
25. Musumeci R, DePalo G, Kenda R et al. (1980) Retroperitoneal mestastases from ovarian carcinoma: Reassessment of 289 patients studied with Lymphography. Am J Radiology 134: 449
26. Piver MS, Lele S, Barlow JJ (1976) Preoperative and intraoperative evaluation in ovarian malignancy. Obstet Gynecol 48: 312
27. Piver MS, Barlow JJ, Lele S (1978) Incidence of subclinical metastasis in Stage I and II ovarian carcinoma. Obstet Gynecol 52: 100
28. Requard CK, Mettler FA, Wicks JO (1981) Preoperative sonography of malignant ovarian neoplasms. Am J Radiology 137: 79
29. Schray M, Martinez A, Cox R, Ballon S (1983) Radiotherapy in epithelial ovarian cancer: Analysis of prognostic factors based on long-term experience. Obstet Gynecol 62: 373

29a. Sevin B-U (1989) Intraoperative staging in ovarian cancer. In: Burghardt E, Monaghan JM (eds) Operative treatment of ovarian cancer. Bailliere Tindall, London (Bailliere's clinical obstetrics and gynecology, vol 3, pp 13-22)

29b. Sevin B-U (1990) DNA analysis and cell kinetics in gynecologic malignancies. In: Deppe G (ed) Chemotherapy of gynecologic cancer, 2nd ed. Liss, pp 443-461

30. Sevin B-U, Penalver MA (1990) Reconstruction of bowel continuity with automatic surgical stapling instruments. In: Knapstein G, Friedberg V, Sevin B-U (eds) Reconstructive surgery in gynecology. Thieme, Stuttgart, pp 255-274
31. Wharton JT, Herson J (1981) Surgery for common epithelial tumors of the ovary. Cancer 48: 582
32. Yoshimura S, Scully RE, Taft PD et al. (1984) Peritoneal fluid cytology in patients with ovarian cancer. Gynecol Oncol 17: 161
33. Young RC, Decker DG, Wharton JT et al. (1983) Staging Laparotomy in early ovarian cancer. JAMA 250: 3072-3076

IV Operative Eingriffe bei Uterus myomatosus

J. ZANDER

INHALT

Myome sind die häufigsten pathologischen Veränderungen am Uterus. Als gutartige Tumoren der Geschlechtsreifephase können sie durch ihre Auswirkungen auf ihre Umgebung (Blutungen, Schmerzen, Vergrößerung des Leibesumfanges) Krankheitswert erhalten, müssen es aber nicht. Ihre Häufigkeit scheint seit vielen Jahrzehnten konstant zu sein. Bei etwa 20% aller Frauen, die älter sind als 30-35 Jahre werden sie beobachtet. Seltener finden sie sich bei jüngeren Frauen. Weit vorwiegend gehen sie vom Corpus uteri aus und wachsen multipel. Für ihr Wachstum benötigen sie den Östrogenstimulus von seiten funktionierender Ovarien. Im Verlauf des physiologischen Erlöschens der Ovarialfunktion oder nach vorheriger Entfernung der Ovarien bilden sie sich in aller Regel zurück.

1 Zur Geschichte der Myombehandlung

Bis in den Beginn des 20. Jahrhunderts war die operative Entfernung von Myomen, die Myomektomie, wegen der damit verbundenen hohen Morbidität und Mortalität äußerst gefürchtet. Das ungehinderte Wachstum der Myome führte für die Frauen häufig zu schlimmen Folgen. So konnten Myome eine aus heutiger Sicht kaum vorstellbare Größe erreichen. Submuköse Myome führten vielfach zu schwersten Menometrorrhagien mit extremer Anämie und entsprechenden kardialen Folgen, die schließlich auch lebensbedrohlich werden konnten.

Wahrscheinlich hat der Heidelberger Chirurg MAXIMILIAN JOSEPH VON CHELIUS (1794-1876) mit Assistenz des Gynäkologen FRANZ CARL NÄGELE 1830 zum ersten Mal ein Myom auf abdominalem Weg entfernt [26]. Allerdings hatte er angenommen, daß es sich um eine Ovarialzyste handelte. In Wirklichkeit war es ein gestieltes subseröses Myom. Die Frau verstarb postoperativ.

Die Entwicklung der operativen Behandlungsmethoden wurde besonders von EUGÈNE KOEBERLÉ (1828-1915) in Straßburg und von JULES PÉAN (1830-1898) in Paris gefördert. Letzterer führte auch das „Morcellement" zur vaginalen operativen Entfernung von Myomen ein. Die Operationsmortalität lag damals zunächst zwischen 50 und 75%.

ALFRED HEGAR (1830-1914) in Freiburg führte aufgrund der Beobachtung, daß die Entfernung der Ovarien eine Myomrückbildung bewirkt, 1878 die operative Kastration zur Behandlung des Uterus myomatosus ein. Obwohl auch dieser Eingriff zunächst noch mit einer relativ hohen, wenn auch geringeren Mortalität als die Myomektomie verbunden war, gelang es damit zum ersten Mal vor allem die schweren unstillbaren Blutungen bei den submukösen Myomen in Griff zu bekommen. Zu Beginn dieses Jahrhunderts wurde die operative Kastration auf breiter Basis durch die Röntgenkastration ersetzt (zur Geschichte der Myombehandlung bis 1921 siehe bei DÖDERLEIN-KRÖNIG [8]). Etwa in den 30iger bis 60iger Jahren dieses Jahrhunderts haben Victor Bonney [4, 5] in London und Isadore Rubin [22] in New York die operative Myomektomie perfektioniert und mit großem Enthusiasmus, vor allem auch zur Behandlung der Sterilität und Infertilität, propagiert. Berühmt wurden die 225 Myome, die Bonney einmal aus einem Uterus extirpiert hat.

Versuche, das Myomwachstum durch eine medikamentöse Behandlung der Geschlechtsreifephase zu hemmen oder auf diesem Wege eine Rückbildung herbeizuführen, haben in der Vergangenheit nicht zu überzeugenden Ergebnissen geführt. Neuerdings gewinnen jedoch synthetische GnRH-Agonisten in dieser Richtung klinische Bedeutung (Buserelin, Goserelin als Depotpräparat). Sie hemmen die pulsatile Freisetzung des hypophysären FSH und LH, welche wiederum eine Voraussetzung für die Steroidbildung und Sekretion in den Ovarien ist. Indirekt kommt es damit vor allem zu einer Verminderung der Östrogensynthese [7]. Eine Wachstumshemmung des Myomwachstums mit entsprechenden regressiven Veränderungen wurde nach relativ kurzer Zeit (einige Monate) eindeutig nachgewiesen [10]. Allerdings kommt es nach Absetzen dieser Substanzen wieder zum Wachstum der Myome, solange noch potentiell funktionierende Ovarien vorhanden sind. Außerdem stellen sich unter der Behandlung erwartungsgemäß klimakterische vasomotorische Erscheinungen ein. Möglicherweise werden solche Substanzen in der Zukunft praktische Bedeutung gewinnen, z. B. zur präoperativen Vorbehandlung bei einer indizierten konservativen Myomenukleation oder zur Verhinderung eines operativen Eingriffs bei Myombildung gegen Ende der Geschlechtsreifephase, kurz vor der zu erwartenden Menopause.

Heute gehört die operative Behandlung des Uterus myomatosus zu den häufigsten Eingriffen im weiblichen Genitalbereich. Sie wird vielfach als eine sehr einfache Routineangelegenheit angesehen. Operative Eingriffe wegen Uterus myomatosus sind jedoch mehr und mehr umstritten. Die Gründe dürften vor allem in der breiten Grauzone für die Indikationsstellung liegen, in der nur wenig eindeutige Kriterien für oder gegen ein operatives Vorgehen gegeben sind. Gerade deshalb bedarf bei der Darstellung der operativen Behandlung des Uterus myomatosus die Frage der Indikationsstellung einer differenzierten Betrachtung.

2 Indikationen und Kontraindikationen zur operativen Behandlung von Myomen

Myome können bekanntlich einzeln durch Myomektomie oder mit dem Uterus in toto entfernt werden. Die operativen Eingriffe sind auf abdominalem oder vaginalem Wege möglich. Für die Entscheidung, ob eine Hysterektomie, eine Myomektomie unter Erhaltung des Uterus oder gar keine operative Behandlung erfolgen soll, spielen folgende Faktoren eine wesentliche Rolle: die Symptome, die Größe des Uterus mit den Myomen, das Alter, die Anamnese (u. a. Sterilität, Schwangerschaften, Fehlgeburten), die Frage, ob noch Kinderwunsch besteht und schließlich vor allem auch der Wunsch der Patientin selbst. Fällt die Entscheidung zugunsten einer operativen Behandlung, so stellt sich die Frage, ob abdominal oder vaginal vorgegangen werden soll. Für diese Entscheidung spielen folgende Faktoren eine Rolle: die gegebene anatomische Gesamtsituation mit Lage und Größe der Myome, die Erfahrung und das technische Können des Chirurgen und nicht zuletzt auch hier der Wunsch der Patientin selbst.

Hat eine Patientin den dringenden Wunsch, daß der Uterus erhalten wird, so sollte der Chirurg alle diagnostischen Möglichkeiten einsetzen präoperativ abzuklären, ob dies möglich ist. Für den Fall, daß sich unvorhergesehene Situationen einstellen (z. B. ein Malignom), muß er sich grundsätzlich seine intraoperative Handlungsfreiheit bestätigen lassen. Die präoperative Untersuchung und Diagnostik sollte jedoch so sorgfältig sein, daß nach Möglichkeit vermieden werden kann, den Uterus schließlich doch entgegen dem Wunsch der Patientin zu entfernen.

In Myomen können sehr selten Leiomyosarkome (Durchschnittsalter bei 50 Jahren) entstehen. Absolut zuverlässige Angaben über die Häufigkeit dieses Ereignisses liegen nicht vor. In jedem Fall liegt sie unter 1% (etwa bei 0,3% [18]). Die histologische Differenzierung eines Leiomyosarkoms von zellreichen Myomen bedarf großer Erfahrung von seiten des Pathologen. Die Prognose kann extrem schlecht, aber auch relativ günstig sein. Hinweise ergeben sich aus der histologischen Befundung. Nicht selten ergibt sich die Diagnose als Zufallsbefund bei der histologischen Untersuchung operativ entfernter Myome. Schnelles Myomwachstum in der Postmenopause bei gleichzeitigen Metrorrhagien kann ein Hinweis für die Entwicklung eines Leiomyosarkoms sein. Myome sind jedoch keine notwendige Voraussetzung für die Entwicklung eines Leiomyosarkoms. Die Diagnostik einer sarkomatösen Entartung eines Myoms kann von der Lokalisation dieses Prozesses abhängen. Liegt er im Zentrum eines Myoms, so wird er durch eine Abrasio nicht immer erkannt (Übersicht über Uterussarkome bei STEGNER [24]).

2.1 Myome im nichtgraviden Uterus der Geschlechtsreifephase mit charakteristischen Symptomen

Führt ein Uterus myomatosus zu einem oder zu mehreren charakteristischen Symptomen, wie Blutungen (insbesondere bei submukösen Myomen), Schmerzen und Zunahme des Leibesumfanges bei extremem Myomwachstum, so stellt sich in Abhängigkeit von dem damit verbundenen Leidenswert die Frage der operativen Behandlung. Reproduktionsanamnese und Alter der Patientin haben dann für die Entscheidung besonders großes Gewicht. Bei kinderlosen Frauen bis zu 40 Jahren und gelegentlich auch noch älter wird man heute vielfach dazu neigen, nach Möglichkeit durch den Eingriff das Symptom oder die Symptome zu beseitigen, aber den Uterus zu erhalten. Das gilt besonders auch für unverheiratete Frauen oder für Frauen, die ohne Partnerschaft leben. Auch die Frage, ob gleichzeitig hormonale oder tubare Sterilitätsfaktoren vorliegen, kann für die Entscheidung eine Rolle spielen. Dabei ist allerdings auch die Möglichkeit des IVF-ET Verfahrens mit zu diskutieren. Sind Kinder vorhanden und gibt es nach den gesamten Lebensumständen der Patientin und ihrer Familie zureichende Hinweise für die Annahme, daß weitere Kinder nicht mehr erwünscht sind, so kann sich auch die radikale Beseitigung der Symptome durch Hysterektomie anbieten. Die Indikationsstellung zu einem konservativen uteruserhaltendem Vorgehen wird erleichtert, wenn es sich um ein Solitärmyom handelt. Bei den häufigeren multiplen Myombildungen ist eher mit Rezidiven zu rechnen. Die Rezidivhäufigkeit, welche schließlich zur Hysterektomie führt, wird im Weltschrifttum zwischen 2,3% und 32% angegeben [14]. Im Mittel werden Hysterektomien aus diesem Grund bei etwa 20% der vorher durch Myomektomie behandelten Frauen vorgenommen [6, 12, 13]. Darüber muß die Patientin präoperativ sorgfältig aufgeklärt werden. In Bezug auf die Voraussage einer Schmerzbeseitigung durch die operative Entfernung der Myome sollte der Arzt zurückhaltend sein. Nicht selten ist die Ursache des bestehenden Schmerzes nicht genauer zu klären. Sie muß nicht notwendig mit der Myombildung in einem ursächlichen Zusammenhang stehen.

2.2 Myome und Sterilität

Unabhängig davon, ob Myome zu den klassischen Symptomen führen, gibt es im Schrifttum Hinweise für die Annahme, daß sie eine Empfängnis erschweren können, z. B. durch Druck intramuraler Myome auf die Tuben oder durch eine Passagehemmung der Spermien durch zervikale Myome. Möglicherweise kann auch die Implantation eines Conceptus im Endometrium durch submuköse Myombildungen erschwert oder verhindert werden. Auch der ursächliche Zusammenhang zwischen Uterusmyomen und habituellem Abort ist diskutiert worden.

Andererseits sind aber Schwangerschaften auch bei multiplen und ausgedehnten Myombildungen ganz unterschiedlicher Art durchaus möglich (Übersicht bei [20]).

Im internationalen Schrifttum gibt es zahlreiche statistische Angaben über die Schwangerschaftsrate nach Myomektomie bei primärer und sekundärer Sterilität bzw. bei infertilen Frauen. Die Erfolgsraten liegen nach einer kürzlichen Sammelstatistik für 18 Arbeiten aus den Jahren 1931–1980 zwischen 10 und 89% [20]. Im Mittel liegen sie für 1202 infertile Frauen bei 40% [20]. Solche Zahlen [1, 11, 25] haben naturgemäß sehr viel Optimismus gefördert und für eine weite Verbreitung der Myomektomie zur Behandlung der primären und sekundären Sterilität und Infertilität gesorgt. Andererseits muß die höchst unterschiedliche Erfolgsrate in den verschiedenen Studien von vornherein auch skeptisch stimmen. Mit der Verbesserung der Methoden für eine präzise Diagnostik der Sterilität in jedem Einzelfall scheint die Zahl der Myomektomien, welche ausschließlich zur Behandlung der Sterilität erfolgen, abzunehmen. In einer Untersuchung aus der Cornell Universität in New York und der Yale Universität in New Haven von 1983 kommen BERKLEY et al. [2] sogar zu dem Ergebnis, daß die Myomektomie bei Frauen ohne andere Sterilitätsursache die Aussicht auf eine Fertilität eher senkt, möglicherweise in der Folge von Verwachsungen, welche erst durch den Eingriff entstehen.

Der Gesamtkomplex Myome-Sterilität-Myomektomie weist noch außerordentliche Unklarheiten auf und bedarf nach den Fortschritten in der Sterilitätsdiagnostik einer erneuten differenzierten Untersuchung. In jedem Fall ist vor der Indikationsstellung zu einer Myomektomie wegen des Verdachts auf einen ursächlichen Zusammenhang mit einer Sterilität eine äußerst sorgfältige, dem Stand unseres Wissens entsprechende diagnostische Abklärung der Sterilität (unter Einschluß der diagnostischen Laparoskopie und evtl. auch Hysteroskopie) erforderlich. Die Myomektomie bedarf heute immer einer höchst sorgfältigen Indikationsstellung, insbesondere auch, wenn sie ausschließlich wegen einer primären oder sekundären Sterilität erfolgen soll. MASTERSON [15] ist der Meinung, daß eine Myomektomie wegen Sterilität nur zu diskutieren ist, wenn ein Myom einen Mindestdurchmesser von 2 cm aufweist.

2.3 Myome in der Schwangerschaft
(s. a. Kapitel J.2)

Myome können im Verlauf der Schwangerschaft durch die vermehrte hormonale Stimulation von seiten der Plazenta beschleunigt wachsen. In der Folge kann es zu einer Auflockerung ihrer Konsistenz und zur Erweichung kommen. Infolge der relativ schlechten Gefäßversorgung bei beschleunigtem Wachstum, sind insbesondere bei submukösen Myomen Koliquationsnekrosen im Inneren des Myoms möglich. Man hat früher davon gesprochen, daß Myome in der Schwangerschaft wandern können, also ihre Lokalisation verändern. Das ist in der Tat richtig und wahrscheinlich durch die Veränderung der Uterusarchitektur im Verlauf der Schwangerschaft bedingt.

Im Schrifttum wird bei zahlreichen Komplikationen im Verlauf der Schwangerschaft und unter der Geburt bei gleichzeitigen Myomen ein ursächlicher Zusammenhang vermutet. Statistische Häufungen sind für eine ganze Reihe von Komplikationen gegeben, auch wenn im Einzelfall ein ursächlicher Zusammenhang mit der Myombildung nicht immer nachweisbar ist (s. auch neuere Literaturübersicht bei BÖTTCHER u. BELLER [3]). Vor allem in der ersten Schwangerschaftshälfte kann es gehäuft zu Blutungen kommen. Die Fehlgeburtenrate ist erhöht. Es kommt häufiger zur vorzeitigen Wehentätigkeit und sog. Frühgeburtsbestrebungen. Je nach seinem Sitz kann ein Myom die Entwicklung der Plazenta beeinträchtigen oder zum Hindernis für die Geburt werden. Stieldrehungen großer subseröser Myome mit akuter Nekrose sind möglich. Die Ruptur großer Gefäße in der unmittelbaren Umgebung der schnellgewachsenen Myome kann sehr selten zu bedrohlichen akuten intraabdominalen Blutungen im Verlauf der Schwangerschaft oder auch unter der Geburt führen.

Schwangerschaften bei gleichzeitigen Myombildungen sind Risikoschwangerschaften. Sie bedürfen ebenso wie die Geburt einer besonders sorgfältigen und engmaschigen Kontrolle. Dabei spielt heute die Sonographie eine wesentliche Rolle. Bei guter Betreuung lassen sich in aller Regel Komplikationen frühzeitig erkennen und entsprechend behandeln. Schwangerschaften mit Myomen werden gehäuft durch Schnittentbindungen beendet. Die Indikation zu einer Schnittentbindung bei vorausgegangener Myomektomie außerhalb der Schwangerschaft soll allerdings mit großer Vorsicht gestellt werden. Nach Entfernung von subserösen oder auch intramuralen Myomen ist sie keineswegs obligatorisch. Für eine Häufung von Uterusrupturen gibt es keine eindeutigen Hinweise.

Man ist heute im allgemeinen der Auffassung, daß eine operative Entfernung von Myomen aus der Uteruswand in der Schwangerschaft – wenn irgend möglich – vermieden werden sollte. Nur in extremen dringlichen Ausnahmen kann an die Möglichkeit einer Myomektomie in der 14.–24. Schwangerschaftswoche gedacht werden [3].

Allerdings wird es sich dann in aller Regel um akute Ereignisse handeln, bei denen man sich den Zeitpunkt für die Myomektomie nicht aussuchen kann. An der Münchener I. Universitäts-Frauenklinik wurden in den letzten 20 Jahren praktisch keine Myomektomien in der Schwangerschaft vorgenommen.

2.4 Myome bei einer Schnittentbindung
(s. a. Kapitel J.9)

Von der Myomektomie intramuraler oder submuköser Myombildungen anläßlich einer Schnittentbindung ist dringend abzuraten [13, 16]. Es kann intra- und postoperativ zu ausgeprägten lebensbedrohlichen Blutungen kommen, die nur unter größten Schwierigkeiten zu stillen sind. Unter Umständen muß der Uterus unmittelbar entfernt werden. Gestielte submuköse Myome dürfen entfernt werden, wenn sie nicht allzu breitbasig mit der Uteruswand verwachsen sind.

Bei sehr ausgedehnten Myombildungen mit einem Durchmesser von 8 und mehr cm im sektionierten Uterus kann in der fortgeschrittenen Geschlechtsreifephase die unmittelbare Hysterektomie nach der Entleerung des Uterus angezeigt sein. Voraussetzung ist, daß kein Kinderwunsch mehr besteht. Außerdem sollte die Hysterektomie nach einer Sectio immer davon abhängig gemacht werden, ob das eben geborene Kind gesund ist. Risiken für das Wochenbett werden dann mit der Hysterektomie des myomatösen Uterus vermindert. Selbstverständlich muß das Einverständnis der Patientin zu einem Eingriff dieser Art vorliegen. Stellt sich die Frage, so sollte sie schon möglichst frühzeitig in der Schwangerschaft oder gelegentlich auch schon vor der Schwangerschaft mit der Patientin diskutiert werden.

2.5 Myome im Wochenbett

Auch im Wochenbett werden gehäuft Komplikationen beobachtet. Placenta accreta und increta wurden beschrieben, ebenso gehäufte atonische Nachblutungen. Die Rückbildung kann verzögert sein. In großen Myomen kann es zu einem beschleunigten Gewebszerfall mit zentraler Verjauchung kommen. Die Infektionsgefahr ist erhöht. Schwere fibrinolytische Koagulopathien wurden beschrieben. Erhöhte Aufmerksamkeit im Wochenbett ist erforderlich. Kann eine Blutung, Infektion oder Koagulopathie nicht beherrscht werden, so ist die unverzügliche operative Hysterektomie erforderlich. Solche Ereignisse sind selten, aber keineswegs auszuschließen.

2.6 Symptomlose Myome in der fortgeschrittenen Geschlechtsreifephase

Nach dem 40. Lebensjahr und vorausgesetzt, daß die Patientin ihre Fortpflanzungsphase als abgeschlossen betrachtet, wird heute bei symptomlosen Myombildungen vielfach empfohlen, von vornherein eine Hysterektomie vorzunehmen. Diese Indikationsstellung kann leicht beliebig ausgeweitet und damit auch sehr fragwürdig werden. Das hat sich inzwischen auch bei vielen Frauen herumgesprochen. Sie machen deshalb nicht selten von der Möglichkeit Gebrauch, von nicht vorinformierter anderer Seite eine Zweitmeinung einzuholen. Sie kann z. B. bei kleineren Myombildungen kurz vor dem Ende der Geschlechtsreifephase zu anderen Ergebnissen kommen. Frauen legen heute nicht selten auch nach dem 40. Lebensjahr großen Wert auf einen intakten und unversehrten Körper. Sie sind deshalb auch im Bereich der Fortpflanzungsorgane nur dann zu einem operativen Eingriff bereit, wenn eine überzeugende Indikation besteht. Begegnet man ihnen etwa mit der Feststellung, daß der Uterus in dieser Lebensphase zu doch nichts mehr Nutze sei und allenfalls in der Zukunft nur noch Probleme bereiten könne, so werden sie dafür vielfach nur wenig Verständnis zeigen (s. dazu auch [16]). Die Indikationsstellung zur Hysterektomie bei symptomenlosen Myombildungen bedarf auch in der fortgeschrittenen Geschlechtsreifephase der größten Sorgfalt und erst recht, wenn die Menopause in Kürze zu erwarten ist. Andererseits ist allerdings auch zu bedenken, daß eine Östrogenbehandlung im Klimakterium und in der Postmenopause sehr viel einfacher und auch mit geringeren Risiko erfolgen kann, wenn ein Uterus nicht mehr vorhanden ist.

3 Operationstechniken

3.1 Myomektomie auf abdominalem Weg

Bei nicht allzu großen Myomen ist sie von einem Querschnitt aus möglich, insbesondere, wenn dieser relativ hoch gelegt wird. Bei sehr großen Myomen ist hingegen immer ein Längsschnitt erforderlich.

Gestielte subseröse Myome werden gefaßt und am Stiel oberflächlich aus der Uterusmuskulatur exidiert. Die Wundränder werden sorgfältig adaptiert und mit resorbierbarem Nahtmaterial versorgt.

Bei kleineren nichtgestielten subserösen Myomen wird die Serosa mit dem Skalpell durchtrennt, so daß das Myom mit einer Kugelzange oder Allis-Klemme gefaßt werden kann. Es wird bei gleichzeitig leichtem Zug regelrecht aus seiner Umgebung herausgedreht. Der verbleibende Stiel wird vor der Durchtrennung unterbunden. Die Wunde wird versorgt. In ähnlicher Weise werden auch kleinere intramurale Myome enukleiert. Blutungen lassen sich bei diesem Vorgehen weitgehend vermeiden. Bei größeren (etwa zwischen 2 cm und 8 cm Durchmesser) und bei sehr großen (etwa ab 8–10 cm und mehr Durchmesser) subserösen und intramuralen Myomen wird ebenfalls zunächst die Serosa bis auf die Myomkapsel (Abb. 1, 2) durchtrennt. Die Schnittführung muß dabei der jeweiligen topographischen Situation des Myoms angepaßt sein. Sie soll auf den Verlauf der Eileiter und der Gefäße Rücksicht nehmen. Am Fundus und auch an der Zervix verläuft sie häufig in Längsrichtung (Abb. 2). Eine elipsenförmige Umschneidung des Myoms, welche zum Verlust von Uteruswand führt, nehmen wir in der Regel nicht vor. Kann ein großes Myom im Fundus Uteri von der Vorderwand oder Hinter-

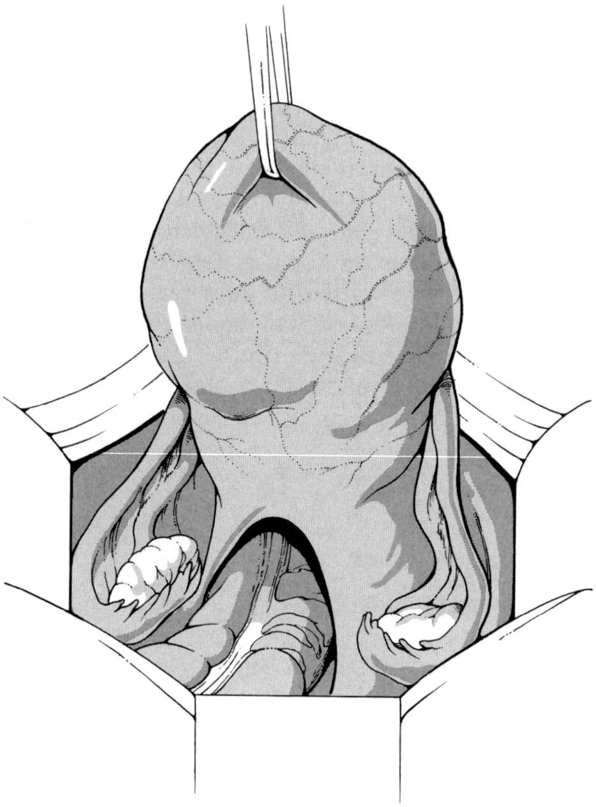

Abb. 1. Intramurales Solitärmyom in der Hinterwand des Uterus

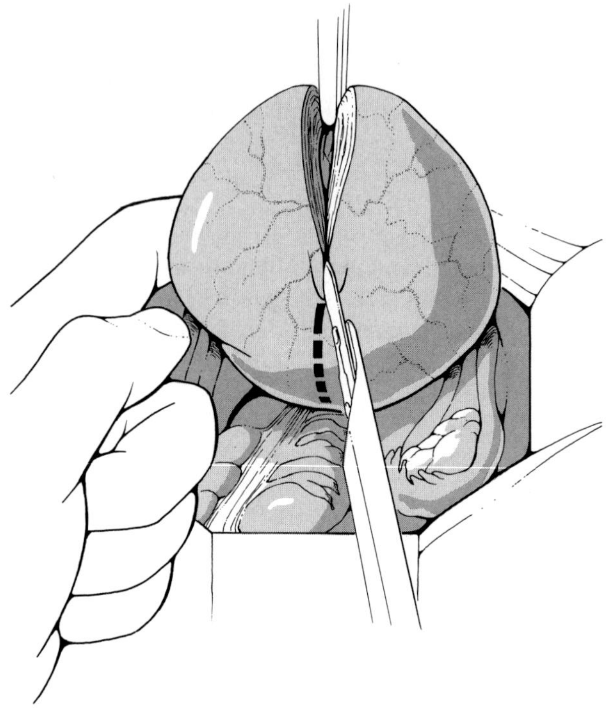

Abb. 2. Enukleation eines intramuralen Myoms aus der Hinterwand des Uterus. Spaltung der Serosa und der Uterusmuskulatur bei gleichzeitigem Zug am Myom. Die Schnittführung erfolgt unter Beachtung des Verlaufs der Gefäße im Uterus und des Verlaufs der Eileiter, je nach Lage des Myoms

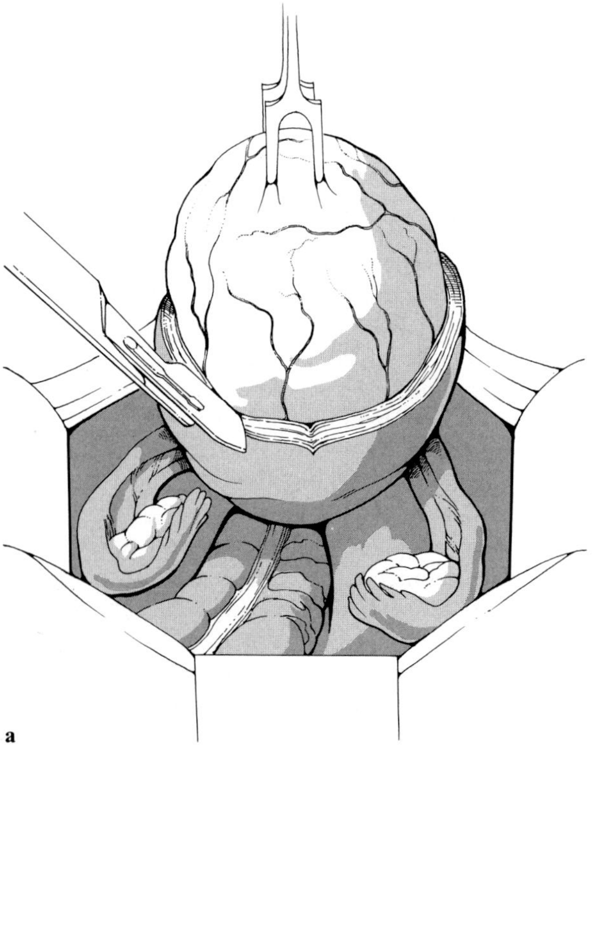

a

Abb. 3. a Enukleation eines intramuralen Myoms aus der Hinterwand des Uterus. Durch deutlichen Zug am Myom werden Myom und Uterus unter Spannung gehalten. Gleichzeitig wird das Skalpell unmittelbar an der Grenze zwischen Myom und Uterus geführt. Die schneidende Bewegung des Skalpells zur Durchtrennung der Uterusmuskulatur erfolgt mit großer Zartheit und fast ohne Druck. Auch sehr große Myome können auf diese Weise leicht in der richtigen Schicht aus dem Uterus herausgeschält werden. Größere Gefäße, die in der Regel zunächst in der Myomkapsel verlaufen, werden sichtbar und können sofort versorgt werden. **b** Korkenzieherartiger Myombohrer nach Marion Sims. Er bewährt sich besonders bei der Enukleation sehr großer Solitärmyome zur Führung des Myoms mit dem Uterus. Ebenso ist er für die Fixierung und Führung eines sehr großen Uterus myomatosus bei seiner abdominalen Hysterektomie geeignet

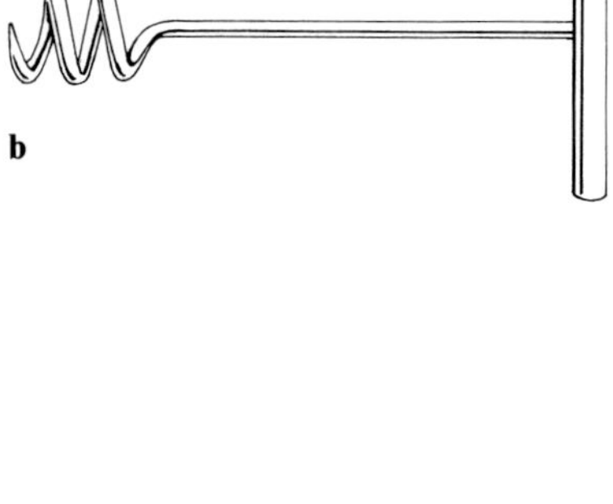

b

wand des Uterus aus entfernt werden, so ist immer die Vorderwand vorzuziehen. Das Blasenperitoneum wird vorher in querer Richtung eröffnet und mit der Blase so weit wie notwendig nach unten von der vorderen Uteruswand abpräpariert. Später wird es zur Deckung der Uteruswand benutzt. Postoperative Verwachsungen mit Eileitern und Ovarien im Bereich der Wunde an der Hinterwand des Uterus lassen sich so vermeiden.

Die Oberfläche großer Myome wird durch die Spannung der Uterusmuskulatur in ihrer Umgebung bei der Durchtrennung der Muskelfasern in der Regel leicht erkennbar (Abb. 3a). Das Myom wird zunächst durch eine Kugelzange, die bald durch eine zweite Kugelzange ergänzt oder durch eine kräftigere Zange mit zwei Krallen ersetzt wird, gefaßt. Vielfach bewährt sich auch heute noch der von Marion Sims angegebene korkenzieherartige Myombohrer (Abb. 3b). Sehr große Myome können damit besonders gut geführt werden, ohne daß der Uterus an anderer Stelle zusätzlich gefaßt wird.

Entscheidend ist, daß ein deutlicher Zug an dem Myom erfolgen kann und damit auch der Uterus stets unter Spannung gehalten wird. Dadurch wird auch die Blutungsneigung vermindert. Gleichzeitig wird ein Skalpell unmittelbar an der Grenze zwischen Uterusmuskulatur und Myom geführt (Abb. 3a). Die schneidende Bewegung zur Durchtrennung der Uterusmuskulatur erfolgt mit großer Zartheit und fast ohne Druck. Eine Schere benutzen wir zur Enukleation sehr großer Myome nur sehr selten. Man gerät mit ihr leicht in die falsche Schicht, womit dann auch die Blutungsgefahr erhöht ist. Bei fortwährendem Zug und gleichzeitig schneidender Bewegung mit dem Skalpell wird das Myom so ohne Schwierigkeiten genau in der richtigen Schicht aus der Muskulatur herausgeschält (Abb. 3a). Größere Gefäße, die zunächst in der Myomkapsel verlaufen [9], werden sichtbar und unmittelbar versorgt. Bei submukös gelegenen Myomen wird die Hinterwand der Uterusschleimhaut meist erkennbar. Das Myom kann vielfach ohne Verletzung von ihr gelöst werden. Der Zug am Myom wird dazu vermindert. Wird das Cavum eröffnet, so ergeben sich daraus in der Regel keine besonderen Probleme.

Das Wundgebiet bleibt bei diesem Vorgehen in aller Regel äußerst übersichtlich. Blutungen, die zu einem größeren Blutverlust führen, lassen sich vermeiden. Auch die Umspritzung der Myome mit vasokonstriktorischen Substanzen wird zur Vermeidung von Blutungen empfohlen [13, 16]. Die Naht der Uteruswand (Abb. 4) erfolgt mit resorbierbarem

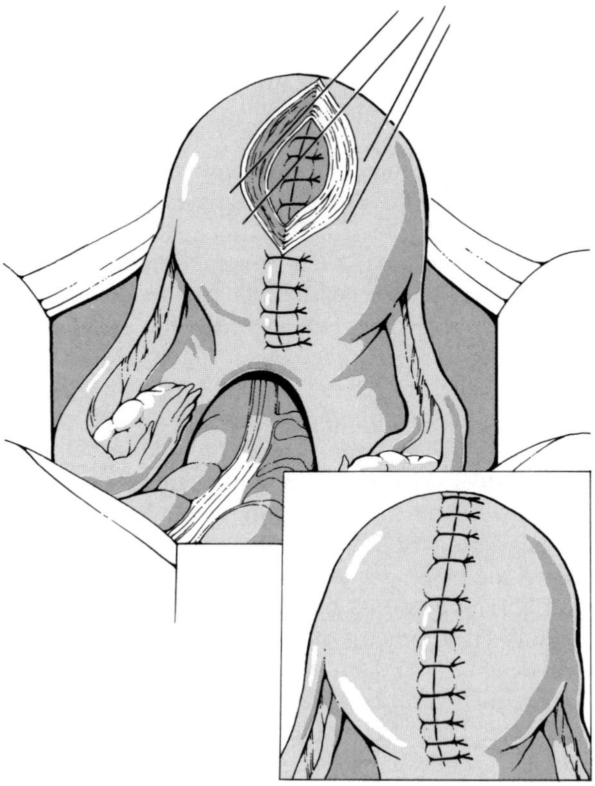

Abb. 4. Die Naht der Uteruswand erfolgt je nach der Ausdehnung der Uteruswunde in ein oder mehreren Schichten

Material je nach der Ausdehnung der Wunde in ein- bis zwei Tiefenschichten und in einer oberflächlichen wiederum sehr gut adaptierten Schicht. Eine Entfernung von Uterusgewebe ist meist nicht erforderlich. Sollte sie im Einzelfall notwendig erscheinen, so erfolgt sie erst unmittelbar vor der oberflächlichen Naht. Es ist aber davon auszugehen, daß sich auch eine stark hyperplastische Uterusmuskulatur in der Umgebung sehr großer Myome, die manchmal den Uterus nach der Myomektomie und Versorgung zunächst sehr deformiert erscheinen läßt, postoperativ zurückbildet.

Handelt es sich um einen vielknolligen Uterusmyomatosus mit multiplen Myombildungen, so kann es ratsam sein, zunächst die kleineren Myome zu entfernen. Zu Beginn des Eingriffs fixieren wir dann vielfach das größte Myom am Fundus Uteri mit dem Myombohrer (Abb. 3b) und führen damit den Uterus bei der Entfernung der kleineren Myome. Das fixierte Myom wird erst zuletzt enukleiert. Zusätzliche Verletzungen in der Uterusoberfläche lassen sich so vermeiden. Überhaupt ist darauf zu achten, daß die Verletzungen der Uterusoberfläche möglichst gering bleiben. Ihre Eröffnung über Myomen soll durch möglichst kurzen Schnitt erfolgen. Wenn möglich sollen mehrere nebeneinanderliegende Myome von einem Oberflächenschnitt aus entfernt werden.

Besondere Probleme können *intraligamentär wachsende Myome* bieten. Sie wachsen meist subserös, nicht selten auch breitgestielt. Nach Spaltung des Peritoneums wird der Myomknoten zunächst an einer möglichst gefäßarmen Stelle gefaßt. Es muß dann in jedem Fall eine äußerst sorgfältige Präparation seiner Umgebung erfolgen. Durch vorsichtigen Zug am Myom kann sie erleichtert werden. Größte Beachtung erfordert der Gefäßverlauf an der seitlichen Uteruswand und in der Umgebung großer Myome. Sehr große, intraligamentär gelegene Myome können eine Gefäßpräparation wie bei der erweiterten abdominalen Uterusextirpation in die Nähe der Beckenwand erfordern (s. Kapitel F. II). Ebenso ist größte Beachtung des Ureterverlaufs erforderlich. Je nach der Wachstumsrichtung der Myombildung kann er nach ventral, dorsal oder seitlich verdrängt werden. Wir empfehlen, vor der endgültigen Entfernung des intraligamentären Myoms grundsätzlich die Darstellung des Ureters von kranial her. Unter Sicht des Ureters kann dann die endgültige Entfernung des Myoms erfolgen. Unangenehme Überraschungen lassen sich bei solchem Vorgehen vermeiden. Die Entfernung intraligamentärer Myome kann hohe technische Anforderungen an den Operateur stellen.

Die Mortilität nach Myomenukleationen liegt heute im allgemeinen nicht höher als bei der Hysterektomie. Die postoperative Komplikationsrate dürfte jedoch geringfügig höher liegen [13, 21]. Eine wesentliche Rolle spielen dabei postoperative Blutungen, insbesondere bei großen Wundflächen nach Entfernung multipler sehr großer Myome. Sie sind u. U. nicht unmittelbar erkennbar, weil die Hämatombildung zunächst noch in der Uteruswand erfolgt. Nach der Myomektomie ist deshalb eine sehr sorgfältige postoperative Überwachung erforderlich. Zur Verhinderung von Infektionen nehmen wir bei Myomektomien keine gleichzeitigen Eingriffe am Darm (z. B. Appendektomie) vor.

RUBIN [22] hat vorgeschlagen, zur Vermeidung von Blutungen bei Myomektomien das untere Uterinsegment nach Perforation des Ligamentum latum durch ein Gummidrain zu umschlingen und dieses durch eine Klemme über der hinteren Uteruswand zu fixieren (Tourniquet-Technik). Seinem Vorschlag sind viele Operateure gefolgt [13, 16, 20]. Wir halten das bei dem hier dargestellten Vorgehen nicht für notwendig, zumal dabei auch zusätzliche Verletzungen am Ligamentum latum entstehen, die wiederum zu postoperativen Verwachsungen im Adnexbereich führen können. Es gibt aber in seltenen Fällen – auch bei relativ jungen Frauen – bei sehr großem Uterus myomatosus eine extreme Blutungsneigung, die auch bei äußerst vorsichtigem operativen Vorgehen schwer oder gar nicht zu beherrschen ist. Blutungsneigungen dieser Art sind möglicherweise die Folge einer besonders ausgeprägten chronischen Stauung im Bereich des Uterus myomatosus. Schon bei der Eröffnung der Uteruswand werden dann extrem große Gefäßlumina erkennbar, aus denen venöses Blut regelrecht heraussprudelt. Nach Fassen des Myoms mit einer Zange entleert sich aus den Stichkanälen unmittelbar massenhaft Blut. Entfernt man die Zange, so blutet es heftig weiter. Der Versuch der Blutstillung führt leicht zu neuen massiven Blutungen im Bereich der Umstechungen, noch bevor ein Myom entfernt wurde. Größte Vorsicht ist bei solchen Situationen für den Operateur erforderlich. Unter Umständen bleibt nichts anderes übrig, als auf den weiteren Versuch einer Myomektomie zu verzichten und den Uterus myomatosus in toto zu extirpieren. Wir haben eine Situation dieser Art mit lebensbedrohlicher Blutung bei einem gut kindskopfgroßen Uterus myomatosus an der Münchener Klinik in fast zwei Jahrzehnten einmal erlebt. Neuerdings wird auch die Verwendung von CO_2 Laser zur Verminderung des Blutverlustes bei der Myomektomie empfohlen [17].

3.2 Abdominale Hysterektomie bei Uterus myomatosus

Die abdominale Hysterektomie eines Uterus myomatosus vollzieht sich nach den in Kapitel F. I dargestellten operativen Grundsätzen. Individuelle Modifikationen sind je nach Lokalisation, Zahl und Größe der Myome erforderlich. Ziel ist zunächst immer eine gute Übersicht im Operationsgebiet herzustellen. Dazu ist vielfach von vornherein der Längsschnitt zur Eröffnung der Leibeshöhle erforderlich. Bei einem großen Uterus myomatosus kann es ratsam sein, zunächst eine Myomektomie des größten Myoms oder der größten Myome vorzunehmen. Intraligamentär gelegene Myome sollten nach den im vorangegangenen Abschnitt dargestellten Prinzipien vor der Hysterektomie freigelegt werden. Bei ausgedehnten intrazervikalen Myomen kann zunächst eine supravaginale Amputation des

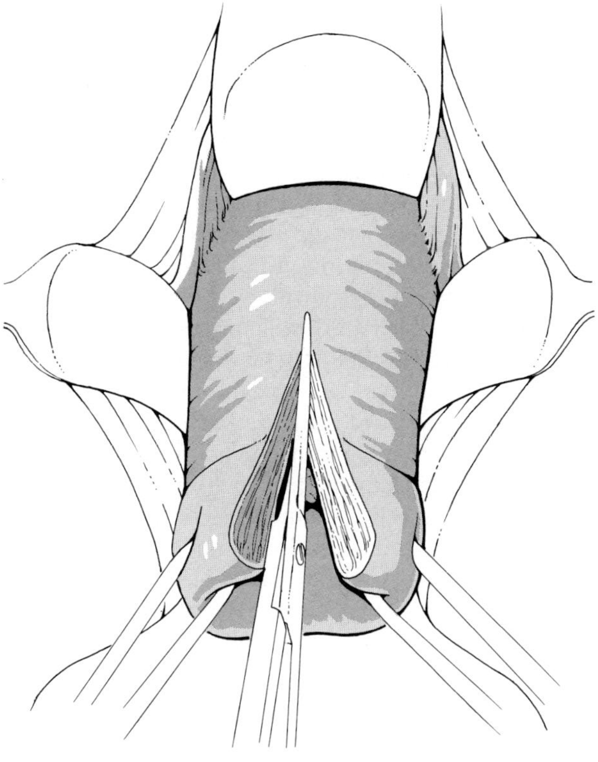

5

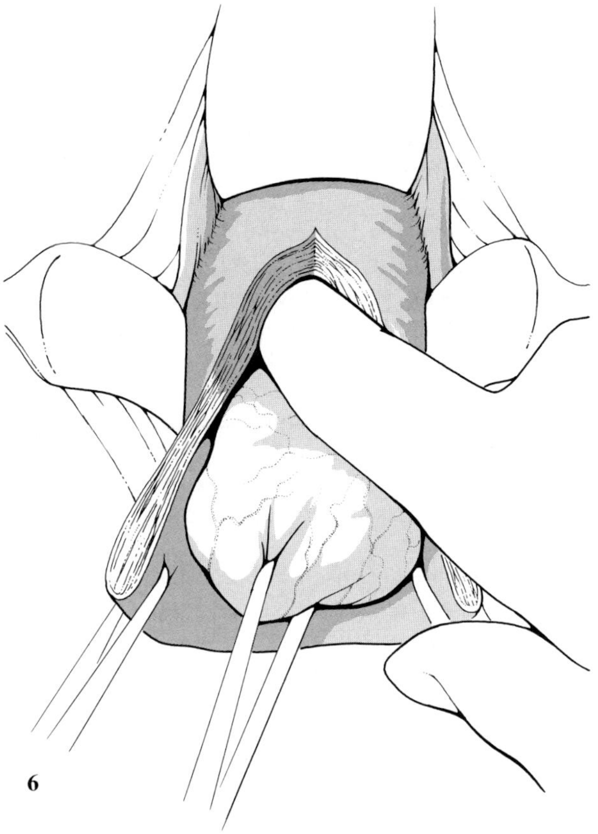

6

Abb. 5. Vordere Hysterotomie zur vaginalen Myomektomie eines gestielten submukösen Myoms. Nachdem die Blase nach cranial ohne Eröffnung der vorderen Plica von der vorderen Zervixwand abpräpariert wurde (s. Kapitel F. VI) und mit einem Spekulum zurückgehalten wird, Durchtrennung der vorderen Zervixwand mit einem Skalpell oder einer geraden Schere. Die Wundränder werden mit Kugelzangen gefaßt

Abb. 6. Das gestielte submuköse Myom wird nach Eröffnung der vorderen Zervixwand gut sichtbar und mit einer Kugelzange gefaßt. Der Ansatz des Stiels kann palpatorisch und meist auch inspektorisch präzise lokalisiert werden. Er wird durchtrennt. Besondere Maßnahmen zur Blutstillung sind in der Regel nicht erforderlich. Anschließend Verschluß der Uteruswunde mit resorbierbarem Nahtmaterial und Abdecken des Wundgebiets durch Naht der zu Beginn des Eingriffs eröffneten Vaginalhaut

Uterus erfolgen. Die Zervix wird dann von kranial her verschlossen und erst im zweiten Operationsakt extirpiert.

Bei einem ausgedehnten Uterus myomatosus muß fast immer mit starken venösen Stauungen im Uterina- und Adnexbereich gerechnet werden. Infolgedessen sind bei der Hysterektomie ausgeprägte venöse Blutungen leicht möglich. Nur bei guter Übersicht können sie unmittelbar versorgt werden. Insgesamt kann der Schwierigkeitsgrad der abdominalen Hysterektomie bei großem Uterus myomatosus von einem weniger erfahrenen Beckenchirurgen leicht unterschätzt werden.

3.3 Vaginale Myomektomie

Eine hervorragende Indikation für eine vaginale Myomektomie ist nach wie vor das gestielte submuköse Myom. Es kann vaginal leicht entfernt werden und zwar vor, während oder nach seiner Ausstoßung aus der Zervix bzw. seiner sog. Geburt. Der Ansatz des Stiels läßt sich durch eine vorsichtige Sondierung leicht ermitteln. Geht er von der Zervix aus, so erfolgt die Durchtrennung des Stiels ohne Schwierigkeiten u. U. nach leichter Erweiterung der Zervix mit Hegarstiften. Geht der Myomstiel vom Fundus Uteri aus, so ist häufig eine vordere Hysterotomie (Abb. 5, 6) angezeigt, nachdem die Blase etwas nach kranial von der vorderen Zervixwand abpräpariert wurde (s. Kap. F. VI). Nach ausreichender Eröffnung der häufig elongierten vorderen Zervixwand kann bei gleichzeitigem Vorziehen des Uterus der Ansatz des Stiels im Fundus palpatorisch und inspektorisch präzise ermittelt werden

(Abb. 6). Die Durchtrennung erfolgt unter Sicht. Größere Verletzungen der Uteruswand sind so zu vermeiden. Eine gebogene kräftige Schere oder auch Segonds doppelschneidiges gebogenes Messer, welches auch für das Morcellement benutzt wird, sind dafür geeignet. Besondere Maßnahmen zur Blutstillung sind in der Regel nicht erforderlich. Nachblutungen werden, wenn überhaupt, so nur extrem selten beobachtet. Nach Versorgung der Zervixwand wird die Wunde weitgehend durch Blase und Peritoneum gedeckt.

Auch wenn eine Hysterektomie vorgesehen ist, ziehen wir es vor, ein gestieltes submuköses Myom einige Tage vor der Hysterektomie vaginal zu entfernen. Vor allem, wenn es sehr groß und infiziert ist, werden damit zunächst einwandfreie aseptische Verhältnisse für das spätere Operationsgebiet hergestellt.

Differentialdiagnostisch ist präoperativ die Abgrenzung von großen Polypen und vor allem auch Malignomen erforderlich.

Zervikal gelegene nichtgestielte Myome können von Operateuren mit ausreichender Erfahrung im vaginalen Operieren ebenfalls enukleiert werden. Auch dazu kann eine vordere oder hintere Hysterotomie hilfreich sein. Mit Blutungen ist hier eher zu rechnen. Von dem Versuch einer vaginalen Enukleation höher gelegener nicht gestielter Myome unter Erhaltung des Uterus ist heute abzuraten.

3.4 Vaginale Hysterektomie bei Uterus myomatosus

Für die Entscheidung, ob ein Uterus myomatosus durch Hysterektomie auf abdominalem oder vaginalem Wege entfernt werden soll, gibt es nur wenig absolut gültige Kriterien. Für die älteren gynäkologischen Chirurgen, die vielfach über außerordentliche Erfahrungen im vaginalen Operieren verfügten, galt die Regel, daß die äußerste Grenze für den Versuch eines vaginalen Vorgehens gegeben ist, wenn sich der Uterus myomatosus von außen nicht mehr in das kleine Becken eindrücken läßt. Diese Regel ist heute noch gültig. Wo aber dann genau die Grenze liegt, läßt sich nicht mit ausreichender Sicherheit festlegen. Von Bedeutung für die Indikationsstellung ist die Lokalisation der Myome. Große Myombildungen im oberen Zervixbereich und im unteren Uterinsegment können den Operateur vor technisch sehr viel schwierigere Probleme stellen, als ein größeres Myom im Fundus Uteri. Vorausgegangene abdominale Eingriffe, nach denen besonders ausgedehnte intraabdominale Verwachsungen zu erwarten sind, z. B. nach Abszeßbildungen oder bei Endometriose, können eine Kontraindikation für ein vaginales Vorgehen sein. Sind nur leichtere Verwachsungen zu erwarten, z. B. nach vorausgegangenen Schnittentbindungen, so kann ein vaginales Vorgehen durchaus möglich sein. Letztlich spielt immer die Präzision der präoperativen Diagnostik und die Erfahrung und kritische und verantwortungsbewußte Selbsteinschätzung des Operateurs für die Indikationsstellung die entscheidende Rolle. Statistische Angaben über intra- und postoperative Komplikationsraten können ebenfalls als Kriterien gelten. Auch sie sind jedoch weitgehend abhängig von der Erfahrung und dem Können des jeweiligen Beckenchirurgen. Ein gutes Kriterium für ein vaginales Vorgehen können gleichzeitige Dezensuserscheinungen von seiten der Vagina sein, die ebenfalls der operativen Behandlung bedürfen. Der gesamte Eingriff kann dann in einem Akt erfolgen. Von seiten der Patientin ist schließlich auch die Glaubwürdigkeit des Operateurs für ihre eigene Entscheidung von einer fundamentalen Bedeutung, nicht zuletzt auch der Wunsch nach äußerlicher Unversehrtheit ihres Körpers.

Insgesamt ist davon auszugehen, daß es nach wie vor zu einem nicht unerheblichen Teil sehr subjektive Kriterien sind, die letztlich für die Wahl zwischen abdominalem und vaginalem Vorgehen entscheidend sind. Im Zweifelsfall ist allerdings immer das abdominale Vorgehen vorzuziehen. Auch bei zunächst mit der Patientin abgesprochenem vaginalen Vorgehen, ist dringend zu raten, daß der Operateur sich im Verlauf der präoperativen Aufklärung unmißverständlich die Freiheit erhält, den vaginal begonnenen Eingriff abzubrechen und abdominal fortzusetzen, wenn er erkennt, daß ein weiteres vaginales Vorgehen mit einem erhöhten Risiko für die Patientin verbunden ist. Ältere Auffassungen, man müsse einen Eingriff immer so beenden, wie man ihn begonnen hat, sind heute absolut indiskutabel.

Die vaginale Hysterektomie bei Uterus myomatosus erfolgt im Grundsatz nach den in Kapitel F. VI dargestellten Regeln. Präoperativ ist die Einlage eines Dauerkatheters in die Harnblase obligatorisch. Bei relativ kleinen Myombildungen kommt man nicht selten ohne Hilfseingriffe aus, insbesondere, wenn relativ weite Scheidenverhältnisse bestehen. Einen Schuchardt-Schnitt zur Erweiterung des Introitus und der Vagina nehmen wir nicht vor. Die vielfach sehr erheblichen postoperativen Beschwerden stehen nach unserer Auffassung in keinem Ver-

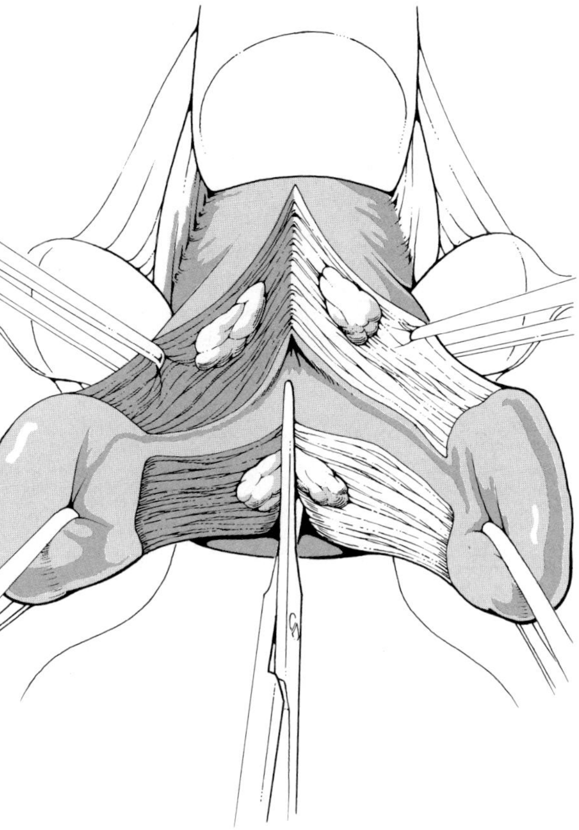

7

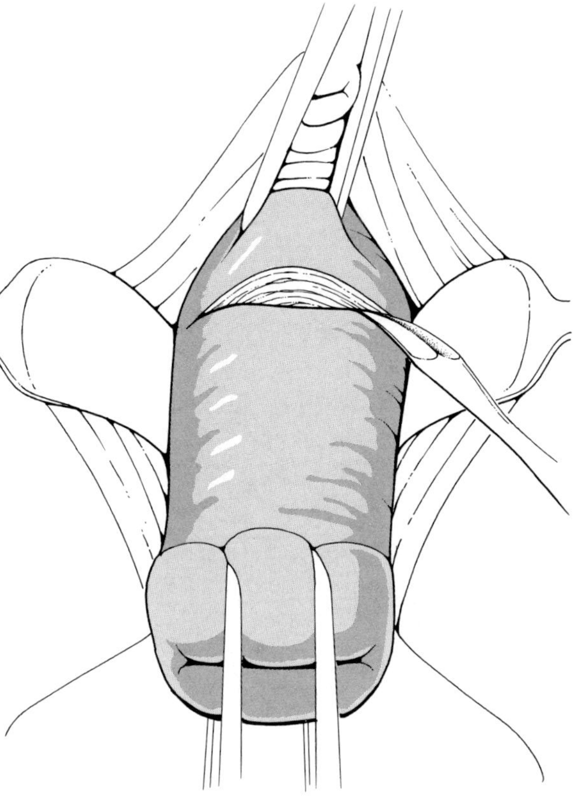

8

Abb. 7. Bei einem kleineren Uterus myomatosus mit günstigen Scheidenverhältnissen kann die Hysterektomie nach Eröffnung der vorderen und hinteren Bauchfellfalte und Durchtrennung der Ligamenta sacro-uterina und cardinalia mit Versorgung der Uteringefäße, durch mediane Spaltung wesentlich erleichtert werden. Nach vollständiger Spaltung wird zunächst eine Uterushälfte in das Abdomen zurückgeschoben. An der anderen Uterushälfte erfolgt die Durchtrennung und Versorgung des Adnexabganges unter guter Sicht. Ebenso kann - falls notwendig - das Adnex unter guter Sicht abgesetzt werden. An der anderen Uterushälfte wird in gleicher Weise verfahren

Abb. 8. Hohe Amputation der bei Uterus myomatosus häufig elongierten Zervix als Hilfseingriff zur vaginalen Hysterektomie. Voraussetzung ist die Durchtrennung des parazervikalen Gewebes und die Durchtrennung der Ligamenta sacrouterina, die Ablösung der Blase, die Eröffnung der hinteren und nach Möglichkeit auch der vorderen Plica. Der Uterus myomatosus wird oberhalb der für die Amputation vorgesehenen Linie an seiner Vorder- und Hinterwand mit Kugelzangen gefaßt. Die Amputation erfolgt bei gleichzeitigem sorgfältigen Schutz von Blase und Rektum und der seitlichen Vaginalwände durch Spekula mit Segonds gebogenem dolchförmigen Messer

hältnis zum Benefit. Allenfalls kann der Damm im Bereich des Introitus in der Mittellinie durchtrennt werden, ähnlich wie bei einer medianen Episiotomie. Die Durchtrennung kann bis auf die Sphinktermuskulatur erfolgen, ohne daß diese im weiteren Operationsverlauf gefährdet ist. Besteht ein sehr ausgeprägtes Mißverhältnis zwischen der Scheidenweite und der Größe des Uterus myomatosus, so empfehlen wir primär abdominal vorzugehen.

Bei größeren Myombildungen kann die vaginale Hysterektomie durch Hilfseingriffe erleichtert oder auch erst ermöglicht werden. Dazu kommen infrage:

- die mediane Spaltung des Uterus (Abb. 7),
- die hohe Zervixamputation (Abb. 8, 9),
- die Enukleation einzelner Myome zur Verkleinerung des Uterus während des Eingriffes,
- die intraabdominale Zerstückelung großer Myome oder auch der hyperplastischen Uteruswand durch Morcellement (Abb. 10).

Diese Hilfseingriffe können und müssen vielfach je nach Bedürfnis miteinander kombiniert werden. Sie setzen allerdings in ihrer Gesamtheit eine vollständige Beherrschung des technischen Rüstzeugs für vaginale Operationen voraus. Dazu gehört vor al-

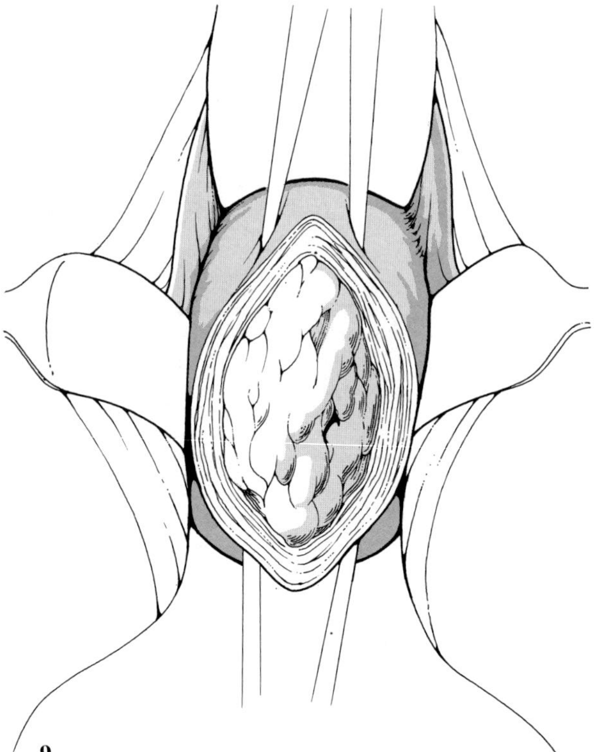

9

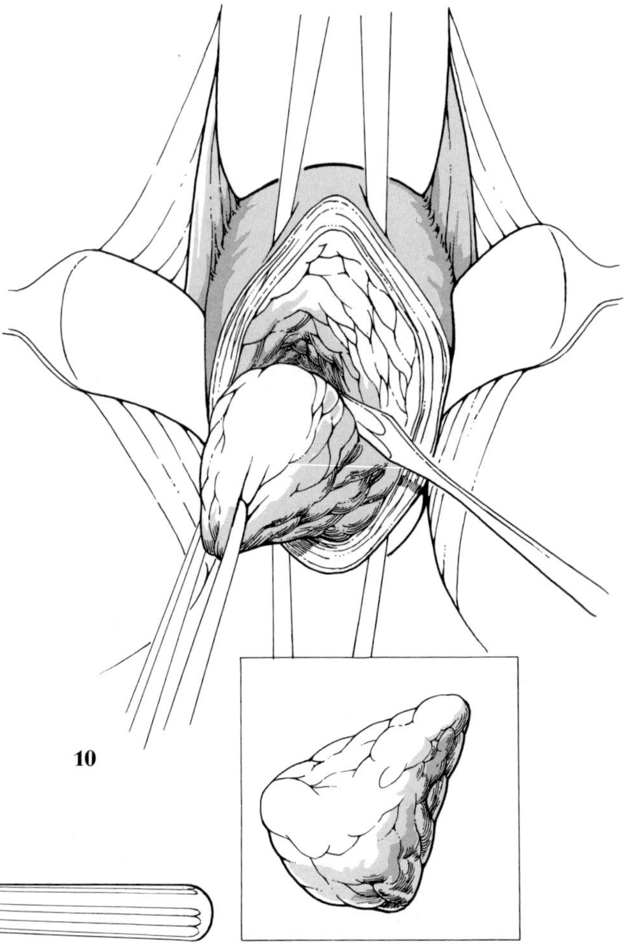

10

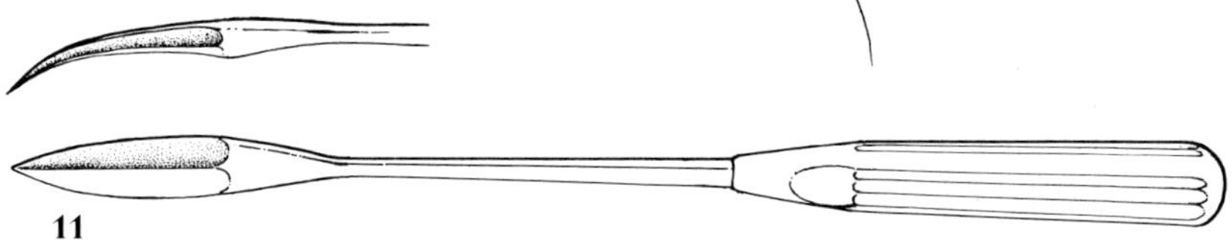

11

Abb. 9. Zustand nach hoher Amputation der Zervix zur Erleichterung der vaginalen Hysterektomie eines Uterus myomatosus. Die Myombildungen im Corpus uteri werden teilweise sichtbar. Der Operateur muß nunmehr entscheiden, ob einzelne Myome aus dem Corpus enukleiert werden, oder die weitere Verkleinerung des Corpus durch Morcellement erfolgt

Abb. 10. Zerstückelung großer Myombildungen durch Morcellement mit Segonds Messer. Die Uteruswand wird vor und hinter der vorgesehenen Schnittlinie mit Kugelzangen gefaßt. Die Schnittführung darf erst nach äußerst sorgfältiger Protektion der gesamten Zirkumferenz des Operationsgebiets durch Spekula insbesondere auch der Blase und des Rektums erfolgen. Nach systematischer Verkleinerung des Uterus entweder durch Morcellement oder auch in Kombination mit der Enukleation von Myomen, kann der Fundus schließlich in aller Regel nach ventral oder dorsal vorgewälzt und dann in Längsrichtung gespalten werden

Abb. 11. Segonds, gebogenes dolchförmiges Messer. Für die vaginale Hysterektomie eines Uterus myomatosus mit Morcellement müssen mehrere Messer zur Verfügung stehen, da sie bei der Myomektomie schnell stumpf werden

lem auch die präzise Kenntnis der topographischen Anatomie des Beckenbodens und des kleinen Bekkens aus der Sicht „von unten".

Bei nicht zu großem, gut beweglichen Uterus myomatosus und relativ günstigen Scheidenverhältnissen, kann die Hysterektomie nach Eröffnung der vorderen und hinteren Bauchfellfalte und Durchtrennung der Ligamenta sacrouterina und cardinalia mit Versorgung der Uteringefäße durch vollständige mediane Spaltung des Uterus wesentlich erleichtert werden (Abb. 7). Es werden dazu zunächst zwei Kugelzangen beiderseits von der Mittellinie an der Zervix angesetzt. Unter gleichzeitigem Zug wird die Zervix in der Mittellinie mit einem Skalpell oder einer geraden Schere in Längsrichtung gespalten. Anschließend werden die Kugelzangen beiderseits vom oberen Schnittwinkel erneut angesetzt, und es erfolgt die weitere Spaltung des Corpus uteri am besten mit einer geraden Schere. In dieser Weise wird das Corpus uteri Zug um Zug vollständig gespalten. Eine Uterushälfte wird in das Abdomen zurückgeschoben, an der anderen Uterushälfte können die Gefäße und der Adnexabgang unter guter Sicht durchtrennt und die Stümpfe versorgt werden. Die zweite Uterushälfte wird mit der oder den noch liegenden Kugelzangen vorgezogen und es wird an ihr in gleicher Weise verfahren. Da der Engriff in dieser Form in der Regel sehr zügig verläuft, ist mit einem größeren Blutverlust nicht zu rechnen.

Durch die hohe Amputation der bei einem größeren Uterus myomatosus vielfach elongierten Zervix (Abb. 8, 9), kann bei der vaginalen Hysterektomie viel Raum gewonnen werden. Voraussetzung ist die vorhergehende Durchtrennung des parazervikalen Gewebes und der Ligamenta sacrouteria, die Eröffnung der hinteren und nach Möglichkeit auch der vorderen Plica nach Lösung der Blase von der Zervix und vom unteren Uterinsegment. Auf die Eröffnung der vorderen Plica muß allerdings gelegentlich noch zunächst verzichtet werden, wenn die vordere Bauchfellfalte durch große Vorderwandmyome stark nach kranial verdrängt ist. Die Zervix wird keilförmig mit dem Skalpell oder mit Segonds gebogenem, dolchförmigem Messer (Abb. 11) abgesetzt. Nach Absetzen der Zervix ist der Weg für die weitere Zerstückelung des Corpus uteri durch Morcellement nach PÉAN in Kombination mit der Enukleation von Myomen frei (Abb. 10). Der Uterus wird vor und hinter der vorgesehenen Schnittlinie mit Kugelzangen gefaßt. Die Schnittführung darf erst nach sorgfältiger Protektion der gesamten Zirkumferenz des Operationsgebietes durch Spekula, insbesondere auch der Blase und des Rektums, erfolgen. Zug um Zug wird der Uterus dann verkleinert. Ein geübter Operateur kann damit schon beginnen, auch wenn die vordere Plica noch nicht eröffnet ist. Es ist selbstverständlich, daß er jederzeit die vollkommene topographische Übersicht über das Operationsgebiet behalten muß. Gelingt es, die vordere Plica zeitig zu eröffnen und die Blase durch ein langes Spekulum zu schützen, so kann der weitere Verlauf der Hysterektomie vielfach auch durch die mediane Spaltung des Uterus myomatosus in Längsrichtung erleichtert werden.

LITERATUR

1. Babaknia A, Rock JA, Jones HW (1978) Pregnancy success following abdominal myomectomy for infertility. Fert Steril 30: 644
2. Berkeley AS, DeCherney AH, Polan ML (1983) Abdominal Myomectomy and subsequent fertility. Surgery, Gynecology & Obstetrics 156: 319
3. Böttcher H-D, Beller FK (1977) Uterus Myomatosus und Schwangerschaft. Z Geburtsh u Perinat 181: 241
4. Bonney V (1931) The technic and results of myomectomy. Lancet 220: 171
5. Bonney V (1955) The extended scope of myomectomy. In: Davis-Carter, Gynecology and Obstetrics, vol. III. Prior, Hagerstown
6. Buttram VC, Reiter RC (1981) Uterine leiomyomata: Etiology, symptomatology and management. Fertility Sterility 36: 433
7. Conn PM, Huckle WR, Andrews WV, McAdle CA (1987) The molecular mechanism of action of gonadotropin releasing hormone (GnRH) in the pituitary. Recent Progress in Hormone Research 43: 29
8. Döderlein A (1921) In: Döderlein-Krönig, Operative Gynäkologie, IV. Aufl. Georg Thieme, Leipzig
9. Faulkner RL (1944) The blood vessels of myomatous uterus. Am J Obstet Gynecol 47: 185
10. Hackenberg R, Gesenhues Th, Deichert U, Duda V, Sturm G, Schulz K-D (1990) Präoperative Reduktion von Uterusmyomen durch das GnRH Analogon Goserelin. Geburtshilfe und Frauenheilkunde 50: 136
11. Ingersoll FM (1963) Fertility following myomectomy. Fertility and Sterility 14: 596
12. Ingersoll FM, Malone LJ (1970) Myomectomy: An alternative to hysterectomy. Arch Surg 100: 557
13. Käser O, Ikle FA, Hirsch HA (1983) Atlas der gynäkologischen Operationen, 4. Aufl. Thieme, Stuttgart
14. Loeffler FE, Noble AD (1970) Myomectomy at the Chelsea Hospital for women. J Obst Gynaec Brit Commonwealth 77: 167
15. Masterson BJ (1979) Manual of gynecologic surgery. Springer, New York
16. Mattingly RF, Thompson JD (1977) Te Linde's operative gynecology. Lippincott, Philadelphia
17. McLaughlin DS (1985) Metroplasty and myomectomy with the CO^2 laser for maximizing the preservation of normal tissue and minimizing blood loss. J Reprod Med 30: 1
18. Montague ACW, Swartz CW, Woodruff JD (1965) Sarcoma arising in a leiomyoma of the uterus. Factors influencing prognosis. Am J Obst Gynec 92: 421
19. Nichols DH, Randall CL (1989) Vaginal surgery, 3 rd edn. Williams & Wilkins, Baltimore
20. Patton GW, Kistner RW (1984) Atlas of infertility surgery, 2 nd edn. Little, Brown & Co., Boston
21. Ridley JH (ed) (1981) Gynecologic surgery: Errors, safeguard, salvage, 2 nd edn. Williams & Wilkins, Baltimore
22. Rubin I (1942) Progress in myomectomy. Surgical measures and diagnostic aids favoring lower morbidity and mortality. Am J Obst Gynecol 44: 196
23. Rubin IC (1958) Uterine fribromyomas and sterility. Clin Obstet Gynecol 1: 501
24. Stegner HE (1988) Uterussarkome. In: Käser O, Friedberg V, Ober KG, Thomsen K, Zander J (Hrsg) Gynäkologie und Geburtshilfe, 2. Aufl, Bd III, Teil 2. Thieme, Stuttgart, S 15.1–15.17
25. Stevenson CS (1964) Myomectomy for improvement of fertility. Fertility and sterility 15: 367
26. Zander J (1989) Die Bedeutung Heidelbergs für die Entwicklung der Gynäkologie und Geburtshilfe vom Beginn des 19. bis in das 20. Jahrhundert. Deutsche Gesellschaft für Gynäkologie und Geburtshilfe. Mitteilungen 13(4): 30

V Operative Eingriffe bei der Endometriose

R. Goebel und P. Quent

INHALT

1 Häufigkeit und Klassifizierung

Die Endometriose stellt eine häufige Erkrankung während der Reproduktionsphase der Frau dar. Die allgemeine Inzidenz wird mit 4–17% angegeben [26]. Trotz intensiver Forschung gilt die Endometriose hinsichtlich ihrer Ätiologie noch immer als eine rätselhafte Krankheit. Mehr als ein Dutzend Theorien über mögliche Ursachen der Endometriose sind bisher aufgestellt worden [25, 31a].

Die Verbesserung der diagnostischen Maßnahmen, aber auch eine reale Zunahme der Endometriose [31] haben dazu geführt, daß der operativ tätige Gynäkologe mit den vielfältigen Erscheinungsformen dieser Erkrankung immer häufiger konfrontiert wird.

Endometrioseherde können nahezu überall im Körper vorkommen, werden jedoch vorrangig innerhalb des kleinen Beckens gefunden (Abb. 1). In Abhängigkeit von der Lokalisation werden Endometriosis genitalis interna, Endometriosis genitalis externa und Endometriosis extragenitalis voneinander unterschieden.

Eine Adenomyosis uteri (Endometriosis genitalis interna) ist bei 60% der Patientinnen mit Endometriose anzutreffen. Sie wird wegen der Besonderheiten des Vorkommens, der klinischen Symptome und der Nichtansprechbarkeit auf eine hormonelle Therapie von den anderen Endometrioseformen abgegrenzt.

Die Endometriosis genitalis externa stellt die häufigste Erscheinungsform der Endometriose dar. In etwa 7,5–25% werden Endometrioseherde bei gynäkologischen Laparotomien oder diagnostischen Pelviskopien gefunden [4a, 9, 20].

Werden Pelviskopien innerhalb der Sterilitätsdiagnostik vorgenommen, soll sich die Inzidenz der Endometriose bis auf etwa 50% erhöhen [32]. Selten sind Endometrioseherde an Extragenitalorganen lokalisiert. Werden sie dennoch gefunden, sind Appendix vermiformis, terminales Ileum, Perineum, abdominale Narben, Nabel, Inguinalgegend und Ureter am ehesten betroffen, Diaphragma, Extremitäten, Pleura, Lunge, Gallenblase, Milz, Magen, Nieren und Gehirn extrem selten befallen.

Voraussetzung für die Entwicklung therapeutischer Richtlinien und für eine Vergleichbarkeit von Therapieergebnissen ist die Einteilung der Endometriose nach Schweregraden. Verschiedene Klassifikationen wurden vorgeschlagen, ohne daß sich bisher eine international einheitliche Stadieneintei-

Tabelle 1. Einteilung der Endometriose nach Schweregraden (nach der revidierten Klassifikation der American Fertility Society 1985)

Stadium I (gering):			1–5 Punkte		
Stadium II (mäßig):			6–15 Punkte		
Stadium III (schwer):			16–40 Punkte		
Stadium IV (ausgedehnt):			>40 Punkte		
Peritoneum	Endometriose		<1 cm	1–3 cm	>3 cm
	Oberflächlich		1	2	4
	Tief		2	4	6
Ovar	Rechts	oberflächlich	1	2	4
		tief	4	16	20
	Links	oberflächlich	1	2	4
		tief	4	16	20
	Douglas-obliteration			Partiell 4	Komplett 16
	Verwachsungen		<⅓ Einschluß	⅓–⅔ Einschluß	>⅔ Einschluß
Ovar	Rechts	zart	1	2	4
		dicht	4	8	16
	Links	zart	1	2	4
		dicht	4	8	16
Tube	Rechts	zart	1	2	4
		dicht	4[a]	8[a]	16
	Links	zart	1	2	4
		dicht	4[a]	8[a]	16

[a] Falls das Fimbrienende der Tube komplett umschlossen ist: 16 Punkte

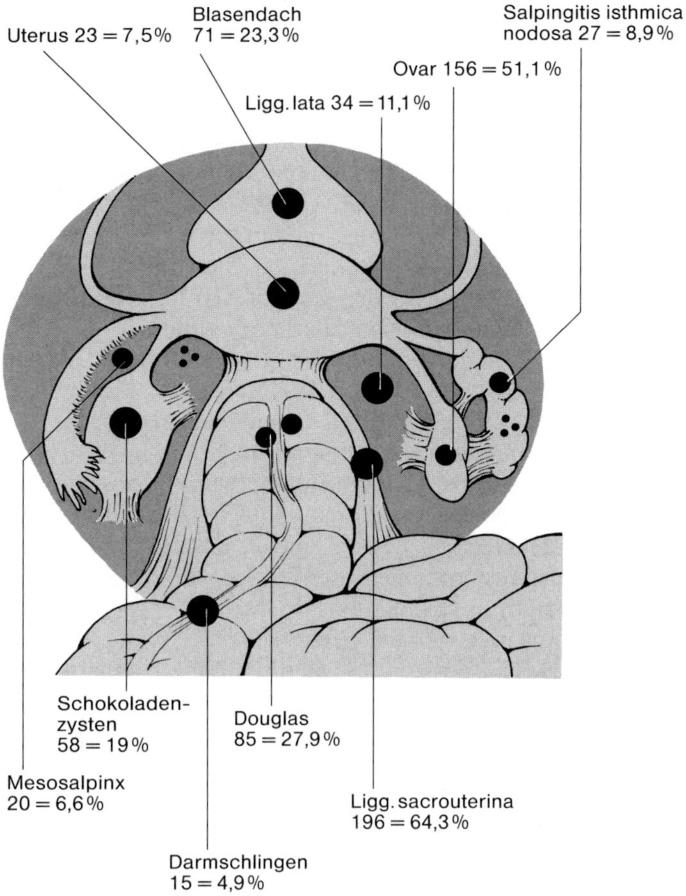

Abb. 1. Lokalisation der Endometriosis genitalis externa und ihre Häufigkeit. Aus SEMM [32]

lung durchsetzen konnte. Die gebräuchlichsten Klassifizierungen verwenden drei bis vier Schweregrade der Endometriose. Die seit 1979 von der American Fertility Society erarbeitete Klassifikation ([1a, 23, 31] und 1985 revidierte [1b] Klassifikation) soll künftig wegen der guten Vergleichbarkeit klinischer und wissenschaftlicher Daten international Verwendung finden: Sie berücksichtigt den Endometriosebefall des Peritoneums, der Tuben und der Ovarien. Anzahl der Endometrioseherde, Größe und Lokalisation werden dokumentiert und nach einem Punkteschema seitengetrennt zusammengefaßt. Daraus resultieren die Schweregrade gering (I), mäßig (II), schwer (III) und ausgedehnt (IV) (Tab. 1).

2 Besonderheiten des Endometriosewachstums

Endometrioseherde haben die Fähigkeit, in vielfältiger Weise zu wachsen. Jedem Operateur ist die morphologische Variabilität der Endometriose bekannt. Die Implantate können in Form von kleinen, stecknadelkopfgroßen, dunkelrot-bläulichen oder livide gefärbten, manchmal auch nur blaßweißlichen Pünktchen gesehen werden. Nach diesen Herden muß bei der Pelviskopie sorgfältig das Peritoneum abgesucht werden. Die Lividität tritt praemenstruell am auffälligsten zu Tage. Prädilektionsstellen für diese oberflächlichen Implantate sind neben den Ligg. sacrouterina die dorsolaterale Seite der Ovarien. Zystische Formationen – ebenfalls häufig im Bereich der Ovarien – sind infolge ihrer Größe und Lividität wesentlich leichter zu erkennen.

Wachsen die Endometrioseherde infiltrativ in die Ovarien, wird das ovarielle Stroma in eine bräunlich-schwärzliche schokoladenartige Masse umgewandelt (Schokoladen- oder Teerzysten).

Häufig verdickt sich zunehmend die bindegewebige Kapsel der Ovarialzyste. Entzündliche und resorptive Reaktionen des umgebenden Bindegewebes wechseln sich ab und führen langfristig zu Verwachsungen und Verklebungen der Nachbarorgane im kleinen Becken. So werden Sigmaanteile, Harnblase, Ureteren und der Bandapparat des inneren Genitale in den chronischen Prozeß einbezogen. Bei ausgedehnter Peritonealendometriose können Konglomerattumoren entstehen und Anteile des Omentum majus, des Kolons und der Genitalorgane enthalten. Ein Konglomerattumor, jeder Adnextumor und jede Organveränderung mit einer auf Endometriose hinweisenden Symptomatik sollten den Operateur differentialdiagnostisch an dieses Krankheitsbild denken lassen, um nicht später infolge von endometriosebedingten intra- oder postoperativen Komplikationen vor forensischen Schwierigkeiten zu stehen.

Das infiltrierende Wachstum der Endometriose in angrenzende Organstrukturen und fortschreitende Vernarbungsvorgänge führen zu Ernährungsstörungen und zu abakteriellen Entzündungen, die weitere Narbenbildungen und fibrosierende Verwachsungen induzieren. Die Folge sind Lageveränderungen und Deformierungen der Organe im kleinen Becken. Gelegentlich kommt es zu Obstruktionen des Kolons, zu Stenosierungen des Darmes mit Subileus- und Ileuserscheinungen. Stenosierungen im Ureterverlauf führen zu Harnabflußstörungen, chronisch-rezidivierenden Harnwegsinfekten bis hin zum hydronephrotischen Aufstau.

Eine Schichtendifferenzierung ist bei späteren operativen Eingriffen kaum noch möglich. Endometriose-Operationen können durch diese Veränderungen der anatomischen Strukturen ausgesprochen schwierig und mit einem hohen Verletzungsrisiko der Nachbarorgane behaftet sein.

3 Ansprechbarkeit der Endometriose auf Therapiemaßnahmen

Hypothesen sprechen dafür, daß die Implantation von Fragmenten des Endometriums im Bauchraum von der Intaktheit des Immunsystems abhängig ist [33]. Ein „spezieller" Immundefekt könnte die Manifestation der Endometriose begünstigen und genetisch determiniert sein [31b].

Aus morphologisch-histologischen Differenzierungen der Endometrioseherde können im Licht- und Elektronenmikroskop prognostische und therapeutische Kriterien abgeleitet werden (SCHWEPPE [31]). Unterschiedliche Zelldifferenzierungen in Endometrioseherden erlauben Rückschlüsse auf das Wachstumsverhalten und die therapeutische Beeinflußbarkeit der Endometriose. Sind diese Ergebnisse repräsentativ für das Verhalten von Endometriosezellen, kann – abhängig vom Differenzierungsgrad – nur bei einem Teil der Endometrioseherde mit einem Ansprechen auf hormonelle Maßnahmen gerechnet werden. Je geringer die Epitheldifferenzierung, umso insuffizienter wird die Reaktion des hormonellen Stimulus sein. Die Unreife der Epithelzellen erlaubt dann nur mangelhafte spezifische Zelleistungen. Rezeptoren, vor allem Progesteronrezeptoren, können von diesen Zellen nicht gebildet werden. Entsprechend lassen sich Gestagenrezeptoren lediglich in 60% der Endometrioseimplantate nachweisen. Daraus erklärt sich die unterschiedliche Hormonsensibilität der Endometrioseherde, das teilweise Versagen einer Hormontherapie und die relativ häufige Rezidivrate der Endometriose [31b].

Wird außerdem das ektope Endometriosegewebe infolge starker Induration und fibrotischer Prozesse nur noch unzureichend mit Blut versorgt, können periphere Hormone nicht mehr adäquat zum Implantat gelangen und nicht mehr ausreichend wirksam werden. Das bedeutet, daß in nur etwa einem Drittel der Fälle eine medikamentöse Beeinflussung der Ovarialfunktion eine Heilung der Endometriose bewirken soll.

Chirurgische Verfahren sind deshalb wirkungsvoller und unabhängig vom morphologischen Erscheinungsbild der Endometriose. Allerdings muß eine komplette Beseitigung der Endometrioseimplantate technisch möglich sein [1].

Eine Kombination chirurgischer und endokriner Therapie hat sich bisher am besten bei der Behandlung der Endometriose bewährt [8, 20, 29, 31a, 34]. Je nach Differenzierungs- und Schweregrad der Endometriose, nach Alter der Patientin, Symptomatik, Lokalisation der Endometrioseherde und abhängig von der Frage der Erhaltung der Fortpflanzungsfähigkeit wird man sich eher für eine hormonelle oder mehr für eine chirurgische Therapiemodalität entscheiden. Bei sehr niedriger Differenzierung des Endometriosegewebes, einem ausgedehnten Schweregrad und bei älteren Patientinnen mit abgeschlossener Familienplanung kommt vorrangig eine chirurgische Therapie in Betracht.

Bei hohem Differenzierungsgrad mit endokriner Modulationsfähigkeit, geringem Schweregrad und jüngerer Patientin mit noch bestehendem Kinderwunsch sind demgegenüber hormonelle Therapiemaßnahmen vorzuziehen.

4 Grundlagen der operativen Endometriosebehandlung

Anamnese (primäre oder sekundäre Sterilität), Symptomatik (Dysmenorrhoe, Dyspareunie, unklare Beschwerden im kleinen Becken, Kreuzschmerzen mit typischem Ausstrahlungsmuster) und/oder der gynäkologische Tastbefund bilden den Verdacht auf das Vorliegen einer Endometriose. Die *diagnostische Pelviskopie* gilt heute als das geeignetste Untersuchungsverfahren zur Diagnosesicherung. Lediglich bei Endometriosis genitalis externa (Endometriosezysten im Scheidengewölbe, der Vulva und des Dammes) und bei Endometriosis extragenitalis (Endometrioseimplantate in den Bauchdecken, der Blase oder des Darmes) kann eine alleinige Gewebsbiopsie mit histologischer Aufarbeitung schon die Diagnose sichern. Trotzdem ist auch dann häufig noch die diagnostische Pelviskopie zum Nachweis oder Ausschluß intraabdomineller Endometrioseveränderungen erforderlich. Eine aussagefähige Pelviskopie setzt eine klare Übersicht der pelvinen Organe voraus. Der Informationsgehalt der Pelviskopie hängt ab von den lokalen Gegebenheiten, von der instrumentellen Ausrüstung und von der Erfahrung des Operateurs (s. auch Kapitel K. I).

Das systemische Mustern des Beckenperitoneums bei Lupenvergrößerung und das gezielte Darstellen der Prädilektionsstellen für Endometrioseveränderungen (Abb. 1) erhöht die Aussagekraft der Pelviskopie [32]. Die Anwendung des zweiten Einstichs zum Einführen eines Taststabes oder eines atraumatischen Saugtasters ist Voraussetzung, um sonst nicht darstellbare Bereiche des Beckenperitoneums hinreichend einsehen zu können. So ist es leicht möglich, mit dem Taststab die Ovarien um ihre Längsachse aus dem kleinen Becken zu elevieren und die dorsal von ihnen gelegenen Anteile des Beckenperitoneums als Prädilektionsstelle für Endometrioseveränderungen zur Darstellung zu bringen.

Zweifelhafte Veränderungen am Peritoneum oder an der Oberfläche der Beckenorgane sollen durch Anwendung des *Thermo-Colortests* abgeklärt werden [32]. Unter sorgfältiger Schonung der Nachbarorgane – insbesondere von Darmanteilen – werden durch Endokoagulation die fragl. Veränderungen auf 100 Grad Celsius erwärmt und auf ihre Verfärbbarkeit geprüft. Unter der Temperatureinwirkung verfärbt sich der Endometrioseherd infolge seines Hämosideringehaltes deutlich braun, während sonstige Narbeneinziehungen oder Auflagerungen des Peritoneums oder der Ligamenta eine solche Veränderung nicht aufweisen. Allerdings kann der Thermokoagulationstest bei Serosazysten zu falsch positivem Endometriosenachweis führen.

Eindeutiger ist die Diagnosesicherung durch *Gewebsbiopsie*. Neben dem histologischen Nachweis einer Endometriose kann zugleich eine Aussage über den Differenzierungsgrad und damit die mögliche hormonelle Ansprechbarkeit getroffen werden [31]. Dieses Vorgehen ist Voraussetzung für eine gezielte Therapiewahl.

Neben der hormonellen Therapie der Endometriose sind folgende operative Verfahren der Endometriosebehandlung möglich:

1. Konservative fertilitätserhaltende Operationen
2. Konservative Operationen mit Erhaltung der Ovarfunktion
3. Radikaloperationen der Endometriose

Die Wahl einer dieser operativen Maßnahme richtet sich nach dem Alter der Patientin, der Symptomatik, der Lokalisation und der Ausdehnung der Veränderungen, der Wertigkeit der Fertilität und der persönlichen Erfahrung des Operateurs mit der einen oder anderen Operationsmethode.

In Abhängigkeit vom Ausmaß und der Lokalisation der Endometrioseveränderungen und unter Berücksichtigung der therapeutischen Zielsetzung muß ferner festgelegt werden, ob eine alleinige operative Behandlung ausreicht oder diese mit hormonellen Therapiemaßnahmen kombiniert werden soll.

Die medikamentöse Behandlung kann als prä- und/oder postoperative Medikamentation in die Therapieplanung aufgenommen werden.

Eine hormonelle Nachbehandlung ist dann erforderlich, wenn operativ nicht alle Endometrioseherde oder die erreichbaren Veränderungen nicht vollständig entfernt worden sind.

Ist bei bereits nachgewiesener ausgeprägter Endometriose der operative Eingriff schon geplant, so kann sich eine präoperative hormonelle Behandlung als günstig erweisen. Insbesondere die präoperative Danazol- oder GnRH-Agonisten-Therapie bewirkt eine Atrophisierung der Endometrioseherde, eine Minderung der Ödemneigung und der Bekkenkongestion. Unter der Operation ist dann das Auffinden der Organgrenzen vereinfacht, die Blutungsneigung wird herabgesetzt und die Operation unter Umständen in der Ausdehnung begrenzter. Die diagnostische Pelviskopie ist die am häufigsten angewendete Technik zur Festlegung eines geeigneten Therapiekonzeptes. Abhängig vom Endoskopiebefund kann zwischen konservativer und definitiver operativer Behandlung und über die Notwendigkeit operativer oder ergänzender hormoneller Maßnahmen entschieden werden. Außerdem kann die diagnostische Pelviskopie durch Anwendung operativendoskopischer Maßnahmen zum therapeutischen Eingriff erweitert werden.

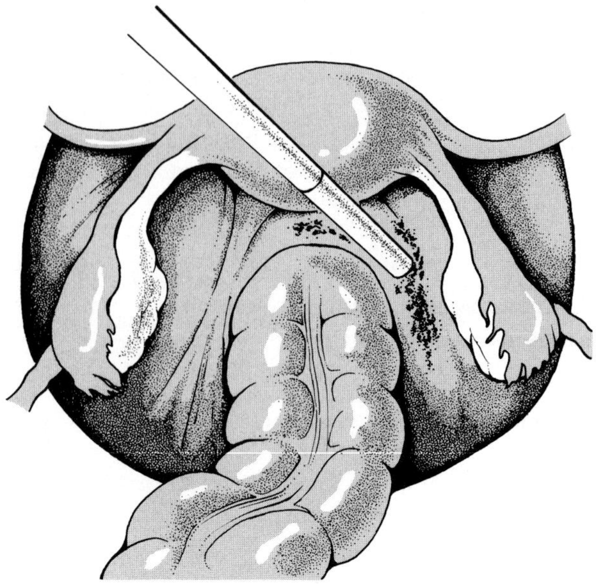

Abb. 2. Pelviskopische Koagulation von Endometrioseherden am Ligamentum sacrouterinum dextrum

5 Operationsverfahren

5.1 Konservative fertilitätserhaltende Operationen

Soll eine konservative fertilitätserhaltende Operation durchgeführt werden, gilt es, so gewebeschonend wie nur möglich vorzugehen. Es ist noch ungeklärt, ob sich die Laparotomie mit operativ-mikrochirurgischer Rekonstruktion oder eine operativ-endoskopische Sanierung der betroffenen Bekkenorgane weniger funktionsschädigend auswirkt.

5.1.1 Operative Pelviskopie (s. auch Kapitel K. I)

Die operative Pelviskopie ist nur dann sinnvoll, wenn die Endometriose nicht zu ausgedehnt, die Symptomatik nicht zu gravierend ist, die generative Reproduktion erhalten werden soll und die Genitalorgane nicht wegen anderer Abnormalitäten entfernt werden müssen. Der sichere Umgang des Operateurs mit 2 und mehr Einstichen ist Voraussetzung für das Gelingen auch schwieriger endoskopischer Manipulationen.

Durch Verbesserung der technischen Möglichkeiten sind inzwischen verschiedene endoskopische Operationen fester Bestandteil der pelviskopischen Endometriosetherapie geworden. Es gilt im Einzelfall abzuwägen, ab wann Verletzungs- und Komplikationsgefahr ein endoskopisches Operieren zu risikoreich werden lassen, so daß die Indikation für eine Laparotomie gegeben und die Leistungsgrenzen der endoskopischen Technik erreicht sind. Koagulation von Endometrioseherden, Exzision der Endometrioseimplantate, Adhäsiolyse, Punktion und Abtragung von Endometriosezysten sind heute allgemein akzeptierte pelviskopische Maßnahmen zur Behandlung der Endometriose [7, 32]. Die technischen Einzelheiten der operativ-endoskopischen Endometriosetherapie sind für dieses Krankheitsbild nicht spezifisch und entsprechen allgemeinen Grundsätzen der operativen Endoskopie.

Koagulation von Endometrioseherden: Punktförmige Endometrioseherde im Bereich des kleinen Beckens können endoskopisch am besten durch Thermokoagulation oder bipolare Koagulation saniert werden (Abb. 2). Besondere Sorgfalt soll bei der Koagulation von Endometrioseherden an den Ligamenta sacrouterina aufgewendet werden, da diese oft tief die Ligamentstruktur infiltrieren und dementsprechend einer genügend tiefen Koagulation bedürfen. Ob mit der Koagulation von Endometrioseimplantaten eine ausreichende Sanierung solcher Herde möglich ist, wird auf Grund kritischer Untersuchungen der tieferen Schichten koagulierter Endometrioseherde bezweifelt [31]. Entstehen dabei größere Serosadefekte, sollen diese durch einzelne Endonähte gedeckt werden [32]. Koagulationen am Darm sind kontraindiziert.

Durch die Anwendung der Thermokoagulation werden Verletzungen von Nachbarorganen (Darm, Blase, Ureter, große Blutgefäße) weitgehend vermieden.

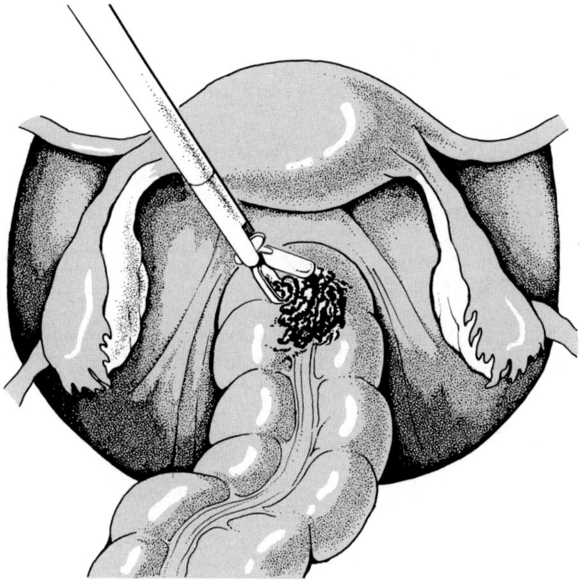

Abb. 3. Pelviskopische Exzision von Endometrioseherden am Douglas-Peritoneum

Exzision von Endometrioseherden: Prominente Endometrioseherde an Organoberflächen oder am Peritoneum können endoskopisch exzidiert und die Serosadefekte anschließend durch Punktkoagulation versorgt werden (Abb. 3).

Besonders an der Ovaroberfläche ist nach der Exzision auf eine ausreichende Blutstillung durch Punktkoagulation zu achten. Die Exzision von Endometrioseherden kann zusätzlich mit einer Gewebsbiopsie für den histologischen Nachweis kombiniert werden.

Bleiben nach Koagulation oder Exzision Serosadefekte unversorgt, können Peritonealtaschen oder Peritonealdefekte zu Beschwerden im Sinne eines ALLEN-MASTERS-Syndroms oder zu postoperativen Adhäsionen und somit zu Folgeproblemen führen.

Adhäsiolyse: Endometriosebedingte Verwachsungsstränge können pelviskopisch abgelöst oder durchtrennt werden. Müssen Netzadhäsionen beseitigt werden, so sollen die Gewebestümpfe wegen der Gefahr von Nachblutungen durch Ligaturen, nicht aber durch Koagulation versorgt werden. Auch bei der Adhäsiolyse sind ausgedehnte Peritonealläsionen durch Endonähte zu versorgen.

Punktion und Abtragung von Endometriosezysten: Bestehen Endometriosezysten im Bereich der Ovarien, können diese bei entsprechender instrumenteller Ausrüstung ebenfalls endoskopisch abgetragen werden. Zunächst erfolgt eine Punktion der Zyste mit der Punktionskanüle (Abb. 4a). Der schokoladenartige Zysteninhalt wird abgesaugt, die Zystenwand anschließend mit der Hakenschere breit eröffnet (Abb. 4b), so daß die Zysteninnenwand ausreichend dargestellt werden kann (Abb. 5a). Dann kann der Zystenbalg durch lockenwicklerartige Bewegungen vom Restovar abgeschält und abgetragen werden (Abb. 5b). Sofern sich ein ausreichendes Restovar darstellt, wird es mit fortlaufender Endonaht versorgt (Abb. 6).

Bei allen pelviskopischen Eingriffen mit Eröffnung von Zysten oder Blutgefäßen muß abschließend zur Adhäsionsprophylaxe das kleine Becken sorgfältig gespült werden (Abb. 7). Mindestens 1–2 Liter körperwarme Kochsalzlösung sollen dabei zur Anwendung kommen.

Andere Autoren [23] sehen in der operativ-endoskopischen Endometriosebehandlung gewisse Gefahrenmomente. Einerseits sei eine vorsichtige Thermokoagulation für die Beseitigung der Endometrioseherde nicht ausreichend, folglich die Konzeptionsrate im Vergleich mit anderen Operationstechniken deutlich erniedrigt. Andererseits gefährde eine zu intensive Koagulation die Nachbarorgane.

Verschiedene Arbeitsgruppen [8, 32] halten eine defektfreie Peritonealisierung der Abtragungsbereiche für wenig bedeutend und belegen dies durch dokumentierte Befunde bei Re-Pelviskopien, durch die eine Spontanheilung verbliebener Peritonealdefekte nachgewiesen worden ist.

Laser-Pelviskopie: Eine Vermeidung von Peritonealdefekten bei isolierten Endometrioseherden ist durch den Einsatz von Laser-Pelviskopie möglich. Endometriotische Herde mit einer Destruktionstiefe bis zu 4 mm können je nach Anwendung der Laserart (CO_2-, Argon- oder Nd:Yag-Laser) selektiv mit dem Laserstrahl durch das Pelviskop hindurch erreicht und zerstört werden. Der auf das Pelviskop montierte Laserkopf kann außerdem zur Adhäsiolyse, Exzision von Implantaten, zur ovariellen Endometriosezysteneröffnung, -drainage, -koagulation und Exzision der Kapsel sowie zur endoovariellen Koagulation von Endometrioseimplantaten dienen [3a]. Neue Entwicklungen wie die endoovarielle Laserchirurgie von Endometriosezysten scheinen neue Perspektiven für eine konservativ chirurgische Behandlung, besonders von Ovarendometriosen, zu eröffnen [3a].

Die Anwendung der endoskopischen Lasertherapie erfordert allerdings eine besondere Erfahrung im Umgang mit Laserstrahlen und stellt hohe An-

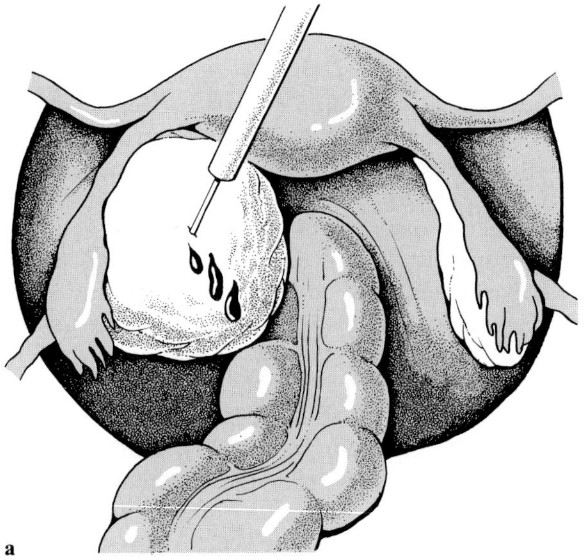

a

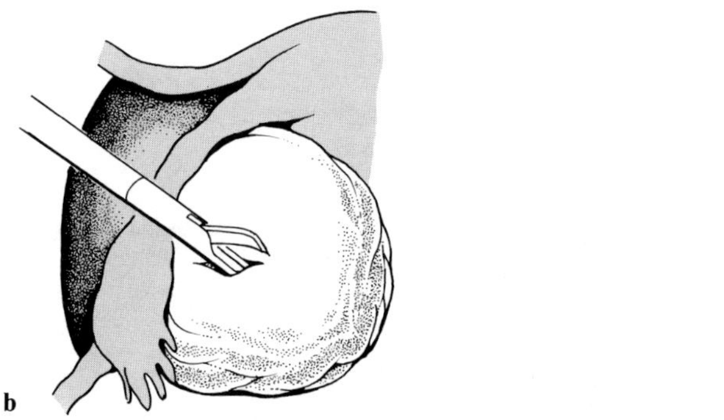

b

Abb. 4 a, b. Pelviskopische Punktion (**a**) und Inzision mit der Hakenschere (**b**) einer Schokoladenzyste am linken Ovar

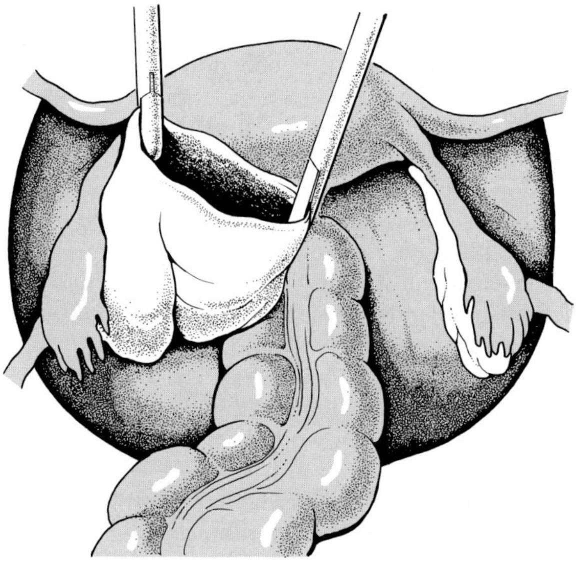

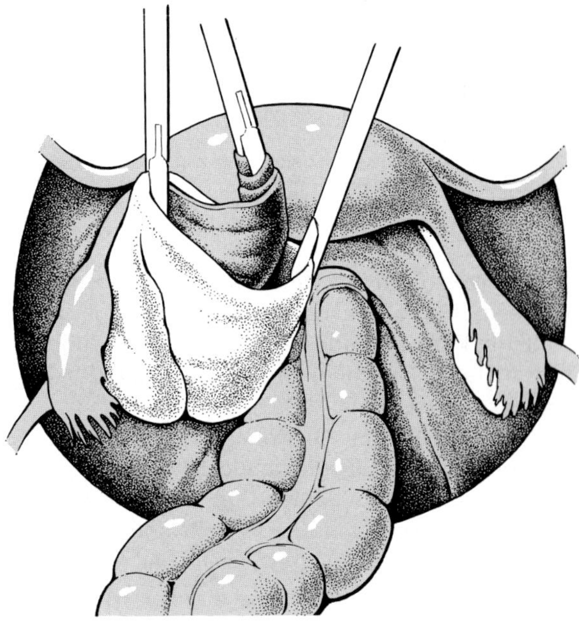

Abb. 5. a Beurteilung der Zysteninnenwand nach Zysteneröffnung des linken Ovars

b Abtragen des Zystenbalges vom linken Restovar

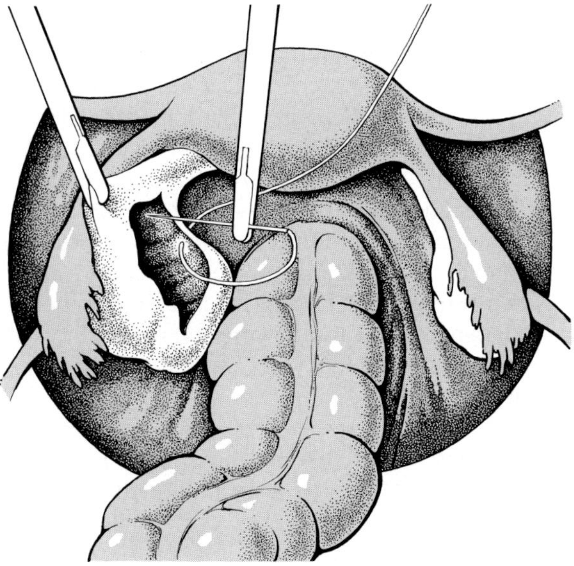

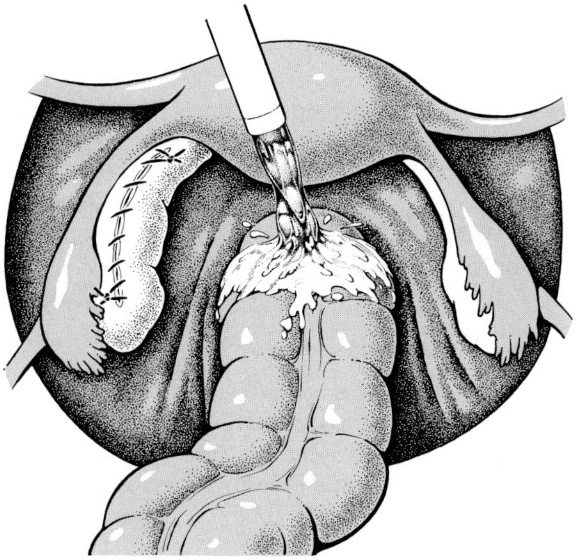

Abb. 6. Adaptieren der Wundränder nach Zystenabtragung durch Endonaht am linken Ovar

Abb. 7. Pelviskopischer Endsitus: Abschließendes Spülen des kleinen Beckens nach vorausgegangener Abtragung einer Schokoladenzyste am linken Ovar forderungen an das Instrumentarium [23]. Bisher ist nicht bei allen Geräten die Konstanz von Laserstrahlrichtung gewährleistet, so daß es zu Verletzungen von Nachbarorganen kommen kann. Eine vermehrte intraabdominelle Rauchentwicklung in Abhängigkeit vom Lasertyp kann während der Benutzung die Übersichtlichkeit beeinträchtigen.

5.1.2 Laparotomie mit mikrochirurgischer Technik (s. auch Kapitel H. I)

Die Anwendung von mikrochirurgischen Operationsverfahren bleibt vorrangig auf die Behandlung einer durch Endometriose bedingten Sterilität beschränkt. Besonders bei schweren endometriotischen Veränderungen mit Adhäsionsbildung im Tuben-Ovar-Bereich und/oder mit Obstruktion der Tuben ist eine mikrochirurgische Rekonstruktion sinnvoll [4a]. Ziel der mikrochirurgischen Operationen bei Endometriose und Sterilität ist es, selektive Endometrioseimplantate zu eliminieren, Adhäsionen zu beseitigen und die Oberflächenfunktion des inneren Genitale und der angrenzenden Beckenorgane zu erhalten [10, 15]. Endometriosespezifische Veränderungen an den Beckenorganen erschweren die mikrochirurgische Rekonstruktion erheblich. Endometriosebedingte intramurale Eileiterverschlüsse werden selten beobachtet. Viel häufiger entwickeln sich durch abakterielle Entzündungsreaktionen fibröse Obliterationen des intramuralen Tubenabschnittes. Die sog. Salpingitis isthmica nodosa wird als selbständiges Krankheitsbild betrachtet. Sie sollte nicht mit dem Endometriosebefall des uterusnahen Tubenanteils gleichgesetzt werden. Mischformen kommen allerdings vor. Adhäsionen im ampullären Tubenbereich führen zu einer Fixierung zwischen Tube und Ovar, beeinträchtigen die Fimbrienbewegung und stören den Eiauffangmechanismus. Fimbriolyse und Ovariolyse sind daher häufig erforderlich. Wahrscheinlich ist die mikrochirurgische Rekonstruktion des Fimbrientrichters (Fimbriolyse) der stumpfen Dilatation unter endoskopischen Bedingungen überlegen. Mikrochirurgische Operateure bezweifeln, daß bei endoskopischem Vorgehen eine ausreichende Mobilisierung und eine wirksame Hämostase erreicht werden können.

Die mikrochirurgische Anastomosierung funktionsfähiger Tubenanteile bei Tubenstenosierung und -obliteration bleibt ohnehin der Mikrochirurgie vorbehalten [10, 15]. Der Erfolg mikrochirurgischer Tubenrekonstruktion hängt vom Ausmaß der endometriosebedingten Veränderungen ab. Tuben mit diffuser Wandfibrose und weitgehender Mukosaschädigung sind nur schwer reparabel. Bestehen zusätzliche Fertilitätsstörungen oder sind mikrochirurgische Operationsversuche schon vorausgegangen, sind die Erfolgschancen deutlich geringer einzuschätzen [4a].

Zusätzliche endometriosebedingte Veränderungen an den Ovarien sollen ebenfalls mikrochirurgisch saniert werden. Bleiben die Tuben funktionsunfähig, können durch Rekonstruktion des Ovarbereiches die Vorbedingungen für eine spätere In-vitro-Fertilisation geschaffen werden. Insofern ist die Mikrochirurgie im Tuboovarialbereich eine Art „Wasserträger“ für die In-vitro-Fertilisation.

Bis jetzt ist nicht entschieden, inwieweit eine komplette Entfernung aller Endometrioseherde die postoperativen Konzeptionschancen maßgeblich verbessern kann. Neben der Ansicht, daß mit der Ausdehnung des mikrochirurgischen Eingriffes die Häufigkeit postoperativer Adhäsionen zunimmt [4], geben andere Autoren der kompletten Resektion aller Endometrioseimplantate mit hormoneller Nachbehandlung die größere Chance, die Sterilität erfolgreich zu korrigieren [31].

Exzision peritonealer Endometrioseherde: Oberflächliche Endometrioseherde bis zu einem Durchmesser von ca. 5 mm können allein durch Anwendung von Koagulationsstrom ausreichend behandelt werden. Tief invasive Endometrioseherde sind mit der Mikroelektrode zu resezieren. Die Peritoneallücken müssen mit entsprechendem Nahtmaterial Nylon, Fadenstärke 8×0, verschlossen werden.

Adhäsiolyse: Adhäsionen zwischen den Beckenorganen werden mit Hilfe eines Glashäkchens angespannt und mit einer 0,2 mm Nadelelektrode parallel zum Arm des Glashäkchens durchtrennt. Kleine Blutgefäße können dabei gleichzeitig mit der Nadelelektrode koaguliert werden, so daß es nur zu minimalen Blutverlusten kommt. Die kontinuierliche Spülung des Operationsgebietes mit Ringer-Lösung sorgt für eine ausreichende Befeuchtung des Gewebes und hilft zusätzlich, auch kleinste Blutungen sofort zu erkennen.

Ovariolyse: Bei der Präparation von Adhäsionen zwischen Ovar und parietalem Peritoneum sind nicht selten derbe Gewebsanteile zu durchtrennen. Dabei kann das Auffinden der Grenzschichten Schwierigkeiten bereiten. Kleine Gewebslücken müssen aufgesucht werden, um von da aus die Prä-

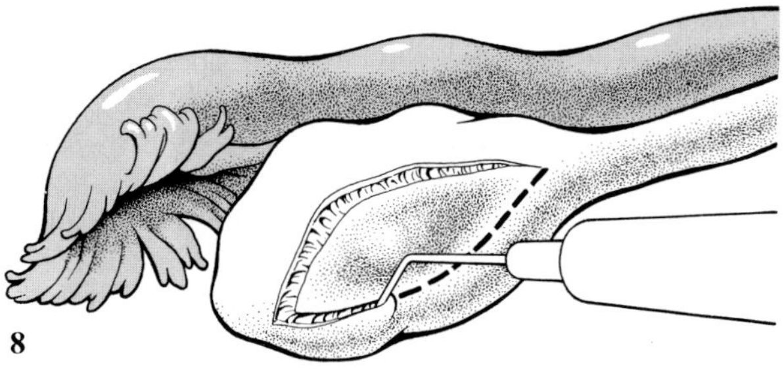

8

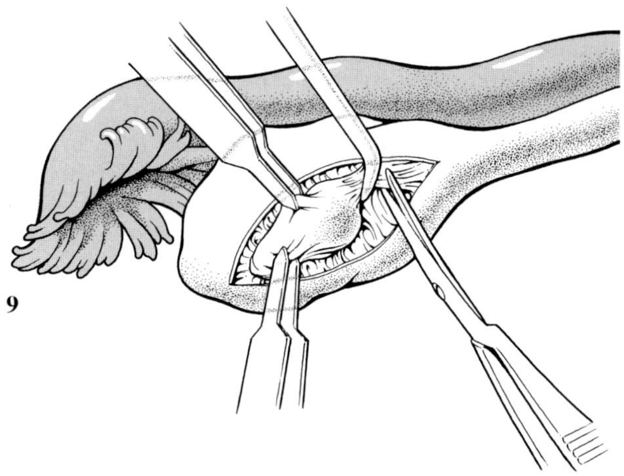

9

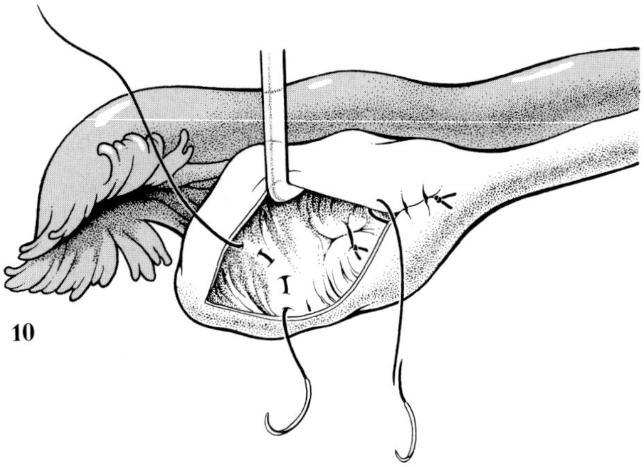

10

Abb. 8. Exzision einer Endometriosezyste des Ovars unter mikrochirurgischen Bedingungen: Elliptische Umschneidung mit der Nadelelektrode

Abb. 9. Exzision einer Endometriosezyste des Ovars unter mikrochirurgischen Bedingungen: Präparation der Zystenwand

Abb. 10. Exzision einer Endometriosezyste des Ovars unter mikrochirurgischen Bedingungen: Nach subtiler Blutstillung Verschluß der Ovarialkapsel durch fortlaufende Nähte

paration mit Glasstäbchen und Nadelelektrode fortzusetzen.

Ist das Ovar aus seinen Adhäsionen befreit, kann es angehoben und auf einer Silastikunterlage über dem austamponierten DOUGLAS'schen Raum gelagert werden.

Endometriosezysten finden sich meistens an der Hinterwand des Ovars. Mit Hilfe von Glashäkchen wird der betroffene Ovarbereich dargestellt. Um die Endometriosezyste herum wird mit der Nadelelektrode die Ovarialkapsel inzidiert (Abb. 8). Die Längsachse dieser elliptischen Inzision soll parallel zu einer Linie verlaufen, die die Fimbria ovarica und das Ligamentum ovarii proprium miteinander verbindet [11, 14]. Die Vorderfläche des Ovars bleibt dadurch intakt, und Verklebungen zwischen Fimbrien und Exzisionsnarbe sind seltener. Die Exzision der Endometriosezyste wird mit einer stumpfen, gebogenen Mikroschere vorgenommen, indem entlang der Trennschicht zwischen gesundem Ovar und der Zyste präpariert wird (Abb. 9). Während die Pseudokapsel der Endometriosezyste mit feinen Klemmen laufend unter Spannung gehalten wird, gelingt die Präparation am besten durch abwechselndes Spreizen der Scherenspitzen und durch scharfes Durchtrennen fibröser Stränge. Die Rekonstruktion des Ovars erfolgt mit Mopilene-Einzelknopfnähten, Fadenstärke 5–6 × 0. Die Fäden werden so gelegt, daß sie tief im Ovarialstroma geknotet werden können und die Ovaroberfläche so glatt wie möglich bleibt. Um Totraum und Hämatombildung vorzubeugen, soll der Abstand zwischen den Einzelnähten ca. 0,5 cm betragen (Abb. 10). Die Rekonstruktion des Ovars kann ohne mikroskopische oder Lupenvergrößerung erfolgen. Die Ovarialkapsel aber wird anschließend unter starker Vergrößerung mit Nylon-Einzelfäden oder auch fortlaufender Nahtführung, Fadenstärke 8 × 0, vereinigt. Die freien Wundränder sollen eingestülpt werden, damit die Ovaroberfläche glatt bleibt. Monophiles Nahtmaterial ist wegen seiner geringen Gewebsreaktion gegenüber resorbierbaren Fäden von Vorteil.

Bei der Rekonstruktion des Ovars ist folgendes zu beachten [2, 3]:

1. Die räumliche Beziehung zwischen Ovar und Fimbria ovarica muß normalisiert werden, damit der Eiauffangmechanismus wieder ablaufen kann.

2. Die chirurgische Narbe soll auf der Hinterwand des Ovars liegen, um Adhäsionen zu vermeiden. Die Ovarvorderfläche soll für weitere Ovulationen und für den Ablauf des Eiauffangmechanismus möglichst unbeeinträchtigt bleiben.

3. Eine Hämatombildung im Ovar muß vermieden und für ausreichende Blutversorgung des Restovar muß gesorgt werden.

Peritonealdefekte an der Oberfläche des Ligamentum latum und am Hilus ovarii müssen unter Verwendung des angrenzenden gesunden Peritoneums abschließend gedeckt werden. Handelt es sich um größere Peritonealdefekte, so sind diese durch Transplantationen von fettfreiem Peritoneum, z. B. aus dem Blasenbereich, zu decken. Das Transplantat wird über dem Peritonealdefekt ausgebreitet und mit Mopilene, Fadenstärke 6 × 0, fixiert. Eine Anheftung des peritonealen Transplantates mit einem Gewebekleber, z. B. Histoacryl, ist möglich.

Fimbriolyse: Bei schwerer Ovarialendometriose können die Fimbrien mit der Umgebung adhärent oder von Verwachsungen bedeckt sein. Ziel der Fimbriolyse ist es, den ampullären Tubenanteil aus seinen Adhäsionen zu befreien, die Fimbrienbeweglichkeit wiederherzustellen, um so den Eiauffangmechanismus zu rekonstruieren. Unter starker Vergrößerung werden die Adhäsionen mit der Nadelelektrode durchtrennt. Der Gebrauch des Glashäkchens zum Anspannen der Adhäsionsstränge erweist sich in vielen Fällen als hilfreich. Oberflächliche Endometrioseherde im Bereich der Fimbrien sollen dargestellt und mit feinen bipolaren Nadeln koaguliert werden.

Salpingolyse: Häufig ist bei Endometriose die Tube mit der dorsalen Fläche des Ovars adhärent. Mit Nadelelektrode und Glasstäbchen muß die Tube in ihrem gesamten Verlauf freipräpariert werden. Oberflächliche Implantate auf der Serosa der Tube sind - abhängig von ihrer Ausdehnung - zu koagulieren oder mit der Schere zu resezieren. Serosadefekte sollten quer vernäht werden.

Fimbrioplastik - Salpingoneostomie: Beim Verschluß des ampullären Tubenanteils muß zunächst der distale Tubenabschnitt freipräpariert und oft auch von der Ovaroberfläche gelöst werden. Flächenhafte Auflagerungen an der Ovaroberfläche werden als mechanisches Hindernis bei der Ovulation und bei der Eizellaufnahme angesehen und sind ebenfalls abzutragen.

Die Präparation der Tube soll bis zum Ligamentum suspensorium ovarii erfolgen, damit eine ausreichende Tubenmotilität für den Eiauffangmechanismus geschaffen werden kann. Adhäsionsstränge zwischen den Mukosaanteilen der Ampulla tubae und perifimbriläre Adhäsionen sind vollständig zu resezieren.

Eine Salpingoneostomie kommt bei mehr oder weniger ausgeprägter Verengung des Ostium tubae oder bei komplett verschlossenem Tubenende in Frage. Die Erweiterung der eingeengten Ampulla tubae wird durch radiäre Inzision mit der Nadelelektrode erreicht. Sieht man bei vollständigem Tubenverschluß eine nabelförmige Narbeneinziehung, empfiehlt es sich, dort mit der Inzision zu beginnen. Dabei sollen die Inzisionen im Sinne einer umgekehrten Y-Form erfolgen. Die Schnittführung richtet sich nach den unter mikroskopischer Sicht gut verfolgbaren Gefäßverläufen. Dadurch werden die Gefäßläsionen und die Blutungen auf ein Minimum beschränkt. Durch drei parallele Inzisionen werden drei Läppchen gebildet und evertiert. Um das neugeschaffene Tubenlumen offenzuhalten, wird mit wenigen Stichen, Nylon, Fadenstärke 8 × 0, die evertierte Mukosa an die Serosa genäht. Narbengewebe soll dabei gleichzeitig gedeckt werden. Bei narbig-fibrotischen, dickwandigen Tuben ist eine solche Eversion von Schleimhautanteilen nicht möglich. Hier bietet sich eine sog. „Fischmaul"-Salpingostomie an [3]. Durch transversalen Schnitt am verschlossenen Tubenende werden zwei Mukosalappen geschaffen, die dann so evertiert werden, daß eine Mukosaoberfläche wenigstens am Tubenende entsteht.

Die „racket"-förmige Salpingostomie und die helikoidale Salpingostomie sind weitere Varianten der distalen Tubenwandrekonstruktion, sollen aber wegen ihrer Kompliziertheit besonders schwierigen Situationen vorbehalten bleiben.

Anastomosenbildung: Obliterationen oder Stenosen können im medialen, isthmischen oder ampullären Tubenanteil vorliegen, so daß bei der Anastomosenbildung auch zwischen kornualer, isthmo-ampullärer und isthmo-isthmischer Anastomose unterschieden wird. Ein intramuraler Tubenverschluß erfordert die tubouterine Reimplantation der Tube.

Unter mikroskopischer Sicht kann die Unterscheidung zwischen funktionsfähigem und geschädigtem Gewebe am besten getroffen werden. Außerdem muß intraoperativ durch retrograde Farbstoffauffüllung der Tube, durch transfundale Farbstoffinstillation am Uterus oder durch retrograde Sondierung des Tubenlumens mit einem flexiblen Polyäthylensplint die Stenosierung genau lokalisiert werden. An der obliterierten Stelle wird die Tube durchtrennt, die geschädigten Wandanteile werden scheibchenförmig proximal und distal reseziert, bis gesundes Tubengewebe erreicht und eine ungehinderte Farbstoffpassage nachgewiesen worden ist. Das Ziel soll sein, normale Mukosa miteinander zu vereinigen. Über Haltefäden im Bereich der Mesosalpinx werden nun die intakten Schnittflächen aneinander genähert und schließlich über einen in das Tubenlumen eingebrachten Polyäthylensplint aneinander adaptiert. Die End-zu-End-Vereinigung beginnt mit Nylon-Einzelnähten, Fadenstärke 8×0, der Tunica muscularis. Die Fäden dürfen dabei nicht durch die Tubenlichtung geführt werden und sollen die Mukosa nicht erfassen. Die Anastomose wird mit seroserösen Nähten, Nylon-Einzelknopfnähten, Fadenstärke 8×0, oder fortlaufender Naht beendet. Der anfangs eingebrachte Splint soll nach abgeschlossener Anastomosenbildung entfernt werden [2, 3].

5.1.3 Laparotomie mit mikrochirurgischer Lasertechnik

Die zusätzliche Anwendung eines Mikrolasergerätes stellt eine weitere Verbesserung der Methodik dar [22, 23, 30]. Durch einen fein fokusierten, bis auf 0,1 mm steuerbaren Laserstrahl, können Adhäsiolysen, Gewebsschnitte und Blutstillung in subtiler Weise vorgenommen werden. Der Laserstrahl läßt sich dabei durch einen Mikromanipulator über Fernsteuerung bedienen, so daß die Instrumente mit dem OP-Gebiet nicht in Berührung kommen. Durch Anwendung dieser Lasertechnik sind ideale Möglichkeiten für ein weitgehend atraumatisches Operieren mit minimaler Narbenbildung, insbesondere bei endometriosebedingten Gewebsveränderungen geschaffen worden.

5.1.4 Laparotomie ohne mikrochirurgische Technik

Ob bei einer Laparotomie der Einsatz mikrochirurgischer Operationstechniken erforderlich bzw. sinnvoll ist, hängt von der jeweiligen Situation ab und muß intraoperativ entschieden werden. Liegen ausgedehnte Endometriosezysten einseitig vor, ohne daß sich ausreichend Restovargewebe darstellt, ist eine einseitige Ovarektomie oder Adnektomie unter herkömmlicher Operationstechnik empfehlenswert. Möglicherweise ergibt sich die Kombination mit mikrochirurgischen Maßnahmen zur Beseitigung weiterer Endometrioseherde am inneren Genitale.

5.2 Konservative Operationen mit Erhaltung der Ovarialfunktion

Besteht bei Frauen, die keinen Wert auf Fertilitätserhaltung legen, im Alter zwischen 30 und 40 Jahren eine Endometriosis genitalis externa mit Beschwerden und sind andere Gründe für eine Operation gegeben (z. B. Uterus myomatosus, Verdacht auf Adenomyosis uteri, Menstruationsstörungen), ist eine Laparotomie indiziert. Der oft geäußerte Wunsch nach Erhalt der Ovarfunktion sollte Berücksichtigung finden, sofern nicht ausgedehnte Ovarialendometriosen diesem Vorgehen entgegenstehen. Nur bei wenigen Patientinnen ist eine „kastrierende" Operation zwingend notwendig, technisch allerdings oft einfacher als ein ovarerhaltendes Operieren. Eine vollständige Resektion der Endometrioseherde kombiniert mit der Hysterektomie unter Erhaltung der Ovarfunktion kann als „physiologischste" Therapie in diesen Fällen angesehen werden. Bleiben allerdings zu viele Endometrioseherde zurück oder befindet sich die Frau im Prä- oder schon im Klimakterium, ist eine radikale Operation - d. h. mit Exstirpation beider Ovarien - indiziert [22]. Nur selten kann die nachfolgende hormonelle Substitutionstherapie noch zur Reaktivierung von Endometrioseherden führen. Der hormonelle Stimulus auf Endometrioseresiduen ist bei der Substitution wesentlich geringer als bei fortbestehender endogener Hormonproduktion der Ovarien. Die Entscheidung zwischen konservativer und definitiver Operationstechnik muß unter Berücksichtigung der individuellen Bedingungen - oft erst in Abhängigkeit von den intraoperativen anatomischen Gegebenheiten - getroffen werden.

5.3 Definitive Endometrioseoperationen

Die Indikation zur abdominalen Hysterektomie und Salpingo-Oophorektomie beiderseits mit Entfernung aller erreichbaren Endometrioseherde (definitive, auch radikale Endometrioseoperation) ist gegeben bei [27]:

1. Frauen perimenopausal und älter und/oder mit weiteren pathologischen Befunden am Genitale
2. Frauen mit abgeschlossener Familienplanung und schwerer Endometriose
3. Frauen mit abgeschlossener Familienplanung und ausgeprägter Endometriosesymptomatik
4. Frauen, bei denen die Endometriose beiderseits die Hili ovarii infiltriert und verändert hat, so daß eine ausreichende Blutversorgung des Restovar nicht mehr gesichert werden kann

5. Frauen mit tiefer Endometrioseinfiltration der extragenitalen Beckenorgane (Darm, Blase oder Ureter).

5.4 Sonderformen der Endometriose und ihre Behandlung

An der *Vulva* und im Bereich des *Perineums* sind Endometriosen äußerst selten. Die iatrogen bedingte Vulvaendometriose ist vor allem in Episiotomienarben zu sehen. Der Operateur muß beachten, daß Endometriosen in Dammschnittnarben häufig in der Ausdehnung größer sind als sie zunächst klinisch in Erscheinung treten. Eine komplette Resektion ist erforderlich. Da nicht selten große Gewebsdefekte nach kompletter Entfernung der Endometrioseimplantate entstehen, wird am günstigsten eine Rekonstruktion der hinteren Kommissur mit einem Schwenklappen unter Zuhilfenahme reichlichen Fettgewebes von der entsprechenden Glutealregion vorgenommen [23].

Vaginale Endometriosen können exzidiert, Endometrioseherde an der *Portio vaginalis uteri* durch Koagulation beseitigt werden.

Retrozervikale und *pararektale* Endometrioseimplantate lassen sich unter gleichzeitiger pelviskopischer Kontrolle spalten. Auf Darmverletzungen ist besonders zu achten. Über die hintere Kolpozöliotomie kann bei Lokalisation endometroider Herde im DOUGLAS'schen Raum in fast 95% eine makroskopisch vollständige Ausschneidung der Herde erreicht werden [28].

Schwierigkeiten bereitet die Operation *parametraner* oder *parakolpaner* Ektopien, die aus der sehr berechtigten Furcht vor den benachbarten oder vor den in die Ektopie einbezogenen Hohlorganen meist inadäquat ausgeführt wird. Sie erfordert je nach Maßgabe der Verhältnisse eine zwar vorsichtige, doch mitunter weite Exzision großer Teile des Parametriums, Parakolpiums und evtl. des M. levator [28].

Endometriose des Darmes: Unter den extragenitalen Endometriosen ist die häufigste Lokalisation am Darm [12, 13, 14]. Dabei wird vor allem das Rektosigmoid von Endometriose betroffen. Sind die Darmendometrioseherde klein, kann bei der Durchführung der bilateralen Oophorektomie auf die Entfernung der Endometrioseherde verzichtet werden, wenn keine Darmsymptomatik vorliegt. Ist die Mukosa des Darmes nicht von Endometrioseherden infiltriert, wird bei größeren Herden eine Exzision

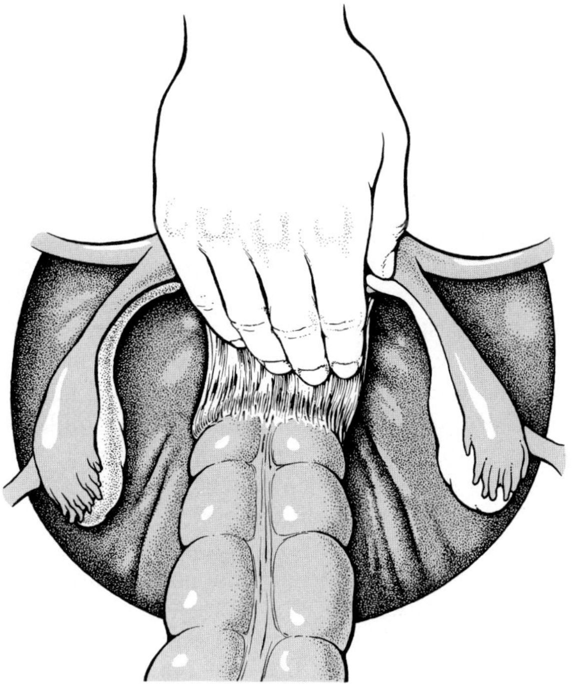

Abb. 11. Stumpfe Abtrennung des Darmes von der Uterushinterwand bei endometriosebedingten Adhäsionen. Aus PRATT und WILLIAMS [24]

vorgenommen, die Muskularis-Serosa-Defekte werden mit atraumatischen Einzelknopfnähten, Vicryl, Fadenstärke 3×0, versorgt. Es ist ratsam, intraoperativ aus dem endometrioseverdächtigen Darmabschnitt eine Probeexzision zur Schnellschnittuntersuchung zu entnehmen, um differentialdiagnostisch einen malignen Dickdarmtumor ausschließen zu können.

Ist ein Darmabschnitt mehr als zur Hälfte mit Endometriose befallen oder liegt eine Kolon- bzw. Sigmaobstruktion vor, ist im allgemeinen eine Resektion dieses Darmanteils mit primärer End-zu-End-Anastomose (Kontinenzoperation) anzustreben. Nur in Ausnahmefällen dürfte eine temporäre Kolostomie mit nachfolgender elektiver Segmentresektion des beteiligten Darmabschnittes in Betracht kommen [6].

Dünndarmendometriosen: Sie stellen eine Rarität dar (unter 7200 Patientinnen mit Endometriose wurde nur bei 38 ein Ileumbefall gesehen). Dabei zeigten sich nur bei 11 Frauen Obstruktionserscheinungen [19, 21]. Die Behandlung erfolgt in Abhängigkeit vom Ausmaß der Endometrioseinfiltration und der subjektiven Beschwerden. Besteht eine Störung der Darmmotilität, sollte – unabhängig davon, ob die Ovarien exstirpiert werden oder nicht – eine Dünndarmresektion des betroffenen Anteils vorgenommen werden.

Ist der Darm an den Ovarien oder an der Uterushinterwand durch Endometrioseherde adhärent bzw. fixiert, werden zunächst die Ovarien vom Uterus abgelöst. Anschließend folgen die gelegentlich schwierige Ablösung des Darmes von der Uterushinterwand und die Uterusexstirpation. Nicht selten ist der Darm so dicht an der Zervix, ja sogar bis zum Uterusfundus adhärent, daß der DOUGLAS'sche Raum nicht einsehbar oder nicht mehr existent ist. Endometriosebedingte Fibrosen können den Uterus derart fixieren, daß er kaum mobilisiert werden kann [24]. Der Operateur kann sich dann durch folgendes Vorgehen helfen:

1. Der Uterus kann durch seitlich angesetzte gerade Klemmen während der Präparation unter Zug gehalten und auch ausreichend nach cranial und ventral bewegt werden.
2. Durch eine TRENDELENBURGsche Lagerung des Operationstisches wird erreicht, daß der Darm weitgehend in den Oberbauch verlagert werden kann.
3. Schließlich können die Fingerspitzen in die Nische zwischen Uterushinterwand und Übergang des Darmes in der Weise eingelegt werden, daß eine stumpfe Abtrennung möglich wird [24] (Abb. 11).

Endometriose der harnableitenden Wege: Endometrioseherde im Bereich des Peritoneums an der vorderen Umschlagfalte des Uterus zum Blasendach sind häufig zu sehen [24]. Sie können vorsichtig endokoaguliert oder auch exzidiert werden. Eine Behandlung dieser isolierten Herde ist nicht immer erforderlich, sofern keine Beschwerden bestehen und eine endometriosebedingte Sterilität nicht vorliegt.

In der Blasenwand selbst und im Bereich des Ureters kommen dagegen Endometriosen selten vor. In Einzelfällen wurden Obstruktionen des Ureters mit Hydronephrosen beobachtet. Die Diagnose einer Ureterendometriose läßt sich präoperativ im allgemeinen nicht stellen; es sei denn, die Endometriose hat zu einer Stenosierung geführt, und Symptome sowie klinischer Befund sprechen recht eindeutig für diese Erkrankung. Gewöhnlich werden Endometrioseherde im Ureterverlauf – ebenso wie Harnblasen- und Darmendometriosen – als Zufallsbefund während einer chirurgischen Beckenexploration gefunden.

Nach KERR [17] wird zwischen einer die Wand befallenen oder primären und einer von außen stenosierenden oder sekundären Ureterendometriose unterschieden. Die häufigste externe Beteiligung des Ureters geschieht in der Weise, daß Ovarendometriosen oder auch durch Endometriose veränderte fibrotische Verwachsungsstränge in den Latumblättern zu einer Stenosierung des Ureters führen, ohne daß primär die Wand des Ureters befallen sein muß. Die Ureterolyse, in sehr seltenen Fällen eine Ureterresektion bzw. Ureterneozystostomie, sind die möglichen Therapiewege. Der Befall der Ureterwand selbst nötigt zur Resektion und/oder Ureterostomie bzw. zur Neuimplantation des Ureters in die Blase. In den meisten Fällen wird gleichzeitig eine beidseitige Oophorektomie vorgenommen; sie ist zumindest empfehlenswert. Eine Ureterolyse sollte auch bei beiderseitiger Oophorektomie erfolgen, da sich auch nach Entfernung der Adnexe fibrotisch-stenosierende Behinderungen des Harnabflusses nicht immer spontan zurückbilden.

In einer Zusammenstellung von KERR, die 47 Patientinnen mit operierter Ureterendometriose erfaßt, erfolgte die Behandlung in 32% durch eine Ureterolyse, in 20% durch eine Segmentresektion eines Ureters mit Ureteroureterostomie und/oder Ureteroneozystostomie. In 15% der Fälle war aufgrund einer kompletten Nierenstörung einer Seite eine primäre Nephroureterektomie erforderlich. Nur in 21% war eine beidseitige Oophorektomie ohne Ureterolysis nötig. Mehr als 1 Jahr nach dem Ersteingriff wurde bei 75% ein gutes operatives Ergebnis gefunden. In 25% der Fälle war das Behandlungsergebnis wegen symptomatischer Hydronephrose, wegen rezidivierender Harnwegsinfekte und rezidivierender Beschwerden im harnableitenden System unbefriedigend geblieben [17].

Eine miliare Endometriose der *Lunge* ist äußerst selten. Im allgemeinen ist sie nach bilateraler Ovarektomie verschwunden. Alleinige Hormonbehandlungen bleiben ohne Erfolg.

5.5 Zusatzoperationen bei Endometriose

Außer den genannten Operationsverfahren werden gelegentlich verschiedene chirurgische Zusatzeingriffe empfohlen: so die *Antefixationsoperation* bei Douglasendometriose und fixierter Retroflexio uteri [22]. Die Rezidivrate dieser Endometriose soll dadurch gemindert werden. Ein ähnlicher Effekt soll angeblich durch die *Plikation* der *Ligamenta sacrouterina* erreichbar sein [18, 20]. Bisher gibt es keinen eindeutigen Beweis für die Wirksamkeit dieser Zusatzoperationen.

Auf eine peinliche Blutstillung sollte allerdings ebenso wie auf eine vollständige Reperitonealisierung aller bei der Operation entstandenen Wundflächen bzw. Peritonealdefekte geachtet werden, um postoperative Verwachsungen zu vermeiden. Sind einfache Adaptationsnähte nicht ausreichend, werden von einzelnen Operateuren bei großen Defekten freie *Netz- oder Peritonealtransplantate* aus dem vorderen Bauchdeckenperitoneum verwendet [21, 22].

Ob dadurch wirklich Adhäsionen vermieden werden, scheint zumindest nach den Erfahrungen im onkologischen Bereich fraglich zu sein. Die primär nicht gedeckten Peritonealdefekte, die bei großen onkologischen Debulking-Operationen entstehen, werden innerhalb von 6–12 Monaten von selbst reperitonealisiert, ohne daß im allgemeinen wesentliche Adhäsionen gefunden werden.

Einige Autoren empfehlen, auch bei konservativem Operieren den Eingriff mit einer prophylaktischen Appendektomie zu kombinieren [5, 19]. Die topographische Nachbarschaft von Appendix vermiformis und Genitalorganen wird als hinreichende Indikation für die simultane Appendektomie bewertet. Andere Autoren halten eine prophylaktische Appendektomie als zusätzlichen operativen Eingriff für nicht zwingend notwendig, da ein Endometriosebefall der Appendix vermiformis äußerst selten beobachtet wird [21].

Nach konservativer organerhaltender Endometrioseoperation besteht oft eine deutliche und spezifische Schmerzsymptomatik fort. Bestehen ausgeprägte Dysmenorrhoen und sind andere psychosomatische Imbalancen oder eine Retroflexio uteri ausgeschlossen, soll durch Plexusresektion in ca. 50% weitgehend Schmerzfreiheit erzielt werden [21, 23]. Je ausgeprägter und ausgedehnter die Endometrioseimplantate allerdings sind, desto weniger vollständig ist eine Schmerzausschaltung durch Plexusresektion möglich. Verteilen sich die Endometrioseherde im gesamten Beckenraum ohne Bevorzugung gewisser Prädilektionsstellen, dann wird zur Schmerzausschaltung die *präsakrale Neurektomie* empfohlen. Die am meisten geübte Technik ist die der präsakralen Neurektomie nach Cotte [14, 16, 18, 22].

Verbesserungen der medikamentösen Schmerztherapie lassen die Indikation zur präsakralen Neurektomie immer seltener werden; abgesehen davon, daß gelegentlich nachfolgend an die Operation Störungen der Blasen- und Darmentleerung auftreten können. Selbst bei unvollständiger oder konservativer fertilitätserhaltender Operation einer Endometriose wird von uns eine gleichzeitige präsakrale Neurektomie nicht vorgenommen.

6 Komplikationen bei chirurgischer Behandlung der Endometriose

6.1 Intraoperative Komplikationen

Darmverletzungen: Sind Darmwände durch Endometriose infiltriert, kann es bei Nichterkennung einer ausgedehnten Wandendometriose oder bei nicht ausreichender Exzision von Endometrioseherden unter falscher Rücksichtnahme eines eigentlich notwendig gewordenen größeren Darmeingriffes (z. B. Segmentresektion des Darmes) an den befallenen Darmabschnitten zur Eröffnung des Darmlumens mit nachfolgender Peritonitis, zu einer Abszeßbildung in der Umgebung und schließlich zu einer Fistelbildung kommen. Außerdem ist bei insuffizienter Entfernung einer Darmendometriose umso mehr die Gefahr einer postoperativen Stenosierung gegeben [19]. Bestehen bei einer Endometrioseoperation am Rektosigmoid Zweifel darüber, ob der Darm eröffnet ist, kann folgendes Vorgehen hilfreich sein: Der Beckenraum wird mit warmer Kochsalzlösung aufgefüllt. Wenn der proximale Dickdarmanteil nach unten hin ausgepreßt und eine Gasblasenentwicklung in den Kochsalzsee hinein erkennbar wird, besteht kein Zweifel an einer Darmverletzung mit Lumeneröffnung [19].

Harnblasenverletzungen: Bei Abpräparation der Blase von der Uterusvorderwand ist bei endometriotisch-fibrotischen Herden an der Umschlagsfalte eine Blaseneröffnung oft nicht zu umgehen; vor allem bei zusätzlicher Beteiligung der Blasenwand. Eine adäquate Versorgung (wir benutzen Polydioxanonfäden der Stärke 3×0) und bei Entlastung der Blase (transurethraler Katheter über 7–9 Tage) ist im allgemeinen mit einer problemlosen Verheilung zu rechnen. Bei Präparation von Endometrioseherden in der Nähe der Ureterostien sollte dem Operateur die Gefahr einer Einengung der Lumina bewußt sein [5, 19].

Ureterverletzungen: Verletzungen des Ureters mit nachfolgender Fistelbildung bei nicht korrekter pelviskopischer Koagulation sind beschrieben [19]. Eine sorgfältige Präparation der Ureteren ist bei ausgedehnten Genitalendometriosen stets ratsam, da bei Abpräparation der Adnexe oder Entfernung von Peritonealendometriosen Ureterverletzungen vorkommen können. Ureternahen Ligaturen sollte besondere Aufmerksamkeit geschenkt werden, um Ureterverletzungen, Ureterobstruktionen und Fistelbildungen zu vermeiden.

Blutungen: Beim Abtragen ausgedehnter flächenhafter Endometrioseherde im kleinen Becken kann es zu diffusen Blutungen kommen, so daß in Ausnahmefällen eine ausreichende Blutstillung durch Ligaturen, Gefäßklips oder Elektrokoagulation schwierig wird. Unter Umständen hilft eine zeitweise Tamponade (z. B. mit blutstillenden Medikamenten). Die Blutstillung im Bereich der präsakralen Beckenvenen macht gelegentlich erhebliche Schwierigkeiten, da die dünnwandigen Venen leicht einreißen und zu diffusen venösen Blutungen führen können. Steht die Blutung nach kräftiger Kompression des Blutungsherdes nicht, gelingt es oft durch gezieltes Anbringen eines Gefäßklips proximal der Blutungsquelle, die Blutung zum Stehen zu bringen. Eine Drainage des Wundgebietes transvaginal oder transabdominal für 24–48 Stunden ist empfehlenswert [19].

6.2 Postoperative Komplikationen

Nach schwieriger operativer Behandlung der Endometriose sollte auf spezifische postoperative Komplikationen geachtet werden: Nachblutungen, Beeinträchtigung der Darmmotilität mit Ileussymptomatik (besonders nach Zusatz-Endometrioseoperationen am Darm), Wundinfektionen und Fistelbildungen.

6.3 Chirurgische Prinzipien zur Vermeidung dieser Komplikationen

Am wichtigsten ist die genaue Darstellung der anatomischen Räume und des Bandapparates im Genitalbereich. Es empfiehlt sich, vom Lig. rotundum aus das Peritoneum zu inzidieren und das Spatium paravesicale und pararectale beiderseits freizulegen. Anschließend ist es leicht, den Ureter zu identifizieren und seinen Verlauf entlang des Lig. latum zu verfolgen. Erst danach sollten die Ligaturen am Lig. infundibulopelvicum und an der Arteria uterina erfolgen. Gleichermaßen sollten erst die Adnexe aus Adhäsionen zwischen Rektosigmoid, Douglasperitoneum und Hinterwand des Lig. latum gelöst und anschließend abgesetzt werden. In genauer Reihenfolge sind folgende Operationsschritte einzuhalten: Eröffnung der lateralen extraperitonealen Räume und Identifizierung des Ureters, Isolieren, Ligieren und Durchtrennung der Ovarikagefäße, Mobilisieren der Adnexe vom Darm und Douglasperitoneum und vom Lig. latum, Mobilisieren des Korpus und der Cervix uteri vom Rektosigmoid, so daß unter guter Sicht die uterinen Gefäße ligiert und abgesetzt werden können.

Selbstverständlich ist auf gewebsschonendes Operieren besonders zu achten, da gerade bei Endometrioseoperationen traumatisiertes Gewebe verstärkt zu Adhäsionen und Blutungen neigt. Eine abschließende Lavage des kleinen Beckens ist hilfreich, um auch geringe Blutungsquellen noch erkennen und gezielt versorgen zu können.

7 Therapieplanung der Endometriose

Die chirurgische Therapie der Endometriose sollte in ein Gesamtkonzept der Endometriosebehandlung eingebettet sein, das auf Grund der heutigen differenzierten diagnostischen und operativen Möglichkeiten und neuer hormoneller therapeutischer Ansätze eine individualisierte Behandlung zuläßt. Trotz dieser Vielfalt, die eine individuelle Festlegung des therapeutischen Vorgehens erfordert, lassen sich unter Berücksichtigung von Alter, Intensität des Beschwerdebildes, der Ausdehnung bzw. Schweregrade der Endometriose und der Frage des Erhaltes der Fortpflanzungsfähigkeit vier Gruppen unterscheiden:

1. Jüngere Frauen mit endometriosebedingtem Beschwerdebild und offener Familienplanung.
2. Frauen mit endometriosebedingten Symptomen und erfülltem Kinderwunsch.
3. Frauen mit endometriosebedingter Sterilität.
4. Frauen mit einer Endometriose ohne Symptomatik.

Ist die Endometriose pelviskopisch und in Zweifelsfällen histologisch gesichert, kann in Abhängigkeit vom Schweregrad (Stadieneinteilung nach der revidierten AFS aus dem Jahre 1985) folgendes Vorgehen empfohlen werden [9, 18, 31]:

Zu 1. (Tab. 2): Im Stadium I und II ist die endoskopische Koagulation der Implantate und evtl. eine Adhäsiolyse periovarieller und peritubarer Verwachsungen sinnvoll. Eine anschließende medikamentöse Therapie für etwa 6 Monate sollte – insbesondere im Stadium II – erwogen werden. Nach einem Intervall von 6–12 Monaten kann durch Re-Pelviskopie der Therapieerfolg kontrolliert werden. Kleine Endometriose-Restherde und Adhäsionen können endoskopisch operativ beseitigt werden (Dreistufentherapie nach Semm [32]).

Im Stadium III und IV ist je nach der Ausdehnung der Adhäsionen eine konservative organerhal-

Tabelle 2. Endometriosetherapie bei jungen Patientinnen mit Beschwerden und offener Familienplanung (nach Schweppe [31] und nach Dmowski [9])

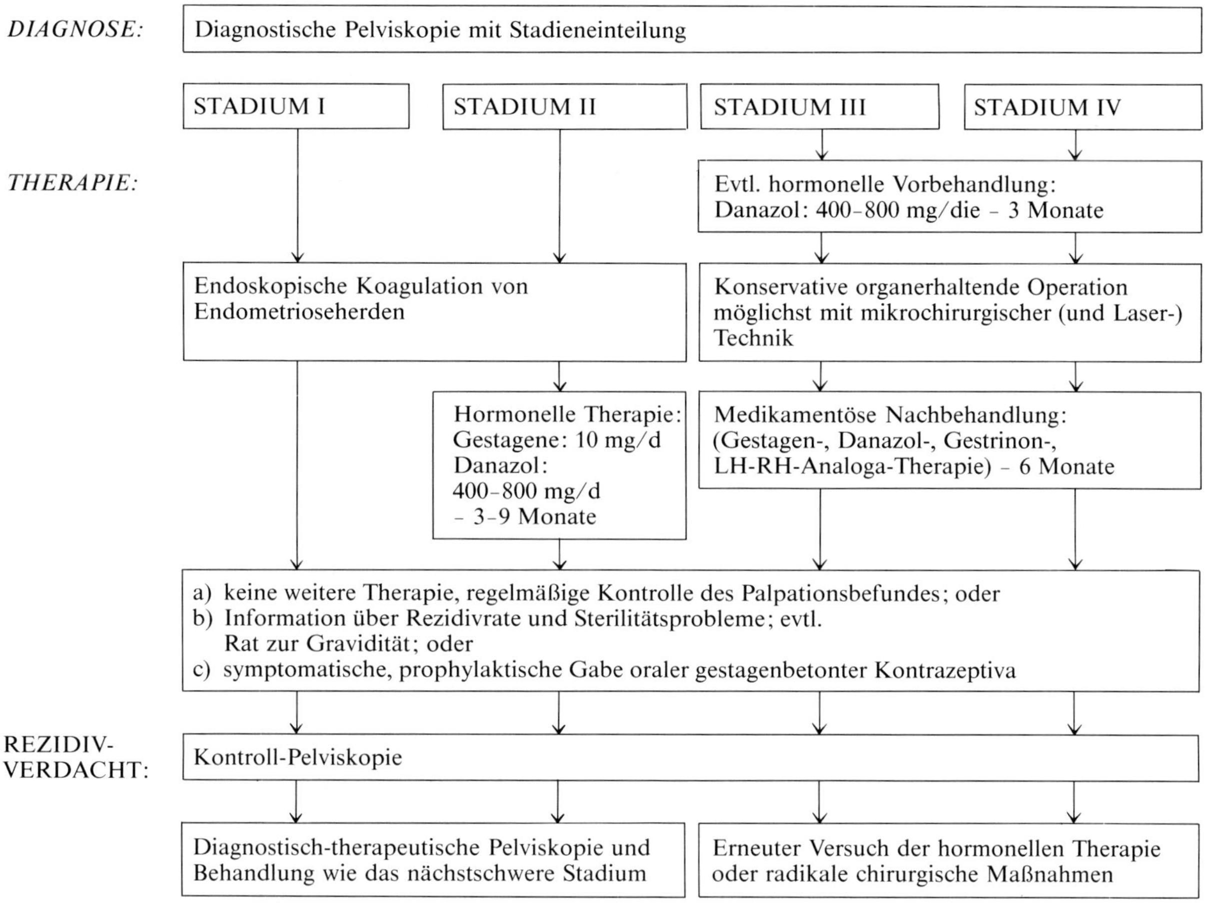

tende Operation möglichst unter mikrochirurgischen bzw. mikrochirurgisch-lasertechnischen Bedingungen anzustreben. Ist im Anschluß daran eine Schwangerschaft erwünscht, sollte nur dann eine medikamentöse Nachbehandlung erfolgen, wenn innerhalb der nächsten 6–12 Monate postoperativ keine Konzeption erfolgt ist. 80% der postoperativen Schwangerschaften treten innerhalb des ersten Jahres nach dem Eingriff ein [2]. Mit einer nachfolgenden Suppressionstherapie dürfte ein wesentlicher Zeitraum (etwa 6 Monate) mit guten Chancen für den Eintritt einer Schwangerschaft verloren gehen. Wird zunächst keine Schwangerschaft gewünscht, ist eine postoperative medikamentöse Behandlung mit Gestagenen, Danazol, Gestrinon oder LH-RH-Analoga zu erwägen. Treten nach Ende der medikamentösen Nachbehandlung wieder Beschwerden auf oder kommt es klinisch zu einem Rezidiv, sollte eine diagnostische und therapeutische Pelviskopie angeschlossen werden. Sind erneut ausgedehnte Endometrioserezidive (z. B. Stadium IV) oder eine Exazerbation der Beschwerden gegeben, ist eine definitive operative Maßnahme oder ein Wechsel auf eine andere medikamentöse Therapieform zu überlegen.

Zu 2 (Tab. 3): Im Stadium I und II wird ähnlich wie unter 1 verfahren (diagnostische und therapeutische Pelviskopie: Adhäsiolyse, Thermokoagulation). Bleiben danach Beschwerden bestehen, ist eine medikamentöse Therapie erforderlich. Im Stadium III sollte in Abhängigkeit von dem Alter der Patientin (unter 40 Jahren) möglichst ein konservativer operativer Therapieversuch mit anschließender hormoneller Suppressionstherapie unternommen werden. Ist die Frau jedoch älter als 40 Jahre oder liegt ein Stadium IV vor, sind bei stärkeren subjektiven Beschwerden eine abdominale Hysterektomie, bilaterale Adnexektomie und die Entfer-

Tabelle 3. Endometriosetherapie bei Patientinnen mit Beschwerden und erfülltem Kinderwunsch (nach SCHWEPPE [31] und nach DMOWSKI [9])

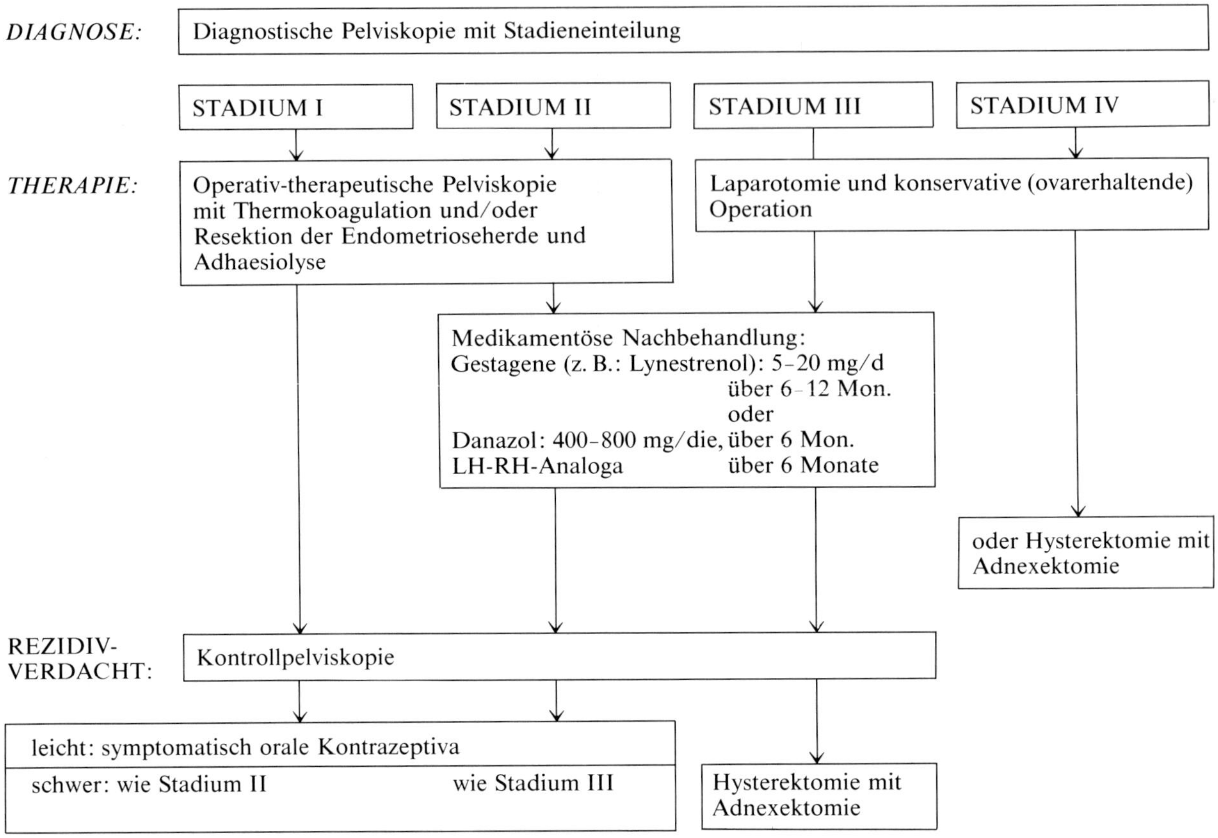

nung vorhandener extragenitaler Endometrioseherde (z. B. Darm, Blase, Ureter) sinnvoll. In jedem Fall ist vorher unter Berücksichtigung der individuellen Probleme der Frau jeweils neu zu entscheiden, ob ein ovarerhaltender oder definitiver operativ sanierender Eingriff gerechtfertigt ist. Stets sollte die Patientin darauf hingewiesen werden, daß bei Erhalt eines Ovars oder eines Ovarialabschnittes ein Rezidiv folgen kann, so daß eine erneute Operation durchgeführt werden muß.

Zu 3. (Tab. 4): Sind andere Sterilitätsursachen ausgeschlossen und liegt ein Stadium I–II vor, sollte nach Sicherung der Diagnose mit einer 6-monatigen medikamentösen Therapie (am günstigsten Danazol, 400–600 mg/die, alternativ GnRH-Agonisten) begonnen werden. Eine Konzeption ist innerhalb der ersten 6 Monate häufig, 12 Monate danach nur noch in Einzelfällen zu beobachten. Besteht ein Rezidiv, ist eine konservative (möglichst mikrochirurgische) Operation – wie auch im Stadium III und IV – mit anschließender Danazol- bzw. GnRH-Agonisten-Nachbehandlung oder die operativ-therapeutische Laser-Pelviskopie erforderlich. Für das Stadium III und IV gilt: je ausgedehnter die Endometriose, umso eher ist eine konservativ-operative fortpflanzungserhaltende Operation sinnvoll. Entweder wird eine 3–6-monatige Vorbehandlung mit Danazol oder GnRH-Agonisten und anschließend ein mikrochirurgisch-rekonstruktiver Eingriff oder unmittelbar nach endoskopischer Befundsicherung sofort ein operatives Verfahren gewählt. Eine postoperative medikamentöse Suppressionstherapie ist auch nach unvollständiger Resektion von Endometrioseimplantaten nicht sinnvoll, da die höchste Konzeptionschance innerhalb der nächsten 6–12 Monate besteht. Ist nach 1–2 Jahren keine Schwangerschaft eingetreten, ist eine Kontrollpelviskopie und eventuell die Aufnahme der Patientin in ein IVF-Programm indiziert. Eine IVF-Behandlung ohne vorherige Endometriosetherapie wird nicht für sinnvoll erachtet [11 a]. Je nach Ausdehnung des Endometriosezidivs kann aber auch eine erneute medikamentöse oder chirurgisch-sanierende Maßnahme in Betracht gezogen werden. Ein weiterer operativer Eingriff ist besonders bei Endometrioseinfiltration von Nachbarorganen (z. B. Darm, Blase

Tabelle 4. Endometriosetherapie bei Patientinnen mit Kinderwunsch (nach SCHWEPPE [31] und nach DMOWSKI [9])

DIAGNOSE:

Diagnostische Pelviskopie mit Stadieneinteilung

STADIUM I | STADIUM II | STADIUM III | STADIUM IV

THERAPIE:

Stadium I und II:

Hormonelle Therapie:
Danazol: 400–800 mg/d
über (3)–6 Monate

↓

Kontroll-Pelviskopie, evtl. mit endoskopischer Operation:
Thermokoagulation und/oder Resektion der Endometrioseherde und Adhaesiolyse

Stadium III und IV:

Evtl. hormonelle Vorbehandlung:
Danazol: 400–800 mg/die über 3–6 Monate

↓

Laparotomie mit mikrochirurgischer (evtl. Laser-) Technik:
Entfernung der Endometrioseherde und Adhaesiolyse

↓

Evtl. hormonelle Nachbehandlung:
Danazol: 400–800 mg/die über 6 Monate
LH-RH-Analoga über 6 Monate

Alle Stadien:

Anstreben einer Schwangerschaft unter physikalischer und endokrinologischer Überwachung des Zyklusgeschehens
Wartezeit 12–18 Monate

↓

bei Ausbleiben der Grav.: Kontroll-Pelviskopie

Stadium I / Stadium II – falls Rezidiv: Therapie wie das nächst höhere Stadium

Stadium III und IV – falls Rezidiv: Hormonelle Therapie (Danazol-, Gestrinon-, LH-RH-Analoga-Therapie)

↓

bei weiterem Rezidiv:
wegen der hoffnungslosen Prognose hinsichtlich der Fertilität sollten radikale chirurgische Maßnahmen erwogen werden

falls kein Rezidiv: weitere Sterilitätsdiagnostik und entsprechende Therapie

oder Ureter) und bei starken Fibrosierungen als Folge entzündlicher Begleitreaktionen erforderlich. In Einzelfällen kann trotz des noch bestehenden Kinderwunsches eine Hysterektomie mit „Kastration" und begleitenden weiteren operativen Maßnahmen sinnvoller sein als das Bemühen, um jeden Preis eine Konzeptionschance zu erhalten.

Zu 4: Inwieweit es gerechtfertigt erscheint, eine während einer diagnostischen Pelviskopie zufällig entdeckte Endometriose der Stadien I und II zu therapieren, ist noch nicht entschieden. Eine gelegentlich rasche Progression einer Endometriose und das Entartungsrisiko (unter 0,5% [31]) rechtfertigen nicht unbedingt eine pelviskopisch-operative, eine medikamentöse oder eine weitere chirurgische Behandlung. Engmaschige Kontrollen sind ratsam. Nur bei Auftreten von Symptomen oder neu hinzugekommenen Endometrioseherden sollte eine Therapiemaßnahme getroffen werden. Ausgedehnte Endometriosebefunde hingegen (Stadium III und IV) rechtfertigen stets eine operative Korrektur (Laparotomie mit funktionserhaltendem Ovar oder definitive Sanierung).

8 Ergebnisse der operativen Therapie der Endometriose

Zur Beurteilung des Erfolges einer Endometriosetherapie können drei Kriterien herangezogen werden:

1. die Veränderung des Beschwerdebildes
2. die Schwangerschaftsrate und
3. die Rezidivrate.

Eine subjektive Beschwerdefreiheit (durch alleinige chirurgische, hormonelle oder durch Kombinationstherapie) läßt sich häufig erreichen.

In vielen Arbeiten wird der Erfolg der konservativen Endometriosetherapie am Anteil der danach schwanger gewordenen Patientinnen gemessen. Eine Vergleichbarkeit der Ergebnisse ist aufgrund der Verwendung unterschiedlicher Klassifikationen und Therapiekonzepte der Endometriose kaum möglich [29]. Entsprechend variieren die Angaben über Erfolge einer fertilitätserhaltenden operativen Endometriosebehandlung ausgesprochen. Die Schwangerschaftsraten schwanken bei mittelschwerer Endometriose zwischen 37% und 74% und bei schwerer Endometriose zwischen 28% und 48% [1, 4, 21, 23, 31]; die hohen Erfolgszahlen wurden in den Fällen beschrieben, in denen unter mikrochirurgischen und laserchirurgischen Bedingungen operiert wurde [4a, 11a]. 48% der 572 Frauen mit Endometriose und tubar bedingter Sterilität wurden nach operativer (pelviskopischer) Herdsanierung, hormoneller Nachbehandlung und operativer Tubenkorrektur („3-Phasen-Therapie") schwanger [23].

Die Schwangerschaftsraten nach alleiniger mikrochirurgischer Endometrioseoperation betragen bei mittelschwerer Endometriose zwischen 44% und 56% und bei schwerer Endometriose zwischen 29% und 47% [2, 3].

Für das Stadium III (nach der AFS-Klassifikation) werden nachfolgend an die Endometriosetherapie mit mikrochirurgischer Technik 36% und für das Stadium IV 25% Schwangerschaften in der Literatur genannt [11].

Die Endometriose kann während der reproduktiven Phase stets rezidivieren. In Abhängigkeit von der Beobachtungsdauer (1-12 Jahre) und vom Ausbreitungsgrad der Endometriose muß nach konservativer Operation mit Erhalt der generativen Funktion in 7-34% mit einem Rezidiv gerechnet werden [31]. Die Rezidivrate bei Second look Pelviskopien nach vorausgegangenen mikrochirurgischen Eingriffen wird im Stadium III und IV (nach AFS-Klassifikation) mit 31%, im Stadium I und II mit 26% angegeben [11].

LITERATUR

1a. American Fertility Society (1979) Classification of endometriosis. Fertil Steril 32: 633
1b. American Fertility Society (1985) Revised American Fertility Society classification of endometriosis. Fertil Steril 43: 351-352
1c. Andrews WC (1980) Medical versus surgical treatment of endometriosis. Clin Obstet Gynecol 23: 917-924
2. Boeckx W, Gordts S, Brosens I (1980) Ovarian microsurgery. In: Crosignani PG, Rubin BC (eds) Microsurgery in Female Infertility. Academic Press, London, pp 59-76
3. Brosens I, Boeckx W, Gordts S, Vasquez G (1980) Funktionserhaltende Operationen bei Ovarialendometriose, Tubenschwangerschaft und Tubenokklusion. Gynäkologe 13: 153-159
3a. Brosens I, de Bruyne F, Puttemans P (1989) Endometriosebehandlung mittels Laser-Laparoskopie. Gynäkologe 22: 310-314
4. Buttram VC Jr (1979) Surgical treatment of endometriosis in the infertile female: a modified approach. Fertil Steril 32: 635-640
4a. Campo RL, Schlösser H-W, Hucke J (1989) Endometriose als Haupt- oder Nebenbefund bei Fertilitätsoperationen. Gynäkologe 22: 302-309
5. Chalmers JA (1975) Pelvic endometriosis. Butterworths, London Boston
6. Christ M, Gerber R (1982) Dickdarmendometriose. Geburtshilfe u. Frauenheilkd 42: 45-47
7. Cohen MP (1980) Laparoscopic diagnosis and pseudomenopause treatment of endometriosis with danazol. Clin Obstet Gynecol 23: 901-915
8. Daniell JF, Christianson C (1981) Combined laparoscopic surgery and danazol therapy for pelvic endometriosis. Fertil Steril 35: 521-525
9. Dmowski WP, Scommegna A (1983) The appropriate use of medical and surgical therapy in endometriosis. In: Zuspan FP, Christian CD (eds) Reid's controversy in obstetrics and gynecology III. Saunders, Philadelphia London Mexico City Rio de Janeiro Tokyo, pp 543-560
10. Frantzen C, Schlösser HW (1984) Mikrochirurgie in der Gynäkologie. In: Martius G, Schmidt-Gollwitzer M (Hrsg) Bücherei des Frauenarztes, Band 15. Enke, Stuttgart
11. Gordts S, Boeckx W, Brosens I (1984) Microsurgery of endometriosis in infertile patients. Fertil Steril 42: 520-525
11a. Gordts S (1989) Sterilitätstherapie bei Endometriose. Gynäkologe 22: 315-319
12. Gray LA (1966) Endometriosis involving the bowel. Clin Obstet Gynecol 9: 324-330
13. Hempel K, Schoppmeier K (1978) Endometriose des Rectum und Sigma. Chirurg 49: 648-649
14. Howkins J, Hudson CN (1983) Pelvic endometriosis. In: Cull P (ed) Shaw's textbook of operative Gyneco-

logy. Churchill Livingstone, Edinburgh London Melbourne New York, pp 223-227
15. Intraphuvasak J (1981) Mikrochirurgisch-plastische Eingriffe an den Tuben. Gynäkologe 14: 53-62
16. Käser O, Ikle FA, Hirsch HA (1983) Atlas der gynäkologischen Operationen, 4. Aufl. Thieme, Stuttgart New York
17. Kerr WS Jr (1966) Endometriosis in the urinary tract. Clin Obstet Gynecol 9: 331-357
18. Kistner WR, Barbier RL, Evans ST (1984) Endometriosis - 1984. In: Pitkin RM, Zlatnik FJ (eds) The year book of obstetrics and gynecology. Year Book Medical Publishers, Chicago, pp 365-318
19. Lucas WE (1981) Endometriosis and pelvic inflammatory diseases. In: Schaefer G, Graber EA (eds) Complications in Obstetric and Gynecologic Surgery. Harper & Row, Hagerstown, p 348
20. Luciano AA, Pitkin RM (1984) Endometriosis: Approaches to diagnosis and treatment. Surg Annu 16: 297-312
21. Malinak LR (1980) Infertility and endometriosis: Operative technique, clinical staging, and prognosis. Clin Obstet Gynecol 23: 925-936
22. Patton GW, Kistner RW (1984) Atlas of Infertility Surgery. Little, Brown & Comp, Boston Toronto
23. Polan ML (1984) Endometriosis. Semin Reprod Endocrinol 2: 186-196
24. Pratt JH, Williams TJ (1980) Indications for complete pelvic operations and more radical procedures in the treatment of severe or extensive endometriosis. Clin Obstet Gynecol 23: 937-950
25. Ranney B (1980) Endometriosis: Pathogenesis, symptoms and findings. Clin Obstet Gynecol 23: 865-874
26. Ranney B (1980) Endometriosis: Etiology, prevention, and inhibition of endometriosis. Clin Obstet Gynecol 23: 875-884
27. Ranney B (1983) Operative treatment of endometriosis. In: Zuspan FP, Christian DS (eds) Reid's controversy in obstetrics and gynecology III. Saunders, Philadelphia London Mexico City Rio de Janeiro Tokyo, pp 553-559
28. Richter K (1975) Die operative Therapie der Endometriosis externa. MMW 117: 317-322
29. Rönnberg L, Järvinen PA (1984) Pregnancy rates following therapy for endometriosis. Acta Obstet Gynecol Scand Suppl 123: 69-72
30. Rogers SF, Lotze EC, Grunert GM (1984) Endometriosis then and now. J Reprod Med 29: 613-620
31. Schweppe KW (1984) Morphologie und Klinik der Endometriose. Schattauer, Stuttgart New York
31a. Schweppe KW (1988) Medikamentöse Behandlung der Endometriose. Gynäkologe 21: 52-57
31b. Schweppe KW (1989) Pathophysiologie der Endometriose. Gynäkologe 22: 279-288
32. Semm K (1984) Operationslehre für endoskopische Abdominal-Chirurgie. Schattauer, Stuttgart New York
33. Weed JC, Arquembourg PC (1980) Endometriosis: Can it produce an autoimmune response resulting in infertility? Clin Obstet Gynecol 23: 885-893
34. Wheeler JM, Malinak LR (1981) Postoperative danazol therapy in infertility patients with severe endometriosis. Fertil Steril 36: 460-463

VI Operative Eingriffe bei entzündlichen Erkrankungen im kleinen Becken und ihre Folgen

W. KUHN und G. GROSPIETSCH

INHALT

1 Einleitung

Das Ursachenspektrum akuter Unterbauchbeschwerden ist vielgestaltig. Es kommen zahlreiche Krankheitsbilder aus der Gynäkologie, der Chirurgie sowie der Urologie, aber auch aus internistischen und neurologischen Disziplinen in Frage (Tabelle 1) [3].

Konnte aufgrund anamnestischer Erhebungen, der klinischen Untersuchungen sowie der Laborparameter eine entzündliche Genese gesichert werden, so ergibt sich daraus eine nicht selten schwierige Differentialdiagnose.

In den meisten Fällen handelt es sich darum, nichtgynäkologische Ursachen der Entzündungen von gynäkologischen Prozessen differentialdiagnostisch abzutrennen (s. Kapitel C. IV). Ohne Zweifel ist die sog. Adnexitis die häufigste Ursache entzündlicher Erkrankungen im kleinen Becken. Als Folge tritt in etwa 20% der Fälle eine Sterilität ein [11, 12, 16]. Die Inzidenz ektopischer Graviditäten (Tubargravidität) ist auf das 6-fache erhöht [11, 12, 16]. Chronische Schmerzzustände als Folge von Entzündungen, Verwachsungen und Narbenbildungen sind häufig und werden mit 10-20% angegeben [11]. Die schwerste Komplikation ist die Ausbildung eines Abszesses. Bei Ruptur eines solchen Abszesses im kleinen Becken kann es zu bedrohlichen Komplikationen kommen. Bei rein konservativem Vorgehen betrug die Letalität etwa 80-100% [5, 6]. Bei aktiver operativer Therapie läßt sie sich auf 5-10% senken [19, 25]. Gibt es über den Wert der chirurgischen Behandlung eines Tuboovarialabszesses bzw. eines Abszesses im kleinen Becken heute kaum noch Diskussionen, so ist festzustellen, daß im Gegensatz zu früheren Empfehlungen der Zeitpunkt der Operation mehr und mehr in die Frühphase der Erkrankung verlegt, und daß die Radikalität zunehmend zu Gunsten einer organerhaltenden Therapie eingeschränkt wird [7, 11, 12].

Tabelle 1. Übersicht über die wichtigsten Differentialdiagnosen bei akuten Schmerzen im kleinen Becken. Nach BROCKERHOFF 1984 [3]

I. Inneres Genitale	Ektopische Schwangerschaft Stielgedrehte Ovarialzyste Adnexitis Torsion eines subserösen Myoms
II. Darm	Appendizitis Divertikulitis perforierendes oder stenosierendes Karzinom Volvulus Kolitis Perforation Obstruktion Peritonitis Enteritis regionalis Akute Gastroenteritis Mesenterialgefäßverschluß Meckelsches Divertikel
III. Retroperitoneum	Harnwegsinfekt Akute Harnverhaltung Nephrolithiasis Disseziierendes Aneurysma Akute Pankreatitis
IV. Extraabdominal	Wirbelfraktur Bandscheibenprolaps Rückenmark-Tumor Osteomyelitis der Wirbelsäule Basale Pleuritis oder Lungenembolie Porphyrie Bauchdeckenhämatom (Muskelriß)
V. Nichtorganisch bedingt	Hysterie

Tabelle 2. Einteilung pelviner Abszesse nach Ätiologie und Pathogenese. Nach KAPLAN et al. 1967 [14]

1. infolge Adnexentzündungen
   - gonorrhoisch
   - nicht gonorrhoisch
   - tuberkulös
2. nach Schwangerschaften
   - post abortum
   - post partum
3. nach gynäkologischen Operationen
   - Vaginalstumpf
   - retroperitoneal, intraligamentär
   - tuboovarial
4. bei Karzinomen
5. bei Genitalmißbildungen
6. nach anderen abdominalen Infektionen oder Operationen

Tabelle 3. Einteilung pelviner Abszesse nach therapeutischen Gesichtspunkten. Nach JOHNSON, aus HIRSCH 1978 [11]

1. Parametrane Abszesse, die von der Vagina oder der Leistengegend durch Inzision erreichbar sind
2. Douglasabszesse oder im Douglas fixierte Tuboovarial- und andere Adnexabszesse
3. Tuboovarial- und andere Adnexabszesse, die hoch an der lateralen Beckenwand fixiert und abdominal von der Leistengegend durch Inzision erreichbar sind
4. Tuboovarial- und andere Adnexabszesse, die an der seitlichen Beckenwand fixiert und durch Inzision nicht erreichbar sind.

2 Entzündliche Adnexerkrankungen (Adnexitiden), Abszesse im Adnexbereich

2.1 Ätiologie und Pathogenese

Der häufigste Infektionsweg ist die Aszension der Krankheitserreger entlang der normalen anatomischen Struktur. Nichtschwangere, sexuell aktive junge Frauen sind besonders häufig betroffen [7, 11, 12, 17]. Es kann als erwiesen gelten, daß abszedierende Prozesse als Folge aufsteigender Infektionen heute mit einer Häufigkeit von 20–50% [10, 17] durch Intrauterinpessare verursacht werden. Vor allen Dingen das einseitige Auftreten scheint für die IUP-bedingte Entzündung typisch zu sein.

Ebenfalls relativ häufig ist das Auftreten nach Schwangerschaft (post abortum, post interruptionem, post partum). Auch nach gynäkologisch-urologischen und abdominal-chirurgischen Eingriffen sowie nach Entzündungen anderer, nicht zum inneren Genitale gehörender Organe, kann es zu einer sekundären Einbeziehung des inneren Genitale in den entzündlichen Prozeß kommen. In erster Linie sind hier ursächlich Appendizitis, Divertikulitis oder ein Morbus Crohn zu nennen. Am seltensten ist der hämatogen-lymphogene Infektionsweg, der hauptsächlich für die Tuberkulose – die heute in Deutschland kaum mehr gesehen wird – verantwortlich.

Eine Einteilung pelviner Abszesse nach Ätiologie und Pathogenese zeigt die Tabelle 2, nach therapeutischen Gesichtspunkten die Tabelle 3 [11, 12].

2.2 Diagnose

Der Tuboovarialabszeß wird am häufigsten zwischen dem 20. und 40. Lebensjahr beobachtet [7, 17], etwa 25–50% der betroffenen Patientinnen sind Nulliparae. Tritt bei Patientinnen jenseits der Menopause ein entzündlicher Prozeß des inneren Genitale (primär oder sekundär) auf, so ist in erster Linie ein maligner Tumor auch der Nachbarorgane (Sigma!) auszuschließen.

Keimnachweis: Die nachweisbaren Keime bestehen aus einer Mischung von anaeroben und aeroben Organismen. Allerdings scheinen die Anaerobier deutlich häufiger aufzutreten als die aeroben Keime [17]. In einem relativ hohen Prozentsatz (bis etwa 35%) können in Tuboovarialabszessen keine Keime nachgewiesen werden [25]. Dabei scheint der Keimnachweis mit zunehmender Erkrankungsdauer seltener zu gelingen. Demgegenüber weisen neuere Ergebnisse darauf hin, daß ein fehlender Keimnachweis besonders dann zu beobachten ist, wenn Entnahmetechnik, Transportbedingungen und Art der Kultivierung nicht optimal sind. Werden nicht nur der Eiter, sondern auch das umgebende Gewebe zur kulturellen Aufarbeitung entnommen, so ist die Erfolgsquote hoch. Anhand solcher Untersuchungen sind die häufigsten Keime: Escherichia coli, Bakteroides fragilis, andere Bakteroidesarten, aerobe Streptokokken, Peptokokken und Pepto-Streptokokken [16]. Die Rolle anderer Mikroorganismen, wie die der Chlamydien, Mykoplasmen, Ureoplasma uralyticum oder von Actinomyces-Arten, werden diskutiert, sind aber nach wie vor in ihrer Bedeutung nicht definiert [7, 17].

Symptome: Am häufigsten (in über 90%) treten mehr oder minder akute Schmerzen im unteren Abdomen auf. Bei sehr ausgeprägter Symptomatik kann das Vollbild eines akuten Abdomens mit all seinen differentialdiagnostischen Problemen gegenüber nichtgynäkologischen Krankheitsbildern vorliegen.

Nicht obligat, wenn auch im allgemeinen vorhanden, sind Fieber, Leukozytose und erhöhte Blutsenkungsgeschwindigkeit. Die Beschwerdesymptomatik nimmt erfahrungsgemäß (Ausnahme Ruptur eines Abszesses) bei länger bestehendem Krankheitsbild sukzessive ab, häufig kommt es in diesem Stadium erst zum positiven Nachweis der klassischen Entzündungsparameter.

Tabelle 4. Vorläufige klinische Diagnose bei Behandlungsbeginn von 86 Patientinnen mit Ovarialabszessen. Nach EGGER 1977 [5]

Klinische Diagnose	Ovarial abszesse
Entzündliche Adnextumoren	40
Inoperable maligne Tumoren	24
Nichtentzündliche Adnextumoren	11
Uterus myomatosus	4
Douglasabszesse	3
Isolierte Ovarialabszesse (bei bekannter Ovarialendometriose)	3
Appendicitis acuta	1

Differentialdiagnose: Da die klinischen Symptome oft unspezifisch sind, ist die differentialdiagnostische Abklärung eines Tuboovarialabszesses von einer akuten Salpingitis und entzündlichen bzw. nichtentzündlichen Erkrankungen anderer Organe im kleinen Becken schwierig, gelegentlich ohne aufwendige Diagnostik unmöglich. Dies zeigen die in Tabelle 4 aufgeschlüsselten Verdachtsdiagnosen.

Lediglich in etwa der Hälfte der Fälle wurde primär ein entzündlicher Tumor angenommen [5]. Als nichtinvasive Zusatzmethode ist heute die Sonographie eine wertvolle Hilfe in der Beurteilung pathologischer Strukturen im kleinen Becken. Wenn diese Methode auch nicht spezifisch sein kann, so ermöglicht sie doch in vielen Fällen eine gewisse Differenzierung. Taylor et al. [27] berichten von 220 Patientinnen mit operativ gesicherten Abszessen im Abdomen bzw. im kleinen Becken. 36 von 40 Abszessen im oberen Abdomen und 32 von 33 Abszessen im kleinen Becken wurden sonographisch identifiziert. Auf der anderen Seite konnte die Verdachtsdiagnose in 112 von 113 Fällen im oberen Abdomen und in 33 von 34 Fällen im kleinen Bekken ausgeschlossen werden. Eine wertvolle Hilfe ist die Sonographie ebenfalls in der Verlaufsbeobachtung der Größe eines Abszesses. Gerade beim konservativen Vorgehen (s. S. 371) gewinnt diese Qualität der Sonographie an klinischer Bedeutung. Auch die Computertomographie findet als differentialdiagnostisches Hilfsmittel Anwendung. Die Ergebnisse hinsichtlich pathologischer Prozesse im kleinen Becken sind jedoch nicht selten unsicher, sie sind der qualifizierten Sonographie im allgemeinen unterlegen.

Das intravenöse Urogramm liefert insofern indirekte Hinweise, als nicht selten entzündliche Prozesse im kleinen Becken zu einer Stenosierung oder Verdrängung des Ureters führen. Die einwandfreie Darstellung des Ureterverlaufes erleichtert die oft schwierige Präparation während der Operation. Falls mit den obengenannten konservativen Methoden eine differentialdiagnostische Abklärung nicht möglich ist, so ist die Laparoskopie zu empfehlen. Von der offenen Laparoskopie sollte heute großzügig Gebrauch gemacht werden, zumal sie auch dem Keimnachweis dienen kann. Bei Prozessen, die im kleinen Becken lokalisiert sind, ergeben sich unter Benutzung des klassischen Zuganges im Nabel keine besonderen Probleme. Wenn auch in fast allen Fällen in der beschriebenen Weise eine sichere Diagnose erreicht werden kann, so ist doch darauf hinzuweisen, daß besonders bei schweren entzündlichen Prozessen, die mit Wahrscheinlichkeit einer chirurgischen Therapie bedürfen, der Zeitfaktor bis zu Beginn der Operation zu berücksichtigen ist. Dies bedeutet, daß es oft günstiger ist, frühzeitig bei unvollständiger Art-Diagnose zu operieren, als inadäquat langwierig zu diagnostizieren! Die Häufigkeit einer Abszeßbildung nach Salpingitis beträgt zwischen 10 und 30% [11, 12]. Man unterscheidet verschiedene Formen:

Pyosalpingen: sie entstehen durch Verschluß der Tubenostien mit anschließend intraluminärer Eiterretention (Empyem).

Adnexabszesse: sie entstehen durch Verklebungen und Eiteransammlungen zwischen den Adnexen.

„Tuboovarialabszesse“: sie entstehen zwischen gesprungenen Follikeln und an der Tube.

Douglasabszesse: sie entstehen meist durch Absinken entzündlichen Materials in die Tiefe des Douglas'schen Raumes. Sie sind gegen die freie Bauchhöhle im allgemeinen durch adhärente Darmschlingen und Netz abgekapselt.

3 Konservative Therapie

Als konservative Therapie ist die medikamentöse antibiotische Therapie (in Verbindung mit Heparinisierung) zu verstehen. Begleitende Maßnahmen wie Bettruhe, Ausgleich des Wasser- und Elektrolythaushaltes, Gabe von Analgetika sind im allgemeinen erforderlich. Die gleichzeitige Applikation von synthetischen Nebennierenrinden-Steroiden ist jedoch bei schweren entzündlichen Adnexerkrankungen in der Anfangsphase nicht empfehlenswert. Wichtig ist, daß die Applikation der Substanzen intravenös erfolgt, ausreichend dosiert, und daß ein breites Keimspektrum aerober und anaerober Keime erfaßt wird. In der Hälfte bis ⅔ aller Fälle hat diese Therapie Erfolg [7, 17], und der optimale Operationszeitpunkt - falls eine Operation unvermeidlich ist - kann ohne Zeitdruck bestimmt werden.

Folgende Bedingungen sind Voraussetzung für das konservative Vorgehen bei einem entzündlichen Prozeß im kleinen Becken:

Innerhalb von 2-3 Tagen muß sich das klinische Bild eindeutig bessern. Dies trifft sowohl für den möglicherweise bestehenden, im unteren Abdomen lokalisierten Peritonismus zu, wie für die übrigen typischen oder atypischen Beschwerden. Die Entfieberung bzw. das Ansprechen der Temperatur auf die Therapie innerhalb von 24-36 h ist nach wie vor das wichtigste Kriterium der Effizienz der Therapie. Innerhalb von wenigen Tagen muß es zu einer eindeutigen palpatorischen und sonographisch objektivierbaren Größenabnahme der entzündlich bedingten Raumforderung im kleinen Becken kommen.

4 Operative Therapie

Sind diese Voraussetzungen nicht gegeben, d.h. persistieren vitale Symptome und Befunde, oder zeigt der Prozeß eine Tendenz zur Generalisierung, so hat unverzüglich die operative Therapie zu erfolgen, da die Wahrscheinlichkeit besteht, daß eine Beschränkung des entzündlichen Prozesses auf das kleine Becken durch „Abkapselung“ nicht gewährleistet ist.

4.1 Konservierende Operation versus Hysterektomie mit Adnexektomie beidseits?

Nach wie vor besteht sowohl beim nachgewiesenen, therapieresistenten Tuboovarialabszeß wie bei der Ruptur eines derartigen Prozesses Uneinigkeit über die Radikalität der in jedem Falle indizierten Operation. Häufig wird vor allen Dingen in älteren Arbeiten die zweifellos sichere Methode der abdominalen Hysterektomie mit Adnexektomie beiderseits empfohlen [1, 4, 14, 22, 23]. Demgegenüber stehen Fälle, bei denen ein Adnex oder zumindest ein Ovar und häufig auch der Uterus erhalten werden können bzw. könnten, da sie in den entzündlichen Prozeß nicht einbezogen sind. Während die komplette Entfernung von Uterus und Adnexen in den meisten Fällen kurativ ist, hat das konservierende Vorgehen den Vorteil einer Erhaltung von Fertilität und endokrinologischer Funktionen einschließlich der Menstruation mit all ihren positiven psychologischen Konsequenzen. Die Frage ist, wie weit diese eben geschilderten Vorteile das Risiko einer später notwendigen Zweitoperation aufwiegen; wenigen Literatur-Angaben ist zu entnehmen, daß in 17–24% nach einseitiger Adnexektomie zu einem späteren Zeitpunkt die anderen Adnexe und/oder der Uterus entfernt werden mußte. In etwa 14% trat bei einseitigem Vorgehen später jedoch eine Schwangerschaft auf [8, 9, 16, 18, 20, 23, 25, 26].

Besonders unter dem Gesichtspunkt, daß ein hoher Prozentsatz (etwa 80%) der Patientinnen mit einer schweren entzündlichen Adnexerkrankung bzw. einem Tuboovarialabszeß im fertilen Alter sind, erscheint es sinnvoll, das operative Vorgehen weniger an der Intaktheit einer Tube zu orientieren als an der Möglichkeit, das noch gut gefäßversorgte Ovar so zu plazieren, daß es einer späteren Eizell-Entnahme zur In-vitro-Fertilisation zugänglich ist.

Diese Überlegungen sollen jedoch nicht darüber hinwegtäuschen, daß bei schwersten Komplikationen, der Ruptur eines Tuboovarialabszesses unter Beteiligung beider Adnexe, im Zweifelsfall die Hysterektomie mit beiden Adnexen erforderlich wird, obwohl die Entscheidung über das Ausmaß der Radikalität nur anhand des jeweiligen Situs getroffen werden kann.

Tatsache ist, daß bei inadäquater oder verzögerter Therapie eine Letalität bis zu 90% zu beobachten ist [11, 12, 17]. Wir selbst bevorzugen die individualisierte Form der Operation, deren Radikalität sich nach dem Zustand der „gesunden bzw. besser erhaltenen Adnexe" richtet und gleichermaßen die Schwere des gesamten Krankheitsbildes berücksichtigt. In die Beurteilung muß die Gefährdung der Patientin durch ein Fortbestehen des entzündlichen Prozesses einerseits und durch eine sekundäre Operation andererseits eingehen.

Am Schluß dieser allgemeinen Überlegungen soll nur kurz auf die „Behandlung" von Abszessen im kleinen Becken, besonders des Douglasabszesses durch hintere Kolpozöliotomie, eingegangen werden. Sie wird heute nur noch selten indiziert sein. Hingegen kann die direkte Punktion und Entleerung von späten postoperativen Abszessen unter sonographischer Kontrolle entweder von vaginal oder von abdominal aus zu guten Ergebnissen führen und gleichzeitig einen ausgedehnten sekundären operativen Eingriff vermeiden. Eine effektvolle Drainage ist wünschenswert.

4.2 Technik der operativen Behandlung entzündlicher Prozesse im kleinen Becken durch Laparotomie

Erwartet man starke Verwachsungen oder besteht ein großer Adnextumor, so sollte die Bauchhöhle weit eröffnet werden, da eine schlechte Zugänglichkeit Zeit kostet und bei entsprechendem Situs zu unpräzisem Operieren verleitet. Ein hoch angelegter Pfannenstiel'scher Querschnitt kann ausreichen. Bestehen dennoch Platzschwierigkeiten, so ist die Durchtrennung des Rektus zu erwägen. Ein Längsschnitt ist besonders dann indiziert, wenn der Prozeß über die Linea terminalis hinausreicht. Das Eröffnen des Peritoneums sollte durch eine sehr kleine Inzision erfolgen, damit eine etwaige Verletzung des adhärenten Darmes ebenfalls minimal ausfällt.

Nach Eröffnung des Peritoneums sollten zunächst die mit dem parietalen Peritoneum vorhandenen älteren oder frischen Adhäsionen gelöst werden, um das Einsetzen von Haken gefahrlos vornehmen zu können. Es folgt die vorsichtige Palpation des Situs zur Orientierungshilfe. Das primäre Ziel sollte hierbei sein, den Fundus uteri, besonders, wenn dieser nicht sichtbar ist, darzustellen, um ihn mit der Kugel- oder anderen Faßzange fixieren zu können. Der Uterus ist ein zentrales Organ im kleinen Becken, der bei Bewegung in die entgegengesetzte Richtung das „Adhäsionsgewebe" einschließlich der adhärenten Organe anspannt und somit der Präparation zugänglich macht.

Ist der Fundus uteri gedeckt, so müssen die meist ödematösen Schichten (Blase, Darm, Netz) sehr vorsichtig mit atraumatischen Instrumenten voneinander bzw. vom Fundus uteri gelöst werden. Bei extrem schwierigem Situs kann es passieren, daß bei der Präparation nach kaudal fälschlicherweise in das Cavum Retzii eingegangen wird. Im Zweifelsfall sollte man sehr scharf am Uterus operieren, unter Inkaufnahme einer Alteration der Uterus-Serosa. Ein forciertes Abstopfen des Darmes ist unbedingt zu vermeiden, da hier nicht selten Verletzungen auftreten, die dadurch entstehen, daß der Darm am Uterus oder an den Adnexen adhärent ist und aus diesen Fixationen gewaltsam gelöst wird. Liegt der Darm unter optischer Kontrolle frei, so sollte er mit feuchten Tüchern bedeckt und vorsichtig mit breiten, atraumatischen Spateln (Breisky) reponiert werden.

Fälschlicherweise wird oft davon gesprochen, daß die Blase sehr hoch auf den Fundus uteri fixiert sei. Dies ist zwar möglich, im allgemeinen liegt jedoch das Blasenperitoneum u. U. in mehreren

Falten auf dem Fundus uteri und erschwert insofern die Präparation, als der Beginn der Blase, besonders unter Berücksichtigung des entzündlichen Ödems, schwer feststellbar sein kann. Auch hier empfiehlt es sich, scharf am Uterus zu operieren. Manche Operateure füllen die Blase auf (150 ml), um sie so als *gefülltes* Hohlorgan besser erkennen zu können. Nicht selten werden mehr oder minder große Tumoren im kleinen Becken von vaginal und während der Laparotomie getastet, die nach präparatorischer Isolation der miteinander verklebten Organe nicht mehr nachweisbar sind. Gerade in diesen Situationen ergibt sich die Frage nach der Radikalität der geplanten Operation bzw. umgekehrt: wie konservierend bzw. organerhaltend kann operiert werden? Diese Frage der Radikalität muß unabhängig von den technischen Möglichkeiten, von dem Alter der Patientin, der „Familienplanung" und der Tatsache, ob sie durch eine u. U. erforderliche Zweitoperation stark gefährdet ist, entschieden werden.

4.3 Einfache Salpingektomie bzw. Adnexektomie

Der angeschlungene bzw. angehakte Uterus wird nach vorne bzw. zur Gegenseite gezogen. Wenn im günstigsten Fall eine Pyosalpinx aus den Verwachsungen, die häufig mit dem Uterus und dem Ovar bestehen, scharf herauspräpariert werden kann, so läßt sich die Tube wie bei einer Tubargravidität absetzen. Ob in solchen Fällen das Ovar erhalten werden soll und kann, richtet sich nach der entzündlichen Affektion dieses Organs einerseits und nach der verbliebenen Gefäßversorgung bzw. dem Zustand des gegenseitigen Ovars andererseits.

Soll das Ovar erhalten werden, so kann dies auch bei u. U. notwendiger Durchtrennung des Ligamentum infundibulopelvicum (Cave: septische Thrombose) mit Erfolg vorgenommen werden, wenn die ovariellen, von der Arteria uterina ausgehenden Gefässe zu erhalten sind. Dies bedeutet die Notwendigkeit, die Tube, so es der entzündliche Prozeß erlaubt, soweit wie möglich vom Uterus entfernt abzusetzen. In Fällen des konservierenden Vorgehens ist bei jedem Schritt an die Eizell-Entnahme im Rahmen der In-vitro-Fertilisation zu denken.

Im allgemeinen besteht ein Konglomerat aus Tube und Ovar, wobei mehr oder weniger starke Verwachsungen zur Uterushinterwand, der Vorder- und Seitenwand des Sigma bzw. des sigmorektoidalen Überganges, dem Douglas-Raum und der seitlichen Beckenwand bestehen. Im Hinblick auf die besonders bei frischen entzündlichen Prozessen leichte Verletzbarkeit der Nachbarorgane ist scharf am Tumor zu operieren, auf die Gefahr hin, daß hierbei ein Abszeß eröffnet wird und sich der Eiter in die Bauchhöhle entleert. Erscheint die Möglichkeit der Erhaltung eines Abszesses mit dem Ziel, ihn nach Präparation zusammen mit den Adnexen in toto zu entfernen, unwahrscheinlich, so ist es sinnvoll, nach Abdeckung des umgebenden Gewebes eine Stichinzision vorzunehmen und den Tumorinhalt abzusaugen.

Man gewinnt Material zur bakteriologischen Untersuchung und hat den Vorteil, daß durch die Volumenminderung die räumlichen Verhältnisse im kleinen Becken weniger erschwerend wirken. Der Nachteil dieser Raumgewinnung ist die Erfahrung, daß sich „schlaffes Gewebe" schwieriger präparieren läßt. Liegt der entzündliche Tumor nach ventral, zum Uterus hin und dorsal, frei, so ergibt sich die Notwendigkeit, das Ligamentum infundibulopelvicum bzw. die peripheren Anteile des entzündlichen Tumors zu isolieren. Technisch am einfachsten gelingt dies, indem man etwa in Höhe der Linea terminalis an der Kreuzungsstelle von Ureter und großen Beckengefässen, kranial und lateral das Peritoneum inzidiert und bis zum Ligamentum rotundum spaltet.

Als günstig hat sich erwiesen, an der Überkreuzungsstelle den Ureter aufzusuchen, um mit der nötigen Distanz weiter operieren zu können. Anschließend kann das Ligamentum infundibulopelvicum solitär unterminiert und durchtrennt werden. Wichtig sind Palpation und Inspektion des verbliebenen Ligamentums bzw. der dort liegenden ovariellen Gefässe, da im Falle einer (septischen) Thrombose der gesamte thrombosierte Abschnitt entfernt werden muß. Unter Darstellung des Ureters kann dann relativ einfach der Tumor von der seitlichen Bekkenwand entfernt und abgesetzt werden, obwohl bei diesen präparatorischen Schritten die Tatsache zu berücksichtigen ist, daß die großen Beckengefässe, insbesondere die Vena iliaca externa, nicht selten nach medial und ventral verzogen sind und mit der Tumorkapsel in enger Verbindung stehen. Die palpatorische Suche nach der Arteria iliaca externa und der Bifurkation fördert die Sicherheit zu diesem Zeitpunkt der Operation.

4.4 Entfernung von Uterus und (beiden) Adnexen

Bei ausgedehnten beidseitigen Entzündungen im Bereich der Adnexe werden Uterus und Adnexe entfernt. Wie schon oben erwähnt, wird man auch in diesem Falle bestrebt sein, den Fundus uteri mit

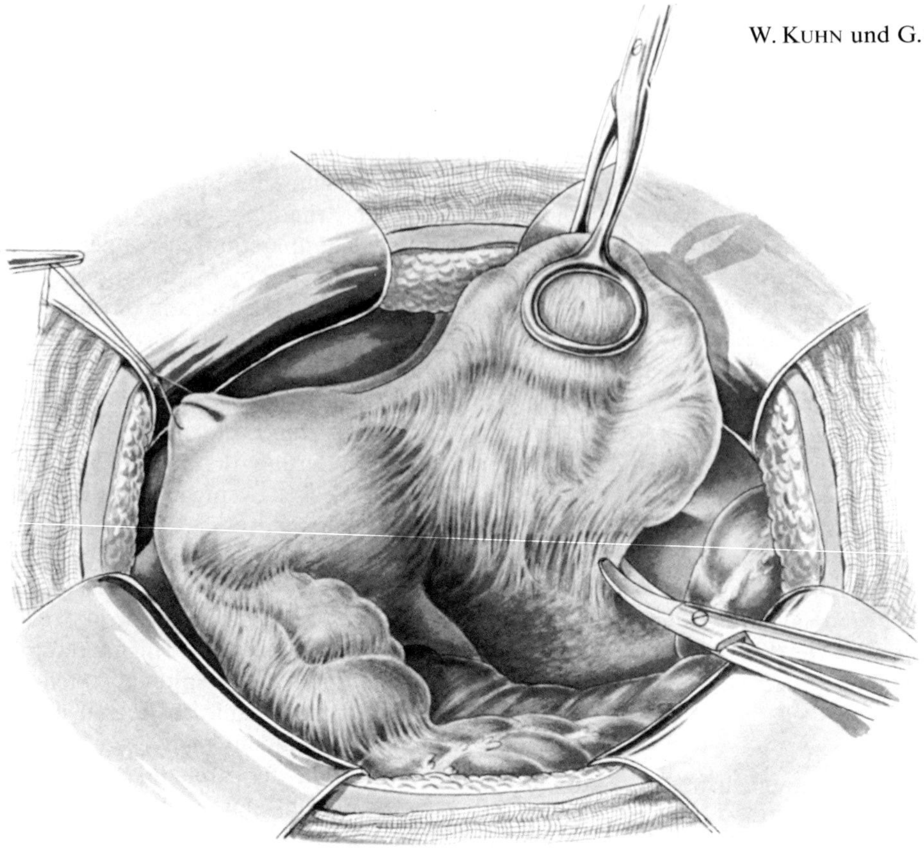

Abb. 1. Die Präparation eines rechtsseitigen entzündlichen Adnextumors von lateral her. Adhäsionen mit Darmschlingen und dem Netz sind bereits gelöst. Der Tumor wird durch eine ovaläre Klemme gefaßt und nach ventral gezogen. Die strangartigen Verbindungen zum hinteren Blatt des Ligamentum latum und zur Uterushinterwand spannen sich an. Unter Sicht werden die Stränge durchschnitten. Es entsteht häufig eine flächenhaft blutende Wunde auf dem Peritoneum. (Dieses entspricht dem operativen Vorgehen von lateral nach medial). Aus [28]

einer Faßzange oder einem Haltefaden zu fixieren, um ihn gegen das umgebende Gewebe bewegen zu können, um das zu durchtrennende Gewebe anzuspannen.

Da die Operation technisch meist sehr schwierig ist, die Platzverhältnisse eng sind, das Risiko, Darm, Ureter und auch Blase zu verletzen, relativ groß ist, jedoch das Unter-Sicht-Operieren häufig nur sehr schwierig möglich ist, hat es sich bewährt, entweder primär den Uterus und später die Adnexe oder umgekehrt, primär beide Adnexe und dann den Uterus zu entfernen. Wichtig sind gute Zugänglichkeit, optimale Sicht u. bestmögliche Darstellung der Anatomie vor Beginn der klassischen Operation.

4.5 Primäre Entfernung der Adnexe, anschließend Exstirpation des Uterus

Liegen Platzverhältnisse im kleinen Becken vor, die ein Operieren unter Sicht trotz vorsichtigem Versuch, frische Adhäsionen digital zu lösen, unmöglich machen, so empfiehlt es sich, durch eine kleine Stichinzision in die einzelnen „Kammern" eine Verkleinerung des Tumors bzw. der Tumoren zu erreichen. In manchen Fällen erscheint es günstig, die Operation lateral zu beginnen und in Richtung auf den Uterus zu operieren (Abb. 1). Dies bedeutet, daß der entzündliche Adnextumor von der seitlichen Beckenwand (s. oben) unter Durchtrennung des Ligamentum infundibulopelvicum „im Gesunden" möglichst scharf gelöst wird. Nach distal zur Blase hin wird das Peritoneum dann weiter eröffnet, das ödematöse Gewebe erschwert nicht selten die präzise Auffindung der Blase (Auffüllung der Blase mit 150 ml steriler Lösung). Meist gelingt es dann, das Peritoneum zu spalten und scharf am Uterus präparierend das Ligamentum vesicocervicale darzustellen, zu durchtrennen und die Blase vom Uterus zu distanzieren.

Im nächsten Schritt kann der Adnextumor im allgemeinen leicht vom Uterus abgesetzt werden. Bestehen zu diesem Zeitpunkt der Operation noch

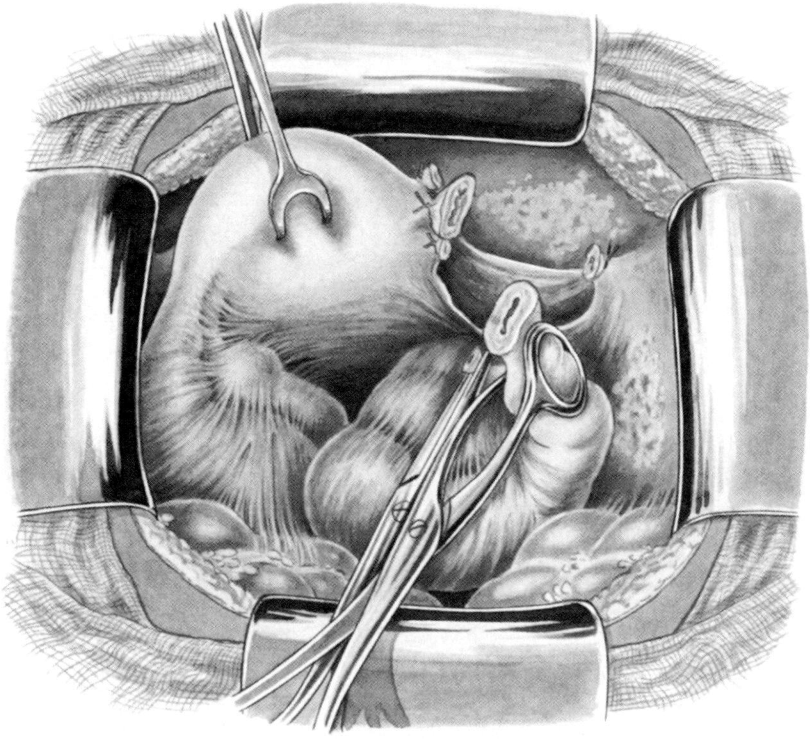

Abb. 2. Die Entwicklung eines entzündlichen Adnextumors vom Uterus, also von medial her. Das Verfahren bietet sich bei Tumoren an, die präparatorisch von lateral her primär schwer zugänglich sind. Verwachsungen mit Darmschlingen und dem großen Netz sind bereits gelöst. Der rechtsseitige Tumor ist am Uterus abgelöst. Eine ovaläre Klemme greift die Hydrosalpinx. Das Ligamentum rotundum ist ebenfalls durchtrennt. Beim Hochziehen des Tumors eröffnet sich der rechte extraperitoneale Raum. Aus [28]

Adhäsionen zwischen Darm und Netz und der Uterushinterwand, so müssen diese zunächst, wenn möglich scharf, gelöst werden (Abb. 2). Wenn dies gelingt, kann das Ligamentum ovarii proprium leicht zwischen den Fingern palpiert werden, um es zusammen mit der Tube vom Uterus abzusetzen. Der Tumor ist meist in diesem Stadium der Operation mobil und nicht mehr durch unbedingt zu erhaltendes Gewebe an der Umgebung fixiert. Unter Sicht kann er aus seinen adhäsiven Verankerungen gelöst und entfernt werden. Auf der rechten Seite ist bei dieser Operation die Isolation bzw. Exstirpationsbedürftigkeit der Appendix zu beachten, auf der linken Seite die Alteration des Sigma!

Nach Entfernung beider Adnextumoren liegt der Uterus frei und kann in typischer Weise exstirpiert werden, wobei die restlichen Adhäsionen im Douglas- Raum, die noch nicht vollständig abpräparierte Blase und vor allem das oft ödematös veränderte Paragewebe auch zu diesem Zeitpunkt der Operation noch erschwerend wirken können. Die Indikation zur suprazervikalen Uterusamputation ergibt sich nur dann, wenn einerseits der entzündliche Prozeß die Zervix nicht ergriffen hat und andererseits die Exstirpation der Zervix im Hinblick auf das größere Wundgebiet und die Möglichkeit, den Darm, die Blase und die Ureteren zu verletzen, vom Operateur als prognostisch ungünstig angesehen wird.

4.6 Entfernung des Uterus im ersten und beider Adnexe im zweiten Schritt

Dieses Verfahren bietet sich dann an, wenn nach Entfernung des Uterus die präparatorischen Verhältnisse nach lateral hin einfacher erscheinen. Auch hier wird am Beginn der Operation der Fundus uteri aufgesucht, um ihn anzuhaken oder anzuschlingen. Es erfolgt, wenn möglich, die Verkleinerung der Tumoren. Beide Ligamenta rotunda werden durchtrennt, es folgt die Abpräparation der Blase vom unteren Uterinsegment bzw. der Zervix.

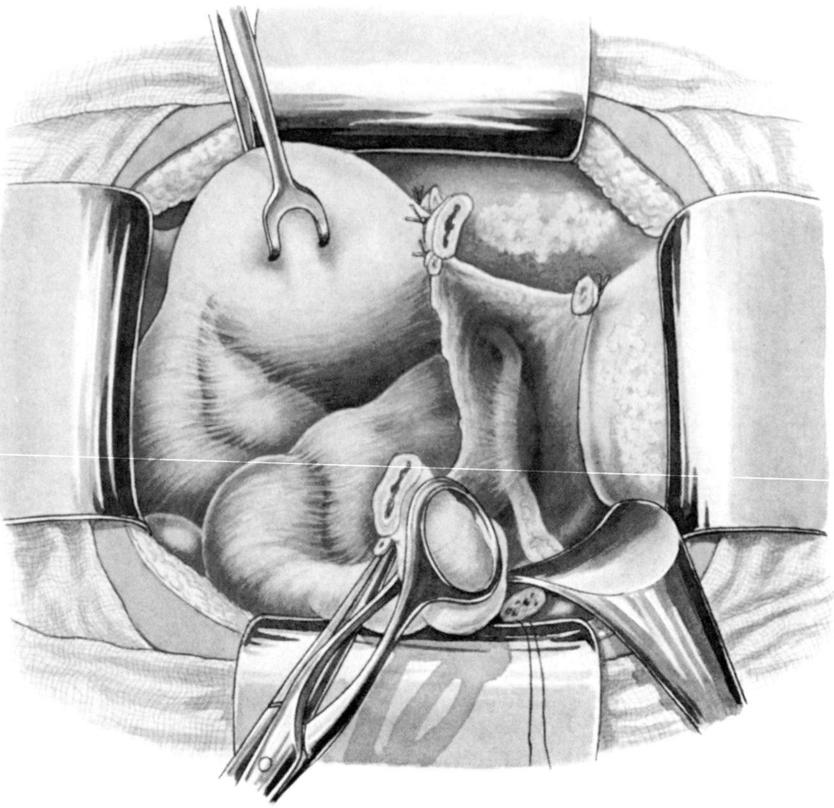

Wichtig ist, daß zu diesem Zeitpunkt schon der Douglas- Raum soweit wie möglich frei präpariert wird. Das scharfe Vorgehen sollte bevorzugt werden, ist jedoch nicht immer möglich. Bei jeder stumpfen und auch scharfen Präparation muß hart am Uterus entlang operiert werden. Liegen die Adnextumoren (oder der Adnextumor) nach ventral und dorsal frei, so können sie leicht vom Uterus auf Klemmen abgesetzt werden, wobei immer wieder mit atraumatischen Spateln (Breisky) eine möglichst optimale Sicht besonders im DouglasRaum erhalten werden muß. Lassen sich die entzündlichen Konglomerate nach lateral bewegen bzw. abdrängen, so kann der Uterus in typischer Weise unter Beachtung der im vorigen Kapitel erwähnten, auch hierbei möglichen Erschwernisse, entfernt werden.

Es folgt das Absetzen der Adnextumoren, wobei wiederum eine optimale Anspannung des zu durchtrennenden Adhäsionsgewebes wichtig ist. Es empfiehlt sich, den zentralen Adnexstumpf mit einer ovalären Klemme zu fassen und, wenn möglich, ebenfalls das Tubenende bzw. die Gegend des Tubenendes. Die weitere Präparation entspricht der auf Seite 373 dargestellten.

Abb. 3. Die Entwicklung des entzündlichen Adnextumors primär von medial her. Der rechtsseitige extraperitoneale Raum ist weitgehend entfaltet. Ein Breisky-Spatel, nierenwärts eingesetzt, erlaubt eine bessere Übersicht. Der Ureter wurde an der Kreuzung mit den großen Beckengefäßen dargestellt. Man sieht seinen Verlauf im kleinen Becken, ehe er in das Ligamentum cardinale zieht. Durch das hintere Blatt des Ligamentum latum wölbt sich der Adnextumor gegen den Pararaum vor. In diesem Bereich ist der Ureter eng mit dem hinteren Bauchfellblatt verwachsen. Verwachsungen und Vorwölbung des Tumors bedingen eine Verziehung des Harnleiters nach ventral. Nach Darstellung des Ureters wurde das Ligamentum infundibulopelvicum isoliert, tumornah und peripher unterbunden und dazwischen durchtrennt. In der Folge wird der Harnleiter vom Bauchfell abpräpariert und aus seinen mittelbaren Verwachsungen mit dem Tumor befreit. Auf diese Art gelingt es relativ gefahrlos und vor allem unter Sicht, den Ureter vom Tumor zu lösen, der sich jetzt präparieren und mit Teilen des Peritoneums entfernen läßt. Vermieden wird bei diesem Verfahren die schwierige Präparation des Tumors vom Peritoneum im Bereich der Adhäsionen. Besonders bei älteren entzündlichen Prozessen sind präparierbare bzw. auffindbare Schichten nicht vorhanden, so daß es zu Verletzungen der extraperitonealen Organe (Ureter und große Beckengefäße) kommen kann, wenn nicht in der hier dargestellten Weise vorgegangen wird. Aus [28]

Bei den beschriebenen Operationen, besonders dann, wenn die Ovarien mit entfernt werden müssen, ist in vielen Fällen ein partiell extraperitoneales Operieren zu bevorzugen, um einerseits die gefährdeten Organe darzustellen (große Beckengefässe und Ureter) und andererseits zu vermeiden, daß z. B. Ovarialreste in situ verbleiben, ein konsequenzenreicher Fehler, der leicht übersehen wird (Abb. 3).

5 Drainage, Peritonealisierung, Verschluß der Bauchhöhle

Nach Entfernung grösserer entzündlicher Adnexkonglomerate besteht im allgemeinen eine ausgedehnte Wundfläche, häufig ist eine exakte Blutstillung nicht möglich. Gelegentlich kann ebenfalls eine ausreichende Peritonealisierung wegen großer Defekte nicht vorgenommen werden. Zunächst sollte nach Exstirpation des oder der erkrankten Organe eine ausgiebige Spülung des kleinen Beckens mit 2–4 Litern einer isotonen Lösung erfolgen.

Falls flächenhafte Blutungen bestehen, kann das Einlegen eines lokal wirkenden Hämostyptikums in Erwägung gezogen werden, meist ergibt sich jedoch die Notwendigkeit nicht. Viel wichtiger erscheint eine gute Drainage der Bauchhöhle bzw. des Operationsgebietes. Ist der Uterus entfernt, so muß ein Abfluß des entzündlichen Wundsekretes durch eine mind. 2 cm große Öffnung am Vaginalende gewährleistet sein. Bei Erhaltung des Uterus und großen Wundflächen empfiehlt sich eine großlumige Drainage, entweder durch den Douglas-Raum oder durch die ventralen Bauchdecken.

Starre Katheter sind im Hinblick auf die Verletzlichkeit des verbliebenen Gewebes zu vermeiden, ebenso eine sogenannte T-Drainage, da der Querbalken des „T" beim Ziehen des Drains infolge insuffizienter Schweißtechnik abreissen und verbleiben kann. Wir bevorzugen, wenn auch der Vakumeffekt der Redon-Drainage hierbei nicht vorhanden ist, die Robinson-Drainage, bzw. die Easy-Flow-Drainage. Eine Peritonealisierung ist bei den häufig sehr großen Defekten nicht immer suffizient möglich. Man kann die Defekte entweder belassen, mit einer Sigmaschlinge decken oder, in seltenen Fällen, eine freie oder gestielte Netztransplantation anlegen.

Die Erfahrungen bei der Operation fortgeschrittener Ovarialkarzinome mit extraperitonealem Vorgehen haben gezeigt, daß im Zweifelsfalle eine Deckung der Wundflächen bzw. des Scheidenendes nicht unbedingt erforderlich ist. Postoperativer Verlauf und Situs bei der Second-look-Operation wiesen optimale Verhältnisse auf. Im Zweifelsfall ist es günstiger, die definitive Lage des Sigma diesem selbst zu überlassen, als durch die Herstellung einer artefiziellen Anatomie Passagestörungen im Sigma zu induzieren.

Nach Spülung der mit dem Operationsgebiet in Verbindung stehenden Anteile der Bauchhöhle (eine Verschleppung entzündlichen Materials nach kranial ist ungünstig) werden die Bauchdecken primär schichtweise verschlossen unter Einlage einer subfaszialen Redon-Drainage, besonders dann, wenn sich Eiter in das Wundgebiet entleert hat und wenn aus Platzgründen der Musculuc rectus durchtrennt wurde.

6 Der rupturierte Tuboovarialabszeß (und Peritonitis)

Bestehen die Anzeichen eines rupturierten Tuboovarialabszesses mit Generalisierung des Krankheitsbildes (generalisierte Peritonitis, Ileus, Schock), so ist ein lebensbedrohlicher Zustand gegeben. Die Laparotomie muß in diesen Fällen nach Absprache mit dem hinzugezogenen Anästhesisten *sofort* erfolgen. Selbst bei der Bedrohlichkeit dieses akuten Krankheitsbildes ist auch hier die Möglichkeit des organerhaltenden Operierens abzuschätzen.

Bei der Operation eines rupturierten Tuboovarialabszesses sind folgende Gesichtspunkte zu beachten:

Die Eröffnung der Bauchhöhle sollte durch einen Längsschnitt erfolgen, da nur so Zugänglichkeit und Sicht optimal sind. Der gesamte Darm muß revidiert und die Bauchhöhle gespült werden, um die Möglichkeit, daß sich postoperativ erneut Abszesse, Adhäsionen und Fisteln bilden, soweit wie möglich zu reduzieren. Das operative Vorgehen entspricht dem beschriebenen, nur bei extrem schwieriger lokaler Operabilität und starker Gefährdung der Patientin durch einen ausgedehnteren Eingriff, besonders postoperativ, kann man sich mit einer Drainage der weit offenen Abszeßhöhle einerseits und der Bauchhöhle (s. unten) andererseits begnügen. Es handelt sich hierbei jedoch um sehr seltene Situationen.

Vor Verschluß der Bauchdecken ist in jedem Falle eine ausgiebige Lavage des gesamten Bauchraumes mit 10–20 Liter einer *isotonen* Elektrolyt-Lösung vorzunehmen. Die Spülung mit Polyvidonpyrolidin hat sich nicht bewährt, da sie einerseits in der Bauchhöhle keine Vorteile bringt, und andererseits die hohe Zufuhr von Jod mit schweren Nebenwirkungen verbunden sein kann. Da nach wie vor bei einer generalisierten Peritonitis bzw. Verschleppung von Eiter, ausgehend von einem entzündlichen Prozeß im kleinen Becken, in die freie Bauchhöhle, die Eliminierung entzündlichen Materials vorrangig ist, haben sich besonders in der Abdominalchirurgie teilweise neue Methoden zur Behandlung dieser Komplikationen durchgesetzt:

a) Die programmierte Peritoneal-Lavage:
Es wird nach 24-48 h eine geplante Re-Laparotomie mit Spülung des gesamten Abdomens und Lösung frischer Verklebungen erfolgen. Diese Maßnahme ist Bestandteil der Peritonitisbehandlung und soll die Gefahr ungeordneter, spontaner postoperativer Verwachsungen mit nachfolgendem Ileus reduzieren [15].

b) Das offen gelassene Abdomen:
Die Bauchdecken werden nach Abschluß der Operation nicht verschlossen. Es bietet sich so die Möglichkeit einer kontinuierlichen Reinigung bzw. Spülung der Bauchhöhle oder der betreffenden Darmabschnitte. Abszedierungen oder gekammerte Infektionsherde können entdeckt und leicht entleert bzw. drainiert werden [2, 13].

c) Die kontinuierliche postoperative geschlossene Peritoneal-Lavage:
Es werden in beiden Zwerchfellkuppeln in die parakolischen Rinnen sowie im Operationsgebiet im kleinen Becken großlumige, weiche Drains eingelegt, die kontinuierlich mit isotoner Elektrolyt-Lösung gespült werden. Dies ist als adjuvante Peritonitis-Prophylaxe bzw. Therapie mit Keim- und Toxin-Elimination zu verstehen.

(Mit dieser Methode haben wir gute Erfahrungen gemacht).

d) Die postoperative kontinuierliche offene dorsoventrale Bauchspülung [24]:
Sie ist eine Kombination von b) und c), eine Revisionsoperation wird innerhalb der ersten 3 Tage vorgenommen. Die Angaben über diese Methoden stammen vorwiegend aus der Abdominalchirurgie. Es werden zum Teil gute Erfolge berichtet. In der Gynäkologie liegen im Schrifttum keine verwertbaren Ergebnisse, mit Ausnahme der Angaben von REVLIN und HUNT [25] vor. Sie wandten die unter c) aufgeführte Lavage-Methode mit gutem Erfolg an, indem sie täglich mit 16 Litern einer isotonen Elektrolyt-Lösung spülten, wobei der Lösung ein Aminoglykosid zugesetzt wurde. 3-4 Tage post operationem wurde die Behandlung beendet [25].

7 Fehler - Komplikationen und ihre Verhütungen

Eine wichtige, den Ausgang der Therapie beeinflussende Fehlermöglichkeit liegt im falschen Zeitpunkt der Operation; dies wurde auf Seite 371 und 372 dargestellt.

Im Falle einer akuten, zur Generalisierung neigenden, entzündlichen Erkrankung im kleinen Bekken muß möglichst schnell operiert werden; im Falle eines auf das kleine Becken beschränkten entzündlichen Prozesses ohne Tangierung des Gesamtorganismus sollte angestrebt werden, das entzündungsfreie Intervall abzuwarten. Während der Operation sind folgende Komplikationsmöglichkeiten zu beachten:

7.1 Keimverschleppung

Ist der Abszeß rupturiert, oder kommt es zu einer (unbeabsichtigten) Ruptur während der Operation, so besteht die Möglichkeit der multiplen Abszeßbildung bzw. der generalisierten Peritonitis. Die Abdeckung der noch nicht kontaminierten Darmabschnitte, das Unterlassen digitaler Untersuchungen in diesen Anteilen der Bauchhöhle und die intensive Spülung, sind Methoden, um die Ausbreitung des entzündlichen Prozesses in der Bauchhöhle zu verhindern.

7.2 Verletzung des Darmes

Sowohl im Stadium der akuten Entzündung als auch nach chronischer Erkrankung mit entsprechend resistentem Verwachsungsgewebe kann es zu operativ bedingten Darmläsionen kommen. Die sofortige Eröffnung des Peritoneums bei adhärenten Darmschlingen kann ebenso zu einer mehr oder minder großen Darmeröffnung führen wie das Ansetzen der Bauchdecken-Haken ohne vorherige Lösung adhärenter Darmschlingen. Ein häufiger Fehler, der zu komplizierten Darmläsionen führt, ist das Abstopfen des Darmes vor Lösung der Darmschlingen vom Uterus bzw. den Adnexen oder der Ligamenta lata. Die zweifellos nicht immer zu umgehende stumpfe digitale „Präparation“ sollte nur bei frischen und wenig resistenten Adhäsionen vorgenommen werden. Legt man den Tupfer auf das abzuschiebende Gewebe, so kommt es zwangsläufig zu Zerreissungen oder zu unvollständiger Entfernung der Darmwand von der Unterlage; spätere Nekrosen sind die Folge. Bei Durchtrennung von Verwachungssträngen ist darauf zu achten, daß diese nicht die Darmwand zipfelig ausziehen und diese Ausziehungen dann bei Nichterkennen der Grenze zwischen Verwachsungsstrang und Darmwand in die Klemme geraten. Bestehen breitflächige stabile Adhäsionen zwischen parietalem Peritoneum und Darm, so sollte im Zweifelsfall extraperitoneal operiert und das im Bereich der Adhäsion liegende Peritoneum mit dem Darm zusammen von der Beckenwand gelöst werden. Bei entzündlichen Tumorkonglomeraten mit multiplen kleinsten und kleinen Abszessen kann oft eine Darmläsion als Eröffnung eines Abszesses verkannt werden. Eine intensive Revision aller präparierten Darmabschnitte nach Beendigung der Operation ist obligat. Hierzu gehört bei Unsicherheit der Beurteilung die Auffüllung des Rektums bzw. Sigma mit 200–300 ml wässeriger Lösung, unter Zusatz von Indigo-Karmin. Die distale Abdichtung geschieht mit dem mit 20 ml Flüssigkeit aufgefüllten Ballon eines großlumigen Blasenkatheters, der gegen den Sphincter ani internus gezogen wird, die proximale Abdichtung erfolgt durch digitale Kompression.

Eine erkannte Darmläsion mit entsprechender Versorgung bedeutet im allgemeinen keine ernste Komplikation.

7.3 Verletzungen von Blase und Ureter

Verletzungen der abführenden Harnwege bei entzündlichen Erkrankungen im kleinen Becken sind relativ selten. Gelegentlich ist die Blasenpräparation infolge Ödematisierung und frischer oder älterer Verklebungen bzw. Verwachsungen mit Faltenbildung des Blasenperitoneums schwierig und bedarf besonderer Präzision. Zur Erleichterung des Auffindens der Blase kann die Instillation von 150 ml Standard-Elektrolyt-Lösung mit Zusatz von Indigo-Karmin hilfreich sein. Die meisten Verletzungen entstehen durch stumpfe Präparationen, durch das „Abschieben“ der Blase von der Zervix, ohne präzise Darstellung und Durchtrennung des Ligamentum vesicocervicale. Zerreissungen und „Verdünnungen“ der Blasenwand geschehen dann, wenn diese Voraussetzungen nicht erfüllt sind. Das extraperitoneale Operieren, welches in seltenen Fällen bei Fixation des entzündlichen Konglomerates auf dem Blasenperitoneum erforderlich sein kann, ist im allgemeinen gefahrlos, das Ödem kann jedoch die Schichten auch hier unklar erscheinen lassen.

Liegt der entzündliche Adnextumor auf dem parietalen Peritoneum im Bereich des Ureterverlaufes auf, bzw. ist dort fixiert, so empfiehlt sich das extraperitoneale Vorgehen, da so der Ureter sichtbar ist und distanziert werden kann.

Bei allen raumfordernden Prozessen (entzündlich oder neoplastisch) ist mit Verziehungen bzw. Verlagerungen der Harnleiter (und auch der großen Bekkengefässe) zu rechnen. Diese abnorme Anatomie führt dann zu Verletzungen, wenn an dem Tumor zur Erleichterung der Präparation gezogen wird, die entsprechenden Organe dem Zug folgen und so bei dem Versuch, den Tumor von der Basis (Peritoneum) abzulösen, durchtrennt werden. Aus diesem Grunde erscheint es gerade bei den hier besprochenen Operationen besonders wichtig, präoperativ ein Infusionsurogramm mit kontinuierlicher Darstellung des Ureters bis zur Blaseneinmündung anzufertigen. Die Sonographie gibt bei nichtdilatiertem Ureter keine Aufschlüsse für den Operateur. In jedem Falle ist die Ureterdarstellung auch nach Entfernung der am Peritoneum adhärenten entzündlichen Adnextumoren vorzunehmen, nicht zuletzt wegen der so erreichbaren Gefahrlosigkeit der elektrischen und chirurgischen Blutstillung im Bereich der Lösungsflächen.

7.4 Blutstillung

Im allgemeinen werden nach Entfernung größerer adhärenter entzündlicher Adnextumoren beachtliche flächenhafte Peritonealwunden hinterlassen. Umstechungen sind oft wegen des nekrotischen Gewebes wenig wirksam. Nach chirurgischer und elektrischer Blutstillung wird eine Restblutung verbleiben, die jedoch im allgemeinen keine überdurchschnittliche Gefahr darstellt, vorausgesetzt, daß für einen Abfluß gesorgt ist. Man hat im Gegenteil den Eindruck, daß – ein intaktes Gerinnungssystem vorausgesetzt – die kleinen und kleinsten nichtchirurgischen Blutungen eine recht gute Tendenz zum spontanen Sistieren zeigen. Es erscheint daher nicht gerechtfertigt, um jeden Preis

„Bluttrockenheit" erreichen zu wollen. Dies gefährdet Darm, Blase und Ureter.

Das Einlegen von lokal wirksamen Hämostyptika ist zu erwägen, im allgemeinen jedoch nicht erforderlich. Bei resistenten Blutungen in nekrotischen Gewebspartien ist der Versuch einer Kompression mit einem Tupfer für die Zeit von 20 Minuten aussichtsreich.

8 Postoperative pelvine Infektionen

Es handelt sich hierbei im allgemeinen um Mischinfektionen, vor allem verursacht durch Anaerobier. Bei der operativen Behandlung entzündlicher Adnexprozesse im kleinen Becken ist präoperativ in jedem Falle eine antibiotische Therapie notwendig, insofern erübrigt sich die klassische Prophylaxe im Sinne der Kurztherapie.

Trotz optimaler Operationstechnik und Drainage können jedoch postoperativ entweder die Temperaturen nicht in adäquater Zeit sinken oder wieder auftreten. (Der intra und bis 24 h post operationem zu beobachtende Temperaturgipfel weist auf eine Toxinkontamination des Organismus während der Operation hin und nicht unbedingt auf ein Persistieren oder ein Rezidiv des entzündlichen Prozesses). Im allgemeinen sind postoperative Temperaturen (2 Tage über 38 °C) durch Verhaltung entzündlichen Materials im kleinen Becken bzw. in der Bauchhöhle bedingt. Die einfachste Maßnahme ist ein Spreizen des 1–2 cm offengelassenen Vaginalendes. Tritt keine Entfieberung ein, so ist nach Ausschluß einer generalisierten Peritonitis mit Abszessen bzw. Verhaltungen von entzündlichem Material ohne Abfluß zu rechnen.

Oft manifestieren sich diese „Abszesse" erst 2–3 Wochen nach der Operation und werden erst zu diesem Zeitpunkt symptomatisch. Von ausschlaggebender Bedeutung ist die Lokalisation des entzündlichen Prozesses (palpatorisch, sonographisch). Versagt die breitangelegte antibiotische Therapie, so muß der Lokalisation des Prozesses entsprechend meist laparotomiert werden.

9 Entzündliche Prozesse im Kleinen Becken post partum bzw. nach abdominaler Schnittentbindung

Im allgemeinen handelt es sich hierbei nicht um eine mehr oder minder ausgedehnte bzw. fortgeschrittene isolierte entzündliche Adnexerkrankung, sondern um eine (abszedierende) Endomyometritis mit sekundärer Adnexbeteiligung und/oder Ausbildung septischer Thrombosen im Bereich der periuterinen Venen, in erster Linie der Ovarialvenen (s. S. 381).

Intraabdominal-entzündliche Prozesse in der Schwangerschaft und post partum stellen vitale Komplikationen dar, die Mortalität ist nach wie vor hoch. Die septischen Temperaturen treten im allgemeinen am 4. bis 5. postoperativen Tag oder auch einige Tage später auf. Der Uterus ist druckschmerzhaft, die Lochien sind fötide. Es folgen bei unterlassener oder unwirksamer konservativer Therapie die Pelvioperitonitis und/oder die Generalisierung im Sinne der Sepsis bzw. der Toxinkontamination des Organismus mit Schock.

Eine intravenöse, breitangelegte hochdosierte antibiotische Therapie ist bei Temperaturen dieses Typs obenso indiziert wie eine niedrig dosierte Heparinisierung. Bei fehlender bakteriologischer Analyse (Zervix- oder Wundabstrich) empfiehlt sich der Beginn mit der sog. Dreier-Kombination: Cephalosporine, Aminoglykoside und Metronidazol (s. Kapitel C. IV). Tägliche Palpationen des Abdomens und vaginale Untersuchungen in regelmässigen Abständen sind ebenso unabdingbar, wie die sonographische Verfolgung des entzündlichen Prozesses. Tritt eine Peritonitis und/oder eine Sepsis im Sinne der Generalisierung des Prozesses nicht ein, so kann einige Tage versucht werden, den Prozeß konservativ zu beeinflussen. Thrombozytopenien und aus dem Stadium der Leukozytose sich entwickelnde Leukopenien sind prognostisch ungünstige Befunde! Persistierende Schüttelfröste sprechen ebenfalls für Therapieresistenz.

In Einzelfällen kann die Dilatation des Zervikalkanals eine Retention entzündlichen Materials im Cavum uteri beseitigen. Langsame Entfieberung (Endomyometritis) zeigt den Effekt an. Im allgemeinen kann die konservative Therapie maximal 5–6 Tage fortgesetzt werden, wenn die Schüttelfröste nicht persistieren und Laborbefunde, Symptome und allgemeine klinische Befunde gegen eine relevante Generalisierung des Prozesses sprechen. Ist dies nicht der Fall, muß die operative Revision durch Laparotomie erfolgen. Im allgemeinen wird eine Nahtdehiszenz im Bereich des unteren Uterinsegmentes als Ausgangspunkt der Pelveoperitonitis bei Endomyometritis gefunden. Operationsbedürftige entzündliche Adnexveränderungen sind nicht obligat. Palpatorisch und inspektorisch (zuvor sonographisch) ist auf die septische Ovarialvenenthrombose zu achten (s. S. 381). Ist der Uterus der

Infektionsherd, so muß er exstirpiert werden; die Problematik der gleichzeitigen Adnexexstirpation ist im Einzelfall nach den auf Seite 371 ff. geschilderten Empfehlungen zu entscheiden. Technisch ist die Operation, die im Prinzip in klassischer Weise vorgenommen wird, dadurch erleichtert, daß die Schichten infolge der typischen Graviditätsveränderungen einfach auffindbar und zu trennen sind. Ein Risiko liegt in der unter Umständen abnormen „Nähe" der Ureteren, die jedoch im allgemeinen trotz Ödematisierung des parametranen Gewebes wenigstens palpatorisch distanziert werden können. Eine weitere, wenn auch nicht relevante technische Erschwerung liegt in der Weichheit des Gewebes; die palpatorische Erkennung der Portio durch die Vaginalwand ist im allgemeinen schwierig, es sollte vom Cavum uteri aus palpiert werden. Im ungünstigen Falle muß nach Absetzen des Uterus festgestellt werden, ob die Portio mit entfernt werden konnte. Wie bei der beschriebenen Form der Uterusexstirpation bei entzündlichen Adnexprozessen ist für eine ausreichende Drainage des extraperitonealen Wundgebietes durch die Vagina zu sorgen. Eine Spülung des kleinen Beckens ist indiziert.

Nach eigenen Erfahrungen ist selbst unter Berücksichtigung der sogenannten Regionalpathologie mit entsprechenden Schwerpunkten die Häufigkeit schwerer septischer, vom Uterus ausgehender Komplikationen post partum rückläufig.

9.1 Septische Ovarialvenenthrombose

Es handelt sich hierbei um ein relativ seltenes Krankheitsbild, das etwa einmal auf 2000 Geburten beobachtet wird, in 90% der Fälle auf der rechten Seite lokalisiert und mit einer immer noch hohen Mortalität durch Lungenembolien und nicht beherrschbare septische Verläufe behaftet ist [21]. Ursachen sind der infizierte Abort, die komplizierte vaginale Entbindung und die abdominale Schnittentbindung mit Endo(myo)metritis. Im Gegensatz zur klassischen puerperalen Infektion (abszedierende Endomyometritis wie beschrieben) können folgende Symptome auf eine septische Ovarialvenenthrombose hinweisen:

- fieberhafter postpartaler Verlauf,
- meist einseitige Schmerzen im unteren Abdomen bzw. im Becken, die mit dem sog. „Kantenschmerz" gleichgesetzt werden können,
- uncharakteristischer Tastbefund,
- nicht unbedingt weicher und dolenter Uterus,
- u. U. nur mäßige putride oder auch geruchlose Sekretion aus dem Zervikalkanal,

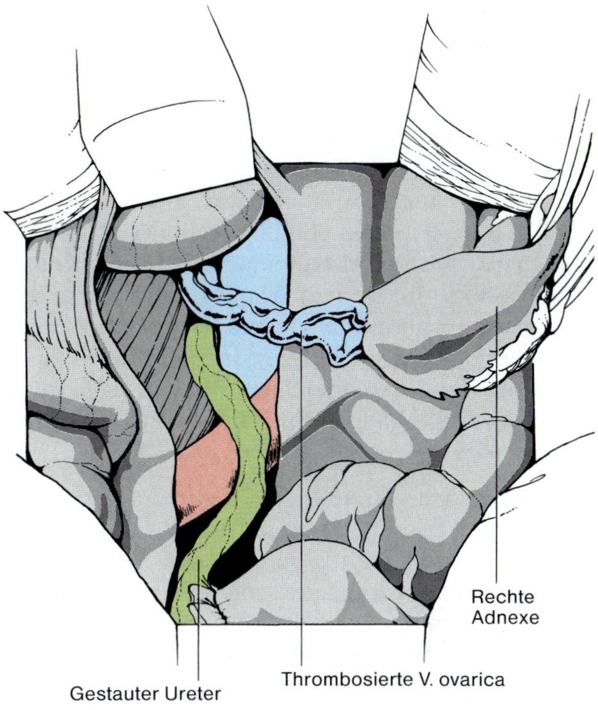

Abb. 4. Operation einer septischen Ovarialvenenthrombose. Der extraperitoneale Raum ist mit einem Breisky-Spatel nach kranial aufgehalten, sichtbar sind der gestaute Ureter sowie die mit einer Klemme gefaßten vom Uterus abgesetzten Adnexe mit einem Teil der thrombosierten Ovarialvenen. (Reicht die Thrombose rechts bis unmittelbar an die Vena cava, links bis unmittelbar an die Vena renalis heran, so empfiehlt es sich, im Hinblick auf die hochgradige Emboliegefahr einen Gefäßchirurgen hinzuzuziehen). Die durch das entzündliche Ödem verursachte Ureterstauung bildet sich unter konservativer Therapie in der Regel in wenigen Tagen zurück

- Psoasdruckschmerz durch die Bauchdecken unter sonographischer Kontrolle,
- sonographisch erkennbare, mehr oder minder ausgeprägte Dilatation der Vena ovarica.

(Bei dieser Symptomen-Konstellation kann - wenn auch seltener - eine Thrombophlebitis anderer periuteriner Venen vorliegen. Terminus: pelvine Phlebitis - Meist ist in diesen Fällen eine Extirpation des Uterus und einer oder beider Adnexe nicht zu umgehen. Die Entfernung der betroffenen Venen ist obligat).

Die Zeichen der Pelveoperitonitis können die aufgeführten Symptome überdecken und somit die Diagnose erschweren. Will man bei fehlender Generalisierung des Prozesses eine konservative Therapie (Antibiotika wie beschrieben, Heparin 30000 E in 24 h) vornehmen bzw. fortsetzen

(s. S. 83), sieht jedoch die Notwendigkeit bei Versagen der Ultraschalldiagnostik die Diagnose zu sichern, so kann eine Laparoskopie in folgender Weise hilfreich sein: Bei einer Innenschichtendomyometritis wie sie häufig bei der septischen Ovarialvenenthrombose vorkommt, hat der Uterus eine normale Farbe, die Serosa ist zwar nicht glänzend, jedoch farblich nicht auffällig. Bei der Palpation des Uterus mit dem Manipulierstab ist die Konsistenz normal. Im Verlauf der Ovarialvenen lassen sich meist entzündliche Veränderungen des Peritoneums finden (eitrige Beläge). In Einzelfällen kann diese Art der differentialdiagnostischen Abklärung indiziert sein. Im allgemeinen bieten sich drei Therapieformen an:

1. Konservative antibiotische Therapie mit Heparinisierung;
2. Laparotomie und Ligierung der Ovarialvene 1-2 cm kranial von dem thrombosierten Bezirk;
3. Exstirpation der Ovarialvene und je nach Befund der Adnexe und des Uterus.

Entschließt man sich zur Exstirpation der thrombosierten Vene (Abb. 4) - dieses Verfahren bevorzugen wir, wenn es sich um ein schweres allgemeines Krankheitsbild handelt -, so sollte die Bauchhöhle durch einen Längsschnitt eröffnet werden, da eine optimale Zugänglichkeit dringend erforderlich ist. Nach vorsichtiger Verlagerung des Uterus kann das kraniale Ende der Thrombose einerseits an der entzündlichen Reaktion des Peritoneums im Venenverlauf, andererseits durch Volumenverminderung der Vene festgestellt werden.

Die Präparation sollte 2 cm kranial vom Ende des thrombosierten Bezirkes beginnen, um möglichst schnell ohne Traumatisierung die Venen zu verschliessen. Nach Erkennen des Ureters wird das meist ödematöse Peritoneum entlang dem Venenverlauf gespalten. Die Vene bzw. das Gefäßbündel lassen sich mit der stumpfen Präparierschere leicht von ihrer Unterlage abpräparieren, ohne daß hier wesentliche Blutungen auftreten. Durchtrennung der Vene nach doppelter Ligierung mit Vicryl oder nichtresorbierbarem Material und Abhebung der Vene bis zum lateralen Beginn der Adnexe, die dann in typischer Weise abgesetzt werden. Die septische Ovarialvenenthrombose tritt nur vereinzelt doppelseitig auf (eigene Beobachtung), die Radikalität der Operation richtet sich insofern nur nach dem Zustand von Uterus und gegenseitigen Adnexen. Da es sich, wenn operiert wird, um ein schweres gefährliches Krankheitsbild handelt, sollte die Erhaltung der Adnexe auf der betroffenen Seite, selbst wenn dies technisch möglich erscheint, eine Seltenheit bleiben.

Bei Thrombosen, die über die Linea terminalis hinausgehen, ist es sinnvoll, einen Gefäßchirurgen hinzuzuziehen, da die Thrombosen bis in die Vena cava (rechts) und die Vena renalis (links) entwickelt sein können, und ein Ausschneiden der Mündung der Vena ovarica aus der Vena cava bzw. Vena renalis erforderlich machen können. Die Ausbildung von flottierenden Thromben in der Vena cava (zwei eigene Beobachtungen) bedeutet eine vitale Gefährdung der Patientin. Postoperativ ist eine 24-stündige Beobachtung unter Intensiv-Bedingungen zu empfehlen.

Der chirurgische Part bei der Behandlung entzündlicher Prozesse ist im Gegensatz zu anderen nichtentzündlichen (und nichtneoplastischen) Erkrankungen im kleinen Becken nur ein Teil der Therapie.

Gerade bei den entzündlichen Komplikationen bedarf es einer besonderen sorgfältigen klinischen Funktionsdiagnostik vor, während und nach der Operation, da die Kontamination mit bakteriellen Toxinen jederzeit zu einer lebensbedrohlichen Generalisierung des Prozesses führen kann.

LITERATUR

1. Beck L (1979) Komplikationen bei abdominalen gynäkologischen Operationen. In: Beck L (Hrsg) Intra- und postoperative Komplikationen in der Gynäkologie. Thieme, Stuttgart New-York S 80
2. Beger HG, Kratzberger W, Bittner R (1983) Die Therapie der diffusen, bakteriellen Peritonitis mit kontinuierlicher postoperativer Peritoneal-Lavage. Chirurg 54: 311-315
3. Brockerhoff P (1984) Zur Diffenrentialdiagnose akuter Schmerzen im kleinen Becken. Gynäkologe 17: 138-142
4. Collins CG, Jansen FW (1959) Treatment of pelvic abscess. Clin Obstet Gynecol 2: 512
5. Egger H, Fleischmann H (1977) Der isolierte Ovarialabszeß. Zur Klinik, Bakteriologie und Pathogenese. Geburtshilfe und Frauenheilkd 37: 625
6. Eschenbach DA (1976) Acute pelvic inflammatory disease. Etiology, risk factors and pathogenesis. Clin Obstet Gynecol 19: 147
7. Friedberg V, Schmitt W (1984) Der Tuboovarialabszeß. Gynäkologe 17: 143-147
8. Ginsberg DS, Stern JL, Hamand KA, Genadry R, Spence MR (1980) Tubo-ovarial-abscess: a retrospective review. Am J Obstet Gynecol 138: 1055
9. Golde SH, Israel R, Ledger WJ (1977) Unilateral tubo-ovarian-abscess: a distinct entity. Am J Obstet Gynecol 127: 807

10. Hager WD (1983) Follow-up of patients with tubo-ovarian-abscesses in association with salpingitis. Obstet Gynecol 61: 680
11. Hirsch HA (1978) Die akute Salpingitis: Pathogenese, Ätiologie, Diagnose und Prognose. Gynäkologe 11: 176
12. Hirsch HA (1978) Die Behandlung akuter pelviner Infektionen. Gynäkologe 11: 221-228
13. Hollender LF, Bur F, Schwenck D, Pigache P (1983) Das „offengelassene Abdomen". Chirurg 54: 316-319
14. Kaplan AL, Jacobs WM, Ehresmann JB (1967) Aggressive management of pelvic abscess. Am J Obstet Gynecol 98: 482
15. Kern E, Klaue P, Arbogast R (1983) Programmierte Peritoneal-Lavage bei diffuser Peritonitis. Chirurg 54: 306-310
16. Landers DV, Sweet RL (1983) Tubo-ovarian-abscess: Contemporary approach to management. Rev Infect Dis 5: 876
17. Landers DV, Sweet RL (1985) Current trends in the diagnosis and treatment of tubo-ovarian-abscess. Am J Obstet Gynecol 151: 1098-1110
18. Manara LR (1981) Management of tubo-ovarian-abscess. J Am Osteopath Assoc 81: 476
19. Mical A (1978) Abscesses in the female pelvis. Infections diseases in obstetrics and gynecology. New Orleans. An Update, 1978. Zit. nach Hirsch HA, Gynäkologe 11: 176-188
20. Mical A, Sellmann AH (1969) Management of tubo-ovarian-abscess. Clin Obstet Gynecol 12: 252
21. Munsick RA, Gillanders LA (1981) A review of puerperal ovarian vein thrombophlebitis. Obstet Gynecol Surv 36: 57
22. Nebel WA, Lucas WE (1968) Management of tubo-ovarian-abscess. Obstet Gynecol 32: 381
23. Pedowitz P, Bloomfield KR (1964) Ruptured adnexal abscess (tuboovarian) with generalized peritonitis. Am J Obstet Gynecol 88: 721-729
24. Pichlmayr R, Lehr L, Pahlow J, Guthy E (1983) Postoperativ kontinuierliche offene dorsoventrale Bauchspülung bei schweren Formen der Peritonitis. Chirurg 54: 299-305
25. Rivlin ME, Hunt JA (1977) Ruptured tuboovarian abscess. Is hysterectomy necessary? Obstet Gynecol 50: 518-522
26. Scott WC (1978) Pelvic abscess in association with intrauterine contraceptive device. Am J Obstet Gynecol 131: 149-156
27. Taylor KJW, Graeft MCI, Wasson JF, Rosenfield AT, Audriole VT (1978) Accuracy of grey-scale ultrasound diagnosis of abdominal and pelvic abscesses in 220 patients. Lancet 1: 83
28. Ober KG, Meinrenken H (1964) Gynäkologische Operationen. Springer, Berlin Göttingen Heidelberg New York

H Spezielle Operationstechniken bei Erkrankungen im Bereich des weiblichen Genitale

I Operative Eingriffe zur Therapie der weiblichen Sterilität unter Einschluß der mikrochirurgischen Verfahren

H. HEPP, P. SCHEIDEL und M. KORELL

INHALT

1 Mikrochirurgie in der rekonstruktiven Tubenchirurgie

Die Mikrochirurgie in der rekonstruktiven Tubenchirurgie ist eine weiterentwickelte Technik im Rahmen der operativen Gynäkologie, welche keine Alternative, sondern eine konsequente Fortentwicklung der konventionellen Tubenchirurgie darstellt. Das Konzept der gynäkologischen Mikrochirurgie beruht auf der Überzeugung, daß durch Reduktion des intraoperativen Traumas und erhöhter Präzision der durchgeführten Operationen mit einer Verbesserung der Resultate zu rechnen ist.

Anlaß zur Übernahme mikrochirurgischer Techniken in die operative Gynäkologie waren einerseits die unbefriedigenden Resultate der rekonstruktiven Tubenchirurgie mit konventionellen Techniken, zum anderen die grundlegenden experimentell-chirurgischen Arbeiten, welche eindrucksvoll die Vorteile der Anwendung mikrochirurgischer Prinzipien bei der Tubenanastomose nachweisen konnten [74].

Die klinische Entwicklung, diese Techniken nicht nur bei der Tubenanastomose anzuwenden, sondern auf die gesamte rekonstruktive Tubenchirurgie auszudehnen, beruht auf der Vorstellung, dem nach entzündlichen Adnexerkrankungen oder vorausgegangener Chirurgie unzweifelhaft präexistenten Schaden am inneren Genitale bzw. Peritoneum möglichst keinen weiteren hinzuzufügen. Der auf diese Überlegung begründete Anspruch der Mikrochirurgie, dem makrochirurgischen Vorgehen überlegen zu sein, konnte sowohl tierexperimentell als auch klinisch bestätigt werden [63, 74, 76, 77].

Die Mikrochirurgie ist die Realisierung des Prinzips vom minimalen intraoperativen Trauma; ein Prinzip, welches lange vor der Einführung mikrochirurgischer Techniken von erfahrenen Operateuren für rekonstruktive Eingriffe an der Tube gefordert wurde [35].

2 Entwicklung der rekonstruktiven Tubenchirurgie

Die Ursprünge der rekonstruktiven Tubenchirurgie reichen bis zu den Anfängen der operativen Gynäkologie zurück. Bereits im vorigen Jahrhundert finden sich Berichte über den Versuch, den ampullären Tubenverschluß durch operative Maßnahmen zu beheben. Diesen ersten Versuchen in Deutschland folgten ähnliche Ansätze in den Vereinigten Staaten von Amerika, jedoch blieben die meisten dieser Operationen ohne Erfolg und wurden deshalb von vielen Gynäkologen abgelehnt. Übersichtsarbeiten, welche in der Mitte der Dreißigerjahre publiziert wurden [27], waren überaus enttäuschend und erbrachten Schwangerschaftsraten nach operativen Eingriffen an der Tube von unter 5%. Der daraus resultierende therapeutische Nihilismus wird vor allem dann verständlich, wenn man in der damaligen Zeit die Operationsrisiken den Erfolgschancen einer Tubenrekonstruktion gegenüberstellt. Zwar wurden immer wieder vereinzelt erfolgreiche Operationsserien publiziert; die dadurch aufkeimende Hoffnung wurde aber in der Regel von anderen Autoren mit größeren Serien schnell wieder auf den Boden der Realität zurückgeholt. Dennoch finden sich Ende der Vierzigerjahre stimulierende Arbeiten aus Europa, welche die klinische Problematik der tubaren Sterilität erneut aufgreifen [4, 50]. Auch in den Vereinigten Staaten kam es zu einer Wiederbelebung des Interesses durch die Einführung prothetischer Materialien, welche die Rate postoperativer Reokklusionen vermindern sollten [53]. In Europa war es vor allem PALMER [47], der in seinem eigenen Patientengut konsequent auf prothetische Materialien verzichtete und zur damaligen Zeit über fast 400 persönlich operierte Fälle mit überdurchschnittlichem Erfolg berichten konnte.

Es erscheint deshalb erstaunlich, weshalb der Vorschlag von WALZ [70], die Sterilitätsoperationen an den Tuben mit Hilfe eines Operationsmikroskops durchzuführen, von keinem anderen Operateur aufgegriffen wurde. Aus der damals bereits vorhandenen Erkenntnis, daß jede Verletzung der Tube zu erneuten Verwachsungen und narbigen Veränderungen führt, wurde zunächst leider keine Konsequenz gezogen. Der von STOECKEL bekannte Satz: „Die operativen Maßnahmen zur Behebung eines Tubenverschlusses sind, gemessen an der Feinheit des natürlichen Eiabnahme- und Transportmechanismus, als grobe Stümperei anzusehen", hat WALZ [70] zu der Benutzung des Operationsmikroskops gebracht. Er war selbst überrascht, wievielmehr die Sicherheit des Operierens bei derartig feinen Objekten – wie es die Tube darstellt – unter dem Operationsmikroskop gesteigert werden konnte. Darüber hinaus wurde erst unter dem Operationsmikroskop deutlich, daß die verwendeten Instrumente makroskopisch zweifellos als sehr zart angesehen, gemessen an der Feinheit des Objektes unter dem Mikroskop jedoch übergroß und grob wirkten.

Erst 10 Jahre später konnte SWOLIN [63] auf der Basis ausführlicher tierexperimenteller und klinischer Untersuchungen einen grundsätzlichen Wandel in der Einstellung gegenüber den konventionellen Techniken der rekonstruktiven Tubenchirurgie einleiten.

Um die erneute Ausbildung von Verwachsungen nach Adhäsiolyse zu vermeiden, empfahl er die Anwendung von kleinsten und feinsten Instrumenten und ebensolchen Nahtmaterials. Er forderte ein scharfes Durchtrennen aller zu teilenden Gewebsstrukturen und keine sog. stumpfe Lösung von Verwachsungen. Dies bedeutete ein besonders behutsames und damit zeitraubendes Operieren. Zur Vermeidung von Blutungen entwickelte er eine thermoelektrische Nadelelektrode, welche praktisch für alle präparativen Schritte zur Anwendung kommen konnte. Zum präzisen Einsatz dieser Mikroelektrode war es erforderlich, Lupenbrille und Operationsmikroskop bei schwierigen präparativen Schritten – vor allem bei Arbeiten an der Tube selbst – einzusetzen. Zur Adhäsionsprophylaxe operierte er in einer Art feuchten Kammer, um das Peritoneum vor Austrocknung zu bewahren; und aufgrund seiner experimentellen Studien wurde eine zusätzliche medikamentöse Adhäsionsprophylaxe mit Kortison durchgeführt.

Mit der Formulierung dieser Prinzipien war die Grundlage für die moderne rekonstruktive Tubenchirurgie geschaffen, welche in den nachfolgenden Jahren viele Operateure beeinflussen sollte [24].

Die in neuerer Zeit publizierten großen Kollektive von Patienten mit mikrochirurgischen Salpingostomien [5, 24, 57, 66, 69, 79] lassen es als wahrscheinlich erscheinen, daß die Entwicklung der rekonstruktiven Tubenchirurgie ihren Höhepunkt erreicht hat und die Möglichkeiten und Grenzen dieser Methode heute klar absehbar sind. Wenn auch unbestritten ist, daß die Patientinnen von der Anwendung mikrochirurgischer Techniken bei allen Formen des Tubenverschlusses profitieren, so bleibt dennoch das Problem bestehen, daß die postoperativen Durchgängigkeitsraten in einem Mißverhältnis zu den erzielten Schwangerschaftsraten stehen. Hinzu kommt das nicht unerhebliche Risiko einer Extrauteringravidität. Etwa ein Drittel der Schwangerschaften nach Mikrochirurgie sind in der Tube lokalisiert. Die Ursachen sind überwiegend in der entzündlichen Vorschädigung der Tube zu sehen, welche durch die operative Wiederherstellung der Tubendurchgängigkeit funktionell nicht beeinflußt werden kann. Es ist deshalb wohl auch nicht zu erwarten, daß Verbesserungen im Instrumentarium, wie z. B. die Anwendung des CO2-Lasers [3, 9, 28, 68] eine Lösung dieses Grundproblems mit sich bringen. Dies gilt gleichermaßen für die alternativ eingesetzten endoskopischen Techniken [9, 17, 21, 25, 43].

Während die Behandlung der postentzündlichen, distalen Tubenpathologie trotz unbestreitbarer Fortschritte nach wie vor unbefriedigend bleibt, so hat die Anwendung mikrochirurgischer Techniken auch bei der Rekonstruktion des uterusnahen Tubenverschlusses, ganz besonders jedoch bei der Tubenanastomose im Zustand nach Tubensterilisation Ergebnisse erzielen können, die mit keiner konventionellen Technik auch nur annähernd erreicht wurden [52].

Winston sowie Paterson und Wood [48, 74] konnten tierexperimentell die Überlegenheit mikrochirurgischer Techniken bei der Tubenanastomose eindrucksvoll belegen. Diese grundlegenden tierexperimentellen Untersuchungen fanden ihre Bestätigung in der klinischen Anwendung mikrochirurgischer Techniken zur Refertilisierung nach Tubensterilisation durch Winston [75] und Gomel [22, 23]. Die von diesen Autoren mit mikrochirurgischen Techniken erzielten Resultate konnten von mehreren Zentren bestätigt werden. Die Erfolgsraten der Refertilisierung liegen heute durchschnittlich über 50% und schwanken in Abhängigkeit von der Lokalisation der durchgeführten Tubenanastomose bzw. der resultierenden Tubenlänge [31, 58, 60].

Die Entwicklung der mikrochirurgischen zweischichtigen extramukösen Tubenanastomose hat die Tubensterilisation unter bestimmten Voraussetzungen heute zum weitgehend reversiblen Eingriff gemacht. Die nicht unbedeutenden Risiken von Sterilisation und Refertilisierung für die Patientin und der unsichere Operationserfolg zwingen jedoch nach wie vor zu einer sorgfältigen Indikationsstellung nach ausführlichem Gespräch und Aufklärung über alternative Kontrazeptionsmöglichkeiten.

Neben der Refertilisierung nach Tubensterilisation haben die mikrochirurgischen Techniken vor allem bei der Rekonstruktion des uterusnahen Tubenverschlusses, welcher häufig auch als intramuraler Tubenverschluß bezeichnet wird, große Bedeutung. Als Methode der Wahl zur operativen Behandlung des proximalen Tubenverschlusses wurde in den Siebzigerjahren die heute nur in Ausnahmefällen verwendete, tubouterine Implantation angesehen. Dabei wurden verschiedene Techniken entwickelt. Allen diesen operativen Verfahren war gemeinsam, daß es sich – ob nun mit oder ohne Inzision des Uteruskavums durchgeführt – um recht blutreiche Operationen handelte. Kam es, trotz der hohen Rate an postoperativen Verschlüssen, zu einer intrauterinen Gravidität, wurde im allgemeinen zur Vermeidung einer möglichen Uterusruptur die Sectio caesarea als Entbindungsmodus gewählt [45]. Diese Techniken sind heute weitgehend durch die mikrochirurgische tubokornuale Anastomose nach Exzision des verschlossenen Tubenanteils ersetzt worden.

Die Prognose nach Mikrochirurgie bei proximaler Tubenpathologie wird jedoch maßgeblich vom Ausmaß des Eileiterschadens bestimmt. Histologische Untersuchungen der resezierten Tubenabschnitte zeigten eine Korrelation von Schweregrad der Tubenpathologie und postoperativen Schwangerschaftsraten. Eine prognostisch besonders ungünstige Rolle scheint dabei die Salpingitis isthmica nodosa zu spielen. Bei vollständig resezierten, gering ausgeprägten Tubenwandveränderungen können in bis zu 50% der Fälle Schwangerschaften erzielt werden [38, 71].

Eine entscheidende Erweiterung erfuhr die Reproduktionsmedizin mit der Einführung von In-vitro-Fertilisation und Embryotransfer (IVF/ET) [61]. Damit war es möglich geworden, unter Umgehung der Eileiterpassage eine Schwangerschaft zu erzielen. Dies führte zu einer Relativierung der Rolle einer rekonstruktiven Tubenchirurgie. War zuvor die Operation die einzige Möglichkeit, eine tubar bedingte Sterilität zu behandeln, steht nun mit IVF/ET eine therapeutische Alternative zur Verfügung. Eine zentrale Stellung in der Reproduktionsmedizin nimmt daher die Indikationsstellung der einzelnen Behandlungsverfahren ein. Dabei sollte das Ziel sein, für jede Patientin bzw. jedes Paar die individuell optimale Therapie anzubieten. Dies geschieht am besten in einem Zentrum, in welchem alle Verfahren durchgeführt werden können und fundierte Kenntnisse über die unterschiedlichen Erfolgsaussichten vorhanden sind. Diese Beratung führt bei einigen Patientinnen mit ausgeprägtem Tubenschaden (z. B. proximaler und distaler Tubenverschluß – sog. Doppelverschluß) und minimalen Erfolgschancen einer operativen Eileiterrekonstruktion primär zu einem Wechsel zur IVF/ET [73]. In den meisten Fällen ist das Ausmaß der Tubenpathologie präoperativ jedoch nicht eindeutig festzulegen, so daß dort eine mikrochirurgische Sterilitätslaparotomie weiterhin zur Diagnostik und Therapie unverzichtbar bleibt.

3 Grundlegende Prinzipien der Mikrochirurgie in der Gynäkologie

Mikrochirurgische Eingriffe in der Gynäkologie weisen gegenüber anderen Fachdisziplinen einige Besonderheiten auf, deren sorgfältige Beachtung mit dem späteren Operationserfolg eindeutig in Zusammenhang steht. Das ungehinderte Operieren in der Tiefe des kleinen Beckens bei teilweise ausgedehnten postentzündlichen Adhäsionen mit Einbeziehung der Nachbarorgane setzt die Eröffnung des Abdomens voraus. Ziel des rekonstruktiven Eingriffes ist die Wiederherstellung der regelhaften topographischen Anatomie im Bereich des kleinen Beckens als Voraussetzung für einen ungestörten Eiauffangmechanismus. Weiterhin sollte eine unbehinderte Tubenpassage erzielt werden, und schließlich stellt sich dem Operateur das Problem, ein nach Abschluß des operativen Eingriffes erzieltes Resultat bezüglich der Ausbildung von Readhäsionen zu sichern.

3.1 Zugang zum Operationsgebiet

Der Operateur benötigt einen adäquaten Zugang, der es ihm erlaubt, alle Strukturen im Bereich des kleinen Beckens ohne Behinderungen zu erreichen. In der Regel ist dies durch einen suprasymphysären Querschnitt mit Längs- oder Querspaltung der Faszie gewährleistet. In manchen Fällen kann bei adipöseren Patientinnen jedoch auch der interiliakale Querschnitt mit kompletter Durchtrennung der Rektusmuskulatur oder in seltenen Fällen auch ein Unterbauchlängsschnitt erforderlich sein. Zeigen sich nach durchgeführter Pfannenstielinzision zu enge Operationsverhältnisse, kann die Rektusmuskulatur an ihrem sehnigen Ansatz durchtrennt und damit weiterer Platz geschaffen werden. Es gilt danach die Adnexe zu mobilisieren und sie dann für den Operateur gut zugänglich auf einer Silikonfolie zu lagern. Diese Folie soll den Kontakt der Adnexe mit den zum Austamponieren benützten Tüchern verhindern (Abb. 1).

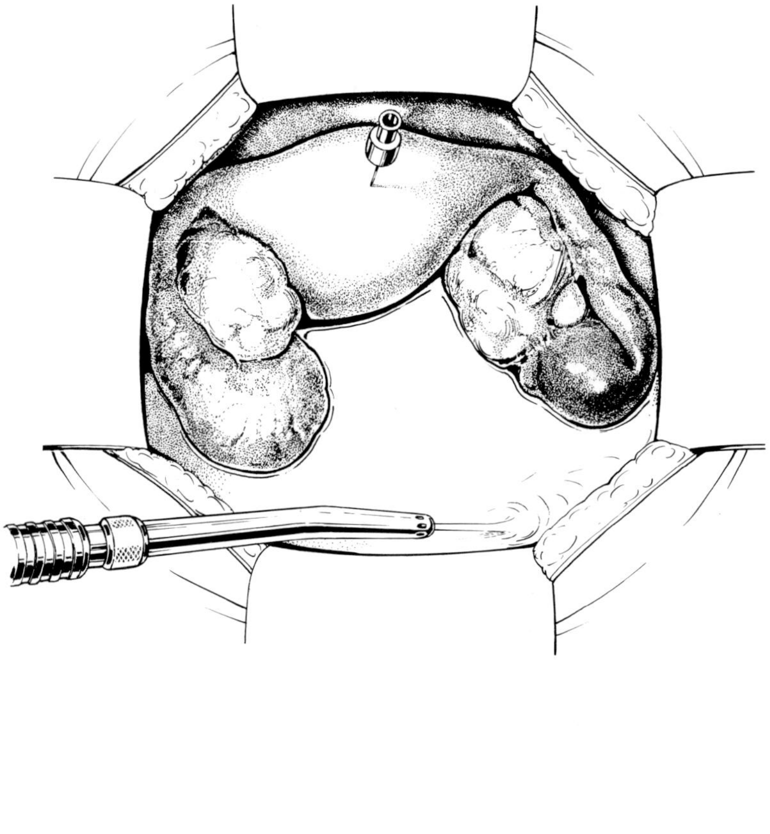

Abb. 1. Ausreichende Exposition des inneren Genitale, nach Tamponade des Douglasschen Raumes Lagerung der Adnexe auf einer Silikonfolie

3.2 Vermeidung des peritonealen Traumas und Hämostase

Insgesamt ist jedes zusätzliche Trauma zu vermeiden, da das Beckenperitoneum auch auf kleine Reize mit Ausbildung von Adhäsionen reagieren kann. Das Peritoneum sollte deshalb möglichst nicht berührt oder gar mit der Pinzette gefaßt werden. Zur Vermeidung des Austrocknens wird während der gesamten Operation eine ausgiebige Spülung mit Ringerlösung durchgeführt. Dabei können mehrere Liter Lösung notwendig sein. Es ist deshalb wichtig, präoperativ eine ausreichende Menge vortemperiert zur Verfügung zu halten (Brutschrank). Um ein Nachsickern von Blut aus der Laparotomiewunde in die Bauchhöhle zu verhindern, wird eine Ringfolie aus Plastik eingelegt. Vor Beginn der Operation sollte der Chirurg auf jeden Fall die Handschuhe vom restlichen Puder befreien, um einen weiteren adhäsionsinduzierenden Reiz zu vermeiden. Die präparativen Schritte zur Mobilisation und Lagerung der Adnexe, welche sehr häufig der eigentlichen Tubenrekonstruktion vorausgehen, werden wegen der exakten Hämostase unter Benutzung einer Hochfrequenzmikroelektrode durchgeführt. Die Einführung dieser Mikroelektroden hat die exakte Präparation unter Gewährleistung einer ausgezeichneten Hämostase ermöglicht [63]. Diese Mikroelektroden (Durchmesser 0,1 mm und weniger) können heute über spezielle Generatoren zum Schneiden bzw. Koagulieren benutzt werden. Ist der Koagulationseffekt mit der Mikroelektrode nicht ausreichend, kann die Bipolarpinzette zur Blutstillung zum Einsatz kommen. Mit diesen feinen Pinzetten wird das Gewebe exakt gefaßt und durch den zwischen den zwei Branchen fließenden Strom koaguliert. Durch den bipolaren Charakter dieser Pinzette wird ein unkontrolliertes Eindringen des Stromes in das Gewebe verhindert.

Trotz sorgfältigster Präparation wird es unvermeidlich sein, einzelne Peritonealdefekte zu verursachen. Aufgrund tierexperimenteller wie auch klinischer Erfahrung besteht Einigkeit darüber, daß die Versorgung von Peritonealdefekten entweder über eine primäre spannungsfreie Adaptation der Wundränder mit mikrochirurgischem Nahtmaterial oder - bei größeren Defekten - mit einem freien Peritoneallappentransplantat eine effektive Adhäsionsprophylaxe darstellt [37, 56]. Zur Erzielung einer befriedigenden topographisch-anatomischen Situation wird deshalb neben den vorgenannten grundlegenden Prinzipien auch der Einsatz einer optischen Vergrößerungshilfe (Operationsmikroskop) unumgänglich sein. Nur mit Hilfe der Vergrößerung ist es möglich, eine absolut exakte Differenzierung der Gewebsschichten und verschiedenen Strukturen durchzuführen. Damit ist die Präzision der Präparation und die Benutzung feinsten Nahtmaterials überhaupt erst möglich. Minimale Gewebsresektion und sorgfältige Hämostase, auch im kapillären Bereich, sind weitere wichtige Vorteile.

Für die mikrochirurgischen Eingriffe ist ein spezielles Instrumentarium erforderlich. Wir verwenden ein für die besonderen Bedürfnisse der Gynäkologie entwickeltes Instrumentarium, welches aus ausreichend langen (18 cm) Nadelhaltern, Pinzetten und Scheren besteht. Die zur Verfügung stehenden Operationsmikroskope, welche für die Mehrzahl von rekonstruktiven Operationen an der Tube unverzichtbar sind, haben in den letzten Jahren entscheidende Verbesserungen erfahren. Viele Schritte der Adhäsiolyse können zwar mit der Lupenbrille durchgeführt werden, Operationen an der Tube selbst sind jedoch schon wegen des Zeitaufwandes für die Lupenbrille eher ungeeignet. Mit zunehmender Erfahrung wird der Operateur den Einsatz der optischen Hilfsmittel ökonomischer gestalten können. Jedoch nur ein optimales Operationsmikroskop mit entsprechender Pflege ermöglicht ein angenehmes Operieren unter exakter Differenzierung der Gewebsschichten. Andererseits ist der Einsatz des Operationsmikroskops allein nicht die Lösung des Problems. Die Patientinnen profitieren nicht von einer „Makrochirurgie unter dem Operationsmikroskop".

3.3 Der Operateur

Alle diese genannten Prinzipien und die daraus resultierenden Vorteile bleiben jedoch abstrakt, wenn es dem Operateur nicht gelingt, ihnen konkrete Bedeutung zu geben. Der Operateur ist und bleibt damit wichtigster Faktor. Wie bei allen anderen operativen Techniken werden die erzielten Ergebnisse abhängig sein von der Erfahrung und dem unbedingten Willen des Operateurs, ein optimales Ergebnis zu erzielen. Grundlegende Voraussetzung hierfür sind neben manuellem Geschick eine intensive operative Tätigkeit sowie eine entsprechende Sorgfalt und Geduld. Unzweifelhaft hat sich ein ausgedehntes tierexperimentelles Training bewährt. Bei diesem kann unter Anleitung erfahrener Mikrochirurgen der Umgang mit Instrumentarium und Nahtmaterial erlernt und eine Erziehung zu den genannten Prinzipien gefördert werden.

4 Nomenklatur der rekonstruktiven Tubenchirurgie

Auf einen Vorschlag von FRANTZEN und SCHLÖSSER [19] haben sich die deutschsprachigen Mikrochirurgen auf eine Nomenklatur geeinigt, welche gegenüber der internationalen Nomenklatur wesentlich vereinfacht ist. Danach werden folgende Eingriffe unterschieden:

1. Adhäsiolyse: Ovariolyse, Salpingolyse, Fimbriolyse
2. Fimbrioplastik: Eingriffe an endständig, inkomplett verschlossenen Tuben
3. Salpingostomie: Eingriffe an endständig, komplett verschlossenen Tuben
4. Resalpingostomie: Rezidiveingriff nach vorgenommener Eröffnung einer endständig komplett verschlossenen Tube
5. Neosalpingostomie: Ampulläre Tubeneröffnung, wobei ein Teil der Ampulle reseziert werden muß, weil keine intakte Schleimhaut mehr vorhanden ist und damit das Ostium nicht im Bereich des ursprünglichen Fimbrientrichters zu liegen kommt
6. Anastomosen: In Abhängigkeit von der Lokalisation der Anastomose, Dokumentation der verbliebenen Tubenlänge, unterschieden nach der Ursache für die Anastomose (postentzündlich - Zustand nach Sterilisation).

Diese Nomenklatur hat sich an unserer Klinik in den vergangenen Jahren bewährt und gestattet eine exakte, weitgehend objektive Unterteilung der durchgeführten rekonstruktiven Eingriffe. Die einzelnen operativen Schritte bei der Adhäsiolyse und auch der Fimbrioplastik müssen sich an der vorgegebenen Pathologie orientieren. Die Vielfältigkeit der hierbei anzutreffenden Befunde läßt ein schematisiertes Vorgehen nicht zu. Der Operateur wird sich bemühen müssen, unter Einsatz von Taststäben und der Mikroelektrode die Adhäsionen schrittweise zu lösen, und damit nur im Extremfall Verwachsungen zu resezieren. Das operative Vorgehen ist dabei auszurichten an dem gewünschten Ergebnis: der Rekonstruktion der normalen Topographie im kleinen Becken mit ausreichender Mobilität, insbesondere der Ampulle.

Für einzelne mikrochirurgische rekonstruktive Operationen lassen sich jedoch technische Schritte standardisiert darstellen, die für die Erzielung eines guten postoperativen Resultates von großer Bedeutung sind.

5 Präoperative Maßnahmen

5.1 Thromboembolie und antibiotische Prophylaxe

Eine Vielzahl von perioperativen Maßnahmen wurde beschrieben, welche helfen sollen, den angestrebten Operationserfolg zu sichern. In den letzten Jahren hinzugekommen ist eine Thromboembolieprophylaxe, die wir bei diesen Patienten, auch wenn sie teilweise schon am Operationstag wieder mobilisiert werden können, mit einer low-dose-Heparinisierung durchführen [33].

Umstritten ist der Sinn einer antibiotischen Prophylaxe. Wir applizieren 3 perioperative Gaben eines Cephalosporins nur bei den postentzündlichen Tubenveränderungen. Bei der Tubenanastomose nach Sterilisation sowie bei ovarchirurgischen Eingriffen bzw. der rekonstruktiven Chirurgie bei Tubargravidität haben wir auf eine antibiotische Prophylaxe verzichtet. Einzelne Autoren führen eine konsequente antibiotische Therapie bei den Patientinnen mit ampullärem Tubenverschluß durch, welche auch den Partner mit einbezieht.

5.2 Postoperative Hydropertubation

In früheren Zeiten wurden zur Verbesserung der Durchgängigkeitsraten postoperative Hydropertubationen empfohlen [15, 18]. Rein physikalisch betrachtet erscheint es jedoch kaum vorstellbar, daß der über das intramurale Tubenlumen zu erzeugende Flow einer Durchspülungslösung dazu ausreichen sollte, evtl. Adhäsionen zu lösen bzw. zu verhindern. Auch kann die lokale Wirksamkeit der in vielen beschriebenen Spüllösungen normalerweise enthaltenen Substanzen, z. B. Enzyme, Antibiotika und Kortison, bezweifelt werden. Sicher ist jedoch, daß die postoperative Hydropertubation ebenso wie die Wiederholung einer solchen Serie im darauffolgenden Zyklus eine nicht unerhebliche Belastung für die Patientin darstellt. Wir haben die Hydropertubation - ebenso wie die meisten mikrochirurgischen Arbeitsgruppen in der Bundesrepublik - nach anfänglicher Benutzung verlassen. Auch in einer prospektiven Multizenterstudie ließ sich kein positiver Effekt durch die postoperative Hydropertubation nachweisen [54].

5.3 Adhäsionsprophylaxe

Schwieriger und kontrovers ist die Situation bei der Adhäsionsprophylaxe. Ein einheitliches Vorgehen ist nicht zu erkennen [49].

Weitgehend akzeptiert ist heute eine prä- oder intraoperativ begonnene Prophylaxe von intraabdominellen Adhäsionen durch die Gabe von Kortison. Dieses klinische Konzept basiert auf den experimentellen Studien zur Adhäsionsprophylaxe von Swolin [62]. Mittlerweile ist dieses Konzept in vielfacher Weise modifiziert worden, und neben dem Hydrokortison sind andere Kortisonpräparate in unterschiedlicher Zubereitung zur Anwendung gekommen. Auch hier kann keine Einheitlichkeit in der Literatur festgestellt werden.

Wir führen eine Adhäsionsprophylaxe dann durch, wenn ausgedehntere Verwachsungen vorliegen. Diese wird intraoperativ mit der Gabe von 1 g Hydrokortison intraperitoneal begonnen und mit absteigenden Dosen von 100–200 mg, in der Regel bis zum 8. bzw. 10. postoperativen Tag, weitergeführt (z. B. Solu-Decortin H® 100 mg am Tag 1 und 2, 80 mg am Tag 3 und 4, 60 mg am Tag 5 und 6, 40 mg am Tag 7 und 8, evtl. 20 mg am Tag 9 und 10).

Ein weiterhin allgemein verbreitetes Verfahren ist die Anwendung von hochmolekularem Dextran zur Vermeidung intraperitonealer Verwachsungen. Wie in vielen tierexperimentellen Untersuchungen scheint diese Adhäsionsprophylaxe auch in der Klinik mit einer Verbesserung der Ergebnisse einherzugehen [1]. Auch bei der Applikation von hochmolekularen Dextranen läßt sich in der Literatur kein einheitliches Konzept erkennen, insbesondere was Volumen und Konzentration betrifft.

Wenn man eine intraperitoneale Gabe von Dextran durchführt, empfiehlt sich unbedingt die vorherige Applikation des Haptens zur Reduzierung der Gefahr allergischer Reaktionen.

Wir selbst füllen das Abdomen vor dem Verschluß des Peritoneums mit ca. 100 ml hochmolekularem Dextran auf, obgleich der Wert dieser Maßnahme unsicher bleibt.

Der wichtigste Faktor zur Prophylaxe der Readhäsionsausbildung bleibt jedoch unbestritten die sorgfältigste Beachtung mikrochirurgischer Techniken [34, 35].

6 Indikationen und Kontraindikationen der rekonstruktiven Tubenchirurgie

6.1 Indikationen

Die Indikation zu einer rekonstruktiven Tubenchirurgie wird bei Kinderwunsch des Paares und diagnostizierter, operativ-therapierbarem Tubenschaden gestellt. Man muß sich jedoch darüber im Klaren sein, daß die Diagnostik der tubaren Sterilität nicht einfach ist und immer wieder hysterosalpingographische und endoskopische Methoden sich widersprechende bzw. nicht zutreffende Aussagen ergeben. Die präoperative Diagnostik liefert nur die Indikation zur Sterilitätslaparotomie, das Ausmaß der Tubenpathologie und die daraus resultierende Prognose ist meist erst intraoperativ festzustellen [55]. Zudem wird die Indikation für eine operative Tubenrekonstruktion immer auch von den Erfolgschancen der alternativen Therapieformen der IVF/ET beeinflußt.

Bei Verbesserung der Resultate eines Verfahrens verändert sich automatisch das Indikationsspektrum. Nach unserer Einstellung ist der Wunsch nach einem Kind ein gemeinschaftliches, das Paar betreffende, Problem mit sehr unterschiedlicher Ausprägung bei den beteiligten Partnern. Man wird hier häufig vor schwierige Entscheidungen gestellt werden. Dies gilt vor allem bei den Problemen einer kombinierten andrologischen und tubar bedingten Sterilität, wobei ein tubenrekonstruktiver Eingriff vor einer geplanten heterologen Insemination durchgeführt werden soll. Die Frage, inwieweit man bei solchen Begleitumständen eine Indikation zur rekonstruktiven Tubenchirurgie anerkennt oder ablehnt, ist sicher nicht pauschal zu beantworten, sondern von einem intensiven Gespräch mit allen Beteiligten abhängig, welches einer solchen Operation unbedingt vorausgehen sollte. Es ist nach unserer Erfahrung auch wesentlich günstiger, wenn die Patientin nach einer diagnostischen Laparoskopie, wenn möglich unter Einschluß des Partners, ausführlich über die Chancen und Risiken einer mikrochirurgischen Tubenrekonstruktion in Abwägung zu alternativen Therapieverfahren wie IVF/ET aufgeklärt wird. Andernfalls muß der Operateur intraoperativ über das Vorgehen ohne Rücksprache mit der Patientin entscheiden.

6.2 Kontraindikationen

Die Formulierung von Kontraindikationen ist ähnlich problematisch wie die Indikationsstellung, da sich hier absolute und relative Kontraindikationen überschneiden (Tabelle 1). Die von uns formulierten Kontraindikationen der rekonstruktiven Tubenchirurgie orientieren sich weitgehend an den Erfolgsraten und stellen somit überwiegend relative Kontraindikationen dar. Die Akzeptanz dieser Ausschlußkriterien wird deshalb unter Umständen auch von Klinik zu Klinik unterschiedlich sein, und es ist eine der wichtigsten Aufgaben der Reproduktionsmedizin, anhand der Resultate der verschiedenen Therapieverfahren Indikationen und Kontraindikationen zu formulieren. Dies sollte jedoch immer in dem Bewußtsein geschehen, daß es sich hierbei um kein statisches Konzept handeln kann.

Eine starre Altersgrenze für eine mikrochirurgische Tubenrekonstruktion läßt sich nicht festlegen. Die älteste, von uns erfolgreich operierte Patientin war 42 Jahre und hat mit 44 Jahren geboren. Für die präoperative Aufklärung gilt jedoch, daß bei Patientinnen mit einem Alter von über 37 Jahren die Erfolgschancen der Operation niedriger liegen als im Gesamtkollektiv, was jedoch sicherlich auch von der Qualität der postoperativen endokrinologischen Betreuung abhängig ist.

Während eine bekannte Genitaltuberkulose wegen der Erfolglosigkeit des Eingriffes eine absolute Kontraindikation darstellt, wird es jedem Operationsteam mit großer operativer Tätigkeit passieren, daß eine Patientin mit Zustand nach Genitaltuberkulose unbemerkt operativ behandelt wird. Wir haben dies in unserem eigenen Kollektiv in 3 Fällen beobachtet. Bei keiner dieser Patientinnen kam es zu einer Disseminierung der Tuberkulose.

Tabelle 1. Absolute und relative Kontraindikationen der rekonstruktiven Tubenchirurgie

1. Bekannte Genitaltuberkulose
2. Langstreckige Obliteration von Isthmus und Ampulle bzw. kombinierter proximaler und distaler Tubenverschluß
3. Bindegewebige Umwandlung der Tube
4. Multiple, gekammerte Hydrosalpinx
5. Dickwandige Hydrosalpinx
6. Fehlen von mehr als zwei Drittel der Pars ampullaris
7. Tubenlänge von unter 4 cm
8. Unbehandelbare endokrinologische oder andrologische Zusatzfaktoren
9. Internistische Risiken

Die langstreckige Obliteration in Isthmus und Ampulle bzw. die bindegewebige Umwandlung der Tube sowie die multipel gekammerte Hydrosalpinx stellen häufig erst intraoperative Diagnosen dar, vor allem, wenn aufgrund außerhalb erhobener laparoskopischer oder hysterosalpingographischer Befunde primär laparotomiert wird. Es ist dann die Entscheidung des Operateurs, ob er dennoch versucht, eine Rekonstruktion durchzuführen oder den Eingriff abbricht.

Eine prognostisch relativ ungünstige Ausgangssituation stellt auch die dickwandige Hydrosalpinx dar. Die Schwangerschaftsraten liegen hier meist unter 10%.

Sehr niedrig sind die Erfolgschancen bei Operationen an einer Tube, bei der mehr als zwei Drittel der Pars ampullaris reseziert wurde (z. B. vorausgegangene Fimbriektomie) sowie bei Tuben im Zustand nach Tubensterilisation mit einer resultierenden postoperativen Restlänge von weniger als 4 cm. Hinzu kommen internistische, endokrinologische oder andrologische Faktoren, die unter Umständen eine relative bzw. absolute Kontraindikation für die rekonstruktive Tubenchirurgie darstellen können.

Bei präoperativer Sicherung eines prognostisch sehr ungünstigen Ausgangsbefundes sollte dem Paar primär zur IVF/ET geraten werden. Ist diese Situation erst intraoperativ zu erkennen, sollte - soweit vertretbar - eine Rekonstruktion versucht werden. Je nach Chancen und Patientenalter bieten wir danach dem Paar frühzeitig die IVF/ET an.

7 Operative Techniken

7.1 Adhäsiolyse

Unter Adhäsiolyse versteht man einen Eingriff an einer Tube bzw. einem Ovar oder Fimbrien mit dem Ziel, diese Organe von Verwachsungen, die entweder ihre Beweglichkeit einschränken oder ihre sonstige Funktion beeinträchtigen, zu befreien. Dabei können diese Adhäsionen so ausgeprägt sein, daß sie sogar einen ampullären Tubenverschluß vortäuschen können. Nach Lösen der Verwachsungen lassen sich jedoch intakte Fimbrien herauspräparieren, so daß der durchgeführte Eingriff nicht als Salpingostomie, sondern als Salpingolyse zu werten ist.

Das mikrochirurgische Vorgehen läßt sich am besten am Beispiel einer kombinierten Salpingo-Ovariolyse darstellen. Hierbei bestehen neben Oberflächenadhäsionen des Ovars, welche einen ungestör-

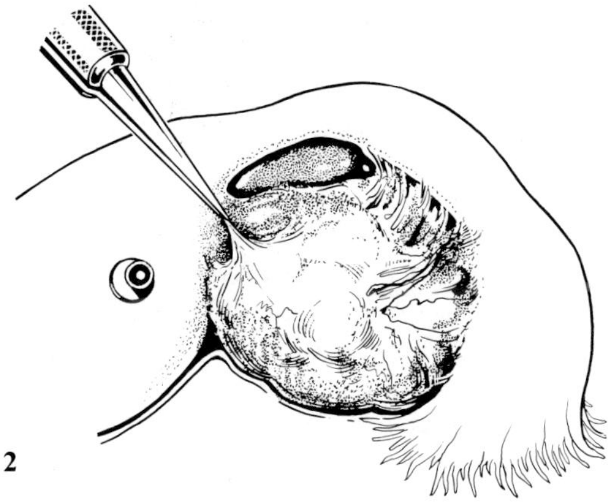

2

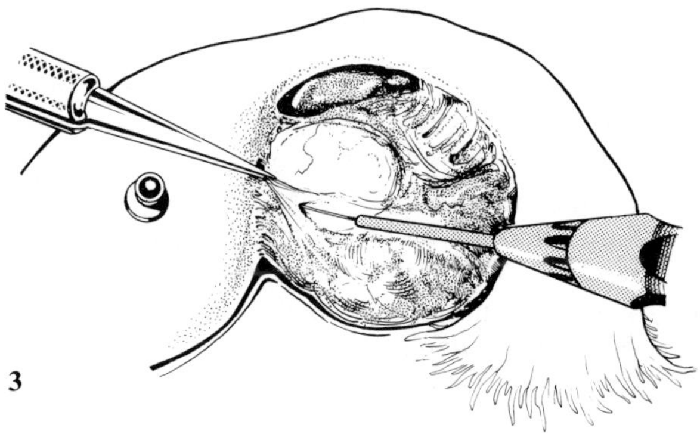

3

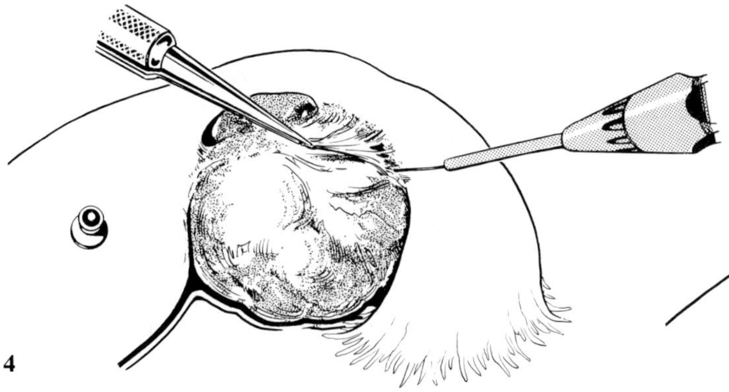

4

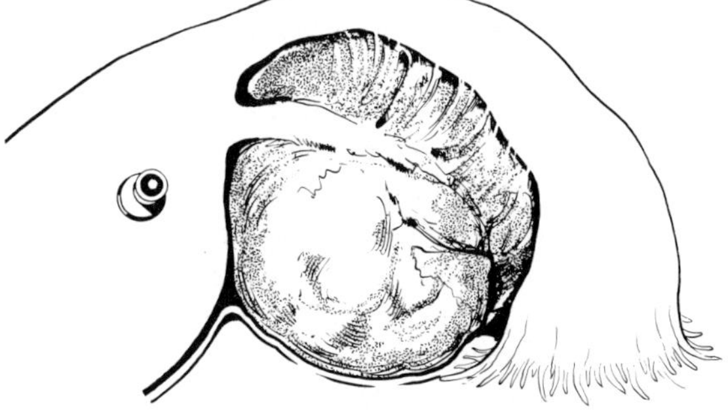

5

Abb. 2. Komplett von Adhäsionen bedecktes Ovar, diese Adhäsionen schränken gleichzeitig die Mobilität der Ampulle ein

Abb. 3. Lösen der Verwachsungen von der Ovaroberfläche mit der Mikroelektrode unter optischer Vergrößerung

Abb. 4. Resezieren der Adhäsionen, gleichzeitig Mobilisierung der Ampulle

Abb. 5. Zustand nach abgeschlossener Ovariolyse und Salpingolyse mit Rekonstruktion einer freien Ovaroberfläche und Wiederherstellung der Mobilität der Ampulle

ten Eiauffangmechanismus verhindern, meist auch Verwachsungssegel zwischen Tube und Ovar mit dadurch eingeschränkter Mobilität der Ampulle und des Fimbrientrichters (Abb. 2). Unter dem Operationsmikroskop lassen sich diese Verwachsungen ohne eine Verletzung der Serosa von der Ovaroberfläche lösen (Abb. 3).

Nachdem das Ovar komplett von Adhäsionen befreit ist, wird danach die Mobilität der Ampulle durch Resektion der Verwachsungen, welche die Tube an das Ovar fesseln, wieder hergestellt (Abb. 4). Nach Abschluß der Salpingo- bzw. Ovariolyse ist die regelhafte, topographisch-anatomische Situation wieder hergestellt, die Mesosalpinx komplett von den Adhäsionen gegenüber dem Ovar befreit, die gesamte Ovaroberfläche intakt und die Mobilität der Ampulle bzw. des Fimbrientrichters über die gesamte Ovaroberfläche gewährleistet (Abb. 5). Durch Benutzung der Mikroelektrode sowie einer optischen Vergrößerung wird die Durchführung dieser präparativen Schritte erleichtert.

7.2 Fimbrioplastik, Salpingostomie

Die Fimbrioplastik wird bei inkomplettem, endständigem Tubenverschluß durchgeführt, um eine Erweiterung eines präexistenten Ostiums zu erzielen. Dabei kann dieses Ostium im Einzelfall noch erhaltene Fimbrien erkennen lassen, häufig jedoch findet sich lediglich eine kleine Öffnung, aus der die transfundal instillierte Blaulösung austritt. Diese Öffnung läßt jedoch meist eine eindeutige Identifikation des ehemaligen Fimbrienendes zu und erleichtert die terminale Erweiterung nach Einführung eines Taststabs durch multiple kleine radiäre Inzisionen. Die nach der schrittweisen Präparation sich anschließende Eversion zeigt in diesen Fällen häufig erhaltene ampulläre Schleimhaut. Bei nahezu kompletter Obliteration kann jedoch durchaus auch eine Abflachung bzw. Zerstörung der Mukosa beobachtet werden, wie dies beim kompletten ampullären Tubenverschluß nicht selten anzutreffen ist.

Das operative Vorgehen beim kompletten ampullären Tubenverschluß ist in der Regel ungleich schwieriger, da häufig zunächst die sorgfältige Mobilisierung der Ampulle gegenüber dem Ovar erfolgen muß. Diese und alle weiteren Schritte werden erleichtert, wenn nach Verschluß der Zervix eine transfundale Instillation von Farbstofflösung (z. B. Methylenblau) vorgenommen wird, um die Tube zu füllen. Prinzipiell kann diese Instillation auch transzervikal durch einen präoperativ gelegten Katheter erfolgen. Wir bevorzugen jedoch wegen der geringeren technischen Störmöglichkeiten die transfundale Injektion. Dabei ist darauf zu achten, daß ein maximaler Druck mit Extravasion des Farbstoffes vermieden wird, um kein Ödem der Tubenwandschichten zu erzeugen.

Die Lösung der Ampulle vom Ovar ist häufig wegen der Darmverwachsungen nicht unproblematisch. Teilweise zeigt sich die Tube sogar in das Ovar wie „hineingegraben“. Unter vorsichtigem Zug an der Ampulle mit dem Finger oder auf zwei Taststäben kann die Präparation unter dem Operationsmikroskop mit der Mikroelektrode erfolgen (Abb. 6). Gelingt es nicht, in die exakte Schicht zwischen Tube und Ovar zu gelangen, so scheint es nach unserer Auffassung günstiger, eine dünne Schicht Ovarialgewebe an der Tubenserosa zu belassen und diese Anteile nachträglich unter dem Operationsmikroskop abzupräparieren. Verletzungen der Tubenwand oder sogar Eröffnung des Lumens sollten auf jeden Fall vermieden werden. Nach anfänglicher Präparation mit der Mikroelektrode kann teilweise nach Auffinden der Schicht zwischen Tube und Ovar auch eine blutungsarme Präparation im Narbengebiet mit der Mikroschere erfolgen. Dieses Mobilisieren ist vor allem auch deshalb problematisch, weil bei der Trennung von Tube und Ovar einerseits auf eine ungestörte Beweglichkeit der Ampulle geachtet werden muß. Andererseits jedoch darf eine Durchtrennung der die Fimbrien bzw. das Ampullenende versorgenden Gefäße, die am äußeren Rand der Mesosalpinx und im Ligamentum infundibulopelvicum verlaufen, nicht erfolgen. Es ist häufig zu beobachten, daß Verwachsungen von Tube und Ovar in Form einer nach medial gerichteten Torsion der Tube erfolgen. Zwischenzeitlich sollte eventuell auch neben dem Operationsmikroskop immer wieder eine Übersicht über die topographisch-anatomische Situation gewonnen werden.

Ist die Trennung von Tube und Ovar ausreichend erfolgt, resultiert ein 1,5–2 cm langer Stiel (sog. tuboovarielles Ligament), welcher eine freie Beweglichkeit der Ampulle und des später zu schaffenden Ostiums über die gesamte Ovaroberfläche ermöglicht (Abb. 7). Der bei dieser Präparation entstehende Defekt im Bereich der Serosa bzw. der Ovaroberfläche kann sehr unterschiedlich sein. Es ist erforderlich, diesen Defekt mit atraumatischem, feinem Nahtmaterial (8/0) durch primäre Vereinigung der Wundränder zu decken. Dabei ist vor allem auch auf eine genaue seroseröse Naht zu achten, wobei hier durch die Einzelknopfnaht eine Versenkung des Knotens durchgeführt werden kann, um eine weitere Prophylaxe gegen Readhäsionen durchzuführen (Abb. 8). Nach kompletter Lyse, nicht nur der Ampulle, sondern auch der Mesosalpinx und des tuboovariellen Ligamentes, beginnt die Salpingostomie mit einer kleinen Inzision im Bereich des dünnsten Punktes am Tubenende, häufig auch als „Nabel“ bezeichnet (Abb. 9). Diese Stelle kann durch Palpation mit den Fingern oder dem Taststab aufgesucht werden. Eine zusätzliche Orientierungshilfe stellt das Aufsuchen des Punktes dar, wo die weißlichen Narben im Bereich des ehemaligen Fimbrienendes zusammenfließen. Nach Austreten der in der Tube vorhandenen Blaulösung wird die Öffnung im Bereich der sichtbaren Narben nur soweit verlängert, daß ein Taststab mühelos eingeführt werden kann (Abb. 10).

Nun kann unter dem Operationsmikroskop die Tube über den eingeführten Taststab millimeterweise eröffnet werden. Ist bei Beginn der Operation durch die äußerlich sichtbaren Narben die Inzisionslinie vorgegeben, so lassen sich nach weiterer

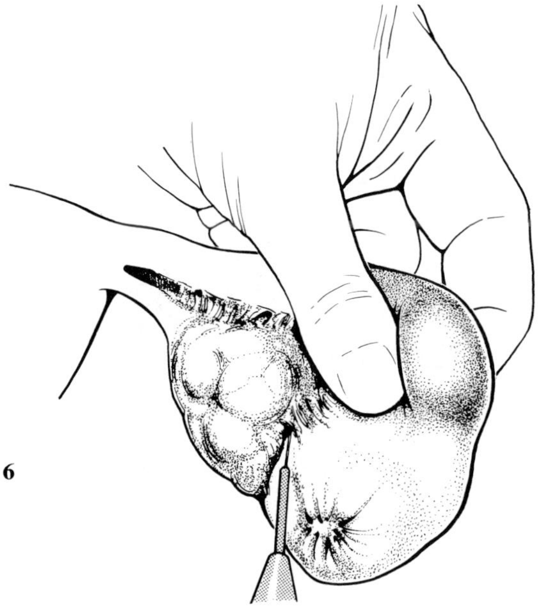
6

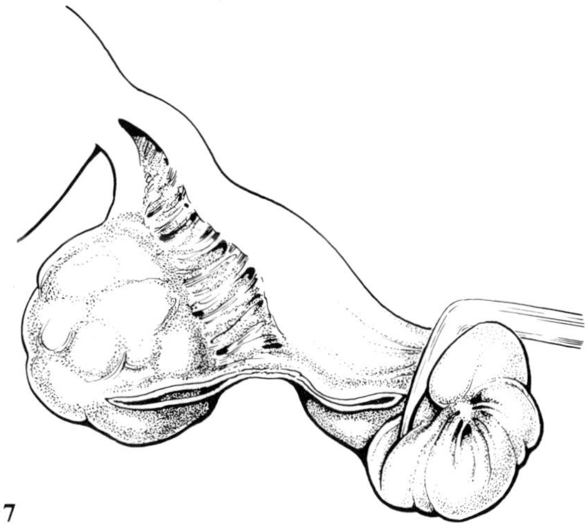
7

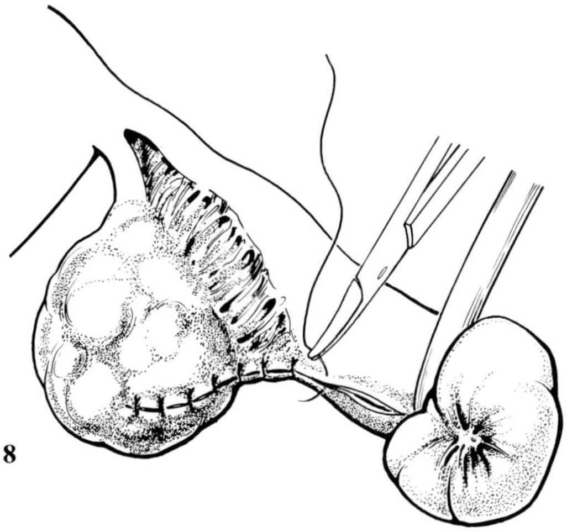
8

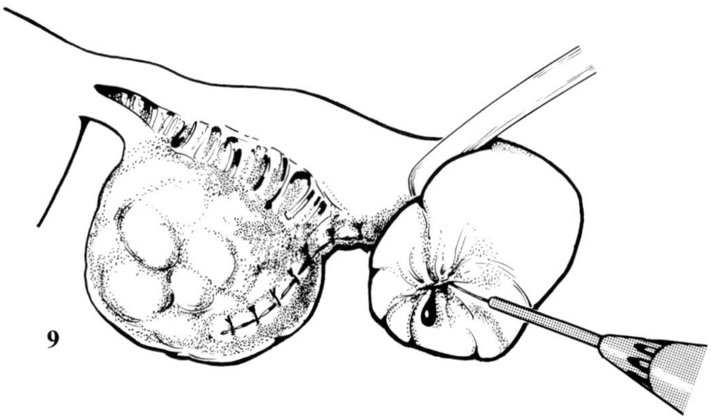
9

Abb. 6. Endständiger Tubenverschluß mit Adhärenz der distalen Ampulle auf dem Ovar. Lösen der Verwachsungen unter vorsichtigem Zug mit den Fingern durch die Mikroelektrode

Abb. 7. Nach ausreichender Mobilisation der Ampulle entstandene Serosadefekte im Bereich der Tube, der Mesosalpinx und dem Ovar

Abb. 8. Verschluß des Serosadefektes auf dem Ovar und im Bereich der Mesosalpinx mit Einzelknopfnähten (6/0–8/0)

Abb. 9. Nach erfolgter Mobilisierung der Ampulle und Blauauffüllung der Tube Inzision am dünnsten (terminalsten) Punkt der Hydrosalpinx

Abb. 10. Nach Einführung des Taststabes in die geschaffene Öffnung kleine radiäre Inzision im Bereich der erkennbaren Narben (Operationsmikroskopie!)

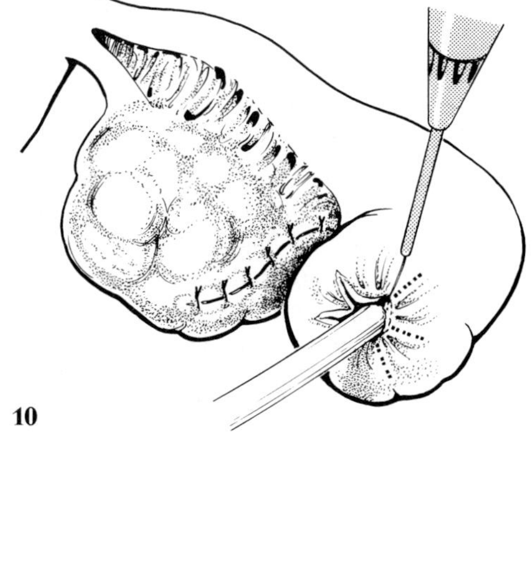
10

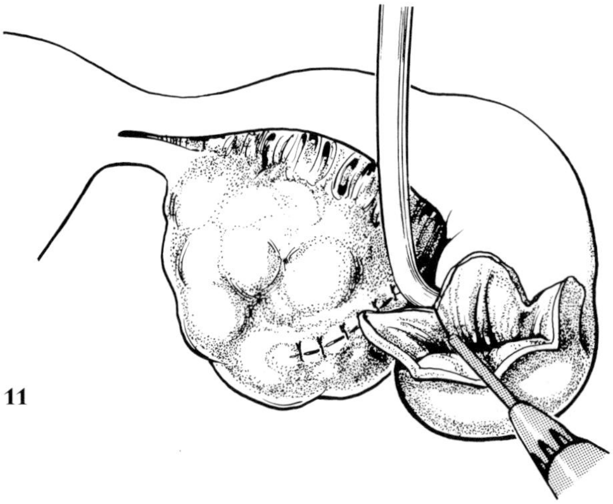

11

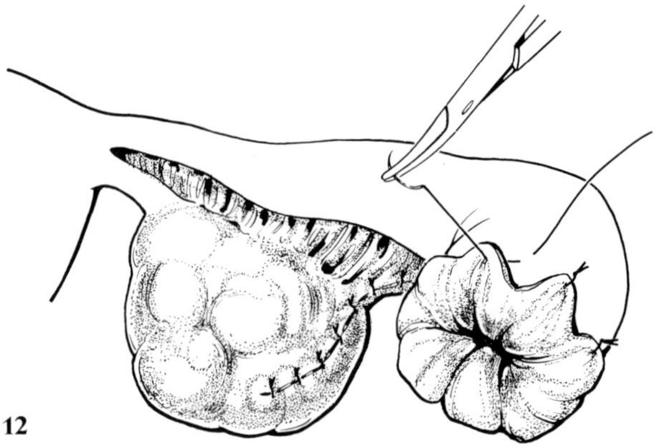

12

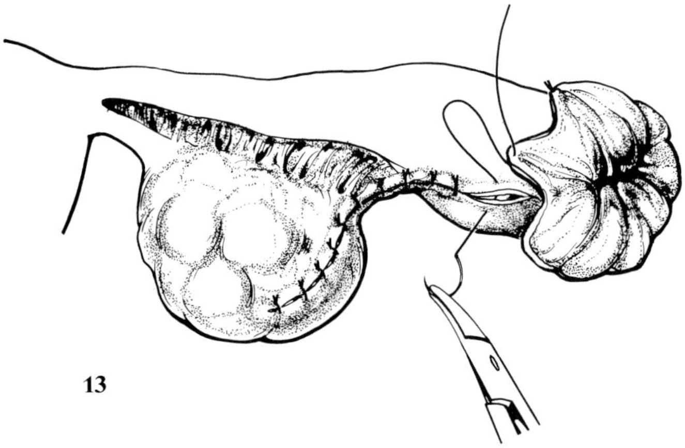

13

Abb. 11. Nach fortgeschrittener Präparation Eversion der Mukosa und Präparation mit der Mikroelektrode entlang der bindegewebigen Veränderungen unter Erhaltung des Längsfaltenreliefs der Ampulle

Abb. 12. Mukoseröse Eversionsnähte nach abgeschlossener Präparation

Abb. 13. Sorgfältige Deckung aller peritonealen Defekte im Bereich der Tube, teils durch Einzelknopfnähte, teils durch die mukoseröse Eversion

Präparation unter Sicht im Bereich der Mukosalängsfalten der Ampulle Schleimhautläppchen evertieren (Abb. 11). Teilweise finden sich auch bindegewebige Straßen im Bereich der Ampulle, welche ebenfalls für die Präparation benutzt werden können. Die quere Durchtrennung noch erhaltener ampullärer Schleimhautfalten sollte zur Gewährleistung eines ungestörten Eitransportes vermieden werden.

Während der Präparation soll überprüft werden, ob bereits eine Eversion von Tubenmukosa möglich ist. Die Inzisionen werden unter Sicht mit der Mikroelektrode nur soweit verlängert, daß eben eine spannungsfreie Eversion der Mukosa gelingt. Bei sorgfältiger Präparation lassen sich die gebildeten Schleimhautareale so mühelos evertieren, daß eine Fixierung mit Nahtmaterial nur prophylaktisch erfolgt (Abb. 12). Dabei wird man in der Regel mit wenigen (3–5) Nähten auskommen. Wir bevorzugen auch für diesen Schritt die Verwendung von monofilem, nicht resorbierbarem Nahtmaterial der Stärke 8/0. Eine mit Spannung durchgeführte Eversion der Mukosa birgt die Gefahr der Reokklusion in sich. Läßt sich der Fimbrientrichter nicht spannungsfrei rekonstruieren, so wurde entweder die Serosa zu weit vom Ostium entfernt erfaßt oder aber die Inzisionen im Bereich der Tubenwand nicht ausreichend durchgeführt.

Nach Abschluß der mikrochirurgischen Tubenrekonstruktion sind die einzelnen Mukosaläppchen evertiert, die Rekonstruktion der Fimbria ovarica durchgeführt und alle durch die Präparationen entstandenen Serosadefekte gedeckt (Abb. 13). Die komplette Peritonealisierung evtl. auch mit freien Peritonealtransplantaten zur Deckung größerer Wirkflächen stellt die wirksamste Prophylaxe gegen Readhäsionen dar [37, 56]. Abschließend sollte eine sorgfältige Inspektion der eröffneten Ampulle und die Durchtrennung eventuell intraluminaler Adhäsionen erfolgen. Obgleich die pathognomonische Bedeutung einzelner intraluminaler Adhäsionen im Bereich des geschaffenen Ostiums unklar ist, erfolgt die Lyse in der Vorstellung, die Tubenmotilität und damit den Eitransport positiv zu beeinflussen.

7.3 Anastomosen

7.3.1 Anastomose nach Sterilisation

Die Rekonstruktion der Tube nach vorausgegangener Sterilisation wird heute als zweischichtige, extramuköse End-zu-End-Anastomose der Tubenabschnitte durchgeführt. Dabei ist abhängig von Ort und Ausmaß der durchgeführten Sterilisation die Anastomosenlokalisation kornual-isthmisch, kornual-ampullär, isthmisch-isthmisch, isthmisch-ampullär oder auch ampullo-ampullär. Technisch problematisch ist die Rekonstruktion der Tube nach Keilexzision und Vernähung der Stümpfe auf der Uterushinterwand. Hier wird in Einzelfällen eine tubouterine Implantation unvermeidbar sein. Prinzipiell kann auch nach Fimbriektomie die Tube eröffnet werden. Die Prognose ist – abhängig vom Ausmaß der Resektion im Bereich der Ampulle – eher als schlecht einzustufen.

In der Regel ist die Ausgangssituation im Zustand nach Sterilisation entweder ein Defekt, meistens im Isthmus bis hin zum isthmo-ampullären Übergang, oder eine mechanische Okklusion, z. B. durch einen Clip (Abb. 14).

Die operative Präparation beginnt in diesen Fällen mit der Freilegung der Tunica muscularis der

Abb. 14. Ausgangssituation nach Tubensterilisation, links durch Clip, rechts durch thermodestruktive Methode

Abb. 15. Entfernung der Serosa vom verschlossenen Tubenstumpf mit der Mikroelektrode

Abb. 16. Resektion der fibrotischen Tubenanteile zur Eröffnung des Tubenlumens

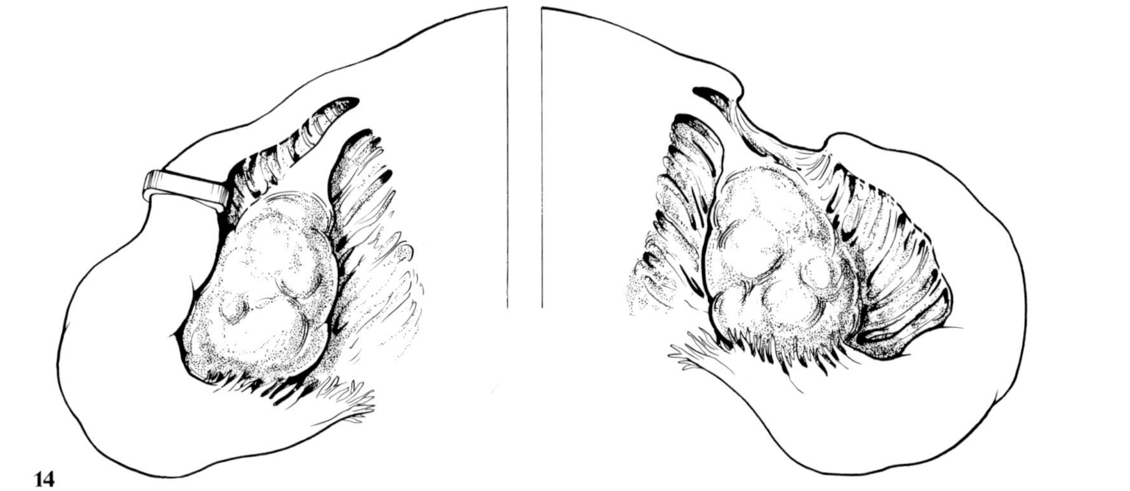

14

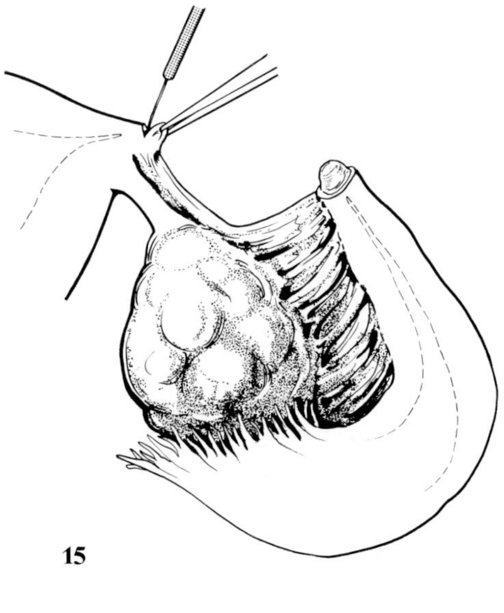

15

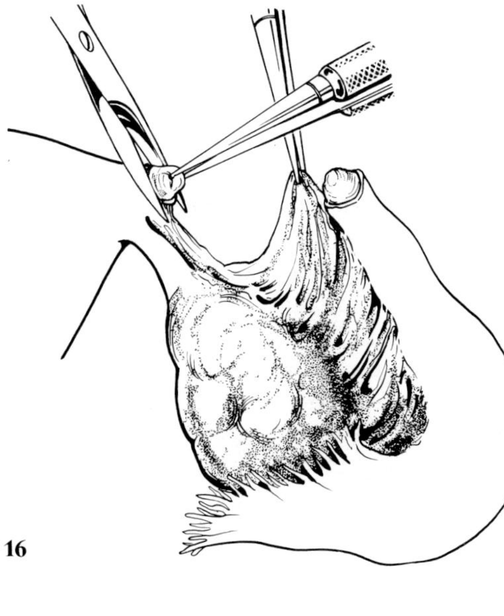

16

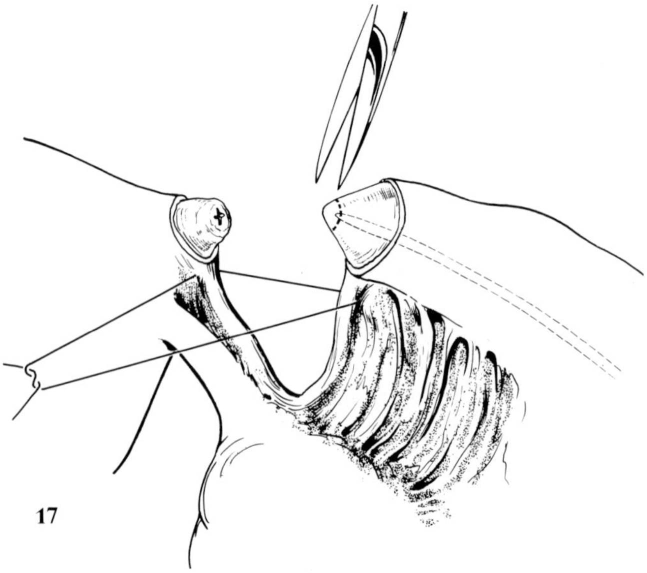

17

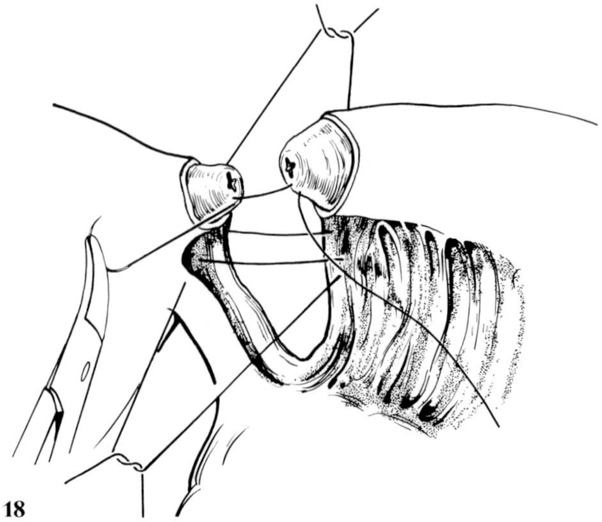

18

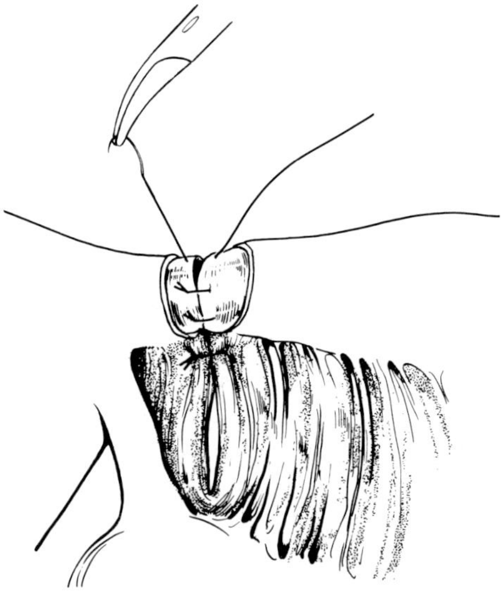

19

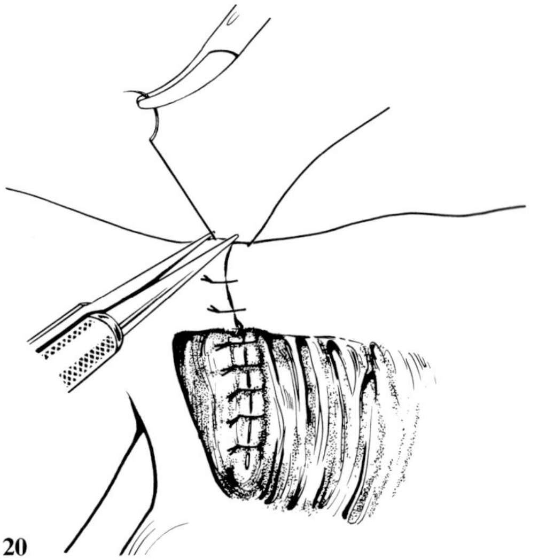

20

Tube durch Inzision des peritonealen Überzugs mit Hilfe einer Mikroelektrode. Dabei ist darauf zu achten, daß die Serosa nur oberflächlich eröffnet und die darunterliegende muskuläre Schicht nicht verletzt wird (Abb. 15). Die nachfolgende Resektion der verschlossenen Tubenanteile sollte unter optischer Kontrolle durch das Operationsmikroskop bis in einen Bereich intakter Mukosa hinein erfolgen (Abb. 16). Durch eine transfundal instillierte Blaulösung kann die exakte Durchgängigkeit des proximalen Tubensegmentes geprüft werden. Eine Sondierung des distalen Tubenabschnittes bzw. eine deszendierende Chromopertubation erübrigt sich in

Abb. 17. Approximation der zu anastomosierenden Tubenstümpfe durch eine Naht im Bereich der Mesosalpinx (cave Blutversorgung!), kleine Öffnung in der Ampulle zur Vermeidung einer Lumendifferenz

Abb. 18. Erste Naht im Bereich der Muscularis tubae, Beginn der zweischichtigen extramukösen Tubenanastomose

Abb. 19. Abschluß der Tubenanastomose im Bereich der Muskularis (insgesamt 4–6 Nähte bei isthmo-ampullärer Anastomose)

Abb. 20. Serosierung der Tubenanastomose durch Einzelknopfnähte mit feinstem Nahtmaterial den meisten Fällen. Bei entsprechender Erfahrung kann man heute weitgehend bei den Anastomosen im Zustand nach Sterilisation auf die Benutzung eines Tubensplints verzichten. Zur Stabilisierung und auch zur Prüfung der Mobilität der zu vereinigenden Tubenstümpfe wird nach sorgfältiger Präparation und Eröffnung der verschlossenen Tubenenden eine Situationsnaht im Bereich der Mesosalpinx (ohne die Blutversorgung der Tube zu tangieren) gelegt (Abb. 17).

Bei der Eröffnung der Tube im isthmo-ampullären Übergang oder gar im ampullären Bereich muß die Resektion so erfolgen, daß eine größere Lumendifferenz vermieden wird. Dies kann durch das distale Einführen einer Tubensonde erleichtert werden. Durch Vorwölbung des verschlossenen ampullären Anteils unter leichtem Druck kann über diese Tubensonde ein Lumen eröffnet werden, welches in etwa dem Durchmesser im Bereich des Isthmus (ca. 0,5–0,7 mm) entspricht. Nach Präparation der verschlossenen Tubenabschnitte und Legen der Situationsnähte wird die erste Naht im Bereich der Tubenmuskularis mit 8/0 oder 9/0 Nahtmaterial durchgeführt, ohne die Mukosa mitzufassen (Abb. 18).

Zur Durchführung einer isthmo-ampullären Anastomose sind ca. 4–6 Nähte erforderlich. Diese Einzelknopfnähte, welche zur besseren Übersicht zunächst auch ungeknüpft bleiben können, sollten die Tubenstümpfe ohne zu großen Druck exakt approximieren. Insgesamt kommt die Muskularisnaht im Prinzip einer Stoß-auf-Stoß-Naht gleich (Abb. 19). Nach Abschluß der Vereinigung der Muscularis tubae kann eine Durchgängigkeitsprüfung erfolgen. Bei ungestörter Blaupassage erfolgt danach die Vereinigung der Tubenserosa ebenfalls mit Einzelknopfnähten des Nahtmaterials der gleichen Stärke. Während man sich bemühen sollte, bei der Naht der Muskularis das Traumatisieren des Gewebes mit der Pinzette gänzlich zu vermeiden, kann bei der Serosanaht die Technik des „sanften Gegendrucks" zur Erleichterung angewandt werden (Abb. 20).

Nach Abschluß der Tubenrekonstruktion wird die postoperativ resultierende Tubenlänge gemessen, da es sich hierbei um einen wichtigen prognostischen Parameter handelt. Zusätzliche Maßnahmen, z. B. zur Adhäsionsprophylaxe, erübrigen sich in der Regel bei diesen Eingriffen.

7.3.2 Tubokornuale Anastomose beim proximalen Tubenverschluß

Der uterusnahe Tubenverschluß geht häufig, aber nicht immer, mit einer Verdickung und Verdichtung des uterusnahen Tubenabschnittes einher (Abb. 21). Diese unterschiedlich ausgeprägten fibrotischen Veränderungen lassen sich oft nur zwischen den palpierenden Fingern erfassen. In der Regel ist die Ampulle mit dem Fimbrienende unauffällig. Es kommen jedoch auch kombinierte Verschlüsse vor, wobei die Prognose sich deutlich verschlechtert. Ausgedehnte pelvine Adhäsionen finden sich im Gegensatz zur distalen Tubenpathologie selten. Die Operation beginnt mit Inzision der Serosa am uterotubaren Übergang. Dabei kann diese vorsichtig bis zum Beginn der Mesosalpinx geführt werden (Abb. 22). Danach wird die Tube scharf durchtrennt, wobei besonders darauf zu achten ist, daß die Blutversorgung (Ramus tubarius der Arteria uterina) nicht verletzt wird (Abb. 23).

Nach querer Resektion zeigt sich in der Regel die Tunica muscularis der Tube weißlich verändert und bietet der Schere durch ihre Fibrosierung beim Durchtrennen wesentlich mehr Widerstand als bei einer intakten Tube. Die Mukosa, falls überhaupt vorhanden, ist in der Regel äußerst blaß und das Lumen erscheint ovalär und verengt, teilweise auch komplett obliteriert (Abb. 24).

Während die Resektion der betroffenen Abschnitte im Isthmus technisch kein Problem darstellt, ist die Entfernung der fibrotisch veränderten Abschnitte uteruswärts häufig schwierig. Falls es nicht gelingt, die Tubenabschnitte mit Hilfe einer mikrochirurgischen Pinzette zu fassen, empfiehlt sich das Anschlingen des uterusnahen Tubenabschnittes mit einer atraumatischen Naht (z. B. 6/0 Polypropylen). Durch leichten Zug auf diesen Abschnitt wird die Resektion erleichtert (Abb. 25). Nach erfolgter Resektion der betroffenen uterusnahen Tubenabschnitte sollte nach Verschluß der Zervix und transfundaler Injektion die Blaulösung ungehindert im Strahl austreten. Eventuelle Verwirbelungen des Strahls deuten z. B. auf noch vorhandene Passagestörungen hin. Hier erscheint uns die transfundale Injektion gegenüber der transzervikalen besonders vorteilhaft, da für den Operateur eine direkte Korrelation zwischen Stempeldruck (uterinem intrakavitärem Druck) und Blauaustritt möglich ist (Abb. 26). Falls die fibrotischen Abschnitte weit in den intramuralen Anteil hineinreichen, empfiehlt es sich, das Myometrium über der Tube mit der Mikroelektrode zu spalten, um so einen besse-

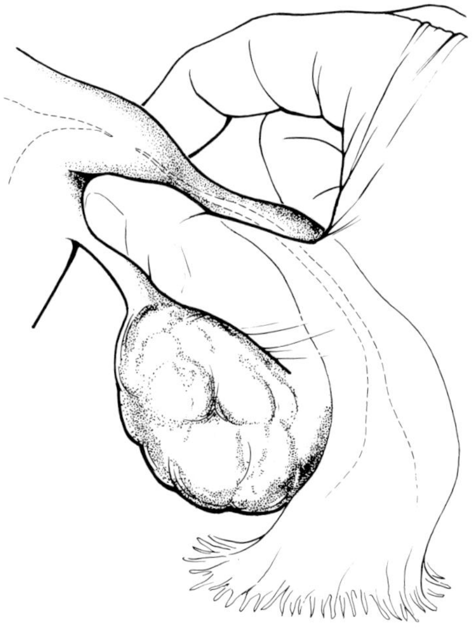

21

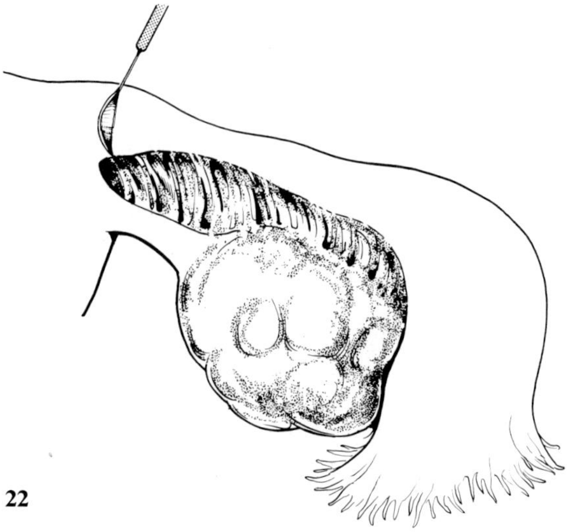

22

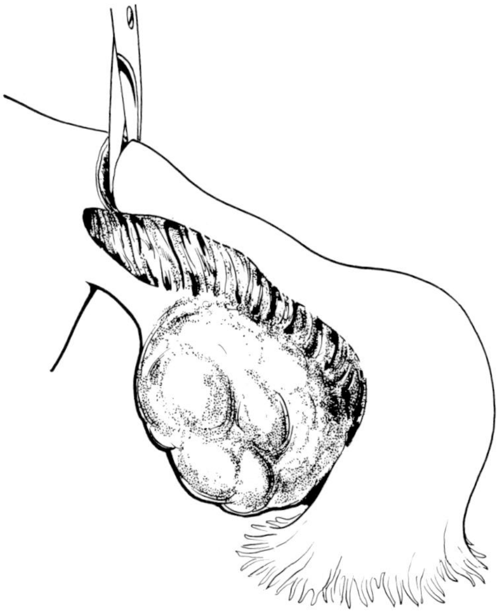

23

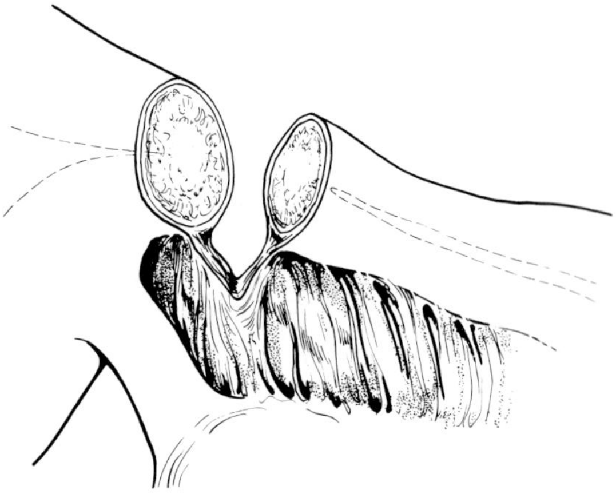

24

Abb. 21. Proximaler Uterusverschluß mit knotigen Veränderungen am Ansatz des Isthmus („Salpingitis isthmica nodosa")

Abb. 22. Inzision der Serosa am Tubenabgang

Abb. 23. Durchtrennung der Tube unter Schonung der Gefäßversorgung im Bereich der Mesosalpinx

Abb. 24. Nach Durchtrennung erkennbare fibrotische Veränderungen im Bereich der Muscularis tubae teilweise mit erhaltenem Tubenlumen, teilweise komplett obliteriert

ren Zugang zum intramuralen Tubenabschnitt zu gewinnen. Dieser Myometriumsspalt ist nach erfolgter Anastomose dann je nach Einzelfall einoder zweischichtig zu verschließen. Gelegentlich kann durchaus die komplette Resektion des intramuralen Tubenabschnittes erforderlich werden, und eine unbehinderte Tubendurchgängigkeit findet sich erst nach Eröffnung des Uteruskavums, welches sich für den Operateur unter dem Mikroskop leicht durch das sichtbare Endometrium identifizieren läßt. Bei Durchführung einer solchen „tiefen" tubokornualen Anastomose wird man häufig auf die Verwendung eines intratubaren Splints nicht verzichten können. Dieser Splint (Durchmesser 0,45 mm, Polyäthylen) sollte sich uteruswärts mühelos ohne Sonde legen lassen. Es empfiehlt sich, ihn einige Zentimeter ins Uteruskavum hineinzuschieben, um ein versehentliches Entfernen zu verhindern (Abb. 27).

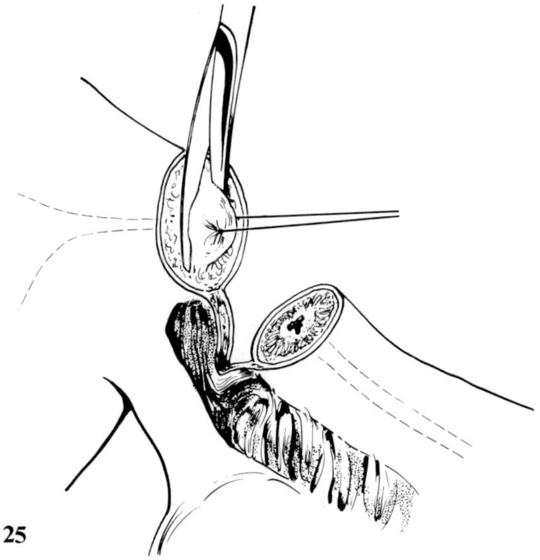

25

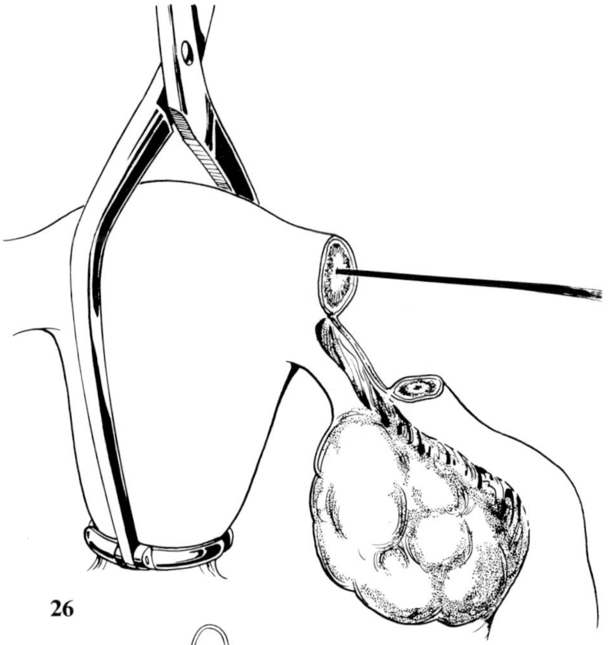

26

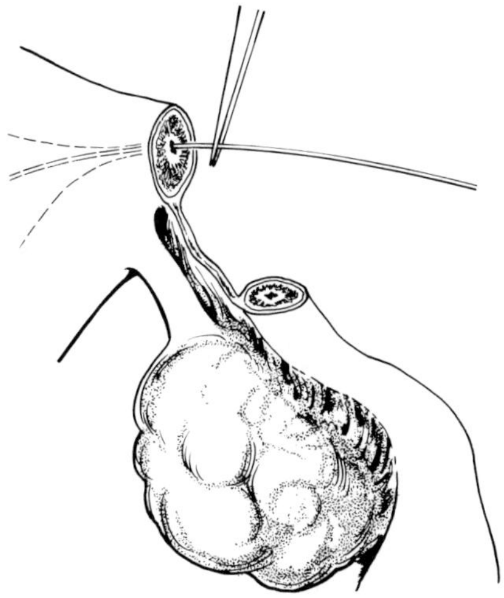

27

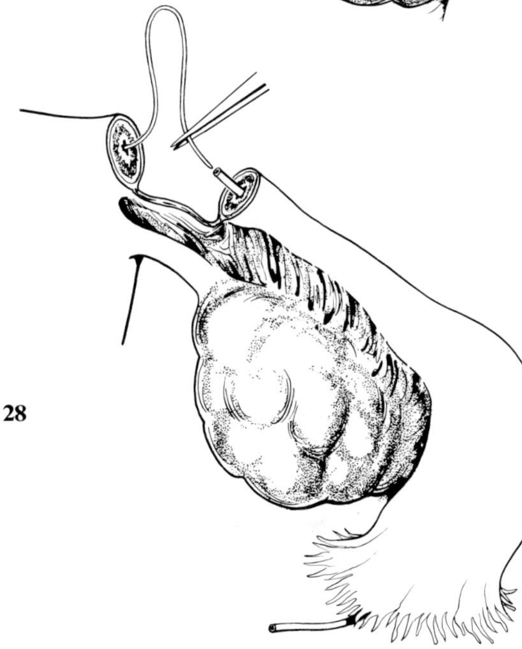

28

Zum Herausleiten des Splints über die Ampulle stehen atraumatische Tubensonden mit einem Obturator zur Verfügung, welche eine möglichst geringe Traumatisierung der Tube hervorrufen. Diese Sonde kann sowohl vom Fimbrienende her, wie auch vom Isthmus durch die Tube hindurchgeführt werden. Nach Entfernen des Obturators läßt sich der Splint durch diese Hohlsonde aus der Tube herausleiten (Abb. 28).

Bei liegendem Splint ist eine schichtgerechte Anastomose in der Regel ohne Probleme möglich. Bei größerer Resektionsstrecke empfiehlt es sich, Situationsnähte in die Mesosalpinx der Tuben zu legen, um die Anastomosenstümpfe einander anzunähern und die Durchführung der Muskularisnähte zu erleichtern (Abb. 29). Eine ausreichende Mobilisierung der Stümpfe ist Voraussetzung für eine spannungsfreie Anastomose.

Abb. 25. Resektion des uterusnahen Tubenabschnittes. Zur Erleichterung wird der verschlossene Tubenstumpf mit einer Naht gezügelt

Abb. 26. Nach Zervixverschluß aszendierende Chromopertubation mit unbehindertem Austritt von Blaulösung (keine Verwirbelungen, gerader, kräftiger Strahl)

Abb. 27. Einführen eines Tubensplints (Polyäthylen 0,45 mm) in den uterusnahen Tubenabschnitt

Abb. 28. Herausleiten des Tubensplints über eine Tubensonde, welche vom Fimbrienende her in die Tube eingeführt wird (cave via falsa!)

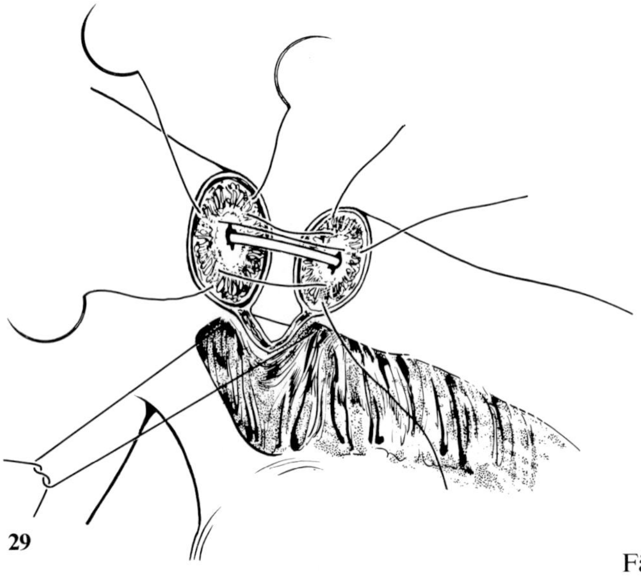

29

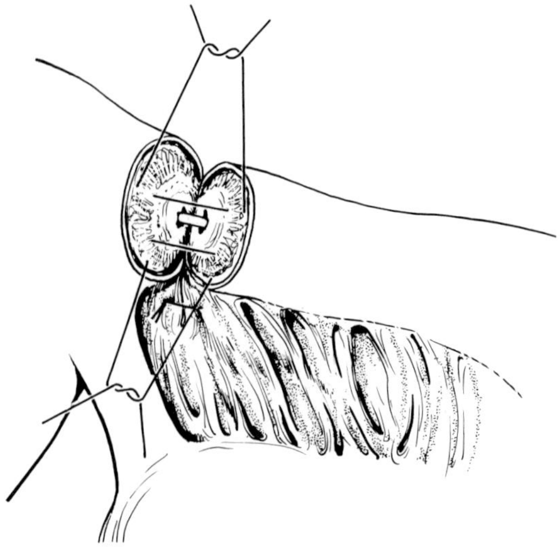

30

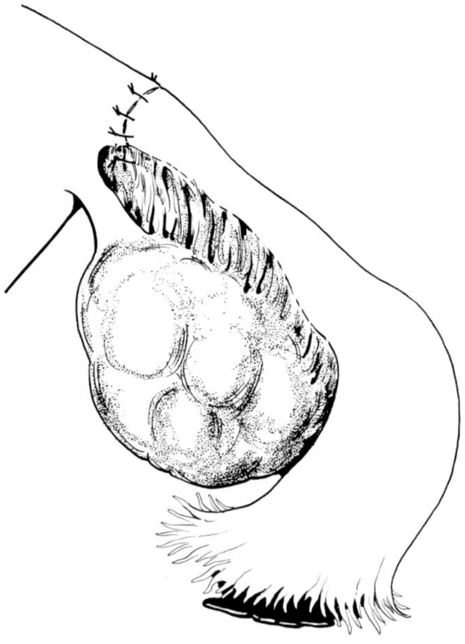

31

Abb. 29. Approximation durch Situationsnähte im Bereich der Mesosalpinx, zweischichtige extramuköse Tubenanastomose

Abb. 30. Legen der Muskularisnähte unter Visualisierung des Tubenostiums (Splint)

Abb. 31. Abschließende Peritonealisierung der Anastomose durch Vereinigung der Tubenserosa mit der Serosa des Uterus

Zur Naht der Muscularis tubae werden im Bereich des Isthmus 4–6 Fäden gelegt. Wir verwenden dafür nicht resorbierbares Nahtmaterial der Stärke 8/0–9/0 (Polyamid). Grundsätzlich können hier natürlich auch moderne synthetische, resorbierbare Fäden der gleichen Stärke Verwendung finden. Häufig empfiehlt es sich, die Muskularisnähte zunächst nur zu legen, und erst, nachdem alle Nähte plaziert sind, diese zu knüpfen. Dadurch wird auch für die letzten Nähte eine bessere Übersicht gewährleistet und das Miterfassen von Mukosa oder eine zu oberflächliche Naht kann vermieden werden (Abb. 30).

Abschließend erfolgt die seroseröse Vereinigung mit peritonealer Deckung der Anastomose. Hierbei ist wegen der Gefahr von Verziehungen bzw. Verkürzungen Einzelknopfnähten gegenüber der fortlaufenden Naht der Vorzug zu geben. Wenn es auch nicht unbedingt erforderlich ist, daß die Anastomose komplett gegenüber der aszendierenden Blaudurchspülung abdichtet, so sollte jedoch nach Entfernung des Splints zumindest eine Durchgängigkeit der Tubenanastomose für die Blaulösung nachweisbar sein (Abb. 31). Bei nicht vorhandener Durchgängigkeit sollte die Anastomose revidiert werden.

8 Konservierende Chirurgie von Ovarial- und Parovarialzysten mit mikrochirurgischen Techniken

Mikrochirurgische Techniken bei der Operation benigner Ovarial- und Paraovarialzysten unterscheiden sich nicht grundlegend vom konventionellen Vorgehen. Es ist jedoch empfehlenswert, auch hierfür mikrochirurgische Techniken anzuwenden. Da bei Ovarialzysten die Ovarkapsel wesentlich verdünnt ist, kann bei schonender atraumatischer Präparation (evtl. mit der Mikroelektrode unter dem Operationsmikroskop) eine Verletzung der Zyste vermieden und damit eine Exstirpation in toto gewährleistet werden. Weil praktisch alle benignen Ovarialtumoren, mit Ausnahme des Endometrioms, von einer weichen Kapsel umgeben sind, gelingt es mit Hilfe der optischen Vergrößerung, die Schicht zwischen der Zyste und dem intakten Ovarialgewebe aufzufinden und damit die gesamte Zyste vorsichtig zu mobilisieren und zu exstirpieren. Darüber hinaus liegen tierexperimentelle Untersuchungen vor, welche die Überlegenheit mikrochirurgischer Techniken im Hinblick auf die postoperative Adhäsionsausbildung belegen [16]. Die mikrochirurgische Exstirpation von Ovarialzysten bedarf jedoch in jedem Fall auch einer Bestätigung der Dignität durch eine Schnellschnittuntersuchung. Wir empfehlen auf jeden Fall bei allen zystischen Ovarialtumoren intraoperativ vor Beginn der Präparation eine Peritoneallavage durchzuführen und die Spüllösung zytologisch zu untersuchen. Gleichzeitig sollte man immer versuchen, den Tumor ohne Ruptur zu entfernen. Auch wenn bei präoperativ als gutartig eingestuften Ovarialtumoren nur ein geringes Risiko besteht, auf ein Karzinom zu stoßen, ist diese potentielle Gefahr nicht grundsätzlich auszuschließen.

Die operative Technik ist einfach: das Ovar wird nach medial rotiert und die ovaläre Inzision an der Hinterseite des Ovars durchgeführt. Nach Durchtrennung der Tunica albuginea kann dann die Zyste aus dem Ovarbett herauspräpariert werden (Abb. 32). Nach Entfernung der Ovarialzyste wird das verbleibende ovarielle Stroma auch zur Blutstillung mit einzelnen atraumatischen Nähten (Polyglykolsäure bzw. Polyglaktin 910, Stärke 4/0) approximiert. Danach kann evtl. überschüssige Kapsel des Tumors reseziert werden, um das Ovar zu rekonstruieren. Der Verschluß der Ovaroberfläche erfolgt durch fortlaufende invertierende Naht mit nicht resorbierbarem Nahtmaterial der Stärke 6/0 atraumatisch (Polypropylen) (Abb. 33).

Nach Abschluß der Operation erfolgt eine sorgfältige Kontrolle auf Bluttrockenheit und ein ausgiebiges Spülen des Abdomens mit körperwarmer Ringerlösung.

Ein gleiches Vorgehen ist bei Parovarialzysten möglich. Hier wird zunächst die Mesosalpinx eröffnet und die Zyste ebenfalls unter optischer Kontrolle aus ihrem Bett herausgeschält. Nach Entfernung der Zyste kann dann die Inzision im Bereich der Mesosalpinx wieder verschlossen werden. Hierbei kann auch Nahtmaterial geringerer Stärke zur Anwendung kommen.

Abb. 32. Nach Inzision der Kapsel teils stumpfes, teils scharfes Herauslösen der Ovarialzyste aus dem Bett des Parenchyms

Abb. 33. Approximation des Restparenchyms durch tiefe Einzelknopfnähte, welche gleichzeitig der Blutstillung dienen (4/0–6/0 resorbierbares Nahtmaterial), nachfolgend Rekonstruktion des Ovars durch Kapselnähte (invertierende Einzelknopfnaht), ebenfalls durch fortlaufende Naht möglich (cave Verziehung und Verkürzung!)

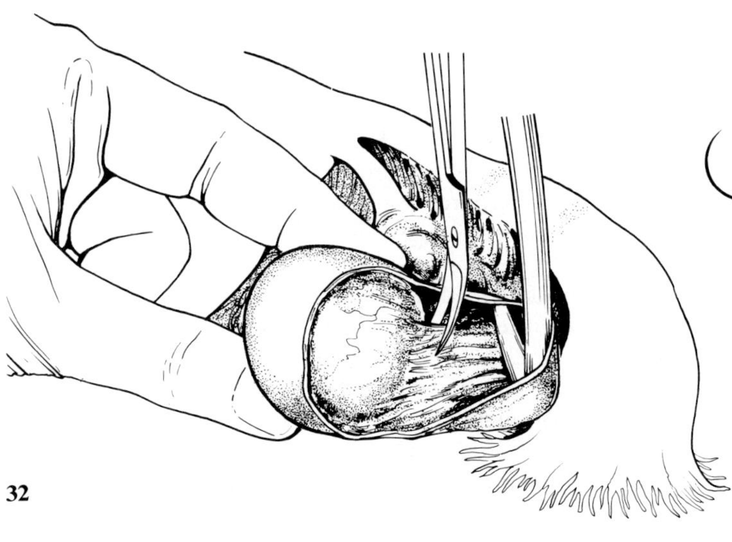

32

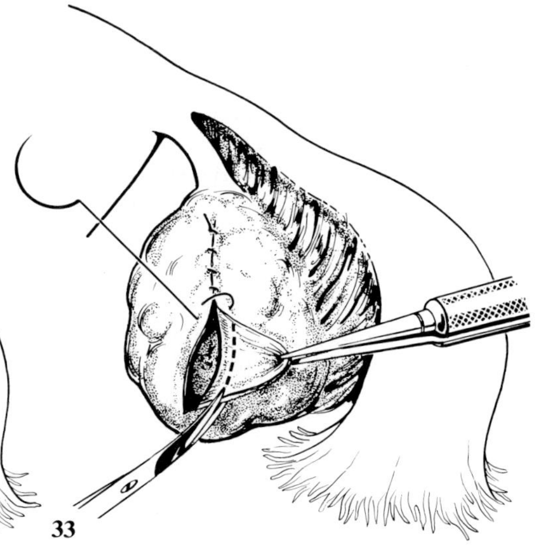

33

9 Konservierende Mikrochirurgie bei der Tubargravidität

Die Therapie der Tubargravidität hat sich in der letzten Zeit deutlich gewandelt. Einerseits geht zunehmend die Tendenz in Richtung organerhaltender Operation. Andererseits ist heute aufgrund verbesserter diagnostischer Möglichkeiten (hochauflösende Vaginalultraschallsonden bzw. empfindliche HCG-Bestimmungen im Serum) die Früherkennung einer Eileiterschwangerschaft möglich geworden. Somit läßt sich auch der Anteil rupturierter Tuben im Gesamtkollektiv reduzieren.

Medizinhistorisch betrachtet war die Meinung zur operativen Therapie der Extrauteringravidität nie einheitlich, und schon im Jahre 1894 [51] wurde zum ersten Mal eine konservierende Operation bei einer Eileiterschwangerschaft durchgeführt. Dies war nur 10 Jahre nachdem TAIT über die ersten erfolgreichen Operationen bei Extrauteringraviditäten berichtet hatte [64].

Zur schonenden, die Fertilität erhaltenden Behandlung der Extrauteringravidität werden heute verschiedene Therapieansätze diskutiert. Neben den später beschriebenen mikrochirurgischen Techniken werden von einigen Arbeitsgruppen ausgezeichnete Ergebnisse mit der operativen Laparoskopie berichtet [6, 11, 44]. Der Vorteil dieser Techniken ist in dem für die Patientin schonenderen Verfahren zu sehen. Hauptindikation für dieses Vorgehen ergibt sich unseres Erachtens bei der nicht rupturierten ampullären Eileiterschwangerschaft. Ausreichende apparative Ausstattung und Erfahrung sind jedoch Voraussetzung.

Erster medikamentöser Therapieansatz war die Behandlung mit Methotrexat, die jedoch mit den Nebenwirkungen des Zytostatikums belastet ist [65]. In jüngster Zeit wurden intensive klinische Studien zum Einsatz von Prostaglandinen durchgeführt [36, 72], insgesamt ist jedoch eine medikamentöse Behandlung nur im Frühstadium der Eileiterschwangerschaft und bislang nur unter Studienbedingungen angezeigt.

Ein weiteres, alternatives Behandlungskonzept bei der frühen, nicht rupturierten Tubargravidität liegt im abwartenden Verhalten [20, 42]. Hier geht auch das Problem der frühen Diagnose einer sich evtl. spontan zurückbildenden Eileiterschwangerschaft mit ein.

Bislang bleibt jedoch die konservierende Operation per laparotomiam das Routineverfahren zur fertilitätserhaltenden Therapie der Extrauteringravidität. Sie kann auch bei Tubarruptur angewandt werden [10] und ist auch in der nicht primär mikrochirurgisch orientierten Klinik durchführbar.

Insgesamt halten wir eine kontrollierte Ausweitung der Indikation zum organerhaltenden Vorgehen für sinnvoll und notwendig. Die Erfahrungen zeigen, daß die Rezidivrate an Eileiterschwangerschaften sich nicht wesentlich von der beim radikalen Vorgehen (Salpingektomie) auftretenden unterscheidet [46]. Insgesamt ist bei den Schwangerschaften nach konservierender EUG-Operation mit einer 20%igen Rate von erneuten Tubargraviditäten zu rechnen [2], wobei ipsi- und kontralaterale Seite gleichermaßen betroffen sind [29]. Fraglich ist, ob voroperierte Patientinnen bzw. Frauen mit einer Sterilitätsanamnese in gleichem Maße vom organerhaltenden Verfahren profitieren, und die Rate der Rezidivextrauteringravidität in diesem Kollektiv deutlich höher sein könnte [26]. Ähnliches gilt auch für die Frage, ob bei einer Rezidiveileiterschwangerschaft organerhaltend vorgegangen werden soll. Nach ausführlicher Aufklärung scheint jedoch auch bei diesen Patientinnen das konservierende Verfahren vertretbar [13].

Mikrochirurgische Techniken bei der Tubargravidität. Bei einer Lokalisation der Eileiterschwangerschaft im Isthmus der Tube ist es zwar prinzipiell möglich, das Tubenlumen im Sinne einer Salpingotomie lediglich zu eröffnen und das Schwangerschaftsprodukt auszuschälen – im Bereich des dünnlumigen Eileiterabschnittes ist die Reokklusionsgefahr jedoch ausgeprägter als beim gleichen Vorgehen im Bereich der Ampulle.

Das einfachste Vorgehen besteht hier in der Exzision der Tubargravidität (Abb. 34). Die Mikroelektrode kann dabei zur Durchtrennung problemlos angewandt werden, danach sollten die verbliebenen Stümpfe mit einem nicht resorbierbaren Nahtmaterial unterbunden werden. Diese Unterbindung dient sowohl der Hämostase als auch zur Prophylaxe einer Fistelbildung. Die Verwendung eines nicht resorbierbaren Fadens erlaubt bei der späteren sekundären Reanastomosierung eine leichtere Auffindung der Tubenstümpfe. Bei der Exzision ist darauf zu achten, daß möglichst die in der Mesosalpinx verlaufenden Blutgefäße nicht durchtrennt werden.

Nachfolgend können die unterbundenen Stümpfe in der Regel mit einer fortlaufenden Naht (monofil, nicht resorbierbar, 6/0–7/0) extraperitonealisiert werden (Abb. 35). Falls es problematisch ist, das Wundgebiet exakt zu decken, kann mit der feinen Präparierschere zwischen den beiden Blättern

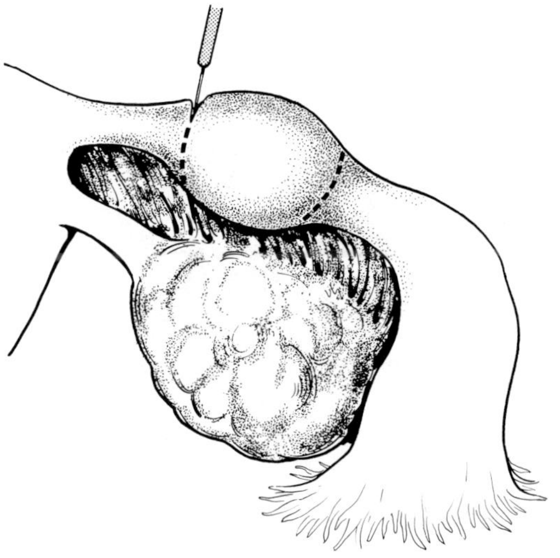

34

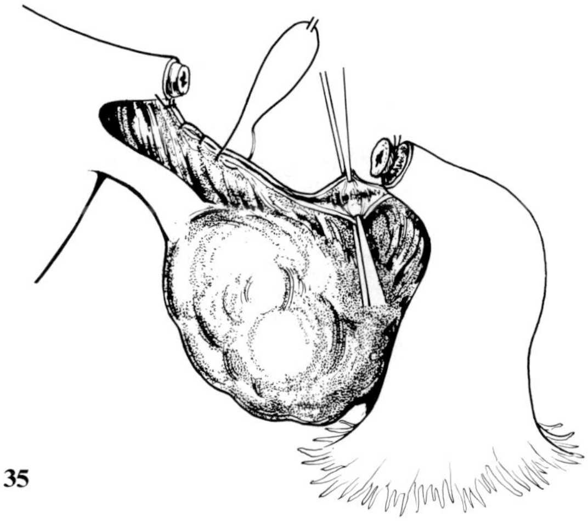

35

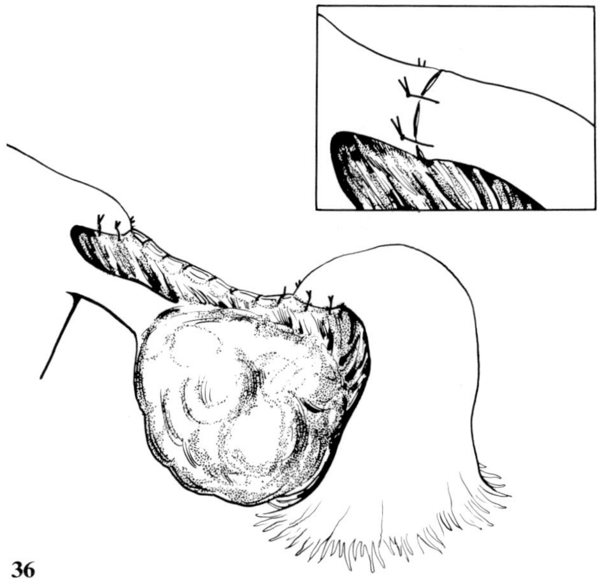

36

Abb. 34. Frühe Tubargravidität im Isthmus tubae

Abb. 35. Zustand nach Exzision unter Erhaltung der zentralen vaskulären Versorgung und Ligatur der Tubenstümpfe. Extraperitonealisierung des Wundgebietes (6/0 nichtresorbierbares Nahtmaterial) durch die Blätter der Mesosalpinx

Abb. 36. Exzision des von der Tubargravidität betroffenen isthmischen Tubenabschnittes. Typische zweischichtige extramuköse End-zu-End-Anastomose alternativ durchführbar (s. Abb. 17–20)

der Mesosalpinx ein Spalt eröffnet werden, um den Stumpf zu versenken. Dabei sollte ebenfalls auf die Blutversorgung geachtet werden.

In Einzelfällen, insbesondere bei einer früh diagnostizierten Extrauteringravidität im Bereich des Isthmus kann nach Exzision auch eine primäre Anastomose zweischichtig extramukös erfolgen (Abb. 36). Die primäre Reanastomosierung sollte jedoch dem erfahrenen Mikrochirurgen vorbehalten sein, der aufgrund der lokalen Situation beurteilen kann, ob diese überhaupt sinnvollerweise durchzuführen ist. In der Regel ist aber die sekundäre Anastomose zu bevorzugen.

Salpingotomie: Ist die Tubargravidität in der Ampulle bzw. am isthmoampullären Übergang lokalisiert, so bietet sich das Verfahren der Salpingotomie an. Dabei wird mit der Mikroelektrode die Tube zunächst eröffnet, wobei die Inzision kleiner durchgeführt wird als die Tubargravidität an Größe imponiert (Abb. 37). Bei Problemen, z. B. der Blutstillung, kann diese Öffnung im Bedarfsfalle erweitert werden.

Danach kann das Schwangerschaftsprodukt mit Begleithämatom meist ohne größere Mühe aus der Tube entfernt werden. Dazu kann neben dem Sauger (cave Tubenschleimhaut) auch eine anatomi-

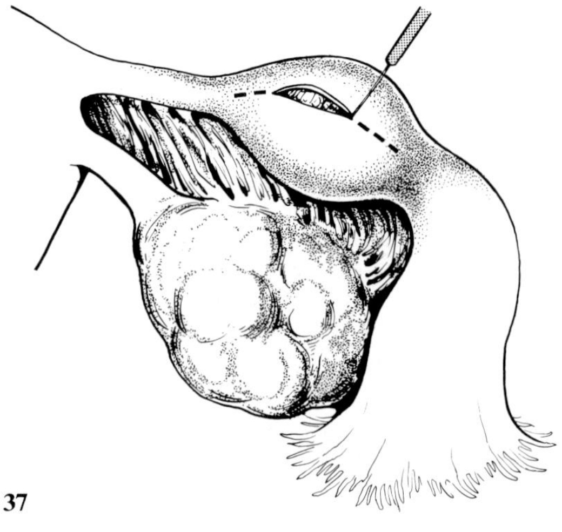
37

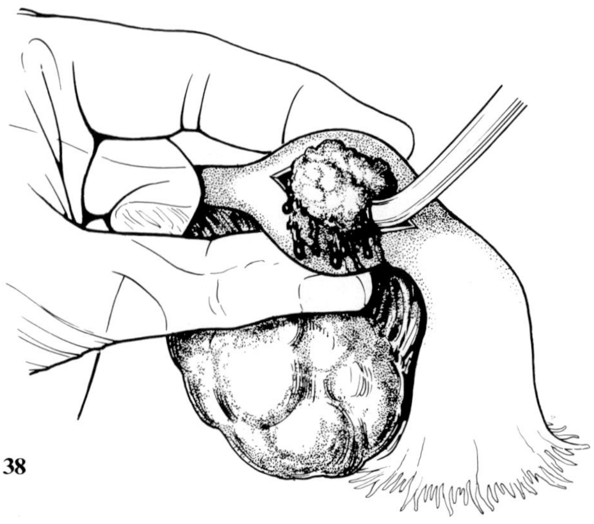
38

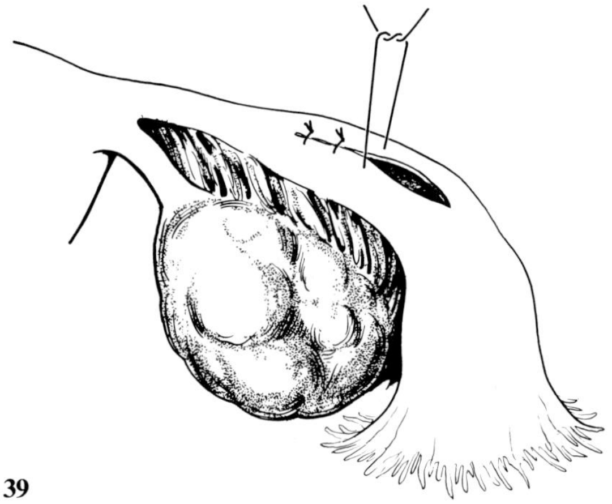
39

Abb. 37. Lineare Salpingotomie mit der Mikroelektrode, hier antimesenterial durchgeführt

Abb. 38. Stumpfes Herauslösen der Koagel und Trophoblastanteile aus dem Tubenlumen unter Benutzung atraumatischer Taststäbe (Teflon, Glas)

Abb. 39. Einschichtiger extramuköser Verschluß der Salpingotomie mit Einzelknopfnähten (auch fortlaufend möglich, cave Verkürzung und Verziehung!)

sche Pinzette verwendet werden. In unseren Händen hat sich die Benutzung des Taststabes bewährt, welcher nach Einführung in die Inzision mit einer leicht drehenden Bewegung, evtl. unterstützt durch sanften Druck mit 2 Fingern auf die Außenwände der Tube, das Koagel aus dem Tubenlumen entfernt (Abb. 38).

In den meisten Fällen sistiert die Blutung aus der Tube spontan nach einigen Minuten. Andernfalls kann eine schonende Blutstillung mit der Bipolarpinzette durchgeführt werden.

Den Abschluß der Operation bildet der Verschluß der Inzisionsstelle. Dies kann mit Einzelknopfnähten (Nahtstärke 6/0–7/0) einschichtig erfolgen (Abb. 39). Alternativ ist auch der fortlaufende Verschluß möglich, wobei hier darauf geachtet werden sollte, daß die Naht nicht unter Spannung steht.

Keilexzision: Bei unstillbarer Blutung aus der Salpingotomie, ausgedehnter Tubenwanddestruktion oder Tubarruptur wenden wir das Verfahren der Keilexzision an (Abb. 40). Dabei wird zunächst die meist ausgedehnte Tubenwand über der Extrauteringravidität keilförmig mit der Mikroelektrode exzidiert. Um möglichst wenig von der Tubenwand zu entfernen, kann auch zunächst nur eine quere Salpingotomie mit Expression erfolgen (Abb. 41), um anschließend keilförmig nach proximal und distal nachzuresezieren [78]. Nach Entfernung des betroffenen Tubenwandabschnittes, ebenfalls unter Schonung der vaskulären Versorgung im Bereich der Mesosalpinx, können neben den Tubenwandschichten auch das Schwangerschaftsprodukt und das Begleithämatom entfernt werden (Abb. 42).

Die Durchgängigkeit der resultierenden Tubenstümpfe wird durch das Einführen der atraumati-

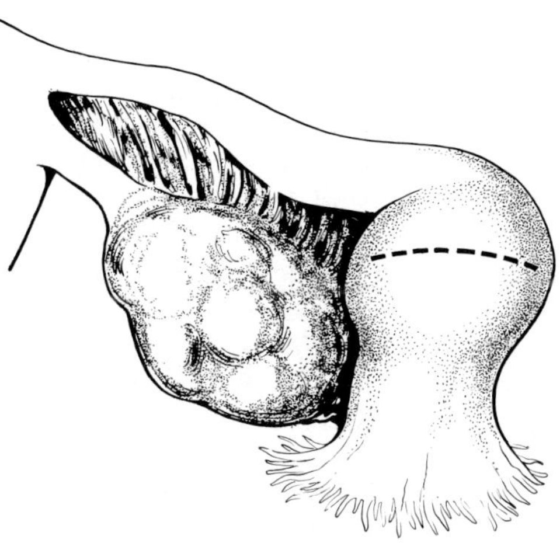

40

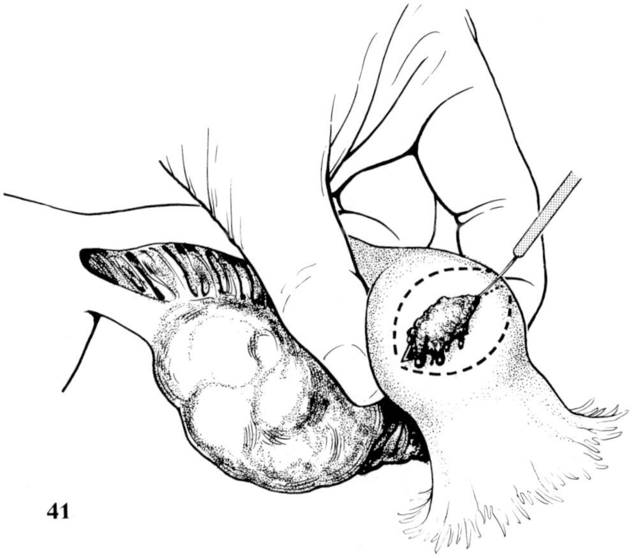

41

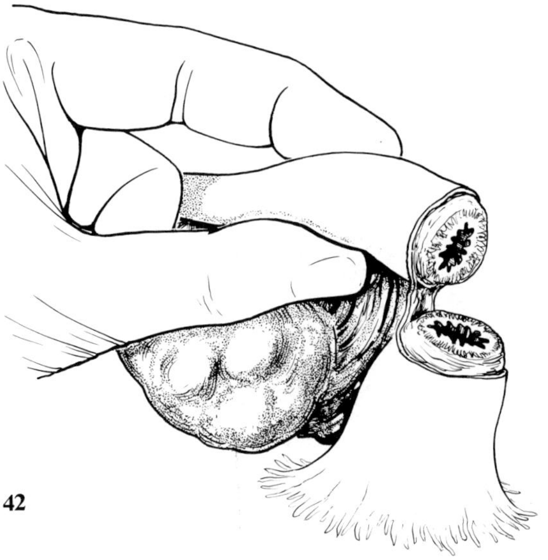

42

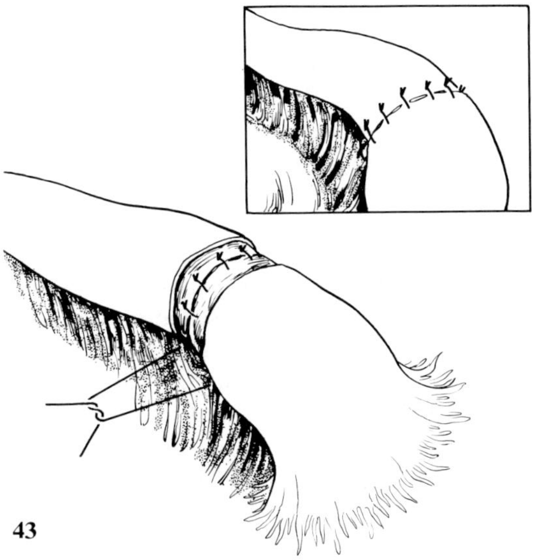

43

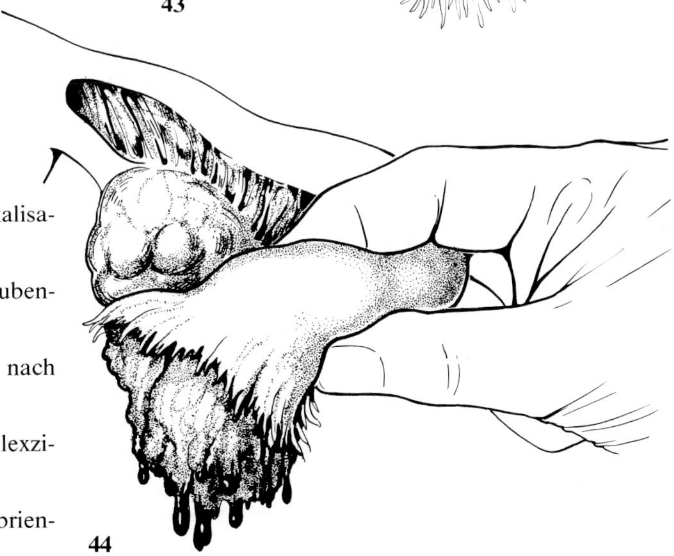

44

Abb. 40. Ampulläre Tubargravidität (häufigste Lokalisation)

Abb. 41. Quere, teilweise keilförmige Exzision der Tubenwand mit der Mikroelektrode

Abb. 42. Proximaler und distaler Tubenabschnitt nach Entfernung des betroffenen Tubenanteils

Abb. 43. Ampullo-ampulläre Anastomose nach Keilexzision unter Erhaltung der vaskulären Versorgung

Abb. 44. Digitale Expression (milk-out) bei fimbriennaher Lokalisation der Tubargravidität schen Taststäbe geprüft. Nach Legen von Situationsnähten im Bereich der Serosa der Tube am Übergang zur Mesosalpinx kann danach typischerweise die zweischichtige Anastomose der verbliebenen Tubenanteile erfolgen (Abb. 43).

Im Bereich der Ampulle kann jedoch wahrscheinlich auch ohne Nachteil für die Kontinuität der Tube eine einschichtige Tubenanastomose unter Mitfassen der Serosa durchgeführt werden. Diese Technik findet vor allem dann Anwendung, wenn durch eine ältere Tubargravidität die Tunica muscularis ausgezogen und verdünnt erscheint und die zweischichtige Tubenanastomose damit problematisch wäre. In allen Fällen wird die Anastomose extramukös durchgeführt. Als Nahtmaterial werden monofile, nicht resorbierbare, atraumatische Fäden der Stärke 7/0–9/0 verwendet.

Ein besonderes Problem stellt die fimbriennahe Lokalisation der Implantationsstelle dar. Das operative Vorgehen sollte sich daran orientieren, diese für die Tubenfunktion so wichtige Struktur möglichst zu erhalten. Zunächst erfolgt das vorsichtige Lösen der Tubargravidität einschließlich Hämatom im Bereich der zugängigen Ampulle durch den Taststab. Danach wird das Fimbrienende durch eine kleine Inzision im Bereich der Serosa und Muskularis erweitert. Nach Absaugen des Hämatoms und Eröffnung der Tuben kann dann in Einzelfällen der Fruchtsack mit einer anatomischen Pinzette entfernt werden. Abschließend wird die Rekonstruktion des Fimbrientrichters im Sinne einer Fimbrioplastik durchgeführt. Dazu werden die durch die Inzision durchtrennten Läppchen mit 8/0-Einzelknopfnähten evertiert. Da bei dieser Lokalisation die Fimbria ovarica meist nicht mit betroffen ist, läßt sich ein gutes topographisch-anatomisches Ergebnis mit Eversion intakter Tubenmukosa erzielen.

Die digitale Expression, das sog. „milk out" kann wegen der Gefahr der inkompletten Ausräumung nicht empfohlen werden (Abb. 44).

10 Ergebnisse der mikrochirurgischen Tubenrekonstruktion und ihre Beurteilung

Möglichkeiten und Grenzen der mikrochirurgischen Tubenrekonstruktion spiegeln sich in den erzielten Ergebnissen wider. Doch die Wertung der publizierten Resultate ist äußerst problematisch und scheitert häufig an der mangelnden Vergleichbarkeit. Auch wenn man davon ausgehen kann, daß die meisten Arbeitsgruppen ihre Ergebnisse exakt analysieren, gibt es einige erhebliche grundlegende Vorbehalte gegenüber den publizierten Resultaten der gynäkologischen Mikrochirurgie [77].

Ein ganz entscheidender Faktor für die Interpretation besteht in der präoperativen Selektion der Patientinnen. Leider sind Angaben darüber meist in der Literatur nicht enthalten. Dabei ist es leicht nachvollziehbar, daß gerade bei den kleinen Zahlen der mikrochirurgischen Operationen dieses Problem eine große Tragweite besitzt. Es ist deshalb wünschenswert, daß bei der Publikation von Statistiken berücksichtigt werden sollte, wieviele Patientinnen ursprünglich mit dem Wunsch nach einer mikrochirurgischen Tubenrekonstruktion in die entsprechenden Kliniken gekommen sind, wieviele primär ausgeschlossen wurden, bei wievielen eine Diagnostik durchgeführt wurde und wieviele letztendlich überhaupt operiert wurden. Sehr anschaulich wurde dies in einem Flußdiagramm am Beispiel der Refertilisierung nach Tubensterilisation dargestellt (Tabelle 2) [59]. Aus dieser Graphik geht hervor, daß zwar 6 von 10 operierten Patientinnen durch

Tabelle 2. Flußdiagramm der Sterilisation und Refertilisierung (geschätzte Daten aufgrund versch. Literaturangaben). Nach SIEGLER [59]

Tubensterilisation bei 1000 Patientinnen

Wunsch nach Refertilisierung
30 (3%) → keine Konsultation 7
↓
Konsultation
23 → keine weitere Diagnostik 3
↓
Abklärung
20 → zusätzliche Sterilitätsfaktoren 3
↓
Laparoskopie
17 → inoperabel (keine Mikrochirurgie) 7
↓
mikrochirurgische Rekonstruktion
10 → intrauterine Schwangerschaft 6
↓ keine Schwangerschaft 3
↘ Tubargravidität 1

die mikrochirurgische Tubenoperation eine intrauterine Gravidität erlangen können. Da jedoch präoperativ 10 Patientinnen von einer Refertilisierung ausgeschlossen wurden, reduziert sich die Rate auf 6 von 20 Patientinnen, bezogen auf diejenigen, welche sich mit dem Wunsch nach einer Refertilisierung an die Klinik wandten und einer weiteren Diagnostik unterzogen wurden. Dies relativiert die bekannt guten Ergebnisse dieser Operationen.

Neben der präoperativen Selektion werden die Ergebnisse nach Sterilitätsoperation von weiteren Faktoren beeinflußt. Es ist unbestritten, daß einerseits ein gewisser Prozentsatz von „tubar sterilen" Frauen auch ohne Therapie gravide wird [8], andererseits jedoch bei Frauen über 36 Jahren sowohl die Schwangerschaftsraten niedriger liegen als auch die Abortraten gegenüber einem Kontrollkollektiv jüngerer Frauen deutlich erhöht sind [67]. Darüber hinaus ist es unmöglich, die häufig vorhandenen Zusatzfaktoren der Sterilität, wie endokrinologische oder andrologische Probleme in einer solchen Weise zu quantifizieren, daß daraus exakt vergleichbare Daten resultieren würden.

Um Statistiken vergleichbar zu machen, wären deshalb ebenso Angaben erforderlich über die Altersverteilung, die Häufigkeit zusätzlicher Sterilitätsfaktoren und anderer den Therapieerfolg beeinflussender Probleme. Auch die Häufigkeit der Rezidivoperationen in einem Patientenkollektiv hat einen Einfluß auf die Resultate. Vor allem nach Resalpingostomie ist mit einer deutlich niedrigeren Schwangerschaftschance als nach der Primäroperation zu rechnen [40]. Gleiches gilt für Operationen bei Paaren mit andrologischer Infertilität [41]. Darüber hinaus fehlen in den Statistiken häufig Angaben über Operationen an der kontralateralen Seite, ebenso wie genaue Angaben über Zeitraum und Form der Nachuntersuchung. Dabei ist wichtig, daß sogenannte lost to follow-up - also nicht erreichbare Patientinnen - nicht von der Statistik ausgeschlossen werden, sondern als „Versager" gewertet werden.

Tabelle 3. Ergebnisse der mikrochirurgischen Tubenrekonstruktion (1978-1986)

Operativer Eingriff[a]	Anzahl der Pat.	Intrauterine Schwangerschaft (Aborte)	Extrauterine Schwangerschaft
Adhäsiolyse	59	12 (2)	6
Fimbrioplastik	27	6 (1)	2
Salpingostomie	178	37 (7)	20
Refertilisierung (Z. n. Sterilisation)	65	26 (5)	5
proximale Tubenanastomose	69	23	7

[a] Jeweils sogenannte „pure cases"

Aber selbst wenn es gelänge, über großes Zahlenmaterial eine Subklassifikation der operierten Patientinnen durchzuführen, bleibt die Tatsache bestehen, daß trotz Versuchen einer Klassifikation der tubenchirurgischen Eingriffe eine weltweit einheitliche Beurteilung nicht gewährleistet ist [7].

Es ist auf jeden Fall unbestritten, daß eine Schwangerschaft per se nicht unbedingt mit einem Operationserfolg gleichzusetzen ist. Die Extrauteringravidität, deren deutlich gehäuftes Auftreten nach rekonstruktiver Tubenchirurgie den präexistenten Eileiterschaden widerspiegelt, stellt für die Patientin keinen Erfolg, sondern eine zusätzliche Belastung und Bedrohung dar. Auf diesen Punkt muß schon bei der präoperativen Aufklärung eingegangen werden. Eine Unterscheidung zwischen intra- und extrauterinen Schwangerschaften muß also unbedingt bei allen Statistiken erfolgen. Da jedoch auch ein Abort sicher nicht das gewünschte postoperative Ergebnis ist, sollte nach Möglichkeit die Abortinzidenz angegeben werden.

Auch wenn natürlich unsere eigenen Ergebnisse mit den gleichen Vorbehalten zu werten sind, möchten wir sie in der Tabelle 3 darstellen. Für einen Vergleich mit den Resultaten anderer Arbeitsgruppen verweisen wir auf die entsprechende Literatur.

Dabei sind in den einzelnen Gruppen nur sog. „pure cases" enthalten, d. h. kombinierte Fälle, z. B. Fimbrioplastik links und Salpingostomie rechts werden gesondert geführt. Dies erklärt die relativ kleinen Zahlen bei den reinen Adhäsiolysen und Fimbrioplastiken.

Beim postentzündlichen distalen Tubenverschluß ergab die Auswertung nach über 2jährigem follow-up eine patientenbezogene Schwangerschaftsrate von 33%. Darin sind jedoch ein Drittel Eileiterschwangerschaften enthalten. Bei der Einzelfallanalyse zeigt sich, daß Patientinnen mit sog. dünnwandiger Hydrosalpinx eine höhere Chance haben postoperativ eine Schwangerschaft zu erzielen. Nach dem von uns erstellten Prognosescore, in den Tubenwanddicke, Ausmaß der Adhäsionen und Mukosabeschaffenheit eingehen, zeigt sich, daß Patientinnen mit günstiger Ausgangssituation in über 60% mit dem Eintreten einer Schwangerschaft rechnen können [39, 57, 73]. Das Häufigkeitsmaximum der Schwangerschaften nach mikrochirurgischer Salpingostomie liegt bei 16-18 Monaten, d. h., mehr als die Hälfte der intrauterinen Schwangerschaften treten erst nach deutlich über 1 Jahr postoperativ ein. Unter dem Aspekt des Patientenalters müssen diese Tatsachen und die postoperative Prognoseeinteilung in die Beratung mit einfließen.

Bei der Refertilisierung nach Tubensterilisation liegt unsere Erfolgsrate knapp unter 50%, wobei zu berücksichtigen ist, daß diese Resultate bekanntermaßen in Abhängigkeit von der Anastomosenlokalisation, dem gewählten Sterilisationsverfahren und der resultierenden Tubenlänge zu werten sind [12, 14, 23, 30, 32, 58, 59, 60]. Hier kann eine strengere präoperative Selektion die Statistik deutlich verbessern.

Die Ergebnisse nach Tubenanastomose bei proximaler Tubenpathologie sind - ähnlich wie beim distalen Tubenverschluß - vom Ausmaß des Eileiterschadens abhängig. Insgesamt ist in knapp 50% mit einer Schwangerschaft zu rechnen, wobei wiederum ein Drittel Extrauteringraviditäten sind. Auch hier können die histologischen Prognosekriterien die postoperative Beratung der Patientinnen erleichtern [71].

11 Schlußfolgerungen über derzeitige Möglichkeiten und Grenzen in der operativen Behandlung der tubaren Sterilität

Die mikrochirurgische Tubenrekonstruktion stellt einen Fortschritt in der operativen Behandlung der tubaren Sterilität dar. Die Einführung mikrochirurgischer Techniken in die Gynäkologie hat nicht nur die Behandlungsergebnisse der tubaren Sterilität verbessert, sie hat auch weltweit zu einer Intensivierung der Erforschung im Bereich der Physiologie und Pathologie der Tube geführt. Aufgrund der klinischen Ergebnisse und experimenteller Untersuchungen wissen wir heute, daß die Erfolgsraten in jeder Form der Tubenchirurgie durch die präexistenten Schäden limitiert sind - sei es iatrogen oder postinflammatorisch. Die Mikrochirurgie kann nicht für sich in Anspruch nehmen, das Problem der tubaren Sterilität gelöst zu haben - dies hat sie auch nie behauptet.

Die Mikrochirurgie der Tube hat sich zum Ziel gesetzt, eine optimale Rekonstruktion ohne zusätzliche Traumatisierung zu erzielen, um das Eintreten einer Schwangerschaft zu ermöglichen. Gerade die erhöhte Extrauteringraviditätsrate nach Mikrochirurgie ist Ausdruck eines präexistenten Tubenschadens, dem man keinen weiteren hinzufügen möchte. Diese Ergebnisse sollten auch in das Vorgehen bei anderen Eingriffen wie z. B. Appendektomie und Zysten- bzw. Myomenukleationen mit einbezogen werden.

Nach der klinischen Etablierung der In-vitro-Fertilisation mit Embryotransfer (IVF/ET) ist es möglich geworden, unter Umgehung der Eileiterpassage eine Schwangerschaft zu erzielen. Dies bedeutet, daß auch bei Frauen mit irreparablem oder erfolglos operierten Eileitern eine Erfüllung des Kinderwunsches möglich ist. Die daraus resultierende Relativierung der Rolle einer operativen Tubenrekonstruktion ermöglicht eine differenzierte Indikationsstellung der einzelnen Therapieverfahren. Bei prognostisch ungünstigen Tubenverhältnissen, wie z. B. kombiniertem distalem und proximalem Tubenverschluß sollte heute primär IVF/ET der Vorzug gegeben werden.

Häufig entscheidet jedoch erst der intraoperative Befund über die Prognose, so daß die mikrochirurgische Sterilitätslaparotomie gleichzeitig Diagnostik und Therapieversuch der tubaren Sterilität darstellt.

Beim Vergleich von Mikrochirurgie und In-vitro-Fertilisation mit Embryotransfer ist es jedoch wichtig, diese nicht als konkurrierende Verfahren anzusehen. Ziel der modernen Reproduktionsmedizin sollte sein, jeder Sterilitätspatientin das für sie individuell erfolgreichste und gleichzeitig wenig belastende Verfahren anzubieten. Leider wird trotz Ausschöpfung der heute zur Verfügung stehenden Verfahren ein gewisser Prozentsatz der Patientinnen auch dauerhaft ohne Erfüllung des Kinderwunsches bleiben. Diesen Anteil zu reduzieren, sollte Ziel der Sterilitätstherapie in der Zukunft sein.

LITERATUR

1. Adhesion Study Group (1983) Reduction of postoperative pelvic adhesions with peritoneal 32% dextran 70: a prospective, randomized clinical trial. Fertil Steril 40: 612
2. Albrich W (1988) Aktueller Stand der multizentrischen EUG-Studie. 3. Tagung der Arbeitsgemeinschaft für gynäkologische Mikrochirurgie, Zermatt, Schweiz
3. Baggish MS (1983) Status of the carbon dioxide laser for infertility surgery. Fertil Steril 40: 442
4. Berkeley C, Bonney V (1947) Textbook of gynecological surgery. 5th ed (revised by V Bonney). Cassell, London
5. Boer-Meisel ME, teVelde ER, Habbema JDF, Kardaun JWPF (1986) Predicting the pregnancy outcome in patients treated for hydrosalpinx: A prospective study. Fertil Steril 45: 23-29
6. Bruhat MA, Manhes H, Mage G, Pouly JL (1980) Treatment of ectopic pregnancy by means of laparoscopy. Fertil Steril 33: 411

7. Cognat MA (1982) Classification of operations for tubo-peritoneal infertility. Acta europ fertil 13: 47
8. Collins JA, Wrixon W, Janes LB, Wilson EH (1983) Treatment - independent pregnancy among infertile couples. New Eng J Med 309: 1201
9. Daniell JF, Herbert CM (1984) Laparoscopic salpingostomy utilizing the CO2-laser. Fertil Steril 41: 558-563
10. DeCherney AH, Lake Polan M, Kort H, Kase N (1980) Microsurgical technique in the management of tubal ectopic pregnancy. Fertil Steril 34: 324
11. DeCherney AH, Romero R, Naftolin F (1981) Surgical management of unruptured ectopic pregnancy. Fertil Steril 35: 21
12. DeCherney AH, Mezer HC, Naftolin F (1983) Analysis of failure of microsurgical anastomosis after midsegment, noncoagulation tubal ligation. Fertil Steril 39: 618
13. DeCherney AH, Silidker J (1983) Reproductive potential following two ectopic pregnancies. In: Harrison RF (ed) IX. World Congress on Fertility and Sterility, Dublin
14. Diamond MP, Christianson CD, Daniell JF (1982) Microsurgical reanastomosis of fallopian tube: Increasingly successful outcome for reversal of previous sterilization. South Med J 75: 443
15. Donat H, Rothkirch B (1981) Effektivität primärer und postoperativer Hydropertubation. Zbl Gynäkol 103: 403
16. Eddy CA, Asch RH, Balmaceda JP (1980) Pelvic adhesions following microsurgical and macrosurgical wedge resection of the ovaries. Fertil Steril 33: 557
17. Fayez JA (1983) An assessment of the role of operative laparoscopy in tuboplasty. Fertil Steril 39: 476
18. Fikentscher R (1966) Neue Möglichkeiten in der Behandlung der prä- und postoperativen Tubenverschlüsse. Wien Med Wschr 116: 329
19. Frantzen C, Schlösser HW (1982) Microsurgery and postinfectious tubal infertility. Fertil Steril 38: 397
20. Garcia AJ, Aubert JM, Sama J, Josimovich JR (1987) Expectant management of presumed ectopic pregnancies. Fertil Steril 48: 395
21. Gomel V (1975) Laparoscopic tubal surgery in infertility. Obstet Gynecol 46: 47
22. Gomel V (1977) Tubal reanastomosis by microsurgery. Fertil Steril 28: 59
23. Gomel V (1980) Microsurgical reversal of female sterilization: a reappraisal. Fertil Steril 33: 587
24. Gomel V (1983) An odyssey through the oviduct. Fertil Steril 39: 144
25. Gomel V (1983) Microsurgery in female infertility. Little, Brown & Company, Boston
26. Gordts S, Boeckx W, Brosens IA (1983) Results of conservative surgery of the unruptured tubal pregnancy. In: Harrison RF (ed) XI. World Congress on Fertility and Sterility, Dublin
27. Greenhill JP (1937) Evaluation of salpingostomy and tubal implantation for the treatment of sterility. Am J Obstet Gynecol 33: 39
28. Grünberger V, Dobrovits H (1981) Erfolgreiche Schwangerschaft nach Laseroperation von verschlossenen Tuben. Wien Klin Wschr 93: 716
29. Hallat JG (1986) Tubal conservation in ectopic pregnancy: a study of 200 cases. Am J Obstet Gynecol 154: 1216
30. Henderson SR (1984) The reversibility of female sterilization with the use of microsurgery: A report on 102 patients with more than one year of follow-up. Am J Obstet Gynecol 149: 57
31. Hepp H (1983) Gynäkologische Mikrochirurgie. Arch Gynecol 235: 125
32. Hepp H (1984) Operative Kontrazeption. In: Bender HG, Beck L (Hg) Operative Gynäkologie. Springer, Berlin Heidelberg New York
33. Hohl MK, Gruber U (1983) Thromboembolie - Prophylaxe in der Frauenheilkunde. Huber, Bern Stuttgart Wien
34. Holtz G, Kling OR (1982) Effect of surgical technique on peritoneal adhesion reformation after lysis. Fertil Steril 37: 494
35. Holtz G (1984) Prevention and management of peritoneal adhesions. Fertil Steril 41: 497
36. Husslein P, Egarter C (1988) Erfolgreiche Behandlung einer Eileiterschwangerschaft durch lokale und systemische Prostaglandin-Applikation. Wien Klin Wschr 100 (5): 157
37. Korell M, Wiedemann R, Scheidel P, Hepp H (1987) Peritonealdefekt und Adhäsionsprophylaxe - tierexperimentelle Untersuchungen. Arch Gynecol Obstet 242: 70
38. Korell M, Wiedemann R, Scheidel P (1988) Die Bedeutung von morphologischen Befunden an proximalen Tubenabschnitten bei Extrauteringravidität und tubarer Sterilität. 3. Tagung der Arbeitsgemeinschaft für gyn. Mikrochirurgie, Zermatt, Schweiz
39. Korell M, Wiedemann R, Strowitzki T, Scheidel P, Hepp H (1989) Classification of proximal and distal tubal occlusion for selection of IVF versus microsurgery. IV. World congress on IVF and alternated assisted reproduction, Jerusalem, Israel
40. Lauritzen JG, Pagel JD, Vangsted P, Starup J (1982) Results of repeated tuboplasties. Fertil Steril 37: 68
41. Lauritzen JG, Vangsted P, Pagel JD, Starup J (1983) Tubal surgery and subsequent artificial insemination by donor. Acta Obstet Gynecol Scand 62: 329
42. Mashiach S, Carp HJA, Oelsner G, Serr DM, Nebec L (1983) Fertility following nonoperative management of ectopic pregnancy. In: Harrison RF (ed) XI. World Congress on Fertility and Sterility, Dublin
43. Mettler L, Giesel H, Semm K (1979) Treatment of female infertility due to tubal obstruction by operative laparoscopy. Fertil Steril 32: 384
44. Mettler L, Semm K (1980) Die konservierende Behandlung von Tubargraviditäten per pelviscopiam. 43. Tagung der Deutschen Gesellschaft für Gynäkologie und Geburtshilfe, Hamburg
45. Musich JR, Behrman SJ (1983) Surgical management of tubal obstruction at the uterotubal junction. Fertil Steril 40: 423
46. Oelsner G, Morad J, Carp H, Mashiach S, Serr DM (1987) Reproductive performance following conservative microsurgical management of tubal pregnancy
47. Palmer R (1960) Discussion on modern methods of salpingostomy. Pro Royal Soc Med 53: 357
48. Paterson P, Wood C (1974) The use of microsurgery in the reanastomosis of the rabbit fallopian tube. Fertil Steril 25: 757
49. Pfeffer WH (1980) Adjuvants in tubal surgery. Fertil Steril 33: 245
50. Polloson E (1951) Technique de la salpingostomie terminolaterale. Rev Franc Gynec Obstet 46: 281

51. Prochnownik L (1895) Zur Mechanik des Tubaraborts. Arch Gynäk 49: 177
52. Population Report (1980) Reversing female sterilization. Population Reports C 8: 97
53. Rock J, Mulligan WJ, Esterday CL (1954) Polyethylene in tuboplasty. Obstet Gynecol 3: 21
54. Rock JA, Siegler AM, Meisel MB, Haney AF, Rosenwaks Z, Pardo-Vargas F, Kimball AW (1984) The efficacy of postoperative hydropertubation: A randomized prospective multicenter clinical trial. Fertil Steril 42: 373
55. Scheidel P, Hepp H (1982) Endoskopische Diagnostik vor rekonstruktiven Eingriffen an der Tube. Geburtsh Frauenheilk 42: 824
56. Scheidel P, Reinert K-U, Hepp H (1983) Prevention of experimental postoperative adhesions in parietal and visceral deperitonealized areas by free peritoneal grafting and intraperitoneal application of Orgotein. XI. World Congress on Fertility and Sterility, Dublin/Ireland
57. Scheidel P, Korell M (1990) Die ampulläre Tubenpathologie. In: Scheidel P, Hepp H, DeCherney AH (Hg) Operative Techniken der Reproduktionsmedizin. Urban und Schwarzenberg, München
58. Schlösser HW, Frantzen C, Mansour N, Verhoeven HC (1983) Sterilisation - Refertilisierung. Geburth u Frauenheilk 43: 213
59. Siegler AM, Hulka J, Peretz A (1985) Reversibility of female sterilization. Fertil Steril 43: 499
60. Silber SJ, Cohen R (1984) Microsurgical reversal of tubal sterilization: Factors affecting pregnancyrate, with long-termin follow-up. Obstet Gynecol 64: 679
61. Steptoe PC, Edwards RG (1978) Birth after reimplantation of a human embryo. Lancet II: 366
62. Swolin K (1966) Experimentelle Studien zur Prophylaxe von intraabdominalen Verwachsungen. Acta Obstet Gynec Scand 45: 473
63. Swolin K (1967) Beiträge zur operativen Behandlung der weiblichen Sterilität. Acta Obstet Gynec Scand 46: 4
64. Tait RL (1884) Pathology and treatment of extrauterine pregnancy. Br Med J 2: 317
65. Tanaka T, Hayashi H, Kutsuzawa T, Fujimoto S, Ichinoe K (1982) Treatment of interstitial ectopic pregnancy with methotrexate: report of a successful case. Fertil Steril 37: 851
66. Thie JL, Williams TJ, Coulam CB (1986) Repeat tuboplasty compared with primary microsurgery for postinflammatory tubal disease. Fertil Steril 45: 784-787
67. Tulandi T, Arronet GH, McInnes RA (1981) Infertility in women over the age of 36. Fertil Steril 35: 611
68. Tulandi T, Farag R, McInnes RA, Gelfand MM, Wright CV, Vilos GA (1984) Reconstructive surgery of hydrosalpinx with and without the carbon dioxide laser. Fertil Steril 42: 839
69. Verhoeven HC, Berry H, Frantzen C, Schlösser HW (1983) Surgical treatment for distal tubal occlusion: a review of 167 cases. J Reprod Med 28: 293
70. Walz W (1959) Sterilitätsoperationen an der Tube mit Hilfe eines Operationsmikroskopes. Geburtsh Frauenheilk 153: 49
71. Wiedemann R, Scheidel P, Wiesinger H, Hepp H (1987) Die Pathologie des proximalen Tubenverschlusses - Morphologische Auswertungen. Geburth Frauenheilk 47: 96
72. Wiedemann R, Schüssler B, Strowitzki T, Korell M, Hepp H (1989) Unveröffentlichte Ergebnisse
73. Wiedemann R, Hepp H (1989) Zur differenzierten Indikationsstellung der operativen Techniken in der Reproduktionsmedizin - Mikrochirurgie, IVF/ET, GIFT und TET. Geburtsh Frauenh 49: 416
74. Winston RML (1975) Microsurgical reanastomosis of the rabbit oviduct and its functional and pathological sequelae. Brit J Obstet Gynaec 82: 513
75. Winston RML (1977) Microsurgical tubocornual anastomosis for reversal sterilization. Obstet Gynecol Surg 32: 623
76. Winston RML (1980) Microsurgery of the fallopian tube: From fantasy to reality. Fertil Steril 34: 521
77. Winston RML (1981) Is microsurgery necessary for salpingostomy? The evaluation of results. Aust N Z J Obstet Gynaec 21: 143
78. Winston RML, Margara RA (1984) Conservative surgical management of ectopic pregnancy. J Obstet Gynaec 5 (Suppl I): 1
79. Winston RML (1988) Selection of patients for microsurgery, laparoscopic procedures or IVF. III. Tagung der Arbeitsgemeinschaft gynäkologische Mikrochirurgie, Zermatt

II Operative Behandlung der Streßharninkontinenz

L. BECK, H. G. BENDER und TH. SCHWENZER

INHALT

1 Allgemeine Überlegungen

Die Behandlung der Harninkontinenz der Frau stellt traditionell einen Schwerpunkt gynäkologischer Tätigkeit dar. Darauf hat bereits 1909 STOEKKEL hingewiesen [86]. Je nach Ausrichtung einer Sprechstunde fallen etwa 15% der Patienten-Besuche in das Gebiet der gynäkologischen Urologie [22]. Die Behandlung der weiblichen Harninkontinenz ist in mancherlei Hinsicht noch unbefriedigend. Im Zusammenhang mit der operativen Therapie gibt es unterschiedliche Ansichten zur Bewertung der Inkontinenz und zur Auswahl einzelner gynäkologisch-urologischer Operationen. Dies hat unter anderem folgende Gründe:

1. Zahlreiche Ursachen können zur Entwicklung einer Harninkontinenz beitragen. Auch bei Frauen mit einer relativ eindeutigen Streßharninkontinenz kann gelegentlich ein Teil der pathogenetisch wirksamen Faktoren durch die operative Korrektur unbeeinflußt bleiben.
2. Die heute zur Verfügung stehenden Verfahren zur Diagnostik [62, 66, 70] sind nur zum Teil geeignet, Anhaltspunkte für die operative Therapie im individuellen Fall zu vermitteln. Hierdurch besitzt die klinische Empirie mit dem Risiko der subjektiven Bewertung einen sehr hohen Stellenwert.

So ist es nicht verwunderlich, daß eine Vielzahl von Operationsverfahren zur Behandlung der Harninkontinenz angegeben wurden. Hinzu kommt, daß ein Vergleich der in der Literatur mitgeteilten Therapieergebnisse nach operativer Behandlung schwierig ist, da das Resultat in starkem Maße von der individuellen Ausgangssituation und den subjektiven Angaben der Patientin abhängig ist. Objektive und reproduzierbare Vergleiche sind nur mit Einschränkung möglich.

Bei einer größeren Anzahl von Frauen mit Harninkontinenz sind die tragfähigen anatomischen Strukturen des Beckenbodens konstitutionell vermindert stabil. Hieraus ergibt sich eine Rezidivgefährdung und die Notwendigkeit, Therapieresultate unter Berücksichtigung des Zeitfaktors zu bewerten [21].

Unter diesen Bedingungen erscheint es wichtig, sich für die Behandlungsplanung über Ausmaß und Abweichung von dem anatomischen und funktionellen Normalzustand Klarheit zu verschaffen. So ist die Kenntnis der physiologischen Voraussetzungen des Harnblasenverschlusses und der anatomischen Strukturen des Beckenbodens für die richtige Beurteilung und eine individuell angepaßte Therapie der Harninkontinenz von großer Wichtigkeit.

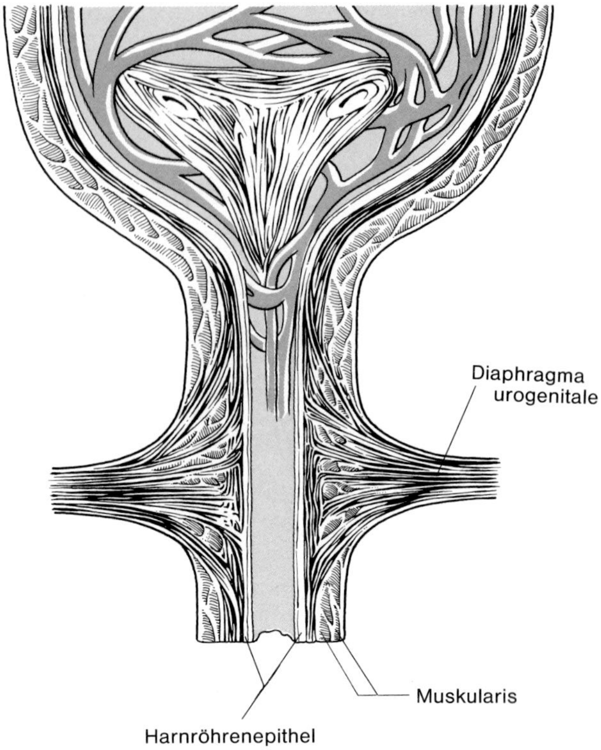

Abb. 1. Schematische Darstellung des Verlaufs der Muskelbündel der Innenfläche von Harnblase und Harnröhre. Schräg und annähernd zirkulär verlaufende Muskelzüge im Bereich des Blasenausganges, längsverlaufende Muskulatur unter der Mukosa von Harnblase und Harnröhre. Im Bereich der Harnröhre zirkulär verlaufende äußere Muskelfasern der glatten Muskulatur, in die quergestreifte Muskulatur des Diaphragma urogenitale einstrahlt

1.1 Funktionelle Anatomie und Physiologie

Die Harnblase stellt ein muskuläres Hohlorgan dar, dessen Trigonum-Anteil sich embryologisch unabhängig von der übrigen Muskulatur entwickelt. Sie wird als M. detrusor vesicae bezeichnet. Hierbei handelt es sich um ein maschenartiges System von Muskel- und Bindegewebsanteilen, das in Abhängigkeit vom Füllungszustand Verschiebungen zwischen den einzelnen Muskelanteilen untereinander unterworfen ist (Abb. 1). Die ältere Beschreibung eines dreischichtigen Aufbaus aus einer äußeren Longitudinal-, einer mittleren Zirkulär- und einer inneren Longitudinalschicht ist heute zugunsten einer funktionell orientierten dreidimensionalen Vorstellung mit bevorzugter Verlaufsrichtung der Fasern in Längsrichtung in den inneren und äußeren Schichten und einer zirkulären Verlaufsrichtung in der mittleren Schicht verlassen worden.

Der innere, längsverlaufende Anteil der Blasenmuskulatur setzt sich kontinuierlich in den Muskelanteil der Urethra fort (Abb. 2), ohne daß im Übergangsabschnitt ein Sphinkteranteil abgegrenzt werden könnte. Der Trigonumaufbau unterscheidet sich von dem der übrigen Blasenmuskulatur insofern, als hier eine eher zweischichtige Muskelanordnung vorliegt, die als Fortsetzung der Muskulatur des Blasenausganges verstanden werden kann. Muskulatur und Bindegewebe des Trigonum vesicae gehen von einer röhrenförmigen Struktur der Urethra in eine flächenförmige Anordnung des Trigonum über. Die Muskelbündel von Urethra und Trigonum entsprechen sich einander: das Bindegewebe ist fest und gestattet den Muskelbündeln nur eine geringe Verschieblichkeit. Die innere longitudinale und die äußere zirkuläre (glatte) Muskelschicht der Urethra setzt sich in das Trigonum fort [8].

Die Urethra besitzt einen zweischichtigen Aufbau aus einer inneren Längs- und einer äußeren Zirkulärmuskulatur (Abb. 3). In die innere Längsschicht strahlen Muskelbündel aus der inneren Longitudinalschicht der Harnblase und der ober-

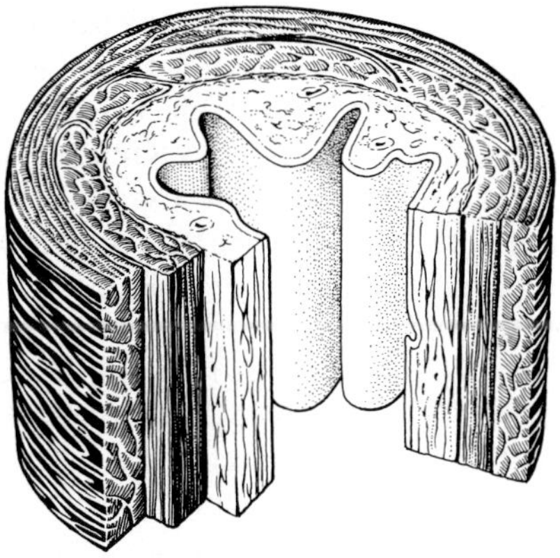

Abb. 2. Schematische Darstellung des Wandaufbaus der Harnröhre mit innerer, längsverlaufender, glatter Muskulatur und äußerer zirkulärer, ebenfalls glatter Muskulatur. Fältelung des Harnröhrenepithels

flächlichen Trigonummuskulatur ein. Bei der schräg bis zirkulär verlaufenden Muskulatur unterscheidet man den glattmuskulären Anteil, der im oberen Drittel der Harnröhre stärker ausgebildet ist (M. sphincter urethrae internus) und die quergestreifte Muskulatur, deren Bündel den M. sphincter urethrae externus (Rhabdosphinkter) bilden. Dieser leitet sich vom sogenannten Kloakensphinkter mit seinen quergestreiften Muskelanteilen an der Urethra, der Scheide und am Anus ab und ist in der Mitte der Harnröhre am stärksten ausgebildet. Das Diaphragma urogenitale und der M. sphincter urethrae externus stellen von der Topographie und der Funktion her eine Einheit dar; es umzieht die Urethra halbkreisförmig mit seinen quergestreiften Muskelbündeln und geht mit einigen Anteilen in die seitliche Vaginalwand über [42]. Die Aktivierung dieser Muskelabschnitte durch ein Training der Beckenbodenmuskulatur kann zu einer verbesserten willkürlichen Kontrolle der Miktion, zu einem erhöhten urethralen Ruhedruck und einem damit verbesserten urethralen Verschlußdruck führen [33, 88].

Zum Beckenboden gehört der M. levator ani mit seinen Anteilen M. pubococcygeus und M. puborectalis. Die sie bedeckende Beckenfaszie geht an der Stelle, an der die Urethra durch das Diaphragma urogenitale tritt, in die sogenannte Fascia vesicalis der Harnblase über. Die die Faszie umfahrenden straffen Bindegewebszüge zwischen Symphyse und Uterusvorderwand strahlen mit ihren medialen Anteilen in die äußere Blasenschicht ein (Lig. pubo-

Abb. 3. Ausschnittvergrößerung aus der Vorderwand der Harnröhre eines weiblichen Neugeborenen. Aus Beck [8]

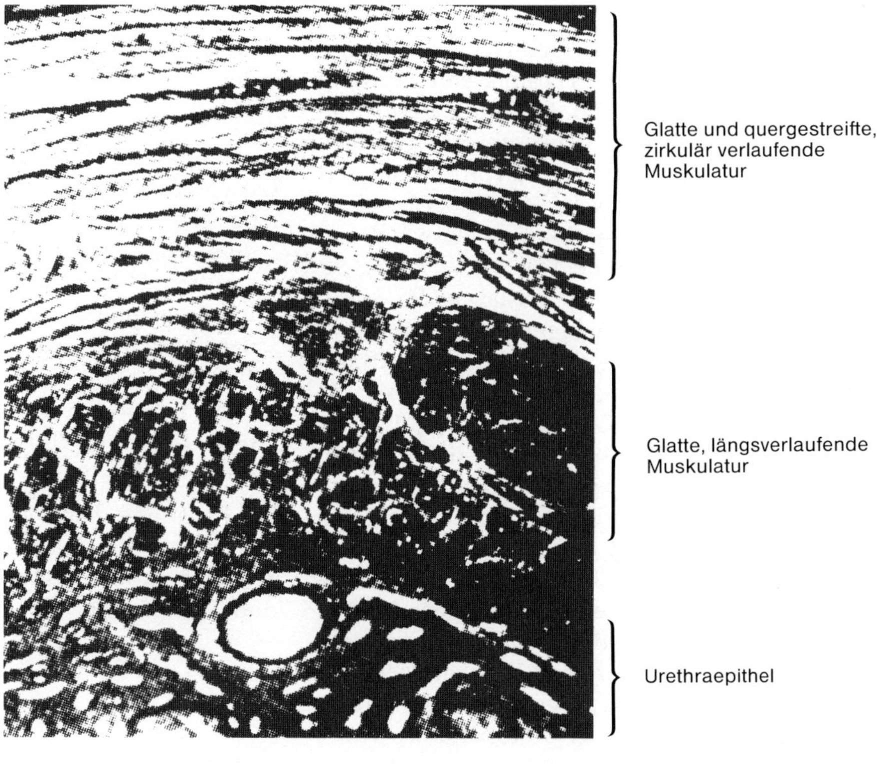

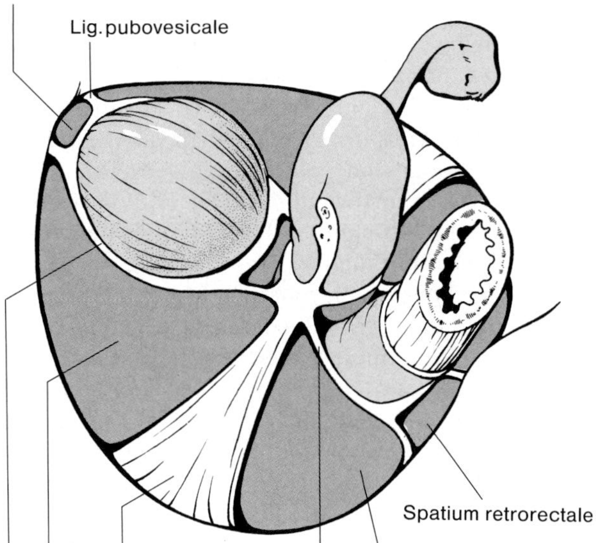

Abb. 4. Schematische räumliche Darstellung der (aus didaktischen Gründen scharf abgegrenzten) festen Bindegewebszüge im weiblichen kleinen Becken. Anatomische Grundlage für das Konzept des Bindegewebsgrundstokkes. Aus K. RICHTER, H. FRICK [75]

cervicale oder pars anterior retinaculi uteri) und verdichten sich zwischen Harnblasenhinterwand und Uterusvorderwand (Abb. 4). Das Spatium vesico-uterinum bildet die Grenzschicht zwischen Harnblasenhinterwand und Uterusvorderwand, das Spatium vesico-vaginale wird durch das lockere Bindegewebe zwischen Harnblasenhinterwand und Scheidenvorderwand gebildet [75].

Zu den physiologischen Grundlagen der Harnblasenentleerung gibt es mehrere zusammenfassende Darstellungen (BRADLEY 1980 [15], OSTERGARD 1980 [65], JONAS und HEIDLER 1982 [45], YEATES 1983 [91], ASMUSSEN und ULMSTEN 1983 [5]. Das Ingangkommen der Miktion erfolgt durch einen gleichzeitigen Druckanstieg in der Harnblase und einen Druckabfall in der Harnröhre. Gleichzeitig erfolgt eine Erschlaffung der quergestreiften Bekkenbodenmuskulatur. Zu Blasenentleerungsstörungen kann es kommen, wenn dieser synergistische Ablauf zwischen Blase und Blasenausgang bzw. der quergestreiften Harnröhren- und Beckenbodenmuskulatur gestört ist (Blasen-, Blasenhalsdyssynergie). Wir finden sie gehäuft in der postoperativen Phase nach Deszensus- und Inkontinenzoperationen. Bei zunehmender Blasenfüllung steigt der Druck in der Harnblase nur unwesentlich an, bis sich bei einer Kapazität von 300–600 ml das Gefühl der vollen Blase einstellt und schließlich ein schmerzhafter Harndrang eine spontane Destrusorkontraktion mit einer Miktion auslöst. Die Füllphase der Blase kann gestört werden entweder durch einen Druckanstieg bei bereits geringgradiger Blasenfüllung oder durch nicht unterdrückbare spontane Detrusorkontraktionen mit dadurch ausgelöster Miktion. Hierdurch kann bei der Anamnese eine Harnstreßinkontinenz vorgetäuscht werden.

Voraussetzung für einen kontinenten Harnblasenverschluß ist ein eng aufeinander abgestimmtes Verhältnis zwischen dem intravesikalen Druck und dem Urethraverschlußdruck. Es kommt zum Urinabgang, wenn der Druck in der Harnblase den Urethradruck erreicht.

Im Falle einer Erhöhung des intraabdominalen Druckes überträgt sich dieser gleichzeitig auf Harnblase und Urethra, so daß bei einem plötzlichen Druckanstieg der Urethradruck höher ist als der Blaseninnendruck. Erreicht der intravesikale Druck jedoch den Urethradruck, so findet im Sinne kommunizierender Röhren ein Urinabgang statt [25].

Der intravesikale Druck wird durch folgende Faktoren bestimmt [5]:

1. das intravesikale Flüssigkeitsvolumen,
2. die elastische Wandspannung und den Muskeltonus der Harnblase,
3. den auf die Blase übertragenen intraabdominalen Druck.

Der urethrale Verschlußdruck weist eine Abhängigkeit von folgenden Faktoren auf:

1. der elastischen Wandspannung in der Urethra,
2. dem Muskeltonus der glatten und der quergestreiften Urethramuskulatur und des Diaphragma urogenitale,
3. dem Turgor des subepithelial gelegenen venösen Plexus,
4. dem Aufbau des Urethraepithels,
5. dem auf die Urethra übertragenen intraabdominalen Druck.

Die Erfassung dieser Teilfaktoren und ihre Auswirkungen auf die Harnkontinenz bzw. -inkontinenz ist durch urodynamische Untersuchungsmethoden zum Teil möglich.

1.2 Einteilung der Inkontinenzformen

1. Nach den Empfehlungen der „International Continence Society“ gelten die Definitionen nach Tabelle 1 [7]. Vor der Einordnung in eine dieser Definitionsgruppen sollten Ursachen für einen extra-urethralen Urinabgang, wie z. B. eine Harntrakt-Scheidenfistel, ausgeschlossen werden, falls die Anamnese dafür Hinweise liefert.
2. Entsprechend den subjektiven Angaben der Patientin gibt es eine Einteilung für den Schweregrad der Inkontinenz nach einem Vorschlag von INGELMAN-SUNDBERG [43] (s. Tabelle 2).

Tabelle 1. Einteilung der Inkontinenzformen nach der International Continence Society [7]

1. Streß-inkontinenz:	der intravesikale Druck erreicht den Blasenverschlußdruck, keine unwillkürlichen Detrusorkontraktionen, unauffällige Blasensensibilität
2. Urge-Inkontinenz:	unwillkürlicher Urinabgang verbunden mit Harndrang bei intaktem Harnröhrenverschlußmechanismus
a) motorisch:	hervorgerufen durch unwillkürliche Detrusorkontraktionen, die eine Miktion in Gang setzen
b) sensorisch:	ohne unwillkürliche Detrusorkontraktionen, in der Regel als Folge eines Druckanstieges bei geringer Blasenfüllung mit dem Gefühl der vollen Harnblase (weniger als 200 ml)
3. Reflex-inkontinenz:	willkürlicher Harnverlust infolge einer abnormalen Reflexaktivität im Rückenmark, ohne Harndrang
4. Überlauf-inkontinenz:	unwillkürlicher Urinverlust bei Erreichen des Urethraverschlußdruckes durch den intravesikalen Druck, ausgelöst durch Blasenwandüberdehnung, große Restharnmenge

Tabelle 2. Einteilung der Inkontinenz nach dem klinischen Schweregrad (nach INGELMAN-SUNDBERG [43])

I.	Urinabgang beim Husten, Niesen und Lachen
II.	Urinabgang beim Heben schwerer Lasten, Treppensteigen, schnellem Laufen
III.	Urinabgang beim Stehen, nicht aber im Liegen

1.3 Grundlagen der Harnstreßinkontinenz

Häufig liegt der Harnstreßinkontinenz eine Schwäche des Beckenbodens und des urethralen Halteapparates zugrunde; bei der gynäkologischen Untersuchung findet sich eine Zysto-Urethrozele, eine Senkung der hinteren Scheidenwand mit/oder ohne Descensus uteri. Die Urethra verlagert sich zunehmend aus dem Wirkungsbereich des intraabdominalen Druckes nach außen. Gleichzeitig ist die Funktionsfähigkeit der quergestreiften Muskulatur herabgesetzt. Es besteht jedoch keine Relation zwischen dem Schweregrad einer Streßharninkontinenz und dem Ausmaß des Deszensus der Scheide bzw. des Uterus [73]. Dies hängt wahrscheinlich damit zusammen, daß die quergestreifte Urethramuskulatur unterschiedlich ausgebildet und trainiert ist und im individuellen Fall noch einen genügenden Druck in der Urethra aufzubauen in der Lage ist, um einen Druckausgleich zwischen Blase und Urethra und damit einen unwillkürlichen Harnabgang zu verhindern.

Bei großer Zystozele und ausgeprägtem Deszensus kann es zu einem Quetschhahnphänomen kommen, d. h. die sich füllende Blase klemmt die Urethra ab. Häufig wird dann eine erschwerte Miktion und die Ausbildung größerer Restharnmengen beobachtet. Die operative Beseitigung der Zystozele und die damit verbundene Aufhebung des Quetschhahnphänomens kann dann schließlich zu einer Harninkontinenz führen, wenn z. B. eine hypotone Urethra vorliegt und der Blasenverschluß insuffizient ist [20].

Eine Streßharninkontinenz kann auch bei geringgradiger Lageveränderung des inneren Genitale ohne Insuffizienzzeichen des Beckenbodens vorliegen. Die Streßharninkontinenz ist in diesen Fällen häufig die Folge eines erniedrigten urethralen Druckes (hypotone Urethra) [46]. Bei den meisten Frauen findet sich in der Postmenopause eine Verminderung des urethralen Verschlußdruckes, der in der Mehrzahl der Fälle jedoch noch für eine Kontinenzerhaltung ausreicht. In der Bemühung um ein differenziertes Therapiekonzept muß man davon ausgehen, daß es sich bei der Harninkontinenz um ein heterogenes Spektrum individueller pathologischer Befunde handelt. Das Überwiegen einer Komponente, z. B. eines Deszensus, bestimmt wesentlich das operative Vorgehen.

Für eine operative Behandlung kommen in erster Linie Frauen mit einer Streßharninkontinenz in Betracht, während eine operative Behandlung im Falle einer überwiegenden Urge-Inkontinenz häufig zu einer Verschlechterung der Beschwerden führt [12]. Die Abgrenzung beider Inkontinenzformen ist daher eine wichtige Voraussetzung zur Erzielung günstiger operativer Behandlungsresultate.

1.4 Diagnostik der Harninkontinenz, Abgrenzung der Operationsindikation, präoperatives Vorgehen

Die Erhebung und Bewertung der Anamnese und der gynäkologische Untersuchungsbefund stellen wichtige Grundlagen für einen selektiven Einsatz der operativen Behandlung dar. Eine charakteristische Anamnese und ein typischer gynäkologischer Untersuchungsbefund ermöglichen, bei etwa 90% der Patientinnen die richtige Diagnose „Harnstreßinkontinenz" zu stellen [30]. Hingegen ist die Diagnose einer Urge-Inkontinenz aus der Anamnese und dem Untersuchungsbefund mit einer sehr viel größeren Unsicherheit belastet und in diesen Fällen ist immer eine apparative Diagnostik notwendig [24].

1.5 Anamnese

Für die richtige Einordnung als „Streßharninkontinenz" ist die Angabe von großer Bedeutung, daß in Belastungssituationen mit Erhöhung des intraabdominalen Druckes wie beim Husten, Niesen oder Lachen der Urin spontan abgeht. Der unwillkürliche Urinverlust erfolgt in unmittelbarem zeitlichen Zusammenhang mit der körperlichen Betätigung. Wird angegeben und beobachtet, daß der Urinabgang einige Sekunden nach Erhöhung des intraabdominalen Druckes (z. B. Husten) auftritt, muß auch an die Möglichkeit gedacht werden, daß eine durch den intraabdominalen Druckanstieg ausgelöste Detrusoraktivität vorliegt, die Anlaß zu einem unwillkürlichen Urinabgang gibt (Abb. 6). In der Miktionsanamnese sollte weiterhin auf die Angaben zur Frequenz der Blasenentleerung und der mit der Miktion verbundenen Beschwerden geachtet werden. Für die Annahme einer Urge-Inkontinenz spricht, daß die Entleerung von kleinen Urinportionen oft in Kombination mit einem starken Harndrang erfolgt. Mehr als siebenmalige Toilettengänge während des Tages und ein mehrmaliger Drang zum Wasserlassen während der Nacht deuten mit großer Wahrscheinlichkeit auf eine blasenbedingte Störung hin, sofern andere Ursachen wie eine Herzinsuffizienz, Diabetes mellitus und ein anerzogenes falsches Entleerungsverhalten mit kürzeren Abständen ausgeschlossen sind. Weiterhin muß bedacht werden, daß gleichförmige Symptome sowohl bei der Streß- als auch bei der Urge-Inkontinenz vorkommen, wie z. B. ein Urinabgang beim Laufen und Stehen. Darüber hinaus besteht bei zahlreichen Inkontinenz-Patientinnen (etwa 20%) eine kombinierte Urge-Streßinkontinenz [22].

1.6 Klinische Untersuchungen

Die gynäkologische Inspektions- und Palpations-Untersuchung steht nach der Anamneseerhebung am Anfang der Harninkontinenzabklärung. Ein besonderes Augenmerk sollte auch auf nicht gynäkologische Befunde gelegt werden, die in einem möglichen Zusammenhang mit der Entwicklung einer Harninkontinenz stehen. Hierzu zählen Hinweise auf eine Bindegewebsschwäche (Varizen, Hämorrhoiden), Übergewicht, chronische Bronchitis, arbeitsmedizinische Aspekte (schweres Heben, Tragen oder langes Stehen). Bei der gynäkologischen Untersuchung ist auf eine eventuell auffallende Weite des Introitus vaginae mit etwaigem Vorfall der Vaginalwand sowie Besonderheiten der Harnröhre und ihrer Mündung zu achten. Die Überprüfung auf eine Urethrozele, Zystozele, Entero- und Rektozele ist von besonderer Bedeutung. Dabei sollte deren Ausprägung im Ruhezustand und unter Belastung durch Husten und Pressen verglichen werden. Geht in unmittelbarem zeitlichen Zusammenhang mit der Belastung Urin im Strahl ab, deutet dies auf eine Streßharninkontinenz hin. Dieses Phänomen kann aussagekräftiger beurteilt werden, wenn eine Patientin mit mäßig gefüllter Harnblase zum Husten im Stehen aufgefordert wird.

Bei der Erhebung des Palpations-Befundes ist insbesondere auf Tumorbildungen im kleinen Bekken, wie z. B. einen Uterus myomatosus bzw. einen Adnex-Prozeß zu achten, die bei entsprechenden topographischen Beziehungen mit den Harnblasenbeschwerden in Zusammenhang stehen können. Die Ausbildung des M. levator ani kann nach der Aufforderung, den Beckenboden zusammenzuziehen, durch die vaginale Untersuchung überprüft werden.

Als Zusatzuntersuchung wird oft die Bonney-Probe angegeben, bei der der Blasenhals im Ablauf der vaginalen Untersuchung mit parallel zur Urethra eingeführten Fingern angehoben wird [14]. Läßt sich durch die Elevation des Überganges von der Harnblase zur Urethra der sonst auftretende Urinabgang durch Husten vermeiden, so könnte man dies als Hinweis auf gute Erfolgsaussichten für eine operative Behandlung ansehen. Bei dem Marshall-Test [22] wird ein Stieltupfer in die Scheide eingeführt. Es ist jedoch anzumerken, daß es bei diesem Verfahren noch mehr als bei der Bonney-Probe zu Fehlbeurteilungen kommen kann, da mit der Anhebung des Blasenhalses häufig ein Abklemmen der Urethra bewirkt wird und damit günstige Erfolgschancen für ein operatives Vorgehen vorgetäuscht werden. Eine grobe Orientierung bei einer Urethrozele oder Zysto-Urethrozele vermag der sogenannte „Q-Tip-Test" zu geben. Dabei wird ein angefeuchteter dünner Watteträger in die Urethra eingeführt. Unter Normalbedingungen sollte das Stäbchen nach unten zeigen. Bei einer Zysto- und Urethrozele kann das Stäbchen im Gegensatz dazu nach vorne oder oben zeigen.

2 Spezielle Untersuchungen

2.1 Urinkultur

Zum Ausschluß einer *Harnwegsinfektion* ist eine kulturelle Urinuntersuchung mit Identifizierung der eventuell vorhandenen Keime, Bestimmung der Keimzahl und ggf. Antibiogramm erforderlich. Dazu kann Mittelstrahl-Urin, besser aber durch Katheterisierung gewonnener Urin, eingesandt werden. Die Katheterisierung erlaubt gleichzeitig eine Restharnbestimmung.

Abb. 5. Zystotonometrie: Normalbefund mit ausreichender Blasenkapazität und Compliance, keine unwillkürlichen Detrusorkontraktionen auf Provokation. *H* Husten, *PB* Blasendruck, *PR* Rektaldruck

Abb. 6. Zystotonometrie: Motorische Urge-Inkontinenz, nach Aufforderung zum Husten kommt es zu unwillkürlichen Detrusorkontraktionem mit Urinverlust („Pseudostreßinkontinenz")

2.2 Endoskopie

Bei der endoskopischen Untersuchung der Blase sind die Beschaffenheit der Schleimhaut, die Lage und Form der Ureterostien sowie der Blasenausgang zu beurteilen. Wichtig ist die Einsicht in das Trigonum vesicae und den Übergang der Blase zur Urethra, dem hinsichtlich der Harnkontinenz bzw. der Harninkontinenz (Trichterbildung) Bedeutung beigemessen wird [78]. Bei der Endoskopie der Urethra ist auf die Beschaffenheit des Epithels, eine eventuelle Striktur und das Vorliegen von Harnröhrendivertikeln zu achten. Stenosen oder traumatisch bedingte Strikturen können durch Kalibrierung mittels Bougie-à-Boule leicht erkannt werden. Beim Zurückziehen der Bougis mit zunehmendem Durchmesser kann das Ausmaß und die Lokalisation einer Stenose festgestellt werden.

2.3 Radiologische Diagnostik

Ein *Ausscheidungsurogramm* ist nicht generell bei Patientinnen mit einer Harninkontinenz angezeigt. Es kommt in erster Linie bei Frauen mit großer Zystozele und Teilprolaps des Uterus in Betracht. In der Regel genügt als präoperative Untersuchung die Sonographie der Nieren und der harnableitenden Wege.

Das *laterale Urethrozystogramm* gibt eine zuverlässige Information über die anatomischen Veränderungen des Beckenbodens, einschließlich Harnröhre und Harnblase, im Ruhezustand und nach Aufforderung zum Pressen [34].

Die *pelvine Viscerographie* (Docht-Urethro-Zysto-Kolpo-Rektographie) ermöglicht es, eventuelle Lageanomalien aller Hohlorgane des kleinen Beckens zu erfassen. Die weitverbreitete Methode, die Urethra mittels eines Metallkettchens oder anderer traumatisierender Gegenstände sichtbar zu machen,

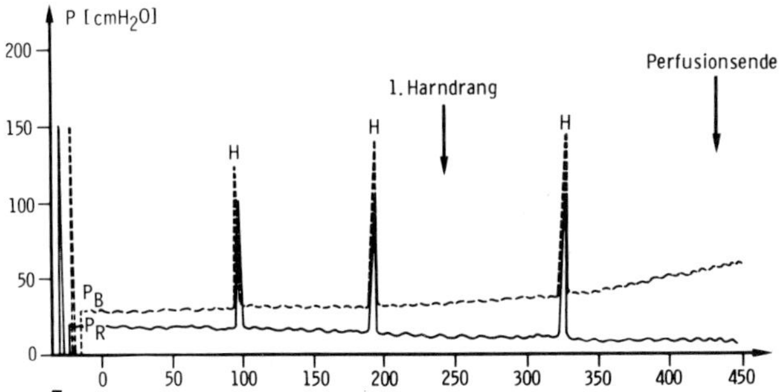

5

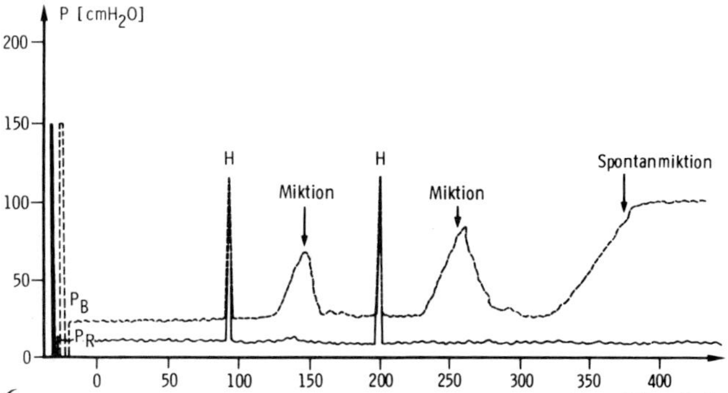

6

kann unphysiologische Reflexe auslösen [74, 76]. Trotz des großen praktischen Wertes dieser Untersuchungsmethode zwingt die Strahlenexposition zu einer Beschränkung der Docht-Urethro-Zysto-Kolpo-Rektographie auf Patientinnen mit rezidivierender Senkung und/oder Inkontinenz, mit Prolapsrezidiven, echten Scheidenblindsackvorfällen oder anderen komplizierten oder unklaren Krankheitszuständen mit Beckenbodeninsuffizienz.

Die *Miktions-Urethrographie* schließlich erlaubt eine morphologische und funktionelle Beobachtung von Harnblase, Harnröhre und Beckenboden und ist z. B. bei Verdacht auf eine Detrusor-Blasenhals- oder Beckenboden-Dyssynergie angezeigt.

Der *Urilos-Nappy-Test* gestattet es, den Urinabgang zu objektivieren und den Urinverlust während der täglichen Belastung zu erfassen. Die Patientin trägt eine Papiervorlage, die eine Aluminiumstreifenelektrode mit trockenen Elektrolyten enthält. Der von der Einlage aufgenommene Harn verändert das elektrische Potential, das mit dem Urilos-Monitor gemessen und aufgezeigt werden kann [82, 89].

2.4 Zystotonometrie

Die Messung des intravesikalen Druckes mittels der Zystotonometrie bei zunehmender Blasenfüllung stellt die wichtigste Untersuchungsmethode für eine differentialdiagnostische Abgrenzung zwischen Streß- und Urge-Harninkontinenz dar (Abb. 5). Mit dieser Methode lassen sich bestimmen:

1. die maximale Blasenkapazität,
2. die effektive Blasenkapazität (maximale Blasenkapazität minus Restharnmenge),
3. der Restharn,
4. der erste Harndrang bei gegebenem Füllungsvolumen,
5. ungehemmte Detrusorkontraktionen (über 15 cm H2O),
6. Compliance: sie dient zur Beurteilung der Blasendehnungsfähigkeit (Blasenfüllungszunahme pro Blaseninnendruckanstieg).

Die Füllung erfolgt kontinuierlich mit einer Füllungsgeschwindigkeit von 80–100 ml/min [46]. Die Messung findet im Liegen, Sitzen oder Stehen statt, wobei während der Untersuchung zum Husten oder zum Anspannen der Bauchdecke (Betätigung der Bauchpresse) aufgefordert wird.

Die Diagnose einer instabilen Blase kann nicht erstellt werden, wenn die Zystometrie bei der liegenden Patientin ohne zusätzliche Provokation (Husten, Bauchpresse, Lagewechsel) durchgeführt wird. Als *Normalwerte* [1, 46] werden angesehen:

- Druckanstieg in der Blase 2–4 cm/100 ml Blasenfüllung (entspricht einer Compliance von mehr als 20 ml/cm H2O),
- erster Harndrang bei einer Füllung von 200–400 ml, d. h. bei mehr als 60% der Blasenkapazität,
- maximale Blasenkapazität: 400–700 ml,
- Restharn weniger als 15% der Blasenkapazität,
- keine Detrusorkontraktionen.

2.5 Urethrozystotonometrie

Mit dieser Methode wird der Druck in der Harnblase und in verschiedenen Abschnitten der Harnröhre gleichzeitig gemessen. Die Methode ermöglicht den direkten Nachweis der Streßharninkontinenz und erlaubt durch die Aufzeichnung des urethralen Druckprofiles einen Einblick in das funktionelle Verhalten des Blasenverschlusses. Sie ermöglicht lediglich die Diagnose Kontinenz (Abb. 7) oder Streßinkontinenz (Abb. 8), läßt jedoch keine Aussage über den Schweregrad der Harnstreßinkontinenz zu. So kann z. B. die durch einen operativen Eingriff erzielte Verbesserung der Inkontinenzbeschwerden vom klinischen Schweregrad III in Grad I nach INGELMAN-SUNDBERG meßtechnisch nicht erfaßt werden. Die Patientin ist in diesem Falle möglicherweise zufrieden, obwohl sie von der Messung her noch eine Inkontinenz aufweist.

Drei verschiedene Meßmethoden werden in Abhängigkeit von dem angewandten Meßkatheter zur Zeit benutzt: 1. die Urethro-Zysto-Tonometrie mit seitlich oder an der Spitze offenem Katheter und konstanter Flüssigkeitsperfusion, 2. die Messung mit flüssigkeitsgefülltem Ballonkatheter und 3. die Messung mit eingebautem Mikrotransducer. Standardisierte Bedingungen wie Blasenfüllung, Durchmesser des Katheters und Rückzugsgeschwindigkeit sind für aussagekräftige Meßergebnisse erforderlich. Die Messung erfolgt im Liegen und im Stehen jeweils unter Ruhebedingungen sowie nach intraabdominaler Druckerhöhung durch Husten oder Aktivierung der Bauchpresse. Normalwerte lassen sich nur bedingt angeben, da diese weitgehend von der Untersuchungsmethode abhängen. Übereinstimmung besteht für folgende Größen: funktionelle Harnröhrenlänge 2,5–3 cm, maximaler Urethraverschlußdruck 50–75 cm H2O [1, 20, 22, 46].

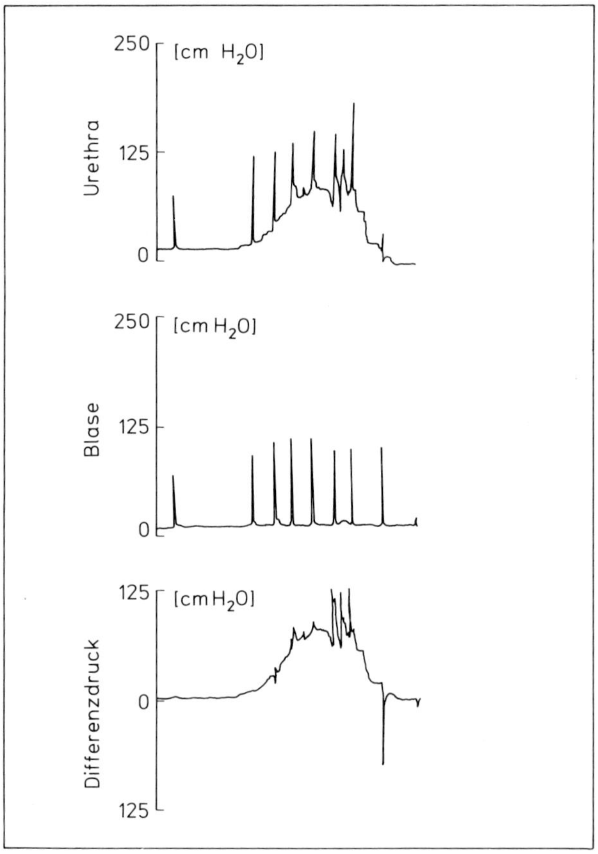

7

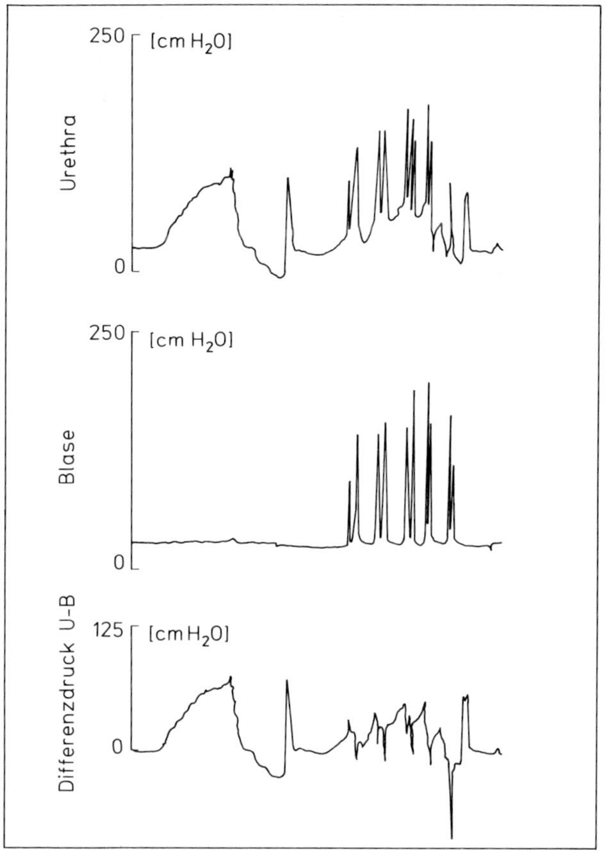

8

Abb. 7. Urethrozystotonometrie: Streßprofil bei schnellen intraabdominalen Drucksteigerungen (Husten), Microtransducermethode, kontinente Patientin

Abb. 8. Urethrozystotonometrie: Ruheprofil und Streßprofil bei schnellen intraabdominalen Drucksteigerungen (Husten), Microtransducermethode, inkontinente Patientin

2.6 Uroflowmetrie

Bei der Uroflowmetrie wird die durch die Harnröhre entleerte Urinmenge in ml während einer bestimmten Zeiteinheit analysiert. Der Harnfluß ist vom Miktionsdruck (Detrusor, Bauchpresse) und vom urethralen Miktionswiderstand abhängig. Der Stellenwert der Uroflowmetrie im Rahmen der Diagnostik der Streßinkontinenz der Frau ist noch nicht gesichert [3, 6].

2.7 Röntgenvideographische und urodynamische Kombinationsverfahren

Die Einbeziehung der Miktiometrie unter simultaner Registrierung des Beckenboden-EMG und der kombinierten urodynamisch-röntgenologischen Untersuchung ermöglicht es, Vorstellungen über die Funktionsabläufe von Blase und Urethra durch die kontinuierliche Bilddarstellung und Aufzeichnung urodynamischer Meßwerte zu gewinnen. Die Untersuchungsmethode bietet die Möglichkeit, Blasenentleerungsstörungen oder funktionell bedingte infravesikale Obstruktionen zu erkennen. Das Verfahren ist aufwendig, und die Untersuchungsvoraussetzungen sind nur an einzelnen urologischen Kliniken gegeben [70].

2.8 Beurteilung der diagnostischen Methoden für die klinische Praxis

Wenn die typische Anamnese einer Streßinkontinenz vorliegt und die Frau nachts nur gelegentlich aufstehen muß, wenn bei der gynäkologischen Untersuchung nach Aufforderung zum Pressen der Urin unwillkürlich abgeht und gleichzeitig ein Deszensus der vorderen Scheidenwand vorliegt, kann man im allgemeinen davon ausgehen, daß bei einer Fehldiagnoserate von etwa 10% tatsächlich eine Streßinkontinenz besteht [30]. Die Abgrenzung einer urethraverschlußbedingten von einer blasenbedingten Harninkontinenz ist aus der Anamnese allein nur mit geringer Zuverlässigkeit möglich. Sie erfordert eine spezielle Diagnostik. Die innerhalb der Deutschen Gesellschaft für Gynäkologie und Geburtshilfe bestehende Arbeitsgemeinschaft „Gynäkologische Urologie“ hat die Empfehlung gegeben, daß eine Zystometrie mit rektaler Druckmessung möglichst vor jeder Inkontinenzoperation durchgeführt werden sollte, und daß ein größerer diagnostischer Aufwand erforderlich ist bei:

- Rezidiv-Inkontinenzoperationen,
- Fällen mit Verdacht auf eine Streßinkontinenz, ohne daß eine Beckenbodeninsuffizienz bei der gynäkologischen Untersuchung erkennbar ist und
- Patientinnen, bei denen die Anamnese für das Vorliegen einer kombinierten Streß-Urge-Inkontinenz oder einer reinen Urge-Inkontinenz spricht [11].

Die Zystometrie ist nach der Urinkultur, der Zystoskopie und der sonographischen Untersuchung der harnableitenden Wege die wichtigste Untersuchungsmethode. Sie ermöglicht den Ausschluß einer Urge-Inkontinenz.

Zur Diagnose einer kombinierten Streß-Urge-Inkontinenz ist die Urethro-Zysto-Tonometrie unter Ruhe- und Belastungsbedingungen erforderlich. Sie ermöglicht aber nicht nur die direkte Diagnose der Streßinkontinenz, sondern vermittelt auch über das urethrale Druckprofil Aussagen, die Bedeutung für das operative Behandlungsverfahren der Harninkontinenz besitzen.

Röntgenuntersuchungen unter Ruhe- und Belastungsbedingungen sind zur Objektivierung der Beckenbodeninsuffizienz und zur Operationsplanung einer erfolgreichen Wiederherstellung anatomischer Verhältnisse hilfreich. Bei Patientinnen mit Rezidivinkontinenz und Streßinkontinenz ohne klinisch erkennbare Beckenbodeninsuffizienz muß man sie empfehlen. Alternativ gewinnen ultrasonographische Darstellungen von Blase und Urethra (Vaginalsonographie, Perinealsonographie) zunehmend Bedeutung. Urodynamische Kombinationsverfahren sind Problemfällen mit Miktionsstörungen vorbehalten.

3 Therapie der Harnstreßinkontinenz

3.1 Allgemeine Überlegungen

Ein gelegentlicher unwillkürlicher Urinabgang tritt auch bei jungen Frauen – je nach Befragung – in einer Häufigkeit von 10–50% ein [90]. Die klinische Erfahrung zeigt, daß der Blasenverschluß bei der Frau keineswegs so sicher wie beim Mann und offensichtlich anfälliger gegenüber Störeinflüssen ist. Gelegentlicher unwillkürlicher Urinabgang stellt noch keineswegs eine Behandlungsindikation dar, insbesondere nicht für den Einsatz einer operativen Therapie. Eine behandlungsbedürftige Inkontinenz liegt nur dann vor, wenn sie von der betroffenen Frau als subjektiv störend empfunden wird. Auch ein urodynamischer Befund mit Hinweisen auf eine Streßinkontinenz ohne subjektive Beschwerden stellt keine Indikation für eine Operation dar, es sei denn, daß ein behandlungsbedürftiger Deszensus vorliegt. Bei 10–30% der Frauen, die einen gelegentlichen Urinabgang angeben, wird die Harninkontinenz als unangenehmes Leiden empfunden und dementsprechend unabhängig von dem Ausmaß eines Deszensus eine Therapie gewünscht [9]. Im Falle einer leichten Harninkontinenz mit unbedeutenden Beschwerden und nur einer geringgradigen Senkung ist es ratsam, zunächst die Erfolgsmöglichkeiten der Beckenbodengymnastik [33, 88] und einer eventuell notwendigen Gewichtsreduktion auszuschöpfen. Bei postmenopausalen Frauen ist eine zusätzliche Medikation mit Östrogenen (z. B. Östriol, 1–2 mg pro Tag) angezeigt [23]. Auch in diesen Fällen ist es ratsam, eine urodynamische Abklärung vorzunehmen, um eine Urge-Inkontinenz auszuschließen bzw. entsprechend behandeln zu können.

Bei einem Descensus uteri mit deutlicher Zysto- und Rektozelenausbildung führen konservative Maßnahmen nur in beschränktem Umfang zu einer Besserung; die Operation ist hier die einzige Methode, mit der eine Streßharninkontinenz im Zusammenhang mit einem Deszensus behandelt werden kann. Dabei ist die Operation wiederum nur dann erforderlich, wenn die Beschwerden dies angeraten erscheinen lassen.

Gelegentlich ist es jedoch für die Patientin vorteilhaft, den operativen Eingriff auf spätere Jahre zu verschieben, vor allen Dingen dann, wenn sie sich noch im fortpflanzungsfähigen Alter befindet. Ein exspektatives Vorgehen ist in diesen Fällen der operativen Therapie vorzuziehen. Das funktionelle Ergebnis einer Deszensus-Operation wird durch nachfolgende vaginale Geburten gefährdet.

Ziel der operativen Therapie ist die Wiederherstellung normaler anatomischer Verhältnisse des Beckenbodens, wodurch die proximale Urethra wieder in den intraabdominalen Druckbereich verlagert und ein normaler vesiko-urethraler Winkel hergestellt wird. Durch die Exstirpation des Uterus wird die Rekonstruktion des Beckenbodens mit Beseitigung einer Zystozele bzw. einer Entero- oder Rektozele erleichtert. Die Uterusexstirpation als solche stellt keine Inkontinenzoperation dar.

Die heute zumeist verwendeten Operationsmethoden zur Behandlung einer Streßharninkontinenz lassen sich in drei Gruppen unterteilen:

1. Die Diaphragmaplastik (Kolporrhaphia anterior)
Sie wird in der Regel kombiniert mit einer Hysterektomie und einer Levatorplastik. Sie ist das am häufigsten angewandte Verfahren zur Erstoperation einer Streßharninkontinenz.
2. Schlingenoperationen (in Kombination mit der Kolporrhaphia anterior)
Sie werden mit körpereigener Faszie (Fascia lata, Faszie des M. rectus abdominis) oder körperfremdem Material (Lyoduraschlinge, Kunststoffschlinge) durchgeführt.
3. Suprapubische Fixations- und Suspensionsverfahren
Am bekanntesten ist die Operation n. MARSHALL-MARCHETTI-KRANTZ. Modifikationen im Sinne einer retropubischen Suspension nach BURCH, HIRSCH, COWAN etc. sowie schließlich die Suspension des Blasenhalsgebietes nach PEREYRA und Modifikationen (z. B. nach STAMEY).

Für die Auswahl eines bestimmten Operations-Verfahrens gibt es keine einheitlich akzeptierten Gesichtspunkte. Es bestehen erhebliche Divergenzen in der Auffassung: So vertritt MASTERSON [61] die Ansicht, daß die retropubischen Verfahren gegenwärtig zur Korrektur der Streßinkontinenz am ehesten zu empfehlen sind: eine ähnliche Ansicht vertritt STANTON [81]. Dem gegenüber wird im deutschsprachigen Raum für die Erstoperation einer Streßharninkontinenz das vaginale Vorgehen bevorzugt, vor allem, wenn ein deutlicher Zusammenhang zwischen einem Deszensus mit Zystozele und der Inkontinenz vorliegt [40, 47]. Ein erniedrigter urethraler Verschlußdruck kann durch eine Diaphragmaplastik jedoch nicht verbessert werden [21]. Zudem sind für die Auswahl eines Verfahrens Gesichtspunkte seitens der Patientin mit in die Überlegungen einzubeziehen, z. B. eine enge Vagina, die Ablehnung vaginaler Operationsverfahren oder auch die Indikation für eine Laparotomie aus anderen Gründen.

Aus der klinischen Erfahrung halten wir folgende Faktoren für bedeutsam:

1. Schweregrad der Inkontinenz nach INGELMAN-SUNDBERG,
2. Gynäkologischer Untersuchungsbefund,
3. Erst- oder Rezidivinkontinenz,
4. Befund der Urethro-Zysto-Tonometrie,
5. Risiko-Merkmale für die erneute Ausbildung eines Deszensus und einer Inkontinenz: Gründe für eine häufige Erhöhung des intraabdominalen Druckes wie chronischer Husten, Asthma, Bronchitis, Adipositas, starke körperliche Belastung, Hinweise auf konstitutionell nachgiebiges Gewebe.
6. Enger vaginaler Zugang, Laparotomie-Indikation aus anderen Gründen.

Auch wird die Auswahl einer Operations-Methode von der Erfahrung des Operateurs abhängen, der versuchen wird, aus der Vielzahl der Einzelinformationen ein Konzept abzuleiten. Wir empfehlen bei der Erstoperation mit deutlichem Deszensus bevorzugt das vaginale Vorgehen.

3.2 Diaphragmaplastik (Kolporrhaphia anterior) als Inkontinenzoperation

3.2.1 Indikationsgesichtspunkte

Die sogenannte Diaphragmaplastik kommt in erster Linie für Patientinnen mit einer primären Streßharninkontinenz mit gleichzeitig bestehender Zystozele und einer ausgeprägten Senkung des Beckenbodens in Betracht. Ihr Wirkprinzip beruht auf der Wiederherstellung normaler anatomischer Beckenbodenstrukturen; sie ist relativ komplikationsarm durchzuführen und behebt gleichzeitig Störungen, die im Zusammenhang mit einer Senkung und Scheidenerweiterung stehen.

3.2.2 Kontraindikationsgesichtspunkte

Eine Rezidivstreßharninkontinenz mit einer oder mehreren vorausgegangenen Operationen sollte dann nicht durch eine Diaphragmaplastik operativ erneut angegangen werden, wenn tragfähige Gewebsstrukturen fehlen oder Narbenbildungen vorliegen. In diesen Fällen sind die Ergebnisse besonders schlecht. Vorsicht ist ebenfalls mit der Anwendung dieser Methode bei einem auffallend niedrigen urethralen Verschlußdruck geboten.

Bei einem ausgeprägten Descensus uteri mit entsprechender Zystozelenausbildung ohne eine stärkere Streßinkontinenzsymptomatik sollte an die Möglichkeit eines Quetschhahnphänomens gedacht werden, da nach einer Diaphragmaplastik eine noch stärkere Inkontinenzform eintreten kann. Eine Diaphragmaplastik (Kolporrhaphia anterior) aus sogenannten „prophylaktischen Gründen", d.h. bei Vorliegen einer nur mäßigen Zystozelenbildung ohne Inkontinenz- oder andere Beschwerden sollte nicht durchgeführt werden.

3.2.3 Operative Technik

Bei einem Descensus uteri et vaginae erfolgt zuerst die vaginale Uterusexstirpation mit hoher Peritonealisierung (s. Beitrag Dapunt). Die Kolporrhaphia anterior beginnt mit einem von der äußeren Urethralmündung bis zum Absetzungsrand der Portio reichenden Medianschnitt. Die Scheidenhaut wird bis zur seitlichen Umschlagfalte abpräpariert. Es findet sich danach beiderseits der Urethra ein präformierter Raum, das Spatium urethro-vaginale. Die im Schambeinbogen ausgespannte Platte des Diaphragma urogenitale trennt das Spatium urethro-vaginale in ein Spatium laterale superior und ein Spatium inferior (Abb. 9). Die weitere Präparation erfordert ein wandnahes Operieren. Die Bindegewebszüge des Diaphragma urogenitale ziehen sich zurück und das Spatium vesicocervicale (vesico-pelvinum) wird eröffnet (Abb. 10). Dies gelingt leicht, wenn man entlang der medialen Levatorfläche zwischen der Blase und dem Levator das Spatium vesico-pelvinum eröffnet. Die Raffung erfolgt durch seitlich weit ausholende Einzelknopfnähte, beginnend von unten (blasenwärts) nach oben (urethrawärts) fortschreitend, so daß eine breite Vernähung der sich anbietenden paravesikalen bindegewebigen Strukturen erfolgt (Abb. 11). Die letzten urethrawärts gelegten Nähte raffen das Diaphragma urogenitale und die bindegewebigen Züge des Ligamentum pubo-urethrale. Auf diese Weise werden die Blase und der Blasenhals durch einen festen Schlußring im intrapelvinen Druckbereich gehalten.

Voraussetzung ist ein genügend weites Abpräparieren der Scheidenhaut und eine weite Freilegung und Raffung der perivesikalen und periurethralen Strukturen. Weiterhin ist die weite Freilegung und Raffung der perivaginalen und periurethralen Strukturen (Spatium vesico-pelvinum) entscheidend

Abb. 9. Kolporrhaphia anterior I: Darstellung des Diaphragma urogenitale und der Schichten für die weitere Präparation

Abb. 10. Kolporrhaphia anterior II: Weites seitliches Abpräparieren der Scheide von der Blase. Das Diaphragma urogenitale zieht sich zurück

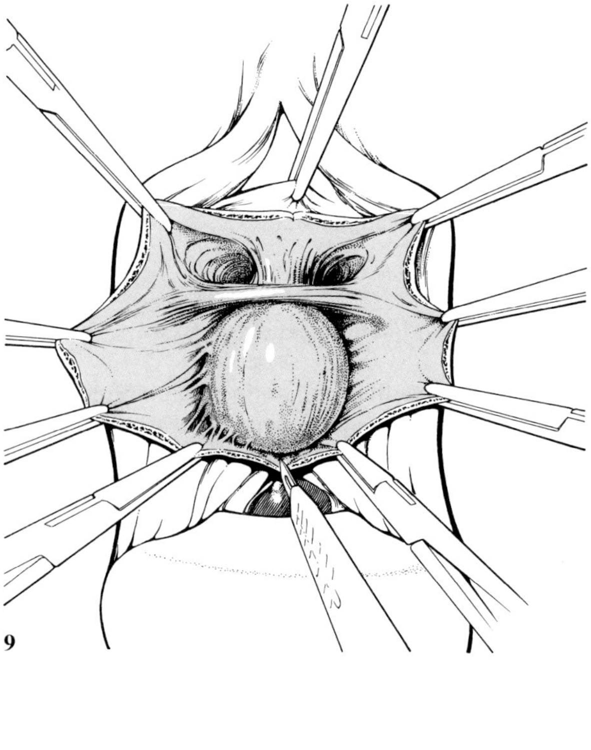

9

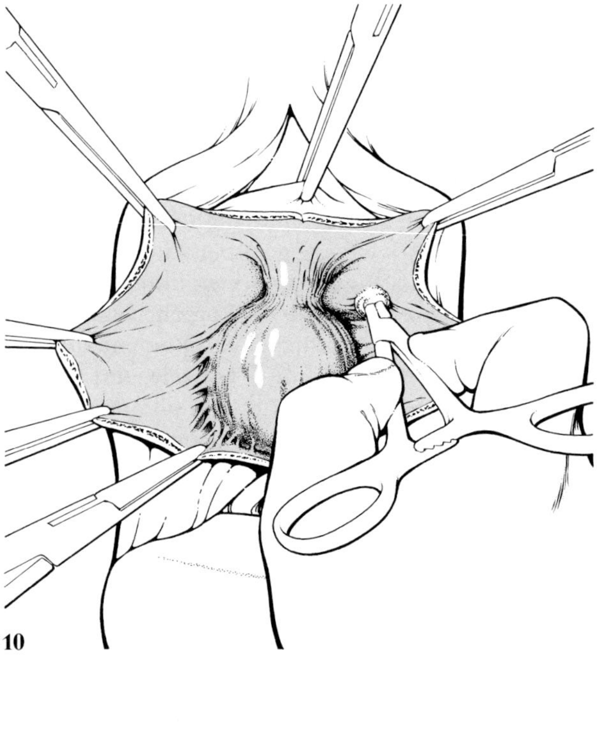

10

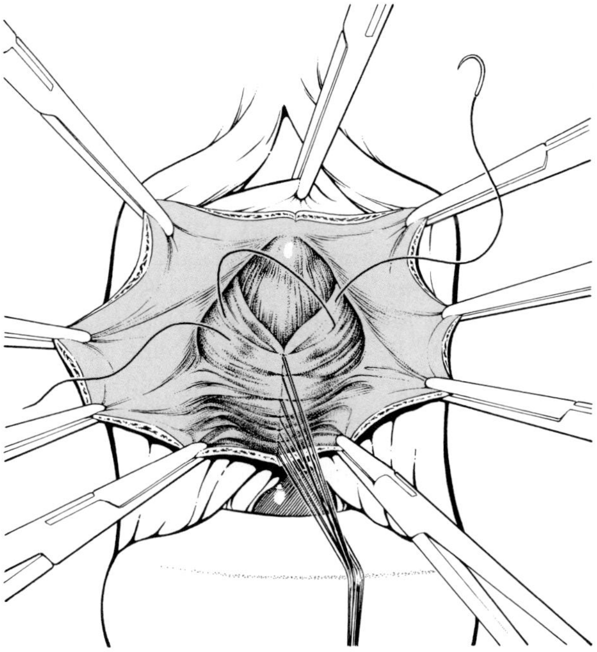

a

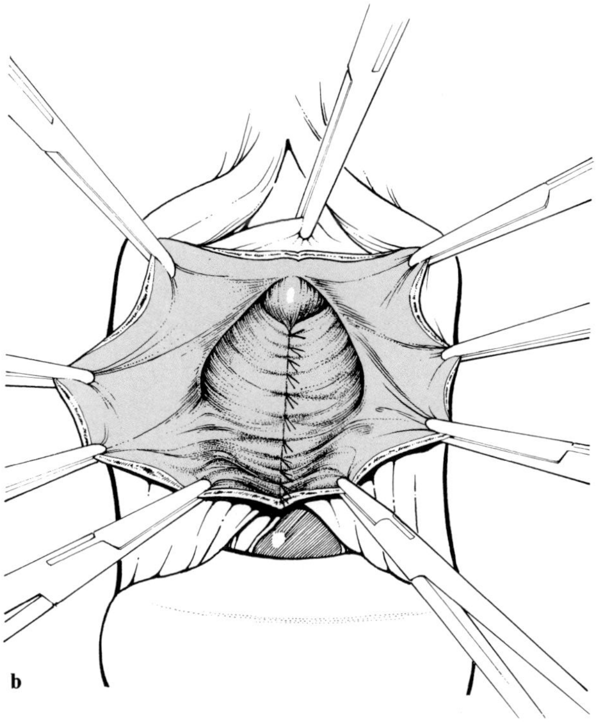

b

Abb. 11 a, b. Kolporrhaphia anterior III: Durch weit nach lateral ausgreifende Nähte wird das paravesikale Gewebe und das Diaphragma urogenitale gefaßt und medial vereinigt

für den Erfolg dieser typischen und häufig zu zaghaft ausgeführten Operation.

Die seitlich weit ausgreifende Präparation unterscheidet sich von den Raffnähten, die im angloamerikanischen Sprachraum nach KELLY [50] und in der deutschen Literatur nach STOECKEL [26, 84, 85] benannt werden. Sie haben eine unzureichende Wirkung und werden immer wieder als Modifikation der Kelly-Naht beschrieben [74]. Die indirekte Muskelnaht nach STOECKEL beabsichtigte damals die Wiederherstellung eines eingerissenen Blasensphinkters, eine Vorstellung, die wir längst verworfen haben. Die Diaphragmaplastik in der angegebenen Weise entspricht den Darstellungen in der neueren deutschsprachigen Literatur wie bei KÄSER et al. [48], LAHODNY [55], RICHTER [72, 74] u. a.

3.3 Die Nutzung des M. levator ani für plastische Zwecke bei Senkungszuständen und Harninkontinenz

3.3.1 Ventrale Levatorplastik

Das Diaphragma pelvis stellt mit dem trichterförmigen M. levator ani den Verschluß des kleinen Beckens nach unten dar. Das Levator-Tor läßt Platz für den Durchtritt von Urethra, Vagina und Rektum. Das Diaphragma urogenitale verschließt das Levator-Tor zusätzlich im ventralen Abschnitt. Auf der Levatorinnenfläche und dem verbindenen Septum vesico-vaginale ruhen Blasenboden und Eingeweideblock. Die Erweiterung des Levator-Tors (z. B. nach Geburten) erklärt die Deszensusgenese. So war es naheliegend, nach Präparation der lateralisierten Levatorschenkel diese wieder zusammenzuführen und zwischen Urethra und Scheide durch Einzelknopfnähte zu vereinigen. Auf diese Weise wird eine Muskelplatte gebildet, die der gerafften Blase direkt anliegt. Die zwischen Urethra und Scheide vereinigten Schenkel des M. puborectalis verschließen in Form eines zusammenhängenden muskulären Diaphragmas die Beckenbodenbruchpforte [53, 54]. Der muskulär abgeschlossene ventrale Beckenboden dient der Deszensussanierung. Eine zusätzliche Raffung des M. puborectalis zwischen Vagina und Rektum im Sinne einer hinteren Levatorplastik kann jedoch unter Erhalt der

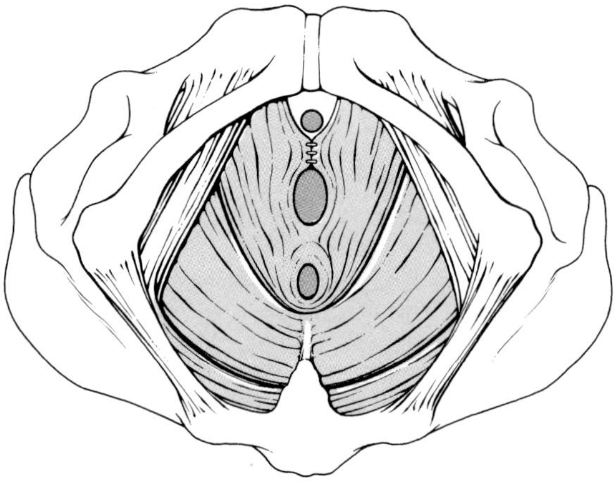

Abb. 12. Schematische Darstellung des M. levator ani. Bei Erhalt einer kohabitationsfähigen Scheide schließen vordere und hintere Levatorplastik einander aus: Für eine tragfähige Unterpolsterung des Blasenhalses muß die vordere Levatorraffung so weit erfolgen, daß eine zusätzliche hintere Levatorplastik eine zu starke Verengung der Scheide mit Dyspareunien bewirken würde

Kohabitationsfähigkeit nicht gleichzeitig vorgenommen werden (Abb. 12). Die vordere Levatornaht bedarf daher einer besonderen Indikation. Erzielt man mit dem Standardverfahren der Kolporrhaphia anterior keine ausreichende Überbrückung der pathologisch erweiterten Lücke im Bereich des Hiatus urogenitalis, kann als ergänzendes Verfahren die sogenannte ventrale Levatorplastik in Betracht kommen. Bei genügend ausgebildeten und ausreichend mobilen vorderen Levatorschenkeln bietet sich dann die Puborectalisplastik als eine aussichtsreiche Methode an. Sie unterscheidet sich in der angegebenen Technik grundlegend von der *Pubococcygeusplastik* nach INGELMAN-SUNDBERG und FRANZ [28, 29, 44], bei der beidseitig jeweils ein Muskelbündel des medialen Anteils des M. levator ani (M. pubococcygeus) scharf abgespalten und suburethral vernäht wird. Dadurch wird keine Verengung des Hiatus genitalis erreicht, die eine wesentliche Komponente in der Prophylaxe des Deszensusrezidivs darstellt. Doch werden die abgespaltenen Muskelanteile rasch bindegewebig umgebaut, so daß nicht wie bei der Levatorplastik in der beschriebenen Form ein muskuläres Widerlager bestehen bleibt. Die Pubococcygeusplastik nach FRANZ und INGELMAN-SUNDBERG ist als direkte Inkontinenzoperation konzipiert, während wir in der vorderen Levatorplastik zuerst eine Zusatzoperation zur Deszensusprophylaxe bei besonderen Risiken sehen.

3.3.1.1 Operative Technik [53, 54]: Die Levatormuskeln lassen sich in der Regel mühelos darstellen, wenn die Scheidenhaut nach lateral ausreichend präpariert wurde. Nach scharfer Ablösung des Parakolpiums gelingt die stumpfe Freilegung der Levatorschenkel beiderseits bis zu ihrem Ansatz (Abb. 13). Die großzügig auspräparierten Beckenbodenmuskelanteile werden median vernäht (Abb. 14). Die ventrale Levatorplatte darf jedoch nicht die Urethra einengen: sie soll lediglich eine Unterstützung und Festigung der Diaphragmaplastik darstellen. Besteht gleichzeitig eine Rektozele und ein niedriger Damm, so erfolgt eine Rektozelenplastik ohne Raffung des hinteren Anteils des M. levator ani unter Präparation des Scheidenepithels, Resektion der überschüssigen Anteile und der Vereinigung der entstehenden Wundränder. Ist der Damm niedrig, so kann zusätzlich unter Schonung des Levatormuskels eine Kolpoperineoplastik vorgenommen werden, die im Sinne einer Introitusplastik die Scheide um wenige Zentimeter verlängert.

3.3.2 Hintere Levatorplastik [72]

Die Kolpoperineoplastik verkleinert den Hiatus urogenitalis durch Raffung der Levatoren vor der Einmündung in das Centrum tendineum. Ferner werden die zum Centrum tendineum und zum Diaphragma urogenitale führenden bindegewebigen und muskulären Strukturen des Beckenausganges gestrafft. Hierdurch erfolgt eine Wiederherstellung und Straffung der dorsalen Partien des Diaphragma urogenitale. In diesem Sinne ist sowohl die ventrale wie auch die dorsale Levatorplastik eine Zusatzoperation, die bei Patientinnen mit Deszensus und Inkontinenz ihren Platz hat. Die Levatorplastik ist keine direkte Inkontinenzoperation, sie zielt jedoch darauf ab, ein Deszensusrezidiv mit Harninkontinenzrezidiv zu vermeiden. Die Wirkung der quergestreiften Beckenbodenmuskulatur auf den Harnblasenverschluß wird dadurch verbessert (zur operativen Technik s. Beitrag DAPUNT).

3.4 Komplikationen der Diaphragmaplastik

Intraoperativ können beim Abpräparieren des Vaginalepithels von der Harnblasenwand und der Urethra Läsionen der betreffenden Organe auftreten. Verletzungen der Blasenwand sollten nach ihrer Erkennung mit atraumatischen resorbierbaren Fäden (Chromkatgut, Vicryl, Dexon) der Stärke

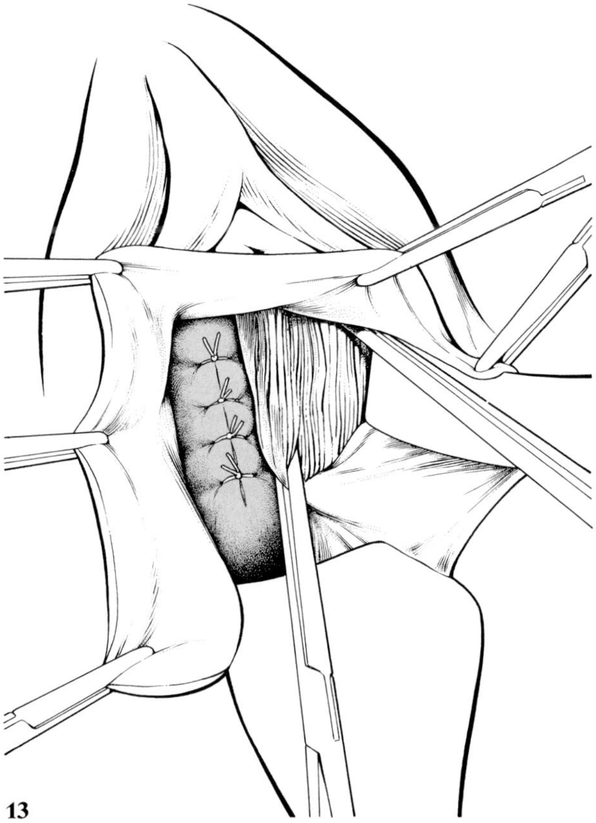

13

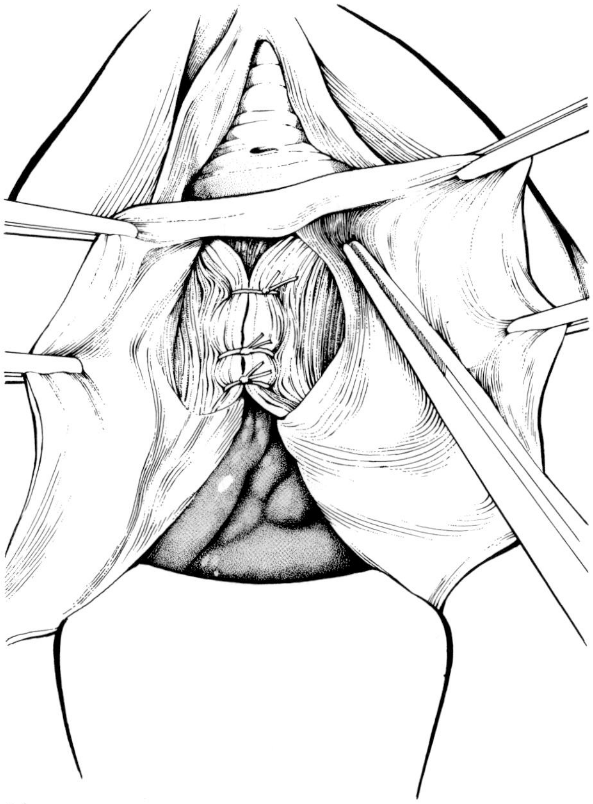

14

Abb. 13. Ventrale Levatorplastik (nach einer Abbildung von J. LAHODNY) I: Nach Abschluß der eigentlichen Diaphragmaplastik werden die Levatorschenkel beidseits freigelegt und dargestellt

Abb. 14. Ventrale Levatorplastik (nach einer Abbildung von J. LAHODNY) II: Die beiden Levatorschenkel werden median durch Einzelknopfnähte vernäht

3×0 doppelschichtig verschlossen werden. Die Nähte werden nicht durch Wundränder gelegt, da diese durch die vorangehende Präparation häufig zu stark ausgedünnt sind. Hier kann wegen der mangelhaften Durchblutung und der geringen Wandstärke eine Nekrose im weiteren Verlauf auftreten, die dann zu einer Fistel führt. Bei der Versorgung von Verletzungen im Trigonum oder am Blasenhals muß bedacht werden, daß zu weit ausgreifende Nähte, die die gesamte Blasenwandstärke durchfahren, die Harnleiter in ihrem intramuralen Abschnitt miterfassen und unterbinden können. Nötigenfalls sollte eine zystoskopische Kontrolle der intravesikalen Situation vorgenommen werden. Nach der Nahtversorgung kann ein wasserdichter Verschluß durch das Auffüllen der Harnblase mit klarer oder gefärbter Flüssigkeit überprüft werden. Durch eine suprapubische oder transurethrale Kathetereinlage kann eine stärkere Entfaltung der Harnblase für etwa 7–10 Tage vermieden werden. Es ist günstig, mit der Entfernung des Katheters zumindest solange zu warten, bis keine Hämaturie mehr beobachtet wird. In dieser Zeit kann insbesondere bei postmenopausalen Patientinnen eine systemische Östriol-Gabe zur Unterstützung der Abheilungsvorgänge vorgenommen werden. Wird eine Verletzung der Urethra mit Eröffnung des Lumens intraoperativ erkannt, so wird die Scheidenhaut nach der Seite hin weit abpräpariert, damit ein zweischichtiger Verschluß möglich wird. Muskulatur und Bindegewebe der Urethra werden mit atraumatischen Chromkatgutnähten der Stärke 4×0 durchgreifend gefaßt. Als zweite Schicht wird die Scheidenhaut mit Einzelknopfnähten verschlossen [10]. Falls nötig wird zusätzlich ein Bulbokavernosus-Fettlappen zwischen erste und zweite Nahtschicht eingeschwenkt. LEE [57] legt noch eine zweite Schicht aus mobilisiertem paraurethralem Bindegewebe als überwallende Naht über die Urethramuskulatur. Dazu benutzt er Chromkatgut der Stärke 3×0. Zur Darstellung der Urethra wird während der Naht ein 16 Charriere Silastik-Katheter eingelegt. Dieser urethrale Dauerkatheter sollte zum Abheilen der Wunde und zur Vermeidung einer Urethra-Striktur für mindestens 14 Tage belassen werden.

Unter den Komplikationen nach einer Diaphragmaplastik steht die *Infektion* des unteren Harntraktes zahlenmäßig an erster Stelle. Sie tritt im Gefolge der für einige Tage bestehenden Entleerungsstörungen der Harnblase auf. Die Entleerungsbehinderung erfordert wiederholten Katheterismus oder das Einbringen eines Dauerkatheters. Beide Vorgehensweisen führen mit einer großen Wahrscheinlichkeit zu einer Infektion der ableitenden Harnwege. So ist nach dreitägiger Verweildauer eines transurethralen Dauerkatheters mit einer Infektion bei 50% bis 100% der Patientinnen zu rechnen [36, 38]. Eine deutlich niedrigere Infektionsrate wird bei der suprapubischen Urinableitung beobachtet. Die Einlage eines suprapubischen Katheters besitzt außerdem den Vorteil, daß der richtige Zeitpunkt der Katheterentfernung durch wiederholte Überprüfungen der Fähigkeit zur Spontanmiktion besser eingeschätzt werden kann [36]. Im Gegensatz dazu muß bei der Anwendung eines transurethralen Katheters wiederholt katheterisiert werden, bis tatsächlich die Spontanmiktion in Gang kommt. Der frühzeitigen Infektion des Harntraktes kann durch die routinemäßige systemische Anwendung von antimikrobiellen Präparaten vorgebeugt werden. Wird auf eine derartige Behandlung verzichtet, sollte die Urinprobe, die mit der Entfernung des Harnblasenkatheters gewonnen wird, bakteriologisch untersucht werden. Es wird dann aufgrund des Befundes über die Notwendigkeit und die Art einer Behandlung entschieden.

Postoperative Hämatome treten eher in der hinteren Plastik auf, da das lockere pararektale Gewebe mit der relativ guten Gefäßversorgung einen geringeren Widerstand für die Ausbreitung eines größeren Hämatoms bietet. Die Patientinnen klagen über ein Spannungsgefühl mit Druckerscheinungen auf das Rektum. Bei der rektovaginalen Untersuchung ist eine entsprechende Anschwellung festzustellen. Die Therapie besteht in der Eröffnung einer oder mehrerer Nähte der hinteren Plastik und dem Ablassen des Hämatoms.

Eine Stenose des Vaginal-Introitus oder des Lumens der Scheide mit der Folge von Kohabitationsbeschwerden stellt eine nicht ganz seltene Spätkomplikation dar. Ein entsprechender Zustand wurde in einer größeren Serie in 7% der Fälle beobachtet [49]. Um eine Störung dieser Art zu vermeiden, sollte man intraoperativ beim Anlegen der Nähte – insbesondere am M. levator ani – die Weite des Introitus und der Vagina kontrollieren. Der Introitus sollte mindestens für zwei Finger passierbar bleiben. Bei älteren Frauen mit geringer hormoneller Stimulation kann ein postoperativer Schrumpfungsprozeß zu einer weiteren Einengung führen. Auch unter diesem Gesichtspunkt kann eine postoperative Östriol-Behandlung günstig sein. Bestehen stenosebedingte Störungen, wie etwa eine Dyspareunie, empfiehlt sich die Scheidenerweiterung durch eine scharfe Dehnung oder eine Z-Plastik.

Postoperative Miktionsstörungen treten nach einer Diaphragmaplastik relativ selten und zumeist für kurze Dauer auf. Gelegentlich kann es zu einer Erhöhung des Auslaßwiderstandes kommen, die mit einer Medikation von Phenoxybenzamin (Dibenzyran) in aufsteigender Dosierung behandelt werden kann.

3.4.1 Nachbehandlung

Neben der Diaphragmaplastik mit Rekonstruktion des Beckenbodens wird die Funktion der quergestreiften Muskelatur durch Beckenbodengymnastik verbessert. Wir legen daher Wert darauf, daß möglichst alle Patientinnen nach Harninkontinenz-Operationen entsprechende Übungen durchführen [33], und fordern sie auf, diese auch nach der Klinikentlassung fortzusetzen. Sie können zu einer erheblichen Verbesserung der urethralen Verschlußfunktion und zu einer Rezidiv-Prophylaxe verhelfen. Da rekonstruktive Eingriffe am Beckenboden häufig in die Zeit des Klimakteriums bzw. Seniums mit verminderter hormoneller Aktivität fallen, kann bei Hinweisen auf eine Atrophie eine systemische Therapie mit Östriol (z. B. Ovestin) vorgenommen werden. Dies führt zu einer schnelleren Abheilung der epithelialen Wundränder.

Der Harnblasenkatheter kann entfernt werden, wenn die Spontanmiktion in Gang gekommen ist und ein Restharn von weniger als 50–75 ml bestimmt werden kann. Falls keine routinemäßige antimikrobielle Therapie vorgesehen ist, empfiehlt es sich, die mit der Katheterentfernung zu gewinnende Harnprobe auf das Vorhandensein von Erregern zu untersuchen. Diese können dann entsprechend der Austestung im mikrobiologischen Labor gezielt behandelt werden.

3.5 Schlingenoperationen

Als Material für die Schlingen kommen in Frage: körpereigenes Material, vor allem Faszienstreifen von der Bauchdecke oder Fascia lata, körperfremdes homöoplastisches Material wie lyofilisierte Dura oder alloplastisches Material wie Mersilene oder Nylon. Wir haben früher lyofilisierte Dura verwendet, in den letzten fünf Jahren aber die Schlingenoperation mit körpereigener Faszie (Bauchdeckenfaszie oder Fascia lata) bevorzugt angewandt.

3.5.1 Indikationen

Die Schlingenoperation gilt als Zusatzoperation zu einer Kolporrhaphia anterior und ist vor allem dann angezeigt, wenn eine Rezidivstreßinkontinenz unter prognostisch ungünstigen Faktoren vorliegt. Sie verspricht eine größere Stabilität des operativen Ergebnisses, wenn eine Raffung der Fascia vesicovaginalis mit weitausholenden Nähten keine ausreichende Unterpolsterung der proximalen Urethra am Übergang zur Harnblase erzielt. Aber auch in den Fällen, bei denen das Risiko eines Deszensus- und Inkontinenzrezidivs aufgrund von besonderen Merkmalen, wie z. B. Adipositas, chronischer Reizhusten, besonders ausgeprägter Bindegewebsschwäche oder dauernder oder häufiger stärkerer Belastung des Beckenbodens besonders hoch zu veranschlagen ist, empfiehlt sich die Ergänzung der Kolporrhaphia anterior um eine Schlingenoperation [11, 13, 41].

Auch in Fällen mit hypotoner Urethra kann die Schlingenoperation versucht werden, wobei es schwierig ist, die Schlinge gerade so stark anzuziehen, daß die willkürliche Blasenentleerung restharnfrei möglich ist, der unwillkürliche Urinabgang aber nicht eintritt.

3.5.2 Kontraindikationen

Eine Kontraindikation ist aufgrund klinischer Erfahrung für den Einsatz der Schlingen bei Patientinnen mit einer Urge-Inkontinenz gegeben. Die Vornahme von Schlingenoperationen bei Patientinnen mit Deszensus und Inkontinenz ohne Kolporrhaphia anterior halten wir für einen Fehler.

3.5.3 Operative Technik

3.5.3.1 Körpereigene Faszienschlinge aus der Bauchdecke (nach ALDRIDGE) [2, 4]: Die Operation beginnt von vaginal wie bei der vorderen Scheidenplastik. Nach weiter, türflügelartiger Abpräparation des Vaginalepithels vom unterliegenden Gewebe wird zunächst der Zeigefinger und dann eine lange, gebogene Klemme lateral der Urethra hinter dem Schambein nach oben gegen die Rückseite des distalen Abschnittes des M. rectus abdominis auf beiden Seiten vorgeschoben (Abb. 15).

Durch einen Pfannenstielschnitt wird die Rektusfaszie dargestellt und vom darüberliegenden Fettgewebe zwischen beiden Spinae iliacae anteriores superiores befreit. Auf beiden Seiten werden etwa 8 cm lange und 2 cm breite Faszienstreifen von lateral nach medial präpariert (Abb. 16), wobei ein etwa 2 cm langes Stück lateral der Mittellinie belassen wird. Anschließend wird eine gebogene Klemme von vaginal eingeführt (Abb. 17) und die Faszienstreifen beidseits der Blase nach vaginal durchgezogen. Sie werden unter der Hinterwand des oberen

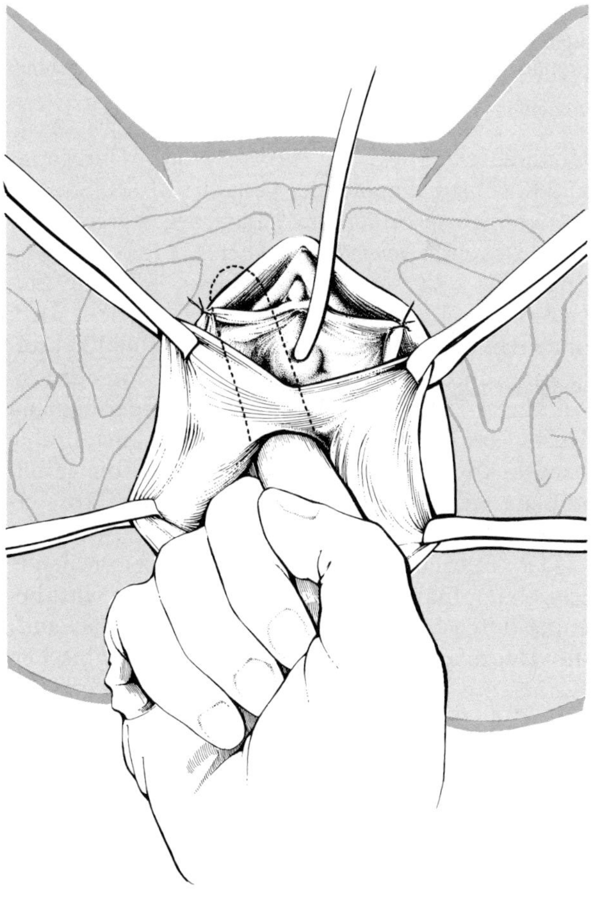

Abb. 15. Schlingenoperationen I: Stumpfe Tunnelung des ▷ paravaginalen Gewebes mit dem Finger

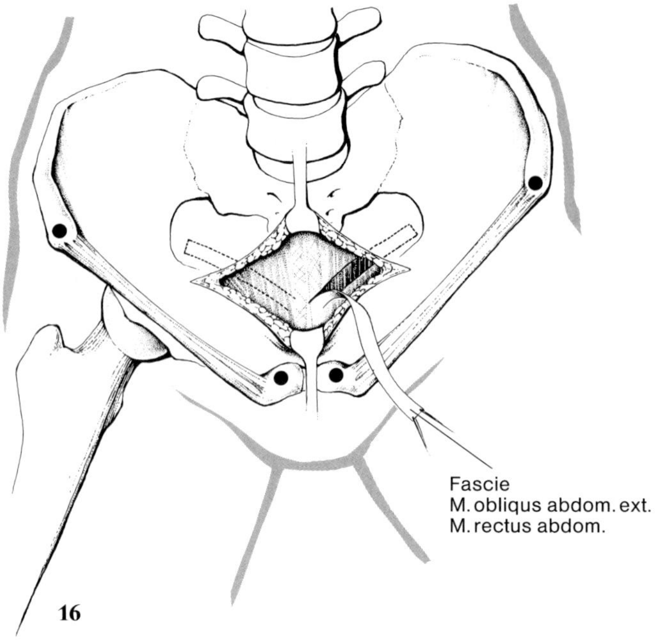

16

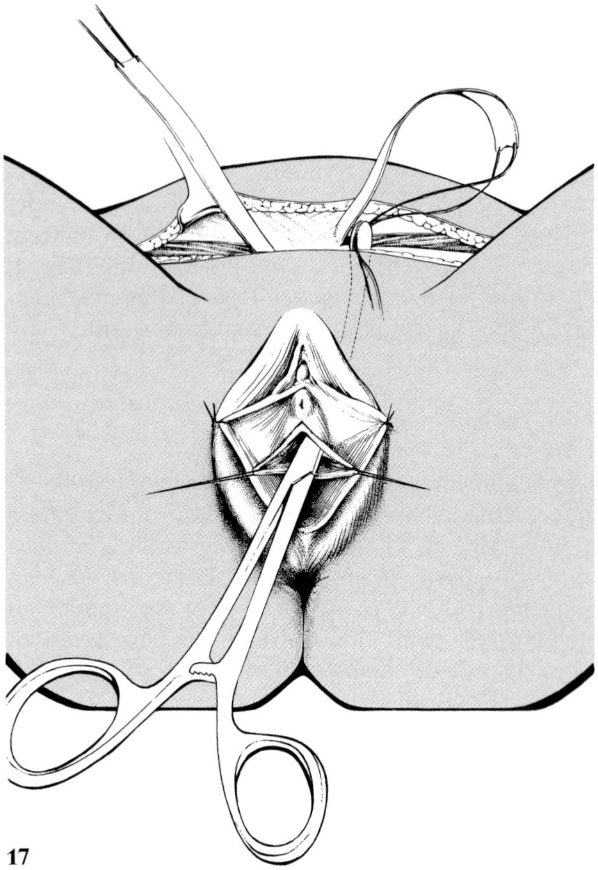

17

Abb. 16. Schlingenoperationen II: Entnahme von Faszienstreifen aus der Faszie des M. rectus abdominis (Technik nach ALDRIDGE)

Abb. 17. Schlingenoperationen III: Herunterholen der präparierten Faszienstreifen mit einer gebogenen Klemme

Urethraabschnittes im Bereich des Übergangs Urethra-Blase miteinander vernäht. Als Nahtmaterial können resorbierbare Fäden der Stärke 0 (Vicryl, Dexon, Chromkatgut) benutzt werden. Die Spannung sollte so gewählt werden, daß eine Elevation des Blasenurethraüberganges erzielt wird, ohne daß eine Überkorrektur eintritt. Eine Kontrolle kann durch die Urethroskopie, das Einlegen eines Hegar-Stiftes oder durch die Aufforderung zum Husten bei einer Patientin in Regionalanaesthesie bzw. durch suprasymphysären Druck auf die gefüllte Blase bei einer Patientin in Allgemeinnarkose erfolgen.

Der Fasziendefekt wird durch entsprechende Einzelknopfnähte gedeckt. Die Operation wird beendet durch Verschluß der vorderen Vaginalwand; die Harnblase wird durch einen suprapubischen Katheter in der postoperativen Phase drainiert.

3.5.3.2 Lyoduraschlinge [35, 52], *Faszienstreifen aus der Fascia lata* [67], *Kunststoffschlinge* [63, 92]: Das Vorgehen entspricht in seinen Grundzügen dem bei der Faszienschlingenoperation nach ALDRIDGE [2]. Die Entnahmetechnik eines Fascia lata-Streifens mit Hilfe eines speziellen Faszienstrippers verdeutlicht Abb. 18. Die eigentliche Operation beginnt mit einer medianen Inzision wie bei der vorderen Scheidenplastik, die weit nach lateral ausgedehnt wird. Eine eventuell vorhandene Zystozele wird bei der Scheidenplastik beseitigt. Die für den Schlingendurchzug vorgesehenen Kanäle werden mit dem Finger oder einer Kornzange stumpf bis zur Hinterwand des M. rectus abdominis präpariert. In der vorher angelegten Pfannenstielinzision wird der sich unter dem Druck der Kornzange vorwölbende Rektusmuskel auf ca. 1 cm geschlitzt und die Kornzange mit dem Lyoduraband von dorsal (unten) nach ventral (oben) durchgestoßen (Abb. 19). Die Kornzange wird zurückgezogen und das durchgezogene Ende der Lyoduraschlinge mit einer Klemme oder Situationsnaht armiert. Gleiches Vorgehen auf der kontralateralen Seite. Danach wird das Lyoduraband unter Vermeidung einer Torsion durchgezogen und beide Enden des Lyodurabandes mit resorbierbaren Nähten (Vicryl, Dexon) der Stärke 2×0 bzw. 3×0 vereinigt. Die Schlinge kann unter der Urethra mit resorbierbaren Fäden der Stärke 4×0 in ihrer Lage fixiert werden. Der Verschluß der Bauchdeckenwunde und der medianen Vaginalinzision erfolgt wie oben angegeben. Zuvor legen wir in die beiden paravesikalen Schlingenkanäle Redon-Drainagen ein, die neben der Vulva ausgeleitet werden. Während die Lyoduraschlingen durch körpereigenes Bindegewebe ersetzt werden, bleiben Kunststoffnetze erhalten und werden von Bindegewebe durchdrungen, was eine eventuell notwendige Entfernung des Netzes sehr erschweren kann. Wichtig ist es, darauf zu achten, daß das Netz breitflächig dem oberen Urethraabschnitt anliegt und sich dort nicht aufrollen kann, da sich sonst eine konzentrierte Druckeinwirkung auf die Urethrahinterwand mit der Gefahr einer Fistelbildung ergibt. Das breitflächige Anliegen kann durch Applikation resorbierbarer Nähte gewährleistet werden.

Abb. 18a–e. Schlingenoperationen IV: Stripping eines Faszienstreifens aus der Facia lata, **a** Markierung der Hautinzision, **b** Umschneidungsfigur der Faszie mit dem Skalpell, **c** Ansetzen des Spezialgerätes nach Fixierung des Faszienstreifens mit einem Faden, **d** Stripping eines entsprechend langen Streifens bei offenem Gerät, **e** Schließen des Gerätes zum Absetzen des Faszienstreifens

Abb. 19. Schlingenoperationen V: Durchziehen des Fascia lata Streifens durch den Muskel und Vernähen im M. rectus abdominis

3.5.4 Komplikationsmöglichkeiten

Im Vordergrund stehen Verletzungen der Harnblase oder der Urethra, insbesondere, wenn die Schlingenoperation zur Rezidivbehandlung nach einer oder mehreren Voroperationen vorgenommen wird. Zur Vermeidung von Verletzungen muß das Durchführen der Schlinge unter exakter Kontrolle der Organbeziehungen vorgenommen werden. Eine intraoperativ beobachtete bzw. durch Hämaturie auffallende Verletzung der Blase sollte sofort zweischichtig mit resorbierbarem Nahtmaterial versorgt werden (Siehe auch unter Komplikationen der Kolporrhaphie). Zur Vermeidung von Infektionen im Wundgebiet ist die Redon-Drainage auf beiden Sei-

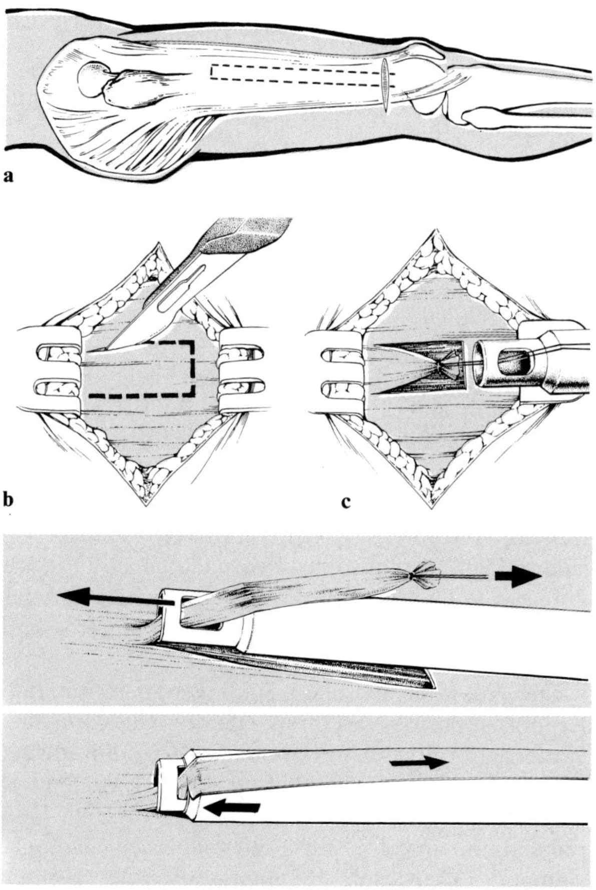

8 e

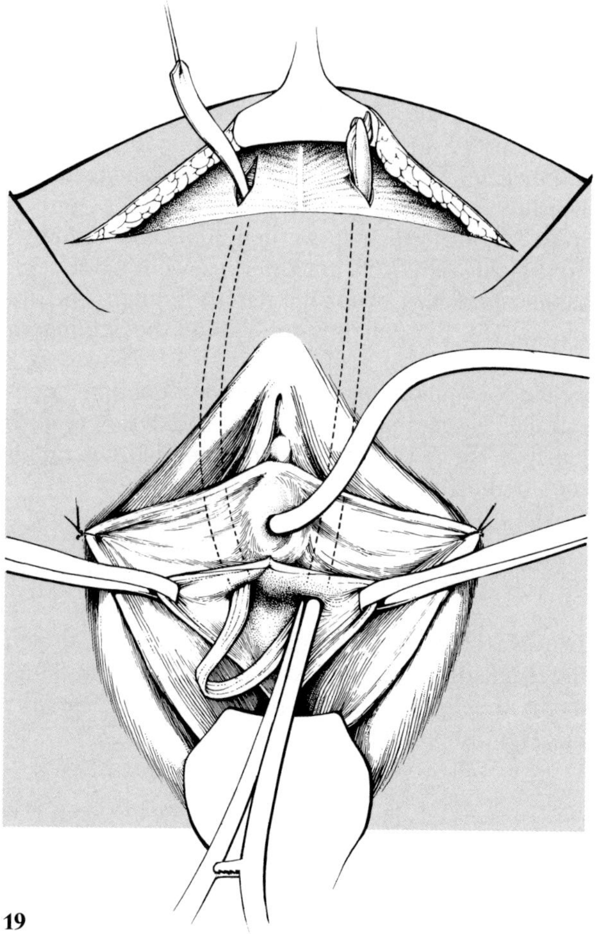
19

ten und eine perioperative Antibiotikabehandlung zu empfehlen. Harnwegsinfekte sind insbesondere bei einer längeren Behinderung des Miktionsvorganges häufig. Aus diesen Gründen legen wir routinemäßig einen suprapubischen Harnblasenkatheter nach Schlingenoperationen ein, den wir nach Ingangkommen der Spontanmiktion und einem Rückgang der Restharnmengen auf weniger als 50–75 ml entfernen. Verzögert sich das Wiedereintreten der Spontanmiktion, versuchen wir, die Detrusorfunktion durch die Gabe von Distigmin (Ubretid) oder Carbachol (Doryl) anzuregen und den Auslaßwiderstand der Harnblase durch die Gabe von Phenoxybenzamin (Dibenzyran) zu senken. Tritt die Spontanmiktion auch nach diesen Maßnahmen nicht wieder ein, sollte eine Überprüfung der topographischen Verhältnisse der Urethra hinsichtlich einer infravesikalen Obstruktion durch Bougie-à-Boule, laterales Zystogramm oder eine Urethroskopie erfolgen. Bei hartnäckiger Persistenz der Miktionshemmung muß die Schlinge durchtrennt oder entfernt werden, was besonders bei den Kunststoffschlingen Schwierigkeiten bereiten kann.

Als Spätfolgen von Schlingenoperationen können Fistelbildungen auftreten. Sie werden häufig dadurch verursacht, daß entweder der Druck der Schlinge auf die Urethra zu stark ist oder daß sich die Schlinge soweit aufgerollt hat, daß eine sehr schmale, aber druckintensive Belastungszone an der Urethrahinterwand entsteht. Aus diesen Gründen sollte darauf geachtet werden, daß die Schlinge breitflächig möglichst mit einer Ausweitung der Gesamtschlingenbreite an der Urethrahinterwand im Bereich des Blasenhalses anliegt und die Schlingenspannung nicht zu hoch ist.

Die Komplikationsrate ist bei den Schlingenoperationen insgesamt relativ hoch, sodaß es empfehlenswert ist, diese Methode erfahreneren Operateuren vorzubehalten.

3.5.5 Nachbehandlung

Die Nachbehandlung nach Schlingenoperationen unterscheidet sich nicht von der Nachbehandlung nach anderen Operationstechniken zur Therapie der Harninkontinenz.

3.6 Suprapubische Zysto-Urethropexie und Suspensionsmethoden

Das Prinzip dieser Verfahren besteht darin, das paraurethrale Gewebe an Strukturen zu fixieren, die durch ihre Verbindung mit dem Beckenring einen festen Halt bieten (Hinterseite der Symphyse, das Cooper'sche Ligament, die Fascia obturatoria, Faszie des M. rectus abdominis). Damit soll die Urethra und das Blasenhalsgebiet wieder in den intraabdominalen Druckbereich zurückverlagert werden.

Die Einführung der suprapubischen Verfahren zur Korrektur der Streßharninkontinenz erfolgte 1912/14 durch GOEBELL [32], STOECKEL [83] und FRANGENHEIM [27]. Sie untertunnelten den oberen Urethraabschnitt und unterfuhren diesen mit einem Streifen der Rektus-Faszie, die mit der kontralateralen, gleichsinnig präparierten, vereinigt wurde. Danach sind zahlreiche andere Operationsverfahren zur Behandlung einer Streßharninkontinenz durch einen suprapubischen Zugangsweg vorgeschlagen worden.

Die wohl am häufigsten benutzte Methode ist das Verfahren nach MARSHALL-MARCHETTI-KRANTZ, das zahlreiche Modifikationen erfuhr.

3.6.1 Indikationen

Eine besondere Domäne der Kolposuspensionsverfahren ist die Rezidivstreßharninkontinenz, wenn zu befürchten ist, daß für eine Diaphragmaplastik nicht mehr genügend tragfähiges Gewebe vorhanden ist. Daneben ist sie dann indiziert, wenn die urodynamische Messung zeigt, daß eine hypotone Urethra vorliegt. In diesen Fällen bietet die Kolporrhaphia anterior auch als Ersteingriff nach der klinischen Erfahrung wenig Aussicht auf Erfolg. Schließlich ist ein Kolposuspensionsverfahren immer dann zu diskutieren, wenn aus anderer Indikation laparotomiert werden muß. Hier schließt sie sich an den Verschluß des Peritoneums an. Die sich anbietende Obliteration des Douglas'schen Raumes ist eine notwendige Prophylaxe gegen Entero- und Rektozelen.

Die Auswahl zwischen Schlingenoperation und Kolposuspensionsverfahren machen wir vom anatomischem Substrat mit abhängig. Muß ein großer Zysto- bzw. Rektozelen-Befund von der Vagina her korrigiert werden, spricht dieses eher für eine Kolporrhaphia anterior mit Einlegen einer Schlinge; weniger ausgeprägte Senkungszustände können eher einer retropubischen Fixierung zugeführt werden.

Die Unterschiede zwischen einzelnen Verfahren bestehen darin, daß bei der Marshall-Marchetti-Krantz-Methode [51, 59, 60] die Nähte durch die Scheidenwand neben der Urethra an dem Symphysenknorpel fixiert werden und hierdurch eine Verengerung, aber auch eine Fixierung der Urethra an der Hinterwand der Symphyse erfolgt. Bei der Kolposuspension nach BURCH [16, 17] werden die Nähte durch das paraurethrale Gewebe an dem Cooper'schen Ligament fixiert, d.h. das vordere Scheidengewölbe wird extrem nach oben gezogen, wodurch die funktionelle Länge der Harnröhre zunimmt, die Harnröhre im oberen Drittel aber nicht eingeengt wird. Eine Fixation der Harnröhre an der Symphyse erfolgt nicht. Die gleichen Überlegungen gelten für die Fixation des paraurethralen Gewebes an der Faszie des M. obturatorius [39], das paraurethrale Gewebe wird nicht so stark nach oben gezogen wie bei dem Burch-Verfahren. Ähnlich ist es bei der Technik nach COWAN [19], bei der die Fixation zwar am Cooper'schen Ligament erfolgt, die Fäden aber bewußt nicht fest auf den Knoten gezogen werden, sondern eine gewisse Strecke frei verlaufen. Bei der Kolposuspension nach PEREYRA und LEBHERZ [68], sowie der Modifikation dieses Verfahrens nach STAMEY [79, 80] wird der durch das paraurethrale Gewebe gelegte Faden nach oben gezogen und über der Fascie des M. rectus abdominis verknotet.

Vor allem bei der Modifikation nach BURCH ist zu berücksichtigen, daß sich nach der Operation häufig eine hohe Rektozele, Douglasozele oder Enterozele ausbildet. Eine Obliteration des Douglas'schen Raumes [64] oder eine hohe Kolporrhaphia posterior sollten, wenn möglich, gleichzeitig vorgenommen werden.

3.6.2 Kontraindikationen

Kontraindikationen sind nach unserer Meinung Fälle mit ausgedehnter Zystozele, da durch den abdominalen Eingriff die Wiederherstellung des Beckenbodens nur unzureichend möglich ist, so daß ein später fortschreitender Deszensus des Blasenbodens sowie eine Rektozelen- und Douglasozelenbildung begünstigt werden.

Bei entzündlichen Prozessen im Cavum Retzii und an der Symphyse ist es wegen der möglichen postoperativen Osteitis ratsam, von der Anwendung der retropubischen Fixation abzusehen.

3.6.3 Operative Technik

3.6.3.1 Operation nach MARSHALL-MARCHETTI-KRANTZ [51, 59, 60]: Die Eröffnung des Cavum Retzii steht am Anfang des operativen Vorgehens. Ist ein intraabdominaler Eingriff im Zusammenhang mit der retropubischen Suspension nach MARSHALL-MARCHETTI-KRANTZ vorgesehen, wird dieser zunächst bis zum Verschluß des Peritoneum abgeschlossen. In der intraabdominalen Phase sollte dabei möglichst die Obliteration der Peritonealauskleidung im kleinen Becken in Anlehnung an MOSCHCOWITZ [64] vorgenommen werden (Abb. 20), um einer späteren konzentrierten Druckbelastung im hinteren Abschnitt des kleinen Beckens nach Fixierung von Blase und Urethra nach ventral entgegen zu wirken.

Nach guter Darstellung des Cavum Retzii werden die unteren Anteile der Rektusbäuche durch Fritsch'sche oder Roux'sche Haken auseinandergehalten. Der untere Abschnitt der Blasenvorderwand und die Urethra mit dem periurethralen Gewebe werden von der Hinterfläche der Symphyse und der Schambeinäste teils stumpf, teils scharf abpräpariert (Abb. 21). Dehnt man diese Freilegung bis zum unteren Rand der Symphyse aus, entspricht dies etwa dem Übergang vom mittleren zum distalen Urethradrittel. Prävaginal vorhandenes Fettgewebe wird eventuell mit der Pinzette aufgegriffen und

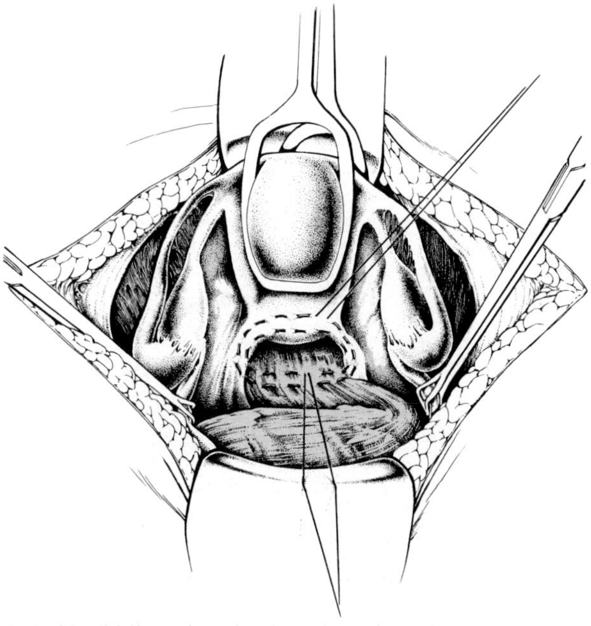

Abb. 20. Obliteration des Douglas'schen Raumes zur Prophylaxe einer Douglaso- oder Rektozele (nach MOSCHCOWITZ [64])

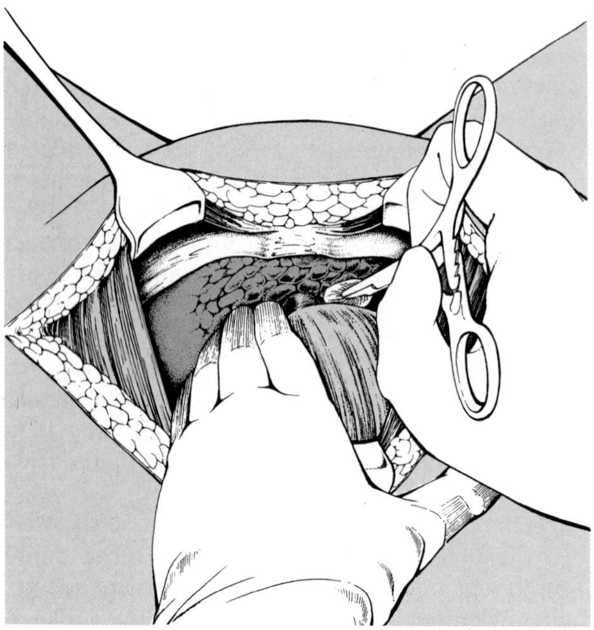

21

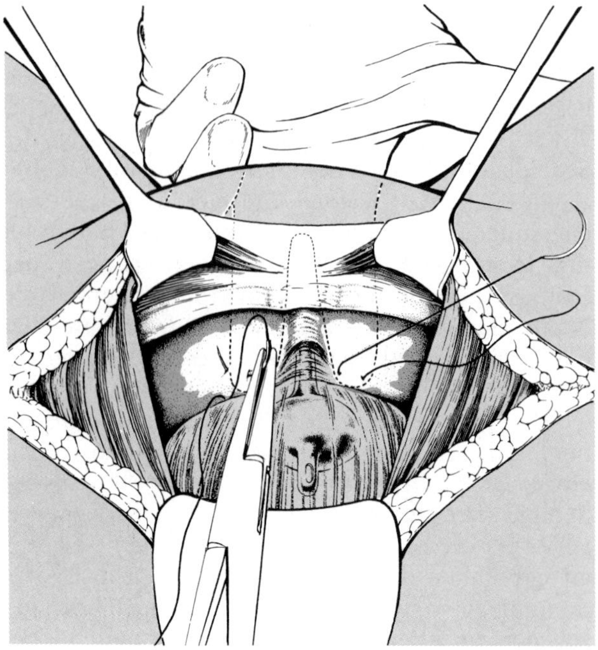

22

Abb. 21. Urethrovesikopexie- und Kolposuspensionsverfahren I: Abpräparieren der Blasenvorderwand und Darstellen des vesikourethralen Übergangs

Abb. 22. Urethrovesikopexie und Kolposuspensionsverfahren II: Legen der paraurethralen Nähte unter Kontrolle des in die Vagina eingeführten Fingers

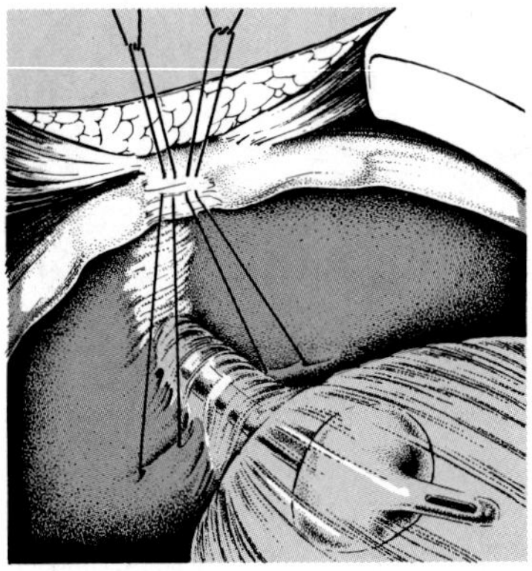

Abb. 23. Urethrovesikopexie- und Kolposuspensionsverfahren III: Originalmethode nach MARSHALL-MARCHETTI-KRANTZ, Legen der Nähte durch den Symphysenknorpel

entfernt. Dabei kann es zur Eröffnung größerer Blutgefäße mit der Folge stärkerer Blutungen kommen. Daher sollten bei der Präparation freigelegte Gefäße am besten durch Koagulation obliteriert werden. Durch die Entfernung des Fettgewebes wird auch der Blasenhals-Urethra-Übergang deutlich erkennbar. Während der Operateur mit dem Zeige- und Mittelfinger der linken Hand die Scheide eleviert, werden auf beiden Seiten der Urethra in der Nähe des Blasenhalses mindestens je zwei Nähte aus nichtresorbierbarem Nahtmaterial (z. B. teflonbeschichtetes Dacron) der Stärke 0 tief in die paraurethrale Scheidenwand unter der Kontrolle des in die Vagina eingeführten Fingers gelegt (Abb. 22). Dabei verläuft die Stichrichtung durch die Vaginalwand – ohne Mitfassen des Epithels – parallel zur Urethra. Nach Handschuhwechsel werden die Nähte durch den Symphysenknorpel gestochen (Abb. 23) und geknotet. Abschließend legen wir eine suprapubische Harnblasendrainage.

3.6.3.2 Komplikationsmöglichkeiten: Beim Freilegen der Urethra und des subepithelialen Stromas der Scheidenvorderwand kann es zu stärkeren Blutungen aus den dort verlaufenden Gefäßen kommen, die elektrokoaguliert werden. Nach Abschluß der Operation ist eine Drainage in das Cavum Retzii einzulegen.

Insbesondere bei Rezidivoperationen kann es zu Verletzungen von Urethra bzw. Blase kommen. Sie

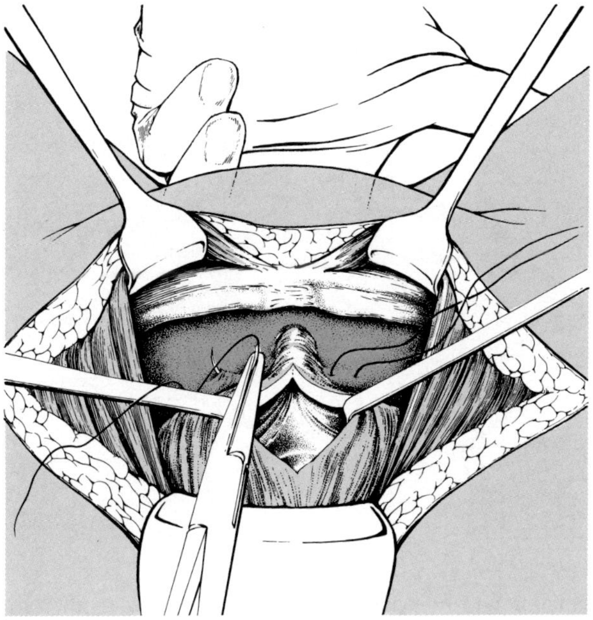

24

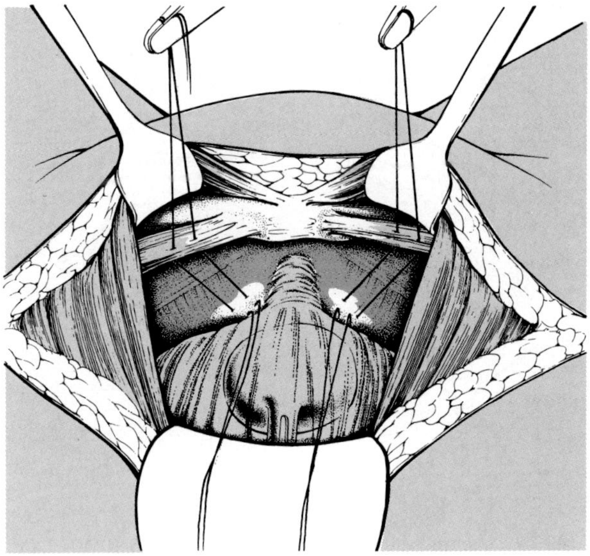

25

Abb. 24. Urethrovesikopexie- und Kolposuspensionsverfahren IV: Modifikation nach SYMMONDS und LEE, Eröffnen der Blase zur sicheren Plazierung der paraurethralen Nähte

Abb. 25. Urethrovesikopexie- und Kolposuspensionsverfahren V: Modifikation nach BURCH, Fixierung des parazervikalen Gewebes an den Cooperschen Ligamenten

werden mit einer möglichst doppelschichtigen Naht aus resorbierbarem Nahtmaterial der Stärke 2×0 versorgt, wobei im Falle einer Urethraverletzung ein transurethraler Katheter eingelegt und für etwa 14 Tage belassen wird. Zur Vermeidung von Verletzungen des Blasenhalses kann die Harnblase im Fundus eröffnet und die Nähte unter direkter Sicht gelegt werden [87].

Die entzündliche Reaktion auf die durch den Symphysenknorpel gestochenen Nähte wird im deutschsprachigen Raum als Periostitis ossis pubis und im angelsächsischen Sprachbereich Osteitis pubis genannt. Sie äußert sich in symphysenbezogenen Beschwerden, insbesondere beim Laufen. Bei einer von uns operierten Patientin konnten röntgenologische Zeichen einer beginnenden Osteomyelitis beobachtet werden. Die therapeutischen Gegenmaßnahmen bestehen in Bettruhe und – neben Antibiotika – in einer Kortisontherapie mit initial höherer und dann abfallender Dosis. Nur in seltenen Fällen wird die Entfernung der Nähte erforderlich.

Als Spätkomplikation gilt das Auftreten einer Enterozele, die auf die Fixierung der Blase und der Urethra an der Hinterwand der Schambeinäste mit prononcierter Exposition des hinteren, retrovaginalen Levator-Tores zurückzuführen ist.

3.6.3.3 Nachbehandlung: Die Ableitung des Urins erfolgt über einen suprapubischen Katheter, der durchschnittlich für etwa 10 Tage erforderlich ist. Treten Harnwegsinfekte auf, wird nach Vorliegen einer Urinkultur gezielt antibiotisch behandelt. Bei nicht antibiotisch behandelten Patientinnen erfolgt eine Urinprobe zur bakteriologischen Auswertung spätestens beim Entfernen des suprapubischen Katheters. Bei längerer Miktionsbehinderung kann die medikamentöse Behandlung zur Erhöhung des Detrusortonus mit Distigmim (Ubretid) oder Carbachol (Doryl) und die Senkung des Auslaßwiderstandes mit Phenoxybenzamin (Dibenzyran) in ansteigender Dosis versucht werden.

3.6.3.4 Modifikation der Marshall-Marchetti-Methode nach SYMMONDS und LEE [56, 58, 87]: Die an der Mayo-Klinik (USA) entwickelte Methode weist folgende Besonderheiten auf: Zur exakteren Plazierung der für die Zysto-Urethropexie erforderlichen Nähte wird die Harnblase im Fundus in Richtung auf den Blasenausgang eröffnet (Abb. 24). Damit können die Nähte exakter gelegt und das Risiko von Blasenverletzungen vermindert werden. Bei entsprechenden Nähten ist eine Verlängerung der

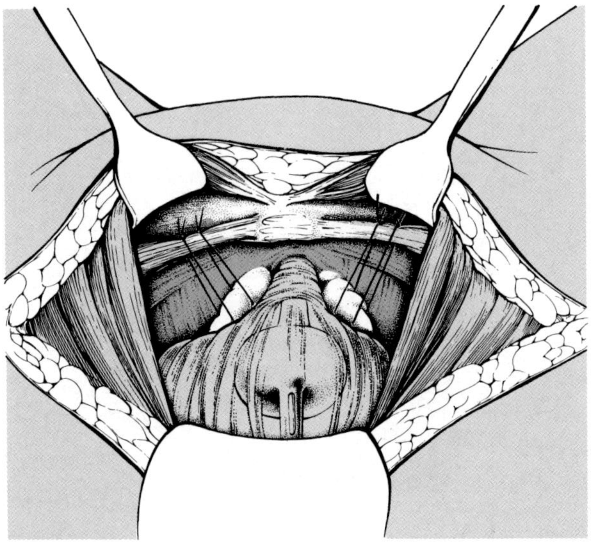
26

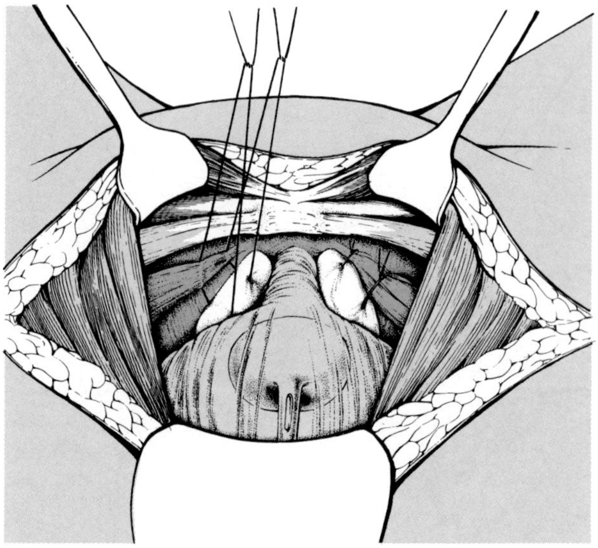
27

Abb. 26. Urethrovesikopexie- und Kolposuspensionsverfahren VI: Modifikation nach Cowan, Situs nach Legen der Knoten (die Haltefäden laufen teilweise frei durch den Raum)

Abb. 27. Urethrovesikopexie- und Kolposuspensionsverfahren VII: Modifikation nach Hirsch, Fixierung des parazervikalen Gewebes an der Fascia obturatoria und dem M. obturatorius internus. Situs nach Legen der Knoten auf der rechten Seite

anatomischen Urethralänge und eine Verengung des trichterförmig erweiterten Blasenhalses die Folge.

Die Komplikationsmöglichkeiten und die Nachbehandlung entsprechen denen bei der Originalmethode nach Marshall-Marchetti-Krantz (s. oben).

3.6.3.5 Modifikation nach Burch [16, 17]: Die Fixierung des paraurethralen Gewebes erfolgt bei dieser Methode an den Cooper'schen Ligamenten (Abb. 25). Die Harnröhre bleibt mobil [81] und die funktionelle Länge der Urethra wird vergößert. Mögliche Komplikationen an der Symphyse sind ausgeschlossen. Der Nachteil besteht darin, daß die Zugrichtung der Nähte stark nach oben gerichtet ist (Abb. 26); zudem erweist sich die Distanz zwischen dem paraurethralen Gewebe und dem Cooper'schen Ligament häufig als so weit, daß eine direkte Adaptation nicht erzielt werden kann.

3.6.3.6 Modifikation nach Cowan [19]: Eine weitere Modifikationsmöglichkeit der Zysturethropexie wurde von Cowan [19] vorgeschlagen. Die Nähte werden wie bei der Methode nach Burch an den Cooper'schen Ligamenten fixiert. Im Gegensatz zu ihr werden die Nähte jedoch bewußt nicht fest auf den Knoten angezogen, sondern verlaufen über eine gewisse Strecke frei (Abb. 26).

3.6.3.7 Modifikation nach Hirsch [39]: Dem von Hirsch [39] angegebenen Modifikationsvorschlag liegen ähnliche Überlegungen wie der Methode von Burch zugrunde. Wie bei der Original-Marshall-Marchetti-Krantz-Methode wird das Bindegewebe der Scheide paraurethral im Bereich des Blasenhalses freigelegt; jederseits wird 1–2 cm neben der Urethra das Scheidengewebe kräftig gefaßt (nicht resorbierbares Nahtmaterial der Stärke 1 mit atraumatischen 5/8-Spezialnadeln) und am oberen medialen Abschnitt der Fascia obturatoria fixiert (Abb. 27), die sich als sehr trag- und belastungsfähig erwiesen hat [31]. Gelegentlich erfassen die weit durchgestochenen Nähte den M. obturatorius internus mit, wodurch kein Nachteil entsteht.

3.7 Suspensionsverfahren nach PEREYRA und LEBHERZ [68, 69, 77] und die Modifikation nach STAMEY [79, 80]

3.7.1 Indikationsgesichtspunkte

Die Methode dient ebenfalls der Kolposuspension in der Absicht, damit den Übergang von Urethra zur Blase in den abdominalen Druckbereich zurückzuverlagern. Nach vaginaler Präparation wird das paraurethrale Gewebe seitlich des Blasenhalses durch einen mit einer Spezialnadel geführten Faden an der Rektusfaszie verankert. Die suprapubische Inzision kann dabei klein gehalten werden. Bei einer Weiterentwicklung des Verfahrens wird durch mehrfaches Fassen des paraurethralen Gewebes ein belastungsfähigeres Widerlager geschaffen und damit ein stabileres Anheben nach oben erreicht. Das Verfahren wird von Urologen ohne gleichzeitige Kolporrhaphia anterior empfohlen. Wir haben keine Erfahrung mit der Methode.

3.7.2 Operative Technik

Nach Einlegen eines 18 Charriere-Foley-Katheters in die Harnblase wird der Ballon zur Markierung des vesiko-urethralen Überganges unter lockerer Spannung gehalten. Eine oberflächliche Situationsnaht am urethro-vesikalen Übergang kann als Orientierungshilfe für den Operateur dienen (Abb. 28). Durch eine mediane Inzision an der vorderen Vaginalwand wird das Scheidenepithel von dem unterliegenden Gewebe abpräpariert.

In der Originalmethode nach PEREYRA und LEBHERZ [68] wird eine Spezial-„Pereyra-Nadel" von abdominal her unter digitaler Kontrolle nach unten geführt und die Nadel mit dem einen Fadenende (verzögert resorbierbares Nahtmaterial der Stärke 1) zurückgezogen. Danach wird die Nadel etwa 1 cm lateral des Blasenhalses wieder nach unten geleitet, um das zweite Fadenende in das Nadelör einzufädeln (Abb. 29). Die Fäden werden nach Durchziehen über der Bauchdeckenfaszie in dem zu diesem Zweck angelegten, etwa 3 cm langen, suprasymphysären Medianschnitt verknotet.

Bei der Weiterentwicklung der Pereyra-Methode [77] und der Modifikation nach STAMEY [79, 80] wird entweder der Faden in spiraliger Form zur Verstärkung des paraurethralen Gewebes in Abständen von etwa 1/2 cm 1 cm tief durch das Gewebe geführt (Abb. 30) und ebenfalls mit der Pereyranadel aufgefädelt (Abb. 31) oder aber eine Teflonkanüle als Reiter über die paraurethrale Fadenschlaufe gelegt (Abb. 29), der ein Durchschneiden der Nähte verhindern soll. Zudem schlagen die Autoren eine regelmäßige zystoskopische Kontrolle zum Ausschluß von Verletzungen der unteren harnableitenden Wege vor. Diese Modifikationen, insbesondere die spiralenartige Raffung des paraurethralen Gewebes und die zystoskopische Kontrolle, werden auch von den Erstautoren PEREYRA und LEBHERZ in einer neueren Arbeit empfohlen [69].

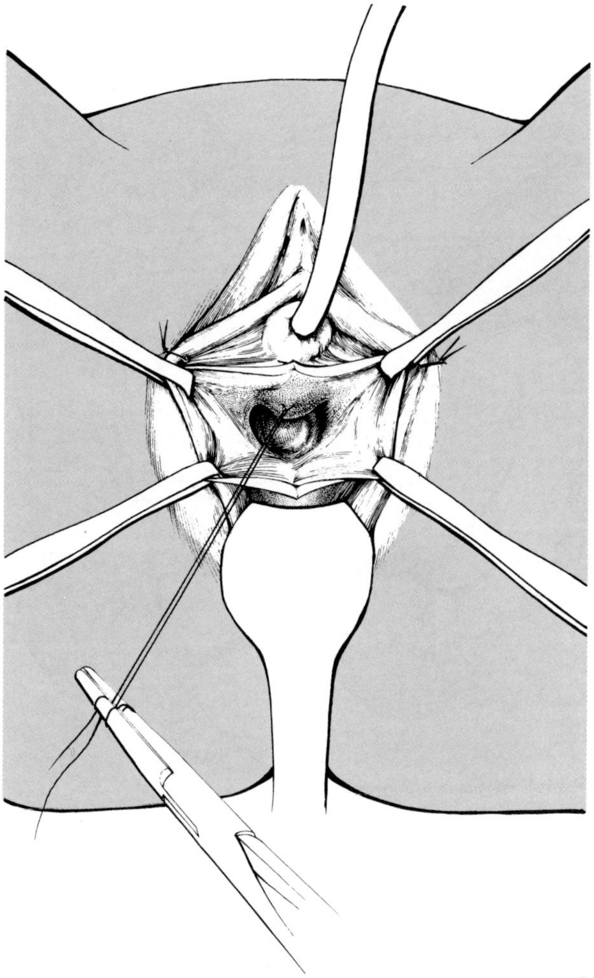

Abb. 28. Kolposuspension nach PEREYRA und LEBHERZ I: Markierung des urethrovesikalen Übergangs mit einem Foley-Katheter und einer Situationsnaht

Abb. 29. Kolposuspension nach Pereyra und Lebherz II: Führen der Pereyra-Nadel nach unten unter digitaler Kontrolle und Auffädeln der Nahtenden in einem Abstand von etwa 1 cm, Modifikation nach Stamey mit Teflon-Reiter

Abb. 30. Kolposuspension nach Pereyra und Lebherz III: Modifikation mit spiraligem Raffen des paraurethralen Gewebes

Abb. 31. Kolposuspension nach Pereyra und Lebherz IV: Modifikation mit Spiralnaht, Einführung der Pereyra-Nadel von abdominal nach vaginal und Einfädeln der Raffnaht

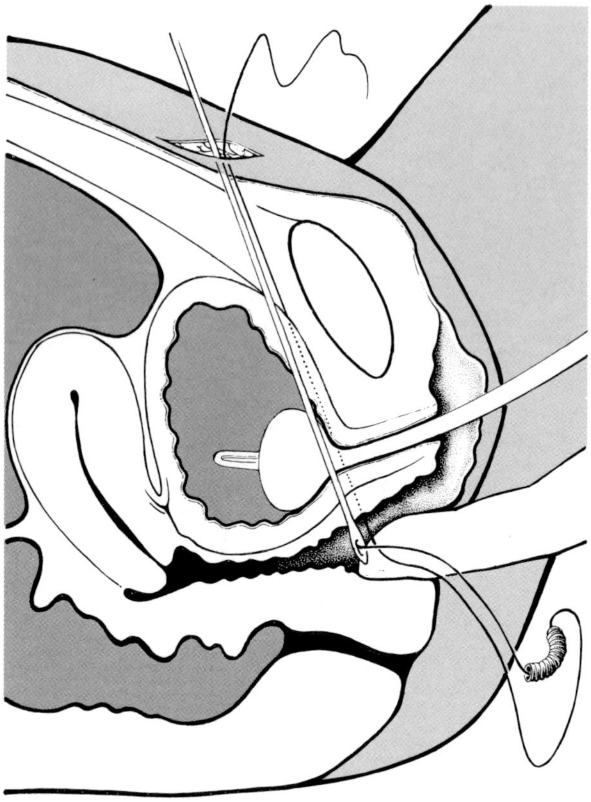

29

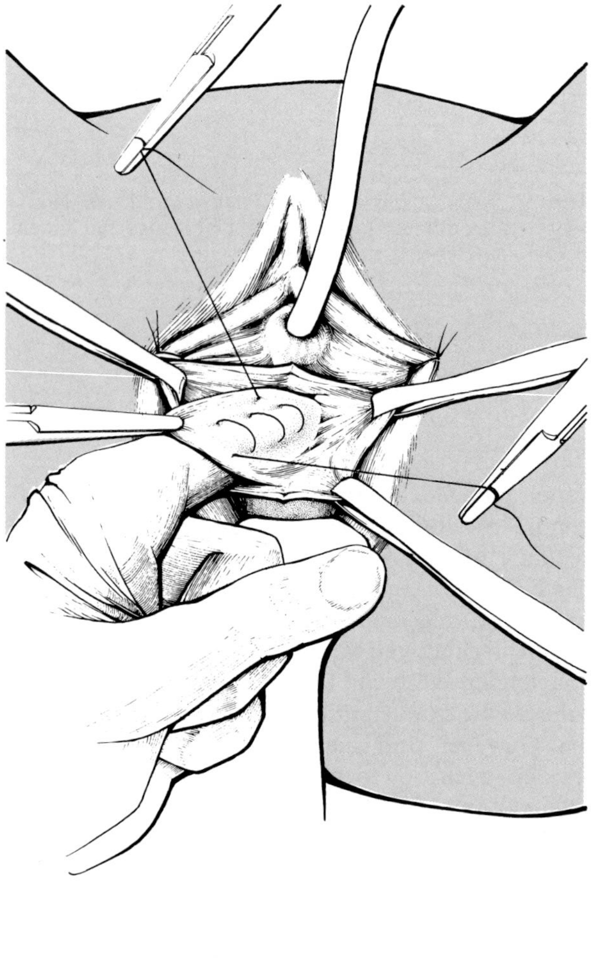

30

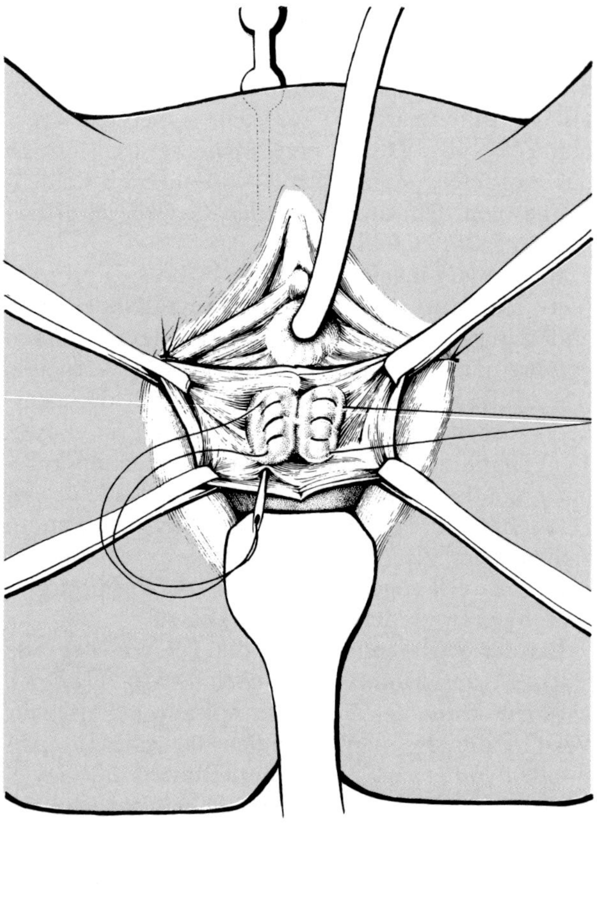

31

3.7.3 Komplikationsmöglichkeiten

Das Vorgehen mit dem scharfen Instrument unter digitaler Kontrolle beinhaltet das Risiko von Verletzungen der Nachbarorgane. Dabei besteht vor allem die Gefahr, daß die Fäden durch die Blase hindurchgelegt werden. Aus diesen Gründen sollte während oder nach der Einlage der Fäden eine zystoskopische Kontrolle vorgenommen werden. Weiterhin kann es zu Blutungen bzw. zu Ausbildung von Hämatomen kommen.

3.8 Endourethrale-subepitheliale-Tefloninjektion [18, 37, 71]

Die Methode basiert auf dem Prinzip der Erhöhung des intraurethralen Widerstandes durch ein subepitheliales Kunststoffpolster in der Nähe des Sphinkter. Dabei wird nach Einführen eines Zystoskops in die Harnröhre das Harnröhrenepithel mit einem Einstichwinkel von 47 Grad 1–1,5 cm vom Blasenhals entfernt an vier Stellen punktiert und die Teflonpaste injiziert, wobei das Material in den tieferen subepithelialen Schichten deponiert wird. Insgesamt werden 6–7 ml injiziert. Das Verfahren, das bisher von Urologen empfohlen wurde, hat in der Gynäkologie wenig Anklang gefunden. Wenn man von den Vorstellungen der Ursachen einer Streßinkontinenz ausgeht, so kann dieses Verfahren nur von begrenzter Wirkung sein. Nachteilig ist die Langzeitreaktion auf die Teflonpaste mit entsprechender Gewebsreaktion. Wir besitzen mit dieser Methode keine eigenen Erfahrungen.

3.9 Nichtoperative Behandlungen der Streßinkontinenz

Sie verfolgt unterschiedliche Zielsetzungen, die sich aus der Äthiologie der Streßinkontinenz ableiten. Bei der Beckenbodengymnastik wird die quergestreifte Muskulatur des Diaphragma urogenitale und der Harnröhre trainiert und auf diese Weise der Blasenverschluß verbessert. Untersuchungen vor und nach Muskelrelaxation in Narkose haben bei Patientinnen mit Streßinkontinenz ergeben, daß der quergestreiften Muskulatur für das Zustandekommen der Kontinenz eine große Bedeutung zukommt. Der Erfolg der Übungsbehandlung kann durch ein Perineometer oder den Vagino-Tonographen überprüft werden. Im Falle einer Streßinkontinenz ersten Grades kann die Beckenbodengymnastik [33] wieder zu einer völligen Kontinenz führen [88]. Wir empfehlen die krankengymnastische Übungsbehandlung bereits in der operationsvorbereitenden Phase. Die Stärkung der quergestreiften Beckenbodenmuskulatur stellt einen wichtigen Bestandteil ebenfalls der postoperativen Langzeitbehandlung dar und ist sicher für den langfristigen Heilungserfolg von Bedeutung.

3.10 Zusammenfassende Empfehlung nach eigenen Erfahrungen

Vor jeder Deszensus- und Inkontinenzoperation, aber auch bei Fällen mit Deszensus ohne anamnestische Angaben über Inkontinenz führen wir eine urodynamische Abklärung durch. Dabei steht im Vordergrund die Zystotonometrie mit gleichzeitiger Registrierung des abdominalen (rektalen) Druckes und die simultane Urethro-Zysto-Tonometrie zur Feststellung, ob eine Streß-Inkontinenz vorliegt oder nicht. Bei einem Rezidiv-Deszensus mit oder ohne Inkontinenz ist zusätzlich eine Röntgenuntersuchung (Urethro-Zysto-Vagino- evtl. Rektographie) oder Sonographie zur genauen Analyse der Beckenbodeninsuffizienz angezeigt.

Zur Therapie einer typischen Streß-Inkontinenz mit Descensus uteri et vaginae wird – sofern die Patientin in einem entsprechenden Alter und die Familienplanung abgeschlossen ist – in der Regel die vaginale Uterusexstirpation mit Kolporrhaphia anterior und hinterer Levator-Beckenbodenplastik durchgeführt. Wichtig ist die Technik der Kolporrhaphia anterior mit weiter Präparation der Blase und Harnröhre und Anlegen von ausholenden Nähten, die den Blasenfundus, den Blasenhals und den blasennahen Teil der Harnröhre wieder in den Druckbereich des Abdomens zurückführen. Unsere Technik entspricht der von RICHTER und KÄSER beschriebenen Methode, desgleichen den Angaben von LAHODNY, jedoch ohne die ventrale Levatorplastik.

Abdominale Inkontinenzverfahren als primäres Vorgehen wenden wir nur dann an, wenn eine Streß-Inkontinenz ohne wesentlichen Deszensus vorliegt und aus anderen Gründen eine Laparotomie angezeigt ist, z. B. wegen eines großen Uterus myomatosus, gutartigen Ovarialtumors, oder wenn aus anderen Gründen eine Kolporrhaphia anterior ungünstig erscheint (sehr enge Scheide, vorangegangene vaginale Bestrahlung).

Als Rezidiv-Operation erscheint uns das abdominale Vorgehen dann von Vorteil, wenn nach einer vorangegangenen Diaphragmaplastik das zur Verfügung stehende Gewebe für eine erneute Kolporrhaphia anterior nicht mehr so zur Verfügung steht, daß eine tragfähige Rekonstruktion der Fascia vesico-vaginalis und des Diaphragma pelvis möglich ist. Bei Rezidivfällen und gleichzeitigem Vorliegen eines erheblichen Deszensus führen wir die Kolporrhaphia anterior mit einer Schlingenplastik durch, wobei wir als Material die Fascia lata oder die Bauchdeckenfaszie benutzen.

Sowohl bei der primären Inkontinenz wie auch bei der Rezidiv-Operation sind für die Wahl des abdominalen Verfahrens folgende Überlegungen für uns maßgebend:

Die Marshall-Marchetti-Operation in der Modifikation von SYMMONDS wenden wir an, wenn die blasennahe Harnröhre einen Trichter aufweist und eine Verengerung im oberen Drittel der Harnröhre angeraten ist. Die Eröffnung der Blase hat weiterhin den Vorteil, daß die Naht im paraurethralen Gewebe exakter gelegt werden kann.

Die Modifikation nach BURCH erscheint uns dann vorteilhaft, wenn das vordere Scheidengewölbe ausreichend weit ist und die urodynamische Messung eine Harnröhre mit einem niedrigen urethralen Ruhedruckprofil zeigt. Die funktionsfähige Harnröhre wird verlängert. Eine ausgedehnte hintere Plastik ist erforderlich, falls möglich mit Raffung der Lig. sacrouterina.

Die Fixation des paraurethralen Gewebes an der Fascia obturatoria führt zu einer Anhebung des paraurethralen Gewebes, vermag allerdings nicht in dem Maße eine Verengerung bzw. Verlängerung der Urethra herbeizuführen wie die erstgenannten Verfahren. Die Fixation des paraurethralen Gewebes an der Fascia obturatoria stellt ein Verfahren dar, das technisch einfach durchführbar ist und nach HIRSCH gute Dauerresultate aufweist.

3.11 Vorgehen bei besonderen Situationen

1. Die Verbesserung des willkürlichen Blasenverschlusses ist ein wichtiges Anliegen bei der operativen Therapie wie bei der postoperativen Nachsorge. Durch eine hintere Levator-Beckenbodenplastik wird der quergestreifte M. Levator ani in eine günstigere Ausgangsposition gebracht, das Levator-Tor zu schließen; die Wirkung der quergestreiften Muskulatur im Hinblick auf den Harnröhrenverschluß wird gleichfalls verbessert. Aus diesem Grunde erscheint die hintere Levatorplastik indirekt für das funktionelle Resultat einer Inkontinenz-Operation von Wichtigkeit.

2. Die vordere Levatorplastik erscheint uns in besonderen Fällen angezeigt, wenn die Diaphragmaplastik mit weit ausholenden Nähten kein ausreichendes Widerlager mit Rekonstruktion des Beckenbodens darstellt oder wenn aufgrund schlechter Ausgangssituation wie Adipositas, chronischer Husten oder Bindegewebsschwäche ein Deszensus-Rezidiv vorhersehbar ist. In diesem Zusammenhang muß jedoch betont werden, daß bei Durchführung einer ventralen Levatorplastik nicht gleichzeitig unter Erhalt der Kohabitationsfähigkeit auch eine hintere Levatorplastik möglich ist. Die hintere Dammplastik muß sich darauf beschränken, die Fascia recto-vaginalis unter Exzision des überschüssigen Scheidenepithels zu raffen und den Damm im Bereich des Introitus ohne Levatornähte aufzubauen.

3. Das Vorgehen bei der hypotonen Urethra hängt vom topographischen Befund ab. Die Kolporrhaphia anterior ist nach bisheriger Erfahrung nicht angezeigt, da sie das Ruhedruckprofil nicht zu verbessern vermag. Wir empfehlen entweder das Vorgehen nach BURCH, sofern dies vonseiten der Anatomie möglich ist, oder aber eine erneute Kolporrhaphia anterior in Kombination mit einer Schlinge, wobei die Schlinge so angezogen werden muß, daß die Patientin gerade das Wasser halten kann, aber der Miktionsvorgang noch spontan zustande kommt. Bei der starren Urethra, die im Ruheprofil keinen Druck mehr aufbaut und bei der auch der quergestreifte Sphinkterverschluß nicht mehr zustande kommt, ist zu überlegen, ob ein künstlicher Urethraverschluß (z. B. nach SCOTT) infrage kommt.

4. Die Ingelman-Sundberg-Franz-Operation mit Fixation einer Puborektalis-Schlinge haben wir als Inkontinenz-Operation wieder verlassen. Die Tefloninjektion in die Urethra, die von wenigen Urologen seit einigen Jahren propagiert wird, ist, wie sich inzwischen herausgestellt hat, mit zahlreichen Komplikationen belastet. Wir führen sie nicht durch.

LITERATUR

1. Abrams P, Feneley R, Torrens M (1983) Urodynamics. Springer, Berlin Heidelberg New York Tokyo
2. Aldridge AH (1942) Tranpslantation of fascia for relief of urinary stress incontinence. Am J Obstet Gynecol 44: 398
3. Altmann J (1982) Stellenwert der Uroflowmetrie in der Diagnostik der Miktionsstörungen der Frau. Inaug Diss, Mainz
4. Altmann P, Nezbeda J, Palmrich AH (1980) Die inguino-vaginale Fascienschlinge zur Behebung der Rezidivinkontinenz. Wien Klin Wochenschr 92: 573
5. Asmussen M, Ulmsten U (1983) On the Physiology of Continence and Pathophysiology of Stress Incontinence in the Female. Contrib Gynecol Obstet 10: 32
6. Auer B, Manzl J, Hetzel H et al (1982) Ist die Uroflowmetrie als Screeningtest für die Diagnostik der Streßinkontinenz geeignet? Gynäkol Rdsch (Suppl 1) 22: 60
7. Bates P, Bradley WE, Glen E et al (1976) First Report on the Standardisation of Terminology of Lower Urinary Tract Function. Brit J Urol 48: 39
8. Beck L (1969) Morphologie und Funktion der Muskulatur der weiblichen Harnröhre. Enke, Stuttgart
9. Beck L (1971) Die funktionelle Harninkontinenz der Frau. Gynäkologe 4: 59
10. Beck L (1985) Therapiebedingte Verletzungen und Fisteln der harnableitenden Wege aus gynäkologischer Sicht. In: Käser O, Friedberg V, Ober KG, Thomsen K, Zander H (Hrsg) Gynäkologie und Geburtshilfe. Thieme, Stuttgart
11. Beck L, Faber P (1983) Rezidiv-Harnstreßinkontinenz. In: Petri E (ed) Gynäkologische Urologie. Thieme, Stuttgart
12. Beck L, Faber P (1983) Zur operativen Therapie der Belastungs-(Streß-)Harninkontinenz. Gynäkologe 16: 200
13. Berger M (1975) Schlingenoperationen. Gynäkol Rdsch (Suppl 1) 15: 86
14. Bonney V (1914) The sustentacular apparatus of the female genital canal. J Obstet Gynaecol Brit Emp 26 (8): 328
15. Bradley WE (1980) The Neurology of Micturition. In: Ostergard DR (ed) Gynecologic Urology and Urodynamics. Williams & Wilkins, Baltimore
16. Burch JC (1961) Urethrovaginal fixation to Cooper's ligament for correction of stress incontinence, cystocele, and prolapse. Am J Obstet Gynecol 81: 281
17. Burch JC (1968) Cooper's ligament urethrovesical suspension for urinary stress incontinence. Am J Obstet Gynecol 100: 764
18. Cato RJ, Murray AG (1981) Teflon Tape Suspension for the Control of Stress Incontinence. Brit J Urol 53: 364
19. Cowan W, Morgan HR (1979) A simplified retropubic urethropexy in the treatment of primary and recurrent urinary stress incontinence in the female. Am J Obstet Gynecol 133: 295
20. Eberhard J (1984) Diagnostik und Therapie der weiblichen Harninkontinenz. Speculum 2: 8
21. Faber P (1984) Die operative Behandlung der Streß-Inkontinenz der Frau. Hippokrates, Stuttgart
22. Faber P (1985) Harninkontinenz. In: Käser O, Friedberg V, Ober KG, Thomsen K, Zander J (Hrsg) Gynäkologie und Geburtshilfe. Thieme, Stuttgart
23. Faber P, Heidenreich J (1977) Treatment of Stress Incontinence with Estrogens in Postmenopausal Women. Urol Int 32: 221
24. Faber P, Schmidt H, Beck L (1983) Ist die Diagnose „Streßinkontinenz“ auch ohne urodynamische Abklärung zuverlässig zu stellen? Geburtshilfe Frauenheilkd (Sonderheft 1) 43: 70
25. Faber P, Deck HJ, Schmidt H, Strauven U (1985) Inkontinenz-Schwelle, ein aussagekräftiger Parameter zur Objektivierung der Streß-Inkontinenz. Arch Gynecol 238: 467
26. Fischer W (1972) Stoeckels direkte Muskelplastik im Blickfeld moderner Inkontinenzanschauungen. Zentralbl Gynaekol 94: 293
27. Frangenheim P (1914) Zur operativen Behandlung der Inkontinenz der männlichen Harnröhre. Verh Dtsch Ges Chir 43: 149
28. Franz R (1919) Zur operativen Behandlung der Harninkontinenz beim Weibe. Wien Klin Wschr 32: 173
29. Franz R (1943) Über die Behandlung der Harninkontinenz mit Hilfe der Levatorplastik. Zentralbl Gynaekol 67: 1930
30. Gaudenz R (1979) Der Inkontinenz-Fragebogen mit dem neuen Urge-Score und Streß-Score. Geburtshilfe Frauenheilkd 39: 784
31. Geppert MK, Geppert JJ, Hirsch HA (1982) Untersuchungen zur Anatomie und zur Zugbelastbarkeit des Musculus obturatorius internus im Rahmen einer modifizierten Technik der Marshall-Marchetti-Krantz-Operation. Geburtshilfe Frauenheilkd 42: 892
32. Goebell R (1910) Zur operativen Beseitigung der angeborenen Incontinentia vesicae. Z f gynäk Urol 2: 187
33. Gotved H (1983) Harninkontinenz ist überwindbar. Übungen für den Beckenboden. Hippokrates, Stuttgart
34. Green TH jr (1980) Vaginal Repair. In: Stanton SL, Tanagho EA (eds) Surgery of Female Incontinence. Springer, Berlin Heidelberg New York
35. Hägele D, Frühwirth O, Kriesele H et al (1983) Ergebnisse nach Schlingenoperation mit Tutoplast-Dura. Geburtshilfe Frauenheilkd 43: 762
36. Harms E, Christmann U, Klöck F-K (1985) Die suprapubische Harnableitung nach gynäkologischen Operationen. Geburtshilfe Frauenheilkd 45: 254
37. Heer H (1977) Die Behandlung der Harninkontinenz mit der Teflonpaste. Urol Int 32: 295
38. Hirsch HA (1972) Die suprapubische Blasendrainage nach gynäkologischen Operationen. Geburtshilfe Frauenheilkd 32: 104
39. Hirsch HA (1979) Über eine neue Modifikation der vesicourethralen Suspension. Arch Gynecol 228: 326
40. Hirsch HA (1979) Operationen zur Behandlung der Stressinkontinenz. Gynaekol Rundsch (Suppl 1) 19: 62
41. Hohenfellner R, Petri E (1980) Sling procedures. In: Stanton SL, Tanagho EA (eds) Surgery of Female Incontinence. Springer, Berlin Heidelberg New York
42. Huisman AB (1983) Aspects on the Anatomy of the Female Urethra with Special Relation to Urinary Continence. Contr Gynecol Obstet 10: 1
43. Ingelman-Sundberg A (1953) Urinkontinens hos kvinnan. Nord Med 50: 1149

44. Ingelman-Sundberg A, Ulmsten U (1983) Surgical Treatment of Female Urinary Stress Incontinence. Contrib Gynecol Obstet 10: 51
45. Jonas U, Heidler H (1982) Physiologie und Pathophysiologie der Harnblase. In: Hohenfellner R, Zingg EJ (eds) Urologie in Klinik und Praxis. Thieme, Stuttgart
46. Jonas U, Heidler H, Thüroff J (1980) Urodynamik. Enke, Stuttgart
47. Käser O (1975) Rundtischgespräch: Urologie. Arch Gynäkol 219: 220
48. Käser O, Ikle FA, Hirsch HA (1983) Atlas der gynäkologischen Operationen. Thieme, Stuttgart
49. Kalinkov D, Buchholz R (1980) Die Behandlung der weiblichen relativen Harninkontinenz mit Descensus uteri et vaginae durch vaginale Hysterektomie mit vorderer und hinterer Kolporrhaphie. Geburtshilfe Frauenheilkd 40: 6
50. Kelly HA (1913) Incontinence of urine in women. Urol Cutan Rev 17: 291
51. Krantz KE (1979) Marshall-Marchetti-Krantz Procedure. In: Masterson BJ (ed) Manual of Gynecologic Surgery. Springer, Berlin Heidelberg New York
52. Kremling H, Scheuer H, Schmitt R (1974) Zur operativen Therapie der Belastungsinkontinenz. Geburtshilfe Frauenheilkd 34: 818
53. Lahodny J (1981) Ventrale Levatorplastik - eine verläßliche Methode zur operativen Behandlung der Belastungsinkontinenz. Geburtshilfe Frauenheilkd 41: 769
54. Lahodny J (1983) Perfektionierte ventrale Levatorplastik. Gynäkol Prax 7: 487
55. Lahodny J (1984) Urethrovesikalsuspension mit autologem Fasciengewebe auf rein vaginalem Weg - Kurzarmschlingenoperation. Geburtshilfe Frauenheilkd 44: 104
56. Lee RA (1978) The modified Marshall-Marchetti-Krantz operation as a primary procedure in urinary stress incontinence. In: Buchsbaum HJ, Schmidt JD (eds) Gynecologic and Obstetric Urology. Saunders, Philadelphia
57. Lee RA (1984) Diverticulum of the Urethra: Clinical Presentation, Diagnosis, and Management. Clin Obstet Gynecol 27: 490
58. Lee RA, Symmonds RE, Goldstein RA (1979) Surgical complications and results of modified Marshall-Marchetti-Krantz procedure for urinary incontinence. Obstet Gynecol 53: 447
59. Marchetti A, Marshall VF, Shultis LD (1957) Simple vesicourethral suspension. Survey. Am J Obstet Gynecol 74: 67
60. Marshall VF, Marchetti AA, Krantz KE (1949) The correction of stress incontinence by simple vesicourethral suspension. Surg Gynecol Obstet 88: 509
61. Masterson BJ (1979) Manual of Gynecologic Surgery. Springer, Berlin Heidelberg New York
62. Melchior H (1981) Urologische Funktionsdiagnostik. Thieme, Stuttgart
63. Morgan JE, Farrow GA, Stewart RN (1985) The Marlex sling operation for the treatment of recurrent stress urinary incontinence: A 16-year review. Am J Obstet Gynecol 151: 224
64. Moschcowitz AV (1912) The pathogenesis, anatomy and cure of prolapse of the rectum. Surg Gynecol Obstet 15: 7
65. Ostergard DR (1980) The Neurological Control of Micturition and Integral Voiding Reflexes. In: Ostergard DR (ed) Gynecologic Urology and Urodynamics. Williams & Wilkins, Baltimore
66. Palmtag H (1977) Praktische Urodynamik. Fischer, Stuttgart
67. Parker RT, Addison WA, Wilson ChJ (1979) Fascia lata urethrovesical suspension for recurrent stress urinary incontinence. Am J Obstet Gynecol 135: 843
68. Pereyra AJ, Lebherz TB (1967) Combined urethrovesical suspension and vaginourethroplasty for correction of urinary stress incontinence. Obstet Gynecol 30: 537
69. Pereyra AJ, Lebherz TB (1978) The revised Pereyra procedure. In: Buchsbaum HJ, Schmidt JD (eds) Gynecologic and Obstetric Urology. Saunders, Philadelphia
70. Petri E, Thüroff J (1983) Differentialdiagnostik der Harninkontinenz. In: Petri E (ed) Gynäkologische Urologie. Thieme, Stuttgart
71. Politano VA, Small MP, Harper IM, Lynne CM (1974) Periurethral teflon injection for urinary incontinence. J Urol 111: 180
72. Richter K (1979) Vaginale Hysterektomie und Kolporrhaphie. Gynaecol Rundsch (Suppl 1) 19: 47
73. Richter K (1983) Pathologie der Streßinkontinenz und die anatomischen Möglichkeiten ihrer chirurgischen Behandlung. In: Petri E (ed) Gynäkologische Urologie. Thieme, Stuttgart
74. Richter R (1985) Lageanomalien. In: Käser O, Friedberg V, Ober KG, Thomsen K, Zander J (eds) Gynäkologie und Geburtshilfe. Thieme, Stuttgart
75. Richter K, Frick H (1985) Die Anatomie der Fascia pelvis visceralis aus didaktischer Sicht. Geburtshilfe Frauenheilkd 45: 282
76. Richter K, Hausegger K, Lissner J et al (1974) Die Dochtmethode. Eine vervollkommnete Art der Kolpozystorektographie. Geburtshilfe Frauenheilkd 34: 711
77. Roberts JA, Angel JR, Thomas R et al (1981) Modified Pereyra procedure for stress incontinence. J Urol 125: 787
78. Robertson JR (1978) CO_2 urethroscopy in gynecologic urologic problems. Clin Obstet Gynecol 21: 737
79. Stamey TA (1980) Endoscopic Suspension of the Vesical Neck. In: Stanton SL, Tanagho EA (eds) Surgery of Female Incontinence. Springer, Berlin Heidelberg New York
80. Stamey TA, Schaeffer AJ, Condy M (1975) Clinical and roentgenographic evaluation of endoscopic suspension of the vesical neck for urinary incontinence. Surg Gynecol Obstet 140: 355
81. Stanton SL (1978) Surgery of urinary incontinence. Clin Obstet Gynaecol 5: 83
82. Stanton SL, Ritchie D (1977) Urilos: the practical detection of urine loss. Am J Obstet Gynecol 128: 461
83. Stoeckel W (1917) Über die Verwendung der Musculi pyramidales bei der operativen Behandlung der Incontinentia urinae. Zentralbl Gynaekol 41: 11
84. Stoeckel W (1921) Die Therapie der Incontinentia urinae bei traumatischer Schädigung der Sphinktermuskulatur. Zentralbl Gynaekol 45: 17
85. Stoeckel W (1938) Gynäkologische Urologie. In: Veit E, Stoeckel W (eds) Handbuch der Gynäkologie. Bergmann, München
86. Stoeckel W (1982) zitiert nach: Fischer W (ed) Urogynäkologie für Klinik und Praxis. VEB Thieme, Leipzig

87. Symmonds RE (1972) The suprapubic approach to anterior vaginal relaxation and urinary stress incontinence. Clin Obstet Gynecol 15: 1107
88. Voigt R (1985) Urodynamische Befunde vor und nach Physiotherapie streßinkontinenter Frauen. Geburtshilfe Frauenheilkd 45: 563
89. Weil A, Gaudenz R (1980) Wertigkeit der Sphinkterometrie mit Microtiptransducer und des Nappy-Testes (Urilos-Meter) bei der Abklärung der weiblichen Streß-Inkontinenz. Geburtshilfe Frauenheilkd 40: 259
90. Wolin LH (1969) Stress incontinence in young, healthy, nulliparous female subjects. J Urol 101: 545
91. Yeates WK (1983) Kontrolle der Blasenfunktion. In: Petri E (ed) Gynäkologische Urologie. Thieme, Stuttgart
92. Zoedler D (1970) Die operative Behandlung der weiblichen Harninkontinenz mit dem Kunststoff-Netz-Band. Akt Urol 1: 28

III Operative Behandlung von Erkrankungen der Vulva, Klitoris und Vagina

H. Schmidt-Matthiesen und R. T. Michel

INHALT

1 Operative Behandlung von Karzinomen im Bereich von Vulva und Klitoris

H. SCHMIDT-MATTHIESEN

1.1 Grundlagen der Therapieplanung

Ein optimales Vorgehen bei der Diagnostik und Therapie vulvärer Praeneoplasien und Neoplasien setzt die Kenntnis einiger allgemeiner Tatsachen voraus.

1.1.1 Häufigkeit

Der Anteil der Vulvakarzinome an den malignen Genitaltumoren beträgt 3-5%, im Mittel 4,5%.

1.1.2 Altersverteilung

Das Vulvakarzinom wird als Erkrankung der alten Frau angesehen. Dies ist nur bedingt richtig. Das mittlere Alter liegt zwar bei 62-68 Jahren [43, 45, 64, 65, 70], 22-37% [64, 40] der Patientinnen sind aber jünger als 60 Jahre, 9,5-17% [39, 64] unter 50 und ca. 3% sogar unter 40 Jahren [64, 65]. 40% der Carcinomata in situ treten bei Frauen unter 40 Jahren auf [61]. Dies alles bedeutet, daß man auch bei der jüngeren Frau an das Vulvakarzinom und seine Vorstadien denken muß.

1.1.3 Lokalisation

Die Tumoren finden sich vorwiegend (60-70%) im Bereiche der Labien. Der Klitorisbezirk ist bei 8-18% befallen, die hintere Kommissur in 6-9% der Fälle. Bei ca. 3-4% ist der Urethralbereich mitergriffen [43, 45, 64, 65]. Die Plattenepithelkarzinome haben sich zu 75% auf dem Boden einer vorbestehenden atypischen hyperplastischen *Dystrophie* oder eines *Ca in situ,* und zu 20-25% im Bereich eines *Lichen sclerosus* entwickelt, also praktisch nie auf normaler Oberfläche [25, 61]. Es handelt sich um ein scharf abgrenzbares, beachtenswertes *Nebeneinander* und nicht, abgesehen vom Ca in situ, um eine Entwicklungsreihe [19].

Die Vulvakarzinome entwickeln sich häufig *multifokal:* Man muß bei ca. 20% [27] oder noch mehr [49] mit multizentrischen Herden rechnen und dies therapeutisch berücksichtigen. Manche „Spätrezidive“ haben mitunter nichts mit dem vorher behandelten Karzinom zu tun.

1.1.4 Histopathologie

Aus diagnostischen und therapeutischen Gründen kommt man zu folgender, derzeitig von ISSVD und ISGP 1989 empfohlenen, vermutlich immer noch nicht endgültigen Einteilung [30]:

Nicht-neoplastische Veränderungen
- Plattenepithelhyperplasie
- Lichen sclerosus
- andere Dermatosen

Vulväre intraepitheliale Neoplasien (VIN)
Nach dem Ausmaß der Zellatypien geordnet:
- VIN I leichte Dysplasie
- VIN II mäßige Dysplasie
- VIN III schwere Dysplasie
  Ca in situ
  M. BOWEN
  Erythroplasia QUEYRAT
  M. PAGET

Erscheinungen wie die BOWENOIDE Papulose oder die gelegentlich Atypien aufweisenden Kondylomfälle werden entsprechend ihrer Atypien im Spektrum VIN I–III eingeordnet.

Invasive Neoplasien:

Karzinome
Dabei sind wegen ihrer graduell unterschiedlichen Malignität noch zu unterscheiden [33, 61]:

- Plattenepithelkarzinome (95%) mit den Unterformen undifferenzierte (anaplastische) Karzinome (= 10%), den mittelreifen, großzelligen Typen (= 20%) und den überwiegenden hochdifferenzierten, keratinisierten Karzinomen (ca. 70%).
  Bei allen 3 Typen sind noch zu unterscheiden: Plumpes Vordringen der Karzinomeinheiten oder mehr netzförmige, sprayartige, dissoziierte Ausbreitung.
- Basalzellenkarzinome
- Adenokarzinome der Bartholinschen Drüse, z. T. (20%) mit soliden oder plattenepithelartigen Anteilen

Maligne Melanome

Sarkome

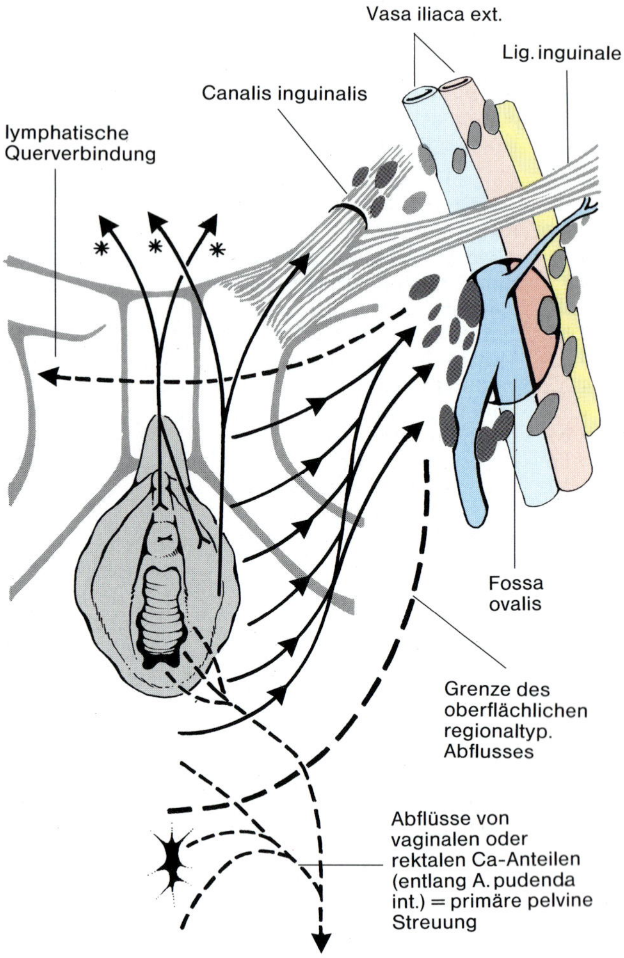

Abb. 1. Lymphabflüsse der Vulva. Man beachte die Unterschiede in Abhängigkeit von der Topographie eines Tumors im vorderen, hinteren, mittleren oder seitlichen Bereich der Vulva (*). Mögliche primär pelvine Streuung, auch kontra- und bilateral

1.1.5 Typische inguino-femorale Streuung

Von besonderer Bedeutung für die Behandlungsplanung ist die Kenntnis und Berücksichtigung der lymphatischen Abflußwege [7, 34, 52, 55, 66]. Die Lymphbahnen ziehen, von der hinteren Kommissur und dem vorderen Dammbereich ausgehend, innerhalb des vulvären Areals seitlich-parallel nach vorn, um auf der Höhe der Klitoris bzw. noch weiter ventral zu den inguinofemoralen Lymphknoten abzubiegen (Abb. 1).

Die von eindeutig seitlich stammenden Lymphbahnen ziehen also an der Klitoris vorbei. Dies würde unter bestimmten Bedingungen (Tumorsitz, Größe, Alter der Patientin) evtl. die Erhaltung der Klitoris erlauben (s. S. 452).

Die o. e. Lymphbahnen ziehen zu den oberflächlichen inguinalen sowie den oberflächlichen inguino-femoralen LK. Von dort aus werden bei fortschreitender Ausbreitung die tiefen inguino-femoralen LK und, als letzte regionäre Station, offenbar obligatorisch der ROSENMÜLLERSCHE LK (CLOQUET) befallen. Es folgt der Übertritt in den pelvinen Raum, d. h., der aufsteigende Befall der den Vasa iliaca ext. anliegenden LK. Die weitere Streuung entspricht dem Verlauf der Gefäße im Becken usw.

Das genannte Schema gilt nur für *kleine* und *mittelgroße, oberflächliche* Karzinome innerhalb der in Abb. 1 gezeigten Grenzen. Die kritische Grenze zur Tiefe hin und damit zu einem anderen Ausbreitungsmodus (s. u.), bildet die Hymenalsaum-Ebene bzw., dorsal, der Analring.

Das typische Karzinom kleiner und mittlerer Größenordnung streut also zuerst in die *inguino-femoralen LK*. Von dort aus werden die *pelvinen LK* sekundär befallen. Sie sind bei „positiver Leiste" bei ca. 12–15% beteiligt [39, 49, 54].

1.1.6 Primär pelvine Streuung

Eine direkte Metastasierung in die pelvinen LK unter Umgehung der inguino-femoralen LK, d. h. bei „freier" Leiste, ist offenbar eine seltene Ausnahme [18, 19, 27, 53]. Man rechnet heute mit 0–0,5–3% [54, 67]. Diese Ausbreitung scheint an bestimmte Lokalisationen des Tumors gebunden zu sein. Denkbar ist ein ventraler und ein dorsaler Weg.

Ventral können ausgedehnte Karzinome im Klitorisbereich evtl. direkt über den Symphysenrand ins Becken, und dort u. U. bilateral zu den Iliakal-LK streuen, oder unter der Symphyse, entlang der Urethra, in die Lymphonoduli obturatorii metastasieren (s. 7).

Dorsal können die im hinteren Vulvabereich lokalisierten bzw. auf den Damm übergreifenden, dabei tief infiltrierenden Karzinome ebenso wie die auf das Rektum zuwachsenden oder in die Vagina einwachsenden Tumoren die pelvinen LK auf direktem Wege erreichen, entlang den Ästen der A. pudenda interna bzw. entlang des Stammgefäßes selbst (Abb. 1). Dennoch scheint der alleinige Befall der pelvinen LK, also bei negativen inguino-femoralen LK, eine Ausnahme zu sein [18, 19, 27, 53], die keine präventiv-operativen Konsequenzen rechtfertigt [1, 6, 7, 18, 19, 39, 49, 59, 70, 71]. Speziell bei den kleinen Karzinomen darf in praxi davon ausgegangen werden, daß eine exakt bewiesene Negativität der inguino-femoralen LK auch ein Freisein der pelvinen LK bedeutet [19]. Es ist heute möglich, die individuell möglichen Ausbreitungswege bei gegebener Tumorlokalisation mittels Lymph-Szintigraphie zu ermitteln und die therapeutischen Maßnahmen am Ergebnis zu orientieren.

1.1.7 Bilaterale bzw. ausschließlich kontralaterale Streuung

Die bilaterale oder kontralaterale Streuung hängt von individuellen Eigenheiten ab, besonders von Sitz und Größe des Karzinoms. Man sollte zwischen der ausschließlich kontralateralen Streuung und dem bilateralen Befall unterscheiden.

Naturgemäß ist bei den in der *Mittellinie* oder nahe daran lokalisierten Klitoriskarzinomen sowie bei großen Karzinomen in der vorderen Vulvahälfte primär mit bilateraler oder kontralateraler Streuung zu rechnen [27, 66]. Auch die an der Innenseite der kleinen Labien lokalisierten Karzinome sollen zu kontralateraler Streuung Veranlassung geben.

Bei einem eindeutig *seitlich* der Mittellinie lokalisierten kleinen Karzinom sollen jedoch bei Negativität der gleichseitigen LK niemals kontralaterale Streuherde vorkommen [11, 19, 70]. Sind aber die ipselateralen LK befallen, wird man demgegenüber auch häufig mit kontralateralen Metastasen, d. h., mit bilateralem Befall rechnen müssen. Generell sind im Falle einer Streuung bei 40–53% beide Seiten befallen [11, 19, 27, 70]. Die Angaben zeigen, daß man sich nicht auf Sammelstatistiken beziehen kann, sondern im Einzelfall die verschiedenen Faktoren, – Sitz, Größe und LK-Status der gleichen Seite –, berücksichtigen und in die Therapieplanung einbringen muß. Auch diese Frage läßt sich durch Lymph-Szintigraphie abklären.

1.1.8 Stadienverteilung

Die Prognose hängt vornehmlich vom Stadium ab [2, 30, 54, 64, 65; s. Tab. 1]. Sie ist insgesamt gesehen ungünstig. Dies liegt z. T. an der *frühzeitigen Streuung* des Vulvakarzinoms (s. S. 448), z. T. aber auch daran, daß ein Großteil der Fälle erst im *fortgeschrittenen Stadium* zur Behandlung kommt: Ca. 40–50% repräsentieren ein Stadium III und IV [45, 64, 65, 68, 69]. Die Schuld der Verschleppung liegt teils bei den Frauen selbst, teils bei der Ärzteschaft. Entweder werden Anfangsbefunde verkannt, oder es wird, z. B. bei der Angabe von Pruritus, gar nicht untersucht, sondern direkt eine antipruginöse Rezeptur ausgestellt.

Die klinische Beurteilung hinsichtlich der Ausbreitung der Fälle (siehe Tab. 1) ist oft unzutreffend. Im Stadium I und II neigt der Kliniker bei ca. 20% zu einer Unterschätzung des tatsächlichen Sachverhaltes, beim Stadium III und IV bei ca. 44% zu einer Überschätzung der Ausbreitung [54].

1.1.9 Prognosefaktoren

Die Wahrscheinlichkeit einer Streuung im Einzelfall ist von verschiedenen Faktoren abhängig und, in Grenzen, vorhersehbar.

1.1.9.1 Invasionstiefe von Karzinomen: Bei einer Invasionstiefe bis zu 1 mm ist eine Streuung auszuschließen [18, 19]. Ein Tiefenwachstum bis zu 3 mm geht hingegen schon mit einer LK-Streuung von 3–5–7% einher [19, 31, 42, 70]. Bei einer Eindringtiefe bis zu 5 mm erreicht die Streuung 10–12,2% [17, 19, 41]. In praxi wird man die kritische Inva-

Tabelle 1. Stadieneinteilung des Vulvakarzinoms. a) FIGO-Klassifikation, b) TNM-Klassifikation. Ergänzend ist noch die pTNM-Klassifikation zu beachten, die ausschließlich histopathologisch erwiesene Karzinombefunde berücksichtigt.

a) FIGO-Klassifikation (1989)

Stadium I:	Tumor auf Vulva oder Damm beschränkt Maximaldurchmesser ≤ 2 cm[a] ohne regionale Lymphknotenmetastasen
Stadium II:	Tumor auf Vulva oder Damm beschränkt Maximaldurchmesser >2 cm ohne regionale Lymphknotenmetastasen
Stadium III:	Tumor jeder Größe mit Übergang auf untere Urethra, Vagina oder Anus und/oder unilaterale regionale Lymphknotenmetastasen
Stadium IVa:	Tumor jeder Größe mit Übergang auf obere Urethra, Blasen- oder Rektumschleimhaut oder Beckenknochen und/oder bilaterale regionale Lymphknotenmetastasen
Stadium IVb:	Fernmetastasen

b) TNM-Klassifikation:

T	*Primärtumor.*
T0	Kein Primärtumor nachweisbar.
T1S	Präinvasives Karzinom, sog. Carcinoma in situ.
T1	Tumor begrenzt auf die Vulva bis max. 2 cm.[a]
T2	Tumor begrenzt auf die Vulva, größer als 2 cm im Durchmesser.
T3	Tumor beliebiger Größe, übergehend auf die Urethra und/oder die Vagina, und/oder den Damm, und/oder den Anus.
T4	Tumoren beliebiger Größe, die die Blasenschleimhaut und/oder die Rektumschleimhaut oder beides, die obere Urethra infiltrieren oder auf dem Knochen fixiert sind.
N	*Regionäre Lymphknoten.*
N0	Keine palpablen Lymphknoten.
N1	Bewegliche homolaterale Lymphknoten. N1a: LK scheinen nicht befallen zu sein. N1b: LK scheinen befallen zu sein.
N2	Bewegliche kontralaterale oder bilaterale Lymphknoten. N2a: LK scheinen nicht befallen zu sein. N2b: LK scheinen befallen zu sein.
N3	Fixierte oder ulzerierte Lymphknoten.
M	*Fernmetastasen.*
M0	Keine Fernmetastasen nachweisbar.
M1	Fernmetastasen nachweisbar. M1a: tiefe Beckenlymphknoten palpabel. M1b: andere Fernmetastasen.

pT = Tumorgröße lt. histopathol. Ausmessung
pN− = LK histologisch karzinomfrei
pN+ = LK histologisch karzinomatös

[a] Laut ISSVD-Empfehlung ist hier noch zwischen Ia-Fällen (bis max. 1 mm Invasionstiefe) u. den übrigen Fällen mit größerer Invasionstiefe (bei gleichem Durchmesser bis max. 2 cm) zu unterscheiden.

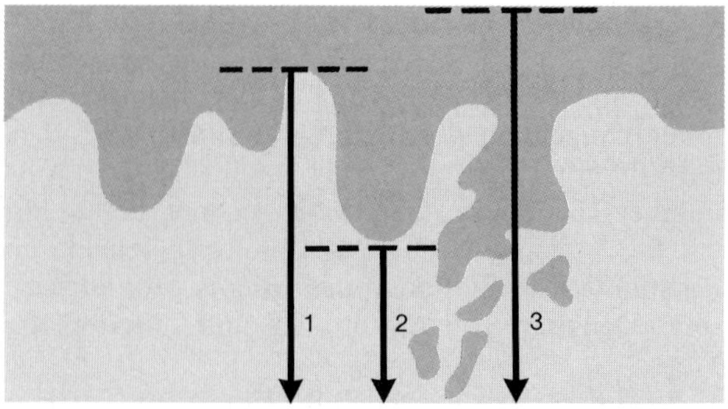

Abb. 2. Schema zur Fragwürdigkeit des Invasionstiefe-Begriffes. Möglichkeiten der Ausmessung: 1 Distanz oberflächlichste Papille bis tiefste Invasionsspitze (empfohlene Bezugspunkte). 2 Distanz tiefste, offenbar noch nicht sicher invasive Epithelformation bis Invasionsspitze. 3 Distanz Oberfläche bis Invasionsspitze [61, 73]

siontiefe, von der ab man mit einer Metastasierung rechnen muß, bei 1–1,5 mm ansetzen müssen [61, 73]. Lt. ISSVD-Empfehlung sind Tumoren mit einer Invasionstiefe bis zu 1 mm als Stad. Ia zu deklarieren. Eine Schwierigkeit liegt im Fehlen einer einheitlichen Bezugsbasis für die Ausmessung der Invasionstiefe. Hier wären Übereinkünfte im Sinne der Abb. 2 dringlich [61, 73]. Die kritische maximale Tumordicke bei Melanomalignomen liegt bei etwa 0,76 mm. Von dort an ist mit einer Metastasierung zu rechnen. Ähnlich zu werten ist der Durchbruch der Basalmembran und das Vorkommen von Tumorzellnestern im Stratum papillare.

1.1.9.2 Tumorgröße: Bis zu einer Karzinomgröße von 0,5–1 cm Durchmesser ist nicht mit einer inguinalen Streuung zu rechnen [54, 56]. Bei 1–2 cm Durchmesser erreicht die Streuung ca. 15–20% [54]. Unter 3 cm Durchmesser wird sie aber auch mit nur 14% angegeben. Bei T2 generell mit 38% [40] bis 65% [10] oder mehr. Bei 5–6 cm wird mit einer 75%igen Leistenbeteiligung gerechnet. Die Korrelation von Tumorgröße und Streuung wird teils anerkannt, teils bezweifelt [11, 27]. Man wird nicht nur die Tumorgröße, sondern auch andere Risikomerkmale zusätzlich berücksichtigen müssen, z. B. das Grading.

1.1.9.3 Karzinomtyp. Grading: Anaplastische Karzinome [16] bzw. Tumoren mit ungünstigem Grading sowie sprayförmig und ohne nennenswerte Stromareaktion wachsende Karzinome scheinen früher als andere zur Streuung zu neigen. Ebenso müssen bei der Frage eines reduziert operativen Vorgehens eventuelle Lymphbahn- oder Gefäßeinbrüche berücksichtigt werden [16].

1.1.9.4 Klinischer LK-Befund: Der tatsächliche Befall der Leisten-LK läßt sich nur begrenzt palpatorisch beurteilen [54, 64, 65]. Im Kollektiv der klinisch „nichtverdächtigen" Leistenbefunde (NO, N1a, N2a) fanden sich bei histologischer Aufarbeitung bis zu 20–30–43% karzinomatöse Streuherde [54, 64, 65, 67]. Umgekehrt konnten bei 20–40% der „verdächtigen" LK keine Metastasen ermittelt werden. Es sind deshalb auch nur jene Fälle wissenschaftlich auswertbar, bei denen eine histologische Untersuchung der LK erfolgte und folgende verbindliche Aussage erlaubt:
N+ = LK carcinomatös N− = LK frei
Ergänzend wäre im Kollektiv N+ noch die Zahl der befallenen LK anzugeben.

Melanome: Hier ist mit anderen Streuungswahrscheinlichkeiten zu rechnen. Man geht davon aus, daß bereits bei einer Schichtdicke von 0,76 mm (!) mit einer Streuung zu rechnen ist und diese mit zunehmender Dicke des Befundes rapide ansteigt. Hier ist also die subtile histopathologische Untersuchung und Ausmessung exakt senkrecht zur Oberfläche besonders wichtig, um eine Unterbehandlung zu vermeiden.

1.2 Diagnostische Maßnahmen

1.2.1 Vorbemerkungen

Anstelle der früher stereotypen Therapie wird heute das individuell angepaßte *Vorgehen nach Maß* angestrebt. Dieses ist aber an ein optimales *Staging* gebunden, sowie an eine hochqualifizierte histopathologische Untersuchung und Beurteilung. Es ist deshalb wünschenswert, daß bereits die erste Diagnostik in einer Schwerpunktklinik erfolgt, in der die notwendigen Voraussetzungen für kooperative Diagnostik und Therapie gegeben sind, d. h. Anwesenheit von kompetenten Operateuren, Histopathologen und Radiologen. Jede auswärtige „Voroperation" erschwert die Fallbeurteilung und macht mitunter ein sinnvolles, individuelles Vorgehen unmöglich. Jeder Verdachtsfall gehört also primär und ohne vorherige aktive Maßnahmen in die onkologische Schwerpunktklinik. Eine dortige alleinige „Nachbehandlung" vorbehandelter Fälle wird niemals optimale Ergebnisse liefern können.

Für das diagnostische Procedere liegen *allgemeine Empfehlungen* der Arbeitsgemeinschaft für gynäkologische Onkologie (AGO) vor (59b), die beachtet werden sollten:

Anforderungen an den Kliniker:
Der Kliniker muß mit seinen diagnostischen Maßnahmen alle praetherapeutisch notwendigen histopathologischen Ermittlungen ermöglichen und zugleich alle Wege für ein optimal-therapeutisches Vorgehen offen halten. Dies bedeutet:

1. Bei kleinen, praemalignen bzw. frühmalignen solitären Veränderungen muß der suspekte Bereich, – zweckmäßig nach Anfärbung mit Toluidinblau – primär komplett, d. h. im Gesunden exzidiert werden. Keine undefinierbaren Partialbiopsien!
2. Bei multiplen, fraglich praemalignen bzw. frühmalignen Veränderungen sollten ggfls. auch multiple Stanzbiopsien vorgenommen werden, um die weiteren Maßnahmen auswählen zu können. Bei problematischen Konstellationen ist ein Konsilium speziell Erfahrener ratsam.
3. Bei *klinischen Karzinomen* ist die einfache Knipsbiopsie zur Diagnose ausreichend. Ggfls. Punktionszytologie palpabler (verdächtiger) inguinofemoraler LK.

Im Einzelnen sei noch auf die speziellen Ausführungen bei den verschiedenen klinischen Konstellationen verwiesen.

Anforderungen an den Histopathologen:
Die Befundmitteilung an den Kliniker soll folgende Fragestellungen beantworten:

Makroskopisch:
- Maße des Präparates
- Tumormaße in 2 bzw. 3 Ebenen
- Lokalisation des Tumors. Beziehung zu den Resektaträndern
- Multifokalität
- Wuchsform: Exophyt / Endophyt / flächenhaft im Hautniveau
- Ulceration
- Beschaffenheit der Resthaut: Qualitativ, quantitativ; Multizentrizität von Veränderungen, Randbefunde

Mikroskopisch:
- Aufarbeitungstechnik? (ggfls.: Stufen- oder Serienschnitte, z. B. bei Melanomexzisation oder Frühkarzinomen)
- Histologischer Typ / Grading
- Invasionstiefe mit Angabe der Referenzebene (s. Abb. 2)
- bei ausgedehnten Operationen ggfls. Angaben hinsichtlich Befalls benachbarter Strukturen (Vagina, Rektum)
- Gefäßeinbruch (möglichst Differenzierung in Lymphgefäß- bzw. Blutgefäßeinbruch)

- Befunde an der Resthaut: Qualitativ, quantitativ, evtl. Multizentrizität von Praeneoplasien bzw. Neoplasien.
- Randbefunde: Praekanzerose oder Neoplasie „sicher" oder „fraglich" oder „sicher nicht" „im Gesunden" entfernt.

Spezielle LK-Untersuchungen
Makroskopisch:
- Zahl der entfernten (untersuchten) LK pro Seite. Dabei möglichst Differenzierung hinsichtlich Topographie: Oberflächlich / tief / oberster LK (ROSENMÜLLER)

Mikroskopisch:
- Zahl der karzinomatös bzw. melanotisch befallenen LK in den o. e. Gruppen. Angabe der Aufarbeitungstechnik (Serienschnitte, selektive Referenzschnitte)
- Mikrometastasen/Makrometastasen (ggfls. Größenangaben)
- Tumornachweis außerhalb der LK-Grenzen

Histopathologische Diagnose:
pT (1-4) pN −/+ (1− .....)

Aus wissenschaftlichen Gründen sollte eine Identifikation von Human Papilloma-Viren der verschiedenen Typen – evtl. in Zusammenarbeit mit dem Institut für Virusforschung am Deutschen Krebsforschungszentrum, angestrebt werden.

Ohne solche Subtilbefundung ist eine individuelle Behandlung, speziell eine eingeschränkte Therapie, nicht möglich.

1.2.2 Vulväre intraepitheliale Neoplasien I-III sowie Verdacht auf beginnende Invasion

Die Diagnostik [30] beginnt mit der Vorabklärung mittels Inspektion, kolposkopischer Betrachtung, Zytologie und Vitalfärbung [7, 47, 48]. Handelt es sich um eine eindeutige *Dystrophie ohne Atypien* oder nur mit leichten Atypien (VIN I), so sind operative Maßnahmen nicht angezeigt, schon gar nicht die früher aus irrigen Kausalvorstellungen vorgenommene Vulvektomie [19]. Ergibt sich demgegenüber ein Verdacht auf eine VIN II-III, so ist ein kleiner Solitärbefund 5 mm weit im Gesunden zu exzidieren. Bei multifokalen Veränderungen müssen multiple Stanzbiopsien erfolgen [56]. Man sei sich dabei aber der Unsicherheit eines nur auf Mini-Gewebsproben beruhenden Karzinomausschlusses bewußt [56]. Je vielfältiger bzw. ausgedehnter, je komplexer die Veränderung und je älter die Patientin ist, umso eher wird man zur einfachen, flachen Vulvektomie tendieren. Sie bietet optimale diagnostische und therapeutische Effizienz [34, 51, 56]. Scheint diese Methode auch bei einer Jüngeren angezeigt zu sein, so kann sie in Form der Skinning-Vulvektomie mit anschließender Spalthaut-Deckung des Defektes durchgeführt werden [39].

Beim *intraepithelialen M. Paget* wird ähnlich wie beim Ca in situ vorgegangen. Falls Zweifel an der intraepithelialen Grenzziehung der Veränderung bestehen, ist für einen größeren Sicherheitsabstand und eine größere Tiefenpräparation zu achten. Gegebenenfalls kann eine Vulvektomie nötig werden [7].

Der Tatbestand einer bereits *begonnenen Infiltration* wird zumeist erst sekundär, d. h. mikroskopisch, erfaßt.

1.2.3 Klinisches Karzinom

Bei den typischen ulzerativen bzw. prominenten Karzinomen mittlerer oder fortgeschrittener Größenordnung genügt die Knipsbiopsie.

1.2.4 Verdacht auf karzinomatösen Befall der Inguinal-LK

Bei tastbaren LK sollte praeoperativ eine *punktionszytologische Untersuchung* derselben vorgenommen werden. Wenn ein Befall wahrscheinlich gemacht werden kann, ist zusätzlich noch die Frage der pelvinen Lymphknotenbeteiligung abzuklären [30, 59b]. Dies ist auch dann zu diskutieren, wenn die Leisten zwar unverdächtig zu sein scheinen, die sonstigen Umstände aber eine Streuung erwarten lassen.

1.2.5 Verdacht auf malignes Melanom

Da die derzeitigen Auffassungen hinsichtlich der Gefahren einer Biopsie beim Melanom noch kontrovers sind, ist sicherheitshalber von vornherein eine Exstirpation weit im Gesunden anzuraten [32]. Man kann hier, in Abhängigkeit von der Dicke des Befundes und seiner Art, etwa folgende Empfehlungen geben:

Bei vermutlicher Tumordicke von weniger als 1 mm genügt ein freier Schnittrand von 1-2 cm Breite, bei dickeren Befunden sind 3 cm breite Sicherheitsränder anzustreben.

Die Manipulation hat schonend zu erfolgen. Elektrochirurgisches Ausschneiden ist ratsam. Der melanotische Befund selbst ist nicht mit Instrumenten zu fassen.

Besonderer Aufmerksamkeit bedürfen die sog. amelanotischen Melanome, die bei flüchtiger Betrachtung die melanotische Natur und entsprechende Gefahr leicht verkennen lassen.

1.3 Indikationsstellung für begrenzte und radikale operative Eingriffe

1.3.1 Vorbemerkungen

Die früheren und dabei je nach Schule oft recht willkürlich gewählten und stereotyp angewandten „Standardmethoden" werden zunehmend durch ein sehr individuell ausgerichtetes, differenziertes Vorgehen ersetzt [6, 16, 19, 39, 59, 60, 70]. Dieses folgt dem Grundsatz: *Soviel wie nötig, so wenig wie möglich.* Die Frage nach dem „Nötigen" ist im Einzelfall mit der Frage nach dem vermeintlichen Streuungsverhalten identisch. Der Grundsatz „so wenig wie möglich" ist nur dann anwendbar, wenn man eine Streuung glaubt ausschließen zu können, ein eingeschränktes Verfahren also kein Risiko darzustellen scheint.

Im Gegensatz zum Mikrokarzinom der Zervix hat man sich beim kleinen Vulvakarzinom noch nicht auf eine den therapeutischen Bedürfnissen angepaßte, verbindliche Definition geeinigt. Man hat sich bei der Therapiewahl zwar bereits weitgehend an der Invasionstiefe des Einzelfalles orientiert, sich dabei aber auf 1, 1,5, 3 oder 5 mm, d. h. sehr unterschiedliche Werte bezogen [16, 19, 70, 73].

Für eingeschränktes operatives Vorgehen muß man als Operateur eine Grenzziehung begründen und rechtfertigen können. Maßstab muß die *Sicherheit* sein. Betrachtet man nun die mit den Meßdaten „Invasionstiefe" korrelierenden Streuungsquoten, so liegt die für die Therapieplanung entscheidende „kritische" Grenze bei 1–1,5 mm Invasionstiefe [59, 61, 73], oder, bei Bezug auf die Tumorgröße und mehr statistisch als absolut gültig, bei einem Tumordurchmesser von 10 mm. Die ISSVD[1] hat für Fälle mit einer Invasionstiefe bis 1 mm und einem Durchmesser bis maximal 20 mm die Bezeichnung FIGO-Stadium Ia vorgeschlagen (Man beachte den Unterschied zum Zervixkarzinom Ia und dem „Mikrokarzinom" der Zervix). Nur bei diesen letztgenannten Dimensionen darf man mit gewisser Sicherheit eine noch *örtlich begrenzte* Erkrankung annehmen und die Therapie der Abflußwege vernachlässigen. Bei den Invasionstiefen von 3 bzw. 5 mm ist die Streuungswahrscheinlichkeit mit 3–12% aber bereits derart, daß Abflußwege und regionäre Lymphknoten operativ berücksichtigt werden müssen (s. S. 452).

Man empfiehlt bei den mikroinvasiven Karzinomen mit mehr als 1–1,5 mm Invasionstiefe zusätzlich auch noch gewisse histopathologische Merkmale zur Einschätzung des Risikos mit heranzuziehen [1, 16]: Anaplastische Karzinome sowie jene Fälle, die Tumorzelleinbrüche in Lymphbahnen und Gefäße zeigen, werden mit einem erhöhten Risiko in Verbindung gebracht, dem man operativ Rechnung tragen soll.

Bis zur Vorlage wirklich verbindlicher Zahlen aus prospektiv angelegten Studien mit hoher Fallzahl wird man für das praktische Vorgehen zunächst zwischen dem echten Frühfall und den übrigen Mikrokarzinomen unscharfer Definition unterscheiden müssen.

1.3.2 Carcinoma in situ / VIN (VIN III)

Wenn es sich bei einem Ca in situ um einen *solitären,* abgrenzbaren Befund handelt, ist die Exzision 5 mm weit im Gesunden die Methode der Wahl [7]. Der o. e. diagnostische Eingriff sollte zugleich volle Therapiewirksamkeit haben. Zukünftig wird vermutlich die LASER-Therapie an Bedeutung gewinnen [29, 39], vor allem bei jüngeren Frauen. Hier muß aber auf das Risiko hingewiesen werden, das mit dem Fehlen einer flächenhaft-verbindlichen histo-pathologischen Sicherung der Diagnose („Praekanzerose") verbunden ist. Bei Verdacht auf *multifokale* Veränderung und bei diagnostischen Schwierigkeiten ist die einfache Vulvektomie indiziert [34, 45, 51]. Manche empfehlen sie generell beim Ca in situ, zumindest bei Älteren. Auch bei ausgedehnten, bunten Kombinationen mit Dystrophien, bei denen die zuverlässige Überwachung oder Diagnostik problematisch scheint, kann die einfache Vulvektomie indiziert sein. Eine flache Skinning-Vulvektomie darf nur dann erfolgen, wenn man ein Karzinom glaubt sicher ausschließen zu können.

---

[1] ISSVD = Intern. Soc. for the Study of Vulvar Diseases.

1.3.3 Frühinvasion

Die nachfolgenden Empfehlungen basieren auf einer Berücksichtigung der derzeitigen Auffassungen und Erkenntnisse. Die Terminologie ist bei dem Fehlen verbindlicher Übereinkunft zwangsläufig noch subjektiv und provisorisch.

1.3.3.1 Echter Frühfall. Als Definition gilt: Invasionstiefe bis 1,5 mm. Größe bis 10 mm Durchmesser. Keine high-risk-Merkmale oder (ISSVD-Definition) Invasionstiefe bis 1 mm, Größe bis 20 mm [19].

Bei Frühfällen dieser Charakteristik ist die tiefe Exzision 2–3 cm im Gesunden als ausreichend anzusehen. Man unterschätze die Auswirkung dieser Forderung in dem begrenzten Vulvaareal nicht! Die Deckung kann durchaus problematisch werden (s. S. 462).

Voraussetzung für das reduzierte Vorgehen ist eine wirklich qualifizierte histopathologische Untersuchung, die keinen Zweifel an der Erfüllung der geforderten Kriterien läßt.

Falls dieses Karzinom auf dem Boden einer diffusen oder multifokalen VIN entstanden oder mit solchen Veränderungen vergesellschaftet ist, sollte in Abhängigkeit von den individuellen Gegebenheiten (Alter, Ausdehnung) stattdessen die partielle oder komplette Vulvektomie erwogen werden.

Für Basaliome sowie kleine verruköse Karzinome gilt das gleiche Vorgehen [7] wie beim Frühfall eines Plattenepithelkarzinoms.

1.3.3.2 Sonstige Mikrokarzinome: Als Definition gelten: Invasionstiefe bis 3 mm [1, 70], Größe unter 10 mm [1]. Streuungswahrscheinlichkeit 5% [19]. Oder: Invasionstiefe bis 5 mm, Durchmesser bis 10 mm [16, 39]. Kein Einbruch in Lymphbahnen oder Gefäße. Kein anaplastisches Karzinom (d. h. Fehlen von high-risk-Merkmalen; 1, 16). Streuungswahrscheinlichkeit maximal 12% [19].

Bei diesem Kollektiv sind, je nach Sachlage, verschiedene reduzierte operative Therapiearten im Gebrauch [6, 7, 16, 39, 70]. Für das Vorgehen ist u. a. die Lokalisation des Karzinoms in Bezug auf die Mittellinie bedeutsam. Anstelle des sonst gebrauchten Begriffes Mittellinie erscheint mir aus Sicherheitsgründen die Verwendung eines erweiterten Bezugsprinzips, des *„Mittelstreifens"* sinnvoller. Er wird definiert als ein Areal, das die seitlich der Mittellinie liegenden Bereiche von ca. 1,5 cm Breite sowie die kleinen Labien einschließt.

Bei *seitlich des Mittelstreifens* liegenden Mikrokarzinomen ist die tiefe (!) Exzision weit im Gesunden [16, 39] bzw. die Hemivulvektomie zu rechtfertigen. Manche ziehen die Vulvektomie vor [70]. Diese Eingriffe werden mit einer gleichseitigen, also *unilateralen* [1, 70] oberflächlichen Lymphonodektomie vom separaten Schnitt aus (siehe Abb. 5 und 6) verbunden. Sollten sich die LK als karzinomatös befallen erweisen, wird man in gleicher Sitzung oder, bei späterem Befundeingang nachträglich, auch kontralateral lymphonodektomieren. Manche Autoren führen die Lymphonodektomie generell bilateral durch [6, 16, 39], was bei wirklich exakter Selektion im Sinne der o. e. Merkmale des Kollektivs unberechtigt erscheint.

Bei *Mikrokarzinomen des Mittelstreifens* erfolgt anstelle der einfachen Exzision im Gesunden je nach Topographie und Größe des Karzinoms eine ventrale oder dorsale [39] ⅔-Teilvulvektomie (Abb. 3) oder Vulvektomie [39], jeweils mit bilateraler (!), kontinuierlicher Lymphonodektomie ober-

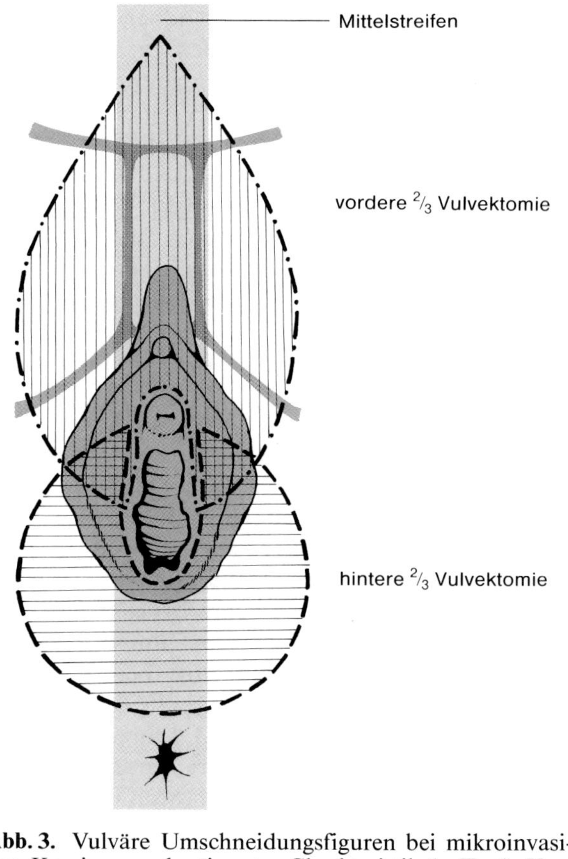

Abb. 3. Vulväre Umschneidungsfiguren bei mikroinvasiven Karzinomen bestimmter Chrakteristik (s. Text). Ventrale bzw. dorsale ⅔-Vulvektomie

halb der Fascia lata [39]. Letztere kann gegebenenfalls vom separaten Schnitt aus vorgenommen werden (s. S. 455). Falls man demgegenüber die durchgehende Schnittführung wie bei dem radikalen Vorgehen bevorzugt, sollte aber eine Schnittführung mit suprapubischen Hautresektionen (siehe Abb. 8c, d) vermieden werden [70]. Die Notwendigkeit der bilateralen Lymphonodektomie ergibt sich zwingend aus der offenbar möglichen bilateralen oder überkreuzt kontralateralen Streuungsgefahr (s. S. 445).

Falls die präoperative Lymph-Szintigraphie eindeutig einseitige Abflußverhältnisse ergeben hat, kann man sich wahrscheinlich auf die einseitige Lymphonodektomie beschränken.

Bei den beiden erwähnten Kollektiven beginnt man die Operation (s. S. 455) stets mit der Lymphonodektomie. Findet man wider Erwarten doch einen LK-Befall, dann muß die Operation nunmehr ohne Einschränkung im Sinne einer radikalen en-bloc-Vulvektomie fortgesetzt werden (s. S. 456).

1.3.4 Klinisches Vulvakarzinom bis zur mittleren Größenordnung

Definition: Invasionstiefe mehr als 3 bzw. 5 mm oder Größe über 20 mm Durchmesser, aber alles noch innerhalb eines operablen Ausmaßes. Streuungswahrscheinlichkeit 12–75%.

Ziel der Therapie bei dieser wohl häufigsten Gruppe innerhalb der Vulvakarzinome ist die Entfernung des Primärtumors weit im Gesunden sowie die Entfernung des die Abflußwege enthaltenden angrenzenden Gewebes incl. der regionären LK. Konkret: Die *radikale Vulvektomie* mit oberflächlicher und tiefer *inguino-femoraler Lymphonodektomie* en-bloc gilt als Methode der Wahl.

Bei alten Patientinnen mit relativ günstigen Befunden und bei Frauen, die zahlreiche Bauchwandnarben aufweisen, kann als Notlösung einmal die radikale Vulvektomie mit separater Lymphonodektomie in Frage kommen.

Die erwähnte inguino-femorale Lymphonodektomie wird zum Teil mit einer *pelvinen Lymphonodektomie* verbunden. Manche tun dies routinemäßig [11, 15, 25, 26, 34, 57, 62], z. T. aber nur oberflächlich (Externa-LK-Gruppe, 15). Der Eingriff wird zunehmend von dem vorherigen histologischen Nachweis des inguinalen LK-Befundes, von verdächtigen Befunden an den pelvinen LK (CT, MRT [59b]) oder bei Negativität der inguinalen Lymphknoten, vom nachweislichen Befall der pelvinen Lymphknoten [67] abhängig gemacht [1, 6, 7, 12, 39, 49, 70]. Eigenständige Indikationen sind das maligne Melanom, das Klitoriskarzinom sowie der Befall von Urethra und Vagina. Bei diesen 3 letztgenannten Tatbeständen rechnete man früher mit primär pelvinem und, evtl., alleinigem LK-Befall. Letzteres wird heute weitgehend bezweifelt und dem positiven inguinalen LK-Befund Entscheidungspriorität eingeräumt. Heute könnte man die Frage einer möglichen primären pelvinen Streuung dieser Befundlokalisationen durch die Lymph-Szintigraphie präoperativ abklären und danach sinnvoll-gezielt, statt „routinemäßig" vorgehen.

Bedenkt man den nicht sehr häufigen Befall der pelvinen LK auch bei positiver Leiste von 12–15% [49, 54], dann wird deutlich, daß man sehr häufig unnötig pelvin lymphonodektomiert.

Man muß schließlich auch nach dem generellen therapeutischen Nutzeffekt der pelvinen Lymphonodektomie fragen. Es gibt zu denken, daß die 5-Jahresüberlebensrate nach pelviner Lymphonodektomie bei doppelseitigem Befall nur mit 8% angegeben wird [27]. Vermutlich profitieren nur die relativ günstigen Fälle, z. B. die mit einem begrenzten Befall der distalen pelvinen LK von der zusätzlichen Lymphonodektomie im Becken. Eine zunehmend diskutierte [30] Alternative zur pelvinen Ausräumung wäre die Bestrahlung der befallenen Region.

Wenn man die Art des operativen Procedere von dem intra operationem ermittelten LK-Befund (∅/+) abhängig machen will, muß man sich darüber klar sein, daß die *Schnellschnittuntersuchung* von LK problematisch ist. Den Befund „LK negativ" wird man mit gewissem Vorbehalt betrachten und ggf. später, beim Vorliegen des Abschlußbefundes, korrigieren und Therapieergänzungen vornehmen müssen.

Insofern wäre eine präoperative Abklärung durch Punktionszytologie in manchen Fällen schon wertvoll; sie kann die Op-Planung erleichtern.

1.4 Operationstechniken

1.4.1 Vorbemerkungen zur Topographie

Voraussetzung der operativen Behandlung ist die Kenntnis der Anatomie und Topographie des Operationsgebietes. Im vulvären Bereich ist der Verlauf der Gefäße sowie die Beschaffenheit der Operationsebene in der Tiefe beachtenswert (Diaphragma urogenitale, muskuläre Strukturen; Abb. 4).

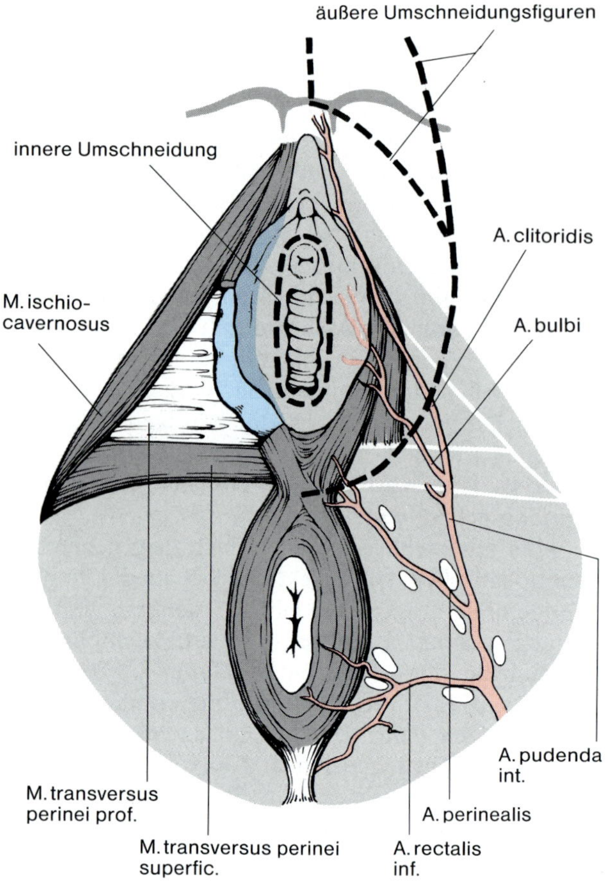

Abb. 4. Anatomisch-topographische Gegebenheiten im Bereiche der vulvären Operation. Markierung der typischen Umschneidungsinzision *(gestrichelte Linie)*

Wesentlicher, da mehr mit Gefahren und Schwierigkeiten verbunden, ist die Topographie der inguino-femoralen Region (s. Abb. 1, 9, 10). Hier ist auf die Gegebenheiten in den verschiedenen Schichten zu achten sowie auf die Lage der relevanten LK. Von Belang sind die oberflächlichen supra- und infraligamentären inguinalen LK (z. B. entlang der V. epigastrica superfic. inferior sowie der V. circumflexa superfic.), die oberflächlichen infraligamentären inguino-femoralen LK über der Fascia lata bzw. Lamina cribosa der Fossa ovalis, die darunterliegenden tiefen LK (die nach den oberflächlichen befallen werden), ferner der medial der V. femoralis im Femoralkanal liegende ROSENMÜLLER'sche LK sowie schließlich die nur zum Teil in die Behandlung einbezogenen LK im Leistenkanal. Die Topographie der pelvinen iliacalen und obturatorischen LK, die im Falle eines inguinofemoralen Befalls bzw. bei ausgedehntem Klitoriskarzinom in das therapeutische Konzept einbezogen werden müssen, sind an anderer Stelle beschrieben.

1.4.2 Vorbereitung zur Operation

Die anstehenden Operationen sind große Eingriffe. Es kommt noch das häufig hohe Alter der Patientinnen als Belastung hinzu. Deshalb muß der Operation eine gründliche Vorbereitung vorausgehen [58]. Diese hat folgendes zu umfassen:

1. *Praeoperatives Staging* soweit möglich. Abklärung des inguinalen LK-Befalls, Punktionszytologie bei palpablen LK. Bei verdächtigen Leisten-LK sowie im Stadium II und III ergänzende pelvine Untersuchungen (CT, MRT [59 b]).
2. *Fachinternistische* Durchuntersuchung und ggfls. Vorbehandlung. KÄSER schätzt, daß 90% der Patientinnen operabel sind.
3. Ggf. sorgfältige Einstellung eines *Diabetes.*
4. Kontrolle und ggfls. sorgfältige Korrektur der *Elektrolytwerte,* von *Hb, Hk, Blutproteinen. Gerinnungsanalyse.*
5. Bereitstellung von reichlichem *Blutersatz.*
6. Ggf. *Infektsanierung*
7. Praeoperativer Beginn mit *Antibiotika*-Therapie und *Thromboseprophylaxe* (s. S. 464).

Die Infektsanierung betrifft besonders die exophytisch wachsenden, oder generell alle größeren und partiell zerfallenden Karzinome, die stets keimbesiedelt und durch ihre Zerklüftung einer oberflächlichen Desinfektion schwer zugänglich sind. Hier ist oft eine mehrtägige Lokalbehandlung ante operationem ratsam.

Besondere Aufmerksamkeit ist auch der praeoperativen *Aufklärung* zu widmen [58, 60]. Sie betrifft neben den generell üblichen Themen des Operationsausmaßes und der allgemeinen Operationsgefährdung spezielle Probleme der radikalen Vulvektomie, also die Gefahr der *Sekundärheilung* und Heilungsverzögerung, die Gefahr von *Ödemen* der unteren Extremität, die mögliche *Behinderung späterer Kohabitationen* sowie die evtl. Beeinflussung der Kontinenz. Das Kohabitationsproblem sollte auch bei älteren Patientinnen angesprochen werden, sofern diese das Thema nicht a priori ablehnen.

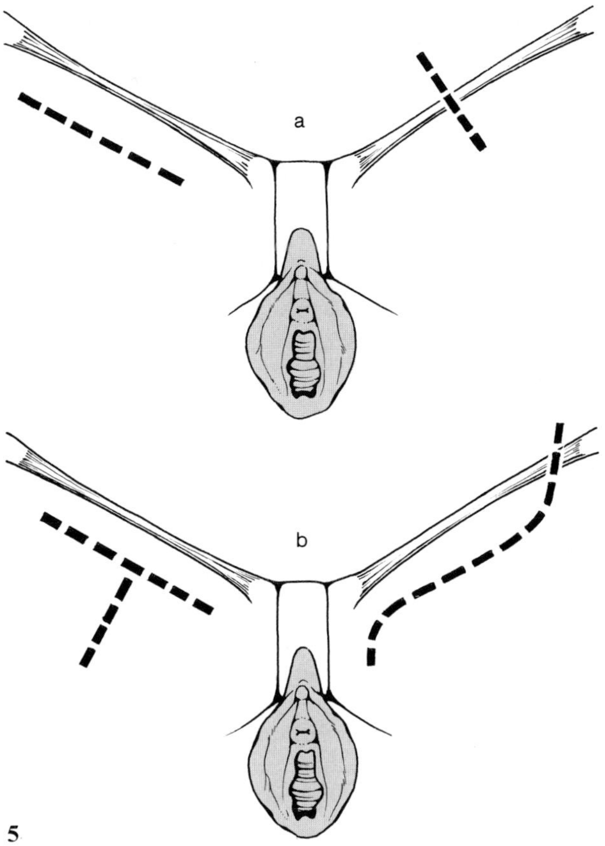

5

Abb. 5. Möglichkeiten der Schnittführung für separate inguinale (inguino-femorale) Lymphonodektomie (s. Text). Die Schnitte *a* rechts und *b* links werden etwa 4 cm unterhalb des Lig. inguinale gelegt

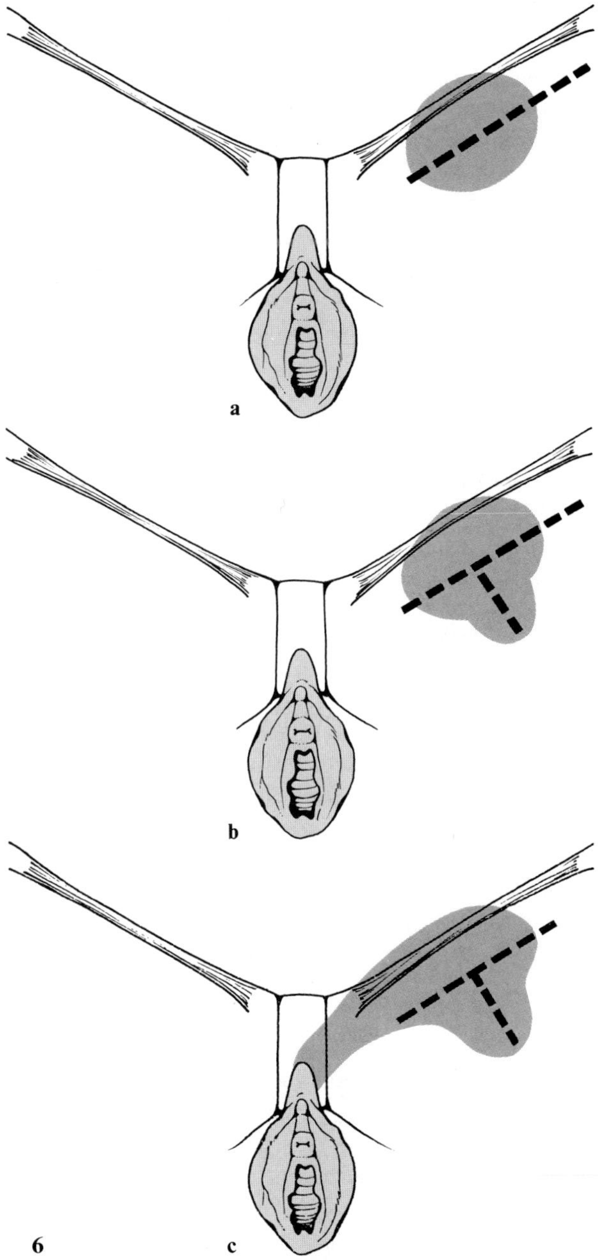

6

Abb. 6a–c. Unterschiedliches Ausmaß einer Lymphonodektomie vom separaten Schnitt aus. **a** Nur inguinale, oberflächliche Lymphonodektomie. **b** Separate, diskontinuierliche inguino-femorale Lymphonodektomie. **c** Inguinfemorale, kontinuierliche Lymphonodektomie vom separaten Schnitt aus (Durchzug des mobilisierten LK-Fettgewebes unter einer Hautbrücke Richtung Vulvektomie [6]). Die Schnitte werden etwa 4 cm unterhalb des Lig. inguinale gelegt

1.4.3 Erweiterte Vulvektomie mit separater Lymphonodektomie

Die relativ selten gegebene, stadiengerechte Indikation zu diesem reduzierten Vorgehen ist auf S. 451, 452 beschrieben. Darüberhinaus kann es bei alten hinfälligen Frauen, bei vernarbtem Unterbauch und auch bei kombiniert operativ-radiologischer Therapie diskutiert werden.

Wenn Vulvektomie und Lymphonodektomie einseitig erfolgen, muß der Eingriff mit der Lymphonodektomie begonnen werden. Findet man dabei karzinomatös befallene LK, so muß, falls möglich, der Operationsplan revidiert und die en-bloc-Radikal-Operation incl. durchgehender Hautresektion (Abb. 8 c, d) angestrebt werden.

1.4.3.1 Inguinale Operationsphase: Die Freilegung des inguino-femoralen Bereiches wird von verschiedenen Schnittführungen aus praktiziert (Abb. 5 a, b). Die Wahl dürfte aus kurativer Sicht belanglos sein. Nach der Inzision muß die Haut bei Schnittführung a, c und d nach oben und unten, beim Schnitt b nach medial und lateral mobilisiert werden, wobei nicht mehr als 3–5 mm Fett an der Haut belassen bleiben sollen. Nach Freilegung des Operationsbereiches wird nunmehr, je nach Fall, eine oberflächliche inguinale Ausräumung des LK-Fettgewebes vorgenommen oder, nach Präparation und Absetzen der V. saphena magna (s. Abb. 9, 10, s. S. 457), auch noch die Fossa ovalis dargestellt und die oberflächliche suprafasziale bzw. die komplette supra- und subfasciale Lymphonodektomie durchgeführt.

Bei der Lymphonodektomie gibt es zwei Möglichkeiten (Abb. 6a–c): Man läßt es bei dieser separaten, rein örtlichen Lymphonodektomie bewenden, oder man mobilisiert das LK-Fettgewebe unter einer ca. 5 mm dicken Hautbrücke weiter nach medial, um Anschluß an die spätere, vulväre Operationsphase zu gewinnen und damit eine kontinuierliche Ausräumung der Abflußwege zu erreichen [6]. Vor dem Hautverschluß sind Redondrainagen zu legen.

1.4.3.2 Vulväre Operationsphase: Die vulväre Phase der Operation entspricht grundsätzlich dem unten bei der Radikaloperation beschriebenen Vorgehen; ggfls. kann die Umschneidung sparsamer sein (Abb. 7). Es muß aber ein freier Zwischenraum zwischen Tumorrand und Umschneidung von 3 cm garantiert sein. Falls die Operation entgegen der auf S. 452 beschriebenen Selektion auch bei mittelgroßen Karzinomen in der o. e. Weise durchgeführt wird, muß die Distanz 3–4 cm betragen.

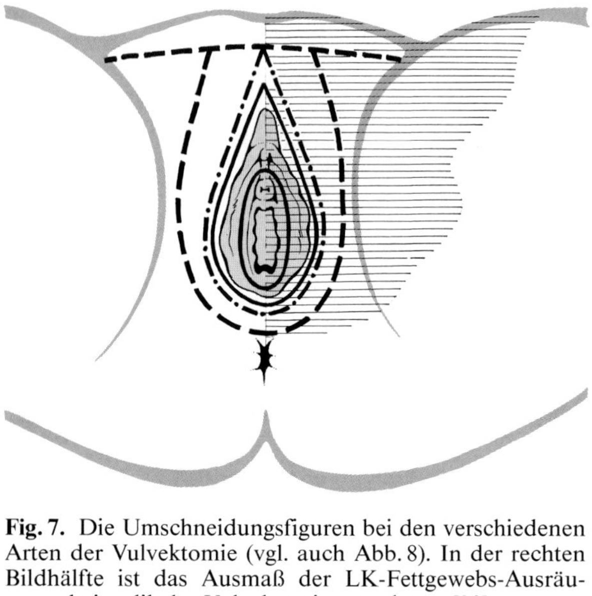

Fig. 7. Die Umschneidungsfiguren bei den verschiedenen Arten der Vulvektomie (vgl. auch Abb. 8). In der rechten Bildhälfte ist das Ausmaß der LK-Fettgewebs-Ausräumung bei radikaler Vulvektomie angedeutet [30]

1.4.4 Radikale Vulvektomie mit inguino-femoraler Lymphonodektomie en-bloc

Die Indikation für die große Operation ist o. e. (S. 453). Sie muß sorgfältig überdacht und auf den Befund, den Zustand der Patientin sowie ihre Lebenserwartung abgestimmt werden. Es ist erkennbar, daß die frühere Zurückhaltung bei der Operation alter Frauen bei objektiv gegebener Operationsdringlichkeit zurückgeht und man im Hinblick auf die Optimierung von Anaesthesie und postoperativen Maßnahmen dem Ausgangsbefund als solchem Priorität bei der Indikationsstellung einzuräumen beginnt. In den USA werden ca. 73–80% der Vulvakarzinom-Patientinnen operiert [54].

1.4.4.1 Vorbereitung zur Operation: Bei der Lagerung der Patientin hat sich eine Beinspreizung von je 30° und ein Anheben der Beine um 5–10° bewährt [72]. Zum Schutz vor Wundinfektion ist zusätzlich zur Desinfektion des Operationsgebietes der Tumor selbst mit einem Klebespray abzudekken. Die Gabe von Antibiotika sowie die low-dose Heparinprophylaxe haben schon vor der Operation zu beginnen.

1.4.4.2 Suprapubische Operationsphase [s. auch 13, 28, 30, 34, 49, 51, 62, 72]: Für die Hautinzision liegen verschiedene Empfehlungen vor (siehe Abb. 8a–d). Man hat den Eindruck, daß häufig „nach Schule" vorgegangen, d. h. stereotyp entschieden wird. Dies widerspricht der Tendenz des *individuellen* Vorgehens: Die Schnittführung sollte den jeweiligen Verhältnissen angepaßt werden. Bei kleinen Karzinomen und offensichtlich freien inguinalen LK sollte im Interesse einer ungestörten Wundheilung auf die großen suprapubischen und inguino-femoralen Hautresektionen verzichtet und die Schnittführung nach WAGNER bevorzugt werden (Abb. 8a). Bei großen, besonders bei den ventral sitzenden Karzinomen und/oder offensichtlichem Befall der LK ist die von WAY empfohlene Schnittfigur vorzuziehen, da sie die Entfernung der über den befallenen LK liegenden Haut und auch eine bessere Ausräumung der LK ermöglicht (Abb. 8d). Die Schnittführung nach WHEELESS stellt eine mittlere Alternative dar (Abb. 8c).

Man beginnt die Operation mit dem extravulvären Teil der in Abb. 8 gezeigten Schnittführungen. Die Inzision ist einzeitig vorzunehmen. Bei schrittweisem Vorgehen können Hautretraktionen eine Dislokation bewirken und die Symmetrie gefährden

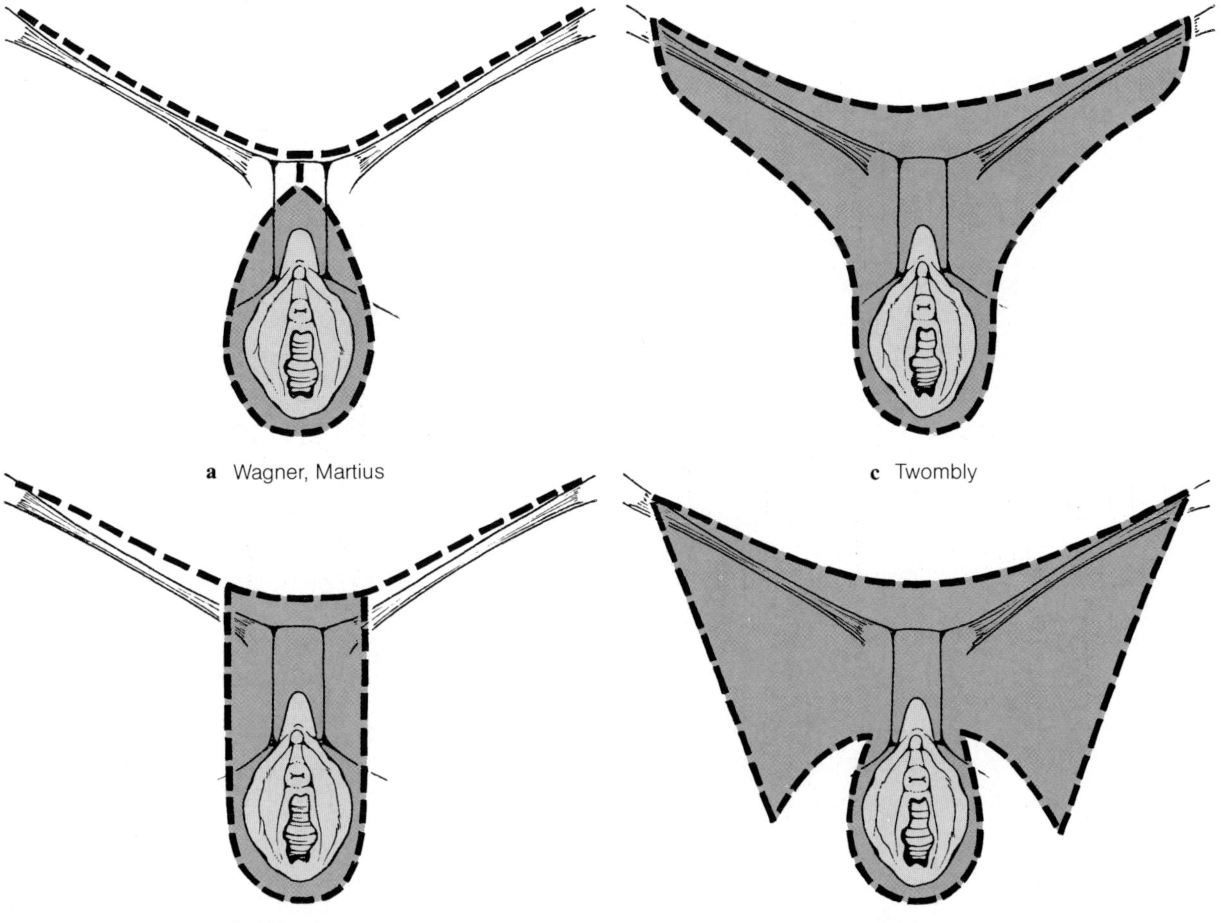

Abb. 8a–d. Gebräuchliche Inzisionen bzw. Umschneidungsfiguren mit unterschiedlichem Hautverlust

[48]. Der Schnitt wird von Spina zu Spina durchgezogen und dann bis auf die Externusaponeurose und, ggf., die Faszia lata vertieft. Unter Zug an randständig gesetzten Klemmen wird die kraniale Fläche des Präparates von der Aponeurose des M. obliquus abdominis externus abgelöst (s. Abb. 9). Man benutzt dabei teils das Diathermiemesser, teils, mit Annäherung an die Aponeurose bzw. die Vasa epigastrica superfic., die Schere oder mobilisiert mit dem Finger. Ist der Gewebslappen kranial ausreichend mobilisiert, wird die Ablösung nunmehr lateral fortgesetzt und der äußere Zipfel (s. Abb. 9) nach medial von der Unterlage, d. h. der Faszia lata und der Lamina cribrosa abgelöst. Wenn der seitlich der Fossa ovalis liegende Anteil mobilisiert worden ist, so kann man, sofern man auf die tiefe Ausräumung verzichten will, die V. saphena magna aufsuchen und sorgfältig von der V. femoralis absetzen. Die Einmündung dieser Vene liegt 1–2 cm tiefer als der Abgang der A. circumflexa superficialis aus der A. femoralis. Der proximale Stumpf ist doppelt mit Seide u. ä. zu versorgen (Abb. 9).

Man präpariert nun in der oberflächlichen Ebene weiter zur Mitte und nach unten. Die V. saphena magna ist distal noch einmal darzustellen und am Rande des Resektionspräparates zum zweiten Mal und endgültig abzusetzen. Wiederum doppelte Ligatur bzw. Umstechen unter Mitfassen der Wandung.

Nelson legt erst den distalen Teil der V. saphena magna frei und setzt ihn ab. Später wird die Einmündungsstelle an der V. femoralis freigelegt und die Saphena dort abgesetzt.

Bei *radikalerer Technik* ist wie folgt vorzugehen: Nach kranialer Mobilisierung und partieller Ablösung des seitlichen Lappens wie o. e. wird die Faszia lata über dem M. iliacus (M. iliopsoas), knapp unterhalb des Lig. inguinale und parallel dazu, vor-

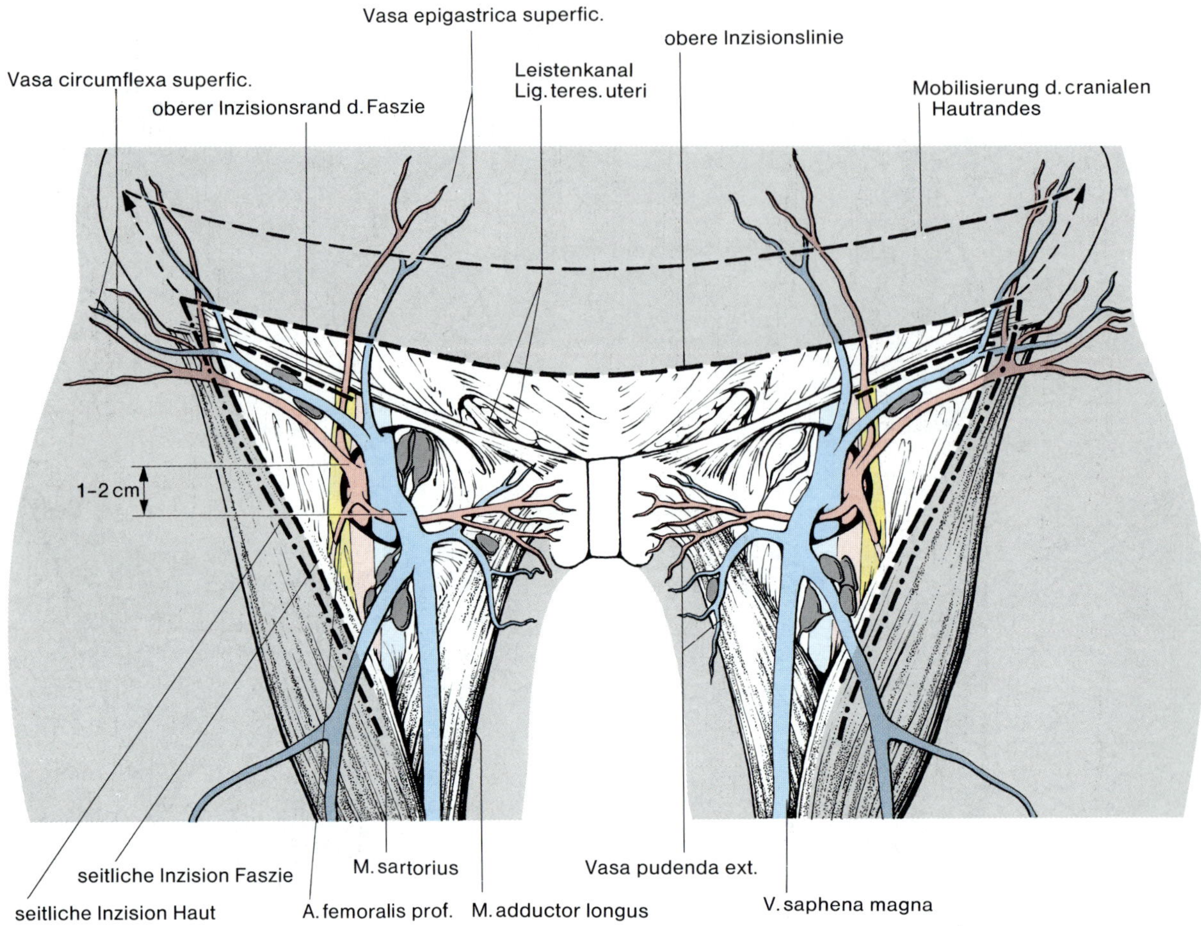

Abb. 9. Topographische Anatomie des extravulvären Operationsgebietes

sichtig inzidiert (s. Abb. 9). Dabei ist auf den N. femoralis zu achten und jede Affektion der tiefen Äste zu vermeiden (siehe Abb. 10a–d).

Nunmehr wird das Präparat mitsamt des Faszia lata-Anteils weiter nach medial abgelöst, bis man zur Einmündung der V. saphena magna in die V. femoralis kommt. Sie liegt 1–2 cm tiefer als der Abgang der A. circumflexa superficialis und auf gleicher Höhe wie der Abgang der A. femoralis profunda (Abb. 9). Man stellt die Saphena optimal dar und setzt sie von der V. femoralis ab (Abb. 10b). Der dortige Stumpf wird doppelt mit unresorbierbarem Material versorgt. Der distale, mit Klemmen gefaßte Stumpf der Saphena wird angespannt, um die Darstellung der Vene am Unterrand des präparierten Gewebslappens zu erleichtern [24]. Dort dann nochmalige Durchtrennung und endgültige Versorgung.

Nun kann das Haut-Fett-LK-Präparat weiter nach medial von der Fascia pectinea abpräpariert werden. Die während der beschriebenen Operation auftauchenden Gefäße (Vasa epigastrica superfic., Vasa circumflexa ilei superfic.) sowie zuletzt die Äste der Vasa pudenda ext. wurden sukzessive durchtrennt und versorgt.

Nach Ablösung des Präparates ist die Unterlage zu überprüfen und auf verbliebene restliche LK abzusuchen, besonders medial der V. femoralis. Ggf. wird die Ausräumung komplettiert. Man berücksichtigt besonders den Rosenmüllerschen LK (Abb. 9, 10) und gebe ihn ggf. zur histo-pathologischen Schnellschnitt-Untersuchung. Ist er negativ, darf man auf ein Freisein der pelvinen LK hoffen.

Einige Operateure schließen an diese Operationsphase die Eröffnung des *Leistenkanals* und die partielle Resektion des Lig. rotundum nebst seines unmittelbar anliegenden Fettgewebes an, in der Erwartung, damit noch einige für die Prognose relevante LK entfernen zu können. Theoretisch ist ein solcher direkt in das Becken führender Ausbrei-

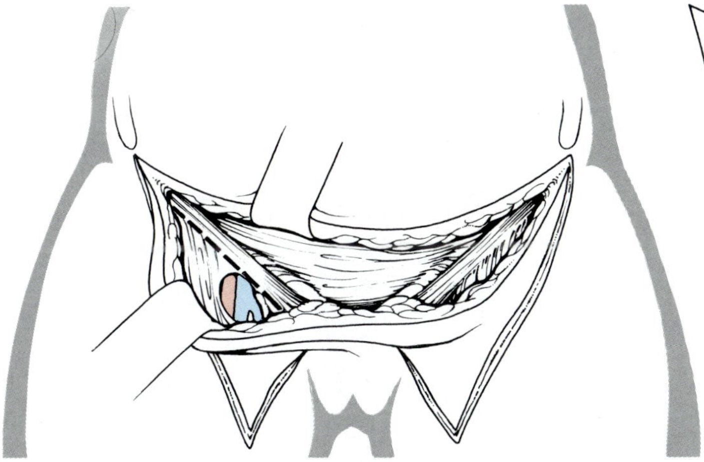
a

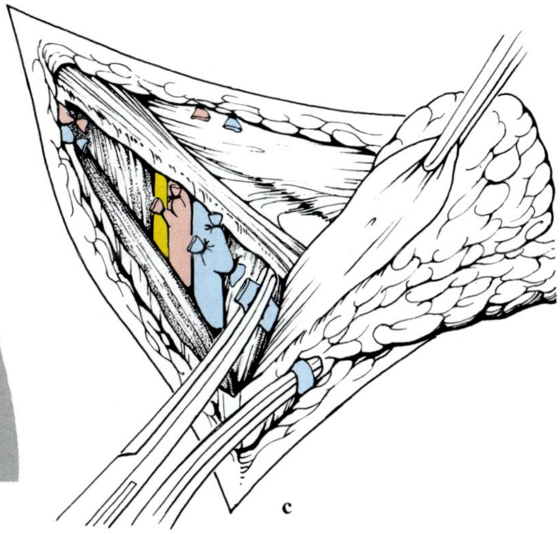
c

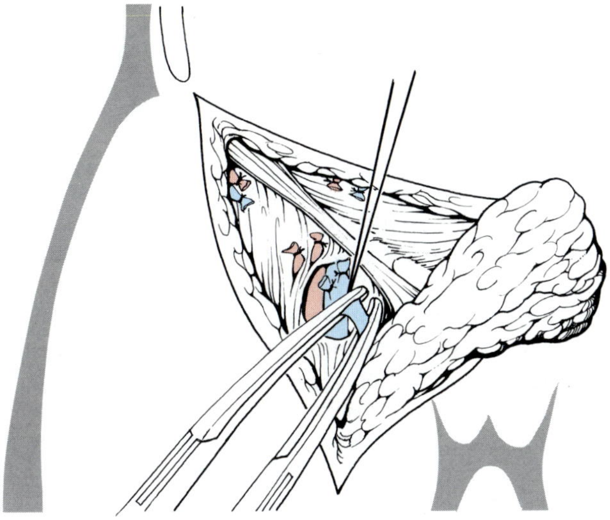
b

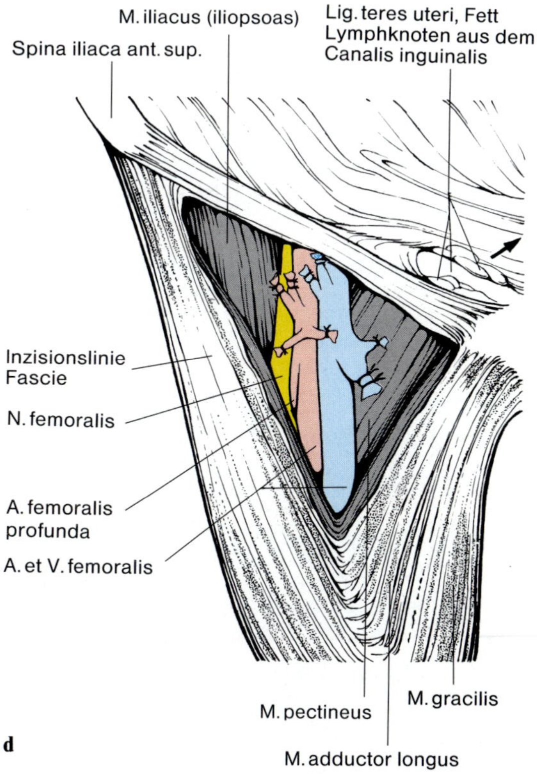

d

Abb. 10a–d. Topographische Anatomie des extravulvären Operationsgebietes. Operationsschritte (**a–c**). Tiefer Situs nach Ablösen der Faszie (**d**)

tungsweg bei ventral sitzenden Karzinomen durchaus denkbar (siehe Abb. 1). Der Leistenkanal muß danach sorgfältig wieder versorgt werden.

Falls die inguino-femoralen LK karzinomatös befallen sind oder, bei fehlender Beurteilungsmöglichkeit, die einschlägigen pelvinen Untersuchungen [30, 59b] hochgradig suspekt waren, kann jetzt die *pelvine extraperitoneale Lymphonodektomie* angeschlossen werden (s. S. 453), wenn dies der Patientin zumutbar ist. Nelson [49] sowie Way [66] schlagen vor, zunächst den am weitesten distal auf der A. iliaca externa sitzenden Lymphknoten zu entnehmen und histologisch untersuchen zu lassen. Die Lymphonodektomie wird dann von dem Untersuchungsbefund abhängig gemacht. Falls schon makroskopisch ein Befall multipler pelviner LK evident ist, wird auf diese Untersuchung verzichtet und a priori lymphonodektomiert, sofern man dies als sinnvoll ansieht (s. S. 453). Die technische Durchführung ist an anderer Stelle beschrieben.

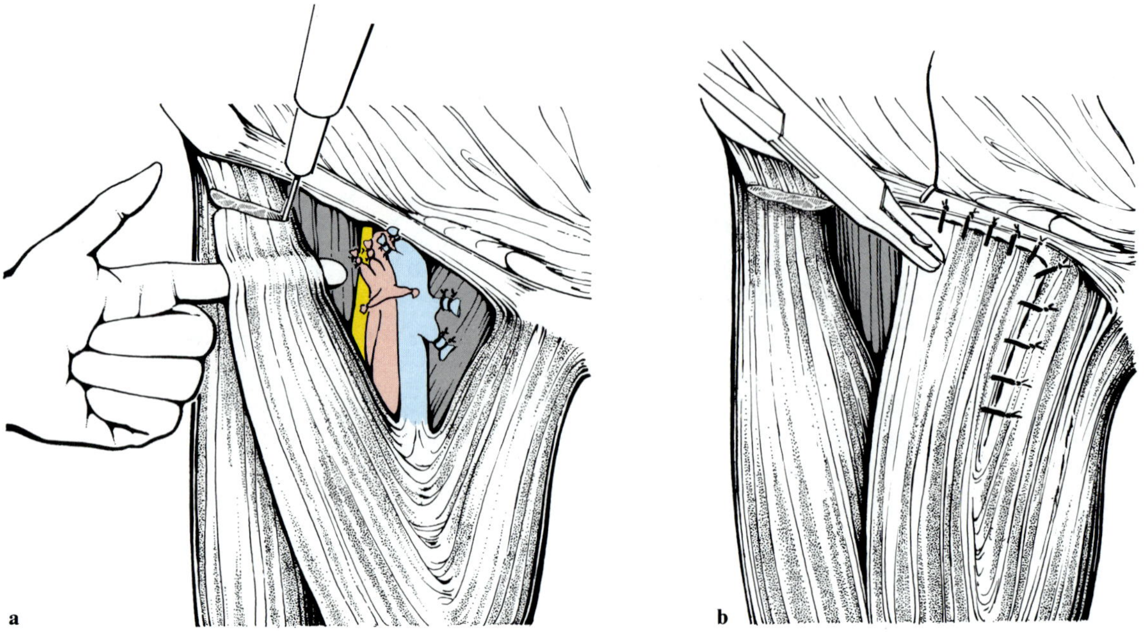

Abb. 11 a, b. Deckung des denudierten Gefäßdreiecks mit dem M. sartorius. Aus Wheeless [72]

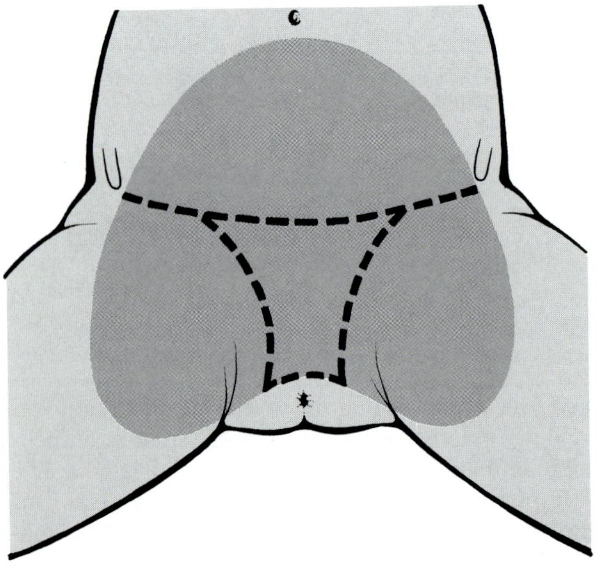

Abb. 12. Mobilisation der Haut durch Unterminierung im gerasterten Gebiet bis zum Nabel und auf die Oberschenkel übergreifend. Die dadurch entstehende Wundfläche kann zu größeren Blut-, Flüssigkeits-, Eiweiß- und Elektrolytverlusten führen [8]

Nelson [49] empfiehlt, erst die Ergebnisse der konventionellen histologischen Untersuchung des Op.-Präparates abzuwarten und bei erwiesenem LK-Befall der Leiste zu einem späteren Zeitpunkt und dann *transabdominal* zu lymphonodektomieren. Bei dieser Gelegenheit könnten dann auch die paraaortalen LK untersucht werden.

Alternative zur pelvinen Lymphonodektomie wäre die Strahlentherapie. Insgesamt gibt es keine wirklich gesicherten Ermittlungen hinsichtlich der Frage, ob die pelvine Lymphonodektomie bzw. die Bestrahlung die Überlebensraten generell verbessern, bzw. bei welchen Ausgangskonstellationen [30].

Zum Abschluß der suprapubischen Phase wird der *M. sartorius* an der in Abb. 11 gezeigten Stelle durchtrennt und zwecks Deckung der großen Gefäße über diese gelegt und am Lig. inguinale sowie am M. add. longus fixiert.

Wenn der linke und rechte Gewebslappen kontinuierlich abgelöst sind und das ganze Präparat in der Mitte bis knapp über den Unterrand der kaudalen Inzisionslinie hinaus mobilisiert ist, kann der Verschluß der suprapubischen Wunde vorgenommen werden. Zuvor werden die Randbereiche ca. 10–12 cm nach oben und unten mobilisiert (Abb. 12; siehe auch Abb. 9). Mitunter ist es auch nötig, horizontale Inzisionen zu machen oder die gesamte Bauchschürze kranialwärts und seitlich, oberhalb des Beckenkammes zu mobilisieren (siehe Abb. 9; 24) und als Ganzes herabzuziehen. Die inguino-femoralen Wundhöhlen werden drainiert. Die Hautnaht sollte möglichst intrakutan erfolgen, um Stichkanäle, die einer Infektion der Tiefe Vorschub leisten können, zu vermeiden.

1.4.4.3 Vulväre Operationsphase: Die *äußere Umschneidung* erfolgt nach den Mustern der Abb. 7 u. 8 und beachtet einen Mindestabstand vom sichtbaren/tastbaren Tumorrand von 2–3 cm bei kleinen Tumoren, oder 3–4 cm bei größeren Karzinomen. Die Umschneidung richtet sich also nach den individuellen Gegebenheiten. Jede die Notwendigkeit mißachtende Zurückhaltung erhöht das Risiko späterer Rezidive. Die Sicherheit muß Priorität gegenüber der Wundheilung haben. Dorsal geht man, je nach Topographie des Tumors, ggf. nahe an den Anus heran.

Für die äußere Umschneidung wird teils das elektrische Messer, teils das Skalpell [51] empfohlen. Sie wird bis auf das Periost bzw. die Faszien oder die Muskulatur vertieft.

Die *innere Umschneidung* erfolgt mit dem elektrischen Messer in der Tiefe des Vestibulums, vor dem Hymenalsaum. Bei außerhalb sitzenden Karzinomen wird die Urethralöffnung ausgespart und peripher umschnitten. Wenn das Karzinom aber nahe heranreicht, oder generell bei einem Sitz in der vorderen Vulvahälte [15] wird das distale Drittel der Urethra oder notfalls mehr geopfert. Eine Inkontinenz ist nicht zu befürchten, sofern das innere Drittel der Urethra zurückbleibt. Falls das Karzinom in die Vagina hineinreicht, muß es im Rahmen des Möglichen im Gesunden umschnitten werden.

Die Ablösung des Vulvapräparates kann man ventral, d. h. am Rand der suprapubischen Operation [34], oder am Hinterrand im Dammgebiet [49] oder seitlich beginnen. Der Rand wird mit Klemmen gefaßt. Man löst nun den Vulvalappen in Richtung auf die innere Umschneidung von der Unterlage ab, teils mit dem elektrischen Messer, teils mit der Schere oder unter Zuhilfenahme des Fingers, der die Verbindung zu der inneren Umschneidung darzustellen und herbeizuführen sucht. Dies ist naturgemäß besonders problematisch, wenn der Tumor in die Vagina hineinreicht. Dorsal geht man, je nach Tumortopographie, u. U. nahe an das Rektum heran, das man ggf. durch rektales Eingehen mit dem Finger optimal darzustellen sucht. Nach der kompletten Ablösung der Vulva wird nun ggfls. noch die Brücke zu dem inguinal-suprapubischen Gewebslappen abgelöst und damit das gesamte Op.-Präparat „en-bloc" entfernt. Sorgfältige Blutstillung!

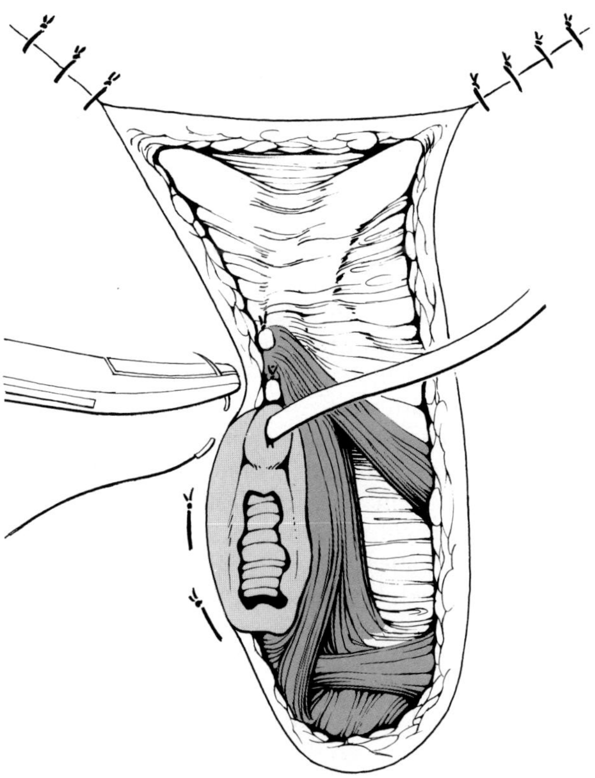

Abb. 13. Prinzip der Lappenverschiebung zur Deckung von Defekten [30]

Wenn das Karzinom im hinteren Bereich der Vulva saß, die hintere Vaginalwand ergriffen hatte oder in der Tiefe auf das Rektum zu wuchs, soll noch die Fossa ischiorektalis ausgeräumt werden.

Sollte sich die Gefahr eines *Deszensus* andeuten oder letzterer schon bestehen, ist eine Levatorraffung angezeigt. Bei der ausgedehnten Veränderung der anatomischen Verhältnisse im Zusammenhang mit der Operation, speziell im Bereiche des Hiatus genitalis, ist diese Raffung nicht problemlos, ein Zuviel oder Zuwenig liegt nahe.

De VALERA empfiehlt, die *Urethralmündung* nicht in situ zu belassen, sondern sie etwas höher in die vordere Scheidenwand einzupflanzen. Diese Empfehlung beruht auf der Erfahrung, daß man die Urethra bei dem Wundverschluß durch die zwangsläufige Anspannung der Vagina und den Zug nach außen verzieht und damit Miktionsprobleme schafft.

Von verschiedenen Operateuren wird vor dem Wundverschluß das gesamte Wundgebiet mit Aqua destillata berieselt. Man stellt sich vor, daß die evtl. im Wundgebiet verschleppten Tumorzellen durch osmotische Effekte des Aq. destillata zugrundegehen. Bei in vitro Untersuchungen konnten wir jedoch feststellen, daß die Einbauaktivität der Tumorzellen für Nukleinsäure-Präkursoren durch vorherige Inkubation in Aq. destillata nur geringradig vermindert wird. Es bleibt also nur die Annahme, daß die Berieselung evtl. eine Reinigungsfunktion, einen Spüleffekt haben könnte. Zytotoxisch wirkt sie jedenfalls nicht.

1.4.4.4 Vulvärer Wundverschluß: Der primäre Wundverschluß, den man zumeist anstrebt (Ausnahme s. S. 463), wird meist Schwierigkeiten machen, besonders im Falle der Resektion großer Tumorareale. Als erstes wird man die Haut so weit wie möglich zu den Seiten (Abb. 12) und die Vagina zur Tiefe hin mobilisieren.

Genügen diese Maßnahmen nicht, und droht die spätere Hautdehiszenz mit zeitraubender Sekundärheilung, dann sollte von den plastischen Methoden Gebrauch gemacht werden [5, 8, 14, 30, 35, 36, 37]. In günstigen Fällen werden einfache *Schwenklappentechniken* und *Verschiebeplastiken* ausreichen. In schwierigen Situationen müssen größere Eingriffe in Erwägung gezogen werden [5, 36, 72]. Diese sind in dem Beitrag von Knapstein (Kap. H.IV) beschrieben und dort nachzulesen.

Man sollte diese großen Eingriffe nicht grundsätzlich als extreme Zusatzbelastung betrachten, sondern sich vielmehr bewußt sein, daß man den Patientinnen mit diesen Operationen häufig ein vielwöchiges Krankenlager als Folge ausgedehnter Sekundärheilung erspart. Dazu kommt die Verhütung der mit verlängerten Liegezeiten verbundenen Begleitkomplikationen (Infektion, Embolie). Schließlich läßt sich so auch die Kohabitationsfähigkeit am besten erhalten. Im unkomplizierten Fall wird man den Wundverschluß mit unresorbierbarem Nahtmaterial 000 vornehmen. Zum Abschluß der Operation ist auch das vulväre Gebiet nochmals desinfizierend zu reinigen. Die Nähte kann man mit einem Klebespray abdecken und damit vor Schmierinfektionen bewahren.

1.4.4.5 Maßnahmen zur Optimierung der histopathologischen Fallbeurteilung: Die diagnostisch entnommenen Gewebe bzw. die bei der endgültigen therapeutischen Operation anfallenden Präparate müssen vom Kliniker speziell für die spätere histopathologische Bearbeitung vorbereitet werden:

1. Aufspannen oder Auflegen überhäuteter Präparate auf Unterlagen (Korkplatten, Papier u. ä.), um Deformierungen und Schrumpfungen zu verhindern, die eine topographische Auswertung und die Herstellung exakt vertikaler Schnitte erschweren würden.
2. Dem Histopathologen sollte eine Skizze oder eine Fotodokumentation als Orientierungshilfe geliefert werden. Ggf. spezielle Fragestellung angeben.
3. Bei separater Lymphonodektomie müssen die jeweiligen Herkunftsorte angegeben werden (Tiefe LK, oberflächliche LK, oberster LK (Rosenmüller).
4. Verwendung der vom zuständigen Pathologen als optimal angesehenen Fixierungslösung, insbesondere für die LK-enthaltenden Präparate (Formalin unterschiedlicher Konzentration, Bouin, Stieve usw.), sofern die Präparate nicht unmittelbar an den Pathologen ausgeliefert und von diesem fixiert werden können.

1.4.5 Empfehlungen für ergänzende Maßnahmen nach radikaler Operation

Es ist ratsam, zur Optimierung des zumeist problematischen Heilverlaufes bestimmte Maßnahmen zu beachten:

1. Fortsetzung der schon ante operationem begonnenen *Antibiotikatherapie* und *Thromboemboliephrophylaxe* (s. S. 464).
2. Laufende Kontrollen der Funktion der *Drainagen.* Ggf. durchspülen. Abgesonderte Blut- bzw. Sekretvolumina notieren.
3. Vermeidung von postoperativer *Anaemie* und *Proteinmangel.* Also Aminosäurenzufuhr, am besten überhaupt für einige Tage Infusionsmaßnahmen wie bei parenteraler Ernährung [58]. Reduzierung des Haematokrit, falls nötig: Der Wert sollte nicht über 35% ansteigen. Ggf. Humanalbumin oder PPL.
4. Zur medikamentösen *Förderung der Wundheilung* wurden empfohlen: Östriol (initial z. B. in Form von Orgastyptin 20 mg i. v./die), Vitamin C i. v. Bei Sickerblutungen evtl. lokale Applikation von Fibrinolysehemmern.
5. Bei der *Wundpflege* ist extreme Sauberkeit anzustreben. Die Wunde ist trocken zu halten. Traggestell für die Bettdecke verwenden. Luftzutritt ermöglichen. Falls Trocknung der Wunde nötig, ist dieses mit kalter oder höchstens lauwarmer Luft (Föhn) zu bewirken. Keine Heizsonne o. ä. verwenden. Die Hyperaemie würde den Sauerstoffbedarf erhöhen und evtl. ein relatives Defizit herbeiführen.
6. Um eine evtl. Verunreinigung mit Schmierinfektionen zu vermeiden, ist die Defäkation durch die Gabe *schlackenfreier Kost* weitmöglichst hinauszuschieben.

1.4.6 Behandlungsmethode nach WEGHAUPT

Das Wesen der von WEGHAUPT empfohlenen, an das Vorgehen von BERVEN anknüpfenden Methode ist es, nach der Elektroresektion des Vulvatumors weit im Gesunden auf den primären Wundverschluß zu verzichten. Der Wundgrund wird mit einer Plattenelektrode intensiv elektrokoaguliert und dann der Sekundärheilung überlassen.

Bei den noch kurabel wirkenden Fällen, die man auch nach klassischer Technik hätte operieren können, wird die Strahlentherapie der Inguinalregion angeschlossen, mitunter auch das Operationsgebiet miteinbezogen.

Der Vorteil dieser Methode liegt wohl darin, daß sich der Operateur nicht bewußt oder unbewußt von der Sorge um eine spätere Wunddehiszenz beeinflussen läßt, sondern primär großzügiger ins Gesunde vordringt, als er es sonst getan hätte. Diese Annahme findet ihre Bestätigung darin, daß die Quote der Lokalrezidive bei dieser Methode auffallend gering ist [68, 69] und z. B. deutlich niedriger liegt als in den Kollektiven der „einfachen" oder „kleinen Vulvektomie" (s. S. 452).

Die *Indikation* für die WEGHAUPT'sche Methode ist eine zweifache:

1. Echte Alternative zu der klassischen Radikaloperation, wie sie oben für operable Fälle beschrieben wurde.
2. „Notlösung" bei weit fortgeschrittenen, inkurabel wirkenden Fällen im Sinne einer Palliativtherapie (s. u.).

1.4.7 Behandlung des fortgeschrittenen Vulvakarzinoms

Bei fortgeschrittenen Vulvakarzinomen, die nicht mehr im Sinne der klassischen operativen Technik operabel sind, kommen je nach individuellen Gegebenheiten drei Methoden infrage.

1. Die radikale Vulvektomie mit Lymphonodektomie wird mit aufwendigen plastischen Methoden kombiniert, die eine Deckung der direkt nicht mehr verschließbaren Wunde ermöglichen [5, 35, 36, 71].

2. Man verwendet die o. e. Technik nach WEGHAUPT. Die große Wundfläche, die nach der Elektroresektion des Tumors, seiner Unterlage und der angrenzenden Gebiete zurückbleibt, heilt meist problemlos ab. Der Zeitaufwand ist allerdings groß und verlangt viel Geduld von den Patientinnen. Bei den guten Ergebnissen erscheint es nicht berechtigt, bei großen, oft übelriechenden und mit Schmerzen verbundenen Tumoren generell zu resignieren und die Patientinnen sich selbst zu überlassen. Man erreicht mit der Elektroresektion zumindest Symptomarmut oder -Freiheit.

Eine zusätzliche Strahlentherapie wird bei der gegebenen Verschleppung der Karzinome meist nicht mehr aussichtsreich sein.

3. In Fällen einer ausgedehnten Beteiligung von Vagina und Urethra/Blase, bzw. Vagina und Rektum, kann gelegentlich eine vordere oder hintere Exenteration [34, 49, 72] sinnvoll sein [39, 57]. Die Indikationsstellung ist schwierig. Sie hängt einerseits vom Alter der Patientin, den örtlichen Gegebenheiten und deren Symptomatik ab, andererseits von dem Ausmaß der klinisch bereits manifesten lymphatischen Streuung, also der vermutlichen Lebenserwartung. Indikationsstellung und Therapiedurchführung sollten speziellen Zentren überlassen bleiben.

Meist wird die kurative Effizienz hinter dem palliativen Effekt zurücktreten.

1.5 Komplikationen, Fehler und ihre Verhütung

1.5.1 Verletzungen intra operationem

Bei den Komplikationen [8] stehen Verletzungen an erster Stelle. Sie sind denkbar am N. femoralis, an A. und V. femoralis, der V. saphena magna sowie am Rektum.

N. Femoralis: Bei der Präparation des Gefäß-Nerven-Dreiecks kann bei der Ablösung der Faszie und Annäherung an die Fossa ovalis der N. femoralis verletzt werden. Vor allem die Folgen auf die Motorik des Beines sind katastrophal. Zur Vermeidung ist entsprechende Behutsamkeit bei der Inzision sowie ein instrumentelles Präparieren in kranio-kaudaler Richtung bei der Darstellung der Gefäß-Nerven-Strukturen, also Nerven- und Gefäß-parallel, angezeigt. Im Falle einer dennoch eingetretenen Verletzung ist umgehend ein Neurochirurg hinzuzuziehen, der die Wiedervereinigung durchtrennter Äste vorzunehmen hat.

A. femoralis: Für die Vermeidung entsprechender Verletzungen gilt das o. Ges. Bei einer Wandschädigung ist das Gefäß beiderseits der Verletzung mit schonenden, speziellen Gefäßklemmen zu fassen und am besten durch den Gefäßchirurg mit atraumatischem, nicht resorbierbaren Nahtmaterial 0000 zu versorgen. Man bedenke die Gefahr reaktiver thrombotischer Verlegung. Heparinisierung.

V. femoralis: Diese Verletzung ist naheliegender als die der A. femoralis. Besondere Gefahr besteht bei der Darstellung der V. saphena magna-Einmündung bzw. beim Absetzen dieser großen Vene. Die Stumpfligatur muß absolut sicher sitzen, am besten wird distal der 1. Ligatur eine zusätzliche Umstechung vorgenommen und durch die Wandung des Stumpfes geführt. Wird die V. femoralis bei den präparativen Manipulationen verletzt, so ist fest zu tamponieren, um Zeit zu gewinnen. Kein Ansetzen einfacher Klemmen. Das Fassen der Wand darf nur mit Spezialklemmen erfolgen. Hinzuziehung eines Gefäßchirurgen. Die Wandverletzung wird mit atraumatischem Material genäht. Wegen Gefahr der Thrombosierung Heparinisierung in moderater, aber über die low-dose hinausgehender Intensität.

Rektum: Sollte, was extrem selten sein dürfte, bei einer weit nach dorsal ausholenden Vulvektomie das Rektum verletzt werden, erfolgt die primäre Versorgung in üblicher Weise. Bei kleinen und mittleren Defekten wird sich eine Darmfistel oder ein Anus praeter vermeiden lassen. Für längere Zeit ist schlackenarme Kost zu verabfolgen.

1.5.2 Schwierigkeiten beim Wundverschluß

Auf die Hilfsmethoden, die im Falle erschwerten Wundverschlusses heranzuziehen sind, wurde auf S. 462 hingewiesen.

1.5.3 Postoperative Komplikationen

1.5.3.1 Wundinfektion: Die Wundinfektion ist eine der häufigsten Komplikationen, bedingt durch die Exsudatmassen, Blutungen und die große Wundfläche sowie die besondere topographische Exposition. Auf die prophylaktischen Maßnahmen wurde auf S. 454 eingegangen.

Die manifeste Infektion erfordert umgehend Breitbandantibiotika, später möglichst keimadaptierte Antibiotika. Ferner Drainagekontrolle. Ggf. Entlastungsschnitte, Spülungen, Öffnen von Ligaturen. Evtl. Immunglobuline, besonders bei Diabetikerinnen.

1.5.3.2 Thrombophlebitis, Thromboembolie: Alter, Karzinomkrankheit, Liegedauer und Gewebstrauma schaffen eine hohe Disposition. Man sollte alle Möglichkeiten der *Prophylaxe* nutzen [58, 60]. Die Operation soll in low-dose-Heparinprophylaxe erfolgen. Wegen gewisser Blutungsgefahr aus den großen Wundflächen ist den DHE-Heparin-Kombinationen wegen ihres bei gleicher Wirkung reduzierten Heparinanteils den Vorzug zu geben. Gymnastische Betreuung der Bettlägerigen. Der Hk-Wert sollte nie über 35% ansteigen. Es ist also für Zufuhr hochmolekularer Infusionslösungen zu sorgen. Humanalbumin eignet sich wegen seiner hohen Halbwertzeit am besten, der Wasserbindungseffekt von Dextranen hält nur wenige Stunden an [58]. Im Falle einer manifesten *Thrombose* gelten die üblichen Gesichtspunkte, wobei in den ersten Tagen naturgemäß die erhebliche Gefahr von Nachblutungen zu berücksichtigen ist. Man sollte Blutkonserven in Bereitschaft halten. Eine Streptokinasetherapie dürfte vor dem 10.–12. Tag stets kontraindiziert sein.

1.5.3.3 Wundheilungsstörungen. Dehiszenz: Die häufigste Komplikation ist die Wunddehiszenz, die bei der radikalen en-bloc-Operation, besonders bei den Schnittführungen c und d (Abb. 8) bei 50–85% der Patientinnen zu erwarten ist [34, 54, 64, 65].

Bei der einfachen Vulvektomie bzw. den eingeschränkten Hautresektionen bei radikalen Operationen liegt die Rate der Sekundärheilung bei ca. 20–34% [54, 64, 70, 71].

Diabetikerinnen (35–45% im Krankengut [43]) sind naturgemäß besonders disponiert.

Die Wunddehiszenz läßt sich in Grenzen vermindern, wenn auf sorgsame Blutstillung und Drainage, spannungslosen Wundverschluß, gute Nahttechnik, optimale Diabeteseinstellung sowie Bekämpfung von Infekten, Anaemie und Eiweißmangel geachtet wird [50, 58].

Falls zulässig (Tumorgröße, Streuungswahrscheinlichkeit), sollte auf die Resektion großer Hautareale verzichtet werden, also Bevorzugung der Schnittführungen a und b in Abb. 8 statt c und d, besonders bei alten, hinfälligen Patientinnen und Diabetikerinnen.

Zur Reduzierung der Gefahr einer späteren Dehiszenz liegen viele Empfehlungen vor. So soll man während der Operation die Wundränder in kaltfeuchte Tücher einschlagen, um das Austrocknen des Randes zu verhindern. Man soll das Einlegen warmer Tücher vermeiden [8]. Manche Operateure frischen den Wundrand unmittelbar vor dem Wundverschluß in 5–10 mm Breite an. Schließlich wird empfohlen, die kraniale Bauchwandschürze noch über die Spinae hinaus Richtung Beckenkamm zu mobilisieren (24. s. Abb. 9) und/oder auf eine etwa 2–3 cm dicke Fettschicht zu verdünnen [8]. Nach Abschluß der Operation ist das Operationsgebiet nochmals zu desinfizieren und evtl. die Naht mit Klebespray abzudecken.

Bei der Behandlung *kleinerer Defekte* beschränkt man sich auf eine direkte Wundbehandlung mit Spülungen mit Beta-Isodona, Rivanol, Kaliumpermanganat u. a. und nimmt die Sekundärheilung in Kauf. Gelegentlich scheint das Einbringen von Glukose, Bepanthen, Actihaemyl-Gel u. ä nützlich zu sein.

Bei *größeren Defekten* stellt sich die Frage, ob die angrenzenden Nachbargebiete stabil verheilt bzw. in Heilung begriffen sind, oder ob bereits eine ausgedehnte Höhlenbildung vorliegt. Im ersteren Falle geht man vor, wie o. e. Im zweiten Falle erweitert man die Dehiszenz und schließt eine Lokalbehandlung mit dem Ziel der Reinigung der Wunde an. Mitunter müssen oberflächliche Nekrosen beseitigt werden. Von „lytisch" wirkenden Medikamenten darf man nicht zu viel erwarten. Es ist vielmehr oft nötig, die Nekrosen mit scharfem Löffel, Kürette oder Schere abzutragen. Ist eine Reinigung erreicht und beginnen sich Granulationen zu zeigen, ist die Sekundärnaht zu erwägen. Diese ist unproblematisch, wenn die Wundränder nicht unter Spannung stehen. Trifft letzteres zu, hat ein nochmaliger Wundverschlußversuch nicht viel Aussicht. Man muß zugleich eine Entspannung zu erreichen suchen, was bei der Sekundärversorgung nicht mehr mit typischen Schwenklappen möglich sein wird. Falls man nicht schon bei der Erstoperation davon Gebrauch gemacht hat, sind die angrenzenden Wundränder zu mobilisieren. Ansonsten können Entlastungsinzisionen in den angrenzenden Hautarealen vorgenommen werden, die mitunter genügend Entspannung herbeiführen.

1.5.4 Spätkomplikationen

1.5.4.1 Narbenschrumpfungen. Dislokationen: Im Zusammenhang mit der Wundheilung und Narbenbildung können Verziehungen und Strikturen an Urethra, Vagina und Anus auftreten. Auch Gefäßlumina können eingeengt werden. Zur Vermeidung sollte man bei der Operation für eine Umpflanzung der Urethralmündung sorgen (s. S. 461), für einen ggf. unter Zuhilfenahme plastischer Techniken spannungsfreien, weiten Introitus sowie für eine Vermeidung analer Verziehung. Werden die oben erwähnten Erscheinungen später manifest, sind plastische Operationen erforderlich, die im Prinzip jenen Methoden gleichen, die man auch präventiv einsetzt (s. S. 462).

1.5.4.2 Ödemneigung der unteren Extremitäten: Nach superradikalen Operationen sind bei 50–70% der Patientinnen wenigstens vorübergehend [34, 54] Ödeme der unteren Extremitäten zu erwarten [54], bei den schonenderen Methoden trotz oberflächlicher Lymphonodektomie in 10–35% [70, 54]. Der diesbezügliche präventive Nutzen eingeschränkten Operierens wird aber gegenstandslos, wenn man zur Komplettierung einer über das Maß des Zulässigen hinaus reduzierten Therapie dann nachbestrahlt.

Prophylaktisch wird man postoperativ stets für guten Abfluß sorgen (Hochlagerung der Beine), sowie für Optimierung des intravasalen onkotischen Druckes (Kontrolle, ggf. Substitution der Bluteiweißkörper).

1.5.4.3 Hernien: Bei den radikalen Operationen mit Ausräumung des Femoraldreiecks und des Leistenkanals wird eine Disposition zur Entwicklung von Femoral- und Inguinalhernien geschaffen. Die Frequenz beträgt 5–20%, die Diagnose wird häufig schwierig sein oder gar nicht bedacht werden. Die genannte Häufigkeit zwingt zu sorgsamem Verschluß des Leistenkanals (s. S. 458) und einer Dekkung des Femoraldreieckes mittels des M. sartorius (siehe Abb. 11).

1.5.4.4 Prolaps: Eine sehr seltene Spätkombination (ca. 2%) besteht im Prolaps von Vagina und Uterus in Fällen, wo man bei großer Ausdehnung des Karzinoms intra operationem viel Gewebe entfernen und bis an die Schambogenränder herangehen mußte. Die Behandlung ist schwierig und verlangt die Kooperation mit einem plastischen Chirurgen bzw. einem entsprechend spezialisierten Gynäkologen.

1.6 Ergebnisse der operativen Behandlung des Vulvakarzinoms

Die Heilungsergebnisse hängen einerseits von der Ausdehnung der Karzinome und ihren sonstigen Individualmerkmalen, andererseits von der Therapie ab. Ergebnisse, die nur unter dem Gesichtspunkt einer Korrelation von Therapieart und Überlebenszeit zusammengestellt wurden, oft ohne histopathologische Kontrolle, sind nur wenig relevant. Die Kollektive, über die berichtet wird, sind naturgemäß klein und kaum untereinander vergleichbar. Multivarianzanalysen fehlen. Die Zahlen können demnach nur als grober Anhalt ohne absolute Allgemeingültigkeit betrachtet werden. Dennoch läßt sich zum Teil die Bedeutung bestimmter Einzelmerkmale für den Verlauf in informativer Weise erkennen.

1.6.1 Ergebnisse nach radikaler Vulvektomie mit bilateraler Lymphonodektomie en-bloc

Hier werden charakteristische Zusammenhänge zwischen Größe des Karzinoms, Stadium, Ausbreitungsart und 5-Jahres-Überlebensraten gesehen [11]. Nach klassischer radikaler Vulvektomie mit inguino-femoraler Lymphonodektomie en-bloc erzielte PODRATZ [54] in einem gereinigten Kollektiv bei Karzinomen bis zu maximal 2 cm Ausdehnung eine 5-Jahresüberlebenszeit von etwa 89% (Tab. 2). Dies ist als Spitzenergebnis anzusehen. Für Größenordnungen von 2-3 cm gibt er 83%, also kaum reduzierte Erfolge an. Dann kommt es zu einem Knick: Karzinome von 3-4 cm Ausdehnung haben nur noch 5-Jahresüberlebenszeiten von 63%, bei Größen über 4 cm unter 44% [54].

Tabelle 2. 5-Jahresüberlebensraten in Abhängigkeit von der Tumorgröße. Radikale Vulvektomie mit Lymphonodektomie en-bloc. Gereinigtes Kollektiv von PODRATZ et al. [54].

1 cm ∅	90%
1-2 cm ∅	89%
2-3 cm ∅	83%
3-4 cm ∅	63%
4 cm ∅	44%

Im eigenen Kollektiv [64, 65] wurde im Stadium I durch die radikale Vulvektomie mit Lymphonodektomie eine 5-Jahresüberlebensrate von 80% erreicht, im Stadium II bei Tumorgrößen von 2-6 cm 65% und im Stadium III noch von 53%. Beim Befall der Urethra sinkt die Quote auf 15%, bei Beteiligung des Rektum auf 12% [10, 25, 26]. Eine andere Zahl gibt für die Fälle mit Einbeziehung von Urethra, Anus oder Vagina eine 5-Jahres-Überlebenszeit von 22% an [44].

Da die Größenordnung der Überlebensraten in gewisser Weise mit der vor allem bedeutsamen regionären Streuung korreliert, ist diese der eigentlich entscheidende Prognosefaktor: Bei einer Auswertung von 8 Kollektiven ermittelten wir bei negativen LK eine 5-Jahres-Überlebenszeit von 81% und NELSON von 77%, bei positiven LK nur noch von 40% [49, 64, 65]. Bei einem bilateralen Befall der LK sinkt die 5-Jahres-Überlebenszeit unter 30% ab. Berücksichtigt man auch die Zahl der befallenen LK, so ergeben sich folgende 5-Jahres-Überlebenszeiten: Kein LK-Befall: 90%. 1 LK befallen: 57%. 2 LK befallen: 37%. Bilateraler Befall: 29% [54].

Die 10-Jahres-Überlebenszeit bei Fällen mit 1 positiven LK liegt bei 40%, bei 2 positiven LK nur noch etwas über 20% [54].

Wenn die pelvinen LK einseitig befallen sind, ergibt sich trotz zusätzlicher pelviner Lymphonodektomie eine 5-Jahres-Überlebenszeit von 22-23%, im Falle doppelseitiger pelviner Streuung von 8% [27]. Man sieht also, welche Bedeutung den LK-Befunden zukommt. Sie sind das härteste Prognosekriterium. In diesem Zusammenhang muß aber auch darauf hingewiesen werden, daß die Relevanz des LK-Befundes von der Sorgfalt der histopathologischen Aufarbeitung abhängig ist.

Geht man von zyto-histo-morphologischen Kriterien aus, z. B. vom BRODERS-Index, so liegt die 5-Jahres-Überlebenszeit bei der Gruppe I und II bei 84%, bei Gruppe III und IV bei 52% [54]. Es ist evident, daß auch dieses Kriterium u. a. mit der lymphogenen Streuung korreliert. Der BRODERS-Index oder die Klassifikation nach BLOOM und RICHARDSON sollten bei Fallanalysen berücksichtigt werden. Man erinnere sich der Aussagekraft der histo-morphologischen Risikomerkmale beim Mamma-Karzinom.

1.6.2 Ergebnisse nach reduzierten operativen Verfahren und nach kombinierter Behandlung

Im Hinblick auf die z. T. doch recht alten Patientinnen und eine nicht seltene Hinfälligkeit stellt sich immer wieder die Frage, ob man nicht auch bei klinischen Karzinomen ggfls. auf die erweiterte Radikalität verzichten und die Lymphonodektomie durch eine Nachbestrahlung ersetzen soll. Man hat z. T. lediglich den Tumor exstirpiert und dann Vulva und Leiste nachbestrahlt. Die Ergebnisse entsprechender Versuche sind in der Tab. 3 zusammengestellt.

Bei Zusammenfassung aller Stadien (bei 36% positiver LK-Beteiligung) können wir nach *typischer Radikaloperation* eine 5-Jahres-Überlebensrate von ca. 65% vorweisen, genau wie auch BOUTSELIS. Aus der Literatur errechnet man Mittelwerte von ca.

Tabelle 3. 5-Jahresüberlebensraten (alle Stadien) bei radikaler Operation sowie bei eingeschränkter Operation mit Zusatzbestrahlung

	eig. Ergebn. 5-J.-Überl.	eig. Lokal-Rezidive	Lit.-Mittelwert 5-J.-Überleb. Z.
typische Rad.-Oper.	65%	16%	51–63%
reduzierte Op. + ϟ	25%	44%	23%
Vulvekt. + ϟ	26%	28%	
Tu-Exstirpat. + ϟ	23%	54%!	

51% bzw. 63% bei der Auswertung der USA-Spitzenergebnisse [49]. Demgegenüber erreichen wir mit der *reduzierten Operation + Nachbestrahlung* nur ca. 25%, entsprechend den Sammelangaben aus der Literatur mit einem Mittelwert von 23%. LUKAS gibt ein Optimum mit 32% an. Besonders bemerkenswert für die Verläufe nach reduziertem Operieren ist der hohe Anteil von Lokalrezidiven [43, 46, 64, 65]. Die genannten Zahlen sind nicht ermutigend. Die Ergebnisse scheinen für die Preferenz operativer, dabei radikaler Therapie zu sprechen [34, 39, 43, 45, 60, 64, 65]. Man muß allerdings einräumen, daß die reduziert Behandelten evtl. eine negative Auswahl darstellen. Ferner stammen die Beobachtungen zum Teil noch aus Zeiten, in denen die Strahlentherapie weniger effizient war. Die Zahlen, die kürzlich von der Münchner Klinik für das kombiniert operativ-radiologische Vorgehen vorgelegt wurden [41], sind auch deutlich besser als die o. e. älteren Zahlen. Hier wurde einheitlich vorgegangen. Das Kollektiv ist also nicht durch eine negative Fallselektion belastet. Ein direkter Vergleich mit den anderen Kollektiven ist leider durch die Heterogenität der Kollektive und das Fehlen eines histomorphologischen Staging im Leistenbereich belastet.

Die Methode von WEGHAUPT (s. S. 463) ist als ein Sonderfall des kombinierten Vorgehens anzusehen. Die vom Autor selbst angegebenen Erfolge sind sehr gut, es scheint allerdings ein histo-pathologisches Staging der Leisten zu fehlen. Für die Stadien I und II wird eine „Heilung" (wie lange?) von 76% angegeben [69]. Die 5-Jahres-Überlebensrate aller Stadien erreicht im Mittelwert 52%, liegt demnach teils unter, teils über den Ergebnissen rein operativer Kollektive. Die Erfahrungen anderer Autoren [23, 45] sind weniger optimal und lassen eigentlich keinen Vorteil dieser Methode erkennen (Tab. 4). Dies mag vielleicht an der Zusammensetzung der Kollektive liegen.

Tabelle 4. 5-Jahresüberlebensraten nach der Therapie nach WEGHAUPT. Alle Stadien [23, 45, 69]

Kollektiv WEGHAUPT	52%
Kollektiv FRISCHKORN	37%
Kollektiv MÖBIUS	29%
Mittelwert 12 Kollektive (n = 3028)	42%

Es hat den Anschein, als ob die Zahl der Lokalrezidive äußerst gering ist, vielleicht mit der großzügigeren Umschneidung bei dem bewußten Verzicht auf primären Wundverschluß zu erklären.

1.6.3 Schlußfolgerungen aus bisher vorliegenden Ergebnissen für die Wahl der Behandlungsmethode

Die o. e. Ergebnisse erwecken den Eindruck, daß beim Vulvakarzinom kleiner und mittlerer Größenordnung der *rein-operativen Therapie,* speziell den *radikalen* Operationen, der Vorzug zu geben ist. Die meisten Autoren vertreten auch diesen Standpunkt [25, 26, 27, 34, 39, 43, 45, 52, 57, 60, 63, 64, 65]. Die heute gebotene individuelle Auswahl der Therapie aus dem Spektrum des Möglichen wurde o. e. Damit scheint die operative Therapie ein Optimum erfahren zu haben. In USA werden mehr als 75–80% der Vulvakarzinome operativ behandelt [54].
Der *Strahlentherapie,* sei es im Sinne einer zusätzlichen Maßnahme oder als alleiniger Therapieform wird ein geringerer Stellenwert eingeräumt, auch von etlichen Radiologen [3, 43, 46]. Sie scheint vor allem nicht imstande zu sein eine Reduzierung des operativen Vorgehens zu kompensieren [43, 46]. Dies wird durch die hohe Quote lokaler Rezidive bei eingeschränkten Operationen deutlich.

Im Gegensatz zu den meisten resignierenden Berichten legte FRISCHBIER vorzügliche Ergebnisse nach reiner Strahlentherapie vor [20, 21]. Es ist allerdings einzuräumen, daß in diesem Kollektiv kein korrektes histopathologisches Staging möglich, die eigentliche Charakteristik der Fälle also kaum faßbar ist. Es ist aber auch denkbar, daß ein Strahlentherapeut mit besonderer Erfahrung auf dem Gebiete der Vulvakarzinom-Bestrahlung bei sehr individuellem Vorgehen Ergebnisse erzielt, die man bei der breiten, standardisierten Anwendung der gleichen Methode nicht erreichen kann.

Die Frage, welche Therapie beim Vulvakarzinom *die beste* sei, läßt sich bisher nicht absolut sicher beantworten. Alle referierten Ergebnisse stammen aus relativ kleinen Kollektiven, die noch dazu heterogen sind, ohne daß man dies retrospektiv aber auch nur annähernd differenzieren könnte. Die Stadienzuweisung geschieht nach uneinheitlichen Gesichtspunkten, selbst die Klassifikation (FIGO, TNM) wird unterschiedlich referiert. Sie ist also mit großen Fehlern belastet. Nur wenige Autoren geben Tumorgröße oder Invasionstiefe ihrer Fälle an. Der Sitz der Karzinome wird nicht registriert bzw. berücksichtigt. Auch histopathologische Merkmale gehen zumeist nicht in die Auswertung ein. Es fehlen also nahezu alle wesentlichen Prognosekriterien in der kasuistischen Bestandsaufnahme. Ferner erstrecken sich die Beobachtungen oft über Zeiträume, in denen sich die Therapie selbst wandelte, besonders die Strahlentherapie. Damit sind Vergleiche mit wirklich verbindlicher Aussage unmöglich.

Die Frage nach der „besten Therapie" erscheint überhaupt falsch. Wir müssen vielmehr fragen: *Bei welcher Konstellation ist welche Therapie am besten?* Zur Beantwortung einer solch differenzierten Frage wird es einer umfangreichen Studie bedürfen, die alle bisher praktizierten Therapiearten umschließt und alle Fälle nach einheitlichen subtilen Einzelmerkmalen aufschlüsselt [4, 73]. Nur so wären die Ergebnisse verschiedener Therapien innerhalb identischer Teilkollektive wirklich vergleichbar und hinsichtlich der kurativen Effizienz der Methoden auszuwerten. Es ist denkbar, daß man dann zu einer durchaus *selektiven Methodenanwendung* kommt, in der jede der bisher gebräuchlichen Therapiearten ihren bestimmten Platz findet.

LITERATUR ZU KAPITEL H. III.1

1. ACOG technical bulletin 77 June 1984 Carcinoma of the vulva.
2. Annual Report Vol 18, Stockholm 1982
3. Bachmann FF (1972) Zur Therapie des Vulvakarzinoms. Zbl Gynäk 94: 1150-1155
4. Baltzer J, Kürzl R, Lohe J (1983) Histologische Aufarbeitung des Vulvakarzinompräparates. Mitteil Bl AGO 4: 12
5. Beck L, Bender HG (1981) Der Musc. gracilis zur Deckung von Defekten in der Vagina und an der Vulva. Gynäkologe 14: 49
6. Bender HG (1981) Die stadienangepaßte Behandlung des Vulvakarzinoms. Gynäkologe 14: 159
7. Bender HG (1984) Tumoren der Vulva. In: Bender HG (ed) Gynäkologische Onkologie, S 225-241. Thieme, Stuttgart
8. Bender HG, Beck L (1979) Komplikationen bei Operationen an der Vulva. In: Beck L (ed) Intra- und postoperative Komplikationen in der Gynäkologie, S 106-117. Thieme, Stuttgart
9. Berven I (1949) The treatment of the carcinoma of the vulva. Brit J Radiol 22: 498
10. Boutselis JG, Ullery JC et al. (1963) Epidermoid carcinoma of the vulva. Obstet and Gynec 22: 713
11. Collins CG, Collins JH et al. (1963) Cancer involving the vulva. Amer J Obst Gynecol 87: 762-772
12. Comas MK, Morris CH et al. (1969) Lymphography and vulvar carcinoma. Obstet and Gynec 33: 177
13. Copenhaver EH (1984) Chirurgie der Vulva und der Vagina. Bücherei des Frauenarztes 17. Enke, Stuttgart
14. Dapunt O, Santeler P (1979) Plastisch-chirurgische Gesichtspunkte bei Eingriffen an der Vulva. Arch Gynäk 228: 253
15. De Valera E (1968) Radical vulvectomy. Amer J Obst Gynec 101: 78-83
16. Di Saia PJ, Creasman WT et al. (1979) An alternative approach to early cancer of the vulva. Amer J Obst Gynecol 133: 825
17. Franklin WE, Rutledge FD (1972) Epidemiology of epidermoid carcinoma of the vulva. Obstet and Gynec 39: 165
18. Friedrich EG (1976) Vulvar disease. In: Friedman EA (ed) Major problems in Obstetrics and Gynecology. Vol 9. Saunders, Philadelphia
19. Friedrich EG (1985) Das mikroinvasive Karzinom der Vulva. In: Zander J (ed) Erkrankungen der Vulva. Urban und Schwarzenberg, München
20. Frischbier HJ (1985) Ergebnisse der Strahlentherapie beim Vulvakarzinom. In: Zander J (ed) Erkrankungen der Vulva. Urban u. Schwarzenberg, München
21. Frischbier HJ, Thomsen K et al. (1985) Die Strahlenbehandlung des Vulvakarzinoms. Geburtsh und Frauenheilk 45: 1-5
22. Frischkorn R (1969) Die Bestrahlung des Vulvakarzinoms mit schnellen Elektronen. Geburtsh und Frauenheilk 29: 1066
23. Frischkorn R (1983) Möglichkeiten und Grenzen der Strahlentherapie beim Vulvakarzinom, einschl. einer Stellungnahme zur Elektrokoagulation. Mitt Bl AGO 4
24. Gardiner J (1966) Modified tecchnic of inguinal lymphadenectomy. Obstet Gynecol 28: 147
25. Green TH (1977) Vulvar and vaginal malignancies. Gynaecology, 3. Aufl., Little, Brown and Comp. Boston
26. Green TH (1978) Carcinoma of the vulva. Obstet and Gynec 52: 462-469
27. Green TH, Ulfelder H, Meigs JV (1958) Epidermoid carcinoma of the vulva. Amer J Obstet Gynecol 75: 834-847
28. Greenhill JP (1975) Operative Gynäkologie. Schattauer, Stuttgart
29. Heinzl S (1985) Anwendung des CO_2-Lasers bei Erkrankungen der Vulva. In: Zander J (ed) Erkrankungen der Vulva. Urban und Schwarzenberg, München
30. Hillemanns HG, Hilgarth M, Schillinger H, Schmidt-Matthiesen H (1990) Präneoplasien und Neoplasien der Vulva. In: Schmidt-Matthiesen H: Spezielle gynäkologische Onkologie I. Band 11 Klinik d. Frauen-

heilk. u. Geburtshilfe, 3. Auflage Urban und Schwarzenberg, München
31. Homesley H, Sedlis A (1981) Surgical-pathologic study of women with squammous cell carcinoma of the vulva. GOG Protocol 36 Miami
32. Illig L (1983) Zur Notwendigkeit der Exzisionsbiopsie im Gesunden bei Melanomverdacht der Haut. DÄBl 80, Heft 11: 41
33. Janovski NA (1968) Erkrankungen der Vulva. In: Schwalm H, Döderlein G (eds) Klinik der Frauenheilk und Geburtshilfe, Band VII Urban und Schwarzenberg, München
34. Käser O, Ikle FA, Hirsch HA (1983) Atlas der gynäkologischen Operationen. 4. Auflage. Thieme, Stuttgart
35. Knapstein P, Friedberg V (1981) Plastische Eingriffe an Vulva und Vagina. Gynäkologe 14: 42
36. Knapstein PG, Mahlke M et al. (1985) Erweiterte Behandlungsmöglichkeiten des Vulvakarzinoms durch plastisch-rekonstruktive Verfahren. Zbl Gynäk 107
37. Krednar J (1972) Plastische Chirurgie in der Gynäkologie. Schattauer, Stuttgart
38. Limburg H (1972) Tumoren der Vulva. In: Käser O et al. (eds) Gynäkologie und Geburtshilfe, Band 3, Thieme, Stuttgart
39. Logic JR, Balch CM (1984) Defining lymphatic drainage patterns with cutaneous lymphoscintigraphy. In: Balch CM, Milton GW (eds) Cutaneous melanoma. Clinic. Management on Treatment Results Worldwide. Lippincott, Philadelphia p 159
40. Lucas WE (1981) Die stadienangepaßte Behandlung des Vulvakarzinoms. Gynäkologe 14: 150
41. Lochmüller H (1986) Radiologische Behandlungsmethoden des Vulvakarzinoms. In: Zander J, Baltzer J (eds) Erkrankungen der Vulva. Urban und Schwarzenberg, München p 168-173
42. Magrina JF, Webb MJ (1979) Stage I squammous cell cancer of the vulva. Amer J Obst Gynecol 134: 453
43. Makowski HB, Sack H (1973) Erfahrungen mit der Strahlentherapie des Vulvakarzinoms. Geburtsh und Frauenheilk 33: 264-271
44. McKelvey JL (1958) Treatment of the carcinoma of the Vulva. Clin Obstet Gynec 1
45. Möbius W (1971) Klinik des Vulvakarzinoms. 5. Zbl Gynäk 93: 401-422
46. Müller RP, Schnepper E (1984) Ergebnisse der Elektronentherapie bei malignen Vulvatumoren. Med Welt 35: 1013-1016
47. Nauth HF (1983) Stellenwert der klinischen, zytologischen und histologischen Diagnostik in der Früherkennung des Vulvakarzinoms und seiner Rezidive. Mitt Bl AGO 4: 7-8
48. Nauth HF (1983) Vulvadiagnostik. Frauenarzt 256-262
49. Nelson JH (1969) Atlas of radical pelvic surgery. Meredith Corpor. NY
50. Nockemann PF (1981) Wundheilung und Wundbehandlung. Gynäkologe 14: 2
51. Ober KG, Meinrenken H (1964) Gynäkologische Operationen. Springer, Berlin Göttingen Heidelberg NY
52. Parry-Jones E (1963) Lymphatics of the vulva. J Obstet Gynec Brit Commonw 70: 751
53. Piver MS, Xynos FP (1977) Pelvic adenectomy in women with carcinoma of the vulva. Obstet Gynecol 49: 592-595
54. Podratz KC, Symmonds RE et al. (1983) Carcinoma of the vulva. Analysis of treatment and survival. Obstet and Gynec 61: 63-74
55. Reiffenstuhl G (1974) Das Lymphsystem des weiblichen Genitale. Urban und Schwarzenberg, München
56. Rummel W, Kindermann G (1974) Tagungsbericht Diagnostik und Therapie des Vulvakarzinoms und seiner Vorstufen. Geburtsh u Frauenheilk 34: 132
57. Rutledge FN (1965) Cancer of the vulva and vagina. Clin Obstet Gynec 8: 1051
58. Schmidt-Matthiesen H (1978) Prae- intra- und postoperative Maßnahmen in Gynäkologie und Geburtshilfe, 2. Auflage. Enke, Stuttgart
59. Schmidt-Matthiesen H (1985) Die operative Behandlung von Karzinomen im Bereich von Vulva und Klitoris. In: Zander J (ed) Erkrankungen der Vulva. Urban und Schwarzenberg, München
59a. Schmidt-Matthiesen H (1988) Histopathologische Basisinformation als Voraussetzung für individuelle gynäkologisch-onkologische Therapie (Empfehlungen der AGO). Pathologe 9: 251
59b. Schmidt-Matthiesen H (1991) Allgemeine gynäkologische Onkologie. Band 10 Klinik der Frauenheilk. u. Geburtshilfe, 3. Aufl. Urban und Schwarzenberg, München
60. Schmidt-Matthiesen H, Bastert G (1987) Gynäkologische Onkologie. 3. Auflage, Schattauer, Stuttgart
61. Stegner HE (1983) Vor- und Frühstadien des Vulvakarzinoms. Mitt Bl AGO 4: 8-11
62. Twombly GH (1975) Radical vulvectomy and bilateral superficial and deep groin and pelvic lymphadenectomy. Clin Obstet Gynec 18: 2
63. Ulfelder H (1959) Radical vulvectomy with bilateral inguinal, femoral and iliac nodes resections. Amer J Obstet Gynec 78: 1074-1079
64. Volk M, Schmidt-Matthiesen H (1977) Zur Therapie des Vulvakarzinoms. Arch Gynäk 223: 145-162
65. Volk M, Schmidt-Matthiesen H (1983) Therapieergebnisse beim Vulvakarzinom. Mitt Bl AGO 4: 13-16
66. Way S (1948) The anatomy of the lymphatic drainage of the vulva and its influence on the radical operation for carcinoma. Ann roy Coll Surg Engl 3: 187
67. Way S (1960) Carcinoma of the vulva. Amer J Obst Gynecol 79: 692-697
68. Weghaupt K (1971) Das Vulvakarzinom. Geburtsh Frauenheilk 31: 1164
69. Weghaupt K (1974) Therapie des Vulvakarzinoms und ihre Resultate. Arch Gynäk 216: 151-166
70. Wharton JT (1985) Der heutige Stand der Therapie des Plattenepithelkarzinoms der Vulva in den USA. In: Zander J (ed) Erkrankungen der Vulva. Urban und Schwarzenberg, München
71. Wharton JT, Gallagh S et al. (1974) Microinvasive carcinoma of the vulva. Amer J Obst Gynecol 118: 159
72. Wheeless CR (1981) Atlas of pelvic surgery. Lea and Febiger, Philadelphia
73. Wilkinson EJ, Rico MJ et al. (1982) Microinvasive Carcinoma of the Vulva. Internat J Gynecol Pathol 1: 29-39

2 Operative Behandlung des Karzinoms der Vagina

R. T. MICHEL

2.1 Grundlagen und Prinzipien der Behandlung

Zur individuellen Optimierung der Therapie des Karzinoms der Vagina ist die Kenntnis einiger allgemeiner Zusammenhänge notwendig.

2.1.1 Epidemiologie, Häufigkeit und Altersverteilung des Vaginalkarzinoms

Unter den Karzinomen des weiblichen Genitale steht das Vaginalkarzinom vor dem Tubenkarzinom an vorletzter Stelle. Die Angaben hinsichtlich der Häufigkeit schwanken im Schrifttum zwischen 1,2 und 3,6%. Das *primäre* Vaginalkarzinom ist differentialdiagnostisch gegenüber dem sehr viel häufigeren *sekundären*, von der Zervix ausgehenden Karzinom, abzugrenzen. Diese Unterteilung ist in der klinischen Praxis allerdings oft schwierig, zumal in der Regel ein gleichartiges histologisches Bild beobachtet wird. Das Carcinoma in situ der Vagina und das präinvasive und invasive Karzinom der Zervix zeigen enge Beziehungen. Möglicherweise werden die Epithelien von Vagina und Zervix von karzinogenen Einflüssen in ähnlicher Weise beeinflußt. Die gemeinsame entwicklungsgeschichtliche Herkunft von Vagina- und Zervixplattenepithel aus dem Sinus urogenitalis könnte die multizentrische Entstehung entsprechender Veränderungen begünstigen. Allerdings wird die Zervix etwa fünfzig Mal häufiger befallen als die Vagina. Bei jüdischen Frauen entwickelt sich (wie auch beim Zervixkarzinom) weitaus seltener ein Vaginalkarzinom als bei anderen Frauen. Keinen nachweisbaren Einfluß auf die Zahl der Vaginalkarzinome haben Geburtenhäufigkeit, Familienanamnese und hormonelle Besonderheiten.

Die hellzelligen *Adenokarzinome*, die man bei Töchtern von Müttern beobachtet hat, die in der Schwangerschaft mit Diäthylstilböstrol behandelt wurden, nehmen unter den Scheidenkarzinomen eine gewisse Sonderstellung ein.

Die Häufigkeit des Vaginalkarzinoms erreicht ihren Gipfel im sechsten Lebensjahrzehnt [23, 25]. Rutledge fand in seinem Kollektiv von 101 Fällen eine Altersstreuung zwischen 21 und 80 Jahren. Durchschnittlich scheint die Vagina etwa zehn Jahre später als die Zervix von einem Karzinom befallen zu werden.

Sekundäre Scheidenneoplasien finden sich überwiegend bei primären Karzinomen von Zervix und corpus uteri, Urethra, Vulva und Rektum. Hinsichtlich der Häufigkeit gibt es kaum zuverlässige Angaben. Entsprechend der Altersfrequenz der in Frage kommenden Primärtumoren scheint hier das Durchschnittsalter der Erkrankten um einige Jahre niedriger zu sein. Unter der Voraussetzung, daß keine allgemeine Metastasierung besteht, und die Aussicht auf eine Heilung gegeben ist, werden Scheidenmetastasen anderer Genitalkarzinome in der Regel gleichartig behandelt wie das primäre Scheidenkarzinom.

2.1.2 Topographie und Tumorlokalisation

Für die operative Behandlung des Vaginalkarzinoms ist eine exakte Kenntnis der Topographie Vorbedingung. Als typisches Hohlorgan des kleinen Beckens besitzt die Scheide eine faszienartige Umhüllung von verdichtetem Bindegewebe (Fascia vaginalis). Diese gehört zu dem System der Fascia pelvis, die das kleine Becken unterteilt und sich als Fascia visceralis auf die Beckeneingeweide fortsetzt. Nach ventral grenzen Harnblase, Harnröhre und die untersten Anteile der Ureteren an die Scheide. Das Spatium vesicovaginale befindet sich zwischen Blasen- und Scheidenfaszie und stellt einen mit lockerem Bindegewebe gefüllten Raum dar. Die Scheidenhinterwand grenzt proximal an die Excavatio rectouterina und distal an das Rektum. Rektum und Scheidenfaszie schließen das Spatium rectovaginale und das Septum rectovaginale ein.

Spatium paravesicale und Spatium pararectale vereinigen sich unterhalb der kaudalen Begrenzung des Parakolpiums zu einem einzigen Raum und sind mit lockerem Bindegewebe gefüllt. Die Verschiebeschichten des lockeren Bindegewebes, die die sogenannten Spatien ausfüllen, imponieren bei der Präparation als leer. In ihrem Bereich kann ohne Blutungsgefahr operiert werden.

1. Gefäßversorgung. Neben der Kenntnis der Topographie der einzelnen perivaginalen Räume ist auch der Gefäßverlauf für die Chirurgie der Vagina wichtig. Die Vagina wird oberhalb des Diaphragma pelvis von viszeralen Ästen der *Art. iliaca interna* versorgt. Diese treten durch das Ligamentum cardinale und das Parakolpium an die Scheide heran. Unterhalb des Diaphragmas wird die Vagina durch Äste der *Art. pudenda interna* versorgt. Aus der Art. uterina geht ferner die mitunter gedoppelte Art.

cervicovaginalis ab, die sowohl die Scheide im oberen Teil versorgt als auch oftmals mit Ästen der Art. pudenda interna anastomosiert. Die die Arterien begleitenden Venen bilden ein subepitheliales Netzwerk, ferner ein in der oberflächlichen Muskelschicht gelegenes stark verzweigtes Netz und, schließlich, in den äußeren Schichten ein ausgedehntes venöses Geflecht. Bindegewebe und Muskelbündel begleiten diese Venen, verankern sich in der Venenwand und versorgen die durch den Zusammenfluß entstehenden Sinusoide mit muskulären Drosseleinrichtungen. Das abströmende Blut sammelt sich im Plexus vaginalis. Dieser hängt kaudal mit den Bulbi vestibuli und kranial mit dem Plexus uterinus zusammen. Der Plexus vaginalis besitzt eine kraniale und eine kaudale Abflußvene, die untereinander sowie mit den Venae vesicales und mit rectoanalen Venengeflechten verbunden sind. Unterhalb des Levators fließt das Scheidenblut durch die Vena pudenda interna in die Vena iliaca interna und zu einem kleineren Teil in die Vena pudenda externa, in die Vena saphena und die Vena obturatoria.

2. Lymphgefäße. Die Lymphe aus dem Bereich der *distalen* Scheide nimmt Richtung auf das Vestibulum. Die Nn. lymph. femorales profund., femorales superfic. und die Nn. lymph. iliaci ext. gelten als die regionären Lymphknoten.

Für die Lymphe des *mittleren* Scheidendrittels sind die Noduli lymphatici iliaci inf. am Abgang der Art. uterina und die interiliakalen Lymphknoten als regionäre Lymphstationen anzusehen. Das *obere* Scheidendrittel hat mit der kaudalen Zervix uteri hinsichtlich des Lymphabflusses die Noduli lymphatici sacrales und iliaci communes gemeinsam. Über die Rektumpfeiler kann schließlich noch Lymphe zu den anorektalen Lymphknoten gelangen. Es besteht eine Anzahl von Übergängen zwischen den Lymphnetzen von Harnblase, Urethra, Rektum, Vagina und Uterus.

3. Innervation. Die Innervation der oberen zwei Drittel der Scheide erfolgt von autonomen Fasern, die des unteren Scheidenabschnittes von Ästen des gemischten somatischen Nervus pudendus internus. Die autonomen Fasern ziehen durch den Plexus uterovaginalis, das Frankenhäuser'sche Ganglion. Von hier verlaufen sie zur Vagina und verflechten sich in der Adventitia zu einem nervösen Netz. Die vom autonomen Nervensystem versorgte *obere* Vagina ist für Schmerz und Berührung weitgehend unempfindlich. Dagegen zeigt das von Ästen des Nervus pudendus internus innervierte *untere* Scheidendrittel eine gegen das Vestibulum zunehmende Schmerzempfindlichkeit.

4. Tumorlokalisation. Als primärer Sitz des Tumors wird am häufigsten die hintere Scheidenwand in der Nähe des Scheidengewölbes angegeben. Danach folgt das unterste Drittel und am seltensten das mittlere Scheidendrittel. Scheidenvorder- und -hinterwand scheinen insgesamt gleichmäßig beteiligt zu sein, die seitlichen Scheidenwände relativ selten. Bei fortgeschritteneren und ausgedehnteren Karzinomen kann es auch zu einer ringförmigen Stenosierung der Vagina kommen. Bei der Inspektion lassen sich makroskopisch drei typische Formen unterscheiden:

1. unregelmäßige, flache, kraterförmige Befunde,
2. knotig in das Scheidenlumen hineinragende Formen mit fakultativ sekundärer Ulzeration, und
3. exophytisch papillomatös wachsende Karzinome.

Die Ausdehnung des Vaginalkarzinoms über den Primärbefund hinaus erfolgt im allgemeinen per continuitatem.

2.1.3 Histopathologische Gegebenheiten, Karzinomentstehung, klinische Zeichen, Diagnostik

Das *Carcinoma in situ* der Scheide unterscheidet sich im Prinzip nicht von den entsprechenden Befunden im Bereich der Cervix uteri. Auch seine Entwicklung dürfte ähnlich sein.

Die *Karzinome* der Vagina sind histologisch überwiegend *Plattenepithelkarzinome* (Tabelle 5). Bei diesen lassen sich unterschiedliche Reifegrade definieren. Der unreifzellige Typ (Carcinoma solidum simplex) ist analog zum Zervixkrebs wesentlich häufiger als das verhornende Plattenepithelkarzinom. Der Tumor kann sich sowohl flach mit unregelmäßiger Zapfenbildung zum Bindegewebe als auch in papillomatöser Wuchsform über die Scheidenhaut erstrecken, ohne zunächst größere bzw. tiefergelegene Metastasen hervorzurufen.

Tabelle 5. Maligne Tumoren der Vagina, Arten, Häufigkeit

Histologie	Prozentualer Anteil
Plattenepithelkarzinom	88%
Adenokarzinom	4%
Sarkome	2%
Melanome	1%
Sonstige	4%

Als Rarität kann man gelegentlich auch *Adenokarzinome* der Vagina finden, die auf die Reste des Müllerschen oder des Gartnerschen Ganges oder auch auf Metaplasien zurückgehen. Beim Nachweis eines Adenokarzinoms im Bereich der Vagina muß grundsätzlich immer die Frage geklärt werden, ob es sich hierbei nicht um die Vaginal*metastase* eines Primärtumors anderer Lokalisation handelt. Es kommen dabei Korpuskarzinome, Ovarialkarzinome, Karzinome die von paraurethralen Drüsen ausgehen, sowie das Hypernephrom, das Chorionkarzinom und Malignome des gastrointestinalen Traktes in Betracht.

1. Symptome und Diagnose. Intraepitheliale vaginale Neoplasien sind in der Regel symptomlos. Ihre Feststellung setzt eine besondere Aufmerksamkeit voraus. Der Zugang zur Diagnose ergibt sich beim Auftreten erster Verdachtsmomente durch Zytologie und Kolposkopie sowie, schließlich, durch Exzisionsbiopsien im Gesunden.

Wegen der engen Beziehung zwischen Zervix- und Vaginalkarzinom muß bei behandelten Zervixkarzinompatientinnen auch stets eine regelmäßige und sorgfältige Abstrichentnahme aus der Vagina erfolgen.

Das *invasive* Vaginalkarzinom führt zu blutigem oder fleischwasserfarbenem Ausfluß. Hier lassen sich Ähnlichkeiten zur Symptomatik des Zervixkarzinoms erkennen. Meist führen erst fortgeschrittene Karzinomerkrankungen zu entsprechenden Beschwerden, so daß die Diagnosestellung häufig verzögert wird. Auch der untersuchende Gynäkologe kann einen Scheidenkrebs leicht übersehen, da bei der Anwendung der Spekula große Teile der vorderen und hinteren Vaginalwand abgedeckt werden. Es wird deshalb beim Einführen und Entfernen der Spekula eine drehende Bewegung empfohlen, die die Einsicht über die volle Vaginalhaut zuläßt.

Die Vermutungsdiagnose „Karzinom" wird bei kleinen Befunden durch Exzision im Gesunden, bei größeren Prozessen durch Knipsbiopsie oder Bröckelentnahme (scharfer Löffel, Kürette) gesichert.

Nach der Sicherung der Diagnose Karzinom schließt sich die *ergänzende prätherapeutische Abklärung* an: Sorgfältige Palpation, zytologische und kolposkopische Kontrolle der anderen Vaginalbereiche (Multizentrizität?), Zystoskopie, Rektoskopie und ggfls. Urethroskopie. Portiozytologie und Kolposkopie, Intrazervikalzytologie sowie fraktionierte Kürettage können u. U. auf einen anderen Tumor hinweisen, der die Vagina sekundär befallen hat.

Je nach Tumorgröße und Sitz wird man evtl. auch den Bereich der inguino-femoralen und der pelvinen Lymphknoten abklären müssen (Punktionszytologie, Lymphographie, evtl. CT).

2.1.4 Stadieneinteilung und Prognose

Die prätherapeutische klinische Klassifikation entspricht derzeit den überarbeiteten FIGO-Empfehlungen, die von den meisten Klinikern benutzt werden (Tabelle 6). Die Klassifikation sollte nur für *primäre* Vaginalkarzinome gelten. Diejenigen Tumoren, die sekundär auf die Vagina übergreifen, werden, ihrem Ursprung entsprechend, in eigenen Gruppen zusammengefaßt.

Tabelle 6. Stadieneinteilung der primären Vaginalkarzinome nach den Richtlinien der FIGO Richtlinien (Annual Report 18, Radiumhemmet Stockholm 1982)

Stadium 0	präinvasives Karzinom (Carcinoma in situ)
Stadium 1	der Tumor ist auf die Vaginalwand beschränkt
Stadium 2	der Tumor befällt das paravaginale Gewebe, erreicht aber die Beckenwand nicht
Stadium 3	der Tumor erreicht die Beckenwand
Stadium 4a	der Tumor infiltriert die Mukosa der Blase und/oder des Rektums und/oder überschreitet die Grenzen des kleinen Beckens
Stadium 4b	Ausdehnung auf entferntere Organe

Prognose. Die Prognose des Vaginalkarzinoms wird in der älteren Literatur als relativ schlecht angegeben, da ein großer Teil der Patientinnen bereits mit ausgedehntem Tumorbefall zur Behandlung kommt.

Aus neuen Daten des statistischen Bundesamtes geht allerdings hervor, daß etwa 25–30% der Vaginalneoplasien derzeit im Stadium 0 entdeckt werden.

Die Prognose des Scheidenkarzinoms hängt außer vom *Stadium* zum Zeitpunkt der Diagnostik im wesentlichen vom *Sitz* des Karzinoms ab: der Scheidenkrebs des oberen Scheidendrittels hat die beste, der der distalen Vagina die schlechteste Prognose.

Die einschlägigen Publikationen kranken in der Regel an der kleinen Fallzahl, wobei die Vergleichsmöglichkeiten nach allgemeiner Übernahme der Stadieneinteilung der FIGO inzwischen besser geworden sind.

2.1.5 Metastasierungswege, Wahrscheinlichkeit der Streuung, Ausbreitung

Für therapeutische Überlegungen spielt die Lokalisation der vaginalen Neoplasie eine wichtige Rolle. Zervixnahe im *oberen* Scheidendrittel lokalisierte Befunde haben die gleichen Lymphabflußwege wie die Zervix. Sie können im Prinzip wie das Zervixkarzinom behandelt werden. Die Lymphe des *mittleren* Scheidendrittels wird vornehmlich zu den iliakalen und interiliakalen Lymphdrüsen fortgeleitet. Die Lymphonoduli femorales profundi und superficiales, iliaci externi sowie die Inguinallymphknoten sind die zuständigen Lymphstationen bei Vaginalkarzinomen des *distalen* Scheidenabschnittes. Diese Lymphknoten sind zum Teil der Palpation zugänglich. In der älteren Literatur wird eine Beteiligung regionärer Lymphknoten mit etwa 50% angegeben [18]. *Fernmetastasen* werden beim Vaginalkarzinom sehr selten beschrieben.

Die Ausbreitung des Scheidenkrebses *per continuitatem* erfaßt häufiger sekundär die Zervix, seltener den Vulva- und Urethralbereich. Durch den bevorzugten Sitz in der hinteren Vaginalwand kommt es öfters zu einem Einbruch in das Rektum als in die Harnblase, ferner sind Abklatschmetastasen im Bereich der gegenüberliegenden Scheidenwand, eine Lymphangitis carcinomatosa des Scheidenrohrs und ein Befall des paravaginalen und parametranen Gewebes, gelegentlich auch mit Ummauerung der Ureteren, möglich.

2.2 Indikationsstellung für begrenzte und erweiterte Eingriffe, spezielles operatives Vorgehen

2.2.1 Allgemeines zur Therapieplanung

Die Behandlung des Vaginalkarzinoms sollte heute - wie grundsätzlich jede onkologische Therapie - weitgehend individualisiert werden, d. h. eine *„Behandlung nach Maß"* sein. Deshalb ist bei der Therapieplanung (Strahlentherapie und/oder Operation) eine Reihe von Gesichtspunkten zu beachten, wie Tumorlokalisation, Tumorstadium, vaginale Vorbestrahlung, Voroperationen (Hysterektomie) und schließlich der Allgemeinzustand der Patientin. Ein wesentlicher Gesichtspunkt für die Wahl des Behandlungsverfahrens ist die Frage, ob die Funktion der Vagina erhalten bleiben soll, d. h. ob die Patientin weiterhin Kohabitationen wünscht. Der Vorteil einer operativen Therapie besteht in der Möglichkeit einer exakten Befunderhebung unter Berücksichtigung der befallenen Lymphknoten. Damit ergibt sich eine bessere und realistischere Prognosebeurteilung.

2.2.2 Vorbereitungen bei operativer Therapie

Hinsichtlich der Maßnahmen, die vor einer operativen Behandlung erforderlich sind, wird auf das beim *Vulvakarzinom* Gesagte verwiesen (S. 454), das auch für das Vaginalkarzinom gilt. Im Falle hochsitzender Vaginalkarzinome ist noch, wie beim *Zervixkarzinom*, zusätzlich die Kontrolle der ableitenden Harnwege erforderlich.

Bei der *Aufklärung* muß, mehr noch als beim Vulvakarzinom, auf die mögliche Gefährdung der Nachbarorgane und deren Funktion hingewiesen werden. Auch die Problematik möglicher Heilungsstörungen sowie die Beeinträchtigung und ggf. spätere Unmöglichkeit von Kohabitationen - je nach Therapie - ist ausführlich anzusprechen.

2.2.3 Therapiewahl und Therapiedurchführung bei Präneoplasien

Für die Behandlung intraepithelialer Neoplasien kommen *operative* und auch *radiologische* Verfahren in Betracht, letztere in Form der Kontaktbestrahlung. Ferner sind auch *LASER*-Strahlen und *kryotechnische* Methoden eingesetzt worden. Schließlich kann man bei jungen Frauen und geringer bzw. mäßiger Dysplasie u. U. auch unter engmaschigen Kontrollen abwarten, wobei aber Vorteile und Risiken sorgsam gegeneinander abzuwägen sind.

1. Operative Behandlung. Wenn sich die Veränderungen auf einen kleinen Bereich beschränken, wird man die *Exzision im Gesunden* vornehmen. Wesentlich ist die qualifizierte histopathologische Untersuchung der Exzisate.

Sind die Veränderungen weiter ausgedehnt oder multizentrisch, kommt zwangsläufig, je nach Sachlage, die partielle oder totale *Kolpektomie* in Frage. Sofern der Uterus bereits entfernt war oder bei dieser Operation mitentfernt wird, kann im Falle der totalen Kolpektomie ggf. die Bildung einer künstlichen Vagina nach dem DAVIDOV-Verfahren angeschlossen werden.

2. Strahlentherapie. Unter bestimmten Umständen kann die Strahlentherapie anstelle der Operation diskutiert werden. Falls die Vagina nur partiell bestrahlt werden muß, wird man die Kohabitationsfähigkeit erhalten können. Sofern die Scheide aber bei ausgedehnten oder multifokalen Veränderungen in toto bestrahlt werden muß, ist gehäuft mit Stenosierungen oder Verklebungen zu rechnen, so daß die bleibende Funktionsfähigkeit in Zweifel gezogen wird und dies auch bei der Aufklärung angesprochen werden muß. Diese Therapiefolgen wiegen vor allem für die jüngeren Patientinnen schwer.

3. Sonstige Alternativen. Es ist denkbar, daß die CO_2-Laser-Therapie zukünftig an Bedeutung gewinnen wird. Mit ihr kann man [4, 29] oberflächliche Läsionen des Vaginalepithels vollständig vernichten, ohne daß in der Tiefe Schäden entstehen. Die ersten Ergebnisse sind erfolgversprechend. Langzeitergebnisse liegen aber noch nicht vor. Von der Laser-Therapie des CIN sind Rezidivraten von ca. 6% bekannt.

Verläßliche Daten fehlen auch hinsichtlich der *Kryotherapie* sowie der lokalen Applikation von *5-Fluorouracilcreme.* Letztere soll den Rückgang von Dysplasien und Carcinomata in situ bewirken können, ohne daß dabei Narbenbildungen oder Schrumpfungen auftreten [19, 28].

2.2.4 Therapiewahl und Therapiedurchführung beim invasiven Scheidenkarzinom

Man ist sich inzwischen darüber einig, daß man bei allen Stadien des invasiven Vaginalkarzinoms die *primäre radiologische Behandlung* gegenüber der operativen bevorzugen sollte [20, 30, 32]. Der Grund hierfür ist einmal in dem oft deutlich beeinträchtigten Allgemeinzustand der zumeist älteren Patientinnen zu suchen, zum anderen in der engen anatomischen Beziehung zwischen Vagina, Blase und Rektum, die in der Mehrzahl der Fälle eine ausgedehnte radikale Operation mit einem künstlichen Blasen- und/oder Darmausgang erforderlich machen würde. Es gibt nur wenige Therapeuten, die die Indikation zur Operation großzügiger stellen [1, 2]. Die Ergebnisse einer wirklich radikalen Operation sind denen der Strahlentherapie gleichwertig.

Für die Entscheidung zwischen einer radiologischen und operativen oder auch einer kombinierten Therapie spielen die *Lokalisation* und die *Ausbreitung* des Malignoms sowie der *Allgemeinzustand* der Patientin und, schließlich entscheidend, die operativen Möglichkeiten des Therapeuten eine Rolle. Im Hinblick auf die Lokalisation der Befunde kann man drei Bereiche unterscheiden: das obere Drittel der Vagina (den fornixnahen Bereich), den mittleren Anteil der Vagina und den distalen, am Introitus gelegenen Teil. Entsprechend der Lokalisation bestehen grundsätzlich unterschiedliche Therapiemöglichkeiten (Tabelle 7).

Tabelle 7. Therapiemöglichkeiten beim Vaginalkarzinom in Abhängigkeit von der Tumorlokalisation

	Operation	Bestrahlung	Kombination
fornixnaher Vaginalbereich	++	++	++
mittlerer Vaginalbereich	0 −(+)	++	0 −(+)
distaler Vaginalbereich	+	+	++

1. Tumorsitz im obersten Vaginalviertel. Im portionahen Bereich entspricht die Ausbreitung des Vaginalkarzinoms der des Zervixkarzinoms, so daß hier ähnliche Therapiemöglichkeiten gegeben sind. Wenn operativ vorgegangen werden soll, besteht die Behandlung in der erweiterten Uterusextirpation unter Mitnahme einer angemessenen Scheidenmanschette, verbunden mit der typischen pelvinen Lymphonodektomie. Das operationstechnische Vorgehen ist im Kapitel F.II beschrieben. Die Grenzen des Tumors müssen präoperativ exakt ermittelt und intraoperativ bestätigt werden, wobei die Absetzungslinie der Vagina zirka 2 cm über den Tumor hinausgehen sollte. Von der histologisch zu überprüfenden Entfernung zwischen Schnittrand und Tumorgrenze ist es abhängig, ob nachbestrahlt werden muß, d. h. eine Kontaktbestrahlung am „neuen" Scheidenende stattzufinden hat, oder ob man auf eine radiologische Zusatztherapie verzichten kann.

2. Tumorsitz im mittleren Vaginalbereich. Beim Tumorsitz im mittleren Vaginalbereich ist ein begrenztes operatives Vorgehen nur dann diskutabel, wenn es sich um die kleinen hellzelligen *Adenokarzinome* junger Frauen handelt [8, 11]. Es kann dann je nach Ausdehnung des Befundes eine partielle oder komplette Kolpektomie in Betracht kommen, die gegebenenfalls mit plastisch-rekonstruktiven Maßnahmen zu kombinieren ist. In Einzelfällen kam es im Anschluß an eine solche Maßnahme sogar später zu Geburten auf natürlichem Wege [13]. In der

Mehrzahl der Fälle, d. h. beim typischen Plattenepithelkarzinom, wäre aber die gebotene Radikalität mit einer Exenteration gleichbedeutend, die man besonders bei älteren Patientinnen angesichts der guten Alternativmöglichkeiten der Strahlentherapie nicht mehr rechtfertigen kann. Nur gelegentlich, wenn nämlich z. B. schon vorher ein Zervixkarzinom radiologisch behandelt wurde, und die Strahlentoleranz des Gewebes eine ausreichende radiologische Therapie nicht mehr zuläßt, wird auch angesichts schlechter Bedingungen die operative Therapie im Vordergrund der Überlegungen stehen müssen, wobei ein hohes Maß an Komplikationen in Kauf genommen werden muß.

Die Operationstechnik für die Exenterationen ist im Kapitel F.V beschrieben.

3. Tumorlokalisation im introitusnahen Bereich. Diese Tumoren zeigen eine ähnliche Streuung wie die Vulvakarzinome, die in die Vagina einwachsen und oder den Urethralwulst bzw. die Urethra befallen. *Gegen* eine Operation spricht die Problematik der frühzeitigen Miteinbeziehung von Blase und Rektum, *für* die operative Therapie die Tatsache der deutlich reduzierten Strahlentoleranz dieses topographischen Bereiches. Bei sehr distalen Lokalisationen kann sich in günstigen Fällen eine in die Vagina hineinreichende *Vulvektomie* anbieten (s. S. 455) oder die isolierte *Resektion* des Tumors. Man wird in beiden Fällen eine inguinale, femorale und pelvine Lymphonodektomie anstreben und/oder eine Strahlentherapie anschließen müssen.

Bei besonders *ausgedehnten* Befunden, bei denen Blase und/oder Rektum betroffen sind und eine Harn- oder Stuhlableitung a priori erforderlich ist, ergibt sich gewöhnlich ein anderer Weg: Sofern der Tumor noch von der Beckenwand abgrenzbar und mobilisierbar ist, kann man die pelvine *Exenteratio* diskutieren. Die operative Therapie bleibt auch dann die letzte Hoffnung, wenn der Tumor trotz Strahlentherapie persistiert und weiterwächst. In diesem Fall sind die besonderen operativen Risiken im Bestrahlungsgebiet zu beachten.

Bei der Indikationsstellung zur primär operativen Therapie und bei der Durchführung der Operation muß man sich darüber im klaren sein, daß bei größeren Tumoren so gut wie immer Tumorreste zurückbleiben, die letztendlich doch noch eine ergänzende Strahlentherapie notwendig machen.

4. Operative Therapie bei erwarteter Strahlenresistenz. Bei Tumoren, die aus der Erfahrung strahlenresistent sind, wie *Melanome, Sarkome* oder die vaginalen Metastasen eines *Rektumkarzinoms* bzw. eines *Hypernephroms* wird man, sofern die technischen Möglichkeiten gegeben sind, der Operation Priorität einräumen müssen.

Hier kommt eine Strahlentherapie erst sekundär in Frage [6, 21]. Es wird jedoch in der Literatur auch über die radiologische Beeinflußbarkeit eines malignen Vaginalmelanoms durch hochdosierte Einzelfraktionierung berichtet [26].

2.2.5 Vorgehen bei seltenen Tumorformen

Beim Vaginalmalignom handelt es sich in der überwiegenden Mehrzahl der Fälle um Plattenepithelkarzinome (88%), jedoch kommen auch Adenokarzinome der Vagina (4%) sowie Sarkome (2%) und Melanome (1%) vor.

1. Hellzelliges Adenokarzinom. Bei der DES-(Diäthylstilböstrol) induzierten Adenokarzinomatose der Vagina, die bevorzugt in der proximalen vorderen Vaginalwand auftritt, gelten grundsätzlich die Überlegungen, die auch beim typischen Vaginal- und Zervixkarzinom im Vordergrund stehen. Wegen des zumeist jugendlichen Alters der Patientinnen wird man die Operation unter Erhaltung der Ovarien favorisieren. Bei Tumoren, die auf die Zervix übergehen, sollte die radikale Hysterektomie mit individualisierter Resektion einer reichlichen Scheidenmanschette und der Entfernung der Beckenlymphknoten angestrebt werden.

2. Metastatische Adenokarzinome. Beim Nachweis eines als metastatisch anzusehenden Adenokarzinoms sollten sich die diagnostischen Bemühungen auf das *Corpus* uteri, die *Ovarien* sowie die *Zervix* lenken. Auch die Karzinome von *Kolon, Pankreas* und *Nieren* sowie insbesondere der *Mamma* zeigen gelegentlich Vaginalmetastasen.

Die Therapie richtet sich danach, ob man es vermutlich mit einer Solitärmetastase oder mit einem Teilbefund vielfältiger Metastasierung zu tun hat. Die Behandlung einer *Solitärmetastase* entspricht dem Vorgehen beim primären Vaginalkarzinom. Sollten sich im Tumor Steroidrezeptoren nachweisen lassen (z. B. bei Metastasen eines Korpus- oder Ovarialkarzinoms), wäre auch die endokrine Therapie diskutabel (hochdosierte Gestagentherapie, Tamoxifen).

Bei *multipler Metastasierung* wird die Vaginalmetastase nur dann spezielle Maßnahmen verlangen, wenn sie ihrerseits ganz besondere Probleme induziert, z. B. hinsichtlich der Urethra, der Blase oder des Rektum (Kompression, Durchbruch u. ä.).

3. Sarkome der Vagina. Man unterscheidet die beim Erwachsenen auftretende Form, die dem *Leiomyosarkom* entspricht und das im kindlichen und jugendlichen Alter auftretende *Rhabdomyosarkom.* Das therapeutische Vorgehen hängt von Größe, Lokalisation und Histologie der Befunde ab. Bei den umschriebenen Leiomyosarkomen kann mitunter die lokale Exzision als ausreichend betrachtet werden, die entdifferenzierten Tumoren besitzen dagegen eine ungünstigere Prognose, Rhabdomyosarkome zeichnen sich durch ein mehr aggressives Tumorwachstum aus, bei dem frühzeitig eine Metastasierung erfolgt [3]. Die lokale operative und radiologische Therapie muß eventuell durch eine perkutane Bestrahlung des Beckens ergänzt werden.

4. Sarkoma botryoides. Das Durchschnittsalter der erkrankten Kinder liegt bei zwei bis drei Jahren. Es handelt sich um einen raschwachsenden Tumor von Traubenform, der meist multizentrisch den oberen Anteil der vorderen Vaginalwand befällt. Die Ausbreitung erfolgt zur Harnblase und zum Rektum hin. Es kommt zu einer lymphogenen Metastasierung in Becken- und Leistenlymphknoten, die in der Regel früher erfolgt als die hämatogene. Die günstigsten Erfolge erbringt die Operation, die allerdings in dem jugendlichen Alter der Patientin besonders belastend ist. Es gibt Hinweise dafür, daß der zusätzliche Einsatz der Chemotherapie (Vincristin, Actinomycin D, Cyclophosphamid, Adriamycin) die Resultate deutlich verbessert [3].

5. Melanom. Das maligne Melanom gehört zu den sehr seltenen Tumoren der Vagina. Nach der Exzision kommt es zu einer hohen Anzahl von Lokalrezidiven, was therapeutisch eher für die Durchführung radikalerer operativer Eingriffe spricht. Die Behandlungsergebnisse sind insgesamt nicht befriedigend, die Prognose verschlechtert sich mit dem Lymphknotenbefall, der seinerseits mit der Invasionstiefe korreliert (s. S. 450).

2.2.6 Behandlungsergebnisse des Vaginalkarzinoms

Die absoluten Fünfjahresüberlebensergebnisse schwanken für Patientinnen mit einem Vaginalkarzinom in der Literatur zwischen 20–50% [5, 15]. Die Behandlungsergebnisse sind allerdings nur für das Stadium I und II mit etwa 70 bzw. 60% Fünfjahresheilung akzeptabel. Für das Stadium III wird die Fünfjahresüberlebensrate mit etwa 30% angegeben, die Angaben für das Stadium IV liegen zwischen 3,5 und 40% [33]. Meistens sind die untersuchten Kollektive klein und die Ergebnisse daher mit Vorbehalt zu betrachten.

2.3 Vor- und Nachsorge, Fehler, Komplikationen und ihre Verhütung

2.3.1 Vorsorge

Wie in anderen Bereichen der klinischen Onkologie ist gegenwärtig die Verbesserung der Behandlungsergebnisse nur durch eine intensivere und verbesserte Vorsorge und Diagnostik zu erwarten. Dies ist im Hinblick auf die relativ schlechtere Prognose des Scheidenkarzinoms gegenüber dem Kollumkarzinom für ersteres noch dringlicher. Eine sorgfältige Kolposkopie und Zytologiekontrolle der Bereiche von Zervix *und* Vagina erscheinen hier wünschenswert.

Auf die Gefahr, verdächtige Befunde an der Vorderwand oder Hinterwand durch die *Spekulumblätter* zu verdecken, wurde schon hingewiesen. Beide Bereiche müssen durch Schwenken der Spekula ganz bewußt zur optimalen Darstellung gebracht werden.

Schwierigkeiten einer Beurteilung können sich auch bei *engem* Zugang oder *Schrumpfungen* der Vagina ergeben. Ist die Inspektion selbst bei Verwendung schmaler Spekula unmöglich, sollten ausgiebige zytologische Abstriche „blind" entnommen werden. Bei Auffälligkeiten des zytologischen Bildes wird dann weiter exploriert werden müssen, am besten unter Zuhilfenahme eines Vaginoskops, Hysteroskops oder eines Laparoskops mit Winkeloptik 45 oder 60°.

2.3.2 Nachsorge

Die Nachsorge erfolgt naturgemäß nach den gleichen Grundsätzen wie auch beim Zervixkarzinom. Wie dort sind vaginale, rektale und rektovaginale Palpation, zytologische Abstriche sowie Kontrollen der ableitenden Harnwege obligatorisch. Je nach Tumorsitz und Therapieart müssen Blase und Rektum in die Kontrollen miteinbezogen werden. Bei tiefsitzenden Karzinomen bedarf der Inguinalbereich wie beim Vulvakarzinom besonderer Aufmerksamkeit. Je fortgeschrittener das Karzinom war, je größer also auch seine Streuungstendenz ist, umso häufiger wird man auch von einem Becken-CT Gebrauch machen müssen, um nicht tastbare, hochsitzende Beckenwandbefunde erfassen zu können. Beinödeme deuten auf Progredienz hin; seltener sind sie Folge einer alleinigen Thrombose oder, nach Radiatio, einer ausschließlichen Strahlenfibrose.

Über den Wert von Markern liegen für das Vaginalkarzinom bisher keine verbindlichen Ermittlungen vor. Man wird sich bis auf weiteres an den Erfahrungen beim Zervixkarzinom orientieren müssen.

2.3.3 Fehlermöglichkeiten und ihre Vermeidbarkeit

Wenn die Diagnose eines Carcinoma in situ der Vagina vorliegt, sollte bei der Operation die Ausbreitung des Befundes peinlichst exakt unter Zuhilfenahme der Schiller'schen Jodprobe festgestellt werden. Die Veränderungen sind sicher im Gesunden zu umschneiden. Die Unterlassung dieses Tests und der Verzicht auf eine entsprechend großzügige Exzision rächt sich oft in Form von Rezidiven.

Größere operative Eingriffe beim Vaginalkarzinom sollten wegen ihrer Schwierigkeit, - auch hinsichtlich der Indikationsstellung -, nur in speziellen Zentren und von besonders erfahrenen Operateuren vorgenommen werden. Es müssen optimale Voraussetzungen für eine entweder primär vorgesehene oder sich sekundär als notwendig erweisende künstliche Harn- und Stuhlableitung gegeben sein.

Die technischen Schwierigkeiten, die Komplikationen und die Möglichkeiten zu deren Vermeidung sind in den Kapiteln (Exenteration), F.V (Eingriffe beim Zervixkarzinom) und H.III.1 (Vulvakarzinom) ausführlich dargestellt, so daß sich eine diesbezügliche Beschreibung hier erübrigt.

Zielt die Operationsart an sich auf eine Erhaltung des Vaginallumens ab, muß der postoperativ drohenden Schrumpfungstendenz vorgebeugt werden. Dies ist, wenn auch nur bedingt, durch frühzeitige Einlage von Kunststoffphantomen möglich. Vielleicht sind hohe Östriolgaben nützlich. Im Rahmen des Möglichen sollte frühzeitig der sexuelle Kontakt wiederaufgenommen werden.

Die notwendigen Maßnahmen zur Verbesserung der Wundheilung sind bereits ausführlich auf S. 462 erörtert worden. Sie betreffen schonendes Operieren, optimale Blutstillung, Drainagen, spezielle Infusionstherapie sowie prophylaktische Antibiotikagaben.

Das Thromboembolierisiko ist durch die Summation mehrfacher Risikofaktoren (Alter, Karzinom, großer Eingriff, erschwerte Wundheilung, Liegezeit) deutlich erhöht.

Deshalb müssen die Möglichkeiten einer Prophylaxe genutzt werden. Die Operation sollte unter Low-dose-Heparin-Prophylaxe erfolgen, wobei Dihydergot + Heparin zu bevorzugen ist.

3 Eingriffe an der Bartholinischen Drüse

R. T. Michel

3.1 Allgemeine Vorbemerkungen, klinisches Bild, Diagnostik

Die Bartholinische Drüse liegt im unteren Drittel der großen Labien und ist normalerweise nicht zu palpieren. Ihre Ausführungsgänge münden an der Innenseite der kleinen Schamlippen zwischen dem mittleren und unteren Drittel. Das alkalische Sekret der Drüse befeuchtet den Introitus vaginae. Die entzündlichen Erkrankungen der Bartholinischen Drüse treten am häufigsten während der Geschlechtsreife auf, seltener in der Kindheit bzw. nach der Menopause. Zysten der Bartholinischen Drüse entstehen durch den Verschluß des Ausführungsganges oder seiner Verzweigungen. Ätiologisch spielen dabei spezifische oder unspezifische Infektionen sowie akzidentelle oder intraoperative Verletzungen eine Rolle. Zu den *Erregern* zählen: Staphylokokken, Kolibakterien, Streptokokken, Gonokokken und Enterokokken. Oft liegt eine Mischinfektion vor. In der Regel sind die am häufigsten im Eiter nachgewiesenen Keime Staphylokokken und Kolibakterien. Die zur Verklebung des Lumens des Ausführungsganges führende Infektion kann die Entstehung einer Zyste bzw. einer Bartholinitis begünstigen. Das akute Stadium bereitet stärkste Schmerzen im Gehen und Sitzen. Daneben kommt es nicht selten zu erhöhter Körpertemperatur, gelegentlich auch zu Stuhl- und Harnverhaltungen. Die Diagnose ist meist bereits durch das klinische Bild eindeutig zu stellen.

Man findet im unteren Drittel der Labien einen kirsch- bis frauenfaustgroßen, meist einseitigen Tumor mit einer darüberliegenden verdünnten Haut. Letztere ist bei der chronischen Bartholinischen Zyste reizlos, bei der subakut-akuten Bartholinitis gerötet bis hochrot. In der Umgebung bildet sich meist ein Vulvaödem aus. Es sollte grundsätzlich versucht werden. Keimabstriche aus der Urethra, aus den paraurethralen Krypten und aus der Mündung des Ausführungsganges der Bartholinischen Drüse zu entnehmen.

3.2 Therapie der Bartholinitis

Die Therapie der Bartholinitis ist zunächst bis zum Einschmelzen des Prozesses eine konservative. Man muß in dieser Phase unter Anwendung von Antiphlogistika und Analgetika sowie gekühlter Vorlagen zunächst die Einschmelzung des Befundes abwarten. Unter Umständen muß die Menstruation hormonell verschoben werden. Die Inzision ist erst dann statthaft, wenn sich, bei völlig eingeschmolzenem Befund, die Haut prallelastisch präsentiert und man im Bereich der dünnsten Stelle, meist an der Innenseite der großen Labie, den Abszeß mit einem etwa 2 cm langen Schnitt eröffnen kann. Ein bakteriologischer Abstrich ist hierbei notwendig. Für die Behandlung der infizierten Zyste hat sich die Marsupialisation, d. h. die Inzision und Vernähung der eröffneten Zystenwand mit dem Außenhautschnittrand bewährt.

3.2.1 Marsupialisation

Der Abszeß wird durch eine etwa 2 cm lange Inzision im Bereich der prallen Vorwölbung eröffnet

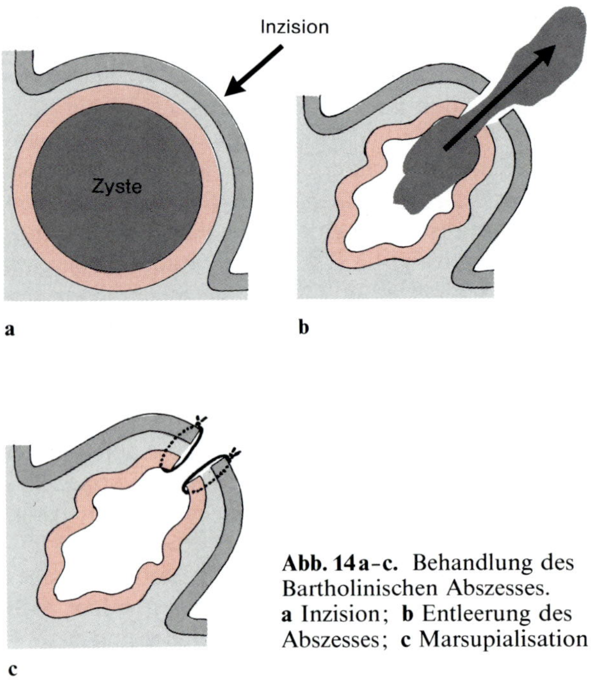

Abb. 14a–c. Behandlung des Bartholinischen Abszesses. **a** Inzision; **b** Entleerung des Abszesses; **c** Marsupialisation

(Abb. 14) und die Empyemhöhle mit dem Finger ausgeräumt. Es empfiehlt sich, die Höhle anschließend mit Rivanol 1:1000 zu spülen. Sodann wird die Zystenwandung durch einige Knopfnähte mit der Haut im Bereich des Vestibulums fixiert. Anschließend tamponiert man die Öffnung mit einem feuchten Gazestreifen aus. Dieser wird am nächsten Tag gezogen. Die zurückgelassene Öffnung schrumpft schließlich im Laufe einiger Wochen auf Stecknadelkopfgröße zusammen. Zur Nachbehandlung empfehlen sich Sitzbäder.

3.2.2 Exstirpation der Bartholinischen Zyste

Trotz sachgemäßer Marsupialisation kann es zu rezidivierenden Bartholinitiden und/oder chronischen Verhaltungen mit erneuter Auftreibung der Zyste kommen, die eine Exstirpation der Zyste notwendig machen. Hierbei muß im Gegensatz zur Marsupialisation mit stärkeren Blutungen gerechnet werden.

Nach Eingehen mit dem Finger in die Vagina und Präsentation der Zyste wird die Haut der Labie über dem Befund längs inzidiert und die geschlossene Zyste sorgfältig herauspräpariert (Abb. 15). Nach vollständiger Darstellung der Zyste wird sie mit dem Finger emporgehalten und der Zystengrund über Klemmen abgesetzt. Es folgt nun die exakte Blutstillung und das Vernähen des Wundbettes in zwei Schichten. Nach Anlegen einer Drainage wird die Labienhaut mit Einzelknopfnähten vereinigt.

3.2.3 Spontanperforation der Bartholinischen Zyste

Bei der Spontanperforation der infizierten Bartholinischen Zyste handelt es sich meist um eine relativ kleine Öffnung, die nachträglich erweitert werden muß. Die akuten entzündlichen Erscheinungen an der Vulva verschwinden in wenigen Tagen, wenn man täglich die Rivanoltamponade wechselt, was unter der Verabfolgung von anaesthesierenden Mitteln, z. B. Xylocain Spray, erfolgen muß. Nach Abschwellung der entzündlichen Vulvaveränderung stoßen sich in der Regel noch vorhandene Nekrosen ab und es kommt zu einer Schrumpfung der Abszeßhöhle, die schließlich zugranuliert. Bis zu diesem Zeitpunkt sollte die Inzisionsstelle durch eine Drainage offengehalten werden. Man kann den schmerzhaften Tamponadewechsel auch vermei-

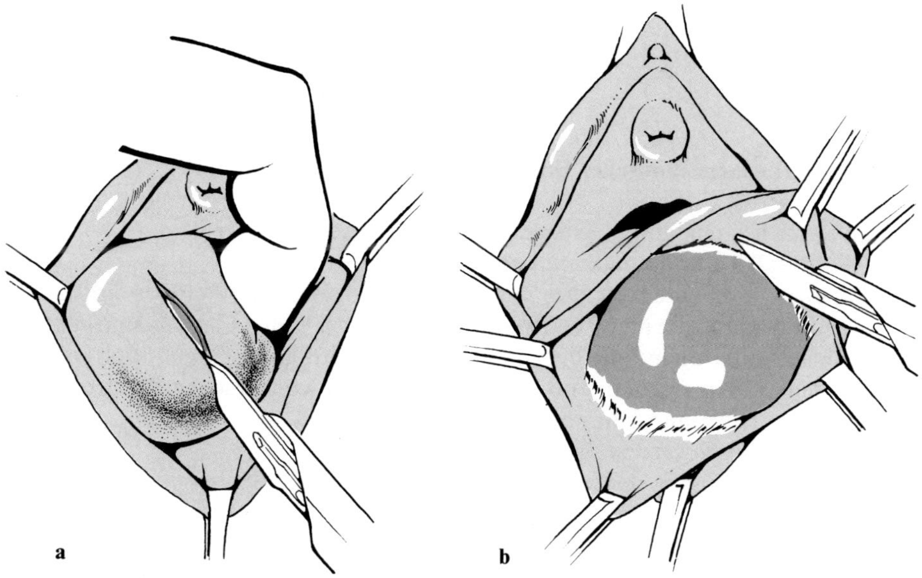

Abb. 15a, b. Exstirpation einer Bartholinischen Zyste. **a** Inzision; **b** Herausschälen der Zyste in toto

den, indem man einen Foleykatheter in die Abszeßhöhle legt und mit einigen Hautnähten fixiert. Die Wunde kann nun ohne große Schmerzen gespült werden; das Wundsekret hat Abfluß. Antibiotika sind nur indiziert, wenn es nicht zu einer Abschwellung kommt, die Nachbarschaft entzündlich infiltiert ist und der entzündliche (mitunter auch phlegmonöse) Prozeß längere Zeit besteht.

3.2.4 Bartholinischer Abszeß in der Schwangerschaft

Ein Bartholinischer Abszeß in der Schwangerschaft sollte grundsätzlich ca. 3 Wochen vor dem errechneten Geburtstermin saniert sein. Eine antibiotische Prophylaxe sollte die Lokalbehandlung ergänzen.

3.3 Komplikationen

Wenn der Zeitpunkt für die chirurgische Intervention versäumt wird, kann es zu einem periproktitischen Senkungsabszeß kommen, der mitunter auch in das Rektum perforiert. Als Folge einer unsachgemäßen Behandlung, wenn zum Beispiel der Versuch unternommen wird, das Abszeßgewebe in toto zu exzidieren und dann das Wundbett primär zu verschließen, kommt es gelegentlich zu inkompletten Perianalfisteln, die unter Umständen den ganzen Damm durchziehen. Sie können entzündlich rezidivieren und müssen dann nach chromographischer Darstellung elektrochirurgisch durch eine Eröffnung der Gänge therapiert werden. Bei chronischen Zuständen kann es gelegentlich zu großen und derben, oft indolenten Befunden kommen, die mitunter bei der Kohabitation Beschwerden bereiten. Im Bereich dieser Befunde können rezidivierende Entzündungen auftreten, so daß es anzuraten ist, die Exzision während der entzündungsfreien Zeit vorzunehmen, wobei Ausführungsgang und Drüse komplett entfernt werden müssen. Neben dem Problem verstärkter Blutungen erstrecken sich die Befunde oft bis unmittelbar an die Urethra und bereiten hierdurch Schwierigkeiten. Bei diesen Eingriffen ist deshalb besonders auf die sorgfältige Blutstillung und eine effektive Drainage zu achten. Auch hier sollten postoperativ Sitzbäder angewendet werden.

Differentialdiagnostisch sind periproktitische Abszesse vom Bartholinischen Abszeß abzugrenzen, da bei einer falschen Diagnosestellung die Marsupialisation zu einer Vestibulo-Rektalfistel führen kann. Der Befund eines Bartholinischen Abszesses ist jedoch angesichts des im unteren Drittel der Labien meist einseitig lokalisierten kirsch- bis tomatengroßen Tumors mit einer darüberliegenden geröteten und verdünnten Haut bei bestehendem Vulvaödem in der Regel nicht zu verkennen.

4 Eingriffe bei Zystenbildungen in der Umgebung der Vagina

R. T. MICHEL

4.1 Allgemeine Vorbemerkungen, klinisches Bild

Eine Scheidenzyste wird bei der geschlechtsreifen Frau in der Regel als Zufallsbefund anläßlich einer gynäkologischen Untersuchung entdeckt. Ihre mittlere Größe entspricht gewöhnlich einer Haselnuß, wenn auch Befunde bis Mandarinengröße beschrieben werden. In extremen Fällen erscheinen die Zysten auch polypenartig gestielt. Dann kann es durch Sekundärinfektionen zu Beschwerden kommen. Während zwei Drittel der Vaginalzysten von ihren Trägerinnen nicht bemerkt werden, gibt es auch Befunde, die auf die Harnröhre, die Harnblase oder das Rektum drücken, bei der Defäkation, der Miktion bzw. bei der Kohabitation störend sind und unter Umständen auch einmal eine Geburt komplizieren können. Die Topographie der Zysten wird uneinheitlich angegeben, was bei der unterschiedlichen Genese verständlich ist.

4.2 Einteilung und Topographie der Vaginalzysten

4.2.1 Gartnersche Gangzysten

Die Gartnerschen Gangzysten liegen *distal* in der seitlichen Vorderwand der Vagina und *proximal* in ihrer Seitenwand. Sie entwickeln sich aus den Resten des Urnierenganges (Wolffscher Gang). Sie können zu den Uterinagefäßen in Beziehung treten und gelegentlich den Ureter verlagern.

4.2.2 Müllersche Epithelzysten

Die Müllerschen Epithelzysten treten bevorzugt im oberen Drittel der Scheidenhinterwand als auch im Bereich der distalen Vorderwand der Scheide auf.

4.2.3 Paraurethralzysten

Die paraurethralen Gänge verlaufen parallel zur Urethra und münden an der Innenseite der äußeren Harnröhrenmündung. Retentionszysten entstehen, wenn die Mündung eines paraurethralen Ganges verklebt. Es kommt dann zu einer seitlich oder dorsal zur Urethra liegenden zystischen Vorwölbung der Scheidenwand.

4.2.4 Endometriosezysten

Diese Zysten entstehen durch die Ansammlung des typischen Inhaltes im Bereich von Endometrioseherden.

4.2.5 Dermoidzysten

Dermoidzysten der Scheide sind äußerst selten. Sie können bei einer Geburt zum Vorschein kommen und stehen über einen Stiel mit der Wand des Scheidengewölbes in Verbindung.

4.2.6 Bindegewebszysten

Sie gehen in der Regel auf bindegewebig abgekapselte Hämatome im Bereich der Scheide zurück.

4.2.7 Traumatische Epithelzysten

Traumatische Epithelzysten entstehen vornehmlich, wenn es bei Geburten oder geburtshilflichen bzw. gynäkologischen Operationen zu einer Verlagerung von Pflasterepithelinseln in die Tiefe kommt. Sie weisen einen gelblich-breiigen, leicht mit Eiter zu verwechselnden Inhalt auf, der Cholesterin und Fetttröpfchen enthält.

4.2.8 Invaginationszysten

Diese entwickeln sich durch Einstülpung der Schleimhaut und Verschluß der Eingangsöffnung. Es wird auch die Möglichkeit einer Entstehung aus embryonal verschlepptem Plattenepithel diskutiert.

4.2.9 Zysten des Septum rectovaginale

Diese Zysten sind äußerst selten. Sie können bis zum Boden des Douglasschen Raumes reichen und erscheinen unter dem Bild von Douglasozelen.

4.2.10 Parasitäre Zysten

Gelegentlich können sich Echinokokkenzysten aus der Nachbarschaft im Bereich der Scheide ansiedeln. Sie sind dann besonders im Septum rektovaginale zu finden.

4.2.11 Mischzysten

Durch die Vergesellschaftung verschiedener Zysten können Mischzysten entstehen. Als Beispiel dafür kann die Vergesellschaftung von Zysten des Gartnerschen Ganges mit zystischen Endometrioseherden angesehen werden.

4.2.12 Präsakrale Teratome

Präsakral gelegene sakrokokzygeale Teratome werden in der Regel im Neugeborenenalter oder in der frühen Kindheit, vornehmlich beim weiblichen Geschlecht, diagnostiziert. Seltener wird die Diagnose erst im Erwachsenenalter gestellt.

Etwa ein Viertel der sakrokokzygealen Teratome ist bösartig, wobei die bis zum vierten Lebensmonat festgestellten Befunde eher gutartig sind, die zwischen dem fünften Lebensmonat und dem 16. Lebensjahr diagnostizierten Teratome dagegen deutlich höhere Malignitätsraten aufweisen. Die im Erwachsenenalter gefundenen Teratome scheinen wieder häufiger gutartig zu sein [24, 31, 34].

4.3 Therapie der Scheidenzysten

Sofern die Behandlung einer Scheidenzyste überhaupt notwendig ist, was sich aus der Symptomatologie ergibt, sollte sie in der kompletten Ausschälung von vaginal bestehen. Dieser Eingriff darf allerdings nicht unterschätzt werden, da besonders bei dem Versuch, die Zyste in toto zu entfernen, mit der Gefahr der Verletzung von Harnröhre, Harnblase oder Rektum gerechnet werden muß. Man kann, je nach Situation, diese Gefahr dadurch vermindern, daß man die Zyste zunächst eröffnet. Unter Umständen ist der Zystenbalg dann kontrollierter ausschälbar. Der Scheidenhautdefekt wird schließlich in Querrichtung mit Einzelknopfnähten (Chromkatgut 3-0) verschlossen. Eine Tamponade wird in der Regel nicht verwendet, die Nachuntersuchung sollte etwa in 3-4 Wochen stattfinden. Wenn es sich um vereiterte Vaginalzysten handelt, so können diese punktiert oder inzidiert und, falls nötig, später exzidiert werden. Bei ausgedehnten Gartner-Gang-Zysten ist, abweichend vom vaginalen Vorgehen, mitunter der abdominale Weg vorzuziehen.

Besondere Schwierigkeiten ergeben sich unter Umständen bei der operativen Behandlung präsakraler Teratome, die perineal, abdominal, kombiniert abdominal-perineal und vaginal angegangen werden können. Es treten dabei intraoperativ gehäuft Blutungen und postoperativ Sekundärheilungen auf. Mehrfache operative Eingriffe sind nicht selten notwendig [10, 14, 16].

Meist wird der unmittelbare sakrokokzygeale Weg angegeben [12, 14, 16, 31], bei dem nach Freilegung des Kreuz- und Steißbeins die Durchtrennung der anokokzygealen Ligamente sowie der muskulären Strukturen das Steißbein exartikuliert wird. Der präsakrale Raum kann dann freipräpariert werden. Mitunter muß man Anteile des Kreuzbeins mitresezieren [10, 14, 16]. Bei präsakral gelegenen größeren Teratomen ist in der Regel ein kombiniertes abdomino-perineales Vorgehen notwendig [10, 16, 31], bei dem zunächst auf dem abdominalen Weg eine Teilmobilisierung und Freipräparation des Tumors von Ureteren, Rektum und Harnblase erfolgt. Die Sakralgefäße müssen hierbei ligiert werden. Die endgültige Mobilisierung und Entfernung des Teratoms erfolgt dann auf perinealem Weg und schließt die Kokzygotomie mit ein. Bei Kindern wird vorwiegend über ein ausschließlich abdominales Vorgehen berichtet [8, 9].

Ein elegantes Operationsverfahren stellt der von ZANDER und HEBERER [34] angegebene transvaginale Weg dar, der allerdings nur für benigne Tumoren in Frage kommt und der bei sehr ausgedehnten Teratomen mit einem abdominalen Vorgehen kombiniert werden kann: nach einem Schuchardtschnitt wird das Rektum zur Seite gedrängt und der Tumor bei guter Übersicht im Bereich der Sakrokokzygealhöhle extraperitoneal dargestellt. Fistelbildungen in der Scheide, die unter Umständen nach mehreren auch abdominalen Eingriffen entstanden sind, lassen sich gleichzeitig mit entfernen. Eine transvaginale und transgluteale Drainage ist bei diesem Vorgehen angezeigt, wie auch die postoperative Nahrungskarenz, die durch eine bilanzierte synthetische Diät („Astronautenkost") abgelöst wird, wesentlich zum komplikationslosen Verlauf beiträgt.

5 Eingriffe bei Zystenbildungen im Bereich der Harnröhre

R. T. MICHEL

5.1 Allgemeine Vorbemerkungen

Die engen topographischen Beziehungen zwischen den Genitalorganen und den Harnwegen bedingen eine oft gleichzeitige Erkrankung beider Systeme.

Im Zusammenhang mit gynäkologischen Operationen und der Geburt kann es nicht selten zu einer Schädigung der harnableitenden Systeme kommen. Viele Frauen suchen daher bei entsprechender Symptomatik im Bereich der Harnwege oft zunächst den Gynäkologen auf.

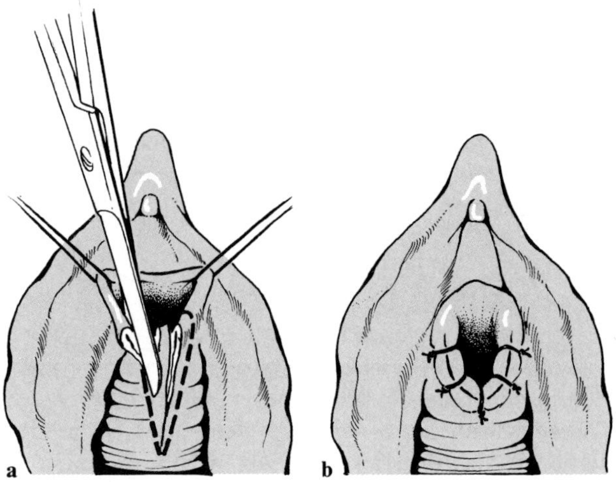

Abb. 16a, b. Urethrotomie nach SPENCE und DUCKETT. **a** Längsspaltung der Harnröhre und der Vorderwand des Divertikels; **b** Schlußbild nach Harnröhrenspaltung und Resektion des Divertikelsacks

5.2 Spezielle Maßnahmen

5.2.1 Urethraldivertikel

Urethraldivertikel sind nicht immer leicht zu diagnostizieren. Sie sind Erweiterungen oder Aussakkungen der paraurethralen Drüsengänge, die kongenital vorhanden sind oder auch durch eine Infektion der Drüsen entstehen können. Gehäuft findet man sie bei neugeborenen Mädchen bzw. Frauen im geschlechtsreifen Alter. Sie liegen meist zwischen der vorderen Vaginalwand und der Harnröhre und bewirken rezidivierende Zystitiden, eitrigen Ausfluß aus der Harnröhre, Dyspareunie und Dysurie. Wenn sich bei Druck auf den in der Scheide liegenden Divertikelsack aus der Harnröhrenmündung Eiter entleert, ist die Diagnose eines Urethraldivertikels sehr wahrscheinlich. Oft kann man mit dem Zystoskop die Divertikelöffnung im Bereich der Urethra erkennen und durch Einbringen von Kontrastmittel die Diagnose sichern. Führt dies nicht zum Ziel, so muß die röntgenologische Darstellung durch eine Miktionsurographie oder mit dem Doppelballonkatheter erfolgen.

Operative Behandlung des Harnröhrendivertikels. Sofern es sich um kleinste Krypten oder Taschen im Sinne eines Divertikels handelt, werden diese durch transurethrale Elektroinzision behandelt. Echte Harnröhrendivertikel müssen jedoch durch ein offenes operatives Vorgehen beseitigt werden. Ein einfaches Verfahren, das wenig Komplikationen beinhaltet, ist die Urethrotomie nach Spence und Duckett (Abb. 16). Hierbei werden mit einer geraden Schere Harnröhre und Vaginalhaut vom Meatus uretrae in Richtung auf das Divertikel median gespalten, wobei die Schnittführung die Vorderwand des Divertikels und den Divertikelhals mit einschließt.

Man adaptiert nun die Schnittränder des Divertikelsackes und der Urethra mit der angrenzenden Vaginalhaut durch Einzelknopfnähte, wobei unter Umständen bei großen Divertikeln vor der Naht noch reserziert werden muß. Durch den Eingriff entsteht eine hypospadieähnliche Situation. Es wird schließlich ein Dauerkatheter gelegt (Liegedauer ca. 3 Tage) und die Scheide austamponiert.

Bei diesem Vorgehen sind Komplikationen nicht zu erwarten, da Harnröhrendivertikel immer distal des Blasenverschlußapparates münden und dieser bei sorgfältiger Präparation nicht verletzt werden kann.

Der in der Literatur ebenfalls beschriebene Eingriff von einer vorderen Kolpotomie aus ist mit einer relativ hohen (5–10%) Fistelfrequenz sowie der Komplikation sekundärer Harnröhrenstenosen behaftet und insofern problematisch. Bei ihm wird zunächst ein Metallkatheter in die Urethra eingeführt und dann die Scheidenhaut über der Distanz des Divertikelsackes durchtrennt. Hierdurch entsteht eine artifizielle Urethra-Scheiden-Fistel (Abb. 17). Der Divertikelsack wird dann mit Klemmen gefaßt und in scharfer Präparation mit der Schere von der übrigen Scheidenhaut getrennt. Man kann ihn nun mit Klemmen hochheben und an seiner Basis eine Tabakbeutelnaht anbringen, nach deren Knüpfen der darüberliegende Restdivertikelsack abgetragen wird. Eine andere Möglichkeit besteht in der einfa-

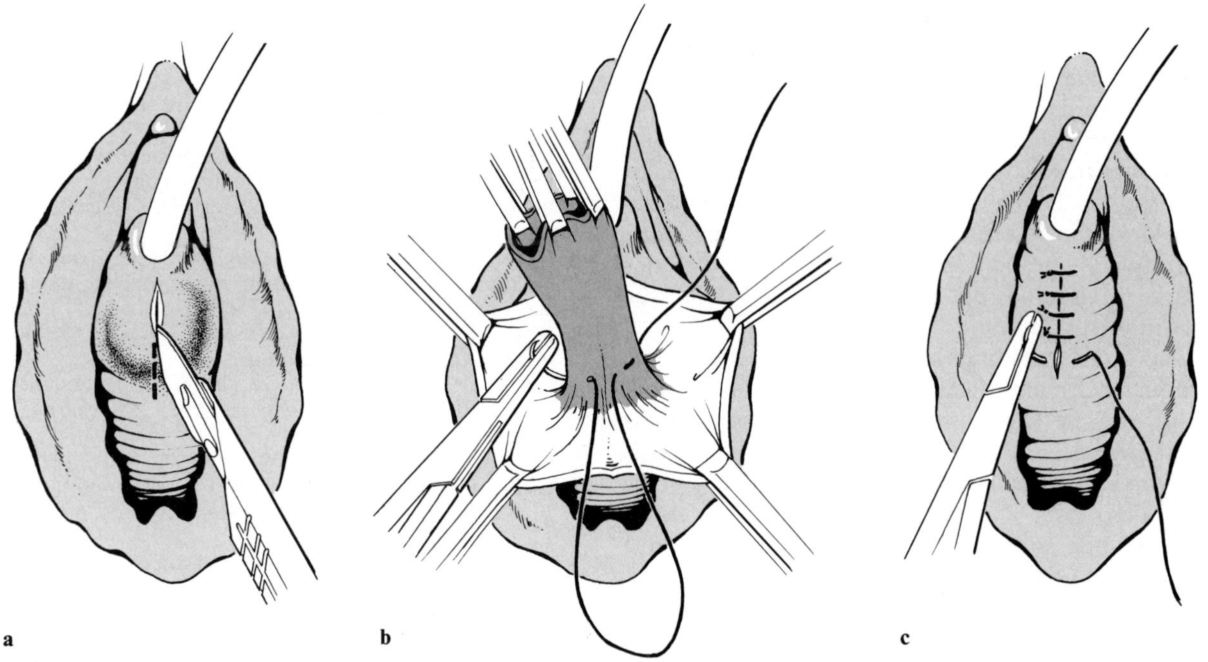

Abb. 17a–c. Versorgung eines Harnröhrendivertikels von der vorderen Kolpotomie aus. **a** Schnittführung bei liegendem Metallkatheter; **b** Hochziehen des Divertikelsacks und Tabaksbeutelnaht an der Basis; **c** Schlußbild

Abb. 18a–d. Exzision eines suburethralen Abszesses. **a** Schnittführung bei liegendem Metallkatheter; **b** Freipräparation des abgekapselten Abszesses; **c** Adaptation des Gewebes zwischen Scheide und Urethra; **d** Schlußbild

chen Abtragung des Divertikelsackes ohne die Tabakbeutelnaht, wobei die dann verbleibende Öffnung in der Harnröhre durch Einzelknopfnähte verschlossen wird. Anschließend wird der verschlossene Harnröhrendefekt im Bereich des Septum urethrovesicale durch eine weitere Nahtreihe gedeckt. Überflüssige Scheidenhaut wird reseziert und die Scheide mit Einzelknopfnähten versorgt. Postoperativ wird ein Foley-Katheter eingelegt (Liegedauer 5 Tage).

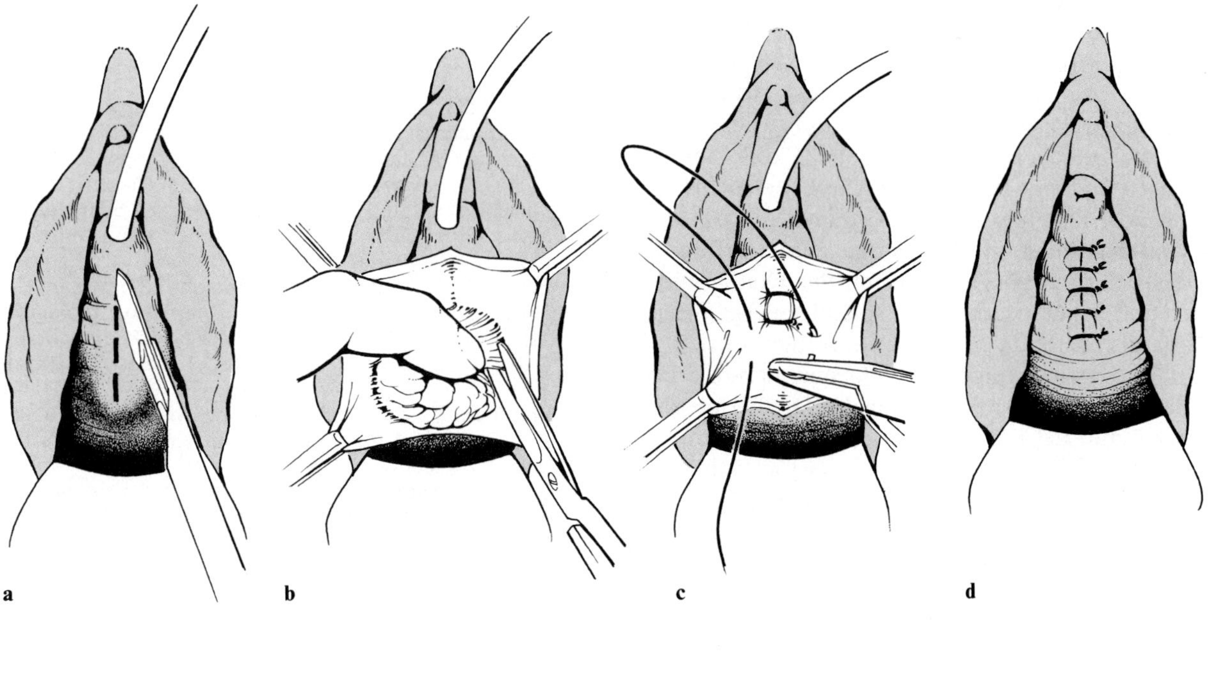

5.2.2 Suburethrale Zysten und Abszesse

Suburethrale Abszesse können in Lokalanästhesie entleert werden. Anschließend wird ein lokal wirksames Antibiotikum instilliert. Nach Wiederholung des Eingriffes ist der Eiter für gewöhnlich steril. In den meisten Fällen muß der Abszeß mit dem scharfen Messer inzidiert werden. Nach Entleerung wird die Scheidenwand durch Einzelknopfnähte der Stärke 0 verschlossen und die Abszeßhöhle für 24 Stunden drainiert.

Zur Exzision suburethraler Zysten oder Abszesse wird zunächst ein Metallkatheter in die Blase eingeführt und die Vaginalschleimhaut über der gesamten Länge des Befundes durchtrennt (Abb. 18). Unter vorsichtiger Präparation und Vermeidung einer Perforation der Zyste oder des Abszesses werden die Befunde sodann in toto herauspräpariert und abgetragen und das Gewebe zwischen Scheide und Urethra durch zwei Reihen von Einzelknopfnähten 2-0 adaptiert. Es folgt sodann eine abschließende Scheidenhautnaht, ebenfalls durch Chromkatgutnähte der Stärke 2-0. Vor der Operation ist in jedem Fall diagnostisch ein Harnröhrendivertikel (was oft in der Differentialdiagnose schwierig abzugrenzen ist, Röntgenkontrastdarstellung!) auszuschließen. Größere Harnröhrenverletzungen lassen sich bei sorgfältiger Präparation vermeiden.

5.2.3 Skenitis

Die Skeneschen Drüsen sind topographisch in der Nähe der äußeren Harnröhrenmündung lokalisiert und münden mit ihren Gängen in die Harnröhrenöffnung. Ihre Entzündung kann zur Skenitis führen. Hierbei stehen Dyspareunien und Miktionsbeschwerden im Vordergrund. Es kann zusätzlich eine Zystitis bestehen. Urethroskopie, Expression der Drüsen und eine bakteriologische Untersuchung sichern die Diagnose. In der Regel hat die konservative Behandlung mit Antibiotika keinen Erfolg. Die elektrochirurgische Inzision mit der Diathermienadel und Kauterisation der Ausführungsgänge [22] kann als Methode der Wahl angesehen werden.

Der Eingriff findet in Allgemeinnarkose statt. Die Drüsengänge werden mit der Diathermienadel etwa 2 mm tief eröffnet und die Drüse innen elektrochirurgisch kauterisiert. Eine postoperative antibiotische Abdeckung kann hilfreich sein.

LITERATUR ZU KAPITEL H.III. 2-5

1. Al Kurdi M, Monaghan JM (1981) Thirty-two years experience in management of primary tumors of the vagina. Brit J Obstet and Gynaecol 88:1145
2. Ball HG, Berman ML (1982) Management of primary vaginal carcinoma. Gynecologic Oncology 14:154
3. Bender HG (1984) Gynäkologische Onkologie. Thieme, Stuttgart
4. Capen CV, Masterson BJ, Magrina JF, Calkins JW (1981) Laser therapy of vaginal intraepithelial neoplasia. Am J Obstet Gynecol 142:973
5. DiSaia PhJ, Creasman WT (1981) Clinical gynecologic. Oncology, Mosby, St. Louis
6. Edington PT, Monaghan JM (1980) Malignant melanoma of the vulva and vagina. Brit J Obstetrics and Gynaecology 87:422
7. Fletscher GH, Delclos L, Wharton JT, Rutledge FN (1980) Tumors of the vagina and female urethra. In: Fletscher GH (ed) Textbook of Radiotherapy, 3rd edn. Lea and Febiger, Philadelphia
8. Ghazali S (1973) Presacral teratomas in children. J Pediat Surg 8:915
9. Hatteland K, Knudrud O (1960) Sacrococcygeal teratoma in children. Acta Chir Scand 119:444
10. Hendren WH, Henderson BM (1970) The surgical management of sacrococcygeal teratomas with intrapelvic extention. Ann Surg 171:77
11. Hill EC, Galante M (1981) Radical surgery in the management of clear cell adenocarcinoma of the cervix and vagina in young women. Am J Obstet Gynecol 140:221
12. Hoydt CJ, Hardaway RM (1960) Sacrococcygeal teratomas: A clinical commentary and two new cases. Plast Reconstr Surg 25:279
13. Hudson CN, Crandon AJ, Baird PJ, Willcocks D (1983) Preservation of reproductive potential in diethylstilbestrol-related vaginal adenocarcinoma. Am J Obstet Gynecol 145:375
14. Killen DA, Jackson LM (1964) Sacrococcygeal teratoma in the adult. Arch Surg 88:425
15. Kottmeier HL, Whelton J (1962) Primary carcinoma of the vagina (145 cases). Acta Obstet Gynecol Scand 41:22
16. Miles RM, Stewart GS (1974) Sacrococcygeal teratomas in adults. Ann Surg 179:676
17. Morrow CP, Townsend DE (1981) Synopsis of gynecologic oncology, 2nd edn. Wiley, New York
18. Nürnberger L (1930) Erkrankungen der Scheide. In: Veit J, Stoeckel W (Hrsg.) Handbuch der Gynäkologie, V/2. Bergmann, München
19. Petrilli ES, Townsend DE, Morrow CP, Nakao CY (1980) Vaginal intraepithelial neoplasia: biological aspects and treatment with topical 5-Fluorouracil and the carbon dioxide laser. Am J Obstet Gynecol 138:321
20. Prempree T, Viravathana T, Slawson RG, Wizenberg MJ, Cuccia CA (1977) Primary invasive cancer of the vagina. Obstet Gynecol 53:218
21. Richter P, Saremba B, Geißler U (1980) Das maligne Melanom der Vagina. Arch Geschwulstforsch 50/2, 111
22. Rieser C (1968) A new method of treatment of inflammatory lesions of the female urethra. J Amer Med Ass 204:378

23. Rutledge F (1967) Cancer of the vagina. Amer J Obstet Gynecol 97:635
24. Schertel A (1978) Das Problem des präsakralen Steißbeininteratoms. Inaugrual-Dissertation. München
25. Sheets JL, Dockrty MB, Decker DG, Welsh JS (1964) Primary epithelial malignancy in the vagina. Amer J Obstet Gynecol 89:121
26. Son YH (1980) Primary mucosal malignant melanoma. Acta Radiologica Oncology 19:177
27. Spence HM, Duckett JW Jr (1970) Diverticulum of the female urethra: clinical aspects and presentation of a simple operative technique for cure. J Urol (Baltimore) 104:432
28. Stokes IM, Sworn MJ, Hawthorne JHR (1980) A new regime for the treatment of vaginal carcinoma in situ using 5-fluorouracil. Brit J Obstet Gynaecol 87:920
29. Townsend DE, Levine RU, Crum CP, Richard RM (1982) Treatment of vaginal carcinoma in situ with the carbon dioxide laser. Am J Obstet Gynecol 143:565
30. Vahrson H (1971) Zur Therapie des Vaginalkarzinoms. Strahlentherapie 140:492
31. Waldhausen JA, Kilman JW, Velios F, Battersby JS (1963) Sacrococcygeal Teratoma. Surgery 54:933
32. Weghaupt K (1967) Das primäre Scheidenkarzinom und seine Behandlung. Strahlentherapie 134:13
33. Wharton JT, Fletcher GH, Delclos L (1981) Invasive tumors of vagina: clinical features and management. In: Coppleson M (ed) Gynecologic oncology, vol 1. Churchill Livingstone, Edinburgh
34. Zander J, Heberer G (1978) Zur operativen Behandlung des präsakralen Teratoms. Geburtshilfe Frauenheilkd 38:534

IV Behandlung von Operations- und Verletzungsfolgen im Bereich der Vulva und Vagina (unter Einschluß der Fehler und Komplikationen)

P. G. KNAPSTEIN, M. MAHLKE, W. POLESKA
und W. ZEUNER

INHALT

1 Einleitung

Die häufigsten Veränderungen des äußeren Genitale, die einer chirurgischen Korrektur bedürfen, sind Folgen unsachgemäß durchgeführter oder sekundär verheilter Operationen wie beispielsweise eines Dammschnittes während der Entbindung, einer Levatordammplastik zur Behebung eines Deszensus oder einer Zystenexstirpation. Schon relativ kleine Narben mit einer geringen Stenosierung des Introitus vaginae können zu erheblichen Beschwerden führen.

Eine besonders schwierige Ausgangssituation ergibt sich für den Operateur bei sklerödematösen Schädigungen, die nach einer Strahlenbelastung des hoch empfindlichen Vulvagewebes entstehen, da danach jede Wunde eine schlechte Tendenz zur Heilung hat.

Im Kapitel H.III werden die radikalen Eingriffe zur Behandlung des Vulva- und Vaginal-Karzinoms beschrieben. Zur möglichst sicheren loko-regionären Sanierung werden ab einer bestimmten Tumorgröße ausgedehnte Gewebsresektionen notwendig. Die primäre Adaptation der klaffenden Wundränder ist nur unter erheblicher Spannung oder gar nicht möglich. Die daraus resultierende Sekundärheilung der großen Wundflächen bedeutet für die Patientin ein langes Krankenlager und führt zu dauerhaften Spätkomplikationen wie narbigen Indurationen der Vulva oder Vagina mit Kohabitationsstörungen, Dysfunktionen von Urethra und Anus oder Bewegungseinschränkungen der Beine.

Die Methoden der plastischen Chirurgie bieten optimale Möglichkeiten, um derartige Folgezustände entweder zu vermeiden oder zu beheben. Im folgenden sollen zunächst einige der einfacheren Verfahren dargestellt werden, die von jedem operativ tätigen Gynäkologen angewendet werden können. Die relativ aufwendigen myokutanen Lappenplastiken setzen eine besondere klinische und operative Erfahrung voraus.

2 Z-Plastik

Die Z-Plastik stellt einen lokalen Gewebsaustausch *ohne Gewebsverlust* dar, der eine Änderung der fibrozytären Faserrichtung innerhalb einer Narbe bewirkt. Gleichzeitig wird eine Verlängerung der Narbe in Längsrichtung erreicht (Abb. 1a–d). Mit Hilfe der Z-Plastik läßt sich auf einfache Weise eine typische Stenose des Introitus vaginae beseitigen, die durch eine zu weit geführte Levatordammplastik entstehen kann. Dies wird in den Abbildungen 2 und 3 demonstriert.

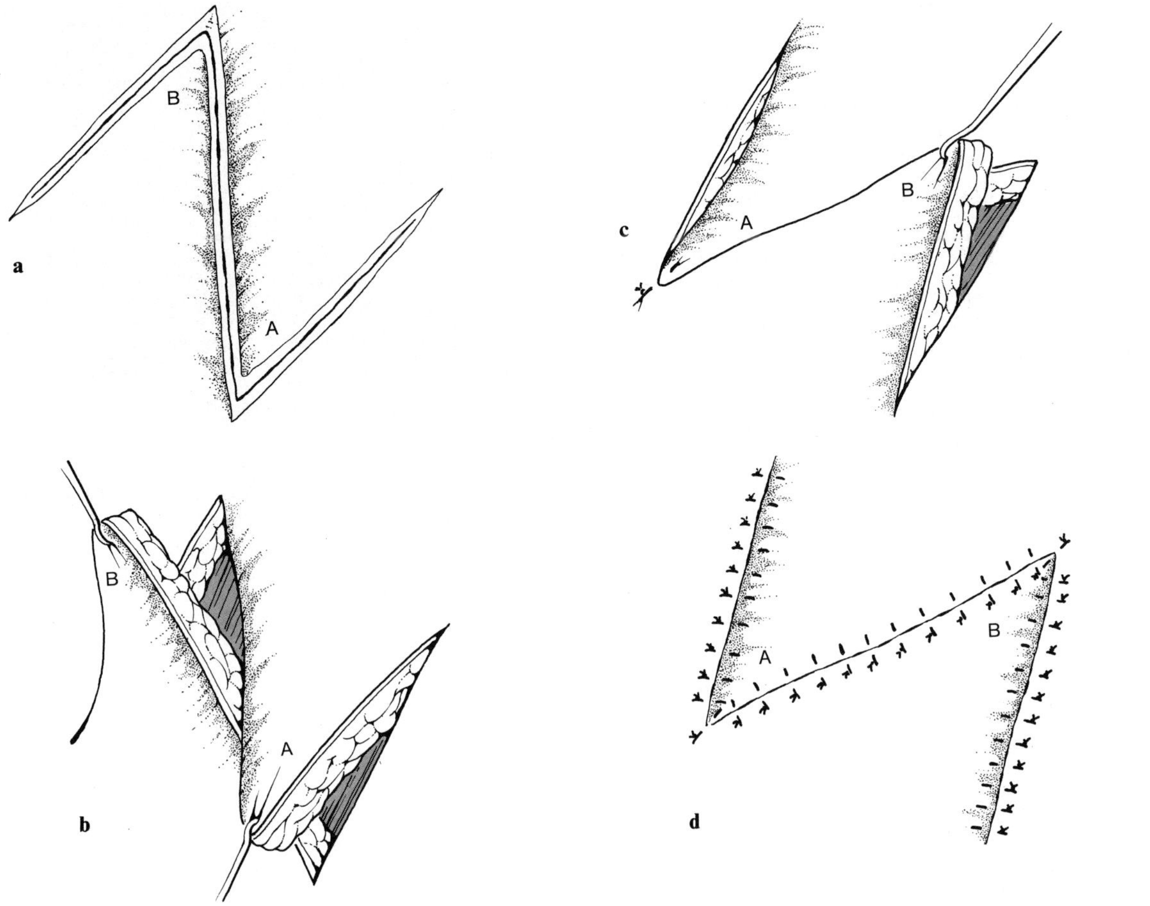

Abb. 1a–d. *Prinzip:* Bei der Z-Plastik werden zwei gegenüber liegende Hautdreiecke miteinander ausgetauscht (*A, B*). Die Narbe bildet zwei gemeinsame Seiten und wird in Längsrichtung inzidiert. Dadurch entsteht eine Änderung der Faserrichtung der Fibrozyten. Es resultiert gleichzeitig eine geometrische Verlängerung der Narbe in Längsrichtung

2 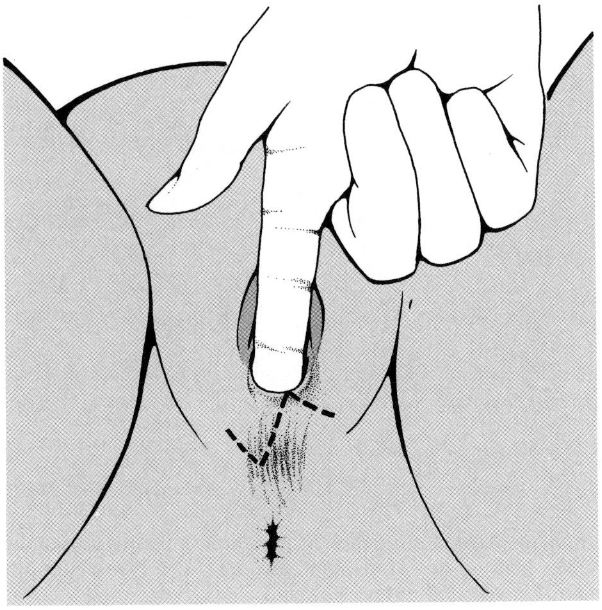

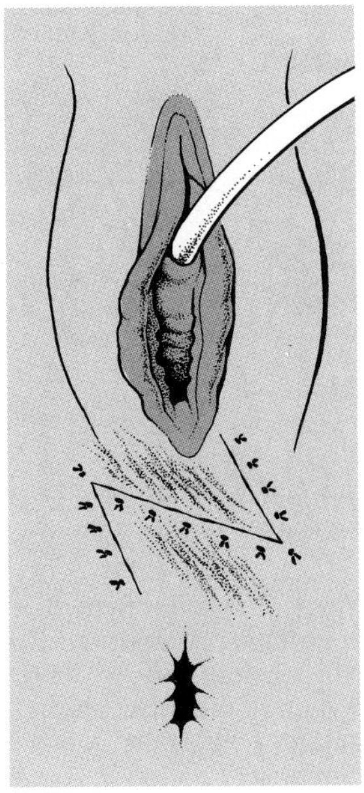 3

Abb. 2. Stenose des Introitus vaginae durch zu hoch adaptierte Levatordammplastik. Vertikaler Verlauf der Narbe. Z-Plastik zur Erweiterung angezeichnet

Abb. 3. Austausch der beiden Hautdreiecke. Die Verlängerung der Dammnarbe bewirkt eine Erweiterung des Introitus *ohne Gewebsersatz*

3 Freies Hauttransplantat

Verluste der Scheidenhaut lassen sich recht gut mit freien Hauttransplantaten ersetzen (Abb. 4–6). Als Entnahmestelle wählt man die suprainguinale Bauchhaut oder auch die Innenseite des Oberschenkels, möglichst perivulvär. Es wird nur das Plattenepithel der Epidermis mit einer möglichst dünnen Bindegewebsschicht verpflanzt. Größere Transplantate (mehr als 5 × 10 cm) werden am günstigsten mit dem Dermotom, kleinere mit dem Skalpell gewonnen.

Nach unserer Erfahrung läßt sich das freie Tansplantat einfach und zuverlässig mit Fibrinkleber auf die glatte Wundfläche des Vaginaldefektes aufbrin-

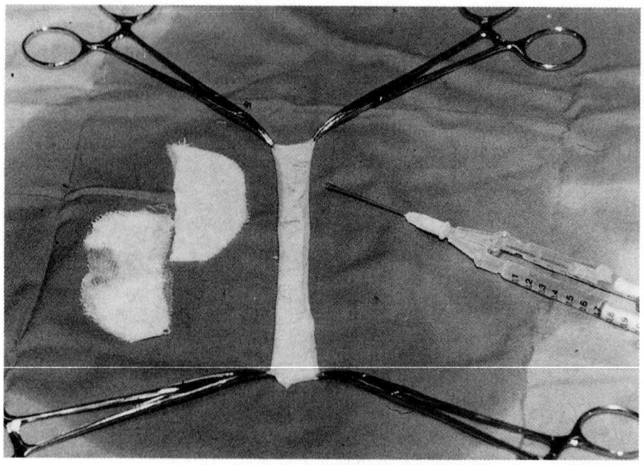

Abb. 5. Um die ovale Fläche des Vaginalhautdefektes zu bestimmen, wird mit feuchter Gaze ein Abdruck gewonnen und ausgeschnitten. Das Oval wird geteilt und zu einem länglichen Rechteck zusammengesetzt. Analog dazu gewinnt man von der Innenfläche des Oberschenkels das freie Transplantat, welches wiederum in zwei Hälften auf den Defekt gebracht wird. Die Doppelspritze enthält Fibrinogen und Thrombin, die in der Kanüle zusammenkommen (Fibrinkleber)

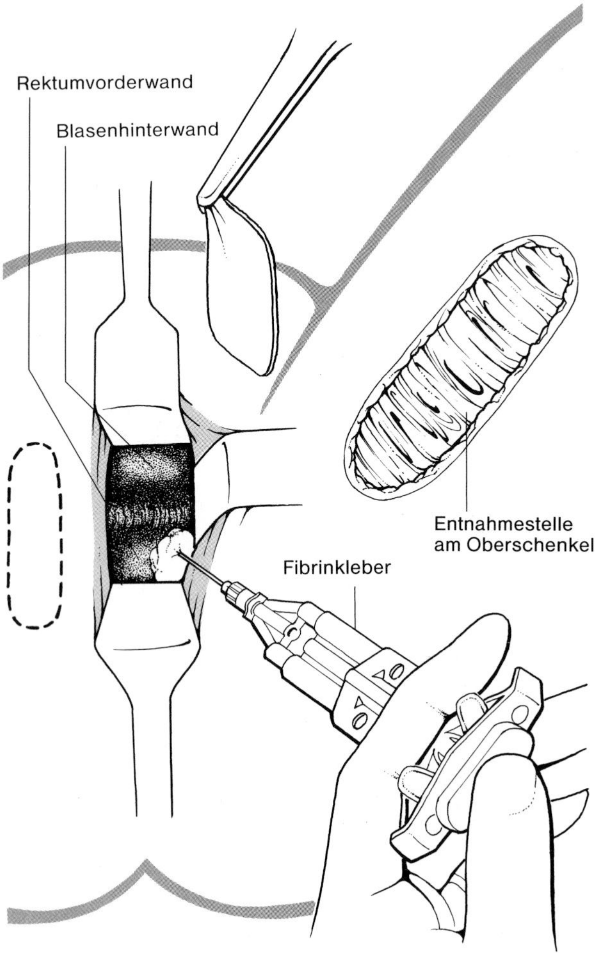

Abb. 4. Großer Defekt der Vaginalhaut im Scheidenstumpf (Zustand nach Hysterektomie), der hier durch Resektion dysplastischen Epithels entstanden ist. Den Grund der Wundfläche bildet ventral die Blasenhinterwand, die durch die peritoneale Umschlagsfalte von der Rektumvorderfläche dorsal getrennt ist

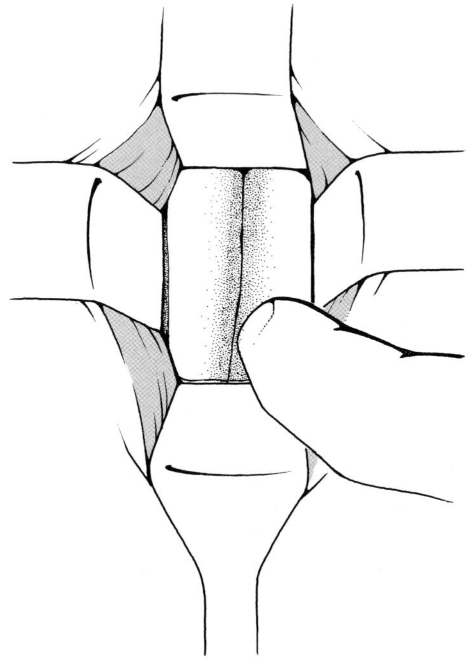

Abb. 6. Auskleidung des Vaginalhautdefektes durch die zwei Hälften des Transplantates, die mit Fibrinkleber auf den Untergrund aufgeklebt sind

gen, die durch die Blasenhinter- oder Rektumvorderwand gebildet wird. Der Fibrinkleber stellt eine Lösung von Fibrinogen dar, welches durch die Zugabe von Thrombin aktiviert wird. Die Gerinnungszeit beträgt 4 Minuten, die ausreichen, um das Transplantat auf dem Defekt auszubreiten. Fixierende Nähte sind nicht notwendig. In den Abbildungen 4–6 wird ein typischer Operationsverlauf dargestellt.

4 Gewebsersatz durch Transpositions-Lappenplastik

Durch die Z-Plastik läßt sich eine schmale Narbe ohne Gewebsersatz verlängern. Breitere Narben der Vulva, des Introitus oder auch der unteren Vagina müssen vollständig exzidiert werden. Die primäre Adaptation der Wundränder würde erneut zu einer Stenose führen. Deshalb ist das exzidierte Narbengewebe durch gesunde Haut aus der Umgebung zu ersetzen. Am einfachsten geschieht dies nach dem Prinzip der Transpositions-Lappenplastik (Abb. 7a–c), die sich im äußeren Genitalbereich vielfach variieren läßt (Abb. 8–9 und Abb. 10–12). Mit Hilfe dieser Technik können sogar die großen und kleinen Labien beidseits, d. h. die ganze Vulva, rekonstruiert werden (Abb. 13–16).

Abb. 7a–c. Prinzip der Transpositionslappenplastik: In der Nachbarschaft eines ovalen oder längs-ovalen Defektes wird ein entsprechend großes Hautareal so angezeichnet, daß die Längsachse des Lappens mit der Längsachse des Defektes einen Winkel von 45–80° bildet. Die Länge des Hautlappens darf höchstens das Doppelte der Basis betragen, um die Gefäßversorgung zu gewährleisten (**a**). Der Hautlappen wird umschnitten, zusammen mit dem Unterhautfettgewebe von der Unterlage abgehoben und dann auf den Defekt zubewegt (**b**). Nachdem der Hautlappen an den Rändern des Defektes fixiert ist, läßt sich der Entnahmedefekt dadurch verschließen, daß die Haut zwischen urpsrünglichem und Entnahmedefekt mit dem Wundrand dieser Entnahmestelle vereinigt wird. (Eventuell muß die Haut der Umgebung unterminiert werden, um die Adaptation der Ränder zu ermöglichen). Es hat eine Transposition zweier Hautlappen (B und C) stattgefunden (**c**)

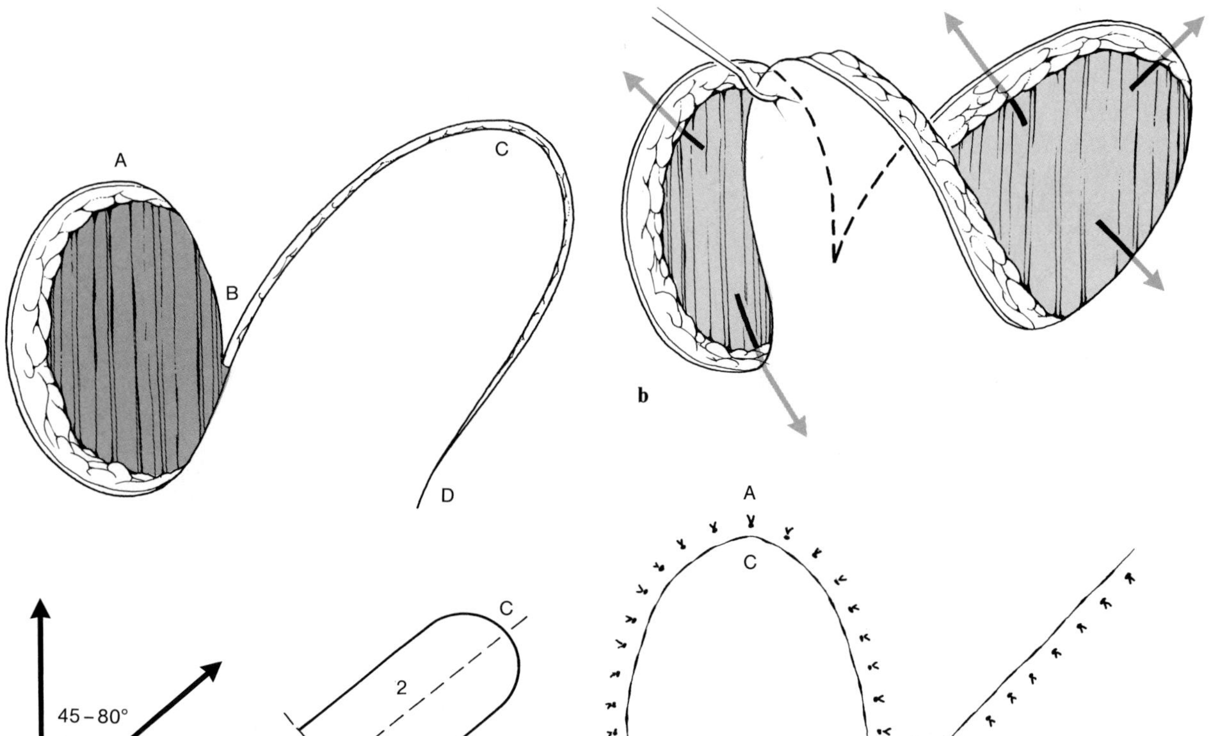

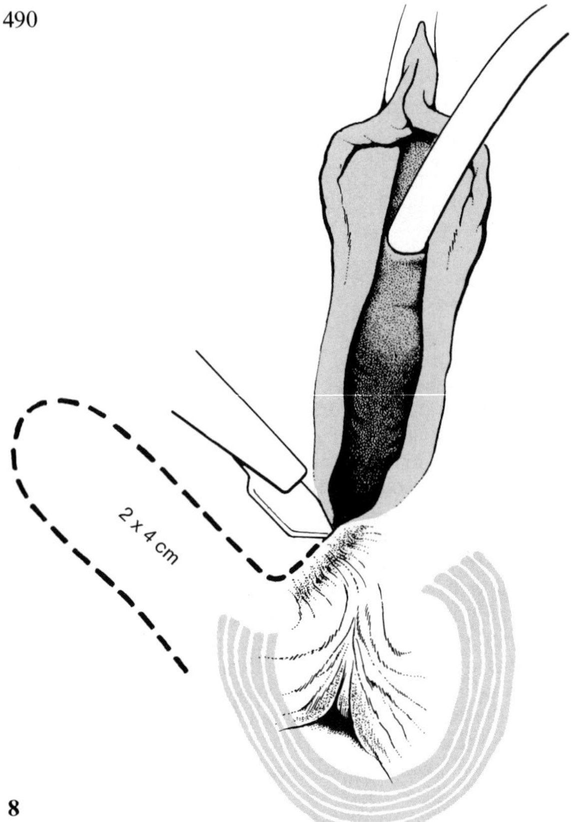

8

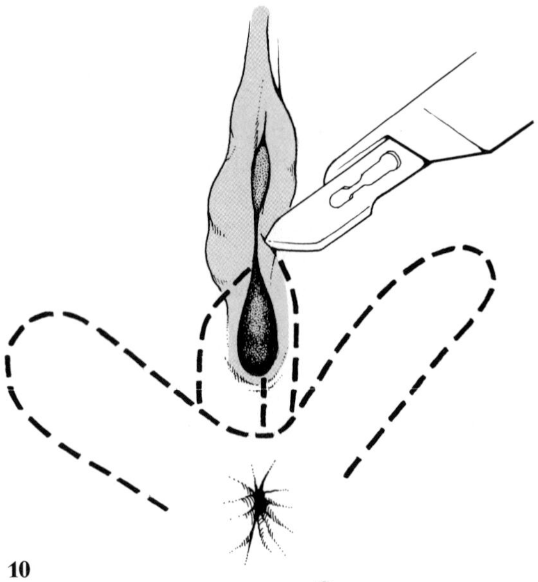
10

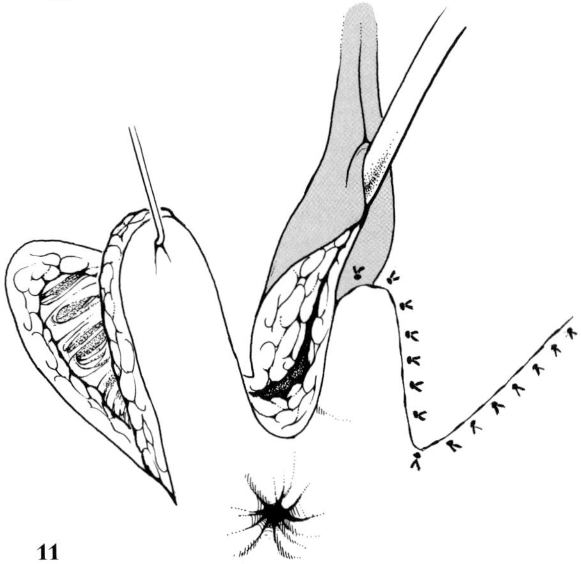
11

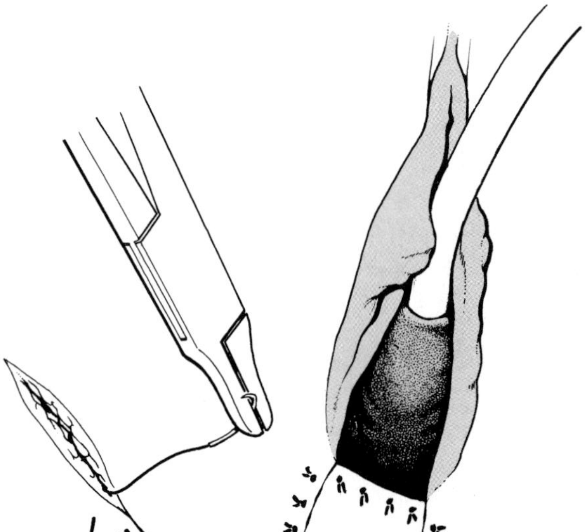
9

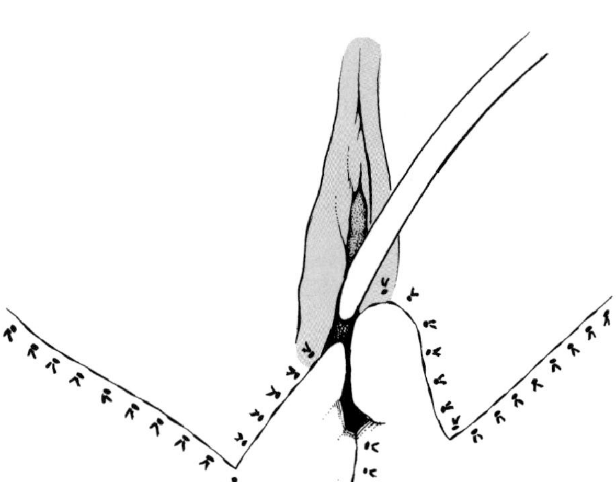
12

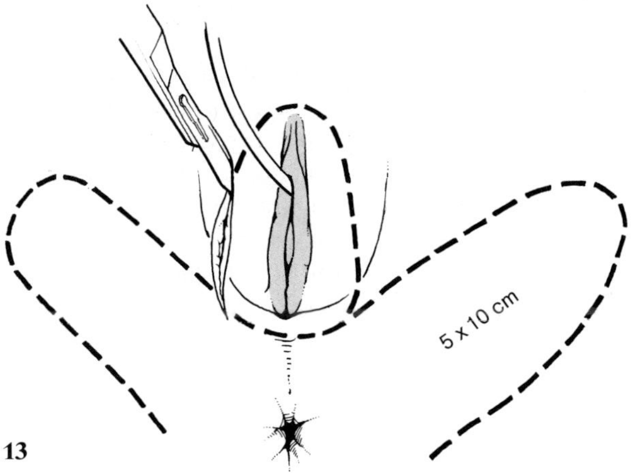

13

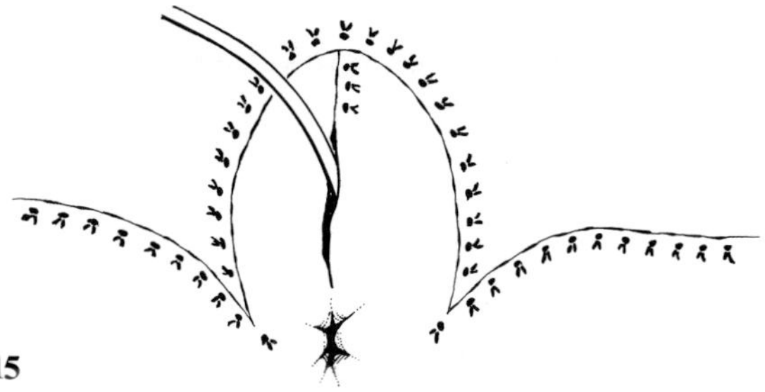

15

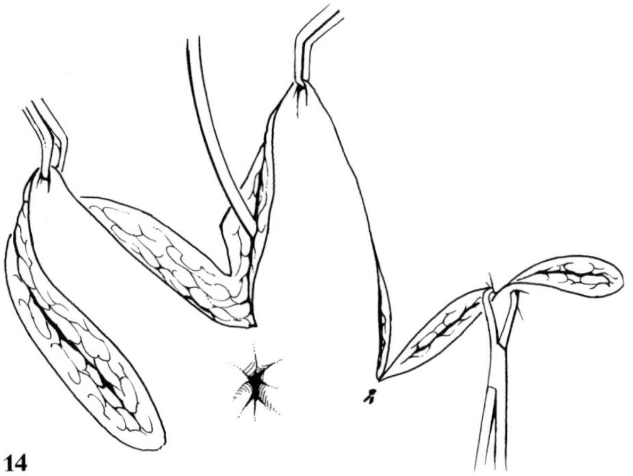

14

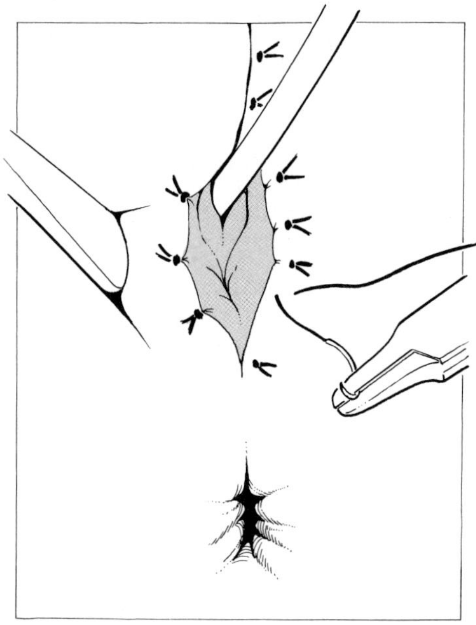

16

Abb. 8. Typischer Zustand nach unsachgemäß versorgtem Dammriß III. Grades nach einer Geburt. Der M. sphincter ani externus ist zerrissen, die fehlende Rosettenbildung der Analschleimhaut zeigt die Insuffizienz des Muskels mit Stuhlinkontinenz an. Die breite Narbe des Perineums muß exzidiert werden. Der zu erwartende Defekt des Perineums über der Stelle der Sphinkternaht soll durch einen 2×4 cm großen Transpositionslappen aus dem rechten Oberschenkel her gedeckt werden

Abb. 9. Der M. sphincter ani ist in ganzer Zirkumferenz wieder hergestellt, die Analschleimhaut zur Rosette geschlossen. Der Transpositionslappen kleidet den Defekt des Perineums wieder aus, wodurch eine Stenosierung des Introitus vaginae vermieden wird. Die Entnahmestelle wird primär adaptiert nach vollendeter Transposition

Abb. 10. Ringförmige Stenose des Introitus nach Strahlenapplikation die eine Kohabitation unmöglich macht. Das sklerotische Gewebe der kleinen Labien und des Perineums soll reseziert und durch beidseitige Transpositionslappen ersetzt werden

Abb. 11. Die linke kleine Labie ist durch einen Transpositionslappen rekonstruiert. Der rechte Lappen ist umschnitten. Um eine neuerliche Stenose zu verhindern, wird dieser so in den rechtsseitigen Defekt des Introitus eingeschwenkt, daß die Längsachse parallel zur Vagina zu liegen kommt

Abb. 12. Durch die Fixierung des rechten Lappens in Längsrichtung der Vagina ist eine Erweiterung des Introitus geschaffen worden

Abb. 13. Mit der Transpositionslappen-Technik können beide großen und kleinen Labien (die gesamte Vulva!) ersetzt werden, beispielsweise bei schmerzhaftem Sklerödem nach Bestrahlung. In der Abbildung ist der äußere Resektionsrand des Perineums und der Vulva angezeichnet. Beidseits werden perianal gestielte, jeweils 5×10 cm große Lappen geplant, die durch die A. rectalis inferior ernährt bleiben

Abb. 14. Nach Resektion des strahlengeschädigten Gewebes ist rechts der Lappen umschnitten, links wird die Transposition vollzogen. Der spannungsfreie Verschluß der Sekundärdefekte am Oberschenkel gelingt nach Deflektion der Beine

Abb. 15. Rekonstruktion der gesamten Vulva durch beidseitige Tanspositionslappen

Abb. 16. Wiederherstellung des Introitus vaginae und des unteren Mons pubis durch Fixieren der medialen Lappenränder an der Vaginalhaut bzw. miteinander. Dabei muß die Urethra mittelständig verbleiben, um eine Deviation des Urinstrahles zu vermeiden

5 Gewebsersatz durch myokutane Lappenplastiken

Der Verwendung von Transpositionslappen aus der unmittelbaren Umgebung des Defektes sind Grenzen gesetzt, indem das Verhältnis von Lappenlänge zur Basis 2:1 nicht überschreiten darf. Andernfalls droht die Nekrose der mobilisierten Haut durch ungenügende Gefäßversorgung.

Eine Ausweitung der Technik läßt sich erreichen, wenn zusammen mit der Haut ein darunter liegender Muskel in den Defekt eingebracht wird. Der Muskel soll die Gefäßversorgung der darüberliegenden Haut sichern. Die Länge eines solchen „myokutanen" Lappens kann bis zum Verhältnis von 6:1 zur Basis gewählt werden.

Für den Gewebsersatz im Bereich der Vulva und Vagina sind der M. tensor fasciae latae (TFL) und der M. glutaeus maximus (glut. max.) besonders geeignet (1-3).

5.1 Die Tensor-fasciae-latae-Plastik

Nach einer typischen und wirklich radikal durchgeführten Vulvektomie nach TAUSSIG-WAY (Abschn. 3) entsteht ein ausgedehnter Defekt, der von der Spina iliaca anterior superior über die Leiste, den Mons pubis, die Vulva und das Perineum bis zum Anus reicht (Abb. 18, 20).

Die seitliche Haut des Oberschenkels, die durch das Gefäßsystem des TFL (Abb. 17, 19) ernährt

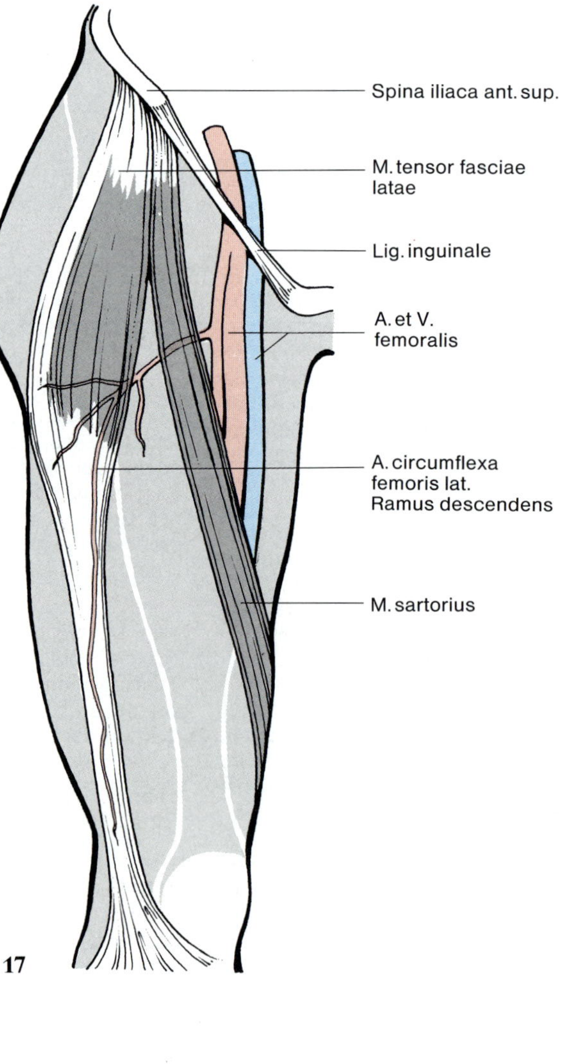

17

Abb. 17. Topographische Anatomie des Tensor Fasciae Latae: Der TFL-Muskel entspringt an der äußeren Crista iliaca. Der mediale Rand läßt sich leicht an der Spina iliaca superior anterior aufsuchen, lateral vom M. sartorius. Er inseriert an den Tractus iliotibialis fasciae latae. Die Blutversorgung geschieht über die A. circum-flexa femoris lateralis. Ein senkrecht nach unten verlaufender Ast in der Fascia lata ernährt die darüber liegende Haut des seitlichen Oberschenkels

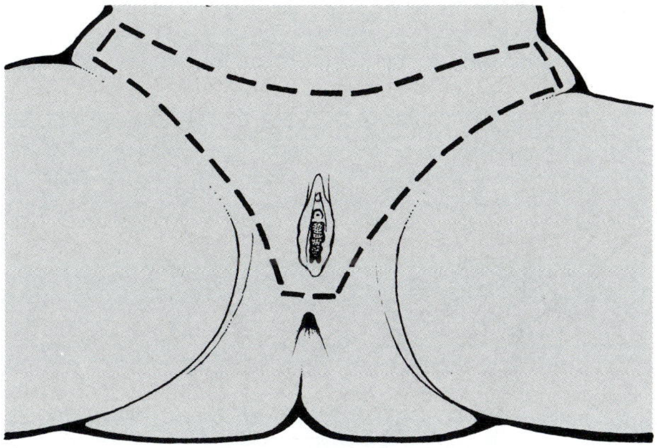

Abb. 18. Durch die Möglichkeit der plastischen Rekonstruktion kann die Gewebsresektion bei der radikalen Vulvektomie den onkologischen Erfordernissen angepaßt werden. Geplant ist die Operation nach TAUSSIG-WAY

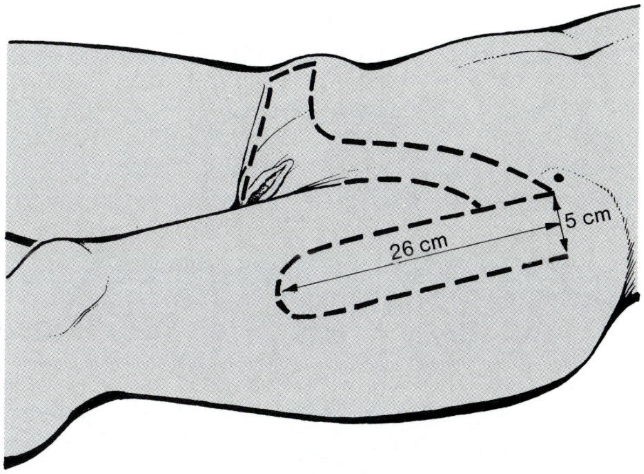

Abb. 19. Nach exakter Ausmessung des zu erwartenden Defektes wird ein entsprechend großer Hautlappen beidseits am Oberschenkel über dem TFL angezeichnet. Die Standardgröße des Lappens beträgt 26 × 5 cm

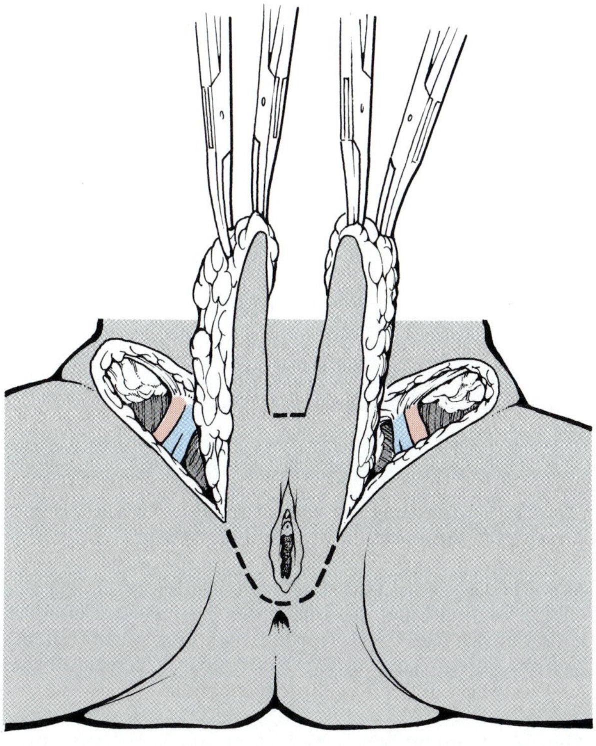

Abb. 20. Die Operation beginnt mit der Resektion eines 5 cm breiten Hautstreifens über der Leiste, wobei die inguinalen und Rosenmüllerschen Lymphknoten *en-bloc* am Präparat verbleiben

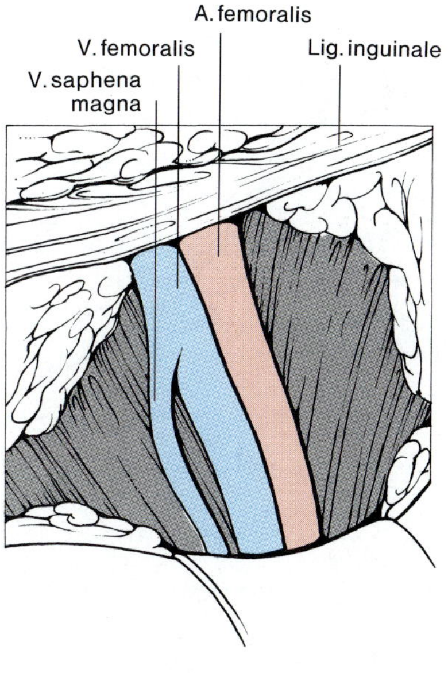

Abb. 21. Die Mitentfernung der inguinalen Haut ermöglicht einen besonders guten Zugang zu den oberflächlichen und tiefen inguinalen und femoralen Lymphknoten

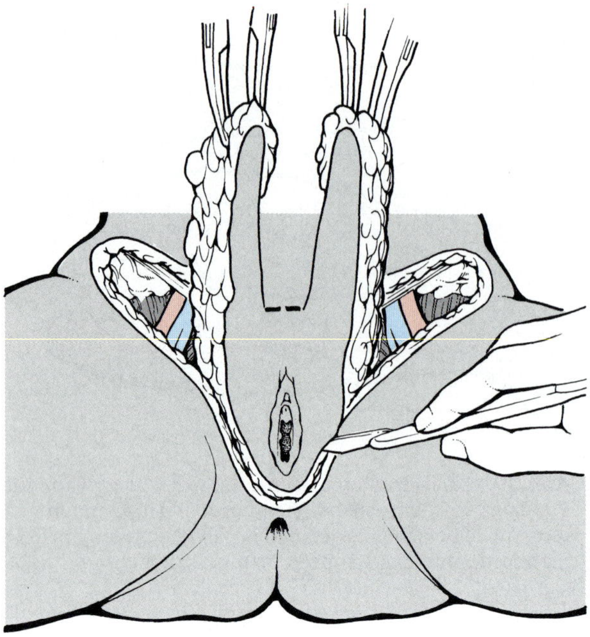

22

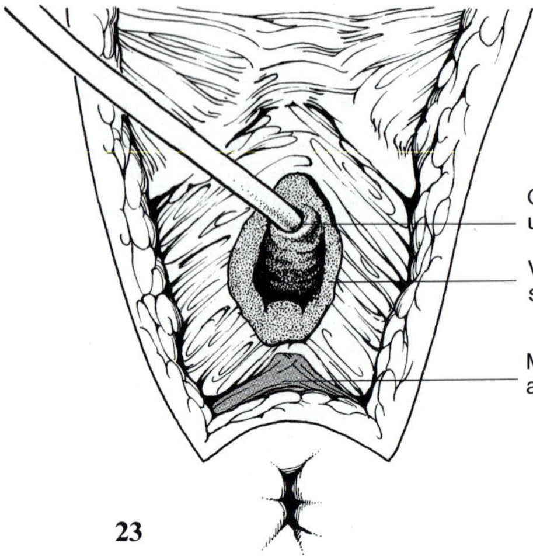

23

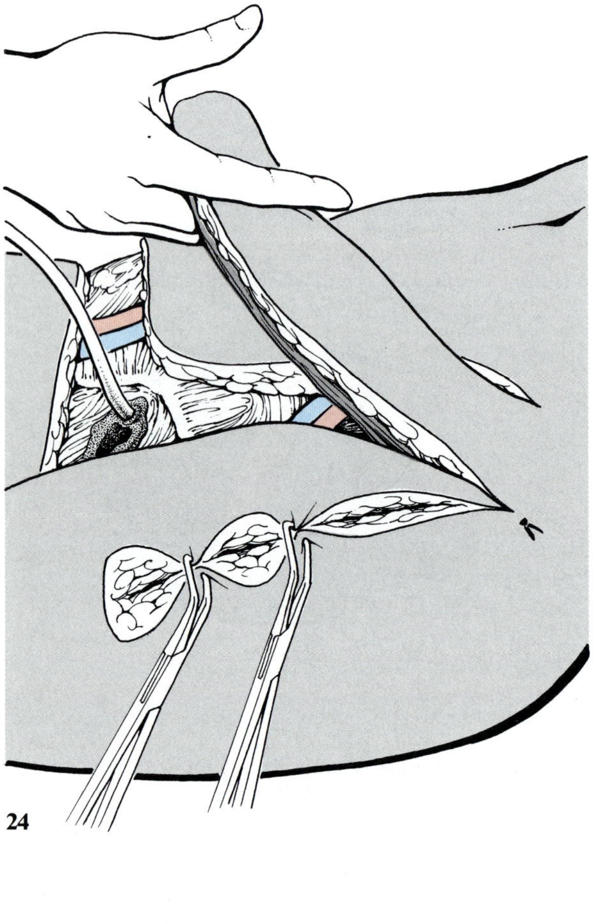

24

Abb. 22. Fortführung der radikalen Vulvektomie bis zum Anus unter Mitresektion des Perineums

Abb. 23. Die Resektion des Gewebsblockes schließt das untere Vaginaldrittel ein und endet hart an der Urethra. Falls der Tumorsitz es erfordert, kann auch ein Teil der Urethra mitentfernt werden. Ein primärer Verschluß dieser Wunde ist in der Regel nicht möglich

Abb. 24. Umschneidung der Haut am seitlichen Oberschenkel über dem TFL. Der myocutane Lappen besteht aus der Haut mit Unterhautfettgewebe, dem M. TFL und der Fascia lata. Einbringen des Lappens in den Leisten-Vulva-Defekt. Primärer Verschluß der Entnahmestelle am Oberschenkel

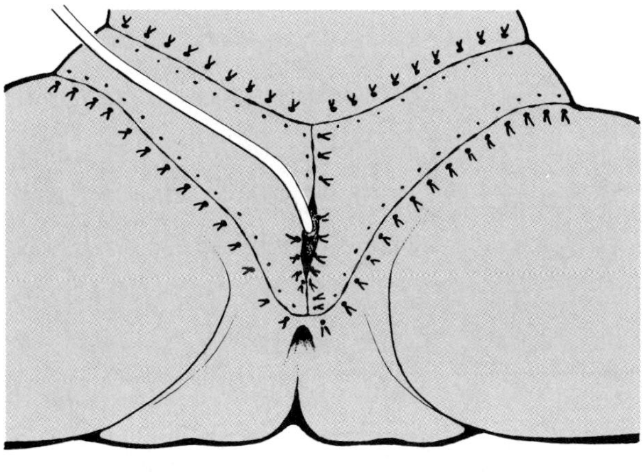

25

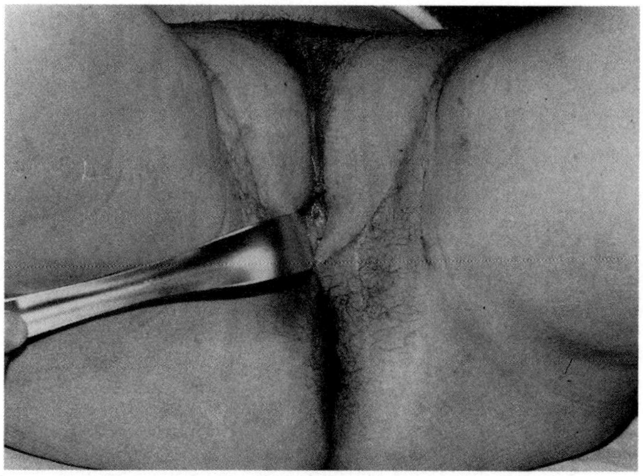

27

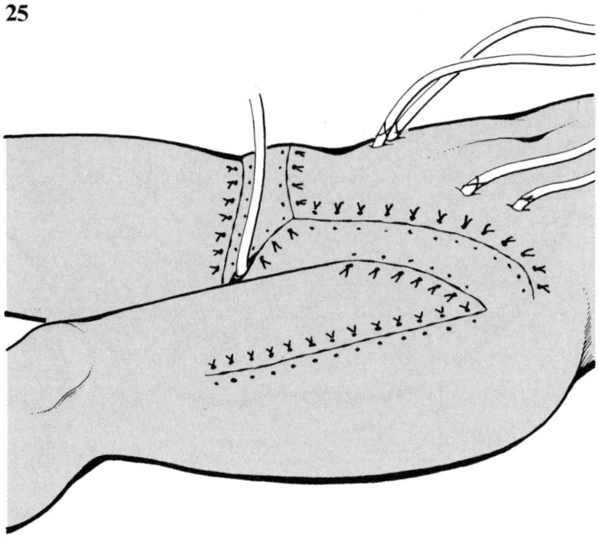

26

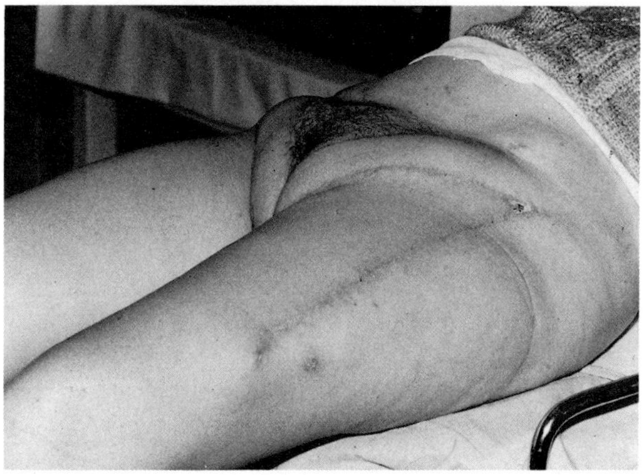

28

Abb. 25. Die Lappen werden am Mons pubis und weiter an der Vulva fixiert. Die medialen Ränder berühren einander streckenweise. Rekonstruktion der Leiste, des Mons pubis, der Vulva und des Perineums

Abb. 26. Verschluß des Sekundärdefektes am Oberschenkel. Ausgiebige Wunddrainage. Suprapubische Harnableitung unmittelbar postoperativ

Abb. 27, 28. Typisches Heilungsergebnis 4 Wochen nach der Operation

bleibt, kann zur Auskleidung dieses vorwiegend *ventralen* Gewebsdefektes verwendet werden (Abb. 21–28). Diese Technik bietet die Möglichkeit einer zuverlässigen und sowohl kosmetisch als auch funktionell befriedigenden Rekonstruktion der gesamten Vulva und des Introitus mit dem unteren Drittel der Vagina (Abb. 25).

5.2 Die Glutaeus-maximus-Plastik

Mit der TFL-Plastik lassen sich Vulva-Defekte dekken, die sich vorwiegend *ventral* erstrecken. Bei vorwiegend *posteriorem* Sitz des Primärtumors, vor allem dann, wenn die radikale Sanierung eine Resektion der Vulva einschließlich des Rektum erforderlich macht i. S. einer hinteren Exenteration, verwendet man besser die myokutane Glut.-max.-Plastik (Abb. 29–34). Bei dieser Technik wird ein breiter Hautlappen von der Hinterfläche des Oberschenkels her mobilisiert, der über die A. glutealis inferior ernährt bleibt (Abb. 29, 30). Die eigentliche Mobilisierung des Lappens erreicht man durch seitliche Inzision des M. glut. max. (Abb. 31). Die gute arterielle Versorgung der eingeschwenkten Haut gewährleistet eine sichere Einheilung und ausgezeichnete Ergebnisse auch bei großen Defekten nach hinterer Exenteration (Abb. 33 und 34).

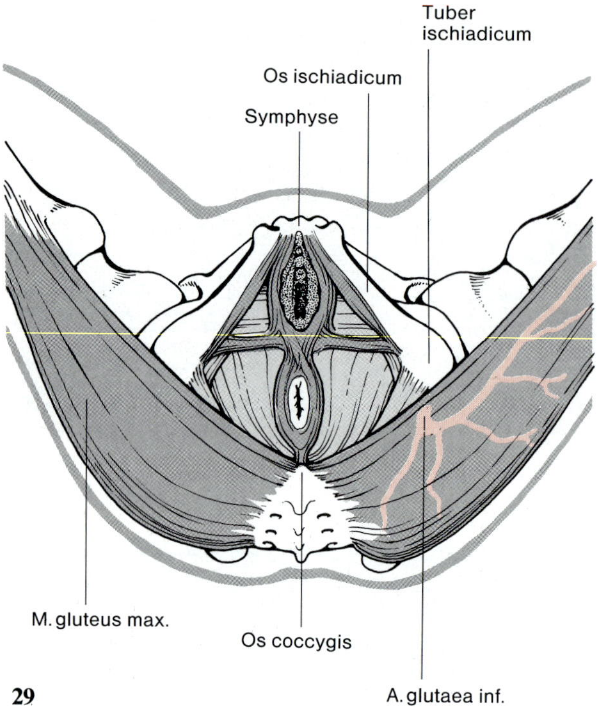
Tuber ischiadicum
Os ischiadicum
Symphyse
M. gluteus max.
Os coccygis
A. glutaea inf.

29

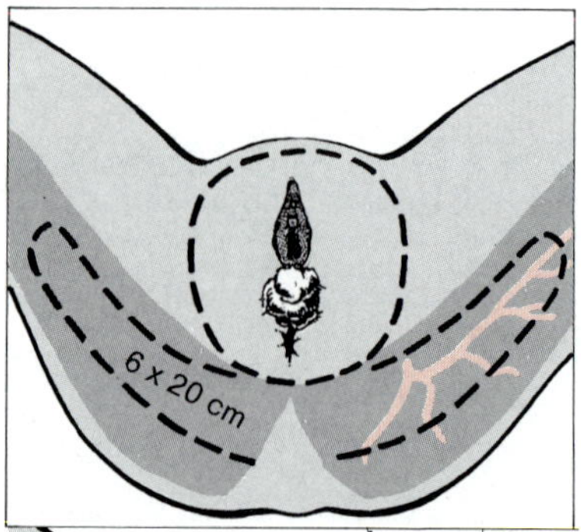
6 x 20 cm

30

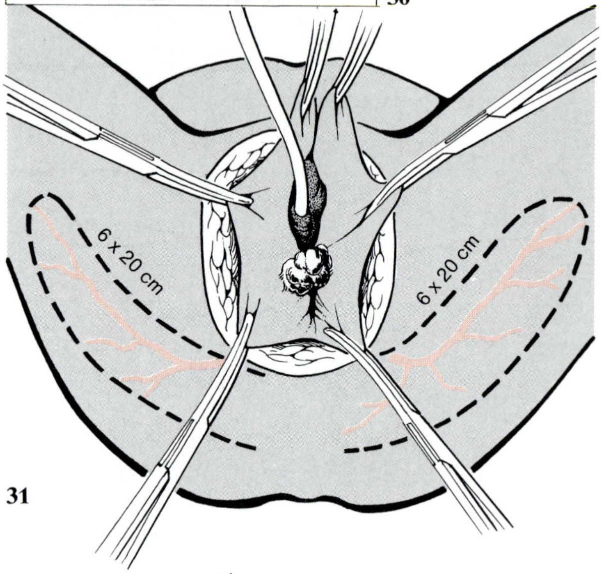
6 x 20 cm
6 x 20 cm

31

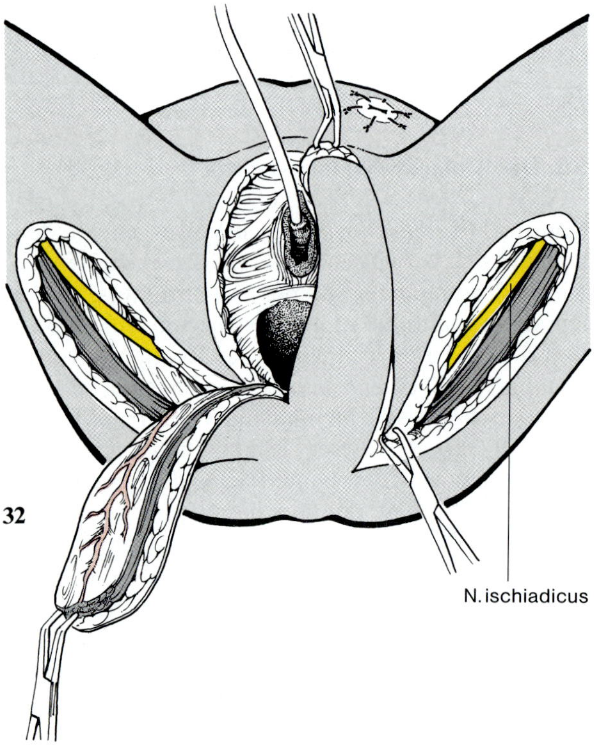
N. ischiadicus

32

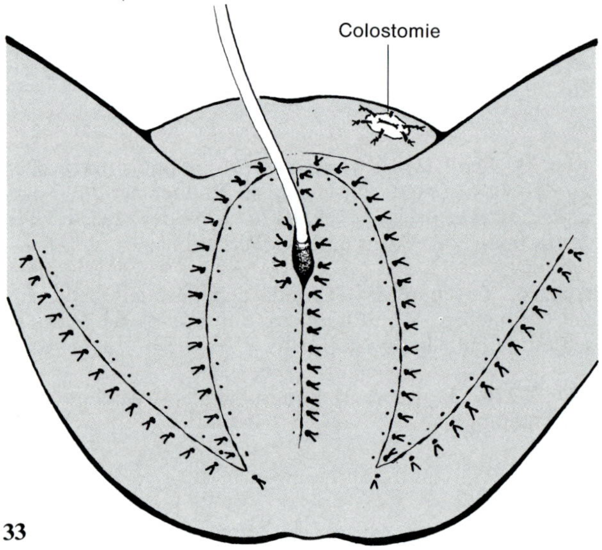
Colostomie

33

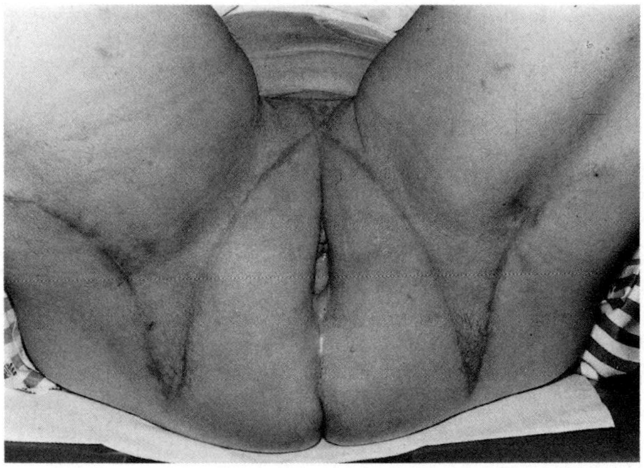

Abb. 34. Typisches Heilungsergebnis 3 Monate postoperativ

◁

Abb. 29. Topographische Anatomie des M. glutaeus maximus. Der Muskel entspringt am dorsalen Abschnitt des Darmbeines, am Os sacrum und am Ligamentum sacrotuberale, um an der Tuberositas glutea des Femur und der Fascia lata zu inserieren. In Steinschnittlagerung überkreuzen die steil verlaufenden Muskelfasern teilweise das Tuber ischiadicum. Das Hauptgefäß ist die A. glutealis inferior (aus der A. hypogastrica), die mit einem langen Ast auch die Haut des dorsalen Oberschenkels versorgt

Abb. 30. Ein Plattenepithel-Karzinom der hinteren Vulvabezirke kann auf den Anus und das Rektum übergreifen. In diesem Fall muß zur radikalen Tumorsanierung zusammen mit der Vulva und dem unteren Vaginaldrittel auch der Anus und die Ampulla recti mitreseziert werden. Bei der notwendigen Anlage der endständigen Kolostomie wird auch der obere Teil des Rektum vollständig entfernt, um einen Stau von Darmsekret zu vermeiden

Abb. 31. Der entstehende Defekt der Vulva reicht weit in die Fossa ischiorectalis hinein, die medial durch die Levatoren zur Vagina hin begrenzt wird. Zur Defektdeckung sind beidseits 6 × 20 cm große Lappen an der Hinterfläche des Obeschenkels angezeichnet

Abb. 32. Bei der Mobilisierung eines Hautlappens wird auch der darunterliegende M. glut. max. im medialen Drittel inzidiert, bis zur Basis des Hautlappens hin. Auf der linken Seite ist der myokutane Lappen in den Defekt transponiert. Rechts ist die Inzision des M. glut. max. zu sehen. Der mediale Teil des Muskels verbleibt am Lappen und gewährleistet die Blutvesorgung über die A. gluteali inferior

Abb. 33. Rekonstruktion des Beckenbodens, des Introitus vaginae und des unteren Mons pubis einschließlich des Orifizium urethrae. Die Kotableitung geschieht über die endständige Kolostomie

6 Perioperative Behandlung

Bei allen diesen Eingriffen im Vulva-Vaginal-Bereich kommt der perioperativen Behandlung eine entscheidende Bedeutung für das gute Heilungsergebnis zu. Es ist selbstverständlich, daß die Patientinnen durch sorgfältigste internistisch-anästhesiologische Vorbereitung in einem optimalen Zustand sind, vor allem die meist älteren Patientinnen mit Vulva-Karzinom. Bei großen Operationen wird 48 Stunden vorher durch einen sicheren zentralvenösen Zugang mit der Hyperalimentation begonnen. Der Darm muß gründlich gereinigt werden, um eine spätere Verunreinigung der frischen Wunde zu verhindern. Am besten geschieht dies durch die chirurgischerseits bewährte Duodenalspülung mit 8 Litern „Colostomie-Trunk" (pysiologische Kochsalzlösung, angereichert mit KCl; s. a. Kapitel F.I, S. 145 und F.III, S. 166). Während und nach der Operation werden die Blut-, Flüssigkeits- und Elektrolytverluste ausreichend bilanziert, die Thromboembolieprophylaxe aktiv betrieben. Auch eine antibiotische Prophylaxe sollte über mindestens 48 Stunden erfolgen.

Die Wundflächen werden trocken gehalten und nur mit Gaze abgedeckt, die Nähte mit Mercurochrom bestrichen. Die Patientin wird früh mobilisiert, möglichst noch am Operationstag. Wundheilungsstörungen sind dadurch nicht zu erwarten. Die Lagerung im Bett vermeidet Zug an den Nähten.

Erst ab dem 6. postoperativen Tag soll die Astronauten- auf Normalkost umgestellt und das spontane Abführen abgewartet werden.

In der Regel sind kleinere Plastiken nach 8 Tagen, die großen Lappenplastiken nach etwa 3 Wochen sicher abgeheilt.

7 Fehler und Komplikationen

Die beste Art, Komplikationen zu behandeln, besteht darin, prä- und intraoperative Fehler zu vermeiden.

Beim Wundverschluß müssen die Lappenplastiken unter allen Umständen spannungsfrei an den Wundrändern fixiert werden. Dies erreicht man durch genügend großzügige Planung und Umschneidung der Hautlappen.

Als Nahtmaterial verwendet man dünne Kunststoffäden, beispielsweise Dafilon oder Maxone, Stärke 3 bis 4mal Null. Die Naht erfaßt nur das

Tabelle 1. Heilungsergebnisse bei 165 Patientinnen, die nach einer der beschriebenen Methoden des Gewebeersatzes im Vulvabereich operiert wurden

Methode	Anzahl der Patientinnen (n)	Vollständig eingeheilt	bis 10% Gewebsverlust	10 bis 30% Gewebsverlust
Transposition	68	63	3	2
TFL[a]	41	33	5	3
Glut. max.[b]	56	56	–	–
Summe	165	152	8	5

[a] Tensor-fascia-latae-Plastik [b] Glutaeus maximus-Plastik

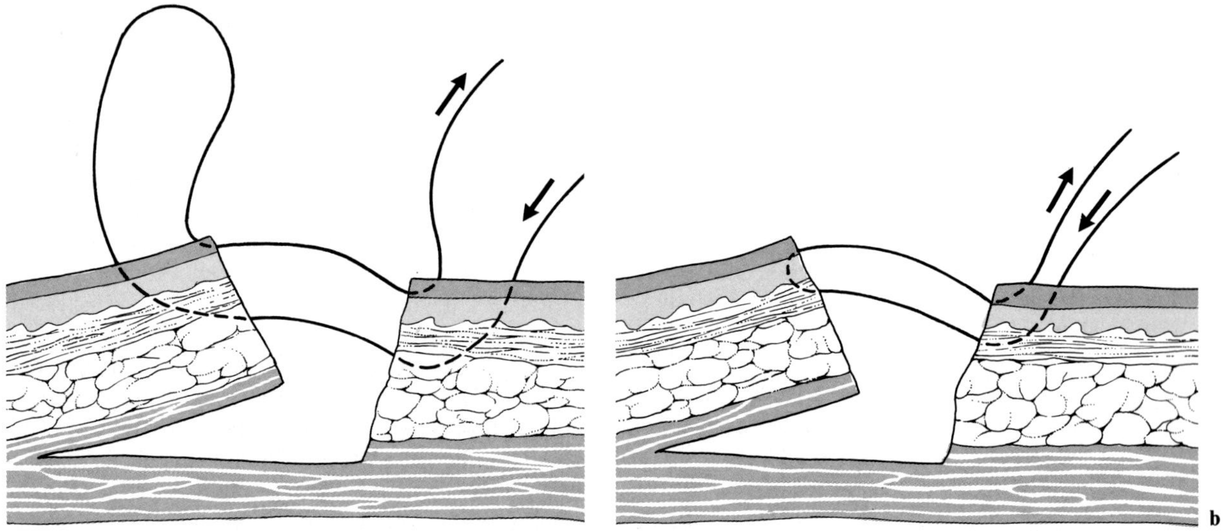

Abb. 35a, b. Rückstichnaht nach DONATI (a) bzw. in der Modifikation nach ALLGÖWER (b)

Plattenepithel der Haut und eine dünne Schicht des Chorion, in der Rückstichtechnik nach DONATI (Abb. 35a), evtl. modifiziert nach ALLGÖWER (Abb. 35b), falls die Situation dies zuläßt. Das Unterhautfett wird nicht durchstochen, um die Gefäße zu schonen.

Unter Beachtung der wichtigsten Regeln plastischen Operierens - insbesondere des Verhältnisses Länge zur Basis von maximal 2:1 bei Hautlappen, von maximal 6:1 bei myokutanen Lappen - sind Lappennekrosen bei den beschriebenen Techniken nicht zu erwarten. Sollte es dennoch dazu kommen, wartet man unter lokaler Wundpflege mindestens 6 Wochen ab. Nicht zu ausgedehnte Flächen im Vulvabereich haben eine gute Tendenz zur Spontanheilung. Große Defekte müssen evtl. mit einem freien Tansplantat gedeckt werden (vgl. Abschn. 2).

In den letzten 10 Jahren haben wir insgesamt 165 Patientinnen nach einer der beschriebenen Techniken des Gewebeersatzes im Vulvabereich operiert. Bis auf wenige Ausnahmen (Tab. 1) wurden sichere Heilungsergebnisse erzielt, die auch in funktioneller und in kosmetischer Hinsicht recht befriedigend waren.

LITERATUR

1. Achauer B, Braly P, DiSaia P, (1984) Immediate Vaginal reconstruction following resection for malignancy using the gluteae thigh flap. Gynecol Oncology 19, 79-89
2. Chafe W, Fowler W, Currie J (1983) Radical vulvectomy with use of tensor fasciae latae myocutaneous flap. Am J Obstet Gynecol 145, 207-213
3. Hurwitz D, Swartz W, Mathes J (1981) The gluteal thigh flap: A reliable, sensate flap for the closure of buttock wounds. Plast Reconstr Surg 68, 521-530

V Operative Behandlung von kongenitalen und erworbenen Anomalien des weiblichen Genitale

J. ZANDER und B. LAMPE

INHALT

1 Häufigkeit und Klassifikation der Anomalien des weiblichen Genitale infolge von Entwicklungsstörungen im Bereich der Müllerschen Gänge

Kongenitale Entwicklungsstörungen im Bereich des weiblichen Genitales werden bei etwa 1–3% der Frauen entdeckt. Es ist jedoch davon auszugehen, daß viele Entwicklungsstörungen unbekannt bleiben. Insbesondere bei den weniger ausgeprägten Formen sind charakteristische Symptome vielfach nicht gegeben.

Kongenitale Entwicklungsstörungen im Bereich der Müllerschen Gänge sind je nach Ursache und Zeitpunkt ihrer Entstehung äußerst variabel. Art und Ausmaß der Entwicklungsstörungen können sich auf die Fortpflanzung auswirken (Sterilität, erhöhte Abort- und Frühgeburtenrate, verminderte Rate der Lebendgeburten). Außerdem können sie zu Beginn und im Verlauf der Geschlechtsreifephase zu sehr schmerzhaften Krankheitssymptomen führen. Schließlich kann bei der Scheidenagenesie der Vollzug des Geschlechtsverkehrs unmöglich werden. Bestehen auf ärztlicher Seite keine ausreichenden Kenntnisse und Erfahrungen, so kommt es leicht zur Fehldiagnose. Daraus resultierende Behandlungsversuche können zu schweren Komplikationen und im Endeffekt zum partiellen und vollständigen Verlust der Fortpflanzungsfunktionen oder sogar der weiblichen Fortpflanzungsorgane führen. Auch Sekundäreingriffe nach unsachgemäß vorgenommenen Primäreingriffen sind in der Regel mit erhöhten Risiken für Komplikationen belastet. Da es sich bei den Betroffenen meist um Kinder, junge Mädchen oder junge Frauen handelt, sind Behandlungsfolgen solcher Art besonders schwerwiegend.

Die Terminologie der genitalen Entwicklungsstörungen ist in der Vergangenheit sehr unterschiedlich gehandhabt worden. Infolgedessen sind bis heute manche Erfahrungsberichte wissenschaftlich nur sehr begrenzt verwertbar. Die Häufigkeitsangaben über das Vorkommen verschiedener Entwicklungs-

Tabelle 1. Klassifikation von Anomalien der Müllerschen Gänge. Nach BUTTRAM und GIBBONS [11, 12]

Klasse	*Anomalie*
I	Agenesie oder Hypoplasie der Müllerschen Gänge
A	*Vaginalagenesie bei vorhandenem Uterus.* Bei etwa der Hälfte der Fälle besteht eine Entwicklungsstörung des Uterus (unicornis, didelphys, bicornis, septus). Etwa 8% aller Vaginalagenesien bei phänotypischen Frauen gehören zu dieser Klasse.
B	*Agenesie der Zervix.* Äußerst selten. Eine mehr oder weniger ausgeprägte Vagina ist in der Mehrzahl der Fälle vorhanden. Sie endet jedoch fast immer blind. Nach der Menarche Dysmenorrhoe und Hämatometra. (s. a. Abschnitt 5).
C	*Aplasie des Uterus bei vorhandener Scheide.* Sehr seltene Anomalie. Keine Behandlung möglich.
D	*Aplasie der Tuben bei vorhandenem Uterus mit Scheide.* Wurde bisher nur bei Uterus unicornis ohne rudimentäres zweites Uterushorn beobachtet. Eine bilaterale Tubenagenesie wurde niemals beobachtet. Eine segmentale Tubenagenesie wurde bei Uterus bicornis beobachtet.
E	*Kombinierte Aplasie des Uterus und der Vagina.* Es handelt sich um die weitaus häufigste Anomalie der Klasse I (etwa 83% aller Anomalien mit Vaginalagenesie bei phänotypischen Frauen. (Zur Behandlung s. Abschnitt 4.2).
II	Uterus unicornis mit oder ohne rudimentärem zweiten Uterushorn bei vorhandener Scheide: Die Schwangerschaftsrate liegt bei dieser gesamten Klasse ziemlich im Normbereich. Die Abort- und Frühgeburtenrate ist erhöht.
A 1a	*Ein zweites rudimentäres Uterushorn mit offenem Cavum ist vorhanden. Es komuniziert mit dem Uterus unicornis.*
A 1b	*Ein zweites rudimentäres Uterushorn mit offenem Cavum ist vorhanden. Die Komunikationsstelle mit dem Uterus unicornis ist jedoch verschlossen.* Infolgedessen Entwicklung einer Hämatometra im rudimentären Uterushorn nach der Menarche (s. Abschnitt 7).
A 2	*Ein zweites rudimentäres Uterushorn ohne Cavum ist vorhanden.*
B	*Ein zweites Uterushorn bzw. ein zweiter Hämiuterus ist nicht vorhanden (Abb. 13).*
III	Uterus didelphys (Abb. 12): Schwangerschaftsrate im Normbereich. Abort- und Frühgeburtenrate erhöht. Ähnlich wie bei Uterus unicornis.
IV	Uterus bicornis bei vorhandener Scheide. Schwangerschaftsrate ziemlich im Normbereich. Abort und Frühgeburtenrate erhöht. (Operative Behandlung s. Abschnitt 6.4)
A	*Kompletter Uterus bicornis (Abb. 14a)*
B	*Partieller (inkompletter) Uterus bicornis (Abb. 14b)*
C	*Uterus arcuatus*
V	Uterus septus Häufigste Uterusanomalie. Nach neueren Untersuchungen sehr hohe Abortrate (60–70%) (vielleicht infolge der schlechten Durchblutung des Septums). Abortrate wahrscheinlich höher als bei Uterus bicornis (Klasse IV). Frühgeburtenrate erhöht. (Operative Behandlung s. Abschnitt 6.4).
A	*Kompletter Uterus septus (Abb. 15a)*
B	*Imkompletter Uterus septus (Abb. 15b)*
VI	Diathylstilboestrol (DES) induzierte Anomalien der Uteruswand. Sie wurden infolge der großen Zahl der DES Behandlung in der Schwangerschaft sehr häufig in USA beobachtet. Es kommt zu unterschiedlich lokalisierten Defekten der Uteruswand. Die Abortrate scheint vor allem im zweiten Schwangerschaftsdrittel höher zu sein als bei anderen Uterusanomalien. Auch die Frühgeburtenrate ist erhöht. Therapiemöglichkeiten stehen bisher nicht zur Verfügung.

störungen sind vor allem aus methodischen Gründen sehr variabel.

Obwohl sich im älteren Schrifttum zahlreiche Einteilungsprinzipien nach unterschiedlichen Gesichtspunkten finden, gab es lange Zeit für die Vielfalt der kongenitalen Entwicklungsstörungen keine allgemein anerkannte Klassifikation. In den letzten Jahren setzt sich der Vorschlag von BUTTRAM u. GIBBONS von 1979 [12], für eine Klassifizierung der „Müllerian Anomalies" immer mehr durch. Er beruhte zunächst auf der Analyse von 144 Beobachtungen, wurde aber später durch eine umfassende Analyse der Beobachtungen aus dem neueren Schrifttum ergänzt [11].

Tabelle 1 gibt eine Übersicht über diese Klassifikation. Sie hat den Vorteil eines einheitlichen Bezugssystems für die Terminologie der Entwicklungsstörungen. In den folgenden Ausführungen beziehen wir uns jeweils auf diese Klassifikation von BUTTRAM u. GIBBONS.

2 Kongenitale und erworbene Anomalien des äußeren Genitale

Labiensynechie: Man unterscheidet angeborene und erworbene Formen. Bei den *erworbenen Formen* handelt es sich meistens um das Resultat entzündlicher Vulvaprozesse. In der Mehrzahl lassen sich entzündliche verklebte Labien ohne größere Schwierigkeiten voneinander trennen. Eine Vor- und Nachbehandlung mit östrogenhaltigen Salben kann ergänzend hilfreich sein.

Bei der *angeborenen Form* wird die Vulva durch ein dünnes Häutchen inkomplett verschlossen. Der Urin wird durch eine kleine Öffnung zwischen der Membran und der Klitoris entleert. Differentialdiagnostisch ist eine Vaginalaplasie und auch ein Hymen imperforatum abzugrenzen. Kontrastmitteluntersuchungen, insbesondere ein Miktions-, Zysto-, Urethrogramm, ebenso wie die Ultraschalldiagnostik können hilfreich sein.

Eine Verschmelzung der kleinen Labien mit zusätzlicher Klitorishypertrophie wird beim *Pseudohermaphroditismus femininus* gefunden. Die operative Korrektur besteht in einer Spaltung der fusionierten Labien über einer Rinnensonde [44, 68, 69].

Klitorishypertrophie: Sie ist äußeres Zeichen eines virilisierenden Stimulus. Es gibt angeborene und erworbene Formen. Die Ausprägung der Klitorishypertrophie bzw. das Ausmaß einer komplexeren, umfassenderen Virilisierung des äußeren Genitales hängt entscheidend vom Zeitpunkt der Androgeneinwirkung ab. Man unterscheidet ohne Berücksichtigung der Pathogenese fünf Grundtypen des intersexuellen Genitale [70, 76] (Abb. 1).

Bei der kongenitalen Form führt eine Androgeneinwirkung vor der 12. Fetalwoche zu einer phallusartigen Klitoris, zu einem persistierenden Sinus urogenitalis, zu einer Fusion der Labien, sowie einer Hemmung des Descensus vaginae. Ein Androgenstimulus nach der 14. Fetalwoche führt im Bereich des äußeren Genitale in den meisten Fällen allein zu einer Klitorishypertrophie mit oder ohne Einbeziehung der Urethra. Ursache des androgenen Stimulus ist meist die kongenitale Nebennierenrindenhyperplasie (adrenogenitales Syndrom). Nur in sehr seltenen Fällen wird die Androgeneinwirkung auf den weiblichen Embryo durch einen virilisierenden Tumor der Mutter (u. a. Adrenoblastom) oder durch exogene Androgenzufuhr verursacht. Man spricht vom induzierten Pseudohermaphroditismus.

Bei der erworbenen Form der Klitorishypertrophie muß in den ersten Lebensjahren an eine post-

Abb. 1. Die verschiedenen Varianten des intersexuellen Genitale. Nach OVERZIER [70]

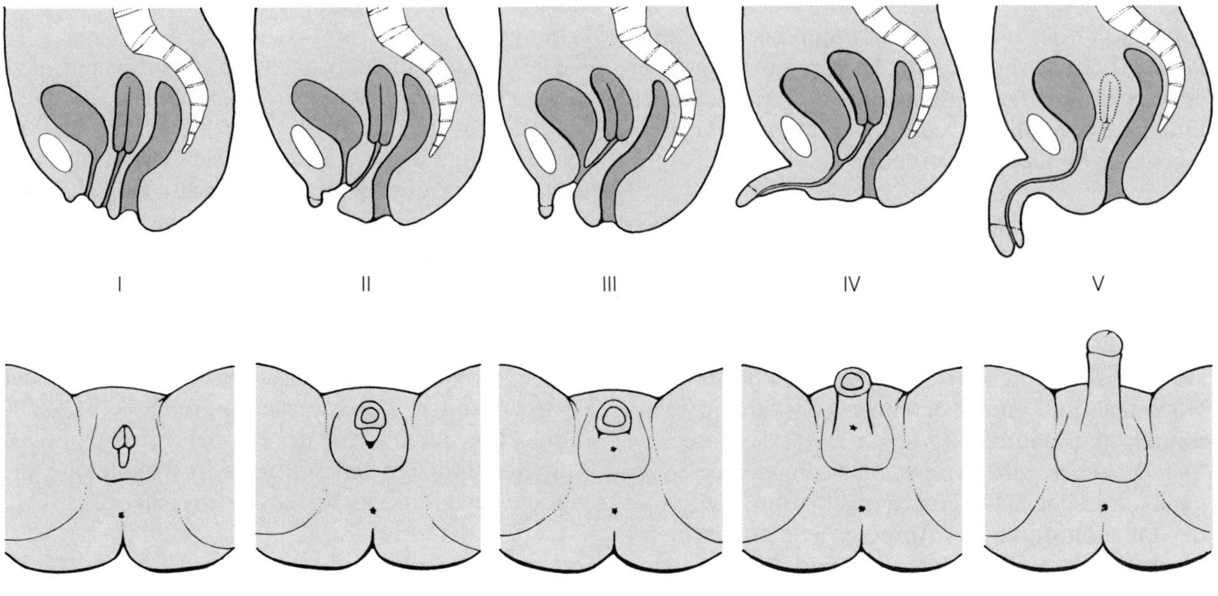

natale Manifestation eines adrenogenitalen Syndroms gedacht werden. Auch hormonproduzierende Ovarialtumoren können Ursache für die Manifestation einer Klitorishypertrophie sein.

Ein operativer Eingriff zur Verkleinerung der Klitoris ist vielfach neben einer kausal-therapeutischen Behandlung notwendig. Im Schrifttum werden zwei Möglichkeiten angeboten. 1. Die totale Klitorisresektion, 2. Teilresektion der Klitoris unter Erhaltung der Glans [4, 48]. Beide Verfahren bieten operativ keine Schwierigkeiten. Zur Anwendung gelangt heute fast ausschließlich wegen der kosmetisch und funktionell besseren Ergebnisse das letztere Verfahren. Die heute übliche operative Methode wurde zunächst von JONES u. SCOTT [43] und von LATTIMER [54] beschrieben und später von DAPUNT u. MARBERGER [16, 57, 58] modifiziert. Die Klitoris wird dabei nach Fassen am Praeputium von kranial her halbkreisförmig umschnitten. Beide Schnitte werden parallel auf der Innenseite der Klitoris bis in Höhe der Urethralmündung erweitert. Auf diese Weise entsteht ein gestielter Lappen, an dessen Ende sich die erhaltene Glans befindet. Nach Resektion der Klitoris wird die Glans mit feinen Einzelknopfnähten auf den Klitorisstumpf genäht. Die Behandlung erfolgt heute in engem Kontakt mit der Pädiatrie, vorwiegend in der Kinderchirurgie.

Weibliche Epispadie: Es handelt sich um eine Übergangsform zur Blasenextrophie, bei der die Klitoris doppelt vorhanden ist. Die vordere Kommissur der Labien fehlt. Die Urethra bildet eine nach vorne offene Rinne. Damit gekoppelt liegt eine Harninkontinenz vor. Beim Übergang zur Blasenextrophie liegt eine Symphysenspaltung vor. Nach FREUNDL [24] soll mit der operativen Therapie bis zur Pubertät abgewartet werden. Die Therapie besteht in einer Verengung des hinteren Harnröhrenabschnittes. Durch Lappenplastik kann das fehlende Harnröhrenstück komplettiert werden.

Weibliche Hypospadie: Es handelt sich um eine Verlagerung der Harnröhrenmündung in das Vestibulum vaginae. Dadurch führt die vesiko-vaginale bzw. urethro-vaginale Verbindung zur Harninkontinenz mit urethro-vaginalem Influx. Nicht selten kommt es zur Verengung des Orificium urethrae mit Harnstau und rezidivierenden Zystitiden. Man nimmt eine Häufigkeit von 1:20000 Geburten an. Die Diagnose wird oft erst im Rahmen der ersten gynäkologischen Untersuchungen zum Zeitpunkt der Pubertät durch das Auftreten von Inkontinenzbeschwerden gestellt. Zeitpunkt und Art des therapeutischen Vorgehens werden vom individuellen Fall und der zugrundeliegenden Ursache abhängen. Die verschiedenen operativen Möglichkeiten werden bei MARBERGER [57, 58] beschrieben.

Für die operative Behandlung der Epi- und Hypospadie ist heute in erster Linie die Urologie in Verbindung mit der Kinderchirurgie zuständig.

3 Kongenitale und erworbene Anomalien der Vagina

Hymen imperforatus: Das Hymen stellt die ehemalige anatomische Begrenzung des Vaginallumens gegen den Sinus urogenitalis dar. Der Begriff „Hymen imperforatus“ ist irreführend. Entwicklungsgeschichtlich handelt es sich um eine Vereinigung der überschießenden Hymenalfalten [55, 56]. Besser spricht man von einem Hymen occlusivus.

Schon in den ersten Lebenstagen kann es, durch mütterliche Östrogenwirkung bedingt, zu stärkeren Sekretretentionen mit Auftreibung der Scheide (Hydromukokolpos) und des Uterus (Hydrometrokolpos) kommen. Manchmal kann dies zu einem druckdolenten, palpablen Unterbauchtumor führen. Meist bleibt die Hymenalatresie bis zur Menarche unbemerkt. Durch die Abflußbehinderung des Menstrualblutes kommt es zum Rückstau mit Hämatokolpos und Hämatometra, in seltenen Fällen sogar zur Hämatosalpinx. Nach einiger Zeit führt die Hämatometra zu einem großen, tastbaren, druckdolenten Unterbauchtumor. Die durch das Hymen imperforatus bedingte distale Gynatresie stellt eine Indikation zur sofortigen operativen Entlastung dar.

Die Hymenalmembran wird sternförmig inzidiert. Eine Exzisierung der Hymenalreste ist nicht obligat. Der Introitus wird in der Regel mit dem tuschierenden Finger erweitert. Zur Gewährung des Blutabflusses aus dem Uterus kann zunächst ein Penrose-Drain in die Zervix eingelegt werden. Außerdem wird die Anwendung von Kontraktionsmitteln und zur Vermeidung einer aszendierenden Infektion eine Antibiotikaprophylaxe empfohlen.

Auch bei anderen Hymenalformen (Hymen anularis, cribiformis, septus, semilunaris) kann bei entsprechender Beschwerdesymptomatik (Dyspareunie, Potenzschwäche des Partners) ein operatives Vorgehen indiziert sein. Oftmals ist die alleinige digitale Erweiterung in Narkose ausreichend.

Stenosen des Introitus und der Vagina: Die angeborene Stenosierung des Introitus vaginalis ist selten. Häufig ist eine Stenosierung die Folge von vorausgegangenen operativen Eingriffen (u. a. Episiotomie, Deszensusoperationen, Vulvektomie), von Pfählungsverletzungen oder von strahlentherapeutischen Maßnahmen. Im späteren Lebensalter ist die Verengung des Scheideneingangs meist Teilmerkmal eines physiologischen Alterungsprozesses der Scheidenhaut. Die lokale Östrogenbehandlung ist dann die Methode der Wahl. Als spezielle Form der Stenose muß die sog. Halbansche Stenose betrachtet werden (Cirrhosis annularis subhymenalis).

Stenosen der Vagina können infolge der damit verbundenen Dyspareunie auch im fortgeschrittenen Alter zu einem erheblichen Leidensdruck führen. Die Fortführung der Ehe oder Partnerschaft kann gefährdet sein. Reichen konservative Maßnahmen nicht mehr aus, so kann die operative Behandlung erforderlich werden. Dazu gibt es verschiedene Möglichkeiten [26, 93].

Eine einfache Methode besteht in einer Erweiterungsplastik durch sagittale Längsinzision der hinteren Kommissur, ähnlich einer medianen Episiotomie, und anschließender Quervernähung der Haut und der mobilisierten Scheidenhaut. Trotz guter kosmetischer Resultate ist das Verfahren jedoch nicht immer ausreichend. Ein gutes funktionelles Resultat bietet das Prinzip der sog. Z-Plastik (Abb. 2). Durch z-förmigen Hautschnitt und Verschiebung der entstandenen keilförmigen Hautlappen wird eine gute Verbreiterung in Längsrichtung erreicht. Da bei diesem Verfahren unbeschädigtes Gewebe beidseits in einen Defekt eingeschoben wird, empfiehlt FRIEDBERG [26] dieses Verfahren vor allem bei sekundär narbig entstandener Stenosierung. Eine weitere Möglichkeit zur Erweiterung des Introitus wird von WOODRUFF u. JULIAN [120] beschrieben. Hier wird nach ausgiebiger Hautresektion im Bereich der hinteren Kommissur eine Dekkung durch mobilisierte Scheidenhaut durchgeführt. Dadurch wird im Introitus eine größere Elastizität erreicht. Eine Indikation zur gestielten Lappenplastik nach der Methode von SEEL [93] hält OBER [68] nur für Patienten gegeben, deren Vagina in den oberen zwei Dritteln eine normale Weite aufweist. SEEL beschrieb seine operative Erweiterungsplastik ursprünglich für die klimakterisch bedingte Scheidenstenose [93]. Es kann schließlich bei extremer narbiger Verengung der Scheide nach vorausgegangener Deszensusoperation mit Uterusextirpation notwendig werden, das gesamte narbige Gewebe in einem ersten Akt zu entfernen und in einem

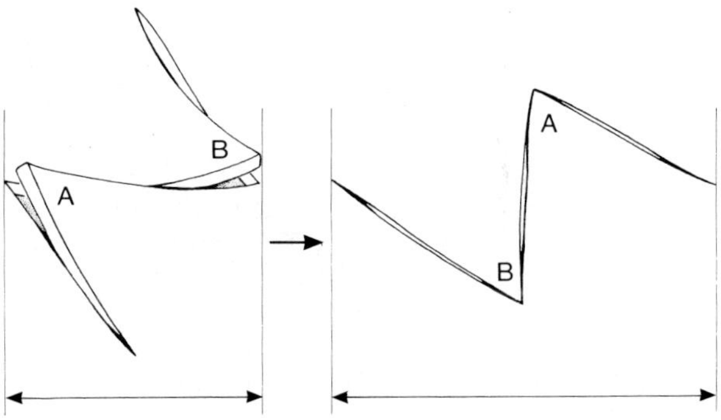

Abb. 2. Schematische Darstellung der Z-Plastik (nach KÄSER et al. [44]). Nach z-förmiger Inzision entstehen zwei keilförmige Lappen, die durch gegenseitigen Austausch verschoben werden. Dadurch wird eine Erweiterung in Längsrichtung erreicht

späteren zweiten Akt eine neue Scheide wie bei einer Vaginalaplasie zu bilden (eigene Erfahrungen).

Kongenitale sagittal verlaufende Vaginalsepten: Sie werden in verschiedener Ausdehnung vorwiegend bei kongenitalen Uterusanomalien beobachtet. Bei Uterus didelphys findet sich in 75% der Fälle ein Scheidenseptum mit Vagina duplex, bei Uterus septus in etwa 25% und bei Uterus bicornis in weniger als 5% der Fälle [11] (s. auch Abschn. 6.2). Ein unilateraler Verschluß (Obstruktion) einer Vagina duplex ist möglich. Er kann nach der Menarche zur unilateralen Hämatokolpos, Hämatometra und Hämatosalpinx führen (s. auch Abschn. 7). Bei sagittal verlaufenden Vaginalsepten ist nach eigenen Erfahrungen eine einfache Durchtrennung mit sorgfältiger Blutstillung ausreichend. Gelegentlich kann auch eine vollständige Resektion des Scheidenseptums angezeigt sein.

Kongenitale, transversal verlaufende Scheidensepten (Abb. 3): *Entwicklungsgeschichtlich spricht man auch von Störungen der vertikalen Fusion.* Transversale Septen werden in den oberen Anteilen der Vagina häufiger beobachtet als in den mittleren und unteren Anteilen. Außerdem sind sie in den oberen Anteilen meist breiter als in den unteren Anteilen [37, 84]. Bei Scheidenagenesien mit funktionierendem Uterus, wie sie im Schrifttum immer wieder angegeben werden, dürfte es sich vielfach um hochgelegene sehr breite transversale Septen handeln. Genau wie beim Hymen imperforatus kann der Verschluß vollständig oder unvollständig ausgeprägt sein. Familiäres Vorkommen wurde beobachtet [Lit. bei 37]. Häufig wird eine ringförmige inkomplette Scheidenseptierung gefunden. Die Symptomatik bei va-

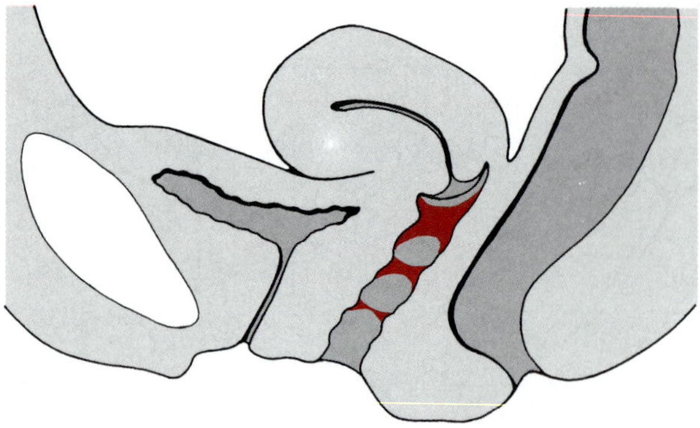

Abb. 3. Schematische Darstellung von transversalen Scheidensepten. Mod. nach BOWMAN u. SCOTT [6]

ginaler Septierung mit unvollständigem Verschluß besteht vor allem in der Dyspareunie. Sie kann auch ein geburtshilfliches Hindernis darstellen und postpartal zu stärkeren Blutungen durch Verletzung führen. In der Literatur finden sich zahlreiche Fallbeispiele mit Infertilität bei nicht operierten Scheidensepten und unvollständigem Verschluß [5, 7, 30, 73, 84]. Die klinische Symptomatik quer verlaufender Vaginalsepten mit vollständigem Verschluß entspricht der Symptomatik bei Hymen imperforatus (unter Einschluß einer u. U. sehr ausgedehnten Hydromukokolpos vor der Menarche). Häufig wird allerdings im Gegensatz zum Hymen imperforatus eine tief in der Scheide gelegene Septierung bei der Spekulumeinstellung übersehen. Daher sollte besonders bei jungen Mädchen mit entsprechender klinischer Symptomatik immer eine genaue Inspektion des proximalen Vaginaldrittels vorgenommen werden.

Die Therapie transversal verlaufender Scheidensepten entspricht der operativen Technik beim Hymen imperforatus. Eine zusätzliche Verschiebeplastik nach Z-Inzision der Vaginalhaut kann notwendig werden, um ein gutes, funktionelles Ergebnis zu erreichen [44]. Bei sehr breiten Septen kann es auch ratsam sein, eine regelrechte Scheidenplastik wie bei einer kongenitalen Scheidenagenesie vorzunehmen.

Vaginale Zysten (s. auch Kapitel H.III): Im Bereich der Vagina können sich aus den rudimentären Resten des Wolffschen Ganges Vaginalzysten bilden, die sog. *Gartner-Gang-Zysten*. Meist werden sie an der lateralen Scheidenwand gefunden. In der Regel bieten sie keine Symptome und eine operative Therapie ist daher nicht notwendig. Bei Beschwerden ist eine operative Intervention indiziert. Die Zyste soll dann am besten nach spindelförmiger Umschneidung vollständig ausgeschält werden. Bei schlechtem operativen Zugang ist eine Teilresektion und Marsupialisation des Zystenbalges ausreichend [26, 34, 44, 68, 69]. In seltenen Fällen können Gartner-Gang-Zysten eine beträchtliche Größe erreichen und dadurch ein Geburtshindernis darstellen. Differentialdiagnostisch sind neben Vaginalmyomen und Vaginalfibromen Urethraldivertikel und die zystische Adenose der Vagina auszuschließen.

Das sehr seltene *vaginale Adenokarzinom* entsteht möglicherweise aus verbliebenen mesonephrogenen (Wolffscher Gang) oder paramesonephrogenen (Müllerscher Gang) Resten. Nach der WHO-Klassifikation wird eine Einteilung der vaginalen Adenokarzinome in Zylinderzelltyp, endometrioides Adenokarzinom und Klarzelladenokarzinom vorgenommen. Das Klarzelladenokarzinom wird bei Frauen, deren Mütter mit Diaethylstilboestrol (DES) behandelt wurden, gefunden. Wahrscheinlich ist es von mesonephrogenen Resten abzuleiten. Der Zylinderzelltyp soll von der Adenose der Vagina, der endometrioide Typ von vaginalen Endometrioseherden ausgehen. Damit können entwicklungsgeschichtlich bedingte Rudimente im Bereich der Vagina Ausgangspunkt für spätere Karzinome sein.

Adenose der Vagina: Der Begriff „Vaginaladenose" beschreibt das Vorkommen von schleimbildenden Drüsenformationen im fibromuskulären Stroma der Vagina. Über die Ätiologie der Vaginaladenose werden im Schrifttum unterschiedliche Auffassungen vertreten. Der Zusammenhang zwischen der in den Vereinigten Staaten in den 50er Jahren zur Schwangerschaftserhaltung durchgeführten Diaethylstilboestrol-Behandlung und dem späteren Auftreten einer Vaginaladenose bei den intrauterin exponierten Mädchen ist wahrscheinlich. Nach HERBST [32, 33] beruht der teratogene Effekt des Diaethylstilboestrols auf einer hormoninduzierten Differenzierungsstörung im Grenzbereich Zervix/Vagina. In 35–40% führt die Stilboestrol-Behandlung laut SANDBERG [87, 88] und anderen Autoren [60, 91, 95] zu einer benignen vaginalen Adenose und in 1–4‰ zu einem Adenokarzinom der Vagina bzw. Zervix bei den Töchtern der so behandelten Mütter (s. a. Klasse VI in Tabelle 1).

Die Vaginaladenose ist klinisch meist symptomlos und wird häufig als Zufallsbefund bei histologischer Auswertung des Operationspräparates gefunden. Makroskopisch zeigt sich eine große Formenvielfalt. SANDBERG [87, 88] unterscheidet fünf klinische Erscheinungsgruppen: 1. okkulte Adenose, 2. zystische Adenose, 3. floride Adenose, 4. adenomatöse Adenose (exophytisch oder ulzerativ), 5. karzinomatöse Adenose (exophytisch oder ulzerativ). Das klinische Bild einer floriden Adenose ist gekennzeichnet durch kleine, stippchenförmige, rötliche Vaginaleffloreszenzen und starke Schleimabsonderung. Die Behandlung der Vaginaladenose richtet sich nach dem zytologischen und histologischen (evtl. Probeexzision) Befund und dem Beschwerdebild der Patientin wie Dyspareunie, Fluor, Fremdkörpergefühl. Die Therapie reicht von der symptomatischen Behandlung bis hin zur Kolpektomie.

4 Agenesie und Atresie der Vagina (Klasse I A und I E)

Die Erstbeschreibung der kongenitalen Vaginalagenesie geht auf Rialdus Columbus im Jahre 1572 zurück. Der erste im Schrifttum dokumentierte operative Eingriff bei einer Vaginalaplasie wurde von Dupuytren im Jahre 1817 vollzogen. Über keine kongenitale Anomalie wurde seither ähnlich viel publiziert und z. T. kontrovers diskutiert. Die Häufigkeitsangabe schwankt zwischen 1:4000 und 1:10000 [10, 13, 22, 24, 27, 41, 64, 81, 90, 94, 109].

Bei der *Scheidenatresie* handelt es sich um eine erworbene Anomalie. Infektionskrankheiten in der Kindheit wie Scheidendiphtherie, Masern oder Scharlach können zur vollständigen Obliteration bzw. ringförmigen Stenosierung der Scheide führen. In der Mehrzahl ist die komplette bzw. inkomplette Scheidenatresie Folge von Verletzungen und Verätzungen oder die Folge einer operativen Behandlung bei ausgedehnten Malignomen.

Die *Scheidenagenesie* ist eine angeborene Anomalie. Über die Pathogenese werden unterschiedliche Theorien vertreten. Die Unterschiede beruhen auf differenten Auffassungen über den Ursprung der Vagina [39, 41, 43, 55, 56, 108, 109]. Auch nach Thalidomid-Verabreichung in der Frühschwangerschaft wurden Scheidenagenesien beobachtet.

Eine Assoziation der kongenitalen Vaginalagenesie mit anderen Mißbildungen des Urogenitaltraktes ist häufig anzutreffen. Begleitende Anomalien der Gebärmutter können variieren von der Agenesie bis zu einem funktionstüchtigen Organ. Bei phänotypischen Frauen ist die Scheidenagenesie in mehr als 80% der Fälle von einer Uterusagenesie begleitet (Klasse I E in Tabelle 1). Scheidenagenesien bei funktionierendem Uterus kommen selten vor (Klasse I A in Tabelle 1). Eine familiäre Häufung von Scheidenagenesien wurde beschrieben [20, 41].

4.1 Diagnose

Bei jeder diagnostischen Abklärung genitaler Fehlbildungen ist eine Abklärung des harnbildenden und harnableitenden Systems erforderlich. Nach Käser [44] finden sich in 10–20% der Fälle gleichzeitig urologische Fehlbildungen. Bryan [10] gibt die Häufigkeit gleichzeitig bestehender Harnwegsmißbildungen mit bis zu 50% an. Die eng miteinander verflochtene und zeitlich exakt aufeinander abgestimmte embryologische Entwicklung der Genitalorgane und der Harnwege erklärt die häufig auftretende Koinzidenz von Anomalien bzw. Fehlbildungen. Es wird eine große Formenvielfalt an urologischen Fehlbildungen gefunden (u. a. dystop gelegene Nieren, einseitige Nierenaplasien, Nierenbeckenspaltbildungen, Ureterverdopplungen). Die Diagnostik solcher urologischer Fehlbildungen ist unabdingbare Voraussetzung zur weiteren Therapieplanung. Das gilt besonders auch für die Diagnose einer solitären Beckenniere. Der endgültige Behandlungsplan kann dadurch wesentlich beeinflußt werden.

In der Literatur finden sich zahlreiche Einzelfallbeobachtungen von Patientinnen mit Scheidenaplasie und zusätzlichen Fehlbildungen im Ohr- und Gesichtsbereich, vor allem auch im Skelettsystem [116, 117]. Evans [22] fand bei 141 untersuchten Patienten in 33% Anomalien der Harnwege. In 28% fanden sich Skelettfehlbildungen.

Am häufigsten wird die Vaginalaplasie beim Mayer-Rokintansky-Küster-Syndrom beobachtet. Dabei handelt es sich um chromosomal und gonadal weibliche Individuen, die bei funktionstüchtigen Ovarien eine rudimentäre, solide Uterusanlage, rudimentäre Tuben und eine komplette Agenesie der Vagina aufweisen (Uterus rudimentarius dipartitus solidus cum Vagina solida). Auch hypoplastische oder polyzystisch veränderte Ovarien werden gefunden. Laparoskopisch zeigen die Ovarien nicht selten eine glatte, spiegelnde Oberfläche ohne Follikelsprungnarben. Bei der gynäkologischen Untersuchung findet sich eine normal ausgebildete Vulva. An der Stelle des Introitus vaginae befindet sich meist eine kleine Scheidengrube von 0,5–1,5 cm Tiefe. Sie kann einen Durchmesser von 1,5 cm und gelegentlich auch noch mehr erreichen (Abb. 4a).

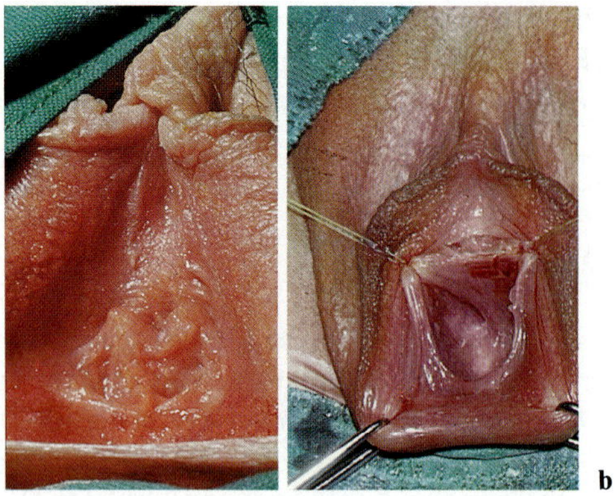

a b

Abb. 4. a Einzelne Scheidengrube zwischen Uretra und hinterer Kommissur bei Vaginalagenesie. **b** Paarige Anlage von Scheidengruben beiderseits von der Mittellinie bei Vaginalagenesie

Nicht selten finden sich zwei kleinere Scheidengrübchen nebeneinander, die durch eine sagittal verlaufende Gewebsbrücke getrennt sind (Abb. 4b). Rektal läßt sich kein Uterus tasten. In seltenen Fällen läßt sich die rudimentäre Uterusanlage als strangförmiges Gebilde palpieren. Auch über das einseitige Auftreten eines Mayer-Rokitansky-Küster-Syndroms wurde vereinzelt berichtet [28]. BUTTRAM [11] hat vorgeschlagen, die historische Bezeichnung Mayer-Rokintansky-Küster-Syndrom im Rahmen einer modernen Klassifizierung der genitalen Anomalien ganz fallen zu lassen.

Differentialdiagnostisch muß der Pseudohermaphroditismus masculinus externus (testikuläre Feminisierung) und in seltenen Fällen das adrenogenitale Syndrom abgegrenzt werden.

Das Syndrom der testikulären Feminisierung gehört zum Formenkreis des Pseudohermaphroditismus masculinus. Es handelt sich um chromosomal und gonadal männliche Individuen mit einem kongenitalen Hormon-Rezeptor-Defekt (Androgeninsensibilität). Die Patienten zeigen äußerlich einen weiblichen Phänotypus mit geringer oder fehlender Scham- bzw. Achselbehaarung (hairless woman), normale Brustentwicklung und primäre Amenorrhoe. Die Vagina kann unterschiedlich lang ausgebildet sein. Seltener fehlt sie ganz. In einer neueren Literaturübersicht von 554 phänotypischen Frauen mit Vaginalaplasie fand sich in 9% eine testikuläre Feminisierung [11]. Der Uterus ist meist nicht angelegt. Die Testes liegen labial, inguinal oder abdominal. Auf nähere Einzelheiten der testikulären Feminisierung wird in diesem Zusammenhang verzichtet.

Auch bei den kongenitalen Formen des Pseudohermaphroditismus femininus kann es durch androgenen Stimulus zur partiellen und in extrem seltenen Fällen vollständigen Aplasie der Vagina kommen (kongenitale Nebennierenrindenhyperplasie, Androgeneinwirkung auf den weiblichen Embryo durch einen virilisierenden Tumor der Mutter).

In der Diagnostik und Differentialdiagnostik der kongenitalen Vaginalagenesie kommt den modernen Methoden der Sonographie und Laparoskopie eine entscheidende Bedeutung zu. Ebenso spielt aber auch die sorgfältige Anamneseerhebung und die Inspektion nicht nur des Genitalbereichs, sondern des gesamten Körpers eine fundamentale Rolle.

4.2 Verfahren zur Scheidenbildung bei kombinierter Scheiden- und Uterusagenesie (Klasse I E)

Tabelle 2 gibt eine Übersicht über die bekanntesten Verfahren zur Bildung einer künstlichen Scheide. Über das optimale Verfahren wird etwa seit Beginn dieses Jahrhunderts diskutiert und gestritten. Die Meinungen erfahrener Operateure sind häufig auf die von ihnen angewandte Methode stark fixiert. Vergleichende Untersuchungen verschiedener Methoden, welche wissenschaftlich überzeugen können, liegen praktisch nicht vor. Wahrscheinlich können bei entsprechender Beherrschung der operativen Methodik mit verschiedenen Verfahren Ergebnisse erzielt werden, die einem Vergleich durchaus standhalten. Die persönliche Erfahrung ist für das Gelingen einer Methode von entscheidender Bedeutung. In jedem Fall sollten Scheidenplastiken nur dort vorgenommen werden, wo ein ausreichendes Erfahrungsgut zur Verfügung steht. Komplikationen können dadurch auf ein Mindestmaß eingeschränkt werden.

Bei den operativen Verfahren liegen die hauptsächlichen Schwierigkeiten bei der künstlichen Scheidenbildung nicht in der Formierung eines Scheidenhohlraums, sondern in einer epithelialen Auskleidung, die funktionell ein gutes Ergebnis bietet. Grundsätzlich können unterschieden werden:

1. Epithelialisierung von der äußeren Haut aus,
2. Epithelialisierung durch Hauttransplantate,
3. Auskleidung d. Vaginalhöhle durch Darmanteile.

Präoperative Vorbereitung: Es besteht Übereinstimmung, daß die Sorgfalt der präoperativen Vorbereitung der Patientinnen für die Minderung von Kom-

Tabelle 2. Methoden zur Bildung einer künstlichen Scheide. Nach ZANDER [121][a]

Methode	Autoren
Dehnung	FRANK (1938), STEINMETZ (1940), HOLMES u. WILLIAMS (1940), VECCHIETTI (1979)
autologe gestielte Hauttransplantate	BECK (1900), GRAVES (1921), FRANK u. GEIST (1927), DAVIS u. CRON (1928), FALLS (1940), BRADY (1945)
autologe freie Hauttransplantate	ABBE (1898), KIRSCHNER u. WAGNER (1930), FLYNN u. DUCKET (1936), MCINDOE u. BANISTER (1938), COUNSELLER (1938), READ (1944), WHARTON (1946), COUNSELLER (1948), BRYAN et al. (1949), MCINDOE (1950), THOMPSON et al. (1957), TURENEN (1957), COUNSELLER u. FLOR (1957), JONES (1959), JACKSON (1965), EVANS (1967), CALI u. PRATT (1968), BRUCK (1970), LANG (1973), EVANS et al. (1988)
Peritoneum und Eihäute	OTT (1897), BRINDEAU (1934), BURGER (1937), RUNGE (1951), DAVYDOV (1969), FRIEDBERG (1974)
Darm	
Dünndarm	BALDWIN (1904), MORI (1910), BRYAN et al. (1949), COUNSELLER u. FLOR (1957), WILFINGSEDER (1971)
Rectum	SNEGUIREFF (1904), POPOFF (1910), SCHUBERT (1911, 1933, 1936), SOUSTELLE et al. (1967)
Sigma	SCHMID (1956), SHIRODKAR (1960), COUNSELLER u. FLOR (1957), OBER und MEINRENKEN (1964), PRATT (1970, 1972), KINDERMANN (1987)
Labienplastik	WILLIAMS (1964)
Scheidenaufbau mit Prothesennachbehandlung	KANTER (1935), WELLS (1935), SCHMIDT-ELMENDORFF (1937), WHARTON (1938, 1940), COUNSELLER (1948), WORD (1951), BARROWS (1957), SHEARES (1960), EVANS (1967), CALI u. PRATT (1968), RUNGE (1951), RATNAM (1980), RICHTER (1985)

[a] Angaben über das ältere Schrifttum finden sich bei [121]

plikationsraten eine wesentliche Rolle spielt. Dazu gehört die Reinigung und antibiotische Vorbereitung des Darms und der Ausschluß oder gegebenenfalls die präoperative Behandlung von Harnwegsinfektionen. Auch wenn kein Darmtransplantat verwendet wird, sollte der Darm so vorbereitet werden, als ob es sich um eine Darmoperation handelte. Durch Verwendung der sog. Astronautenkost, kann die Patientin über die ersten 6–8 Tage der postoperativen Phase stuhlfrei gehalten werden [2].

In der postoperativen Phase ist eine Antibiotikaprophylaxe zur Verhinderung von Infektionen angezeigt. Zur Verhinderung von Drucknekrosen in der postoperativen Phase wird durch Druck auf die Urethra die Einlage eines suprapubischen Katheters empfohlen [82, eigene Erfahrungen].

Im folgenden werden die wesentlichen Verfahrensweisen dargestellt.

Scheidendehnung nach FRANK [23]: Findet sich im Introitusbereich eine dellenförmige Einsenkung, so kann eine weitere mechanische Dehnung zu einem kohabitationsfähigen Organ führen. Die Dehnung erfolgt dabei durch ständiges Bougieren, z. B. mit Hegarstiften, die in sagittale und mehr dorsale Richtung gedrückt werden. Die Urethra sollte durch die Druckrichtung möglichst geschont werden. Bei konsequenter Anwendung können hervorragende Ergebnisse erzielt werden. Es werden Scheidentiefen bis zu 8 cm erreicht. Trotz der relativ großen Risikoarmut findet diese Behandlungsmethode nur noch selten Anwendung [82, 96]. Das zeitaufwendige Verfahren setzt große Geduld der Patientin voraus.

Operation nach VECCHIETTI [111]: Dieses Operationsverfahren lehnt sich in enger Weise an die Methode von FRANK [23] an. Die Idee FRANKS, bei einer bereits bestehenden vulvovaginalen Grube durch konsequente schrittweise Dehnung einen küntlichen Vaginalhohlraum zu erreichen, wurde von VECCHIETTI aufgegriffen. Dabei werden die Dehnungskräfte zur Bildung einer künstlichen

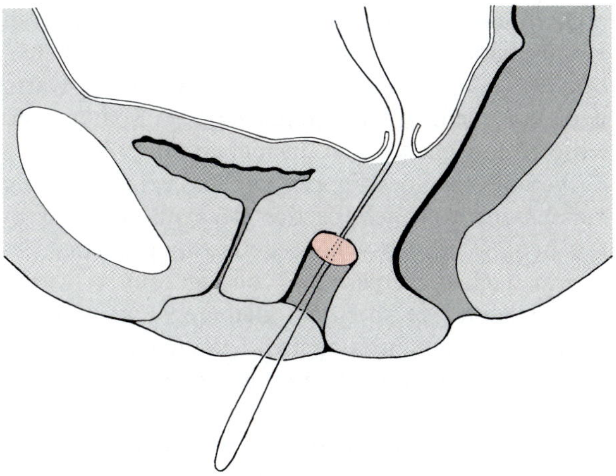

Abb. 5. Schematische Darstellung der Methode zur Scheidenbildung (nach VECCHIETTI [111]). Durch Zug an einer Olive mit Haltefäden, die intraabdominal vor die Bauchdecke geführt werden, wird ein künstliches Scheidenrohr gebildet

Scheide nicht vom Perineum her ausgeübt, sondern durch Zugwirkung über eine Kunststoffolive, die in die zunächst vorhandene Scheidengrube eingelegt wird (Abb. 5). Die Kunststoffolive ist an zwei Haltefäden befestigt, die extraperitoneal nach außen über das kleine Becken durch die Bauchdecken abgeleitet werden und über einen speziellen Federapparat unter Spannung stehen. Der Scheidenhohlraum wird nach einem kleineren Pfannenstielquerschnitt und Inzision des Blasenperitoneums durch entsprechende Präparation zwischen Rektum und Harnblase hergestellt. Durch ständige Zugwirkung über die Spannungsvorrichtung verlagert sich die Olive immer mehr kranialwärts und im Laufe von 10 Tagen wird eine Länge der Neovagina von ca. 10 cm erreicht. Die Olive wird nach dieser Zeit entfernt. Anschließend wird eine Vaginalprothese in die Neovagina eingelegt. Eine Kontrolle des Sitzes der Prothese sollte noch 2–3 Tage während eines stationären Aufenthaltes erfolgen. Zuhause muß die Prothese noch 1–2 Wochen bis zur Aufnahme von regelmäßigen Kohabitationen eingelegt werden. Vorteile dieser operativen Methode liegen in der kurzen Behandlungsdauer bis zur Bildung einer Neovagina, einer kurzen Hospitalisation (ca. 14 Tage) und der raschen Aufnahme von Kohabitationen nach Krankenhausentlassung. Eine aktive Mitarbeit der Patientin in der Nachbehandlung ist in wesentlich weniger ausgeprägtem Ausmaße notwendig als bei anderen Operationen zur Bildung einer künstlichen Scheide. Eine Epithelialisierung des Scheidenhohlraumes erfolgt rasch. Diese Haut zeigt ähnliche Eigenschaften wie die normale Vaginalhaut und sie kann makroskopisch nicht von originärem Vaginalepithel unterschieden werden. Neben operativen Komplikationen wie Blutungen, Infektionen, Pelveoperitonitiden und Verletzung von Blase und Darm wird vor allem der Vaginalprolaps als Spätkomplikation beobachtet. Er ist ursächlich durch mangelnde Verankerung des Fundus vaginae bei gleichzeitig zunehmender Anhebung der Beckenbodenstrukturen bedingt. Die psychosexuelle Situation der Patientin nach der Operation von VECCHIETTI wurde von JANISCH [36] an einem kleineren Patientenkollektiv (10 Patienten) eingehend untersucht. Bei nahezu allen Patienten waren Kohabitationen ohne Dyspareunie möglich. Fast alle nach VECCHIETTIS Verfahren operierten Patienten berichteten über ein Orgasmuserleben. VECCHIETTI operierte im Zeitraum von 1962–1978 307 Patienten nach seiner Technik. Die funktionellen operativen Ergebnisse waren postoperativ zufriedenstellend, die Komplikationsraten gering. Diese guten Resultate konnten von anderen Operateuren, allerdings an kleineren Patientenzahlen, bestätigt werden.

Bildung des Scheidenhohlraums (Abb. 6a–d und 7): Sie ist Voraussetzung für alle weiteren chirurgischen Maßnahmen. Nach U-förmiger oder H-förmiger Spaltung der Haut im Bereich des Vestibulums, werden durch stumpfe Präparation in Richtung des geringsten Widerstandes paramedian zwei Hohlräume formiert, die bis zur Plica rectovesicalis reichen. Die Bildung dieser Hohlräume kann gleichzeitig mit gespreiztem Zeigefinger und Mittelfinger erfolgen (Abb. 6b). Erst anschließend wird die Bindegewebsbrücke zwischen Blase und Urethra einerseits und Rektum andererseits scharf durchtrennt. Viele Operateure betonen, daß zunächst streng paramedian präpariert werden soll [22, 25, 38, 48, 81]. Der entstandene Hohlraum entspricht dem Spatium urethro-vesico-rectale [81]. Auf eine peinlich genaue Blutstillung muß geachtet werden. Ein großes Scheidenspekulum kann schließlich mühelos in das neu gebildete Scheidenrohr (Abb. 6d) eingelegt werden. Ein präoperativ in die Blase eingelegter Folley-Katheter kann die Orientierung für den Operateur erleichtern. Postoperativ ist die Einlage eines suprapubischen Katheters zu empfehlen.

Verwendung von freien autologen Hauttransplantaten: Sie basiert im wesentlichen auf Erfahrungen aus der plastischen Chirurgie. Hauptsächlich wurden drei verschiedene freie Hautautotransplantate verwendet:

1. Thierscher Spaltlappen,
2. Mesh-Graft-Technik,
3. umgekehrter Dermislappen.

Das Prinzip des meist nach KIRSCHNER-WAGNER [112] oder MCINDOE-BARNISTER [61] benannten Verfahrens zur Herstellung einer Neovagina mit Verwendung autologer freier Hauttransplantate eines Thiersch-Lappens und das Einbringen in eine operativ gebildete Scheidenhöhle ist vielfach angewandt worden. Die Entnahme der oberen Hautschicht erfolgt mit einem Dermatom im Bereich der Oberschenkelinnen- oder -rückseite bzw. vom Gesäß, da hier eine evtl. spätere Narbenbildung (Keloid) am wenigsten störend empfunden wird. Das Transplantat wird über eine Prothese gelegt und durch einige Knopfnähte vernäht oder auch durch einen Gewebskleber punktförmig verklebt. Wir bevorzugen eine Glasprothese mit Löchern zur Drainage des Wundgebietes. Die Prothese mit dem aufliegenden Transplantat wird in das präformierte

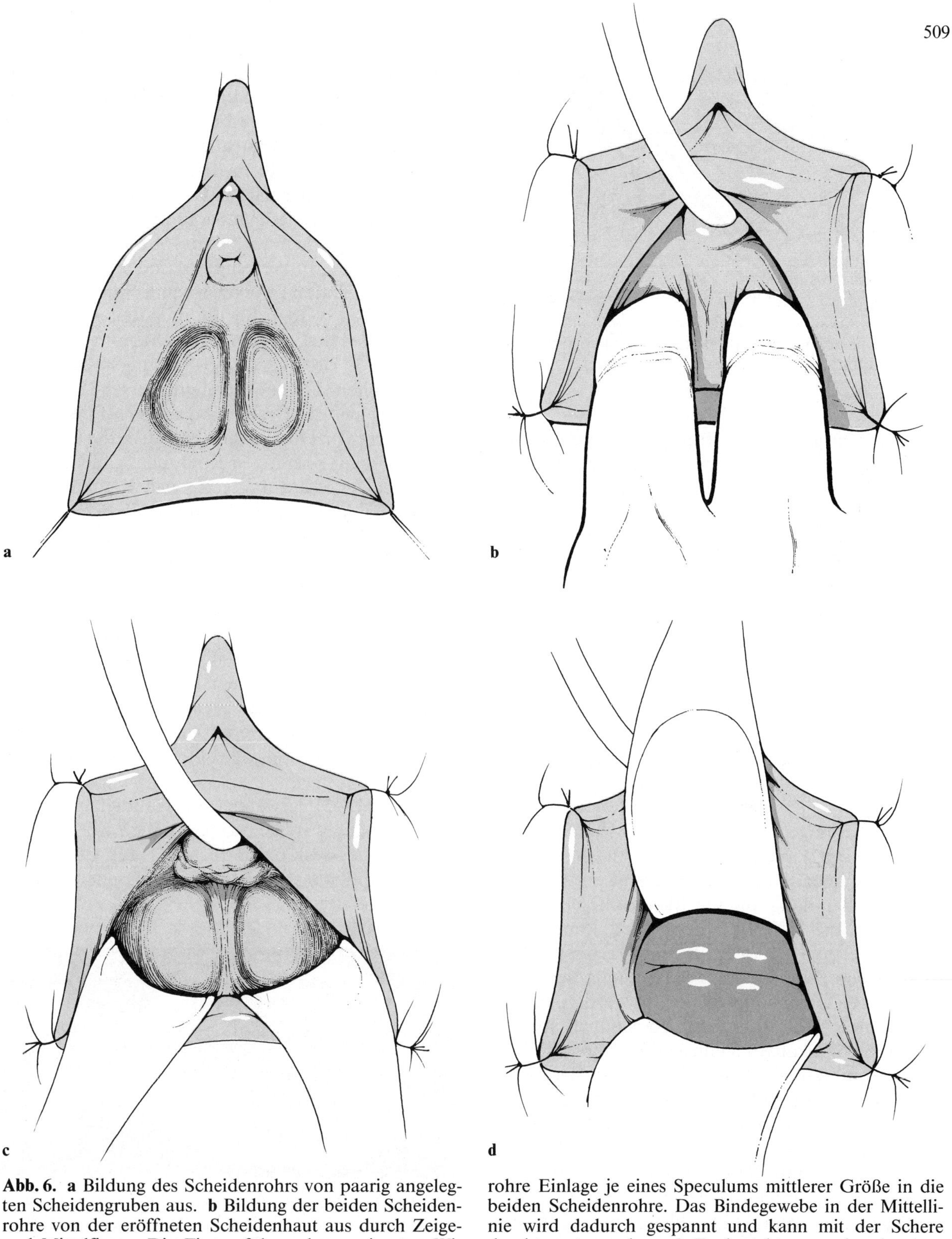

Abb. 6. **a** Bildung des Scheidenrohrs von paarig angelegten Scheidengruben aus. **b** Bildung der beiden Scheidenrohre von der eröffneten Scheidenhaut aus durch Zeige- und Mittelfinger. Die Finger folgen dem geringsten Widerstand von der Mittellinie aus nach beiden Seiten leicht lateral (V-förmig gespreizt). Befindet sich der Operateur in der richtigen Schicht, so kann die Bildung des Scheidenrohrs in der Regel ohne jede Schwierigkeit in kürzester Frist erfolgen. **c** Nach Bildung der beiden Scheidenrohre Einlage je eines Speculums mittlerer Größe in die beiden Scheidenrohre. Das Bindegewebe in der Mittellinie wird dadurch gespannt und kann mit der Schere durchtrennt werden. **d** Es besteht nun ein einzelnes Scheidenrohr an dessen Ende eine querverlaufende Falte erkennbar wird. Sie wird nach ventral her vom freien Peritoneum und nach dorsal vom Darm begrenzt. Ein großes hinteres Blatt eines Scheidenspekulums kann nunmehr leicht in die tiefe Scheide eingelegt werden

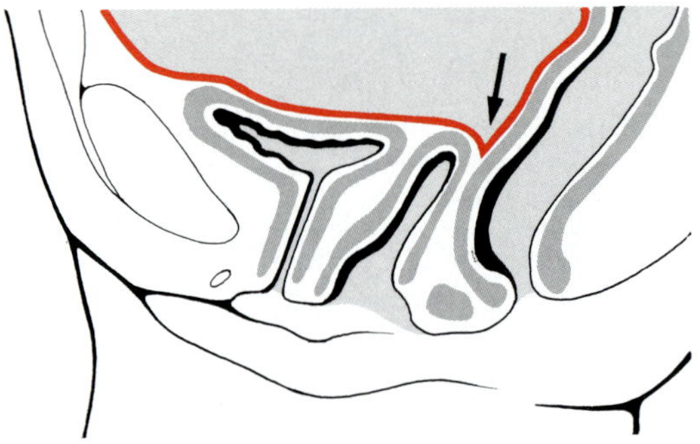

Abb. 7. Querschnitt durch das kleine Becken mit Scheidenneubildung zwischen Blase und Rektum

Scheidenrohr gelegt. Das Transplantat wird am Introitus durch einige Knopfnähte fixiert. Auf den Verschluß der Vulva über der Prothese, z. B. durch Naht der kleinen Schamlippen, soll verzichtet werden. Er kann zu äußerst schmerzhafter Ödembildung führen. Die Prothese bleibt 8–10 Tage liegen und wird dann in Anästhesie entfernt. Anschließend folgen Spülungen der Scheide mit physiologischer NaCl-Lösung. (LANG [51] empfiehlt wegen der langen Liegezeit der Patientinnen eine Thrombembolieprophylaxe.)

Viele Autoren empfehlen eine konsequente Langzeitbehandlung mit Vaginalphantomen. Hierdurch konnten wesentlich bessere funktionelle Dauerresultate erzielt werden. Im Schrifttum werden unterschiedliche Angaben zu Form und Material von Vaginalprothesen gemacht. Eine Übersicht findet sich bei STABLER [97] und ZANDER u. BOTHMANN [123].

Durch eine langfristige konsequent durchgeführte Nachbehandlung mit Scheidenprothesen wird in aller Regel die Überwindung der sog. kontraktilen Phase erreicht [121, 122]. In einer retrospektiven Analyse von CALI u. PRATT [13], konnte bei einem größeren Patientenkollektiv gezeigt werden, daß eine zu kurze Nachbehandlung zu Vaginalschrumpfung und konsekutiver Stenosierung führt. Die Länge der kontraktilen Phase schwankt. In der Studie von CALI u. PRATT [13] erfolgte eine Prothesennachbehandlung durchschnittlich für zwei Jahre. ZANDER [122] bestätigt anhand von mehr als 200 operierten Fällen diese Ergebnisse aus der Mayo-Klinik. Allerdings spricht einiges dafür, daß die Überwindung der kontraktilen Phase mit Hilfe der Langzeitprothese mit gehäufter und verlängerter Bildung von Granulationsgewebe erkauft werden muß (s. a. Abschnitt 4.3).

Entscheidend wird das funktionelle Endergebnis auch von der Form der Prothese bestimmt. Schlecht angepaßte Prothesen können zu Drucknekrose und Fistelbildung in benachbarten Organstrukturen führen. Zudem werden schlecht sitzende Prothesen von der Patientin als äußerst unangenehm empfunden. Die Beobachtung, daß im Ruhezustand die Scheidenvorderwand der Hinterwand unmittelbar aufliegt, führte zu abgeflachten Prothesenformen, die den physiologischen Verhältnissen am ehesten entsprechen [97, 123]. Verwendung finden ausgehöhlte Kunststoff-, Teflon-, Plexiglas- und Silicon-Prothesen. Zum Teil werden für die unmittelbar postoperative Phase durchlöcherte Prothesen verwendet, um effektive Drainagen und Spülungen durchführen zu können. Einige Operateure versehen die Prothese mit einer der Urethra angepaßten Einsenkung zum Schutz vor Drucknekrosen. Auch die U-förmige Inzision zur operativen Kolpopoesis bietet durch den unter der Harnröhre gelegenen Hautlappen einen Schutz der Urethralöffnung vor Drucknekrosen durch Prothesenbehandlung. UHLFELDER [108, 109] hält nur dann einen sicheren Sitz der Prothese auch bei stärkeren körperlichen Belastungen und eine genügende Scheidenlänge für gewährleistet, wenn durch die entsprechende Prothesenform ein Widerstand im Bereich der Levatorschenkel gegeben ist. Nach eigenen Erfahrungen kann das Tragen und Halten der Prothese durch entsprechende heilgymnastische Übungen erlernt werden (Abb. 8). Das gleiche trifft zu für das bewußte Ausstoßen der Prothese.

LANG [51, 52] verwendet ein Hautnetztransplantat. Unabhängig von LANG verwenden wir seit 1972 ebenfalls die Mesh-Graft-Technik [122]. Dieses Verfahren beruht auf den guten Ergebnissen, die in der

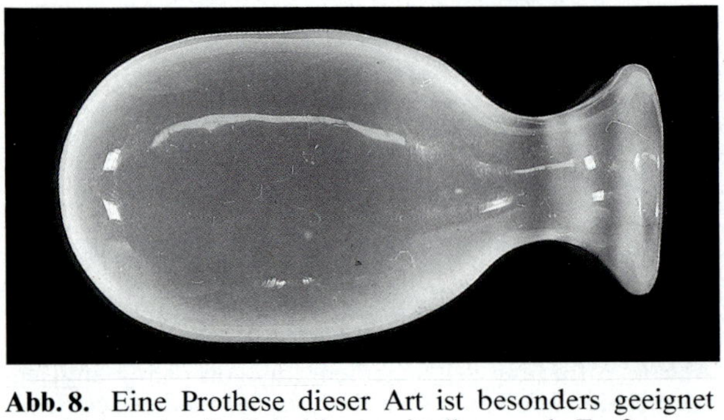

Abb. 8. Eine Prothese dieser Art ist besonders geeignet zur Einlage in die Scheide unmittelbar nach Entfernung des operativ eingelegten Phantoms. Mit Hilfe dieser sog. Übergangsprothese kann zunächst die Levatormuskulatur durch heilgymnastische Übungen gut trainiert werden. Eine einfache Prothese ohne den Stiel kann meist schon 1–2 Wochen später in die Scheide gelegt und willkürlich gehalten oder ausgestoßen werden

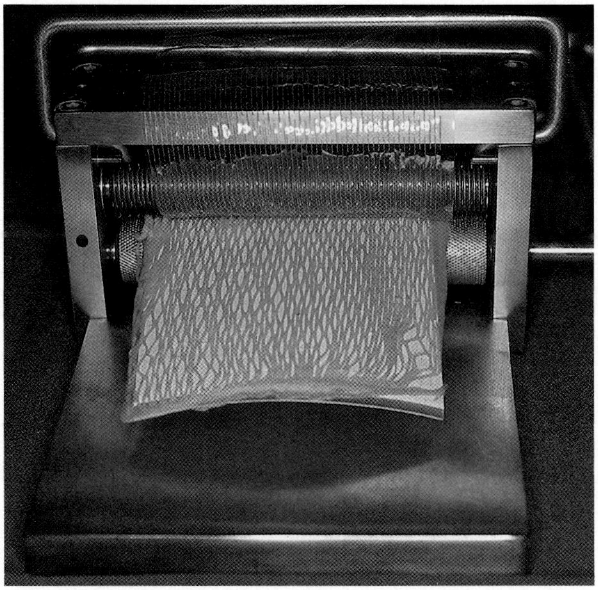

Abb. 9. Bildung des mesh-graft (Gittertransplantat) mit Hilfe eines mesh-graft-Dermatoms

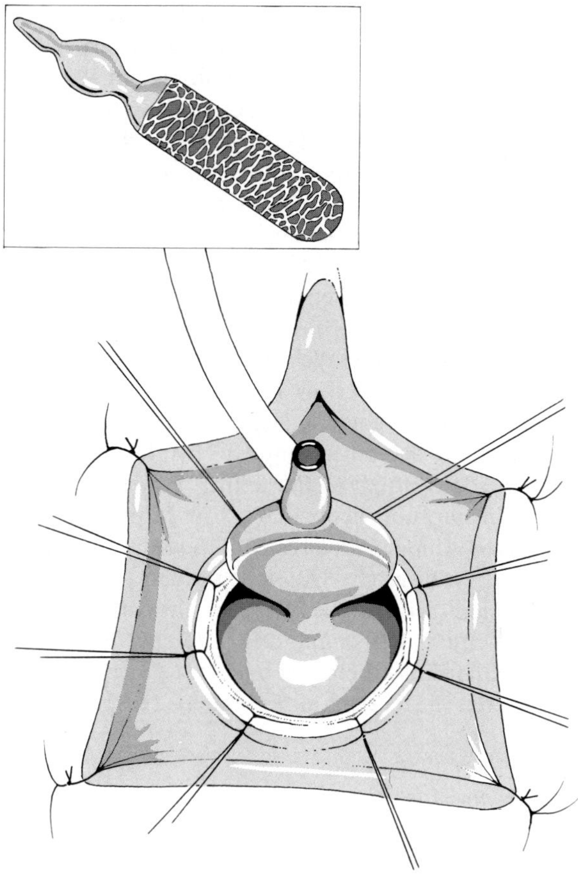

Abb. 10. Das mesh-graft ist auf der Glasprothese aufgezogen und vernäht. Die Glasprothese wird nunmehr tief in die Scheide eingelegt. Das mesh-graft wird am Introitus durch mehrere Knopfnähte mit resorbierbarem Nahtmaterial fixiert. Kein Verschluß der Vulva wegen schmerzhafter Ödembildung, sondern Fixierung durch eine T-Binde

plastischen Chirurgie mit der sog. Mesh-Graft-Technik nach TANNER et al. [103] zur Abdeckung großflächiger Brandverletzungen erzielt wurden. Mit einem Elektrodermatom werden Spalthautlappen von etwa 0,3 mm Dicke entnommen und mit Hilfe eines sog. Mesh-Graft-Dermatoms (Abb. 9) netzartig ausgestanzt. Durch die Netzstruktur wird eine gute Dehnbarkeit erreicht, die eine spannungslose Phantomüberkleidung problemlos ermöglicht (Abb. 10). Zur Vermeidung von Verklebungen des Transplantates mit der Prothese legt LANG ein Salben-Netzgaze-Läppchen auf das Phantom. Das Phantom mit dem Netztransplantat wird in den Scheidenhohlraum eingeführt und am Introitus durch Nähte befestigt (Abb. 10). Bereits nach 10 Tagen kann nicht selten eine vollständige Epithelialisierung erreicht werden.

Die netzartige Struktur des Transplantates ermöglicht einen hervorragenden Sekretabfluß, der das Angehen des Transplantates begünstigt. Durch die gute Dehnbarkeit des Netzhauttransplantates ist eine sparsame Hautentnahme ausreichend. Aufgrund der eigenen Erfahrungen sind wir ebenfalls der Auffassung, daß die Methodik der Verwendung eines unveränderten Spalthautlappens deutlich überlegen ist.

LANG läßt nach Entfernung der Prothese täglich eine Bougierung der Scheide mit großen Hegarstiften durch die Patientin vornehmen. In einem Drittel seiner Patientinnen fand sich jedoch eine Schrumpfungstendenz im oberen Scheidendrittel mit Verkürzung der Scheide. In diesen Fällen erfolgte eine längere Prothesenbehandlung, während in den anderen Fällen auf die weitere Prothesenbehandlung verzichtet wurde.

BRUCK et al. [9] benutzten umgekehrte Dermislappen. Auch bei diesem Verfahren der autologen Hauttransplantation macht man sich die Erfahrungen aus der plastischen Chirurgie zunutze. Sie zeigten, daß die Deckung großer Wunden im Bereich von stark beanspruchten Körperstellen, bei denen eine Ruhigstellung auf längere Zeit nicht zu erreichen ist (Gesicht, Fußsohlen), am besten mit deepithelialisierten Dermislappen gedeckt werden konnten. Dabei werden die Dermislappen umgekehrt, d. h. mit ihrer deepithelialisierten Fläche auf die

Wunde transplantiert. Geringe Schrumpfungsneigung und hervorragende Anheilungstendenz ließen diese Technik auch in der Gynäkologie zur Auskleidung eines künstlichen Scheidenhohlraums günstig erscheinen. BRUCK et al. [9] operierten 24 Patientinnen nach dieser Methode. An der Innenseite der Unterschenkel werden je zwei parallelogrammförmige Vierecke deepithelialisiert und dann bis zur Fascie ausgeschnitten. Die entnommenen Dermislappen werden vom Fettgewebe befreit und umgekehrt über eine Prothese in den präformierten Scheidenhohlraum eingebracht. Die deepithelialisierte Fläche der Dermis kommt somit gegen die Wand der Neovagina zu liegen. Bereits nach 4–6 Wochen fand sich eine komplette Epithelialisierung des Scheidenvolumens. Bei keiner Patientin wurde eine Schrumpfung beobachtet. Ein Jahr nach dem operativen Eingriff zeigten funktionelle histologische und zytologische Untersuchungen gute Ergebnisse. Diese Ergebnisse wurden ohne langfristige prothetische Nachbehandlung erreicht. Nachteilig werden allerdings die im Bereich der Oberschenkelinnenseiten liegenden auffallenden Narben empfunden.

Peritoneale Auskleidung des Scheidenlumens (Abb. 11a, b): Die Idee dieser Operationsmethode geht in erster Linie auf russische Ärzte zurück. Erstbeschreibungen finden sich bereits von D. O. OTT (1897). Zunächst ging man davon aus, daß das Peritoneum alleine als Scheidenhöhlenauskleidung fungieren könne. In neuerer Zeit wird die Peritonealauskleidung als Schiene zur besseren Epithelialisierung der Scheide von der äußeren Haut aus betrachtet [18, 25].

Es werden im wesentlichen zwei unterschiedliche Wege zur Mobilisierung des Peritoneums beschritten. Zur Präparation einer Neovagina führt DAVYDOV [18] die zweite Operationsphase, d. h. die Mobilisierung des Douglasperitoneums und Blasenperitoneums, ausschließlich von vaginal durch, während FRIEDBERG [25] einen abdominalen Zugang bevorzugt. DAVYDOV verschließt den proximalen Vaginalanteil durch eine Tabaksbeutelnaht, bei FRIEDBERG wird der Scheidenabschluß durch Einzelknopfnähte zwischen Rektumvorderwand und Blasenhinterwand gebildet.

Beide Autoren heben die einfache Operationstechnik hervor. Eine Schrumpfungstendenz des künstlichen Scheidenlumens soll bei diesem Verfahren geringer ausgebildet sein. Bereits nach drei Wochen sind Kohabitationen möglich und auch erwünscht. Besonders beim perineo-abdominalen Verfahren nach FRIEDBERG [25] ist eine hervorragende Scheidentiefe zu erreichen. Ein weiterer Vorteil liegt nach MULLER [64] in der geringen Schmerzhaftigkeit des Prothesenwechsels durch die gute Gleitfähigkeit des Peritoneums. Als Nachteile werden unerwünschte Granulationsbildungen im Bereich von Rissen des Peritoneums und nachfolgender Peritonealverklebung beobachtet. Auch zu seltene Kohabitationen können zu Verklebungen führen, die allerdings meist digital gelöst werden können.

KUHN (persönliche Mitteilung 1989) wendet die Methode von DAVYDOV und FRIEDBERG zur Rekonstruktion der Vagina bei gynäkologisch-onkologischen Operationen an, bei denen eine Kolpektomie erforderlich ist (hochsitzendes primäres Vaginalkarzinom, Zervixkarzinom mit Beteiligung der Vagina, jedoch auch bei multilokulären Dysplasien und Karzinomata in situ der Zervix *und* der Vagina). Der Eingriff erfolgt unmittelbar nach dem onkologischen Eingriff. Das infolge der Uterusextirpation quer inzidierte Peritoneum wird ventral stumpf und scharf von der Blase und der Beckenwand gelöst, dorsal vom Rektum und ebenfalls der Beckenwand. Es entstehen zwei peritoneale Lappen, die nach Anzügelung mit 3–5 Fäden (ventral und dorsal) in den Vaginalkanal hineingezogen werden. Der zweite Operateur vereinigt die Peritonealränder mit den Rändern der Restvagina. Es erfolgt die seitliche Vernähung der Peritoneallappen, sodaß ein nach kranial offenes Rohr entsteht (s. auch Abb. 11a, b). Wiederum von abdominal her werden dann Blasenperitoneum und Sigmaperitoneum in einer nach den Erfordernissen an die Länge der Scheide zu bemessenden Höhe miteinander quer vereinigt. Es erfolgt die Einlage einer perforierten Glasprothese. Das Peritoneum wird rechts und links in üblicher Weise vernäht, so daß ein kompletter Peritonealabschluß entsteht. Die kraniale Nahtreihe kann doppelt vorgenommen werden, um die Kontaktfläche zwischen Blasenperitoneum und Sigmaperitoneum zu vergrößern. KUHN weist auf die Respektierung der Ureteren bei diesem Eingriff besonders hin.

Die perforierte Glasprothese bleibt einige Tage in situ. Dann wird sie zunächst durch eine selbsthaltende Kunststoffprothese ersetzt. Nach den Beobachtungen KUHNS kommt es im Verlauf des folgenden Monats im Idealfall zu einer kompletten Auskleidung des mit Peritoneum gedeckten Wundkanals, ausgehend von der „Restvagina", bzw. durch Metaplasie der Peritonealzellen in Plattenepithel. Als Spätkomplikationen wird die Bildung von Gra-

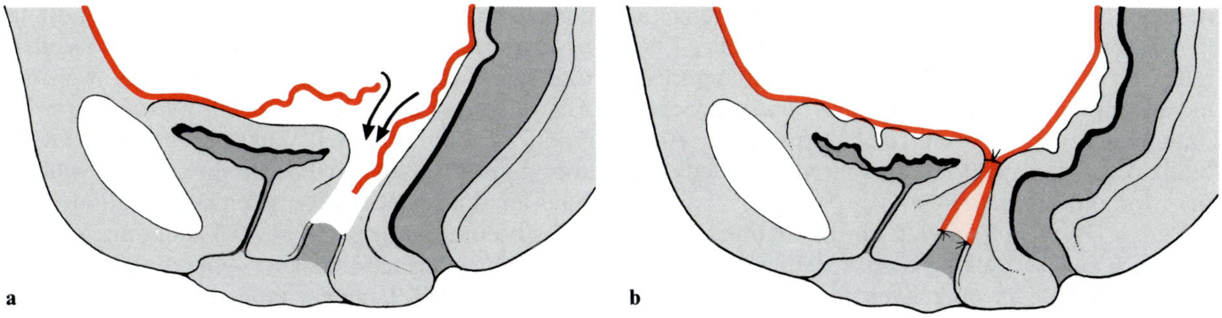

Abb. 11 a, b. Scheidenbildung nach DAVYDOV [18] und FRIEDBERG [25] mit Peritoneum unmittelbar nach einer ausgedehnten gynäkologisch-onkologischen Operation. (Herrn Prof. W. KUHN, Göttingen, danken wir für die Überlassung der beiden Zeichnungen). **a** Mobilisierung des Peritoneums zur Auskleidung des Kanals nach vorausgegangener Kolpektomie (Sagittalschnitt). **b** Die Neovagina wird mit der Restscheide verbunden. Zum Abdomen hin wird die Scheide verschlossen

nulationsgewebe, insbesondere im Bereich von Peritonealrissen sowie von Narbenspannen an der Grenze von Peritoneum und Vaginalhaut, beobachtet. KUHN nimmt diesen Eingriff auch nach Kolpektomien bei Scheidenrezidiven vor. Nach seinen Beobachtungen soll eine prä- oder postoperative radiologische Behandlung keinen Einfluß auf das Operationsergebnis haben.

Scheidenbildung mit Darmtransplantaten: Seit vielen Jahrzehnten werden Operationsverfahren beschrieben, bei denen das künstlich formierte Scheidenlumen durch Hohlorgananteile (Rektum, Kolon, Ileum, Blase) ausgekleidet wird.

BALDWIN [1] verwendet ein ausgeschaltetes *Ileumsegment* mit erhaltener Blutversorgung. Dieses Verfahren ist heute verlassen worden, da es durch mangelnde Blutversorgung des ausgeschalteten Darmstücks häufig zum Gangrän kam. Die stark erhalten gebliebene Dünndarmsekretion führte zu entzündlichen Veränderungen. WILFINGSEDER [115] verwendet freie Dünndarmtransplantate zur Auskleidung eines künstlich geschaffenen Scheidentunnels. Ob dieses Verfahren wesentliche Vorteile gegenüber anderen, weniger eingreifenden Operationen zur Herstellung einer Neovagina bringt, ist fraglich.

Die *Rektum-Scheide* (POPOFF 1910; SCHUBERT [92]) fand trotz anfänglich operationstechnischer Schwierigkeiten lange Zeit Beachtung und wurde vereinzelt mit großem Erfolg durchgeführt. Das Verfahren ist operationstechnisch anspruchsvoll. Aufgrund des großen Risikos einer Analinkontinenz ist dieses Operationsverfahren heute weitgehend verlassen worden.

Als Methode der Wahl zur Auskleidung der Vaginalhöhle durch Darmresektate gilt heute die sog. *„Sigma-Scheide“* nach SCHMID [89]. OBER u. MEINRENKEN [69] bevorzugten diese Methode vor allen anderen Verfahren zur Bildung einer Neovagina. Voraussetzung für die Operation ist ein ausreichend langes und gut mobiles Sigma (zur Operationstechnik wird auf OBER u. MEINRENKEN in der 2. Auflage dieser Operationslehre verwiesen [69]). Durch die gute Vaskularisation des Sigmas (Arteria mesenterica inferior, Arteria rectalis superior) ist die Gefahr einer Nekrose des ausgeschalteten Darmstücks geringer als bei anderen „Darm-Scheiden“. Die Weite des Sigmas ermöglicht eine gute Scheidenauskleidung. Die Schrumpfungstendenz scheint weniger ausgeprägt zu sein, jedoch werden Schrumpfungen beobachtet. Histologische Nachuntersuchungen bei „Dickdarm-Scheiden“ von WINTER u. STRAUBE [119] zeigten z. T. Plattenepithelmetaplasien des Darmepithels. NOVAK [67] konnte bei einem Patientenkollektiv von 106 Patientinnen in keinem Fall einen Ersatz der glandulären Schleimhaut des Dickdarms durch Plattenepithel feststellen. Die Sekretionsstärke der Darmmukosa wird im Schrifttum weitgehend als gering bewertet. Mazerationen der Neovagina und entzündliche Irritationen im Bereich der Perinealgegend wurden nur selten beobachtet. Morbiditäts- und Mortalitätsrate der Operation werden von den Anastomosenverhältnissen am Dickdarm bestimmt. Entscheidend ist die spannungslose Adaptation des proximalen und distalen Dickdarmschenkels. Ein zu großzügig resektiertes Darmresektat kann einen Prolaps der Neovagina verursachen. Eine Stenosierung der versorgenden Gefäße im Transplantat führt zur nekrotischen Abstoßung. Bei Vorliegen einer solitären Beckenniere wird von der Operation aufgrund der engen anatomischen Nachbarschaft von Sigma und Nierengefäßen abgeraten. Die Mortalitätsrate wird in der Literatur mit etwa 1% beziffert [68, 89]. Durch zunehmende operative Erfahrung und entsprechende präoperative Vorbereitung des Darms (u. a. Antibiotika) wurde in den letzten Jahren eine Senkung der Mortalitätsrate erreicht.

PRATT [77, 78] empfiehlt die Sigmatransplantation auch zur Herstellung einer künstlichen Scheide nach ausgedehnten operativen Eingriffen im Rahmen einer Karzinombehandlung. Allerdings konnten RUTLEDGE et al. [86] mit diesem Verfahren nach radikaler operativer Tumortherapie keine guten Resultate erzielen. Neuerdings hat sich KINDERMANN wieder für die Sigma-Scheide eingesetzt und über gute Erfahrungen sowohl bei späterem Verlust der Vagina als auch bei angeborener Vaginalaplasie berichtet [47].

Scheidenbildung durch Vereinigung der Labia majora: Die Methode nach WILLIAMS [118] bietet eine risikoarme und operationstechnisch sehr einfach durchzuführende Möglichkeit zur künstlichen Scheidenbildung. Eine Indikation zu diesem Verfahren ist nicht nur bei der Vaginalagenesie, sondern auch bei Patienten mit ausgedehnter Vaginalresektion im Rahmen einer operativen Karzinombehandlung gegeben. Außerdem wird die Vulvovaginalplastik nach WILLIAMS aufgrund ihrer seltenen Komplikationen vor allem bei Patienten bevorzugt angewendet, die zusätzlich ausgeprägte urologische Fehlbildungen bieten und damit ein hohes operatives Risiko darstellen. Auch bei Versagen einer zuvor durchgeführten operativen Scheidenkorrektur kann dieses Verfahren als Ausweichmöglichkeit durchgeführt werden.

Das Prinzip der Operation basiert auf einer künstlichen Scheidenlumenbildung durch Vereinigung der kleinen Labien. Dies wird durch eine V- bis U-förmige Inzision im Bereich der Innenseite beider kleiner Labien mit Umschlagpunkt im Bereich der hinteren Kommissur und anschließender schichtweiser Vernähung jeweils der beiden inneren bzw. äußeren korrespondierenden Labialschenkel erreicht. Trotz der ungewöhnlichen Scheidenlage soll ein positives Sexualleben erreicht werden. Miktionsbeschwerden werden überraschenderweise nur selten angegeben. Unsere eigenen Erfahrungen mit dieser Methode waren nicht überzeugend.

Scheidenaufbau mit alleiniger Prothesennachbehandlung nach WHARTON [114]: Die Epithelialisierung des neu gebildeten Scheidenhohlraums von der äußeren Haut her allein durch Prothesenbehandlung zu erreichen, erbrachte keine zufriedenstellenden Ergebnisse und ist weitgehend verlassen worden. Allerdings berichtet RATNAM [80] bei einer gering modifizierten Form der Whartonschen Operation über gute Resultate. Er beschreibt ein ausreichend gutes anatomisches Ergebnis bei 23 Patientinnen innerhalb eines Kollektivs von 25 Patientinnen. RATNAM erklärt den Erfolg seiner Operationen mit Ergebnissen einer Untersuchung von SHEARES [94], der bei 5 Patientinnen mit Neovagina Rudimente des Müllerschen Gangsystems, Plattenepithel oder Drüsenreste fand. Dabei sollen diese Epithelinseln direkt durch Proliferation oder durch Metaplasie Ausgangsort zur Scheidenepithelialisierung sein. Untersuchungen von UHLFELDER [108] bestätigen die Ansicht SHEASRES' und RATNAMS, daß eine Spontanepithelialisierung, ausgehend von Scheidenhautrudimenten, erreicht werden kann. In den letzten Jahren hat sich besonders RICHTER [81] für die Methode eingesetzt.

Scheidenagenesie bei funktionstüchtigem Uterus (Klasse IA): Die vollständige Agenesie der Vagina bei funktionsfähigem Uterus ist selten. Im Schrifttum finden sich zahlreiche zumeist kasuistische Fallbeiträge mit ausgetragenen Schwangerschaften nach operativer Scheidenbildung. Dabei dürfte es sich allerdings zu einem Teil mehr um relativ breite transversal verlaufende Scheidensepten handeln als um eine vollständige Scheidenaplasie (s. auch Abb. 3). PILKINGTON publizierte 25 ausgetragene Schwangerschaften nach Operation einer kongenitalen Scheidenaplasie bei funktionsfähigem Uterus [74]. Die Scheidenplastik sollte unmittelbar postmenstruell erfolgen.

4.3 Komplikationen nach Scheidenplastik

Im Schrifttum werden Komplikationen nach den verschiedenartigen Methoden der Scheidenplastik meist erst beschrieben, wenn ein ausgedehntes und *viel*jähriges Erfahrungsgut mit einer oder mehreren Behandlungsmethoden vorliegen. Aus Mitteilungen über Einzelfälle oder über ein geringes und kurzfristig veröffentlichtes Erfahrungsgut, ist meist kaum etwas über Komplikationen zu erfahren. Gelegentlich lassen solche Mitteilungen eher einen wenig kritischen Optimismus erkennen. Skepsis ist dann besonders angezeigt. Tatsache ist, daß *alle* Behandlungsmethoden mit Komplikationen belastet sind. Vergleichende, nach wissenschaftlichen Kriterien zuverlässige klinische Studien über verschiedenartige Behandlungsmethoden liegen jedoch nicht vor. Man ist deshalb im wesentlichen auf die persönlichen Erfahrungen und Meinungen einzelner Operateure und großer Kliniken angewiesen.

Verletzungen: Die intra- und postoperativen Komplikationen sind abhängig von der gewählten Operationstechnik. Methoden, bei denen Darmanteile für die Scheidenbildung verwandt werden, sind naturgemäß auch mit entsprechenden Komplikationen belastet. Komplikationsmöglichkeiten dieser Art entfallen bei anderen Operationstechniken.

Bei der Bildung des Scheidenrohrs kann es zu Verletzungen der Blase und des Rektums kommen. Verletzungen dieser Art sind jedoch bei Primäroperationen äußerst selten. Die Gewebsschichten sind bei der Bildung des Scheidenrohrs in aller Regel gut erkennbar und kontrollierbar. Bei Sekundäroperationen ist das Verletzungsrisiko erhöht. Kommt es zu einer Verletzung der Nachbarorgane, so kann es angezeigt sein, nach Versorgung der Verletzung auf die Einlage einer Prothese in das Scheidenrohr und damit zunächst auf die Scheidenneubildung zu verzichten. Sie muß dann zu einem späteren Zeitpunkt – allerdings mit erhöhtem Risiko – wiederholt werden. Infolge der Gewebsspannung in der Umgebung der Scheidenprothese sind keine günstigen Voraussetzungen für die Heilung einer frisch versorgten Verletzung gegeben. Bei einer größeren Darmverletzung kann die Prothese u. U. nach einigen Tagen durch den Darm ausgestoßen werden. Ähnliches ist möglich, wenn es in der postoperativen Phase zu einer Drucknekrose im Bereich der Darmwand kommt.

Kontraktile Phase: Das Hauptproblem besteht in der Überwindung der sogenannten „kontraktilen Phase“. Sie besteht in der Tendenz zur Verengung und Verkürzung des neugebildeten Scheidenrohrs und geht in aller Regel vom kranialen Pol der Scheide aus. Das zunächst sehr weiche und weite Scheidenrohr wird bei gleichzeitiger Verkürzung von kranial her äußerst derb. Es kommt schließlich im oberen Anteil der Scheide zu einer ausgeprägten Induration. Prozesse dieser Art stehen z. T. in einem ursächlichen Zusammenhang mit der Schrumpfungstendenz des Transplantates selbst. Nach eigenen Erfahrungen spielt aber auch die Schrumpfungstendenz der bindegewebigen Umgebung der Scheide eine sehr wesentliche Rolle. Die kontraktile Phase mit anschließender Schrumpfung des oberen Scheidendrittels wird sowohl nach Haut- als auch nach Darmtransplantaten beobachtet.

Zur Überwindung der kontraktilen Phase ist die Einlage einer Kunststoffprothese in die Scheide, auch nach Entfernung der Operationsprothese erforderlich. Leider sind Dauer und Ausmaß der kontraktilen Phase individuell sehr verschieden, so daß genaue zeitliche Voraussagen im Einzelfall unmöglich sind. Der Zeitraum kann sich zwischen wenigen Wochen und Jahren bewegen. Wird die Prothese z. B. über Nacht entfernt, so kann schon kurzfristig ein Schrumpfungsprozeß einsetzen, der am nächsten Tag kaum noch zu überwinden ist. Wir empfehlen deshalb unseren Patientinnen (nach autologem freien Hauttransplantat mit mesh-graft) die Scheidenprothese zunächst über Monate – gelegentlich auch bis zu Jahren – zu tragen. Da die Prothese an sich keine Beschwerden bereitet und praktisch nicht wahrgenommen wird, außerdem das Halten und die Ausstoßung bei einiger Übung willkürlich erfolgen kann, wird dieser Rat ohne weiteres akzeptiert. Demgegenüber erscheint der Rat, man müsse die Scheide ständig zum Geschlechtsverkehr benutzen, damit auf diese Weise die kontraktile Phase überwunden wird, kaum akzeptierbar.

Eine permanente Entfernung der Scheidenprothese erfordert in jedem Fall größte Vorsicht und viel Erfahrung von seiten des beratenden Gynäkologen. Die Wiederherstellung einer einmal geschrumpften künstlichen Scheide kann – auch operativ – größte Schwierigkeiten bereiten. Sie muß meist in Narkose erfolgen. Nicht immer kann das ursprünglich sehr befriedigende Resultat wieder erreicht werden.

Bildung von Granulationsgewebe: Ein weiteres Problem kann über lange Zeit in der Bildung von Granulationsgewebe bestehen. Es wird besonders auch bei Scheiden, die mit einem freien Hauttransplantat gebildet wurden, beobachtet. Granulationsgewebe kann sich auch dann entwickeln, wenn die Scheide ursprünglich schon vollständig epithelialisiert war. Eine lokale Behandlung mit Östrogencremes kann die Bildung von Granulationsgewebe fördern. Eine äußerst sorgfältige und engmaschige Betreuung von Patientinnen mit Komplikationen dieser Art ist erforderlich. Dazu ist eine differenzierte Kenntnis der Scheideninfektionen und ihrer Behandlung notwendig. Gelegentlich muß das Granulationsgewebe vorsichtig mit einer Curette abradiert werden. Auf die Dauer gelingt es immer, das Problem zu beherrschen. Auch bei ausgeprägter Tendenz zur Bildung von Granulationsgewebe ist der Vollzug des Geschlechtsverkehrs möglich. Gelegentliche leichte Schmierblutungen können allerdings zu Störungen in ästhetischen Bereichen führen.

Es spricht einiges dafür, daß ein ursächlicher Zusammenhang zwischen einer langfristigen Prothesenbehandlung künstlicher Scheiden zur Überwindung der kontraktilen Phase und einer vermehrten und verlängerten Bildung von Granulationsgewebe besteht. Außerdem fällt nach eigenen Beobachtungen auf, daß sich Granulationsgewebe besonders in den oberen Bereichen einer Scheide entwickelt, in denen bei der operativen Bildung des Scheidenrohrs Peritoneum freigelegt wurde (s. a. Abb. 6d).

EVANS [22] hat die folgenden Maßnahmen zur Verhinderung einer ausgeprägten Entwicklung von Granulationsgewebe empfohlen. Einmal nimmt er unmittelbar vor der Einlage der Prothese mit dem Transplantat eine topische Installation einer Thrombinlösung in das vorgebildete Scheidenrohr vor. Zum anderen verzichtet er nach der Entfernung der Operationsprothese auf die Einlage einer Dauerprothese. An ihrer Stelle läßt er täglich am Morgen und am Abend für 2 Stunden einen Dilatator in die Scheide einlegen, bis diese ihre endgültige Form gefunden hat. Er gibt an, daß dazu etwa 6-12 Monate benötigt werden. Wahrscheinlich wird man zwischen der Verhinderung der kontraktilen Phase durch Prothesenbehandlung und der Vermeidung der Bildung von Granulationsgewebe für jeden Einzelfall einen Kompromiß finden müssen. Das Primat liegt dabei nach unserer Auffassung bei der Verhinderung einer Scheidenkontraktion.

Malignombildung in künstlicher Scheide: Veränderungen im Sinne eines Karzinoms in situ und eines Plattenepithelkarzinoms sind auch in künstlichen Scheiden möglich [3]. Die Behandlung ist schwierig und führt in der Regel zum Verlust der Scheide. Gegen eine Kontaktbestrahlung sind künstliche Scheiden extrem empfindlich. Auch bei äußerst vorsichtiger Dosierung ist das Risiko für die Entstehung einer Rektum- und/oder Blasenscheidenfistel extrem hoch [3]. Über die Häufigkeit prämaligner und maligner Veränderungen in künstlichen Scheiden sind noch keine Aussagen möglich.

4.4 Psychische Betreuung von Frauen mit Scheidenagenesie

Wir haben darauf verwiesen, daß die mit der Scheidenaplasie verbundene Problematik im Schrifttum immer ein ganz besonderes Interesse gefunden hat. In früheren Zeiten und gelegentlich auch noch heute (eigene Beobachtungen) stellt für manche Partner der Geschlechtsverkehr über den Anus oder auch über die Harnröhre in die Harnblase die Lösung des Problems dar. Eine entsprechende Ausweitung der Harnröhre ohne nachfolgende Inkontinenzerscheinungen ist nach eigenen Beobachtungen durchaus möglich.

Mit der Entwicklung der verschiedenen Techniken stellte sich vor allem auch die *Frage nach dem günstigsten Zeitpunkt für die Scheidenbildung.* An dem Umgang mit diesem Problem läßt sich die historische Entwicklung der Einstellung der Gesellschaft und ihrer Ärzte zur Sexualität im Verlauf des letzten Jahrhunderts ziemlich gut ablesen. Noch vor 3-4 Jahrzehnten galt es als Regel, eine Scheidenplastik nur dann vorzunehmen, wenn der vermeintliche endgültige Lebenspartner in Sicht und nach Möglichkeit sogar schon ein Verlöbnis geschlossen war. Heute wird weit vorwiegend der Standpunkt vertreten, die Scheidenplastik dann vorzunehmen, wenn die Patientin noch keine Neigung zeigt, sich schon an einen möglichen Lebenspartner zu binden. Auch eigene Erfahrungen haben gezeigt, daß Ehen sehr leicht zerbrechen können, wenn die Scheidenplastik erst nach dem Verlöbnis oder gar nach der Eheschließung erfolgt. Gelegentlich haben wir sogar den Eindruck gewonnen, daß von seiten des Mannes die Scheidenaplasie ein wesentlicher Faktor für die Eheschließung war. Die spätere operative Scheidenplastik führte dann - auch bei sehr gutem Gelingen - zu schweren Störungen im psychosexuellen Bereich und zur Weigerung des Ehemannes, den Geschlechtsverkehr zu vollziehen. Es kam schließlich zur Scheidung der Ehepartner.

Demgegenüber haben wir wesentlich günstigere Erfahrungen, wenn die Partnerwahl und schließlich auch die Eheschließung erst dann erfolgt, wenn der Eingriff nach dem freien Ermessen der Frau schon vollzogen ist und wenn über alle Konsequenzen der bestehenden Störungen - auch im Bereich der Fortpflanzungsfunktion - volle Klarheit besteht. Solche Ehen können eine sehr große Stabilität aufweisen.

Eine langfristige psychologische Betreuung von Frauen mit Scheidenaplasie, welche ein ausgeprägtes Einfühlungsvermögen voraussetzt, ist heute in jedem Fall dringend erforderlich. Das trifft zunächst einmal für die Aufklärung über den gegebenen Zustand zu. Auch dazu muß der richtige Zeitpunkt in enger Zusammenarbeit mit den Eltern mit größter Vorsicht gewählt werden. Die Patientin muß reifemäßig in der Lage sein, die Mitteilung über die zunächst einmal gegebene Nichtvollziehbarkeit des Geschlechtsverkehrs und über die Unmöglichkeit eigene Kinder zu bekommen ohne größeren Schaden zu bewältigen. Sie muß den gegebenen Zustand schließlich akzeptieren können. Andererseits sollte aber auch die Selbstentdeckung der Aplasie durch erfolglose Versuche zum ersten sexuellen Kontakt vermieden werden. Größte Vorsicht ist ebenso notwendig bei der Aufklärung über die therapeutischen Möglichkeiten zur Beseitigung der Scheidenaplasie.

Von fundamentaler Bedeutung ist nach wie vor die Wahl des Zeitpunktes für einen operativen Eingriff. Wird dieser zu früh gewählt, so können sich schon in der unmittelbaren postoperativen Phase psychische Störungen einstellen. Die Patientin ist dann zu einer Akzeptanz des Eingriffes, zu dem sie sich vielleicht durch äußere Einreden bewegen ließ, nicht mehr in der Lage. Sie versucht, die Operationsprothese durch extreme Spannung auszustoßen, anstatt sie durch vollständige Entspannung anzunehmen. Die spätere Überwindung solcher Störungen kann größte Schwierigkeiten bereiten und zu jahrelangen Orgasmusschwierigkeiten führen. Bei richtiger Wahl eines der Reifeentwicklung der jungen Frau angepaßten Zeitpunktes für den Eingriff, verläuft die postoperative Phase in aller Regel in vollkommener Entspannung und damit auch schmerz- und komplikationslos. Der Vollzug eines Geschlechtsverkehrs ist vielfach kurzfristig nach der Entlassung aus der Klinik möglich, wobei sich dann sehr bald ein regelrechter Orgasmus [59] einstellt.

Größtes psychologisches Einführungsvermögen ist in der postoperativen klinischen Phase auch von Seiten der Pflegekräfte erforderlich. Sie bedürfen in dieser Richtung der besonderen Schulung und Belehrung. Die erste postoperative Revision des Wundgebietes mit der ersten Einführung eines Spekulums in die neugebildete Scheide sind für die Erlebniswelt der betreffenden Frau von einer fundamentalen Bedeutung. Sie bedürfen deshalb auch entsprechender Vorsicht und Zartheit auf seiten der betreuenden Ärztin oder des Arztes.

Schließlich ist die weitere fachärztliche Betreuung der Frau über Jahre und Jahrzehnte auch in psychologischer Hinsicht sehr wichtig. Sie ist eine wesentliche Voraussetzung auch Spätkomplikationen, wie sie im vorangehenden Kapitel dargestellt wurden, schließlich zu überwinden.

5 Kongenitale Agenesie der Zervix (Klasse IB)

Es handelt sich um eine sehr seltene, häufig nicht rechtzeitig erkannte Entwicklungsstörung. In der internationalen Literatur wurden bisher etwa 50 Einzelbeobachtungen mitgeteilt (Literaturübersicht bei [35]). Eine mehr oder weniger ausgeprägte Vagina ist in der Mehrzahl der Fälle vorhanden. Sie endet blind und eine Zervix ist nicht vorhanden. Es kann auch eine Vaginalagenesie vorliegen. Klinisch besteht immer eine primäre Amenorrhoe. Infolge der menstruellen Blutungen im funktionierenden corpus uteri kommt es von der Menarche an zu zyklischen Beschwerden im unteren Abdomen mit Hämatometra. Hämatosalpinx und Endometrioseherde in der Umgebung des inneren Genitales können die Folge sein. Die operative Herstellung einer epithelialisierten Utero-Vaginalfistel gelingt in aller Regel nicht. Auch nach wiederholten Operationen und der Einlage von Spezialprothesen kommt es bis auf seltene Ausnahmen [35, 38] immer wieder zum Verschluß des bindegewebigen Bereichs unterhalb des corpus uteri. Bei einem Uterus didelphys oder bicornis kann gelegentlich einseitig eine Agenesie der Zervix bestehen.

Mehrfache operative Eingriffe bei kongenitaler Agenesie der Zervix können schließlich zu schweren Infektionen im kleinen Becken führen. Sepsis und Todesfälle wurden beschrieben. Die bisher vorliegenden Erfahrungen sprechen leider dafür, daß es meist ratsam ist, einen Uterus mit kongenitaler Agenesie der Zervix frühzeitig zu entfernen, um damit der Patientin weiteres Leid zu ersparen [38, 75, 84, eigene Beobachtungen]. Vor dem Entschluß zu einer Hysterektomie sollte allerdings die Diagnose durch eine histologische Untersuchung eines Gewebsanteils aus dem blind endenden kaudalen Ende des Uterus gesichert werden.

6 Kongenitale uterine Entwicklungsstörungen der lateralen Fusion der Müllerschen Gänge *ohne* Obstruktion (Klassen II-V)

Nach einem Vorschlag von Howard Jones Jr. [37] unterscheiden wir bei Besprechung der kongenitalen uterinen Anomalien zwischen

- Störungen der lateralen Fusion der Müllerschen Gänge *ohne* Obstruktion und
- Störungen der lateralen Fusion der Müllerschen Gänge *mit* Obstruktion.

Die unterschiedliche klinische Symptomatik und die Grundsätze der Behandlung lassen sich auf diese Weise besser darstellen.

Über die Häufigkeit der kongenitalen uterinen Anomalien sind keine präzisen Angaben möglich. Wie schon erwähnt ist damit zu rechnen, daß viele Anomalien dieser Art niemals erkannt werden, da keine charakteristische Symptomatik gegeben ist. Dementsprechend liegen auch über die relative Häufigkeit der einzelnen Anomalien nur wenig präzise Daten vor. Ältere Untersuchungen sind in dieser Richtung nicht mehr ausreichend zuverlässig. So liegen z. B. in der Vor-Laparatomie und Vor-Ultrasonographie-Ära meist keine genauen Angaben darüber vor, ob es sich um einen uterus bicornis oder Uterus septus handelt. Zahlenangaben über die Beziehungen einer bestimmten uterinen Anomalie zur Sterilität und Fertilität sind ebenfalls sehr unsicher [19, 30, 31, 98, 101, 102], wenn sie aus dem älteren Schrifttum stammen. Kongenitale uterine Anomalien sind als Ursache für eine primäre Sterilität überschätzt worden [31]. Hingegen spielen sie als Ursache für Störungen der Fertilität (wiederholter Abort und Frühgeburt) eine Rolle (s. hierzu auch die Angaben in Tabelle 1). Das trifft nach neueren Erkenntnissen besonders für die Uterus septus und weniger für den Uterus bicornis zu [84].

6.1 Diagnose

Die Diagnostik der verschiedenen Variablen uteriner Entwicklungsstörungen erfordert zunächst eine genaue Anamneseerhebung in Verbindung mit einer inspektorischen und palpatorischen Untersuchung. Fehlbildungen, wie kompletter oder inkompletter Uterus septus (Klasse V A und V B in Tabelle 1) oder Uterus arcuatus (Klasse IV C) sind jedoch in der Regel zunächst nicht erkennbar. Erst aus der Fertilitätsanamnese können sich Hinweise ergeben. Für die differenziertere Diagnostik spielen heute die sonographischen Verfahren und nach wie vor die Röntgen-Kontrast-Untersuchung eine wesentliche Rolle. Zusätzlich kann für eine präzise Diagnostik vor Erstellung eines Behandlungsplans die Laparaskopie notwendig werden. Auch eine vorsichtige Austastung des Uterus mit einer Sonde kann Hinweise geben.

6.2 Allgemeine Grundsätze für die Indikationsstellung zu operativen Eingriffen bei Störungen der lateralen Fusion der Müllerschen Gänge *ohne* Obstruktion

Aus den nachfolgenden Ausführungen ergibt sich, daß es bei Uterus didelphys *keine* Indikation für einen operativen Eingriff gibt (mit Ausnahme der Durchtrennung eines Scheidenseptums). Auch aus dem Nachweis eines Uterus unicornis ergibt sich in aller Regel keine Indikation zu einem operativen Eingriff. Mögliche Komplikationen, die sich im Verlauf einer Schwangerschaft oder Geburt einstellen, müssen durch ein modernes geburtshilfliches Management beherrscht werden.

Bei Uterus bicornis und Uterus septus ist zunächst mit den modernen diagnostischen Hilfsmitteln eine klare Zuteilung und Beschreibung der individuellen Anomalien erforderlich. Besteht eine Sterilität, so ist die sorgfältige Untersuchung aller Sterilitätsfaktoren beider Partner und gegebenenfalls entsprechende Behandlung erforderlich [31, 98]. Aus der Sterilität bei gleichzeitigem Uterus bicornis oder Uterus septus ergibt sich in aller Regel keine Indikation für eine operative Korrektur der Anomalie [31].

Bei Eintritt einer Schwangerschaft ist eine höchst sorgfältige und engmaschige geburtshilfliche Betreuung entsprechend den geburtshilflichen Standards der Gegenwart erforderlich. Das Ausmaß der Störung der Uterusarchitektur, insbesondere auch bei Uterus septus und die geburtshilfliche Anamnese bedürfen jedoch höchst sorgfältiger Beachtung und können schließlich entscheidend zur Indikationsstellung für eine operative Korrektur der bestehenden Entwicklungsstörung beitragen. Zu bedenken ist auch bei weniger ausgeprägten Anomalien, daß zumindest bei abdominal vorgenommenen Eingriffen am Uterus niemals mit letzter Sicherheit auszuschließen ist, daß dieser Eingriff erst infolge von Verwachsungen zu einer Sterilität führt.

6.3 Behandlung bei Uterus didelphys (Klasse III) und Uterus unicornis (Klasse II A 1a, II A 2 und II B)

In etwa 75% besteht bei einem *uterus didelphys* (Abb. 12) gleichzeitig ein sagittales Vaginalseptum [11]. Eine operative Behandlung des Uterus didelphys zur Vereinigung der beiden „halben" Uteri ist in keinem Fall angezeigt. Das Vaginalseptum kann durchtrennt werden, wenn sich von hieraus Störungen im Sexualleben ergeben.

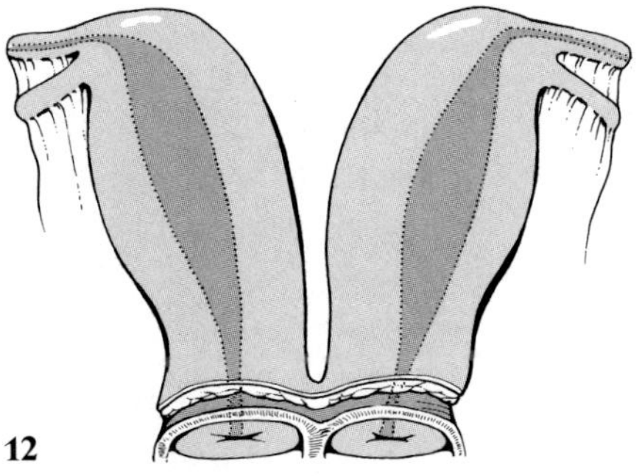

12

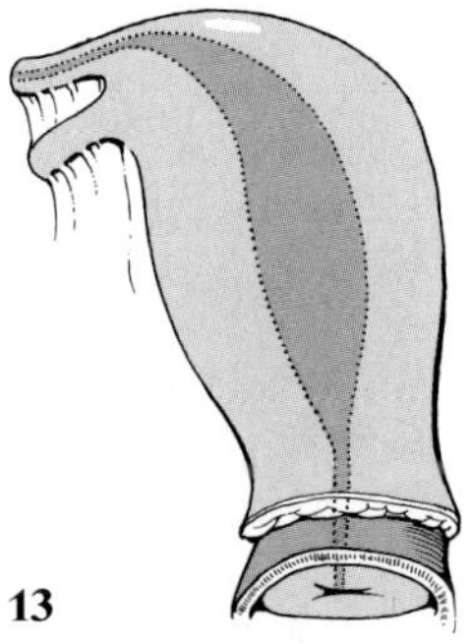

13

Abb. 12. Uterus didelphys (Klasse III, Tabelle 1)

Abb. 13. Uterus unicornis (Klasse II B, Tabelle 1)

Der seltene *Uterus unicornis* (Abb. 13) (1-2% aller Uterovaginalen Anomalien) kann mit Resten des Müllerschen Gangs der anderen Seite verwachsen sein (Klasse II A 1a, II A 2). Selten kann sich dann die Indikation zur operativen Entfernung dieses Restes ergeben (z. B. als Geburtshindernis). Sie erfolgt nach dem Prinzip einer Myomektomie (s. Kap. G. V).

Eine Besonderheit stellt der *Uterus communicans* dar [17, 50, 65, 66, 104, 105]. Man unterscheidet mehrere Formen (Abb. 14). Die Uterus unicornis-Anomalie der Klasse II A 1a ist ein Beispiel. Die Uterus unicornis-Anomalie der Klasse II A 1b mit Obstruktion des rudimentären Uterushorns mit offenem Cavum wird wegen der klinischen Besonderheiten im Abschnitt 7 dieses Kapitels beschrieben.

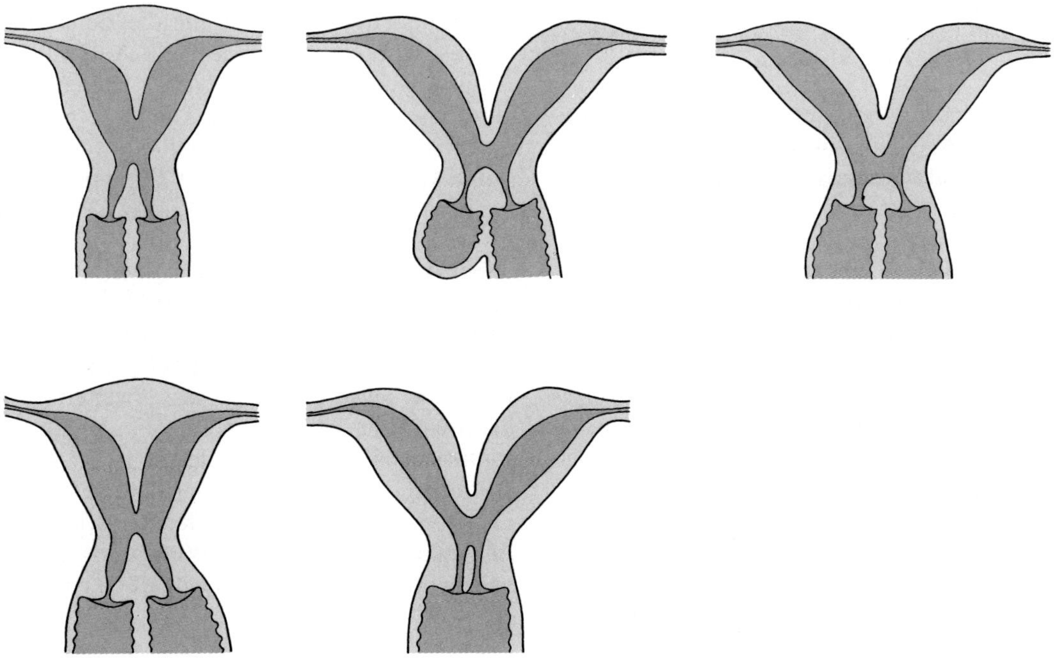

Abb. 14. Verschiedenartige Ausprägungen uteriner und Scheidenanomalien bei gleichzeitigen Uteri communicantes. Nach Toaff et al. [105]

6.4 Metroplastik bei Uterus bicornis (Klasse IV A-C) und Uterus septus (Klasse V A und B)

Die Frage einer operativen Behandlung durch eine Metroplastik kann sich bei Uterus bicornis (Abb. 15 a, b) und Uterus septus (Abb. 16 a, b) stellen, wenn Hinweise dafür gegeben sind, daß die Anomalie Ursache einer Störung der Fertilität ist. Es stehen dann verschiedene transabdominale und neuerdings transzervikale, hysteroskopische und kombiniert hysterokopische laparaskopische Ope-

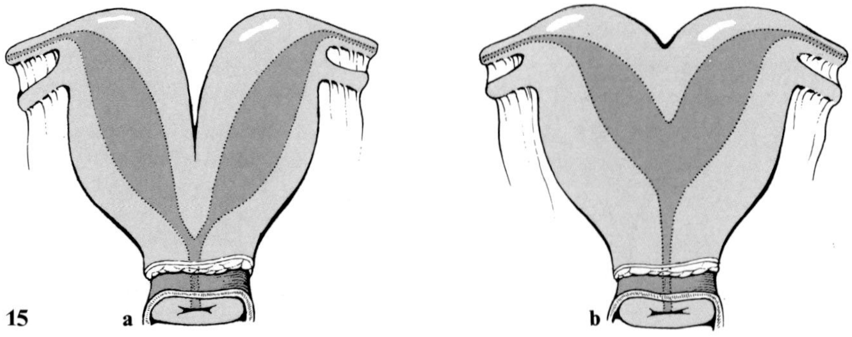
15 a b

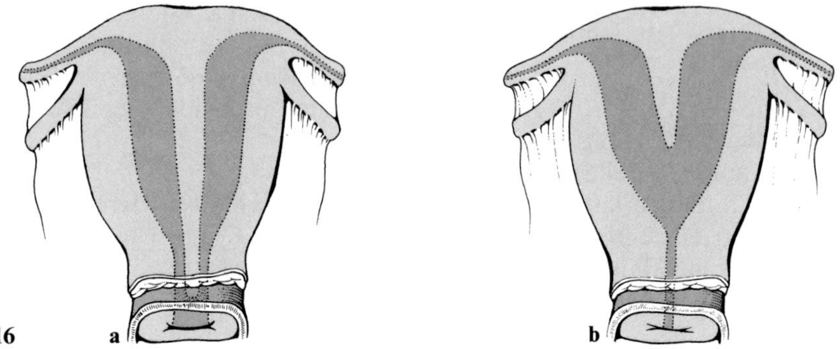
16 a b

Abb. 15a, b. Uterus bicornis (Klasse IV, Tabelle 1), **a** Uterus bicornis completus (IV A), **b** Uterus bicornis incompletus (IV B)

Abb. 16a, b. Uterus septus (Klasse V, Tabelle 1). **a** Uterus septus completus (V A), **b** Uterus septus incompletus (subseptus) (V B)

rationsverfahren zur Verfügung. Infolge der besseren Übersicht haben sich in der Vergangenheit vor allem die transabdominalen Techniken durchgesetzt. Es ist jedoch zu erwarten, daß als Folge der neueren methodischen Entwicklungen in der Zukunft transzervikale Techniken vor allem zur Behandlung eines kompletten oder inkompletten Septums (Klasse V A und B) größere praktische Bedeutung erhalten werden. Zur maximalen Erhaltung von Geweben und zur Minderung des Blutverlustes wird neuerdings auch die Verwendung von CO^2 Laser für die abdominalen Techniken der Metroplastik empfohlen [62].

Zusammenfassende Darstellungen über die verschiedenen Operationstechniken finden sich in der Literatur 37-40, 42, 44, 45, 73, 84, 102, 106. Im folgenden werden die wichtigsten Methoden beschrieben:

Metroplastik mit Eröffnung des fundus uteri in querer Richtung (Abb. 17a-c): P. STRASSMANN [100] hat diesen Eingriff ursprünglich für die Behandlung des Uterus bicornis vorgeschlagen. Auch heute wird er von der Mehrzahl der Autoren speziell für die Behandlung des Uterus bicornis empfohlen. Einige Autoren halten ihn auch für die Behandlung des Uterus septus für geeignet [69]. Aufgrund eigener Erfahrungen sehen wir ebenfalls keinen Grund für eine Beschränkung auf den Uterus bicornis.

Nach Eröffnung der Bauchhöhle - in der Regel durch Querschnitt - wird der Fundus uteri in querer Richtung zwischen den Ansätzen der Ligamenta rotunda eröffnet (Abb. 17a). Der Tubenverlauf ist dabei sorgfältig zu beachten. Nach Eröffnung der Hohlräume der beiden Uterushälften wird die dazwischenliegende Wand mit einer Schere oder einem Skalpell durchtrennt (Abb. 17b). Die Zervix wird mit Hegarsteften etwas erweitert. Anschließend wird die Uteruswand am Fundus in sagittaler Richtung in zwei Schichten mit resorbierbarem Nahtmaterial (0 bis 1-0) verschlossen (Abb. 17c). Die Blutstillung bereitet in der Regel keine Schwierigkeiten. Bei sorgfältiger Blutstillung und Uterusnaht halten wir eine Drainage des Cavums nicht für erforderlich.

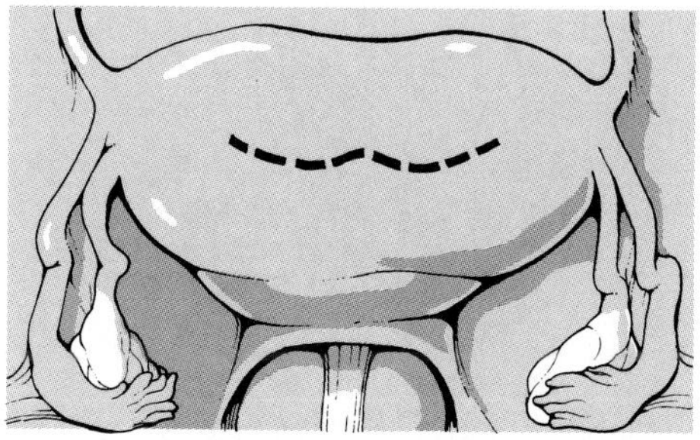

a

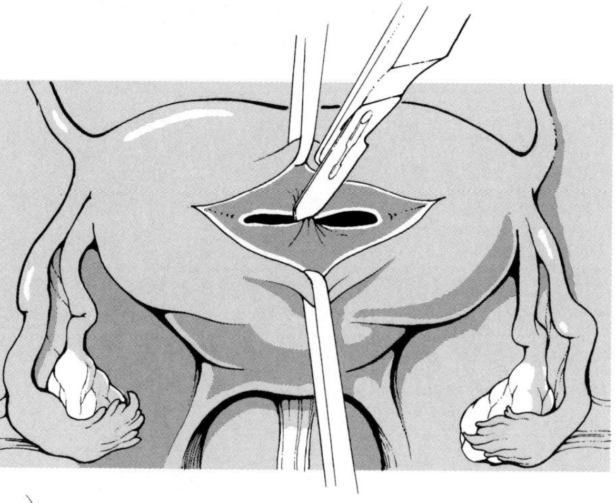

b

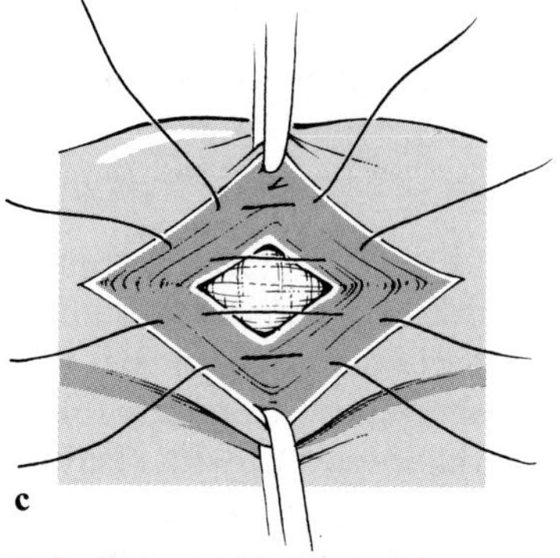

c

Abb. 17a–c. Metroplastik nach P. STRASSMANN [100]. **a** Eröffnung des fundus uteri in querer Richtung. **b** Vollständige Durchtrennung der Verbindung zwischen Vorder- und Hinterwand des Uterus. **c** Naht des fundus uteri in sagittaler Richtung in zwei Schichten. Der Eingriff ist am besten geeignet für die operative Behandlung des uterus bicornis. Er kann aber auch beim uterus septus angewandt werden

Metroplastik mit Eröffnung des fundus uteri in sagittaler Richtung (Abb. 18a–c): Diese in USA von TOMPKINS [106] und in Frankreich von BRET [8] und von PALMER [44, 72] beschriebene Methode ist besonders für eine Metroplastik bei Uterus septus und subseptus geeignet. Der Uterus wird vom Fundus aus in sagittaler Richtung eröffnet (Abb. 18a), bis am Ende des Septums der Hohlraum erreicht wird. Über eine Pinzette oder Sonde oder falls möglich

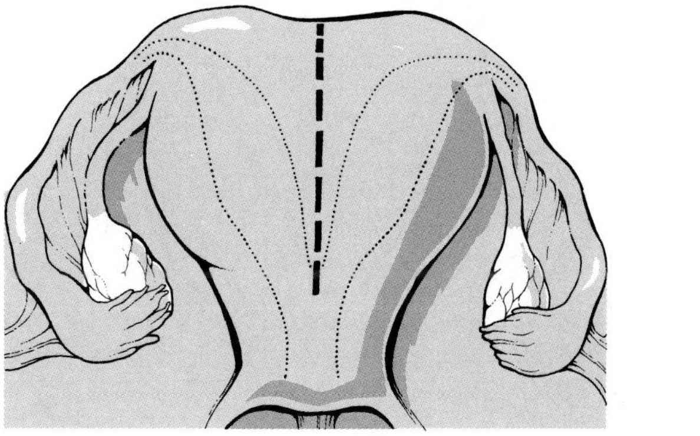

a

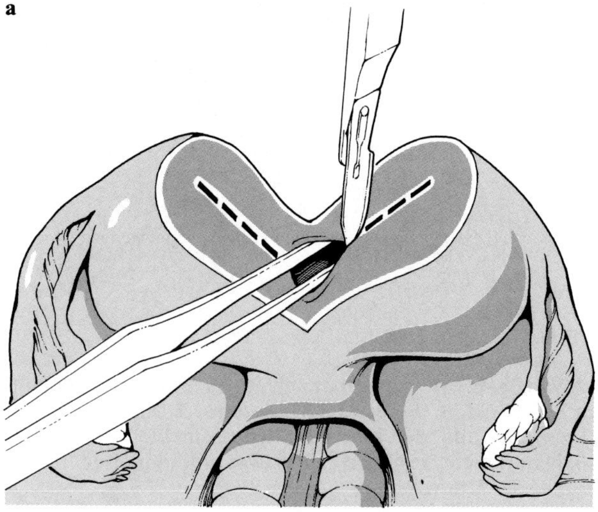

b

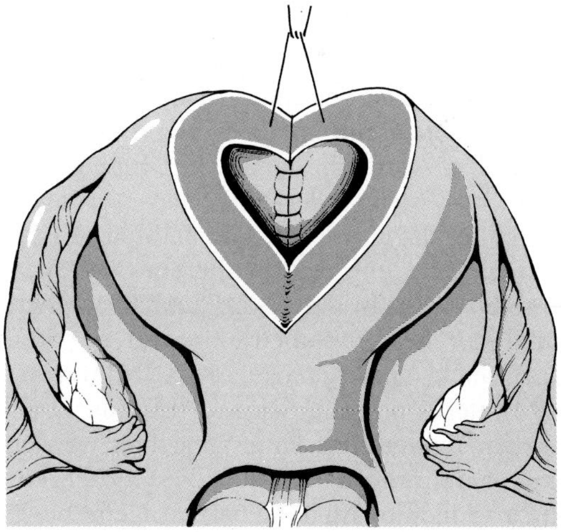

c

Abb. 18a–c. Metroplastic nach TOMPKINS [106], BRET u. GUILLET [8] und PALMER [44, 72]. Dieser Eingriff ist besonders geeignet für die operative Behandlung des uterus septus. **a** Der fundus uteri und das Septum werden in sagittaler Richtung bis zum Ende des Septums gespalten. **b** Beiderseits vollständige Eröffnung der Uterushälften. Dabei werden die noch stehenden Anteile des Septums zunächst mit Hilfe einer Pinzette gespreizt. Die Eröffnung erfolgt mit dem Skalpell. **c** Vereinigung der Uterushälften in zwei Schichten

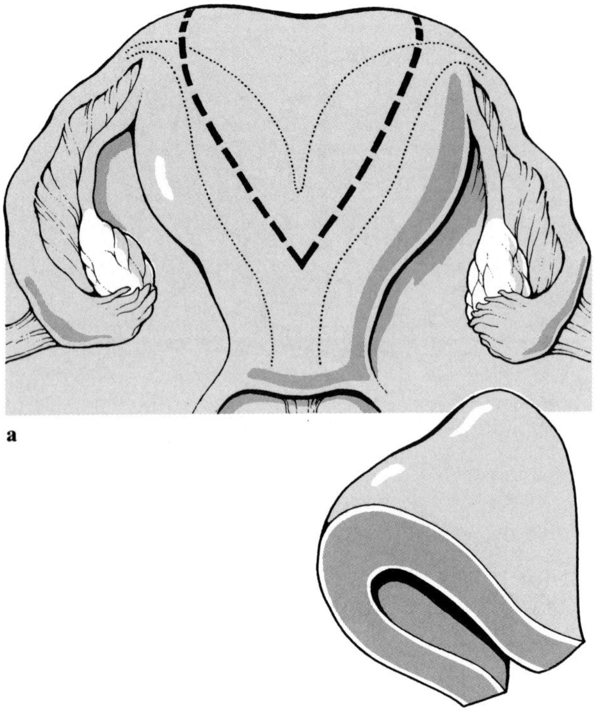

a

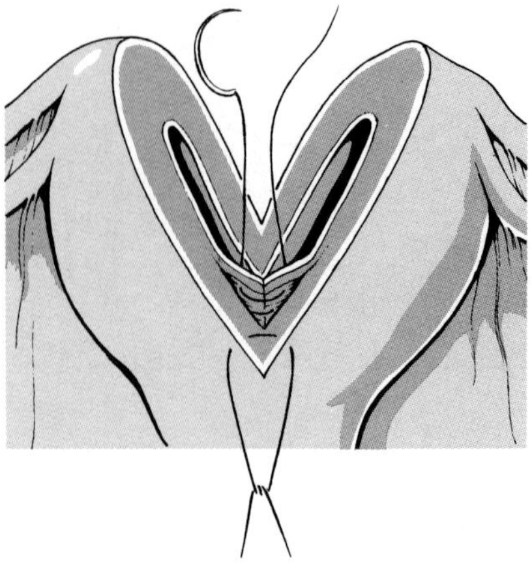

b

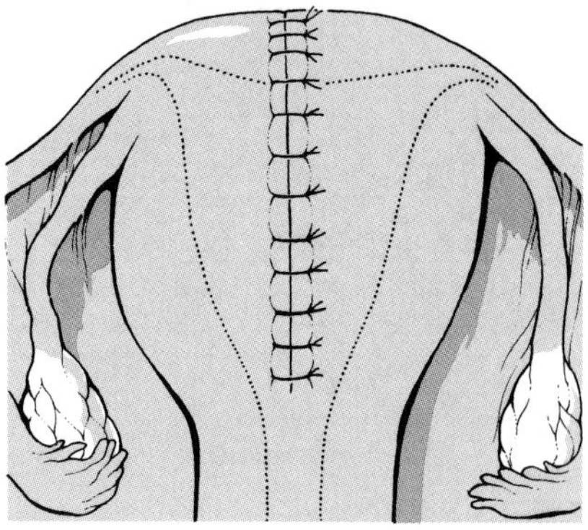

c

Abb. 19a–c. Metroplastik nach JONES und JONES [37, 40]. **a** Keilresektion des gesamten Septums. **b** Naht des Endometriums und der inneren Muskelschicht. **c** Nach der 3. Nahtschicht resultiert ein etwas verkleinerter Innenraum des Uterus

auch über den Finger wird anschließend an beiden Uterushälften das Septum gespalten (Abb. 18 b). Auf den Tubenverlauf ist dabei sorgfältig zu achten (genügender Abstand, damit die Tuben bei der Naht nicht verletzt oder eingeengt werden). Die Vereinigung der beiden Uterushälften erfolgt in zwei Schichten mit resorbierbarem Nahtmaterial (1-0) (Abb. 18 c). In der ersten Schicht werden die Wundränder des Endometriums und der inneren Muskelschicht versorgt. Die zweite Naht vereinigt den Restuterus und die Serosa. Auf eine Drainage des neuen Innenraums kann verzichtet werden. In eigenen Erfahrungen hat sich diese Methode bei richtiger Indikationsstellung hervorragend bewährt.

Metroplastik mit Keilresektion (Abb. 19 a–c): JONES u. ANDREWS [38] und JONES u. JONES [40] haben die vollständige Entfernung des Septums durch eine keilförmige Resektion (Abb. 19 a) empfohlen (nach Injektion von Oxytocin in die Uterusmuskulatur). Die anschließende Vereinigung der beiden Uterushälften erfolgt in drei Schichten. Die erste Schicht adaptiert das Endometrium und die innere Muskelschicht und wird im Cavum uteri verknüpft (Abb. 19 b). Bei der Schnittführung und der Naht ist sorgfältig auf den Tubenverlauf zu achten. Bei dieser Methode geht Uterusgewebe verloren. Infolgedessen kann ein etwas verkleinertes Cavum resultieren (Abb. 19 c). Howard JONES ist allerdings der Auffassung, daß in funktioneller Hinsicht die Symetrie des Cavums von größerer Bedeutung ist als seine Größe.

Vorgehen bei doppelter Zervix: Greift bei einem Uterus septus in seltenen Fällen die Dopplung auf die Zervix über, wird von dem Versuch einer operativen Vereinigung der beiden Gebärmutterhälse abgeraten, obwohl sie technisch durchaus möglich wäre. Das Risiko einer daraus resultierenden Zervixinsuffizienz in einer nachfolgenden Schwangerschaft erscheint gegenüber möglichen Vorteilen einer einzelnen Zervix relativ groß.

Sectio caesarea zur Beendigung einer Schwangerschaft nach traditioneller Metroplastik: Die Frage wird im Schrifttum unterschiedlich beantwortet.

Nach komplikationslosem Heilungsverlauf ist die Beendigung einer nachfolgenden Schwangerschaft durch Schnittentbindung nicht grundsätzlich obligat. Bei stärker belasteter geburtshilflicher Anamnese vor dem Entschluß zu einer Metroplastik wird man allerdings jedes auch nur geringste Risiko vermeiden und eine primäre Sectio vorziehen, vorausgesetzt, daß die Patientin dies wünscht. Vielfach befinden sich solche Frauen auch schon in einer etwas fortgeschrittenen Geschlechtsreifephase.

Transvaginale und tranzervikale Operationstechniken: 1882 wurde von SCHRÖDER zum ersten Mal eine Metroplastik durch blinde Durchtrennung des Septums mit der Schere von der Scheide bzw. Zervix aus vorgenommen. Carl RUGE hat das 1884 berichtet [85]. P. STRASSMANN hat 1902 die Metroplastik bei der Doppelbildung zunächst auf vaginalem Weg vorgenommen [100]. WEISE et al. [113] haben 1983 erneut über Versuche einer Metroplastik auf vaginalem Weg bei Uterus bicornis berichtet. Nach vorderer Kolpotomie, Abpräparation der Blase und Eröffnung des Peritoneums wird der Fundus uteri nach vorne vorluxiert. Die Metroplastik erfolgt anschließend nach STRASSMANN. Nach Rückverlagerung des Uterus werden Peritoneum und Scheidenhaut verschlossen.

Größere Chancen dürften für die Zukunft neue Methoden zur transzervikalen Durchtrennung des Septums mit Hilfe der Hysteroskopie haben [14, 15] (s. auch Kapitel K. III). VALLE u. SCIARRA [110] haben kürzlich für Uteri mit kompletten und inkompletten Septum eine Methode angegeben, bei der ein hysteroskopisches Vorgehen mit der Laparaskopie kombiniert wird. Die hysteroskopische Durchtrennung des Septums mit geeigneten Spezialinstrumenten erfolgt bei gleichzeitiger laparaskopischer Beobachtung des Uterus durch einen zweiten Operateur. Dabei läßt offensichtlich die Lichtdurchlässigkeit der Uteruswand für den Laparaskopie-Operateur Rückschlüsse über die Vollständigkeit der Septumdurchtrennung zu.

Abgesehen von der wesentlich geringeren operativen Belastung haben Verfahren dieser Art weitere Vorteile. Die Frage einer Schnittentbindung bei einer nachfolgenden Schwangerschaft stellt sich weniger dringlich. Eine unmittelbare adjuvante Hormonbehandlung mit Östrogenen und Gestagenen zur Unterstützung der Ausbreitung des Endometriums auf die intrauterine Wundfläche stößt wegen der unverzüglichen und vollständigen postoperativen Mobilisierbarkeit der Patientin auf geringere Bedenken als nach einer Laparatomie.

7 Kongenitale Entwicklungsstörungen der lateralen Fusion der Müllerschen Gänge *mit* Obstruktion

Gegenüber den in Abschnitt 6 beschriebenen uterinen Entwicklungsstörungen *ohne* Obstruktion werden in diesem Abschnitt Entwicklungsstörungen der Müllerschen Gänge zusammengefaßt, bei denen ein Hohlraum (z. B. die unilaterale Vagina einer Vagina duplex (Abb. 20) oder ein rudimentäres Uterushorn (Klasse II A 1b in Tabelle 1) verschlossen ist. Infolgedessen besteht kein unmittelbarer Zugang dieses Hohlraums zur Außenwelt. Damit sind die Voraussetzungen für die Ansammlung von Menstrualblut in solchen Hohlräumen und u. U. auch für den retrograden Übertritt von Menstrualblut über eine Tube in den freien Bauchraum gegeben. In der Folge kommt es häufig zur Entwicklung von Endometrioseherden im kleinen Becken in der Umgebung des inneren Genitales.

Im Gegensatz zu den klinisch weitgehend symptomlosen Entwicklungsstörungen der lateralen Fusion der Müllerschen Gänge *ohne* Obstruktion, stellen sich bei Störungen mit Obstruktion im Verlauf der frühen Adoleszenz zunehmend Beschwerden ein. Sie äußern sich zunächst in zyklischen dysmenorhoischen Beschwerden nach der Menarche, später auch in azyklischen schmerzhaften Beschwerden im Genitalbereich. Sie werden vielfach insbesondere auf der Seite des Hohlraumverschlusses lokalisiert. Es kommt schließlich zu gut tastbaren zysti-

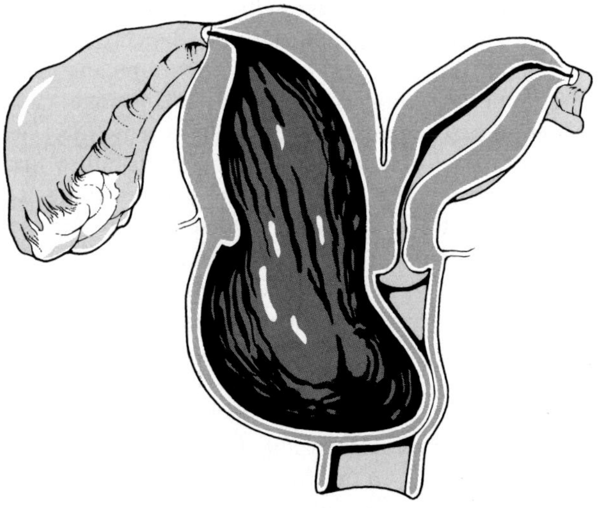

Abb. 20. Uterus bicornis, Cervix duplex, Vagina septa unilateralis atretica. Infolge der Obstruktion der rechtsseitigen Vagina ist eine Entleerung des Menstrualblutes aus dem rechten Uterushorn in die freie Vagina nicht möglich

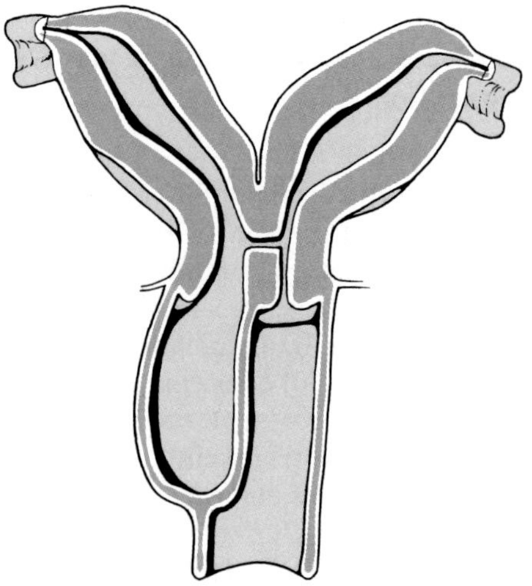

Abb. 21. Uterus communicans bicornis, Cervix duplex, Vagina septa unilateralis atretica. Trotz der Obstruktion einer Vagina bei Uterus bicornis kann das Menstrualblut infolge des Uterus communicans in die andere nach außen offene Vagina übertreten

schen Tumoren mit zunehmender Größenentwicklung, je nach der Lokalisation des oder der verschlossenen Hohlräume.

Eine charakterische Entwicklungsstörung dieser Art ist der Uterus biscornis mit Cervix duplex, Vagina septa unilateralis atretica (Abb. 20). Infolge der Obstruktion der einen Vagina, ist die Entleerung des Menstrualblutes aus dem entsprechenden Uterushorn in die freie Vagina nicht möglich. Im Vergleich dazu ist in Abb. 21 ein Uterus *communicans* bicornis gleichfalls mit Cervix duplex, Vagina septa unilateralis atretica dargestellt. Der einzige Unterschied zu Abb. 20 besteht darin, daß sich das Menstrualblut infolge des Uterus communicans über den anderen Uterus in die offene linksseitige Vagina entleeren kann. In beiden Fällen menstruiert die Patientin aus der offenen linken Uterushälfte und Vagina regelmäßig. Die Symptomatik der unilateralen Obstruktion ist jedoch im ersten Fall sehr viel ausgeprägter als im zweiten Fall [37, 50, 104, 105].

Charakteristisch ist auch das einseitige rudimentäre Uterushorn mit offenem Cavum bei gleichzeitigem asymetrischen Uterus unicornis der anderen Seite. In etwa 75% der Fälle besteht keine Kommunikation des rudimentären Uterushorns mit dem „normalen" Hemiuterus auf der anderen Seite [84] (Klasse II A 1b). In der Mehrzahl besteht ipsilateral eine Nierenagenesie oder seltener auch eine Bekkenniere. Trotz dieser Anomalie ist eine Fertilität in dem Hemiuterus durchaus möglich. Lageanomalien kommen dann allerdings stark gehäuft vor. Vorzeitige Wehentätigkeit und Frühgeburten treten ebenfalls gehäuft auf [84]. Ein entsprechend differenziertes geburtshilfliches Management ist erforderlich.

Selten kann es auch zu einer Schwangerschaft in dem rudimentären Uterushorn kommen, möglicherweise über eine transperitoneale Wanderung von Spermien. Wird eine Schwangerschaft im rudimentären Uterushorn nicht erkannt, so kommt es meist zur Ruptur (etwa um die 20. SSW). Zur Vermeidung von Komplikationen, ist die operative Entfernung eines rudimentären Uterushorns bei vorhandenem „normalen" Uterus unicornis angezeigt [84]. Sie erfolgt nach dem Prinzip einer Myomenukleation (s. auch Kapitel G. IV).

Die anatomischen Gegebenheiten von Entwicklungsstörungen dieser Art mit Obstruktion können außerordentlich variabel und komplex sein. Stark vereinfacht kann man unterscheiden zwischen einer Gruppe mit uteriner Obstruktion, einer Gruppe mit vaginaler Obstruktion und einer dritten Gruppe mit kombinierter Obstruktion [75].

Obstruktionen bei Entwicklungsstörungen der lateralen Fusion der Müllerschen Gänge werden bis auf seltene Ausnahmen nur einseitig beobachtet [37]. Sehr häufig besteht ipsilateral gleichzeitig eine Agenesie der Niere, seltener eine Beckenniere [36, 37, 75, 84]. Wird aus ganz anderen Gründen z. B. von urologischer Seite vor der Menarche eine unilaterale Nierenagenesie nachgewiesen, so besteht in mehr als der Hälfte der Fälle der Verdacht, daß auf der gleichen Seite eine Obstruktion bei Doppelbildung des Uterus besteht [75]. Weitere extragenitale Anomalien finden sich im Bereich des Skelettsystems, des Gastrointestinalen Systems, seltener auch des Herzens, der Augen und der Ohren [75].

Die Symptome stellen sich meist nicht unmittelbar nach der Menarche ein [37, 75]. Zwischen der Menarche und dem Beginn der Symptomatik lagen in einer größeren Beobachtungsreihe der Harvard Medical School in Boston im Mittel zwei Jahre [75]. Bis zur Diagnose einer Obstruktion vergingen im Mittel ein weiteres Jahr und 4 Monate.

Die *Diagnostik* von Störungen der lateralen Fusion der Müllerschen Gänge mit Obstruktion erfordert in der Regel eine außerordentliche intime Kenntnis der embryologischen Entwicklung und der zahlreichen Varianten möglicher Entwicklungsstörungen. Im Rahmen der Diagnostik spielen die äußerst genaue Beachtung der Anamnese, die inspektorischen und palpatorischen Befunde (auch in Anästhesie), die Sonographie (unter Einschluß des Nierensystems), die Hysterosalpingographie, die Laparaskopie und unter Umständen sogar die Laparatomie eine wesentliche Rolle. Die differentialdiagnostische Abgrenzung von Störungen der vertikalen Fusion im Bereich der Scheide, die ebenfalls den Austritt von Menstrualblut verhindern können, und schließlich auch von der Vaginalagenesie ist notwendig. Gleiches trifft zu für die Abgrenzung von zystischen Adnextumoren mit akuten Erscheinungen infolge einer Stieldrehung.

Ein *operatives Vorgehen* ist immer erforderlich. Es kann in der Eröffnung des mit Menstrualblut gefüllten Raumes nach außen oder auch in seiner Beseitigung (z. B. bei rudimentärem Uterushorn ohne angrenzende Vagina) bestehen. Voraussetzung ist jedoch die eindeutige Klärung und Beschreibung der individuellen anatomischen Gegebenheiten. Für die Diagnostik und die anschließende Erstellung des Behandlungsplans ist nicht selten auch ein gehöriges Maß an wissenschaftlicher Phantasie, ebenso wie ein besonderes Verständnis für Prinzipien der plastischen Chirurgie günstig. Ziel der operativen Behandlung muß immer sein:

1. Die schmerzhaften Symptome zu beseitigen und das äußere Genitale und den Vaginaltrakt so zu gestalten, daß ein Geschlechtsverkehr störungsfrei mit Orgasmus vollzogen werden kann.
2. Alle gegebenen anatomischen Möglichkeiten voll zu nutzen, um eine Fortpflanzungsfunktion zu erhalten oder herzustellen.
3. Ein infektiöses Geschehen im Genitalbereich unter allen Umständen zu verhindern.

Das Hauptproblem bei kongenitalen Entwicklungsstörungen der lateralen Fusion der Müllerschen Gänge *mit* Obstruktion besteht nach unseren Erfahrungen darin, daß die Patientin bei gegebenem Verdacht nicht von vornherein einem Zentrum zugeführt wird, in dem entsprechende Erfahrungen für die Diagnostik und Behandlung zur Verfügung stehen. Eine primäre Fehldiagnose kann unter dem Druck einer akuten und schmerzhaften Symptomatik zunächst zu einem unqualifizierten Ersteingriff von der Scheide oder vom Abdomen aus führen. Erst nach der Eröffnung eines mit Blut gefüllten Hohlraumes erhält der Operateur den Eindruck einer höchst komplizierten anatomischen Situation, der er dann nicht mehr ausreichend gewachsen ist. Am Ende von voreiligen Eingriffen kann der partielle oder totale Verlust des inneren Genitales stehen. Infolge der besonderen Infektionsanfälligkeit können Zustände mit Pelveoperitonitis und schließlich lebensbedrohlicher Sepsis resultieren. Wir haben Abläufe dieser Art bei Patientinnen, die uns nach primärer Fehldiagnose überwiesen wurden, mehrfach erlebt.

Um solchen Fehlleistungen vorzubeugen sind folgende Maßnahmen erforderlich:

1. Bei allen schmerzhaften Zuständen im Genitalbereich in Verbindung mit der Entwicklung zystischer Tumoren im kleinen Becken, muß in der frühen Adoleszenzphase immer die Möglichkeit von Entwicklungsstörungen im Genitalbereich *mit* Obstruktion mit in Betracht gezogen werden.
2. Eine präzise Erfragung der Anamnese insbesondere in Hinsicht auf zyklische Beschwerden ist erforderlich. Sie ergibt meist erste Hinweise.
3. Neben der palpatorischen und sonographischen Untersuchung, hat die Fahndung nach einer Nierenagenesie hohen diagnostischen Rang. Besteht eine Nierenagenesie auf der Seite der genitalen Symptomatik, so muß immer mit einer Entwicklungsstörung der lateralen Fusion der Müllerschen Gänge mit gleichzeitiger Obstruktion gerechnet werden.
4. Bei Verdacht auf eine Entwicklungsstörung dieser Art ist auch bei akuter Symptomatik in aller Regel genügend Zeit gegeben, um die Patientin zur weiteren Abklärung in ein Behandlungszentrum mit der entsprechenden Erfahrung zu überführen. Unter keinen Umständen soll die Patientin etwa zur Linderung ihrer Beschwerden zunächst ohne ausreichende Diagnostik operativ „anbehandelt" werden.
5. Erfolgt dennoch eine primäre operative Behandlung in einem Hause ohne ausreichende Erfahrungen, so ist es in aller Regel zu empfehlen, diese sofort abzubrechen, wenn der Operateur erkennt, daß es sich um eine genitale Entwicklungsstörung mit Obstruktion handelt. Auch ein schon eröffnetes Abdomen soll wieder verschlossen werden, bevor sich der Operateur zu einem weiteren operativen Vorgehen im inneren Genitalbereich entscheidet. Falls möglich, soll selbstverständlich ein Arzt mit entsprechenden Spezialkenntnissen hinzugezogen werden.
6. Wird ein durch Obstruktion verschlossener Hohlraum, der mit altem Menstrualblut gefüllt ist, eröffnet, so muß unmittelbar eine antibiotische Behandlung eingeleitet werden.

LITERATUR

1. Baldwin JF (1907) Formation of an arteficial vagina by intestinal transplantation. Am J Obstet Dis Wom 56: 636
2. Baltzer J, Zander J (1975) Bilanzierte synthetische Diät bei gynäkologischen Operationen. Geburtsh u Frauenheilk 35: 1-2
3. Baltzer J, Zander J (1989) Primary squamous cell carcinoma of the neovagina. Gynecol Oncol 35: 99-103
4. Baramki TA (1984) Treatment of congenital anomalies in girls and women. J Reprod Med 29: 376-84
5. Blair R (1980) Pregnancy associated with congenital malformations of the reproductive tract. Br J Obstet Gynaecol 67: 36
6. Bowman JA Jr, Scott RB (1954) Transverse vaginal septum. Obstet Gynecol 3: 441
7. Brandt M, Behling H, Peterseim H (1982) Schwangerschafts-, Geburts- und Wochenbettsverlauf bei Frauen mit Genitalmißbildungen. Zentralbl Gynäkol 104: 1440-4
8. Bret AJ, Guillet B (1959) Hystéroplastie reconstructive sans resection musculaire, dans les malformations uterines, cause d'avortements à repetition. Presse Med 67: 394
9. Bruck HG, Gitsch E, Husslein H (1971) Scheidenplastik bei Aplasia vaginae mittels umgedrehter Dermislappen. Geburtsh u Frauenheilk 31: 409-415
10. Bryan AL, Nigro JA, Counceller VS (1949) One hundred cases of congenital absence of the vagina. Surg Gynecol Obstet 88: 79
11. Buttram VC Jr (1983) Muellerian anomalies and their management. Fertil Steril 40: 159-163
12. Buttram VC Jr, Gibbons WE (1979) Muellerian Anomalies: A proposed classification (an analysis of 144 cases). Fertil Steril 32: 40
13. Cali RW, Pratt JH (1968) Congenital absence of the vagina. Long-term results of vaginal reconstruction in 175 cases. Am J Obstet Gynecol 100: 752
14. Daly DC, Walters CA, Soto-Albors CE et al. (1983) Hysteroscopic Metroplasty. Surgical technique and obstetric outcome. Fertil Steril 39: 623
15. Daly DC, Tohan N, Walters C (1983) Hysteroscopic resection of the uterine septum in the presence of a septate cervix. Fertil Steril 39: 560
16. Dapunt O, Marberger H (1970) Die operative Reduktion der vergrößerten Klitoris. Geburtsh u Frauenheilk 30: 433-438
17. David MP, Fagot R (1977) Uteri communicantes, eine relativ unbekannte und seltene, doch wichtige Mißbildung. Geburtsh u Frauenheilk 37: 1039-1043
18. Davydov S (1980) 12 Jahre Erfahrung mit der Kolpopoesis unter Verwendung von Peritoneum. Gynäkologe 13: 120-121
19. Döring GK (1970) Über die Häufigkeit der verschiedenen Sterilitätsursachen bei der Frau und die Erfolgsaussichten ihrer Behandlung. Geburtsh u Frauenheilk 30: 302
20. Drescher H (1966) Zur Frage gehäuften familiären Vorkommens von Uterusmißbildungen. Zbl Gynäk 88: 1673-1675
21. Evans TN (1967) The artificial vagina. Am J Obstet Gynecol 99: 944
22. Evans TN, Poland ML, Boving RL (1981) Vaginal malformations. Am J Obstet Gynecol 141: 910-920
23. Frank RT (1938) The formation of an artificial vagina without operation. Am J Obstet Gynecol 35: 1053
24. Freundl G (1985) Gynäkologisch-urologische Fehl- und Mißbildungen. In: Käser O, Friedberg V, Ober G, Thomsen K, Zander J (Hrsg) Gynäkologie und Geburtshilfe, 2. Aufl, Bd III/1 Thieme, Stuttgart
25. Friedberg V (1974) Die Bildung einer künstlichen Vagina mittels Peritoneum. Geburtsh u Frauenheilk 34: 719-723
26. Friedberg V (1985) Kleinere plastische Operationen an Vulva und Vagina. Arch Gynecol 238: 491-500
27. Gardner HL, Kaufmann RH (1981) Benign diseases of the vulva and vagina. GK Hall Medical Publishers, Boston, Mass.
28. Ghirardini G, La Sala GB, Dessanti L (1985) Unilaterales Mayer-Rokitansky-Küstner-Hauser Syndrom. (Unilaterales Müller'sches dysgenetisches Syndrom) Zbl Gynäkol 107: 756-758
29. Goecke H, Pavenstädt G (1961) Über Uterusfehlbildungen und Zervixinsuffizienz als Ursache habitueller Fehl- und Frühgeburten und die Ergebnisse ihrer operativen Behandlung. Geburtsh u Frauenheilk 12: 1125
30. Heinen G, Moschel H (1966) Die Sterilität und Fertilität bei Genitalmißbildungen. Zbl Gynäk 26: 847
31. Heinonen PK, Pystynen PP (1983) Primary infertility and uterine anomalies. Fertil Steril 40: 311-316
32. Herbst AL, Scully RE (1970) Adenocarcinoma of the vagina in adolescence. Cancer 25: 745-757
33. Herbst AL, Ulfelder H, Poskanzer DC (1971) Adenocarcinoma of the vagina. New Engl J Med 284: 878-881
34. Herlyn U, Werner H (1971) Das gemeinsame Vorkommen von offener Gartner-Gangs-Zyste, gleichseitiger Nierenaplasie und Uterusdoppelmißbildung als typisches Mißbildungssyndrom. Geburtsh u Frauenheilk 31: 340-347
35. Jacob JH, Griffin WT (1989) Surgical reconstruction of the congenital atretic cervix: two cases. Obstet and Gynecol Survey 44: 556-569
36. Janisch H, Riss P, Schieder K, Rogan AM (1984) Die Operation nach Vecchietti zur Bildung einer Neovagina: Technik und Ergebnisse. Geburtsh u Frauenheilk 44: 53-55
37. Jones HW (1981) Reproductive impairment and the malformed uterus. Fertil Steril 36: 137-148
38. Jones HW, Andrews MC (1981) Surgery for congenital anomalies of the uterus and vagina and for infertility. In: Ridley JH (ed) Gynecologic surgery. Errors, safeguards and salvage. Williams & Wilkins, Baltimore, p 253
39. Jones HW, Baramki ThA (1968) Congenital anomalies. In: Behrmann SJ, Kistner RW (eds) Progress in infertility. Little & Brown, Boston
40. Jones HW, Jones GES (1953) Double uterus as an etiological factor in repeated abortions: Indications for surgical repair. Am J Obst Gynecol 65: 325
41. Jones HW, Mermut S (1972) Familial occurence of congenital absence of the vagina. Am J Obstet Gynecol 114: 1100
42. Jones HW, Rock JA (1983) Reparative and constructive surgery of the female generative tract. Williams & Wilkins, Baltimore London
43. Jones HW, Scott WW (1958) Hermaphroditism. genital anomalies and related endocrine disorders. Williams & Wilkins, Baltimore

44. Käser O, Iklé FA, Hirsch HA (1983) Atlas der gynäkologischen Operationen, 4. Aufl. Thieme, Stuttgart
45. Kaskerelis DB (1980) Restaurative Chirurgie bei angeborenen Mißbildungen des Uterus und bei Uterussynechien. Gynäkologe 13: 142-151
46. Kayser W (1971) Ergebnisse der Strassmannschen Operation. Zbl Gyn 93: 231-233
47. Kindermann G (1987) Die Sigmascheide: Erfahrungen in der Behandlung bei angeborenem Fehlen oder späterem Verlust der Vagina. Geburtsh u Frauenheilk 47: 650-653
48. Krenar J (1972) Plastische Chirurgie in der Gynäkologie. Schattauer, Stuttgart New York
49. Kyriakis L, Sarantopoulos G (1968) Schwangerschaft und Entbindung nach Strassmannscher Operation. Geburtsh u Frauenheilk 28: 502-504
50. Lampe B, Baltzer J, Zander J (1987) Problematik der Diagnostik uteriner Fehlbildungen am Beispiel des Uterus communicans. Geburtsh u Frauenheilk 47: 430-431
51. Lang N (1980) Operation zur Wiederherstellung der Funktion bei angeborenem oder erworbenem Verschluß oder Stenose der Vagina. Gynäkologe 13: 123-129
52. Lang N, Neef J, Blömer A (1973) Die operative Behandlung der Aplasie vaginae mit Hilfe des Maschentransplantates. Geburtsh u Frauenheilk 33: 560-563
53. Langer H (1981) Ergebnisse nach Strassmannscher Operation. Zbl Gynäk 103: 898
54. Latttimer JK (1961) Relocation and recession of the enlarged clitoris with preservation of the glands: an alternative to amputation. J Urol 86: 113
55. Ludwig KS (1969) Normale Entwicklung und Entwicklungsstörungen des weiblichen Genitale. In: Käser O, Friedberg V, Ober G, Thomsen K, Zander J (Hrsg) Gynäkologie und Geburtshilfe, Bd I, 1. Aufl. Thieme, Stuttgart
56. Ludwig KS (1986) Grundlagen der sexuellen Differenzierung. In: Käser O, Friedberg V, Ober G, Thomsen K, Zander J (Hrsg) Gynäkologie und Geburtshilfe, Bd I/2, 2. Aufl. Thieme, Stuttgart
57. Marberger M, Marberger H, Stockamp K, Staub E (1975) Die Korrektur des intersexuellen Genitale in die weibliche Richtung. Akt Urol 6: 99
58. Marberger F, Marberger M (1983) In: Petri E (Hrsg) Gynäkologische Urologie. Thieme, Stuttgart
59. Masters WH, Johnson VE (1966) Human sexual response. Little, Brown, Boston
60. McDonnell JM, Jordan JA (1984) Benign cervicovaginal deformities in young women not exposed to diethylstilbestrol. Br J Obstet Gynaecol 91: 585-587
61. McIndoe AH, Banister JB (1938) An operation for the cure of congenital absence of the vagina. Br J Obstet Gynaecol 45: 490
62. McLaugghlin DS (1985) Metroplasty and myomectomy with the CO^2 Laser for maximizing the preservation of normal tissue and minimizing blood loss. J Reprod Medicine 30: 1-9
63. Müller-Tyl E (1985) Indikation and Technik der Metroplastik. Gynäk Rundsch 25: 134-136
64. Muller P (1962) L'absence congénitale du vagin. Problèmes etiologiques, diagnostiques et thèrapeutiques. La Gazette Medical de France 69: 2277
65. Musset R, Belaisch J (1964) Les anomalies morphologiques congénitales de l'utérus, Hypoplasie et Malformations de l'Appareil Génital Interne de la Femme. XXIIes Assises Francaises de Gynécologie. Masson & Cie. Paris
66. Musset R, Muller P, Netter A (1968) Les uterus communicants. Gynec prat 19: 481
67. Novak F (1980) Die Verwendung von Kolon bei der chirurgischen Behandlung der Vaginalagenesie. Gynäkologe 13: 122
68. Ober KG (1972) Zur Behandlung der Mißbildungen des Genitaltraktes. In: Käser O, Friedberg V, Ober KG, Thomsen K, Zander J (Hrsg) Gynäkologie und Geburtshilfe, 1. Aufl., Bd III. Thieme, Stuttgart
69. Ober KG, Meinrenken H (1964) Allgemeine und spezielle chirurgische Operationslehre. In: Kirschner M (Hrsg) Gynäkologische Operationen, Bd IX, 2. Aufl. Springer, Berlin Göttingen Heidelberg New York
70. Overzier C (1962) Echter Hermaphroditismus und Pseudohermaphroditismus. Arch Gynäk 198: 345
71. Page EW, Owsley JQ (1969) Surgical correction of vaginal agenesis. Am J Obstet Gynecol 105: 774
72. Palmer R (1968) Malformations utérines et synéchies comme facteurs de mortalité foetale. Vortrag: Int Congr Steril Fertil, Tel Aviv
73. Patt V (1971) Mißbildungen des Uterus als Ursache der Sterilität und Infertilität. Gynäkologe 4: 135-141
74. Pilkington JW (1959) Pregnancy and spontaneous delivery following operation for congenital atresia of the vagina. Am J Obstet Gynecol 78: 804
75. Pinsonneault O, Goldstein DP (1985) Obstructing malformations of the uterus and vagina. Fertil Steril 44: 241-247
76. Prader A (1986) Disorders of sexual differentiation (intersexuality). In: Labhart A (ed) Clinical endocrinology. Springer, Berlin Heidelberg New York Tokyo
77. Pratt JW (1970) Use of the colon in gynecologic surgery. In: Meigs JV, Sturgis SH (eds) Progress in gynecology, vol V. Grune & Stratton, New York
78. Pratt JH (1972) Vaginal atresia corrected by use of small and large bowel. Clin Obstet Gynecol 15: 639
79. Pusch H, Winter R, Kessler H, Lahousen M (1986) Schwangerschaftsanamnese und Geburten bei Frauen mit Fehlbildungen des inneren Genitale. Geburtsh u Frauenheilk 10: 725-728
80. Ratnam SS, Rauff M (1980) Funktionserhaltende Operationen bei Vaginalatresie. Gynäkologe 13: 116-119
81. Richter K (1985) Plastische Operationen bei Aplasie der Vagina. Arch Gynecol 238: 399-416
82. Rock JA, Reeves LA, Retto H, Baramki TA, Zacur HA, Jones HW (1983) Success following vaginal creation for Muellerian agenesis. Fertil Steril 39: 809-813
83. Rock JA (1984) Vaginal forms for dilatation and/or to maintain vaginal patency. Fertil Steril 42: 187-190
84. Rock JA, Schlaff WD (1985) The obstetric consequences of uterovaginal anomalies. Fertil Steril 43: 681-692
85. Ruge C (1884) Ein Fall von Schwangerschaft bei uterus septus. Z Geburtsh Gynäk 10: 141
86. Rutledge F, Smith JP, Wharton J, O'Quinn AG (1977) Pelvic exenteration: analysis of 296 patients. Am J Obstet Gynec 129: 881-892
87. Sandberg EC (1968) The incidence and distribution of occult vaginal adenosis. Am J Obstet Gynec 101: 322-333

88. Sandberg EC, Danielson RW, Cauwet RW, Bonar BE (1965) Adenosis vaginae. Am J Obstet Gynec 93: 209–222
89. Schmid HH (1956) Scheidenbildung aus S-förmigem Dickdarm. Gustav Fischer, Jena
90. Schmid-Tannwald I, Girotti U, Hauser GA (1973) Die Formalgenese weiblicher innerer Genitalaplasien, speziell des Mayer-Rokitansky-Küstner-Syndroms. Zbl Gynäkol 95: 421–428
91. Schnürch HG, Bender HG, Tigges J (1985) Zur nicht Diäthylstilböstrol-induzierten Adenose der Vagina. Geburtsh u Frauenheilk 45: 119–123
92. Schubert G (1936) Die künstliche Scheidenbildung aus dem Mastdarm nach Schubert. Enke, Stuttgart
93. Seel W (1962) Erweiterungsplastik bei klimakterischer Scheidenstenose. Geburtsh u Frauenheilk 22: 631
94. Sheares BH (1960) Congenital atresia of the vagina: a new technique for tunneling the space between bladder and rectum and construction of the new vagina by a modified Wharton technique. Br J Obstet Gynaecol 67: 24
95. Siders DB, Parrot MH, Abell MR (1965) Gland cell prosoplasia (adenosis) of the vagina. Am J Obstet Gynecol 91: 190–203
96. Smith MR (1983) Vaginal aplasia: therapeutic options. Am J Obstet Gynecol 146: 488–494
97. Stabler F (1966) Vaginal agenesis: operative technique and the shape of the mould. Br J Obstet Gynaec 73: 463–466
98. Stampe Sorensen S (1983) Fundal contour of the uterine cavity in the new syndrome of minor Muellerian anomalies and oligomenorrhea. A prospective controlled study. Am J Obstet Gynecol 145: 659–667
99. Steinmetz EP Formation of artificial vagina. West J Surg 48: 169
100. Strassmann P (1907) Die operative Vereinigung eines doppelten Uterus. Zbl Gynäkol 31: 1322–1335
101. Strassmann EO (1952) Plastic unification of double uterus. Study of 123 collected and 5 personal cases. Am J Obstet Gynecol 64: 25
102. Strassmann EO (1966) Fertility and unification of double uterus. Fertil Steril 17: 165
103. Tanner JC, Vandeput J, Olley IF (1964) The mesh-skin-graft. Plast Reconstr Surg 34: 287
104. Toaff R (1974) A major genital malformation: communicating uteri. Obstet Gynecol 43: 221
105. Toaff ME, Lev-Toaff AS, Toaff R (1984) Communicating uteri: review and classification with introduction of two previously unreported types. Fertil Steril 41: 661–679
106. Tompkins P (1962) Comments on the bicornuate uterus and twinning. Surg Clin North Am 42: 1049
107. Tulandi TGH, Arronet GH, McInnes RA (1980) Arcuate and bicornuate uterine anomalies and infertility. Fertil Steril 34: 362
108. Uhlfelder H (1968) Agenesis of the vagina. Am J Obstet Gynecol 100: 745–751
109. Uhlfelder H, Robboy SJ (1976) The embryologic development of the vagina. Am J Obstet Gynecol 126: 769
110. Valle RF, Sciarra JJ (1986) Hysteroscopic treatment of the septate uterus. Obstet and Gynecol 67: 253–257
111. Vecchietti G (1980) Die Neovagina beim Rokitansky-Küstner-Hauser-Syndrom. Gynäkologe 13: 112–115
112. Wagner GA (1933) Die Eingriffe an den weiblichen Geschlechtsorganen. In: Kirschner M (Hrsg) Allgem. und spez. chirurgische Operationslehre, Bd V/Teil 1. Springer, Berlin
113. Weise W, Bernoth E, Kosmowski A (1983) Die vaginale Metroplastik. Zbl Gynäkol 105: 304–509
114. Wharton L (1950) An improvement in the technique of construction of the vagina. Am J Obstet Gynecol 60: 871
115. Wilfingseder P (1971) Construction of the vagina by means of intestinal mucosa muscularis graft – a new method in the treatment of aplasia or strictura of the vagina. Chir J Plast 1: 15
116. Willemsen WN (1982) Renal, sceletal, ear and facial anomalies in combination with the Mayer-Rokitansky-Küstner (MRK) syndrome. Europ J Obstet Gynecol Biol 14: 121–130
117. Willemsen WN (1982) Combination of the Mayer-Rokitansky-Küstner and Klippel-Feil syndrome – a case report and literature review. Eur J Obstet Gynecol Reprod Biol 13: 229–235
118. Williams EA (1964) Congenital absence of the vagina. A simple operation for its relief. Br J Obstet Gynecol 71: 511
119. Winter GF, Straube I (1955) Histologische Nachuntersuchungen bei Dickdarmscheiden. Z Geburtsh Gynäk 142: 160
120. Woodruff JD, Julian CG (1974) Surgery of vulva: Vulvectomy. Gynecologic surgery: errors, safeguards, and salvage. Williams & Wilkins, Baltimore
121. Zander J (1968/1969) Surgical treatment of defects of the uterovaginal tract. In: American College of Surgeons. Deutsche Gesellschaft für Chirurgie. Joint Meeting Munich 1968, June 26–29 (1968). In: Bürkle de la Camp H, Linder F, Trede M (eds) Proceedings of the Sectional Meetings of the ACS. Springer, Berlin Heidelberg New York, p 509
122. Zander J Unveröffentlichte Ergebnisse der operativen Behandlung der Scheidenaplasie
123. Zander J, Bothmann G (1970) Eine verbesserte Prothese zur Nachbehandlung künstlicher Scheiden. Geburtsh u Frauenheilk 30: 100–102

VI Behandlung von Urogenitalfisteln

U. JONAS und J. ZANDER

INHALT

1 Problematik der Prävention von Urogenitalfisteln aus der Sicht des Gynäkologen

J. ZANDER

Fisteln im Genitalbereich gehörten in der Geschichte unseres Fachgebietes zu den häufigsten und besonders belastenden Folgen einer noch recht primitiven Geburtshilfe. Methoden zu ihrer Behandlung zählen deshalb zu den ersten typischen gynäkologischen Operationen. Schon zu Beginn des 19. Jahrhunderts (1812) hat der Heidelberger Gynäkologe, Franz Carl NAEGELE (1778–1851) eine Reihe von operativen Verfahren für die Behandlung von Blasen-Scheiden-Fisteln angegeben. J. M. SIMS (1852), A. JOBERT DE LAMBALLE (1852) [23], G. SIMON (1854) und W. LATZKO (1914, 1942) [33, 34] haben in der Folge wesentlich zur Entwicklung der operativen Methoden beigetragen. (Historische Übersicht bei ZACHARIN [73]).

In einer Operationslehre, welche sich die Aufgabe gestellt hat, nicht nur die Operationstechniken zu beschreiben, sondern insbesondere auch die Problematik der Indikationsstellungen und der Fehler und Komplikationen und ihre Verhinderung zu diskutieren, bedürfen die Urogenitalfisteln in Hinsicht auf ihre Ätiologie und Prävention einer besonderen Betrachtung.

Während sie in Ländern der dritten Welt noch immer als Folge der Geburtshilfe vorkommen, sind sie in Ländern mit einer hochentwickelten Medizin weit vorwiegend auf operative Eingriffe im kleinen Becken zurückzuführen und damit im wesentlichen iatrogen bedingt. Sie haben für die betroffenen Frauen einen hohen Leidenswert. Es ist deshalb verständlich, daß ihr Stellenwert, auch im Bereich forensischer Fragen, in der operativen Gynäkologie hoch ist und wohl auch weiter zunehmen wird [46].

Aus diesen Gründen bedarf die Prävention von Urogenitalfisteln bei verschiedenen gynäkologischen Operationen einer größeren Beachtung, als das bisher der Fall war. Gynäkologische Operateure werden sich bei Urogenitalfisteln wesentlich präziser fragen lassen müssen, ob bei dem primärem Eingriff alles zur Verhinderung einer Fistelbildung getan wurde.

1.1 Zur Ätiologie

Die Mayo-Klinik in Rochester, Minnesota, USA, verfügt international über das größte Beobachtungsgut an Urogenitalfisteln. Aus 30 Jahren wurden mehr als 800 Fistelbildungen statistisch erfaßt [63]. Bei 75% dieser Fisteln war eine Hysterektomie vorausgegangen. Auffallend ist, daß bei der Mehrzahl (mehr als 50%) keineswegs besonders schwierige gynäkologische Operationen vorausgegangen waren. Die abdominale oder vaginale Hysterektomie wurde meist wegen Myomen, einfachen Ovarialzysten, Ca in situ und dysfunktionellen Blutungen vorgenommen.

Vorausgegangene Operationen mit von vornherein erhöhtem Risiko wie invasive Karzinome, Endometriose und ausgedehnte Verwachsungen nach entzündlichen Erkrankungen lagen in der Vorgeschichte sehr viel seltener vor.

Nur 5% der Gesamtzahl der Fisteln waren auf einen geburtshilflichen Schaden zurückzuführen. Ein ursächlicher Zusammenhang mit einer Strahlenbehandlung wurde in 10% vermutet. Schließlich entwickelten sich 10% der Fisteln nach anderen operativen Eingriffen im kleinen Becken.

Diese alarmierenden Beobachtungen können nicht ohne weiteres auf andere Länder übertragen werden. Es dürfte jedoch sehr wahrscheinlich sein, daß auch bei uns die große Mehrzahl der Urogenitalfisteln nach einer Hysterektomie entsteht und zwar keineswegs nach besonders schwierigen operativen Eingriffen. Die Daten der Mayo-Klinik sprechen dafür, daß der Operateur bei Eingriffen mit erhöhtem Risiko von vornherein besondere Vorsicht in seinem operativen Vorgehen übt.

1.2 Intraoperative Verletzungen und Urogenitalfisteln

Verletzungen der Harnblasenwand und der Ureterwand oder Gewebstraumen in ihrer unmittelbaren Umgebung sind häufig Ursache von Fistelbildungen nach gynäkologischen Operationen. Arteriosklerose, Hochdruck, Diabetes mellitus, ausgeprägte Adipositas und entzündliche Erkrankungen können dabei offensichtlich eine gewisse prädisponierende Rolle spielen [69].

Eine intraoperativ nicht erkannte, vollständige Eröffnung der Harnblase oder des Ureters führt meist unmittelbar postoperativ zur Inkontinenz und nicht immer, aber häufig zu einer Hämaturie. Entleert sich der Harn in die freie Bauchhöhle, so stellen sich postoperativ Symptome eines akuten Bauchs ein. Kommt es sekundär postoperativ zu einer Eröffnung der Harnblase oder der Ureterwand infolge von Nekrosen in der oberflächlich verletzten Wand dieser Organe oder ihrer unmittelbaren Umgebung, so stellen sich die entsprechenden Symptome erst mehrere Tage nach der primären Operation ein. Die Patientin bleibt in der Regel postoperativ zunächst symptomfrei. Bei sekundären Nekrosefisteln dürfte für den zeitlichen Intervall zwischen Primäroperation und Fistelbildung das Ausmaß der Wandverletzung oder der Traumatisierung der unmittelbaren Umgebung eine gewisse Rolle spielen. Postoperative entzündliche Veränderungen in der unmittelbaren Nähe der Blasen- oder Ureterwand dürften ebenfalls ätiologisch für eine sekundäre Fistelbildung von Bedeutung sein.

Man muß davon ausgehen, daß auch der erfahrenste und geschickteste Operateur die Blase intraoperativ eröffnen, einen Ureter verletzen oder gar durchtrennen oder Gewebstraumen in der unmittelbaren Umgebung der Blasen- oder Ureterwand setzen kann. Über die Häufigkeit können keine zuverlässigen Angaben gemacht werden, da unmittelbar erkannte und entsprechend versorgte Verletzungen in der Regel komplikationslos abheilen.

Schätzungen aufgrund von prospektiven Untersuchungen in USA gehen dahin, daß bei Hysterektomien mit Verletzungen des Harntraktes in der Größenordnung von 0,5–2,5% zu rechnen ist [1]. Radikaloperationen bei Genitalkarzinomen wurden dabei nicht mitgerechnet. Die Zahl der Blasen- und Ureterfisteln dürfte sehr viel niedriger, etwa bei 0,1–0,3% liegen. In der Bundesrepublik dürften die Zahlen für Verletzungen des Harntraktes bei Hysterektomien und für postoperative Fistelbildungen in ähnlicher Größenordnung liegen [4, 50].

Zahlen dieser Art haben allerdings nur eine begrenzte Aussagekraft. Sie lassen sich nicht auf jede Klinik übertragen. Es ist deshalb notwendig, daß jede operativ tätige gynäkologische Abteilung oder Klinik ihre eigene sorgfältige Qualitätskontrolle vornimmt, damit eine übergroße Zahl von Verletzungen des Harntraktes und von Urogenitalfisteln zeitig erkannt und durch entsprechende Maßnahmen korrigiert wird (s. auch Kap. C.VI). Es ist zu erwarten, daß auch bei forensischen Auseinandersetzungen mehr und mehr dieser Nachweis gefordert wird.

Auch wenn Urogenitalfisteln nicht vollständig zu verhindern sein werden, so läßt sich an Einzelbeispielen zeigen, daß ihre Häufigkeit bei Hysterektomien extrem gesenkt werden kann. In der Mayo-Klinik wurden bei 35117 Operationen unter Einschluß radikaler Karzinomoperationen 20 postoperative Fisteln beobachtet (0,05%). Davon standen 9 Fisteln in einem kausalen Zusammenhang mit einer erweiterten Hysterektomie nach Vorbestrahlung wegen eines Karzinoms [62, 63]. 2 der 20 Fisteln heilten spontan nach Katheter-Drainage.

In einer eigenen Studie [3] über 1092 Zervixkarzinome, welche in 4 Universitätskliniken mit einer erweiterten Totalexstirpation des Uterus mit Lymphonodektomie behandelt wurden, kam es bei 1,6% der Patientinnen intraoperativ zu einer Verletzung der Blase und in 0,4% zu einer Verletzung des Ureters. Eine Blasen-Scheiden-Fistel entwickelte sich in 0,3% und eine Ureter-Scheiden-Fistel in 1,4%.

1.3 Maßnahmen zur Verhinderung von Urogenitalfisteln

Vor jeder abdominalen oder vaginalen Hysterektomie oder ausgedehnten Adnexoperation sollte die Funktionsfähigkeit des Nierensystems und der ableitenden Harnwege sonographisch geprüft werden. Ist ein Eingriff mit erhöhtem Schwierigkeitsgrad zu erwarten (z. B. bei radikalen Karzinomoperationen, bei großem Uterus myomatosus mit Ausdehnung gegen die Beckenwand und evtl. intraligamentärer Myombildung, bei ausgedehnten Ovarialtumoren, bei Verdacht auf eine ausgedehnte Endometriose, nach entzündlichen Erkrankungen und operativen Eingriffen), empfehlen wir selektiv ein zusätzliches i. v.-Urogramm, insbesondere, wenn die Sonographie Hinweise auf auffällige Veränderungen ergeben hat. Der präoperative Ausschluß eines Harnwegsinfekts ist ebenfalls erforderlich.

Der Operateur sollte den Operationstisch nicht verlassen, bevor er alles getan hat, eine mögliche Verletzung der Blasen- oder Harnleiterwand oder eine ausgedehntere Traumatisierung der unmittelbaren Umgebung auszuschließen. Das gilt nicht nur für die Eingriffe, bei denen aufgrund besonderer anatomischer Verhältnisse von vornherein ein erhöhtes Risiko für Verletzungen dieser Art besteht. Es gilt ebenso für technisch einfachere Eingriffe, bei denen der Operateur aufgrund der anatomischen Situation eher dazu neigt, relativ schnell und zügig vorzugehen. Wir haben oben gesehen, daß gerade bei solchen Eingriffen das Risiko für eine Fistelbildung höher ist als man erwartet hat.

In der eigenen Klinik wurden die operativ tätigen Ärztinnen und Ärzte seit mehr als 20 Jahren angewiesen, nach allen abdominalen Hysterektomien und Eingriffen an den Adnexen – insbesondere auch bei älteren Frauen – die Ureteren vor der Extraperitonisierung in ihrem kranialen Anteil visuell darzustellen und dann palpatorisch bis in die unmittelbare Nähe der Blase zu verfolgen. Durch diese Kontrolle, welche bei einiger Übung den Eingriff weder in bezug auf seine Ausdehnung noch auf die Zeitdauer nenneswert erweitert, kann der Operateur in jedem Fall prüfen, ob die Harnleiter genügend weit außerhalb des Operationsgebietes und seiner Ligaturen liegt. Ist dies nicht der Fall, so muß der Ureter nachträglich genügend weit aus dem Operationsgebiet gelöst werden.

Sowohl bei den abdominalen als auch bei vaginalen Eingriffen ist die sorgfältige und ausreichende Mobilisierung der Harnblase in der richtigen Schicht für die Verhinderung von Blasen-Scheidenfisteln von größter Bedeutung (s. auch Kap. F.I und Kap. F.VI).

Die Operation soll mit Skalpell und Schere und nicht mit dem Tupfer erfolgen. Eine Verletzung der Muskulatur der Harnblase durch Schieben mit einem Tupfer dürfte für die Entstehung einer späteren Nekrosefistel sehr viel risikoreicher sein, als die Verletzung mit dem Skalpell oder mit der Schere. In jedem Fall muß eine Verletzung der Harnblasenwand sofort mit Sorgfalt versorgt werden, auch dann, wenn die Wand nicht vollständig durchtrennt wurde.

Als weitere prophylaktische Maßnahme ist zu empfehlen, bei unklaren anatomischen Verhältnissen (z. B. bei intraligamentär wachsenden Myomen und Ovarialtumoren, bei ausgedehnten narbigen Endometriosen oder bei starken Narbenbildungen nach vorausgegangenen Operationen) den oder die Ureteren, wenn irgend möglich *primär* von cranial her bis in das eigentliche Operationsgebiet darzustellen. In der unmittelbaren Nähe des Ureters kann dann unter ständiger Sicht des Ureters weiter präpariert werden (s. auch Kap. F.I). Auch eine präoperative Harnleiterschienung kann das Auffinden der Ureteren intraoperativ bei besonders unklaren anatomischen Verhältnissen erleichtern.

Ist auch nur der geringste Verdacht auf eine Verletzung der ableitenden Harnwege gegeben oder besteht für den Operateur aufgrund besonders schwieriger anatomischer Verhältnisse Unklarheit, muß durch entsprechende diagnostische Maßnahmen die eindeutige Klärung noch im Verlauf des Eingriffs erfolgen (s. auch Tabelle 2).

Falls sich der Operateur der weiteren Klärung nicht mehr gewachsen fühlt, muß er entweder einen Erfahreneren oder einen Urologen um weitere Klärung bitten. Der Verschluß der Bauchhöhle bei einer unklaren Situation darf nur dann erfolgen, wenn ein länger dauernder Eingriff mit einem deutlich erhöhten Risiko für die Patientin verbunden wäre.

Die Verantwortung des Operateurs liegt vor allem in seinen Bemühungen, eine mögliche Verletzung der harnableitenden Wege intraoperativ zu erkennen. Damit sind dann die Voraussetzungen für die sofortige operative Korrektur gegeben. Eine im Verlauf eines intraoperativen Eingriffs erkannte und dann sofort richtig behandelte Verletzung der Harnblase oder eines Ureters wird in der großen Mehrzahl der Fälle komplikationslos heilen.

Bei einem Verdacht auf Verletzung im Bereich der ableitenden Harnwege kann dem Operateur die präparative Arbeit durch die Benutzung einer Lupenbrille wesentlich erleichtert werden.

Es ist schließlich zu empfehlen, alle intraoperativen Maßnahmen zum Ausschluß von Verletzungen der ableitenden Harnwege im Operationsbericht zu dokumentieren.

2 Operative Behandlung von Urogenitalfisteln

U. JONAS und J. ZANDER

2.1 Klassifikation, Symptome, Diagnose

2.1.1 Klassifikation

Die Urogenitalfisteln lassen sich in einfache und gemischte Fisteln und entsprechend den Organen, die sie miteinander verbinden, unterteilen (Tabelle 1). Am häufigsten kommen die Vesikovaginalfisteln mit 42% vor (Abb. 1).

Man unterscheidet weiter zwischen traumatischen und strahlenbedingten Fisteln. Die Unterscheidung ist wichtig, da Vorbehandlung, Operationstechnik, Nachbehandlung und letztlich die Heilungsergebnisse verschieden sind [5, 35, 54]. In der Literatur gibt es 6 Fallbeispiele einer kongenitalen, urogenitalen Fistelbildung [22].

Im Folgenden werden die operativen Behandlungsmöglichkeiten der drei am häufigsten vorkommenden Fisteln besprochen [24]:
- Vesikovaginalfistel,
- Urethrovaginalfistel,
- Ureterovaginalfistel.

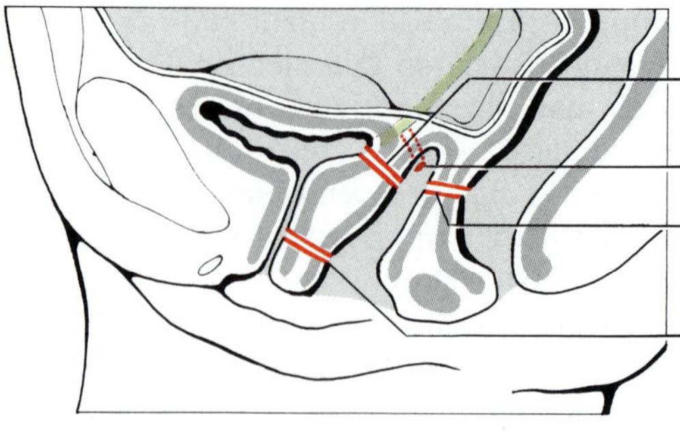

Abb. 1. Lokalisation und Häufigkeit von Urogenitalfisteln nach Extirpation des Uterus

2.1.2 Symptome

Das klassische Symptom der vesikovaginalen und ureterovaginalen Fisteln ist die Inkontinenz. Sie muß differentialdiagnostisch von der Streß- und Urge-Inkontinenz sowie von der Inkontinenz aufgrund ektopischer Harnleiter abgegrenzt werden. Typisch ist die (sekundär auftretende) kontinuierliche Inkontinenz, die Tag und Nacht besteht, ohne jegliche Zeichen von Urge oder Blaseninstabilität.

Das Leitsymptom der vesikouterinen und der ureterouterinen Fisteln ist die zyklische Hämaturie und die sekundäre vaginale Amenorrhoe, die wiederum von der Blasenendometriose abgegrenzt werden muß, mit oder ohne gleichzeitiger Inkontinenz (s. u.).

Die iatrogene ureterovaginale Fistel führt meistens zu einer verlängerten postoperativen Wunddrainage, einer Obstruktion des oberen Harntraktes, einer sekundären Wundheilung und letztlich Harninkontinenz.

Urethrovaginale Fisteln, distal des Sphinktermechanismus, führen zu Urethralobstruktion und Entzündung und sind oft schwierig zu identifizieren. Das am häufigsten auftretende Symptom der proximalen urethrovaginalen Fistel ist die Streßinkontinenz, während Fisteln in den distal (subsphinktär)

Tabelle 1. Urogenitalfisteln

I. Einfache Fisteln	II. Gemischte Fisteln
1. urethrovaginal	1. vesikoureterovaginal
2. vesikovaginal	2. vesikoureterouterin
3. ureterovaginal	3. vesikovaginorektal
4. vesikouterin	
5. ureterouterin	

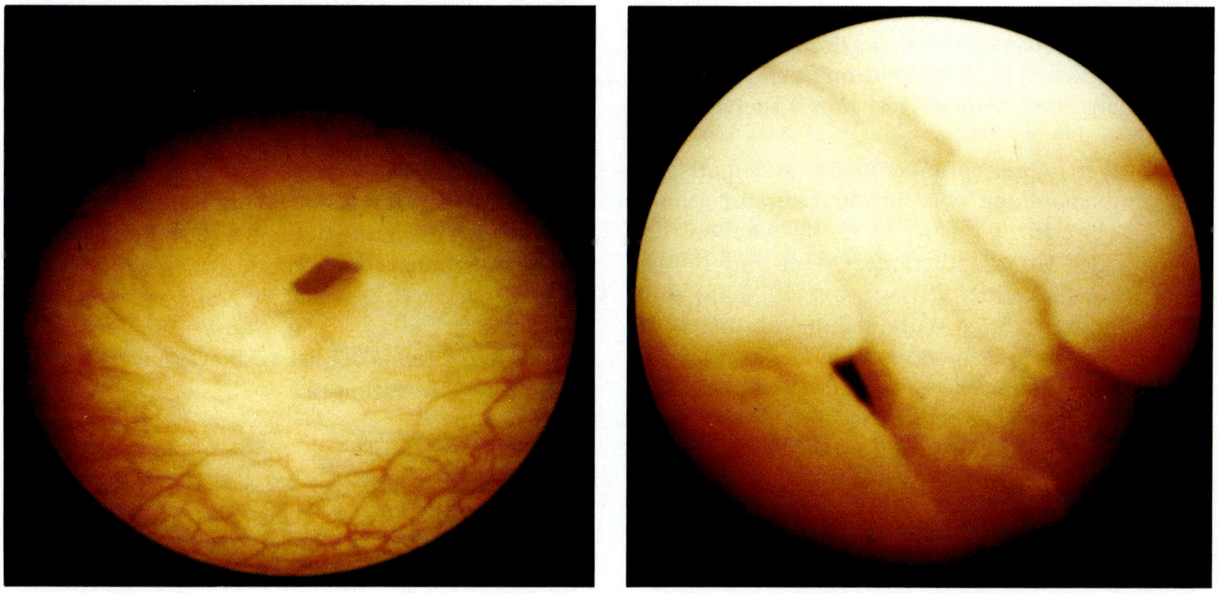

a b

Abb. 2. Zystoskopische (**a**) und vaginoskopische (**b**) Darstellung einer Vesikovaginalfistel

gelegenen Anteilen der Urethra im allgemeinen durch Postmiktionsträufeln charakterisiert sind.

2.1.3 Diagnostik

Wie aus Tabelle 2 ersichtlich ist, steht neben der Sonographie (Stau) das intravenöse Urogramm mit Spätaufnahmen und einer Aufnahme nach Blasenentleerung an erster Stelle diagnostischer Bemühungen. Mit Hilfe der Urethroskopie und Vaginoskopie gelingt es nicht immer, die Fistelmündung aufzudecken (Abb. 2a, b). Es ist stets zu beachten, daß auch gemischte Fisteln mit mehreren Fistelöffnungen auftreten können (z. B. die vesikoureterovaginalen Fisteln). Daher empfiehlt sich die Kombination des intravenösen Urogramms mit retrograden Untersuchungen bzw. der Doppelfarbstofftest, wie er von Raghaviah [57] beschrieben wurde (s. Tabelle 2). Bei den uterinen Fisteln kann ein Hysterosalpingogramm, und in Ausnahmefällen eine Hysteroskopie erforderlich werden.

Bei Fistelverdacht soll immer eine vaginale Untersuchung, u. U. in Narkose, eine Urethrozystoskopie und Vaginoskopie vorgenommen werden. Die Knie-Ellenbogen-Position kann hilfreich sein. Zur Erleichterung der Vaginoskopie empfehlen Diaz-Ball u. Moore [10] die Verwendung eines Ballonkatheters, mit dem der vaginale Introitus blockiert wird, um dann nach Auffüllung der Vagina den Fistelgang besser darstellen zu können.

2.2 Präoperative Behandlung

Der wichtigste Faktor im präoperativen Management der Urogenitalfistel ist, genügend lange zu warten, bevor der Fistelverschluß erfolgt [24]. In der Literatur variiert die Wartezeit zwischen 6 Wochen, 1½ Jahren und mehr [16, 32, 47, 54, 63].

Bei *operativen Läsionen* soll die sofortige Rekonstruktion innerhalb 48–72 Stunden, bei größeren Intervallen bis zur Diagnosestellung nach 2–3 Mo-

Tabelle 2. Diagnostik der Urogenitalfisteln

1. Sonographie
2. i. v.-Pyelogramm mit
   Spätaufnahmen (A. P./lateral/angehoben)
   (wichtig: Aufnahme nach Blasenentleerung)
3. Urethrozystoskopie
   Vaginoskopie
4. Retrogrades Urethrogramm
   Retrogrades Ureterogramm
5. Hysterosalpingographie } bei vesikouterinen
   Hysteroskopie } und ureterouterinen Fisteln
6. *„Farb-Tests"*:
   Methylenblau (1) Indigokarmin (2) i. v. bzw.
   transurethral (mit Tampons in Vagina)
   Doppel-Test: (1) i. v. und (2) intravesikal – evtl.
   Anfärbung (rot bzw. blau) der Tampons
   Cave: vesikoureteraler Reflux

naten erfolgen. Gute Ergebnisse werden jedoch auch bei Fistelverschlüssen nach mehr als 6 Wochen beschrieben [2, 9]. Bei *postradiären Fisteln* wird empfohlen, 6–12 Monate bis zum Fistelverschluß zu warten.

Der Wert einer präoperativen systematischen Kortisonbehandlung wird in der Literatur kontrovers beschrieben. COLLINS et al. [8] glauben, daß sich mit der Kortisontherapie Ödem und Fibrose schneller zurückbilden. SYMMONDS [62] lehnt diese Behandlung ab, da er Wundheilungsstörungen befürchtet. Bei der postmenopausalen Frau trägt eine lokale und systemische Östrogenbehandlung über eine verbesserte Durchblutung und Proliferation des Vaginalepithels auch nach eigener Erfahrung zu einer Verbesserung der Ergebnisse bei.

Es bleibt festzuhalten, daß der Zeitpunkt des Fistelverschlusses von Ursache, Lokalisation und Größe, zuletzt jedoch von der Qualität des umgebenden Gewebes abhängt.

Spontanheilungen von Urogenitalfisteln sind möglich [17]. Nach dem großen Erfahrungsgut der Mayo Clinic [63] heilen etwa 30% der Ureterovaginalfisteln spontan, unabhängig davon, ob Ureter-Schienen gelegt werden oder nicht. Aus der gleichen Klinik wird angegeben, daß sich bei einer Katheterdrainage der Blase etwa 15–20% der vesikovaginalen Posthysterektomiefisteln spontan verschließen. Nach einem längeren Zeitraum ist allerdings kaum noch mit einer Spontanheilung zu rechnen. Posthysterektomiefisteln im Bereich von Endometrioseherden haben bei weiterer konservativer Endometriosebehandlung nach eigenen Erfahrungen eine günstige Prognose zur Spontanheilung [74].

Ein operativer Verschluß der Fistel darf nur nach sorgfältiger Inspektion erfolgen. Ödem und Entzündung sollen vollständig abgeklungen und eine gute Vaskularisation und Epithelisation vorhanden sein. In der Warteperiode ist eine konsequente und liebevolle Betreuung der Patientin durch den Arzt notwendig. Psychologisches Einfühlungsvermögen sind dazu ebenso erforderlich wie Überzeugungskraft.

Um die schweren Belastungen und den hohen Leidensdruck, der naturgemäß mit der andauernden Inkontinenz verbunden ist, zu erleichtern, empfiehlt LANDES [32] bei der Vesikovaginalfistel den Wolff-Gilliland-Vaginal-Diaphragmakatheter:

Er besteht aus einem Pezzer-Katheter, an dem ein kontrazeptives Diaphragma fixiert ist. Der Katheter soll die Patientin weitgehend trocken halten, ohne dabei den Heilungsprozess der Fistel zu stören. Von MAGEE [36] wurde als Alternative der „linking catheter" beschrieben. Es besteht in einem System von Ballonkathetern, welche die Fisteln abdichten sollen. Jede Methode zur Erleichterung der Beschwerden der Patientin muß jedoch unter dem Gesichtspunkt betrachtet werden, daß Heilungsstörungen und vor allem auch die Infektion unter allen Umständen zu vermeiden sind. Die Warteperiode würde sonst nur verlängert.

2.3 Verschlußtechniken bei Vesikovaginalfisteln – Allgemeine Überlegungen

Der Fistelverschluß kann transvaginal, transvesikal oder kombiniert erfolgen [11, 13, 15, 19, 39, 68, 72, 75]. Die Indikation zu einer bestimmten Technik hängt von der individuellen Situation ab. MARSCHALL's Feststellung [39]: „try the best operation the first time" sollte berücksichtigt werden. Bei wiederholtem Fistelverschluß sind die Erfolgschancen verringert.

Es kann heute kein Zweifel mehr daran bestehen, daß der vaginale Zugang für die operative Behandlung der Posthysterektomiefistel bei beweglichen bzw. gut mobilisierbarem und gut erreichbarem Scheidenstumpf dem abdominalem Zugang überlegen ist. Er ist leichter und schneller vorzunehmen, mit weniger Risiken belastet, hat bei hoher Erfolgsquote eine geringere Morbidität und ist nicht zuletzt für die Patientin sehr viel weniger belastend. Die gelegentlich angeführte Verminderung der funktionellen Länge der Vagina spielt in aller Regel für den Vollzug des Geschlechtsverkehrs praktisch keine Rolle. Die Entstehung einer Stress-Inkontinenz durch das vaginale Vorgehen ist umstritten und bisher nicht eindeutig bewiesen.

Ein von vorneherein abdominales Vorgehen ist hingegen indiziert bei hochliegenden, von der Scheide aus nur schwer mobilisierbaren Fisteln, bei Fisteln, die die Ureterostien einbeziehen oder mit einer Obstruktion der Ureteren verbunden sind, sowie bei multiplen und komplexen Fisteln mit zusätzlicher Beteiligung des Darmes [24]. Auch eine schlechte Qualität des Fistelrandes und des umgebenden Gewebes (z. B. nach Bestrahlung und bei chronischem Infekt) bietet für einen vaginalen Zugang eine ungünstige Voraussetzung. In diesem Fall sollte aber zunächst immer versucht werden, den Infekt effektiver zu behandeln bzw. die Wartezeit zu verlängern. Rezidivfisteln nach primärem vaginalen Zugang können ebenfalls eine Indikation für ein sekundäres abdominales bzw. kombiniertes Vorgehen darstellen. Mißerfolge sind sowohl bei vaginalem als auch bei abdominalem Vorgehen möglich. Je sorgfältiger die primäre Indikationsstellung erfolgt, umso besser lassen sich Mißerfolge verhindern.

Ein kombinierter abdominovaginaler Verschluß kann bei komplizierten Fisteln den Eingriff erleichtern. Übersichten über die operative Behandlung von Urogenitalfisteln finden sich bei [1, 4, 15, 18, 24, 27, 31, 35, 37, 39, 43, 45, 48, 50, 53, 54, 56, 61–65, 75].

Für den primären Operationszugang darf heute nicht mehr entscheidend sein, ob der behandelnde Arzt Gynäkologe oder Urologe ist. Operateure aus beiden Fachgebieten, welche Eingriffe dieser Art vornehmen, sollten entweder beide Operationsverfahren (vaginal und abdominal) beherrschen, oder es muß von vornherein eine Kooperationsbereitschaft bestehen.

Die Erfolgschancen sind für das vaginale und das abdominale Vorgehen beim Erstverschluß von Vesikovaginalfisteln etwa vergleichbar. In den verschiedenen Statistiken liegen sie etwa zwischen 75% und fast 100% (Übersicht bei PETRI u. HOHENFELLNER [54]). Im allgemeinen wird bei unkomplizierten Vesikovaginalfisteln mit einer Erfolgschance von 90% und mehr gerechnet.

Ob die Verwendung von Fibrinklebern [49] oder die Anwendung von CO_2-Laser [19] zu einer weiteren Verbesserung der postoperativen Ergebnisse führen wird, bleibt abzuwarten.

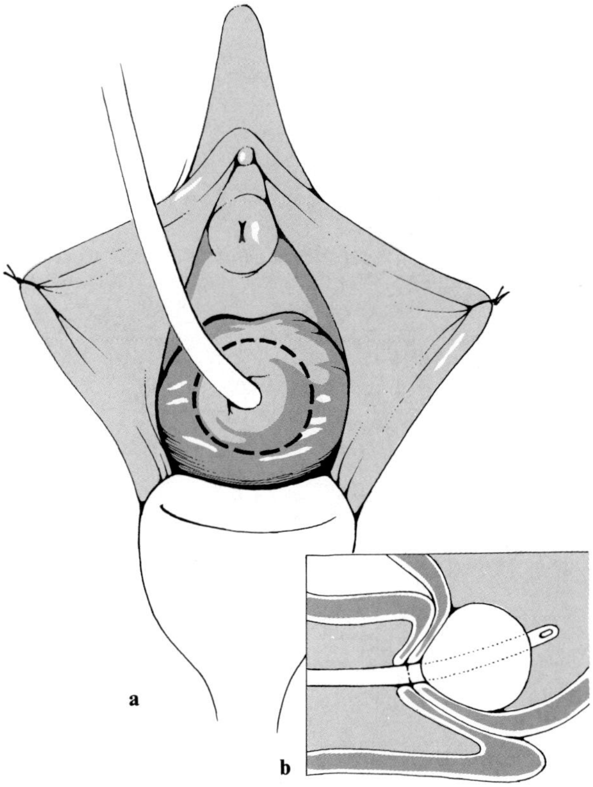

Abb. 3a, b. Darstellung und Vorziehen einer post-Hysterektomie Vesikovaginalfistel mit Hilfe eines Foley-(Ballon-)Katheters

2.4 Transvaginaler Verschluß von Vesikovaginalfisteln

Folgende Gesichtspunkte bedürfen für den transvaginalen Fistelverschluß der besonderen Beachtung:

- Die Mobilisierung der gesamten Fistelumgebung muß so ausgedehnt sein, daß genügend Gewebe für eine *spannungsfreie* Versorgung der Fistel zur Verfügung steht.
- Die Forderung, Narbengewebe grundsätzlich *vollständig* zu entfernen, wird heute von erfahrenen Fisteloperateuren nicht mehr aufrecht erhalten. Bei größeren und komplizierteren Fisteln kann jedes erhaltene Gewebe sehr wertvoll sein. Narbengewebe soll soweit entfernt werden, daß genügend spannungsfreies und gut vaskularisiertes Gewebe für den Fistelverschluß zur Verfügung steht.
- Eine äußerst sorgfältige, möglichst wenig traumatisierende Operationstechnik dient der Verhinderung von Gewebsnekrosen und damit auch der Infektionsprophylaxe (zarte Instrumente, Verhinderung traumatisierender Nähte, Verwendung von resorbierbarem Nahtmaterial (2-0 bis 4-0). Die Schaffung von Toträumen soll durch entsprechende Nahttechnik verhindert werden. Die Verwendung einer Spezialbrille mit Lupenvergrößerung bewährt sich sehr und erleichtert den Eingriff. Für eine besonders gute Ausleuchtung des Operationsgebietes durch eine entsprechende Beleuchtungsquelle ist Sorge zu tragen.
- Von entscheidender Bedeutung für den Operationserfolg ist letztlich der spannungsfreie Verschluß der mobilisierten Gewebsschichten.

Bei engem Introitus vaginae kann zur Gewinnung von genügend Raum eine kleine mediane oder auch laterale Episiotomie angelegt werden. Ein ausgedehnter Schuchardt Schnitt ist – wenn überhaupt – nur äußerst selten angezeigt. Wegen der vielfach äußerst schmerzhaften postoperativen Phase sollte er nach Möglichkeit vermieden werden.

Die kleinen Labien werden seitlich durch eine Naht fixiert. Die Fixierung der Fistelumgebung er-

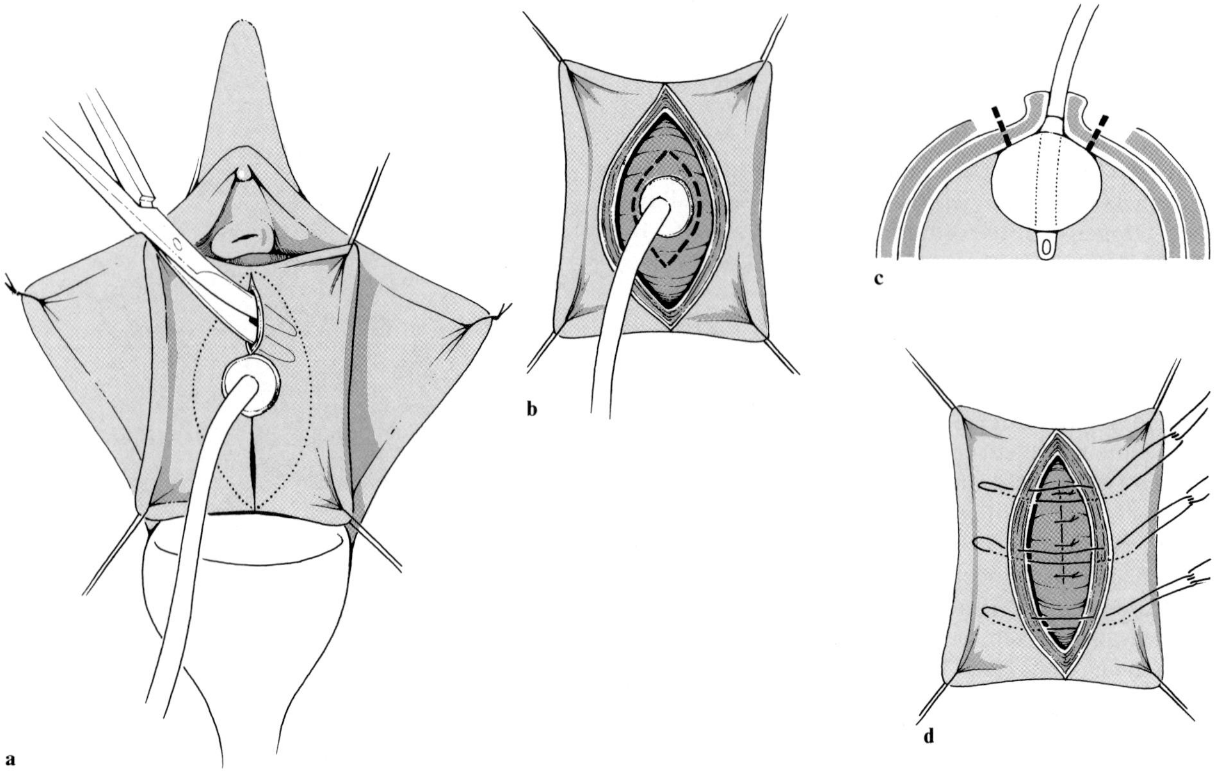

Abb. 4a–d. Einzelschritte von Operationstechniken zum transvaginalen Fistelverschluß.
a Umschneidung der Fistel und Eröffnung der Vaginalwand oberhalb und unterhalb der Fistel. Untertunnelung der Vaginalwand bis zu der gestrichelten Linie zur Trennung von Vagina und Blase. Die mobilisierten Lappen der Vaginalwand können je nach Ausdehnung des Narbengewebes teilweise reseziert oder erhalten werden. Die Fistel mit dem zirkulär umschnittenen Rand der Vaginalhaut bleibt zunächst erhalten. Bei der Operationstechnik nach Füth [14] bleibt der Fistelgang erhalten. Nach vollständiger Mobilisierung des Fistelrands werden Fistelrand und Fistelgang in toto in die Blase gestülpt. Die vorher mobilisierte Blasenwand wird darüber – meist in querer Richtung – mit resorbierbarem Nahtmaterial (3–0) vernäht. Die Blasenschleimhaut soll nicht mitgefaßt werden. Je nach den Gewebsverhältnissen kann eine zweite Blasennaht folgen. Anschließend Naht der Scheidenhaut. Nach dem schon von Marion Sims angegebenen Verfahren kann der Fistelgang auch in toto kahnförmig exzidiert werden (*gestrichelte Linie* in **b**, **c**). Anschließend wird die Muskelschicht der Blase mit resorbierbarem Nahtmaterial (3–0) durch eine Reihe von Einzelknopfnähten oder auch durch eine fortlaufende Naht verschlossen. **d** Nach vollständiger Exzision des Fistelgangs und Verschluß der Blasenwand hat sich für den Verschluß der Scheidenwand die Nahttechnik von Chassar Moir [43] bewährt. Sie verhindert die Bildung eines Totraums zwischen Blase und Vagina und führt zu einer guten Adaptation der vaginalen Wundränder. Der Verschluß der Nähte dient nur der Adaptation. Kein zu straffer Zug!

folgt durch Haltefäden. Kleinere Fisteln können zusätzlich durch einen Ballon Katheter, der von der Scheide aus durch die Fistel in die Blase eingeführt wird, fixiert werden (Abb. 3). Die Fistelumgebung kann auf diese Weise in aller Regel während des gesamten Eingriffs hervorragend dargestellt werden. Zum Instrumentarium gehören neben zarten Allis-Klemmen und einer langarmigen Schere vor allem langarmige Fistelmesser, also Instrumente, die in dem engen Operationsgebiet möglichst wenig Raum in Anspruch nehmen. Die Gewebspräparation erfolgt unter ständiger Verwendung schmaler Sauger, wie sie sich z. B. in der Neurochirurgie bewährt haben. Eine sorgfältige Blutstillung ist erforderlich.

Es sind zahlreiche Operationstechniken zum transvaginalem Verschluß von Vesikovaginalfisteln beschrieben worden, welche sich teilweise nur geringfügig voneinander unterscheiden. Im Vordergrund steht immer die Anfrischung der Umgebung des Fistelkanals, des Fistelkanals selbst oder der Umgebung der Fistel und des Fistelkanals. Anschließend erfolgt der spannungsfreie Verschluß.

Operationstechniken: In Abb. 4a–d sind Einzelschritte von Operationstechniken zum transvaginalen Fistelverschluß, wie sie heute geübt werden, zusammengestellt. Im Einzelfall sollte der Eingriff den individuellen anatomischen Gegebenheiten möglichst angepaßt werden. Dabei können auch Elemente verschiedener Techniken miteinander verbunden werden.

In Abb. 4a wird der Fistelrand zunächst umschnitten, wobei der Fistelkanal selbst verbleibt. Die Vaginalwand wird oberhalb und unterhalb der Fistel in Längsrichtung gespalten. Durch Untertunnelung der Vaginalwand mit einer Schere werden Vagina und Blase etwa bis zu der gestrichelten Linie voneinander getrennt. Die mobilisierten Anteile der Vaginalwand können je nach Ausdehnung des Narbengewebes teilweise reseziert oder auch erhalten werden.

Bei der Operationstechnik nach FÜTH [14] bleibt der Fistelgang erhalten. Nach vollständiger Mobilisierung des Fistelrandes werden Fistelrand und Fistelgang in toto in die Blase gestülpt. Die vorher mobilisierte Blasenwand wird darüber - meist in querer Richtung - mit resorbierbarem Nahtmaterial (3-0) vernäht. Die Blasenschleimhaut soll nicht mitgefaßt werden. Je nach den Gebietsverhältnissen kann eine 2. Blasennaht folgen. Anschließend wird die Scheidenhaut vernäht.

Nach dem schon von Marion SIMS angegebenen Verfahren kann der Fistelgang auch in toto kahnförmig exzidiert werden (gestrichelte Linie in Abb. 4b, c). Anschließend wird zunächst die Muskelschicht der Blase mit resorbierbarem Nahtmaterial (3-0) durch eine Reihe von Einzelknopfnähten oder auch durch eine fortlaufende Naht verschlossen. Nach vollständiger Exzision des Fistelgangs und Verschluß der Blasennaht hat sich für den Verschluß der Scheidenwand die Nahttechnik von Chassar MOIR [12, 43] bewährt (Abb. 4d). Nach ENZELSBERGER u. GITSCH [12] wird ca. 1 cm vom angefrischten Scheidenwundrand in die Vagina eingestochen, in der Tiefe knapp oberhalb der unteren Nähte angestochen und korrespondierend auf der Gegenseite verfahren. Die Rückstiche erfolgen in 3 mm Entfernung vom jeweiligen Wundrand. Die Knotung liegt lateral über der Vaginalwand. Bei dieser Nahttechnik wird vor allem die Entstehung eines Hohlraumes verhindert. Es ist jedoch darauf zu achten, daß ein stärkerer Zug bei der Naht vermieden wird, so daß die Wundränder lediglich adaptiert werden.

Fistelverschluß nach LATZKO [33, 34]: In den letzten Jahren hat sich insbesondere für den Verschluß hoher Vaginalfisteln nach Hysterektomie mit relativ geringem Fisteldurchmesser das Verfahren von LATZKO international zunehmend durchgesetzt (Abb. 5a-c). Es wird auch wegen der damit verbundenen Verkürzung der Scheide als partielle Kolpokleisis bezeichnet. Die Scheidenhaut in der Umgebung der Fistel wird zunächst in 4 Quadranten umschnitten. Dabei sollen die Quadranten der hinteren Scheidenwand deutlich breiter sein als die Quadranten der vorderen Scheidenwand (Abb. 5a). Dies erleichtert den späteren spannungsfreien Verschluß der Scheide. Die epitheliale Schicht der Scheidenhaut wird im Bereich der einzelnen Quadranten um den Fistelgang mit dem Fistelmesser, eventuell in Verbindung mit einer Schere entfernt.

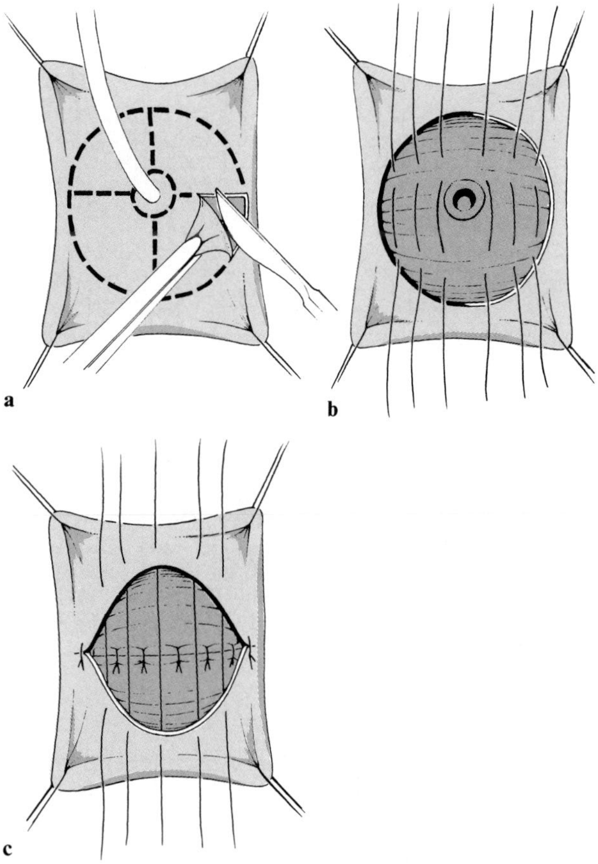

Abb. 5a-c. Fistelverschluß nach LATZKO [33, 34] (partielle Kolpokleisis). Im ersten Akt wird die epitheliale Schicht der Scheidenhaut der einzelnen Quadranten um den Fistelgang mit dem Fistelmesser evtl. in Verbindung mit einer Schere entfernt. Die vier Quadranten in der Umgebung der Fistel werden vorher umschnitten (**a**). Der Fistelgang bleibt erhalten. Anschließend Naht der vorderen und hinteren Vaginalwand mit resorbierbarem Nahtmaterial (3-0) (**b**). In der Regel reicht eine Nahtreihe. Eine gesonderte Versorgung des Fistelrandes erfolgt nicht. Abschließend Verschluß der Scheide durch Knopfnähte (**c**)

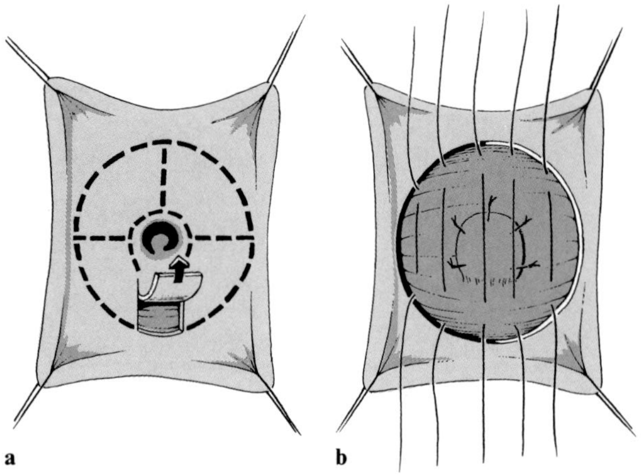

Abb. 6 a, b. Bei der von UEDA [70] angegebenen Operationstechnik wird gegenüber der Anfrischungsfigur in Abb. 5 a zwischen den beiden unteren Quadranten ein gestielter Vaginallappen gebildet (**a**). Der Stiel befindet sich am Fistelrand und die Fistel wird durch Umschlagen des Lappens über die Fistelöffnung und seine Fixierung durch Knopfnähte am Fistelrand verschlossen (**b**). Weiterer Verschluß wie in Abb. 5 b, c

Der Fistelgang bleibt erhalten. Anschließend erfolgt die Naht der angefrischten vorderen und hinteren Vaginalwand mit resorbierbarem Nahtmaterial (3-0) wie in Abb. 5 b dargestellt. In der Regel reicht eine Nahtreihe. Eine gesonderte Versorgung des Fistelrandes erfolgt nicht. Abschließend wird die Scheidenwand durch Knopfnähte versorgt (Abb. 5 c). Eine Behinderung des geschlechtlichen Verkehrs durch die relativ geringfügige Verkürzung der Scheide haben wir niemals gesehen.

Eine von UEDA [70] angegebene Modifikation dieser Technik ist besonders für Fisteln mit einem größeren Durchmesser geeignet. Sie ist in Abb. 6 a, b dargestellt. Gegenüber der Anfrischungsfigur in Abb. 5 a wird zwischen den beiden unteren Quadranten ein gestielter Vaginallappen gebildet (Abb. 6 a). Der Stiel befindet sich am Fistelrand und die Fistel wird durch Umschlagen des Lappens über die Fistelöffnung und seine Fixierung durch Knopfnähte am Fistelrand verschlossen (Abb. 6 b). Der weitere Verschluß erfolgt wie in Abb. 5 b, c.

Hilfseingriffe für den Fistelverschluß: Zur Unterstützung des Verschlusses von Fisteln, bei denen mit ausgedehnteren Schädigungen des umliegenden Gewebes entweder durch Narbenbildungen oder auch durch strahlentherapeutische Maßnahmen zu rechnen ist, kann es notwendig werden, zusätzliches gesundes Gewebe zur Deckung des Fistelverschlusses zu benutzen. Dazu hat sich als relativ einfacher Eingriff in den letzten Jahrzehnten international insbesondere auch die Bulbokavernosus-Fettlappenplastik nach MARTIUS [41] bewährt. Sie ist im Prinzip in Abb. 7 a–c dargestellt. Es erfolgt zuerst

Abb. 7 a–c. Bulbokavernosus-Fettlappenplastik nach MARTIUS. Präparation eines gestielten fingerdicken Fettmuskellappens in der großen Labie von einem Längsschnitt aus (**a**) und Herstellung eines Tunnels vom vaginalen Operationsgebiet aus (**b**). Der am dorsalen Anteil gestielte Fettmuskellappen wird durch den Tunnel in der Vagina gezogen und dort über dem Operationsgebiet fixiert (**c**). Anschließend Naht der Haut und der Scheidenhaut

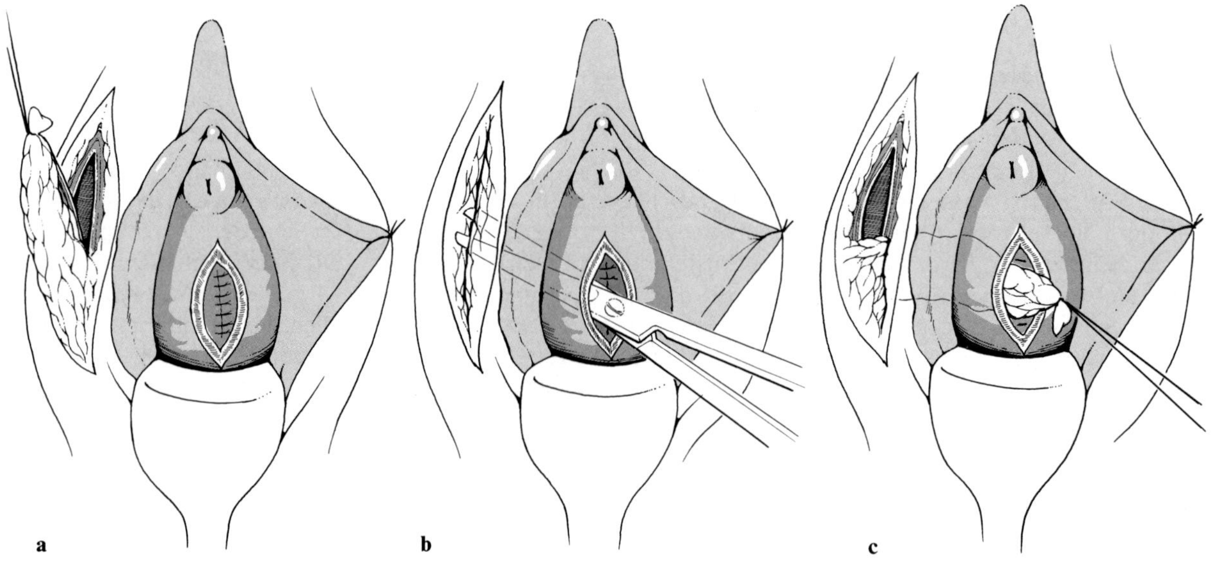

die Präparation eines gestielten fingerdicken Fettmuskellappens in der großen Labie von einem Längsschnitt über der großen Labie aus (Abb. 7a). Anschließend wird die Vaginalhaut vom Fistelverschluß aus bis zu dem Fettmuskellappen in der großen Labie untertunnelt (Abb. 7b). Der in seinem dorsalen Anteilen gestielte Fettmuskellappen wird mit einer Klemme gefaßt und durch den Tunnel in die Vagina gezogen (Abb. 7c). Dort wird er durch einige Nähte fixiert. Anschließend Naht der Scheidenhaut.

Auch ein gestielter m. gracilis-Lappen kann für die Deckung des Fistelverschlusses benutzt werden (s. auch Kap. H. IV). Ebenso kann mobilisiertes Peritoneum nach Eröffnung des Douglas oder ein gestielter Anteil des Omentum majus benutzt werden. Letzterer kommt vor allem dann in Frage, wenn das Omentum im Douglas verwachsen ist [63].

2.5 Transabdominaler Verschluß von Vesikovaginalfisteln

Der transabdominale Fistelverschluß läßt sich als einfacher Verschluß oder mit Hilfe der Interposition (Peritoneum bzw. Omentum) vornehmen.

2.5.1 Der einfache Verschluß

Die Patientin wird in Rückenlage auf dem Operationstisch gelagert, die Beine leicht gespreizt, die Vagina austamponiert oder durch eine mit Tupfer armierte Kornzange eleviert [16]. Eröffnung durch mediane Unterbauchslaparotomie bzw. Pfannenstielinzision und Öffnung des Peritoneums.

Die Blase, die vorher mit Kochsalz gefüllt ist, wird an der Vorderwand eröffnet und der Fistelgang dargestellt (Abb. 8a). Zur Mobilisation von Blase und Vagina [47] empfiehlt sich, die mediane Dissektion der Blase bis hin zur Fistel auszudehnen, die umschnitten wird (Abb. 8b, c). Es folgt die Exzision des Fistelganges, dabei wird die Vaginavorderwand nach Entfernung des Vaginaltampons transvaginal manuell nach ventral gebracht, um eine gute Exzision der vaginalen Fistelöffnung zu garantieren. Modiglio u. Cunico [42] empfehlen dazu die Verwendung von 2 halben Metallkugeln, Landes [32] einen Gummiball, der an einem Katheter armiert ist, und mit dem die Vaginavorderwand ins Operationsfeld gebracht und somit eine komplette Exzision des fibrösen und nekrotischen Gewebes möglich wird (Abb. 8d). Nach breiter Exzision des Fistelganges wird der Vaginalverschluß mit vitalen Gewebsrändern zweischichtig vorgenommen (Abb. 8e), es folgt der doppelschichtige Verschluß der Blase.

Eine adäquate Drainage der Blase mit Hilfe einer suprapubischen Zystostomie und/oder einem urethralen Dauerkatheter für zumindestens 10 Tage sowie eine gute Wunddrainage sind von essentieller Wichtigkeit (Abb. 8f). Bei einer engen Nachbarschaft des Harnleiters (oder der Harnleiter) sollte dieser ebenfalls geschient werden.

2.5.2 Interposition

Bei Rezidiv- bzw. Bestrahlungsfisteln empfiehlt sich die Interposition von *Peritoneum* bzw. *Omentum*:

Die *Interposition eines Peritoneallappens* wird in der eigenen Erfahrung [24] als Methode der Wahl angesehen und besteht aus der Präparation eines 4×6 cm langen gestielten Peritoneallappens vom paravesikalen Peritoneum (Abb. 9a). Nachdem die Blase identifiziert und in der Medianlinie bis zu der Fistel gespalten ist, wird so viel wie möglich vernarbtes nekrotisches Gewebe entfernt. Die Vaginalwand wird - wie oben beschrieben - verschlossen. Anschließend wird der Peritoneumlappen nach median rotiert und über die vaginale Nahtlinie plaziert (Abb. 9b). Dabei ist es nicht von Bedeutung, nach welcher Seite die Serosa zeigt, so lange ein ausreichend breiter Peritoneallappen die Vaginavorderwand bedeckt. Der Blasenverschluß erfolgt wie bereits beschrieben, i. a. doppelschichtig (Abb. 9c, d).

Turner-Warwick [67] empfiehlt die *Verwendung von Omentum*, das er als einziges Gewebe bezeichnet, das speziell für die Behandlung infektiöser Prozesse „entwickelt" ist [29, 48].

Omentum majus wird mobilisiert und entlang der rechten Arteria gastroepiploica retroperitoneal nach caudal geschlagen (Abb. 10), um somit als zusätzliche Gewebslage zwischen Blase und Vagina zu dienen (siehe auch Kap. G. III, dort Abb. 11 u. 12).

Da die Mobilisierung des Omentums eine ausgedehnte Präparation erfordert und mit einer erhöhten Morbidität (Ileus) belastet ist, sollte diese Technik für größere Defekte bzw. Fisteln mit schlechter Gewebsqualität (z. B. nach Bestrahlung, bei chronischem Infekt oder Diabetes) vorbehalten sein. Sie ist ebenfalls brauchbar, wenn es unmöglich ist, eine adäquate Freipräparation von Blase und Vagina zu erzielen. Schließlich bietet sich diese Operation als Methode der Wahl bei ausgedehnten vesiko-vagino-rektalen (Rediziv-)Fisteln an. Der Vorteil von

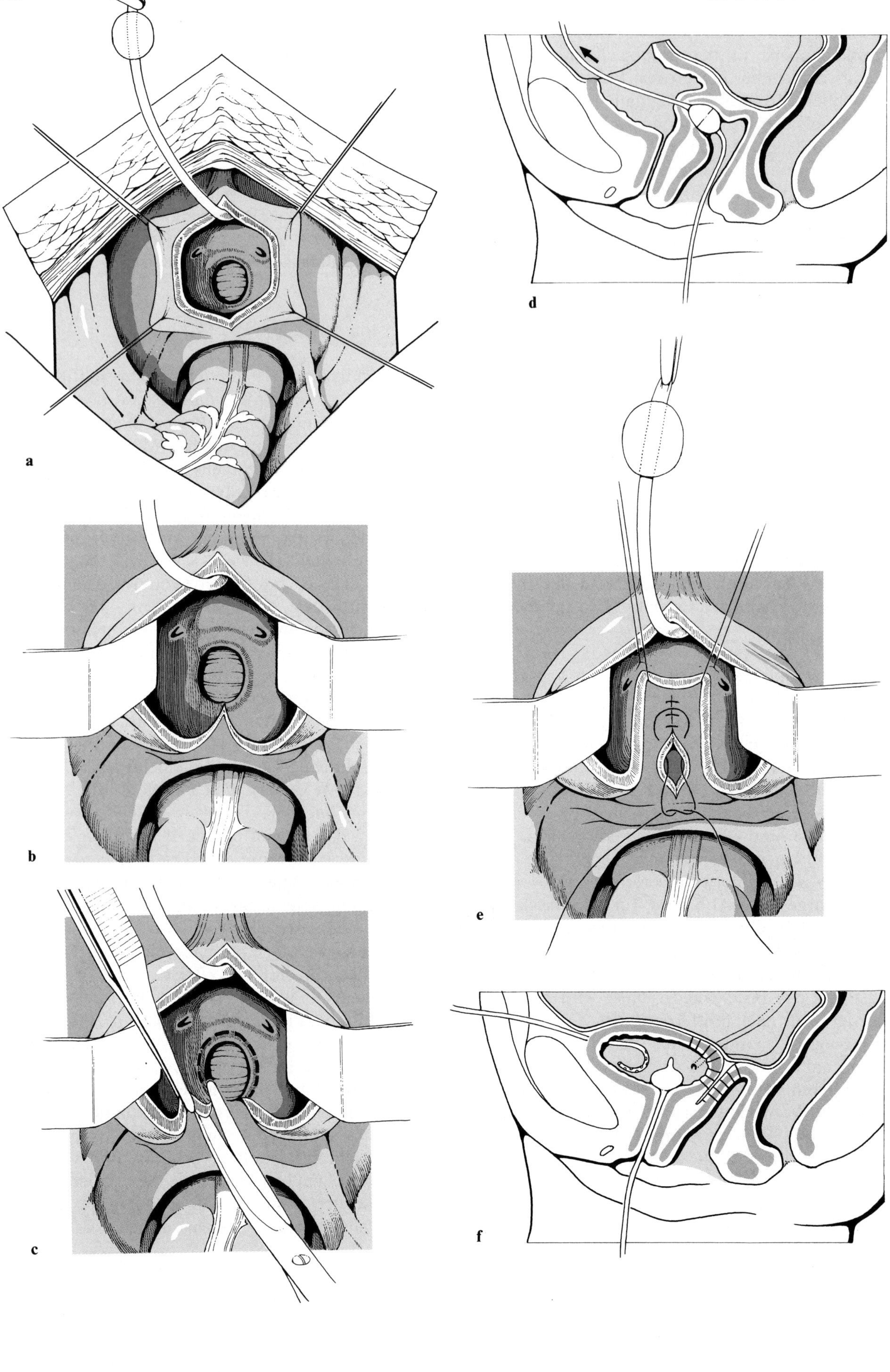
a
b
c
d
e
f

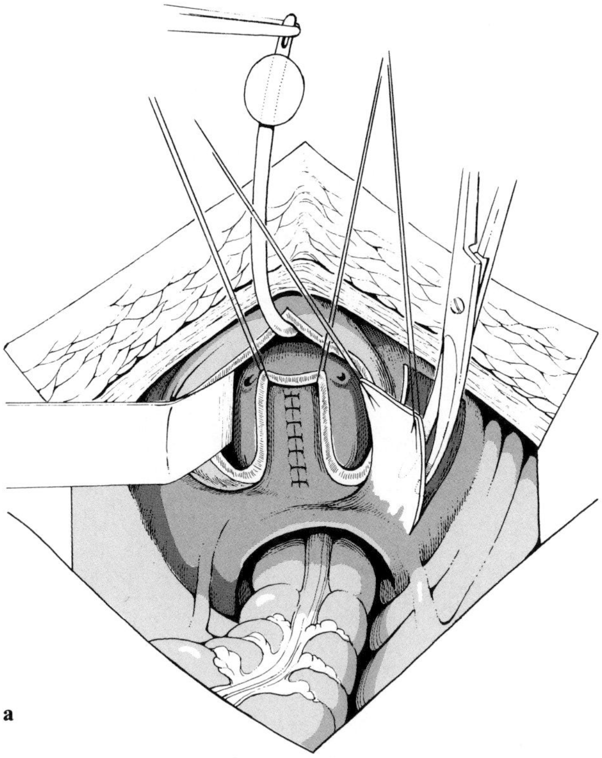

a

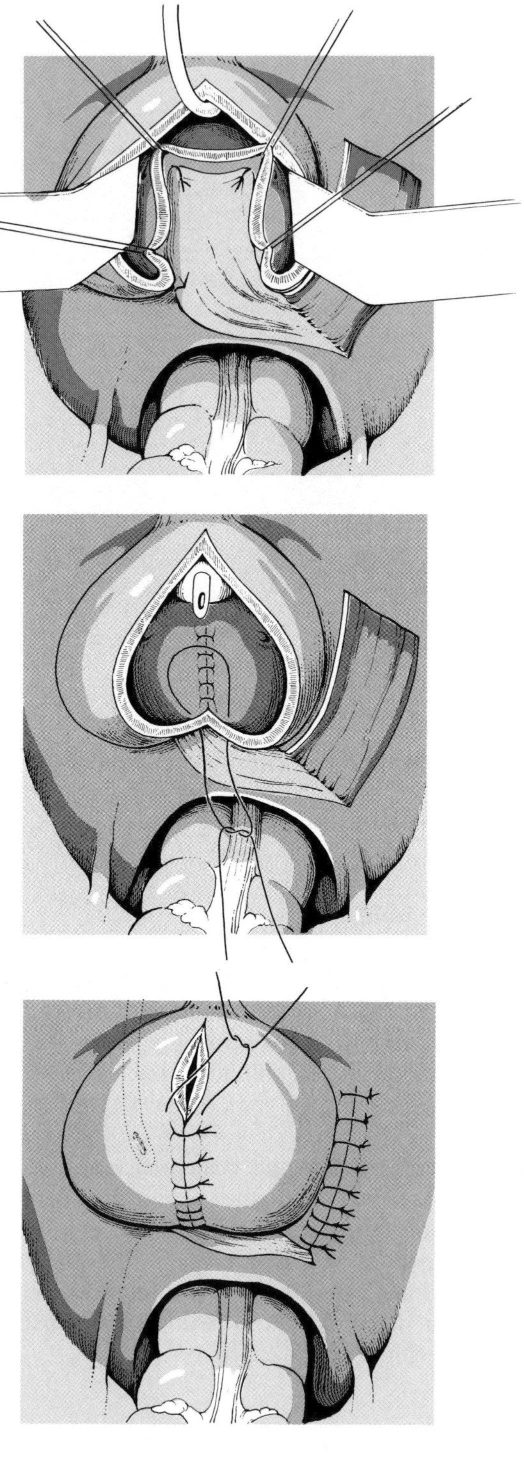

b

c

d

Abb. 9. a Schnittführung zur Bildung des Peritoneallappens: Es wird zunächst ein etwa 4×6 cm großer gestielter Peritoneallappen der paravesikalen Umschlagsfalte präpariert. **b** Der vorbereitete Peritoneallappen deckt die verschlossene Scheide, wobei es belanglos ist, ob die Serosa-Fläche Richtung Vagina oder Blase zeigt. **c** Bei der Blasennaht werden sämtliche Wandschichten gefaßt, die Naht erfolgt doppelschichtig (fortlaufend, dann mit Einzelknopf). **d** Die freien Peritonealränder von der Entnahmestelle des Peritoneallappens werden durch atraumatische Einzelknopfnähte (Vicryl 3-0) wieder vereinigt. Anschließend Verschluß der Bauchhöhle. In der Scheide verbleibt ein Nebacetin-Salbenstreifen

Abb. 8. a Vesikovaginalfistel: Die Blase ist an ihrer Vorderwand auf einer Strecke von 4–5 cm längs eröffnet. Der intravesikale Katheter wird hervorgezogen. **b, c** Nach Spaltung bis in das Fistelgebiet (**b**) werden Blase und Scheide nach zirkulärer Umschneidung der Fistel bis etwa 1 cm über den Fistelrand hinaus präparativ getrennt (**c**). **d** Die Fistel wird ins Operationsfeld gebracht, z. B. nach der Technik von Modiglio u. Cunico [42]. **e** Nach Darstellung der Fistel und Anfrischen der Wundränder durch Exzision bis in gesundes Gewebe, 2-schichtiger Verschluß. **f** Die Harnableitung erfolgt mittels eines transurethralen Ballonkatheters. Dieser wird nach 10–12 Tagen entfernt. Zur Vermeidung von Pflegefehlern wird als Sicherheitsventil eine suprapubische Drainage eingelegt. Bei enger Nachbarschaft des Ureters (oder der Harnleiter) sollte dieser ebenfalls geschient werden

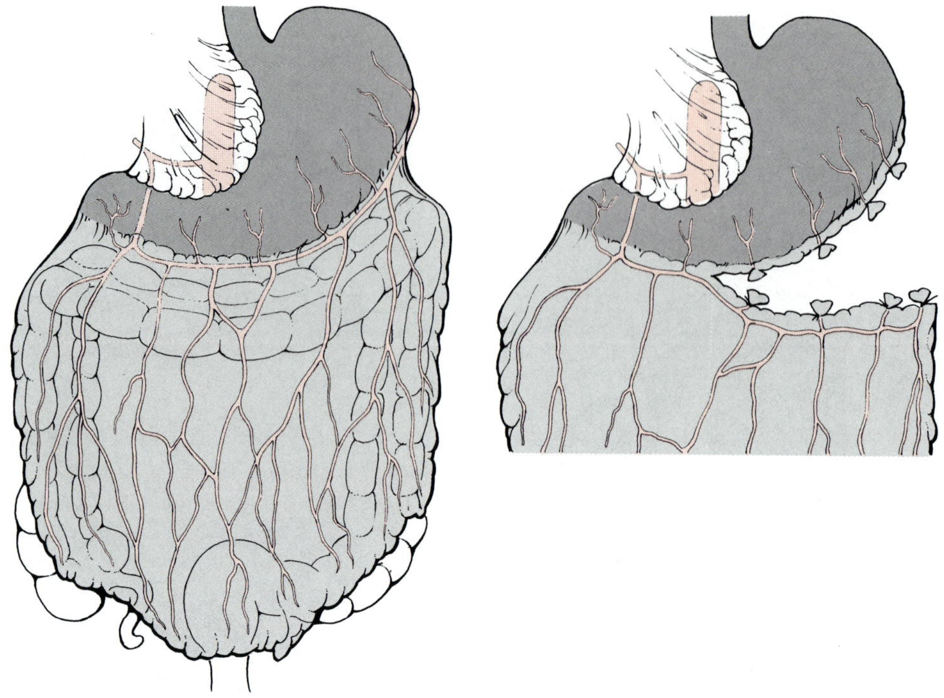

Abb. 10. Interposition des Omentum majus. Mobilisation des großen Netzes, schrittweises Abtrennen des Netzes vom Magenrand und retrokolischer Durchzug in das kleine Becken (s. auch Abb. 15)

Omentum ist, daß es optimale Voraussetzungen für eine gute Wundheilung und damit für den Verschluß der Fistel bietet.

2.5.3 Kombinierter Verschluß

MARSHALL [39] bevorzugt bei größeren (besonders radiogenen) Fisteln die Kombinationstechnik. Eine weite Exzision der Vaginalhaut mit Kolpoklesis wird vaginal in Kombination mit einem transvesikalen Verschluß des vesikalen Defektes vorgenommen.

Bei Patientinnen mit Fisteln in enger Nachbarschaft zu den Ureterostien, kann eine Ureterreimplantation erforderlich werden. Dabei wird im allgemeinen die von POLITANO u. LEADBETTER [55] empfohlene Methode bzw. die Technik von COHEN [7] oder Modifikation dieser Operationsmethode durchgeführt (Abb. 12a, b).

2.6 Verschluß von Urethrovaginalfisteln

Urethrovaginalfisteln bieten, da sie im allgemeinen distal des Sphinkters liegen, eine unterschiedliche Symptomatologie. Sie führen eher zur Fluorbildung und (entzündlichen) Obstruktion als zur Inkontinenz und sind nur dann therapiebedürftig, wenn sie Beschwerden verursachen. Kleine distale Fisteln werden vaginal dargestellt, umschnitten und bei transurethral eingelegtem Katheter zweischichtig verschlossen. Blasennahe und präsphinktäre Fisteln (praktisch Fisteln im Bereich des Blasenhalses) werden entsprechend den o. a. Techniken der Blasenscheidenfisteln behandelt. Hierbei kann eine Beckenboden- bzw. Sphinkterrekonstruktion erforderlich werden (Inkontinenzprobleme). Zur Behandlung ausgedehnter distaler Harnröhrenscheidenfisteln bietet sich die Technik nach MARTIUS an [40] (Abb. 11a, b). Die Drainage der Blase erfolgt mit Hilfe der suprapubischen Zystostomie. Die postoperative Versorgung entspricht der bei Vesikovaginalfisteln.

2.7 Verschluß von Ureterovaginalfisteln

Die Ureter-Scheidenfisteln werden ausschließlich abdominal behandelt (siehe auch Kap. F. IV). Es empfiehlt sich die Pfannenstielinzision bzw. ein Suprainguinalschnitt mit retroperitonealem Aufsuchen des Harnleiters, der bis zur Fistel und dann

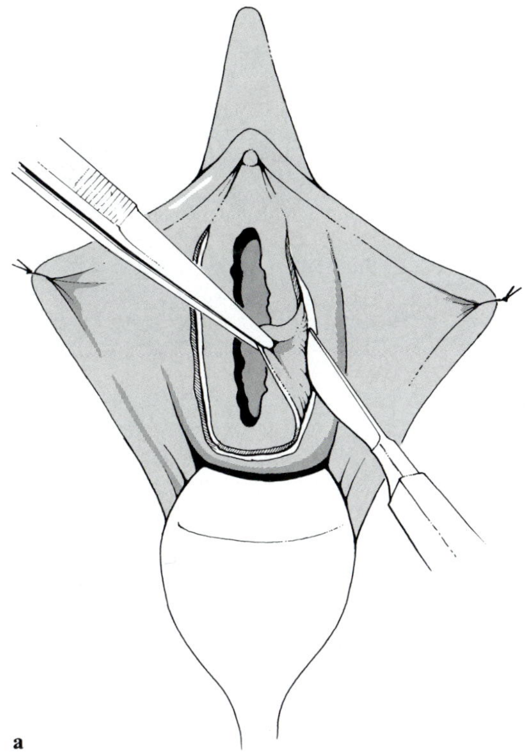

a

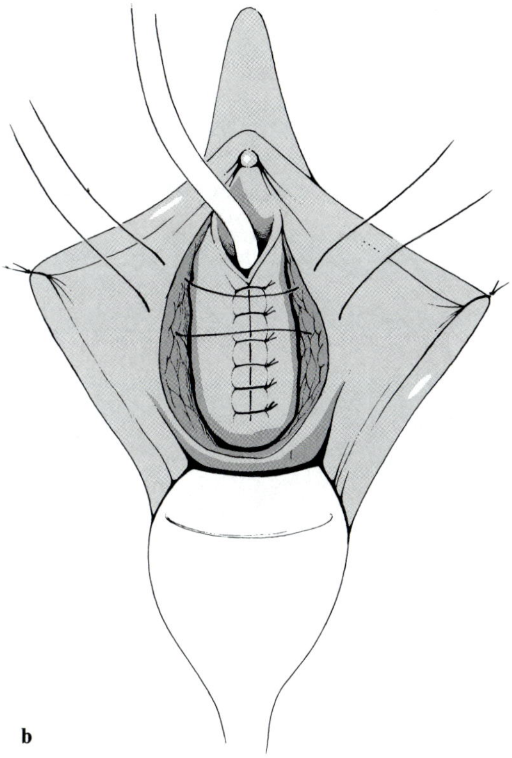

b

Abb. 11 a, b. Harnröhrenplastik nach MARTIUS [40]: **a** Umschneidung der Urethralrinne und Mobilisierung. **b** Vereinigung der Wundränder und Urethrarekonstruktion

weiter bis zur Blase verfolgt wird. Liegt die Fistel nicht unmittelbar paravesikal und ist somit eine direkte Ureterozystoneostomie nicht möglich (z. B. nach POLITANO u. LEADBETTER [55] (Abb. 12a, b)), dann muß der distale Anteil des Ureters überbrückt werden. Dazu empfiehlt sich die Technik nach BOARI (Abb. 13 a–e) bzw. die Psoas-Hitch Operation (Abb. 14a, b). Zu beachten ist, daß bei kombinierten Vesikoureterovaginalfisteln oder bei einem bestehenden vesikoureteralen Reflux der Verschluß des Defektes in der Blase *und* des distalen Ureterstumpfes erforderlich ist. Besteht keine urographisch nachweisbare Harnstauungsniere, kann die Ureterbeteiligung bei einer Vesikovaginalfistel über-

Abb. 12 a, b. Ureterozystoneostomie nach POLITANO u. LEADBETTER [55]: Nach extravesikaler Durchtrennung des Ureters wird dieser geschient, nach Perforation der Blasenwand in diese geführt und submukös verlagert (**a**), es erfolgt die Schleimhautanastomose, Fixation der Harnleiterschiene sowie Verschluß des laterokranialen Schleimhautdefektes (**b**)

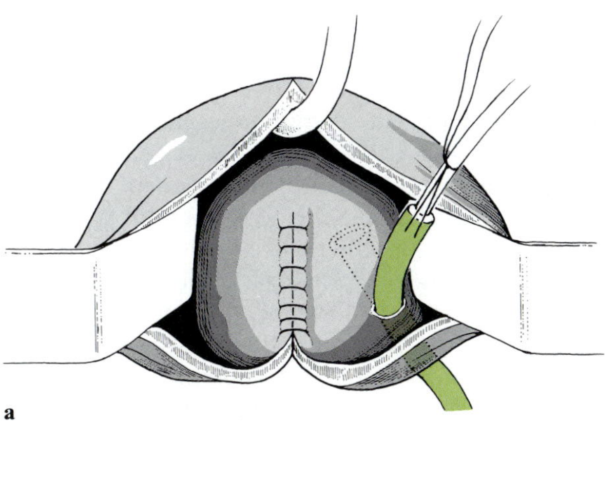

a

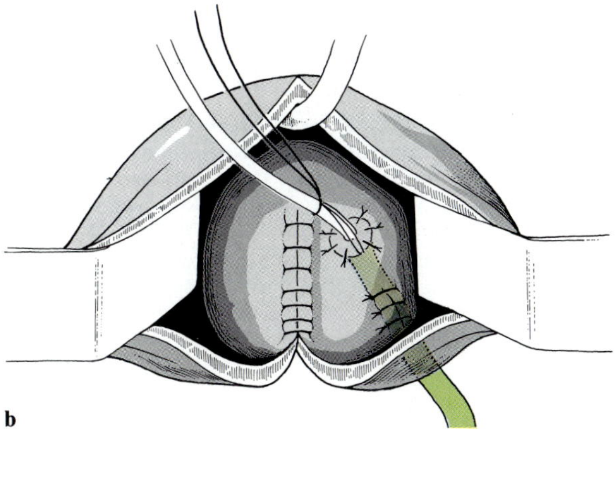

b

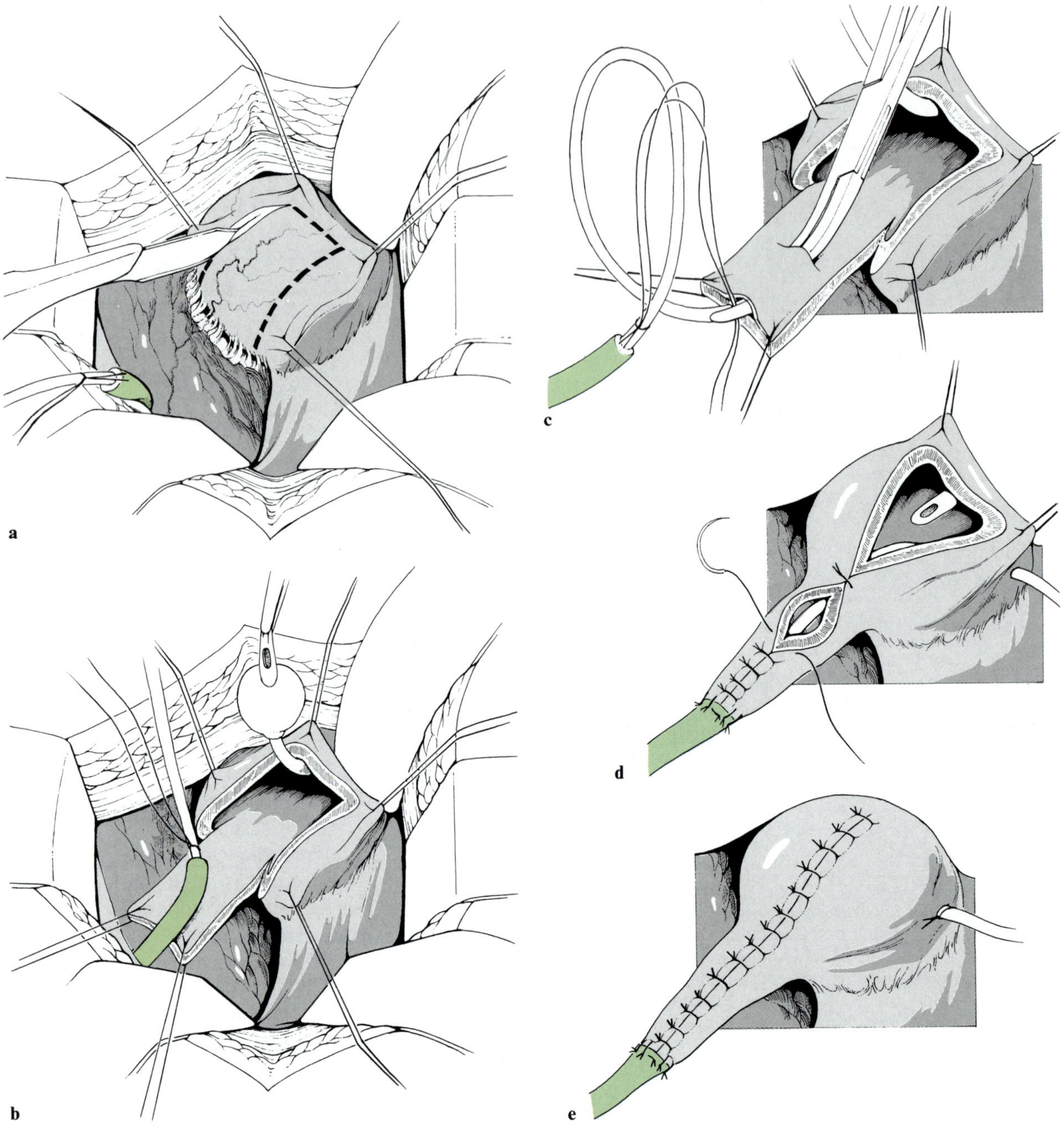

Abb. 13a–e. Boari-Plastik zur Überbrückung des distalen Ureteranteiles: Markierung des Blasenlappens (**a**), Präparation und nach-oben-Schlagen des Lappens bis an den Ureter, mit dem eine spannungsfreie Anastomose erfolgen soll (**b**). Bildung eines submukösen Tunnels (Mucosa-Mucosa-Anastomose) (**c**). Verschluß des Blasenlappens (**d**, **e**) und der Blasenvorderwand. Getrenntes Herausleiten der Ureterschiene durch die Blasenvorderwand, die mit 3-0 plain-catgut gesichert wird

sehen werden. Die Verbindungsgänge zwischen Harnleiter, Blase und Scheide zeigen mitunter fuchsbauartigen Charakter und können fälschlich als alleinige Blasen-Scheidenkommunikation gedeutet werden. Die Möglichkeit einer Ureterbeteiligung bei fehlender Ureterektasie im Urogramm ergibt sich aus der Fistellokalisation oder einer verzögerten bzw. fehlenden Blauausscheidung während der zystoskopischen Ostiumbeobachtung. In diesem Fall ist aus Sicherheitsgründen mit Hilfe ei-

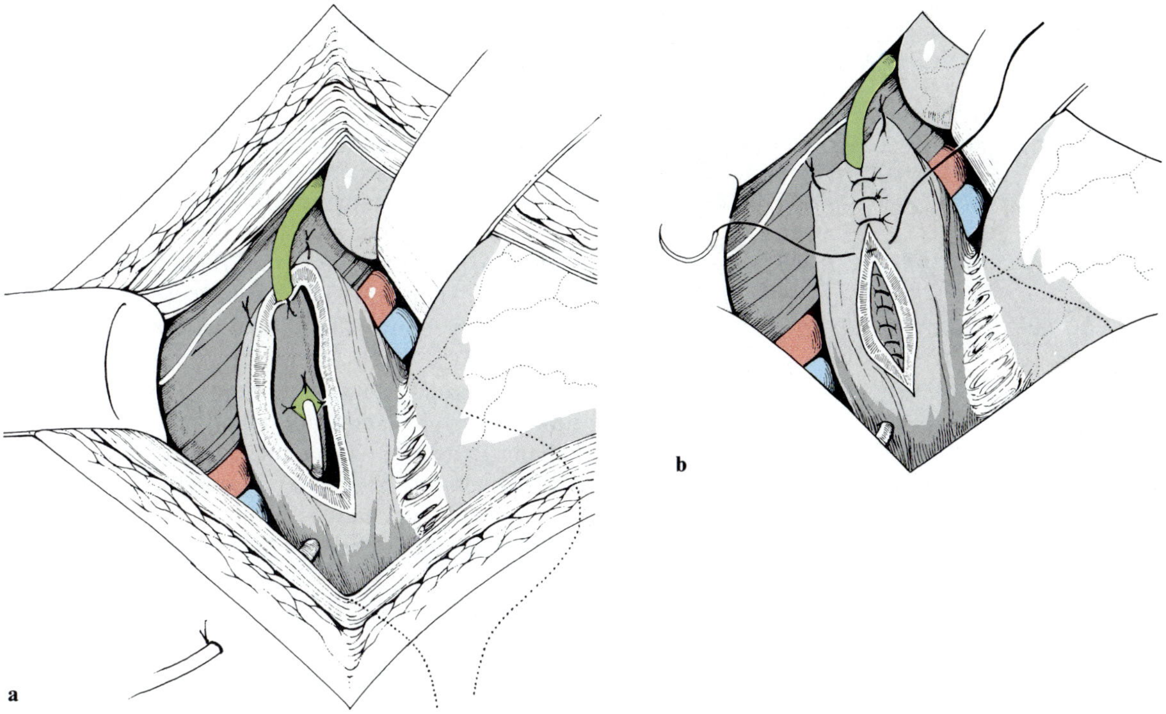

a b

Abb. 14a, b. „Psoas-Hitch"-Operation zur Überbrückung eines distalen Ureterdefektes: Fixation der mobilisierten Blase an der Psoas Muskulatur und Eröffnung der Blasenvorderwand, Implantation des Ureters mit Antirefluxschutz und Blasenverschluß

nes obtruierenden Chevassu-Katheters eine retrograde Ureterpyelographie vorzunehmen. In der Akutbehandlung einer vesikoureteralen Fistel mit Harnstauungsniere ist die perkutane Nephrostomie Methode der Wahl. Die Notsituation ist damit beseitigt und die Diagnostik und erweiterte Behandlung kann ohne Zeitnot erfolgen.

2.8 Seltenere Fisteln

2.8.1 Vesikouretrouterine Fisteln

Jobert de Lamballe beschrieb 1852 [23] eine Operationstechnik, bei der das Menstruationsblut über die Blase abgeleitet wurde, ein erster Versuch, um eine vesikouterine Fistel zu behandeln.

Nur wenige erfolgreiche Versuche sind publiziert, bei denen durch eine hormonell induzierte Amenorrhoe ein Spontanverschluß erreicht werden konnte. Bei kleinen Fisteln kann ein Spontanverschluß auch nach einer transurethralen oder transrenalen Harndrainage erfolgen (Übersicht bei Zacharin [73]).

2.8.2 Vesikozervikalfisteln

Während bei der Ätiologie der anderen Urogenitalfisteln geburtshilfliche Manipulationen oder Operationen in unseren Breiten eine Rarität darstellen, sind die seltenen Vesikozervikalfisteln fast ausschließlich geburtshilflich bedingt. Häufigste Ursache ist die Läsion der Blase bei einer isthmischen Sectio Caesarea [53].

Hauptsymptom ist neben dem Urinabgang durch die Scheide (der jedoch wegen des klappenartigen Verschlusses der Zervix fehlen kann) die Menstruation durch die Blase (sog. Youssef-Syndrom). Die Operation erfolgt nach den gleichen Prinzipien wie bei den Vesikovaginalfisteln. Nach sorgfältiger Trennung der beiden Hohlorgane wird (bei abgeschlossener Familienplanung) nach Hysterektomie der Verschluß mit Interposition eines Peritoneallappens durchgeführt.

2.8.3 Kloaken

Die Versorgung der postaktinischen Blasen-Scheiden-Rektumfistel ist nur dann erfolgversprechend, wenn sämtliche durch Bestrahlung verursachten Entzündungserscheinungen in der Blase abgeklungen sind [51]. Die Therapie richtet sich im wesentlichen nach Art und Prognose des Grundleidens. Bei

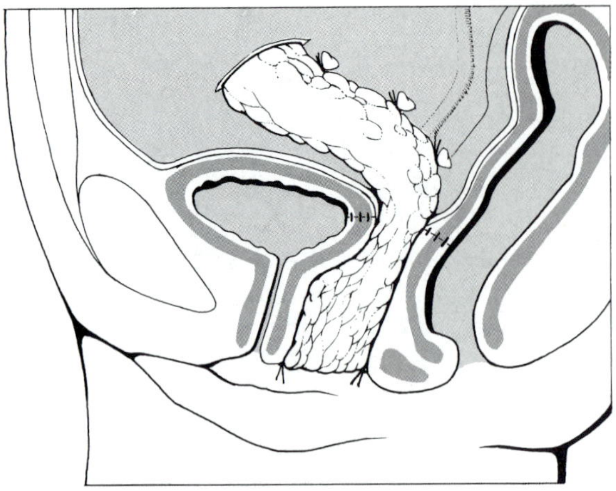

Abb. 15. Plombierung der Scheide durch das große Netz und Fixation am Introitus vaginae

günstiger Prognose bietet sich hier nach Anlegen eines Anus praeter unter Verzicht auf die spätere Kohabitationsmöglichkeit die Plombierung des Scheidenstumpfes durch einen gestielten Netzlappen an (Abb. 15). Im Zusammenhang mit ungünstigen lokalen Verhältnissen, im allgemeinen bei Karzinompatientinnen und vergeblichen Voroperationen bleibt letztlich der Versuch der supravesikalen Harnableitung mit Ausschaltung des unteren Harntraktes [31]. Neben der Möglichkeit der Nephrostomie in Kombination mit Okklusion der Ureteren durch z. B. einen Ballon [6] bzw. Acrylkleber [60] oder aber der Ureterotransversopyelostomie [20], sind hier die „klassischen" Alternativen die Verwendung von Ileum (Bricker-Blase) [52] (Abb. 16a) bzw. von Dickdarm (Colon Conduit) [21, 71] (Abb. 16b) evtl. auch als Transversum Conduit [28]. In den letzten Jahren haben die *kontinenten Harnableitungen* zunehmend an Bedeutung gewonnen und stellen heute sicher die Methode der ersten Wahl bei der Harnableitung dar (siehe auch Kap. F. IV). Nach anfänglich wenig erfolgreichen Versuchen [38] sind heute besonders die Techniken nach KOCK [30], der Mainz-Pouch [66] sowie der Indiana-Pouch [53] zu nennen. Ohne auf weitere Alternativen oder die Unterschiede dieser Operationstechniken eingehen zu wollen, beruht der Erfolg dieser Methode auf der ausreichenden Reservoirfunktion eines Niederdrucksystems von detubularisierten Dünndarmabschnitten mit der Schaffung eines Kontinenzmechanismus sowie einer antirefluxiven Harnleiterimplantation.

Abb. 17a–c zeigt stellvertretend für die o. a. verschiedenen Reservoir-Alternativen den „Kock-Pouch", bei dem aus ±70 cm terminalen Ileum ein Reservoir sowie 2 „Nippel" (= Intumeszenzen) gebildet werden: Der orale Nippel dient als Antirefluxschutz, der aborale zur Kontinenz. Die Kapazität dieser Ersatzblase reicht bis 800–1000 cm^3. Durch die Stomaanlage im Nabel [25] ist der Kock-Pouch praktisch unsichtbar (Abb. 18a), die Entleerung erfolgt durch Einmalkatheterismus (Abb. 18b) 2–3× täglich, der Patient lernt, ein abdominales Spannungsgefühl als „volle Blase" zu interpretieren.

Abb. 16a, b. Supravesikale Harnableitung über ein ausgeschaltenes Dünndarmsegment – *„Bricker-Blase"* (**a**). Supravesikale Harnableitung über ein ausgeschaltenes Dickdarmsegment – *„Colon Conduit"* (**b**)

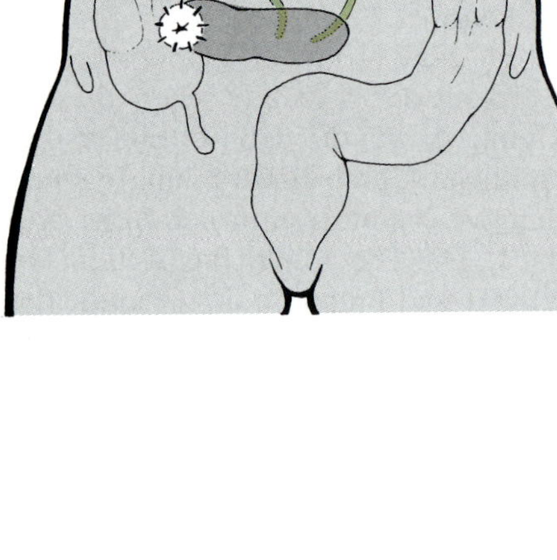

a

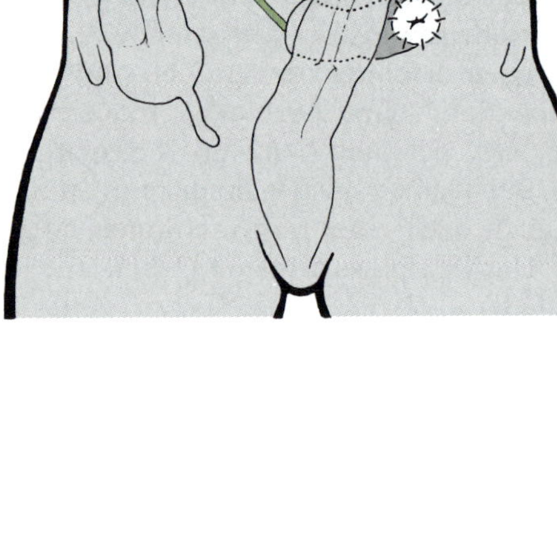

b

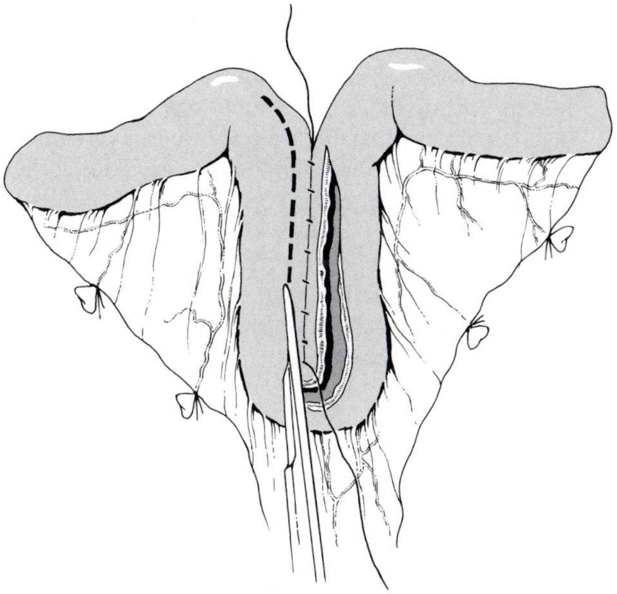

a

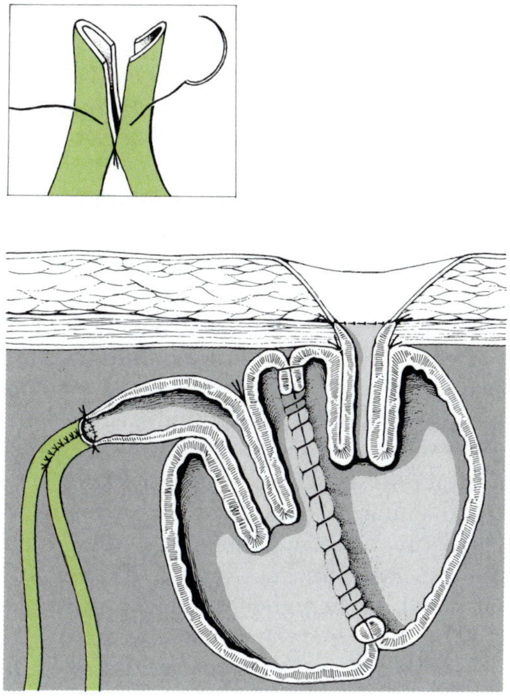

c

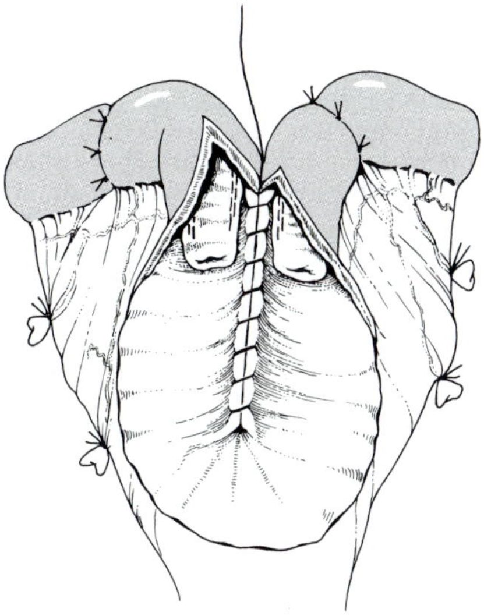

b

Abb. 17a–c. Kontinente Harnableitung über ein ± 70 cm langes Ileumsegment, das zu einem Reservoir geformt wurde (**a**). 2 „Nippel" garantieren Antireflux und Kontinenz: *„Kock-Pouch"*, hier mit Nabelstoma (**b**, **c**)

Abb. 18a, b. „Kock-Pouch" mit Nabelstoma: Der aborale Nippel wird auf Faszienniveau an den Nabeltrichter anastomosiert. Die Entleerung erfolgt durch Katheterismus im Nabel (**a**). Das Stoma selbst ist dadurch praktisch nicht sichtbar (**b**)

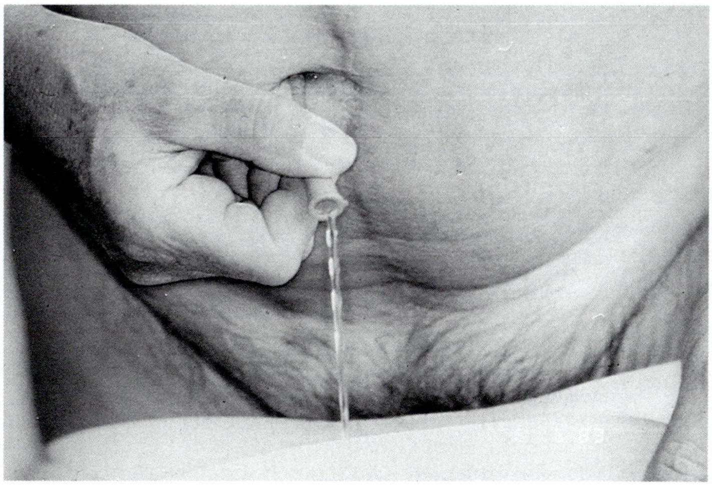

a

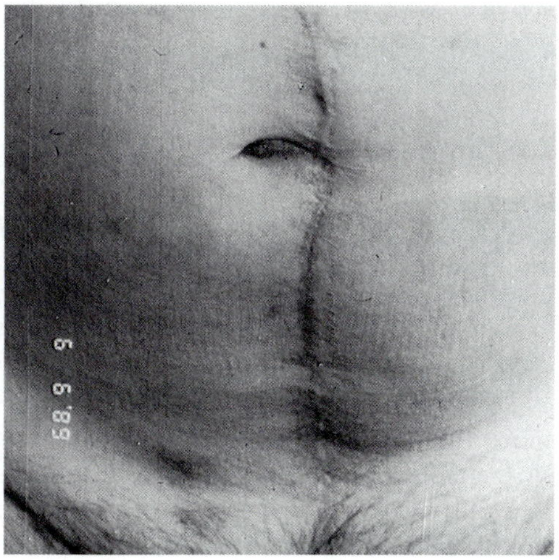

b

2.9 Postoperative Versorgung

Der wichtigste Faktor im postoperativen Management ist die Garantie einer guten Harndrainage mit Hilfe eines Dauerkatheters bzw. einer suprapubischen Zystostomie.

Empfehlungen über die Dauer dieser Katheterdrainage variieren zwischen 2 und 14 Tagen [56, 65]. Wir empfehlen die Applikation eines Dauerkatheters für einige Tage und zusätzlich die suprapubische Zystostomie für die Dauer von 2 Wochen. Diese kombinierte suprapubische und transurethrale Harndrainage verhindert weitgehend eine postoperative Retention z. B. durch Blutkoagel.

Marshall [39] empfahl eine Niederdrucksaugdrainage, um durch diese Saugwirkung eine gute Harnableitung zu garantieren. Ein weiterer Vorteil der suprapubischen Drainage ist die Möglichkeit der Frühentfernung des transurethralen Katheters und damit die Verminderung einer aszendierenden Infektion bzw. einer Urethrairritation.

Ureterschienungen werden nur dann empfohlen, wenn die Fistel bis in die Nähe der Ostien reicht bzw. wenn eine Reimplantation der Harnleiter bei ausgedehnten Fisteln erforderlich wird, oder auch bei der ureterovaginalen Fistel.

Entscheidend ist die Wunddrainage des Retroperitonealraums. Zu empfehlen sind Penrosedrains bzw. Saugdrainagen, die für 2–4 Tage liegen bleiben bzw. so lange, bis die Produktion versiegt. Breitspektrumantibiotika werden empfohlen, ein Vaginaltampon verbleibt für maximal 24 Stunden. Die Patientin wird nach komplizierteren abdominalen Eingriffen spätestens nach einer Woche mobilisiert. Laxantien werden verabreicht. Bei unkompliziertem vaginalen Fistelverschluß kann die Mobilisierung noch am Tag des Eingriffes erfolgen. Ein Geschlechtsverkehr soll für mindestens 3–4 Monate ausgesetzt werden.

2.10 Komplikationen

Das Fistelrezidiv ist die wichtigste Komplikation. Nach der Latzko Operation kann es sehr selten zu einer Reduktion der funktionellen Vaginallänge kommen. Auch die Steinbildung im Totraum ist möglich. Die Entwicklung von Narbengewebe nach Fistelverschluß kann gelegentlich zu Streßinkontinenz führen. Bei Reoperationen nach vaginalem Vorgehen sollte in der Regel die abdominale Route gewählt werden. Dieser Zugang ist auch dann Methode der Wahl, wenn die Ureteren mitbetroffen sind. Umgekehrt kann gelegentlich bei einem Rezidiv nach abdominalem Vorgehen auch die vaginale Route mit Erfolg gewählt werden. Nur bei wiederholten Rezidivfisteln, die nicht mehr behandelbar erscheinen, muß letztlich die supravesikale Harnableitung diskutiert werden. Statt der „klassischen“ Conduits sind heute die kontinenten Harnableitungen Methode der ersten Wahl. Diese kosmetisch und funktionell hervorragenden Operationstechniken erlauben eine praktisch vollständige Rehabilitation und lassen daher die Indikation zur Harnableitung leichter erscheinen.

Literatur

1. ACOG Technical Bulletin (1985) Genitourinary Fistula. ACOG Technical Bulletin No 83
2. Badenoch DF, Tiptaft RC, Thakar DR, Fowler GG, Blandy JP (1987) Early repair of accidental injury to the ureter or bladder following gynaecological surgery. Br J Urol 59: 516–518
3. Baltzer J, Kaufmann C, Ober KG, Zander J (1980) Komplikationen bei 1092 erweiterten abdominalen Krebsoperationen mit obligatorischer Lymphadenektomie. Geburtshilfe und Frauenheilkunde 40: 1–5
4. Beck L (1985) Komplikationen an den harnableitenden Wegen bei gynäkologischen Operationen. Gynäkologie und Geburtshilfe 1: 35–37
5. Benchekroun A, Lakrissan A, Essakall HM, Faik M, Abbakka T, Hachimi M, Marzouk M, Banabderrazik T (1987) Les fistules vesico-vaginales. A própòs de 600 cas. J d' Urol (Paris) 93: 151–158
6. Boudghene F, Lukacs B, Carette MF, Thibault P, Bigot JM (1988) Occlusion ureterale par voie transrenale à l'aide de ballonnets largables. Une alternative à l'ureterostomie cutanée pour le traîtement d'une fistule vesico-vaginale. ANN Urol (Paris) 22: 425–427
7. Cohen SJ (1977) The Cohen technique of ureteroneocystostomy. In Eckstein HB, Hohenfellner R, Williams DI (eds) Surgical pediatric urology. Thieme, Stuttgart
8. Collins CG, et al (1971) Early repair of vesicovaginal fistula. Am J Obstet Gynecol 111: 524–528
9. Cruikshank SH (1988) Early closure of posthysterectomy vesicovaginal fistulas. South Med J 81: 1525–1528
10. Diaz-Ball FL, Moore CA (1969) A diagnostic aid for vesicovaginal fistula. J Urol 102: 424–426
11. Elkins TE, Drescher C, Martey JC, Fort D (1988) Vesicovaginal fistula revisited. Obstet Gynecol 72: 307–312
12. Enzelsberger H, Gitsch E (1990) Zum Verschluß von Vesiko-Vaginalfisteln nach der Methode von Chassar Moir. Geburtshilfe und Frauenheilkunde 50: 722–725
13. Fleischmann J, Picha G (1988) Abdominal approach for gracilis muscle interposition and repair of recurrent vesicovaginal fistulas. J Urol 140: 552–554
14. Füth H (1918) Zur Operation der Blasenscheidenfisteln. Arch Gynäkol 109: 489–497
15. Gil-Vernet JM, Gil-Vernet A, Campos JA (1989) New

surgical approach for treatment of complex vesicovaginal fistula. J Urol 141: 513-516
16. Gonzalez R, Fraley EE (1976) Surgical repair of posthysterectomy vesicovaginal fistulas. J Urol 115: 660-663
17. Gorrea AM, Fernandez Zuazu J, Mompo Sanchis JA, Jimenez-Cruz JF (1986) Spontaneous healing of ureterogenital fistulas: selection criteria. Eur Urol 12: 322-326
18. Hartl H (1960) Reconstruction of the urethra. In: Youssef AF (ed) Gynecological urology. Thomas, Springfield
19. Hedlund H, Lindstedt E (1987) Urovaginal fistulas: 20 years of experience with 4 cases. J Urol 137: 926-928
20. Hoffmann L, Auge A (1988) Ureterotransversopyelostomie und einseitige Nephrostomie als supravesikale Harnableitung bei Blasen-Scheiden-Rektum-Fistel und inkurablen Blasenkarzinomen. Z Urol Nephrol 81: 689-692
21. Hohenfellner R, Wulff DH (1970) Zur Harnableitung mittels ausgeschalteter Dickdarmsegmente. Akt Urol 1: 18-27
22. Ito T, Iwai K, Makatani T, Oyama T, Terada T, Ezaki K (1985) A case of congenital vesicovaginal fistula. Hinyokika Kiyo 31: 839-844
23. Jobert de Lamballe AJ (1852) Traité des fistules vesico-uterines, vesico-utero-vaginales, entero-vaginales et recto-vaginales. Bailliere, Paris
24. Jonas U, Petri E (1984) Genitourinary Fistulae. In: Stanton SL (ed) Clinical gynecological urology. Mosby-St. Louis, pp 238-255
25. Jonas U (1989) Experiencia en Kock-pouch. Simposium international de Urologia. Santiago de Chile
26. Käser O (1977) The Latzko operation for vesico-vaginal fistulae. Acta Obstet Gynecol Scand 56: 427-431
27. Käser O, Iklé FA, Hirsch HA (1983) Atlas der gynäkologischen Operationen, 4. Aufl. Thieme, Stuttgart
28. Kisner CB, Kestner KM (1987) Use of the transverse colon conduit for vesicovaginal fistula in late-stage carcinoma of the cervix. Br J Urol 59: 234-238
29. Kiricuta I, Barario T (1988) La technique simplifiée de traitement par épiplooplastie de grandes fistules vesico-vaginales radiques et traumatiques. A propos de 130 cas opérés. J d' Urol (Paris) 94: 205-209
30. Kock NG, Norlén L, Philipson BM, Akerlund S (1985) The continent ileal reservoir (Kock pouch) for urinary diversion. W J Urol 3: 146-151
31. Krause S, Hald T, Steven K (1987) Surgery for urologic complications following radiotherapy for gynecologic cancer. Scand J Urol Nephrol 21: 115-118
32. Landes RR (1979) Simple transvesical repair of vesicovaginal fistula. J Urol 122: 604-606
33. Latzko W (1914) Behandlung hochsitzender Blasen- und Mastdarm Scheidenfisteln nach Uterusextirpation mit hohem Scheidenverschluß. Zbl Gynäk 38: 906
34. Latzko W (1942) Postoperative vesicovaginal fistulas. Genesis and therapy. Am J Surg 58: 211-228
35. Lee RA, Symmonds RE, Williams TJ (1988) Current status of genitourinary fistula. Obstet Gynecol 72: 313-319
36. Magee MC (1979) The changing social implications of vesicovaginal fistulas: linking vesical catheters - a useful adjunct. J Urol 122: 260-262
37. Mahfouz N (1960) Genitourinary fistulae In: Youssef AF (ed) Gynecological urology, Thomas, Springfield
38. Mansson W, Colleen S, Sundin T (1985) The continent cecal reservoir for urinary diversion. W J Urol 3: 173-178
39. Marshall VF (1979) Vesico-vaginal fistulas on the urological service. J Urol 121: 25-29
40. Martius H (1928) Die operative Herstellung der vollkommen fehlenden Harnröhre und des Schließmuskels derselben. Zbl Gynäkol 52: 480-486
41. Martius H (1954) Die gynäkologischen Operationen, 7. Aufl. Thieme, Stuttgart
42. Modiglio G, Cosciani Cunico S (1977) An instrument for the surgical repair of a vesicovaginal fistula. J Urol 117: 231
43. Moir JC (1967) The vesicovaginal fistula. Balliere, Tindall & Castell, London
44. Naegele FC (1812) Erfahrungen und Abhandlungen auf dem Gebiet der Krankheiten des weiblichen Geschlechts. Mannheim
45. Nichols DH, Randall CL (1989) Vaginal surgery, 3rd edn. Williams & Wilkins, Baltimore
46. Nobel J (1987) Die Verletzungsfistel des Ureters, forensische Fragen. Der Frauenarzt 28: 29-32
47. O'Conor VJ jr (1980) Review of experience with vesicovaginal fistula repair. J Urol 123: 367-369
48. Orford HJ, Theron JL (1985) The repair of vesicovaginal fistulas with omentum. A review of 59 cases. S Afr Med J 67: 143-144
49. Papadopoulos I, Schnapka B, Kelàmi A (1985) Anwendung des Humanfibrinklebers beim Verschluß von Blasen-Scheiden-Fisteln. Urol Int 40: 141-144
50. Pantil U, Waterhouse K, Laungani G (1980) Management of 18 difficult vesico-vaginal urethro-vaginal fistulas with modified Ingelman-Sundberg and Martius operations. J Urol 123: 653-656
51. Pena A (1989) The surgical management of persistent cloaca: Results in 54 patients treated with a posterior sagittal approach. J Pediatr Surg 24: 590-598
52. Pernet FPPM, Jonas U (1985) Ileal conduit urinary diversion: Early and late results of 132 cases in a 25-year period. W J Urol 3: 140-144
53. Petri E (1981) Vesiko- und uretero-uterine Fisteln (Editorial) Akt Urol 12: 265-266
54. Petri E, Hohenfellner R (1981) Zur Therapie komplizierter Blasenscheidenfisteln. Gynäkologie 14: 177-182
55. Politano VA, Leadbetter WF (1958) An operative technique for the correction of vesico-urethral reflux. J Urol 79: 932-941
56. Rader ES (1975) Post-hysterectomy vesicovaginal fistula: treatment by partial colpocleisis. J Urol 114: 389-390
57. Raghavaiah NV (1974) Double-dye test to diagnose various types of vaginal fistulas. J Urol 112: 811-812
58. Rowland RG, Mitchell ME, Bihrle R (1985) The cecoileal continent urinary reservoir. W J Urol 3: 185-190
59. Stark G (1980) Nürnberger Symposium. Demeter, Gräfelfing
60. Stern JL, Maroney TP, Lacey CG (1987) Management of incurable urinary fistulas by percutaneous ureteral occlusion. Obstet Gynecol 70: 958-960
61. Stoeckel W (1938) Gynäkologische Urologie. In: Veit J, Stoeckel W (Hrsg) Handbuch der Gynäkologie. Thieme, Leipzig

62. Symmonds RE (1980) Verhütung und Behandlung von Urogenital-Fisteln. Extracta Gynecol 4: 103-116
63. Symmonds RE (1984) Incontinence: Vesical and urethral fistulas. Clin Obstet Gynecol 27: 499-514
64. Symmonds RE, Hill LM (1978) Loss of the urethra: A report on 50 patients. Am J Obstet Gynec 130: 130-138
65. Tancer ML (1980) The post-total hysterectomy (vault) vesico-vaginal fistula. J Urol 123: 839-840
66. Thüroff JW, Alken P, Riedmiller H, Engelmann U, Jacobi GH, Hohenfellner R (1985) The Mainz-pouch (mixed augmentation ileum'n zecum) for bladder augmentation and continent urinary diversion. W J Urol 3: 179-184
67. Turner-Warwick R (1976) The use of the omentum pedicle graft in urinary tract reconstruction. J Urol 116: 341-347
68. Udeh FN (1985) Simple management of difficult vesicovaginal fistulae by the anterior transvesical approach. Int Urol Nephrol 17: 159-163
69. Van Nagell JR, Donaldson ES, Wood EG (1983) Urinary tract involvement by invasive cervical cancer. In: Buchsbaum HJ, Schmidt JO (eds) Gynecologic and obstetric urology, Saunders, Philadelphia
70. Ueda J, Twatsubo E, Osada Y et al (1978) Closure of a vesicovaginal fistula using a vaginal flap. J Urol 119: 742-743
71. Walz PH, Hohenfellner R (1984) Spätergebnisse nach Harnableitung mittels Kolon-Conduit bei Kindern. Akt Urol 15: 243-247
72. Wandschneider G, Pummer K (1988) Bulbocavernoususfettlappenplastik Z Urol Nephrol 81: 685-688
73. Zacharin RF (1988) Obstetric fistula. Springer, Wien New York
74. Zander J (1990) Unveröffentlichte Beobachtungen
75. Zimmern PE, Hadley HR, Staskin DR, Raz S (1985) Genitourinary fistulae. Vaginal approach for repair for vesicovaginal fistulae. Urol Clin North Am 12: 361-367

VII Behandlung von Fisteln im Bereich des Rektums und des Anus

H. Hansen und B. Ultsch

INHALT

1 Anorektale Fisteln und ihre Bedeutung

Fistelnde Veränderungen entstehen am häufigsten im Anorektalbereich auf dem Boden einer pyogenen Entzündung einer Proktodealdrüse. Diese Drüsen sind beim Menschen rudimentär angelegt. Sie münden immer in einer Krypte des Analkanals, meist an der hinteren Analkommissur (Abb. 1, 2). Seltener finden wir sie an der vorderen und kaum an der lateralen Wand des Analkanals. Die Drüsenausläufer verzweigen sich mit einem oder mehreren blinden Schläuchen in den Sphinkteren. Die Fisteln entstehen spontan oder es geht ihnen ein Abszeß voraus.

Schwache Durchblutung der Kryptenzone und geringe Schwellfähigkeit dieses Analbereichs begünstigen die Ausbildung einer Infektion der Proktodealdrüsen. Besonders bei erhöhtem Sphinktertonus werden Darminhalt und Keime in die Einmündungsstelle der Drüsenschläuche gepreßt und so die Entzündung ausgelöst. Menschen mit niedriger oder fehlender Sphinkterkraft, wie z. B. Kinder, Ältere oder Inkontinente, erkranken deshalb viel seltener an einem anorektalen Fistelleiden. Auch Frauen werden seltener als Männer von einer gewöhnlichen Analfistel befallen. Die Ursache hierfür ist der physiologischerweise niedrigere Sphinktertonus im weiblichen Analkanal. Dies ist durch die morphologische Besonderheit bedingt, daß beim weiblichen Geschlecht der Schließmuskelring perineal nur halb so hoch ist wie kokzygeal (der Mann hat dagegen normalerweise einen zylinderförmig hinten wie vorne gleich hohen Sphinkterapparat) (Abb. 3a, b).

Im weiteren Verlauf dringt die Entzündung über den Drüsenschlauch entlang präformierter Leitschienen in die verschiedenen Spalträume des Kontinenzorgans vor, meist in das perianale oder ischiorektale Fettgewebe (Abb. 4).

Die zahlreichen Varianten der anorektalen Fisteln werden entsprechend dem morphologischen Verlauf, der durch die unterschiedlich möglichen Verzweigungen der Proktodealdrüse bedingt ist, in vier Gruppen unterteilt: intermuskuläre, ischiorektale, subkutane und submuköse sowie pelvirektale Fisteln.

Die perianalen Infekte können zu ausgedehnten Analödemen führen. Diese sind um so ausgeprägter, je näher die Entzündung an der Analöffnung und damit an der sehr schmerzempfindlichen Analkanalhaut liegt. Die durch einen transsphinktären Entzündungsverlauf entstandenen *Ischiorektalabszesse* liegen im lockeren Fettgewebe der Ischiorektalgrube. Sie zeigen erst spät Entzündungszeichen wie Rötung, Ödeme und Schmerzen. Oft haben die Patienten subfebrile Temperaturen und dumpfe, manchmal klopfende Schmerzen im Anorektalbereich. Die Eröffnung dieser Abszesse erfolgt durch einen großen ovalären oder T-förmigen Schnitt (Abb. 5); beim letzteren empfiehlt sich das Zurückschneiden der Hautecken. Ohne Rohrdrainage ist so für einen ausreichenden Abfluß gesorgt. Nach Abszeßinzision entwickelt sich in über 90% eine Fistel. Wurde eine ausreichend große Eröffnung des Abszesses durchgeführt, so entsteht ein gradliniger Fistelgang, der die Entzündungsquelle in der Krypte auf direktem Weg mit der äußeren Haut verbindet. Zaghafte Inzisionen bewirken häufig unzureichende Eiterentleerung, rezidivierende Verläufe und schließlich unübersichtliche, gewundene Fistelverzweigungen (den sog. Fuchsbau), die oft nur mit Mühe aufgesucht und behandelt werden können (Abb. 6).

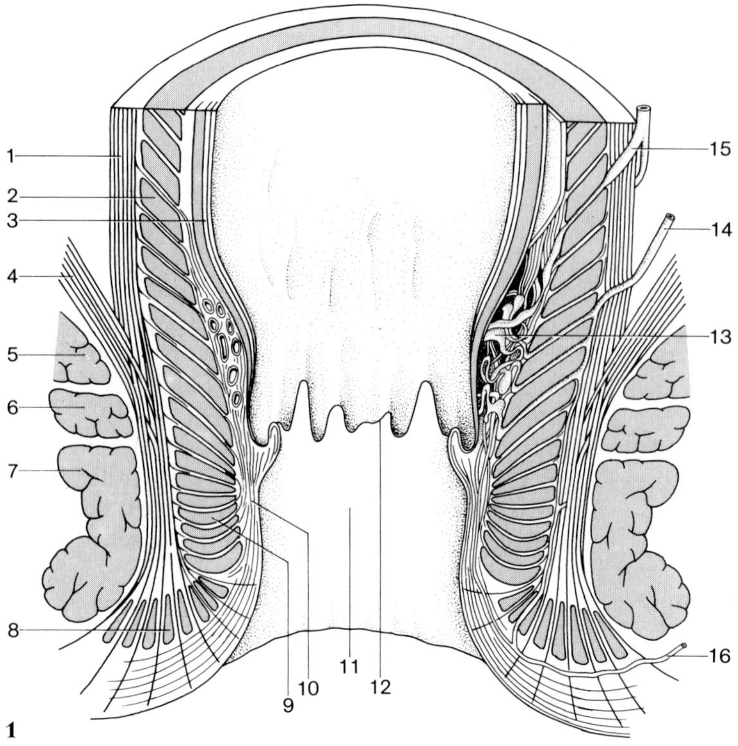

1

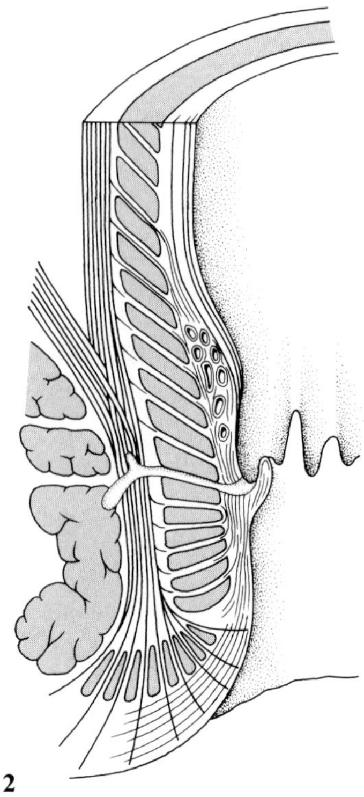

2

Abb. 1. Schematische Darstellung des anorektalen Kontinenzorgans (Frontalschnitt). *1* Längsmuskulatur des Rektums, *2* Ringmuskulatur des Rektums, *3* Muscularis mucosae, *4* M. pubococcygeus, *5* M. puborectalis, *6* M. sphincter ani externus profundus, *7* M. sphincter ani externus superficialis, *8* M. sphincter ani externus subcutaneus, *9* M. sphincter ani internus, *10* M. canalis ani, *11* Analkanalhaut, *12* Kryptenlinie, *13* Corpus cavernosum recti, *14* Gefäßabfluß zur Vena rectalis media, *15* Gefäßabfluß zur Vena rectalis superior, *16* Gefäßabfluß zur Vena rectalis inferior. Nach HANSEN und STELZNER [2]

Abb. 2. Längsschnitt durch den Analkanal mit einer Proktodealdrüse, die transsphinkter verläuft und in eine Kryptentasche mündet. Nach HANSEN und STELZNER [2]

Bei den meisten Fisteln liegt die innere Fistelöffnung im Bereich der Kryptenlinie (Abb. 1, 2). Entsprechend der Verteilung der Proktodealdrüsen findet sie sich am häufigsten an der Hinterwand des Analkanals, gewöhnlich bei 6 Uhr in Steinschnittlage.

Die äußere Fistelöffnung der *intermuskulären Fisteln* liegt im allgemeinen in einem Bereich von 2 cm neben dem Anus. Ist die Öffnung weiter entfernt, so handelt es sich meist um eine ischiorektale Fistel. Diese können ein- oder beidseitig die Ischiorektalgrube befallen (Abb. 6). Auch wenn mehr als eine äußere Fistelmündung vorliegt, besteht dennoch fast immer nur eine einzige innere Fistelquelle. Alle Fistelgänge stehen miteinander in Verbindung. Sie gehen von einem Infektionsherd in den Krypten aus. Daneben werden auch blinde Fisteln beobachtet. Zum Zeitpunkt der Untersuchung ist entweder die innere oder die äußere Fistelöffnung nicht nachweisbar.

Selten lokalisiert sich ein anorektaler Infekt im Bereich des Pelvirektalraums (Abb. 4). Die Ursache dieser Abszesse und Fisteln können entzündete pararektale Lymphknoten, eine fortgeleitete intermuskuläre oder ischiorektale Entzündung sein. Pfählungsverletzung, eingedrungene Fremdkörper oder ein fistelndes Darmsegment bei einem Morbus Crohn sind weitere mögliche Ursachen *pelvirektaler Infektionen.* Diese Entzündungen werden meist spät diagnostiziert, da sie supralevatorisch neben der Rektumwand liegen. Dringt der pelvirektale Eiterherd durch den Levator und die Ischiorektalgrube zur äußeren Haut, so entsteht eine blinde äußere Pelvirektalfistel. Die kompletten pelvirektalen Fisteln haben ihre innere Öffnung im Bereich der feuchten Rektummukosa und ziehen translevatorisch durch die Ischiorektalgrube zur perianalen Haut.

Mit Ausnahme der Pelvirektalfisteln haben alle anderen Entzündungsvarianten eins gemeinsam: sie beginnen in einer Krypte und enden an der äußeren perianalen Haut. Analfisteln sind Röhrenfisteln, die

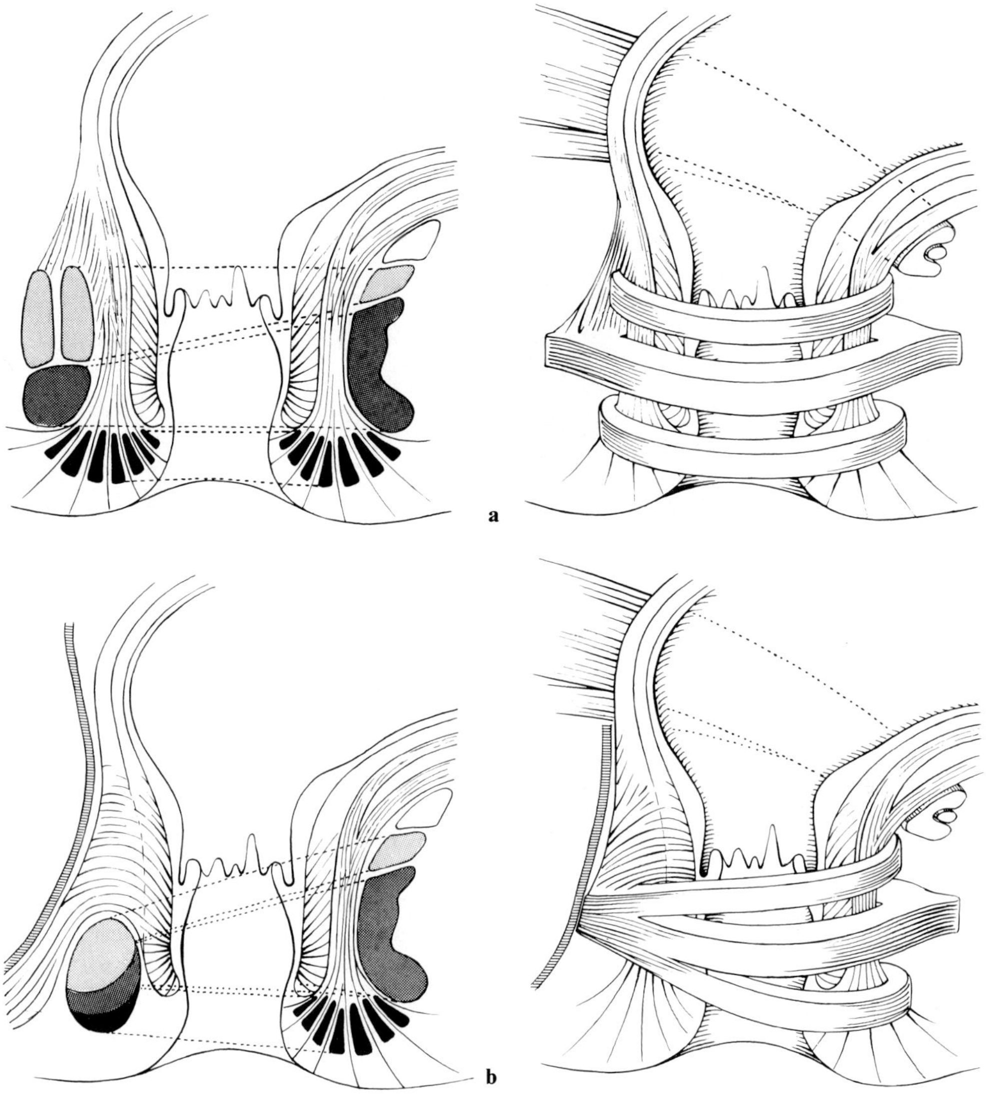

Abb. 3. **a** Schema des Sphincter ani externus beim Mann. Der Sphincter ani externus subcutaneus ist ringförmig und perineal und coccygeal gleich hoch. Der sphincter ani ext. superficialis ist coccygeal mächtiger als perineal. Der Sphincter ani ext. profundus ist perineal viel mächtiger als coccygeal. Insgesamt bildet der äußere Analsphinkter beim Mann perineal wie coccygeal einen gleich hohen Muskelzylinder. **b** Schema des Sphincter ani externus bei der Frau. Perineal ist der Muskelring nur halb so hoch wie coccygeal. Der Sphincter internus der Frau ist perineal mächtiger als coccygeal und überlappt den Externus. Nach STELZNER [3]

spontan kaum ausheilen. Mit jeder Stuhlentleerung gelangt infektiöser Darminhalt unter Überdruck in die Fistelquelle. Das anale Fistelleiden wird so ständig unterhalten. Nur die chirurgische Behandlung ist erfolgversprechend. Die breite, großzügige Freilegung des Fistelgangsystems bis zur inneren Infektionsquelle ist die sicherste Methode, eine Anorektalfistel dauerhaft zu sanieren. Unter Berücksichtigung der komplizierten chirurgischen Anatomie des anorektalen Kontinenzorgans können fast alle Fisteln ohne merkbare Minderung der Kontinenzleistung freigelegt und geheilt werden.

Da die Fistelgänge immer mehr oder weniger große Abschnitte des Schließmuskelapparates umfassen, fürchten viele Operateure, durch eine komplette Spaltung des Fistelkanals eine Inkontinenz

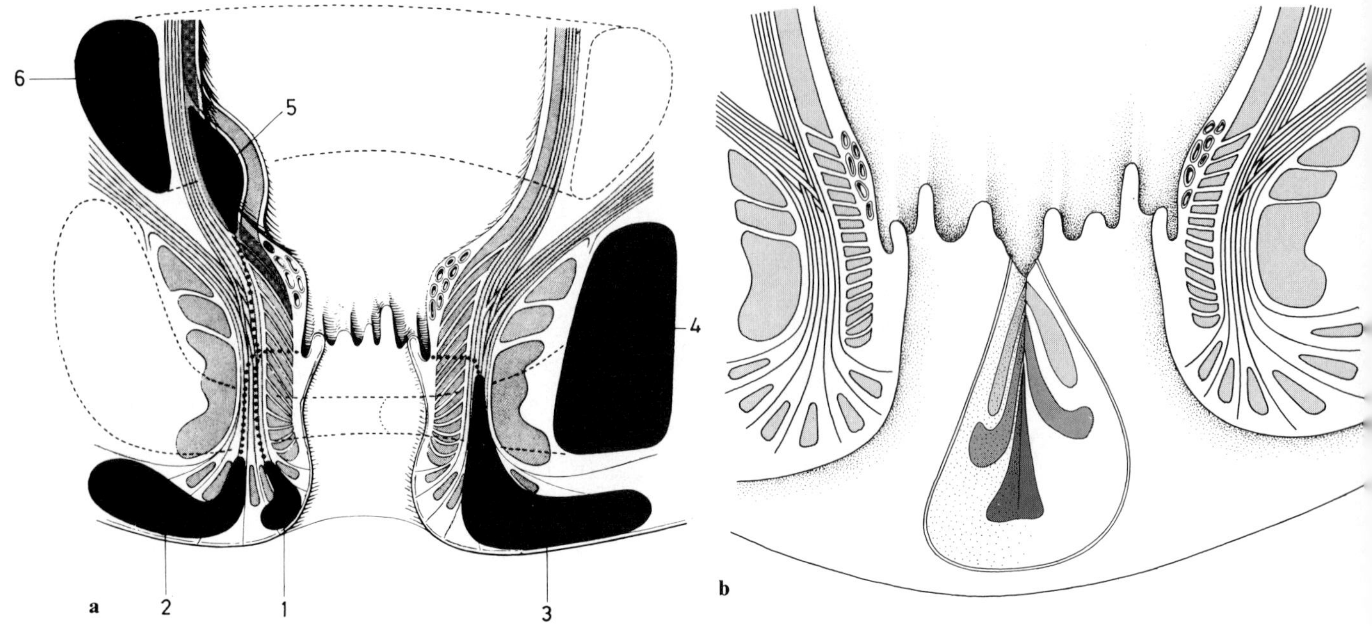

Abb. 4. **a** Frontalschnitt durch das Becken, schematische Darstellung anorektaler Abszesse. *1* marginaler Abszeß, *2* perianaler Abszeß, *3* ausgedehnter intermuskulärer Perianalabszeß, *4* ischiorektaler Abszeß, *5* hoher intermuskulärer Abszeß, *6* pelvirektaler Abszeß. **b** Schematische Darstellung einer gespaltenen Analfistel bei 6 h (Frontalschnitt). Der Fistelgang ist in der gesamten Länge freigelegt. Durch Anschrägen der Wundränder entsteht eine pyramidenförmige Wunde. Nach STELZNER und HANSEN [1]

zu erzeugen. In den meisten Fällen durchdringen aber die Proktodealdrüsen die Schließmuskeln unterhalb des oberen Drittels des Analkanals (Abb. 7). Es müssen deshalb in der Regel nie mehr als ⅘ der Sphinkteren durchtrennt werden. Die erhaltenen Anteile der glatten und quergestreiften Schließmuskeln gewährleisten zusammen mit den übrigen Kontinenzelementen einen vollen Erhalt der Kontinenzfunktion. Passagere Abschlußschwächen nach Fistelspaltung werden vor allem nach Heilung einer mehrfach anoperierten Fistel gelegentlich beobachtet. Nach Abschluß der Wundheilung bessern sich diese Kontinenzminderungen.

Gelegentlich kann ein kontinenzschonendes Vorgehen nur durch eine zweizeitige Fistelspaltung erreicht werden. Niemals darf aber das gesamte Muskelsystem mit dem Beckenboden durchschnitten werden. Es resultiert sonst eine totale, häufig irreparable Inkontinenz. Kompliziert verlaufende und rückfällige Analfisteln sollten durch einen auf diesem Gebiet erfahrenen Operateur behandelt werden.

Perineal gelegene Fisteln erfordern beim weiblichen Geschlecht besondere Aufmerksamkeit. Wie erwähnt, ist an der vorderen Kommissur des Analkanals der Sphinkterring nur halb, manchmal sogar nur ein Drittel so hoch wie kokzygeal. Nach operativer Freilegung perinealer Fisteln bei der Frau treten deshalb häufiger Abschlußschwächen unterschiedlicher Grade auf.

Abb. 5. T-förmige Inzision eines ischiorektalen Abszesses *(links)*. Anschließend entsteht eine gerade Ischiorektalfistel *(rechts)*. Nach STELZNER [3]

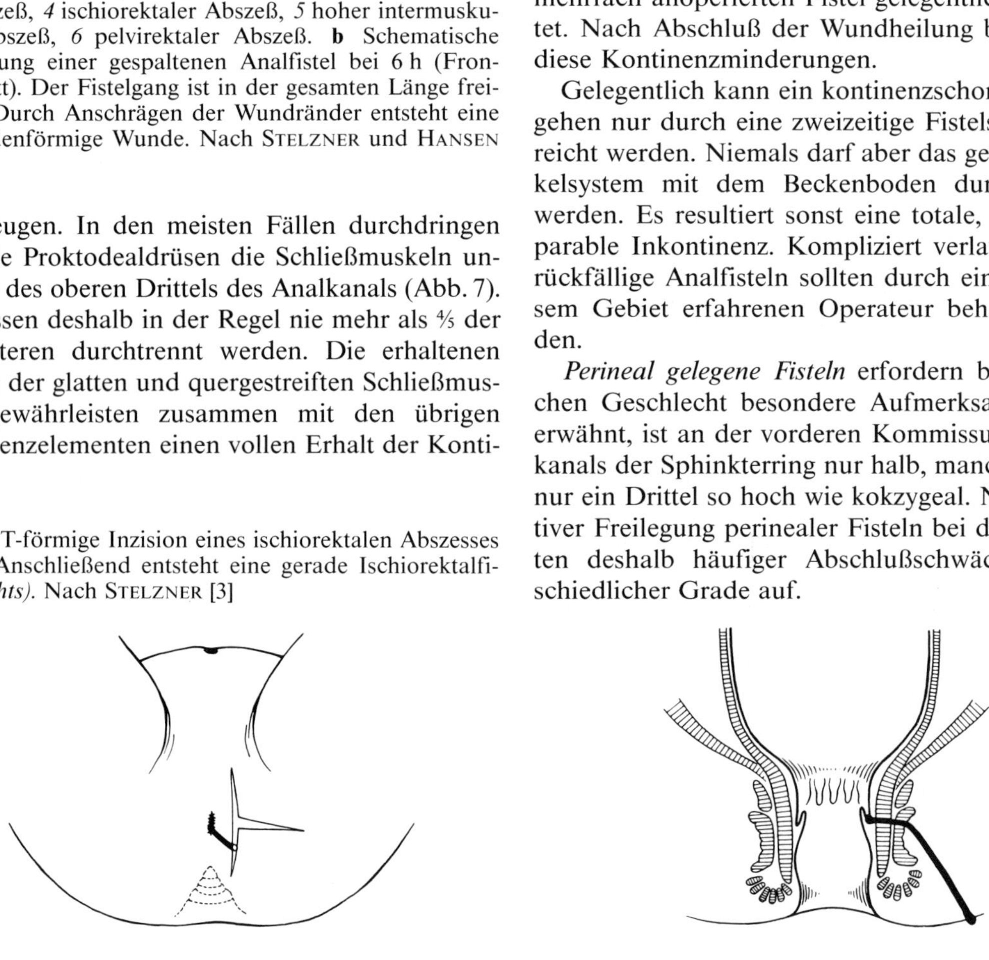

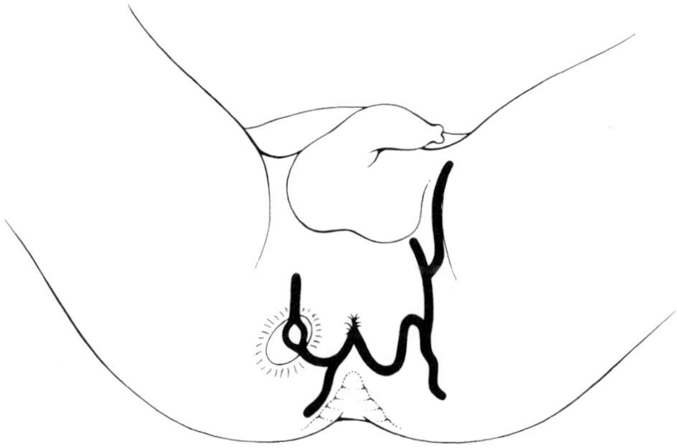

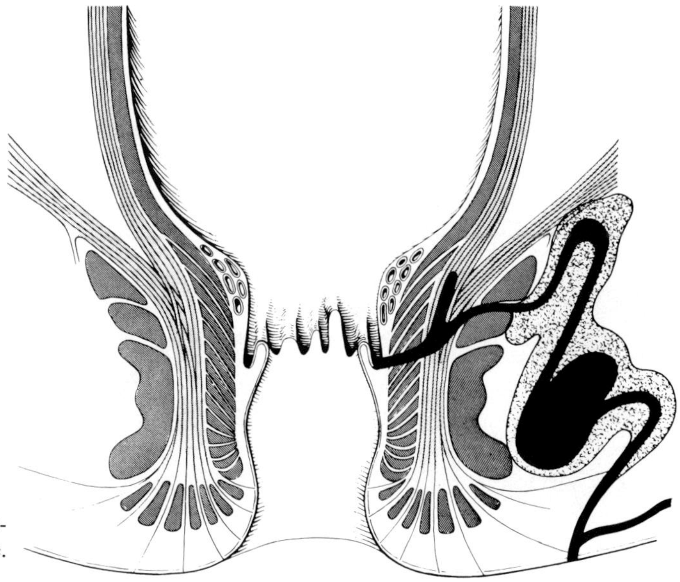

Abb. 6. Komplizierte Ischiorektalfistel mit hohem sublevatorischem Fistelverlauf und ischiorektaler Abszeßhöhle. Nach STELZNER [3]

Die seltenen pelvirektalen Fisteln umgreifen das gesamte Muskelsystem im Beckenboden. Sie dürfen nicht zum Anorektallumen gespalten werden. Bei kompletten Fisteln wird hier, im allgemeinen nach Anlage einer Entlastungskolostomie, die Öffnung im Mastdarm durch Naht verschlossen.

Wenig Schwierigkeiten bereiten im allgemeinen die häufigen intermuskulären Fisteln. Bei einiger Übung und Beachtung der besonderen chirurgischen Anatomie des Anorektum können sie ohne Sorge um die Kontinenz freigelegt werden. Nachfolgend werden einige Richtlinien der Fistelspaltung dargestellt.

Die beste Lagerung zur Operation ist bei den allermeisten Anorektalfisteln die Steinschnittlage. Nur bei weit nach sakrokokzygeal ziehenden Fisteln oder bei den echten Mastdarmfisteln ist die linke Seitenlagerung günstiger.

Wichtigste Maßnahme zur korrekten Freilegung einer Analfistel ist die sorgfältige *Sondierung des Fistelgangs*. Ein Standardschema, wie im Einzelfall vorzugehen ist, gibt es nicht. Zunächst sollte das Einführen der Sonde von der äußeren Fistelöffnung aus versucht werden. Dabei wird der linke Zeigefinger in den Analkanal eingeführt. Häufig tastet er dabei schon die innere Fistelquelle. Die Sonde wird sanft in diese Richtung vorgeführt. Gewaltsames Bohren ist zu vermeiden. Nur wenn die Sondierung mühelos vorgenommen werden kann, ist der Fistelkanal sicher aufgefunden. Gelegentlich, vor allem bei mehrfach voroperierten Patientinnen, ist es sicherer, den Fistelgang von innen und außen gleichzeitig zu sondieren. Findet man jedoch die innere Fistelquelle nicht sicher, so empfiehlt es sich, zunächst Milch, die mit Methylenblau vermischt ist, in den Fistelgang einzuspritzen. Nur wenn sich die blaugefärbte Milch sichtbar über die innere Infektionsquelle im Bereich der Krypten entleert, sollte die Sondierung wieder aufgenommen werden. Bei Pelvirektalfisteln entleert sich die Milch in den Mastdarm. Der Nachweis dieser Fistelvariante erfolgt durch Blauverfärbung eines in das Rektum eingelegten Streifen. Ist die innere Fistelquelle zum Zeitpunkt der Untersuchung bzw. geplanten Operation verklebt, besteht eine inkomplette Fistel. Bei

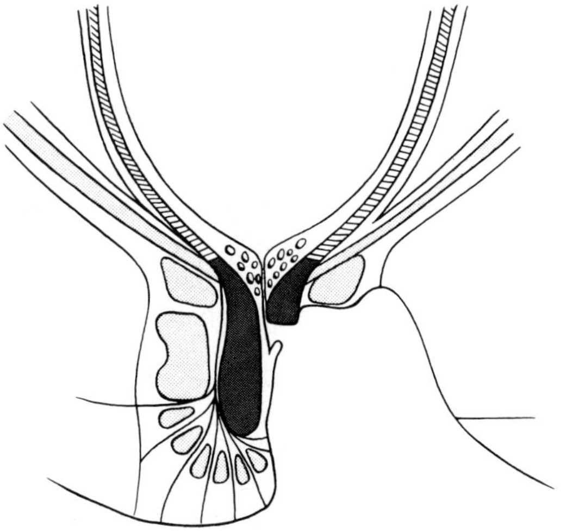

Abb. 7. Schematische Darstellung des Kontinenzorgans nach Fistelspaltung. Alle Kontinenzelemente sind erhalten. Nach STELZNER [3]

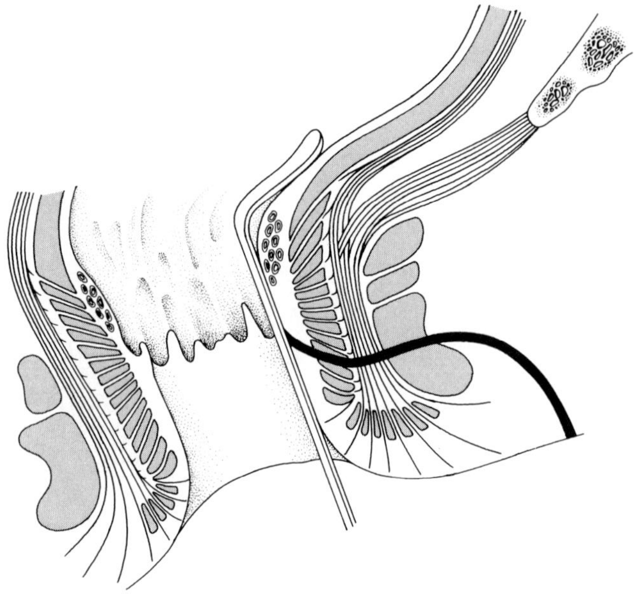

Abb. 8. Ein in den Mastdarm eingeführter Spatelhaken zeigt den Abstand der inneren Fistelöffnung von der Anorektallinie (hier bei einer Ischiorektalfistel). Nach HANSEN und STELZNER [2]

ausreichender Erfahrung können auch diese Fisteln richtig freigelegt und geheilt werden. Im Zweifel sollte jedoch zugewartet und nach einigen Wochen erneut kontrolliert werden.

Im allgemeinen befinden sich die inneren Fistelöffnungen im Übergang vom mittleren zum oberen Drittel. Mit Hilfe eines Langenbeck-Hakens kann die Lage der Fistelöffnung im Analkanal ermittelt werden. Der Haken wird an der hinteren Kommissur oberhalb der Puborektalisschlinge in den Mastdarm eingelegt. Durch Zug am Haken erkennen wir den anorektalen Knick und können so die Länge des Analkanals feststellen (Abb. 8). Liegt die innere Fistelquelle nahe der anorektalen Ebene bzw. oberhalb der Kryptenzone, können große Teile des Sphinkterapparates umfaßt sein. Bei Spalten dieser Fisteln ist größte Vorsicht geboten. Zweizeitiges Operieren oder im Zweifel auch Verzicht auf die Durchtrennung des sphinkterdurchbohrenden Hauptganges ist in solchen problematischen Fällen immer vorzuziehen.

Bei den gradlinigen perinealen oder leicht gebogenen kokzygealen Fisteln wird nach vollständiger Sondierung der Fistelkanal schrittweise freigelegt. Nach Anschrägen der Wundränder wird die aufgespaltene Gangstrecke etwa dreimal größer als der in situ belassene Fistelkanal. Es entsteht so eine pyramidenförmige Wunde, die von unten nach oben granuliert, schrumpft und epithelisiert. Die gespaltene Fistel wird damit zu einem Teil der äußeren Haut. Mehr als 90% der Analfisteln können einzeitig gespalten werden. Nach erfolgter Freilegung wird die Wunde mit einer Tannin-Rivanol-getränkten Gaze locker tamponiert. Diese wird nach zwei Tagen entfernt; am besten nach einem Sitzbad. In der Folgezeit wird die Analregion täglich zwei- bis dreimal geduscht und mindestens einmal täglich ein Sitzbad durchgeführt. Auf die Wunde wird ein Verband mit desinfizierender Lösung gegeben. Wir verwenden dazu 0,5%ige Bradosol-Lösung. Ab dem dritten bis vierten postoperativen Tag wird die anale Wunde und der Analkanal regelmäßig in etwa dreitägigem Abstand sanft digital gedehnt. Zur Vermeidung von Schmerzen beim Stuhlgang erhalten die Patienten ein Gleitmittel. Je nach Wundgröße und lokaler Wundbeschaffenheit ist eine stationäre Behandlung von 8 bis 14 Tagen erforderlich. Hat sich eine samtrote Granulationsfläche ausgebildet, werden die feuchten Wundverbände durch dünn mit Heilsalbe bestrichene Mullkompressen ersetzt. Ambulante Kontrollen sind in etwa vier- bis sechswöchigem Abstand empfehlenswert.

Bei Frauen kann – je nach Höhe des Fistelkanals durch den schmalen perinealen Schließmuskelabschnitt des weiblichen Analkanals – eine Kontinenzschwäche oder gar ein völliger Kontinenzverlust resultieren. Über diese Möglichkeit muß die Patientin vor der Operation aufgeklärt werden. Nach Abheilen der Fistelwunde und nach Bildung einer weichen Narbe kann die Rekonstruktion des Sphinkterapparates durch Schließmuskelnaht oder -plastik vorgenommen werden. Erfahrungsgemäß erfolgt sie am besten etwa 9 bis 12 Monate nach Fisteloperation.

Nicht mit dem Darm verbundene Fisteln sind der *Sinus pilonidalis* und die Pyodermia fistulans sinifica. Letztere kommt praktisch nur beim Mann vor.

Der Pilonidalsinus ist eine Entzündung im Bereich des subkutanen Fettgewebes der sakrokokzygealen Region. Früher hielt man diese Erkrankung für ein fistelndes Dermoid. Als Rarität kann dies selten hier auch einmal nachgewiesen werden. Viel häufiger handelt es sich um eine Entzündung, die von in die Haut eindringenden Haaren in der Medianlinie des Kreuzbeins bzw. Steißbeins ausgeht. Die Eintrittspforte der Haare, die sog. primäre Sinusöffnung, ist gewöhnlich reizlos. Die sekundären Sinusöffnungen (bzw. Fistelöffnungen) werden dagegen leicht aufgrund ihrer bräunlichen Pigmentierung oder des herausquellenden Granulationsgewebes identifiziert. Adipositas, Hyperhydrosis, dunkle Pigmentierung und starker Haarwuchs sind begünstigende Faktoren. Männer sind drei- bis viermal häufiger betroffen als Frauen. Im allgemeinen tritt der Pilonidalsinus zwischen dem 20. und dem 40. Lebensjahr auf.

Wesentliche Voraussetzung für eine definitive Sanierung ist die Beseitigung des gesamten Entzündungssystems, insbesondere der primären Sinusöffnungen, die häufig wegen ihrer Unscheinbarkeit übersehen werden. Den entstandenen Defekt kann man plastisch decken oder auch sekundär zuheilen lassen.

Schließlich ist auf die immer häufiger vorkommenden analen und perianalen Ulzerationen zu verweisen. Meist leiden diese Patientinnen an einer granulomatösen Darmerkrankung, dem Morbus Crohn. Sie werden konservativ mit Cortison, Metronidazol, Salazosulfapyridin oder 5-Aminosalizylsäure behandelt.

Aus solchen analen Ulzerationen können die granulomatösen Fisteln des Morbus Crohn entstehen. Sie unterminieren und zerstören fortschreitend die gesamte perianale und später genitale sowie inguinale Umgebung und sind lokal inoperabel. Das Ausmaß der perianalen Destruktion korreliert mit dem Grad der Darmentzündung. Diese Fisteln dürfen nicht mit den gewöhnlichen kryptogenen Analfisteln, die beim Morbus Crohn gehäuft auftreten, verwechselt werden. Ca. 10% aller im eigenen Krankengut behandelter Fisteln haben eine Enteritis granulomatosis Crohn als Ursache. Kryptogene Fisteln beim Morbus Crohn können vielfach nach gleichen therapeutischen Richtlinien behandelt werden, wie sie für darmgesunde Patientinnen gelten.

2 Anorektovaginale Fisteln und ihre Behandlung

Die Ursachen der anorektovaginalen Fisteln sind vielfältig. Diese Fisteln können einmal als Folge eines infiltrativen Wachstums eines Rektum-, Cervix- oder Vaginal-Karzinoms auftreten. Eine weitere Ursache fistelnder Verbindung zwischen Rektum und Vagina ist die strahlenbedingte Gewebsnekrose der Wandanteile beider Hohlorgane. Der Zeitraum zwischen Bestrahlung und Auftreten der Fistel kann wenige Wochen bis mehrere Jahre, gelegentlich sogar Jahrzehnte betragen. Daneben sind Geburtsverletzungen oder chirurgische Verletzungen bei gynäkologischen oder proktologischen Operationen (Endometriose!) eine andere wichtige Quelle anorektovaginaler Fisteln. Auch vergessene oder jahrelang liegende Pessare sind als Ursache rektovaginaler Fisteln beobachtet worden. Schließlich können vor allem die anovaginalen Fisteln spontan oder nach operativer Behandlung eines anorektalen Abszesses auftreten.

Die Symptomatologie der meisten anorektovaginalen Fisteln ist so eindeutig, daß kein Zweifel am Vorliegen einer Fistel zwischen Mastdarm und Scheide besteht. Die Patientinnen klagen über vaginalen Luft- oder Stuhlabgang. Kleine Fisteln machen sich manchmal nur durch bräunlich schmierige Sekretion aus der Scheide bemerkbar.

Die gleichzeitige vaginale und rektale Palpation erlaubt gewöhnlich, den Fistelgang gut zu fühlen. Rektoskopisch und proktoskopisch ist eine Fistelöffnung nur bei größerem Fisteldurchmesser zu erkennen. Dagegen kann mit einer vaginalen Untersuchung oft auch eine kleine Fistelöffnung nachgewiesen werden. Vorsichtiges Sondieren mit einer Knopfsonde von vaginal und Gegentasten von transanal bzw. transrektal erlaubt die Sicherung der Diagnose. Gelingt die Sondierung nicht mühelos, sollte auf sie verzichtet werden und eine Röntgenuntersuchung vorgenommen werden. Als Kontrastmittel empfiehlt sich, zur besseren Fisteldarstellung bei fraglichen Fällen ein dünnflüssiges oder wässeriges Präparat zu verwenden.

Winzige Fistelverbindungen können einem konservativen Behandlungsversuch zugeführt werden (z. B. lokale antientzündliche oder Östrogenbehandlung). Es handelt sich in der Regel hierbei um fadenförmige Fisteln, die nach operativen Eingriffen aufgetreten sind. Alle anderen Fälle können nur durch einen operativen Eingriff einer Heilung zugeführt werden. Für das zu wählende Operationsverfahren ist die korrekte Lokalisation des Fistelverlaufs von ganz entscheidender Bedeutung.

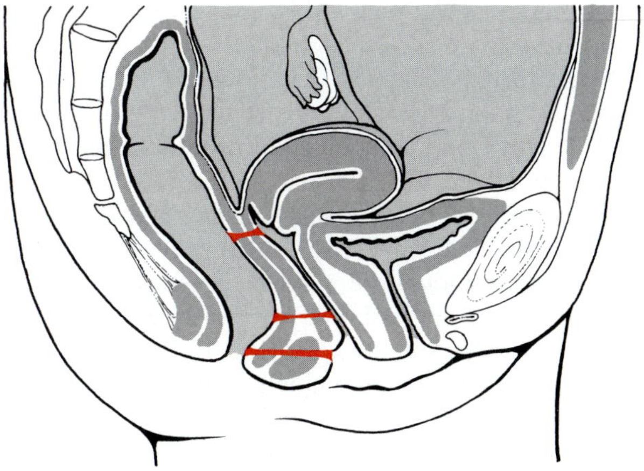

Abb. 9. Darstellung der anovaginalen und hohen sowie tiefen rektovaginalen Fisteln.

Wir teilen die Fisteln in folgende Varianten ein:
1. hohe rektovaginale Fisteln,
2. tiefe rektovaginale Fisteln,
3. anovaginale Fisteln (siehe Abb. 9).

Die anovaginalen Fisteln sind verhältnismäßig leicht zu bestimmen. Hier zieht gewöhnlich der Fistelgang in geradlinigem Verlauf von der Scheide oder dem Scheideneingang durch die Sphinkteren in den Analkanal.

Als tiefe rektovaginale Fisteln bezeichnen wir die Verbindung zwischen Rektum und Scheide, die knapp oberhalb des Schließmuskelapparates bis in einer Höhe von 2 cm verlaufen. Alle übrigen höhergelegenen rektovaginalen Fisteln werden dem hohen Typ zugeordnet.

3 Operationsverfahren haben sich für die Behandlung der anorektovaginalen Fisteln in der Vergangenheit bewährt. Es sind dies:
1. Rektumresektion,
2. Bulbocavernosuslappenplastik (nach MARTIUS),
3. Fistelfreilegung und evtl. Sphinkterplastik.

Die tiefe Rektumresektion hat sich in der Vergangenheit für die *Behandlung der hohen rektovaginalen Fisteln* sehr bewährt. Die Erfolgsrate liegt hoch, ein endgültiger Verschluß der Fistel ist bei mehr als 95% mit diesem Verfahren zu erzielen. Voraussetzung für die Durchführbarkeit der Rektumresektion ist ein sicherer Ausschluß eines etwaigen Malignomrückfalls.

Daneben gibt es operationstechnische Hinderungsgründe, die das Durchführen dieser Methode erschweren oder gar unmöglich machen können. Dies gilt zum Beispiel für eine ausgeprägte Adipositas, die eine ausreichende Mobilisation des linken Kolons in der linken Kolonflexur sowie eine lockere Plazierung des herabzuziehenden Dickdarms verhindern kann. Auch eine vorausgegangene Anlage eines Sigmaafters verhindert gelegentlich die Durchführung dieses Operationsverfahrens. Präoperativ ist eine Darstellung der Ureteren durch ein i.v. Pyelogramm unbedingt erforderlich. Sind bereits zahlreiche Operationen im Becken vorausgegangen und ist mit Verwachsungen zu rechnen, so sollte man sich vom Urologen Harnleiterkatheter zur besseren Orientierung einlegen lassen.

Zur Operation wird die Patientin so gelagert, daß sowohl von abdominal als auch von transanal operiert werden kann. Über eine große mediane Laparotomie, die von der Symphyse bis in den Mittelbauch reicht, wird die Bauchhöhle eröffnet, die linke Flexur und das Colon descendens mobilisiert, das Sigma vom parietalen Bauchfell gelöst und schließlich das Rektum bis zum Beckenboden mobilisiert. Dabei wird zunächst erst das Spatium retrorektale freipräpariert. Anschließend werden die Paraproktien durchtrennt und nun wird die gelegentlich mühsame Freipräparation des Spatium prärektale vorgenommen. Je nach Höhe der Fistel trifft man früh oder erst knapp oberhalb des Beckenbodens auf die Fistel, die scharf durchtrennt wird. Die Fistelöffnung in der Scheide verschließen wir mit einstülpenden Nähten. Als Nahtmaterial empfehlen wir das spät resorbierbare PDS oder Maxon. Nach Resektion des fistelnden Darmabschnittes erfolgt die Anastomosierung des mobilisierten Kolons mit verbliebenem Rektumstumpf bzw. dem Analkanal (je nach Höhe der fistelnden Verbindung). Ist der Rektumstumpf ausreichend lang, können wir mit Hilfe eines transanal eingeführten Klammernahtgerätes eine geklammerte Anastomose vornehmen und auf einen Anus präter naturalis verzichten.

Wichtig ist, daß die Anastomose etwa 2 bis 3 Querfinger von der Fistelöffnung entfernt ist. Je näher die Abtragungsstelle im Analkanal liegt, desto eher entschließen wir uns zu einer transanal mit der Hand genähten Anastomose. Dazu werden die Beine der Patientin hochgedreht, der Analkanal ausgestülpt und dann mit etwa 10–12 3×0 Vicrylnähten die koloanale Anastomose gelegt. Diese ganz tiefen Anastomosen entlasten wir zur Sicherheit durch einen Anus präter transversalis, der in den oberen Wundwinkel gelegt wird. Handelte es sich um eine Fistelöffnung, die fingerkuppengroß oder größer war, so mobilisieren wir das große Netz und legen es sicherheitshalber an die Hinterwand der Scheide. Die Entlastungskolostomie bei den handgenähten tiefen koloanalen Anastomosen können wir im allgemeinen nach 3 Monaten zurückverlegen. Eine Röntgenkontrolle mit wasserlöslichem Kontrastmittel zeigt uns, ob die Anastomose gut verheilt ist.

Tiefe rektovaginale Fisteln werden am besten mit einer Bulbocavernosus-Lappenplastik versorgt. Versuche eines direkten Fistelverschlusses sind häufig erfolglos. Auch die alleinige Anlage eines Anus praeter führt selten zur Ausheilung einer rektovaginalen Fistel. Dagegen erzielen wir mit einer Lappenplastik und einer zusätzlichen Entlastungskolostomie in etwa 80% eine Beseitigung der Fistel.

Präoperativ wird die Patientin wie zu einer Darmoperation vorbereitet und der Darm entleert bzw. gereinigt. Der Eingriff erfolgt in Steinschnittlage. Über bogenförmigen Hautschnitt im Damm präparieren wir zwischen Rektumvorder- und

Scheidenhinterwand nach kranial. Der meist derbe Fistelkanal wird scharf durchtrennt. Die Freipräparation des Spatium prärectale wird noch einige Zentimeter über den Fistelgang hinaus bis in gesundes Gewebe vorgenommen. Zunächst versorgen wir die Fistelöffnung im Mastdarm. Mit Einzelnähten wird der Narbenkragen einstülpend verschlossen.

Monofiles Nahtmaterial mit später Resorption (z. B. PDS, Maxon) ist heute hierfür vorzuziehen. Danach wird die vaginale Fistel verschlossen. Dies kann ebenfalls von der Wunde erfolgen. Manchmal ist aber auch ein Verschluß von transvaginal technisch günstiger und vorzuziehen. Die Scheidenfistelöffnung nähen wir dann mit früher resorbierbaren Nähten (z. B. Dexon, Vicryl). Sind beide Öffnungen verschlossen, präparieren wir einen Bulbocavernosus-Fettlappen aus einem der beiden Labien. Meist tastet man einen etwa fingerdicken Strang, den sog. M. bulbocavernosus. Über diesem inzidieren wir die Haut, ohne jedoch eine Verbindung zur perinealen Wunde herzustellen. Schrittweise wird dieser Fett-Muskellappen ausgelöst. Kleinere Blutungen können mit der Diathermie versorgt werden. Kranial wird der Lappen zwischen zwei Ligaturen durchtrennt. Er ist danach nur noch über einen kaudalen Stiel, über den auch die Gefäße ziehen, mit dem Damm verbunden. Nun untertunneln wir die Haut zwischen beiden Wunden, ziehen den Fettlappen nach perineal und plazieren ihn locker zwischen Rektum und Scheide. Hier wird mit einigen dünnen Fäden aus resorbierbarem Nahtmaterial fixiert. Vor der Naht der Subkutis und Kutis legen wir ein oder zwei dünne Redondrainagen ein. Die Patientin wird postoperativ mit angewinkelten Beinen im Bett gelagert (d. h. unter die Knie wird eine Rolle gelegt). Erst nach vier Tagen sollte die Patientin das Bett verlassen. Wurde kein A. p. gelegt, so sollten die Patientinnen nur flüssig ernährt werden (z. B. Astronautenkost), um eine Darmentleerung in den ersten Tagen zu vermeiden. Günstiger ist jedoch zur sicheren Wundheilung die A. p.-Anlage; nach ca. 3 Monaten kann gewöhnlich der Ausgang verschlossen werden. Ob die Fistel erfolgreich beseitigt worden ist, überprüft man am zuverlässigsten mit einem wasserlöslichen Kontrasteinlauf.

Bei den *anovaginalen Fisteln* müssen wir therapeutisch ganz anders vorgehen. Hier zieht die Fistel durch den Sphinkterapparat. Die einzige Möglichkeit, die röhrenförmige Fistel zum Ausheilen zu bringen, ist die Fistelspaltung (Begründung siehe vorheriges Kapitel).

Je nach Höhe des Fistelgangs durch den Analkanal müssen wir mit einer mehr oder minder starken Einbuße der Kontinenz rechnen. Dies teilen wir der Patientin zuvor mit. Die Ursache für die Kontinenzgefährdung beruht auf der Besonderheit, daß der weibliche Schließmuskelring perineal nur halb, oft sogar nur ein Drittel, so hoch wie kokzygeal ist. Bei allen perinealen Eingriffen ist der Schließmuskel und das Kontinenzorgan mehr gefährdet. Wenn wir die Fistel mit einem glatten Messerschnitt freigelegt haben, so geht kaum Gewebe verloren. Nach Abschluß der Wundheilung und Reparation des Narbengewebes (i. a. nach etwa einem ½–¾ Jahr) können wir, wenn eine bleibende Inkontinenz eingetreten ist, die Rekonstruktion der Sphinkteren vornehmen. Wichtig ist, daß weiche Narbenverhältnisse vorliegen. Vier Tage vor der geplanten Sphinkterrekonstruktion werden die Patientinnen flüssig ernährt und der Darm in üblicher Weise gereinigt und geleert. Die Operation wird in Steinschnittlage vorgenommen. Es wird ein Dauerkatheter gelegt. Das narbige Perineum wird wieder durch einen bogenförmigen Schnitt freigelegt. Der Analkanal darf dabei aber nicht eröffnet werden. Mit Hilfe der Diathermie (niedrig eingestellt) werden die durchtrennten Sphinkterschenkel aufgesucht und schließlich nach beiden Seiten so dargestellt, daß genügend Muskelgewebe erfaßt werden kann. Normalerweise gelingt eine Wiedervereinigung des Schließmuskels mit 3–4 Nähten. Es hat sich gezeigt, daß eine Überkorrektur der Schließmuskelhöhe günstig ist, d. h. durch unsere Naht versuchen wir den Muskelzylinder höher zu gestalten als er natürlicherweise angelegt ist. Da in den ersten Wochen der genähte Schließmuskelring immer etwas auseinanderweicht, verhindern wir so eine Minderung der Kontinenz. Auch bei der Rekonstruktion der Sphinkteren empfehlen wir in bestimmten Fällen zur Gewährleistung einer sichereren Heilung die Anlage einer Kolostomie. Dies gilt bei älteren Patientinnen und größeren Muskeldefekten. Nach 3–6 Monaten kann auch hier gewöhnlich der Ausgang zurückverlegt werden.

LITERATUR

1. Stelzner F, Hansen H (1985) Gynaekologische Proktologie. In: Käser O, Friedberg V, Ober KG, Thomsen K, Zander J (Hrsg) Gynaekologie und Geburtshilfe. Thieme, Stuttgart New York
2. Hansen H, Stelzner F (1987) Proktologie, 2. überarb. Auflage. Springer, Berlin Heidelberg New York Tokyo
3. Stelzner F (1976) Die anorektalen Fisteln, 2. überarb. Auflage. Springer, Berlin Heidelberg New York Tokyo

I Operative Eingriffe an der weiblichen Brust

I Diagnostische Eingriffe

J. BALTZER, R. KÜRZL und J. DE WAAL

INHALT

1 Inspektion und Palpation

Die gynäkologische Untersuchung schließt die Untersuchung der Brust ein. Jede Frau sollte auf die Möglichkeit und Notwendigkeit der regelmäßigen Selbstuntersuchung hingewiesen werden. Die Untersuchung beginnt mit der Inspektion. Auf eine Seitendifferenz der Brüste in Größe und Form ist zu achten. Die Mamillen und der Warzenhof werden inspiziert. Eine neu aufgetretene Einziehung der Brustwarze ist ein alarmierendes Symptom. Ekzematöse Veränderungen im Bereich des Warzenhofes mit Borkenbildung und kleinen Blutabsonderungen sind zumeist nicht harmlos. Bei der Beurteilung der Haut ist auf Hauteinziehung bzw. auf eine Vergröberung des Hautreliefs zu achten. Gleicht die Oberflächenstruktur einer Apfelsinenschale (peau d'orange), ist dieser Befund als dringend malignitätsverdächtiges Zeichen zu werten. Einziehungen der Haut oder Verziehungen der Mamille lassen sich besonders gut erkennen, wenn die Patientin die Arme emporhebt und senkt. Beim Einstemmen der Arme in die Hüften wird der Musculus pectoralis angespannt. Auch bei dieser Bewegung können Verziehungen von Haut und Brustwarze deutlicher werden.

An die Inspektion schließt sich die systematische Palpation der Brust an. Hierbei wird auf verdächtige Resistenzen bzw. abgrenzbare Knotenbildungen geachtet. Bei einem tastbaren Knoten wird der geschätzte größte Durchmesser angegeben sowie die Verschieblichkeit zur Haut und Unterlage registriert. Auch ein umschriebener lokalisierter Druckschmerz, der von der Patientin unabhängig von der Periode beobachtet wird, kann Hinweis für einen malignitätsverdächtigen Befund sein. Bei der Austastung der Achselhöhle wird auf vergrößerte Lymphknoten geachtet, wobei die Untersuchung zunächst bei herunterhängendem Arm erfolgt, da Lymphknoten sich der Betastung durch die Abduktion des Armes entziehen können. Derbe, vergrößerte Lymphknoten sind suspekt, kleine Lymphknoten finden sich gelegentlich bei schlanken Frauen, ohne daß pathologische Veränderungen vorliegen. Auch die supra- und infraklavikulären Lymphregionen werden abgetastet. Die Untersuchung der Brust soll bei der sitzenden und liegenden Frau erfolgen, da brustwandnahe bzw. im Bereich der unteren Quadranten lokalisierte Veränderungen besser an der liegenden Patientin palpabel sind. Auch die Lokalisierbarkeit isolierter Knotenbildungen ändert sich gelegentlich bei der sitzenden und liegenden Patientin. Da die Biopsie an der liegenden Patientin vorgenommen wird, ist diese Lokalisationskontrolle ratsam. Hierdurch läßt sich vermeiden, daß ein Befund, der nur an der sitzenden Patientin getastet wurde, bei der in Narkose liegenden Patientin nicht mehr zu palpieren ist.

Die Tastuntersuchung der Brust wird durch die Sekretprovokation abgeschlossen, wobei im Bereich beider Brüste versucht wird, Sekret zu exprimieren.

2 Apparative Diagnostik

Die *Mammographie* ist die wichtigste apparative Untersuchungsmethode der Brust [7, 15, 19, 21, 26, 27]. Eine optimale Bildqualität wird durch den Einsatz von Filmfolien in Kombination mit einem Strahlenraster erreicht [18]. Bezüglich der Leistungsfähigkeit der Mammographie variieren die Angaben im Schrifttum. Die Rate falsch positiver Befunde liegt zwischen 1 und 38% [12, 13, 14, 61, 72]. Die Rate falsch negativer Befunde schwankt zwischen 5 und 26,8% [12, 13, 14, 21, 50, 61, 72, 81]. Der Wert der Mammographie liegt nicht nur in der Aufdekkung kleiner und klinisch nicht faßbarer Karzinome, sondern auch in der Erkennung von Krebsrisikoveränderungen bzw. frühinvasiven Tumoren [43].

Als Indikation für die *Xero-Mammographie* gelten große Brüste, Brüste mit dichtem Drüsenkörper und die vorausgegangene Einlage einer Brustprothese. In Einzelfällen kann sie zusätzliche Hinweise geben, auch wenn ihr in den letzten Jahren zunehmend geringere Bedeutung beigemessen wurde.

Bei der *Pneumo-Zystographie* wird eine isolierte Zystenbildung im Drüsenkörper der Brust nach Abpunktieren der Flüssigkeit mit Luft gefüllt, um die Wandverhältnisse der Zyste beurteilen zu können. Bei glattwandiger Zyste kann mit hoher Wahrscheinlichkeit ein neoplastischer Prozeß ausgeschlossen werden [20].

Die Indikation zur *Galaktographie* ist bei pathologischer Mamillensekretion gegeben. Der sezernierende Milchgang wird mit einer dünnen, stumpfen Kanüle sondiert und mit wasserlöslichem Kontrastmittel aufgefüllt. Milchgangektasien, Füllungsdefekte, Kaliberschwankungen bzw. Gangverschluß lassen sich darstellen. Die Galaktographie erlaubt eine exakte präoperative Lokalisation des auffälligen Befundes für die Gewebeentnahme. Bei der histologischen Klärung verdächtiger galaktographischer Befunde lag in 9,4% ein invasives Karzinom, in 3% ein duktales Carcinoma in situ, und in 14,8% eine ausgedehnte, intraduktale, papilläre Epithelproliferation vor [57].

Die *Infrarot- bzw. Tele-Thermographie* und die *Flüssigkeit- bzw. Platten-Thermographie* ermitteln das Wärmemuster über der Brust [23, 30, 47]. Die Erwartungen einer Frühdiagnostik haben sich nicht erfüllt. Bei palpatorisch unklarem und mammographisch nicht sicher zu beurteilendem Befund kann die Thermographie zusätzliche Informationen geben. So z. B. bei der differentialdiagnostischen Klärung von unspezifischer Mastitis und inflammatorischem Mammakarzinom [21].

Die *Ultraschalluntersuchung* der Brust ermöglicht die Unterscheidung von zystischen bzw. soliden Tumoren und läßt eine genaue Lokalisation zystischer Veränderungen zu, die damit der Punktion zugänglich werden. Bei dem Versuch der Differentialdiagnose gut- oder bösartiger Veränderungen werden die Formen des Randechos, des unterschiedlichen Binnenechos und der verschiedenen Hinterwandechos bewertet [17, 18, 25, 37, 44, 44a, 82a]. Zum gegenwärtigen Zeitpunkt ist dies als ausschließliche diagnostische Maßnahme zur Klärung suspekter Veränderungen der Brust nicht ausreichend.

3 Zytologische Diagnostik

Folgende Methoden der Zellgewinnung gelangen an der Brust zur Anwendung [3, 38, 39, 55, 67, 83]:
- Aspirationszytologie
- Sekretzytologie
- Exfoliativzytologie

Die Indikation ist bei folgenden Veränderungen der Mamma gegeben:
- tastbare Befunde wie Knotenbildung und umschriebene Verdichtung
- pathologische Mamillensekretion
- ekzematöse Hautveränderungen im Bereich der Mamille bei Verdacht auf das Vorliegen eines Morbus Paget

Mammographisch auffällige Befunde, die nicht oder nicht zuverlässig palpabel sind, sollen nicht blind punktiert werden, da der zytologische Befund nicht eindeutig zuzuordnen ist. Bei solchen Veränderungen ergibt sich die Möglichkeit der *stereotaktischen Punktion* (siehe Seite 564).

Die *Feinnadelpunktion* eines Knotens in der Brust erfordert Übung, um Entnahmefehler zu vermeiden und um möglichst viel verwertbares Zellmaterial zu gewinnen. Technisch wird folgendermaßen vorgegangen:

Eine 10 oder 20 ml-Einwegspritze mit einer dünnen Nadel (16 Gauge–23 Gauge) wird in einen entsprechenden Handgriff (z. B. Firma Cameco, Schweden) eingesetzt [16]. Die Haut über der tastbaren Resistenz wird desinfiziert und zwischen Zeigefinger und Mittelfinger der linken Hand bei der liegenden Patientin zur Brustwand hin fixiert. Mit der Nadel wird durch die Haut hindurch in den tastbaren Knoten eingestochen (Abb. 1a). Besonders bei kleinen Veränderungen ist von Bedeutung, in einem möglichst flachen Winkel einzustechen, da hierdurch besser die Führung der Nadel im Tumor kontrolliert werden kann. Bei senkrechtem Einstich kann die Nadel den Knoten vollständig penetrieren, so daß kein repräsentatives Zellmaterial aspiriert wird. Ist die Nadel im Knoten plaziert, wird der Spritzenkolben zurückgezogen und mit angezogenem Spritzenkolben, d. h. unter Vakuum die Nadel hin und her bewegt, wobei gleichzeitig die Richtung der Nadel fächerförmig geändert wird (Abb. 1b). Nach einigen derartigen Bewegungen läßt man den Spritzenkolben in seine Ausgangsposition zurückgleiten, wodurch das Vakuum aufgehoben wird. Erst jetzt wird die Nadel aus dem Tumor entfernt. Nadel und Spritze werden getrennt. Die Spritze wird mit Luft gefüllt, die Nadel wieder auf die Spritze aufgesetzt und das in der Nadel befindliche Aspirat aus Zellen und Gewebsflüssigkeit als Tropfen auf einem Objektträger ausgeblasen. Jeder solide Tumor wird zumeist zweimal punktiert. Häufigere Punktionen führen in der Regel nicht zu zellreicheren, sondern nur blutreicheren Ausstrichen. Eine Lokalanästhesie ist nicht erforderlich. Resistenzen unter der empfindlichen Haut der Areola lassen sich zumeist von einer Punktionsstelle außerhalb des Warzenhofes erreichen.

Fließt nach Punktion und Zurückziehen des Stempels Zystenflüssigkeit aus der Spritze, so wartet man die vollständige Entleerung der Zyste ab. Bei großen Zysten wird u. U. ein Neuaufsetzen einer weiteren Spritze auf die in situ belassene Nadel erforderlich. Ist die Zyste vollständig entleert, wird palpiert, ob weitere Resistenzen bestehen, bzw. ob jetzt Veränderungen tastbar werden, die ebenfalls durch Punktion geklärt werden sollten. Die entleerte Zyste wird durch ein der abgesaugten Flüssigkeitsmenge entsprechendes Luftvolumen aufgefüllt. Hierdurch ist es möglich, bei der anschließenden *Pneumo-Zystographie* die vollständige Entleerung bzw. Glattwandigkeit der Zyste nachzuweisen. Auch ein zunächst durch die Zyste verdecktes, suspektes Mammagewebe kann jetzt radiologisch besser beurteilt werden. Die Zystenflüssigkeit wird nicht verworfen, sondern in jedem Fall zytologisch untersucht.

Bei der Materialgewinnung zur Sekretzytologie wird der erste und zweite exprimierte Flüssigkeitstropfen unmittelbar mit dem Objektträger abgenommen und ausgestrichen. Während der erste Sekrettropfen zumeist noch Zelldetritus enthält, ist im zweiten Sektrettropfen besser zu beurteilendes Zellmaterial zu erwarten. Ähnlich wird auch bei der Materialgewinnung zur Exfoliativ-Zytologie von Hautveränderungen im Bereich der Mamille vorgegangen. Bei spontan nässenden Veränderungen kann unmittelbar mit dem Objektträger abgestrichen werden. Ist die Haut verkrustet, empfiehlt es sich, die Kruste mit dem Skalpell zu entfernen, um die atypischen Zellen des jetzt freiliegenden Epithels auf dem Objektträger auszustreichen.

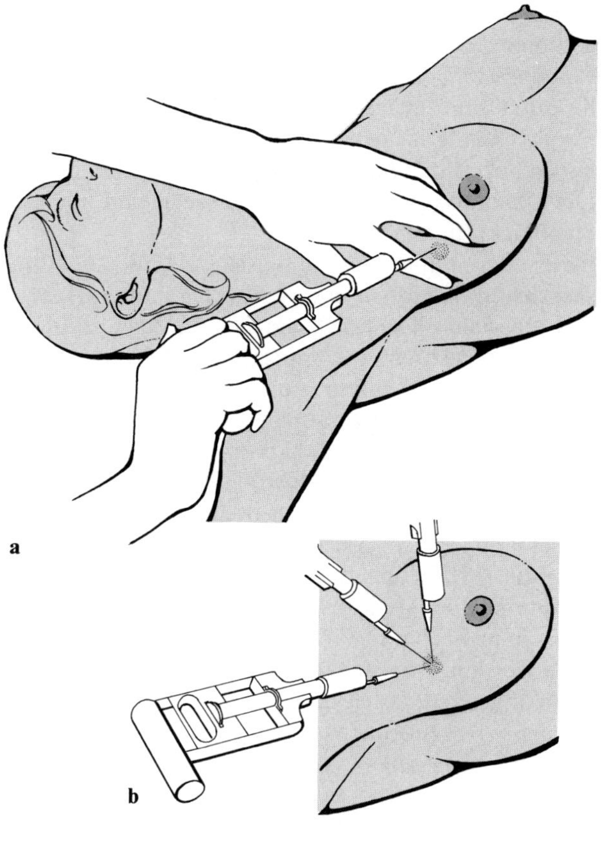

Abb. 1. a Vorgehen bei der Punktion eines tastbaren Knotens in der Brust, der Knoten wird zwischen den Fingern fixiert. **b** Fächerförmige Punktion eines Knotens in der Brust

Je nach Färbemethode erfolgt die Fixierung. Bei der Färbung nach May-Grünwald-Giemsa werden die Ausstriche luftgetrocknet. Für die Papanicolaou-Färbung müssen die Ausstriche feucht fixiert werden, d. h. die noch feuchten Ausstrich-Präparate werden in ein Fixationslösungsgemisch aus Äther und Alkohol ana partes eingetaucht. Auch Fixativ-Sprays finden Verwendung.

Der zytologische Befund wird als nicht beurteilbar, negativ, unklar, suspekt oder positiv bewertet. Eine Anlehnung an das Papanicolaou-Schema der Zervixzytologie ist bei mammazytologischen Befunden nicht empfehlenswert [39].

Die zytologische Diagnostik birgt technische und diagnostische Fehlermöglichkeiten. Als technischer

Fehler wird z. B. bei sehr bindegewebsreichen Karzinomen (Zirrhus) oder durch Fehlpunktion, d. h. Punktion am Tumor vorbei oder durch den Tumor hindurch nur unzureichendes bzw. nicht repräsentatives Zellmaterial gewonnen. Diagnostische Fehler lassen sich mit zunehmender Erfahrung vermeiden. Die Qualitätskontrolle durch den Vergleich mit der Histologie ist von Vorteil.

Bei der punktionszytologischen Untersuchung sind Komplikationen gering. An der Punktionsstelle kann sich gelegentlich ein Hämatom ausbilden. Durch konsequente Kompression läßt sich diese Komplikation in ihrem Ausmaß kleinhalten bzw. ganz vermeiden. Entzündliche Veränderungen oder ein Abszeß an der Punktionsstelle sind selten (1 Fall unter 4000 Punktionen) [39]. Auch das mögliche Risiko einer punktionsbedingten Tumorzellverschleppung ist gering anzusehen. KREUTZER u. BOQUOI [39] beobachteten 5 Monate nach einer Punktion eine Metastase im Stichkanal. Die Diagnose eines Mammakarzinoms war zytologisch gestellt worden, eine Behandlung wurde von der Patientin abgelehnt. Nach Untersuchungen zur prognostischen Bedeutung von Mammapunktionen [8] fanden sich keine Unterschiede im Verlauf der Überlebensraten von punktierten und nicht punktierten Frauen mit Mammakarzinom.

Voraussetzung für eine *Bewertung der Mammazytologie* ist die Beantwortung folgender Fragen:

- wie zuverlässig kann die Untersuchung das Vorliegen eines Mammakarzinoms behaupten oder ausschließen?
- wie hoch ist die Wahrscheinlichkeit, daß dem positiven Ergebnis der Untersuchung ein Mammakarzinom zugrunde liegt?

Diese beiden Fragen zielen auf Angaben zur Sensitivität, zur Spezifität und zum prädiktiven Wert eines diagnostischen Tests [22]. In der Literatur verstecken sich Angaben zu diesen Definitionen oft unter anderen Begriffen, die z. T. nicht einheitlich angewandt werden. Unter dem Terminus „Treffsicherheit" finden sich teils Angaben zur Sensitivität, teils zur Spezifität. Diese Angaben beschreiben den Wert einer Untersuchung nicht ausreichend [60]. Die entscheidende Aussage liegt in der Antwort auf die Frage, wie hoch der Anteil unter den untersuchten Personen ist, die mit der angewandten Methode richtig positiv und/oder richtig negativ eingeschätzt werden können. Legt man die von ZAJICEK [83] zusammengestellten Ergebnisse zugrunde, so ergibt sich für den Wert der Mammazytologie folgende Beurteilung:

Verläßt man sich nur auf den zytologischen Befund einer punktierten, tastbaren Veränderung der Brust, so werden 12% der Karzinome nicht erkannt, dafür aber bei einer Prävalenz von 54% nur 1% der untersuchten Frauen unnötig biopsiert. Sinkt die Prävalenz im untersuchten Krankengut ab, so werden weiterhin 12% dieser Karzinome nicht diagnostiziert, obwohl gleichzeitig der Anteil der Frauen deutlich zunimmt, die unnötig einer Biopsie unterzogen werden. Bei einer Mammakarzinomprävalenz von 0,1% sind bei positiven zytologischen Befunden die Probeentnahmen histologisch in 92% ohne Karzinomnachweis. Trotz der relativ hohen Sensitivität (88%) und trotz der äußerst hohen Spezifität (99%) der Mammazytologie werden in Abhängigkeit von der Prävalenz Karzinome übersehen bzw. eine größere Anzahl von Patientinnen unnötig einer Mammabiopsie unterzogen.

Die *Tripeldiagnostik*, bei der zur Beurteilung einer Mammaveränderung Klinik, Mammographie und Zytologie in Kombination herangezogen werden [38], übersieht als hoch sensitive Methodenkombination nur selten Karzinome. Die Spezifität der Untersuchung liegt jedoch weit unter der der Einzelmethoden. Der positive prädiktive Wert muß daher gering sein. Die Abhängigkeit dieses Wertes von der Prävalenz, die je nach der Zusammensetzung des Patientengutes stark schwankt, erklärt die unterschiedlichen Ergebnisse und Erfahrungen mit diesen diagnostischen Methoden. Gute Ergebnisse werden nur an einem Krankengut mit hoher Prävalenz erzielt. Unter screeningähnlichen Bedingungen wird man von dieser Methode durch das Übersehen eines Mammakarzinoms bzw. durch die Anzahl unnötiger Mammabiopsien enttäuscht sein.

Mammographisch unklare, klinisch aber nicht palpable Befunde können *stereotaktisch* punktiert werden. Hierfür wurde ein eigenes Gerät, der Mammotest, entwickelt und angewandt [28, 49, 73, 82]. Nach den Gesetzen der Trigonometrie wird der auffällige Befund durch 2 Mammographieaufnahmen an der fixierten Brust exakt anvisiert und mit einer koordinatengesteuerten Punktionsnadel präzise (± 1 mm Abweichung) punktiert. Wegen der hohen Rate zytologisch nicht ausreichend beurteilbaren Zellmaterials [82] wird zunehmend die stereotaktische Stanzbiopsie [28] eingesetzt, die eine histologische Untersuchung des Stanzzylinders ermöglicht. Für mammographisch karzinomverdächtige, klinisch okkulte Befunde bleibt die Exstirpation nach präoperativer Markierung und intraoperativer Präparatradiographie unumgänglich [36, 41, 65] (s. Seite 570).

4 Diagnostische Gewebeentnahmen

Nach der Art des klinisch bzw. mammographisch abklärungsbedürftigen Befundes der Brust lassen sich folgende Gewebeentnahmen unterscheiden:

- Entfernung eines palpatorisch nachweisbaren Knotens
- Entfernung eines palpatorisch nicht erfaßbaren, mammographisch suspekten Bezirkes
- Gewebeentnahme bei Sekretion aus der Brust

Bei allen Gewebeentnahmen ist darauf zu achten, daß nur durch die vollständige Exstirpation der Veränderung gewährleistet ist, daß das suspekte Gewebe in toto histologisch untersucht werden kann. Auch das theoretisch mögliche Risiko einer Tumorzellverschleppung kann so vermieden werden.

Der Eingriff sollte nach Möglichkeit in Allgemeinnarkose erfolgen. Bei der Lokalanästhesie kann infolge der Infiltration des Anästhetikums in der Umgebung des Tumors die Abgrenzbarkeit der Veränderung erschwert bzw. unmöglich gemacht werden. Gerade bei kleinen Knoten besteht die Gefahr, daß die Entfernung nicht in toto erfolgt, bzw. daß an der Veränderung vorbeigeschnitten wird.

Obwohl die Gewebeentnahme aus der Brust die Möglichkeit eines notwendigen nachfolgenden Eingriffs einschließt, läßt sich zwischen Veränderungen mit dringendem Karzinomverdacht und klinisch bzw. mammographisch suspekten Veränderungen unterscheiden. Bei dringendem Karzinomverdacht kann die Diagnose intraoperativ durch die Schnellschnittuntersuchung histologisch gesichert werden. In der gleichen Narkose läßt sich die notwendig werdende Behandlung anschließen. Dieses Vorgehen setzt voraus, daß die Patientin präoperativ nach eingehender Aufklärung ihr Einverständnis zu diesem Vorgehen gibt.

Bei nicht eindeutig karzinomverdächtigem Befund ist die histologische Untersuchung des eingebetteten Gewebematerials unumgänglich. Erst nach Vorliegen des histologischen Befundergebnisses der Paraffinschnitte läßt sich festlegen, ob eine erneute Operation erforderlich ist, oder ob der diagnostische Eingriff als Therapie angesehen werden kann, so daß sich eine weitere Operation erübrigt.

Bei Operationen an der Brust soll die Möglichkeit einer intraoperativen Schnellschnittuntersuchung gegeben sein. Die histologisch eindeutige Diagnose „Mammakarzinom" läßt nicht nur die erforderliche Erweiterung der Operation zu, sondern ermöglicht die histologisch gesicherte Entnahme von Gewebe zur Rezeptorbestimmung des Karzinoms. Ein begründeter Zwang zur Gewebeentnahme mit Schnellschnittdiagnose für die unverzüglich angeschlossene Operation besteht jedoch nicht [1]. Die Analyse von Verlaufsbeobachtungen von Frauen, deren Behandlung nach histologischer Sicherung der Diagnose erst nach 1 Woche erfolgte, ließ keine Unterschiede in den Überlebensraten im Vergleich zu Frauen erkennen, bei denen die Operation sofort angeschlossen wurde [62].

Bei lediglich mammographisch suspekten, palpatorisch nicht nachweisbaren Veränderungen sollte auf die Schnellschnittuntersuchung verzichtet werden. Sie eignet sich nicht zur eindeutigen histologischen Diagnostik derartiger Veränderungen.

Zur Vermeidung folgenschwerer Fehldiagnosen wird in den USA zunehmend ein zweizeitiges operatives Vorgehen vorgeschlagen [64, 69]. Aus einer Zusammenstellung der Weltliteratur [35] geht hervor, daß bei einem Kollektiv von nahezu 9000 Frauen in 0,07% eine falsch positive Diagnose (Karzinom) am Schnellschnitt bestand. Eine falsch negative Diagnose wurde in 0,48% gestellt.

Für eine individualisierte, tumorangepaßte Behandlung reicht die Diagnose „gut-" oder „bösartig" nicht aus. Prognostische Faktoren finden zunehmend Beachtung und Berücksichtigung in der Planung eingeschränkter, brusterhaltender Behandlungsmethoden [4, 5, 6, 11, 45a, 70, 71].

Das präoperative Aufklärungsgespräch mit der Patientin muß auf die unterschiedlichen diagnostisch operativen Verfahren eingehen, um der Patientin die Möglichkeit einer eigenen Entscheidung zu geben. An der Hamburger Universitäts-Frauenklinik entschieden sich bei dringendem Karzinomverdacht ⅔ der Patientinnen für die Schnellschnittuntersuchung mit anschließender definitiver Operation in gleicher Narkose. ⅓ der Patientinnen wollte die bioptisch gesicherte Diagnose und die sich hieraus ergebenden therapeutischen Konsequenzen mit dem behandelnden Arzt und den Angehörigen besprechen [20].

4.1 Vorgehen bei Gewebeentnahmen aus der Brust

Aus kosmetischen Gründen sollen nach Möglichkeit Gewebeentnahmen aus der Brust vom periareolären Randbogenschnitt aus vorgenommen werden (Abb. 2a–e). Hierbei wird die Haut an der Grenze der Areola eingeschnitten. Die Größe des Schnittes ist von dem Ausmaß der Veränderung und der Größe der Areola abhängig. Eine kleine Areola macht einen längeren Randbogenschnitt erforderlich. Von diesem Randbogenschnitt aus können Veränderungen in einer Entfernung von bis zu 4 cm erreicht werden [76]. Bei weiter peripher gelegenen Veränderungen hat sich kosmetisch die Schnittführung entlang der Langer'schen Spaltlinien der Haut bewährt. Radiärschnitte hinterlassen häufig ungünstige narbige Verziehungen, sie sollten nach Möglichkeit vermieden werden. Tiefliegende

Veränderungen in den unteren Quadranten der Brust können vom submammär gelegten Schnitt aus entfernt werden (Abb. 3 a, b).

Bei dringendem Karzinomverdacht empfiehlt es sich, die geplante Schnittfigur für die notwendig werdende operative Behandlung mit dem Dermographen auf die Haut einzuzeichnen. Innerhalb dieser Schnittfigur wird dann die Inzision zur Entfernung des Gewebes vorgenommen. Hierdurch wird eine zusätzliche Narbe verhindert.

Dieses gilt auch für die geplante eingeschränkte operative Behandlung, z. B. Resektion des äußeren oberen Quadranten der Brust. Die Lymphonodektomie in der Axilla erfolgt von einem getrennten Schnitt in der Achselhöhle aus, um eine narbige Verziehung der Mamille zu vermeiden. Die vom Assistenten angespannte Haut wird zunächst mit dem Skalpell inzidiert. Die weitere Präparation erfolgt mit der Schere. Die Cooper'schen Bänder werden durchtrennt. In Abhängigkeit von der vorliegenden Veränderung erfolgt das weitere präparatorische Vorgehen (siehe Seite 584). Nach Entfernung des Gewebes wird eine sorgfältige Blutstillung vorgenommen. Hierbei ist auf eine Gewebeschonung zu achten, um ausgedehntere Nekrosen zu verhindern. Die kurze, unipolare Elektrokoagulation hat sich bewährt. Auf versenkte Knopfnähte zur Blut-

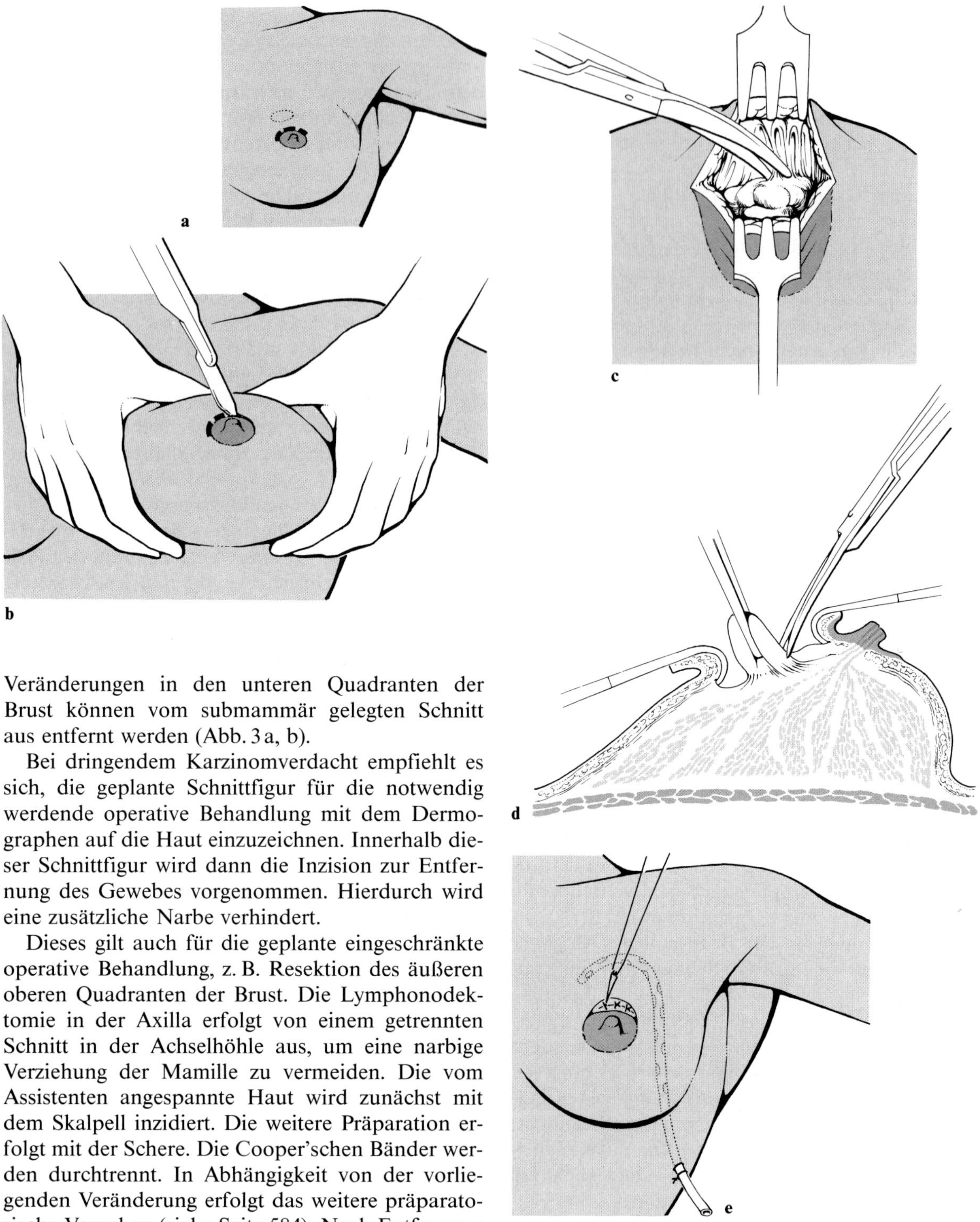

Abb. 2. **a** Periareoläre Schnittführung. **b** Die Brust wird vom 1. Assistenten angespannt, so daß die periareoläre Schnittführung erleichtert wird. **c** Freipräparation des Knotens mit der Schere. **d** Der Knoten wird gefaßt und exstirpiert. **e** Einlage einer Saugdrainage in die Wunde und Wundverschluß

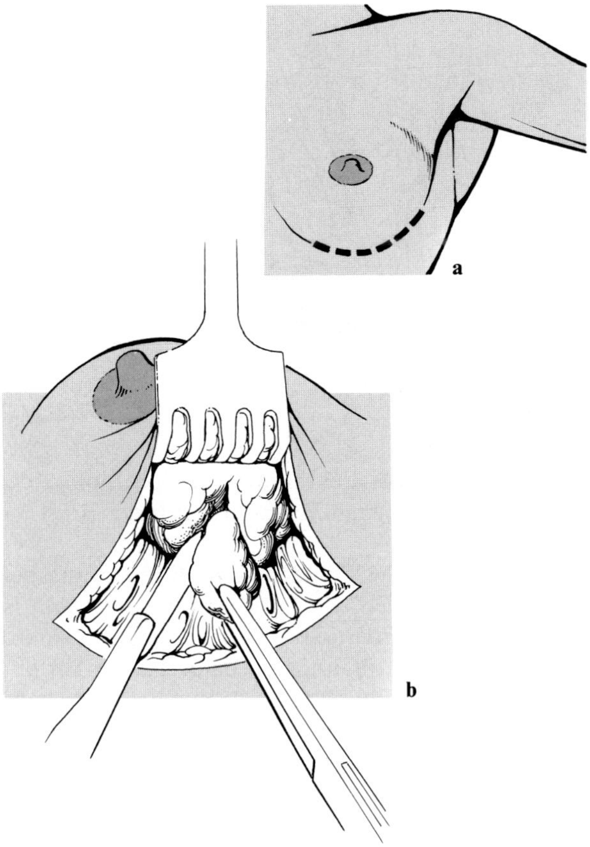

Abb. 3. a Gewebeentnahme von einer submammär gelegten Schnittführung aus. **b** Von dieser Schnittführung aus kann auch im Bereich der Hinterfläche der Brust Gewebe entnommen werden

stillung sollte verzichtet werden. Dieses Nahtmaterial kann zur verstärkten Narbenbildung führen, so daß eine spätere mammographische Kontrolle erschwert wird. Für die Ableitung des Wundsekrets ist die Einlage einer Minisaugdrainage günstig. Diese Drainage wird im Bereich der Submammärfalte ausgeleitet. Sie hinterläßt hier keine störende Narbenbildung.

Der Verschluß der Hautwunde erfolgt entweder mit Einzelknopfnähten oder durch eine Intrakutannaht nicht resorbierbarer monofiler Fäden der Stärke 4-5 × 0.

Zur postoperativen Ruhigstellung der Brust soll ein Büstenhalter angelegt werden, der Tag und Nacht getragen wird. Auf einen Kompressionsverband kann zumeist verzichtet werden. Die Redon-Drainage wird für 1-2 Tage belassen. Die Fäden werden am 7. Tag entfernt. Zur Schonung der Narbe sollte auch für die nächste Zeit ein Büstenhalter getragen werden.

4.1.1 Spezielles Vorgehen bei isolierten Knoten, Verdacht auf gutartiges Fibroadenom

Nach der Inzision wird die Haut und das subkutane Fettgewebe mit der Schere vom Drüsenkörper scharf abgelöst, bis man an den getasteten Knoten gelangt. Die Wundränder werden durch Häkchen bzw. Specula zur Seite gehalten. Hierdurch wird auch das Aufspüren von Knoten in größerer Tiefe möglich (Abb. 4a, b). Der Knoten wird aus seiner Umgebung scharf herauspräpariert. Einzelne größere Gefäße können schon bei der Präparation unter Sicht koaguliert werden. Hierdurch lassen sich stärkere Blutungen aus Gefäßen vermeiden, die sich nach Durchtrennung in die Tiefe des Drüsenkörpers zurückziehen. Nach der Entfernung des Knotens ist die gewebeschonende Elektrokoagulation kleinerer Blutungen im Bereich des Wundbettes erforderlich. Vor dem Verschluß der Wunde wird das Wundbett sorgfältig auf weitere Knoten-

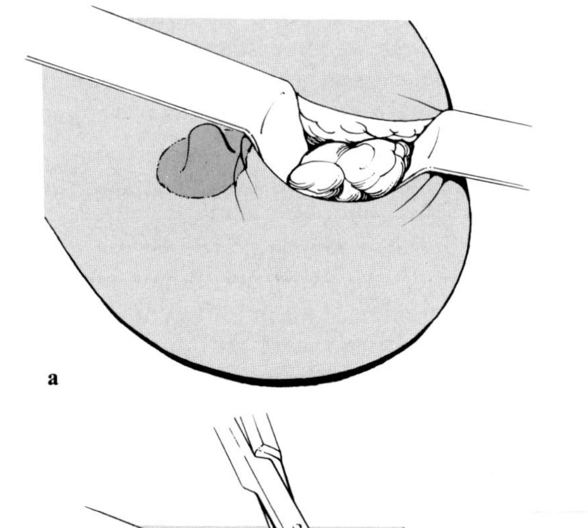

Abb. 4. a Vorgehen bei der Gewebeentnahme aus der Tiefe einer voluminösen Brust. Mit schmalen Spekula wird der Knoten in der Tiefe dargestellt. **b** Der Knoten kann in der Tiefe gefaßt und exstirpiert werden

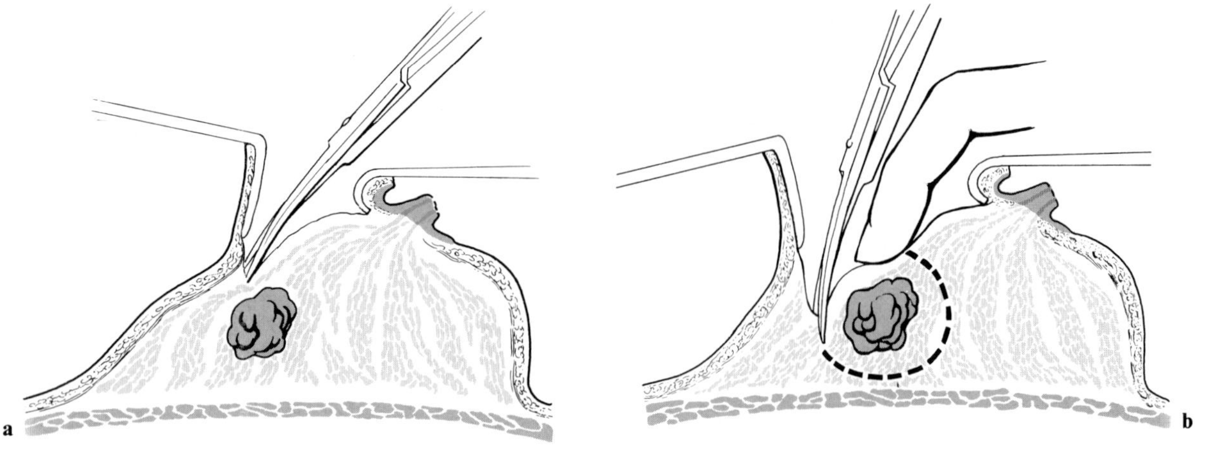

Abb. 5. **a** Entfernung eines karzinomverdächtigen Knotens. Der Knoten selbst wird nicht mit scharfen Instrumenten gefaßt. **b** Es wird eine breite Gewebsmanschette intakten Drüsengewebes mitentfernt, anschließend wird die Wundhöhle zur Frage weiterer Knotenbildungen bzw. möglicherweise belassener Tumoranteile mit dem Finger ausgetastet

bildungen bzw. verdächtige Verhärtungen ausgetastet. Läßt sich ein weiterer isolierter Knoten palpieren, soll auch dieser entfernt und getrennt zur histologischen Untersuchung gegeben werden.

4.1.2 Vorgehen bei karzinomverdächtigem Befund

Liegt ein klinisches Mammakarzinom mit typischer Hauteinziehung vor, wird der Tumor mit der gesamten veränderten Haut in toto exzidiert. Um das Karzinom möglichst wenig zu traumatisieren, soll der Tumor selbst nicht mit scharfen Instrumenten gefaßt werden. Durch das Emporziehen des umgebenden Gewebemantels läßt sich die Präparation zumeist so gestalten, daß der Tumor mit einer ausreichenden Manschette intakten Gewebes entfernt werden kann (Abb. 5a, b). Anschließend wird die Wunde nach weiteren tumorverdächtigen Resistenzen ausgetastet. Je nach Befund ergibt sich die Notwendigkeit einer weiteren Nachresektion.

Die Schnittführung soll von vornherein so gewählt werden, daß sie einer späteren Erweiterung der Operation entspricht.

Hatte die Patientin im präoperativen Gespräch der Erweiterung der Operation nach histologisch gesichertem Karzinom zugestimmt, erfolgt nach der Blutstillung lediglich eine Adaptation der Wundränder. Soll die Erweiterung des Eingriffs erst nach histologischer Untersuchung des eingebetteten Gewebematerials erfolgen, ist der diagnostische Eingriff abgeschlossen.

4.1.3 Vorgehen bei nicht tastbaren, röntgenologisch abklärungsbedürftigen Veränderungen der Brust

Bei nicht tastbaren, röntgenologisch abklärungsbedürftigen Befunden der Brust ist eine *präoperative Markierung* erforderlich. Hierzu stehen mehrere Methoden zur Verfügung. Bei dem ältesten Verfahren kommt der Einsatz eines Koordinatensystems zur Anwendung (Abb. 6) [9]. Die Schwierigkeit dieser Methode besteht darin, daß sich die Geometrie auf dem Operationstisch im Vergleich zur Mammographie verschiebt. Einem versierten Operateur gelingt es, mit dieser Methode in etwa 90% die Veränderung zu entfernen. Im Vergleich zu den nachfolgenden Lokalisationsmethoden wird jedoch mehr Gewebe bei der Biopsie resiziert.

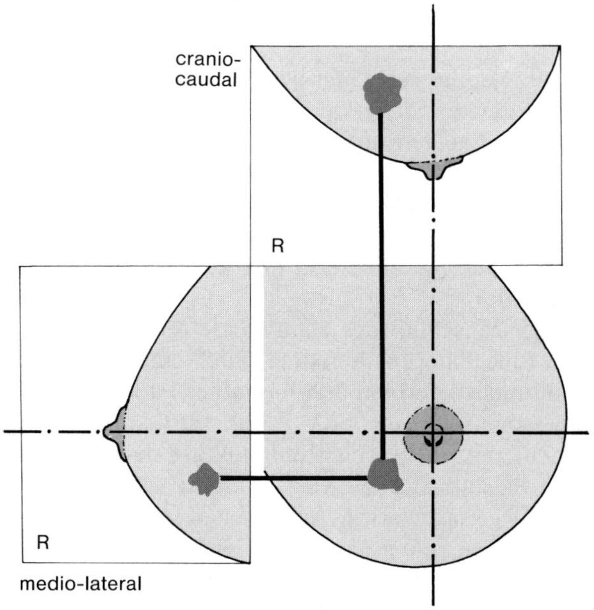

Abb. 6. Markierung eines nicht tastbaren, röntgenologisch abklärungsbedürftigen Befundes durch das Koordinatensystem nach BERGER

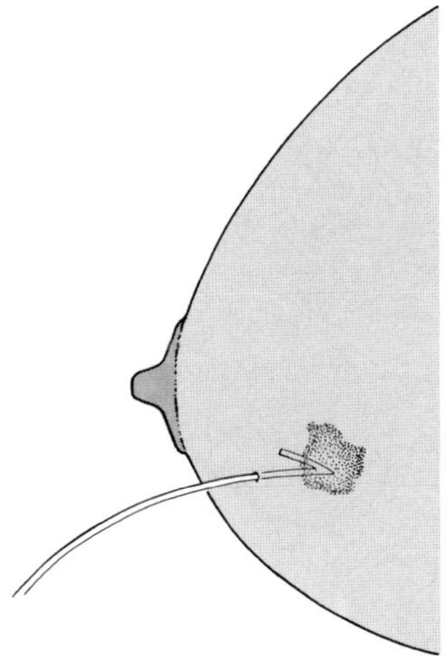

Abb. 7. „Kanülen-Angelhaken-Punktion" eines mammographisch suspekten, palpatorisch nicht nachweisbaren Befundes. Es gelingt intraoperativ, den mit der Kanüle markierten Bezirk zu entfernen

Eine exaktere Lokalisation ist mit der *„Kanülen-Angelhaken-Lokalisation"* möglich. Nach Röntgenkontrolle der Kanülenlokalisation wird ein feiner Stahldraht-Mandrain mit geknicktem spitzen Pfeil, einem Angelhaken vergleichbar, in gestrecktem Zustand durch die Kanüle eingeführt. Beim Austritt des Mandrins aus dem vorderen Kanülenende bildet das präformierte Abknicken des Mandrins einen Winkel und verhakt sich im röntgenologisch abklärungsbedürftigen Gewebe der Brust (Abb. 7). Die Kanüle wird zurückgezogen, das aus der Haut herausragende Ende des Mandrins wird mit einem sterilen Verband bis zur Operation fixiert.

Eine weitere Methode stellt die Markierung durch ein *Röntgenkontrastmittel-Farbstoffgemisch* dar. Hierbei wird nach röntgenologischer Kanülenlokalisation ein Gemisch von 0,1 ml Patentblau und 0,4 ml wasserlöslichem Kontrastmittel appliziert. Der Radiologe kann sich bei der Röntgenkontrolle von der richtigen Lokalisation bzw. von der räumlichen Beziehung des Kontrastmitteldepots zum suspekten Röntgenbefund überzeugen. Den Operateur leitet die Farbstoffkomponente des Gemischs. Diese färbt den röntgenologisch abklärungsbedürftigen Bezirk der Brust an, der in toto entfernt wird. Nachteil dieser Markierungsmethode ist, daß der operative Eingriff unmittelbar im Anschluß an die Markierung vorgenommen werden muß, da das Farbstoffgemisch mit der Zeit in den Drüsenkörper diffundiert und somit eine exakte Lokalisation unmöglich macht.

Besonders exakt kann die Lokalisation mit dem *Mammotest-Gerät* vorgenommen werden. Für ca. 20 Minuten wird die Brust in einer speziellen Halterung fixiert. Mit Hilfe von Zielaufnahmen ist es möglich, die XY-Koordination der Veränderung zu bestimmen und die Nadel entsprechend zu führen. Die Markierung kann mit Kohlepartikeln (1,5 ml einer Kohlesuspension 4% in Conray 70 oder mit Blaulösung 0,5 ml) erfolgen. Vorteil der Kohlemarkierung ist, daß sich der operative Eingriff nicht unmittelbar an die Markierung anschließen muß. Die Kohlepartikel diffundieren nicht in das umgebende Gewebe (Abb. 8).

Für alle Markierungsverfahren ist unabdingbar, daß das entfernte Gewebematerial auch intraopera-

Abb. 8. Computergesteuerte Markierung eines mammographisch suspekten, palpatorisch nicht nachweisbaren Befundes mit dem Mammotest-Gerät. Die Markierung kann mit Blaulösung bzw. Kohlepartikeln vorgenommen werden

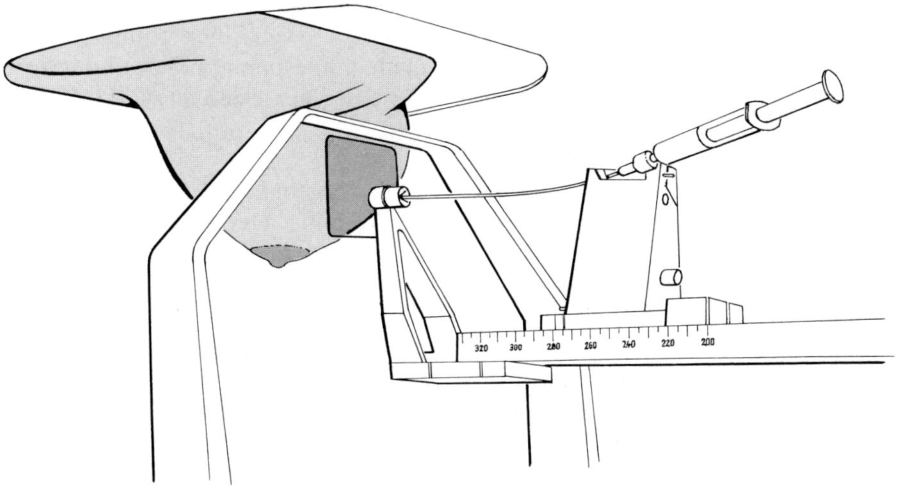

tiv geröntgt wird. Nur diese intraoperative *Präparat-Radiographie* ermöglicht die Beantwortung der Frage, ob der röntgenologisch abklärungsbedürftige Befund entfernt wurde. Erst wenn dies bestätigt wird, kann die Wunde verschlossen werden. Sollte der auffällige Befund nicht oder nicht vollständig entfernt worden sein, sind Nachresektionen mit erneuter Präparat-Radiographie erforderlich [41]. Zur Überprüfung der ausreichenden Gewebeentnahme wird auch die unmittelbare Durchleuchtung des Präparates neben dem Operationstisch angewandt [52, 53].

4.1.4 Vorgehen bei pathologischer Sekretion aus der Brust

Bei pathologischer Sekretion aus der Brust und auffälligem Befund der Galaktographie ist zur weiteren Klärung die Indikation zur Gewebeentnahme gegeben. Eine Unterscheidung zwischen einem Papillom bzw. Gangkarzinom ist röntgenologisch in den meisten Fällen nicht möglich. Bei der Gewebeentnahme kommt es darauf an, nicht nur das betreffende Gangsegment, sondern auch das umgebende Gewebe mit zu entfernen [78]. Zur Lokalisation der palpatorisch nicht nachweisbaren Veränderung dient zunächst die Galaktographie. Diese gibt Aufschluß, welches Gangsegment betroffen ist und in welchem Abstand von der Mamille bzw. der Brustwand mit der pathologischen Veränderung zu rechnen ist. Diese Lokalisation muß bei der nachfolgenden Gewebeentnahme berücksichtigt werden. Zur intraoperativen Abgrenzung des entsprechenden Segmentanteils wird der sezernierende Gang von der Mamille aus mit einer Tränengangkanüle sondiert (Abb. 9) und mit einer Indigokarminlösung (1–2 ml) aufgefüllt. Die Sondierung des Milchgangs wird durch die *Lupenbrille* erleichtert. Vom perimamillären Randbogenschnitt aus wird die Milchgangsexzision nach URBAN [78] vorgenommen. Der Warzenhof wird halbmondförmig abpräpariert und aufgeklappt (Abb. 10a–c). Dicht unterhalb der Mamille wird der betroffene Milchgang freipräpariert und mit einer Overhold-Klemme gefaßt. Anschließend wird ein diesem betroffenen Milchgangssegment entsprechender Gewebekegel ausgeschnitten, wobei darauf geachtet wird, daß das gesamte blautingierte Gewebe reseziert wird. Eine sorgfältige Blutstillung im Bereich der Wundhöhle ist unumgänglich. Bei größeren Gewebsdefekten ist eine plastische Deckung durch einen hochgeschlagenen Drüsenlappen erforderlich, um das Einsinken der

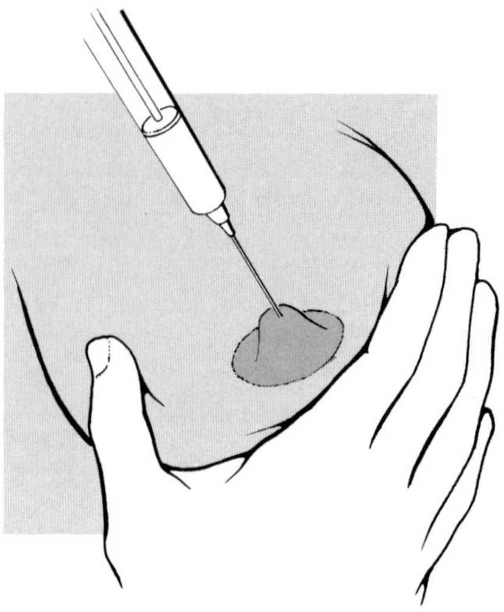

Abb. 9. Sondierung und Auffüllen des Milchgangs mit Blaulösung bei pathologischer Sekretion

Mamille zu verhindern. Hierzu wird ein zungenförmiger, 2–3 cm breiter und 3–4 cm langer Lappen aus der Mitte des Drüsenkörpers geschnitten und unter die Brustwarze hochgeschlagen. Die Schnittränder des Drüsengewebes werden mit 2–3 kräftigen Nähten hinter dem gestielten Lappen vereinigt. Hierdurch wird das Zurückgleiten des Lappens verhindert [33].

Das exstirpierte Gewebe wird mit 2 Fäden zur Orientierung für die histologische Untersuchung gekennzeichnet. Der eine Faden markiert den unmittelbar retromamillären Ganganteil, der andere Faden den kranialwärts bei 12 Uhr gelegenen Gewebsabschnitt. Eine optimale Auswertung ist möglich, wenn bei der Aufarbeitung des Operationspräparates möglichst viele Milchgänge in Längsrichtung getroffen werden [66]. Bei uns hat sich eine histologische Aufarbeitung bewährt, bei der das unfixierte Gewebestück formgetreu auf einer Korkplatte aufgespannt, fixiert und in fortlaufend numerierte Segmente zerlegt wird [46] (Abb. 11).

4.1.5 Vorgehen bei ekzematöser Veränderung der Mamille, Verdacht auf das Vorliegen eines Morbus Paget

Die als Paget-Karzinom bezeichnete Veränderung im Bereich der Mamille ist als metastasische Manifestation eines in der Regel von den Milchgängen ausgehenden Karzinoms anzusehen. Typisch ist die ekzematöse Rötung, Schuppung und tautropfenähnliche Blutung nach Ablösung der Krustenbil-

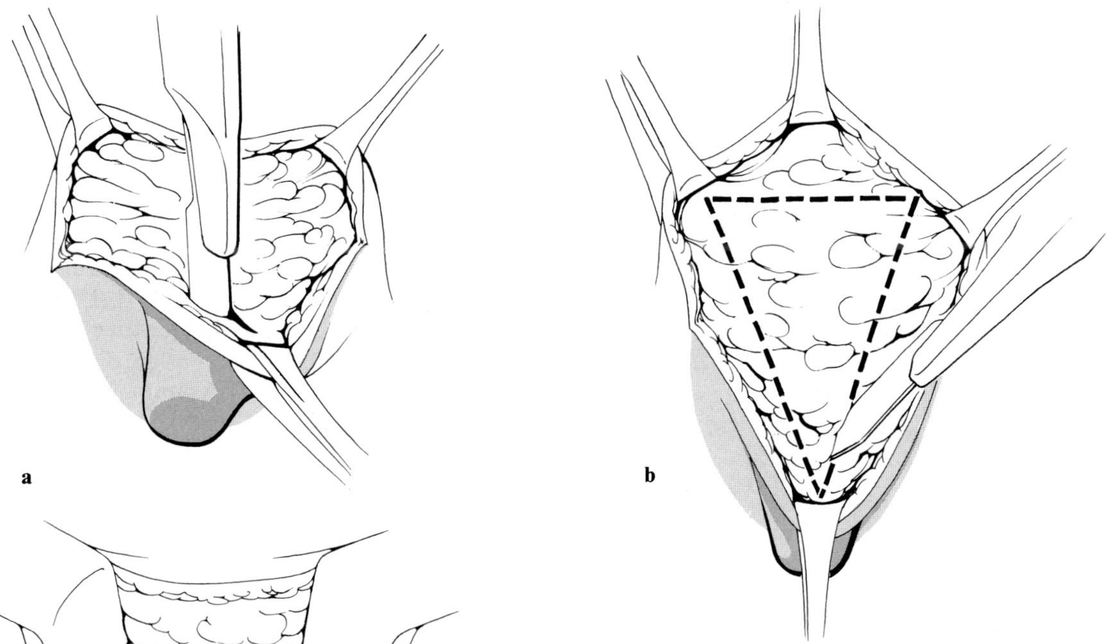

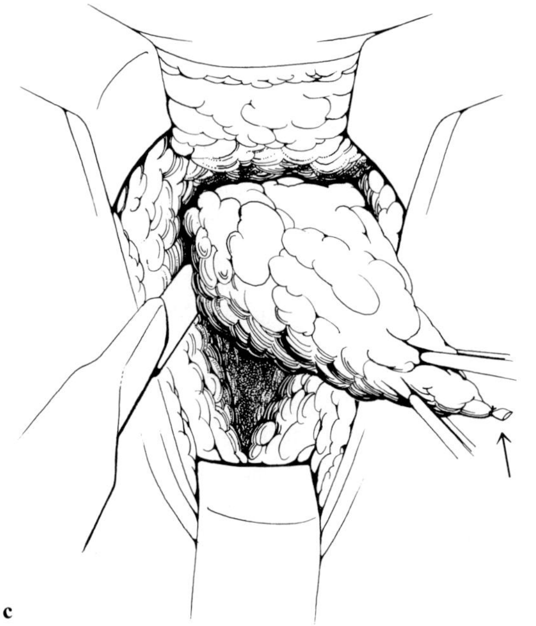

Abb. 10. **a** Milchgangsexzision nach URBAN: Vom perimamillären Randbogenschnitt aus wird der sezernierende Milchgang dargestellt. **b** Pyramidenförmige Schnittfigur, entsprechend dem Segment des sezernierenden Milchgangs. **c** Der Milchgang wird submammär mit einem Faden angeschlungen und unterbunden *(Pfeil)*, das dazugehörige Gangsegment wird keilförmig exzidiert. Verschluß der Hautwunde nach Einlage einer Saugdrainage

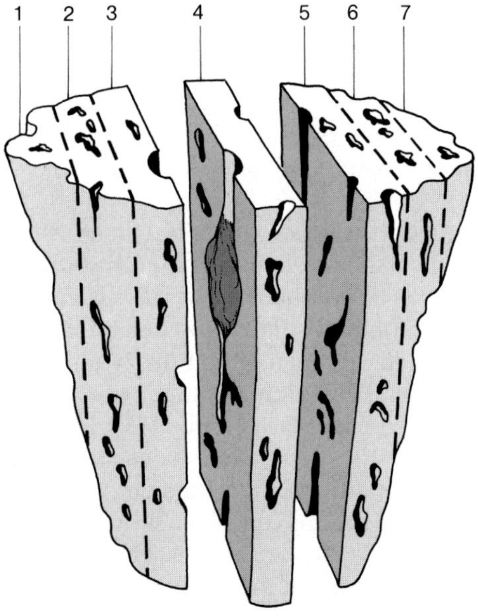

Abb. 11. Histologische Aufarbeitung des entfernten Gangsegmentes, man erkennt zentral den erweiterten, sezernierenden Milchgang

dung. Ein „Ekzem", das durch gezielte Lokalbehandlung nicht innerhalb von 1 Woche abgeheilt ist, macht die weitere diagnostische Klärung erforderlich [63]. Erste diagnostische Hinweise sind mit dem zytologischen Kontaktabstrich möglich. Mammographisch kann sich ein unauffälliger Befund ergeben. Die endgültige Diagnose ist nur durch eine ausgedehnte Exzision gewährleistet. Hierbei wird eine apfelsinenschnitzähnliche Gewebebiopsie aus der Brustwarze, der Areola und dem darunter gelegenen Gangsegment ausgeschnitten (Abb. 12). Gelegentlich ist eine große Biopsie unter Mitnahme der Mamille und der darunterliegenden Milchgänge unvermeidbar [20].

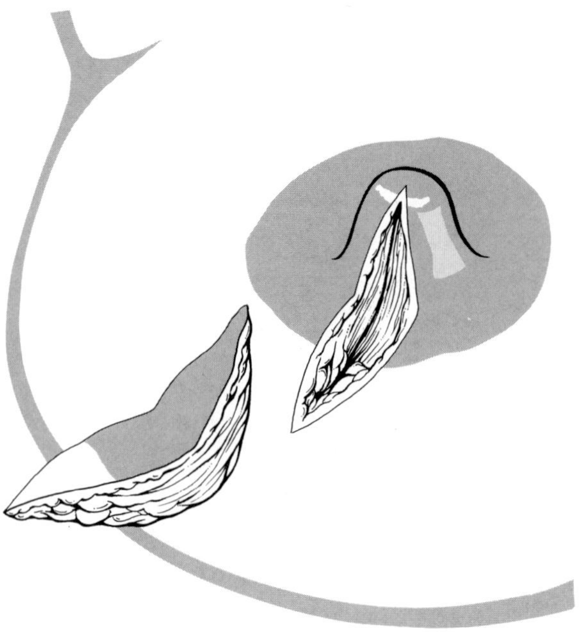

Abb. 12. Entnahme einer apfelsinenschnitzähnlichen Gewebebiopsie aus Brustwarze und Warzenhof bei Verdacht auf das Vorliegen eines Morbus Paget

4.1.6 Vorgehen bei okkultem Mammakarzinom und axillären Lymphknotenmetastasen

Bisweilen liegt eine histologisch gesicherte Metastasierung in die axillären Lymphknoten vor, ohne daß es gelingt, den Primärherd in der Brust zu finden [74]. Die empfohlenen diagnostischen Maßnahmen reichen von der blinden Punktionszytologie über die Stanzbiopsie, Quadrantektomie, bis zur diagnostischen subkutanen Mastektomie [75]. Hat die intensive Diagnostik der für eine Metastasierung in die axillären Lymphknoten in Betracht kommenden Organe keinen Hinweis auf einen Primärtumor ergeben, kommt die Resektion des oberen äußeren Quadranten der Brust in Frage. Tumoren dieser Lokalisation führen am häufigsten zu einer Metastasierung in die Axilla. Dieses operative Vorgehen wird nach den in Kapitel I. II beschriebenen Prinzipien ausgeführt. Eine subtile, histologische Untersuchung des Operationspräparates zum Aufspüren kleinster Karzinome ist unerläßlich. Hierbei hat sich die Anfertigung von Großflächenschnitten bewährt [34, 42, 46, 51, 70].

4.1.7 Die spiegelbildliche Gewebeentnahme aus der anderen Brust

Bei Karzinomen der Brust ist zu bedenken, daß ein paariges Organ mit 8 Quadranten betroffen ist [54]. Die histologische Untersuchung erbrachte bei 233 Patientinnen, die wegen eines Mammakarzinoms operiert wurden, im kontralateralen Drüsenkörper in 8,58% ein invasives Karzinom und in 15,02% ein Carcinoma in situ [51]. Dieser Befund entspricht anderen Mitteilungen der Literatur [45, 79, 80]. Auf diesem Wissen basiert die Empfehlung, bei der Operation eines Mammakarzinoms auch aus der kontralateralen Brust eine spiegelbildliche Gewebeentnahme vorzunehmen [80]. Von anderen Autoren wird diese Form der Frühdiagnostik abgelehnt, es sei denn, es wird eine subkutane Mastektomie der kontralateralen Brust vorgenommen [76].

4.1.8 Vorgehen bei wiederholten vorausgegangenen Gewebeentnahmen, unklarem Tastbefund und eingeschränkter Beurteilbarkeit durch apparative Diagnostik

Als ausgedehnteste diagnostische Gewebeentnahme aus der Brust ist die subkutane Mastektomie anzusehen. Die Indikation zu diesem Vorgehen stellt sich gelegentlich bei Frauen mit zahlreichen vorausgegangenen Gewebeentnahmen, unklarem Tastbefund und bei dem im Rahmen der erweiterten apparativen Mammadiagnostik nicht eindeutig zu beurteilenden Drüsenkörper. Auch multiple, suspekte Befunde, die mit einzelnen Biopsien nicht abklärbar sind, zwingen gelegentlich zu diesem Vorgehen [10, 20, 29].

Diese erweiterte Form einer diagnostischen Klärung soll nur dann vorgenommen werden, wenn sichergestellt ist, daß das gesamte Gewebe des entfernten Drüsenkörpers in systematischer Weise histologisch untersucht werden kann [20]. Das operative Vorgehen erfolgt in der in Kapitel I. III dargestellten Weise. Bei einer Patientinnengruppe mit radiologisch und klinisch schlecht kontrollierbarem Befund der Brust wurde am Gewebe der subkutanen Mastektomie in 7,3% ein invasives Karzinom und in 8,7% ein Carcinoma lobulare in situ oder ein Carcinoma ductale in situ gefunden [40].

4.1.9 Diagnostische Gewebsuntersuchungen bei Verdacht auf das Vorliegen eines lokalen Rezidivs nach behandeltem Mammakarzinom

Hautveränderungen bei Patientinnen mit behandeltem Mammakarzinom, die einem Ekzem ähneln, sind hochverdächtig auf das Vorliegen eines lokalen Rezidivs. Auch kleinere Knötchen im Bereich der Narbe oder an der Brustwand können Ausdruck eines lokalen Rezidivs sein. Die weitere diagnostische Klärung ist erforderlich. Gelegentlich ist diese mit der Feinnadel-Punktion möglich. Bei unklaren Befunden sollte in jedem Fall die breite Exzision der gesamten Veränderung mit anschließender histologischer Untersuchung erfolgen. Hierbei ist darauf zu achten, daß die Veränderung sowohl zu den Seiten als auch zur Tiefe hin im Gesunden entfernt wird. Besonders geeignet ist eine ovaläre Umschneidungsfigur der Haut. Von diesem Schnitt aus wird die Haut zu den Seiten hin untertunnelt und das gesamte subkutane Gewebe bis auf die Brustwand mit der Schere präpariert. Auf diese Weise kann sichergestellt werden, daß die Veränderung im Gesunden ausgeschnitten wird. Das exzidierte Gewebe wird vom Operateur auf einem sterilen Papier, z. B. Verpackung von Operationshandschuhen ausgebreitet, angedrückt und in dieser Weise in Fixationslösung fixiert. Dieses Vorgehen ermöglicht eine optimale histologische Untersuchung des Operationspräparates. Ein Einrollen des Gewebestreifens, der die histologische Untersuchung erschwert, wird hierdurch verhindert.

4.1.10 Diagnostische Gewebeentnahmen an der Brust bei schwangeren Frauen bzw. Frauen im Wochenbett

2–3% aller Mammakarzinome werden in einer Schwangerschaft diagnostiziert [75]. Die Auswertung bisher vorliegender Daten hat ergeben, daß die Prognose dieser Patientinnen durch die Schwangerschaft nicht verändert wird [2, 32, 58]. Da die Krebsdiagnose allerdings zumeist verspätet gestellt wird, ist die Stadienverteilung ungünstiger. Häufiger liegt schon ein Lymphknotenbefall der Axilla vor. Die besondere diagnostische Unsicherheit bei den schwangerschaftsspezifischen Veränderungen des Drüsenkörpers ist bekannt, dennoch sollte bei auffälligem klinischem Befund die weitere Diagnostik in gleicher Weise erfolgen wie bei der nicht schwangeren Frau. Auch eine mammographische Untersuchung ist bei Berücksichtigung entsprechender Maßnahmen des Strahlenschutzes in der Schwangerschaft möglich. Die Deutung des mammographischen Bildes kann jedoch durch ausgeprägte schwangerschaftsbedingte Hyperämie oder durch die typischen Veränderungen der Laktationsphase deutlich erschwert werden.

4.1.11 Diagnostische Eingriffe bei entzündlichen Veränderungen der Brust

Bei einer akuten Mastitis im Wochenbett erübrigt sich zumeist ein diagnostischer Eingriff. Die Mastitis non puerperalis, die unabhängig von Schwangerschaft bzw. Wochenbett auftritt [56, 59], macht einen diagnostischen Eingriff erforderlich, wenn auf die eingeleitete Behandlung mit Bromocryptin, evtl. in Kombination mit Antibiotika keine Besserung des Befundes zu erkennen ist. Differentialdiagnostisch kommt das inflammatorische Mammakarzinom in Frage. Ist nach Abheilen der Mastitis noch ein Resttumor vorhanden, ist ebenfalls die Notwendigkeit der histologischen Klärung gegeben.

Auch die chronische Mastitis mit Fistelbildung macht einen diagnostischen Eingriff erforderlich. Um eine sichere Erfassung des verzweigten Gangsystems einer Fistel zu erzielen, wird der Fistelgang mit einer Tränengangkanüle sondiert und mit Indigokarmin aufgefüllt. Mit diesem Vorgehen gelingt eine vollständige Entfernung des betroffenen Drüsengewebes.

Bei rezidivierenden entzündlichen Veränderungen der Brust muß auch an die seltenen Entzündungen im Rahmen einer Tuberkulose, eines Morbus Boeck oder einer Lues der Mamma gedacht werden [24, 31, 48, 68].

5 Fehler, Komplikationen und ihre Verhütung

Auch bei bestem Bemühen und sorgfältiger Untersuchung der Brust lassen sich Fehlbeurteilungen nicht immer vermeiden. Bei 1433 Patientinnen wurde in 18,8% ein falsch negativer Befund erhoben [24]. Besonders die Eigenbeobachtung der Patientin und die geklagten Beschwerden werden vom untersuchenden Arzt nicht immer ausreichend berücksichtigt. Gerade die von der Patientin selbst registrierten Veränderungen sollten mit größter Aufmerksamkeit beachtet werden. Gelegentlich wird vom untersuchenden Arzt trotz auffälligem Inspektions- und Tastbefund dem negativen Ergebnis der apparativen Diagnostik ein höheres Maß diagnostischer Sicherheit beigemessen. Paradoxerweise kann gerade die erweiterte apparative Diagnostik zur Diagnoseverzögerung beitragen. Ein getasteter Knoten ist unter Umständen so lokalisiert, daß er der mammographischen Darstellung entgeht. Deshalb sollte anläßlich der Mammographie immer die zusätzliche klinische Untersuchung erfolgen. Der mammographisch nicht erfaßte, palpatorisch jedoch nachweisbare Knoten kann bei diesem Vorgehen durch Zusatzaufnahmen zur Darstellung gebracht werden.

Bei der Interpretation mammographischer Befunde muß auch davon ausgegangen werden, daß mindestens 5% klinisch nachgewiesener Karzinome mammographisch stumm sind [77]. Hat die histologische Untersuchung eines mammographisch suspekten Befundes wider Erwarten eine gutartige Veränderung ergeben, muß auch daran gedacht werden, daß der inkriminierte Bezirk durch die Gewebeentnahme nicht reseziert wurde. Gerade in solchen Situationen können falsch negative, histologische Befunde dazu führen, daß bei der Patientin und ihrem Arzt eine falsche Sicherheit hervorgerufen wird. Selbst die nachfolgende Größenzunahme von Tumoren wird unter dem Aspekt der histologisch erwiesenen Gutartigkeit der vorausgegangenen Gewebeentnahme verkannt. Längere Verschleppungszeiten eines Karzinoms sind in dieser Situation typisch. *Es kommt deshalb darauf an, daß intra- und postoperativ der Nachweis erbracht wird, daß der verdächtige Befund mit Sicherheit entfernt wurde.* Bestehen nur geringste Zweifel, ist nach vollständiger Abheilung der Wunde, die mammographische Kontrolle und u. U. die erneute Gewebeentnahme unerläßlich.

Bei den genannten Operationen zur diagnostischen Gewebeentnahme aus der Brust sind Komplikationen möglich. Im Vordergrund steht die postoperative Blutung mit Hämatombildung. Trotz sorgfältiger Blutstillung des Wundgebietes und Einlage einer Saugdrainage zur Ableitung des Wundsekretes für wenige Tage, ist ein Hämatom nicht immer zu verhindern. Ein postoperatives Hämatom läßt sich zumeist mit dem Finger stumpf ausräumen. Zur Vermeidung einer Infektion des Wundgebietes spülen wir mit Betaisodona-Lösung. In jedem Fall soll postoperativ erneut eine Saugdrainage gelegt werden. Wird das Hämatom nicht ausgeräumt, besteht die Gefahr der sekundären Infektion. Eine hierdurch bedingte Sekundärheilung kann zu kosmetisch ungünstiger narbiger Verziehung der Brust führen. Bei gutartigen Veränderungen, die keine Erweiterung der Operation nach sich ziehen, macht eine kosmetisch störende Narbe gelegentlich den erneuten operativen Eingriff zur Narbenkorrektur erforderlich.

Primäre Wundinfektionen lassen sich durch das übliche aseptische und gewebeschonende Operieren zumeist verhindern. Stellt sich intraoperativ heraus, daß es sich wider Erwarten um eine entzündliche Veränderung handelt, werden Abstriche zur anaeroben und aeroben Untersuchung entnommen. Die perioperative antibiotische Behandlung ist bei diesen Patientinnen angezeigt.

LITERATUR

1. Abramson DJ (1976) Delayed mastectomy after outpatient breast biopsy. Long-term survival study. Amer J Surg 132: 596–598
2. Allen HH, Nisker JA (1986) Cancer in pregnancy. Futura Publishing, New York
3. Auer G, Kronenwett M (1985) A topical view of the reliability of fine needle aspiration biopsy in the early detection and biological characterization of breast cancer. In: Zander J, Baltzer J (eds) Early breast cancer. Springer, Berlin Heidelberg New York Tokyo
4. Azzopardi JG (1979) Problems in breast pathology. Saunders, London Philadelphia Toronto
5. Bässler R (1978) Pathologie der Brustdrüse. In: Doerr W, Seifert G, Uehlinger E (Hrsg) Spezielle pathologische Anatomie, Bd 11. Springer, Berlin Heidelberg New York Tokyo
6. Baltzer J, Zander J (1986) Histologische Prognosefaktoren in ihrer Bedeutung für eine mögliche individualisierte Behandlung des Mammakarzinoms. In: Hermanek P (Hrsg) Bedeutung des TNM-Systems für die klinische Onkologie. Zuckschwerdt, München Bern Wien
7. Barth V (1979) Die Feinstruktur der Brustdrüse im Röntgenbild. Thieme, Stuttgart
8. Berg JW, Robbins GF (1962) A late look at the safety of aspiration biopsy. Cancer 15: 826–827
9. Berger SM, Curcio BM, Gershon-Cohen J (1966) Mammagraphic localisation of unsuspected breast cancer. Amer J Roentgenol 96: 1046–1052
10. Bohmert H, Beller FK (1985) Erweiterte, subcutane Mastektomie. In: Beller FK (Hrsg) Atlas der Mammachirurgie. Schattauer, Stuttgart New York
11. Carter D (1984) Interpretation of breast biopsies. Raven Press, New York
12. Crone P, Hertz J, Nilsson T, Junge J, Høier-Madsen K, Kennedy M, Bojsen-Møller J, Diepeveen P, Hahn-Pedersen A, Juul Jørgensen S (1984) The predictive value of three diagnostic procedures in the evaluation of palpable breast tumors. Annales Chirurgiae et Gynaecologiae 73: 273–276
13. Dodd GD (1977) Present status of thermography, ultrasound and mammography. In: Breast cancer detection. Cancer 39: 2796–2805

14. Egan RL, Egan KL (1984) Detection of breast carcinoma: Comparison of automated water-bath whole-breast sonography, mammography and physical examination. AJR 143: 493–497
15. Egger H, Tulusan AH, Schneider ML, Paterok EM (1983) Wie 67 Mammakarzinome mit einem histologisch bestimmten Maximaldurchmesser von 10 mm erkannt wurden. Geburtshilfe Frauenheilkd 43: 7–10
16. Franzén S (1986) Clinical examination and aspiration biopsy cytology (ABC) of the breast. In: Strömbeck JO, Rosato FE (eds) Surgery of the breast. Thieme, Stuttgart New York
17. Friedrich M (1985) Recent progress in the ultrasonic detection of breast cancer. In: Zander J, Baltzer J (eds) Early breast cancer. Springer, Berlin Heidelberg New York Tokyo
18. Friedrich M (1981) Untersuchungstechnik der Mamma. Röntgenblätter 34: 151–160
19. Frischbier HJ, Lohbeck HU (1977) Frühdiagnostik des Mammakarzinoms. Thieme, Stuttgart
20. Frischbier HJ, Thomsen K (1985) Diagnostik des Mammakarzinoms. In: Käser O, Friedberg V, Ober KG, Thomsen K, Zander J (Hrsg) Gynäkologie und Geburtshilfe, Bd III, Teil 1, 2. Aufl. Thieme, Stuttgart New York
21. Frischbier HJ (1986) Mammography. In: Strömbeck JO, Rosato FE (eds) Surgery of the breast. Thieme, Stuttgart New York
22. Galen RS, Gambino SR (1979) Norm und Normabweichung klinischer Daten. Fischer, Stuttgart New York
23. Gautherie M, Albert E, Kaith L (1984) Thermal assessment of breast health. MTP Press, Lancaster Boston Den Haag Dordrecht
24. Haagensen CD (1971) Diseases of the breast, 2nd Ed. Saunders, Philadelphia London Toronto
25. Hackelöer BJ, Duda V, Lauth G (1986) Ultraschall-Mammographie – Methoden, Ergebnisse, diagnostische Strategien. Springer, Berlin Heidelberg New York Tokyo
26. Hoeffken W (1984) Diagnostische Maßnahmen zur Früherkennung des Mammakarzinoms. In: Kubli F, Fournier D von (Hrsg) Neue Konzepte der Diagnostik und Therapie des Mammakarzinoms. Springer, Berlin Heidelberg New York Tokyo
27. Hoeffken W, Lanyi M (1973) Röntgenuntersuchung der Brust. Thieme, Stuttgart
28. Hoeffken W, Vaillant W (1985) Stereotactic tru-cut biopsy of non-palpable lesions in mammography. In: Zander J, Baltzer J (eds) Early breast cancer. Springer, Berlin Heidelberg New York Tokyo
29. Horton CE, McCraw JB, Stroembeck JO (1986) Subcutaneous mastectomy and total mastectomy with reconstruction. In: Strömbeck JO, Rosato FE (eds) Surgery of the breast. Thieme, Stuttgart New York
30. Johansson NT (1986) Thermographie. In: Strömbeck JO, Rosato FE (eds) Surgery of the breast. Thieme, Stuttgart New York
31. Johnson C (1986) Inflammatory lesions of the breast. In: Strömbeck JO, Rosato FE (eds) Surgery of the breast. Thieme, Stuttgart New York
32. Jonat W (1986) Breast cancer and pregnancy. J. Cancer research and clinical oncology, Suppl 111: 127
33. Käser O, Iklé FA, Hirsch HA (1983) Atlas der gynäkologischen Operationen. Thieme, Stuttgart New York
34. Kalbfleisch H, Thomas C (1985) Histological stady on multicentricity of breast carcinoma by means of whole-organ sections. In: Zander J, Baltzer J (eds) Early breast cancer. Springer, Heidelberg New York Tokyo
35. Kindermann G (1972) Intraoperative, histologische Schnellschnittdiagnostik bei Erkrankungen der weiblichen Brust und Genitalorgane. In: Hermanek P, Bunte H (Hrsg) Die operative Schnellschnittuntersuchung. Urban & Schwarzenberg, München
36. Kindermann G, Rummel W, Egger H, Weishaar J, Paterok EM, Willgeroth F, Ober KG (1977) Various methods of early detection of breast cancer. In: Grundmann E, Beck L (eds) Early diagnosis of breast cancer. Fischer, Stuttgart New York
37. Kratochwil A (1986) Diagnostik ultrasound in breast diseases. In: Strömbeck JO, Rosato FE (eds) Surgery of the breast. Thieme, Stuttgart New York
38. Kreutzer G, Boquoi E (1974) Die Trippeldiagnostik gut- und bösartiger Mammatumoren (Klinik, Mammographie, Zytologie). Geburtshilfe Frauenheilkd 34: 279–286
39. Kreutzer G, Boquoi E (1981) Zytologie der weiblichen Brustdrüse. Thieme, Stuttgart
40. Kubli F, Lorenz U, Müller A, Weiger H (1984) Die subkutane Mastektomie – Komplikationen und Indikationen. In: Kubli F, Fournier D von (Hrsg) Neue Konzepte der Diagnostik und Therapie des Mammakarzinoms. Springer, Berlin Heidelberg New York Tokyo
41. Kürzl R, Baltzer J, Lohe KJ (1979) Intraoperative Präparat-Radiographie bei der Abklärung mammographisch suspekter, nicht palpabler Mammaveränderungen. Fortschr Med 97: 1688–1690
42. Lagios MD (1977) Multicentricity of breast carcinoma demonstrated by routine correlated serial subgross and radiographic examination. Cancer 40: 1726–1734
43. Lanyi M (1986) Diagnostik und Differentialdiagnostik der Mammaverkalkungen. Springer, Berlin Heidelberg New York
44. Lauth G, Duda V, Hackelöer BJ (1985) Ultrasound mammography: possibilities and limitations in the detection of early breast cancer. In: Zander J, Baltzer J (eds) Early breast cancer. Springer, Heidelberg New York Tokyo
44a. Leucht W (1989) Lehratlas der Mammasonographie. Thieme, Stuttgart
45. Leis HP (1980) Managing the remaining breast. Cancer 46: 1026–1030
45a. Lemperle G, Nievergelt J (1989) Plastische Mammachirurgie. Springer, Berlin Heidelberg New York Tokyo
46. Lohe KJ, Baltzer J, Zander J (1976) Histologische Diagnose und individuelle Krebsbehandlung in der Gynäkologie. Münch Med Wochenschr 118: 1373–1378
47. Melander U (1977) Early diagnosis of breast cancer, detection by thermography. In: Grundmann E, Beck L (eds) Early diagnosis of breast cancer. Fischer, Stuttgart New York
48. Morgen M (1981) Tuberculosis of breast. Surg Gynecol Obstet 53: 593–605
49. Nordenström B, Rydèn H, Svane G (1981) Breast. In: Zornosa J (ed) Percutaneous Needle Biopsy. Williams and Wilkins, Baltimore London
50. Nyirjesy I, Billingsley FS (1983) Detection of breast

carcinoma in a Gynecologic practice. Obstet Gynecol 64: 747–751
51. Ober KG (1982) The opposite breast – a model that may help us to understand breast cancer. In: Burghardt E, Holzer E (eds) Minimal invasive cancer. Saunders, London Philadelphia Toronto
52. Ober KG, Tulusan AH (1985) Tumoren der Brustdrüse. In: Groß R, Schmidt CG (Hrsg) Klinische Onkologie. Thieme, Stuttgart New York
53. Ober KG, Willgeroth F (1977) Surgical aspects and diagnosis of non palpable breast ledions. In: Grundmann E, Beck L (eds) Early diagnosis of breast cancer. Fischer, Stuttgart New York
54. Ober KG (1984) Alternative Behandlungsmethoden des frühen invasiven Mammakarzinoms. In: Kubli E, Fournier D von (Hrsg) Neue Konzepte der Diagnostik und Therapie des Mammakarzinoms. Springer, Berlin Heidelberg New York Tokyo
55. Orell SR, Sterrett GF, Walters MNI, Whitaker D (1986) Manual and atlas of fine needle aspiration cytology. Churchill Livingstone, Edinburgh London Melbourne New York
56. Pahnke VG (1985) Mastitis non-puerperalis. In: Käser O, Friedberg V, Ober KG, Thomsen K, Zander J (Hrsg) Gynäkologie und Geburtshilfe, Bd III. Thieme, Stuttgart New York
57. Paterok EM, Egger H, Willgeroth F (1983) Mehr als 1500 radiologisch indizierte Mammabiopsien. Geburtshilfe Frauenheilkd 43: 721–725
58. Peters V (1968) The effect of pregnancy in breast cancer. In: Forrest AAM, Klunker PB (eds) Prognostic factors in breast cancer. Livingstone, Edinburgh
59. Peters F, Hilgarth L, Breckwoldt M (1982) The use of bromocriptine in the management of non-puerperal mastitis. Arch Gynecol 233: 23–29
60. Phillips WC, Scott JA, Blasczcynski G (1983) How sensitive is „Sensitivity", how specific is „Specifity"? Amer J Roentgenol 140: 1265–1270
61. Porrath S, Bernay T (1984) The role of thermography in the multimodality approach to breast cancer diagnosis. In: Gautherie M, Albert E, Kaith L (eds) Thermal assessment of breast health. MTP Press, Lancaster Boston Den Haag Dordrecht
62. Prechtel K, Hallbauer M (1979) Ein Beitrag zur Prognose des Mammakarzinoms nach zweizeitigem Operationsverfahren. Geburtshilfe Frauenheilkd 39: 187–194
63. Rosato FE, Boova RS (1986) Nipple Discharge and Paget's disease. In: Strömbeck JO, Rosato FE (eds) Surgery of the breast. Thieme, Stuttgart New York
64. Rosen PP (1978) Frozen section diagnosis of breast lesions. Recent experience with 556 constructive biopsies. Ann Surg 187: 17–25
65. Rummel W, Kindermann G, Egger H, Weishaar J, Müller A, Paterok EM, Willgeroth F (1976) Mikrokalk in der Mammographie, operative Abklärung und histologische Befunde – zum Problem der Diagnose des okkulten Mammakarzinoms. Geburtshilfe Frauenheilkd 36: 1053–1061
66. Rummel W, Kindermann G, Weishaar J (1969) Röntgenologische Milchgangsdarstellung (Galaktographie) bei pathologischer Sekretion aus der Mamille, Milchgangsexzision nach Urban und eine ihr angepaßte histologische Aufarbeitung. Geburtshilfe Frauenheilkd 29: 967–980
67. Schenk U, Soost HJ (1983) Zytodiagnostik der Mamma. In: Feiereis H, Grewe HE, Johannigmann J, Kaiser P, Schmidt MA, Siebert W (Hrsg) Brustkrebs der Frau. Marseille, München
68. Schweppe KW (1985) Mastitis. In: Beller FH (Hrsg) Atlas der Mammachirurgie. Schattauer, Stuttgart New York
69. Special Report (1979) Treatment of primary breast cancer. National Institutes of Health (NIH). New England Journal Med 301: 340
70. Stegner HE (1985) Dysplasien und Geschwülste der Mamma. In: Käser O, Friedberg V, Ober KG, Thomsen K, Zander J (Hrsg) Gynäkologie und Geburtshilfe, Bd III, 2. Aufl. Thieme, Stuttgart New York
71. Stegner HE (1977) Morphologie prämaligner und maligner Veränderungen der Mamma. Gynäkologe 10: 129–139
72. Stosiek U, Breitbach GP, Linder R (1983) Kombinierte, präoperative Diagnostik von Mammatumoren. Tumordiagnostik und Therapie 4: 175–178
73. Svane G, Silfverswärd C (1983) Stereotaxic Needle biopsy of non-palpable breast lesions. Acta Radiol 24: 283–288
74. Thomsen K, Frischbier HJ, Stegner HE (1983) Die axilläre Lymphknotenmetastasierung als erste Manifestation eines klinisch noch okkulten Mammakarzinoms. Geburtshilfe Frauenheilkd 43: 18–19
75. Thomsen K, Maass H (1985) Therapie der Mammatumoren. In: Käser O, Friedberg V, Ober KG, Thomsen K, Zander J (Hrsg) Gynäkologie und Geburtshilfe, Bd III, 2. Aufl. Thieme, Stuttgart New York
76. Uddströmer L (1986) Excisional biopsy. In: Strömbeck JO, Rosato FE (eds) Surgery of the breast. Thieme, Stuttgart New York
77. Ulmer HU, Frischbier HJ (1986) Vorsorge und Früherkennung Mamma. In: Schmidt-Matthiesen H (Hrsg) Spezielle gynäkologische Onkologie I. Urban & Schwarzenberg, München Wien Baltimore
78. Urban JA (1963) Excision of the major duct system of the breast. Cancer 16: 516–520
79. Urban JA, Papachristou D, Taylor J (1977) Bilateral breast cancer. Biopsy of the opposite breast. Cancer 40: 1968–1973
80. Urban JA (1985) Bilateral breast cancer revealed by biopsy of the opposite breast. In: Zander J, Baltzer J (eds) Early breast cancer. Springer, Berlin Heidelberg New York Tokyo
81. De Waal JC, Baltzer J, Lohe KJ, Zander J (1985) Anamnese und Diagnostik bei 657 Patientinnen mit primärem Mammakarzinom. Arch Gynecol 238: 555–556
82. De Waal JC, Vaillant W, Baltzer J, Zander J (1985) Erste Erfahrungen mit dem stereotaktischen Diagnosesystem „Mammotest" bei der Diagnostik röntgenologisch unklarer Veränderungen der Brust. Geburtshilfe Frauenheilkd 45: 592–594
82a. De Waal JC, Steil B, Baltzer J (1989) Sonographie in der Mammadiagnostik. In: Schramm TH, Gloning PhK (Hrsg) Pränatale und gynäkologische Sonographie. Encke, Stuttgart, S 261–268
83. Zajicek J (1974) Aspiration Biopsy Cytology, Part I. Cytology of supradiaphragmatic organs. Karger, Basel München Paris London New York Sydney

II Operative Behandlung des Karzinoms der Brust

K. J. Lohe und R. Strigl

INHALT

Wie bei den Malignomen des weiblichen Genitale setzen sich auch beim Mammakarzinom in zunehmendem Maße die Bemühungen um eine individuelle, qualitativen und quantitativen Tumormerkmalen angepaßte Behandlung durch. Diese Tendenz betrifft auch die operativen Behandlungsmaßnahmen.

1 Grundlagen und Prinzipien

1.1 Topographische Anatomie

Voraussetzung für die sachgemäße operative Behandlung des Mammakarzinoms ist die eingehende Kenntnis der topographischen Anatomie der Thoraxwand mit Brust und Achselhöhle.

Die weibliche Brust (Abb. 1) ist an der vorderen und seitlichen Thoraxwand gelegen und reicht einerseits vom Sternalrand bis zur mittleren Axillarlinie, andererseits von der zweiten bis zur sechsten Rippe. Der obere seitliche Brustdrüsenausläufer geht bis in die Achselhöhle hinein. Im Zentrum der Mamma befindet sich die pigmentierte Areola mit der Mamille.

Muskuläre Unterlage (Abb. 1): Die Brust sitzt zu etwa zwei Dritteln dem M. pectoralis major auf und reicht seitlich bis zum Rand des M. latissimus dorsi. Unter dem M. pectoralis major verläuft der M. pectoralis minor. Der untere seitliche Teil der Brust bedeckt den unteren Ursprung des M. serratus anterior, der untere mittlere Teil den M. obliquus externus und M. rectus abdominis.

Faszien (Abb. 2): Die genannten Muskeln der Thoraxwand werden von der tiefen Faszie bedeckt. Die Brust selbst bzw. der Drüsenkörper ist vollkommen von einer eigenen Faszie, der oberflächlichen Faszie, umhüllt. Sie ist retromammär von der tiefen Faszie nur durch einen schmalen Saum lockeren Bindegewebes getrennt.

Blutversorgung: Die arterielle und venöse Gefäßarchitektur der Brust ist reichhaltig, durch Anastomosenmöglichkeiten verschiedener Gefäßbereiche variabel und häufig sogar überschießend angelegt. Die Venen folgen in der Regel dem Verlauf der Arterien. Das Wissen um die Topographie der Blutgefäße ist bei dem Trend zu organerhaltenden operativen Maßnahmen von großer Bedeutung.

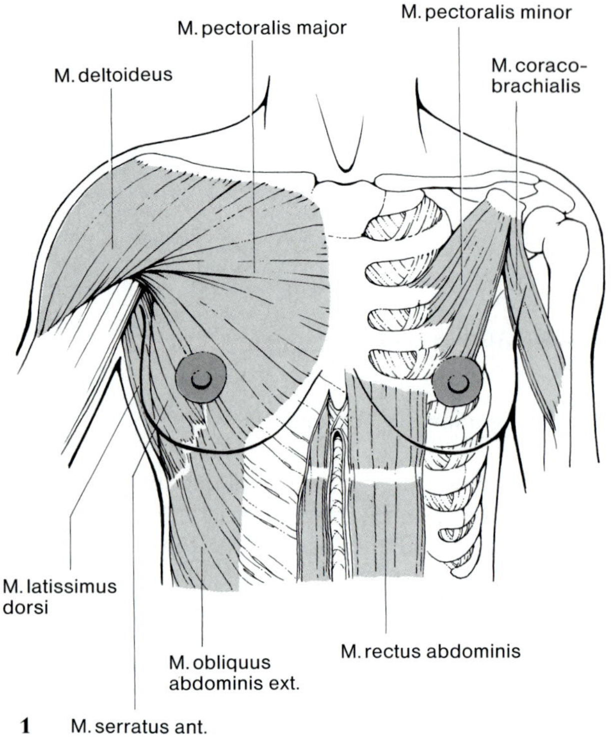

1

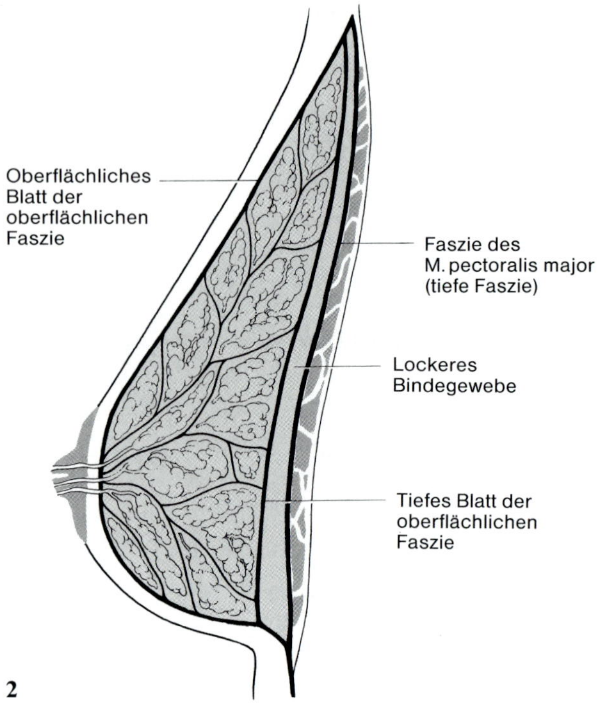

2

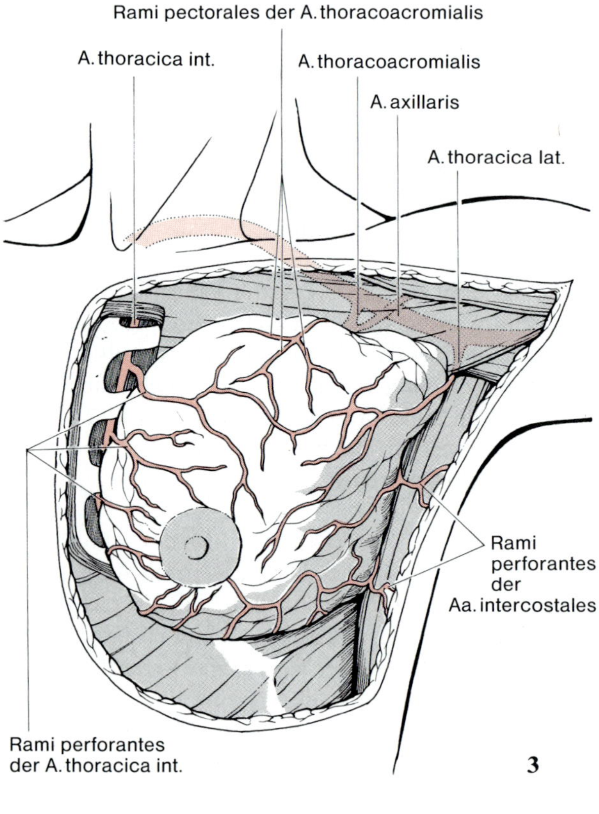

3

Abb. 1. Weibliche Brust: Lokalisation und muskuläre Unterlage

Abb. 2. Die Faszienverhältnisse an der Brust

Abb. 3. Arterielle Blutversorgung der Brust

Die arterielle Blutversorgung der Brust (Abb. 3) wird in erster Linie durch den Zufluß aus Interkostalarterien, aus der A. thoracica lateralis und der A. thoracica interna gesichert. Die posterioren Interkostalarterien 3–5 entspringen aus der Aorta, durchziehen die seitliche Thoraxmuskulatur, durchbrechen die Interkostalräume in Höhe der Axillarlinie und speisen schließlich den unteren äußeren Quadranten und auch zentrale Abschnitte des Drüsenkörpers. Aus der A. axillaris (Abb. 3 u. 4) entspringen von medial nach lateral die A. thoracoacromialis, die A. thoracica lateralis und die A. subscapularis mit der A. thoracodorsalis. Sie versorgen die oberen und seitlichen Quadranten der Brust. Die kräftige A. thoracica lateralis durchzieht die Achselhöhle und läuft entlang des Unterrandes des M. pectoralis minor, um in den oberen äußeren Quadranten der Brust einzumünden. Einen wesentlichen Beitrag zur arteriellen Versorgung der Brust leistet die A. thora-

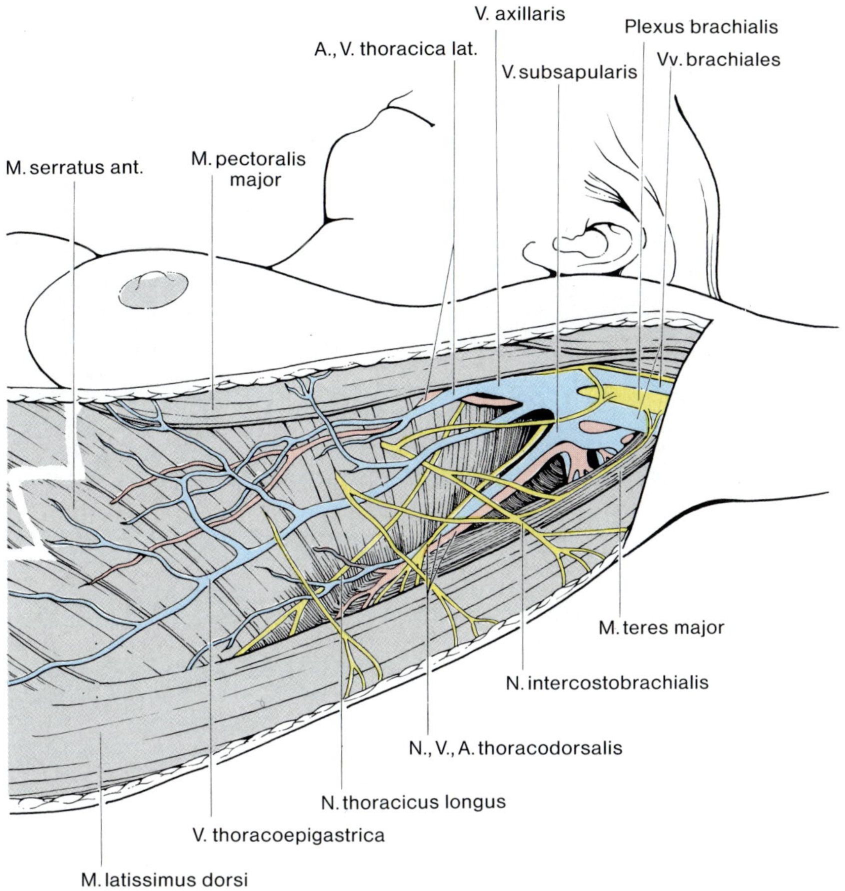

Abb. 4. Oberflächliche und tiefere Schicht der Gefäße und Nerven der Achselhöhle

cica interna, die aus der A. subclavia entspringt. Mit perforierenden Gefäßästen, die entlang des Sternalrandes den 2.-6. Interkostalraum durchdringen, versorgt sie den großen Brustmuskel und die Brustdrüse. Ein kreisförmiges Anastomosengeflecht der drei großen zuführenden Gefäße speist in Form eines oberflächlichen und eines tiefen Plexus das retromamilläre Gewebe, die Mamille und den Warzenhof.

Die venöse Drainage der Brust (Abb. 4) erfolgt durch einen oberflächlichen und einen tiefen Venenplexus, die miteinander anastomosieren und auch mit der kontralateralen Seite in Verbindung stehen. Die oberflächlichen Venen liegen sichtbar unmittelbar unter der Haut auf der oberflächlichen Faszie und bilden einen periareolären Plexus. Die tiefen Venen begleiten generell die Arterien. Auf diese Weise bestehen Zuflußmöglichkeiten in die V. axillaris, die V. azygos, die V. jugularis, die Vv. vertebrales, die V. cava und die Vv. epigastricae superiores.

Der Lymphabfluß der Brust (Abb. 5) ist vielfältig. Die sich im perilobulären und periduktalen Gewebe bildende Lymphe sammelt sich in einem subareolären, oberflächlichen und einem faszialen, tiefen Lymphgefäßplexus. Von hier vollzieht sich der weitere Lymphabfluß über die regionären Lymphknoten in der Achselhöhle und entlang der Axillar-, Subclavia- und Thoracica interna-Gefäße. Darüber hinaus bestehen Abflußmöglichkeiten in die mediastinalen, abdominalen, hepatischen, subdiaphragmalen Lymphknoten wie auch in die axillären Lymphknoten der Gegenseite.

Für derzeit gültige operative Belange hat sich auch in prognostischer Sicht die leicht nachvollziehbare topographische Aufgliederung der axillären Lymphabflußgebiete in drei Räume - levels - bewährt [24]. Im Mittelpunkt des topographischen Interesses stehen die seitlichen Begrenzungen des M. pectoralis minor (Abb. 6). Die sich hieraus ergebenden 3 „levels“ sind folgendermaßen definiert:

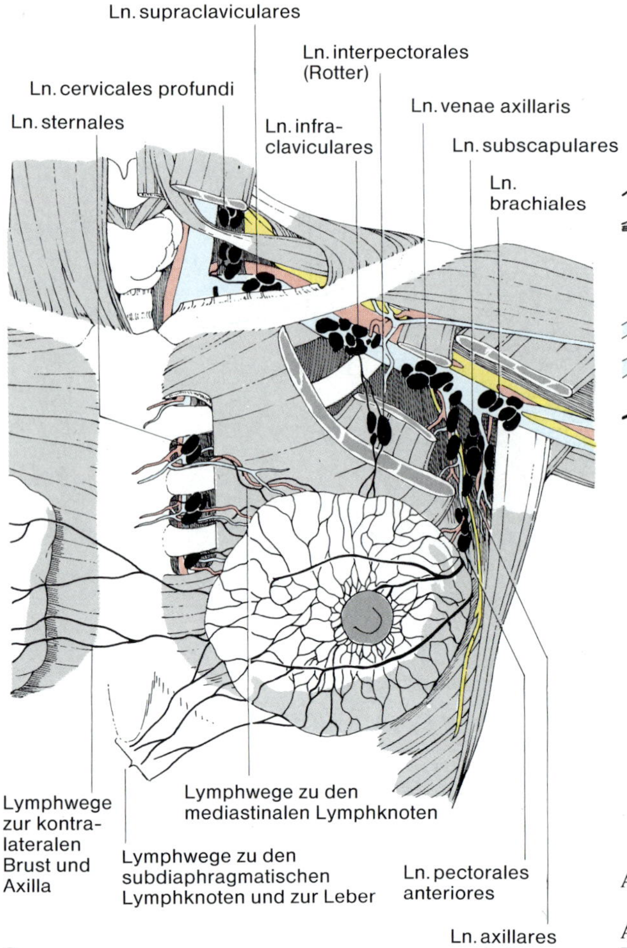

5

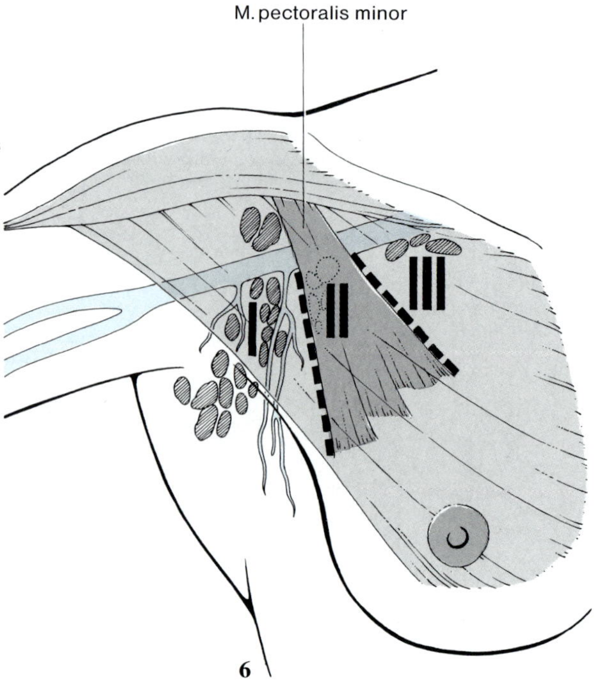

6

Abb. 5. Lymphabfluß der Brust

Abb. 6. Die nach 3 „level" getrennten axillären Lymphknoten

- level I beinhaltet alle Lymphknoten lateral des M. pectoralis minor,
- level II beinhaltet alle Lymphknoten hinter dem M. pectoralis minor und
- level III beinhaltet alle Lymphknoten medial vom M. pectoralis minor.

Bei starken individuellen Schwankungen werden bis zu 35 axilläre Lymphknoten in den levels I–III entfernt, 45% im level I, 35% im level II und 20% im level III. Bezogen auf die einzelnen Räume dürften durchschnittlich im level I 6,1 Lymphknoten, im level II 6,2 Lymphknoten und im level III 4,7 Lymphknoten zu finden sein [8].

Nerven in der Achselhöhle (Abb. 4): Bei der Präparation der Achselhöhle begegnet man drei deutlich hervortretenden Nerven, dem N. intercostobrachialis, dem N. thoracicus longus und dem N. thoracodorsalis. Aufgrund der funktionellen Wirkung kommt hinsichtlich der Erhaltung jedem Nerven eine unterschiedliche Bedeutung zu.

Der N. intercostobrachialis entspricht dem Ramus cutaneus lateralis des 2. Interkostalnerven. Er kommt in der vorderen Axillarlinie zwischen den Zacken des M. serratus lateralis hervor, durchquert die Mitte der Achselhöhle, bildet einen Plexus mit dem N. cutaneus brachii medialis und dem hinteren Anteil des Ramus cutaneus lateralis des 3. Interkostalnerven. Nachdem er die weiße Sehne des M. latissimus dorsi gekreuzt hat, läuft er an der Innenseite des Oberarmes herab und versorgt hier sensibel die Haut.

Der N. thoracicus longus kommt aus dem Plexus brachialis, erscheint in der Achselhöhle unter dem medialen Drittel der Axillarvene. Er verläuft in einer Faszie an der seitlichen Thoraxwand abwärts auf dem M. serratus anterior, den er innerviert.

Der N. thoracodorsalis zweigt sich aus dem Plexus brachialis ab, erscheint etwa am Übergang des inneren zum mittleren Drittel der Axillarvene und durchkreuzt frei das Fett- und Bindegewebe der Achselhöhle. Hierbei verläuft er angelehnt an die thorakodorsalen Gefäße zum M. latissimus dorsi, den er innerviert.

1.2 Operative Verfahren unter Berücksichtigung der Radikalität des Eingriffs

Vergleicht man die Behandlungsergebnisse radikal und ultraradikal operierter Patientinnen mit Brustkrebs der vergangenen Jahrzehnte, so hat sich durch eine weitere Radikalisierung des operativen Vorgehens nicht die erwartete Verbesserung des Behandlungserfolges eingestellt. Nachdem darüberhinaus seit 10–15 Jahren Ergebnisse mit nicht verstümmelnden, organerhaltenden Operationsmaßnahmen bekannt geworden sind, die denen nach radikalen und ultraradikalen Maßnahmen nicht nachstehen, hat sich ein zunehmender Trend zur Individualisierung des therapeutischen Vorgehens beim Mammakarzinom abgezeichnet. Hierbei werden auch operative Verfahren angewandt, die im wesentlichen die weitgehende Erhaltung der Brustform und der Brustwarze gewährleisten.

Die im Schrifttum genannten operativen Modalitäten bei Patientinnen mit Brustkrebs sind der Radikalität des Eingriffes nach unterteilt in operative Eingriffe mit Entfernung und mit Erhaltung der Brust.

1.2.1 Operative Eingriffe mit Entfernung der Brust

Die superradikale Mastektomie: Hierbei werden en bloc die befallene Mamma mit großen Hautanteilen, die beiden Brustmuskeln und die erreichbaren regionären Lymphknoten entfernt. Hierzu zählen die axillären, pektoralen, infra- und supraklavikulären, die mammaria-interna- und mediastinalen Lymphknoten. Namen wie HALSTED, MEYER, ROTTER, HAAGENSEN, DAHL-IVERSEN, SUGARBAKER, WANGENSTEEN, URBAN, VERONESI u. ZINGO u. a. m. sind bei unterschiedlichen Techniken in diesem Zusammenhang zu sehen.

Halsted-Rotter-Operation: Bei der klassischen Halsted-Rotter-Operation werden die Brust, beide Brustmuskeln und die Axilla radikal ausgeräumt. Diese operative Maßnahme war lange Zeit die Standardoperation bei Patientinnen mit Brustkrebs in Deutschland. Während HALSTED (1891) mit dem Absetzen der Mamma begann [13] und mit der Ausräumung der Axilla endete, praktizierte ROTTER (1896) das umgekehrte Vorgehen [29].

Die sog. Pateysche Operation (1948) als modifizierte radikale Mastektomie: Der Autor hat ein operatives Vorgehen empfohlen, bei dem die Mamma mit der Brustmuskelfaszie und der kleine Brustmuskel reseziert werden, um so ein radikales Ausräumen der Axilla unter Mitnahme der axillären (level I) und pektoralen (level II) Lymphknoten zu ermöglichen [28].

Die totale Mastektomie mit Ausräumung der Axilla (fälschlich auch als modifizierte radikale Mastektomie bezeichnet) umfaßt das Absetzen der Brust mit Brustmuskelfaszie und die eingeschränkte axilläre Lymphonodektomie (level I). Seit der 1977 von der Consensus Development Conference der National Institutes of Health ergangenen Empfehlung ist dieses operative Verfahren die heute am meisten praktizierte Standardmethode.

Bei der totalen Mastektomie (simple mastectomy) ohne und mit diagnostischer Biopsie (sampling) aus der unteren Axillaretage wird in der Regel eine postoperative Bestrahlung der Thoraxwand und der Lymphabflußgebiete angeschlossen [16, 39].

1.2.2 Operative Eingriffe mit Erhaltung der Brust

Neben den genannten operativen Verfahren bei Patientinnen mit Mammakarzinom, die die Entfernung der gesamten Brust beinhalten, haben sich in zunehmendem Maße, vor allem bei jüngeren Frauen, operative Techniken mit Erhaltung der Brust durchgesetzt. In der Mehrzahl der Fälle ist dann eine Bestrahlung der belassenen Brustpartien im Sinne einer kombinierten Primärtherapie notwendig. Zu den brusterhaltenden Operationsverfahren gehören:

Die radikale subkutane Mastektomie mit axillärer Lymphonodektomie (BELLER 1985): Zur histologischen Abklärung eines fraglichen karzinomatösen Befalles der zu belassenen Mamille wird durch intraoperative Schnellschnittdiagnostik ein keilförmiges Gewebestück aus der Mamille und dem Areolabogen untersucht. Die anschließende Bestrahlung ist obligatorisch. BELLER [3] empfiehlt den Patientinnen zunehmend die einzeitige bilaterale subkutane Mastektomie, wobei das Problem des kontralateralen Tumorbefalles im Vordergrund seiner Überlegungen steht. Der notwendige prothetische Wiederaufbau der Brust kann frühestens nach 6 Monaten erfolgen.

Die bilaterale eingeschränkte subkutane Mastektomie mit axillärer Lymphonodektomie und gleichzeitigem Eigenaufbau (Beller 1985): Nicht befriedigende kosmetische Resultate nach radikaler subkutaner Mastektomie und Wiederaufbau durch Silikonprothesen haben Beller [3] veranlaßt, nach einer anderen operativen Technik zu suchen. Nach Entfernung des Krebsgewebes wird geschontes Fettgewebe zum Eigenaufbau der Brust verwendet, wobei sich Mammae von ca. 100–200 g aufbauen lassen. Die postoperative Bestrahlung der erkrankten Brust gehört zur Primärtherapie.

Die Quadrantektomie mit axillärer Lymphonodektomie und Bestrahlung der Restbrust (Veronesi 1977): Hierbei wird etwa ein Viertel des Drüsenkörpers mit dem Tumor und einem darüberliegenden spindelförmigen Hautlappen in Verbindung mit einer Ausräumung des axillären Lymphknotenfettgewebes entfernt [34].

Die Tumorexstirpation oder Tylektomie mit oder ohne axilläre Lymphonodektomie und Bestrahlung der Restbrust: Sofern der Tumor nicht die darüber liegende Haut infiltriert, wird in der Regel kein Hautlappen mit entfernt. Das größenmäßige Spektrum dieser operativen Maßnahme einer Gewebeentnahme variiert sehr. Die angewandten Tumorexstirpationen reichen von der bloßen Herdentfernung bis zur Mitnahme einer zusätzlichen Sicherheitsmanschette intakten Gewebes bis zu 2 oder 3 cm (wide excision). Da die einzelne bioptische Methode heute nicht exakt zu definieren ist, werden zumeist alle kleinen Gewebeexstirpationen in dieser Gruppe zusammengefaßt. Verglichen mit den vor allem bei kleinen und kleineren Brüsten ungünstigen kosmetischen Ergebnissen nach Quadrantektomie erbringen die kleineren Gewebeentnahmen bedeutend günstigere kosmetische Resultate.

2 Indikationsstellung

Bei der Vielzahl empfohlener operativer Behandlungsarten ist eine strenge Indikationsstellung zur Anwendung dieser oder jener Behandlungsmaßnahme angezeigt. Ein stereotypes operatives Vorgehen beim Mammakarzinom existiert nicht, obwohl die totale Mastektomie mit Ausräumung des axillären Lymphknotenfettgewebes das am häufigsten vorgenommene operative Behandlungsverfahren ist und von vielen als sog. Standardoperation angesehen wird.

Klinische Daten und die stark in den Vordergrund getretene morphologische Bewertung des Operationspräparates haben zur besseren Abschätzung des Malignitätsindexes des einzelnen Brustkrebses und zur Erstellung von aussagekräftigen Prognosekriterien im Einzelfall geführt. Da die Erfassung okkulter Fernmetastasen nicht möglich ist, dienen alle gesammelten Tumordaten bis jetzt nur als Orientierungshilfen bei der Unterscheidung zwischen Patientinnen mit hohem und niedrigem Risiko, denen eine modifizierte radikale oder eingeschränkte, brusterhaltende operative Behandlung empfohlen werden kann.

2.1 Indikationen zum modifizierten radikalen operativen Vorgehen

Unter sog. modifiziert radikaler operativer Behandlung wird heute die totale Mastektomie mit axillärer Lymphonodektomie (level I) als operative Standardmethode verstanden. Allerdings werden in zunehmendem Maße auch die Lymphknoten des level II exstirpiert. Die Brustmuskeln werden nicht routinemäßig entfernt. Diese Methode hat erwiesenermaßen die gleiche therapeutische Effizienz wie die früher angewandten klassischen erweiterten radikalen Operationsmethoden nach Rotter-Halsted oder Haagensen bei besseren kosmetischen Ergebnissen und niedrigeren Komplikationsraten. Für die genannte Standardoperation kommen alle Mammakarzinome in Frage, die zur Thoraxwand hin und in der Achselhöhle (N0–N1) eine ausreichende Beweglichkeit besitzen, um mit Zuverlässigkeit abgetragen werden zu können (T1–T3 und evtl. T4b). Ist der M. pectoralis major krebsig infiltriert, so wird er in Abhängigkeit vom Ausmaß des Befalles partiell oder vollständig entfernt. Bei einer breitflächigen, starren Infiltration der Thoraxwand kommen andere therapeutische Maßnahmen in Betracht. Eine weitere Indikation für die Standardoperation sind ausgedehnte Läsionen mit duktalem Carcinoma in situ und Carcinoma lobulare in situ. Die Mastektomie ist vertretbar, weil durch das multizentrische Tumorwachstum mit der bloßen Biopsie eine vollständige Exstirpation der Veränderung nicht gewährleistet und ein infiltrierender Prozeß nicht mit ausreichender Sicherheit ausgeschlossen werden kann. Das „Sampling“ der axillären Lymphknoten reicht bei den in situ-Karzinomen aus.

2.2 Indikationen zum eingeschränkten operativen Vorgehen

Seit den Untersuchungen von VERONESI et al. (1981) und FISHER et al. (1985) bestehen zuverlässige Hinweise [9, 35], daß kleine Mammakarzinome bis zu 2 cm bzw. 3 cm Durchmesser mit brusterhaltenden Operationen (Quadrantektomie bzw. Segmentresektion) und axillärer Lymphonodektomie in Verbindung mit einer Nachbestrahlung mit gleichem Erfolg behandelt werden können wie mit radikalen Operationen. Andere Untersuchungen weisen in die gleiche Richtung [3, 32].

Wir halten es deshalb für gerechtfertigt, geeignete Patientinnen in Abhängigkeit von der Größe der befallenen Brust durch Quadrantektomie oder Segmentresektion bzw. Tumorexstirpation zu behandeln. Bei mittleren und größeren Brüsten und bei Tumorsitz in der lateralen Drüsenkörperhälfte bereitet die Quadrantektomie in der Regel keine technischen Probleme und bringt zufriedenstellende kosmetische Ergebnisse. Kleine Mammae lassen derart große Gewebsentnahmen nicht zu. In derartigen Fällen wird einer Tumorexstirpation der Vorzug zu geben sein, um ein vertretbares kosmetisches Resultat zu erzielen. In gleicher Weise sind die übrigen brusterhaltenden Operationsmethoden anwendbar.

Ein eingeschränktes operatives Vorgehen ohne axilläre Lymphonodektomie und Bestrahlung kommt auch bei Greisinnen und sonst inoperablen Frauen mit Brustkrebs in Frage, wenn das hohe Alter, die geringe Lebenserwartung oder das fortgeschrittene Krankheitsbild eine totale Mastektomie mit axillärer Lymphonodektomie nicht zulassen. Auch bei den umschriebenen Formen des duktalen Carcinoma in situ und des Carcinoma lobulare in situ mit günstigem Grading bestehen heute Tendenzen, brusterhaltend zu operieren und auf die axilläre Lymphonodektomie zu verzichten [21, 27, 33].

Das Paget-Karzinom wird in Einzelfällen schon lediglich durch Exzision von Mamille und retromamillärem Gewebe unter Erhaltung der Brust operiert [20].

Generelle Voraussetzungen für ein brusterhaltendes operatives Vorgehen sind der Wunsch der Patientin nach entsprechender Aufklärung, ein günstiges Verhältnis zwischen Tumorgröße und Restbrust sowie eine ausreichende Erfahrung des Operateurs und des Strahlentherapeuten. Patientinnen mit großer ptotischer Mamma (erschwerte Bestrahlungsbedingungen) und mit multizentrischer Läsion oder mamillennaher Tumorlokalisation ist eine eingeschränkte Operation nicht zu empfehlen.

3 Operationstechniken

Zur operativen Behandlung des Mammakarzinoms sollen hier die allgemein üblichen operativen Maßnahmen dargestellt werden. Für besondere Operationsverfahren wie die radikale subkutane Mastektomie mit axillärer Lymphonodektomie oder die eingeschränkte subkutane Mastektomie mit axillärer Lymphonodektomie wie auch die ausgedehnten Radikaloperationen wird auf die entsprechende Literatur verwiesen [z. B. 3, 12, 40]. Derartige Operationen haben nach heutiger Auffassung an klinischer Bedeutung verloren.

3.1 Operationsvorbereitung

Die Patientin wird mit leicht erhobenem Oberkörper auf dem in Längs- und Querachse drehbaren Operationstisch gelagert. Der Arm auf der Seite der erkrankten Brust wird im rechten Winkel auf einer zuverlässig fest zu machenden Armschiene oder -stütze abduziert und so fixiert, daß die seitliche Thoraxwand und die Achselhöhle gut exponiert sind. Während des Eingriffes ist darauf zu achten, daß der Arm in der initial hergestellten Position verbleibt, um Überdehnungen und Läsionen des Plexus brachialis zu vermeiden. Andererseits kann es aber auch notwendig werden, den Arm während der Operation anheben und bewegen zu können, um den Einblick in die Tiefe der Axilla bei gleichzeitiger, völliger Entspannung der Brustmuskulatur zu verbessern. Auch die stabile Position des Rumpfes muß durch Anbringen von Halterhaken gewährleistet sein, da ein Drehen der Patientin um die Längsachse bis zu 20° den Zugang zur Axilla deutlich erleichtert. Der kontralaterale Arm wird am Rumpf angelegt oder in gleicher Weise abduziert.

Die Desinfektion der Haut im Operationsgebiet erfolgt großzügig mit einer geeigneten Lösung, wobei die Hautpartien vom Hals bis zum Rippenbogen unter Einbeziehung der kontralateralen Mam-

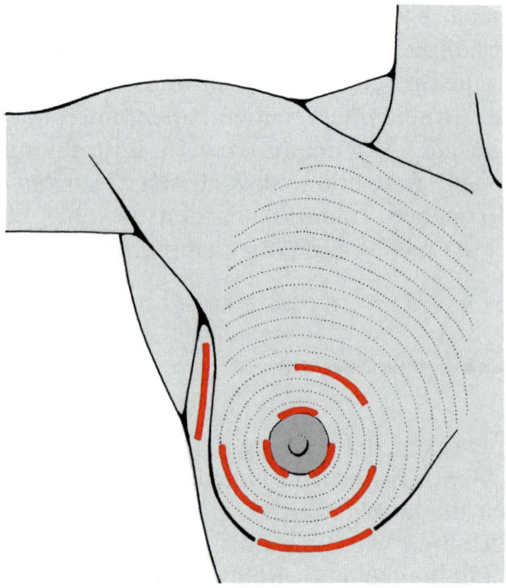

Abb. 7. Hautinzision bei der Tumorexstirpation

ma wiederholt abgewaschen werden. Der Arm auf der zu operierenden Seite wird mindestens bis in Ellenbogenhöhe desinfiziert und in sterile Tücher eingebunden. Nach dem großzügigen Abdecken der Patientin mit sterilen Tüchern steht der erste Assistent gegenüber dem Operateur, der zweite Assistent auf der Seite des Operateurs oberhalb des abduzierten Armes der Patientin.

3.2 Tumorexstirpation

Das Ausmaß der Gewebsentnahme, die Größe des entfernten Gewebsstückes und die Dicke des tumorfreien Randsaumes variieren bei der Tumorexstirpation außerordentlich. Die als Lumpektomie, Tylektomie, Segmentresektion oder wide excision bezeichneten Eingriffe entsprechen im Grunde einer Tumorexstirpation unterschiedlicher Größenordnung.

Beim operativen Vorgehen stellt sich zunächst die Frage nach der Lokalisation und der Richtung der Hautinzision (Abb. 7). Sie sollte bei Malignitätsverdacht prinzipiell möglichst nahe am Tumor liegen. Die besten kosmetischen Ergebnisse werden bei Berücksichtigung der Langerschen Hautlinien erreicht. Liegt der Tumor in der areolanahen Hälfte des Drüsenkörpers, so wird er von einem ausreichend großen areolären Randbogenschnitt aus zu entfernen sein. Ist der Tumor weiter in der Peripherie lokalisiert, so empfiehlt sich der paraareoläre zirkuläre Hautschnitt unmittelbar über dem Knoten. Bei peripherer Lokalisation der Veränderung in den unteren Quadranten der Brust ist die Exzision von einem Inframammärschnitt aus möglich. Eine notwendig werdende axilläre Lymphonodektomie soll in der Regel durch einen separaten Schnitt erfolgen. Allerdings läßt sich beim Tumorsitz im äußersten oberen Anteil der Brust der Knoten auch von einem Hautschnitt entlang des Randes des M. pectoralis major aus entfernen, von dem gleichzeitig aus die Ausräumung des axillären Lymphknotenfettgewebes vorgenommen wird. Nach ausreichender Mobilisierung der Hautwundränder wird dann das Drüsen- und Fettgewebskonglomerat mit dem verdächtigen Knoten mit einer Kugelzange gefaßt, angehoben und mit einem Sicherheitssaum von etwa 1–2 cm umgebenden gesunden Gewebes ausgeschnitten. Wird eine Beziehung des Tumors zur darüberliegenden Haut vermutet oder klinisch nachgewiesen, so empfiehlt sich die entsprechende Mitnahme eines spindelförmigen Hautstücks. Das Ausmaß der Ausschneidung von tumorumgebendem intakten Gewebe hängt ganz wesentlich vom Verhältnis zwischen der Größe des Tumors und der Brust ab. Bei einer kleinen Brust wird naturgemäß das zur Erzielung eines vertretbaren kosmetischen Ergebnisses zu entfernende Gewebsstück kleiner sein müssen als bei einer großen Brust. Nach der Ausschneidung erfolgt eine sorgfältige, in der Regel elektrische Blutstillung, die im mastopathischen Gewebe mühsam und zeitraubend sein kann. Bei nicht gegebener Bluttrockenheit oder großer Wundhöhle wird ein Saugdrain eingelegt. Eine Vereinigung des klaffenden Drüsenkörpergewebes mit Einzelknopfnähten wird zur Verbesserung des kosmetischen Ergebnisses nur gelegentlich notwendig sein. Nach subepidermaler Adaptationsnaht wird die Haut mit einer Intrakutannaht oder mit Einzelknopfnähten verschlossen.

Die axilläre Lymphonodektomie erfolgt am besten von einem Längsschnitt in der vorderen Axillarlinie aus. Die gelegentlich aus kosmetischen Gründen empfohlene Darstellung der Axilla von einer querverlaufenden Inzision bietet nach unseren Erfahrungen ungünstigere präparationstechnische Bedingungen.

3.3 Quadrantektomie

Verglichen mit der Tumorektomie wird bei der Quadrantektomie im Sinne von Veronesi (1986) ein wesentlich größeres Gewebsstück aus der Mamma mit Haut und Brustmuskelfaszie entfernt [36]. Es entspricht jedoch nicht, wie häufig angenommen, einem anatomischen Brustquadranten (z. B. oben außen), sondern vielmehr einem Gewebequadranten mit dem Tumor im Zentrum, wobei die Exzision insgesamt in etwa ein gutes Viertel des gesamten Brustdrüsengewebes ausmacht. Das Ausmaß der Gewebeentfernung bei der Quadrantektomie macht verständlich, daß im Allgemeinen ein operatives Vorgehen im besprochenen Sinne bei Karzinomen mit einem Durchmesser von mehr als zwei Zentimetern im Interesse eines vertretbaren kosmetischen Ergebnisses nicht sinnvoll erscheint. Eingriffe, die das geschilderte Ausmaß der Gewebeentfernung nicht ausmachen, sollten nicht als Quadrantektomie, sondern vielmehr als Form der Tumorexstirpation bezeichnet werden.

Der Hautschnitt bei der primären Gewebsentnahme zur Sicherung der Diagnose und der Größe (<2 cm) des Mammakarzinoms liegt in radiärer Richtung unmittelbar über dem Tumor. Dieser wird vollständig im gesunden Gewebe entfernt. Ein retromamillärer Tumor ist zur Quadrantektomie nicht geeignet. Auch bei kleiner Brust und einem Tumorsitz im oberen inneren Quadranten ist ein derartiges operatives Vorgehen wegen des unbefriedigenden kosmetischen Resultates kaum möglich.

Zur Quadrantektomie (Abb. 8) wird zunächst die vorgesehene elliptoide Schnittfigur mit der primären Hautwunde im Zentrum von der Mamille aus in radiärer Richtung zur Peripherie hin mit einem sterilen Farbstift eingezeichnet. Hierbei sollte die seitliche Hautbegrenzung jeweils etwa 3 cm von der primären Hautnaht entfernt sein. Liegt der Tumor im oberen äußeren Quadranten, so kann die Schnittfigur axillarwärts zur übersichtlichen axillären Lymphonodektomie verlängert werden. Bei sonstiger Tumorlokalisation muß die Ausräumung der Achselhöhle von einem zweiten, in der vorderen Axillarlinie gelegenen Hautschnitt aus erfolgen.

Nach der Hautinzision ist eine weitreichende Mobilisierung der Hautlappen vor allem zu den Seiten hin erforderlich, um im Anschluß an die primäre Biopsiestelle noch zusätzlich etwa 2 cm Brustdrüsengewebe auf jeder Seite entfernen zu können. Auf diese Art und Weise wird ein Drüsenkörperanteil mit einer Gesamtbreite von etwa 8–10 cm in Verbindung mit einem Hautanteil von ca. 6 cm Breite ausgeschnitten. Der Gewebsquadrant wird sodann zur Unterlage hin mit der Faszie des M. pectoralis major vollkommen abgesetzt.

Bei einer Tumorlokalisation im oberen äußeren Brustquadranten wird die axilläre Lymphonodektomie unmittelbar angeschlossen. Bei sonstigem Tumorsitz erfolgt die sorgfältige und zeitaufwendige Rekonstruktion des Drüsenkörpers durch Adaptieren der Wundränder mit Einzelknopfnähten in ein oder zwei Schichten. Bei kleiner Brust ist es im Interesse eines besseren kosmetischen Ergebnisses häufig günstiger, auf die Vereinigung der Drüsenkörperränder zu verzichten. Die große Wundhöhle wird mit einem Saugdrain drainiert und die Hautwunde nach subepidermaler Adaptationsnaht mit Einzelknopfnähten oder einer Intrakutannaht verschlossen. Erst hiernach wird die Axillarausräumung von einem weiteren Hautschnitt aus vorgenommen.

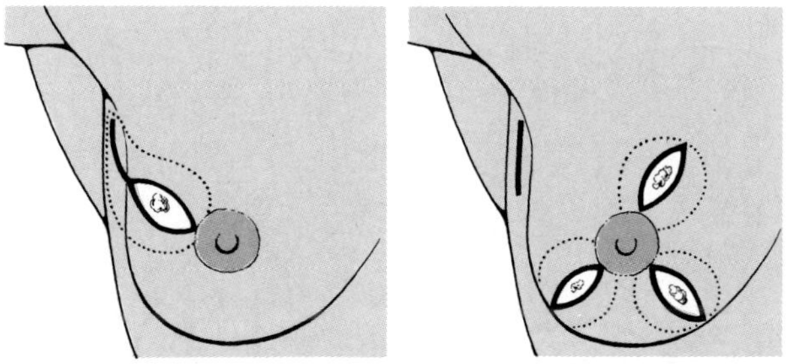

Abb. 8. Hautinzision und Schnittfiguren bei der Quadrantektomie

Im Gegensatz zur klassischen Operationsweise von VERONESI entfernen wir nicht routinemäßig den M. pectoralis minor und die Lymphknoten der level II und III.

3.4 Totale Mastektomie mit axillärer Lymphonodektomie

Das heute als Standardoperation beim Mammakarzinom zu bezeichnende operative Vorgehen setzt sich im wesentlichen aus vier verschiedenen Operationsphasen zusammen:

a) Die Präparation des Hautfettmantels,
b) das Abtragen der Brust,
c) die Ausräumung der Axilla,
d) der Wundverschluß.

Die Präparation des Hautfettmantels: Aus kosmetischen Gründen geben wir je nach Tumorlokalisation dem quer- bis etwas schrägverlaufenden Hautschnitt (STEWART) den Vorzug (Abb. 9). Hierzu zeichnen wir mit einem sterilen Farbstift zu Beginn der Operation eine wetzsteinförmige Schnittfigur an der Haut auf, die die Brustwarze umfaßt und vom seitlichen Rand des Brustbeins bis zur vorderen oder mittleren Axillarlinie hin reicht. Sitzt der Tu-

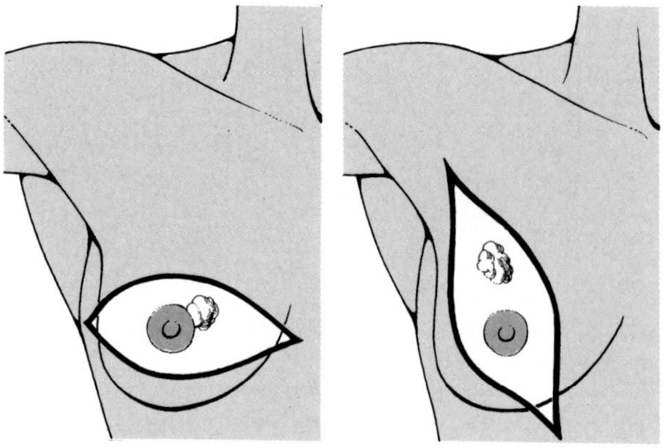

Abb. 9. Schnittfiguren bei der Mastektomie (links nach STEWART, rechts mod. nach ROTTER)

mor im obersten Anteil des äußeren Quadranten, so läßt sich die Umschneidungsfigur wie bei der klassischen Radikaloperation ausrichten. Es empfiehlt sich, den Hautschnitt entlang des seitlichen Randes des M. pectoralis major und nicht in die Achselhöhle zu legen. In der Regel sollen die Hautränder der Schnittfigur mindestens 3 cm vom Tumor entfernt verlaufen. Andererseits sollte nur soviel Haut entfernt werden, daß ein spannungsloser Wundverschluß ohne weiteres möglich ist. Der querverlaufende Hautschnitt erlaubt eine ausreichende und übersichtliche Eröffnung und Darstellung der Achselhöhle.

Bei der Präparation der Hautfettlappen muß generell durch Belassung einer ausreichend dicken subkutanen Fettgewebsschicht von 5–10 mm eine zufriedenstellende Blutversorgung der Haut gewährleistet sein. Zu dünn präparierte Hautanteile neigen zu Nekrosen. Werden die Hautränder mit feinen Klemmen oder Häkchen vertikal hochgezogen, so läßt sich unter stetem Zug an der Brust mühelos eine Abtragungsebene darstellen, die zuverlässig die subkutane Fettgewebslamelle vom Brustdrüsen- und Fettgewebe abgrenzt (Abb. 10a). Die Präparation erfolgt scharf mit dem Skalpell. Bei der früheren Abtragung mit dem elektrischen Messer hatten wir den Eindruck, daß die postoperative Wundsekretion stärker war und länger andauerte. Die Hautfettlappen werden nach kranial bis zum unteren Rand der Klavikula, nach kaudal bis zur Faszie über dem M. rectus abdominis, medial bis zum Brustbein und lateral bis zum M. latissimus dorsi freipräpariert. Die Blutstillung erfolgt fast

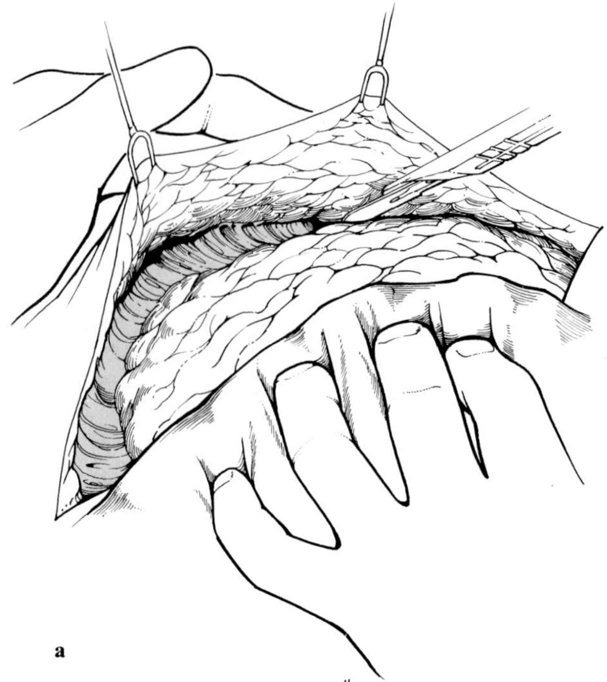

a

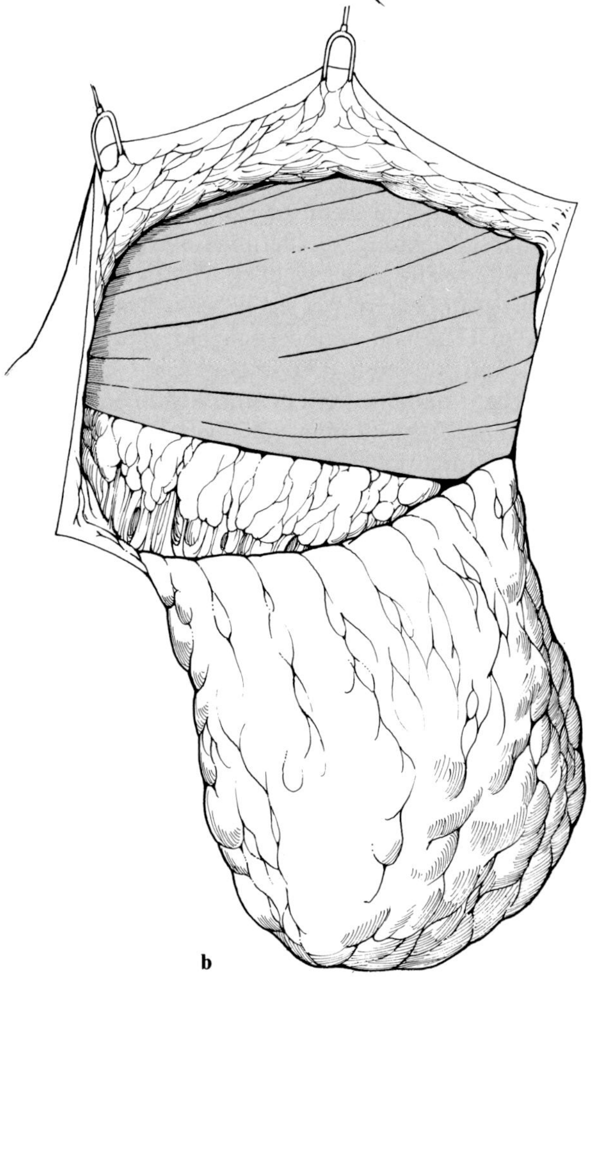

b

Abb. 10a, b. Mastektomie: Abtragung vom Hautfettmantel (**a**) und der Muskulatur (**b**) ▷

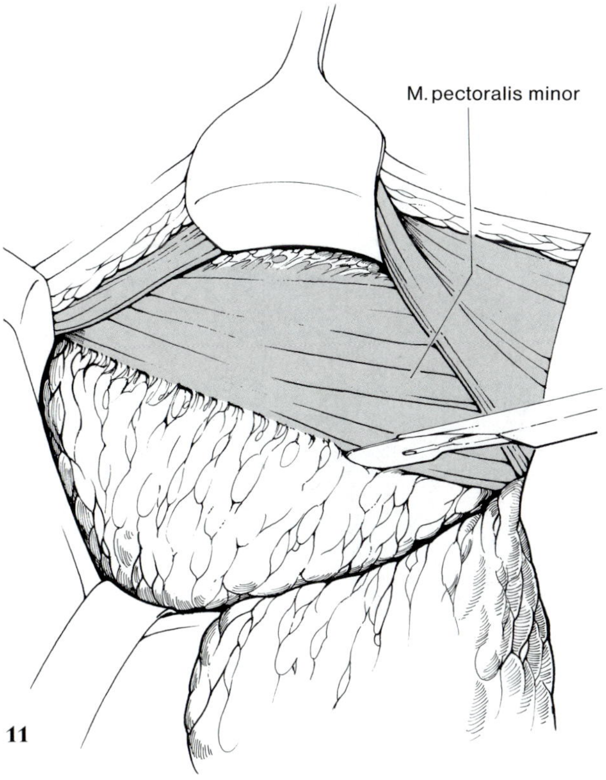

11

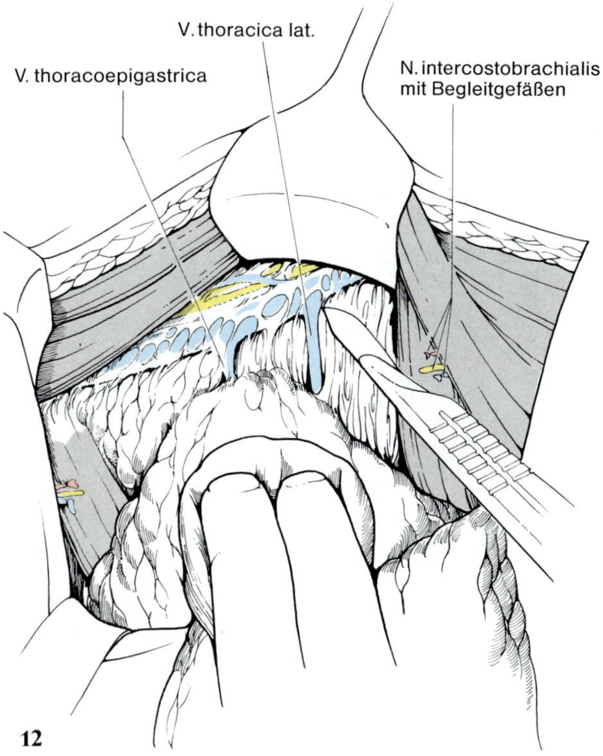

12

Abb. 11. Axilläre Lymphonodektomie: Darstellung des M. pectoralis minor und des Lymphknotenfettkörpers

Abb. 12. Axilläre Lymphonodektomie: Darstellung und Präparation der Vena axillaris

ausschließlich elektrisch. Lediglich größere blutende Gefäße oder elektrisch schwierig zu stillende Blutungen werden ligiert oder umstochen.

Das Abtragen der Brust: Nach beendigter Präparation des Hautfettmantels beginnt das Abtragen der Mamma von der Thoraxwand mit der Pektoralisfaszie von kranial her. Die Mobilisierung gelingt unter Zug der Brust mit einem Tuch mühelos, wenn man zunächst die Abtragung parallel zum Faserverlauf des Brustmuskels mit dem Messer vornimmt. Die weitere Operationsrichtung geht dann von medial zur Axilla hin. Die parasternal austretenden Rami perforantes der A. mammaria interna werden - möglichst vor der Durchtrennung - koaguliert. Entstehende Blutungen aus diesen Gefäßen müssen vorsichtig elektrisch gestillt werden, da die Gefäßstümpfe zur Retraktion neigen und somit Verletzungen der Pleura leicht möglich sind. Die seitliche Abtragung der Brust reicht zunächst bis unmittelbar jenseits des lateralen Randes des M. pectoralis major (Abb. 10b). Wesentlich ist die sorgfältige Freipräparation des axillarwärts gerichteten Ausläufers des oberen äußeren Drüsenkörpers. Hier muß die Mobilisierung bis in Höhe der V. axillaris hinaufreichen. Die so freipräparierte Brust kann nun zur besseren Übersicht vom seitlichen Axillargewebe abgesetzt werden oder zur en bloc-Resektion in ein Tuch eingehüllt werden. Nach sorgfältiger Blutungskontrolle des flächenhaft ausgedehnten Operationsgebietes kann dann mit der axillären Lymphonodektomie begonnen werden.

Ausräumung der Axilla: In Kenntnis der heutigen Vorstellungen zur Primäroperation des Mammakarzinoms wird bei der Standardoperation routinemäßig zumindest der level I an Lymphknoten aus der Achselhöhle entfernt. Eine komplette oder radikale axilläre Lymphonodektomie erfordert häufig die Durchtrennung oder Entfernung des M. pectoralis minor. Dieses operative Vorgehen mit zusätzlicher Ausräumung der Lymphknoten des levels II und III wird von zahlreichen Autoren [18, 36] routinemäßig empfohlen und auf alle Fälle bei intraoperativ getasteten Lymphknotenvergrößerungen vorgenommen.

Die axilläre Lymphonodektomie beginnt mit der scharfen Präparation des seitlichen Randes des

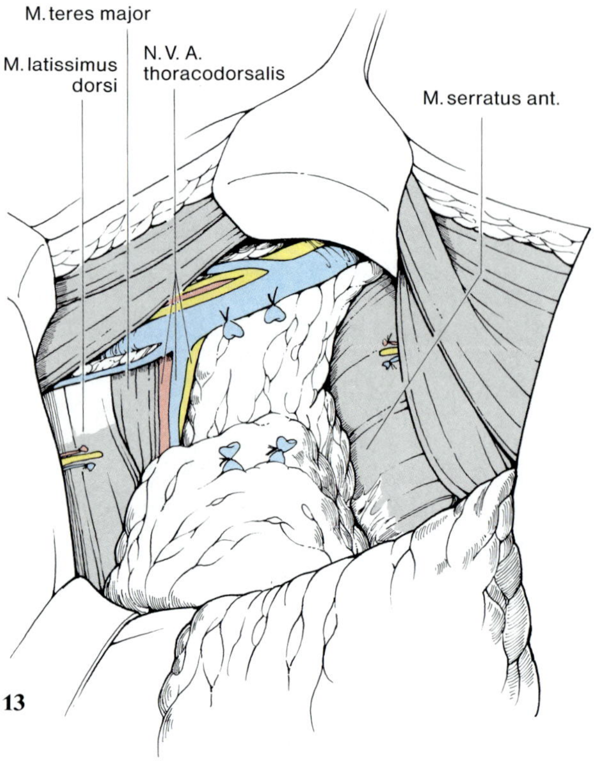

13

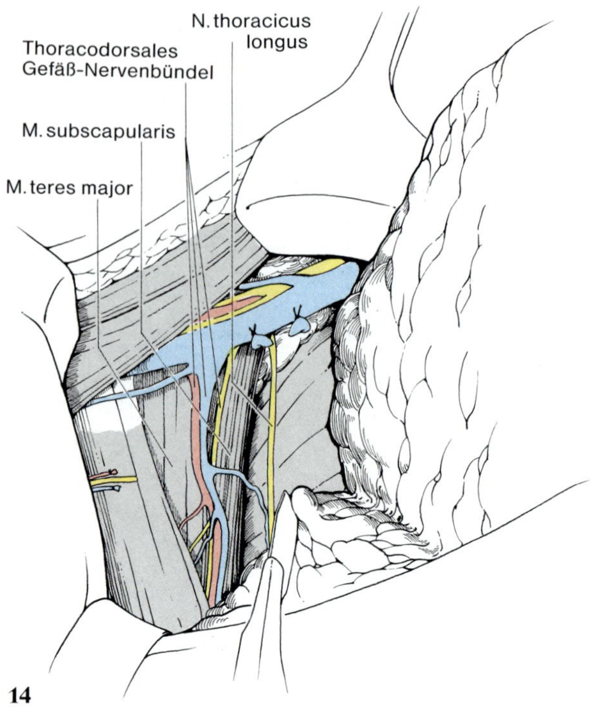

14

Abb. 13. Axilläre Lymphonodektomie: Beendete Präparation der Vena axillaris und Darstellung des thorakodorsalen Gefäßnervenbündels

Abb. 14. Axilläre Lymphonodektomie: Präparation des thorakodorsalen Gefäßnervenbündels und des Nervus thoracicus longus

M. pectoralis minor, wodurch sich der Lymphknotenfettkörper eindeutig präsentiert (Abb. 11). Die interpektoralen Lymphknoten können bei diesem Schritt entfernt werden. Es folgt die sofortige Darstellung der V. axillaris, um eine Verletzung dieses großen Gefäßes zu vermeiden. Hierzu wird die Präparation des lateralen Hautlappens bis zum M. latissimus dorsi fortgesetzt. Die V. axillaris liegt auf dem weißlichen sehnigen Teil des M. latissimus dorsi, oberhalb des N. intercostobrachialis mit Begleitgefäßen, die durchtrennt werden können. Nach Eröffnung der tiefen Pektoralisfaszie und unter Zug des axillären Fettgewebes nach kaudal kann durch vorsichtiges Spreizen mit der Schere oder durch parallele Präparation mit dem Skalpell das dicke Gefäß leicht lokalisiert und freigelegt werden (Abb. 12). Die bindegewebige Gefäßscheide der V. axillaris soll hierbei nicht eröffnet werden. Das Aufsuchen der V. axillaris kann auch von medial her erfolgen, indem die Brustmuskeln mit Haken stark angehoben werden. Nach vorsichtigem Spreizen des Fettgewebes mit der Schere oberhalb des N. intercostobrachialis stößt man dann unweigerlich auf die breite Gefäßwand. Eine Präparation oberhalb der Axillargefäße wird zur Vermeidung eines postoperativen Lymphödems des Armes von den meisten Autoren nicht empfohlen. Die Ausräumung des axillären Lymphknotenfettgewebes erfolgt mit der Schere oder dem Skalpell unter stetem Zug des Gewebes nach kaudal, wobei unter Anhebung der Brustmuskeln die en bloc-Resektion im obersten medialen Winkel zwischen Thoraxwand und Axillarvene beginnt. Kleine Gefäße werden koaguliert, größere ligiert. Die Darstellung des obersten Axillarwinkels ist übersichtlicher, wenn der N. intercostobrachialis mit den leitenden Gefäßen an der Thoraxwand abgesetzt wird. Das Auffinden des nicht zu verletzenden N. thoracicus longus in der Tiefe der seitlichen Thoraxwand ist gleichzeitig erleichtert. Das Fettgewebspaket wird dann an der distalen Begrenzung der Axillarvene nach Ligatur der ventral abgehenden Äste breitflächig und kontinuierlich nach kaudal zu abpräpariert (Abb. 13). Dorsal von den Axillargefäßen stößt man nahe der Thoraxwand auf den N. thoracicus longus und etwa 3 cm weiter lateral auf den N. thoracodorsalis, der gemeinsam mit dem freizupräparierenden thorakodorsalen Gefäßbündel auf dem

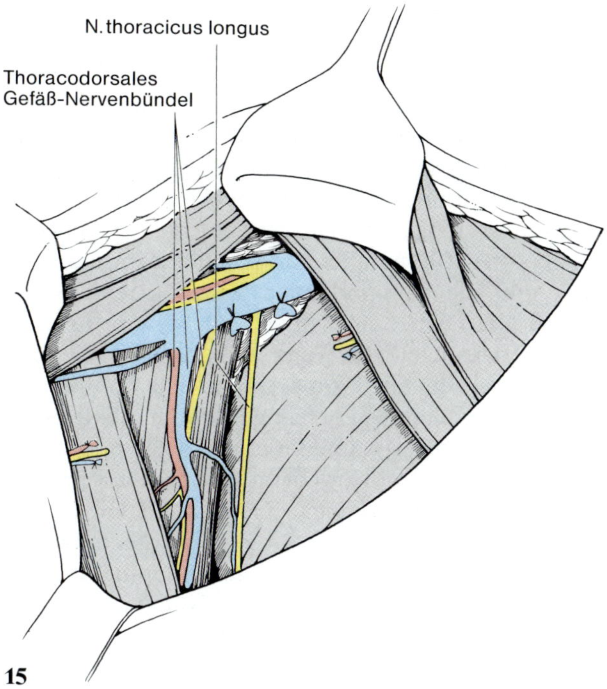

15

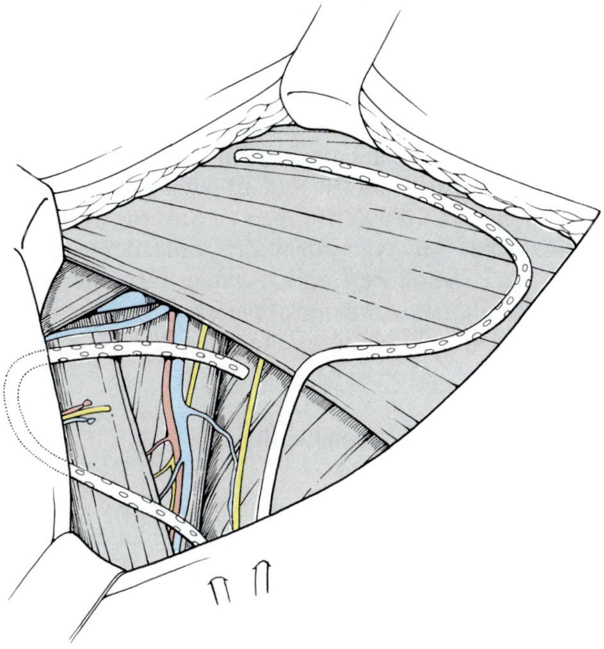

16

Abb. 15. Axilläre Lymphonodektomie: Die Achselhöhle nach vollständiger Präparation und en bloc-Resektion

Abb. 16. Operationsgebiet mit liegenden Redon-Drains

M. subscapularis nach schräg unten außen zieht. Der N. thoracodorsalis kann bei Einbettung in Tumorgewebe oder Lymphknotenmetastasen ohne wesentlichen Funktionsverlust durchtrennt werden. Die Darstellung des thorakodorsalen Bündels und des N. thoracicus longus gelingt auch zuverlässig nach Präparation vom Rand des M. latissimus dorsi aus, wobei das axilläre Gewebspaket stark nach medial angespannt werden muß (Abb. 14). Die restliche Ausräumung des Lymphknotenfettgewebspaketes von der Muskelunterlage nach distal zu ist dann leicht möglich (Abb. 15). Zur histologischen Aufarbeitung kann das entfernte Gewebspaket mit Fäden gekennzeichnet werden.

Bei der operativen Entfernung der interpektoralen Lymphknoten des level II sollen nach Möglichkeit die Nn. u. vasa pectorales geschont werden, die die Mm. pectorales major und minor versorgen. Die Durchtrennung des M. pectoralis minor etwa 2–3 cm vom Ansatz am Processus coracoides erleichtert den Zugang zu den Lymphknoten des level II u. III ganz wesentlich.

Der Wundverschluß: Das gesamte Operationsgebiet wird anschließend mehrfach mit aqua dest. gespült. Hierdurch lassen sich auch kleinere Blutungsquellen gut auffinden und koagulieren. Außerdem wird behauptet, daß durch die Spülung eventuell losgelöste Tumorzellen im Wundbereich devitalisiert und beseitigt werden. Achselhöhle und Thoraxwand werden mit je einem Redon- oder Jackson-Pratt-Drain drainiert, die seitlich durch die Haut ausgeleitet und fixiert werden (Abb. 16). Die Wundränder der Hautlappen werden mit Einzelknopfnähten vereinigt oder geklammert. Ist eine Intrakutannaht vorgesehen, so empfiehlt sich zur besseren Adaptierung der Wundränder eine vorhergehende schrittweise Vereinigung mit subepidermalen Adaptationsnähten. Nach Beendigung der Operation legen wir für 24 Stunden einen lockeren elastischen Thoraxverband an, um das breitflächige Anlegen der Hautlappen an die Thoraxwand durch eine sanfte Kompression zu unterstützen. Die Saugdrainagen werden sukzessive entfernt, wenn die Sekretproduktion pro Tag nicht mehr als etwa 50 ml ausmacht. Dies ist beim axillären Drain in der Regel nach 7–10 Tagen der Fall. Später noch auftretende Sekretansammlungen werden abpunktiert.

4 Komplikationen bei der operativen Behandlung des Mammakarzinoms

Während sich bei der Mehrzahl der wegen Brustkrebs operierten Patientinnen ein einwandfreier intra- und postoperativer Verlauf ergibt, kommt es doch bei etwa 10% der Frauen zu Störungen unterschiedlicher Art. Nach dem Zeitpunkt des Auftretens derartiger Störungen kann man intraoperative Komplikationen und postoperative Früh-, bzw. Spätkomplikationen unterscheiden.

4.1 Intraoperative Komplikationen

Zu den wesentlichen intraoperativen Komplikationsmöglichkeiten gehören Blutungen und Verletzungen von Nerven oder der Pleura.

Blutungen: Der Blutverlust bei der totalen Mastektomie mit Axilladissektion kann vor allem bei großen Tumoren mit starker Vaskularisation aufgrund der großen Wundflächen ein beträchtliches Ausmaß annehmen. Bei der Präparation des Hautfettmantels werden zahlreiche arterielle und venöse Subkutangefäße durchtrennt. Dies versucht man zu vermeiden, indem man die Dicke des Hautfettmantels, der etwa zwischen 5 und 10 mm betragen soll, so wählt, daß in der gut darstellbaren „laufenden" und weniger vaskularisierten Schicht zwischen subkutaner Fettlamelle und Brustfett präpariert wird. Dies ist nicht immer möglich, da manchmal der Drüsenkörper nahe an die Haut heranreicht, wo die Vaskularisation besonders ausgeprägt ist. Im Verlauf der gesamten Operation kann der Blutverlust deutlich eingeschränkt werden, wenn die Gefäße, die sich durch kräftigen Zug am Präparat darstellen, noch vor ihrer Durchtrennung versorgt werden. Vorteilhaft erscheint, wenn der Assistent synchron zum Operateur mit der von ihm selbst geschalteten Pinzette die Gefäße koaguliert. Gefäße mit größerer Lichtung werden besser ligiert. Beim Abpräparieren der Mamma von der Thoraxwand kann es vor allem parasternal aus den Rami perforantes der A. thoracica interna stärker bluten. Zur Blutstillung können Umstechungen im Bereich der Interkostalmuskulatur notwendig werden. Größere Gefäße und die nach ventral abgehenden Äste der V. axillaris werden über Klemmen abgesetzt und ligiert. Die Äste der A. thoracica lateralis und die kleinen Abgänge der thorakodorsalen Gefäße können in aller Regel koaguliert werden.

Profuse Blutungen betreffen vorrangig die großen axillären Gefäße, vor allem die V. axillaris. Hier treten Blutungen auf, wenn einmündende Gefäße abgerissen werden. Nicht selten kommt es beim Versuch des Abpräparierens größerer axillärer Lymphknotenmetastasen oder -pakete zur Inzision oder zum Einriß der V. axillaris. Um derartige Verletzungen möglichst zu vermeiden, empfiehlt es sich, unter Zug parallel zur V. axillaris zu präparieren und die einmündenden Venen in einem Abstand von etwa 1 cm zum Hauptgefäß zu ligieren. Bei Verletzungen der Vena axillaris wird die Blutung durch digitale Kompression, eine Tamponade oder bei größeren Verletzungen durch Abklemmen mit einem angespannten Gummizügel oder einer Gefäßklemme vorübergehend zum Stehen gebracht. Sodann wird die verletzte Gefäßwand mit feinem atraumatischen, nicht resorbierbaren Nahtmaterial (z. B. Prolene 6×0) durch Einzelknopfnähte oder eine fortlaufende, überwendliche Naht verschlossen [2, 4]. Bei größeren Verletzungen der Axillargefäße sollte der Gefäßchirurg hinzugezogen werden. Sauger, größere Kompressen, Gummizügel und Gefäßklemmen sowie feines atraumatisches Nahtmaterial müssen bei derartigen Eingriffen bereitgestellt sein. Verletzungen der A. axillaris sind selten, da sie durch ihre anatomische Lage geschützt ist und nicht frei präpariert wird.

Nervenverletzungen: Werden die in der Achselhöhle verlaufenden Nervenstrukturen nicht schon zu Beginn der Axillapräparation dargestellt, so läuft man vor allem bei erschwerten Operationsbedingungen und ungünstigen Gewebsverhältnissen Gefahr, diesen oder jenen Nerv zu verletzen oder zu durchtrennen. Der mitten durch die Achselhöhle ziehende sensible N. intercostobrachialis wird in der Regel bei der Mastektomie mit Ausräumung der Axilla durchtrennt. Hierdurch entstehen Gefühllosigkeit und Paraesthesien der Haut an der Innenseite des Oberarmes, die bis zu Monaten bestehen bleiben können. Schwerwiegendere Folgen mit motorischen Ausfällen zieht die Durchtrennung des N. thoracicus longus nach sich, der in der Tiefe der Achselhöhle entlang der seitlichen Thoraxwand verläuft und sich im Grunde leicht darstellen läßt. Seine Verletzung führt durch die Lähmung des von ihm innervierten M. serratus anterior zu einer Einschränkung der Hebung des Armes nach vorne oben über die Horizontale hinaus und schließlich zu einem flügelartigen Abstehen des Schulterblattes vom Thorax (Scapula alata). Die verminderte motorische Funktion des Armes führt bei Rechtshändern zu einer Minderung der Erwerbstätigkeit um 30%. Darüber hinaus können Schulterschmerzen in Ruhe und bei Bewegung auftreten, die über Wochen und Monate anhalten [2, 4]. Die Durchtrennung des N. thoracodorsalis, der im gleichnamigen Gefäßbündel mitläuft, bewirkt eine gewisse Einschränkung der Rückführungsmöglichkeit und der Innenrotation des Armes, ohne daß jedoch bei der vielseitigen Wirkung des von ihm innervierten M. latissimus dorsi dessen Ausfall direkte erkennbare Nachteile hat.

Nach Möglichkeit sollen auch die Nn. pectorales zwischen beiden Brustmuskeln erhalten bleiben, da sie motorisch die Mm. pectorales major und minor versorgen. Ihre Durchtrennung führt zur Atrophie des M. pectoralis major [4, 26].

Bei der Mastektomie mit Ausräumung der Axilla ist das Risiko der Nervenläsion bei massiver Tumorinfiltration erhöht. Durch eine anatomiegerechte, vorsichtige Präparationsweise treten derartige Verletzungen selten auf. Vor allem sollte der N. thoracicus longus in seinem gesamten Verlauf bis hinter die großen Gefäße dargestellt werden, da er nicht nur bei der Präparation der Lymphknoten des level I, sondern kranial vor allem beim Absetzen der Lymphknoten des level II gefährdet ist. Durch Zug am Operationspräparat läßt sich das Aufsuchen und Freipräparieren der Nerven erleichtern. Bei einer Verletzung des N. thoracicus longus stellt sich die Frage, ob nicht eine unmittelbare intraoperative mikrochirurgische Vereinigung der durchtrennten Nervenenden sinnvoll ist, um das Ausmaß des entstandenen Schadens möglichst klein zu halten. Millesi [25] empfiehlt die sofortige (primäre) oder frühsekundäre Wiedervereinigung der Nervenenden in den ersten Wochen. Bei stumpfen Verletzungen (z. B. Koagulation) kann zwischen Durchtrennung und Läsion mit erhaltener Kontinuität nicht unterschieden werden. Fehlen Regenerationszeichen oder kommt die Regeneration zum Stillstand, sollte nach etwa 3 Monaten revidiert und die Neuroraphie oder bei größeren Defekten die Nerventransplantation durchgeführt werden. Bei allerdings geringen Fallzahlen hat Millesi [25] mit der Neuroraphie gute Erfolge erzielt.

Pleuraverletzungen: Verletzungen der Pleura sind selten und treten eher bei Radikaloperationen der Brust oder bei der operativen Versorgung von Brustwandrezidiven auf. Auch bei der unvorsichtigen und zu tief reichenden Stillung einer intercostalen Blutung mit der Koagulationspinzette sind Perforationen der Pleura möglich. Atemsynchrone Bläschenbildungen oder schlürfende Geräusche weisen auf einen Pneumothorax hin. Pleuraverletzungen machen eine operative Versorgung durch den Chirurgen notwendig.

Hautdefekte: Bei größeren Mammakarzinomen, die eine großzügige Mitnahme des Hautmantels erfordern, kann postoperativ die Vereinigung der Hautränder nur unter großer Spannung oder gar nicht möglich sein. Dehiszenzen bis etwa zu 5 cm können ausgeglichen werden, indem die benachbarten Hautabschnitte nach allen Seiten hin – vor allem aber zur Bauchfaszie – teils scharf, teils stumpf mobilisiert werden. Eine sorgfältige Blutstillung ist notwendig. Größere Defekte müssen durch eine Verschiebeplastik oder eine freie Hauttransplantation gedeckt werden.

4.2 Postoperative Komplikationen

Nachblutung: Trotz der ausgedehnten Wundflächen in stark vaskularisiertem Gebiet treten Blutungen nach Mastektomien nur in bis zu 4% der Fälle auf [4]. Bei großer Hämatombildung muß operativ revidiert und die Blutungsquelle gestillt werden. Kleinere Hämatome werden resorbiert. Sie erhöhen jedoch die Rate an Wundheilungsstörungen, Infektionen, Seromen und Armödemen. Durch eine sorgfältige Operationsweise, eine minutiöse Blutstillung und das Einbringen von Saugdrainagen in das Operationsgebiet praepektoral und in die Axilla lassen sich größere Ansammlungen von Blut vermeiden. Einige Autoren raten im Anschluß an die Operation zum Anlegen eines Kompressionsverbandes mit elastischen Binden oder Pflasterstreifen [2, 4, 17].

Serombildungen und Lymphstau: Die großen Wundflächen und die Eröffnung von Lymphbahnen bei der axillären Dissektion können zu Absonderungen von beträchtlichen Sekretmengen führen. Bland et al. [4] haben bei 26% der operierten Patientinnen eine vermehrte Serombildung beobachtet. Unserer Erfahrung nach empfiehlt sich eine Saugdrainage der Axilla für mindestens 5–7 Tage, bis nicht mehr als 50 ml/die gefördert werden. Nach Entfernung der Saugdrainage fortbestehende Serome werden unter aseptischen Bedingungen solange abpunktiert, bis ein spontanes Sistieren des Lymphstaus eingetreten ist. Rosato [30] hat eine geringere Neigung zur Serombildung bei weitestgehender Immobilisierung des Armes während 5–7 Tagen festgestellt und beginnt mit Armübungen demzufolge erst jenseits des 5. postoperativen Tages.

Gewebsnekrosen der Haut: Sie entstehen durch zu ausgedehnte Abtragung des subkutanen Fettgewebes mit Denudierung der Haut oder zu extreme Koagulation von blutenden Gefäßen bei der Präparation des Hautfettmantels, häufig in Verbindung mit einer zu großen Spannung der Naht. Nach BLAND et al. [4] sind 21% der Gewebsnekrosen mit Infektionen vergesellschaftet. Die Abheilung derartiger Gewebsnekrosen kann Wochen dauern. Hautnekrosen von mehr als 2 cm Durchmesser sollten – vor allem wenn sie infiziert sind – abgetragen werden. Größere Defekte mit schlechter Heilungstendenz können mit Spalthaut- oder Lappenplastik gedeckt werden.

Wundinfektion: Als ernste Komplikation ist die in fast 10% auftretende Wundinfektion anzusehen [14]. Eine bakterielle Kontamination von Keimen der Haut in nekrotischem Gewebe nach Dissektion des Hautfettmantels oder nach Punktionen begünstigt die Ausbreitung der Infektion. Der gestörte Lymphabfluß fördert die Infektion zusätzlich. In Abhängigkeit vom Infektionsgrad sind eine alsbaldige Ruhigstellung des Armes, die Eröffnung der Wunde, die Abtragung von infizierten Nekrosen, lokale antiseptische Maßnahmen und häufig Antibiotikagaben notwendig. Eine ausgedehnte Wundinfektion kann die Entstehung eines postoperativen Lymphödems begünstigen. Untersuchungen zum Nutzen einer perioperativen Kurzzeitantibiotikaprophylaxe bei Brustoperationen sind derzeit noch nicht definitiv abgeschlossen.

4.3 Spätkomplikationen

Motilitätsstörungen des Armes als stark beeinträchtigende Komplikationen können durch mangelhafte postoperative Mobilisierung und Kapselschrumpfung im Schultergelenk wie auch durch Narbenkontrakturen oder Nervenverletzungen entstehen. Hemmende Narbenkontrakturen sind häufig die Folge von Längsschnitten, die bis in die Axilla reichen oder die Folge von langwierigen Infektionen im Operationsbereich, die durch Schrumpfung selbst neurologische Spätfunktionsstörungen auslösen können [2]. Auch aus diesen Gründen ist dem querverlaufenden Stewart-Schnitt der Vorzug bei den Mastektomien zu geben. Ist aufgrund des Tumorsitzes ein mehr radiärer Schnitt im Sinne des Rotter-Schnittes notwendig, so empfiehlt sich eine Hautinzision wenige Zentimeter medial vom lateralen Pektoralisrand. Die Bildung von Hämatomen, Seromen und Infektionen im Operationsbereich sollte so weit wie möglich vermieden werden.

Die frühe Mobilisierung des Armes der operierten Seite ist zur Verhinderungg von Bewegungseinschränkungen des Schultergelenkes von eminenter Bedeutung. Bereits am Abend des Operationstages kann die Patientin selbst mit Bewegungen des Unterarmes und der Hand beginnen. Postoperative Bewegungsübungen erfolgen bereits 24 h nach der Operation [2, 4, 17]. Begonnen wird mit passiven Bewegungsübungen zur Mobilisierung des Schultergelenkes von Anfang an durch die Krankengymnastin. Zu ausgedehnte, auch isometrische Übungen fördern den Blut- und Lymphfluß und werden somit z. B. von BLAND et al. [4] nicht für sinnvoll gehalten.

Die Spätwirkungen von Nervenverletzungen bei der Brustkrebsoperation wurden bereits aufgezeigt.

Lymphödem des Armes: Die gefürchtetste Komplikation nach operativer Behandlung des Mammakarzinoms ist das Lymphödem des Armes. Die Literaturangaben schwanken ganz beträchtlich von 6–84% [12, 38]. Bei den hohen Prozentangaben gehen natürlich alle Schweregrade, die leider bisher in keiner Weise klar definiert sind, mit ein. Das leichte Frühödem bildet sich in aller Regel zumeist innerhalb weniger Monate zurück, während das chronische – sekundäre – oft erst nach einigen Monaten oder sogar mehreren Jahren auftritt [23]. Schwere chronische Lymphödeme des Armes mit Elephanthiasis sind in aller Regel Folge von Radikaloperationen und treten dann in etwa 8–10% der Fälle auf [7, 22]. Bei dem heute üblichen nicht mehr radikalen Vorgehen ist das Auftreten eines schweren chronischen Ödems zur Rarität geworden [11]. Die Patientinnen leiden oft schon bei geringem Lymphödem unter dem sichtbaren Umfangzuwachs des Armes, dem Schweregefühl und der Bewegungseinschränkung ganz beträchtlich. Sekundäre Infektionen und das Stewart-Treves-Syndrom, ein angioplastisches Sarkom der betreffenden Extremität, sind weitere mögliche Folgen des chronischen Armlymphödems.

Mehrere Faktoren tragen zur Entwicklung des chronischen Armlymphödems nach der Operation des Mammakarzinoms bei. Die Lymphabflußbehinderung ist eindeutig vom Ausmaß der axillären Lymphonodektomie, die mit unterschiedlichster Radikalität vorgenommen wird, abhängig. Je mehr

Lymphbahnen und Gefäße bei der axillären Dissektion unterbrochen werden, umso größer ist die Neigung zur Lymphödembildung [5, 31, 38]. Entstandene Hämatome, Serome, Wundnekrosen, Infektionen, Schwielen- und Narbenbildungen in der Achselhöhle und nach Meinung der Mehrzahl der Autoren auch die postoperative Immobilisation begünstigen die Entstehung des Lymphödems [10, 22]. Als entscheidender Faktor bei der Entstehung des postoperativen Lymphödems ist jedoch die Bestrahlung der Axilla anzusehen [5, 18, 19]. Nach vollständiger Dissektion der Lymphknoten zumindest des level I und II und bei Befall auch des level III ist eine Nachbestrahlung der Axilla nicht indiziert und soll vermieden werden [18]. Seitdem das Mammakarzinom nicht mehr radikal operiert und die Axilla nicht mehr nachbestrahlt wird, sind die schweren posttherapeutischen Lymphödeme zur seltenen Komplikation geworden [11].

Die heute angestrebte Erhaltung der zephalischen Lymphbahnen kompensiert weitestgehend die Unterbrechung des axillären Lymphflusses. Auf der anderen Seite können auch nach Jahren sekundäre Komplikationen, wie z. B. Bagatellinfektionen, zur Dekompensation des Lymphgefäßsystems mit Bildung eines schweren Lymphödems führen. Aus diesen Gründen muß die Patientin eindringlich geschult werden, den betroffenen Arm ausreichend zu mobilisieren und jegliche Traumata, die das Risiko der sekundären Infektion beinhalten, zu vermeiden.

Bei chronischen Lymphödemen ist eine operative Behandlung in Form von lymphovenösen Anastomosen, kombiniert mit konservativen Maßnahmen mit unterschiedlichen Ergebnissen versucht worden [1, 15, 23]. In aller Regel kann das schwere chronische Lymphödem des Arms jedoch durch eine saubere Operationstechnik, durch die Verhütung perioperativer Komplikationen und durch den Verzicht auf eine postoperative Bestrahlung vermieden werden.

5 Überlegungen zu einigen kosmetischen und rekonstruktiven Gesichtspunkten

Bei dem heutigen Konzept der operativen Behandlung des Brustkrebses steht nach wie vor das Bemühen um eine möglichst vollständige Entfernung des Tumors und die zuverlässige lokoregionäre Sanierung der Thoraxwand und der Achselhöhle im Vordergrund. Gleichzeitig werden aber Überlegungen angestellt, wie in Abhängigkeit von der zu erwartenden Tumorgröße und Tumorausbreitung eine operative Methode angewandt werden kann, die den Frauen ein bestmögliches kosmetisches Resultat garantiert. So spielen von vornherein Fragen nach der Schnittführung, der Erhaltung der Brustwarze und des Warzenhofes und dem gleichzeitigen Wiederaufbau eine wesentliche Rolle.

5.1 Schnittführung

Während das methodische Vorgehen und die Schnittführung der früher geübten Radikaloperation zu einer auffälligen Entstellung der operierten Thoraxseite und einer nicht zu übersehenden längs- oder schräggestellten Narbenbildung geführt haben, wird heute eine Narbe an der operierten Brust angestrebt, die auch bei leichter Kleidung und ausgeschnittenem Dekolleté den Verdacht einer durchgemachten Brustoperation nicht aufkommen läßt. Nach brusterhaltender Operation ist dieses Ziel leichter zu erreichen als nach totaler Mastektomie. Ein Teil der durch Tumorektomie zu behandelnden Mammakarzinome ist von einem areolären oder paraareolären Bogenschnitt aus zu erreichen. Die entstehende Narbe ist später kaum mehr erkennbar. Bei einer Tumorlokalisation im äußersten axillärwärts gerichteten Quadranten oder in den distalen Partien der unteren Quadranten bietet sich eine Schnittführung am lateralen Rand des M. pectoralis major oder in der inframammären Falte an. Hierdurch läßt sich die Narbe gewissermaßen verstekken. Bei einer Tumorlokalisation im oberen inneren Quadranten ergeben sich in der Regel ungünstige kosmetische Ergebnisse. Bei der Quadrantektomie liegen die entstehenden radiären Operationsnarben über dem oberen äußeren Quadranten zur Axilla hin oder über den unteren Quadranten der Brust und sind daher auch bei ausgeschnittenem Dekolleté nicht erkennbar.

Nach totaler Mastektomie ist naturgemäß das Profil der operierten Thoraxseite gestört. Die Operationsnarbe wird aber im Gegensatz zum Vorgehen bei der Rotter-Halstedschen Radikaloperation nicht sichtbar sein, wenn sie im Sinne des Stewart-Schnittes quer verläuft. Dies läßt sich mit wenigen Ausnahmen in der Regel erreichen.

5.2 Erhaltung der Brustwarze mit Warzenhof

Morphologische Untersuchungen von Mastektomiepräparaten haben gezeigt, daß in Abhängigkeit von der Größe und dem Sitz des Tumors mit einem Befall des Mamillarorgans bei bis zu 60% der Patientinnen zu rechnen ist [6]. Diese Tatsache hat uns veranlaßt, auf die Erhaltung von Brustwarze und Areola im Rahmen der operativen Primärtherapie des Mammakarzinoms zu verzichten. Die Auffassungen zu diesem für manche Frau in psychischer und sexueller Sicht bedeutungsvollen Gesichtspunkt sind kontrovers. Die Mehrzahl der Autoren [30] lehnt die Erhaltung oder Transplantation von Brustwarze und Areola ab. Andere [3] befürworten ein derartiges Vorgehen. Immerhin sind Krebsentwicklungen im autotransplantierten Mammillenkomplex beschrieben [30].

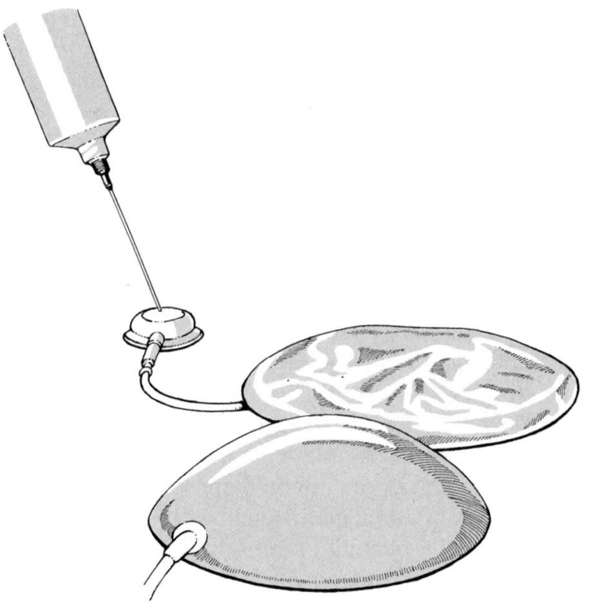

Abb. 17. Beispiel einer Expanderprothese: Die Becker Expander/Mammaprothese mit zu entfernendem Füllschlauch mit Auffüllreservoir

5.3 Gleichzeitiger Wiederaufbau der Brust nach Mastektomie

Frauen, die nach totaler Mastektomie eine Rekonstruktion der Brust wünschen, wird in der Regel empfohlen, diesen Eingriff nach Ablauf von 6 Monaten bis zu einem Jahr vornehmen zu lassen. Nach dieser Zeit ist die Wunde vollständig abgeheilt und das Gewebe erholt, weich und elastisch.

Ein Teil der operierten Patientinnen mit Brustkrebs wünscht aber den sofortigen Wiederaufbau bei der Primäroperation. Es sind in der Regel Frauen, die sich das psychische Trauma durch die Entstellung des Thoraxprofils nach dem Verlust der Brust ersparen möchten und sich von der sofortigen Angleichung der operierten Seite an die verbliebene Brust ein besseres Ertragen der Krankheit versprechen. Man erlebt jedoch immer wieder, daß gerade diese Frauen später mit dem plastischen Ergebnis nicht zufrieden sind, da sie nie das volle Bild der körperlichen Verunstaltung nach der Brustentfernung zum Vergleich erlebt und zu hohe kosmetische Erwartungen an diese Operation gestellt haben.

Die in dieser Richtung bis jetzt bekannten Operationsverfahren haben durch die Entwicklung von sog. Expanderprothesen (Abb. 17) eine wesentliche Bereicherung erfahren [37]. Die unerwünschten postoperativen Komplikationen wie größere Wundheilungsstörungen und konstriktive Kapselfibrosen scheinen seltener vorzukommen. Die Expanderprothese wird nach Beendigung der totalen Mastektomie mit axillärer Lymphonodektomie durch einen in der vorderen Axillarlinie gelegten Zugang mit Durchtrennung des M. serratus anterior in eine große, unter den Mm. pectoralis major und serratus anterior zu schaffende Höhle eingelegt und soweit aufgefüllt, daß ein reibungsloser Wundverschluß ohne zu große Spannung möglich ist. Andere Operateure bevorzugen den Zugang von einer dem Faserverlauf entsprechenden medialen Längsinzision des M. pectoralis major. Die zu präparierende Implantathöhle soll medial bis zum Sternalansatz und kaudal bis fast handbreit unterhalb der ehemaligen inframammären Falte reichen. Sie ist somit vom Wundgebiet der Mastektomie völlig abgeschlossen. Durch einen Ventilmechanismus, der im lateralen unteren Bereich der Mastektomiewunde unmittelbar unter die Haut verankert wird, kann die Prothese in Abständen bis zur gewünschten Größe nachgefüllt werden. In der Regel erfolgt nach etwa sechs Monaten der Austausch der Expanderprothese, die Rekonstruktion von Mamille und Areola und u. U. die Angleichung der gesunden Brust.

Seit kurzem scheint der biphasische Wiederaufbau der Brust überflüssig zu sein, nachdem eine Weiterentwicklung der Expanderprothese erfolgt ist. Nach abgeschlossener Auffüllung des Implantates und Angleichung an die kontralaterale Brust wird das Auffüllreservoir mit einer kleinen Inzision freigelegt und zusammen mit dem Füllschlauch entfernt. Die Expanderprothese verbleibt nun als permanente Mammaprothese, ohne daß ein weiterer operativer Eingriff erforderlich ist. Definitive Ergebnisse mit dieser neuen Technik liegen noch nicht vor. In vielen Fällen ist später jedoch eine zusätzliche operative Angleichung der nichtoperierten Brust zu empfehlen.

LITERATUR

1. Baumeister RG, Seifert H, Wiebecke E, Hahn P (1981) Experimental basis and first application of clinical lymph vessel transplantation of secondary lymphedema. World J Surg 4: 401
2. Bender H, Beck GL (1979) Komplikationen bei Eingriffen der Mamma. In: Beck GL (Hrsg) Intra- und postoperative Komplikationen in der Gynäkologie. Thieme, Stuttgart, S 118
3. Beller FK (1985) Atlas der Mammachirurgie. Schattauer, Stuttgart
4. Bland KI, Heuser LS, Spratt IS, Polk HC jr (1987) Der Postmastektomie-Patient: Wundpflege, Komplikationen und Nachsorge. In: Strömbeck JO, Rosato FE (Hrsg) Mammachirurgie. Thieme, Stuttgart New York, S 172
5. Brismar B, Ljurodehl I (1983) Postoperative lymphoedema after treatment of breast cancer. Acta Chir Scand 149: 687
6. Citoler P, Zippel HH (1974) Karzinombefall des Mamillarorgans beim Mammakarzinom. Gynäk 7: 186
7. Clodius L (1975) Ätiologische Faktoren, Prophylaxe und Therapie des postoperativen Lymphödems am Arm. Helv Chir Acta 42(4): 519
8. Dunn BH, Elrod BA (1957) The selection of axillary lymph nodes in radical-mastectomy specimens. Cancer 10: 687
9. Fisher B, Bauer M, Margolese R, Poisson R, Pilch Y, Redmond C, Fisher E, Wolmark N, Deutsch M, Montague E, Saffer E, Wickerham L, Lerner H, Glass A, Shibata H, Deckers P, Ketcham A, Oishi R, Russel I (1985) Five-Year results of a randomized clinical trial comparing total mastectomy and segmental mastectomy with or without radiation in the treatment of breast cancer. N Engl J Med 312: 665
10. Földi M (1980) Die konservative Therapie des Lymphödems. Therapiewoche 30: 5163
11. Golematis BC, Delikaris PG, Palarutsos C, Karananakos PP (1975) Lymphedema of the upper limb after surgery for breast cancer. Am J Surg 129(3): 286
12. Haagensen CD (1971) Diseases of the breast, 2nd edn. Saunders, Philadelphia
13. Halsted WS (1890–91) The treatment of wounds with especial reference to the value of the blood clot in the management of dead spaces. John Hopkins Hosp Rep 2: 255
14. Hirsch HA (1979) Controlling nosocomical infections after obstetrical – gynecological surgery. Contemperary Obstet Gynecol 14: 79
15. Ingiani G, Holzmann Th (1985) Klinische Erfahrungen in der Anwendung von lympho-venösen Anastomosen beim sekundären Lymphödem. Handchirurgie 17: 43
16. Kaae S, Johansen H (1959) Breast Cancer. A comparison of the results of simple mastectomy with postoperative roentgen irradiation by the Mc. Whirter method with those of extended radical mastectomy. Acta Radiol Suppl 188: 155
17. Käser O, Ikle FA, Hirsch HA (Hrsg) (1983) Mamma-Operationen. In: Atlas der gynäkologischen Operationen. Thieme, Stuttgart New York, S 18.1
18. Kubli F, Müller A, Kaufmann M (1988) Die axilläre Lymphonodektomie in der Therapieplanung bei invasivem Mammakarzinom. In: Hepp H, Scheidel P, Monaghoon JM (Hrsg) Lymphonodektomie in der gynäkologischen Onkologie. Urban u. Schwarzenberg, München Wien Baltimore, S 115
19. Kuno K, Fukami A, Kasumi F, Hori M, Matanabe S (1984) Lymphedema and function of the arm after mastectomy for breast cancer. Gan No Rinsho 30 (6 Suppl): 670
20. Lagios MD, Westdal PhR, Rose MR, Concannon S (1984) Paget's disease of the nipple. Alternative management in cases without or with minimal extent of underlying breast carcinoma. Cancer 54: 545
21. Lagios MD, Margolin FR, Westdal PR, Rose MR (1989) Mammographically detected duct carcinoma in situ. Frequency of local recurrence following tylectomy and prognostic effect of nuclear grade on local recurrence. Cancer 63: 618
22. Leis HP jr (1970) Diagnosis and treatment of breast cancer. Medical Examinatio Publishing Company, Flushing New York
23. McCaffrey JF (1987) Lymphedema – its treatment. Dev Oncol 51: 259
24. McDivitt RW, Stewart FW, Berg JW (1986) Tumors of the breast. AFIP Atlas. Bethesda, Maryland
25. Millesi H (1989) Der verletzte Nerv, Versorgungsindikation und Technik. Beilage zu den Mitteilungen der Deutschen Gesellschaft für Chirurgie, Heft 3
26. Muscolino G, Leo E, Sacchini V, Bettini AV, Luini A (1988) Resectable breast cancer: Axillary dissection sparing pectoralis muscles and nerves. European J of Surg Oncol 14: 429
27. Patchefsky AS, Schwartz GF, Funkelstein SD, Prestino A, Sohn SE, Singer JS, Feig SA (1989) Heterogenety of intraductal carcinoma of the breast. Cancer 63: 73
28. Patey DH, Dyson WH (1948) The prognosis of carcinoma of the breast in relation to the type of operation performed. Brit J Cancer 2: 7
29. Rotter J (1896) Günstigere Dauererfolge durch ein verbessertes Operationsverfahren der Mammakarzinome. Berlin klin Wschr 69: 99
30. Rosato FE (1986) Surgical technique of lumpectomy, breast amputation, modified radical and radical mastectomy. In: Strömbeck JO, Rosato FE (eds) Surgery of the breast. Thieme, Stuttgart
31. Sapala JA, Sapala A, Soto AR, Sharpe D (1980)

Lymphedema following modified radical mastectomy. Breast 6(4): 28
32. Thomsen K, Maass H (1985) Therapie der Mammatumoren. In: Käser et al. (Hrsg) Gynäkologie und Geburtshilfe, 2. Aufl., Bd. III/1. Thieme, Stuttgart
33. Tulusan AH, Egger H, Schneider ML, Willgeroth F (1982) A contribution to the natural history of breast cancer. IV Lobular carcinoma in situ and its relation to breast cancer. Arch Gynecol 231: 219
34. Veronesi U (1977) Conservative treatment of breast cancer: a trial at the Cancer Institute of Milan. World J Surg 1: 324
35. Veronesi U, Saccozzi R, Vecchio M del, Banfi A, Clemente C, Lena M de, Gallus G, Greco M, Luini A, Marubini E, Muscolino G, Rilke F, Salvadori B, Zecchini A, Zucali R (1981) Comparing radical mastectomy with quadrantectomy, axillary dissection, and radiotherapy in patients with small cancers of the breast. N Engl J Med 305: 6
36. Veronesi U, Banfi A, Vecchio M del, Saccozzi R, Clemente C, Greco M, Luini A, Marubini E, Muscolino G, Rilke F et al. (1986) Comparison of Halsted mastectomy with quadrantectomy, axillary dissection and radiotherapy in early breast cancer: long-term results: Eur J Cancer Clin Oncol 22(9): 1085
37. Ward I, Cohen IK, Knaysi GA, Brown PW (1987) Immediate breast reconstruction with tissue expansion. Plastic and Reconstructive Surgery 80(4): 559
38. Yeoh EK, Denham JW, Davies SA, Spittle MF (1986) Primary breast cancer complications of axillary management. Acta Radiol [Oncol] 25(2): 105
39. Mc Whirter R (1955) Simple mastectomy and radiotherapy in the treatment of breast cancer. Br J Radiol 28: 128
40. Strömbeck JO, Rosato FE (1987) (eds) Surgery of the breast. Thieme Stuttgart

III Plastisch-chirurgische Eingriffe an der weiblichen Brust

E. BIEMER und G. SPILKER

INHALT

1 Einleitung: Stellenwert der weiblichen Brust – Bedeutung für die Frau

Die weibliche Brust wird bereits in vorgeschichtlichen Zeiten als Symbol der Fruchtbarkeit und der Weiblichkeit schlechthin angesehen. Bekannt sind die Figuren der Venus von Willendorf oder Darstellungen der Artemis von Ephesus. Die Brust wird als Signum der Frau im Gegensatz zum Phallus des Mannes geachtet. Von der Psychologie wissen wir, daß eine Brustamputation häufig von der Frau wie eine Penisamputation beim Mann gewertet wird. Aus der Größe und Form der Brust wird auf die Weiblichkeit im allgemeinen und im speziellen auf die sexuelle Potenz der Frau geschlossen.

Durch die heutzutage weit verbreitete Darstellung des weiblichen Körpers und der Verherrlichung der Jugend werden Maßstäbe gesetzt, denen sich selbst emanzipierte Frauen nicht entziehen können. Mode, vor allem der heute so bedeutungsvolle Bereich der Freizeit und des Sports, tragen dazu bei, daß eine Frau mit einer „Brustdeformität“ oder gar Brustamputation in das gesellschaftliche und psychische Abseits gerät. Häufig erlebt der Plastische Chirurg, daß es nicht so sehr die meßbare Formveränderung der Brust ist, die ihre Trägerin verändert, sondern die dadurch erreichte Selbstsicherheit, das wiedergewonnene Gefühl, eine vollwertige Frau zu sein. Hierdurch bessern sich oft eheliche, partnerschaftliche Beziehungen, oder sogar berufliche Erfolge stellen sich ein. Aus diesen Gründen haben die plastischen Operationen an der weiblichen Brust in den letzten zwei Dezennien erheblich an Bedeutung gewonnen und werden in zunehmendem Maße in Anspruch genommen.

2 Plastisch-chirurgische Operationsmethoden: Allgemeine Betrachtungen und Ziel der plastischen Operationen an der weiblichen Brust und ihre Technik

Ziel der plastisch-chirurgischen Eingriffe an der weiblichen Brust ist es, das „Normale“ bzw. das „Schöne“ formlich zu erreichen. Hierbei sind natürlich diese Begriffe nicht genau definiert, sondern immer wieder im Rahmen der gesamten Persönlichkeit der Patientin zu bewerten. Hinzu kommen erhebliche Einflüsse von Tradition, Werbung, Mode, etc. Erstaunlich ist aber, daß gewisse Grenzwerte, zumindestens in dem Einflußgebiet der westlichen Kultur – und wo gilt das heute nicht – die sog. „schöne" Brust Allgemeingültigkeit zu haben scheint, wie etwa Symmetrie, Lokalisation des Warzenhofes oberhalb der Brustumschlagsfalte, Größe des Warzenhofes, Prominenz der Mamille usw.

Modische Erscheinungen auf beiden Extremen der Größe, wie einerseits völlige Aplasie verschiedener Models oder massive Hyperplasie mancher Sexsymbole der 50-iger und 60-iger Jahre haben meist nur kurze Dauer und werden nur von wenigen Frauen angestrebt bzw. von ihren Partnern erwünscht.

Die Formveränderung der Brust kann nur durch operative Eingriffe erreicht werden. Darin liegt eine Limitierung des Erreichbaren. In den meisten Fällen bleibt somit das Resultat nur eine Annäherung an das oben dargestellte Ziel.

Um das „bestmögliche" Resultat zu erreichen, wurden seit der Geburtsstunde der Plastischen Chirurgie der weiblichen Brust am Anfang unseres Jahrhunderts besondere Techniken entwickelt. Zunächst war es die Brustverkleinerung [48] und Brustvergrößerung [49] durch Eigenfett und schließlich 1963 die Einführung der Silikongelprothese durch CRONIN und GEROW [20]. Vorausgegangen war bereits 1895 der Versuch einer Vergrößerung durch ein Lipom von CZERNEY [22].

Ein erheblicher Nachteil aller ästhetisch gewerteten Resultate in der Chirurgie sind die unvermeidlich bleibenden Narben. Diese versteckt zu plazieren und so unauffällig wie möglich zu gestalten, ist oberstes Ziel der Plastischen Chirurgie. Deshalb werden Narben grundsätzlich in anatomisch günstige Positionen gelegt – etwa in die Submammarfalte, am Rande des Warzenhofes, in die Axilla usw. Häufig muß aber gerade bei der Brustrekonstruktion auf dieses Prinzip verzichtet werden. Dies ist ein wichtiger Punkt der Aufklärung, auf die später noch eingegangen wird. Wichtig ist eine sehr atraumatische Behandlung des Gewebes und der Wundränder. Wenn irgend möglich sollten intrakutane Ausziehfäden verwandt werden, um die häßlichen Strickleiterformationen der Einzelknopfnähte zu vermeiden. Diese Anforderungen müssen auch heute an den Erstoperateur, der meist kein plastischer Chirurg ist und z. B. die Brustamputation durchführt, gestellt werden.

Nahttechnik und Durchblutung sind von wesentlicher Bedeutung für plastisch-chirurgische Eingriffe. Gerade bei Reduktionsplastiken oder Brustrekonstruktionen spielt der Gefäßverlauf eine entscheidende Rolle. Gute Kenntnisse der Gefäßanatomie in der Technik der Lappenbildung sind absolute Voraussetzung für erfolgreiche Eingriffe auf diesem Gebiet. Eine Mamillennekrose ist ein vermeidbares Desaster. Bei modernen Rekonstruktionsmethoden werden sehr volumige Gewebeblökke an zarten Gefäßen zwischen 1 bis 4 mm Durchmesser verlagert oder unter dem Mikroskop anastomosiert. Dies stellt zusätzlich hohe Anforderungen an die präparative Fähigkeit bis zur Beherrschung mikrogefäßchirurgischer Techniken unter dem Mikroskop. Hier zeigt sich auch die Notwendigkeit einer gesamtchirurgischen Ausbildung, da die Spenderregionen oft über den ganzen Rumpf verteilt sind, bis hin zur Glutäalregion.

Ebenso wichtig wie die Technik ist die Auswahl der Patienten und die damit verbundene Aufklärung.

3 Formverändernde Brustchirurgie

3.1 Indikationsrichtlinien bei formverändernden Eingriffen an der weiblichen Brust

Indikationen zu plastisch-chirurgischen Eingriffen an der weiblichen Brust sind:

A) Brusthyperplasie
B) Brustptosis
C) Brusthypoplasie oder -aplasie
D) Asymmetrie
E) Mißbildungen des Warzenvorhofkomplexes

Während die Indikationen bei Extremformen meist recht eindeutig sind, wird die Entscheidung zur Operation immer schwieriger, je geringer sich die Abweichung von der „Norm" darstellt. Kommen doch dann rein ästhetische Richtlinien immer mehr zum Tragen, ja in vielen Fällen sind sie das allein entscheidende Maß.

Da die Grenzen zwischen den mehr medizinischen Indikationen, wie etwa extreme Größe der Brust mit statischen Beschwerden etc., bis hin zu den ästhetischen Wünschen der Patientin fließend sind, ist ein ausführliches *Aufklärungsgespräch* absolute Voraussetzung.

3.2 Brusthyperplasie

Der Begriff Hyperplasie oder Brusthypertrophie bezeichnet einen Zustand der Brust, bei dem ihre Größe über das „Normale" hinausgeht. Obwohl er streng genommen eine Vergrößerung der Brustdrüse impliziert, wird er aber für die ganze Brust angewendet, obwohl der Anteil der Brustdrüse sehr variabel sein kann. Besonders bei der häufig im Klimakterium auftretenden Brustvergrößerung ist es der Fettkörper, wie auch bei der allgemeinen Adipositas.

Bei besonders großer Brust, ab ca. 1500 ccm, spricht man von *Gigantomastie*. Eine Sonderform spielt die *juvenile Gigantomastie*, bei der eine hormonelle Fehlregulation angenommen wird.

Sehr häufig ist bei der Hypertrophie auch eine Ptosis vorhanden, die bei der Reduktion mit korrigiert werden muß. Die ersten Techniken der plastisch-chirurgischen Behandlung von übergroßen Brüsten kamen von deutschen Autoren, wie LEXER [48]; JOSEF [41] und BISENBERG 1928 bis 1931 [8, 9]. Inzwischen gibt es eine fast unübersehbare Anzahl von Publikationen mit verschiedensten Techniken und Variationen. Hier soll auf umfassende Werke, wie die Monographie von LALARDRIE und JOUGLARD [43], hingewiesen werden. Im Prinzip unterscheiden sie sich durch die Art der Mamillenblutversorgung und ihrer Transposition, oder durch die Lokalisation der Geweberesektion und dem häufig daraus resultierenden Narbenverlauf.

Die Mamille kann einmal in Verbindung mit dem Drüsenfettkörper der Brust verbleiben, oder zum anderen an einem Stiel oder einer umschnittenen Brücke, welche beide als Gefäßträger dienen, verlagert werden. Die Stielbildung kann von kaudal erfolgen; SKOOG [73]; CRAMER und CHONG [19] umschnitten einen Stiel, der von oben kommt. STRÖMBECK [39] bildete einen doppelten Stiel, also eine horizontale Brücke, während MCKISSOCK [53] eine Brücke in senkrechtem Verlauf wählte. Eine Verlagerung des Warzenkomplexes auf den verbleibenden Fettdrüsenkörper ohne eigentliche Stielbildung wurden von DUFOURMENTEL [24] und PITANGUY [61] angegeben. Eine ähnliche Technik wurde auch von HÖHLER [37] beschrieben. Sie wird von den Autoren bevorzugt angewendet.

Während bei den meisten Techniken eine umgekehrte T-förmige Narbe mit dem unteren Schenkel in der Brustumschlagsfalte verbleibt, wurde bei einer Querresektion nach PERS und BRETTEVILLE-JENSEN [60] eine Quernarbe über die Brust erreicht. Eine L-förmige Narbe mit seitlich-unterem Schenkel erhält man durch die Methode von REGNAULT [69] und MEYER und KESSELRING [54]. Bei der Fülle der Techniken hat jeder Operateur heute seine bevorzugte Methode, die bei entsprechender Erfahrung in seinen Händen auch beste Resultate liefert.

Das Ziel einer Reduktionsplastik ist:

1. Verkleinerung des Volumens.
2. Beseitigung der Ptosis.
3. Ästhetische, symmetrische und natürliche Brustform.
4. Sicherung der Durchblutung der Mamille.
5. Erhaltung der Stillfähigkeit, also der Funktion der Brust.
6. Sensibilität der Brustwarze.
7. Möglichst unauffällige Narben.

Methode STRÖMBECK: Die Planung ist bei sitzender Patientin mit angelegten Armen durchzuführen. Der Anteil des zu resezierenden Gewebes wird abgeschätzt. Auf Seitendifferenz muß dabei geachtet werden. Aus Erfahrung kann gesagt werden, daß eine gerade sichtbare Größendifferenz ungefähr 100 ccm Brustgewebe entspricht. Zunächst wird eine senkrechte Linie von der Mitte der Klavikula zur Brustwarze gezogen. Auf dieser ist die obere Grenze der neuen Mamillenposition durch Plazierung in Höhe der Submammarfalte einzuzeichnen. Von diesem Punkt wird eine Linie zur Fossa jugularis gezogen (meist ca. 22 cm). Von diesem Punkt ausgehend wird dann die von STRÖMBECK angegebene Schablone angelegt (siehe Abb. 1). Es sind hierdurch die Ausschnitte der Mamille und der Abstand der Mamillensubmammarfalte festgelegt. Durch Verkleinerung oder Veränderung der Schenkel kann die Resektionsmenge variiert werden. Durch Faltelung der Brust und manueller Formung entsprechend der Zeichnung kann die Richtigkeit überprüft werden. Danach wird der Warzenhof mit einem Durchmesser von 4 bis 5 cm (entsprechend dem Ausschnitt der Schablone) markiert. Das Gebiet um den Warzenhof, zwischen den beiden seitlichen Schenkeln, wird entepithelialisiert und ergibt später die Vorderseite der Gewebebrücke, auf der die Ma-

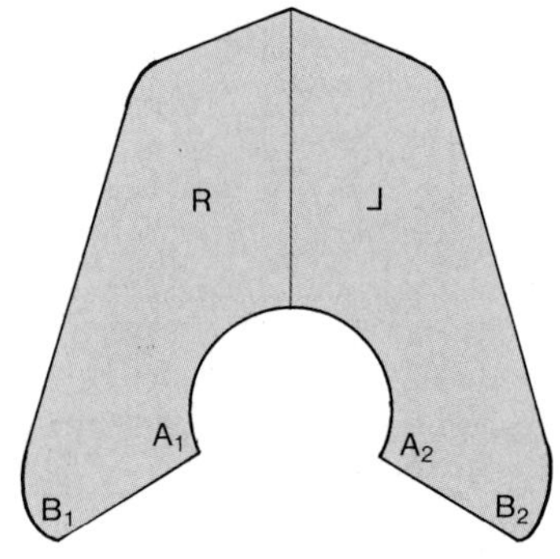

Abb. 1. Schablone zur Brustverkleinerung nach STRÖMBECK

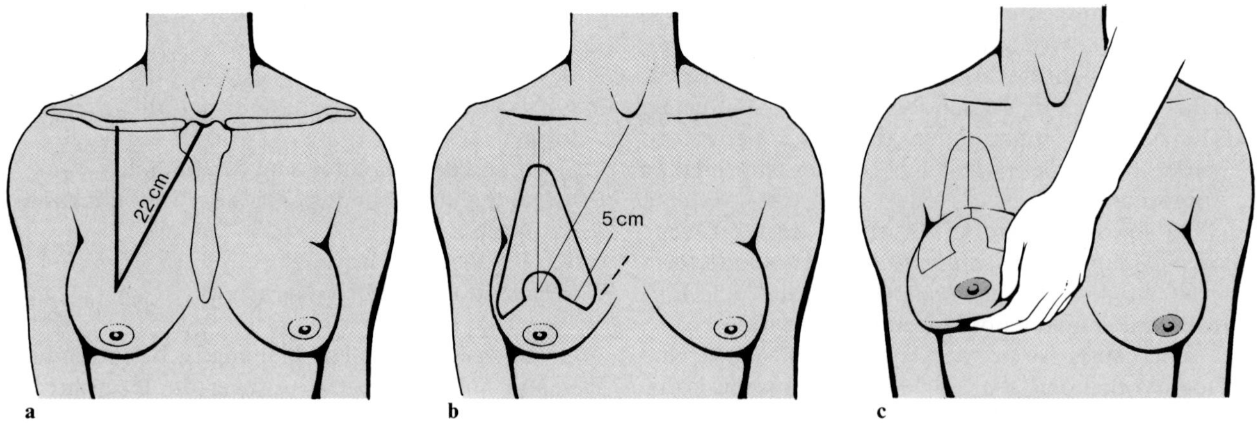

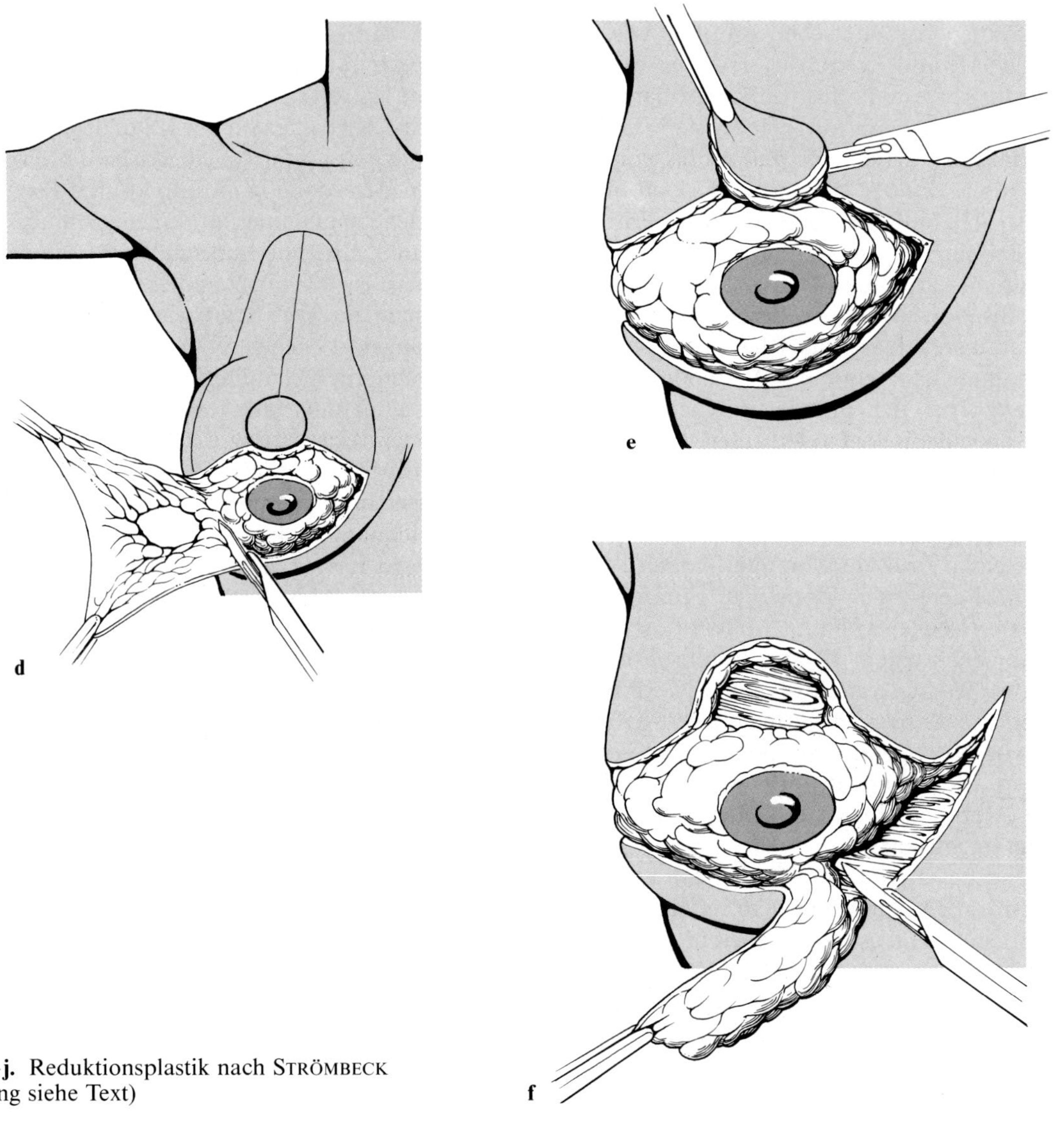

Abb. 2 a–j. Reduktionsplastik nach STRÖMBECK (Erklärung siehe Text)

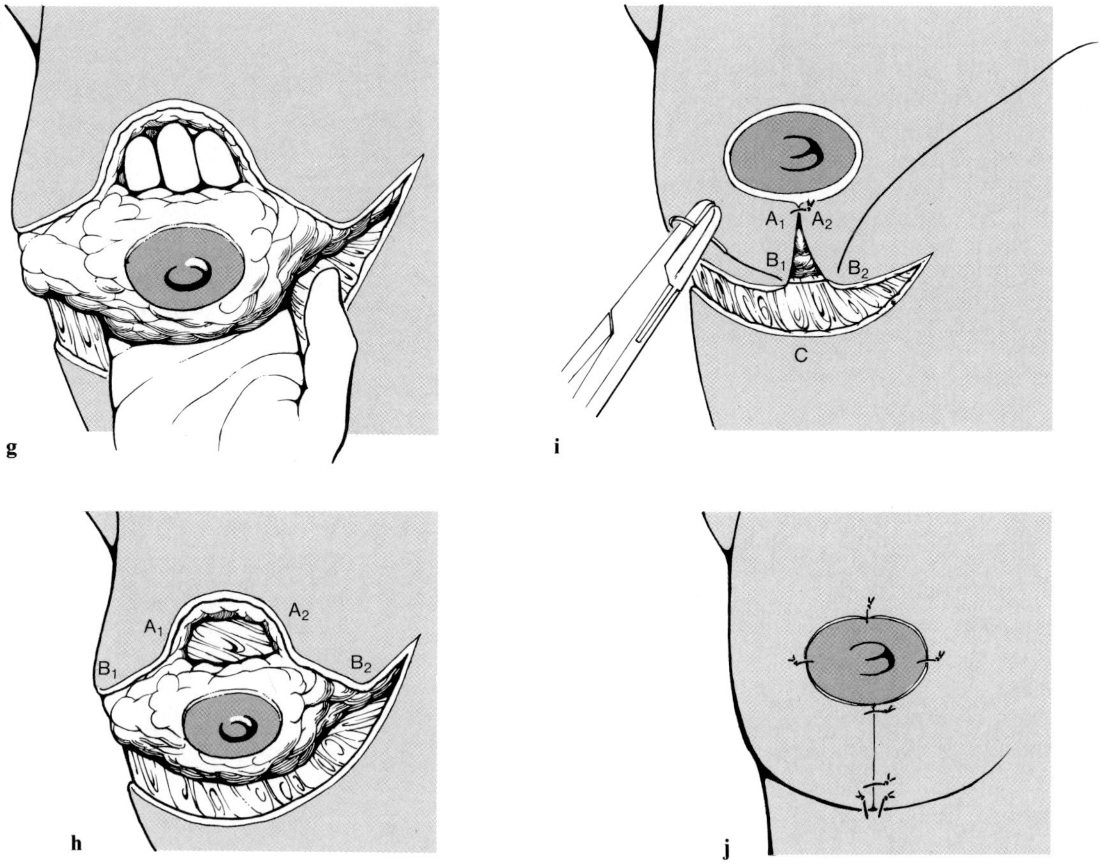

mille reitet. Die Resektion beginnt mit der Umschneidung der Mamille und Entepithelialisierung der Brücke. Danach erfolgt die untere quere Resektion bis auf die Faszie. Ferner wird im neuen Mamillengebiet, also dem halbkreisförmigen Ausschnitt der Zeichnung, eine zirkuläre Resektion durchgeführt, die bei größeren Brüsten ebenfalls bis auf die Faszie reicht. Die Bildung der Brücke erfolgt dann durch Unterschneiden unterhalb des entepithelialisierten Bereiches in ca. 2 bis 3 cm Dicke. Wird die Brücke zu dick gewählt, so gibt es Schwierigkeiten bei der Verlagerung der Mamille, wird sie zu dünn gewählt, so ist die Durchblutung in Gefahr. Der Verschluß geschieht dann durch Vernähen der Punkte A1 mit A2 und B1 mit B2 und C. Die Mamille wird nach oben in ihre neue Position verlagert und hier eingenäht. Nach Einlegen einer Redondrainage, die aus dem seitlichen Wundrand oder aus dem behaarten Axillarbereich ausgeführt wird, erfolgt die Hautnaht (Abb. 2a–j).

Wir bevorzugen immer eine dreischichtige Naht, wobei das subkutane Gewebe zunächst mit 3-0-resorbierbaren Fäden fixiert wird. Darüber erfolgt eine Coriumadaptation mit 5-0-resorbierbarem Faden und eine ein- oder zweireihige intrakutane Ausziehnaht mit monofilem Kunststoffaden. Die Mamille wird nach Ausspannen mit Einzelknopfnähten mit fortlaufender Matratzennaht und 5-0 Nylon eingenäht.

Methode nach McKissock: Die Anzeichnung erfolgt wie bei Strömbeck, belassen wird aber ein schlüssellochähnlicher Hautstreifen, der von beiden Punkten, A1 und A2, nach unten bis zur alten Inframammarlinie verläuft. Dieser Streifen wird entepithelialisiert und trägt die Mamille. Der Verschluß erfolgt analog der Strömbeck'schen Methode (Abb. 3a–d)

Methode mit L-förmigen Narben (Regnault, Meyer und Kesselring): Nach ähnlicher Anzeichnung wie bei obigen Methoden mit dem Unterschied, daß die untere quere Resektion nach lateral und unter der Haut nach medial erfolgt. Durch Rotation des medialen Hautmantels nach lateral und Verlagerung der Resektionslinie von lateral (in Hö-

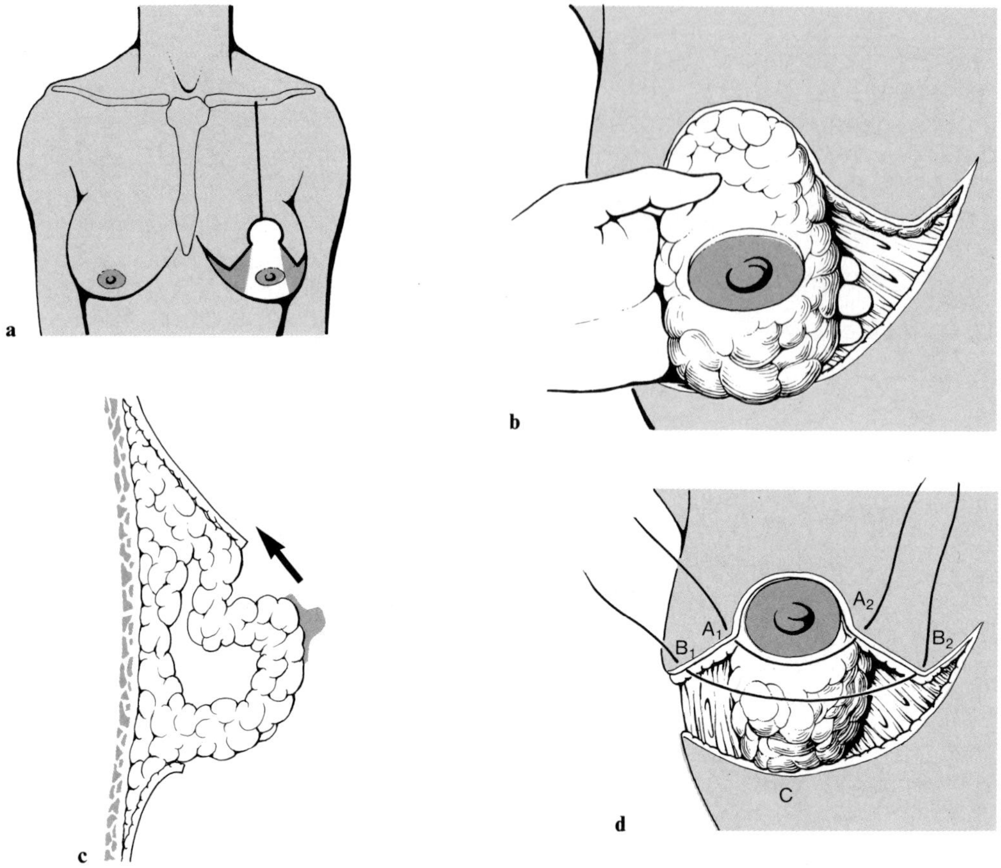

Abb. 3a–d. Reduktionsplastik nach McKISSOCK

he Punkt B1) nach medial, ergibt sich eine L-förmige Narbe. Da hierbei nur wenig Haut und Gewebe reseziert werden kann, ist diese Methode bei mäßiger Hypertrophie, aber besonders bei ptotischer Brust geeignet (Abb. 4a + b)

Methode nach PITANGUY: Hierbei wird von den wie oben ermittelten Punkten der obere Rand der neuen Mamillenposition ein Dreieck entsprechend der resezierenden Menge eingezeichnet. Von beiden Punkten, B1 und B2, wird eine untere quere Resektion markiert. Das Dreieck um die Mamille wird entepithelialisiert, nach Mobilisierung der Hautränder und Adaptation der Punkte B1 und B2 mit C miteinander vernäht. Die zunächst verdeckte Mamille erhält ihre endgültige Position nach vorherge-

Abb. 4a, b. Reduktionsplastik mit L-Schnitt nach REGNAULT

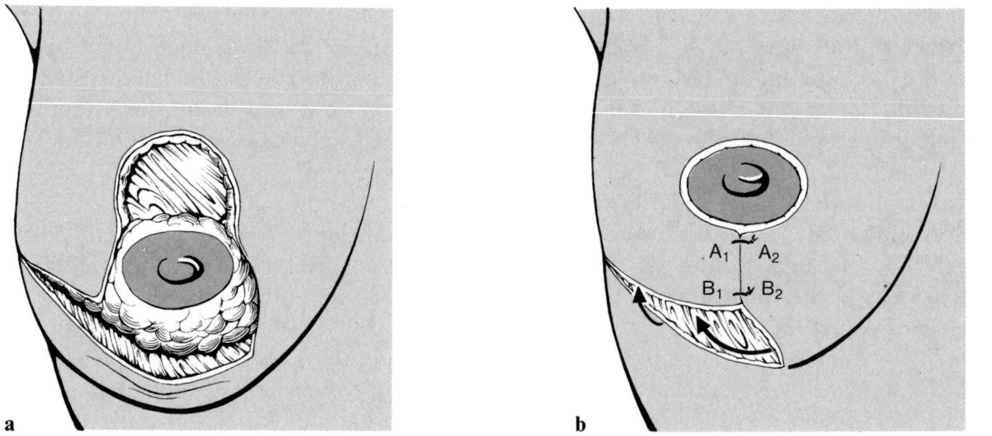

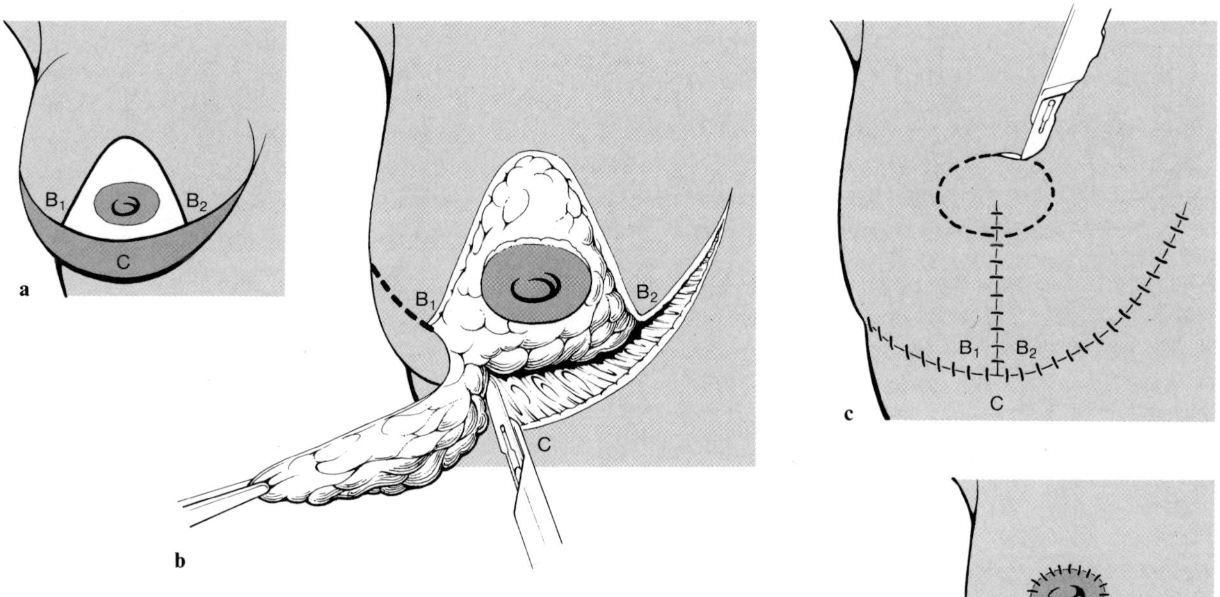

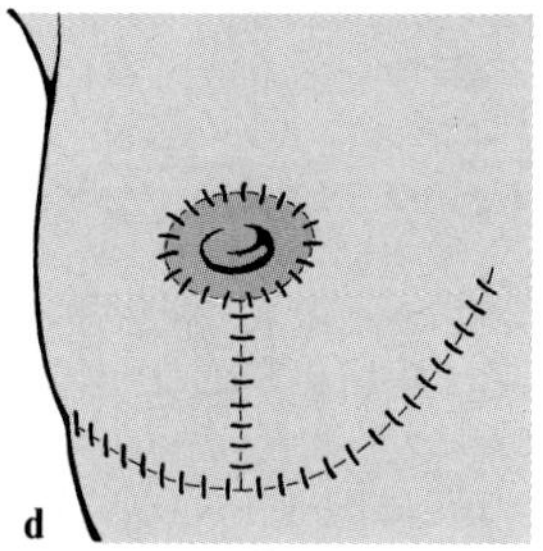

Abb. 5a–d. Reduktionsplastik nach PITANGUY

hender symmetrischer Markierung beider Seiten. Diese Methode zeichnet sich durch größere Variationsmöglichkeit der Mamillenposition aus. Eine symmetrische Positionierung ist besonders gut möglich, wenn sie erst gleichseitig nach beidseitiger Resektion vorgenommen wird (Abb. 5a–d).

Methode nach HÖHLER (Abb. 6a–f): Die Methode nach HÖHLER ist ähnlich dem Verfahren nach PITANGUY. Sie besitzt nach unserer Ansicht gegenüber anderen Techniken den großen Vorteil, daß das endgültige Ergebnis nicht völlig von der präoperativen Planung abhängt, sondern alle Positionen und Maße ohne Schwierigkeiten beliebig intraoperativ verändert werden können. Es wird hierbei kein Standardmaß von irgendwelchen Punkten der Klavikula oder Fossa jugularis präoperativ für eine neue Mamillenposition festgelegt. Im Beginn wird von der Fossa jugularis beidseits eine Linie zu der Mamille gezogen. Am oberen Rande der Mamillen werden Haltefäden plaziert. Bei Asymmetrie muß dieser Punkt auf der gleichen Höhe wie bei der kleineren oder weniger ptotischen Brust liegen. Bei starker Ptosis liegt der Punkt oberhalb der Mamille in Höhe der Brustumschlagsfalte. Durch Separieren des zu resezierenden Gewebeanteils unterhalb der Mamille mit beiden Händen kann dann die Form gut dargestellt werden. Der Griffpunkt der Fingerspitzen wird markiert und an ihm entlang vom supramammären Haltefaden aus ein Dreieck auf die Brustumschlagsfalte gezogen. Dieses Gebiet umfaßt die spätere Haut- bzw. Geweberesektion. Ihr Schnittpunkt mit der Inframammmarfalte kann dann auf die andere Seite übertragen werden. Bei Asymmetrie müssen diese entsprechend variiert werden.

Die Operation beginnt durch Umschneiden der Mamille, welche meist 4 cm im Durchmesser besitzt und am besten mit einem standardisierten Ring markiert wird. Beim Ausschneiden des Warzenhofes ist es von großer Wichtigkeit, daß die Brüste gleichmäßig von einem Assistenten angespannt werden. Um die Mamille wird ein ca. 2 cm breiter Streifen entepithelialisiert und unterhalb die Geweberesektion ausgeführt. Nach geringer Hautmobilisierung um die Mamille und den Hauträndern wird die Haut durch eine Intrakutannaht adaptiert. Es wird somit das Dreieck von oben nach unten verschlossen bis zu einer Länge von ca. 8 bis 9 cm (hierbei werden 4 cm für die neuen Mamillendurchmesser gerechnet und der Rest bildet den neuen Abstand vom Unterrand der Mamille bis zur Inframammarfalte). Hiernach werden die Punkte B 1 und B 2 und C miteinander vernäht. Es zeigt sich hier bereits die spätere verkleinerte Kegelform der Brust, die jetzt noch beliebig variiert werden kann, indem lediglich nur der Intrakutanfaden herausgezogen und eine weitere Resektion ausgeführt wird. Die untere quere Resektion, welche sich als dogearartiges Gebilde vorwölbt, kann durch Abgreifen mit

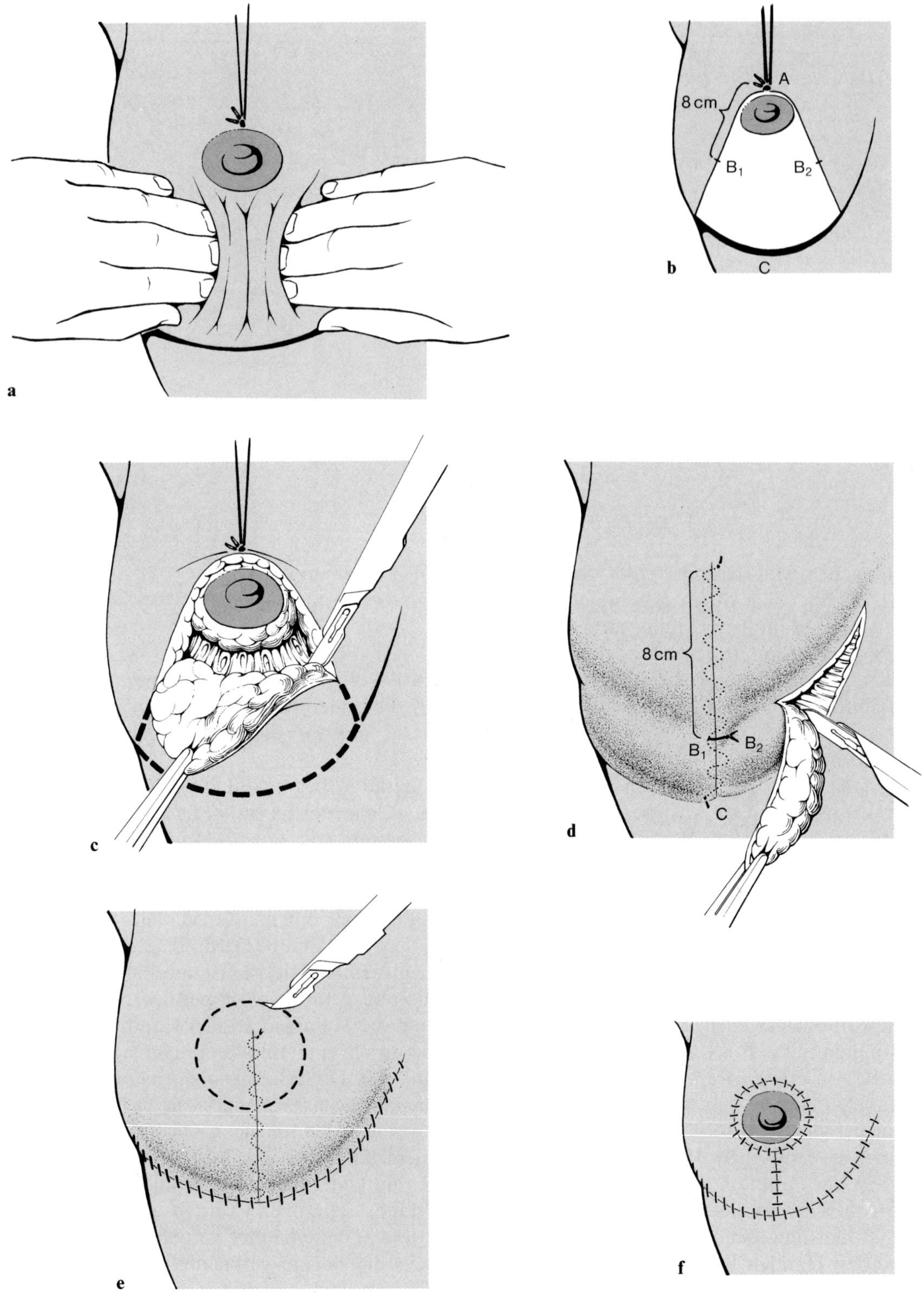

Abb. 6a–f. Reduktionsplastik nach HÖHLER

den Fingern deutlich ermittelt werden. Hierbei sind wiederum Variationen durch größere oder kleinere Resektionen möglich. Nach Einlegen einer entsprechenden Drainage und ebenfalls dreischichtigem Verschluß der unteren queren Wundränder, ergibt sich die endgültige Brustform. Durch Aufkleben von Mamillenringen auf beide resezierte Brüste können diese nun symmetrisch und ästhetisch günstig positioniert werden. Bei diesem Seitenvergleich können auch formliche Unterschiede gut festgestellt werden. Falls vorhanden, können sie leicht durch Nachresektion jederzeit ohne Störung der Gesamtplanung behoben werden. Das Gebiet der neuen Mamille wird nun zirkulär ausgeschnitten und die Mamille, wie bei den vorhergehenden Methoden dargestellt, eingenäht.

Komplikationen, Fehler und ihre Verhütung: Eine der häufigsten Komplikationen ist sicherlich die *Hämatombildung*. Sie sollte verhindert werden durch eine peinlichste Blutstillung. Während kleine Hämatome den Heilungsverlauf nur gering beeinträchtigen, können größere zu Durchblutungsstörungen in der Haut, im Fettgewebe und der Mamille führen. Eine frühe Ausräumung ist deshalb notwendig.

Fettgewebsnekrosen können zu lang anhaltenden Sekretionen führen. Sie können aber bei entsprechender Technik ganz vermieden werden. Fettgewebe ist sehr empfindlich auf Druck, deshalb sollte in Fettgeweben keine stumpfe Präparation durchgeführt werden. Es sollte immer nur scharf präpariert werden. Ferner müssen Spannungen beim Verschluß der Haut vermieden werden. Zu starke Spannung kann zu Hautnekrosen führen, welches allerdings eine sehr seltene Komplikation ist. Gelegentlich tritt sie aber bei zu großer Spannung besonders in der Dreieckennaht im Bereich der Submammarfalte auf. Ist sie nur lokal und oberflächlich, heilt sie komplikationslos ab.

Mamillennekrosen können als Ausdruck von Durchblutungsstörungen auftreten. Gefährdet ist die Mamille besonders bei Brücken- oder Stielbildungen, bei starken primären Brusthypertrophien, wobei der Stiel bzw. die Brücke zu lang wird. Gefahr besteht auch bei sehr festen, parenchymreichen Brüsten, die schlecht formbar sind und somit die Mamille nur unter Spannung eingepaßt werden kann. Hier muß durch entsprechende Resektion Platz geschaffen werden.

Infektionen sind sehr selten, so daß eine Antibiotikaprophylaxe nicht indiziert ist. Meist bilden sie sich nur auf dem Boden von Nekrosen oder Hämatomen.

Neben diesen rein chirurgischen Komplikationen sind die funktionellen und ästhetischen Veränderungen wichtig. Die *Sensibilität der Brustwarze* ist für viele Patienten von großer Wichtigkeit. Hier hat sich die Methode Höhler besonders bewährt, da die Kontraktilität sowie die Sensibilität voll erhalten bleiben. Ein für die Patientin sehr bedeutungsvolles und auch gut zu beurteilendes Kriterium ist die Narbenbildung. Eine prinzipielle Vermeidung von Spannung ist hier oberstes Gebot. Es darf kein Mißverhältnis zwischen Hautmantel und belassenem Gewebe bestehen. Die Absicht, durch größere Hautstraffung das Ergebnis langfristiger zu machen, ist völlig falsch. Im Gegenteil, eine erhöhte Spannung wird besonders bei jüngeren Patientinnen zum frühzeitigen Nachgeben führen. Die Wundränder sollten möglichst während der ganzen Operation mit Haken gefaßt werden und nicht mit Pinzetten gequetscht werden. Entsprechende Nahttechnik ist Voraussetzung. Eine zusätzliche Entlastung der Nähte durch Mikroporpflaster für 14 Tage hat sich bewährt. Ferner ist eine Stützung der Brust und damit Entlastung der Narbe durch mehrwöchiges Tragen eines Büstenhalters sinnvoll. Narbenpflege mit kortisonhaltigen Salben ist ratsam, da sie eine raschere Ausreifung unterstützt. Stärkere Aktivitäten, besonders mit den Armen, sind für 2 bis 3 Monate zu unterlassen.

Einer der gefürchtetsten Fehler ist der Mamillenhochstand. Hervorgerufen wird er durch primär zu hohe Plazierung der Brustwarze. Hier zeigt sich wieder der Nachteil der präoperativen Fixierung durch eine feste Schablone. Nicht berücksichtigt wird hierbei das in der Literatur nicht angegebene Hochwandern der Mamille durch die Hautkontraktion zwischen Brust und Klavikula, nachdem das Brustgewicht durch die Resektion verringert wurde. Ein Mamillenhochstand kann nur durch Verlagerung der Mamille erfolgen [7], niemals durch Anheben der Brust unter die Mamille durch erneute Nachspannung. Letzteres führt unweigerlich zu einem baldigen Rezidiv, da sich die natürliche Umschlagsfalte schnell wieder ausbildet. Bei der primären Planung der Mamillenposition sollte diese etwas tiefer als erwünscht geplant werden, da das unmittelbar postoperative Ergebnis immer unnatürlich ist und sich später die Brust etwas senkt.

Sehr unschön sind tropfenförmige Verziehungen oder Entrundungen der Mamille. Da durch die senkrechte Naht vom Unterrand der Mamille immer ein gewisser Zug ausgeht, sollte das neue Mamillengebiet queroval ausgeschnitten werden. Insbesondere wenn aus Formungsgründen hier etwas mehr Spannung entsteht. Die Mamille wird sich dann unter dem Zug vom Oval zur Rundung formen. Um eine gleich große Mamille zu erreichen, ist es wichtig, beim primären Ausschneiden die Brustwarze beidseitig gleichmäßig auszuspannen, da es andernfalls wegen der Kontraktilität der Warze häufig nach dem Ausbreiten zu ungleichmäßigen Durchmessern führen kann.

Freie Mamillentransplantation: Bei der Resektion von größer als 900 ccm, Abhängigkeit vom Alter der Patientin und zusätzlicher Ptosis ist die freie Mamillentransplantation der Eingriff der Wahl. Sie soll immer angewendet werden bei der Gigantomastie, da hier wegen der ausgedehnten Resektion die Mamillendurchblutung nicht sicher gewährleistet werden kann. Der Nachteil ist der Verlust der Kontraktilität, der Sensibilität und der Laktation. Die Operation wird nach Höhler durchgeführt ohne Umschneidung der Warze. Diese wird primär als Vollhaut abgehoben und nach zusätzlicher Ausdünnung wieder auf einen entepithelialisierten Bezirk eingenäht. Durch einen eingeknüpften Verband für 5 bis 6 Tage wird sie auf dem Untergrund fest verankert.

Bei der juvenilen Gigantomastie scheint eine reine Reduktion nicht zu genügen, da es hier rasch aus dem vorhandenen Brustdrüsengewebe zu einem Rezidiv kommt. Aus der Literatur und eigener Erfahrung führt nur eine radikale Entfernung im Sinne einer subkutanen Mastektomie zu bleibendem Erfolg. Die Augmentation kann hierbei meist durch Entepithelialisierung der meist riesigen Hautlappen erfolgen.

Verband und Nachbehandlung: Der Verband muß die Naht vor Kontamination schützen und sie entlasten. Bewährt haben sich hier selbstklebende Mikroporpflaster, die quer im Sinne der Wundrandadaptation über die Naht geklebt werden. Eine dünne Lage Kompressen polstert die Wunde zusätzlich ab. Eine zusätzliche Stütze erhält die Brust für 3 Wochen durch das Tragen eines entsprechenden Büstenhalters.

Die Vakuumdrainagen werden am zweiten postoperativen Tag entfernt. Die Mikroporpflaster bleiben bis zum Ziehen der Fäden auf der Wunde ohne gewechselt zu werden. Ausgetauscht werden sie nur, wenn sie unterblutet sind und nicht mehr halten.

Die Entlassung der Patientin erfolgt meist zwischen dem 4. und 6. postoperativen Tag unter ambulanter Kontrolle am 12. bzw. 14. postoperativen Tag. Hier werden dann die Fäden entfernt und die Wunde wird nochmals für 3 bis 4 Tage mit Mikroporpflaster entlastet. Der BH sollte für weitere 3 bis 4 Wochen Tag und Nacht getragen werden. Häufige Bewegung, wie sportliche Aktivitäten, sollten 6 Wochen lang vermieden werden.

3.3 Brustptosis

Als Brustptosis wird bezeichnet, wenn die Brustwarze unterhalb der Inframammarlinie liegt.

Sie hat ihre Ursache in dem Mißverhältnis zwischen der Größe des Hautmantels und dem „Brustinhalt".

Eine Beseitigung der Ptosis ist deshalb in verschiedener Form möglich. Sie ist somit abzustimmen auf den individuellen Befund. Pousson [64] versuchte, die Brust an der Pektoralisfaszie aufzuhängen. Duvourmentel und Mouly [24] verbesserten die Form des oberen Quadranten durch Einschlagen des lateralen bzw. unteren Quadranten. Erol und Spira [25] strafften die Brust durch eine periareoläre Hautexzision. Zahlreiche weitere Publikationen verschiedenster Kombinationen und Variationen all dieser Möglichkeiten liegen vor. Ebenso können viele Methoden der Brustreduktion angewendet werden. Die „Reduktion" beschränkt sich dann nur auf den Hautmantel. Dieser kann nach Entepithelialisierung zusätzlich zur „Augmentation" benutzt werden.

Indikation und Wahl der Technik: Die Wahl der Technik hängt von dem individuellen Befund und dem Wunsch der Patientin ab. Bei relativ kleiner Brust mit geringer Ptosis ist die reine Augmentation mit einem Silikongelimplantat die Methode der Wahl. Bei leichter Ptosis und normaler Brustgröße führen wir eine periareoläre Hautexzision durch (Abb. 7a–d). Hierbei wird die Haut je nach Überschuß zirkulär oder ovalär entepithelialisiert (maximal ca. 3 cm von dem Areolarand entfernt). Es entsteht bzw. verbleibt nur eine sehr unauffällige Narbe um den Warzenhof herum. Das Ausmaß der Hautexzision kann präoperativ durch Plazierung von Raffnähten exakt bestimmt werden.

Bei Ptosis und Hyperplasie der Brust haben sich die normalen Reduktionsplastiken bewährt. Wir führen hier besonders die Methode nach Höhler aus. Bei wenigem Hautüberschuß ist eine Methode mit nur L-förmiger verbleibender Narbe vorzuziehen (siehe Kapitel Reduktionsplastiken). Zusätzliche Formung oder gar Fixierung der Brustdrüse

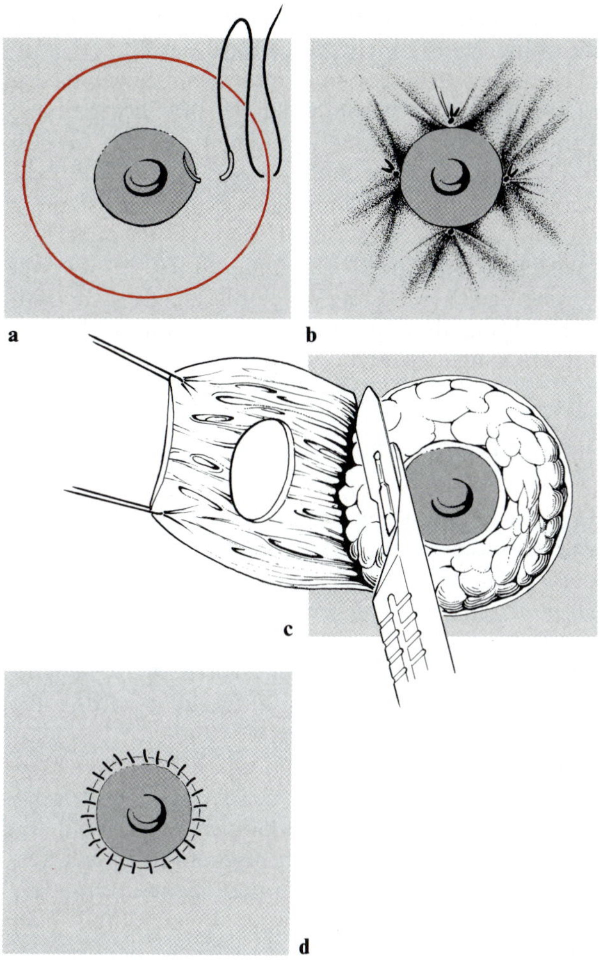

Abb. 7a–d. Behandlung der Brustptosis durch perimamilläre Hautexzision

durch Nähte hat nach unserer Erfahrung wenig Vorteile. Es führt meist zu unnatürlichen Formen und vor allem zum Verlust der natürlichen „Brustverformung" bei Bewegungen und Lagewechsel.

3.4 Brusthypoplasie

Nach Pitanguy [62] wird die Hypoplasie in folgende Stadien eingeteilt:

1. Stadium I – Entwicklungsfehler, wobei nicht nur die Drüse, sondern auch der Mamillen-Areola-Komplex fehlt.
2. Stadium II – Die Drüse und die Warze sind entwickelt, aber ohne Fettgewebe.
3. Stadium III – Die Brust ist vollständig entwickelt, aber zu klein im Vergleich zum Körper.

Indikation zur Augmentation: Uni- oder bilaterale Unterentwicklung der Brust.

Folgende Verfahren stehen zur Verfügung:

1. Perkutane Injektion (Paraffin – Silikon).
2. Implantation von lokalen Haut-Fettlappen.
3. Implantation von freien Haut-Fett-Faszienlappen.
4. Implantation von einkammrigen oder zweikammrigen Implantaten.

Wegen der hohen Komplikationsrate sollten die unter 1. bis 3. beschriebenen Techniken nicht mehr durchgeführt werden [3, 29, 14, 27]. Ad 4. Es stehen heute verschiedene einkammrige und mehrkammrige Implantate mit unterschiedlichem horizontalen und vertikalen Durchmesser zur Verfügung (Abb. 8) [4, 21].

Präoperative Vorbereitung: Neben der allgemeinen internistischen Untersuchung und der Operationsfähigkeit ist die ausführliche Besprechung mit der Patientin über das operative Vorgehen und die Verfahrensweise unerläßlich. In dieser Diskussion soll die Größe der zu formenden Brust annähernd festgelegt werden. Ferner die Vor- und Nachteile der epi- und submamillären Position des Implantates sowie der Zugangsweg: submammär, periareolär oder axillär. Dabei sollte der Operateur die falschen Vorstellungen und Erwartungen der Patientin dämpfen und sie auf die eventuellen Komplikationen hinweisen, z. B. Hämatom, Infektion, Kapselfibrose.

Operative Technik: Die Operation erfolgt in Intubationsnarkose. Die Patientin wird in halbsitzender Position mit leicht abduziertem Oberarm gelagert.

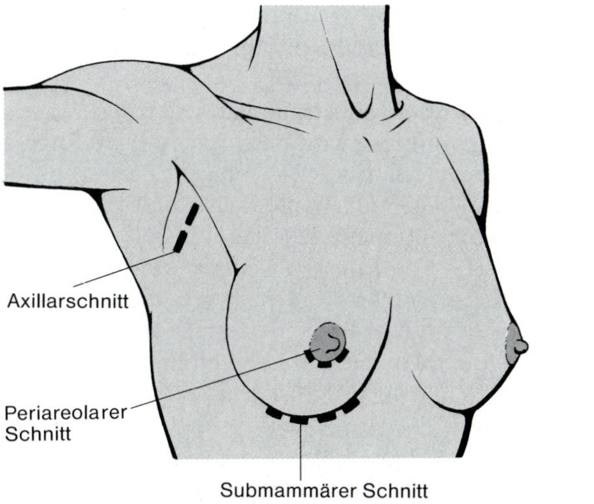

Abb. 8. Brustaugmentation: Dargestellt sind die gebräuchlichsten Zugangswege zur Implantateinführung. Ferner ist das zu unterminierende Gebiet markiert

Es erfolgt die Markierung des zu unterminierenden Bereiches und die ca. 4–5 cm Inzision für den Zugangsweg (Abb. 8).

Postoperative Nachbehandlung:
1. Entfernung der Fäden nach zwei Wochen.
2. Tragen eines Büstenhalters für 4 Wochen Tag und Nacht, danach nur tagsüber für weitere zwei Monate.
3. Tägliche Massageübungen zweimal täglich. Hierbei werden die Prothesen mit festem kräftigen Druck zur Mitte, nach oben und zur Seite bewegt und jeweils in dieser Position für eine halbe Minute festgehalten. Die Brustmassage sollte während des ersten Jahres konsequent durchgeführt werden.
4. Vermeidung von körperlicher Anstrengung während der ersten 4 Wochen.
5. Kräftigere Körperbewegungen, wie Schwimmen, Tennis, Reiten sind frühestens nach 6–8 Wochen zu empfehlen.
6. Vermeidung von intensiver Sonne oder Solarium während der ersten 6–8 Wochen.
7. 3 Wochen postoperativ beginnt die tägliche Narbenpflege.
8. Beim ersten Anzeichen einer Verhärtung der Brust sofort den behandelnden Arzt wieder aufsuchen.

Postoperative Komplikationen:
1. Hämatom
2. Infektion
3. Kapselfibrose

Ad 1. Je n. Ausmaß eventuell erneute Revision.

Ad 2. Entfernung des Implantates.

Ad 3. Eine Literaturübersicht ergibt eine Komplikationsrate von 40–45% [70].

Ursache: Nach wie vor unklar.

Die Kapselfibrose wird nach BAKER [2] in folgende Stadien eingeteilt:

Stadium I – Die aufgebaute Brust fühlt sich weich an wie die nicht operierte Seite.

Stadium II – Die Brust ist weniger weich. Das Implantat kann palpiert werden, ist jed. nicht sichtbar.

Stadium III – Die Brust ist fester, das Implantat kann palpiert werden und ist sichtbar.

Stadium IV – Die Brust ist hart, schmerzhaft und eingeschnürt.

Therapie: offene Kapsulotomie eventuell mit Prothesenwechsel. Cave! Vorsicht ist bei geschlossenen Kapsulotomien in fortgeschrittenen Stadien geboten, hier kommt es häufig zum Prothesenleck. Dies gilt vor allem für Patientinnen mit Silikoneinlagen, da es hier häufig nicht zum Einriß der Kapsel, sondern zum Einriß des Implantates mit anschließendem Silikonaustritt kommt [26, 44, 40] Dieser Einriß kann zunächst unbemerkt bleiben, bis das Gel an implantationsfernen Stellen sog. Silikonome hervorruft. Bei doppelkammrigen Prothesen ist diese Gefahr wesentlich geringer, denn es kommt hier meistens zum Einriß der äußeren Hülle, die mit physiologischer Lösung aufgefüllt ist. Eine Steroidbehandlung als Fibroseprophylaxe kann nach einer Literaturangabe [78] die Kapselfibroserate senken.

3.5 Brustasymmetrie

Die Brustasymmetrie umfaßt ein weites Spektrum, von einseitiger Brusthyperplasie und normaler anderer Seite bis zur einseitigen völligen Aplasie und Hypertrophie der anderen Seite. Für die jugendliche Patientin ist dies eine erhebliche psychische Belastung. Obwohl meist bereits vor dem 20. Lebensjahr der Plastische Chirurg aufgesucht wird, sollte hier in jedem Falle geholfen werden.

Technik: Je nach Situation müssen hier verschiedene Methoden kombiniert werden. Das Prinzip ist, die größere Seite durch Verkleinerung der anderen anzupassen, da dies die günstigeren und auch besseren Resultate ergibt. Eventuell kann die andere Seite durch Verkleinerung des Warzenhofes oder geringe Hautspannung, etwa durch periareoläre Hautexzision, ebenfalls der Gegenseite angepaßt werden, wenn hier eine leichte Ptosis vorliegt, die bei einer Reduktionsplastik der größeren Brust schwer nachgezeichnet werden kann.

Auf eine einseitige Augmentation sollte nur im Falle einer einseitigen starken Hypo- bzw. Aplasie zurückgegriffen werden, da eine augmentierte Brust immer ein völlig anderes Lagerungs- und Bewegungsverhalten als eine nicht augmentierte Brust besitzt. So ist bei Rückenlage eine aufgebaute Brust wesentlich formstabiler, was dann wiederum zu einer Asymmetrie und Belastung der Patientin führen kann. Bei sehr straffem Hautmantel, wie bei völliger Aplasie einer Seite, sollte heute durch Hautexpansion eine Vordehnung durchgeführt werden (siehe Kapitel 4, Brustrekonstruktion). Der hier auch meist zu kleine Warzenvorhofkomplex muß entsprechend der Gegenseite vergrößert werden (siehe Kapitel 3.6, Warzenhofrekonstruktion). Ist die Brustwarze nicht ausgebildet, so muß diese rekonstruiert werden (siehe Kapitel 6, Rekonstruktion des Warzenvorhofkomplexes).

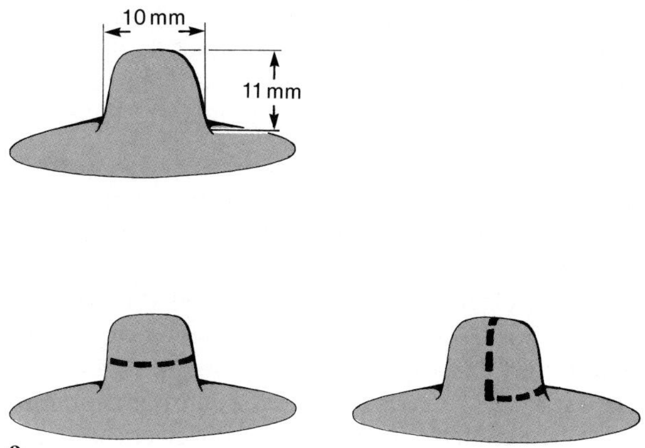

9

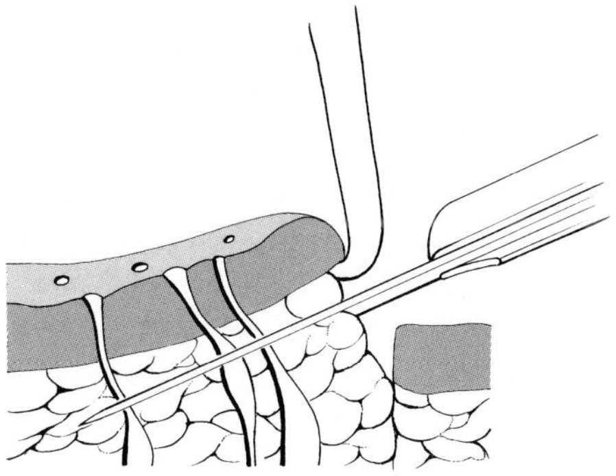

10

Abb. 9. Mamillenverkleinerung durch horizontale oder vertikale Exzision

Abb. 10. Korrektur der eingezogenen Mamille

Eine spezielle Form der Brustasymmetrie ist das sog. Poland-Syndrom [63]. Hierbei handelt es sich um eine ausgeprägte Knospungsmißbildung einer oberen Extremität. Neben der Brusthypo- bis Aplasie ist es oft gekennzeichnet durch Hypo- bzw. Aplasie der Pektoralismuskulatur und eventueller Fehlbildung der gesamten oberen Extremität. Hier muß neben der Brustrekonstruktion - meist Expander und Augmentation - noch der Pektoralismuskel ersetzt werden. Dies ist wichtig wegen der sonst fehlenden vorderen Axillarfalte und des unnatürlich abgeflachten oder eingefallenen Dekolletégebietes. Dies erfolgt durch eine Verlagerung des Musculus latissimus, wobei dieser Muskel nicht nur herumgeschlagen, sondern durch Verlagerung von Ansatz und Ursprung als echter Musculus pectoralis eingesetzt wird (siehe Kapitel 4, Brustrekonstruktion).

3.6 Korrektur des Warzenvorhofkomplexes

Indikation:
1. Zu großer Warzenvorhof.
2. Zu große Mamillenspitze (vertikal - horizontal).
3. Mamillenprolaps bei tubulärer Brust.
4. Eingezogene Mamille.

Ad 1. Zirkuläre Exzision des über den Durchmesser von 3-4 cm hinausgehenden pigmentierten Areals. Anschließend wird die benachbarte Haut unterminiert. Spannungsloser Verschluß durch intrakutane Ausziehnaht mit 5-0 Ethilon [65].

Ad 2. Vertikale oder horizontale Exzision der Mamillenspitze. Verschluß mit 6-0 Ethilon (Abb. 9).

Ad 3. Zirkuläre Exzision bis in die normale Haut übergreifend im Sinne einer Mastopexie der Brustptosis Stadium I. Sonst gleiches Vorgehen wie oben beschrieben [67].

Ad 4. Halbmondförmiger Schnitt um die Mamillenspitze. Durchtrennung sämtlicher Milchgänge. Durch zweiseitige subkutane Verschiebeschwenklappen wird die Eversion der Mamillenspitze zusätzlich gesichert. Verschluß mit 6-0 Ethilon (Abb. 10).

4 Rekonstruktive Brustchirurgie

4.1 Indikation und Verfahrensweise zum Wiederaufbau der Brust

Eine Indikation zur Rekonstruktion der weiblichen Brust nach Mastektomie hat sich erst in den letzten Jahren langsam entwickelt. Angesichts der Schwere der Grundkrankheit und der „Verzichtbarkeit" der Brust wurde die Notwendigkeit einer Nachbildung lange verdrängt. Dies hat sich in den letzten Jahren geändert. Wie bei jeder amputierenden Operation ist auch hier eine Rekonstruktion indiziert. Natürlich gibt es auch hier Einschränkungen.
Gegenindikation zur Brustrekonstruktion:
1. Fortgeschrittene Grundkrankheit (Metastasen)
2. Alter der Patientin.
3. Eingeschränkte Operabilität durch andere Erkrankungen.

Immer sollte heute aber die Patientin bereits vor der Mastektomie auf die Möglichkeit eines Wiederaufbaues hingewiesen werden. Oft erleichtert dies dem Kranken die Einwilligung zur entstellenden Operation.

Die Zeitwahl, wann die Rekonstruktion durchgeführt werden soll, wird unterschiedlich behandelt und hängt häufig von verschiedenen Faktoren ab:
1. Art und Ausmaß der Erkrankung.
2. Größe und Sitz des Tumors.
3. Adjuvante Therapie.

Eine primäre Rekonstruktion ist indiziert bei sog. prämalignen Erkrankungen, wie fortgeschrittene proliferierende Mastopathie, bei der wiederholt Probeexzisionen notwendig wurden. Ferner kann sie bei sehr kleinen Tumoren, dem sog. „Carcinoma in situ" in Betracht gezogen werden.

Da in den meisten Fällen erst durch ein genaues postoperatives Staging die adjuvante Therapie festgelegt werden kann, sollte auch danach erst mit einem Wiederaufbau begonnen werden. Hinzu kommt, daß eine Nachbestrahlung notwendig sein kann. Diese Zusatzbehandlungen sollten alle vor der Rekonstruktion abgeschlossen sein. Ferner müssen die Haut und das Operationsgebiet wieder elastisch und verschieblich sein. Somit sehen wir als günstigsten Zeitpunkt die Spanne zwischen dem 9. und 12. Monat postoperativ an. Hier haben sich auch die meisten eventuellen Lokalrezidive gezeigt.

Demgegenüber gewinnt heute unter Einsatz des Gewebeexpanders von einigen Autoren die Sofortrekonstruktion an Bedeutung. Es wird nach erfolgter Mastektomie (modifiziert radikale Mastektomie) in gleicher Sitzung eine Einlage eines Gewebeexpanders subpektoral durchgeführt (s. S. 612, Expanderimplantation).
Als Gründe hierfür werden angeführt:
1. Vermeidung des psychischen Traumas der Patientin, da sie sofort ihre Brust wieder „wachsen" sieht.
2. Sich ergebende adjuvante Therapie wie Radiatio oder Chemotherapie sind durchführbar.
3. Bei fortgeschrittenem Karzinom ist die allgemeine Lebenserwartung so gering, daß möglichst die „Lebensqualität" der Patientin für die verbleibende Lebensspanne erleichtert werden sollte.

Aus solchen Gründen wird sogar bereits die primäre Rekonstruktion aus Eigengewebe vorgetragen.

Inwieweit dieser Trend zur Sofortrekonstruktion onkologische Probleme bringt, bzw. die psychische Belastung der Patientin mindert, müssen erst größere Untersuchungen in einigen Jahren zeigen.

Ziel der Rekonstruktion der Brust ist es:
1. Die Brustform durch Haut- und Gewebeersatz nachzuzeichnen.
2. Defekte durch fehlenden Musculus pectoralis auszugleichen.
3. Rekonstruktion der Areola und des Nippels.
4. Symmetrie mit der erhaltenen Brust.
5. Vermeidung von auffälligen, entstellenden Narben oder Gewebedefekten an anderer Stelle.

Da heute ein großes Spektrum von Rekonstruktionsmöglichkeiten entwickelt wurde, muß die Wahl wiederum individuell getroffen werden. Während bei der einfachen Mastektomie und lockerem Hautmantel eine reine Augmentation das Ziel erreicht, muß bei radikalen Mastektomien unter Einschluß des Musculus pectoralis major Haut und „Füllgewebe" ersetzt werden. Zur Augmentation sollte heute nach Möglichkeit Eigengewebe verwendet werden, da es gegenüber dem Silikongelimplantat wesentliche Vorteile bietet.

4.2 Volumenersatz durch alloplastische Materialien

Augmentation durch ein Implantat: Die Wahl unter den verschiedenen Operationsverfahren hängt wesentlich von den Bedingungen ab, die nach der Amputation vorgefunden werden. Das Hauptproblem besteht in der Regel im Ausgleich des Hautverlustes, der durch die Amputation hervorgerufen wurde. In Abhängigkeit von der bei der Amputation gewählten Schnittführung besteht für die Rekonstruktion ein Hautdefizit in horizontaler oder in vertikaler Richtung [12].
Indikation:
1. Voraussetzung ist eine vorangegangene modifiziert-radikale Mastektomie unter Belassung des M. pectoralis major und minor.
2. Gute und ausreichende Hautqualität.
3. Normale Kontur der Subklaviarregion und der vorderen Axillarlinie [30, 38].

Die Implantation einer Prothese ist dann möglich, wenn der Unterschied beider Linien (Klavikular – Umschlagfalte) kleiner als 5–6 cm ist, verglichen mit der gegenüberliegenden Seite. Die Differenz kann durch Mobilisierung erreicht werden. Die Operation ist nur empfehlenswert, wenn die gegenüberliegende Seite nicht über 400 ccm beträgt oder nach Reduktionsplastik eine annähernde symmetrische Form erzielt werden kann (Abb. 11a–c).

Präoperative Vorbereitung: Neben der allgemeinen internistischen Untersuchung und einer Narkosefähigkeit ist die ausführliche Besprechung mit der Patientin über das operative Vorgehen und die Verfahrensweise unerläßlich. Die Patientin soll vor allem über die Problematik der Kapselfibrose aufgeklärt werden.

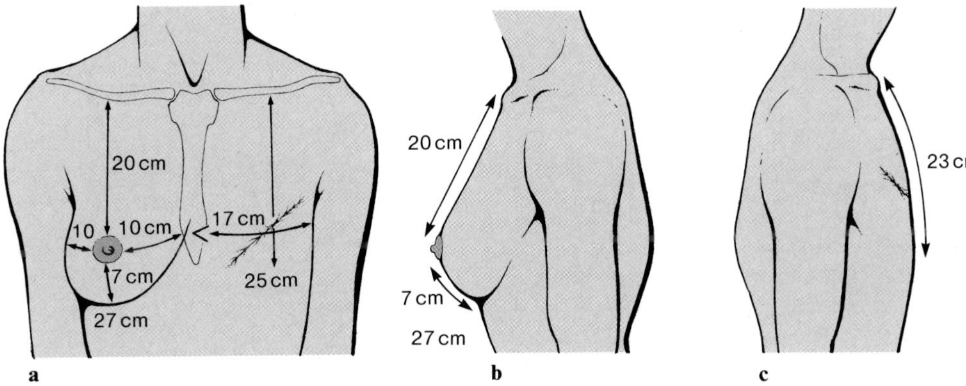

Abb. 11a–c. Brustrekonstruktion durch Augmentation mit einer Silikoneinlage

Operationstechnik: Die Patientin wird in halbsitzender Position mit abgewinkeltem (ca. 30–40 Grad) Oberarm beidseits gelagert. Die Abwinkelung ist wichtig, da hierbei der M. pectoralis major nicht angespannt ist.

Vorgehen bei schrägen Narben: Eingehen über dem lateralen Abschnitt der Narbe und Aufsuchen des Pektoralisrandes. Anschließend erfolgt durch stumpfes Präparieren die Bildung des Implantatlagers. Dies erstreckt sich nach distal ca. 2–3 cm unterhalb der Submammarfalte. Es wird eine Probierprothese eingelegt. Nach Bildung einer guten Brustform wird die endgültige Prothese in das vorbereitete Implantatlager stumpf mit dem Finger eingelegt. Wenn notwendig erfolgt gleichzeitig eine Reduktion der gegenüberliegenden Seite zur Symmetrieanpassung.

Vorgehen bei querliegender Narbe: Inzision zwischen M. serratus anterior und dem M. pectoralis major. Anschließend erfolgt gleiches Vorgehen wie vorher beschrieben.

Achtung! Exzidierte Narben immer histologisch untersuchen!

Vorteil: Durch die submuskuläre Plazierung des Implantates können Lokalrezidive im Bereich der Narbe, der Muskelfaszie oder der Achselhöhle sowohl klinisch als auch technisch besser erkannt werden. Sehr einfaches Verfahren, keine zusätzlichen Narben.

Komplikationen: Infektion, Hämatom, Kapselfibrose.

Expanderimplantation: Die Ergebnisse durch die alleinige subkutane oder subpektorale Einlage sind nicht immer befriedigend [65, 75]. Schlechte Ergebnisse ergeben sich aus:

1. Positionsfehlern
2. Volumenfehlern
3. Formfehlern

Zu den wichtigsten operativ-technischen Voraussetzungen, die den anatomischen Formkriterien gerecht werden sollen, gehören:

1. Bildung eines ausgedehnten Weichteilmantels.
2. Bildung eines großdimensionalen Lagers zur Aufnahme der Prothese.
3. Verwendung eines genügend großen Implantates, das vor allem einen weiten Basisdurchmesser und eine breite Auflagefläche aufweist.

Die oben beschriebenen technischen Anforderungen können weitgehend durch ein zweizeitiges operatives Vorgehen und der Verwendung eines passager implantierten Gewebeexpanders erfüllt werden. Dieser ist in Größen von 400 bzw. 700 ccm erhältlich (Abb. 12).

Präoperative Vorbereitung: Neben der allgemeinen internistischen Untersuchung und der Narkosefähigkeit ist die ausführliche Besprechung mit der Patientin über das operative Vorgehen und die Verfahrensweise unerläßlich. Die Patientin muß über die verschiedenen Operationsschritte und der gleichzeitigen Verwendung von alloplastischen Materialien aufgeklärt werden.

Operatives Vorgehen (Abb. 13a–b):

1. Operation: Submuskuläre Unterminierung des Implantatlagers bis zur zweiten Rippe, kaudal bis zum Pektoralisunterrand. Hierbei müssen die mediosternalen Pektoralisinsertionen sowie die Insertionen der kaudalen Muskeln des M. serratus und der Rektusscheide scharf durchtrennt werden. Das Implantatlager sollte um zwei bis drei Querfinger über die später zu bildende Submammarfalte hinausreichen. Nach sorgfältiger Blutstillung erfolgt das Einlegen des Expanders. Das Ventil wird lateral epikostal im Bereich der vorderen Axillarlinie plaziert. Es erfolgt ein wöchentliches Auffüllen des Ex-

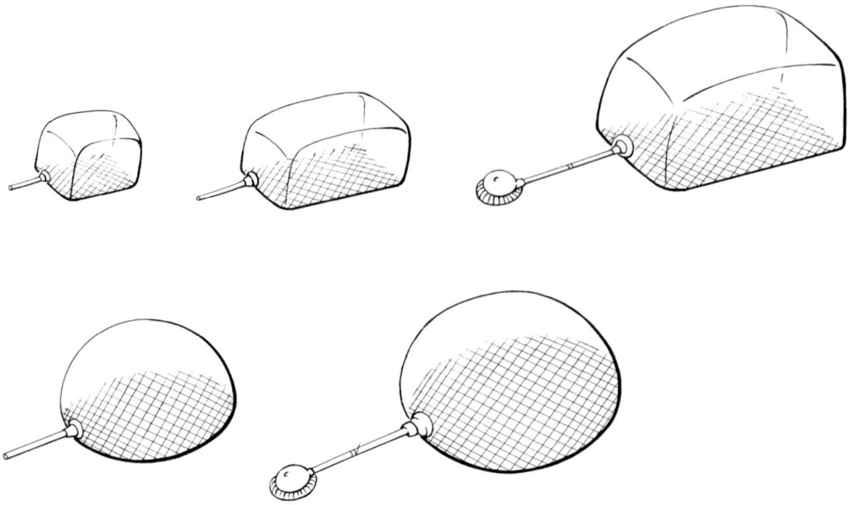

Abb. 12. Verschiedene Größen und Typen von Gewebeexpandern

panders mit einer physiologischen Lösung innerhalb von drei Monaten. Der Expander sollte mindestens auf das doppelte Volumen der später zu implantierenden Prothese aufgefüllt werden.

2. Operation: Entfernung des Expanders. Der gebildete Weichteilmantel wird nun zu einem Brustkonus modelliert. Eine Prothese von mindestens 300 ccm wird eingelegt. Diese Technik kann bei sämtlichen Brustrekonstruktionen bei belassenem M. pectoralis major oder transponiertem M. latissimus dorsi angewendet werden.

Vorteil: Durch Überdehnung kann eine leicht ptotische Brustform erzielt werden. Positionsfehler, Volumenfehler, Formfehler können vermieden werden. Einfaches Verfahren, keine zusätzlichen Narben.

Komplikation: Infektion im Bereich des Ventils und des Expanders. Kapselfibrose bei der späteren Silikongelimplantation. Diese soll bei „Überdehnung“ durch Expander geringer sein als bei einfacher Einlage [65].

Rekonstruktion mit dem M. latissimus dorsi: Der M. latissimus dorsi kann als myokutaner Lappen sowohl bei horizontalen, als auch bei schräg bis senkrecht verlaufenden Narben angewandt werden [15, 52].

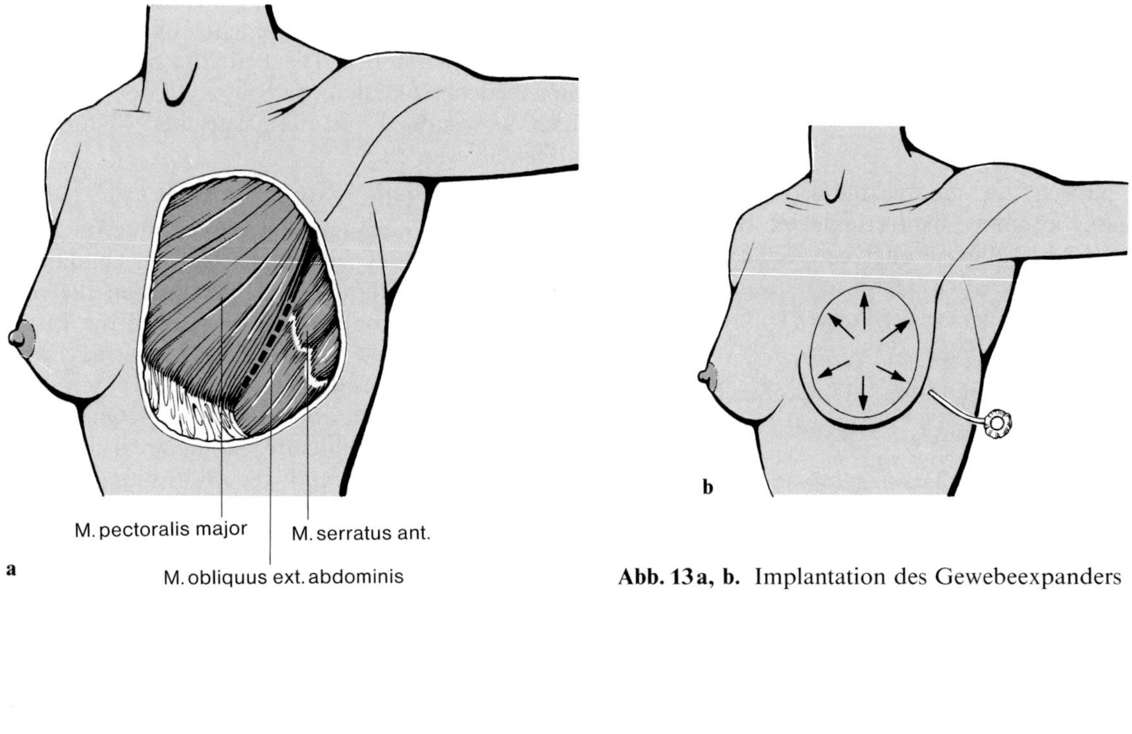

Abb. 13a, b. Implantation des Gewebeexpanders

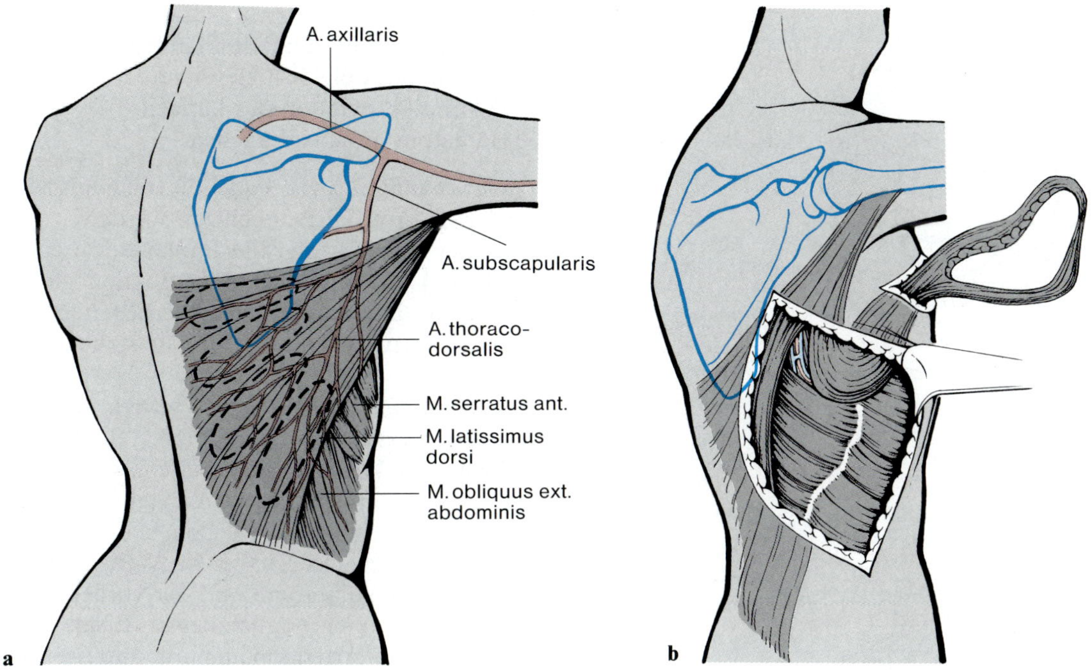

Abb. 14a, b. Verschiedene Positionen der Hautinsel über dem M. latissimus dorsi

Wichtig: (Abb. 14a–b) Exakte Plazierung der ellipsenförmigen Hautinsel über dem Muskel, die sich noch ventral zwischen den Wundrändern der Amputationsnarbe nach Exzision und histologischer Untersuchung spannungslos einfügen lassen muß.

Indikation:
1. Fehlender M. pectoralis major.
2. Subklavikulärer Substanzdefekt.
3. Dünne, adhärente, teilweise bestrahlte Haut.
4. Notwendigkeit von Gewebe, um Symmetrie zu erzielen.
5. Alternative bei anderen fehlgeschlagenen Lappenplastiken.

Nachteile:
1. Zusätzliche Narbenbildung im Bereich des Rükkens.
2. Zusätzliche Verwendung von alloplastischen Materialien.

Präoperative Vorbereitung: Neben den allgemeinen internistischen Untersuchungen und der Narkosefähigkeit ist die ausführliche Besprechung mit der Patientin über das operative Vorgehen und die Verfahrensweise unerläßlich. Die Patientin muß über die Hauptkomplikationen, der Minderdurchblutung des transponierten Muskels und der zusätzlichen Verwendung von alloplastischem Material mit der Gefahr einer Kapselfibrose, ausreichend aufgeklärt werden.

Operatives Vorgehen: Die Operation erfolgt in Seitenlagerung mit Abduktion des Armes. Der Vorderrand des M. latissimus dorsi projiziert sich längs der Verbindungsstelle zwischen hinterer Axillarlinie und der Mitte des vorderen und hinteren Beckenkammes. Ca. 2 cm dorsal des Vorderrandes verläuft in der Regel der längsverlaufende Ast der thorakodorsalen Gefäßarkade. Als weiterer Markierungspunkt gilt die Scapulaspitze. Für eine eventuell segmentale Entfernung des Muskellappens verläuft hier ein wichtiger Seitenast im M. teres major. Die elliptische Hautinsel kann in jeder Lage senkrecht und waagrecht gewählt werden.

Durch eine quer- oder schrägverlaufende Inzision wird zunächst der Vorderrand des Muskellappens dargestellt. Ca. 2 cm dorsal des Vorderrandes befindet sich das im Muskel längs verlaufende Gefäß-Nervenbündel. Anschließend erfolgt die Präparation der Gefäßarkade. Der Abgang zur Thoraxwand muß sorgfältig dargestellt werden. Hier ist vor allem auf den N. thoracicus longus zu achten, der manchmal im Bereich der Arkade verläuft. Bei der Abtrennung zur Thoraxwand ist – wir betrachten dies als ersten gravierenden Gefahrenpunkt – unbedingt darauf zu achten, daß nicht zu nahe an der Arkade ligiert wird. Je nach Notwendigkeit wird der gesamte Muskel oder nur Teile des Mus-

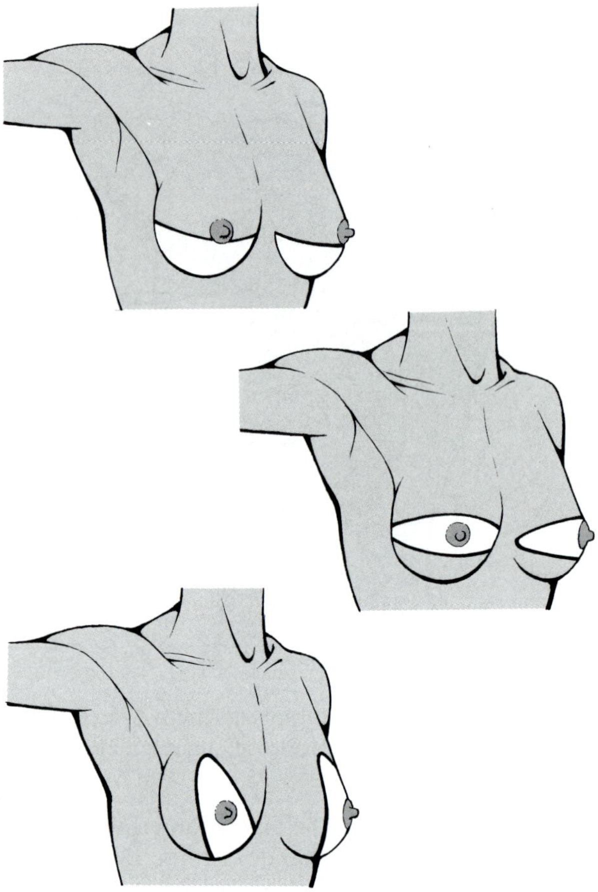

Abb. 15. Verschiedene Positionierung der Hautinsel bei der Brustrekonstruktion. Dies erfolgt je nach Narbenverlauf bzw. Haut-Weichteildefizit

kels präpariert. Die gewählte Hautinsel wird an der Muskelfaszie fixiert. Nach Präparation des M. latissimus dorsi wird der sehnige Ansatz durchtrennt. Der Muskel ist nunmehr nur noch am Gefäß-Nervenbündel gestielt. Nach Tunnelierung der Axillarlinie wird der Muskel nach ventral durchgezogen. Dies muß ohne jegliche Spannung erfolgen. Der Muskel wird nun in dem vorher unterminierten Bereich ausgespannt und subkutan verankert. Die Hautinsel wird spannungsfrei in den nach Narbenexzision entstandenen Hautdefekt eingenäht. Je nach vorhergegangener Schnittführung kann die Hautellipse jedoch auch verschiedene Plazierungsmöglichkeiten haben, um teilweise ästhetische Gesichtspunkte noch deutlicher zu berücksichtigen. In Ausnahmefällen kann die Hautinsel auch ohne Berücksichtigung der Amputationsnarbe eingesetzt werden (Abb. 15).

Komplikationen:
1. Minderdurchblutung des Lappens durch Überdehnung des Gefäßstieles beim Durchzug.
2. Falsche Präparation des Lappens.
3. Hämatom im Spendergebiet.

Nachbehandlung: Die Patientin sollte mit leicht abduziertem Arm im Bett gelagert werden.

In der Regel erfolgt die Implantation einer Prothese und die Mamillenrekonstruktion gleichzeitig mit der Reduktion der gegenüberliegenden Seite in einer zweiten Operation 3 Monate später.

Rekonstruktion durch epigastrischen Lappen: Der thorakoepigastrische Lappen [10, 11] ist besonders indiziert zur Wiederherstellung eines quer über die Brust verlaufenden Haut-Weichteildefizits. Er ist besonders günstig anzuwenden bei schräg verlaufenden Narben und erhaltenem Weichteilpolster in der Infraklavikulargrube und der vorderen Axillarfalte. Hier kann er nämlich keinen Ersatz bilden.

Der Ast der Arteria mammaria interna, die Arteria epigastrica superior, gibt unterhalb des Xiphoides dem oberen Rektusmuskel zwei nach lateral verlaufende Gefäße ab, die in die Subkutis eindringen und dort bis zur Axillarfalte quer über den unteren Thorax verlaufen (Abb. 16) [10]. Der thorakoepigastrische Lappen ist somit als „axial pattern flap" anzusehen und kann in entsprechender Größe gehoben werden, meist 10 cm breit und 20 cm lang. Der Hebedefekt kann primär durch Mobilisierung der Bauchdecke verschlossen werden. Er ist somit als Verschiebeschwenklappen zu verlagern (Abb. 17a–c).

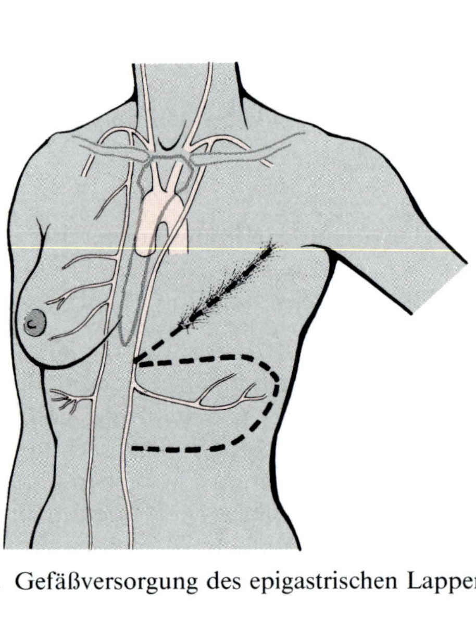

Abb. 16. Gefäßversorgung des epigastrischen Lappens

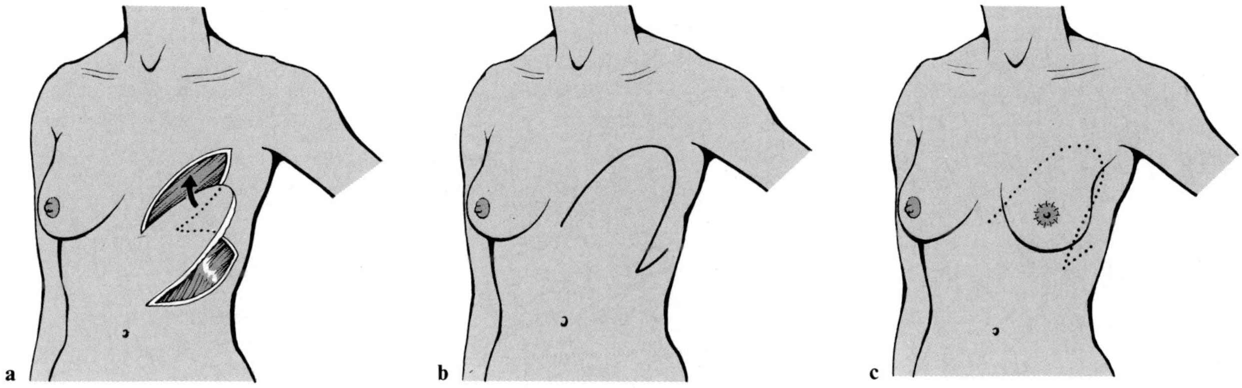

Abb. 17a–c. Brustrekonstruktion mit dem gleichseitigen epigastrischen Lappen

Das zur Füllung notwendige Silikongelimplantat wird ca. 8 bis 12 Wochen später eingelegt, wenn möglich submuskulär. Gleichzeitig wird die meist notwendige Anpassung der erhaltenen Brust durchgeführt und die Brustwarze rekonstruiert.

Erreicht wird hierdurch eine jugendlich straffe, halbkugelige Brustform. Ein Nachzeichnen einer leichten Ptosis ist nicht möglich.

Vorteile: Ein relativ einfaches und sicheres Verfahren ohne diffizile Präparation.

Nachteile: Zu erreichen ist nur eine straffe, halbkugelige Brustform, so daß meist eine Anpassung der gesunden Brust durchgeführt werden muß. Es besteht keine Möglichkeit, im oberen Dekolletébereich und der vorderen Axillarfalte ebenfalls einen Aufbau durchzuführen.

Dieses Verfahren wird heute nur noch selten angewendet. Es ist somit durch den Latissimuslappen bzw. Expanderimplantation ersetzt.

4.3 Volumenersatz durch körpereigenes Gewebe

Muskellappen (M. latissimus dorsi): Die Indikation ist gegeben bei:

1. Angst vor alloplastischen Materialien
2. Unverträglichkeit alloplastischer Materialien
3. Rezidivierende Kapselfibrosen
4. Kleine Brust auf der gesunden Seite
5. Elastische, gut verschiebliche Haut

Präoperative Vorbereitung: Neben den allgemeinen internistischen Untersuchungen und Narkosefähigkeit ist die ausführliche Besprechung mit der Patientin über das operative Vorgehen und die Verfahrensweise unerläßlich.

Operatives Vorgehen: Die Patientin wird in Seitenlagerung mit abduziertem Arm operiert, zunächst wird die ventralseitige Narbe exzidiert und der vorher markierte Bereich unterminiert. Anschließend wird über einen queren Hautschnitt der M. latissimus dorsi – in der Technik wie oben beschrieben – gehoben und nach Tunnelierung der Haut nach ventral durchgezogen. Es wird hierbei aber immer der ganze Muskel einbezogen um eine entsprechende Augmentation zu erreichen. Bei einer Rekonstruktion des Hautmantels (siehe S. 612, Rekonstruktion mit dem M. latissimus dorsi Lappen) dient nur ein Teil als Gefäßträger für die Hautinsel. Es handelt sich hierbei um einen reinen Muskellappen. Eine Hautinsel kann eingeschlossen werden. Durch Entepithelialisierung kann das „Volumen" vergrößert werden. Der gesamte Muskel wird geformt und modelliert und wie eine umgestülpte Tüte eingenäht. Die darüberliegende unterminierte Haut wird anschließend durch Intrakutannaht verschlossen.

Vorteil: Verzicht auf alloplastische Materialien. In der Regel bleibt die Brust weich, bei nicht zu großer gegenüberliegender Brust ist eine symmetrische Anpassung möglich.
Nachteil: Zusätzliche Narben am Rücken.

Rekonstruktion durch kontralateralen epigastrischen Lappen und Volumenersatz durch gleichseitige Bauchdecke: Der kontralaterale thorakoepigastrische Lappen [45, 13] entspricht seinem gleichseitigen Partner. Nur wird er von der Gegenseite gehoben und um 180 Grad gedreht. Kombiniert mit ihm ist eine Augmentation durch einen entepithelialisierten, entsprechend breiten Bezirk der gleichseitigen oberen Bauchdecke, die nach oben mobilisiert, geformt und unter den Lappen eingebracht wird (Abb. 18a–f).

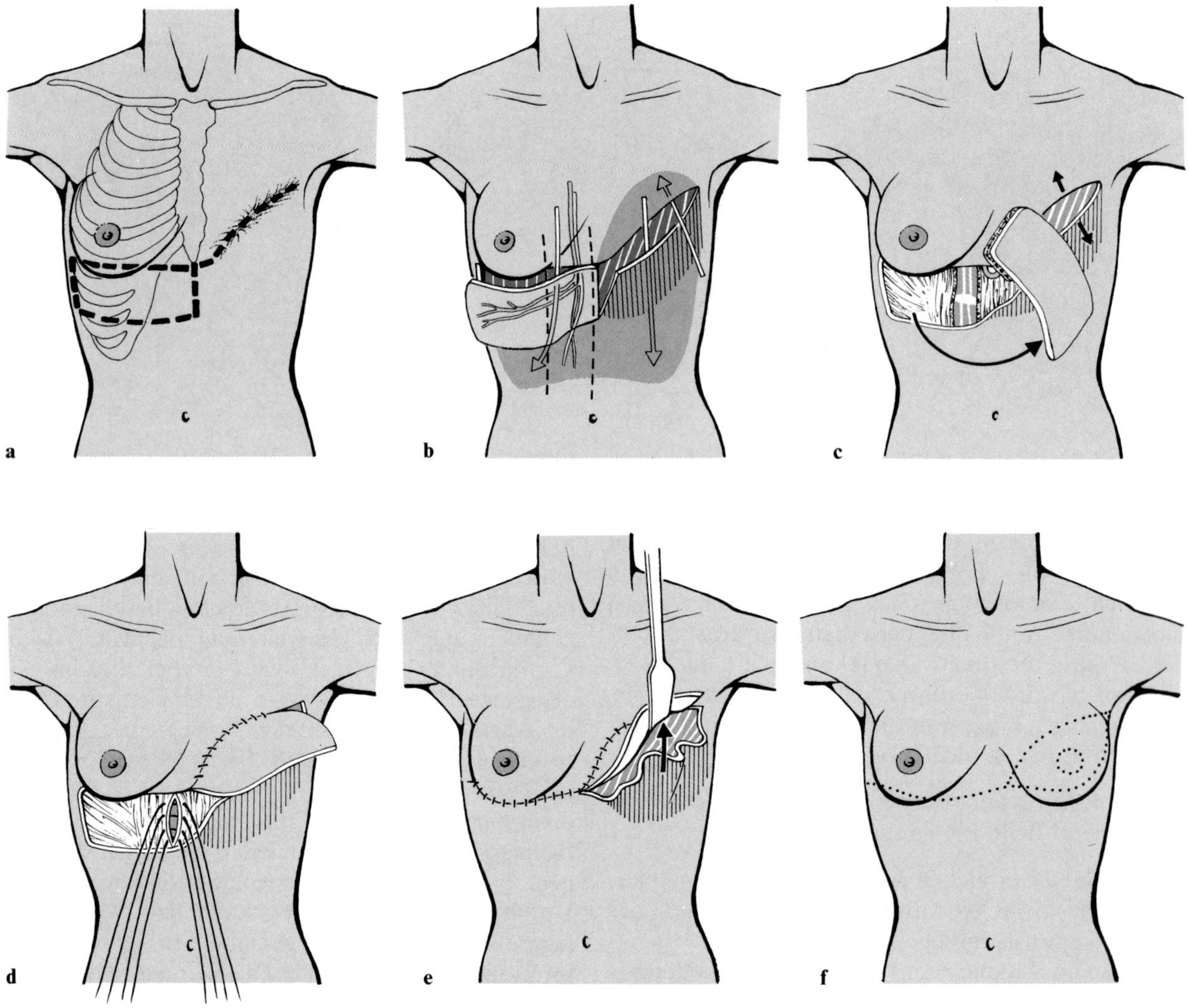

Abb. 18a–f. Brustrekonstruktion mit dem kontralateralen epigastrischen Lappen

Die Indikation ist gegeben: Bei schräg oder quer verlaufender Narbe, gut erhaltenem Dekolleté und normaler vorderer Axillarfalte, da hier eine Rekonstruktion nicht möglich ist.

Die Patientin wird in eine halbsitzende Position gebracht und auf der gesunden Seite unter der normalen Brust ein thorakoepigastrischer Lappen von ca. 10 cm Breite und 20 cm Länge eingezeichnet. Seine kaudale Begrenzung wird auf die Gegenseite verlängert und bildet dann den unteren Rand des entepithelialisierten Areals, welches meist ebenfalls ca. 20 cm lang gewählt wird. Die obere Grenze des zu entepithelialisierenden Bezirkes ist die vorhandene Mastektomienarbe. Die Hebung des kontralateralen thorakoepigastrischen Lappens erfolgt wie beschrieben. Die Rektusscheide wird hierbei aber eröffnet und die laterale Hälfte des Musculus pectoralis durchtrennt. Bei der kranialen Anhebung des Muskels können dann die ernährenden Gefäße, die Arteria und Vena epigastrica superior, dargestellt werden. Sie treten unterhalb des Xiphoides hervor. Diese Gefäße müssen exakt dargestellt werden. Der Anteil des Rektusmuskels muß, um eine freie Drehung zu ermöglichen, völlig vom Rippenbogen abgelöst werden. Der gesamte Haut-Muskellappen hängt dann nur noch an den Gefäßen. Zeigt sich bei der Rotation eine Einengung des Gefäßstieles durch das Xiphoid, so kann dies zusätzlich abgetragen werden. Nach Fixierung des Lappens in seinem Bett, nach Ausschneiden der Narbe und Brustwandmobilisierung wird das gegenseitig gleiche Hautareal an der oberen Bauchdecke entepithelialisiert. Dies geschieht am besten mit dem Elektrodermatom. Dieser Bereich wird dann medial und lateral um ca. je eine Hälfte eingeschnitten. Hierdurch kann durch Einschlagen eine zylindrische Füllung erreicht werden. Nach Einlegen von Redondrainagen unter die rekonstruierte Brust und in den Hebebezirk wird dann alles zweischichtig verschlossen. Wichtig ist noch, daß der untere Rand des entepithelialisierten und nach oben mobilisierten Bezirkes, welcher die neue Submammarfalte bildet, fest am Periost einer Rippe verankert wird. Es verbleibt nur eine quer über den Thorax in den beiden Submammarfalten verlaufende Quernarbe.

Vorteile: Augmentation durch Eigengewebe. Es kann eine weiche und auch leicht ptotische Brust mit relativ unauffälligen Narben rekonstruiert werden.

Nachteile: Komplexes Operationsverfahren. Es besteht die Gefahr der Minderdurchblutung oder der Nekrose durch Kompression des Gefäßstieles, der oft relativ kurz ist und eine ausreichende Anhebung des Lappens verhindert.

Dieses Verfahren wird nur noch eingeschränkt verwendet. Es ist zugunsten des Rektuslappens, der den gleichen Gefäßstiel besitzt, verlassen worden.

Myokutaner Lappen (Rektuslappen horizontal – vertikal): Es handelt sich hier um einen myokutanen Lappen. Die elliptische Form kann sowohl vertikal als auch horizontal in verschiedenen Höhen gestaltet werden [36, 5, 47]. Dies hängt im wesentlichen von der Beschaffenheit der Bauchwand sowie von vorangegangenen Operationen ab. Das Prinzip ist ein myokutaner Insellappen, der an der A. epigastrica superior gestielt nach oben geschlagen wird.
Die Indikation ist gegeben:

1. Bei Substanzauffüllung, vor allem in der Klavikularregion.
2. Bei denerviertem oder nicht verfügbarem M. latissimus dorsi.
3. Bei bestehender Cutis laxa abdominis (evtl. schon mit dem Wunsch auf Abdominoplastik).
4. Nach mißglückten Operationen mit alloplastischen Materialien.

Kontraindikationen und Limitierung bei:

1. Bestrahlung des Mediastinums.
2. Bei dünner, schlanker Patientin ohne Hautüberschuß.
3. Bereits bestehende Gefäßveränderung bei starken Rauchern.
4. Verschiedene vorhergegangene Operationen (Schnittführung).

Die vordere Bauchwand besteht aus einer zentralen Muskelgruppe (M. rectus abdominis) und einer lateralen Muskelgruppe (M. obliquus internus und M. transversus abdominis). Der supraumbikale Anteil des M. rectus abdominis wird durch tendinöse Insertionen unterbrochen. Der M. rectus abdominis ist eingescheidet in eine vordere und hintere Rektusscheide. Diese begleitet den Muskel im oberen Anteil bis zum Rippenansatz, im unteren Anteil bis zur Linea arcuata. Die Gefäßversorgung erfolgt durch A. epigastrica superior als Aufzweigung der Arteria thoracica interna und durch die Arteria epigastrica inferior, die von der Arteria iliaca externa entsteht. Beide kommunizieren im Bereich des Nabels (Abb. 19). Zusätzlich bestehen kollaterale Verbindungen über die Mittellinie hinaus über den sog. subdermalen Plexus [51]. Die darüberliegende Haut, sowohl vertikal als auch horizontal, wird über die Aa. perforantes versorgt (Abb. 20).

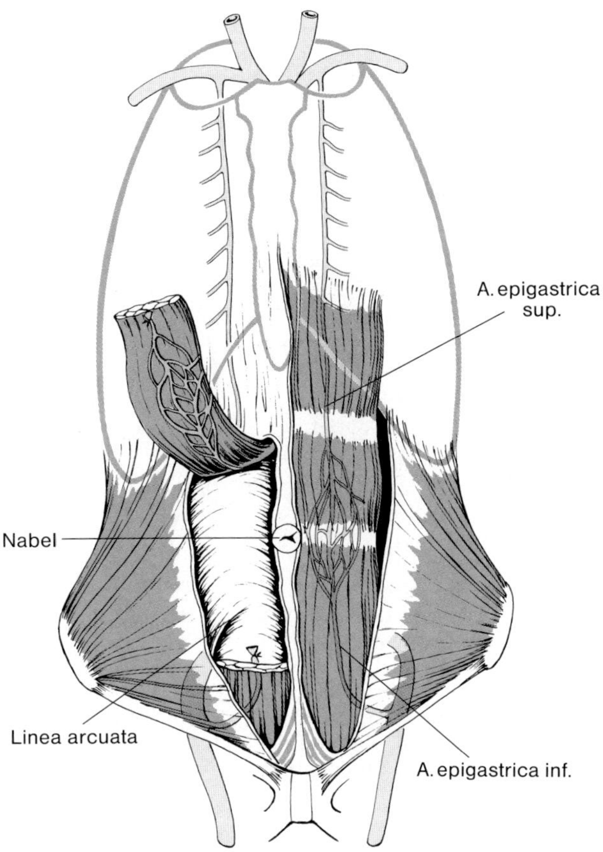

Abb. 19. Schema der Gefäßversorgung der Mm. recti abd. durch die obere und untere Aa. epigastricae

Cave! Unterhalb der Linea arcuata bestehen keine Aa. perforantes, dies ist für die Planung des Lappens wichtig.

Planung: In der Regel haben 50% der Patientinnen Bauchnarben. Inzisionen nach vorangegangenen

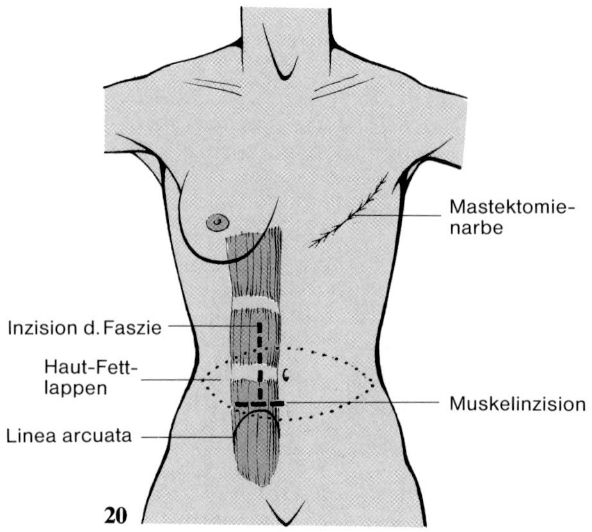

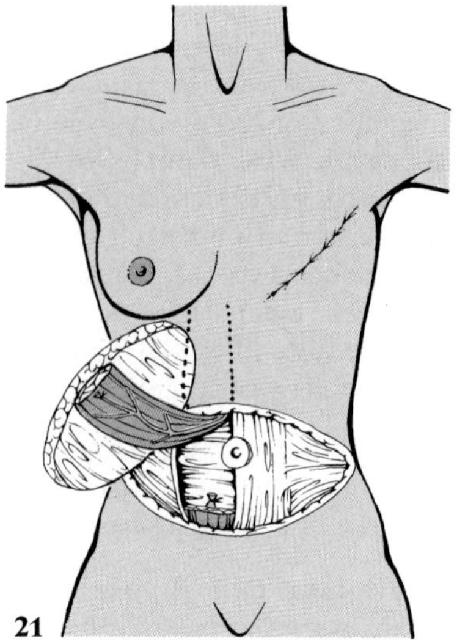

Abb. 20. Schema des transversalen Rectus abdominis myokutanen Lappens (TRAM-flap)

Abb. 21. Schema des TRAM-flaps: Die Haut-Fettinsel ist gehoben bis zur Grenze der beiden Mm. recti abd. Die Aa. epigastrica abd. wird auf der Unterseite des M. rectus abdominis bis zum Rippenbogen verfolgt

Operationen, wie Rippenbogenrandschnitt, Paramedianschnitt, querer Schnitt sind für diese Technik eine Kontraindikation.

Präoperative Vorbereitung: Neben den allgemeinen internistischen Untersuchungen und der Narkosefähigkeit ist die ausführliche Besprechung mit der Patientin über das operative Vorgehen und die Verfahrensweise unerläßlich. Die Patientin muß über die komplizierte Operation, über mögliche partielle Muskel- bzw. Hautnekrosen sorgfältig aufgeklärt werden.

Operative Technik: Die Operation wird in halbsitzender Position mit beidseits abduziertem Oberarm von ca. 80–90 Grad durchgeführt. Zunächst wird paraumbilikal der Lappen im Sinne einer Abdominoplastik eingezeichnet. Die Hautinsel liegt höher als bei der typischen Bauchdeckenspannung, da die Nabelregion mit ihren perforierenden Ästen für die Hautdurchblutung einbezogen werden muß. Anschließend erfolgt die Inzision bis zur Faszie. Der Lappen wird nun auf der gegenüberliegenden Seite des Gefäßstieles von lateral bis ca. 1 cm hinter der Mittellinie gehoben. Soweit handelt es sich um einen reinen fasziokutanen Lappen. Paraumbilikal werden die Aa. perforantes dargestellt und sorgfältig geschont. Anschließend erfolgt auf der gegenüberliegenden Seite ebenfalls von lateral das gleiche Vorgehen bis nahe zur lateralen Begrenzung des M. rectus abdominis (Abb. 21). Das Ziel ist, ein Segment der vorderen Rektusscheide mitzunehmen, um die Aa. perforantes zu schonen. Die Rektusscheide wird inzidiert von der Linea arcuata bis zur 7. Rippe, ca. 1–2 cm von der Linea alba entfernt. Im Bereich der Linea arcuata werden die Muskelfasern separiert, um die A. epigastrica inferior beim Durchtritt von lateral durch die hintere Rektusscheide darzustellen. Das Gefäß wird ligiert und durchtrennt. Entlang der A. epigastrica inferior erfolgt die Präparation auf dem hinteren Rektusblatt nach kranial unter Einschluß des ganzen Rektuslappens. Der nunmehr myokutane Lappen wird nach kranial bis zum Rippenbogen präpariert.

Nach kranial wird die A. epigastrica superior bis unter den Rippenbogen verfolgt. Anschließend wird kranial die Hautbrücke tunneliert und der Lappen ohne Spannung hindurchgezogen. Während der Präparation muß die Durchblutung der Hautinsel mehrmals geprüft werden. Wenn hier bereits Durchblutungsstörungen festgestellt werden, sollte die Operation als Abdominoplastik beendet werden. Die Brustrekonstruktion wird dann durch eine andere Technik durchgeführt. Der Muskellappen kann sowohl ipsilateral, kontralateral oder sogar bilateral gestielt durchgezogen werden. Bevorzugt wird meist der kontralaterale M. rect. abdominis, da sich hierbei eine günstigere Stielposition bei der Verlagerung ergibt. Bei beidseitiger Stielbildung kommt es zur Überkreuzung der Muskeln, welche zur Kompression führen kann. Ferner wird die vordere Bauchwand mehr geschwächt. Dies hängt im

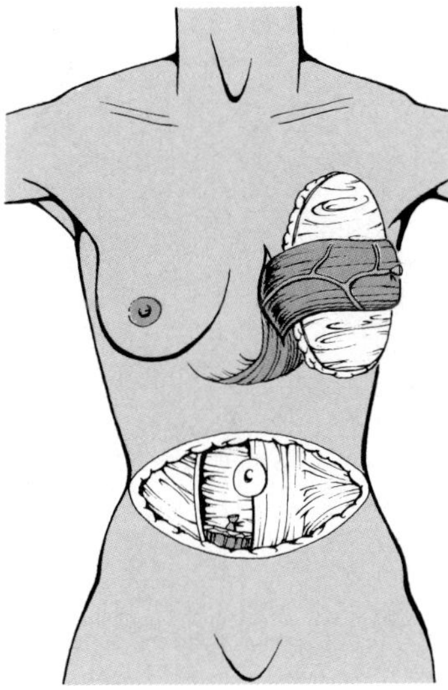

Abb. 22. Schema des TRAM-flaps: Die äußersten Spitzen des Haut-Fettareals werden entweder reseziert oder als entepithelialisierte Anteile zur Auffüllung der vorderen Axillarfalte bzw. zusätzlicher Augmentation benutzt. Bei einseitig gestieltem TRAM-flap sollte die äußerste kontralaterale Spitze immer wegen der Minderdurchblutung reseziert werden

wesentlichen von Voroperationen und vom Allgemeinzustand der Patientin ab. Je nach Befund kann der Lappen über die Infraklavikulargegend hinaus bis zum Oberarm in die Gegend des Pectoralis major-Ansatzes hindurchgezogen werden. Es kommt hierdurch zu einer besseren Auffüllung der vorderen Axillarlinie (Abb. 22). Der Lappen wird nun modelliert, Areale, die eingeschlagen werden, müssen entepithelialisiert werden, um vor allem den Infraklavikularraum auszufüllen. Der untere Teil des Lappens wird nun eingeschlagen im Sinne einer Submammarfalte, anschließend wird er zirkulär eingenäht. Wenn der Lappen im distalen Anteil zu umfangreich ist, kann er noch ausreichend nachreseziert werden.

Der Abdominalverschluß erfolgt in jedem Fall vor der endgültigen Modellierung des Lappens. In jedem Fall sollte die vordere Rektusscheide verschlossen werden. Bei Abwesenheit von nur einem Rektusmuskel und Erhalt der Rektusscheide des ausgelösten Muskels ist dies meist leicht und dauerhaft möglich.

Vorteil:

1. Es kann ein erhebliches Volumen hergestellt und somit eine gute Symmetrie erzielt werden, so daß eine Anpassung der Gegenseite auch bei großer Brust entfällt.
2. Er findet Anwendung bei hyperplastischen und ptotischen Brüsten der Gegenseite.
3. Die suprapubische Narbe im Sinne einer Abdominoplastik ist besser akzeptabel als die Narben an anderen Körperregionen. Ferner wird die Straffung der Bauchdecke unter Wegnahme eines „Fettbauches" positiv empfunden.

Nachteil:

1. Umfangreiche Operationen.
2. Häufig partielle Haut- und Muskelnekrosen.

Freie Gewebetransplantation: Die neueste Entwicklung auf dem Wege, eine möglichst natürlichen und der erhaltenen Brust ähnliche Rekonstruktion durchzuführen, ist die freie Gewebetransplantation mit mikrogefäßchirurgischem Anschluß.

Voraussetzung ist ein Spendebezirk mit gut definiertem axialen Gefäßverlauf. Er soll anatomisch konstant und relativ leicht zu präparieren sein. Ferner muß eine ausreichende Dicke des subkutanen Gewebes vorliegen und eine variable Größe möglich sein. Die entstehende Narbe im Hebebereich sollte nur wenig auffallend sein. Bewährt hat sich hier der sog. obere Glutäallappen [72].

Das kraniale Gebiet des Musculus glutaeus major wird von der Arteria glutea superior versorgt. Diese tritt lateral des Os sacrum in das obere ⅓ des Muskels ein und verzweigt sich auch in der darüberliegenden Subkutis und Kutis. Es kann somit hier ein myokutaner Lappen an diesem Gefäßstiel gebildet werden. Die Hautinsel kann überall auf dem Muskel liegen und den entsprechenden Erfordernissen angepaßt werden. Der Anteil des Muskels selbst kann auf einen knapp handtellergroßen Bezirk beschränkt werden, da er letztlich nur als Gefäßträger dient. Bei den meisten Frauen besteht in dem oberen Glutäalgebiet ein sehr ausgeprägtes Fettgewebe, so daß ausreichend Material zur Bildung auch größerer Brüste vorhanden ist. Dies kann auch jederzeit durch Einschluß größerer Abschnitte des Musculus gluteaus major ergänzt werden (Abb. 23a–b).

Vor der Operation sollte an der stehenden Patientin die neue geplante Submammarlinie fixiert werden. Die Operation wird in Seitenlage durchgeführt, wobei die Patientin immer auf der Seite, bei der die Mastektomie durchgeführt wurde, zu liegen kommt. An der kontralateralen Glutäalregion wird der Lappen gehoben. Diese Lagerung ermöglicht ein paralleles Operieren von zwei Teams. Auf dem Thorax wird eine krückstockartige Inzision ausgeführt, wobei der „Griff" medial kaudal zu liegen kommt und die Schnittführung dann in Richtung

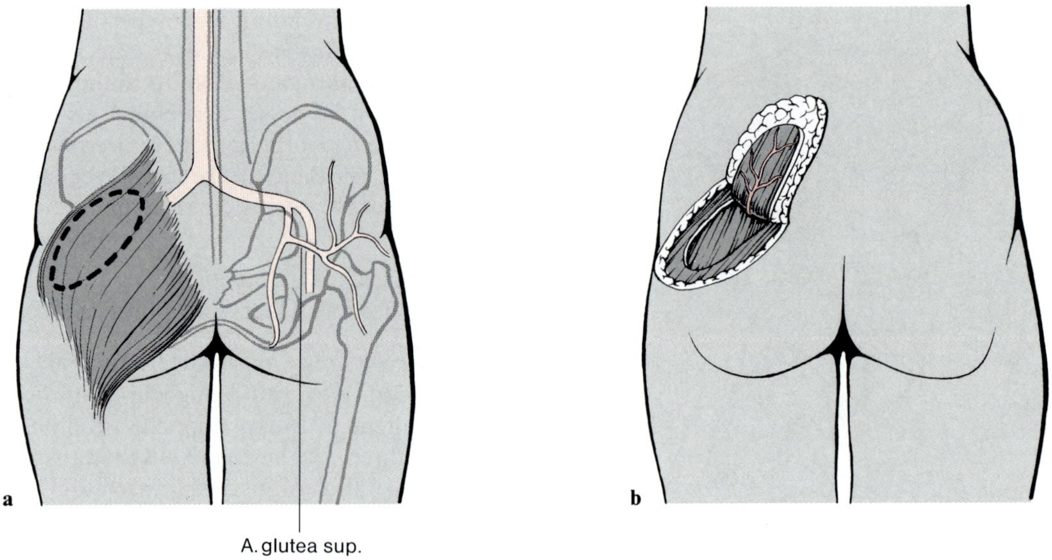

Abb. 23a, b. Schema des glutäalen myokutanen Lappens

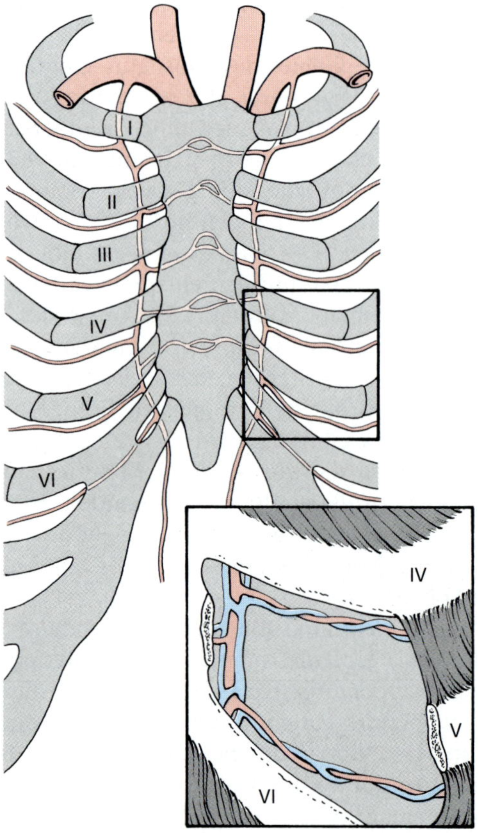

Abb. 24. Anschlußgebiet des freien oberen glutäalen myokutanen Lappens ist die A. mammaria interna mit Begleitvenen. Sie wird dargestellt durch Resektion des Rippenknorpels der 5. Rippe

vordere Axillarfalte verläuft. Bei einer vorhandenen Schrägnarbe wird diese eingeschlossen bzw. exzidiert. Eine Quernarbe wird einfach vernachlässigt, die Lappengröße bewegt sich meist um 12 cm Breite und ca. 30 cm Länge. Sie ist aber in großem Umfang variabel und den entsprechenden individuellen Erfordernissen anzupassen. Bis zu 14 cm Breite konnte in unserem Krankengut problemlos durch direkte Naht verschlossen werden. Die Länge des Lappens hängt von der nachzuzeichnenden Brust ab und vor allem, ob durch Entepithelialisierung seiner Spitze noch evtl. eine zusätzliche Auffüllung im Bereich der vorderen Axillarfalte notwendig wird.

Der Lappen wird zunächst kranial lateral umschnitten und gehoben. Der Muskel wird an seinem oberen Rande abpräpariert und nach lateraler Lösung medial angehoben. Hierdurch kommen die Gefäße bereits zur Darstellung. Danach wird ein entsprechend dem Gefäßverlauf kleiner Muskelabschnitt umschnitten und der Lappen in Gänze gehoben. Der Muskelanteil muß völlig von seinem Ursprung gelöst werden. Der Gefäßstiel, bestehend aus der Arteria glutaea superior und meist zwei Begleitvenen, ist zwar meist nur 2 bis 3 cm lang, aber mit seinen 2 bis 3 mm Durchmesser relativ leicht zu präparieren. Beachtet werden muß, daß es sich hier im Gegensatz zu den Gefäßen an den Extremitäten um relativ dünnwandige Gefäße handelt.

Parallel wird an der Brust nach der krückstockartigen Inzision und Mobilisierung der Wundränder der Knorpel an der 5. oder 6. Rippe abgetragen und die darunterliegende Arteria mammaria interna mit ihren beiden Begleitvenen dargestellt (Abb. 24). Hier ist Vorsicht geboten, da die Gefäße sehr verletzlich sind und auch die Pleura nicht eröffnet werden sollte. Nach SHAW [72] sind gelegentlich Begleitvenen zu dünn und ungenügend für eine Anastomose. Er schlägt dann z. B. eine venöse Drainierung durch Herunterschlagen der Vena cephalica vom Arm vor. In unseren Fällen war allerdings die Vena comitantes immer anastomosefähig. Lokale eventuelle Strahlenschäden müssen vorher berücksichtigt und evtl. die Anastomosenstelle höher gelegt werden. Dies bedeutet dann, daß Veneninterponate herangezogen werden müssen, um eine richtige Plazierung des Lappens zu erreichen.

Nach endgültiger Hebung des Lappens wird dieser am Gefäßstiel abgetrennt und locker in dem entsprechenden Defekt an der Brustwand ausgespannt. Danach werden die Anastomosen durchgeführt. Nach guter Durchblutung des Lappens erfolgt nun die eigentliche Formung der Brust durch Einschlagen, weiteres Entepithelialisieren oder auch Resektion von Gewebe. Dies ist meist sehr zeitraubend, sollte aber mit Sorgfalt durchgeführt werden. Es ergibt sich meist eine sehr schöne und auch ptotische, natürlich aussehende Brust, so daß eine Anpassung der Gegenseite oft nicht notwendig ist. Eine Mamillenrekonstruktion sollte unserer Meinung nach in zweiter Sitzung ca. 3 Monate später durchgeführt werden, da erst dann die endgültige Form der neuen Brust zutage tritt. Der Hebedefekt im oberen Glutäalbereich kann normalerweise primär verschlossen werden und ergibt nur eine kaum merkbare Abflachung in dieser Region.

Nachteile: Komplexes, diffiziles Verfahren. Notwendige Kenntnisse in der Mikrogefäßchirurgie. Ferner entsteht eine zusätzliche Schrägnarbe in der oberen Glutäalregion in Verbindung mit einer leichten Abflachung.

Vorteile: Rekonstruktion auch großer, ptotischer Brüste, so daß meist eine Operation an der erhaltenen Brust vermieden werden kann.

4.4 Brustrekonstruktion mit dem freien Rectus abdominis Muskellappen („TRAM") (transverse-rectus-abdominis-myocutaneous-flap)

In den letzten 2 Jahren hat sich eine interessante Variation des gestielten Rectus abdominis Muskellappens ergeben: Der Gebrauch als freies Transplantat mit mikrovaskulärem Anschluß.

Das dominante Gefäß zur Versorgung des abdominalen Muskellappens ist die Arteria epigastrica inferior aus der Arteria iliaca externa. Ein kräftiges Gefäß, welches mit Begleitvene lateral unten in den Rectus abdominis-Muskel einstrahlt. Der Muskellappen kann somit an diesem Gefäßstiel von 5–7 cm Länge dargestellt und gehoben werden. Der zweckmäßigste Anschluß für die Brustrekonstruktion sind die Vasa thoracodorsalia, also der wohlbekannte Gefäßstiel des Latissimuslappens (s. S. 613).

Die Vorteile sind:

1. Es muß nur ein sehr kleiner Teil, ca. 10 cm eines Musculus rectus abdominis mitgehoben werden.
2. Wesentlich geringere Morbidität der Bauchdecke.
3. Wesentlich kleineres Operationsfeld.
4. Geringerer Blutverlust.
5. Besonders gute Durchblutung, auch des kontralateralen Lappenabschnittes.
6. Größere Freiheit bei der Formung der weiblichen Brust.

Die Nachteile sind:

1. Diffizilere Präparation.
2. Mikrogefäßchirurgische Anastomosen.

Technik: Die Patientin wird in eine halbsitzende Position auf den Rücken gelagert. Die Operation selbst wird zweckmäßig in 2 Teams durchgeführt, wobei das eine Team die vorhandene Ablationarbe ausschneidet und den für die zu formende Brust notwendigen Platz entsprechend der Gegenseite mobilisiert. Ferner stellt es die Anschlußgefäße, meist die Vasa thoracodorsalia, dar. Parallel hierzu kann von dem 2. Operationsteam das Transplantat herauspräpariert und gehoben werden.

Vom muskulären Anteil muß lediglich ein kleines Stück eines Rektusmuskels vom Eintritt der Arteria epigastrica inferior bis zum Oberrand des Transplantates samt der medialen ⅔ der Faszie dieses Muskelabschnittes mitgehoben werden. Ansonsten geschieht die Lappenhebung wie beim gestielten Vorgehen (s. S. 613). Nach grober Einpassung des Transplantates und Brustformung werden entsprechende Anteile je nach Situation entepithelialisiert, um Dekolletébereich oder vordere Axillarregion aufzufüllen. In den meisten Fällen kann eine direkte Anastomose erfolgen. Bei zu kurzem Gefäßstiel oder Zerstörung der unteren Abschnitte der Vasa thoracodorsalia muß ein Veneninterponat, welches wir im Sinne einer A-V-Fistel vorlegen, dazwischengeschaltet werden. Parallel hierzu kann der Hebedefekt am Unterbauch verschlossen werden.

Wichtig für die Durchführung einer solchen Operation ist das Vorhandensein entsprechender Anschlußgefäße. Dies kann gelegentlich bei ausgedehnter Vorbestrahlung der axillären Region fraglich sein. Aus diesem Grunde, wenn keine sichere Aussage über die Durchführung mikrovaskulärer Anastomosen besteht, sollte man präoperativ mit der Patientin beide Wege des gestielten und des freien Transplantates erörtern, so daß man intraoperativ die Möglichkeit hat, entsprechend den aktuellen Ergebnissen vorgehen zu können. Dies bedeutet für die Hebung des Transplantates, daß der Muskel am kranialen Anteil erst durchtrennt wird wenn feststeht, daß entsprechende Anschlußgefäße in der Axillarregion vorhanden sind.

Durch die sehr gute Durchblutung dieser freien Transplantate angeregt, wird heute von vielen Operateuren bei gestielter Verlagerung des Rectus abdominis-Transplantates auch die Arteria epigastrica inferior mitgehoben, so daß bei Auftreten von postoperativen Durchblutungsstörungen zusätzliche auxiläre Anastomosen in der Axillarregion zur Verbesserung der Durchblutung durchgeführt werden können.

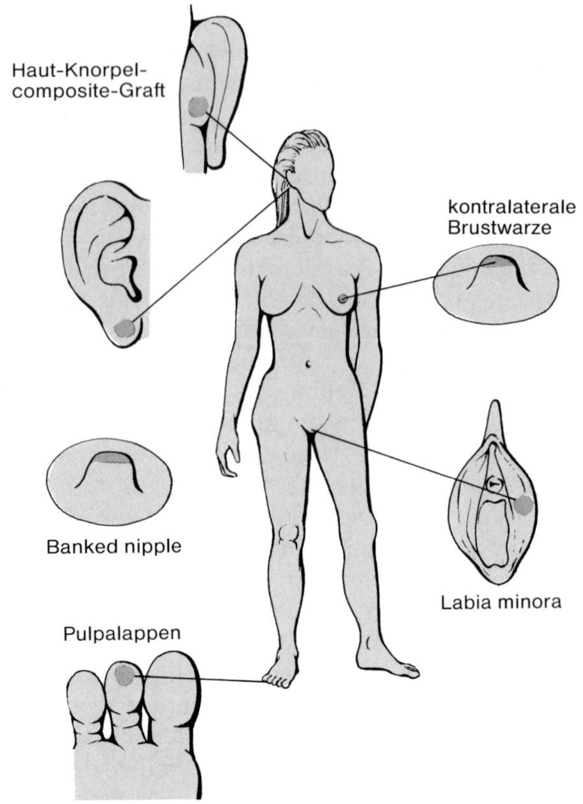

Abb. 25. Verschiedene Spenderegionen und Möglichkeiten der Rekonstruktion des Warzenvorhofkomplexes

5 Herstellung der Symmetrie - Angleichung der Gegenseite

Indikation:
1. Wunsch nach Symmetrie.
2. Deutliche Hyperplasie der Gegenseite.
3. Wunsch zur Reduktion wegen Karzinophobie.
4. Bei zu großen Mamillen gleichzeitige Möglichkeit der Mamillenrekonstruktion der Gegenseite.

Die Anpassung der Gegenseite sollte bei allen Rekonstruktionsverfahren erst in zweiter Sitzung erfolgen, wenn die endgültige Form nach ca. 3-4 Monaten beurteilt werden kann. Sie wird immer kombiniert mit dem Aufbau des Warzenvorhofkomplexes.

6 Rekonstruktion des Warzenvorhofkomplexes

Zahlreiche Techniken wurden in den letzten Jahren beschrieben (Abb. 25).

Die Forderungen für eine exakte Rekonstruktion sind:
1. Seitengleiche Form und Größe.
2. Seitengleiche Pigmentierung.
3. Bleibende Projektion der Brustwarze.
4. Unauffälliges Spendeareal.

Um bei der Wiederherstellung des Warzenvorhofkomplexes ein gutes ästhetisches Ergebnis zu erreichen, sollten beide Teile, d. h. Warze und Warzenvorhof, getrennt voneinander rekonstruiert werden.

Operatives Vorgehen: Die Markierung und Operation wird in halbsitzender Position durchgeführt. Ein nach unten oder oben geöffneter U-förmiger Haut-Fettlappen wird im Zentrum des Warzenvorhofkomplexes gehoben (Abb. 26). Die Basis des Lappens entspricht dem Durchmesser der gegenüberliegenden Mamille. Anschließend wird der angezeichnete Areolarbereich entepithelialisiert. Nach Heben des Lappens und Verschluß der beiden Koriumränder wird die Warzenform nun oval. Durch weitere halbmondförmige Entepithelialisierung entsteht die gewünschte runde Form, die in Größe mit der gegenüberliegenden Seite übereinstimmt. Der gehobene Lappen sollte, verglichen mit der gegenüberliegenden Mamillenspitze, deutlich an Höhe überkorrigiert werden, da es postoperativ zu einem Schrumpfungsprozeß der Mamillenspitzen um ca. 20-30% kommt. Das pigmentierte Areal kann nun durch überschüssige Areolahaut der Gegenseite oder durch Vollhaut der Innenseite des Oberschen-

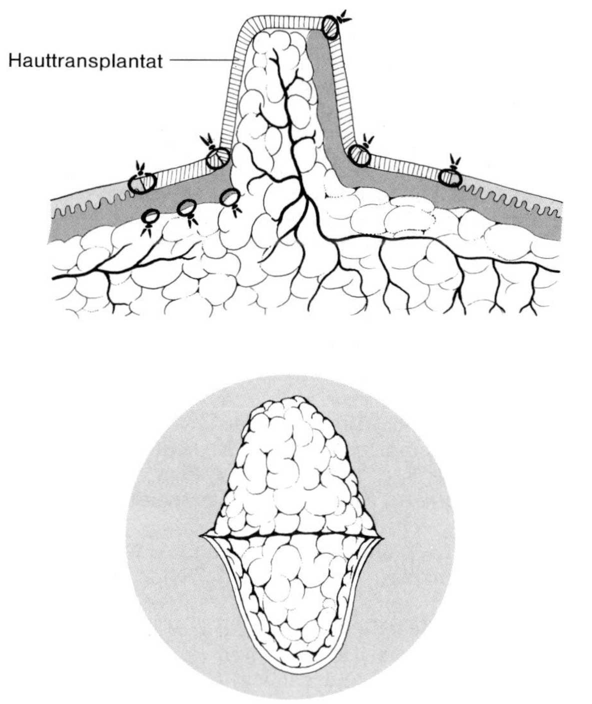

Abb. 26. Bildung der Mamille durch lokalen Haut-Fettlappen

kels oder Schamlippenregion im Sinne einer Vollhautplastik gedeckt werden. Die Vollhaut wird zirkulär mit 6-0 Ethilon eingenäht. Durch eine kleine Stichinzision wird der Haut-Fettlappen anschließend durchgezogen. Die Innenseite des Lappens wird entweder mit einem spitzen Keil der Gegenseite oder, wenn diese Mamille zu klein ist, oder die Patientin keine Operation an dieser Seite wünscht, durch dreieckige Hautareale, die von der ovalären Exzision noch übrig sind, ausgekleidet.

Postoperativ erhält die Patientin einen gefensterten, eingeknüpften Schaumstoffverband für 4 Tage.

7 Brustrekonstruktion bei prämalignen Brustdrüsenerkrankungen

Bei sog. prämalignen Erkrankungen, wie etwa proliferierender Mastopathie mit Atypien ist häufig eine Klärung nur durch wiederholte Probeexzisionen möglich. Um einerseits die Belastung für die Patientin und andererseits die potentielle Karzinomgefahr zu verringern, wurde die sog. subkutane Mastektomie entwickelt [28]. Es zeigten sich aber erhebliche Nachteile bei dieser Methode, so daß sie heute nicht mehr durchgeführt werden sollte.

1. Belassung von Brustdrüsengewebe, besonders im Mamillenbereich.
2. Häufig zu großer Hautmantel, der zusätzlich verkleinert werden muß.
3. Sehr dünner Hautmantel, der den Anforderungen eines dauernden Implantates nicht genügt.
4. Massive Kapselfibrosen, Deformierungen, Perforation.

Aus diesen schlechten Erfahrungen führen wir heute die subkutane Mastektomie nicht mehr durch. Anstelle davon ist die sog. einfache Mastektomie mit direkter Rekonstruktion getreten [39].

Ausgeführt wird dieser Eingriff durch eine einfache Hautellipse um die Mamille, mit der die gesamte Brustdrüse bis auf die Pektoralisfaszie entfernt wird. Wichtig ist hier auch immer, von diesem Schnitt aus die Axillarregion zu inspizieren und gegebenenfalls Lymphknoten zu gewinnen. Danach kann direkt subpektoral eine Silikongelprothese eingelegt werden, oder der Hautweichteilmantel wird durch Expander vorgedehnt. Die Brustwarzen werden als Vollhaut gleich zur Rekonstruktion herangezogen.

Vorteile: Dieses Verfahren besitzt eine wesentlich größere Sicherheit, daß die Brustdrüse wirklich entfernt ist. Die Beurteilung der Lymphknoten ist möglich. Sinnvoll ist es, wegen dem meist beidseitigen Befall, diesen Eingriff bilateral durchzuführen. Dies gibt aus onkologischer Sicht größere Sicherheit – befreit die Patientin endgültig von ihrer Angst und ergibt ästhetisch bessere Ergebnisse durch gute Symmetrie.

8 Zusammengefaßte Komplikationen und Probleme bei der Brustrekonstruktion

1. Immer noch bestehende Brustasymmetrie und Mamillenasymmetrie trotz ausreichender kontralateraler Reduktion.
   Therapie: Eventuell ergänzende Mastopexie.
2. Verbreiterte Narben durch zu große Implantate oder bei erfolgter Reduktion durch zu schweren Drüsenkörper.
   Therapie: Narbenkorrektur mit keilförmiger Reduktion des Drüsenkörpers.
3. Haut-Muskellappennekrosen
   Ursachen: Bestrahlte Haut, Minderdurchblutung des gehobenen Lappens, Überdehnung des Gefäßstieles bei der Präparation, fortgeschrittene Arteriosklerose, Nikotinabusus.

Therapie: Wenn bereits intraoperativ Minderdurchblutung des Lappens festgestellt wird, ist es besser, den Lappen zurückzuverlagern, bis weitere Kollateralien sich gebildet haben. Gegebenenfalls muß auf eine andere Technik der Rekonstruktion zurückgegriffen werden.

4. Kapselfibrosen bei alloplastischen Materialien.
   Ursache: nach wie vor unklar.
   Therapie: Offene Kapsulotomie ggf. mit Prothesenwechsel. Cave! Geschlossene Kapsulotomie. Hierbei besteht die Gefahr des Protheseninplantateinrisses mit anschließendem Silikonaustritt.
5. Drohende Implantatdurchwanderung:
   Häufige Dispositionsstelle ist hier der kaudale Pol, da der M. pectoralis major sehr häufig nicht weit genug nach distal reicht und der M. serratus an dieser Stelle noch sehr dünn ist.
   Ursache: unzureichender Weichteilmantel – zu groß gewähltes Implantat.
   Therapie: Zunächst Prothesenentfernung, später eventuell Bauchhautmobilisierung oder hochgeschlagener Dermis-Fettlappen.
6. Hypertrophe Narben im Bereich des Spenderareals
   Ursachen: In der Regel zu große Spannung bei der Hautnaht.
   Therapie: Narbenkorrektur in üblicher Weise, ggf. Expanderbehandlung zur Vordehnung der Haut.

LITERATUR

1. Adams WM (1949) Labial Transplant for Correction of Loss of the Nipple. Plast Reconstr Surg 4: 295
2. Baker JLJr (1975) Techniques and Complications of Augmentation Mammaplasty: 4 Year Surgery. Presented at the Symposium on Plastic Surgery of the Breast at Scottsdale, Arizona November 24
3. Bames HO (1953) Augmentation Mammaplasty by Lipo-transplant. Plast Reconstr Surg 11: 404
4. Barney BB (1974) Augmentation Mammaplasty with Two Different Kinds of Prosthesis in the Same Women. Plast Reconstr Surg 54: 265
5. Baroudi R, Pinotti JA, Keppke EM (1978) A Transverse Thoracoabdominal Skin Flap for Closure after Radical Mastectomy. Plast Reconstr Surg 61: 547
6. Baumeister RG, Bohmert H (1982) Verschiebung der Haut-Weichteildefekte von der Bauch- zur Brustregion zum Ausgleich des Hautdefizits bei der Konturwiederherstellung. In: Bohmert H (Hrsg) Brustkrebs und Brustrekonstruktion. Thieme, Stuttgart New York, p 183
7. Biemer E (1975) Rekonstruktive Maßnahme nach mißlungenen Mammareduktionsplastiken und wiederholten Brustbiopsien. In: Bohmert H (Hrsg) Plastische Chirurgie des Kopf- und Halsbereiches und der weiblichen Brust. Thieme, Stuttgart New York
8. Biesenberg H (1928) Eine neue Methode der Mammaplastik. Zbl Chir 38: 2282
9. Biesenberg H (1931) Deformität und kosmetische Operationen der weiblichen Brust. Maudrich, Wien
10. Bohmert H (1974) Eine neue Methode zur Rekonstruktion der weiblichen Brust nach radikaler Mastektomie. Transactions 5. Tagung der Vereinigung der Deutschen Plastischen Chirurgen, München, Demeter
11. Bohmert H (1980) Experience in Breast Reconstruction with Thoracoepigastric and Advancement Flaps. Acta Chir Belg 79: 105
12. Bohmert H (1982) Indikation und Verfahrenswahl zum Wiederaufbau der weiblichen Brust nach Tumorchirurgie. In: Bohmert H (Hrsg) Brustkrebs und Brustrekonstruktion. Thieme, Stuttgart New York, p 212
13. Bohmert H (1983) Breast Reconstruction with a Contralateral Thoracoepigastric Myocutaneous Flap. Transactions VIII. International Congress Plastic Surgery, Montreal, Bibliotheque nationale de Quebec 253: 771
14. Boo-Chai K (1969) The Complications of Augmentation Mammaplasty by Silicone Injection. Brit J Plast Surg 22: 281
15. Bostwick J, Scheflan M, Nahai F (1978) The Reverse Latissimus Dorsi Muscle and Musculocutaneous Flap: Anatomical and Clinical Considerations. Plast Reconstr Surg 61: 682
16. Brent B, Bostwick J (1977) Nipple-Areola Reconstruction with Auricular Tissues. Plast Reconstr Surg 60: 353
17. Broadbent TR, Woolf RM, Metz PS (1977) Restoring the Mammary Areola by a Skin Graft from the Upper Inner Thigh. Brit J Plast Surg 30: 220
18. Bunchman HH, Larson DL, Huany T, Lewis SR (1974) Nipple and Areola Reconstruction in the Burned Breast: the „double-bubble" Technique. Plast Reconstr Surg 54: 531
19. Cramer LM, Chong JK (1976) Unipedicle Cutaneous Flap: Areola-Nipple Transposition on an Endbearing Superiorly Breast Flap. In: Georgiade NG (et al.) (Eds) Reconstructive Breast Surgery, Mosby, St Louis
20. Cronin TD, Gerow FJ (1964) Augmentation Mammaplasty: A New „Natural Feel" Prosthesis. Transactions of the Third International Congress of Plastic Surgery: Int Congr Series Nr 66, Excerpta Medica Foundation, Amsterdam
21. Cronin TD, Upton J, McDonough JM (1977) Reconstruction of the Breast after Mastectomy. Plast Reconstr Surg 59: 1
22. Czerny V (1985) Plastischer Ersatz der Brustdrüse durch ein Lipom aus drei plastischen Operationen. Verh Dtsch Ges Chir 24: 216
23. Dipirro E (1970) Reconstruction of the Nipple and Areola after a Burn. Plast Reconstr Surg 46: 299
24. Duvourmentel C, Mouly R (1976) Reduction Mammaplasty by the Lateral Approach. In: Goldwyn RM (Ed) Plastic and Reconstructive Surgery of the Breast. Little Brown & Co, Boston
25. Erol OO, Spira MH (1981) Mastopexy Technique for Mild to Moderate Ptosis. Plast Reconstr Surg 67: 543
26. Feliberti MC, Arrillaga A, Colon G (1977) Rupture of Inflated Breast Implants Inclosed Compression Capsulotomy. Plast Reconstr Surg 59: 848
27. Ferreira MC, Spina V, Iriya K (1975) Changes in the

Lung Following Injections of Silicone Gel. Brit J Plast Surg 28: 173
28. Freeman BS (1962) Subcutaneous Mastectomy for Benign Breast Lesions with Immediate or Delayed Prosthetic Replacement. Plast Reconstr Surg 30: 676
29. Freeman BS (1974) Reconstruction of the Breast Form by Silastic Gel from Breast Prostheses. Brit J Plast Surg 27: 284
30. Freeman BS, Wiemer DR (1978) Total Glandular Mastectomy. Modification of the Subcutaneous Mastectomy for Use in Premalignant Disease of the Breast. Plast Reconstr Surg 62: 167
31. Goldwyn RM (1987) Breast Reconstruction after Mastectomy. The New England Journal of Medicine. Vol 317 No 27
32. Gruber RP (1977) Method to Produce Better Areolae and Nipples on Reconstructed Breasts. Plast Reconstr Surg 60: 505
33. Guthrie RH (1976) Breast Reconstruction after Radical Mastectomy. Plast Reconstr Surg 57: 14
34. Hartley JH Jr (1976) Specific Applications of the Double Lumen Prosthesis. Clinics in Plastic Surg 3/2: 247
35. Hartrampf CR, Culbertson JH (1984) A Dermal-Fat Flap for Nipple Reconstruction. Plast Reconstr Surg 73: 982
36. Hartrampf CR, Scheflan M, Black PW (1982) Breast Reconstruction following Mastectomy with a Transverse Abdominal Island Flap. Anatomical and Clinical Observations. Plast Reconstr Surg 69: 216
37. Höhler H (1967) Eine neue Methode der einzeitigen plastischen Operation bei den häufigsten Deformierungen der weiblichen Brust. Chirurgia Plastica et Reconstructiva 3: 138
38. Horton CE, Adamson JE, Mladick RA, Carraway JH (1974) Simple Mastectomy with Immediate Reconstruction. Plast Reconstr Surg 53: 42
39. Horton CE, Carraway JH (1976) Total Mastectomy with Immediate Reconstruction for Premalignant Disease. In: Goldburgh RM (Ed) Plastic and Reconstructive Surgery of the Breast. Little Brown & Co, Boston
40. Huang TT, Blackwell SJ, Lewis SR (1978) Migration of Silicone Gel after the „Squeeze Technique" to Rupture a Contracted Breast Capsule. Plast Reconstr Surg 61: 277
41. Joseph J (1925) Zur Operation der hypertrophischen Hängebrust. Dtsch Med Wschr 2: 1103
42. Klatsky SA, Manson PN (1981) Toe Pulp Free Grafts in Nipple Reconstruction. Plast Reconstr Surg 68: 245
43. Laladie JP, Jouglard JP (1974) Chirurgie Plastique du Sun. Masson et Cie, Paris
44. Laughlin RA, Raynor AC, Habal MB (1977) Complications of Closed Capsulotomies after Augmentation Mammaplasty. Plast Reconstr Surg 60: 362
45. Lejour M (1982) Reconstruction of the Breast with a Contralateral Epigastric Rectus Myocutaneous Flap. Chir Plast 6: 181
46. Lemperle G, Spitalny HH (1980) Reconstruction of the Nipple and Areola after Radical Mastectomy. Acta Chir Belg 79: 155
47. Levis JR (1979) Use of a Sliding Flap from the Abdomen to Provide Cover in Breast Reconstruction. Plast Reconstr Surg 64: 491
48. Lexer E (1919) Die freie Transplantation. Enke, Stuttgart
49. Lexer E (1931) Die gesamte Wiederherstellungschirurgie, Bd II. Barth, Leipzig
50. Little JW, Munasifi T, McCulloch DT (1983) One-stage Reconstruction of a Projecting Nipple: The Quadrapod Flap. Plast Reconstr Surg 71: 126
51. Mathes SJ, Nahai F (1979) Clinical Atlas of Muscle and Musculocutaneous Flaps. Mosby, St Louis Toronto London
52. Maxwell GP (1981) Latissimus Dorsi Breast Reconstruction: an Aesthetic Assessment. Clin Plast Surg 8 (2): 373
53. McKissock PK (1972) Reduction Mammaplasty with a Vertical Dermal Flap. Plast Reconstr Surg 49: 245
54. Meyer R, Kesselring UK (1975) Reduction Mammaplasty with an L-Shaped Suture Line. Development of Different Techniques. Plast Reconstr Surg 55: 139
55. Millard DR, Devine J, Warren WD (1971) Breast Reconstruction: a Plea for Saving the Uninvolved Nipple. Amer J Surg 122: 763
56. Millard DR (1972) Nipple and Areola Reconstruction by Split-skin Graft from the Normal Side. Plast Reconstr Surg 50: 350
57. Mühlbauer W, Olbrisch RR (1977) The Latissimus Dorsi Myocutaneous Flap for Breast Reconstruction. Chir Plastica 4: 27
58. Muruci A, Duntas JJ, Nogueira LR (1978) Reconstruction of the Nipple-Areola Complex. Plast Reconstr Surg 61: 558
59. Olivari N (1976) The Latissimus Flap. Brit J Plast Surg 29: 12a
60. Pers M, Brettville-Jensen G (1972) Reduction Mammaplasty Based on a Vertical Vascular Bipedicle and „Tennis Ball" Assembly. Scand J Plast Reconstr Surg 6: 61
61. Pitanguy I (1962) Une nouvelle technique de plastie mammaire. Étude de 245 cas consécutifs et présentation d'une technique personelle. Ann Chir Plast 7: 199
62. Pitanguy I (1981) Aesthetic Plastic Surgery of Head and Body. Springer, Berlin Heidelberg New York Tokyo
63. Poland A (1841) Deficiency of the Pectoralis Muscles. Guy's Hosp Rep 6: 161
64. Pousson M (1897) De la mastopexie. Bull Mem Soc Chir Paris 23: 507
65. Radovan Ch (1982) Breast Reconstruction after Mastectomy Using the Temporary Expander. Plast Reconstr Surg 2: 195
66. Rees TD (1975) Reconstruction of Breast Areola by Intradermal Tattooing and Transfer. Plast Reconstr Surg 55: 620
67. Rees TD, Aston SJ (1976) The Tuberous Breast. Clin Plast Surg 3: 339
68. Regnault P (1966) The Hypoplastic and Ptotic Breast: A Combined Operation with Prosthetic Augmentation. Plast Reconstr Surg 37: 31
69. Regnault P (1974) Reduction Mammaplasty by the B-Technique. Plast Reconstr Surg 53: 19
70. Rudolph R, Abraham J, Vecchione T, Gruber S, Woodward M (1978) Myofibroblasts and Free Silicone Around Breast Implants. Plast Reconstr Surg 62: 185
71. Schwartz AW (1976) Reconstruction of the Nipple and Areola. Brit J Plast Surg 29: 230
72. Shaw WW (1983) Breast Reconstruction by Superior Gluteal Microvascular Free Flaps without Silicone Implants. Plast Reconstr Surg 72: 490

73. Skoog T (1963) A Technique of Breast Reduction. Acta Chir Scand 126: 453
74. Snyder CC, Browne EZ, Pickens JE (1976) Reconstructive Problems of the Nipple and Areola. In: Goldwyn RM (Ed) Plastic and Reconstructive Surgery of the Breast. Little Brown Co, Boston, p 411
75. Spilker G (1985) Die Indikation des Expanders bei der Brustrekonstruktion: Möglichkeiten und Grenzen der Gewebeexpander. 1. Internat Symp München, 29 Juni
76. Spilker G (1986) Hebetechniken zum freien Gewebetransfer an der unteren Extremität. Chirurg 57: 1
77. Spilker G, Oeking G, Biemer E (1986) Eine neue Technik der Mamillenrekonstruktion. Handchir 18: 19
78. Spitalny HH, Lemperle G (1984) Wirkung und Komplikationen in doppellumigen Silikonprothesen mit Kortisonfüllung nach subkutaner Mastektomie. In: Kubli F, von Fournier D (Hrsg) Neue Konzepte der Diagnostik und Therapie des Mammakarzinoms. Springer, Berlin Heidelberg New York
79. Strömbeck JO (1960) Mammaplasty: Report of a New Technique Based on the Two-Pedicle Procedure. Brit J Plast Surg 13: 79
80. Tansini I (1986) Nuovo processo per l'amputazione della mamaella per cancro. Riforma Med 12: 3-5
81. Wexler MR, Oneal RM (1973) Areola Sharing to Reconstruct the Absent Nipple. Plast Reconstr Surg 51: 176
82. Wiemer DR, Freeman BS (1976) Bilateral Reconstruction of the Nipple-Areola Complex. Plast Reconstr Surg 58: 310

J Operative Eingriffe in der Schwangerschaft und post partum

K.-H. WULF und E. KASTENDIECK

1 Operative Behandlung der Zervixinsuffizienz

E. KASTENDIECK

1.1 Grundlagen und Indikationen

Die Zervixinsuffizienz ist mit einer Häufigkeit von ca. 1:1000 Schwangerschaften [99] eine seltene Ursache von Fehl- und Frühgeburten.

Nach den ersten Mitteilungen von SHIRODKAR (1953–55) hat der operative Muttermundsverschluß als geeignetes Behandlungsverfahren der Zervixinsuffizienz während der Schwangerschaft eine weltweite Anwendung gefunden. Die verbreiteste Operationstechnik ist die Zervixumschlingung (Cerclage nach SHIRODKAR und nach MCDONALD). Seltener werden der Zervixverschluß nach WURM-HEFNER und der totale Muttermundsverschluß durchgeführt (SZENDI, SALING).

Das operative Ziel ist es, die Schwangerschaft 37 vollständige Schwangerschaftswochen, zumindest aber bis zur Lebensfähigkeit des Kindes zu erhalten. Als Vorteil wird gewertet, daß bei der prophylaktischen Cerclage und leichteren Fällen der Zervixinsuffizienz auf andere Behandlungsmaßnahmen, wie Hospitalisierung, Bettruhe und Tokolyse verzichtet werden kann.

Bei der Cerclage sind prophylaktische und therapeutische Indikationen zu unterscheiden. Eine *prophylaktische Indikation* ergibt sich aus der Anamnese (wiederholte Frühgeburten oder Spätaborte im II. Trimenon mit „stiller" Eröffnung der Zervix ohne Schmerzen oder Blutung nach Ausschluß von anderen Ursachen, wie Uterusanomalien, fetale Fehlbildungen, Amnionruptur). Prophylaktisch ist auch die Zervixumschlingung bei Mehrlingsgravidität. Eine *therapeutische Indikation* besteht bei Dilation des Zervixkanals einschließlich des Os internum auf 1–2 cm Weite und Verkürzung der Zervix, eventuell mit einer im Zervikalkanal tastbaren oder sichtbaren Vorwölbung der Fruchtblase. Bei einer weit dilatierten und nahezu aufgebrauchten Zervix mit einer sich bis zum Os externum und darüber hinaus vorwölbenden Fruchtblase ist die Gefahr einer unmittelbar bevorstehenden Amnionruptur gegeben. Bei diesem Befund ergibt sich unter bestimmten Voraussetzungen die Indikation zur sogenannten *Notfall-Cerclage.*

Bei einer Cerclage-Inzidenz von 5% der Schwangerschaften (Bayerische Perinatal-Erhebung 1984) muß davon ausgegangen werden, daß der weitaus überwiegende Teil der operativen Zervixverschlüsse unnötig war. Insbesondere bei anamnestischem Risiko [69] und wenig ausgeprägtem klinischen Befund wird der Nutzen der Cerclage in Frage gestellt. Prospektive randomisierte Studien zeigen, daß in diesen Fällen ohne operative Therapie die Ergebnisse nicht signifikant unterschiedlich sind [107, 164]. Auch bei der Mehrlingsschwangerschaft konnte ein günstiger Einfluß der Cerclage-Operationen auf die Frühgeburtlichkeit nicht nachgewiesen werden [50, 69, 72, 200]. Bei fehlenden pathognomischen Symptomen oder Untersuchungsbefunden ist die Selektion der Schwangeren mit einem Zervixinsuffizienzrisiko das eigentliche Problem. Auch die sonographische Beurteilung des inneren Muttermundes [16] bietet gegenüber der vaginalen Untersuchung keinen wesentlichen Vorteil [72].

Der günstigste Zeitpunkt der prophylaktischen Cerclage liegt bei einem Schwangerschaftsalter von ca. 16 Wochen [174]. Erfolgt der Eingriff früher, können Frühaborte aufgrund zytogenetischer Anomalien behindert werden. Bei späterer Durchführung ist die Gefahr der Amnionruptur, der Wehenauslösung und der Infektion erhöht [25, 194].

Wegen dieser Risiken ist die Indikation zur *therapeutischen Cerclage* um so strenger zu stellen, je weiter die Schwangerschaft fortgeschritten ist. Die Notfall-Cerclage bei weit dilatierter Zervix und sich vorwölbender Fruchtblase führen wir bis zu einem Schwangerschaftsalter durch, bei dem die Lebensfähigkeit des Kindes angenommen werden kann. Ab 28 bis 30 Schwangerschaftswochen überwiegen unseres Erachtens die Risiken der Infektion, des vorzeitigen Blasensprungs und der Wehenauslösung, so daß wir bei einem Schwangerschaftsalter über 30 Schwangerschaftswochen von einem operativen Muttermundsverschluß absehen.

Der Cerclage-Faden ist nach ca. 37 kompletten Schwangerschaftswochen zu entfernen [164], bei tokolytisch nicht beeinflußbarer Wehentätigkeit oder nach Blasensprung [194], spätestens beim Auftreten von Infektionszeichen.

Vor einem operativen Verschluß der Zervix sollten folgende Voraussetzungen erfüllt sein:
- Sonographischer Nachweis einer intakten Gravidität ohne Hinweis für Fehlbildungen.
- Ausschluß eines vorzeitigen Blasensprungs.
- Ausschluß einer vorzeitigen Plazentalösung.
- Ausschluß einer eitrigen Zervizitis.
- Wehenloser Uterus.
- Intensive Aufklärung der Eltern über Risiken der Operation und kindliche Prognose, insbesondere bei der Notfall-Cerclage.

Der Nutzen perioperativer adjuvanter Maßnahmen ist nicht bewiesen [73, 120]. Die langdauernde Gabe von Tokolytika, lokal und systemisch applizierten Antibiotika und Antiseptika und Verordnung von mehrtägiger Bettruhe erscheint bei der frühzeitigen prophylaktischen Cerclage nicht erforderlich, kann bei fortgeschrittenem Schwangerschaftsalter und weit eröffnetem Zervikalkanal möglicherweise von Nutzen sein. Wir entlassen die Patientin nach 2–3tägiger Bettruhe am vierten bis fünften postoperativen Tag.

Bei der therapeutischen Cerclage mit fortgeschrittenem Schwangerschaftsalter sind zusätzliche diagnostische (bakteriologische Zervixabstriche einschließlich Chlamydiendiagnostik, Tokographie) und therapeutische Maßnahmen (Tokolyse, Antibiotika, Hospitalisierung, Cortison-Prophylaxe) abhängig vom individuellen Befund.

Insbesondere bei der Notfall-Cerclage scheint die perioperative intravenöse Gabe von Tokolytika und Antibiotika die Gefahr der Amnionruptur und der Infektion zu verringern [32, 139, 160]. Die präoperative Tokolyse kann zu einer Neuformierung der Portio führen, die postoperative Tokolyse die durch den Zervixreiz ausgelösten Kontraktionen unterdrücken.

Eine Cerclage ist kontraindiziert bei therapierefraktären regelmäßigen Uteruskontraktionen, intrauterinen Infektionen, uterinen Blutungen, schweren fetalen Fehlbildungen und in der Regel auch bei gesprungener Fruchtblase. Der Versuch, bei Amnionruptur die Zervix mit dem unteren Eipol operativ zu verschließen, sollte wegen des hohen Infektionsrisikos nur in extremen Ausnahmefällen erwogen werden.

1.2 Operationstechniken

Seit Einführung der Cerclage-Technik für den operativen Zervixverschluß durch SHIRODKAR [173] werden folgende Verfahren angewandt:

Zervixumschlingung
mit Kolpotomie nach SHIRODKAR
ohne Kolpotomie
  nach McDONALD
  modifiziert nach SHIRODKAR
  nach WURM-HEFNER

Totaler Muttermundsverschluß
nach SZENDI
nach SALING als früher totaler Muttermundsverschluß.

Cerclage nach SIRODKAR und Modifikationen: Nach Entleerung der Harnblase und Entfalten der Vagina mit vier Spekula (zwei Assistenten) werden vordere und hintere Muttermundslippe mit einer atraumatischen Zange oder Klemme gefaßt und abwärts gezogen. Bei der Darstellung ist darauf zu achten, daß das Vorziehen der Zervix nicht durch zu lange Spekula behindert und dadurch die Übersicht erschwert wird. SHIRODKAR empfiehlt, die Vaginalwand im Bereich des zerviko-vaginalen Überganges vorne quer und hinten vertikal zu inzidieren und die Harnblase etwas abzuschieben. In Höhe des inneren Muttermundes wird dann unter der Scheidenwand zunächst auf der rechten Seite ein Deschamps-ähnliches Instrument von der vorderen bis zur hinteren Kolpotomiewunde vorgeschoben. Dieses kann durch Gegendruck, den der Operateur mit dem Finger auf die Vaginalwand ausübt, erleichtert werden. Nach Herausleiten des Kunststoffbandes aus der Kolpotomiewunde wird auf der linken Seite analog vorgegangen und die Ligatur hinten geknotet [174]. Dabei wird eine sich vorwölbende Fruchtblase in Kopf-Tieflagerung digital oder mit einem angefeuchteten Präpariertupfer zurückgedrängt. Dieses kann auch mit einem an der Spitze abgeschnittenen Foley-Katheter, dessen aufgefüllter Ballon nach Knüpfen des Cerclage-Fadens entleert wird, erfolgen (eigene Erfahrungen). Der Cerclage-Faden darf nicht zu fest angezogen werden, um Drucknekrosen und Einschnürungen des Zervixgewebes zu vermeiden. Die Vaginalwundränder werden durch resorbierbare Einzelknopfnähte verschlossen [174].

Heute wird die zuletzt 1970 von SHIRODKAR publizierte Operationstechnik zumeist in modifizierter Form vorgenommen. So verzichten wir auf eine vordere und hintere Kolpotomie mit Abschieben der Harnblase und verwenden anstelle des DESCHAMPS-ähnlichen Instrumentes eine atraumatische Nadel-Faden- oder Nadel-Band-Kombination mit stumpfer Nadel. Die Breite des Fadens ist ca. 0,9 mm, die des Bandes 5 mm. Wir bevorzugen eine Nadel-Faden-Kombination aus Polyester (Mersilene), die nach einer kleinen Inzision im Bereich der

Abb. 1. Modifizierte Cerclage nach SHIRODKAR. Nach Herausleiten des Cerclagefadens zwischen Scheidenhaut und Zervixbindegewebe auf der rechten Seite analoges Vorgehen auf der linken Seite. Der Cerclagefaden ist an jedem Ende mit halbkreisförmigen stumpfen Nadeln armiert. Knüpfen des Fadens auf der Hinterseite der Zervix

Abb. 2. Cerclage nach MCDONALD. Zirkuläre Umstechnung der Zervix im oberen Zervixdrittel unter Mitfassen des zervikalen Bindegewebes

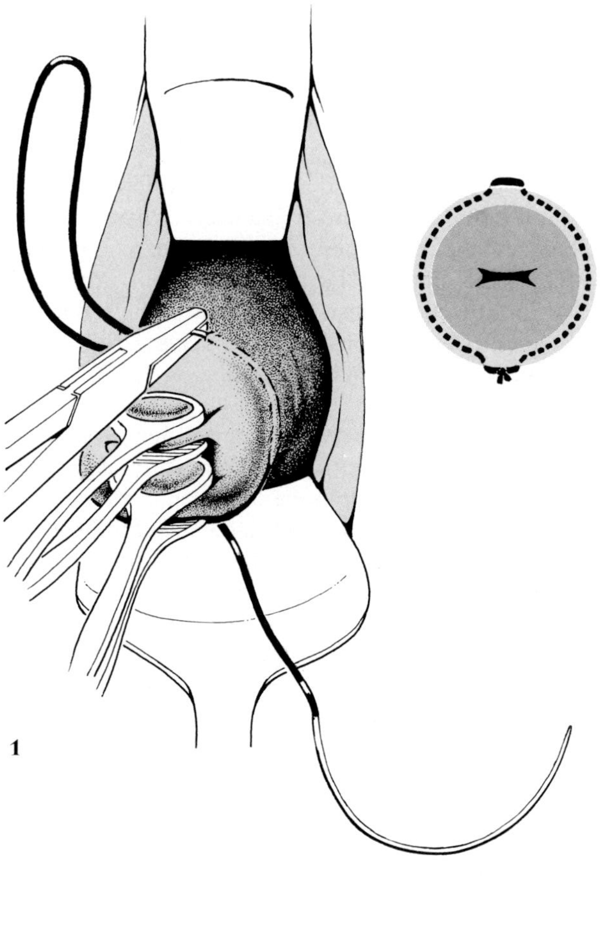

1

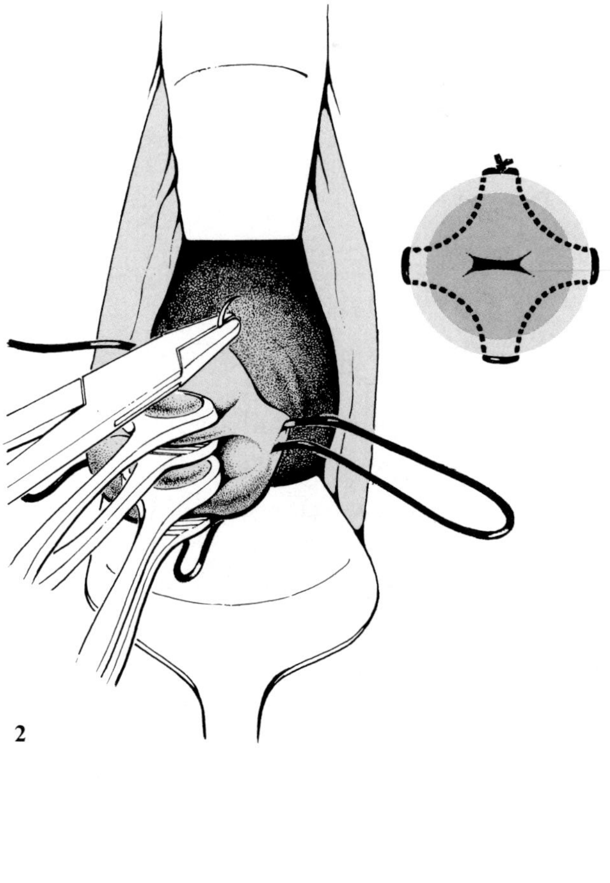

2

vorderen zervikalen Scheidenwand rechts und links unter die Scheidenhaut nach hinten geführt, dort herausgeleitet und geknüpft wird (Zervixligatur modifiziert nach SHIRODKAR) (Abb. 1).

Cerclage nach MCDONALD: Die Zervixumschlingung nach MCDONALD [121] wird wegen der einfachen Technik und des geringen unblutigen Operationstraumas von vielen bevorzugt [73, 97]. Bei dieser Technik wird ein nicht resorbierbarer, ca. 0,9 mm breiter Faden, armiert mit einer schneidenden Rundkörpernadel, zirkulär im oberen Zervixdrittel gelegt. Die Ein- und Ausstiche durch die Vaginalwand unter Mitfassen des Zervixbindegewebes erfolgen im umgekehrten Uhrzeigersinn bei 12 Uhr, 9 Uhr, 6 Uhr und 3 Uhr (Abb. 2). Der Faden wird dann als Tabaksbeutelnaht nicht zu fest angezogen und vorn über einen in den Zervikalkanal eingeführten Hegarstift Nr. 3–5 geknotet [97].

Cerclage nach WURM-HEFNER: Bei diesem von WURM inaugurierten und von HEFNER 1961 [77] publizierten „unblutigen" Operationsverfahren wird der Muttermund durch zwei senkrecht aufeinanderstehende U-Nähte verschlossen. Die erste Naht wird vertikal in Höhe des Os internum von 12 Uhr nach 6 Uhr und zurück nach 12 Uhr gelegt. Die zweite Naht verläuft horizontal von 3 Uhr nach 9 Uhr und zurück nach 3 Uhr. Die Ein- und Ausstichstellen liegen ca. 1 cm voneinander entfernt (Abb. 3). Ist der Muttermund weit dilatiert und die Zervixwand dünn ausgezogen, wird durch den Zervikalkanal gestochen. Für die Naht empfiehlt sich ein ca. 0,9 mm breiter, nicht resorbierbarer Faden mit armierter schneidender Nadel wie bei der MCDONALD-Naht.

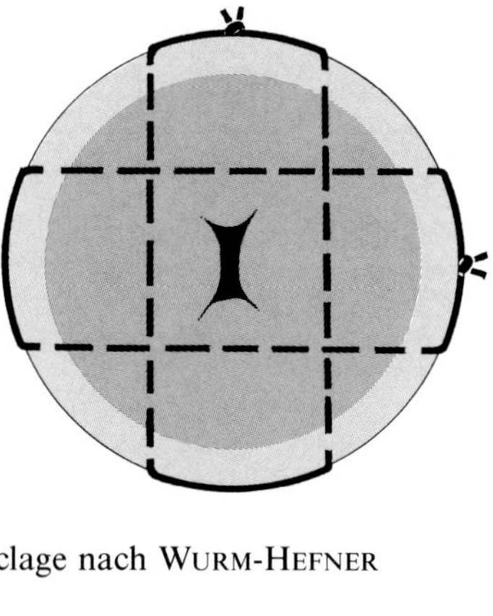

Abb. 3. Cerclage nach WURM-HEFNER

Totaler Muttermundsverschluß nach SZENDI und Modifikationen: Bei dem „blutigen" Muttermundsverschluß nach SZENDI werden vordere und hintere Muttermundslippe deepithelialisiert und die Wundflächen durch ein- oder zweireihige resorbierbare Einzelknopfnähte vernäht. Durch diese Technik wird nur das Os externum verschlossen (äußerer Muttermundsverschluß) [190]. Um auch den zervikalen Verschlußmechanismus zu rekonstruieren, kann der Muttermundsverschluß nach SZENDI mit einer Cerclage kombiniert werden [31, 119, 139]. Mit dieser kombinierten Verschlußtechnik wird zusätzlich zum Verschluß des äußeren Muttermundes eine Neuformierung der Zervix angestrebt. Bei diesem Vorgehen werden in extremer Kopf-Tief-Lagerung die nicht deepithelialisierten Zervixränder gefaßt, die prolabierte Fruchtblase nach lokaler Spülung des Amnions und der Zervix mit Ampicillinhaltiger physiologischer NaCl-Lösung digital zurückgedrängt und im Bereich der vorderen und hinteren Muttermundslippe vertikale atraumatische Einzelknopfnähte (2–0) gelegt [139] (Abb. 4). Durch Zug an diesen Fäden wird das Zurückdrängen der Fruchtblase, z. B. mit einem angefeuchteten Stieltupfer, erleichtert und dann möglichst hoch eine oder zwei [139] Zervixumschlingungen gelegt und geknotet (Abb. 5). Durch Knüpfen der Zervixrandfäden wird der äußere Muttermund unblutig verschlossen.

Die Indikation zum totalen Muttermundsverschluß besteht vor allem bei fortgeschrittener Zervixinsuffizienz mit sehr dünn ausgezogener und verstrichener Zervix mit austretender Fruchtblase (Notfall-Cerclage).

Von SALING wird der totale Muttermundsverschluß auch bei der prophylaktisch indizierten Cerclage zu einem frühen Zeitpunkt, d. h. bei noch weitgehend intakter Portio, empfohlen, um durch eine artefizielle Atresie eine vollständige Barriere gegen eine Keimaszension zu erreichen (früher totaler Muttermundsverschluß) [165].

Wahl des Operationsverfahrens: Bei der prophylaktischen und therapeutischen Indikation wird vielfach die einfache, unblutige und wenig traumatisierende Zervixligatur nach MCDONALD durchgeführt [121]. Nachteilig sind möglicherweise die vermehrten Stichkanäle, die eine Infektion theoretisch begünstigen, sowie das erhöhte Risiko des Ein- und Durchschneidens des Fadens [153]. Wir wenden, außer dem MCDONALD-Verfahren, eine modifizierte Shirodkar-Cerclage-Technik an, indem ohne Kolpotomie mit einer stumpfen Nadel-Faden-Kombi-

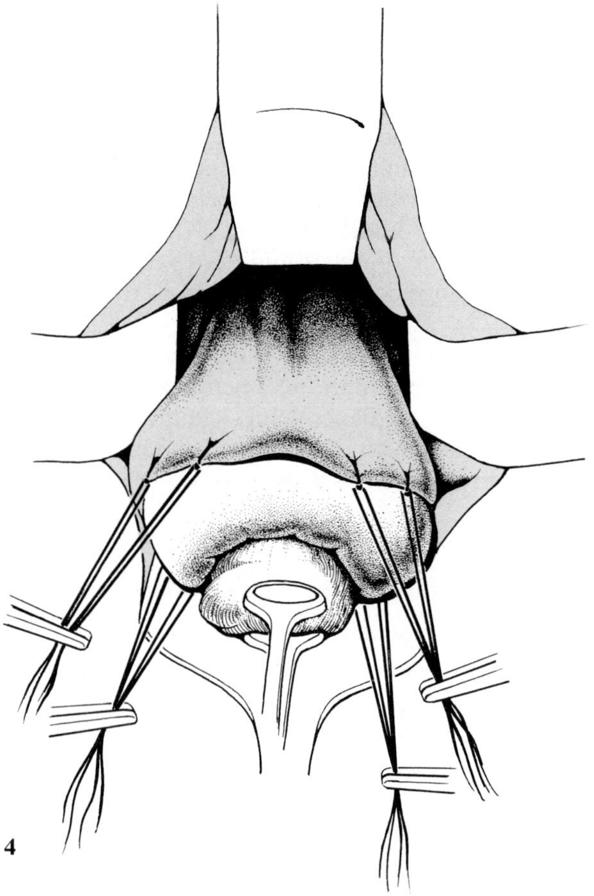

4

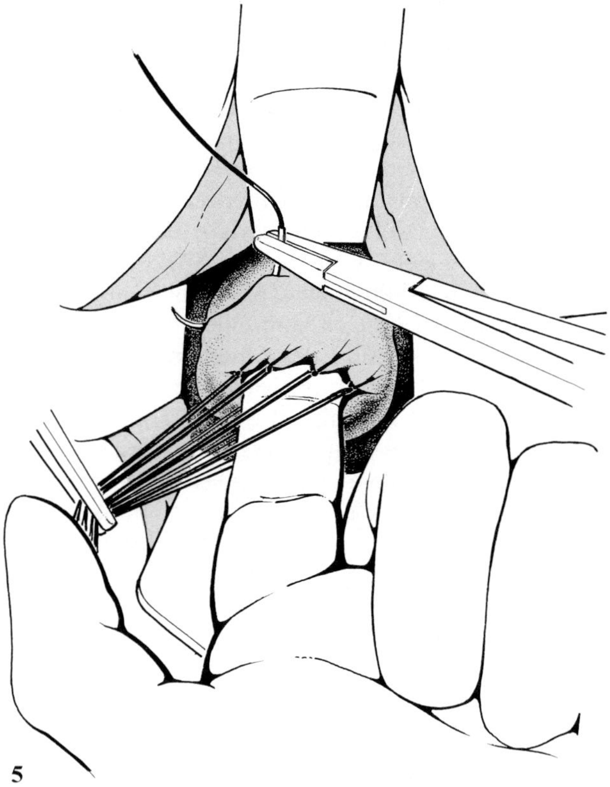

5

Abb. 4. Modifizierter Muttermundsverschluß nach SZENDI mit Rekonstruktion der Zervix bei Notfall-Cerclage. Anzügeln der vorderen und hinteren Muttermundslippe mit atraumatischen Einzelknopfnähten. Bei gleichzeitigem Zug an den langgelassenen Fäden, Reposition der prolabierten Fruchtblase bei Kopf-Tief-Lagerung der Patientin

Abb. 5. Neuformierung der Zervix durch zirkuläre Umstechnung der Zervix im Sinne der McDONALD-Naht. Im Anschluß daran Verschluß des äußeren Muttermundes durch Knüpfen der Fäden im Bereich der vorderen und hinteren Muttermundslippe

nation die Ligatur unter der Vaginalwand mit insgesamt nur zwei Einstichstellen gelegt wird, ohne das zervikale Gewebe mitzufassen (s. oben).

Bei der Notfall-Cerclage mit verstrichener und weit dilatierter Zervix und sich vorwölbender Fruchtblase wird der Zervixverschluß nach WURM-HEFNER oder der totale Muttermundsverschluß nach SZENDI empfohlen [119]. Modifikationen der Quervernähung des äußeren Muttermundes nach SZENDI durch eine kombinierte Verschlußtechnik mit Neuformierung der Zervix können möglicherweise die Ergebnisse verbessern [31, 139]. Für die Notfall-Cerclage kann jedoch auch die einfache Zervixumschlingung nach SHIRODKAR/McDONALD durchgeführt werden [31, 160]. Sowohl bei der prophylaktischen als auch bei der therapeutischen Cerclage ist bisher nicht bewiesen worden, daß eine Operationstechnik der anderen überlegen ist [72, 110, 160].

Komplikationen: Die häufigsten Komplikationen sind Amnionruptur (1–9%) [73], Chorioamnionitis (1–8%) [73], Steigerung der Uterusaktivität [107, 164], Dislokation der Zervixligatur (3%) [73] und Einschneiden des Cerclage-Fadens mit Zervixläsionen bei der Geburt (11–14%) [73]. Die nach Cerclage gelegentlich vorhandene erhöhte Kontraktionsbereitschaft des Uterus wird möglicherweise durch Prostaglandine hervorgerufen, die nach Cerclage im Blut signifikant ansteigen [12]. Mit der Gefahr der Provokation einer Fehl- und Frühgeburt ist die Cerclage mit der Hypothek belastet, durch diesen Eingriff genau das Gegenteil des eigentlichen Behandlungszieles bewirken zu können. Die Komplikationsrate steigt mit fortschreitendem Schwangerschaftsalter und zunehmender Muttermundseröffnung an und erreicht bei der Notfall-Cerclage mit einer sich vorwölbenden Fruchtblase eine Häufigkeit der Amnionruptur von 20–30% [73]. Nach der Notfall-Cerclage ist eine Hospitalisierung bis zur sicheren Lebensfähigkeit des Kindes mit Bettruhe, Tokolyse und Infektionsüberwachung erforderlich. Außerdem sollte der Zervixbefund in mindestens einwöchigen Abständen mit Spekulumeinstellung und bakteriologischen Abstrichen, aber ohne digitale Untersuchungen kontrolliert werden.

Durch Vorverlegung des Operationszeitpunktes zwischen der 14. und 18. Schwangerschaftswoche im Sinne der prophylaktischen Cerclage wird die Komplikationsrate deutlich gesenkt. Dieser Vorteil ist jedoch mit dem Nachteil einer in diesem Schwangerschaftsalter sehr unsicheren Indikationsstellung und dadurch mit einer hohen Rate unnötiger Cerclage-Operationen verbunden.

Uterusruptur und Vesiko-Vaginal-Fisteln [113] sind sehr seltene und zumeist vermeidbare Komplikationen.

2 Operationen am schwangeren Uterus

K.-H. WULF

Operationen am Uterus sollten während der Schwangerschaft nach Möglichkeit vermieden werden. Das gilt auch für die Entfernung von *Myomen*. Der Myomnachweis allein rechtfertigt eine Operation in keiner Weise. Häufig verlaufen Schwangerschaft und Geburt ohne Komplikationen. Die Geburtsprognose kann oft erst mit Wehenbeginn gestellt werden. Viele, zunächst im kleinen Becken tastbare Myomknoten ändern ihre Lokalisation und steigen mit dem wachsenden Uterus in die freie Bauchhöhle auf [14, 45, 46, 135].

Operiert werden muß zwingend bei stärkeren anhaltenden Schmerzen, bei Infektionszeichen und bei Ileussymptomatik. Das Beschwerdebild wird meist hervorgerufen durch degenerative Veränderungen (Erweichung, Nekrose, Infektionen), durch Stieldrehung oder durch Rupturen mit intraabdominaler Blutung. Auch nicht unterdrückbare vorzeitige Wehen können den Eingriff rechtfertigen. Der Operationstermin sollte möglichst bis ins zweite Trimenon (14.–26. Woche) verschoben werden. Nach der 32./33. Woche wird man zunächst das Kind entwickeln und dann die Myome, soweit erforderlich, exstirpieren. Zwischen diesen Zeitspannen sollte nur bei dringlicher Indikation aktiv vorgegangen werden.

Bei der Operation können subseröse Knoten unbedenklich abgetragen werden. Intramurale Myomknoten sollten nur dann entfernt werden, soweit sie degenerativ verändert sind und vermutlich die Beschwerden ausgelöst haben. Auf eine sorgfältige Peritonealisierung und Blutstillung ist zu achten. Das Abdomen sollte drainiert und der Uterus bei erhaltener Schwangerschaft ruhiggestellt werden (Tokolytika).

Bis zur 16.–20. Woche kann man von einem Pfannenstielquerschnitt aus operieren, später empfiehlt sich ein medianer Längsschnitt. Gegebenenfalls kann man auch direkt über dem tastbaren Myomknoten eingehen, z. B. pararektal.

3 Adnexoperationen in der Schwangerschaft

K.-H. WULF

Auch bei Adnexbefunden ist zunächst Zurückhaltung geboten. Vor allem bei einseitigen „Tumoren" handelt es sich meistens um Funktionsgebilde, vornehmlich um zystische *Corpora lutea* oder um *Luteome*. Solche Gelbkörperzysten können auch bei intakter Gravidität apfelgroß und größer werden (6–8 cm), ohne operativ entfernt werden zu müssen. Eine zuwartende Haltung ist aus folgenden Gründen meist gerechtfertigt

- maligne Ovarialtumoren sind in der Schwangerschaft selten,
- Corpus-luteum-Zysten bilden sich bis zum zweiten Trimenon spontan zurück,
- das Abortrisiko nach Adnexoperation nimmt mit dem Schwangerschaftsalter ab (hormonelle Autonomie der Plazenta).

In jedem Fall wird der Verlauf engmaschig sonographisch überwacht. In Zweifelsfällen sollte ein laparoskopischer Befund erhoben werden.

Bei persistierenden Zysten oder soliden Tumoren sollte unverzüglich laparotomiert werden. Gleiches gilt für Beschwerden infolge Torsion, Stieldrehung oder Ruptur. Die Operation kann oft organerhaltend durchgeführt werden, doch sollte man längere Operationszeiten vermeiden. Bei malignen Ovarial- oder Tubentumoren unterscheidet sich das Vorgehen nicht von dem außerhalb der Schwangerschaft [37, 51, 54, 57, 81, 98, 112, 122, 138].

4. Operative Eingriffe bei entzündlichen intraabdominalen Erkrankungen in der Schwangerschaft

K.-H. WULF

Entzündliche intraabdominale Erkrankungen imponieren auch in der Schwangerschaft unter dem Symptomkomplex eines sog. „akuten Abdomen". Unter dieser Bezeichnung versteht man ein Krankheitsbild verschiedener Genese mit starken, plötzlich eintretenden und schnell zunehmenden abdominalen Schmerzen mit peritonealer Symptomatik. Hinzukommen können Störungen der Darmmotilität bis zum Ileus und Schockzeichen als Ausdruck einer generalisierten Sepsis. Die häufigsten Ursachen zeigt die tabellarische Auflistung (Tab. 1).

Die Symptomatik des akuten Abdomens während der Gravidität ist durch Lageveränderungen der intraabdominalen Organe und durch schwangerschaftstypische Beschwerden (Uteruskontraktion) modifiziert. Dadurch kann die Diagnose außerordentlich erschwert sein. Auch die üblichen „Entzündungsparameter" sind weniger verläßlich, schon bei normalem Schwangerschaftsverlauf werden Leukozytenzahlen bis zu 12-14000 und eine erhöhte Blutsenkung beobachtet. Das diagnostische Repertoire ist ohnehin begrenzt. Von Röntgenaufnahmen wird man nach Möglichkeit absehen. Die Endoskopie und Sonographie bietet keinen vollen Ersatz, vielleicht eröffnet sich hier für die Kernspintomographie in der Schwangerschaft ein neuer Indikationsbereich. Im Zweifelsfall sollte man dennoch auf die Röntgenübersichtsaufnahme des Abdomens im Stehen auch in der Schwangerschaft nicht verzichten. Auch eine peritoneale Lavage kann angezeigt sein.

Grundsätzlich ist die Gravidität keine Kontraindikation für dringend notwendige abdominale Eingriffe. Die Operation ist jedoch mit dem doppelten Risiko für Mutter und Kind belastet, was zu einer strengen Indikationsstellung zwingt. Die Frequenz nicht gynäkologischer operativer, intraabdominaler Eingriffe in der Gravidität wird auf 1: 500 Schwangere geschätzt [22, 45, 76, 118]. Unter den entzündlichen Darmerkrankungen stehen der Morbus Crohn, die Colitis ulcerosa und die Dickdarmdivertikulitis im Vordergrund.

Für die Laparotomie sollte primär eine Schnittführung gewählt werden, die eine Revision der gesamten Bauchhöhle ermöglicht. Dafür eignet sich wohl am besten der mediane Längsschnitt.

Tabelle 1. Mögliche Ursachen für ein akutes Abdomen in der Schwangerschaft. Nach SCHWEMMLE [170]

- Perforationsperitonitis, fortgeschrittene (perforierte) Appendizitis, Gastroduodenalulkus
- mechanischer Ileus (Adhäsionen, Volvolus, Inkarzeration, Tumorstenose)
- akute Pankreatitis
- kompliziertes Gallensteinleiden
- spontane intraabdominelle Blutung
- Mesenterialarterienembolie
- Mesenterialvenenthrombose
- entzündliche Dickdarmerkrankungen (Divertikulitis, Morbus Crohn, Colitis ulcerosa)

4.1 Appendizitis in der Schwangerschaft

Problematisch ist nach wie vor die akute Appendizitis in der Gravidität. Sie wird mit einer Häufigkeit von 1:1000-1:2000 Schwangerschaften beobachtet. Das entspricht etwa der Frequenz bei Nichtgraviden. Allerdings ist der Krankheitsverlauf verändert, man beobachtet gehäuft gangränöse Entzündungen und Perforationen. Bei entsprechenden Druckschmerzen im rechten Unter- und Mittelbauch mit Übelkeit und Erbrechen, Leukozytenwerten von

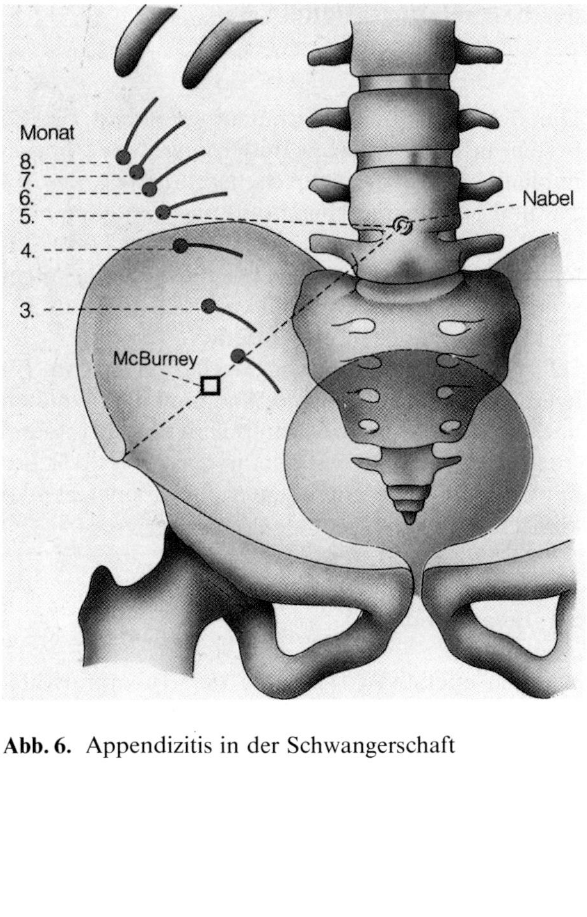

Abb. 6. Appendizitis in der Schwangerschaft

über 15000 und deutlicher Linksverschiebung besteht dringender Verdacht auf eine Appendizitis. Abwehrspannung ist ein unsicheres, Fieber ein spätes Symptom. Im Zweifelsfall sollte operiert werden, obwohl man von einer Irrtumswahrscheinlichkeit von 20–40% ausgehen muß. Auch wenn sich die Verdachtsdiagnose Appendizitis nach Eröffnung der Bauchhöhle nicht bestätigt, sollte der Wurmfortsatz operativ entfernt werden. Die Inzisionsstelle sowie die Schnittführung ist abhängig vom Schwangerschaftsalter, ggf. muß über dem Punctum maximum des Druckschmerzes und der Abwehrspannung direkt eingegangen werden (Abb. 6).

Die Letalität der Appendizitis in der Schwangerschaft ist immer noch vergleichsweise hoch, sie beträgt für die Mutter 2–4%, was etwa der Letalität der perforierten Appendizitis außerhalb der Schwangerschaft entspricht. Für die Kinder liegt die Letalität bei durchschnittlich 10%, mit einem deutlich höherem Risiko nach Perforation von 35,7%. Sowohl für die Schwangeren als auch für die Feten steigt die Letalität mit dem Schwangerschaftsalter an, das spricht für eine konsequente Frühappendektomie [170].

5 Operative Behandlung der Extrauteringravidität

E. Kastendieck

Die Behandlung der Extrauteringravidität (EUG) besteht in der operativen Entfernung des ektopisch implantierten Schwangerschaftsproduktes, des intra- und peritubaren Hämatoms und von intraabdominalen Blutansammlungen. Nur bei der sehr selten diagnostizierten, spontan abheilenden, nicht schmerzhaften und HCG-inaktiven EUG ist ein exspektatives Vorgehen gerechtfertigt.

98% der ektopen Schwangerschaften sind im Eileiter lokalisiert, 1–2% sind Abdominalgraviditäten und in weniger als 0,5% implantiert sich das befruchtete Ovum im Ovar oder in der Zervix [15]. Somit sind die Tubargraviditäten von überwiegender klinischer Bedeutung.

5.1 Tubargravidität

Bei der operativen Therapie der Tubargravidität gibt es *ablative* („radikale“) Operationsverfahren (Salpingektomie, Salpingo-Oophorektomie) und *konservative* (tubenerhaltende) Techniken. Bei tubenerhaltendem Vorgehen sind *nicht rekonstruktive* von *rekonstruktiven* Operationen zu unterscheiden. Das Operationsziel des primär nicht rekonstruktiven Verfahrens ist es, bei der Exstirpation des Schwangerschaftsproduktes und des geschädigten Tubensegmentes möglichst viel Tubengewebe zu erhalten (Tubensegmentresektion), um erst bei einem späteren möglichen Funktionsverlust der kontralateralen Adnexe durch eine Anastomose die Tubenfunktion wieder herzustellen. Bei *rekonstruktivem* Vorgehen wird von vornherein operativ der Funktionserhalt des graviden Eileiters angestrebt. Dieses kann einzeitig oder in einer zweiten Operation (Anastomose nach Segmentresektion) durchgeführt werden.

Der operative Zugang erfolgt in der Regel per laparotomiam durch einen kleinen suprasymphysären Querschnitt, der bei aufwendigen tubenrekonstruktiven Vorgehen erweitert werden kann.

Bei ausreichender endoskopisch-chirurgischer Erfahrung ist auch die operative Therapie der Tubargravidität per laparoscopiam möglich [20, 171]. Insbesondere bei nicht mehr bestehendem Kinderwunsch ist die Entfernung der Tubargravidität mit anschließender Koagulation der Implantationsstelle auf laparoskopischem Wege in mancher Hinsicht eine vorteilhafte alternative Operationsmethode (geringere intra- und postoperative Belastung der Patientin, kurzer stationärer Aufenthalt). Möglicherweise wird die lokale Prostaglandininjektion während der Laparoskopie unter bestimmten Voraussetzungen (z. B. β-HCG Wert < 2500 U/l Serum) als noch schonenderer Eingriff vermehrt in der nahen Zukunft angewandt werden. Bei tubenerhaltendem Vorgehen nach mikrochirurgischen Gesichtspunkten scheint der operative Zugang per laparotomiam wegen der besseren Übersicht und der größeren Variationsmöglichkeit der endoskopischen Technik überlegen zu sein.

Bei der Wahl des Operationsverfahrens wird ein individualisiertes Vorgehen empfohlen. Entscheidungskriterien sind Kinderwunsch, Allgemeinzustand der Patientin, der intraoperative Befund (Lokalisation der Tubargravidität, Schweregrad des Tubenschadens, Ätiopathogenese der EUG, Zustand der kontralateralen Adnexe) und Erfahrung des Operateurs. Die präoperative Aufklärung und Absprache mit der Patientin über das geplante operative Vorgehen ist unbedingt erforderlich, soweit der Allgemeinzustand der Erkrankten dieses erlaubt.

Ablative operative Therapie: Die *Salpingektomie* ist auch heute noch die am häufigsten durchgeführte operative Behandlungsmethode der Tubargravidität [80, 157]. Der Vorteil des risikoarmen Eingriffs mit sicher vollständiger Entfernung des Schwangerschaftsproduktes ohne Gefahr eines späteren homolateralen Extrauterin-Rezidivs ist jedoch mit dem Nachteil des irreversiblen Funktionsverlustes verbunden. Die Salpingektomie ist indiziert, wenn ein weiterer Kinderwunsch nicht besteht, die Tube durch die EUG irreversibel geschädigt ist oder aufgrund präexistenter Tuben- oder Ovarpathologie die Rekonstruktion wegen der ungünstigen Fertilitätsprognose bei gleichzeitig hohem Risiko eines Extrauterin-Rezidivs nicht sinnvoll erscheint. In diesen Fällen wird die Entscheidung zum ablativen Vorgehen erleichtert, wenn die Adnexe der anderen Seite unauffällig ist. Auch bei lebensbedrohlichen intraoperativen Komplikationen (z. B. hämorrhagischer Schock) gilt die Salpingektomie als die Methode der Wahl.

Eine gleichzeitige ipsilaterale Oophorektomie (Adnexektomie) ist möglichst zu vermeiden. Die Erhaltung des Ovars kann bei eventuell späterer Erkrankung des anderen Ovars oder für eine extrakorporale Befruchtung von Vorteil sein. Die Hypothese, daß nach Salpingektomie die Rezidivgefahr durch Transmigration des Ovum zur kontralateralen Seite erhöht wird, konnte nicht bewiesen werden [167, 178].

Technik: Nach Uterusannaht, Elevation der graviden Tube und Inspektion der kontralateralen Adnexe wird die Tube über mehrere zarte Klemmen unmittelbar am Mesosalpinxansatz abgesetzt. Die Durchblutung des Ovars darf dadurch nicht beeinträchtigt werden. Der interstitielle (cornuale) Tubenabschnitt sollte keilförmig exzidiert werden, um ein intramurales Rezidiv zu vermeiden [157]. Nach Versorgung der Klemmen können die Stümpfe durch fortlaufende Mesosalpinxnaht oder mit dem Ligamentum rotundum peritonealisiert werden.

Konservative operative Therapie: Ca. 50% der wegen Tubargravidität salpingektomierten Frauen bleiben infertil [100]. Die verbesserte Frühdiagnostik (hochempfindliche HCG-Bestimmungen, Laparoskopie, Sonographie) und verfeinerte Operationstechniken (Prinzipien der Mikrochirurgie) lassen in geeigneten Fällen ein tubenerhaltendes Vorgehen als sinnvoll erscheinen, um die Fertilität nach Tubargravidität möglicherweise zu erhöhen. Ein rekonstruktives Vorgehen ist indiziert, wenn bei Kinderwunsch die kontralaterale Adnexe fertilitätsmindernd erkrankt ist oder fehlt und der schwangere Eileiter nicht irreversibel geschädigt ist.

Problematischer ist die Indikationsstellung bei makroskopisch intakt erscheinender kontralateraler Adnexe. Zwei Gründe sprechen für ein tubenerhaltendes Operieren auch in diesen Fällen:

- nach vorausgegangener EUG weist auch die kontralaterale, häufig „unauffällige" Tube ein erhöhtes Extrauterin-Rezidivrisiko auf (ca. 10–20%) und ist auch wegen anderer Adnexerkrankungen potentiell in ihrer Funktion gefährdet
- eine operative Rekonstruktion der schwangeren Tube erhöht wahrscheinlich die intrauterine Schwangerschaftsrate, wenn auch eine statistische Sicherung dieser Hypothese durch größere klinische Studien bisher aussteht.

Das entscheidende Argument gegen ein organerhaltendes Operieren bei der EUG ist das Risiko einer erneuten Tubargravidität der operierten Seite. Neuere Literaturmitteilungen weisen jedoch darauf hin, daß das Rezidivrisiko insgesamt nach konservativem Vorgehen mit 10–20% nicht signifikant höher ist als nach ablativer Therapie [15, 41, 79, 80]. Diese vorläufig günstig erscheinenden Ergebnisse haben dazu geführt, daß bei früh diagnostizierter Tubargravidität auch bei kontralateral gesunder Adnexe in mikrochirurgischen Zentren zunehmend rekonstruktiv operiert wird. Die Indikationsstellung zum tubenerhaltenden Operieren wird in Zukunft auch von den Ergebnissen der extrakorporalen Befruchtung bestimmt. Bei möglicherweise zunehmenden Fertilitätsraten wird die in vitro-Fertilisierung insbesondere bei prognostisch ungünstigen Fällen bei der Therapieplanung zu berücksichtigen sein.

Bei organerhaltendem Vorgehen sind folgende Voraussetzungen zu fordern: Es sollte ein intensiver Kinderwunsch bestehen, die Patientin möglichst nicht älter als 35 Jahre sein, die Einwilligung nach Aufklärung über das Risiko eines Extrauterin-Rezidivs vorliegen, keine bedrohlichen intraoperativen Komplikationen vorhanden sein und der intraoperative Befund ein konservierendes Operieren ermöglichen. Letzteres bedeutet, daß nach Resektion der Tubargravidität noch ausreichend und nicht irreversibel geschädigtes Tubengewebe, besonders im Bereich des Fimbrientrichters, vorhanden ist und schwerwiegende ipsilaterale Ovarpathologie nicht vorliegt. Eine Fimbriektomie sollte vermieden werden und die Resttubenlänge mindestens 5 cm betragen.

Prinzipien der tubenerhaltenden operativen Technik: Die Entfernung des ektopischen Schwangerschaftsproduktes bei Erhaltung von möglichst viel Tubengewebe erfordert subtile atraumatische Operationstechniken. Bei primär nicht funktionserhaltendem Operieren (Segmentresektion) erleichtern Techniken der mikrochirurgischen Blutstillung mit bipolarer Mikrokoagulationspinzette und kontinuierlicher Spülvorrichtung eine gewebsschonende Hämostase. Aber auch mit konventioneller Operationstechnik kann mit feinen Instrumenten und atraumatischem Nahtmaterial die Resektion zufriedenstellend durchgeführt werden.

Bei einzeitiger Rekonstruktion mit dem Ziel, die Tubenfunktion nach Entfernung des Trophoblasten in gleicher Sitzung wiederherzustellen, sind mikrochirurgische Operationsmethoden mit optischen Vergrößerungshilfen (Lupenbrille, Operationsmikroskop) zu empfehlen (s. a. Kapitel H. I). Bipolare Blutstillung mit Mikropinzette, mikrochirurgisches Instrumentarium und atraumatisches, wenig reaktives Nahtmaterial der Stärke 6-0 bis 8-0 (z. B. Polyglykolsäure bzw. Polyglactin 910 („PGS-Fäden") oder Nylon) verringern das Operationstrauma. Die optische Vergrößerung erleichtert, die geschädigten Areale der Tubenmukosa von normaler Endosalpinx abzugrenzen und die Nähte einwandfrei extramukös zu legen. Nicht geronnenes Blut und Koagel sollten nicht mit Tupfern, sondern durch kontinuierliche Spülung oder mit Pinzetten entfernt werden. Die Hämostase kann durch lokale Injektion von Vasokonstriktiva in die Tubenwand und Mesosalpinx vereinfacht werden [182], z. B. mit Ornipressin (Por 8) in einer Konzentration von 0,1 IE/ml nach Verdünnung mit physiologischer NaCl-Lösung (eigenes Vorgehen).

Als adjuvante Therapie werden Adhäsionsprophylaxe (z. B. systemische und intraperitoneale Cortisongabe, künstlicher Aszites mit intraperitonealer Dextraninstillation), Infektionsprophylaxe mit Antibiotika und postoperative Hydropertubationen [105, 183] diskutiert. Da der therapeutische Wert dieser zusätzlichen Behandlungsmaßnahmen ist nicht einwandfrei gesichert ist, sollte im Einzelfall entschieden werden.

Die Wahl des operativen Vorgehens bei der *tubenerhaltenden Therapie* richtet sich im wesentlichen nach Lokalisation der Tubargravidität (cornual/interstitiell 2%, isthmisch 12%, isthmoampullärer Übergang 38%, ampullär 42%, fimbrial/ovarial 6% [15]), nach Ausmaß der Tubenschädigung und nach dem makroskopischen Befund der kontralateralen Adnexe. Nach diesen Kriterien ist zunächst zu entscheiden, ob primär rekonstruktiv, d. h. funktionserhaltend oder nur tubenerhaltend (Segmentresektion) unter Verzicht der Wiederherstellung der Tubenfunktion operiert werden soll.

Tubensegmentresektion: Bei der *Segmentresektion (partielle Salpingektomie)* wird nach schonender Entfernung des Schwangerschaftsproduktes und des intratubaren Hämatoms die Implantationsstelle sowie irreparabel geschädigte Tubenanteile reseziert. Das Ziel ist es, möglichst viel Tubengewebe zu erhalten, um - falls erforderlich - zu einem späteren Zeitpunkt unter mikrochirurgischen Bedingungen durch Anastomosierung die Tubenfunktion wiederherstellen zu können. Die Segmentresektion ist das einfachste und hinsichtlich der Trophoblastausräumung sicherste konservative Operationsverfahren. Besondere mikrochirurgische Erfahrungen sind nicht erforderlich.

Die Resektion des betroffenen Tubensegmentes ist besonders bei Lokalisation der EUG im uterusnahen Abschnitt der Tube bis zum isthmo-ampullären Übergang anzuraten. Voraussetzung ist, daß der Fimbrientrichter erhalten werden kann und die verbliebenen Tubensegmente nicht irreversibel geschädigt sind. Die Segmentresektion bietet sich besonders dann an, wenn die kontralaterale Adnexe makroskopisch funktionsfähig erscheint und lediglich die Möglichkeit der Rekonstruktion der betroffenen Tube angestrebt wird. Sie sollte auch bei erkrankter kontralateraler Seite durchgeführt werden, wenn der operative Befund für eine einzeitige Rekonstruktion nicht sehr günstig ist (Ruptur der Tubenwand, Tubenwandschädigung durch Hämatom oder Entzündung, insuffiziente Hämostase, entzündliche Begleitreaktion der kontralateralen geschädigten Adnexe).

Nach Hervorluxieren der graviden Tube und Lagerung auf einer Tamponade bzw. Fixierung mittels atraumatischer Faßzangen bzw. Pinzetten wird die Tube auf der antimesosalpingealen Seite eröffnet und das Schwangerschaftsprodukt mit Hämatom entfernt. Da sehr oft der makroskopische Befund infolge des intratubaren Hämatoms und reaktiven Ödems erheblich größer erscheint als der durch Trophoblasteninvasion geschädigte Tubenabschnitt, sollte die Inzisionslänge zunächst nicht mehr als 2 cm betragen. Die digitale Expression gelingt am besten unter Zuhilfenahme einer Pinzette oder eines atraumatischen Taststabes. Nach sorgfältiger Spülung der Tube mit physiologischer NaCl-Lösung wird die Implantationsstelle beurteilt und das geschädigte, gelegentlich stärker blutende Tubensegment nach Setzen von zarten Klemmen reseziert. Die Umstechung der Tubenstümpfe sollte mit

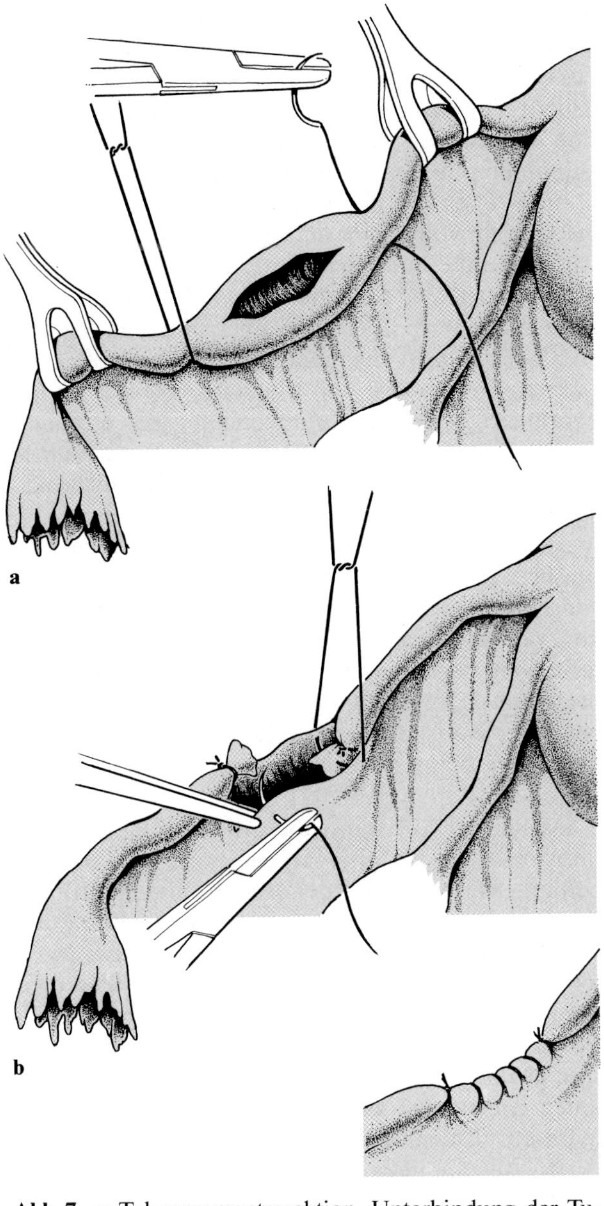

Abb. 7. a Tubensegmentresektion. Unterbindung der Tube unter Schonung der in der Mesosalpinx verlaufenden Gefäße mit nicht resorbierbarem Nahtmaterial der Stärke 3-0 bis 4-0. **b** Nach Resektion des Tubensegmentes Versenken des uterusnahen Stumpfes in die Mesosalpinx und Serosierung des Mesosalpinxdefektes

atraumatischem, nicht resorbierbarem Nahtmaterial der Stärke 3-0 bis 4-0 erfolgen. Anstelle der Klemmentechnik kann der Eileiter durch zwei Umstechungen beidseitig des zu resezierenden Segmentes unter Schonung der in der Mesosalpinx verlaufenden Tubenarterie ligiert werden (Abb. 7). Der uterusnahe Tubenstumpf wird durch Versenken in die Mesosalpinx extraperitonealisiert, um eine tuboperitoneale Fistel zu vermeiden. Eine Serosierung des ampullären Resektionsrandes ist nicht erforderlich.

Hinsichtlich der vollständigen Entfernung des Trophoblasten und der sicheren Hämostase kann die Segmentresektion gegenüber der Salpingektomie als gleichwertig angesehen werden. Nicht eindeutig geklärt ist, ob bei der Segmentresektion auch das Risiko eines Extrauterin-Rezidivs vernachlässigt werden kann [125]. Es liegen Beobachtungen von Rezidiv-Tubargraviditäten der homolateralen Seite sowohl im uterusnahen als auch im ampullären Tubenabschnitt vor [24, 166], (eigene Beobachtung), die auf die Möglichkeit einer äußeren Spermienmigration über die kontralaterale Adnexe hindeuten. Eine eindeutige Wertung der Tubensegmentresektion als Alternative zur Salpingektomie kann somit erst vorgenommen werden, wenn bei größerer Fallzahl das EUG-Risiko abschätzbar wird.

Segmentresektion und Anastomose: Ziel der Segmentresektion mit Anastomose ist die Rekonstruktion der Tube mit Wiederherstellung ihrer Funktion. Dieses rekonstruktive Verfahren erscheint sowohl bei isthmischer als auch in günstigen Fällen bei ampullärer Lokalisation geeignet. Die Anastomose (Abb. 8) kann einzeitig unmittelbar im Anschluß an die Resektion oder zweizeitig Monate nach Abklingen der entzündlichen Begleitreaktion durchgeführt werden.

Eine primäre Rekonstruktion ist nur zu befürworten, wenn die Entzündungsreaktion gering ist, keine Wandhämatome und keine wesentlichen Lumendifferenzen vorhanden sind.

Bestehen ungünstige lokale Operationsverhältnisse (Ödem, Hyperämie, Tubenwandhämatom, fibrinöse Adhäsionen, Tubenruptur, verstärkte Blutungen, Lumendifferenzen) wird im allgemeinen ein zweizeitiges Vorgehen befürwortet [17, 18, 19, 56, 166]. Nach Abklingen der Entzündungsvorgänge kann mehrere Monate nach der Erstversorgung durch Segmentresektion mit einer End-zu-End-Anastomose mikrochirurgisch die Eileiterrekonstruktion vorgenommen werden. Die bisher vorliegenden Erfahrungen lassen zur Zeit keine Aussage zu, ob das zweizeitige Vorgehen dem einzeitigen hinsichtlich der intrauterinen Schwangerschaftsrate überlegen ist.

Ein einzeitiges Vorgehen scheint eher bei ampullärer Lokalisation sinnvoll. Hier bietet sich in einigen Fällen eine keilförmige Exzision der Implantationsstelle mit einer ampullo-ampullären Anastomose an [18, 19, 56, 80, 166].

Die Segmentresektion mit primärer End-zu-End-Anastomose sollte mit mikrochirurgischen Opera-

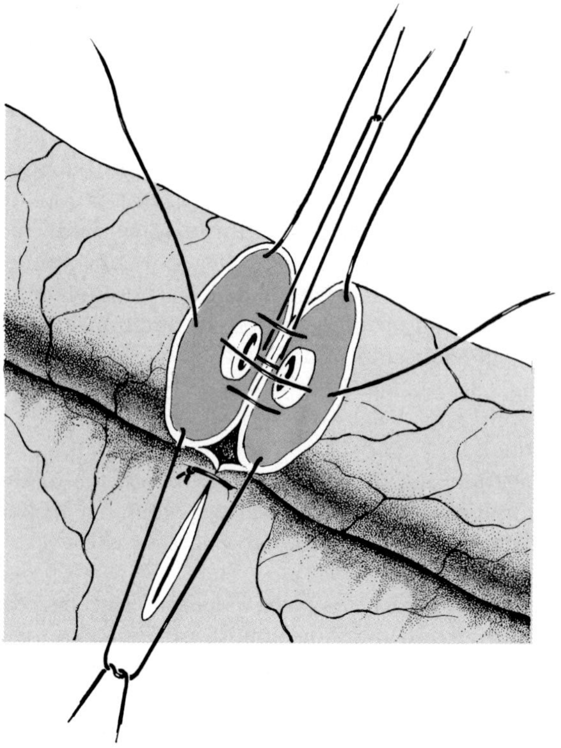

Abb. 8. Resektion und Anastomose bei isthmischer Tubargravidität. Nach Exzision des Tubensegmentes muskuläre Anastomosenähte bei 6, 3, 9 und 12 Uhr. Adaptionsnaht im Bereich der Mesosalpinx

tionstechniken durchgeführt werden. Nach Exzision des geschädigten Tubenareals und subtiler Hämostase wird eine Naht im Bereich der Mesosalpinx zur spannungsfreien Adaptation der tubaren Resektionsenden gelegt (6-0). Die Anastomosenähte (Abb. 8) erfolgen zweischichtig. Zuerst erfolgt an der mesosalpingealen Seite bei 6 Uhr eine muskulomuskuläre Naht, ohne die Tubenschleimhaut mitzufassen. Durch drei weitere muskulo-muskuläre Nähte bei 6, 9 und 12 Uhr wird die Tubenkontinuität wiederhergestellt (Abb. 2) und anschließend die Tubenserosa mit mehreren Einzelknopf- oder U-Nähten verschlossen (7-0 bis 8-0).

Bei Keilresektion im Bereich der dünnwandigen Ampulle ist eine einschichtige Nahtreihe zumeist ausreichend [55].

Salpingotomie: Als Salpingotomie bezeichnet man die Entfernung der ektopen Gravidität durch Inzision der Tube ohne Resektion von Tubengewebe. Sie ist die verbreiteste konservative Operationsmethode der Tubargravidität [17, 18, 19, 166]. Nach Inzision der Tube wird der Trophoblast und das intratubare Hämatom ausgeräumt und nach Hämostase die Inzision durch Naht verschlossen bzw. offen gelassen (z. B. bei laparoskopisch-chirurgischem Vorgehen). Die Salpingotomie bietet sich bei Lokalisation der EUG in der Ampulle bzw. im Bereich des isthmo-ampullären Übergangs an.

Im Bereich der durch Trophoblast und Blutkoagel sich vorwölbenden und verdünnten Tubenwand wird die Tube linear inzidiert, zumeist auf der antimesosalpingealen Seite (Abb. 9). Die Inzision sollte zunächst nur in 2-3 cm Länge erfolgen, da die EUG durch das Tubenhämatom zumeist größer imponiert. Trophoblast und Blutkoagel werden digital exprimiert, ggf. unter Zuhilfenahme eines atraumatischen Taststabes, einer Pinzette oder eines Saugers (Abb. 10). Blutungen im Bereich der Implantationsstelle werden bei gleichzeitiger Spülung mit physiologischer NaCl-Lösung bipolar koaguliert. Die Hämostase wird erleichtert durch optische Vergrößerungshilfen und ggf. durch lokales Unterspritzen von Vasokonstriktiva. Auf eine Tubenkürettage sollte wegen der Traumatisierung der Tubenmukosa verzichtet werden. Die Salpingotomiewunde kann ein- oder zweischichtig mit Einzelknopf- oder fortlaufender Naht (Fadenstärke 6-0 bis 8-0) verschlossen werden (Abb. 11).

Da bei der Tubargravidität die Plazentation des implantierten Eies überwiegend außerhalb des Tubenlumens innerhalb der Tubenwand stattfindet [21] und der Trophoblast zunächst in Richtung der Gefäße im Bereich des Mesosalpinxansatzes proliferiert, wird eine modifizierte Inzision bei Salpingotomie diskutiert [19, 166]. BROSENS empfiehlt bei früher, nicht rupturierter Tubargravidität eine Inzision auf der mesosalpingealen anterioren Seite, um unter Umständen mit dieser Technik eine Eröffnung des Tubenlumens vermeiden zu können [19]. Nach Ausräumung des Trophoblasten und von Blutkoagel in der Tubenwand besteht dann nur eine 2-3 mm weite Öffnung der Endosalpinx. Auf die Möglichkeit dieses vorwiegend extraluminären Wachstums der noch intakten Tubargravidität sollte beim konservativen Vorgehen geachtet werden.

Expression: Bei Implantation der EUG im Bereich der Fimbrien kann der Fruchtsack mit umgebenden Blutkoageln durch digitale Expression oder vorsichtig instrumentell von den Fimbrien gelöst werden. Es besteht dann - ähnlich wie bei dem kompletten Tubenabort - im wesentlichen das Problem der Hämostase. Gegebenenfalls muß zur besseren Darstellung die Ampulle salpingotomieähnlich longitudinal inzidiert werden, um eine vollständige

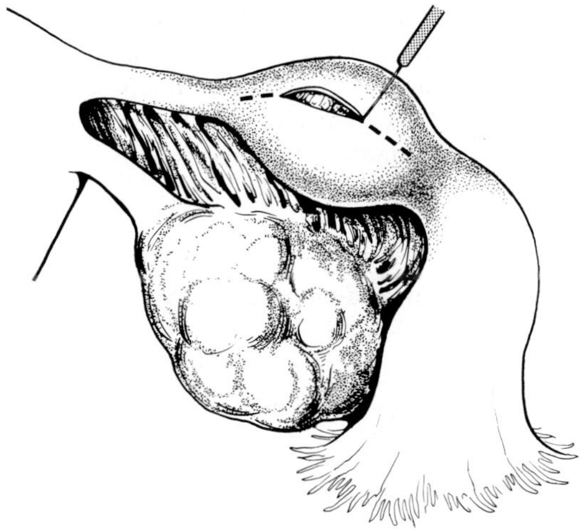

9

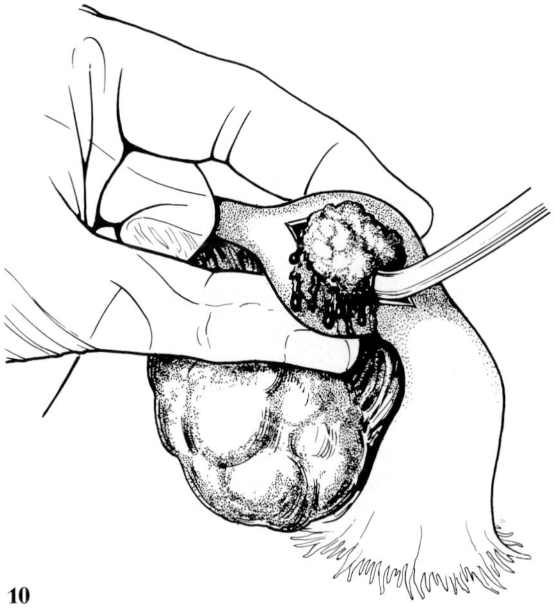

10

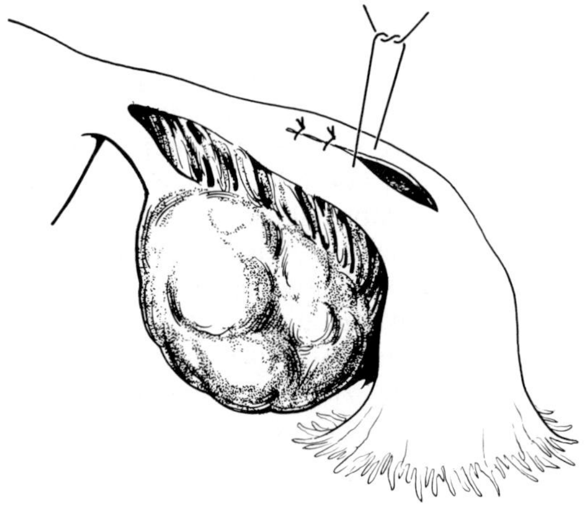

11

Abb. 9. Salpingotomie. Inzision auf der antimesosalpingealen Seite mit dem Mikrokauter über eine Länge von 2–3 cm

Abb. 10. Digitale Expression des Schwangerschaftsproduktes und des intratubaren Hämatoms nach Längsinzision der Tube

Abb. 11. Einschichtiger extramuköser Verschluß der Salpingotomiewunde mit Einzelknopfnähten oder fortlaufender Naht

Ausräumung des Trophoblasten gewährleisten zu können und um die Übersicht zur Blutstillung zu verbessern [183]. Um ampullären Verklebungen vorzubeugen, kann es sinnvoll sein, adhäsionsgefährdete Mukoseanteile des Fimbrientrichters durch evertierende Nähte auf die Tubenserosa zu fixieren (Fimbrioplastik).

Der Versuch der digitalen Expression bei ampullärem oder sogar isthmo-ampullärem Sitz erscheint kontraindiziert, da wegen der Gefahr der unvollständigen Entfernung der Trophoblasten und der insuffizienten Hämostase die Gefahr von persistierendem Trophoblastgewebe und des Tubargraviditäts-Rezidivs erhöht ist.

Tubenerhaltendes endoskopisch-chirurgisches Vorgehen: Auch auf laparoskopisch-chirurgischem Wege ist die Entfernung des Schwangerschaftsproduktes unter Erhalt der Tube möglich [19, 20, 41, 171]. Nach Einführung von zwei Operationstroikaren wird das aufgetriebene Tubensegment durch longitidinale Inzision über ca. 1,5 cm eröffnet [20], gegebenenfalls nach vorhergehender Koagulation [171]. Die Infiltration der Mesosalpinx mit Ornipressin (0,1 IE/ml) ermöglicht ein nahezu blutleeres Operieren. Trophoblast und Blutkoagel werden entweder durch Aspiration oder instrumentell entfernt. Nach Blutstillung (Kompression mit atraumatischer Faßzange oder Koagulation) wird die Salpingotomiewunde offengelassen [20] oder durch Endonähte adaptiert [171]. Bei fimbriennaher Lokalisation ist eine Aspiration vom Tubenostium her möglich [20]. Sorgfältiges Spülen der Tube und des kleinen Beckens ist erforderlich, um Blut, Koagel und Trophoblastgewebe vollständig zu entfernen. Das endoskopisch-chirurgische tubenerhaltende Vorgehen sollte den in der operativen Laparoskopie erfahrenen Operateuren vorbehalten sein und nur bei sehr früh diagnostizierten Tubargraviditäten durchgeführt werden [178].

Ergebnisse und Komplikationen bei tubenerhaltender Operation: Der Stellenwert des tubenerhaltenden Vorgehens bei der operativen Therapie der Eileiterschwangerschaft ergibt sich aus nachfolgenden intrauterinen und extrauterinen Schwangerschaftsraten unter Berücksichtigung der Gesundheit der Patientin. Eindeutig lassen sich die Ergebnisse beurteilen, wenn nur eine Tube vorhanden ist bzw. die kontralaterale Adnexe irreversibel geschädigt ist.

Eine entsprechende Sammelstatistik der letzten Jahre ergibt eine Schwangerschaftsrate von 60% und eine Rezidivrate der homolateralen Seite von ca. 15% (Tab. 2). Die Relation intrauterin zu extrauterinen Schwangerschaften beträgt somit 4:1. Diese Resultate zeigen, daß eine rekonstruktive Therapie der Tubargravidität in einem hohen Prozentsatz auch funktionserhaltend ist und daß das Extrauterin-Rezidiv-Risiko vertretbar erscheint. Eine Steigerung der Fertilität durch konservative Operationstechniken bei makroskopisch unauffälliger Adnexe der anderen Seite ist möglich [172], jedoch bisher nicht erwiesen. Die Extrauterin-Rezidiv-Rate scheint bei tubenerhaltender Therapie gegenüber dem ablativen Vorgehen jedoch nicht erhöht zu sein [17]. Ungeklärt ist, ob die Salpingotomie (evtl. laparoskopisch) oder die Resektion mit Anastomose das bessere operative Verfahren und ob bei letzterem ein zweizeitiges Vorgehen der einzeitigen Operation überlegen ist.

Die Gefahr einer operativen Revision per laparotomiam wegen Nachblutung oder persistierendem Trophoblastgewebe ist bei organerhaltender Therapie der EUG sehr gering [166, eigene Erfahrungen]. Kasuistische Beobachtungen von persistierendem Trophoblastgewebe liegen in erster Linie nach Salpingotomie und Expression des Schwangerschaftsproduktes vor [94, 155, 158]. Voraussetzung für eine operative konservative Therapie ist in jedem Fall eine sorgfältige Überwachung der Patientin mit Kontrollen der HCG-Konzentration, um verbliebene aktive Trophoblastenanteile nicht zu übersehen. Die Halbwertzeit des HCG-Abfalls nach konservativ operierter EUG beträgt ca. 20 Stunden [89]. Außerdem muß die Patientin über mögliche Komplikationen aufgeklärt werden.

5.2 Ovarial- und Abdominalgravidität

Die Lokalisation der Extrauteringravidität außerhalb der Tube ist sehr selten (1–2% der Extrauteringraviditäten) [42].

Bei der operativen Therapie der *Ovarialgravidität* stehen organerhaltende Gesichtspunkte im Vordergrund, wenn die erkrankte Adnexe nicht weitgehend destruiert ist. Die Ovarialgravidität wird durch partielle Resektion des Eierstockes entfernt und das Restovar unter Berücksichtigung der topographisch-anatomischen Beziehung zur Tube primär rekonstruiert [44]. Wegen der ausgeprägten Neigung zur Adhäsionsbildung nach Ovarchirurgie sind adhäsionsprophylaktische Maßnahmen, wie sorgfältige Hämostase, subtile Nahttechnik (fortlaufende Naht der Ovaroberfläche mit 6–0 bis 8–0) und eine medikamentöse Adhäsionsprophylaxe (z. B. Dextran-Aszites, intraperitoneale und systemische Cortisongabe) zu empfehlen. Bei weitgehend zerstörtem Ovargewebe oder unzureichender Blutstillung ist die Oophorektomie bzw. Salpingo-Oophorektomie indiziert.

Die *Abdominalgravidität* (Inzidenz ca. 1:10000 Geburten [42, 152]) entsteht entweder durch primäre Implantation des befruchteten Ovums im Bereich der Bauchhöhle (primäre Abdominalgravidität) oder häufiger [42, 188] sekundär nach primärer Lokalisation im Fimbrienende, wenn der Trophoblast nach Tubarabort bzw. -ruptur oder sehr selten nach Perforation einer geschädigten Uteruswand [188]

Tabelle 2. Ergebnisse der rekonstruktiven Therapie bei Tubargravidität seit 1979 mit nur einer Tube bzw. irreversibel geschädigter kontralateraler Adnexe, bezogen auf Patientinnen. ( ) = Anzahl der Schwangerschaften. Kasuistische Mitteilungen wurden nicht berücksichtigt.

Autor	Jahr	n	IUG	EUG	Operationsverfahren
HENRY-SUCHET et al. [79]	(1979)	14	8	2	Salpingotomie, Resektion u. Anastomose, Expression
LANGER et al. [105]	(1982)	8	5	2	Salpingotomie, Expression
DECHERNEY et al. [41]	(1982)	12	6	2	Salpingotomie
SCHEIDEL und HEPP [166]	(1985)	9	5	1	Resektion und Anastomose
VALLE und LIFCHEZ [198]	(1983)	13	11 (16)	0	Salpingotomie
KASTENDIECK und JUNGE [99]	(1984)	7	3 (5)	2	Salpingotomie
Insgesamt		62	38 (61%)	9 (15%)	

sich in der Peritonealhöhle implantiert (sekundäre Abdominalgravidität). Zumeist breitet sich der Trophoblast im Bereich des Douglasperitoneums und des hinteren Blattes des Ligamentum latum aus. Häufig sind Uterus, Adnexorgane, Rektum, Sigma und Omentum majus in den Konglomerattumor einbezogen [42, 152].

Die operative Therapie sowohl der frühen als auch der fortgeschrittenen Abdominalgravidität besteht in der Regel in der sofortigen Laparotomie nach Diagnosestellung, um die Gefahr von lebensbedrohlichen intraabdominalen Blutungen aus arrodierten Gefäßen und Darmperforationen zu vermeiden [42, 63, 90, 97, 116, 152, 156, 188].

Allein in dem kritischen Schwangerschaftsalter unmittelbar vor oder kurz nach Erreichen der Lebensfähigkeit (28–32 SSW) erscheint es in Einzelfällen mit dringendem Kinderwunsch unter stationärer Intensivüberwachung gerechtfertigt, die Laparotomie hinauszuzögern, um die kindliche Überlebensmöglichkeit zu verbessern. In diesen Fällen sollten Fehlbildungen, schwere Wachstumsretardierungen und fetale Hypoxien sonographisch und kardiographisch ausgeschlossen und die Eltern über das hohe mütterliche (Mortalität 10–20%) [152, 188] und kindliche Risiko (Mortalität bei lebensfähigem Kind ca. 40%) [152] einschließlich des gehäuften Auftretens von orthopädischen Deformitäten (ca. 30%) [193] aufgeklärt werden. Auch bei abgestorbenen Feten ist unter bestimmten Bedingungen (keine Beschwerden, keine intraabdominalen Blutungen) vertretbar, den Zeitpunkt des operativen Vorgehens um Tage bis Wochen unter sonographischer und biochemischer (HCG) Kontrolle zu verschieben [97]. Nach Fruchttod bildet sich die Blutzufuhr im Bereich der plazentaren Insertionsstelle zurück, und die Plazenta demarkiert sich, so daß die Operationsbedingungen günstiger werden.

Technik: Wegen des sehr unterschiedlichen operativen Befundes ist es nicht möglich, ein typisches Operationsverfahren anzugeben [116]. Grundsätzlich stehen zwei ungefähr gleich häufig [152, 188] angewandte Operationsmethoden zur Verfügung:
- primäre Entfernung von Fetus und Plazenta
- Entfernung des Feten und Belassung der Plazenta, die entweder spontan resorbiert oder sekundär operativ exstirpiert wird.

Die Entnahme des Feten weist im allgemeinen keine operationstechnischen Schwierigkeiten auf. Das wesentliche operative Problem besteht in der Entfernung der Plazenta. Insbesondere bei lebendem Fetus mit weit fortgeschrittener Schwangerschaft und ungünstiger Insertionsstelle drohen infolge fehlender Kontraktionsfähigkeit des Plazentabettes massive Blutungen und Organverletzungen. Nach Abnabelung des Kindes sind gegebenenfalls unter Hinzuziehung eines Abdominal- und Gefäßchirurgen die zur Plazenta führenden Gefäße darzustellen, zu unterbinden und die Plazenta von den benachbarten Organstrukturen abzulösen. Nahezu immer ist die Exstirpation der geschädigten Adnexe und oft die von adhärenten Organen, wie Uterus, Darmabschnitten, Netz erforderlich [152], um die Plazenta vollständig entfernen zu können und die Blutstillung zu erleichtern. Nach Revision des Ureterverlaufs sollte die zumeist große Wundfläche mit oft nicht vollständiger Hämostase drainiert werden [116]. Gelingt die Ligatur der Gefäße nicht und erscheint die Mobilisierung der Plazenta sehr risikoreich, so kann die Plazenta in situ belassen werden [116, 152, 157, 188]. Die bei Zurücklassen der Plazenta drohenden Komplikationen, wie Infektionen und Darmobstruktionen [188], sind im Einzelfall gegenüber dem Risiko der verstärkten Blutung und der Gefahr von Organverletzungen bei sofortiger Entfernung der Plazenta abzuwägen. Es besteht Übereinstimmung, daß die Entfernung der Plazenta anzustreben ist, wenn dieses ohne größere operationstechnische Risiken möglich erscheint [90, 97, 116, 152, 157, 188]. Bei ungünstigem Befund sollte jedoch nicht gezögert werden, auf die Entfernung der Plazenta zu verzichten, die Nabelschnur nahe an der Plazenta zu ligieren und die Laparotomiewunde zu verschließen. Auf die früher empfohlene Marsupialisation sollte wegen der Infektionsgefahr verzichtet werden [97, 157, 188]. Die Notwendigkeit einer Drainage der Reste der Fruchthöhle wird kontrovers diskutiert [116, 188]. Unter Antibiotikaprophylaxe, biochemischer (HCG) und sonographischer Überwachung kann die spontane Regression des Plazentagewebes abgewartet werden [188]. Die HCG-Konzentration im Blut fällt in der ersten Woche steil und in den darauffolgenden Wochen langsamer ab. HCG ist bis zu ca. 6 Wochen nachweisbar [55]. In den meisten Fällen wird die Plazenta vollständig resorbiert. Eine adjuvante zytostatische Therapie mit Methotrexat scheint die Infektionsgefahr zu erhöhen und kann nicht generell empfohlen werden [152]. Treten postoperativ Beschwerden auf, kann die Plazenta zu einem späteren Zeitpunkt nach Demarkierung in einem Zweiteingriff ohne größeres Risiko entfernt werden [97].

6 Episiotomie

E. KASTENDIECK

Bei der Episiotomie (Episeion = Scham, temnein = schneiden) werden die Vaginalwand, Dammgewebe und Anteile des M. bulbocavernosus durchtrennt und damit der Scheideneingang erweitert, der Weichteilwiderstand verringert und der Geburtskanal verkürzt. Der rechtzeitig und ausreichend tief durchgeführte Scheiden-Damm-Schnitt erleichtert und beschleunigt das Durchtreten des kindlichen Kopfes. Daraus ergeben sich für Mutter und Kind folgende Vorteile:

- Vermeidung von Scheiden-Damm-Rissen mit der Gefahr des Einrisses des M. sphincter ani und der Rektumschleimhaut.
- Schmerzerleichterung und Verkürzung der Preßperiode bei mütterlicher Erschöpfung.
- Vermeidung einer Überdehnung und Zerreißung der Beckenbodenmuskulatur (Pars pubica des M. levator ani) und damit Prophylaxe einer Beckenbodeninsuffizienz mit Zysto- und Rektozelenbildung. Von einigen Autoren wird jedoch bezweifelt, ob durch eine routinemäßige Anwendung der Episiotomie einer Beckenbodeninsuffizienz vorgebeugt werden kann [8, 65].
- Vermeidung einer irreversiblen Verbreiterung des Introitus mit möglicherweise ungünstigen Auswirkungen auf die Vita sexualis [176].
- Verminderung der Druckeinwirkungen auf den kindlichen Schädel bei protrahierter Preßperiode, vaginal-operativen Entbindungen und besonders bei Frühgeburten zur Prophylaxe zerebraler Durchblutungsstörungen und Hämorrhagien.
- Verkürzung einer fetalen Hypoxieperiode (z. B. bei Nabelschnurkomplikationen) und dadurch unter Umständen Vermeidung einer operativ-vaginalen Entbindung.

Nachteile bei großzügiger Anwendung der Episiotomie für das Kind bestehen nicht. Für die Mutter ergibt sich die Notwendigkeit einer operativen Wundversorgung in Lokalanästhesie mit möglichen Frühkomplikationen (intra- und postoperative Wundschmerzen, erhöhter Blutverlust, Wundhämatom, Infektion, Sekundärheilung und Sekundärnaht) und in seltenen Fällen Spätkomplikationen, wie Bildung schmerzhafter Narben oder Stenosierung des Introitus vaginae mit Kohabitationsbeschwerden.

Zur Vermeidung von Geburtsverletzungen und zur Erleichterung der Preßperiode für Mutter und Kind wird heute im allgemeinen die Episiotomie großzügig angewandt. So betrug die Häufigkeit des Scheiden-Damm-Schnittes bei vaginaler Entbindung in der Bayerischen Perinatalerhebung 1984 75%, an der Universitäts-Frauenklinik Würzburg 85%. In den letzten Jahren wird vermehrt darauf hingewiesen, daß eine routinemäßig rein aus prophylaktischen Gründen durchgeführte Episiotomie von fraglichem Nutzen ist [8, 64, 74, 180]. Bei der Entscheidung zur Episiotomie ist trotz der im Einzelfall unbestrittenen Vorteile zu berücksichtigen, daß relativ häufig Beschwerden im Zusammenhang mit der Episiotomie angegeben werden [200] und daß der präventive Effekt hinsichtlich kindlicher und mütterlicher Früh- und Spätkomplikationen umstritten ist [8, 64, 65, 74, 180].

Für uns ist die Episiotomie dringend indiziert bei

- drohendem Scheiden-Damm-Riß (Blaßwerden des angespannten Dammes)
- pathologischen Schädellagen
- operativ-vaginaler Entbindung, einschließlich der vaginalen Entbindung aus BEL
- der Frühgeburt zur Verminderung der zerebralen Druckbelastungen
- zur Geburtsbeschleunigung bei fetaler Hypoxie und protrahierter Preßperiode und bei
- mütterlicher Erschöpfung.

In allen anderen Fällen müssen individuell bei jeder Gebärenden Vor- und Nachteile der Episiotomie gegeneinander abgewogen werden. Im Zweifelsfall entscheiden wir uns zur Episiotomie, die bei subtiler Nahttechnik nahezu beschwerdefrei ist. Es empfiehlt sich, schon präpartal auf die Möglichkeit einer Episiotomie hinzuweisen.

Operative Technik: Für die Episiotomie verwenden wir eine große gerade Schere, mit der man das Gewebe mit einem einzigen Schnitt durchtrennen kann. Wichtig ist der richtige Zeitpunkt der Episiotomie. Bei zu früher Inzision kann der Schnitt schmerzhaft sein, es verstärkt bluten und die Gefahr des Weiterreißens sich erhöhen. Eine gewisse Vordehnung des muskulären Beckenbodens und des Dammes ist erwünscht und vermindert unseres Erachtens das Risiko der traumatischen Schädigung der Levatormuskulatur. Bei der Spontangeburt ist der günstigste Zeitpunkt gegeben, wenn der Kopf einschneidet, die Dammhaut beim „Steigen" des Kopfes und Klaffen des Anus deutlich angespannt und die Geburt des Kopfes in einer Wehe zu erwarten ist (Abb. 12). Auf diese Weise kann sowohl eine abrupte als auch eine zu lange bestehende Überdehnung des Lavatormuskels vermieden werden. Außerdem ist die Inzision des vorgedehnten Scheiden-Damm-Bereiches auch ohne Anästhesie nahezu schmerzfrei und weniger blutreich. Auch scheinen die auf den kindlichen Kopf einwirkenden Kompressionskräfte geringer, wenn die Weichteile vorgedehnt sind.

Natürlich darf die Episiotomie nicht zu spät erfolgen, damit Mutter und Kind maximal von der geburtsmechanischen Entlastung profitieren können. Insbesondere bei der sehr unreifen Frühgeburt (kombiniert mit Spekulumentbindung), bei vaginalgeburtshilflichen Operationen (Forceps, Vakuumentbindung) und bei akuter fetaler Hypoxie muß die Episiotomie frühzeitig durchgeführt werden. Bei ungenügender Vordehnung ist eine lokale, regionale oder allgemeine Anästhesie erforderlich.

Die Episiotomie sollte während der Wehenakme durchgeführt werden, einmal wegen der geringen Schmerzempfindlichkeit und zum anderen, um die erforderliche Schnittlänge besser abschätzen zu können.

Hinsichtlich der Schnittführung sind drei Techniken zu unterscheiden:

1. Mediane Episiotomie
Der Schnitt geht von der hinteren Kommissur aus in der Mittellinie bis an den M. sphincter ani externus heran.

Vorteil: Geringe Blutung, einfache Wundversorgung, geringe postoperative Wundschmerzen, sehr gute Heilungstendenz mit kosmetisch und funktionell gutem Ergebnis [39, 30].

Nachteil: Gefahr des Weiterreißens zum Dammriß III. bis IV. Grades.

Wir führen die mediane Episiotomie nur bei sehr günstigen Raumverhältnissen und komplikationslos verlaufender Preßperiode durch.

2. Medio-laterale Episiotomie (Abb. 12)
Die Inzision beginnt gleichfalls von der Kommissur und verläuft dann in medio-lateraler Richtung in einem Winkel von ca. 45° zur Körperlängsachse deutlich vom seitlichen Rand des klaffenden M. sphincter ani externus entfernt in einer Länge auf der Dammhaut von mindestens 3–4 cm. Die Flächen der Scherenbranchen müssen dabei stets senkrecht zum Gewebe gehalten werden, um eine schräge Schnittfläche zu vermeiden.

Bei der medio-lateralen Episiotomie wird der M. bulbocavernosus durchtrennt.

Vorteil: Bei größerem Raumgewinn geringere Gefahr des Weiterreißens zum Dammriß III. bis IV. Grades als bei der medianen Episiotomie [39, 30, 114].

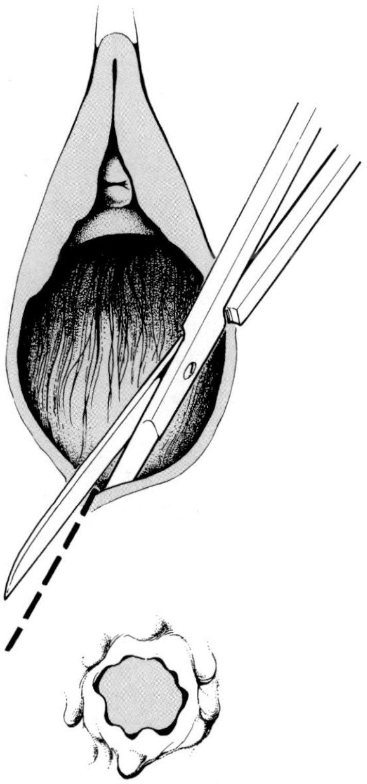

Abb. 12. Mediolaterale Episiotomie beim Einschneiden des Kopfes. Der hintere Damm ist angespannt und der Anus klafft

Nachteil: Vermehrte Blutungsneigung, schwierigere Nahttechnik, da infolge der Durchtrennung des M. bulbocavernosus die Wundränder asymmetrisch verzogen werden, erhöhte Schmerzhaftigkeit, schlechtere Wundheilungstendenz [61].

Die medio-laterale Episiotomie wird von uns, insbesondere bei vaginal operativer Entbindung, engem Beckenausgang, straffen Weichteilen, niedrigem Damm, bei fetaler Hypoxie und bei der Frühgeburt bevorzugt.

3. Laterale Episiotomie
Der Schnitt geht mindestens 1 cm lateral von der hinteren Kommissur aus in überwiegend seitlicher Richtung. Notfalls kann der Schnitt, wie bei der medio-lateralen Episiotomie am M. sphincter ani vorbei, verlängert werden (Schuchardt-Schnitt).

Entscheidende Vorteile gegenüber der medio-lateralen Schnittführung sind für uns nicht erkennbar.

Naht der medio-lateralen Episiotomie. Eine unmittelbar nach der Geburt des Kindes stark blutende Episiotomie sollte bis zur endgültigen Wundversor-

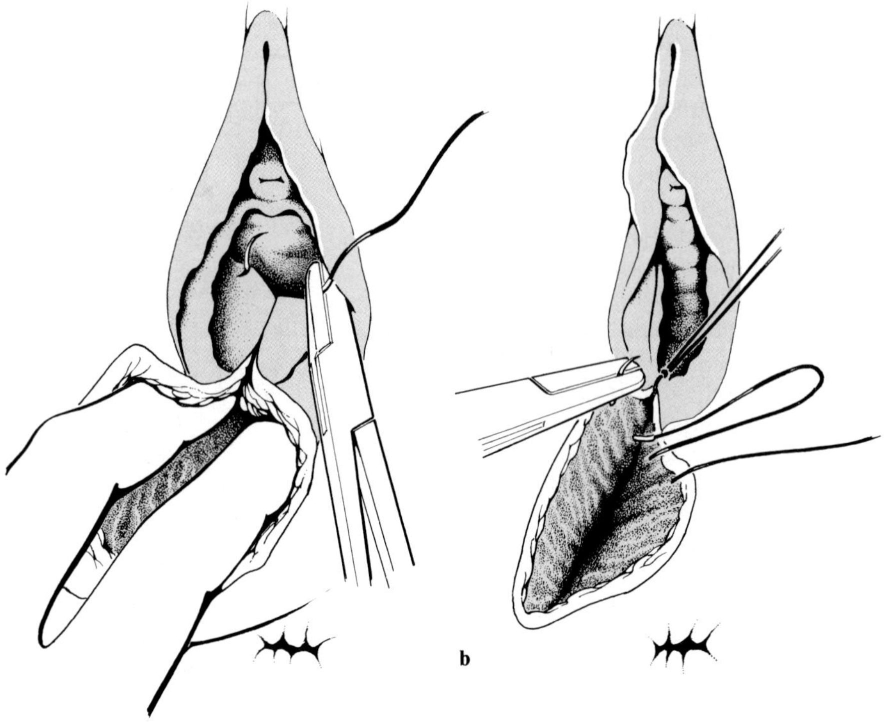

Abb. 13. Naht der mediolateralen Episiotomie. **a** Zunächst Naht der Vaginalwunde bis zum Hymenalsaum durch fortlaufende Naht oder Einzelknopfnähte. **b** Es folgen dann die versenkten Dammnähte. Wichtig ist die *erste* versenkte Dammnaht mit exakter Adaption der durch Muskelzug retrahierten korrespondierenden Wundränder

gung mit einem Tupfer komprimiert oder die blutenden Gefäße mit Klemmen gefaßt werden. Nach Abspülen, Desinfektion der Vulva, des Dammes und der Analregion und Abdecken des Dammbereiches wird das Wundgebiet durch eine Lokalanästhesie analgesiert, sofern keine ausreichende Peridural- oder Pudendusanästhesie besteht. Ein mit einem Bändchen armierter Tupfer vor der Zervix hält die uterinen Blutungen zurück und erleichtert die Übersicht im Wundgebiet. Durch digitale Spreizung der Vaginalwand mit der linken Hand wird der oberste Wundwinkel eingestellt und die Scheidenwunde durch fortlaufende Naht oder Einzelknopfnähte bis zum Hymenalsaum verschlossen (Nahtmaterial: z.B. resorbierbare Kunststoffäden aus Polyglykolsäure bzw. Polyglactin 910 (Dexon, Vicryl = PGS-Fäden, Fadenstärke 2-0 bis 3-0) (Abb. 13a). Es folgt eine versenkte Nahtreihe unter Auslassung des Wundgrundes (cave Rektumverletzung) zur Rekonstruktion des Dammes und zur Blutstillung, die wir auch mit Einzelknopfnähten durchführen (z.B. PGS-Fäden 2-0 bis 3-0). Entscheidend für die schichtengerechte Adaptation der Dammwundflächen ist die erste versenkte Naht, die den durch Muskelzug nach vorne gezogenen seitlichen Wundrand an die mediale Schnittfläche fixiert (Abb. 13b). Infolge der Verziehung darf diese Naht nicht senkrecht zur Dammschnittwunde, sondern muß steil von medial nach lateral vorn gelegt werden. Die korrespondierenden Abschnitte sind leicht am Hymenalsaum, an der unterschiedlichen Pigmentierung und am Übergang von nicht verhornenden zum verhornenden Plattenepithel im Bereich der hinteren Kommissur zu erkennen. Für eine funktionell und kosmetisch befriedigende Rekonstruktion ist es von entscheidender Bedeutung, daß die Ränder des Hymenalsaumes exakt vereinigt werden. Spritzende arterielle Gefäße werden isoliert umstochen. Der Aufbau des Dammes erfolgt in der Regel einschichtig, bei sehr tiefer Episiotomiewunde in mehreren Schichten. Wichtig ist, daß die Nähte nicht mit zu großer Spannung geknüpft werden. Die Dammhaut verschließen wir bei Bluttrokkenheit mit einer fortlaufenden Intrakutannaht (atraumatische PGS-Fäden 4-0), bei vermehrter Blutungsneigung mit versenkten intrakutanen oder transkutanen Einzelknopfnähten (atraumatischer PGS-Faden 3-0 bis 4-0). Ein nahezu schmerzfreier Hautverschluß ist nach unseren Erfahrungen auch mit nach Allgöwer modifizierten Rückstichnähten zu erreichen. Nach Entfernung des Scheidentupfers und gegebenenfalls rektaler Kontrolluntersuchung wird die Wundnaht durch einen Sprühverband geschützt.

Bei intrakutanem Hautverschluß sind die postpartalen Wundschmerzen deutlich geringer als bei konventionellen transkutanen Einzelknopfnähten, die vermehrt zu Wundödem, oberflächlichen Entzündungen und Nekrosen führen [33, eigene Erfahrungen]. Zu straff geknüpfte, oft in die Dammhaut einschneidende und gelegentlich sehr schmerzhafte Einzelknopfnähte können am 4. Wochenbettstag gezogen werden, wodurch zumeist eine sofortige Schmerzlinderung erzielt wird. Als Nahtmaterial weisen die PGS-Fäden aufgrund ihrer Gewebefreundlichkeit mit nur geringer Entzündungsreaktion und der höheren Reißfestigkeit gegenüber dem Catgut Vorteile auf [136, 38, 159, 7]. Die ausgeprägte Reißfestigkeit des PGS-Fadens ermöglicht es, die Fadenstärken erheblich zu reduzieren (bis 4-0) und dadurch das Gewebstrauma und die Entzündungsreaktion zu verringern. Eine subtil mit modernem Nahtmaterial und schichtengerechter Adaption verschlossene Episiotomiewunde ist im Wochenbett nahezu schmerzfrei.

Für die Versorgung der Episiotomiewunde wurden verschiedene Nahttechniken angegeben [117, 176, 185]. Hinsichtlich der postpartalen Beschwerden scheint unseres Erachtens in erster Linie die Verwendung von gewebsfreundlichem Nahtmaterial (langsam resorbierbare Kunststoffäden aus Polyglykolsäure bzw. Polyglactin 910) mit möglichst geringer Fadenstärke und der intrakutane Hautverschluß von Bedeutung zu sein. Eine Nachbehandlung ist bei fortlaufender Intrakutannaht nur selten notwendig. Bei schmerzhaftem Wundödem können Antiphlogistika, Oberflächenanästhetika und Sitzbäder verordnet werden.

Fehler, Komplikationen:

- Der obere Scheidenwundwinkel wird nicht durch Naht erfaßt (Gefahr der Nachblutung und des paravaginalen Hämatoms).
- Bei den versenkten Dammnähten wird median zuviel Gewebe auf die Nadel aufgeladen und dadurch das Rektum angestochen (Gefahr der Abszeßbildung und der rektovaginalen Fistel). Der Fehler ist durch digitale rektale Untersuchung zu erkennen. Der das Rektum durchstechende Faden muß gezogen werden.
- Unzureichende Blutstillung durch nicht tief genug versenkte Dammnähte (Gefahr des Vulvahämatoms).
- Anatomisch nicht korrekte Rekonstruktion der hinteren Kommissur durch falsch gelegte Dammnähte (Asymmetrie, Insuffizienz des Verschlusses oder Stenose des Introitus, überlappende Wundränder mit Neigung zur Sekundärheilung).
- Die Dammnähte wurden zu stark geknüpft und schneiden durch (Schmerzen, Infektion).
- Eine eitrige Infektion der Episiotomie erfordert ein Eröffnen der Wunde ohne verbleibende Taschenbildungen. Nach Wundreinigung (lokale desinfizierende Therapie, Sitzbäder, enzymatisch wundreinigende Salben) wird die Episiotomiewunde sekundär genäht. Auch spontan auftretende größere Wunddehiszenzen werden bei sauberen Wundverhältnissen sekundär durch Naht versorgt.

7 Versorgung von Verletzungen intra partum

E. Kastendieck

7.1 Verletzungen der Vulva

Geburtsverletzungen der Vulva und des Introitus sind leicht zu erkennen und führen nur selten zu schwerwiegenden Komplikationen.

Labienrisse finden sich meist an der Innenseite der Labia minora. Sie sind oft nur oberflächliche Einrisse oder Abschürfungen, die nur wenig bluten. In der Regel sind die Wundränder auseinandergewichen und sollten durch feine transkutane oder intrakutane versenkte Einzelknopfnähte mit resorbierbarem Nahtmaterial (PGS-Fäden 3-0 bis 4-0) adaptiert werden, um den Kontakt der offenen Wunde mit Urin (schmerzhaft) und Lochien (Infektionsgefahr) zu vermeiden.

Einrisse in die gefäßreiche Klitoris *(Klitorisriß)* können zu stärkeren arteriellen Blutungen aus Ästen der A. clitoridis führen [114, 119], die isolierte Umstechungen erfordern. Bei der Wundadaptation mit feinem atraumatischem Nahtmaterial ist auf exakte anatomische Rekonstruktion und auf die Nähe der Urethra zu achten. Hilfreich kann dabei die Urethradarstellung mit einem Foley-Katheter sein.

7.2 Dammrisse

Bei der Zerreißung des Dammes ist stets die hintere Vaginalwand mitbeteiligt (Scheiden-Dammriß). Nach der Bayerischen Perinatalerhebung kommt es bei 15% der vaginalen Entbindungen zu Einrissen der Vagina und des Perineums. Der Dammriß mit

Verletzung des M. sphincter ani externus ist sehr viel seltener (0.2%) [185]. In Übereinstimmung mit KÄSER, BENSON u. MARTIN [97, 10, 119] unterteilen wir die Dammrisse in vier Grade, weil Prognose und Therapie davon abhängig sind, ob bei der Zerreißung des M. sphincter anus auch die Rektumschleimhaut eingerissen wird.

Dammriß I. Grades: Oberflächlicher Einriß der Haut und Subkutis an der hinteren Kommissur.

Dammriß II. Grades: Tiefer Einriß der Scheiden- und Dammhaut einschließlich der Muskulatur des Dammes (M. bulbocavernosus, M. transversus perinei profundus et superficialis, seltener die medialen Anteile des M. levator ani) ohne Verletzung des M. sphincter ani externus.

Die operative Versorgung der Dammrisse I. und II. Grades erfolgt entsprechend der Nahttechnik bei Episiotomie. Der Befund erfordert gelegentlich eine Begradigung oder Exzision geschädigter oder zerfetzter Hautabschnitte.

Dammriß III. Grades: Zusätzlicher Einriß bis zur vollständigen Ruptur des M. sphincter ani externus ohne Verletzung des Rektums.

Bei der Naht des Dammriß III. Grades werden die durchtrennten und retrahierten Enden des M. sphincter ani mit Klemmen gefaßt und durch Einzelknopfnähte (PGS-Faden 2-0) vereinigt. Der weitere Wundverschluß ist wie bei dem Dammriß II. Grades.

Dammriß IV. Grades: Dammriß mit Zerreißung des M. sphincter ani einschließlich der Rektumschleimhaut.

Operative Versorgung des Dammriß IV. Grades: Bei der Betrachtung zeigt sich ein Riß von der Vagina bis zum Rektum. Die zerrissene Dammuskulatur und die durchtrennten Enden des M. sphincter ani externus sind infolge Muskelzuges in die seitlichen Wandpartien retrahiert.

Nach Desinfektion des Wundgebietes wird zunächst der obere Wundwinkel der Scheidenwunde aufgesucht und die Vagina durch Einzelknopfnähte soweit verschlossen, wie es eine einwandfreie Übersicht über Damm- und Rektumwunde erlaubt (Abb. 14). Der unterste Faden wird lang gelassen und dient als Haltefaden.

Vor Versorgung der eingerissenen Rektumvorderwand empfiehlt es sich, die durchtrennten und retrahierten Enden des M. sphincter ani externus aufzusuchen, mit Klemmen zart zu fassen und diese mit einer atraumatischen PGS-Naht der Stärke 2-0 bis 0 zu ersetzen. Diese nicht geknüpfte Naht dient zunächst als Haltefaden, um durch Vorziehen die Wundränder der Rektumschleimhaut anzunähen und spannungsfrei vernähen zu können (Abb. 15). Später wird dieser Haltefaden zur Sphinkternaht verknüpft. Die Naht des Rektums erfolgt mit mehreren atraumatischen einstülpenden Einzelknopfnähten mit PGS-Fäden der Stärke 3-0 bis 4-0, indem beidseits 3–4 mm perirektales Gewebe mit der Nadel gefaßt wird, ohne die Rektumschleimhaut zu durchstechen. Die Rektumnähte werden bis zur Haut/Schleimhautgrenze des Anus gelegt.

Nach erneuter Desinfektion, Handschuh- und Instrumentenwechsel wird nun die Sphinkterrekonstruktion durchgeführt. Dabei werden mit dem Haltefaden die beiden Sphinkterenden miteinander verknüpft (Abb. 16). Gegebenenfalls kann eine zweite Sphinkternaht die Wundadaptation zusätzlich sichern. Außerdem sollte kranial von den Sphinkternähten durch eine zusätzliche Naht das perirektale Bindegewebe vereinigt werden [153]. Der Aufbau des Dammes erfolgt dann wie beim Dammriß II. Grades mit Einzelknopfnähten, jedoch mit kräftigeren Fadenstärken (PGS-Faden der Stärke 0). Es soll eine breite schützende Gewebsschicht zwischen Rektumvorderwand und hinterer Vaginalwand gebildet werden. Die Haut wird durch Einzelknopfnähte verschlossen. Im Analbereich eignen sich für die Hautadaption versenkte intrakutane Einzelknopfnähte (PGS 4-0). Als Schutzverband empfiehlt sich ein Wundspray.

Fehler, Komplikationen:

- Unter Spannung stehende Rektumnähte (Gefahr der Nahtdehiszenz). Zur Vermeidung muß gegebenenfalls für eine ausreichende Mobilisierung des Rektums gesorgt werden.
- Bei der Sphinkternaht werden nicht die muskulären Sphinkterenden, sondern das anliegende Dammgewebe gefaßt. Dadurch kann ein ungenügender Sphinkterverschluß entstehen (Gefahr der bleibenden Sphinkterinsuffizienz). Die retrahierten Enden des M. sphincter ani finden sich unmittelbar unter der Haut, wo die radiär gefaltete Analhaut an die Wundränder stößt [150]. Vor Knüpfen der Sphinkterfäden sollte die korrekte Rekonstruktion der Analrosette überprüft werden.
- Die gefürchtetste Komplikation ist die Wundinfektion mit der Gefahr der narbigen Defektheilung, der Incontinentia alvi et flavi und der rektovaginalen Fistel. Zur Vermeidung sind eine sorgfältige

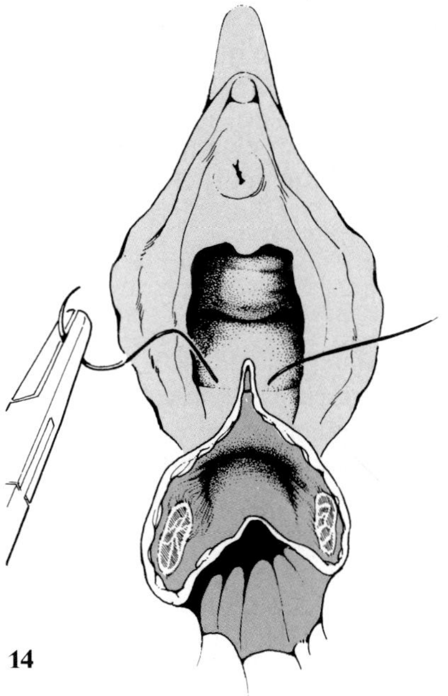

14

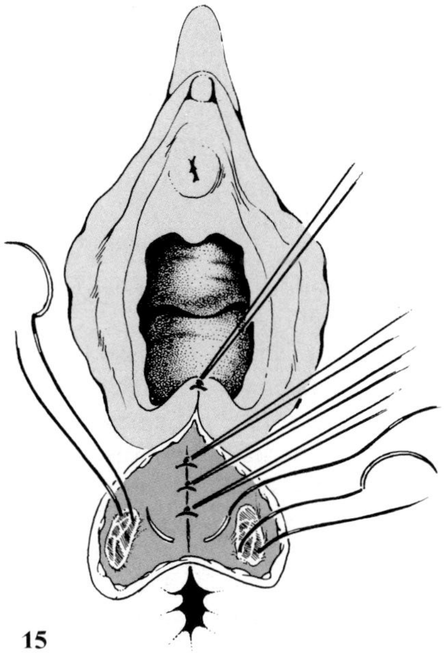

15

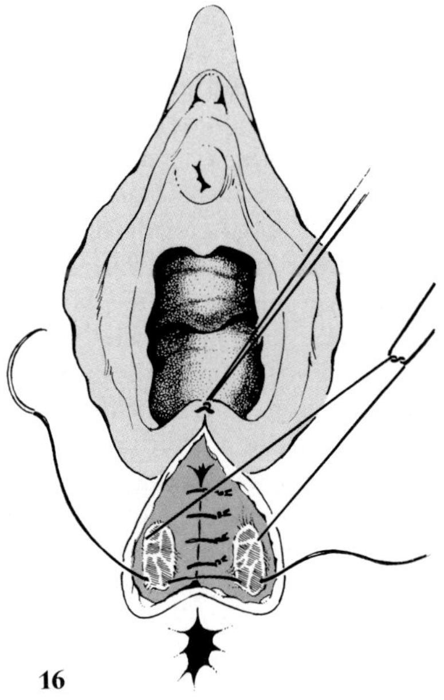

16

Abb. 14. Naht eines Dammrisses IV. Grades. Naht der Scheidenwunde, am oberen Wundwinkel beginnend

Abb. 15. Nach Anzügelung der Spinkterenden Naht der Rektumschleimhaut durch atraumatische Einzelknopfnähte der Stärke 3–0 bis 4–0

Abb. 16. Nach Verschluß der Rektumwunde Rekonstruktion des M. sphincter ani externus durch Knüpfen des Sphinkterhaltefadens. Zusätzliche Sicherung des Schließmuskels durch eine zweite Sphinkternaht

Blutstillung, schichtengerechte Wundadaption ohne Durchstechen der Rektumschleimhaut mit nicht zu straff geknüpften Fäden, sorgfältige Desinfektion und in besonders ungünstigen Fällen eine hochdosierte kurzzeitige systematische Antibiotikaprophylaxe zu empfehlen.

Nachbehandlung: Die lokale Nachbehandlung besteht in täglich mehrfachem Abspülen mit einer desinfizierenden Lösung. In den ersten Wochenbettstagen erfolgt die Ernährung mit einer schlakkenarmen Schonkost [184]. Eine Darmentleerung ist am dritten Wochenbettstag nach Verabreichung eines milden Laxans und gegebenenfalls eines Mikroklistiers herbeizuführen [119, 184, 114]. Die früher medikamentös unterstützte Obstipation in den ersten Wochenbettstagen hat sich nicht bewährt. Zur Schmerzlinderung und Verminderung des Wundödems können Antiphlogistica systemisch verabreicht werden. Die Prognose eines kunstgerecht versorgten Dammrisses III. und IV. Grades ist gut. Nachuntersuchungen von 29 Frauen mit einem Dammriß III. und IV. Grades ergaben keine Inkontinenz-, Defäkations- und/oder Kohabitationsbeschwerden [184].

7.3 Scheidenrisse

Scheidenrisse kommen zumeist in Verbindung mit Dammverletzungen oder beim Weiterreißen eines Scheiden-Damm-Schnittes vor. Vaginalverletzungen können aber auch isoliert auftreten. Die Häufigkeit (ohne Scheiden-Damm-Risse) betrug im Geburtengut der Universitäts-Frauenklinik Würzburg 1983–84 8% der vaginalen Entbindungen. Sie sind zumeist im unteren Scheidendrittel lokalisiert. Ausdehnungen und Blutungen variieren stark. Häufig weist schon vor der Geburt des Kopfes eine hellrote Blutung auf einen Vaginaleinriß hin. Durch Palpation in der Wehenpause kann der Scheidenriß lokalisiert und entsprechend die Schnittführung bei der Episiotomie gewählt werden, um eine zweite Scheidenwunde zu vermeiden.

Die Scheidenrisse im unteren und mittleren Vaginaldrittel werden in Lokal/Pudendusanästhesie durch Einzelknopfnähte versorgt (z. B. PGS-Faden 2-0). Es ist darauf zu achten, daß nur die Scheidenwundränder (Gefahr der Rektumverletzung), diese jedoch durchgreifend, genäht werden, um die oft retrahierten arteriellen Gefäßstümpfe mitzufassen.

Die *hohen* Scheidenrisse können bis in das hintere Scheidengewölbe und tief in den paravaginalen, pararektalen und parametranen Raum reichen. Sie sind gelegentlich schwierig operativ zu versorgen, da oft Äste der A. vaginalis (absteigender Ast der A. uterina) oder varikös erweiterte Venen stärker bluten und die Übersicht durch zusätzliche Blutung aus dem Uterus erschwert sein kann.

Bei Verdacht auf eine hochgelegene Rißbildung ist eine Spekulumeinstellung zwingend geboten. Vorher ist zur Verminderung des Blutverlustes und zur besseren Übersicht des Operationsgebietes unverzüglich die Entfernung der Plazenta sowie die Gabe von Uterotonika für eine anhaltende Uteruskontraktion erforderlich. Bei der Revision und Versorgung hochgelegener und schwer zu versorgender Geburtsverletzungen bevorzugen wir die Allgemeinnarkose. Mit breiten Spekula wird von einem Assistenten die Vagina entfaltet, wobei die Vaginalwunde nicht nach kranial gedrängt werden darf, um nicht unnötig die Übersicht zu erschweren. Nach Ausschluß eines Zervixrisses und einer Kolpaporrhexis wird der obere Wundwinkel und danach folgend die Vaginalränder durch Einzelknopfnähte adaptiert. Wichtig ist die sichere Versorgung des kranialen Wundwinkels, um Nachblutungen zu vermeiden. Bei erschwerter Darstellung des Wundgebietes kann auch in umgekehrter Reihenfolge vorgegangen werden, indem zunächst im unteren Anteil des Vaginalrisses eine Naht gelegt und durch Zug der obere Teil der Scheidenwunde zugänglicher wird. Spritzende arterielle Gefäße sind isoliert zu umstechen. Eine Drainage des paravaginalen Raumes oder eine vaginale Tamponade ist nur in Einzelfällen indiziert, z. B. bei hämorrhagischer Diathese infolge einer Verbrauchskoagulopathie.

Eine extrem seltene Scheidenrißverletzung ist der Abriß des Scheidengewölbes von der Zervix, die sogenannte *Kolp(ap)orrhexis*. Bei dieser Komplikation ist in der Regel die Laparotomie und zumeist die Hysterektomie erforderlich. Nur in sehr günstigen Fällen scheint ein uteruserhaltendes rekonstruktives Vorgehen gerechtfertigt.

Fehler, Komplikationen bei operativer Therapie des hohen Scheidenrisses:

- Wundversorgung bei unzureichender Übersicht, wenn ohne Allgemeinnarkose, bei ungenügender Assistenz und starker uteriner oder vaginaler Blutung operiert wird. Es drohen Nebenverletzungen und eine insuffiziente Blutstillung.
- Nichterkennung bzw. unzureichende Therapie einer Koagulopathie oder einer starken Kreislaufinsuffizienz, bei der eine schockbedingte Minderdurchblutung eine suffiziente Blutstillung vortäuschen kann.

In beiden Fällen ist die Gefahr einer postoperativen Nachblutung bzw. eines Hämatoms erhöht.

7.4 Zervixrisse

Einrisse der Zervix unterschiedlichen Ausmaßes entstehen fast bei jeder Geburt [114], von denen jedoch nur Verletzungen mit Blutungen oder mit einer Ausdehnung von mehr als 1–2 cm Länge operativ versorgt werden müssen [119, 114]. Die Einrisse des zervikalen Gewebes finden sich am häufigsten bei 3 und 9 Uhr. Die Häufigkeit operativ zu behandelnder Zervixrisse betrug im Geburtengut der Universitäts-Frauenklinik Würzburg 1983–84 1% der vaginalen Entbindungen.

Die Diagnose erfolgt durch Spekulumeinstellung, die bei jeder ungeklärten intrapartalen oder stärkeren postpartalen Blutung sowie routinemäßig nach forcierter operativ-vaginaler Entbindung durchgeführt werden sollte.

Vor der Zervixnaht müssen die Plazenta entfernt, auf Vollständigkeit kontrolliert und hochdosiert Uterotonika verabreicht werden. Wichtige Voraussetzung für eine korrekte Naht ist die sorgfältige Einstellung der Zervixwunde. Die Vagina wird durch breite Spekula entfaltet, der Uterus manuell vom Abdomen durch einen Assistenten in das kleine Becken gedrückt und die vordere und hintere Muttermundslippe mit atraumatischen Klemmen gefaßt. Zur besseren Übersicht wird die Zervix an den Klemmen nach der dem Riß entgegengesetzten Seite gezogen und durch ein Spekulum auf der Rißseite die Vaginalwand zurückgedrängt. Um ein Weiterreißen des Zervixrisses nicht zu übersehen, ist außer der Inspektion auch eine digitale Austastung des Zervikalkanales zu empfehlen, um die Ausdehnung der Rißverletzung exakt zu bestimmen. Die oberste Umstechung unmittelbar am Wundwinkel mit resorbierbarem Nahtmaterial ist für die Blutstillung die wichtigste Naht. Sie sollte durchgreifend am Wundwinkel gelegt werden (unter Umständen als Z-Naht), um eventuell retrahierte Arterienäste sicher mitzufassen (Abb. 17). Diese Naht muß zu einer deutlichen Verminderung der Blutung führen. Die weitere Adaptation der Zervixwunde erfolgt durch zusätzliche, tief die Zervixwand durchgreifende Einzelknopfnähte bis zum Orificium externum. Ist die Darstellung des oberen Wundwinkels

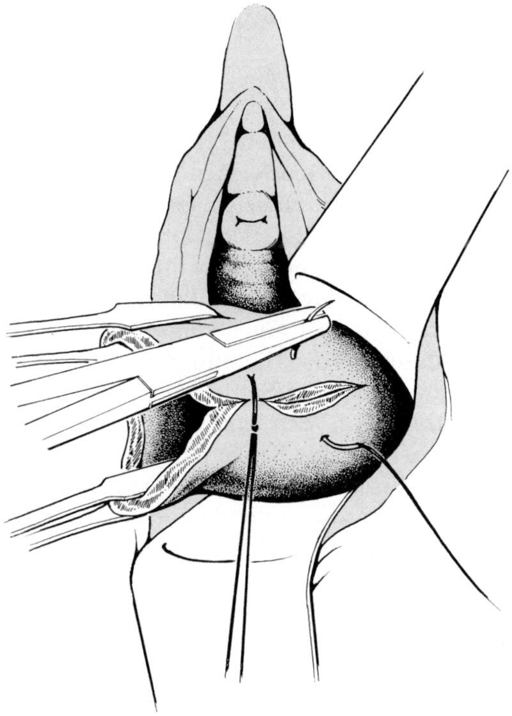

Abb. 17. Nach Einstellung und Austastung des Zervixrisses tiefgreifende Naht unmittelbar am kranialen Wundwinkel, eventuell als Z-Naht zur sicheren Blutstillung. Bei unübersichtlichen Verhältnissen kann durch eine mehr muttermundswärts gelegte erste Naht der höhergelegene Rißteil vorgezogen werden

schwierig, so kann die erste Naht mehr muttermundswärts gelegt werden, um dann den höher gelegenen Rißteil vorziehen und bei besserer Übersicht versorgen zu können.

Komplikationen: Der Zervixriß kann sowohl seitlich in das Scheidengewölbe und tief in das parametrane Gewebe als auch in Richtung Corpus uteri im Sinne einer Uterusruptur weiterreißen. In beiden Fällen ist eine Verletzung der A. uterina oder ihres zerviko-vaginalen Astes möglich, die eine sofortige Laparotomie und in der Regel eine Hysterektomie erfordert. Eine vaginale Versorgung eines nicht stärker blutenden, jedoch in das Scheidengewölbe und Parametrium reichenden Zervixrisses ist nur dann indiziert, wenn der obere Wundwinkel mit Sicherheit bei der vaginalen Einstellung zu erkennen und der Ureter nicht gefährdet ist. Zur Vermeidung einer Ureterverletzung ist dann der maximale Zug des Uterus nach unten und auf die dem Riß entgegengesetzte Seite besonders wichtig.

7.5 Postpartale Hämatome

Hämatome im Bereich der Geburtswege können durch Zerreißen tiefer Gewebsschichten ohne Verletzung der darüberliegenden Haut sowohl bei vaginal-operativen Entbindungen als auch bei Spontangeburten entstehen. Die Blutung breitet sich leicht im lockeren paravaginalen und pararektalen Gewebe aus und kann das Lumen von Vagina und Rektum einengen. Die Häufigkeit dieser Hämatomentstehung ist in der heutigen Geburtshilfe sehr gering, da im allgemeinen auf geburtsmechanisch sehr schwierige Vaginalentbindungen zugunsten der Sectio verzichtet wird. Seltene iatrogen bedingte Ursachen sind Blutungen durch Pudendus- und Parazervikalanästhesie. Die überwiegende Anzahl postpartaler Hämatome wird durch eine fehlerhafte Nahttechnik bei der Versorgung von Rißverletzungen oder Episiotomien mit zu oberflächlicher Wundadaptation, ohne die in der Tiefe eröffneten oder retrahierten Gefäßstümpfe mitzufassen, oder durch versehentliches Anstechen varikös erweiterter Venen bei der Naht verursacht [115].

Die Häufigkeit revisionsbedürftiger Hämatome betrug im Geburtengut der Universitäts-Frauenklinik Würzburg 1983 bis 1984 0,1%.

Nach der topographisch-anatomischen Beziehung zum M. levator ani unterscheidet man

- *infralevatorielle Hämatome* unterhalb des M. levator ani im Bereich der Vulva, des Dammes und der Fossa ischiorectalis
- *supralevatorielle Hämatome* oberhalb des M. levator ani im Bereich der Parametrien mit möglicher retroperitonealer Ausbreitung bis zur Nierengegend.

Leitsymptom des postpartalen Hämatoms ist der zunehmende Schmerz. Bei ausgedehntem Hämatom bestehen infolge des massiven Blutverlustes Anämie und Schocksymptome.

Die Diagnose wird beim Vulvahämatom gesichert durch die Inspektion und Palpation des Vulva-Damm-Bereiches. Es findet sich eine blauschwärzliche, schmerzhafte Anschwellung. Immer sollte bei Schmerzangaben, besonders bei fehlendem Korrelat im Bereich des äußeren Genitale, zusätzlich eine Vaginaluntersuchung durchgeführt werden, um ein paravaginales Hämatom nicht zu übersehen. Dieses imponiert als ein die Vaginalwand prall vorwölbender, sehr druckdolenter Tumor.

Bei der Behandlung postpartaler Hämatome ist ein aktives Vorgehen von Vorteil, um die Schmerzen sofort zu beseitigen und die Gefahr eines weiteren Blutverlustes und einer Infektion vermindern zu können.

Diffuse Einblutungen, z. B. im Vulva-Damm-Bereich ohne wesentliche Beschwerden, können hingegen konservativ behandelt werden.

Für die operative Versorgung bevorzugen wir die Allgemeinnarkose. Bei *infra*levatoriellem Hämatom wird die Haut im Bereich des Blutergusses oder die Wundnaht eröffnet und das Hämatom vollständig ausgeräumt. Spritzende arterielle Gefäße werden isoliert umstochen oder ligiert. Zumeist ist jedoch die eigentliche Blutungsquelle im eingebluteten, ödematösen und zundrigen Wundbett nicht mehr zu identifizieren. Nach zusätzlicher lokaler Desinfektion wird durch tiefgreifende versenkte Nähte die Blutung gestillt und gegebenenfalls nach Einlegen einer Redon-Drainage die Haut durch Einzelknopfnähte verschlossen. Eine Antibiotikaprophylaxe ist empfehlenswert.

Das operative Vorgehen bei *supra*levatoriellem Hämatom ist abhängig von der Ausdehnung des Hämatoms, wobei die vaginale Exploration durch sonographische Untersuchungen ergänzt werden kann. Bei von der Vagina zugänglichen, nach oben abgrenzbaren Hämatomen (z. B. noch hohem Scheidenriß), kann die Ausräumung der Blutkoagel vaginal vorgenommen werden. Nach ausreichender Blutstillung und Drainage wird die Vaginalwunde durch Einzelknopfnähte verschlossen. Wir verzichten auf eine vaginale Tamponade wegen der Infektionsgefahr und wegen der Möglichkeit einer unkontrollierten Ausbreitung einer erneuten Blutung in das parametrane und retroperitoneale Gewebe.

Bei ausgedehnter parametraner, intraligamentärer oder retroperitonealer Ausbreitung läßt sich die Laparotomie zumeist nicht umgehen. Nach Spaltung des Peritoneums wird das Hämatom ausgeräumt, der retroperitoneale Raum revidiert und drainiert. Eine hochdosierte Antibiotikaprophylaxe ist indiziert. Gelegentlich ist eine vollständige Blutstillung in dem blutig imbibierten Gewebe, besonders bei sich entwickelnder Koagulopathie, nicht zu erreichen, so daß eine Hysterektomie mit oder ohne Adnexektomie notwendig werden kann. Eine Ligatur der A. iliaca interna kann in extrem ungünstigen Fällen erforderlich sein, haben wir jedoch in den letzten 15 Jahren nicht vornehmen müssen.

8 Abdominale Schnittentbindung

K.-H. Wulf

Die Geschichte der größten geburtshilflichen Operationen mit dem stolzen Namen „Kaiserschnitt“ ist Triumpf und Tragödie zugleich. Glorreichen Einzelmitteilungen über erfolgreiche Operationen stand lange Zeit die erschütternd hohe Operationsletalität gegenüber. Noch Mitte vorigen Jahrhunderts betrug die Sterblichkeit selbst unter klinischen Bedingungen deutlich über 50%. Haupttodesursachen waren die Verblutung und die Sepsis. Die entscheidende Wende wurde Ende des letzten Jahrhunderts von Adolf Kehrer und Max Sänger eingeleitet: sie empfahlen die mehrschichtige Uterotomienaht nach Eröffnung des Uterus nicht durch Korpuslängsschnitt, sondern durch Querschnitt im Bereich des unteren Uterinsegmentes. Hinzu kamen die Beachtung neuer Erkenntnisse zur Infektionsprophylaxe durch Lister und Semmelweis. Die Kaiserschnittprognose besserte sich schlagartig innerhalb eines Jahrzehnts, die Letalität ging auf 4–5% zurück. Dennoch blieb der Indikationsbereich begrenzt, die Frequenz lag zwischen 0,5 und 1% [4, 5, 38].

Die *Häufigkeit* der Schnittentbindung hat in den letzten Jahrzehnten weltweit ständig zugenommen. Voraussetzung dafür war der Rückgang der Letalität und Morbidität für die Mutter. Erst dadurch wurde der Weg frei für Operationen auch/oder ausschließlich im Interesse des Kindes. Aus nordamerikanischen Kliniken werden Sectio-Frequenzen von 25% und mehr berichtet und auch vertreten. Selbst die generelle prophylaktische Schnittentbindung am Geburtstermin wird in amerikanischen Fachjournalen erörtert und das nicht nur unter forensischen Aspekten [1, 50, 60, 137, 161].

Im deutschsprachigen Raum liegt die Häufigkeit etwa zwischen 8 und 20%. Aus der Bayerischen Perinatalerhebung – im Augenblick wohl die repräsentativste deutsche Perinatalstudie – geht die Zunahme von 12,7% (1975) auf 14,8% (1989) hervor. Überraschend groß ist die Spannweite vom niedrigsten Einzelwert mit 2,5% zum Höchstwert von 38,7% bei einem Medianbereich von 8,2 bis 20%. Diese erheblichen Differenzen sind sicher nicht allein durch Häufung von Risikogeburten bedingt, sondern auch zurückzuführen auf Schulmeinungen, persönliche Erfahrungen und organisatorische und forensische Zwänge [93, 97, 177].

Extrapoliert man die bayerischen Zahlen auf die Bundesrepublik, so ist bei einer Geburtenfrequenz von knapp 600000/Jahr mit jährlich 80000 bis

90000 Schnittentbindungen zu rechnen. Damit wird die Sectio caesarea zum häufigsten intraabdominalen Eingriff bei Frauen der betreffenden Altersklasse. Man erkennt die enorme epidemiologische und allgemein-medizinische Bedeutung dieser Operation.

8.1 Das Risiko der Schnittentbindung

Jede Operation ist mit einem der Methode immanenten Risiko (intrinsic risk) belastet. Der Eingriff sollte demnach medizinisch notwendig und sittlich vertretbar sein. Die Berechtigung zur „Körperverletzung durch Operation" leiten wir her aus der Überlegenheit dieses Vorgehens gegenüber Alternativen. Das führt zur Nutzen-Schadens-Abwägung und folglich zur Indikationslehre. Die bisherige Steigerung der Sectiorate ging einher mit einer Senkung der perinatalen Sterblichkeit, das war ihre Rechtfertigung. Die hohen Operationszahlen wurden zum Teil sichtlich erkauft mit einer größeren Gefährdung für die Mutter. Ob eine weitere Zunahme der Schnittentbindungen die perinatale Sterblichkeit noch verbessern kann, wird zunehmend fraglich. Vielleicht ist jedoch ein weiterer Rückgang der einschlägigen Morbidität zu erzielen, insbesondere der frühkindlichen Hirnschäden. Das wäre ein starkes Argument für die Operation [3, 9, 145, 163, 201].

Gefährdung der Mutter: Jede Geburt ist auch für die Mutter mit einem erhöhten Risiko verbunden. Die Schnittentbindung bedeutet eine zusätzliche Gefährdung. Die *Sectio-Letalität* liegt in großen überregionalen Statistiken mit 1,5–2,0‰ etwa um den Faktor 3–8 höher als die Gesamtmüttersterblichkeit (0,2–0,5‰). Verglichen nur mit den vaginalen Geburten wird das Risiko noch größer sein. Im Rahmen der Münchner Perinatal-Studie (1975–1977) wurde eine Sectio-Letalität von 2,2‰ und von 0,53‰ in der BPE von 1989 errechnet. Jeder zweite bis dritte Müttertodesfall steht im Zusammenhang mit einer Schnittentbindung. Dabei ist häufig nicht zu entscheiden, ob der Eingriff selbst oder Vorbelastungen und Begleitumstände für den letalen Ausgang verantwortlich sind. Hier können nur Einzelfallanalysen weiterhelfen, wie sie jetzt auch bei uns erfolgen. Bundesweit wird man heute von einer Kaiserschnittletalität von ca. 1‰ mit fallender Tendenz ausgehen können. Unter den Todesursachen dominieren Schockzustände jeder Art, Infektionen, Thromboembolien und Narkosezwischenfälle. Bekannt ist die geringere Gefährdung bei vorgeplanter primärer Sectio gegenüber der sekundären oder gar der „Notsectio". Allerdings sind wiederholte Schnittentbindungen stärker belastet als die Erstoperation [68, 91, 129, 133, 144, 154, 162, 186, 191].

Tabelle 3. Maternale Infektmorbidität

Literaturübersicht	Sectio caes. (%)	spontan (%)
Endometritis	16,1	1,4
Pyelonephritis	4,6	0,4
Wundinfektionen	3,2	0,1
Fieber	24,0	3,7
Sepsis	0,4	0,02
		Risikofaktor 10–15

Auch die *Sectio-Morbidität* ist um den Faktor 10 größer als nach vaginalen Geburten (Tab. 3). Beobachtet werden vor allem Blutungen, Infektionen (s. a. Kapitel C.IV), Thromboembolien und Darmatonien bis zum postoperativen Ileus sowie Nebenverletzungen der Harnwege und ihre Folgen. Die Morbidität ist wohl weniger als die Letalität von Vorbelastungen der Schwangeren abhängig als vielmehr vom Operationsverlauf selbst und von der perioperativen, auch prophylaktischen Betreuung. Zu den typischen Spätkomplikationen zählen der mechanische Ileus, die heute seltene Uterusnarbenruptur und möglicherweise Fertilitätsstörungen (Aborte, sekundäre Sterilitäten). Auch psychosoziale Komplikationen werden beobachtet (Angst vor weiteren Geburten) [13, 49, 70, 75, 78, 86, 195, 92, 95, 127, 128, 131, 141].

Gefährdung der Kinder: Auch für die Kinder bedeutet die Schnittentbindung zumindest ein potentiell erhöhtes Risiko. Allerdings ist die Überlagerung durch Vorbelastungen bei den Sectio-Kindern noch größer als bei ihren Müttern. Die meisten Schnittentbindungen werden heute ohnehin aus vorwiegend fetaler Indikation vorgenommen. So erklärt sich auch, daß die *perinatale Sectio-Mortalität* etwa um den Faktor 3–8 höher liegt als nach Spontangeburten. Das gilt vor allem für Schädellagen-Kinder mit einem Geburtsgewicht über 2500 g bzw. einem Gestationsalter von mehr als 37 Wochen. Für Beckenendlagen-Kinder ist ein genereller Nachteil des abdominalen Geburtsweges gegenüber dem vaginalen nicht nachweisbar. Untergewichtige (<1500 g) bzw. frühgeborene (<32 Wochen) Beckenendlagen-Kinder zeigen sogar eine bessere Prognose nach primärer Schnittentbindung. Ob alle

Frühgeborenen von der elektiven Sectio caesarea profitieren können, ist bis heute nicht eindeutig entschieden. Es fehlt auch an wirklich vergleichbaren prospektiven Untersuchungsserien, die nicht nur das Geburtsgewicht, sondern zugleich auch das Gestationsalter und belastende Schwangerschafts- und Geburtsrisiken berücksichtigen.

Bis jetzt zeichnet sich allenfalls eine Tendenz ab für die Überlegenheit der Schnittentbindung bei Frühgeborenen mit einem zu erwartenden Gewicht von weniger als 1000 g und einer Schwangerschaftsdauer unter 28 Wochen.

Die *Sectio-Morbidität* der Kinder ist noch unzureichender belegt als die Mortalität. Das liegt wiederum vor allem an dem Fehlen überzeugender Untersuchungsreihen, an den wenig faßbaren Definitionen, dann aber auch an den für die Beurteilung der Spätmorbidität noch zu kurzen Beobachtungszeiten [134].

Bekannt ist das sogenannte Post-Caesarean-Syndrom, gekennzeichnet durch Depression von Atmung und Kreislauf mit Adaptationsstörungen und Zeichen der pulmonalen Insuffizienz. Hervorgerufen wird diese Symptomatik durch eine Reduktion der uteroplazentaren Durchblutung bei Hypotension (Vena cava-Syndrom) der Mutter oder durch die Eröffnung des Uterus und durch den Übertritt der Narkotika auf den Feten. Tatsächlich schneiden Sectio-Kinder bei der Zustandsdiagnostik unmittelbar post partum (Apgar-Score, Azidose-Index) vergleichsweise schlechter ab als nach Spontangeburten. Auch treten bei Sectio-Kindern gehäuft protrahierte Hypoxien und Zyanosen auf. Betroffen sind alle Schädellagen-Kinder, insbesondere die höheren Gewichts- oder Tragzeitklassen. Für Beckenendlagen-Kinder treffen diese Unterschiede bei der Zustandsdiagnostik weniger zu, da die vaginal entwickelten Kinder offenbar durch den Geburtsvorgang selbst stärker belastet sind und zu Atemdepressionen neigen. Diese typische Frühmorbidität ist bei optimaler Betreuung der Sectio-Kinder offenbar beherrschbar, zumindest scheint sie die Mortalität nicht zu belasten [130].

Noch weniger wissen wir über die *Spätmorbidität* nach Schnittentbindung im Vergleich zur Spontangeburt. Intrakranielle Blutungen mit nachfolgenden Zerebralschäden werden nach Schnittentbindungen gleich häufig gesehen als nach schonender vaginaler Geburt. Nur in den Gewichtsklassen unter 1250 g bzw. weniger als 30 Wochen, zeichnet sich eine Tendenz zur Überlegenheit der Sectio caesarea ab. Doch fehlen auch hier prospektive Studien unter gleichzeitiger Berücksichtigung der vom Geburtsmodus weitgehend unabhängigen Vorbelastungen aus Schwangerschafts- und Geburtsverlauf.

8.2 Indikationen zur Schnittentbindung

Im Rahmen einer prospektiv verstandenen Geburtshilfe stehen heute präventive Indikationen für alle geburtshilflichen Operationen im Vordergrund. Das gilt im Prinzip sowohl für die Mutter als auch für das Kind. Absolute Indikationen sind dabei ebenso selten geworden wie reine materne Indikationen. Die meisten Schnittentbindungen erfolgen wegen drohender oder bereits klinisch manifester Hypoxie und Azidose des Feten. Die Entscheidung wird heute erleichtert durch die Erfassung der „Asphyxie" mittels Kardiotokographie und Fetalblutanalysen [85].

Die primär-elektive Sectio caesarea wird vornehmlich diskutiert bei Frühgeburten, bei Beckenendlagen und bei Mehrlingen. Für die generelle Schnittentbindung bei allen *Frühgeburten* sehen wir keinen zwingenden Grund. Für Schädellagen-Kinder besteht nur bei einem Schätzgewicht unter 1250 g bzw. einer Tragzeit von 30–31 Wochen eine Tendenz zu besseren Ergebnissen nach Schnittentbindungen. Die Indikation sollte auch dann grundsätzlich individuell unter Berücksichtigung zusätzlicher Risikofaktoren erfolgen. Im Zweifelsfall ist der abdominale Weg vorzuziehen, besonders nach vorzeitigem Blasensprung, bei ungünstigem Zervixbefund und ungenügendem Geburtsfortschritt [124, 203, 204].

Auch bei *Beckenendlagen* halten wir die primäre Sectio, unabhängig von Schwangerschaftsalter und Geburtsgewicht, nicht in jedem Fall für indiziert. Auswahlkriterien für die Schnittentbindung sind:

- „Übertragung"
- Schätzgewicht > 3500 g
- biparietaler Durchmesser $\geq 9{,}8$ cm
- Geburtseinleitung – Wehenschwäche – mangelhafter Geburtsfortschritt
- vorzeitiger Blasensprung
- vollkommene Fußlage, Hyperextension d. Kopfes
- zusätzliche Risikofaktoren (z. B. Retardierung)

Frühgeborene (≤ 32 Wochen, < 1500 g) in Beckenendlage sollten bevorzugt durch elektive Sectio entbunden werden.

Für *Mehrlingsgeburten* gelten im Prinzip die gleichen Indikationen zur Schnittentbindung wie für Einlingsgeburten. Nur bei Mehrlings-Frühgeborenen und bei Einstellung vor allem des ersten Zwillings in Beckenendlage sollte man in Abhängigkeit von der geburtshilflichen Gesamtsituation (Blasensprung, Geburtsfortschritt, etc.) bevorzugt abdominal vorgehen. Die Notwendigkeit zur Schnittentbindung des zweiten Zwillings nach Spontangeburt des ersten haben wir nur selten gesehen, z. B. bei deutlich größerem zweiten Zwilling mit Lageanomalie (Beckenendlage, Querlage) und bei längerem Zeitintervall zwischen den Geburten. Bei Drillingen oder mehr Kindern wählen wir eigentlich immer den abdominalen Entbindungsweg.

Die Frage nach der *unteren Grenze* von Schätzgewicht bzw. Schwangerschaftsalter unterhalb derer die geringe Überlebenschance der Kinder das erhöhte Risiko einer Schnittentbindung für die Mutter nicht mehr rechtfertigen, wird heute lebhaft und häufig kontrovers diskutiert. Die Neonatologen neigen unter dem Eindruck der beachtlichen Erfolge der Neugeborenen-Intensivtherapie zu einer Erweiterung des Indikationsbereiches ins zweite Trimenon (24.-26. Woche). Wir Geburtshelfer sind im Hinblick auf die Spätergebnisse und die Gefährdung für die Schwangeren selbst durchweg zurückhaltender. Allgemein-verbindliche Empfehlungen kann es nach dem derzeitigen Stand unseres Wissens nicht geben. Die Entscheidung wird mitbestimmt von den Möglichkeiten der geburtshilflichen und neonatologischen Betreuung unter Berücksichtigung der Besonderheiten im Einzelfall (Alter, Parität, Schicksal vorausgegangener Schwangerschaft, Sterilitätsbehandlung, Anzahl vorhandener Kinder und noch bestehender Kinderwunsch, zu erwartendes Mißbildungsrisiko). Unterhalb einer Tragzeit von vollendeten 27 Wochen, das entspricht etwa einem Geburtsgewicht von 750 g, ist eine Sectio caesarea allein aus fetaler Indikation nur selten gerechtfertigt.

Die Diskussion um die Erweiterung der Indikation zur Schnittentbindung bei „kleinen Frühgeborenen" wirft auch eine Reihe ethischer und forensischer Probleme auf. Es stellt sich die Frage nach dem Behandlungsanspruch der Patienten bzw. dem Behandlungsverweigerungsrecht des Arztes. Der Geburtshelfer sieht sich hier nicht selten in eine von ihm nur schwer zu verantwortende „Offensive" gedrängt, ein Vorgehen, das zumindest in forensischer Sicht auch defensiven Charakter trägt.

8.3 Narkose und Anästhesie bei Schnittentbindung

Eine ausführliche Darstellung findet sich im Kapitel D (Spezielle Probleme der Anästhesie und der unmittelbaren postoperativen Versorgung). Die Ergebnisse von Kaiserschnittstatistiken werden wesentlich mitbestimmt von der Leistungsfähigkeit der Anästhesieabteilung. Nicht jeder Narkosearzt ist mit den Besonderheiten der geburtshilflichen Anästhesie und Analgesie vertraut. Von einer guten Sectio-Narkose erwarten wir große Sicherheit und Annehmbarkeit für die Mutter, möglichst geringe Beeinträchtigung des Kindes und gute Operationsbedingungen für den Geburtshelfer. Unter diesen Vorgaben bevorzugen wir die Allgemeinnarkose mit

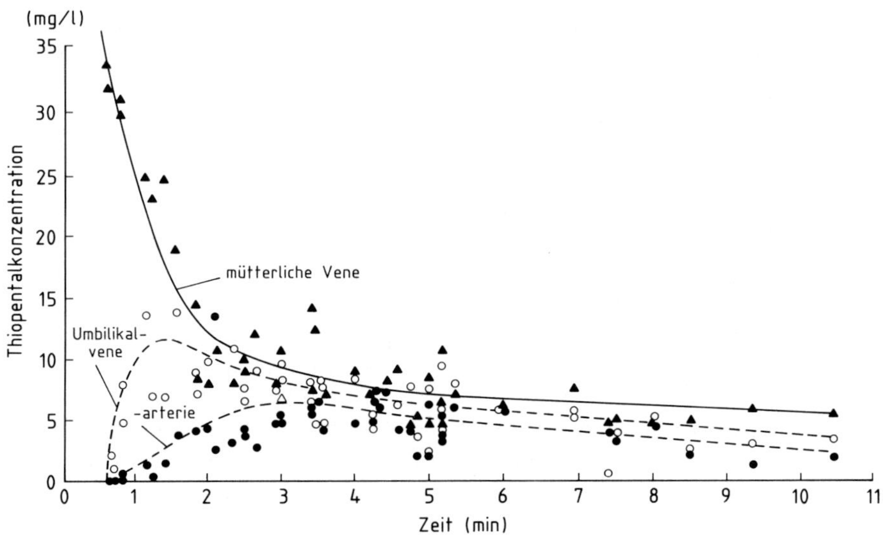

Abb. 18. Narkoseeinleitung bei Schnittentbindung. Thiopentalkonzentration im maternen und fetalen Blut [33]

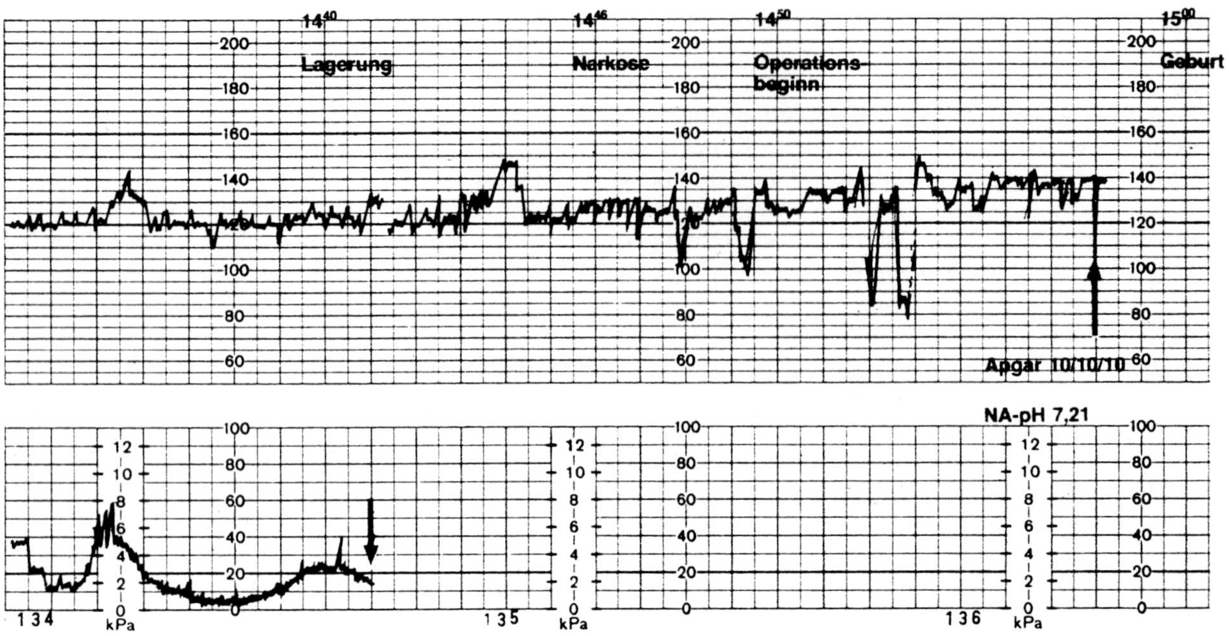

Abb. 19. CTG-Überwachung bei Schnittentbindungen. Ableitungen: Kardiotachogramm intern (Kopfelektrode) - Tokogramm extern (abdominale Druckkapsel)

endotrachealer Intubation. Dieses Verfahren hat gegenüber den Regionalanästhesien den Vorteil der schnelleren Narkoseeinleitung, der größeren Herz-Kreislauf-Stabilität (weniger Hypotension), der besseren Kontrolle und aktiven Unterstützung der Atmung und des ungehinderten Operierens mit schonender Entwicklung des Kindes. Die potentiellen Risiken der Allgemeinnarkose für die Mutter durch Aspiration und die medikamentenbedingte Depression für die Neugeborenen können bei Beachtung strenger Richtlinien für Dosierung und präventive Maßnahmen auf ein beherrschbares Minimum reduziert werden [34, 87, 102, 175].

Alle an die Mutter verabfolgten Narkotika gehen auf Grund ihres niedrigen Molekulargewichtes und ihrer guten Lipoidlöslichkeit sehr schnell (30-60 sec) auf den Feten über (Abb. 18). Den „Wettlauf" mit der diaplazentaren Passage des Narkotikums kann auch der geschickteste Operateur nicht gewinnen. Überstürztes Vorgehen ist daher nicht erforderlich, andererseits hat es auch keinen Zweck solange zu warten, bis sich das für die Einschlafphase gegebene Medikament wieder im maternen Organismus rückverteilt hat. Abgesehen davon, daß zu diesem Zeitpunkt meist keine ausreichende Analgesie und Amnesie mehr für die Mutter besteht. Der günstige Zeitpunkt für die Entwicklung des Kindes liegt 5-10 Minuten nach der Narkoseeinleitung, dann sind die Spitzenkonzentrationen im Nabelschnurblut bereits abgebaut und im maternen Blut noch ausreichende Spiegel vorhanden. Aus Furcht vor einer möglichen Beeinträchtigung des Kindes darf die Narkose für die Mutter nicht zu flach gewählt werden, sonst sind unangenehme Schmerz- und Angstzustände zu erwarten.

Die bei der Schnittentbindung, bevorzugt in Allgemeinanästhesie, beobachteten schlechteren Apgar-Werte bei der Zustandsdiagnostik können vermieden werden, wenn die Narkosezeiten bis zur Entwicklung der Kinder (induction-delivery time) entsprechend kurz sind und die Neugeborenenatmung stimuliert wird. Systematische Unterschiede im Säure-Basen-Status des Neugeborenenblutes werden dann nach Allgemein- bzw. Regionalanästhesie nicht beobachtet.

8.4 Lagerung und Vorbereitung zur Schnittentbindung

Die Lagerung der Patientin erfolgt während der Vorbereitungsmaßnahmen (Desinfektion, Kürzen der Schamhaare, Einlegen eines Dauerkatheters) mit leicht erhöhtem Becken, angewinkelten und gespreizten Beinen. Zur Vermeidung eines sogenannten Rückenlage-Schocksyndroms wird der Operationstisch um ca. 15° nach links gekippt (tilted position). Die Narkose beginnt erst nach kompletter Operationsbereitschaft aller Beteiligten (Patientin, Operationsschwester, Operateur, Assistenten). Mit dem Zeitpunkt der endotrachealen Intubation wird die Seitenlagerung aufgegeben und die Bekkenhochlagerung verstärkt. Wir operieren mit zwei Assistenten, der Operateur steht auf der linken, der erste Assistent auf der rechten Seite und der zweite Assistent zwischen den Beinen der Patientin. Zur Übernahme des Kindes stehen eine Hebamme und ein in der Betreuung von Neugeborenen geschulter Arzt bereit. Das Kind wird solange wie möglich kardiotokographisch überwacht (Abb. 19). Bei interner Ableitung der Herzaktionen wird die Skalpelektrode erst nach der Uterotomie entfernt. Sind bereits Wehen vorhanden, so wird mit dem Entschluß zur Sectio eine Dauertokolyse durchgeführt.

8.5 Operative Technik

Laparotomie: Zur Eröffnung der Bauchdecken wählen wir im allgemeinen schon aus kosmetischen Gründen den Aponeurosenquerschnitt nach Pfannenstiel. Der Schnitt wird bogenförmig knapp oberhalb der Schamhaarbegrenzung geführt. Der Faszienquerschnitt kann fingerbreit höher liegen als der Hautschnitt und breiter sein, dadurch gewinnt man Platz. Die richtige Wahl der Schnittführung ist für den weiteren Verlauf entscheidend. Wird die Aponeurose zu tief gespalten, so ist der Zugang unnötig erschwert, erfolgt die Inzision zu hoch, so ist ein fest im Becken stehender Kopf nur schwierig zu umfassen. Auf eine minutiöse Blutstillung in den Bauchdecken wird zunächst verzichtet, nur spritzende Gefäße werden versorgt. Nach Trennung der Rektusmuskulatur in der Mittellinie einschließlich der Fascia transversalis wird das Peritoneum im oberen Wundwinkel mit zwei stumpfen Klemmen angehoben und durchtrennt. Die Spaltung des Bauchfells muß um so höher erfolgen, je weiter der Muttermund eröffnet und der Kopf ins Becken eingetreten ist. Nur so sind Verletzungen der nach ventral und oben verdrängten Harnblase zu vermeiden. Zur Spreizung der Bauchdecken verwenden wir keine starren Rahmen sondern zwei große Einzelspekula nach Fritsch. Die Haken können gezielt dort eingesetzt werden, wo es Raumforderung und Sicht gebieten. Der Zugang zur Bauchhöhle darf nicht zu eng sein - die geballte Faust muß sich in der Bauchwandöffnung gut drehen lassen. Sonst sollte die Wunde erweitert werden durch Verlängerung des Faszienschnittes zu den Seiten und weitere Ablösung der Aponeurose von der Muskulatur [115, 116, 97, 119].

Einen medianen *Längsschnitt* bevorzugen wir nur in Ausnahmefällen besonders
- bei schon vorhandener Längsschnittnarbe
- bei ausgeprägter Adipositas
- bei Noteingriffen (Zeitgewinn wenige Minuten)
- bei zu erwartenden Verwachsungen oder geplanten Zusatzeingriffen
- bei verstärkter Blutungsneigung (Koagulopathien, präoperative Antikoagulantiengabe).

Die Wundflächen sind beim unteren Medianschnitt kleiner als beim Querschnitt. Das erleichtert die Drainage, es werden weniger Abszesse und Hämatome beobachtet. Dagegen sind Narbendehiszenzen nach Längsschnitten häufiger.

Für ein *extraperitoneales Vorgehen* bei der Schnittentbindung sehen wir selbst bei manifestem Amnioninfektionssyndrom keine Berechtigung mehr. Der Eingriff ist auch für den Geübten technisch aufwendiger, er dauert länger, Nebenverletzungen sind häufiger, der Zugang zum Kind ist erschwert. Unter konsequenter antibakterieller Prophylaxe und Therapie ist der Vorteil des extraperitonealen gegenüber dem intraperitonealen Operieren heute nicht mehr nachweisbar. Selbst, wenn wir ungewollt nach tief angelegtem Querschnitt bei erhaltener Zervix den Uterus über das Cavum Retzii erreichen, eröffnen wir anschließend das Bauchfell und operieren dann intraperitoneal weiter [71, 199].

Uterotomie: Vor Eröffnung des Uterus werden der Unterbauch ausgetastet und Verwachsungen im Operationsgebiet gelöst. Der Oberbauch kann durch zwei seitlich eingelegte Tücher abgestopft werden. Das viszerale Peritoneum wird dann im Bereich der beweglichen Umschlagsfalte zwischen Harnblase und Uterusvorderwand angehakt und in der Mitte gespalten. Die Inzision wird zu den Seiten bogenförmig mit der Schere erweitert bis fast an die Ligamenta rotunda heran (Abb. 20). Die Plica vesicalis und der obere Harnblasenpol werden vorsichtig nach kaudal und lateral teils scharf (Schere), teils stumpf (Tupfer) gelöst (Abb. 21, 22). Das fest auf der Uterusvorderwand haftende Bauchfell wird nach kranial nicht mobilisiert [27, 28, 66].

Die Eröffnung des Uterus selbst erfolgt im Bereich des unteren Segmentes durch *isthmischen Querschnitt.* Dazu werden die einzelnen Wandschichten mit schräggeführtem Skalpell (keine Stichinzision) fächerförmig bis zum Amnion gespalten (Abb. 23). Bei eng anliegender Uteruswand und wenig Fruchtwasser werden die Schnittränder mit

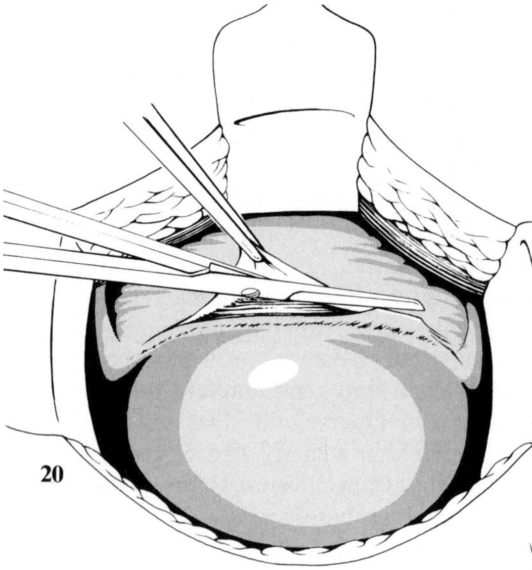

20

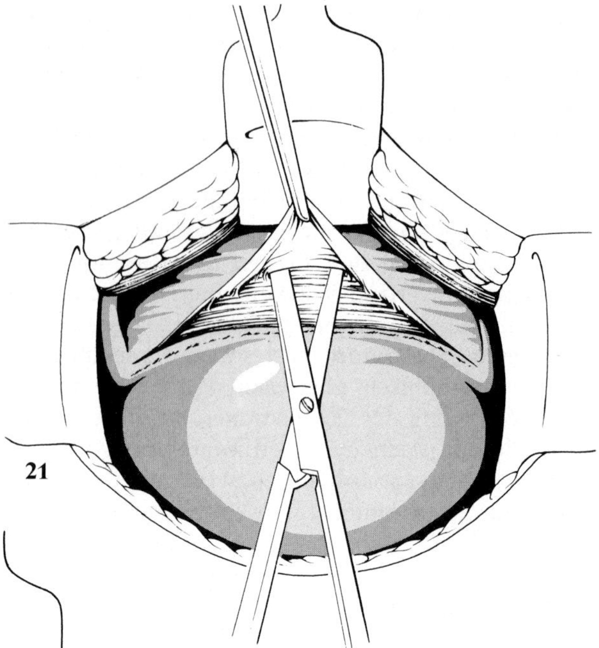

21

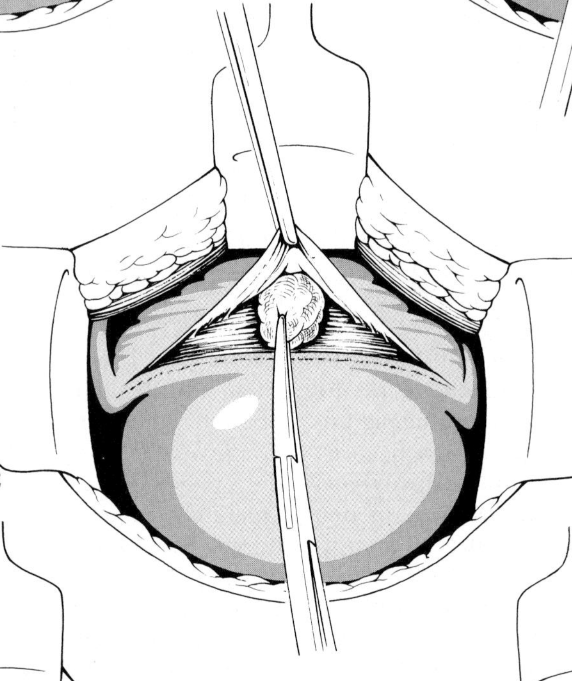

22

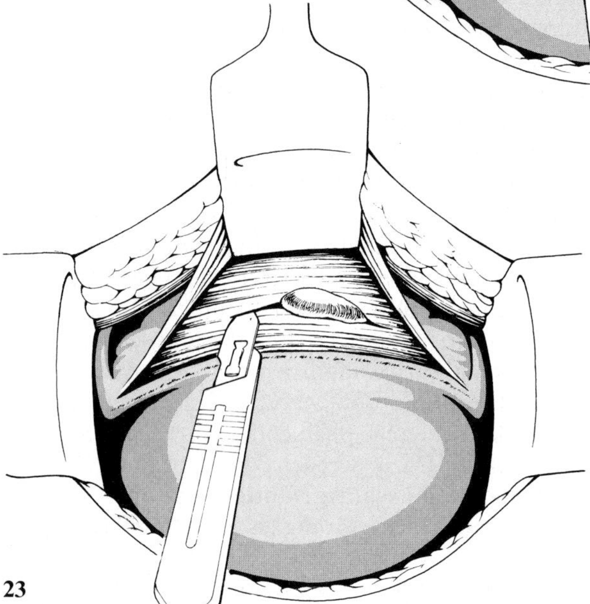

23

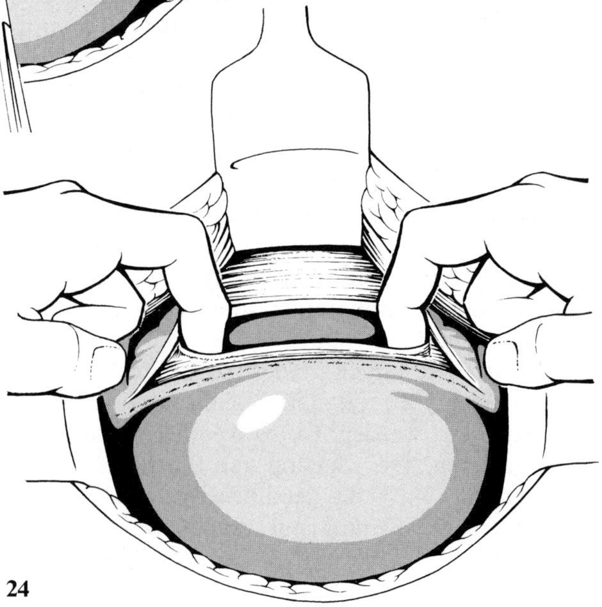

24

Wundhaken angehoben, um Verletzungen des Kindes zu vermeiden. Ein kräftiges Sauggerät sorgt für ein übersichtliches Operationsfeld. Nach Sprengung der Fruchtblase wird der Schnitt mit den Zeigefingern nach beiden Seiten stumpf erweitert, so daß die ganze Hand in den Uterus eingeführt werden kann (Abb. 24). Bei tiefsitzender Vorderwandplazenta wird der Plazentarand nach oben gedrängt oder das Plazentagewebe stumpf bis zur Fruchthöhle hin geteilt. Notfalls muß die ganze Plazenta vorzeitig gelöst und entfernt werden.

Zur Vermeidung größerer Blutverluste aus den meist varikösen Wundrändern wird zur Uterotomie der Einsatz schneidender Klammergeräte (Stapler) erprobt. Die bisherigen Ergebnisse sind nicht überzeugend, eine routinemäßige Anwendung kann nicht empfohlen werden.

Die Wahl der geeigneten Inzisionslinie in der Uteruswand ist entscheidend für die nachfolgende Entwicklung des Kindes und für die Versorgung der Uterotomie. Der Schnitt sollte um so höher angelegt werden, je weiter entwickelt das untere Uterinsegment ist und je vollständiger der Muttermund eröffnet ist. Liegt die Uterotomie zu tief, so ist der Zugang zum Kind erschwert, auch besteht die Gefahr des Weiterreißens in die seitlichen Gefäßbündel oder in die Blasenwand. Bei zu hoher Schnittführung ist immer mit stärkeren Blutungen zu rechnen, auch ist die exakte Adaptation der ungleich starken Wundränder dann kaum zu gewährleisten.

Der klassische Korpuslängsschnitt ist heute wegen der erhöhten Gefahr der Narbenruptur aufgegeben; er sollte allenfalls noch angewendet werden bei geplanter Hysterektomie oder operativer Sterilisation [169].

Diskutiert wird neuerdings verstärkt wieder der *isthmische Längsschnitt* vor allem im Zusammenhang mit Frühgeburten. Tatsächlich kann die Uterotomie bei wenig entfaltetem unteren Uterinsegment schwierig sein. Die Entwicklung des Kindes durch die straffe voluminöse Uteruswand ist dann nicht ohne mechanische Belastung zu vollziehen. Allerdings sind diese Komplikationen nicht voraussagen. Wir legen daher zunächst immer einen Querschnitt an und erweitern die Wunde bei ungenügender Dehnbarkeit T-förmig nach oben. Der Raumgewinn und der Spannungsverlust ist bei dieser Schnittführung vergleichsweise größer als nach bloßer Längsschnittinzision. Die stufenlose Adaptation der Wundränder im Zwickelbereich kann allerdings beim T-Schnitt schwieriger sein als beim isthmischen Längsschnitt.

Entwicklung des Kindes: Wir entwickeln das Kind grundsätzlich manuell. Voraussetzungen für eine schonende Geburt sind erschlaffte Bauchdekken und ein wehenloser Uterus (komplette Tokolyse und Muskelrelaxation). Der Kopf wird mit der linken Hand des Operateurs in der Führungslinie aus dem Becken herausgehoben und in den Schnitt gebracht (Aufheben einer Kegelkugel – Ober) (Abb. 25). Erst jetzt erfolgt die schienende Herausleitung aus der Frucht- und Bauchhöhle unter gleichzeitigem Druck auf dem Uterusfundus (Kristellern) (Abb. 26). Die weitere „Austreibung" gelingt dann meist mühelos. Die Entwicklung der Schultern kann der erste Assistent durch Zurückstreifen des oberen Wundrandes erleichtern.

Bei großem und tief im Becken stehenden Kopf kann es schwierig sein, die Hand einzuführen. Dann wird das Kind zunächst an der vorderen Schulter hochgeschoben, bis der Kopf umfahren werden kann (Abb. 27). Gelingt das ausnahmsweise nicht, so kann das Kind auch bei erschlafftem Uterus durch innere Wendung auf den Fuß mit anschließender Extraktion entwickelt werden. Gegebenenfalls wird vorher der Querschnitt median T-förmig nach kranial erweitert.

Die Notwendigkeit für ein vaginales Hochschieben des Kopfes durch Operateur oder Assistent haben wir unter konsequenter Tokolyse nicht mehr gesehen. Auch eine instrumentelle Entwicklung gehört bei uns zur Seltenheit. Wir halten jedoch die erforderlichen Instrumente (gefensterter Löffel (Abb. 28–30), Würzburger Zange, Vakuumextraktor) einsatzbereit [104, 109, 143].

Plazentarperiode: Mit der Entwicklung des Kindes geben wir Oxytocin intravenös (3 VE) zur Lösung der Plazenta. Zuvor wird die i. v.-Tokolyse gestoppt. Meistens werden die Nachgeburtswehen abgewartet und die Plazenta dann an der Nabelschnur extrahiert. Nur bei stärkerer Blutung wird

◁

Abb. 20. Uterotomie I. Spaltung der Blasenplica (mod. nach KÄSER et al. [97])

Abb. 21. Uterotomie II. Abpräparieren der Blasenplica von der Zervixvorderwand

Abb. 22. Uterotomie III. Zurückschieben der Blasenplica und der Harnblase (mod. nach KÄSER et al. [97])

Abb. 23. Uterotomie IV. Querschnittinzision im Bereich des Isthmus uteri (mod. nach KÄSER et al. [97])

Abb. 24. Stumpfe Erweiterung der Inzision zu den Seiten (mod. nach KÄSER et al. [97])

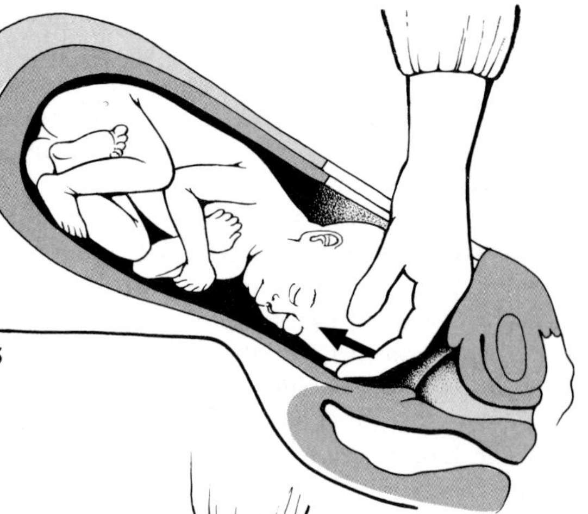

25

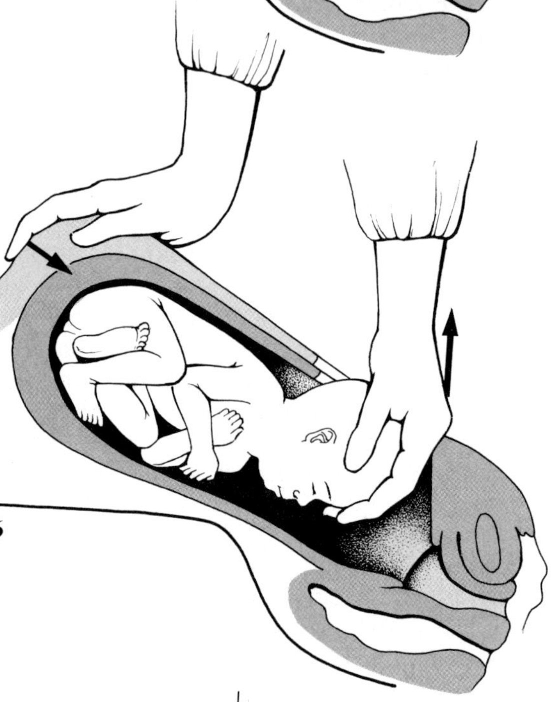

26

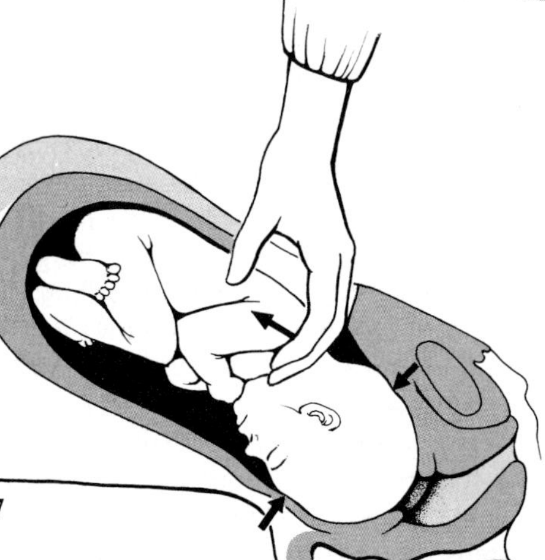

27

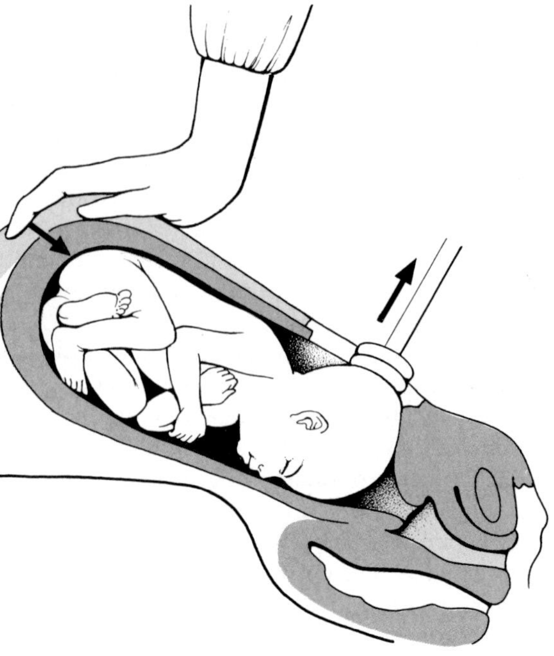

28

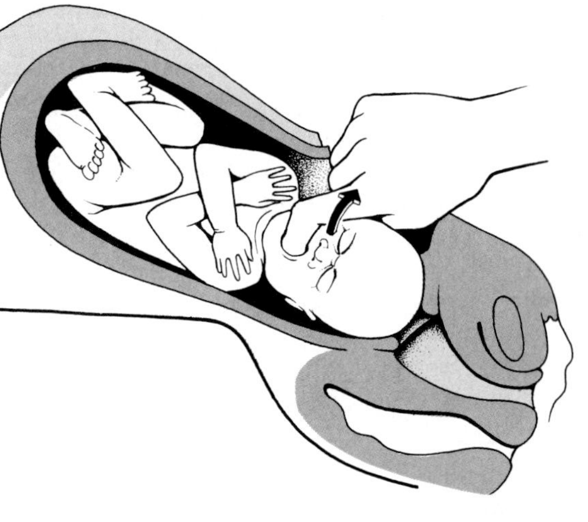

29

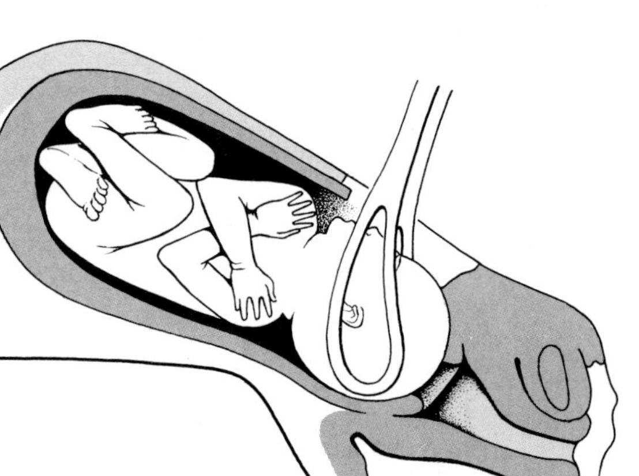

30

die Plazenta sofort manuell gelöst. In jedem Fall wird auf Vollständigkeit nachgetastet und Eihautreste entfernt. Auf eine generelle Kürettage und auch auf die Dilatation des Zervikalkanals von oben wird im allgemeinen verzichtet. Nach Entfernung der Plazenta wird ein Oxytocin-Dauertropf (10 VE/500 ml) angelegt [96].

Wundversorgung: Die Versorgung der Uterotomiewunde kann ein- oder mehrschichtig erfolgen. Wir verschließen die Uteruswunde zweischichtig und sehen darin einen Vorteil sowohl im Hinblick auf die Blutstillung als auch auf die Infektionsprophylaxe. Zunächst werden die beiden Wundwinkel mittels durchgreifender Einzelnähte versorgt (Abb. 31 a), dazwischen werden die Wundränder durch fortlaufende Matratzennaht adaptiert und gerafft. Der Faden verläuft extramukös (extradezidual), das festsitzende Bauchfell in der Mitte der oberen Wundränder wird mitgefaßt. Zur Sicherung der ersten Nahtreihe werden 4–6 einstülpende Z-Nähte gelegt (Abb. 31 b). Diese zweite Nahtreihe dient auch der Blutstillung durch Raffung, mehr noch der Festigung der Infektionsbarriere, vor allem nach vorzeitigem Blasensprung. Alternativ kann das Myometrium auch einschichtig durch Einzel-Knopfnähte verschlossen werden.

Die Diskussion um die beste Versorgung der Uterotomiewunde ist bis heute nicht abgeschlossen. „Die Uterusnaht ist der Punkt, von dem der Erfolg abhängt", erkannte Paul Zweifel schon 1887. Die Aufgabe besteht darin: „Einen sicheren und dauernden Abschluß der Uterushöhle und ihrer Sekrete von dem großen Peritonealraum herbeizuführen" (Kehrer 1886). Heute wird zunehmend der einschichtigen Muskelnaht der Vorzug gegeben, wozu wirklich vergleichbare prospektive Untersuchungsreihen allerdings fehlen. Wichtiger als die Fadenführung im einzelnen scheint uns die Beachtung allgemeiner Grundregeln der chirurgischen Nahttechnik im Hinblick auf Nahtmaterial, Nahtabstand, Fadenstärke und Zugspannung [101, 103, 149, 195].

Nach erneuter Überprüfung auf Bluttrockenheit und Inspektion der Blase, wird das Wundgebiet mit Hilfe der Blasenplica gedeckt. Dazu verwenden wir eine fortlaufende überwallende Raffnaht (Abb. 32). Anschließend werden die Adnexe inspiziert. Der weitere Verlauf der Versorgung und die Naht der Bauchdecken erfolgt wie nach gynäkologischen Operationen.

Besonderheiten bei stärkeren Blutungen: Bei seitlich weitergerissener Uterotomiewunde werden die Wundwinkel mit Klemmen dargestellt und hervorgezogen, das erleichtert die übersichtliche Versorgung. Bestehen stärkere Blutungen gleich welcher Genese (Gefäßverletzung, Atonie), so wird der Uterus auf ein feuchtes Tuch vor die Bauchdecken gelagert. Durch die Anspannung im Paragewebe werden die Blutungen deutlich geringer, das Wundgebiet wird auch aus dem Bereich der großen Gefäße und der Ureteren herausgezogen. Arterielle Blutungen werden möglichst isoliert versorgt, venöse Gefäßkomplexe mittels durchgreifender Nähte komprimiert. Die Unterbindung größerer arterieller Äste unter Erhaltung des Uterus ist problematisch. Es wurden danach halbseitige Nekrosen des puerperalen Uterus mit septischen Komplikationen gesehen. Atonische Blutungen, vor allem auch im Zusammenhang mit Implantationsstörungen der Plazenta (Placentae praevia, Placenta accreta), bessern sich oft nach sorgfältiger Kürettage, auch eine kurzfristige Tamponade kann helfen. Die Gabe von Uterotonika (Oxytocin, Secale, Prostaglandin), ggf. direkt in die Uteruswand gegeben, wirkt unterstützend, führt allein jedoch nicht immer zum Ziel. Es kann selbst für den erfahrenen Operateur schwierig sein, das noch tolerierbare Maß an Nachblutung vor Verschluß der Uterotomie richtig einzuschätzen. Im Zweifelsfalle sollte immer eine Hysterektomie erfolgen.

Wiederholte Schnittentbindungen: Als Folge der höheren Kaiserschnittsfrequenz wird der Geburtshelfer heute immer häufiger mit der Situation „Zustand nach Sectio caesarea" konfrontiert. Bei etwa 4–6% aller Geburten ist eine Schnittentbindung vorausgegangen. In größeren Kliniken beträgt der Anteil der Resectiones 25–30% aller Kaiserschnitte. Der ursprüngliche Grundsatz: Einmal Sectio caesarea – immer Sectio caesarea gilt heute nicht mehr.

Abb. 25. Entwicklung des Kindes I. Hochschieben des Kopfes mit der Hand (mod. nach Käser et al. [97])

Abb. 26. Entwicklung des Kindes II. Hervorluxieren des Kopfes, Druck auf den Fundus uteri (mod. nach Käser et al. [97])

Abb. 27. Entwicklung des Kindes III. Hochschieben des Kindes an der Schulter

Abb. 28. Entwicklung des Kindes IV. Entwicklung des Kopfes mit dem Vakuumextraktor (mod. nach Käser et al. [97])

Abb. 29. Entwicklung des Kindes V. Drehen des Gesichtes in den Querschnitt (mod. nach Käser et al. [97])

Abb. 30. Entwicklung des Kindes VI. Entwicklung des Kopfes mit der Zange (mod. nach Käser et al. [97])

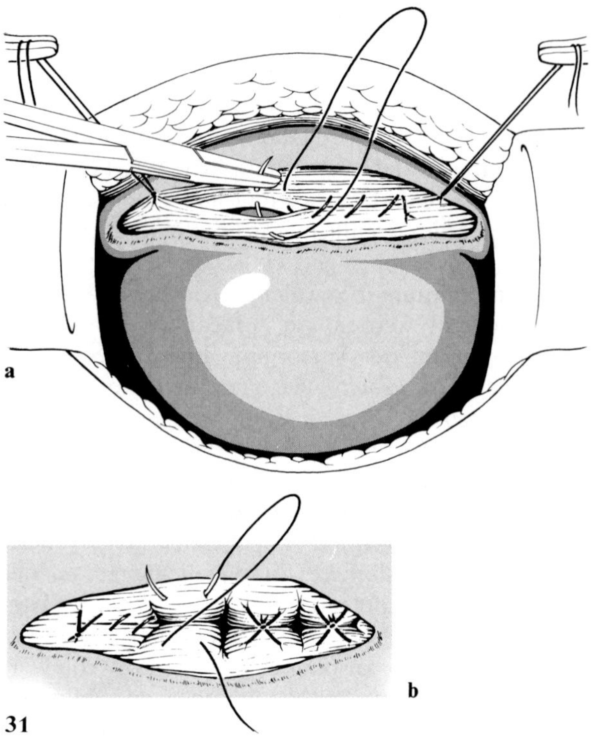

a

b

31

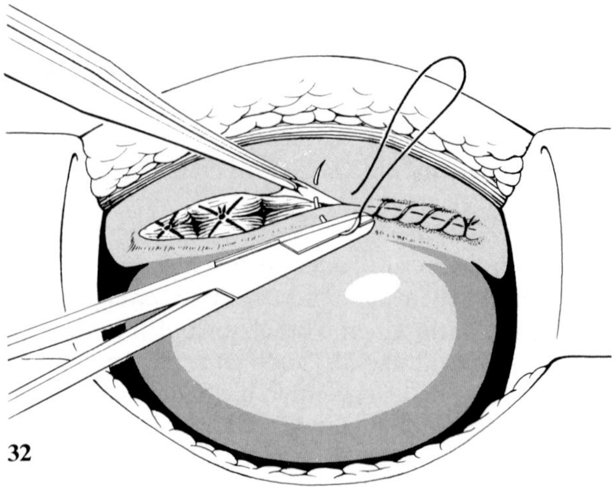

32

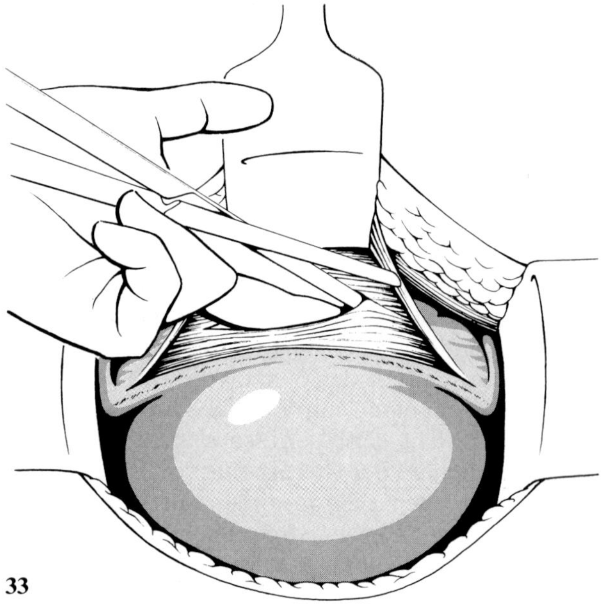

33

Abb. 31. **a** Uterusnaht I. Erste Nahtreihe - Einzelnähte im Bereich der Wundwinkel, dazwischen fortlaufende Muskelnaht. **b** Uterusnaht II. Zweite Nahtreihe - Einzel-Z-Nähte

Abb. 32. Uterusnaht III. Fortlaufende Peritonealnaht

Abb. 33. Uterotomie. Scharfe Erweiterung der Querschnittinzision zu den Seiten, die Schnittführung erfolgt bas. schräg nach oben („Fischmaulförmig")

Zwischen 40–60% aller Geburten nach Schnittentbindung verlaufen per vias naturales, auch nach wiederholter Sectio caesarea ist eine Spontangeburt möglich. Eine primäre Re-Sectio caesarea führen wir nur dann aus, wenn die für die erste Schnittentbindung entscheidende Indikation fortbesteht (z. B. Mißverhältnis) oder wenn erneut die Notwendigkeit für eine primäre abdominale Entbindung gegeben ist (z. B. Querlage). In allen anderen Fällen wird die Geburt prospektiv vaginal geleitet unter sorgfältiger Überwachung von Mutter und Kind bei ständiger Operationsbereitschaft. Unter diesen Voraussetzungen können auch Wehenmittel verabfolgt werden und eine peridurale Anästhesie angelegt werden. Die Indikation zu einer erneuten Schnittentbindung ergibt sich dann im Prinzip wie bei allen anderen Geburten ohne vorherige Operation [9, 43, 48, 62, 83, 106, 132, 140, 142, 179, 181, 168, 192].

Der Eingriff selbst kann bei erneuter Sectio caesarea durch intraabdominale Verwachsungen, breitflächige Vernarbungen und ausgedehnte Venenkonvolute im Operationsgebiet erschwert sein. Die Eröffnung der Bauchdecken erfolgt von dem vorhandenen Schnitt aus, nur bei zu erwartenden Zusatzoperationen wird vorsorglich ein Längsschnitt gewählt. Dabei verlieren wir mit der Blutstillung und mit Narbenkorrekturen zunächst keine Zeit, wie überhaupt bis zur Entwicklung des Kindes zügig operiert wird. Besondere Sorgfalt bedarf die

Spaltung des Peritoneums. Verletzungen der hochgezogenen Harnblase oder adhärenter Darmschlingen kommen vor. Sie werden zunächst abgedeckt und sollten erst nach Geburt des Kindes versorgt werden. Verwachsungen werden zunächst nur soweit gelöst, wie das untere Uterinsegment gut einstellbar ist. Blasenwand und Blasenplica können mit der Zervix fest verbacken sein. Die Mobilisierung der Blase sollte dann nicht erzwungen werden, sondern der Uterotomieschnitt höher angelegt sein. Notfalls kann die Eröffnung des Uterus auch ohne vorherige Spaltung und Ablösung von Bauchfell und Blase erfolgen. Bei betont einseitigen Verwachsungen oder ausgedehnten varikösen Konvoluten muß der Schnitt schräg oder asymmetrisch angelegt werden. Ist ohnehin eine Hysterektomie vorgesehen, so wird man den Uterus unabhängig von der späteren Wundversorgung dort eröffnen, wo es sich am besten anbietet. Die Erweiterung des Schnittes zu den Seiten muß häufiger scharf erfolgen, um ein unkontrolliertes Weiterreißen im Narbenbereich zu vermeiden (Abb. 33). Die eigentliche Entwicklung des Kindes ist meist nicht erschwert, wenn man von der geringeren Dehnbarkeit der Wundränder absieht.

Die generelle Uterusexstirpation nach einer bestimmten Anzahl von Kaiserschnitten halten wir nicht für erforderlich. Allerdings sollte vor der dritten bzw. vierten Schnittentbindung auf die erhöhte Gefährdung durch weitere Schwangerschaften rechtzeitig hingewiesen und die postoperative Sterilisation ausdrücklich angeboten werden. Eine Antibiotikaprophylaxe führen wir nach wiederholter Sectio immer durch. Bei unbefriedigenden Wundverhältnissen wird zusätzlich intraperitoneal drainiert.

Vor die Entscheidung, eine *Sectio in mortua* vorzunehmen, wurden wir in den letzten 15 Jahren nicht mehr gestellt. Einmal haben wir eine Sterbende operiert. Die Laparotomie erfolgte im schweren hämorrhagischen Schock bei Verdacht auf Gefäßruptur oder komplette vorzeitige Plazentalösung. Es fand sich ein großes retroperitoneales Hämatom im linken Oberbauch, ausgehend von einem rupturierten Aneurysma der Arteria lienalis. Während der Notsectio wurde die Rupturstelle komprimiert. Das fast ausgetragene Kind überlebte, jedoch mit schwerem Hirnschaden. Die Mutter kam noch vor der endgültigen chirurgischen Intervention in Tabula ad exitum.

Die *Sectio in moribunda* ist medizinisch und juristisch nicht unbedenklich. Die straf- und zivilrechtlichen Probleme sind komplex. Die Anforderungen an Aufklärung und rechtswirksamer Einwilligung sind beträchtlich. Wir entschließen uns gelegentlich nach ausführlichen Vorgesprächen mit allen Beteiligten zur Sectio-Bereitschaft bei geplanten und nicht aufschiebbaren Operationen, z. B. in der Neurochirurgie bei Aneurysmen der Arteria carotis.

8.6 Operative Technik bei Uterusnarbenruptur

Narbenrupturen am Uterus nach Schnittentbindungen werden heute mit Zunahme der Sectiofrequenz insgesamt häufiger beobachtet als früher. Bezogen auf alle Kaiserschnitte, ist ihr Anteil jedoch deutlich zurückgegangen ($<1\%$). Das ist im wesentlichen auf eine verbesserte Operationstechnik und auf eine wirksamere Infektionsprophylaxe zurückzuführen. Narbenrupturen verlaufen gegenüber den klassischen violenten Rupturen weitgehend symptomlos oder gar klinisch stumm (stille Rupturen). Meist liegen auch keine kompletten Dehiszenzen vor, sondern „gedeckte" Rupturen mit erhaltenem Amnion und Peritoneum (Uterusfenster). Seltener gehen die Einrisse seitlich bis in die Gefäßbündel hinein oder in die Blasenwand. Profuse Blutungen, die zum hämorrhagischen Schock führen, werden kaum beobachtet. Häufiger wird die Narbendehiszenz unerwartet erst im Verlauf einer wiederholten Schnittentbindung entdeckt. Die Uterotomie erfolgt dann unter Einbeziehung des Defektes. Der Schnitt sollte groß genug gewählt werden, um ein unkontrolliertes Weiterreißen im Narbengebiet zu vermeiden. Blasen- und Gefäßverletzungen sind sonst zu befürchten [101].

Wenn stärkere arterielle Blutungen fehlen, können Narbenrupturen meistens konservativ unter Erhaltung des Uterus versorgt werden. Derbe Narbenplatten sollte man resezieren, die Wundränder, wenn nötig, begradigen und anfrischen. Auf eine sorgfältige Blutstillung und anschließende Peritonealisierung ist zu achten. Bei Abriß der Arteria uterina wird die Uterusexstirpation nicht zu umgehen sein.

Schwangerschaften und Geburten nach vorausgegangenen Narbenrupturen sind besonders lükkenlos zu überwachen. Spontangeburten sind durchaus möglich. Die Frage der Vorhersehbarkeit von Narbendehiszenzen wird unterschiedlich beurteilt. Hysterographische und sonographische Darstellungen des Operationsgebietes zeigen zwar sehr deutlich die Narbenkonturen, sagen jedoch nur wenig aus über die funktionelle Belastbarkeit der Uteruswand. Für die Praxis sind diese Verfahren zur

Abschätzung des Rupturrisikos kaum geeignet. Auch die routinemäßige Austastung einer Sectionarbe nach vaginaler Entbindung haben wir aufgegeben. Der Tastbefund ist schwierig zu deuten und nur wenig aufschlußreich im Hinblick auf die Prognose bei späteren Geburten und auf therapeutische Konsequenzen. Der wenig Erfahrene wird durch das Narbenrelief leicht veranlaßt zu unnötigen operativen Maßnahmen. Wir revidieren nur bei stärkeren Blutungen unklarer Genese. Selbstverständlich müssen Nachgeburtsperiode und frühes Wochenbett intensiver überwacht werden als allgemein üblich [58, 148, 196].

8.7 Infektionsprophylaxe

Eine ausführliche Darstellung der Infektionsprophylaxe in der Geburtshilfe findet sich im Kapitel C.IV.

Im Zusammenhang mit Schnittentbindungen treten gehäuft postoperative Infektionen und Fieberzustände auf (Tab. 3). Eine generelle präventive Antibiotikagabe erscheint demnach sinnvoll. Wir führen dennoch routinemäßig keine Infektionsprophylaxe durch, weil ihre Wirkung nicht eindeutig zu sichern ist und Nebenwirkungen auf den Feten (Resistenzentwicklung) nicht auszuschließen sind.

Nur bei erhöhtem Infektionsrisiko
- vorzeitiger Blasensprung > 12 Stunden
- frühzeitiger Blasensprung > 6 Stunden
- Eröffnungswehen > 6 Stunden
- protrahierter Geburtsverlauf > 12 Stunden
- nachgewiesener Kontamination (Fruchtwasser, Zervixsekret)

geben wir schon präoperativ Antibiotika und wiederholen die Applikation nach 6 und wiederum nach 12 Stunden. Postoperativ beginnen wir mit einer präventiven Antibiotikamedikation, wenn während der Operation sich Hinweise für eine Amnioninfektion ergeben oder die Wundverhältnisse (schwierige Versorgung der Uterotomiewunde, ungenügende Peritonealisierung, Zusatzoperation) es ratsam erscheinen lassen. Wir bevorzugen Zephalosporine [35, 36, 47, 53, 59, 84, 108].

8.8 Thromboembolieprophylaxe

Eine ausführliche Darstellung der thromboembolischen Komplikationen und deren Prophylaxe findet sich im Kapitel C.V.

Thromboembolische Komplikationen treten nach Schnittentbindungen fünf- bis zehnmal häufiger auf als nach vaginalen Geburten. Es summiert sich quasi das puerperale Risiko (Faktor 3–5) mit dem postoperativen. Die Selektion besonders gefährdeter Schwangerer ist nicht befriedigend. Wir vertreten daher die generelle Antikoagulantien-Gabe nach jeder Sectio. Wir geben 2 × 5000 E/24 Stunden über 10 Tage, im Sinne der low-dose Heparin-Prophylaxe, beginnend 6–8 Stunden nach der Operation. Wir bevorzugen reine Heparin-Präparate (Calciparin). Mit der Kombination von Heparin und Ergotamin haben wir wiederholt gerade im Wochenbett unangenehme Kreislaufsensationen (Tachykardie, Blutdruckabfall) und Konvulsionen erlebt. Die Heparin-Dosis kann bei Thromboembolieverdacht unbedenklich auf 20–30000 IE/24 Stunden heraufgesetzt werden, solange der Uterus gut kontrahiert bleibt. Mit einer medikamentösen Thrombolyse sollte man im Wochenbett sehr zurückhaltend sein. Die Blutungen aus der Planzentahaftstelle können lebensbedrohlich werden.

9 Zusatzoperationen nach Schnittentbindungen

K.-H. Wulf

Zusatzoperationen sind mit einer erhöhten Komplikationsrate verknüpft (Blutungen, Infektionen, Verwachsungen, Ileus). Sie sollten auf das Notwendigste beschränkt werden.

Tubensterilisation: Zur Tubensterilisation werden viele Verfahren angegeben. Jeder Operateur sollte die Methode wählen, mit der er aufgrund langjähriger Erfahrungen vertraut ist. Wir bevorzugen nach wie vor die Tubenligatur nach Madlener, gelegentlich auch die Thermokoagulation. Spontane Refertilisierungen nach der Madlener Technik sind uns nicht bekannt geworden, ernsthafte Komplikationen traten nicht auf. Wichtig ist eine ausreichend lange (1 Minute) Kompression der Tubenschleife bis zur Transparenz und die Verwendung eines nichtresorbierbaren Fadens [23, 156].

Adnexoperationen: Gestielte Hydatiden werden abgetragen, Hydrosalpingen oder „Konglomerattumoren“ (Tuboovarialzysten) exstirpiert. Das gleiche gilt für Ovarialtumoren, letztere sind selten. Längere Operationszeiten sollten jedoch vermieden werden, plastische Maßnahmen werden auf später verschoben. Auf sorgfältige Peritonealisierung ist zu achten [6].

Uterusoperationen: Hier ist wegen der erhöhten Blutungs- und Infektionsgefahr besondere Zurückhaltung geboten. Das gilt für die Abtragung von Uterussepten, mehr noch für die Myomenukleation. Subseröse, gestielte Myome werden entfernt, intramurale Knoten im Schnittbereich enukleiert. Alle anderen Myome werden, soweit sie nicht „ernährungsgestört" sind, belassen. Die Voraussetzungen für eine organerhaltende Myomoperation sind am nicht puerperalen Uterus ungleich günstiger.

Die Notwendigkeit zu einer gleichzeitigen *Herniotomie* oder *Appendektomie* haben wir niemals gesehen.

10 Uterusexstirpation post partum

K.-H. Wulf

Uterusexstirpation post partum sind meistens Notfalleingriffe. Jeder Geburtshelfer sollte daher die einschlägigen Operationstechniken beherrschen. Zu den strengen Indikationen zählen der hohe, von vaginal nicht zu versorgende Zervixriß, ausgedehnte Uterusrupturen mit Gefäßzerreißungen und nicht beherrschbare Blutungen aus der Plazentahaftstelle (Placenta praevia, Placenta accreta, schwere Atonie). Schwieriger ist die Entscheidung bei nur ungenügend zu versorgender Uterotomiewunde nach vorausgegangener Schnittentbindung, bei bedrohlichem Amnioninfektionssyndrom mit septischem Verlauf und bei gynäkologischen Befunden, z. B. Uterus myomatosus. Die Hysterektomie allein zum Zwecke der Sterilisation als Alternative zur Tubenligatur lehnen wir als unangemessen ab [26, 29, 82, 88, 111, 146, 147, 151].

Technik: Prinzipiell unterscheidet sich das operative Vorgehen nicht von der Uterusexstirpation außerhalb der Schwangerschaft, doch sind einige Besonderheiten zu beachten. Die Präparation ist in den aufgelockerten Gewebsschichten meist erleichtert, der Blutverlust jedoch größer. Der Uterus wird stets vor die Bauchdecken gewälzt. Die Umstechung der Gefäßbündel in den oft fingerdick ödematös geschwollenen Ligamenten muß behutsam erfolgen. Die Fäden schneiden leicht durch, andererseits können sich zu locker geknüpfte Nähte nach Schwinden des Turgors wieder lösen, was zu Nachblutungen führen kann. Die Gefäßstümpfe sollten nach Absetzen des Präparates nochmals kontrolliert und im Zweifel doppelt unterbunden werden. Bei hämorrhagisch infarziertem, „brüchigem" Paragewebe setzen wir die Gefäßbündel nicht über Klemmen ab, sondern umstechen sie isoliert und durchtrennen dann zwischen den Ligaturen. Auf den Verlauf der Ureteren ist besonders zu achten. Die Harnblase läßt sich meist mühelos mobilisieren, doch kann es auch dort zu stärkeren Blutungen kommen.

Der Übergang von der Zervix zur Vaginalwand ist vor allem bei weit dilatiertem Muttermund von außen topographisch nur schwer zu bestimmen. Selbst von der Uterotomiewunde oder einem Zervixlängsschnitt (Ober) aus, kann die Austastung problematisch sein. Wir setzen zunächst dort an, wo wir die Scheiden-Zervix-Grenze vermuten und resizieren, wenn erforderlich, nach. Bei unübersichtlichem Operationssitus empfiehlt es sich ohnehin, den Uterus zuerst suprazervikal zu amputieren und den Zervixstumpf dann nachträglich herauszunehmen. Das gilt um so mehr, als die subtotale Hysterektomie für die meisten Indikationen ausreicht, einschließlich der Notfälle. Nur bei der hohen Zervixlazeration ist die totale Entfernung des Uterus unbedingt erforderlich. Auch der erfahrene Operateur sollte die totale Hysterektomie nicht erzwingen wollen.

Die Hysterektomie post partum kann außerordentlich problematisch sein, wenn große parametrane, auch retroperitoneale Hämatome bestehen und die Gefäßdarstellung nicht primär gelingt. Vor allem bei Relaparotomien nach Schnittentbindungen wegen postoperativer Blutungen können monströse flächenhafte Hämorrhagien und Sukkulationen auftreten, die Zugang und Übersicht außerordentlich beeinträchtigen. Wenn die uterinen Gefäße nicht einwandfrei zu versorgen sind, sollte unverzüglich die Hypogastrika (Arteria iliaca interna) aufgesucht und unterbunden werden. Arterielle Blutungen sistieren dann sehr schnell, venöse Hämorrhagien werden weniger beeinflußt, vor allem dann nicht, wenn sich in der Zwischenzeit eine Koagulopathie entwickelt hat. Bei „klinischer Ungerinnbarkeit" des Blutes kann es erforderlich sein, unter fester Tamponade des Operationsgebietes solange zu warten, bis sich Kreislauf- und Gerinnungsverhältnisse wieder hinreichend stabilisiert haben. Nach jeder Hysterektomie post partum sollten Wundgebiete und Bauchraum ausgiebig drainiert werden.

LITERATUR

1. Amirikia H, Zarewych B, Evans TN (1981) Caesarean section: a 15-year review of changing incidence, indications, and risks. Am J Obstet Gynecol 140: 81-90
2. Baer KL, Reis RA, Arens RA (1932) Appendicitis in pregnancy. J Am Med Ass 98: 1359-1364
3. Bahnsen J, Bergenthal T, Trams G (1983) Postoperative Komplikationen nach Sectio caesarea. Eine vergleichende Analyse der Jahre 1957/1958 und 1977/1978. Geburtshilfe Frauenheilkd 43: 88-91
4. Bailer P (1978) Aus der Geschichte des Kaiserschnitts. Geburtshilfe Frauenheilkd 38: 334-341
5. Bailer P (1984) Die geburtshilflichen Operationen. In: Döderlein G, Wulf KH (Hrsg) Klinik der Frauenheilkunde und Geburtshilfe. Bd 1 (Ergänzung). Urban Schwarzenberg, München Wien Baltimore, S 519
6. Ballard CA (1984) Ovarian tumors associated with pregnancy termination patients. Am J Obstet Gynecol 149: 384-387
7. Bänninger U, Bührig H, Schreiner WE (1978) Vergleichende Studie über die Verwendung von Polyglykolsäure (Dexon[R]) und Chromcatgut als Nahtmaterial bei der Episiotomienaht. Geburtshilfe Frauenheilkd 38: 30
8. Banta D, Thacker SB (1982) The risks and benefits of episiotomy: A review. Birth 9: 25
9. Beck A, Vutuc C (1984) Die Mortalität und Letalität der Sectio caesarea. Geburtshilfe Frauenheilkd 44: 421-4
10. Benson RC (1983) Handbook of Obstetrics and Gynecology. Lange Medical Publications, Los Altos (California)
11. Berchuck A, Sokol RJ (1983) Previous cesarean section, placenta increta, and uterine rupture in second-trimester abortion. Am J Obstet Gynecol 145: 766-767
12. Bibby JG, Brunt J, Mitchell MD, Anderson ABM, Turnbull AC (1979) The effect of cervical encerclage on plasma prostaglandin concentrations during early human pregnancy. Br J Obstet Gynaecol 86: 19
13. Blanco JD, Gibbs RS, Castaneda YS, St Clair PJ (1982) Correlation of quantitative amniotic fluid cultures with endometritis after cesarean section. Am J Obstet Gynecol 143: 897-901
14. Böttcher H-D, Beller FK (1977) Uterus Myomatosus und Schwangerschaft. Z Geburtshilfe Perinatol 181: 241-250
15. Breen JL (1970) A 21 year survey of 654 ectopic pregnancies. Am J Obstet Gynecol 106: 1004
16. Brook I, Feingold M, Schwartz A, Zakut H (1981) Ultrasonography in the diagnosis of cervical incompetence in pregnancy - a new diagnostic approach. Br J Obstet Gynaecol 88: 640
17. Brosens I, Boeckx W, Gordts S, Vasquez G (1980) Funktionserhaltende Operationen bei Ovarialendometriose, Tubenschwangerschaft und Tubenokklusion. Gynäkologe 13: 153
18. Brosens LA, Gordts S, Boeckx W (1983) Tubal pregnancy: Salpingostomy versus salpingotomy. Fertil Steril 39: 384
19. Brosens I, Gordts S, Vasquez G, Boeckx W (1984) Function-retaining surgical management of ectopic pregnancy. Europ J Obstet Gynec Reprod Biol 18: 395
20. Bruhat MA, Manhes H, Mage G, Pouly JL (1980) Treatment of ectopic pregnancy by means of laparoscopy. Fertil Steril 33: 411
21. Budowick M, Johnson TRB, Genadry R, Parmley TH, Woodruff JD (1980) The histopathology of the developing tubal ectopic pregnancy. Fertil Steril 34: 169
23. Bukovsky I, Schneider D, Weinraub Z, Arieli S, Schreyer P, Caspi E (1983) Sterilization at the time of cesarean section: tubal ligation or hysterectomy? Contraception 28: 349-56
22. Bünte H, Kieferstein RD (1983) Chirurgische Erkrankungen und akutes Abdomen. In: Kyank H, Beller FK (Hrsg) Erkrankungen während der Schwangerschaft. Thieme, Suttgart New York, S 598-616
24. Cartwright PS, Entman SS (1984) Repeat ipsilateral tubal pregnancy following partial salpingectomy: a case report. Fertil Steril 42: 647
25. Charles D, Edwards WR (1981) Infectious complications of cervical cerclage. Am J Obstet Gynecol 141: 1065
26. Chestnut DH, Eden RD, Gall SA, Parker RT (1985) Peripartum hysterectomy: a review of cesarean and postpartum hysterectomy. Obstet Gynecol 65: 365-70
27. Chmelik V (1967) Neue Technik zur Eröffnung der Gebärmutter beim Kaiserschnitt. Zentralbl Gynaekol 22: 792-5
28. Chmelik V, Suk K (1982) Sectio caesarea spiralis - Hysterographie. Zentralbl Gynaekol 104: 1537-40
29. Clark SL, Yeh SY, Phelan JP, Bruce S, Paul RH (1984) Emergency hysterectomy for obstetric hemorrhage. Obstet Gynecol 64: 376-80
30. Coats PM, Chan KK, Wilkins M, Beard RJ (1980) A comparison between midline and mediolateral episiotomies. Br J Obstet Gynaecol 87: 408
31. Conradt A, Weidinger H (1982) Notfall-Cerclage. Fortschr Med 33: 1513
32. Conradt A, Weidinger H, Bodenstein J (1982) Tokolyse bei Notfall-Cerclage. Geburtshilfe Frauenheilkd 42: 291
33. Copony L, Werner C (1980) Vergleichende Studie über Früh- und Spätergebnisse nach transkutaner und intrakutaner Naht der mediolateralen Episiotomie. Z Geburtshilfe Perinatol 184: 223
34. Crawford JS (1985) Some maternal complications of epidural analgesia for labour Anaesthesia 40: 1219-1225
35. Cunningham FG, Leveno KJ, DePalma RT, Roark M, Rosenfeld CR (1983) Perioperative antimicrobials for cesarean delivery: before or after cord clamping? Obstet Gynecol 62: 151-154
36. Cytryn A, Sen P, Chung HR, Raina S, Cooper R, Louria DB (1982) Severe pelvic infection from Chlamydia trachomatis after cesarean section. JAMA 247: 1732-1734
37. Damewood M (1982) Multiple benign cystic teratomas of the ovary. Report of two cases and review of the literature. Diagn Gynecol Obstet 4: 243-5
38. Danforth DN (1985) Cesarean section. JAMA 253: 811-818

39. Dapunt O, Santeler P (1979) Plastisch-chirurgische Gesichtspunkte bei Eingriffen an der Vulva. Arch Gynecol 228: 253
40. Daume E (1972) Erfahrungen mit einem synthetischen resorbierbaren Nahtmaterial (Polyglykolsäure) bei gynäkologischen und geburtshilflichen Operationen. Geburtshilfe Frauenheilkd 32: 702
41. DeCherney A, Maheaux R, Naftolin F (1982) Salpingostomy for ectopic pregnancy in the sole patent oviduct: reproductive outcome. Fertil Steril 37: 619
42. Delke I, Veridiano NP, Tancer ML (1982) Abdominal pregnancy: Review of current management and addition of 10 cases. Obstet Gynecol 60: 200
43. Demianczuk NN, Hunter DJ, Taylor DW (1982) Trial of labor after previous cesarean section: prognostic indicators of outcome. Am J Obstet Gynecol 142: 640-642
44. DeVries K, Atad J, Arodi J, Shmilovici J, Abramovici H (1981) Primary ovarian pregnancy: A conservative surgical approach by wedge resection. Int J Fertil 26: 293
45. Dördelmann P (1981) Chirurgie in der Gravidität aus der Sicht des Gynäkologen. Langenbecks Arch Chir 355: 209-215
46. Dubrauszky V (1975) Gebärmuttermyom und Schwangerschaft. Med Klin 70: 965-969
47. Duff P, Gibbs RS, St Clair PJ, Weinberg LC (1984) Correlation of laboratory and clinical criteria in the prediction of postcesarean endomyometritis. Obstet Gynecol 63: 781-6
48. Eglinton GS, Phelan JP, Yeh S, Diaz FP, Wallace TM, Paul RH (1984) Outcome of a trial of labor after prior cesarean delivery. J Reprod Med 29: 3-8
49. Eisenkop SM, Richman R, Platt LD, Paul RH (1982) Urinary tract injury during cesarean section. Obstet Gynecol 60: 591-6
50. Endl J, Baumgarten K (1982) Über die Ergebnisse der prophylaktischen oralen Langzeittokolyse und Cerclage zur Verlängerung der Zwillingsschwangerschaften (Eine Multicenterstudie). Z Geburtshilfe Perinatol 186: 319
51. Esztergály Sz, Szabó LG, Csozsánszky O, Dzvonyár J (1982) Schwangerschaftsluteom. Zentralbl Gynäkol 104: 694-697
52. Feldman GB, Freiman JA (1985) Prophylactic cesarean section at term? N Engl J Med 312: 1264-1267
53. Fischbach F, Loos W, Thurmayr R, Michelson A, Bauerfeind A, Graeff H (1986) Perioperative Antibiotikaprophylaxe mit Cefoxitin bei Kaiserschnitt Handhabung und Nutzen. Geburtshilfe Frauenheilkd 46: 706-707
54. Fonseca JJ, Quesada GZ (1975) Luteoma of pregnancy: report of a case and review of the literature. J Reprod Med 14: 76-79
55. France JT, Jackson P (1980) Maternal plasma and urinary hormone levels during and after a successful abdominal pregnancy. Br J Obstet Gynaecol 87: 356
56. Frantzen Ch, Schlößer H-W (1984) Mikrochirurgie in der Gynäkologie. In: Martius G, Schmidt-Gollwitzer M (Hrsg) Bücherei des Frauenarztes, Bd 15. Enke, Stuttgart
57. Garcia-Bunel R, Berek JS, Woodruff JD (1975) Luteomas of Pregnancy. Ostet Gynecol 45: 407-14
58. Gelpke W (1969) Der Wert der Hysterographie nach Schnittentbindung für die Beurteilung der Uterusnarbe. Geburtshilfe Frauenheilkd 29: 26-33
59. Gibbs RS, Blanco JD, St Clair PJ (1983) A case-control study of wound abscess after cesarean delivery. Obstet Gynecol 62: 498-501
60. Gleicher N (1984) Cesarean Section Rates in the United States JAMA 252: 3273-3276
61. Glosemeyer H, Stockhausen H (1978) Mediolaterale Episiotomie oder mediane Episiotomie? Geburtshilfe Frauenheilkd 38: 34
62. Goeschen K, Pluta M, Train G, Saling E (1982) Geburtsleitung nach vorausgegangener Sectio: wie gefährlich ist ein vaginaler Entbindungsversuch? Z Geburtshilfe Perinatol 186: 291-299
63. Golz N, Kramer D, Robrecht D, Mast H (1984) Die abdominale Gravidität. Fallbericht und Literaturübersicht. Geburtshilfe Frauenheilkd 44: 816
64. Goodlin RC (1983) On protection of the maternal perineum during birth. Obstet Gynecol 62: 393
65. Gordon H, Logue M (1985) Perineal muscle function after childbirth. Lancet 8447: 123
66. Goretzki K, Dannecker G, Dietl J, Hirsch HA (1987) Vergleich zwischen isthmo-korporalem Längsschnitt und isthmischem Querschnitt bei Sectio der frühen Frühgeburt. XI. Akademische Tagung deutschsprechender Hochschullehrer in der Gynäkologie und Geburtshilfe. Innsbruck, 6.-10. Oktober 1987
67. Gross TL (1983) Operative considerations in the obese pregnant patient. Clin Perinatol 10: 411-21
68. Gummerus M (1983) Das Toxic-Shock-Syndrom nach Schnittentbindung. Zentralbl Gynaekol 105: 1413-5
69. Hägele D, Zahn B, Berg D (1985) Kann durch die prophylaktische Cerclage die Frühgeburtenrate gesenkt werden? Eine retrospektive statistische Analyse über Wirkung und Wertigkeit der Cerclage mit Hilfe der Bayerischen Perinatalerhebung (BPE) der Jahre 1978-1980. Z Geburtshilfe Perinatol 189: 162
70. Haegglund L, Christensen KK, Christensen P, Kamme C (1983) Risk factors in cesarean section infection. Obstet Gynecol 62: 145-50
71. Hanson HB (1984) Current use of the extraperitoneal cesarean section: a decade of experience. Am J Obstet Gynecol 149: 31-34
72. Harger JH (1980) Comparison of success and morbidity in cervical cerclage procedures. Obstet Gynecol 56: 543
73. Harger JH (1983) Cervical Cerclage: Patient selection, morbidity, and success rates. Clin Perinatol 10: 321
74. Harrison RF, Brennan M, North PM, Reed JV, Wickham EA (1984) Is routine episiotomy necessary? Br Med J (Clin Res) 228: 1971
75. Hawrylyshyn PA, Bernstein P, Papsin FR (1981) Risk factors associated with infection following cesarean section. Am J Obstet Gynecol 139: 294-8
76. Heckers H, Lash H-G (1986) Gastrointestinale Erkrankungen aus internistischer Sicht. In: Künzel W, Wolf KH (Hrsg) Klinik der Frauenheilkunde und Geburtshilfe, Band 5, Die gestörte Schwangerschaft. Urban & Schwarzenberg, München Berlin Wien, S 133-148
77. Hefner ID, Patow WE, Ludwig JM (1961) A new surgical procedure for the correction of the imcompetent cervix during pregnancy. Obstet Gynecol 18: 616

78. Henriksen HM (1981) Maternal complications after delivery by caesarean section. Z Geburtshilfe Perinatol 185: 351–3
79. Henry-Suchet J, Tesquier L, Loffredo V, Loron Y, deBrux J (1979) La chirurgie conservatrice de la grossesse extra-utérine. In: Brosens IA et al. (Hrsg) Oviducte et Fertilité. Masson, Paris, p 393
80. Hepp H, Scheidel P (1982) Operatives Vorgehen bei der Extrauteringravidität. In: Künzel W, Rauskolb R (Hrsg) Gießener gynäkologische Fortbildung. XII. Fortbildungskurs für Fachärzte der Frauenheilkunde und Geburtshilfe. Thieme Suttgart New York, S 136
81. Hill LM, Johnson CE, Lee RA (1975) Ovarian surgery in pregnancy. Am J Obstet Gynecol 122: 565–9
82. Hill DJ, Beischer NA (1980) Hysterectomy in obstetric practice. Aust NZ J Obstet Gynaecol 20: 151–3
83. Hirdes G, Schmidt J (1973) Geburtsverlauf und Komplikationen nach vorausgegangenem Kaiserschnitt. Geburtshilfe Frauenheilkd 33: 106–111
84. Hirsch HA, Neeser E (1984) Zur Wirksamkeit der perioperativen Antibiotikaprophylaxe bei Hysterektomien und abdominalen Schnittentbindungen. Geburtshilfe Frauenheilkd 44: 8–13
85. Hochuli E, Marti WK (1983) Der Kaiserschnitt: Indikationen, Frequenzen, perioperative und perinatale Morbidität/Mortalität. Ergebnisse aus einer schweizerischen Pilotstudie 1982 mit 41 teilnehmenden Kliniken. (Arbeitsgemeinschaft schweizerischer Frauenkliniken). Gynäkol Rundsch 23: 33–41
86. Hochuli E, Vogt HP (1984) Kaiserschnitt und Infektrisiko. Geburtshilfe Frauenheilkd 44: 767–71
87. Hodgkinson R, Glassenberg R, Joyce TH, Coombs DW, Ostheimer GW, Gibbs CP (1983) Comparison of cimetidine (Tagamet) with antacid for safety and effectiveness in reducing gastric acidity before elective cesarean section. Anesthesiology 59: 86–90
88. Hohlweg-Majert P, Geisbuesch R (1985) Sectio caesarea mit nachfolgender Hysterektomie. Geburtshilfe Frauenheilkd 45: 167–169
89. Holtz G (1983) Human chorionic gonadotropin regression following conservative surgical management of tubal pregnancy. Am J Obstet Gynecol 147: 347
90. Hreshchyshym MM, Bogen B, Loughran CH (1961) What is the actual present-day management of the placenta in late abdominal pregnancy? Am J Obstet Gynecol 81: 302
91. Hüter J (1975) Die aktuelle mütterliche Sectio-Morbidität und -Mortalität in der BRD. Gynäkologe 8: 19–27
92. Hurry DJ, Larsen B, Charles D (1984) Effects of postcesarean section febrile morbidity on subsequent fertility. Obstet Gynecol 64: 256–60
93. Jakobi P, Weisman A, Paldi E (1987) Reversing the upward trend in the cesarean section rate. Eur J Obstet Gynaecol Reprod Biol 25: 105–113
94. Johnson TRB, Sanborn JR, Wagner KS, Compton AA (1980) Gonadotropin surveillance following conservative surgery for ectopic pregnancy. Fertil Steril 33: 207
95. Josephson A (1984) An epidemiologic study of postcesarean infection. Am J Infect Control 12: 19–25
96. Käser O, Herbst S (1981) Plazentar- und Postplazentarperiode. In: Käser O, Friedberg V, Ober KG, Thomson K, Zander J (Hrsg) Gynäkologie und Geburtshilfe, Bd II, 2. Thieme, Stuttgart New York
97. Käser O, Ilké FA, Hirsch HA (Hrsg) (1983) Atlas der gynäkologischen Operationen, 4. Aufl. Thieme, Stuttgart New York, S 8.6–8.8
98. Karlen JR, Akbari A, Cook WA (1979) Dysgerminoma associated with pregnancy. Obstet Gynecol 53: 330–335
99. Kastendieck E, Junge B (1984)
100. Kitchin JD, Wein RM, Nunley WC, Thiagarajah WN, Thornton WN (1970) Ectopic pregnancy: Current clinical trends. Am J Obstet Gynecol 134: 870
101. Kleibl HP, Becker H, Falkert HG (1975) Bericht über 21 Uterusrupturen und die Bedeutung der einschichtigen Nahttechnik für die Rupturprophylaxe. Geburtshilfe Frauenheilkd 35: 533–538
102. Knoche E, Dick W, Traub E, Maier I (1982) Untersuchungen zur Effektivität der geburtshilflichen Periduralanaesthesie. II. Sectio caeserea. Reg Anaesth 5: 73–77
103. Koppel E, Strużyk B, Zbiescczyk J (1983) Kaiserschnitte mit Anwendung einschichtiger transisthmischer Uterusnaht. Zentralbl Gynaekol 105: 1522–25
104. Landesman R, Graber EA (1984) Abdominovaginal delivery: modification of the cesarean section operation to facilitate delivery of the impacted head. Am J Obstet Gynecol 148: 707–10
105. Langer R, Bukovsky I, Herman A, Sherman D, Sadovsky G, Caspi E (1982) Conservative surgery for tubal pregnancy. Fertil Steril 38: 427
106. Lavin JP, Stephens RJ, Miodovnik M, Barden TP (1982) Vaginal delivery in patients with a prior cesarean section. Obstet Gynecol 59: 134–148
107. Lazar P, Gueguen S, Dreyfus J, Renaud R, Pontonnier G, Papiernik E (1984) Multicentred controlled trial of cervical cerclage in women at moderate risk of preterm delivery. Br J Obstet Gynaecol 91: 731
108. Levin DK, Gorchels C, Andersen R (1983) Reduction of post-cesarean section infectious morbidity by means of antibiotic arrigation. Am J Obstet Gynecol 147: 273–7
109. Lippert TH (1983) Bimanual delivery of the fetal head at cesarean section with the fetal head in midcavity. Arch Gynecol 234: 59–60
110. Lochmüller H, Tecklenburg H, Zimmer F (1971) „Wurm-Hefner" versus „Shirodkar-McDonald". Zur Behandlung der Zervix-Insuffizienz in graviditate. Geburtshilfe Frauenheilkd 31: 431
111. Lohe KJ, Lampe B, Graeff H, Holzmann K, Zander J (1983) Die Hysterektomie bei Sepsis nach Kaiserschnitt. Geburtshilfe Frauenheilkd 43: 27–32
112. Lutz MH, Underwood PB, Rozier JC, Putney FW (1977) Genital malignancy in pregnancy. Am J Obstet Gynecol 129: 536–42
113. Malmström H, Axelsson O (1981) Results of cervical cerclage operations in pregnant women during a five year period. Ann Chir Gynaecol 70: 75
114. Martin K (1971) Geburtsverletzungen. Gynäkologe 4: 31
115. Martius G (1978) Geburtshilfliche Operationen. 12. Aufl. Thieme, Stuttgart New York
116. Martius G (1980) Gynäkologische Operationen. Thieme, Stuttgart New York
117. Martius G (1982) Episiotomie. Nahttechnik und Nachbehandlung. Gynäkol Prax 6: 463
118. Martius G, Schmidt-Gollwitzer M (1984) Differentialdiagnose in Geburtshilfe und Gynäkologie. Thieme, Stuttgart New York

119. Martius G (1986) Geburtshilflich-perinatologische Operationen. Thieme, Stuttgart New York
120. Matthes U, Junge WD (1981) Bedarf die Cerclage einer Tokolyse? Zentralbl Gynäkol 103: 763
121. McDonald IA (1960) Suture of the cervix for inevitable miscarriage. J Obstet Gynaecol Brit Cwlth 64: 346
122. McGowan L (1983) Surgical Diseases of the Ovary in Pregnancy. Clin Obstet Gynecol 26: 843-52
123. McNulty JV (1984) Elective cesarean hysterectomy-revisited. Am J Obstet Gynecol 149: 29-30
124. Mentzel H (1984) Sectio bei Frühgeburt aus der Sicht des Neonatologen Indikation und Grenzen. Gynäkologe 17: 243-249
125. Metz KGP, Mastroianni L (1979) Tubal pregnancy subsequent to transperitoneal migration of spermatozoa. Obstet. Gynecol Surv 34: 554
126. Meyenburg M, Giffei JM, Nierhaus M, Saling E (1988) Anwendung eines Klammergerätes bei der abdominalen Schnittentbindung. Geburtshilfe Frauenheilkd 48: 440-442
127. Miller PJ, Searcy JA, Kaiser DL (1987) The relationship between surgeon experience and endometritis after cesarean section. Surg Gynec Obstet 165 (12): 535-539
128. Moir-Bussy BR, Hutton RM, Thompson JR (1984) Wound infection after caesarean section. J Hosp Infect 5: 359-70
129. Moldin P, Hoekegard KH, Nielsen TF (1984) Cesarean section and maternal mortality in Sweden 1973-1979. Acta Obstet Gynecol Scand 63: 7-11
130. Morgan BM, Aulakh JM, Barker JP, Reginald PW, Goroszeniuk T, Trojanowski A (1984) Anaesthetic morbidity following caesarean section under epidural or general anaesthesia. Lancet 1: 328-30
131. Nielsen TF, Hoekegard KH (1983) Postoperative cesarean section morbidity: a prospective study. Am J Obstet Gynecol 146: 911-915
132. Nielsen TF, Hoekegard KH (1984) The course of subsequent pregnancies after previous cesarean section. Acta Obstet Gynecol Scand 63: 13-16
133. Nielsen TF, Hoekegard KH (1984) Cesarean section and intraoperative surgical complications. Acta Obstet Gynecol Scand 63: 103-8
134. Nielsen ThF, Hökegård KH (1984) The incidence of acute neonatal respiratory disorders in relation to mode of delivery. Acta Obstet Gynecol Scand 63: 109-114
135. Noack EJ, Hohlweg-Majert P (1984) Spontanruptur eines Deziduoms mit intraabdominaler Blutung. Geburtshilfe Frauenheilkd 44: 263-4
136. Nockemann PF (1981) Wundheilung und Wundbehandlung unter dem Gesichtspunkt plastisch-chirurgischer Operationen in der Gynäkologie. Gynäkologe 14: 2
137. Notzon FC, Placek PJ, Tafel SM (1987) Comparisons of national cesarean-section rates. N Engl J Med 316: 386-389
138. Novak ER, Lambrou CD, Woodruff JD (1975) Ovarian Tumors in Pregnancy. Obstet Gynecol 46: 401-406
139. Olatunbosun OA, Dyck F (1981) Cervical cerclage operation for a dilated cervix. Obstet Gynecol 57: 166
140. O'Sullivan MJ, Fumia F, Holsinger K, McLeod AG (1981) Vaginal delivery after cesarean section. Clin Perinatol 8: 131-143
141. Ott WJ (1981) Primary cesarean section: factors related to postpartum infection. Obstet Gynecol 57: 171-176
142. Paul RH, Phelan JP, Yeh S (1985) Trial of labor in the patient with a prior cesarean birth. Am J Obstet Gynecol 151: 297-304
143. Pelosi MA, Apuzzio J (1984) Use of the soft, silicone obstetric vacuum cup for delivery of the fetal head at cesarean section. J Reprod Med 29: 289-92
144. Petitti DB, Cefalo RC, Shapiro S, Whalley P (1982) In-hospital maternal mortality in the United States: time trends and relation to method of delivery. Obstet Gyneol 59: 6-12
145. Placek PJ, Taffel SM (1983) The frequency of complications in cesarean and noncesarean deliveries, 1970 and 1978. Public Health Rep 98: 396-400
146. Plauche WC, Gruich FG, Bourgeois MO (1981) Hysterectomy at the time of cesarean section: analysis of 108 cases. Obstet Gynecol 58: 459-64
147. Plauche WC, Wycheck JG, Tannessa MJ, Rousset KM, Mickal A (1983) Cesarean hysterectomy at Louisiana State University, 1975 through 1981. South Med J 76: 1261-1263
148. Poidevin LOS (1965) Caesarean Section scars. Thomas, Springfield
149. Potter M, Johnston DC (1954) Uterine closure in cesarean section. Am J Obstet Gynecol 67: 760-767
150. Pschyrembel W, Dudenhausen JW (1986) Praktische Geburtshilfe. 15. Aufl. De Gruyter, Berlin New York
151. Punnonen R, Teisala K, Heinonen PK, Tuimala R, Pystynen P (1984) Subtotal hysterectomy in emergency obstetrics. Ann Chir Gynaecol 73: 293-5
152. Rahman MS, Al-Suleiman SA, Rahman J, Al-Sibai MH (1982) Advances abdominal pregnancy - observations in 10 cases. Obstet Gynecol 59: 366
153. Reiffenstuhl G, Platzer W (1974) Die vaginalen Operationen. Urban Schwarzenberg, München Berlin Wien
154. Repke JT, Spence MR, Calhoun S (1984) Risk factors in the development of cesarean section infection. Surg Gynecol Obstet 158: 112-116
155. Richards BC (1984) Persistent trophoblast following conservative operation for ectopic pregnancy. Am J Obstet Gynecol 150: 100
156. Richter K, Eiermann W (1983) Hysterektomiesektio oder Tubenkoagulation nach Kaiserschnitt - ein Vergleich. Geburtshilfe Frauenheilkd 43: 209-212
157. Richter K, Elser H, Albrich W, Leis D (1984) Die Extrauteringravidität. Klinik der Frauenheilkunde BD VIII (Ergänzung) S 146/1
158. Rivlin ME, Meeks GR, Cowan BD, Bates GW (1985) Persistent trophoblastic tissue following salpingostomy for unruptured ectopic pregnancy. Fertil Steril 43: 323
159. Roberts AD, Hart DM (1983) Polyglycolic acid and catgut sutures, with and without oral proteolytic enzymes, in the healing of episiotomies. Br J Obstet Gynaecol 90: 650
160. Robrecht D, Hillemanns HG, Deichsel W, Steiner H (1979) Notfall-Cerclage. Definition, technisches Vorgehen und Prognose. Geburtshilfe Frauenheilkd 39: 869
161. Rosen MG (1981) NIH Consensus development tast

force statement on cesarean childbirth. Am J Obstet Gynecol 139: 902–909
162. Rubin GL, Peterson HB, Rochat RW, McCarthy BJ, Terry JS (1981) Maternal death after cesarean section in Georgia. Am J Obstet Gynecol 139: 681–685
163. Rüttgers H (1984) Operative Geburtsbeendigung. In Praxis der Perinatalmedizin J. W. Dudenhausen Thieme Suttgart New York
164. Rush RW, McPherson K, Jones L, Chalmers I, Grant A (1984) A randomized controlled trial of cervical cerclage in women at high risk of spontaneous preterm delivery. Br J Obstet Gynaecol 91: 724
165. Saling E (1984) Der frühe totale operative Muttermundverschluß bei anamnestischem Abort- und Frühgeburtsrisiko. Gynäkologe 17: 225
166. Scheidel P, Hepp H (1985) Organerhaltende Chirurgie der Tubargravidität. Geburtshilfe Frauenheilkd 45: 691
167. Schenker JG, Evron S (1983) New concepts in the surgical management of tubal pregnancy and the consequent postoperative results. Fertil Steril 40: 709
168. Scholtes G, Milz H (1982) Geburtsleitung nach vorausgegangenem Kaiserschnitt. Z Geburtshilfe Perinatol 186: 285–290
169. Schutterman EB, Grimes DA (1983) Comparative safety of the low transverse versus the low vertical uterine incision for cesarean delivery of breech infants. Obstet Gynecol 61: 593–597
170. Schwemmle K (1986) Gastrointestinale Erkrankungen aus chirurgischer Sicht. In: Künzel W, Wulf K-H (Hrsg) Klinik der Frauenheilkunde und Geburtshilfe, Bd 5, Die gestörte Schwangerschaft. Urban & Schwarzenberg, München Berlin Wien, S 149–162
171. Semm K (1983) Endoskopische Intraabdominalchirurgie in der Gynäkologie. Wien Klin Wochenschr 11: 353
172. Sherman D, Langer R, Sadovsky G, Bukovsky I, Caspi E (1982) Improved fertility following ectopic pregnancy. Fertil Steril 37: 497
173. Shirodkar VN (1955) A new method of operative treatment for habitual abortions in the second trimester of pregnancy. Antisepsis 52: 299
174. Shirodkar VN (1970) Cervial incompetence and its treatment. In: Sturgis SH, Taymor ML (eds) Meigs and Sturgis Progress in Gynecology V. Grune Stratton, New York London
175. Shnider SM, Levinson G (1984) Anästhesie in der Geburtshilfe. Fischer
176. Shute WB (1959) Episiotomy: A physiologic appraisal and a new painless technic. Obstet Gynecol 14: 467
177. Shy KK, Logerfo JP, Karp LE (1981) Evaluation of elective repeat cesarean section as a standard of care: an application of decision analysis. Am J Obstet Gynecol 139: 123–129
178. Siegler AM, Wang CF, Westoff C (1981) Management of unruptured tubal pregnancy. Obstet Gynecol Surv 36: 599
179. Singh PM, Rodrigues C, Gupta AN (1981) Placenta previa and previous cesarean section. Acta Obstet Gynecol Scand 60: 367–368
180. Sleep J, Grant A, Garcia J, Elbourne D, Spencer J (1984) West Berkshire perineal management trial. Br Med J (Clin Res) 289: 587
181. Spernol R, Bernaschek G, Schaller A (1982) Späte Dehiszenz der transisthmischen Uterusnaht – Zur Ätiopathogenese und Epidemiologie einer seltenen Sectiokomplikation. Zentralb Gynaekol 104: 1044–48
182. Stangel JJ, Gomel V (1980) Techniques in conservative surgery for tubal gestation. Clin Obstet Gynecol 23: 1221
183. Stangel JJ, Reyniak JV (1983) Conservative techniques for the management of tubal pregnancies. In: Zander J, Holzmann K, Kindermann G (Hrsg) Geburtshilfe und Frauenheilkunde. Thieme, Stuttgart New York, S 207
184. Stockhammer P, Villinger C, Haensel W, Dengler HM (1976) Kritische Beobachtungen über den Dammriß III. Geburtshilfe Frauenheilkd 36: 759
185. Stockhammer P, Barthel R, Haensel W (1979) Die Shute-Naht bei mediolateraler Episiotomie – Eine Technik mit vielen Vorteilen. Geburtshilfe Frauenheilkd 39: 613
186. Stoll W (1983) Gefahren des Kaiserschnittes für die Mutter. Gynäkol Rundsch 23: 67–71
187. Stoll W (1989) Sectio caesarea mit der Klammer (Stapler)technik, gynäkol. prax. 13: 447–451
188. Strafford JC, Ragan WD (1977) Abdominal pregnancy. Review of current management. Obstet Gynecol 50: 548
189. Swolin K (1980) A tubal surgeon's recommendations for the surgical treatment of ectopic pregnancy. J Reprod Med 25: 38
190. Szendi B (1964) Mit dem totalen äußeren Muttermundverschluß (nach Szendi) gewonnene Erfahrungen und Ergebnisse in der Verhütung der habituellen Abortus und Frühgeburten. Zentralbl Gynaekol 39: 1363
191. Taffel SM, Placek PJ (1983) Complications in cesarean and non-cesarean deliveries: United States, 1980. Am J Public Health 73: 856–860
192. Tahilramaney MP, Boucher M, Eglinton GS, Beall M, Phelan JP (1984) Previous cesarean section and trial of labor. Factors related to uterine dehiscence. J Reprod Med 29: 17–21
193. Tan KL, Wee JH (1969) The paediatric aspects of advanced abdominal pregnancy. J Obstet Gynaec Brit Cwlth 76: 1021
194. Thomason JL, Sampson MB, Beckmann CR, Spellacy WN (1982) The incompetent cervix. A 1982 update. J Reprod Med 27: 187
195. Tischendorf D (1987) Die einschichtige Uterusnaht bei Sectio caesarea. Eine vergleichende Studie. Geburtshilfe Frauenheilkd 47: 117–120
196. Vaclavinkova V, Westin B (1984) Ultraschalldiagnostik von Narbendefekten nach Kaiserschnitt. Zentralbl Gynaekol 106: 686–692
197. Valenzuela G (1984) Fertility following cesarean section endoparametritis. Am J Obstet Gynecol 149: 231–2
198. Valle JA, Lifchez AS (1983) Reproductive outcome following conservative surgery for tubal pregnancy in women with a single fallopian tube. Fertil Steril 39: 316
199. Wallace RL, Eglinton GS, Vonekura ML, Wallace TM (1984) Extraperitoneal cesarean section: a surgical form of infection prophylaxis? Am J Obstet Gynecol 148: 172–7
200. Weeks ARL, Menzies DN, deBoer CH (1977) The

relative efficacy of bed rest, cervical suture, and no treatment in the management of twin pregnancy. Br J Obstet Gynaecol 84: 161

201. Welsch H, Krone HA (1987) Sectio-Mortalität und Sectio-Letalität in Bayern 1983-1986. Gynaekol Rundsch 27: 127-132
202. Wenderlin JM, Merkle E (1983) Beschwerden infolge Episotomie. Studie an 413 Frauen mit komplikationsloser Spontangeburt. Geburtshilfe Frauenheilkd 43: 625
203. Wulf K-H (1984) Sectio bei Frühgeburt. Kommentar - Aus der Sicht des Geburtshelfers. Gynäkologe 17: 250-254
204. Wulf K-H, Kastendieck E, Seelbach-Göbel B (1984) Zum Geburtsmodus bei Frühgeborenen - abdominal oder vaginal? Z Geburtshilfe Perinatol 188: 249-255

K Endoskopische operative Verfahren

I Diagnostische und operative Pelviskopie

K. SEMM

INHALT

1 Die operative Pelviskopie

Innerhalb weniger Jahre reifte Anfang des 20. Jahrhunderts die Laparoskopie zur diagnostischen Routinemethode des Oberbauches, vornehmlich der Leber, heran. Sie wurde letzlich durch KALK [3] und später durch WILDHIRT [24] in ihrer technischen Perfektion vollendet. PALMER [5] transferierte Anfang der 40er Jahre in Frankreich diese Methode unter dem Namen Coelioskopie in die Frauenheilkunde. Ende der 50er Jahre machten sich FRANGENHEIM [1] und zu Beginn der 60er Jahre STEPTOE [23] und SEMM [10] um die Weiterentwicklung verdient. Eine ausführliche Literaturübersicht findet sich bei SEMM [10,16]. Die heutige operative Endoskopie orientiert sich an der Miniaturisierung der Eingriffe (= Minimal Invasive Chirurgie) und dient der Verbesserung der Lebensqualität. Darüberhinaus führt dieses neue operative Vorgehen zur organerhaltenden Chirurgie. War es absolute Aufgabe der Laparotomie, auch ein Rezidiv auszuschließen, d. h. Ovarektomie (= Kastration), Tubektomie (= Sterilität), so erlaubt die Wiederholbarkeit der Pelviskopie die Organerhaltung!

1.1 Aufklärung der Patientin zum endoskopisch-operativen intraabdominalen Eingriff

Im Gegensatz zum laparoskopischen Eingriff dient die Pelviskopie nicht nur diagnostischen, sondern auch therapeutisch-operativen Maßnahmen. Die Aufklärung erfolgt daher im Sinne einer klassischen Laparotomie, wobei lediglich der Versuch gemacht werden soll, den Eingriff technisch zu minimalisieren, d. h. pelviskopisch durchzuführen. Die Möglichkeit des sofortigen Überganges auf eine Laparotomie muß aber grundsätzlich gegeben sein, wenn es die Situation erfordert, dies auch im Bezug auf das Einverständnis von seiten der Patientin. Nur dadurch ist der endoskopische Operateur in seiner Handlungsweise frei und erreicht gute chirurgische Leistungen, wenn er nicht unter der Pression steht, daß ihm später der Übergang von der Pelviskopie zur Laparotomie als ärztlicher Fehler angelastet werden kann.

1.2 Ärztliche Ausbildung für die endoskopischen Eingriffe am Simulator (Pelvitrainer)

Die Abdominal-Chirurgie setzt einen hohen Grad an operativer Ausbildung voraus. Sie kann ausschließlich am offenen Bauch per laparotomiam erworben werden. Das endoskopische Operieren, d. h. das Umsetzen des binokularen, stereoskopischen Sehens auf das einäugige endoskopische, mit

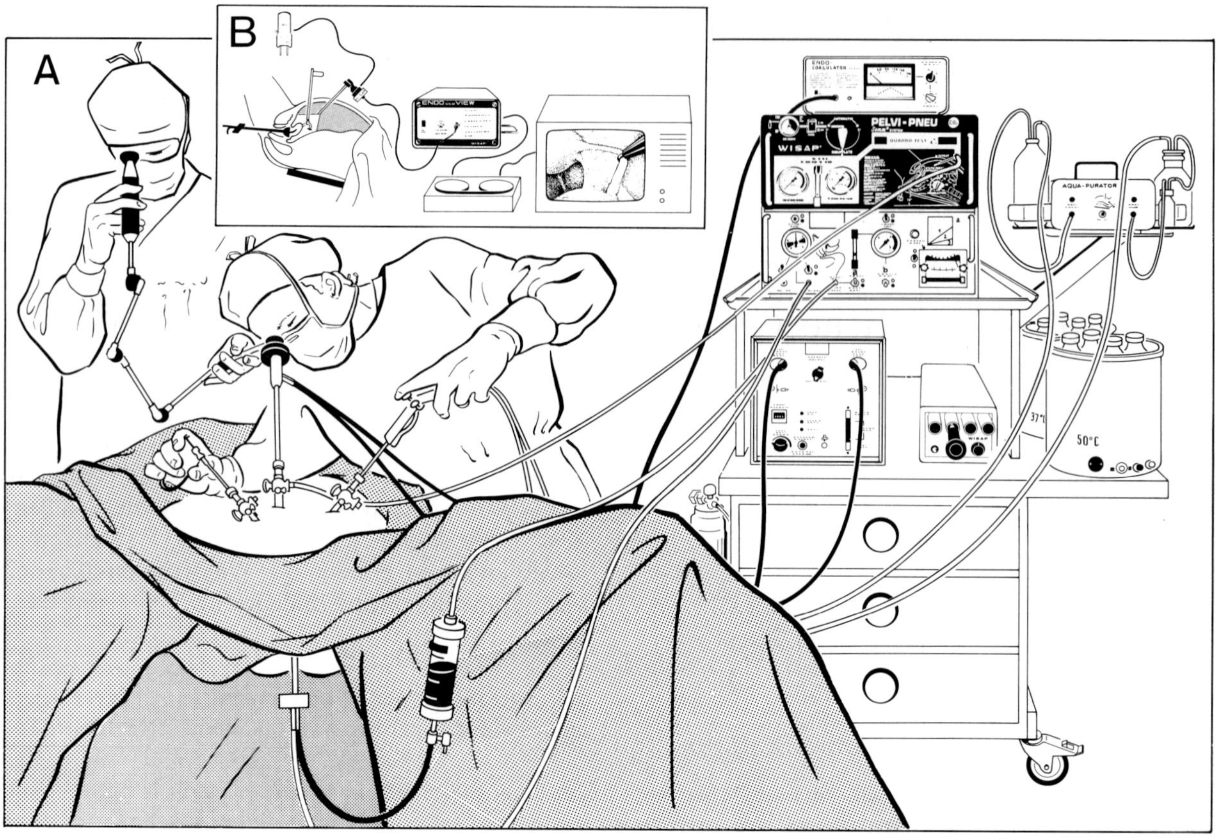

△
Abb. 1. Kennenlernen der operativen Pelviskopie durch endoskopische Mitbetrachtung **A** mit Gliederoptik **B** mit Videokette (Kamera mit Beamsplitter, Video-Monitor und -Recorder)

Abb. 2. Autodidaktisches Erlernen der angegebenen Operationen mit Hilfe des Pelvi-Trainers in 3 Ausbildungsstufen
▽

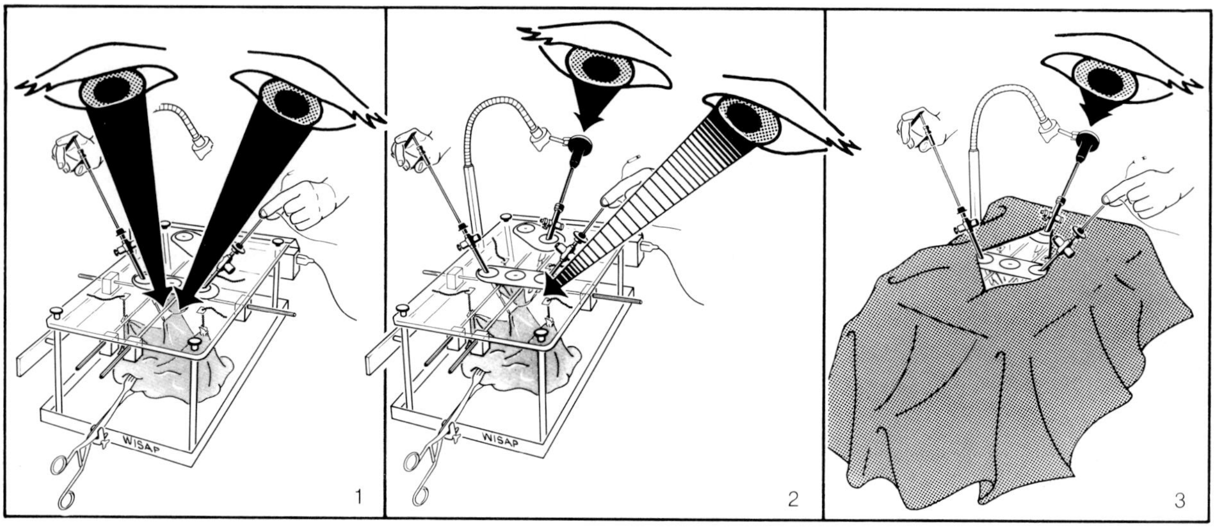

erschwerter Größenerfassung der betrachteten Organe und dem eingeschränkten Betätigen von in Hülsen geführten chirurgischen Instrumenten erfordert ein langes Assistieren (Abb. 1).

Pelviskopisches Operieren läßt sich nicht durch Assistenz während der operativen Pelviskopie am Patienten erlernen, wie dies bei der Laparotomie üblich ist.

Die Anwendung der klassischen pelviskopischen Operationsschritte mit Schere, Greifer, Nadel und Faden sind am Übungsphantom, dem Pelvitrainer in 3 Stufen und *nie* primär in vivo an der Patientin zu erlernen. Der „Pelvi-Trainer" (Abb. 2/1–3) erlaubt das Simulieren aller in der endoskopischen Abdominalchirurgie vorkommenden Eingriffe; die Ausbildung erfolgt in 3 Stufen:

1. Einlegen z. B. einer Plazenta und Fixieren der Eihäute an der „Bauchdecke" des Pelvi-Trainers. Durch die durchsichtigen Bauchdecken wird über die entsprechend plazierten Einstiche das Hantieren mit der atraumatischen Faßzange, der Hakenschere und den Ligaturfäden geübt. Hat man auch das extra- und intrakorporale Knoten und die dazu notwendige räumliche Vorstellung binokular erworben, folgt der 2. Schritt.
2. Einführen einer 11 mm-Durchmesser-Operationsoptik und Wiederholung der schon geübten Operationsschritte, jetzt auch evtl. an einem eingehängten, frisch exstirpierten Uterus-Adnex-Präparat mit Sondierung der Tuben, Ovarektomie etc. Dabei besteht die Möglichkeit, die endoskopischen Manipulationen binokular mitzuverfolgen bis die Handgriffe perfekt sitzen.
3. Stufe der Ausbildung bei mit Schlitztuch völlig abgedecktem „Pelvi-Trainer": Alle Operationsschritte sind jetzt nur noch endoskopisch durchzuführen; selbst die Appendektomie ist durch „Abnabelung" an einer Plazenta zu üben.

Der „Pelvi-Trainer" sollte zur Standardausrüstung jeder operativ tätigen gynäkologischen Abteilung gehören, um die statistisch signifikant nachgewiesenen häufigen Fehler bei den ersten 100 Eingriffen in der Pelviskopie zu eliminieren. Zahlreiche Filme und Videotapes (Semm s. Anhang) stehen zur weiteren Ausbildung zur Verfügung.

1.3 Anästhesiologische Vorbereitung zu pelviskopischen Eingriffen

Im Zusammenhang mit diagnostischer und operativer Pelviskopie (z. B. Eileitersterilisation) werden genannt: Lokal-, Peridural-, Lumbal-, Masken- und Allgemein-Anästhesie. Der pelviskopische Eingriff entspricht im Prinzip aus der Perspektive des zu behandelnden d. h. zu entfernenden Organs, einer Laparotomie; auch kann er jederzeit in eine solche überführt werden müssen. Aus diesem Grunde ist die Intubations-Allgemein-Anästhesie das schonendste und für alle Variationen sofort akzeptierbare Anästhesieverfahren.

In besonders gelagerten Fällen ist die Periduralanästhesie vorzuziehen. Alle anderen Narkosearten erhöhen das Risiko. Auch sollte grundsätzlich vor Beginn des Einstiches der Veress-Nadel ein Magenschlauch gelegt sein, damit dies nach eventueller Magenblähung infolge Hyperventilation bei der Narkoseeinleitung nicht zum Anpunktieren des Magens führt.

1.4 Lagerung der Patientin zum pelviskopischen Eingriff

Schon beim Einblasen des Pneumoperitoneum wird die Patientin entsprechend Abbildung 3 in 15° Grad Beckenhochlagerung mit überhängendem Gesäß auf dem Operationstisch gelagert. Dadurch gleiten schon während des Aufblasens die Därme größtenteils in den Oberbauch. Der Operationstisch für die pelviskopischen Eingriffe soll auch, wie auf Abb. 4 und Abb. 5 gezeigt, eine Kopfhochlagerung erlauben, damit unter anderem bei einer Eileiterschwangerschaft bis in den subphrenischen Raum

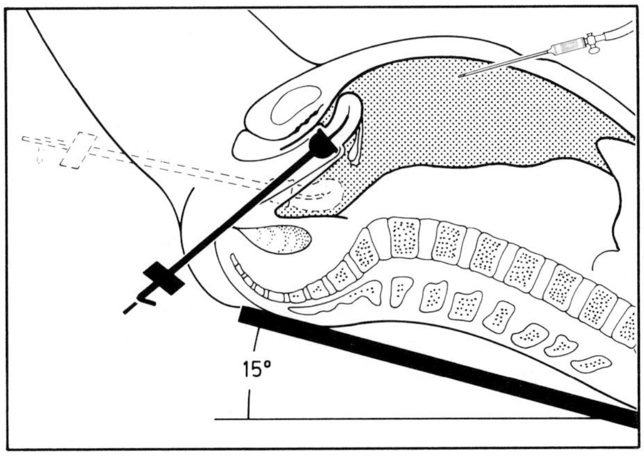

Abb. 3. 15° Beckenhochlagerung beim Anlegen des ▷ Pneumoperitoneum

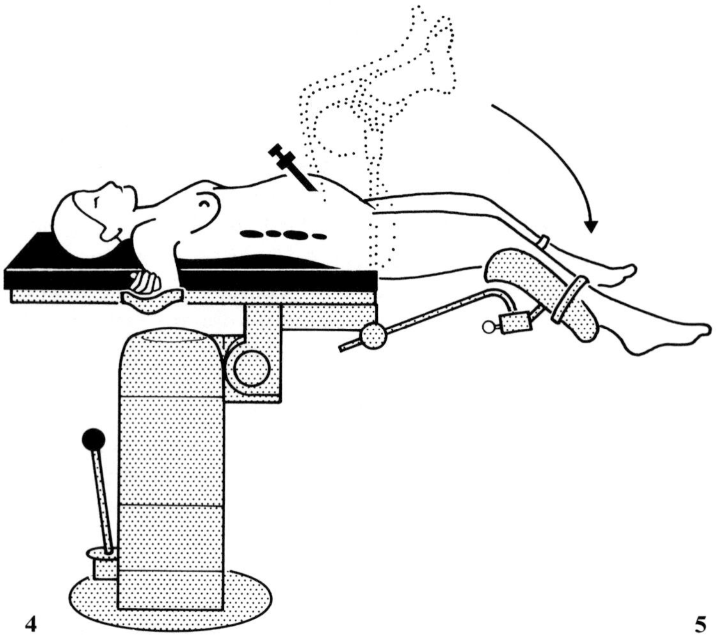

4

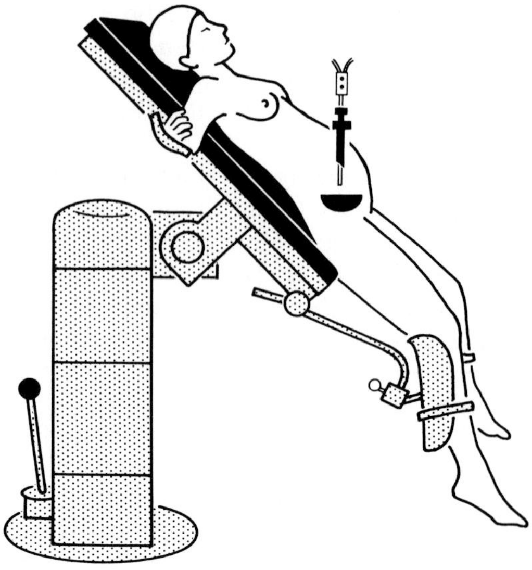

5

Abb. 4. Typische Verteilung von aus dem kleinen Becken hochgelaufener Spülflüssigkeit, Blut etc.

Abb. 5. Flüssigkeit läßt sich durch maximale Kopfhochlagerung im kleinen Becken sammeln und dort absaugen

hochgelaufenes Blut oder Spülflüssigkeit durch Umlagerung aus dem kleinen Becken abgesaugt werden kann.

1.5 Technische Ausrüstung für die pelviskopischen Eingriffe

Aus Platzgründen kann hier auf die Grundsatzausrüstung einer Pelviskopie-Einrichtung nicht im Detail eingegangen werden (s. a. 1.11).

Das Instrumentarium orientiert sich an dem Leitsatz: Der endoskopische Operateur ist bestrebt, alle endoskopischen Eingriffe so durchzuführen, wie dies auch per laparotomiam die Regel ist. Dazu ist folgende Grundausrüstung nötig:

Endoskopische Optik und extrakorporales Licht für Diagnostik und Operation: Das endoskopische Operieren erfordert die Rundumsichtmöglichkeit für den Operateur im gesamten Bauchraum. Dazu dient der neue Rund-Umsicht-Optik-Set (SEMM®) bestehend aus 5 mm ∅ Optiken (für alle Arbeitstrokare geeignet) zur Diagnostik und die 10 mm ∅ Optiken mit Fluidlichtleitkabel für eine maximale Operationsfeldausleuchtung. Für die Mitbeobachtung (s. Abb. 1) oder den Beamsplitter für den Anschluß einer Fernsehkamera werden 50–70% des ausfallenden Lichtes dem Operateur entzogen. Es ist daher zweckmäßig, mit einer automatischen Halogen-Lichtquelle (250 W/WISAP®) zu arbeiten.

Beim Ankoppeln des Lichtleitkabels entsteht (Abb. 6) durch Reflexion ein Lichtverlust von ca. 50%.

Die sogenannte abgewinkelte „Operations-Optik" mit Instrumentenkanal ist für die endoskopische Abdominalchirurgie *völlig* ungeeignet. Das Hantieren mit Instrumenten parallel zur optischen Achse ist infolge räumlicher optischer Bildverzerrung gefährlich. Zudem ist das optische Bild infolge Platzmangels für einen genügend großen optischen Kanal unzulänglich.

Fixieren der Optik zum zweihändigen Operieren: Das monokulare Sehen gewinnt an stereoskopischem Vorstellungsvermögen durch simultanes bimanuelles Manipulieren der Instrumente. Dies ermöglicht die flexible WISAP®-Optikhaltung (Abb. 7), die sich an jeden Operationstisch gut montieren läßt. Für Mikronähte ist gelegentlich die Assistenz einer „dritten Hand" (= 4. und 5. Einstich) nötig.

Pelviskopisch-mikrochirurgische Operationen: Manche endoskopischen Operationsschritte, z. B. Fixieren der evertierten Fimbrien bei Salpingostomie oder diffizile Darmlösungen, setzen die Vergrößerung des Okularbildes am Pelviskop voraus. Das

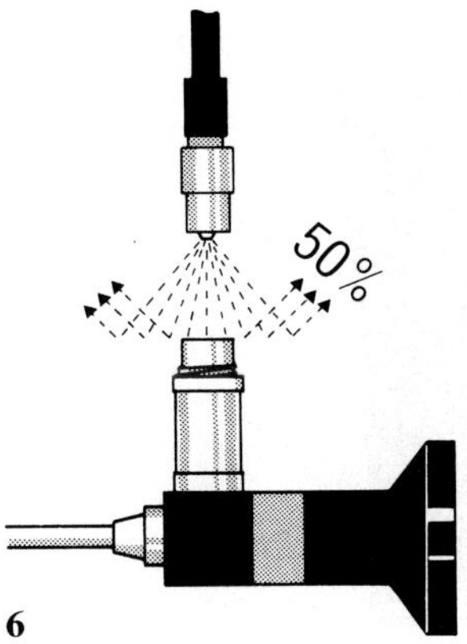

6

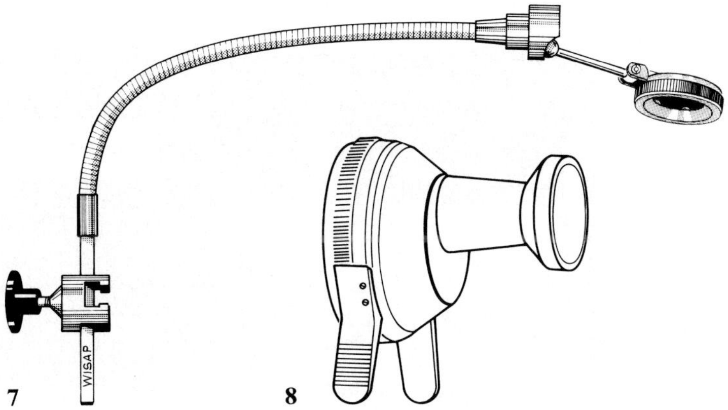

7

8

Abb. 6. 50%iger Lichtverlust an der Ankoppelungsstelle durch Reflexion

Abb. 7. Flexible WISAP®-Optikhalterung

Abb. 8. Vergrößerungslupe für Pelviskop

Aufsetzen einer Vergrößerungslupe (Abb. 8) schafft eine 2–6-fache Organvergrößerung.

Videoskopie: Die Verkleinerung der hochleistungsfähigen Videokameras erlaubt es, ein hervorragendes Farbbild auf dem Bildschirm zu erzeugen. Nach gewisser Einarbeitung lassen sich etwa 80% der Eingriffe am Bildschirm durchführen. Für schwierige Operationen am Darm und den Ampullen ist der direkte Blick durch die Optik unersetzlich. Das Vorhandensein eines guten Beamsplitters ist dazu Voraussetzung. Der Aufbau einer Videoeinrichtung erleichtert die endoskopische Intraabdominal-Chirurgie wesentlich (s. Abb. 1 u. 26).

Insufflationsapparat zum Anlegen des Pneumoperitoneums: Für die heutige diagnostische und operative Pelviskopie genügt ein mechanisch gesteuerter Kohlensäuregasgeber (z. B. CO_2-Pneu-Automatik) nicht mehr. Das voroperierte, adhäsionsreiche Abdomen (Netz und Darm)! steht im Vordergrund der Indikationsliste. Hierzu ist der elekronisch gesteuerte CO_2-Pneu mit seinem „Quadrotest" (Abb. 9) unabdingbar notwendig, um durch stetiges Messen und Vergleichen von 4 physikalischen Meßgrößen eine Gefährdung der Patientin weitgehend auszuschließen. Für das konstante Aufrechterhalten der Pneumoperitoneumgröße, d. h. der Sichtverhältnisse bei raschem Instrumentenwechsel zum Nähen etc., ist jedoch die elektronische Steuerung des Pneumoperitoneum eine grundsätzliche Voraussetzung für komplikationsfreies Operieren. Die moderne OP-Pneu-Elektronik nach Semm® (Abb. 10), rein digital oder Manometer mit digital kombiniert, schafft hierzu die idealen Voraussetzungen. Zur Sicherheit der Patientin dient die Messung des aktuellen intraabdominellen, d. h. des statischen Druckes mit Hilfe des monofil-bivalenten Systems nach Semm® (Abb. 11). Durch ein und dieselbe Öffnung erfolgen Gasinsufflation und intraabdominale Gasdruckmessung. In Fällen von durch Sicherheitstests verifizierten wahrscheinlichen Adhäsionen im Nabeleinstichbereich erfolgt das Einstechen des 5 mm ∅ Optiktrokars unter Sicht (s. Abb. 60). Diese Technik ist der offenen Laparoskopie nach Hasson [2], modifiziert nach Koenig [4], überlegen (detaillierte Beschreibung s. S. 707).

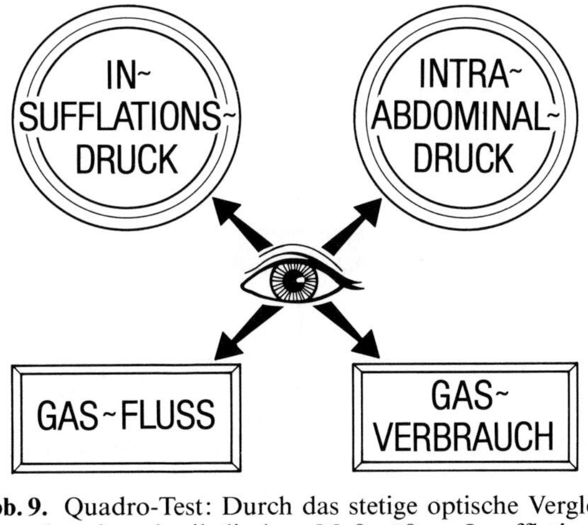

Abb. 9. Quadro-Test: Durch das stetige optische Vergleichen der vier physikalischen Meßgrößen: Insufflationsdruck, intraabdominaler Druck, aktueller Gasfluß und Gesamtgasverbrauch, ist die Diagnose: ① freier Sitz der Veress-Nadel im Bauchraum und ② optimale Funktion des Insufflationsgerätes feststellbar

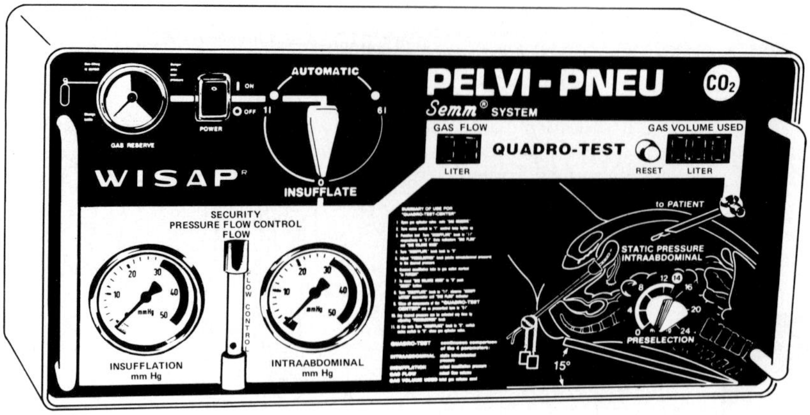

Abb. 10. Elektronisch gesteuerter Insufflationsapparat OP-Pneu-Elektronik nach SEMM (monofil-bivalentes System) für Veress-Nadel bis maximal 10 l/min. mit Nachfüllautomatik zwischen 5 und 25 mm/Hg

Spülapparate für pelviskopische Operationen: Wie bei der Laparotomie wird die optimale Sicht während des pelviskopischen Eingriffes durch Spülen des kleinen Beckens mit physiologischer Kochsalzlösung aufrechterhalten. Hierzu dient der „Aquapurator" (WISAP®) oder heute besser der CO_2-Aquapurator (WISAP® Abb. 12) mit seinem monofil-bivalenten Spülsystem (Abb. 13). Damit läßt sich in kurzer Zeit aus handelsüblichen auf 37 °C vorgewärmten Kochsalzflaschen die Spülflüssigkeit durch Fingerdruck in den Bauchraum einleiten und wieder absaugen. Dieser Aquapurator stellt eine Basiseinrichtung für endoskopisches Operieren dar. Heute sind alle WISAP®-Instrumente nach SEMM® (Greifer, Scheren etc.) im Sinne von Triple Used Instruments (TRIUSI®-Instrumente) zum simultanen Spülen und Saugen ausgerüstet.

Apparate zur tubaren bzw. transuterinen Spülung: Da Sterilitätsoperationen ein Hauptindikationsspektrum für pelviskopische Operationen darstellen, ist das Vorhandensein eines Universal-Pertubationsgerätes in Verbindung mit der Vakuum-Intrauterinsonde (Abb. 14) Voraussetzung. Die zur Darstellung der Tuben notwendige Blaulösung wird über einen Zwischenbehälter (Abb. 15) unter kontinuierlichem, vom Pertubationsgerät gesteuertem Druck instilliert. Das früher übliche Einpressen von Blaulösung mittels Spritze von Hand ist ungenügend und erschwert die Ampullenpräparation.

Abb. 11. Monofil-bivalentes System (nach SEMM) zum Anlegen des elektronisch gesteuerten Pneumoperitoneums

Abb. 12. CO_2-Aquapurator (SEMM®) zur kontinuierlichen Spülung des Abdominalraumes

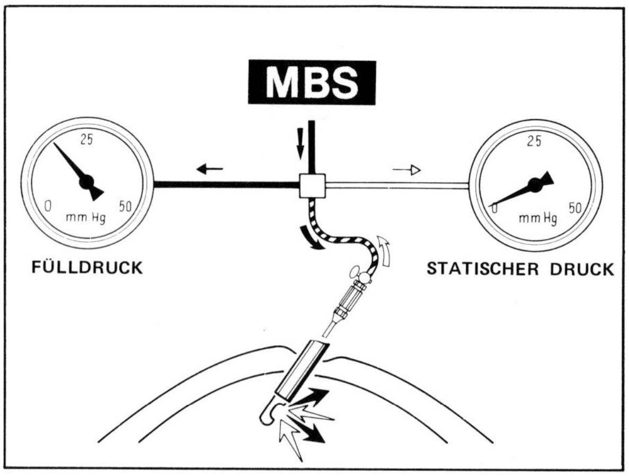

11

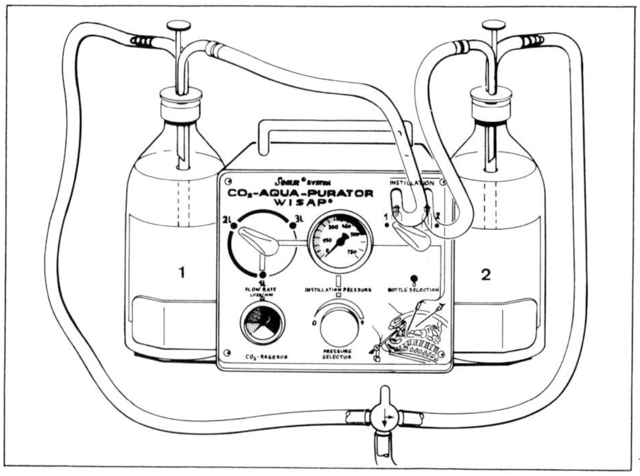

12

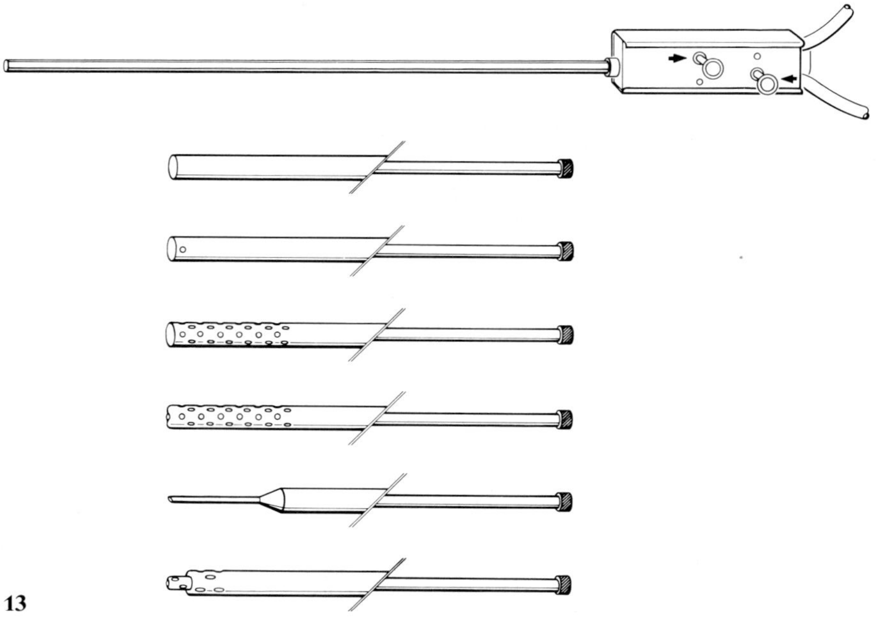

13

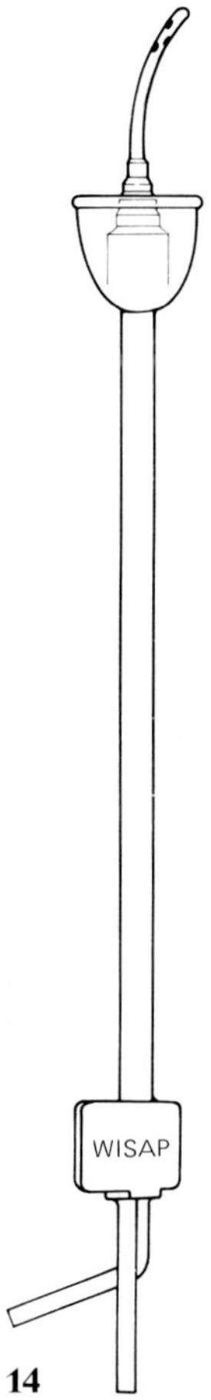

14

Abb. 13. Monofil-bifilares Spülrohr mit auswechselbarem Spülrohr-Set

Abb. 14. Vakuum-Intrauterinsonde zur atraumatischen Mobilisierung der Gebärmutter und simultanen Insufflation von Flüssigkeit

Apparate zur thermischen Blutstillung: Der Hochfrequenzstrom ist infolge seines Skin-Effekts – wie physikalisch nachgewiesen – zur Blutstillung für die endoskopische Abdominalchirurgie ungeeignet: Einerseits unterliegt er in seinem Verlauf nicht der ärztlichen Kontrolle und andererseits erzeugt er Gewebsverbrennungen über 140 °C, die nach Sequestrierung zu späteren Adhäsionen Anlaß geben (MECKE).

Mit Hilfe von Wärme um 100 °C, z. B., erzeugt durch den Endokoagulator nach SEMM (Abb. 16), wird eine optimale Eiweißgerinnung zur Blutstillung erreicht. Mit den drei Instrumenten: Krokodilklemme zum Greifen, dem Punktkoagulator zum Touchieren von zu koagulierendem Gewebe und dem Myom-Enukleator zum blutfreien Ausschälen von Myomen aus dem Uterus, bzw. der schonenden Adhäsiolyse mit dem Schmelzhaken läßt sich ein breites Spektrum operativer Maßnahmen blutfrei und in Bezug auf spätere Adhäsionen fast rezidivfrei durchführen. Da solchermaßen koaguliertes Eiweiß als Proteinfilm die Wunde bedeckt und nicht abgestoßen, sondern durch Einwachsen von Histio- und Fibrozyten ersetzt wird, entsteht an solchen Koagulationswunden kaum eine Adhäsion. Der volle Effekt der Hämostase durch Einsatz destruktiver Wärme ist natürlich nur dort zu erwarten, wo genügend gerinnbares Eiweiß vorhanden ist. Zur Hämostase im fettreichen Gewebe, z. B. Omentum majus, ist die Anwendung klassischer Naht- und Ligaturmethoden anzuraten.

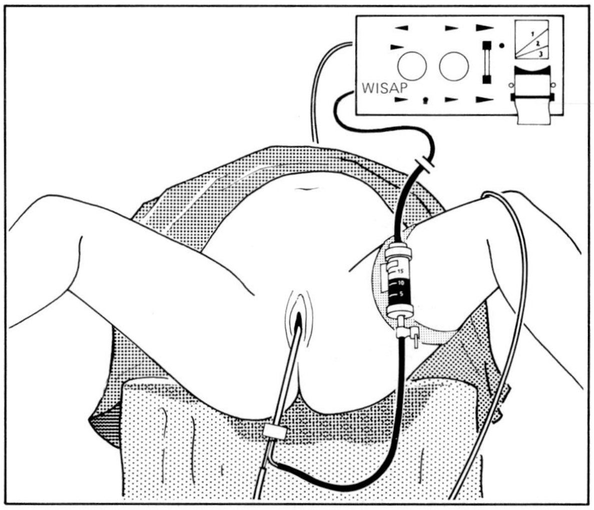

Abb. 15. Zwischenbehälter für die Instillation von Blaulösung während Operationen an den Tubae Falloppii

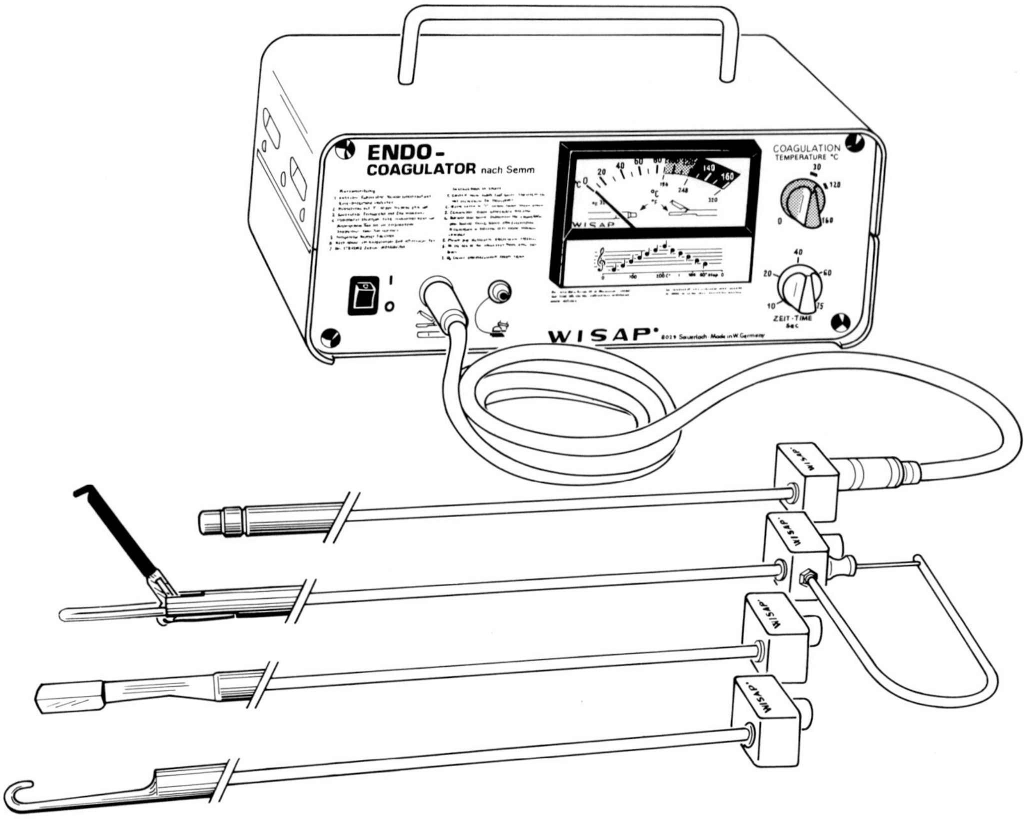

16

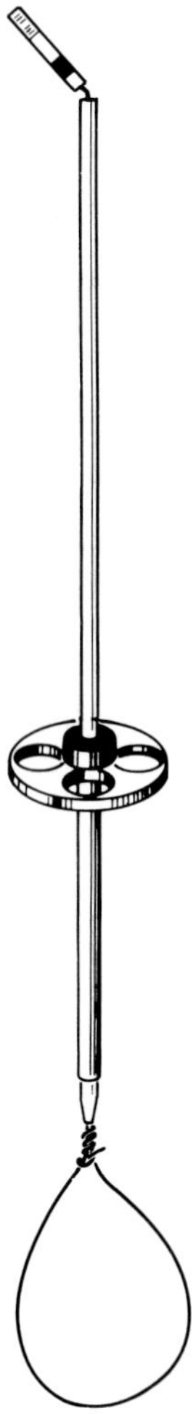

17

Abb. 16. Endokoagulator nach SEMM zur Hämostase und Verwachsungsprophylaxe durch Proteinkoagulation bei 100 °C mit Punktkoagulator, Krokodilklemme, Myomenukleator und Schmelzhaken

Abb. 17. Applikator mit Roeder-Schlinge für 5 mm-∅-Trokarhülse

Endoskopische Blutstillung durch Ligatur und Naht: Mit Hilfe der Roeder-Schlinge, die sich durch den Applikator (Abb. 17) leicht durch die 5 mm Durchmesser Trokarhülsen in den Bauchraum einführen läßt, steht uns eine universell einsetzbare Ligaturmethode nach blutiger Adhäsiolyse (Abb. 18) zur Verfügung (s. Tafel 4/7.1).

Für Gewebspartien, z. B. Netzverwachsungen, die nicht durch eine Schlinge gezogen werden können, empfiehlt sich die Endoligatur (Tafel 4/7.2). Dabei wird das Gewebe vor der scharfen Durchtrennung (unblutige Adhäsiolyse) unterbunden. Für Gewebepartien, die nicht umschlungen werden können, steht die Endonaht zur Verfügung. Beide letztgenannten Techniken setzen die extrakorporale

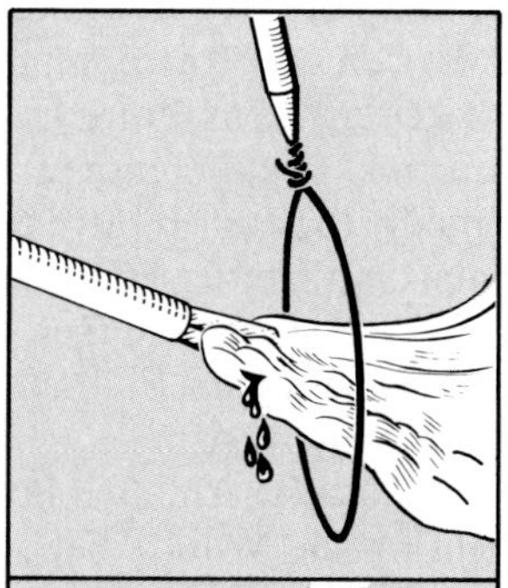

Abb. 18. Hämostase eines Netzzipfels nach blutiger Adhäsiolyse mittels Roederscher Schlinge

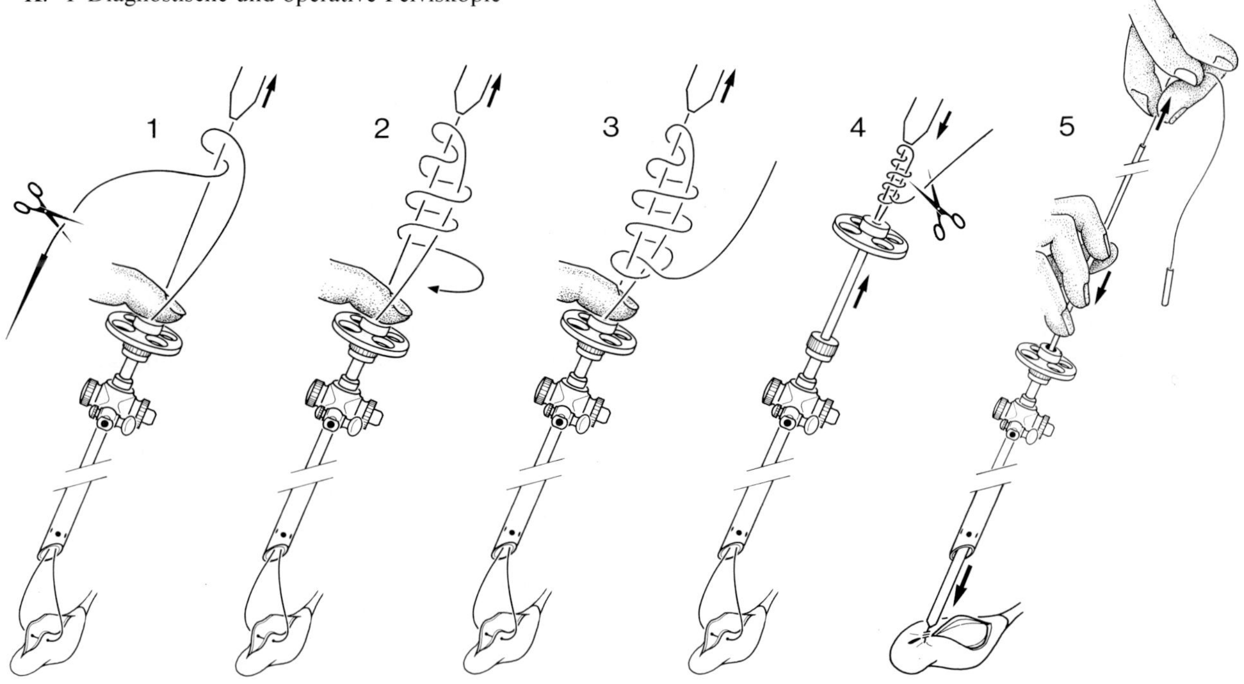

19

Abb. 19. Fadenführung zur Herstellung des Roeder'schen Schiebeknotens: Extrakorporale Knotung

Abb. 20. Fadenführung zur Herstellung eines Instrumentenknotens durch intrakorporale Knotung: *1–6* mit abgeschnittener Nadel, *1–6* mit Nadelhilfe

Abb. 21. Resorbierbarer Clip nach Applikation (Applikatoren für 5 mm ∅ oder 10 mm ∅ Trokarhülsen)

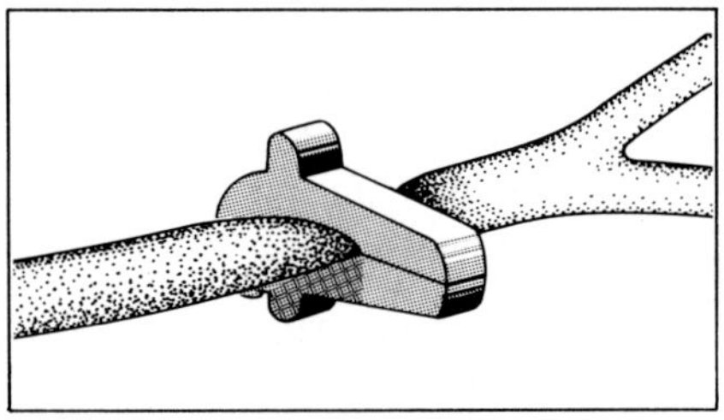

21

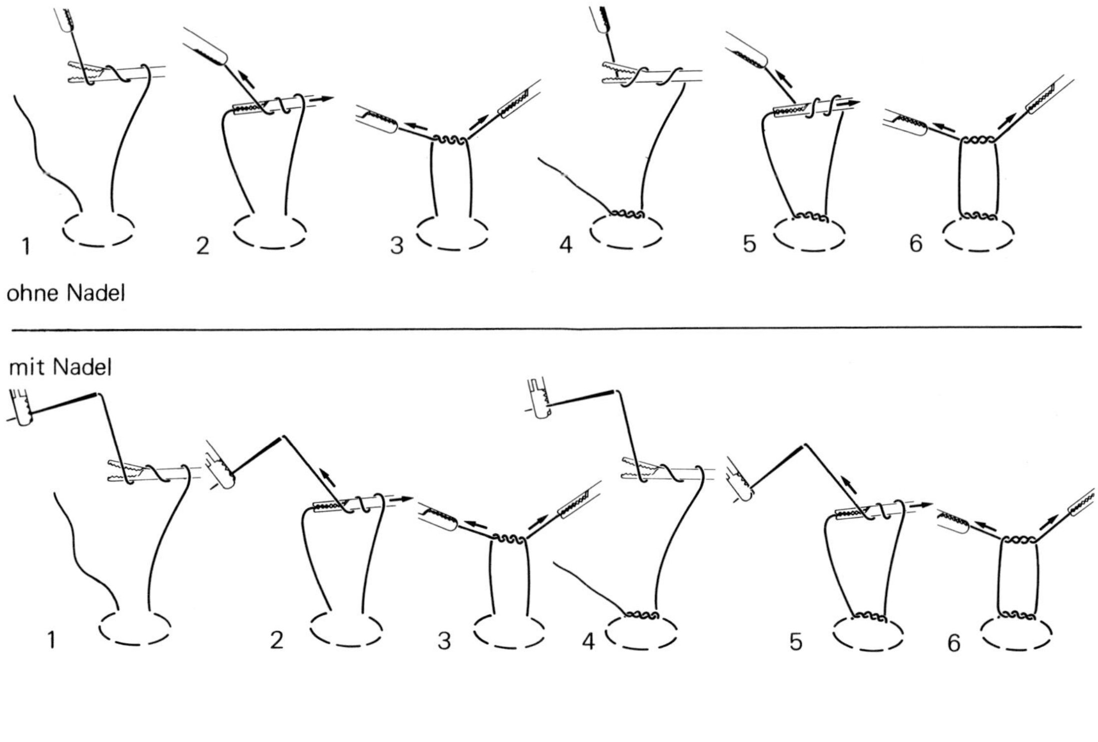

Herstellung des Roeder'schen Knotens (Abb. 19) voraus. Der Wundverschluß durch Endonaht ist in Abbildung 34 skizziert.

Für feine Nähte, wie z. B. an den Ampullen bei Salpingostomie oder Serosanähte am Darm, z. B. Tabaksbeutelnaht nach der Appendektomie, empfiehlt sich die intrakorporale Knotung mit oder ohne Nadel (Abb. 20). Speziell resorbierbare Clips (Abb. 21) für 5 und 10 mm ∅ Applikatoren (WISAP®) bieten eine zusätzliche Möglichkeit für eine einfache und rasche Blutstillung per endoskopiam.

Instrumentarium zur transvaginalen Mobilisierung der Gebärmutter: Voraussetzung für eine übersichtliche Operation im kleinen Becken ist die Mobilisierung der Gebärmutter. Hierzu dient z. B. die Vakuum-Intrauterinsonde (s. Abb. 15). Da die meisten Operationen bei maximal hinter die Symphyse antevertiertem Uterus durchgeführt werden, empfiehlt sich die Sondenfixierung durch Gewichte. Die Perforationsgefahr der Intrauterinsonde ist sehr gering und wird endoskopisch sofort erkannt und korrigiert.

Instrumentarium für endoskopische Eingriffe: Wie bei der Laparotomie üblich, hat auch bei der operativen Pelviskopie das Instrumentarium vollständig und reichlich am Tisch zu liegen.

Führungsinstrumente für Optik und Operationsinstrumente: Hierzu dienen die klassischen Trokare in 5 und 11 mm-Durchmesser Ausführung. Die auswechselbare Trokarhülse soll elliptisch angeschliffen sein (Abb. 22), damit der konisch geschliffene Trokar (Abb. 23) geschmeidig durch die Bauchdekken gleitet. Für die operative Pelviskopie sind nur Kolben-Ventil-Trokare brauchbar, da automatisch schließende durch Blut und Gewebsbröckel undicht werden.

Operationsinstrumente: Im folgenden wird nur summarisch auf die dringend erforderlichen Instrumente hingewiesen. Sie haben nicht nur in der Einzahl auf dem Tisch zu liegen. Die meisten Instrumente nach SEMM® sind auch in der TRIUSI-Ausführung erhältlich und sparen viel Operationszeit.

Der atraumatische Greifer (Abb. 24/3.1) dient ebenso wie die atraumatische Faßzange (Abb. 24/3.2) zum Fassen und Führen von Gewebe. Die Biopsiezange (Abb. 24/3.4) soll 2 Zähne tragen, damit man gut greifen (nicht am Ovar abrutscht) bzw. Peritoneum gut adaptieren kann. Mit der großen Krallenzange (Abb. 24/3.6) lassen sich größere Gewebepartien, Eierstöcke, Zysten, Myome etc. sicher greifen. Mit der großen Löffelzange (Abb. 24/3.7) werden amorphe Gewebeteile (z. B. choriale Gewebselemente etc.) gut und rasch gefaßt und durch die 10 mm-Durchmesser Trokarhülse entfernt. Als Schere hat sich die Hakenschere (Abb. 24/4.1) sehr bewährt, da man mit ihr vor dem Schneiden zunächst das Gewebe greifen und nochmals sorgfältig betrachten kann. Auch gerade Scheren (Abb. 24/4.3 u. 4.4) mittel, groß, und besonders die Mikroscheren (Abb. 24/4.2) dürfen nicht fehlen. Der Mikromessersatz (Abb. 24/4.5 u. 4.5.1) dient besonders für Darmadhäsiolyse und mikrochirurgische Operationen im Fimbrienbereich.

Größere Gewebeteile, z. B. Ovar, Myomknoten, werden mit dem Morcellator (Abb. 24/6.1) sicher zerkleinert und durch die 11 mm-Durchmesser Trokarhülse entfernt. Neben dem Hand-Morcellator erleichtert der elektronisch gesteuerte Morcellator (WISAP-Automorz) das Arbeiten wesentlich (Abb. 24/6.2).

Die schon erwähnte Endonaht wird mit Hilfe der Nadelhalter (Abb. 24/7.4.6 u. 7.5) realisiert. Diese sind in 3 mm- und 5 mm-Durchmesser Ausführung zu bevorraten. Das Ein- und Herausführen von Nadel und Faden erfolgt durch einen speziellen Applikator (s. Abb. 24/7.4).

Besondere Vorteile bietet der Dilatationsset (Abb. 24/2.1–2.2), wenn 5 mm-Durchmesser Trokarhülsen auf 11 mm Durchmesser atraumatisch erweitert werden sollen, um entweder die Operationsoptik einzuführen, oder große Operationsinstrumente an die Stelle der 5 mm-Durchmesser Instrumente treten sollen.

Der Appendix-Extraktor (Abb. 24/5.4) dient nicht nur allein zur Extraktion der Appendix, sondern gleichzeitig als Führungshülse für 5 mm-Durchmesser Arbeitsinstrumente, falls diese durch

Abb. 22. Elliptisch angeschliffene auswechselbare Instrumenten- bzw. Optik-Trokarhülse mit Trompetenventil (5 mm ∅, 11 mm ∅ oder 15 mm ∅)

Abb. 23. Konisch geschliffener Perforationstrokar

22

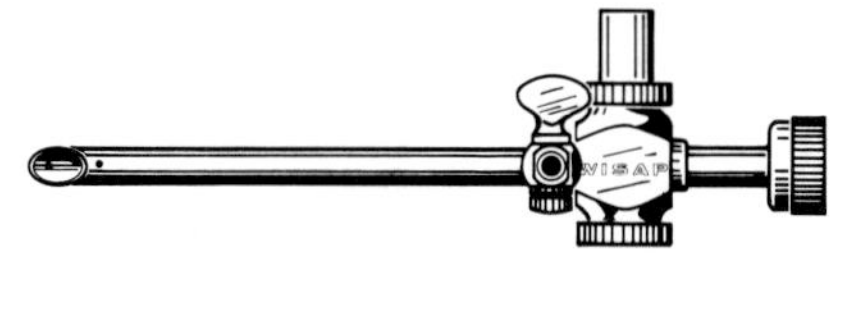

23

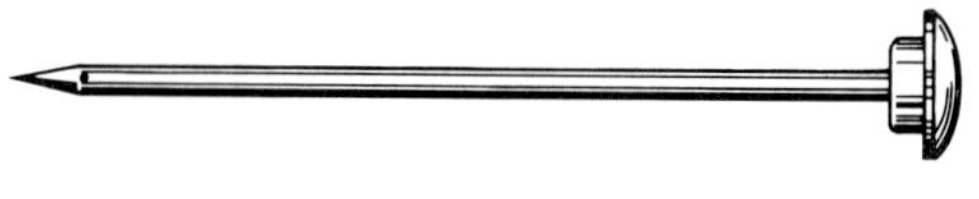

eine 11 mm-Durchmesser Trokarhülse eingesetzt werden müssen.

Das Instrumentarium zur Aspiration von Flüssigkeit besteht aus Vakuumspritze mit der Aspirationsnadel (Abb. 24/5.3-5.3.2) und dem 5 mm-Durchmesser Aspirationsrohr ohne Nadelansatz. Dieses kann gleichzeitig auch als atraumatischer Saugtaster verwendet werden.

Nicht fehlen sollte in einem Operationsset die Notfallnadel und der Notfallgefäßklemmenset (Abb. 24/8.1 u. 8.2), wenn es darum geht, in der Bauchdecke eine meist im Narbengewebe verletzte Arterie transabdominal blutzustillen, um die sonst obligatorische Laparotomie zu vermeiden.

Im folgenden ist eine Empfehlung für einen Diagnostikset gegeben, dem zusätzlich der Operationsset zur Seite steht.

Es empfiehlt sich, beide Sets getrennt zu sterilisieren, da nicht in jedem Fall das gesamte Instrumentarium benötigt wird.

Grundsätzlich hat ein Laparotomie-Instrumentensieb bei jeder operativen Pelviskopie bereitzustehen und ein Gefäßklemmenset vorhanden zu sein.

Diagnostik-Set (nach SEMM®)

Stück	Bezeichnung
1	Pelviskop-Optik (SEMM®), 30°, 5 mm ∅ mit Fiberglas-Lichtleitung
1	dto., 0°
1	Optiklupe, aufsteckbar
1	Fluid-Lichtleitkabel 3,5 mm ∅
1	Injektionsnadel (= Sondierungsnadel) 0,8 mm ∅ 120 mm lang
1	Glasspritze 10 ml mit Luer-Look-Ansatz
1	Insufflationsnadel nach Veress für CO_2-OP-Pneu-Elektronik
4	Operationstrokar mit Trompetenventil, 5,5 mm ∅ für Optik, 2. und 3. Einstich
2	Atraumatische Faßzangen
1	Atraumatischer Greifer bzw. Ampullendilatator
1	Tubendilatator bzw. Sonde
1	Aspirationskanüle zur Zystenpunktion
1	Saugtaster mit Trokar, 3 mm ∅
1	Saugtaster, 5 mm ∅
1	Vakuumspritze zum Saugtaster
1	Hakenschere
1	Mikroschere
2	Biopsiezangen mit 2 Fangzähnen und Federfeststeller
1	Peritonealschere, 5 mm ∅
1	Clip-Applikator, 5 mm ∅
1	Krokodilklemme
1	Punktkoagulator
1	Myomenukleator
1	Schmelzhaken
1	Instrumentenkabel für Krokodilklemme bzw. Punkt- und Myomenukleator
1	Applikator für Naht- und Ligaturmaterial
10	ROEDER-Binder
1	Monofil-bivalentes Spülrohr mit 2 Anschlußschläuchen zum Aquapurator
1	Zwischenbehälter für Chromosalpingoskopie
1	Vakuumintrauterinsonde mit 2 Anschlußschläuchen
1	Notfall-Nadel zur Bauchdeckenligatur
1	Chromosalpingoskopie-Lösung, 100 ml, gefärbt mit Methylenblau
10	Endo-Clips
5	Wund-Clips zum Verschluß der Trokarwunde
5	Gefäßklemmen

Operations-Set (nach SEMM®)

Stück	Bezeichnung
1	Großbild-Pelviskopieoptik (SEMM®) 30°, 10 mm ∅
1	Großbild-Pelviskopie-Operationsoptik 0°, 10 mm ∅
1	Dilatatorbesteck von 5,5 mm ∅ Trokar auf 11-mm-∅ Trokarhülse
3	Operations-Trokar mit Hülse, 11 mm ∅ mit Trompetenventil
1	Extraktions-Trokar mit Hülse, 15-16 mm ∅ mit Trompetenventil und Dilatations-Set
1	Krallengreifer mit Federfeststeller, 10 mm ∅
1	Großlöffelzange mit Federfeststeller, 10 mm ∅
1	Große Operationsschere, gezahnt, 10 mm ∅
1	Gewebstanze (elektronisch), 10 mm ∅ / 15 mm ∅
7	Mikromesser (auswechselbar) mit 5 mm ∅ Halter
1	Nadelhalter, 3 mm ∅, mit verschiebbarer Gummitülle
1	Nadelhalter, 5 mm ∅
1	Hakengreifer, 5 mm ∅
1	Knotenführer, 3,5 mm ∅
1	Applikator, 5 mm ∅ für Ligatur-Set, 3 mm ∅ Nadelhalter
10	Ligatur-Sets
10	Naht-Sets

Die im folgenden aufgeführten Instrumente müssen in einer Mindestzahl - siehe nachfolgende Liste - für jeden operativen Eingriff vorhanden sein. Wir empfehlen Siebe für die diagnostische und operative Pelviskopie (siehe Seite 681) bereitzustellen.

Die folgenden aufgeführten Instrumente sind gegliedert nach Instrumenten zum:

1. Perforieren	6. Morcellieren
2. Dilatieren	7. Blutstillen
3. Greifen	8. Notfall
4. Schneiden	9. Drainieren
5. Saugen	

Tafel 2: Instrumente*,** zum:

1. *Perforieren*
1.1 Gas-Instillations-Nadel nach VERESS*
1.2 Trokar mit Trompetenventil und elliptisch angeschliffener Trokarhülse*, ** auswechselbar
1.2.1 konischer Trokar*, ** und Festhalter

2. *Dilatieren*
2.1 Gewindedilatator von 5 mm ∅ auf 11 u. 15 mm ∅
2.1.1 Führungsstab für Dilatationsset*
2.2 Ampullensonde bzw. -dilatator*

3. *Greifen*
3.1 atraumatische Faßzange*
3.2 atraumatischer Greifer*
3.3 Darmgreifer*
3.4 Biopsiezange* mit Fangzähnen
3.5 Mikrobiopsiezange*
3.6 kleiner*/großer** Krallengreifer
3.7 große Löffelzange**
3.8 Tupferträger Trokarreiniger**
3.9 kleiner*/großer** Myombohrer

4. *Schneiden*
4.1 Hakenschere*
4.2 Mikroschere*
4.3 Zahnschere*
4.4 große Schere**
4.5 Mikromesserhalter*
4.5.1 Mikromessersatz

5. *Saugen*
5.1 Aspirationskanüle mit Fingertülle*
5.2 Punktionskanüle mit Fingertülle*
5.3 Vakuumspritze
5.3.1 atraumatischer Saugtaster*
5.3.2 Punktionssaugkanüle*
5.4 Appendixextraktor**/Reduktionshülse für 11 mm ∅ auf 5 mm ∅ und dto. für 15 mm ∅
5.5 MBS-Saugset* (für Aquapurator)

6. *Morcellieren*
6.1 Handmorcellator**
6.2 Automorz**/Makrosaugrohr
6.2.1 Gewebesammler

7. *Blutstillen*
7.1 Krokodilklemme*
7.2 Punktkoagulator*
7.3 Myomenukleator*
7.4 Schmelzhaken
7.5 Applikator*

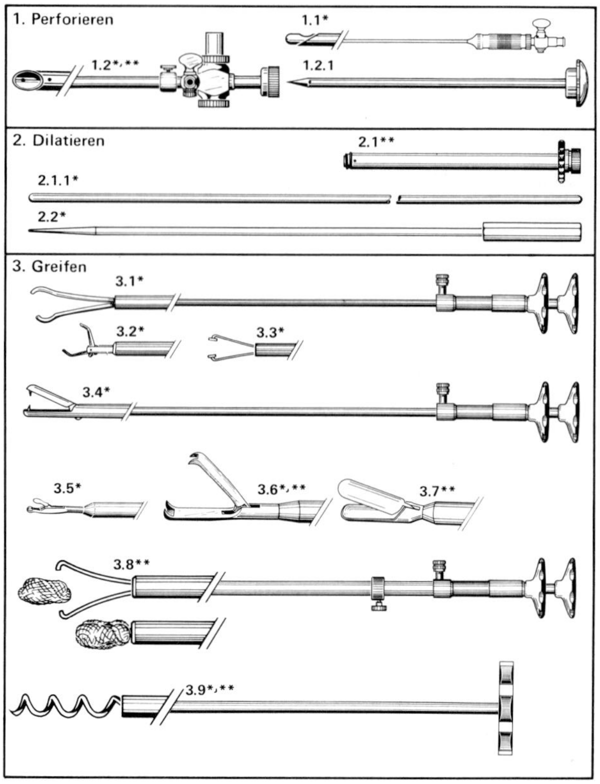

24

Abb. 24. Basis-Operationsinstrumente für die pelviskopische Chirurgie

7.5.1 Endoschlinge
7.5.2 Endoligatur
7.5.3 Endonaht für extrakorporale Knotung
7.5.4 Endomikronaht für intrakorporale Knotung
7.5.5 Knotenschieber*
7.5.6 3 mm ∅-Nadelhalter mit Dichtkonus
7.5.7 5 mm ∅-Nadelhalter/Serosagreifer*
7.6 kleiner Endoclip-Applikator*
7.6.1 kleiner Endoclip (resorbierbar)
7.7 großer Endoclip-Applikator**
7.7.1 großer Endoclip (resorbierbar)
7.8 Wundclip
7.9 Nadel für Vasokonstrik-Set
7.9.1 Applikator für Vasokonstrik-Set**

8 *Notfall-Instrumente*
8.1 Notfallnadel
8.2 Notfall-Gefäßklemmenset

9. *Drainieren*
9.1 geschlossenes Drainage-Schlauchsystem*
9.2 *dto*

* = für 5 mm ∅-Trokarhülse
** = für 11 mm ∅-Trokarhülse

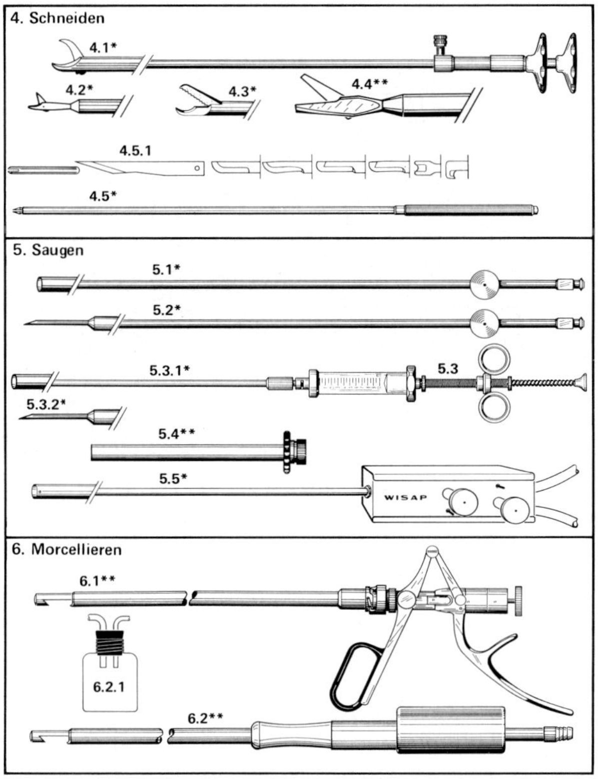

24

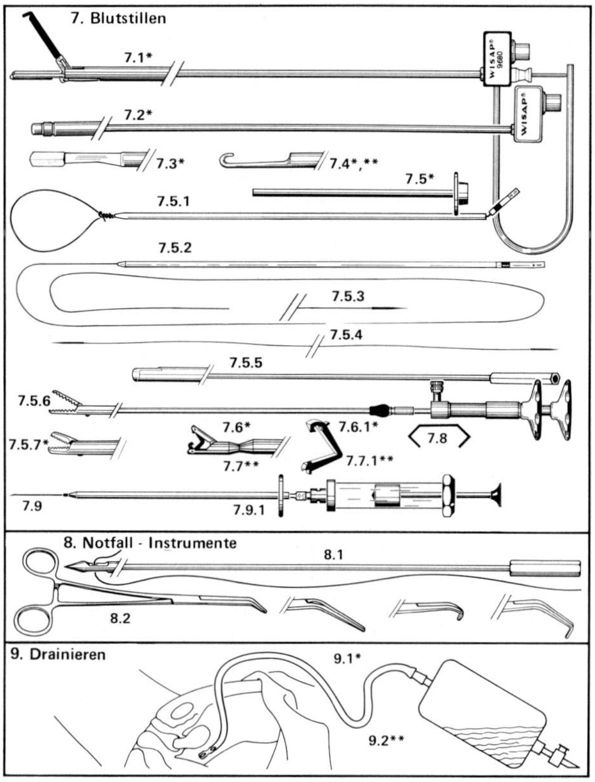

24

1. Endokoagulator WISAP® zur Hämostase
2. WISAP® „CO_2-OP-Pneu-Elektronik" für das Pneumoperitoneum
3. Universal-Insufflationsgerät nach Fikentscher und Semm für die Eileiter-Gasdurchblasung, Steuerung der Instillation der Chromosalpingoskopie-Lösung und Vakuum- bzw. Druckabdichtung der Zervix-Instrumente
4. Lichtquelle
5. Vorwärmgerät für die Optiken
6. „Aquapurator WISAP®" zur kontinuierlichen Spülung des Abdominalraumes
7. Anwärmbehälter für steriles Wasser mit 50 °C zur Reinigung und Aufheizung der Optik
8. Anwärmebehälter - physiologische Kochsalzlösung mit 37 °C für Spülung des Bauchraumes
9. Ondulationssaug-Apparat zur Aspiration von Oozyten
10. große Kohlensäuregasvorratsflasche und
11. pneumatischer Fußschalter.

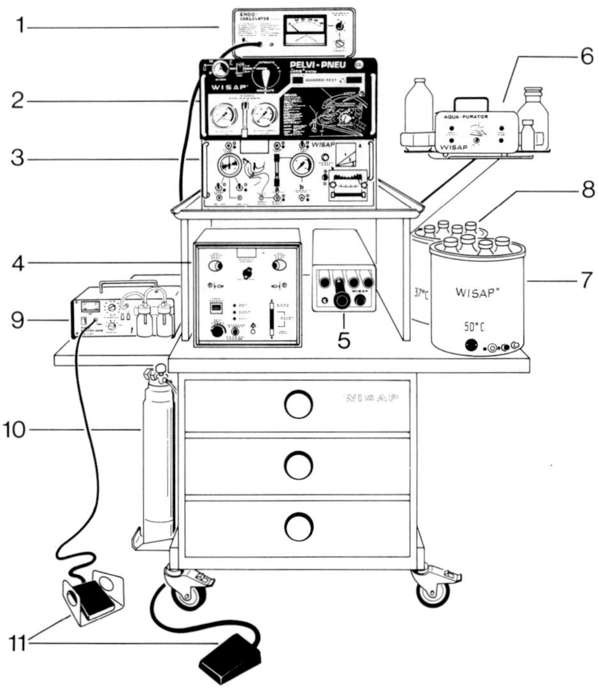

Abb. 25. Apparate-Kombination für die chirurgische Pelviskopie (WISAP®-Turm)

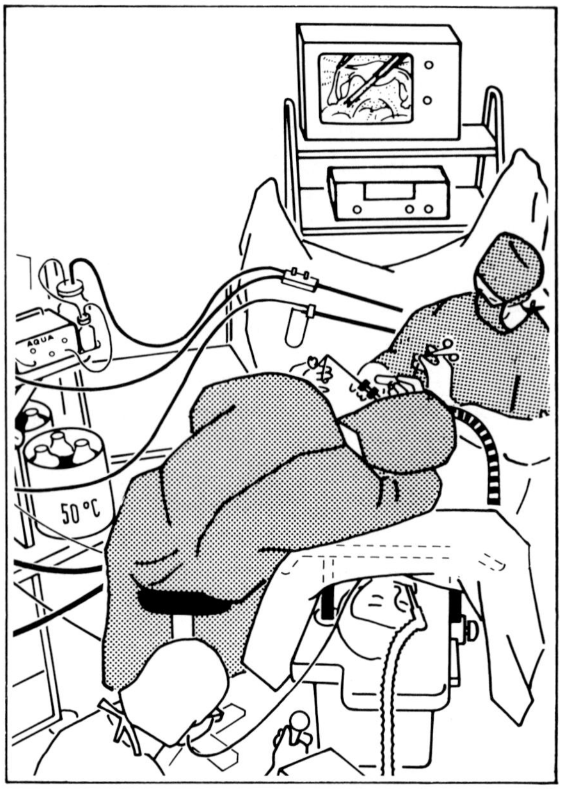

Abb. 26. Position des Operationsteams für die endoskopische Abdominal-Chirurgie

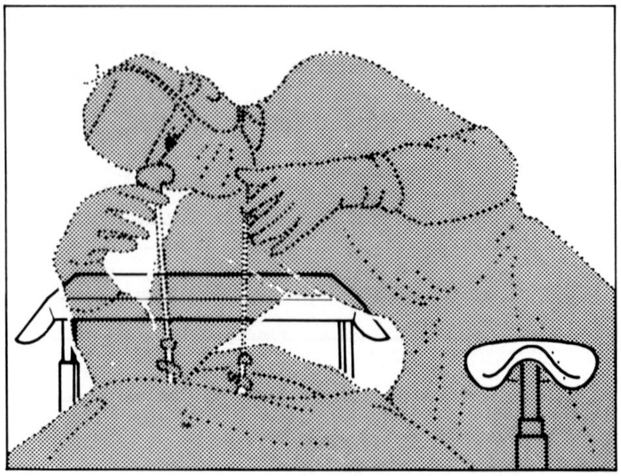

Abb. 27. Höhenverstellbare „Stehsitze" für den endoskopischen Operateur

Zweckmäßige Anordnung der Endoskopieapparate im Operationssaal: Die endoskopischen Geräte sind übersichtlich angeordnet und in Abb. 25 dargestellt. Die in Abb. 26 dargestellte gebückte Haltung ist dank der Videoskopie heute nur noch für kurze Operationsintervalle nötig.

Sitz- und Abstützmöglichkeit für den endoskopischen Operateur: Der endoskopische Operateur steht nicht mehr wie bei der Laparoskopie, sondern sitzt auf einem bequemen höhenverstellbaren Sessel (Abb. 26, 27) und stützt seine Schulter (Abb. 27) auf einer am Operationstisch angebrachten Schulterstütze (Abb. 28). Die Optik ist an einem flexiblen Arm (s. Abb. 7) fixiert. Damit verfügt der endoskopische Operateur über zwei ruhig und sicher arbeitende Hände. Endoskopische Mikro-Operationen aus dem Stand heraus sind technisch nicht möglich.

Steht das hier kurz beschriebene Instrumentarium zur Verfügung, so sind pelviskopisch-operative Eingriffe technisch realisierbar, die im folgenden summarisch anhand von Strichzeichnungen kurz beschrieben werden.

1.6 Typische gynäkologisch-endoskopische Eingriffe

Dieses Kapitel erhebt keinen Anspruch auf Vollständigkeit (s. auch 1.12). Die klassischen Schritte für die diagnostische Pelviskopie werden hier nicht beschrieben. Es soll jedoch darauf hingewiesen

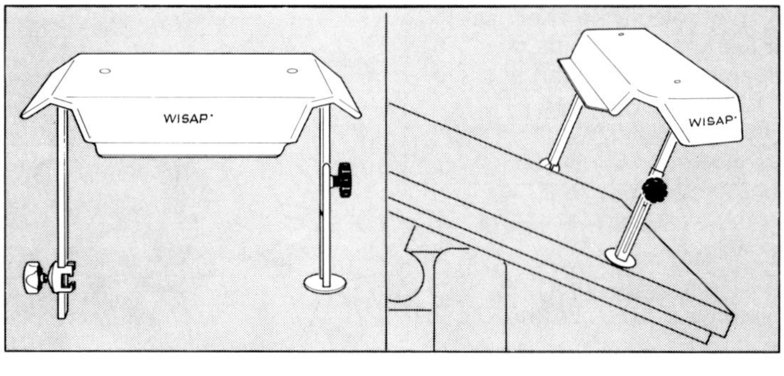

Abb. 28. Schulterstütze für den sitzenden und halb liegenden pelviskopisch Operierenden

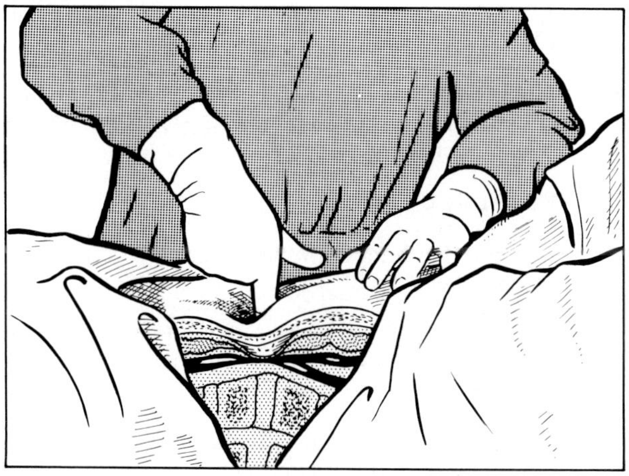

Abb. 29. Transumbilikale Palpation der Aorta bzw. Bifurkation, d. h. der großen Gefäße

Tabelle 1. Pelviskopische Chirurgie

1	*am Uterus*
1. 1	Verhalten im Falle einer Perforation
1.1.1	durch Sonde, Kürette, etc.
1.1.2	durch das IUD
1. 2	Myomenukleation
1.2.1	bei subseröser Lokalisation
1.2.2	bei intramuraler Lokalisation
1. 3	Enukleation von extrauterinen Fibromen
1. 4	Hysterektomie
2	*konservativ an den Adnexen*
2. 1	Ovariolyse
2. 2	Ovarialbiopsie
2. 3	Ovarialzystenpunktion
2. 4	Ovarialzystenenukleation
2. 5	Fimbriolyse
2. 6	Salpingolyse
2. 7	Fimbrioplastik
2. 8	Salpingostomie
2. 9	End-zu-End-Anastomose
2.10	Entfernung von Morgagni'schen Hydatiden
2.10.1	gestielte
2.10.2	retroperitoneal
2.11	Parovarialzysten-Enukleation
2.12	partielle Ovarresektion
3	*total an den Adnexen*
3. 1	Ovarektomie
3. 2	Tubenunterbrechung (Sterilisation)
3. 3	Tubektomie
3.3.1	partiell
3.3.2	total
3. 4	Adnektomie
4	*der Extrauteringravidität*
4. 1	in der Tuba Falloppii
4.1.1	total
4.1.2	konservativ
4. 2	im Ovar
4. 3	in der Bauchhöhle
5	*der Endometriose*
5.1	auf dem Peritoneum
5.2	im Bereich der Ligg. sacrouterina
5.3	auf dem Ovar
5.4	im Ovar
5.5	im Uterus
5.6	im Tubenbereich
5.7	auf dem Blasendach
5.8	auf dem Darm
5.9	retrocervikal
6	*Follikel-Punktion und Gameten-Transfer*
6.1	IVF-ET (In-vitro-Fertilisation und Embryo-Transfer)
6.2	GIFT (Gamete-Intra-Falloppian-Tube-Transfer)
6.3	IUI (Intra-Uterine-Insemination)
6.4	IPI (Intra-Peritoneal-Insemination)
7	*zur intraabdominalen Adhäsiolyse*
7.1	im Unterbauch
7.2	im Mittelbauch
7.3	im Oberbauch
8	*am Darm*
8.1	Darm-Adhäsiolyse (parietales Peritoneum)
8.2	Darm-Adhäsiolyse (viszerales Peritoneum)
8.3	Darm-Netz-Adhäsiolyse und -resektion
8.4	Appendektomie
9	*zur intraabdominalen Krebsdiagnostik*
9.1	Ersatz der Laparotomia explorativa
9.2	Aspiration von Ascites
9.3	Tumorbiopsie
9.4	Tumorreduktion
9.5	Tumor-Staging

werden, daß beim Blindeinstich grundsätzlich die Palpation der Aorta unterhalb des Nabels (Abb. 29) vorausgeht. Dabei läßt sich exakt feststellen, wo sich die Bifurkation befindet. Im Bewußtsein der Lage der großen Gefäße kann die Veress-Nadel dann relativ senkrecht eingestochen werden, wodurch einerseits das Entstehen eines präperitonealen Emphysems fast völlig ausgeschlossen werden kann, andererseits die Punktion bzw. das Schlitzen größerer Gefäße unwahrscheinlich wird.

Ist somit das Pneumoperitoneum nach Nadel-, Aorten-, Palpations-, Schnapptest, Zischphänomen, Aspirations-, Manometer- und Volumentest optimal dargestellt (s. S. 700), erfolgt der Z-Einstich des Optik-Trokars. Ist nach Einführen der Optik die Diagnose bestätigt, folgt die Entscheidung, ob sich der pathologische Befund endoskopisch operieren läßt bzw. man zumindest den Versuch dazu beginnt. Entsprechend der Notwendigkeit plaziert man den 2., 3. und 4. Einstich. Für Operationen ersetzt man die 5 mm-Durchmesser-Optik im Nabel nach atraumatischer Dilatation durch eine 10 mm-Durchmesser-Operationsoptik.

Grundsatz: *Bei pelviskopischen Eingriffen wird grundsätzlich nicht anders operiert, als dies in der klassischen Chirurgie bei offenem Bauch üblich und Schule ist. Man vermeidet sogenannte Tricks, z. B. das Koagulieren von Blutungen im Netzgewebe oder das Nichtvernähen von Wunden im Ovar, an Tuben, Uterus- und im Darmgebiet.*

Zunächst seien entsprechend einem „Organorientierten Katalog" alle derzeit möglichen pelviskopischen Operationen aufgeführt·(Tabelle 1). In Tafel 1–4 sind diese operativen Eingriffe in ihren wesentlichen Schritten skizziert. Ihre nähere Beschreibung erfolgt in den folgenden Abschnitten. Vorab sollen einige allgemeine chirurgisch-endoskopische Abdominaleingriffe abgehandelt werden.

Tafel 1. Organorientierter Operationskatalog für pelviskopische Operationen

1.2.1 Schematische Darstellung der Enukleation subseröser bzw. partiell-subseröser Myome;

1.2.2 Enukleation intramuraler Myome mit Hilfe des auf 120 °C geheizten Myomenukleators mit nachfolgender Kapselnaht;

1.4 Hysterektomie: Nach Ligatur der Adnexbündel und A. uterina portionahe keilförmige Excision der Gebärmutter und Entfernung mit Morcellment (15 mm Morcellator!); Koagulation des Zervixrestes und Verschluß des Peritoneum mittels Nähten extrakorporale Knotung;

2.1 Ovariolyse mit Schere oder Laser;

2.2 Ovarialbiopsie mittels zweizähniger Biopsiezange und Ausstanzen durch eliptisch geformte Trokarhülse; Blutstillung durch Punktkoagulator bei 120 °C;

2.4 Ovarialzystenexstirpation nach POR 8-Injektion und Adaption der Tunica albuginea mit endoskopischer Naht mit extrakorporaler Knotung;

Tafel 2. Organorientierter Operationskatalog für pelviskopische Operationen

2.5 Fimbriolyse mit dem auf 110 °C geheizten Myomenukleator, Krokodilklemme oder scharf mit Mikroschere oder Laser

2.6 Salpingolyse idem 2.5

2.7 Stumpfe Fimbrioplastik mit Hilfe der atraumatischen Faßzange;

2.8 Salpingostomie mit oder ohne Endokoagulator nach POR 8-Injektion mit nachfolgender Mikronaht und endokorporaler Knotung;

3.1 Ovarektomie mit der 3-Schlingen-Technik nach SEMM und ggf. Morcellement;

3.2 Eileitersterilisation mit scharfer Durchtrennung nach Hämostase mit der Krokodilklemme bei 120 °C
Hinweis: Das Blut gehört beim endoskopischen Operieren in die Gefäße, erscheint es außerhalb, muß die Methode geändert werden;

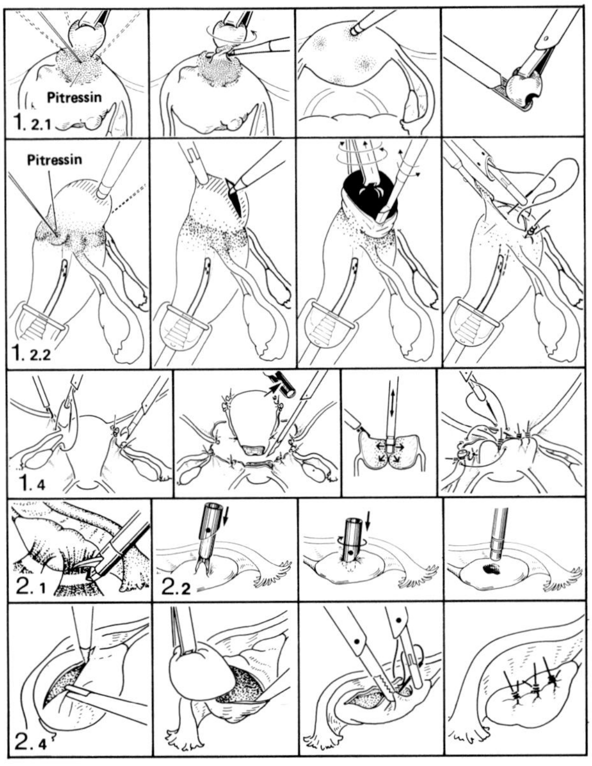

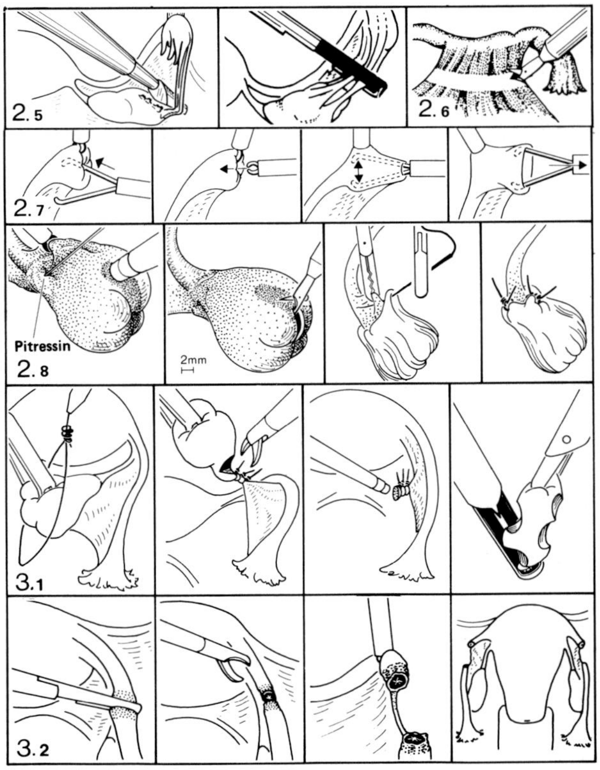

Tafel 3. Organorientierter Operationskatalog für pelviskopische Operationen

3.4 Adnektomie mit der 3-Schlingen-Technik nach SEMM mit nachfolgender Koagulation des Gewebestumpfes zur Vermeidung von Adhäsionen mit dem Punktkoagulator bei 100 °C;

4.1.1 Radikale Therapie der Eileiterschwangerschaft, Tubektomie nach der 3-Schlingen-Technik nach SEMM mit oder ohne Excision des Tubenabgangs;

4.1.2 Konservierende, d. h. tubenerhaltende, Therapie der Eileiterschwangerschaft mit POR 8-Injektion und Mikronaht mit endokorporaler Knotung zur Serosaadaption;

5.1 Endometrioseherdkoagulation mit dem Punktkoagulator mit evtl. Serosanaht zur Wundrandadaption

5.2 dto im Bereich der Ligg. sacrouterinae evtl. mit Knotenausschälung

5.3 Sanierung retrovarieller Herde

5.7 Koagulation von Herden auf dem Blasendach mit dem Punktkoagulator

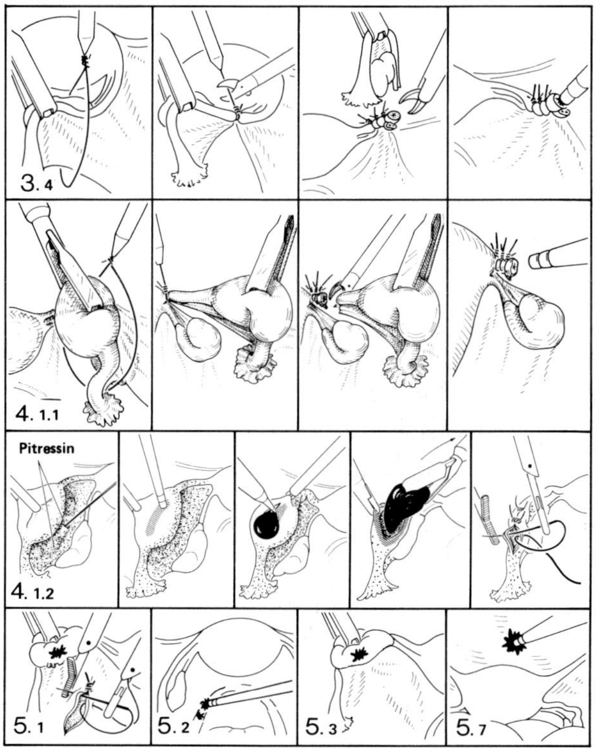

Tafel 4. Organorientierter Operationskatalog für pelviskopische Operationen

7.1 Blutige Adhäsiolyse: Scharfe Durchtrennung von Adhäsionssträngen mit nachfolgender Blutstillung durch Roeder'sche Schlinge;

7.2 Unblutige Adhäsiolyse: Unterbindung stark vaskularisierter Adhäsionsstränge mit nachfolgender Durchtrennung;

8.1 Präparation von Darmverwachsungen im parietalen Peritoneum mit anschl. Serosa-Mikronaht bzw. Darmverschluß in 2 Schichten;

8.2 Durchtrennung stark vaskularisierter Darmverwachsungen durch doppelte Unterbindung mit Endoligatur und extrakorporaler Knotung;

8.4 Appendektomie mit Unterbindung der A. appendicularis, Ausquetschen von Kot und gleichzeitige Sterilisierung mit der Krokodilklemme. Absetzen der Appendix mit der Hakenschere und Herausziehen durch den Appendixextraktor. Tabaksbeutelnaht im Abszessfall;
Vasopressin (z. B. POR 8)-Injektionslösung: Verdünnung: 5 I. E. auf 100 ml physiologischer NaCl-Lösung = 0,05 I. E. pro ml. Davon 1–3 Quaddeln à 10 ml mit Vasokonstrik-Set (s. Abb. 24/7.9) setzen.

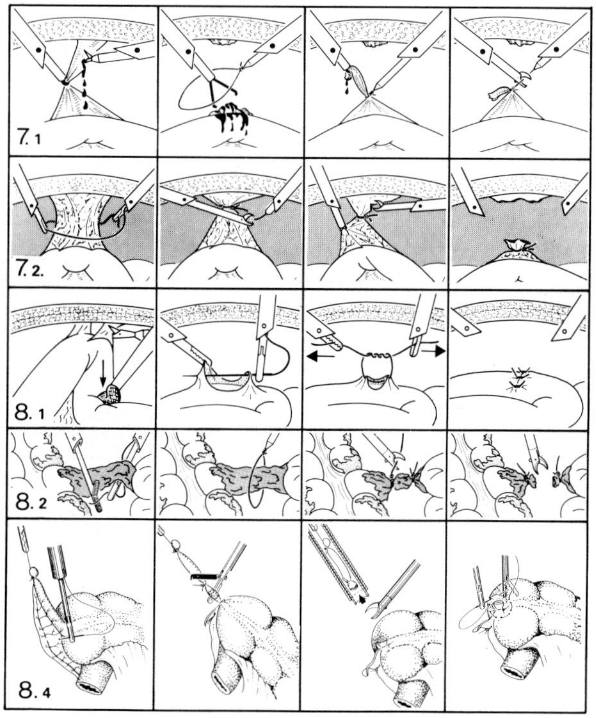

Pelviskopische Chirurgie (Tabelle 1)

1. ... am Uterus: Durch die wesentlich geringere Blutungsneigung bei endoskopischen Operationen gegenüber solchen bei Laparotomien empfiehlt sich ein pelviskopischer Eingriff an der Gebärmutter trotz ihres Gefäßreichtums.

Durch den Myom-Enukleator – unterstützt von Vasopressin-Injektionen – lassen sich Myome fast blutungsfrei enukleieren. Die teils großflächig koagulierte Wundoberfläche schützt als Proteinfilm vor späteren Darm- und Netzadhäsionen, wie solche bei der Laparotomie infolge des Ausschwitzens von Fibrin etc. fast unvermeidlich sind. Wir unterscheiden subperitoneale von intramuralen Myom-Enukleationen.

Uterusnaht nach Perforation mit Kürette etc. (Tabelle 1/1.1.1): Nach einer Perforation der Gebärmutterwand mit Sonde, Dilatator, Kürette (Abb. 30/1), IUD-Greifer etc. wird Sitz und Lage der Perforation zunächst pelviskopisch kontrolliert und ausgeschlossen, daß die Möglichkeit bestanden hat, daß bei diesem Eingriff Darm lädiert werden konnte (Anamnese!). Die Blutung aus dem Uterus wird durch die Endokoagulation mit dem Punktkoagulator und evtl. Umspritzen mit einem Vasokonstriktorium gestillt. Ihr folgt der Verschluß der Wunde durch eine Endonaht (Abb. 30/2). Unsere postoperativen Verläufe waren stets komplikationslos. An der Nahtstelle waren anläßlich von Re-Pelviskopien keinerlei Verwachsungen zu beobachten.

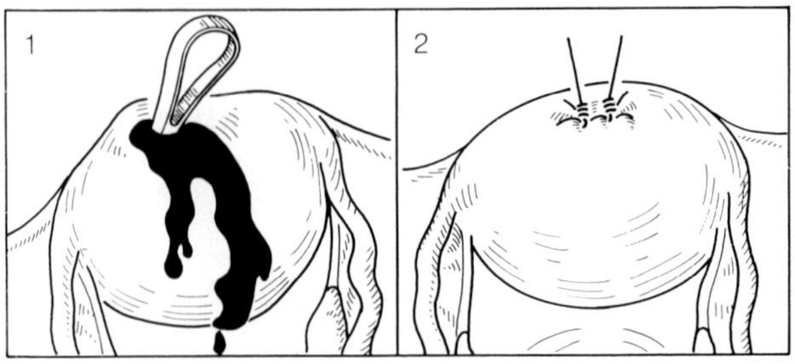

Abb. 30. Wundversorgung einer Küretten-Perforationswunde am Fundus corporis uteri

Die transabdominale Entfernung eines „Lost-IUD“ (Tabelle 1/1.1.2): Meist nach nicht korrekter Applikation durchwandern Intrauterinpessare gelegentlich ganz oder partiell die Uterusmuskelwand. Ist in Verbindung mit Ultraschall, Röntgenbild und Hysteroskopie die intramurale Lage des IUD gesichert und läßt sich dieses transzervikal nicht mehr ziehen, so findet sich das IUD entweder subperitoneal oder schon teilweise perforiert am Fundus corporis uteri oder der Zervix etc. Nach der exakten Lokalisation (Abb. 31/1) erfolgt über einen 2. und 3. Einstich zunächst die Koagulation des sich noch über das IUD wölbenden Uterusgewebes mit dem Punktkoagulator (Abb. 31/2) (evtl. nach Umspritzung eines Vasokonstriktoriummittels). Nach der blutfreien Spaltung des Uterusgewebes und der Freilegung einer

Abb. 31. Operationsschritte zur transuterinen Extraktion eines „Lost-IUD“ mit nachfolgender Blutstillung mittels Punktkoagulator. (Notfalls Endonaht mit extra- oder intrakorporaler Knotung, siehe Abb. 19 u. 20)

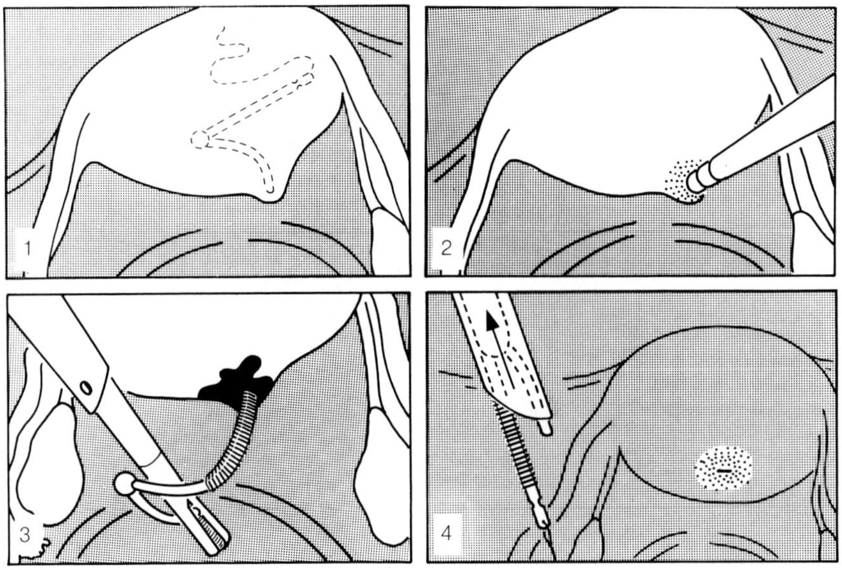

IUD-Spitze, wird das IUD unter Zug mit der Biopsiezange (Abb. 31/3) aus dem Uterus gezogen. Die meist nachfolgende geringe Blutung stillt man mit dem Punktkoagulator.

Das IUD wird nach Umdilatation eines 5 mm-Durchmesser Trokar durch die 11 mm-Durchmesser Trokarhülse (Abb. 31/4) entfernt.

Findet sich ein IUD im freien Netz, so wird dies nach entsprechender Umstechung der Netzregion in toto mit dem Netz blutfrei entfernt. Man achte darauf, daß im Netz keine Öffnungen verbleiben, die zu Subileus-Beschwerden führen können. Notfalls Verschluß solcher Foramina durch Endonaht.

Myomenukleation bei subseröser Lokalisation (Tabelle 1/1.2.1): Gestielte Myome lassen sich mit Hilfe des Myom-Enukleators fast blutlos enukleieren (Tafel 1/1.2.1). Voraussetzung ist, daß das auf 120 °C geheizte Myommesser sehr langsam durch den Stiel geführt wird, so daß die zu durchtrennenden Gefäße vorab schon koaguliert sind, bevor sie sich nach der Durchtrennung infolge der Hitzeeinwirkung spiralenartig in das Uterusmuskelgewebe zurückziehen. Die verbleibende Amputationsnarbe wird zur Sicherheit nochmals mit dem Punktionskoagulator nachkoaguliert. Eine weitere Versorgung der Wunde ist nicht nötig. Gesundes Peritoneum kann auf dieser Koagulationsfläche nicht anwachsen. Das koagulierte Protein, d.h. Gewebe, wird von innen durch Einwandern von Histiozyten und Fibroblasten reepithelisiert. Handelt es sich um derbe Fibromyome, empfiehlt es sich, einen suprasymphysären 5 mm-Durchmesser Einstich auf 11 mm zu dilatieren, so daß das Myom mit der großen Krallenzange gefaßt werden kann, um in das Schneidmaul des Morzellators gepreßt zu werden. Bei größeren Myomen empfiehlt es sich, anstelle des Hand-Morzellators den elektrischen „Automorz (WISAP®)" zu verwenden.

Hat das Myom einen regelrechten Stiel, so ist es auch möglich, diesen mit Hilfe von Roeder'schen Schlingen zu ligieren. Manche Myome lassen sich auf diese Art bequem blutfrei entfernen. Man vergesse nicht, anschließend den Stiel zur Vermeidung von Peritoneal-Adhäsionen mit dem Punktkoagulator zu koagulieren.

Das Problem der Myomenukleation ist nicht die Absetzung, sondern das des Morzellements. Dies ist oft zeitraubend. Es gibt aber auch die Möglichkeit, das Myom durch eine hintere Zöliotomie zu entfernen. Dieser „Trick" war bei uns nur in den Anfangszeiten üblich und ist seit dem Beherrschen des Morzellements völlig überflüssig geworden.

Wegen der Gefahr unkontrollierbarer Infektionen halten wir ein solches Vorgehen für nicht vereinbar mit den Prinzipien der „Minimally Invasive Surgery".

Myomenukleation bei intramuraler Lokalisation (Tabelle 1/1.2.2): Besonders in Sterilitätsfällen ist die Enukleation von intramuralen Myomen von großer Bedeutung. Hier ist ebenfalls wieder die Blutarmut des Eingriffes bestechend. Nach Koagulation der Myomkapsel (Tafel 1/1.2.2) - nach vorausgegangener Umspritzung mit einem Vasokonstriktorium - wird diese mit Hilfe der Mikroschere und einer Biopsiezange sorgfältig gespalten. Mit dem Myomenukleator erfolgt anschließend das Ausschälen des mit der großen Krallenzange gefaßten Myomknotens. Dabei ist besonders zu beachten, daß das auf 120 °C geheizte Myommesser sehr langsam geführt wird. Langsames Arbeiten erspart späteres zusätzliches Blutstillen! Auch größere Arteriolen kontrahieren sich bei langsamem Arbeiten spiralenartig. Ist das Myom durch mäßiges Drehen der großen Krallenzange völlig enukleiert, erfolgt die Adaption des Wundrandes durch Endonaht mit extrakorporaler Knotung. Meist genügen 1 oder 2 Nähte zur groben Adaption, da die durch Endokoagulation devitalisierte Myomkapsel nur selten zu späteren Verwachsungen Anlaß gibt. Reichliches Spülen des Abdomens nach dem Eingriff und eventuell die Gabe von 500 mg Solu-Decortin, gelöst in 100 ml Kochsalz, haben sich bewährt.

Gelegentlich auftretende supravesikale Myome (Blasendach-Fibrome) lassen sich nach Spaltung des Peritoneum parietale gut ausschälen und nach Morzellement durch eine 11 mm ∅ Trokarhülse entfernen.

Das Legen einer Robinson-Drainage für 24 Stunden sollte obligatorisch sein.

Hysterektomie (Tabelle 1/1.4): Bei entsprechender Indikation ist die Hysterektomie pelviskopisch realisierbar: zunächst werden die Adnexe mit Endonaht mit extrakorporaler Knotung zweifach umstochen und abgetrennt, anschließend weitere Präparation mit Hilfe der Krokodilklemme bis zur A. uterina. Diese wird zweifach umstochen und durchtrennt, die Blase wird von der Vorderwand der Cervix mittels „Aquadissection" und dem Punktkoagulator mit einem Wasserdruck ±400 mm HG abgetrennt und dann stumpf abgelöst. Die Cervix wird dachstuhlartig mit einem 15 mm Morcelator morcelliert. Abschließend koaguliert man den etwa 1/2 cm langen verbleibenden Cervixkanalrest mit dem Punktkoagulator und denaturiert damit die verbleibenden Cervixdrüsen (transvaginal kann dieser Prozeß mit unterstützt werden). Der verbliebene Cervixstumpfrest wird mittels mehrerer Z-Endonähte mit extrakorporaler Knotung peritonealisiert.

Die Totalentfernung des Cervixstumpfes ist ebenfalls möglich, meines Erachtens aber in Hinblick auf die Vita sexualis nicht ratsam.

2. ... konservativ an den Adnexen

Pelviskopische Sterilitätsoperation: Für die Diagnostik der weiblichen Sterilität darf die jetzige operative Pelviskopie als Schrittmacher im Abdominalraum genannt werden. Auch waren diese Operationen der stimulierende Faktor für die Einführung der Pelviskopie unter Lupenvergrößerung (s. Abb. 8).

Endoskopische Ovario- und Salpingolyse (Tabelle 1/2.1 u. 2.6): Mit Hilfe des Einsatzes von 1–2 atraumatischen Greifern und der Haken- oder Mikroschere lassen sich – notfalls nach vorausgehender Endokoagulation vaskularisierter Briden mit der Krokodilklemme – fast alle im Bereich der Tuben und Ovarien bestehenden Adhäsionen lösen. Als besonders wertvoll hat sich der Einsatz des Myomenukleators (Tafel 1/2.5) erwiesen, der auf 110–120 °C geheizt Ovarien und Tuben gut aus ihren Verwachsungsherden durch Eiweißkoagulation ausschälen läßt. Der entstandene Proteinfilm schützt vor Verwachsungsrezidiven.

Vor allem bei scharfen Adnexoperationen empfiehlt sich zum blutungsarmen Operieren (fast ohne Anwendung destruktiver Wärme) das Erzeugen einer maximalen Ischämie durch Instillation von POR 8 Lösung (= Ornipressin der Firma SANDOZ; Verdünnung der Injektionslösung: 5 i. E. Ornipressin auf 100 ml NaCL-Lösung. Davon werden mit 5–10 ml Quaddeln gesetzt).

Pelviskopische Ovarialbiopsie (Tabelle 1/2.2): Die gezielte Ovarialbiopsie ist nur möglich, wenn man eine Biopsiezange benutzt, die vorne 2 Fangzähne trägt. Damit läßt sich das Ovar (Tafel 1/2.2) gezielt greifen. Das Ausstanzen des Gewebes erfolgt dann anschließend durch das Herunterschieben der ellyptisch geformten Trokarhülse. Die nachfolgende Blutstillung geschieht mit dem Punktkoagulator ohne darüber hinausgehende thermische Zerstörung von gesundem Ovarialgewebe, wie dies bei Anwendung von Hochfrequenzstrom methodisch bedingt der Fall wäre.

Ovarialzystenpunktion (Tabelle 1/2.3): Die meist durch die bimanuelle Untersuchung oder im Ultraschall schon vorausdiagnostizierte Ovarialzyste wird aufgrund der Laparotomieerfahrung nach ihrem Äußeren diagnostiziert, ihr Inhalt mit dem Punktionsaspirator (Abb. 32) abgesaugt und befundet, ob klar, trüb, muzinös etc.

Man sollte sich niemals mit der alleinigen Zystenpunktion begnügen, sondern anschließend die Zyste spalten und ihre Innenwand sorgfältig beurteilen, ggf. unter Benutzung der Aufstecklupe. Liegt der geringste Verdacht auf Unregelmäßigkeiten (Papillome, solide Strukturen etc.) im Inneren vor, so ist weiteres endoskopisches Vorgehen nicht ratsam. Ist die Benignität aber gesichert, folgt als nächster Schritt die Ausschälung.

Ovarialzystenausschälung mit Ovarialnaht (Tabelle 1/2.4): Wenn sich durch die Ovarialzystenpunktion und Besichtigung der Innenwand die Zyste mit an Sicherheit grenzender Wahrscheinlichkeit als benigne ausgewiesen hat und so groß ist, daß der Zystenbalg in toto ausgeschält werden kann, empfiehlt sich folgende Operationstechnik: Entsprechend Tafel 1/2.4 wird nach Injektion von POR 8 zunächst die Tunica albuginea 2–5 cm mit dem Punktkoagulator blutfrei gemacht, gespalten und mit Hilfe von 2 Biopsiezangen der Zystenbalg Schritt für Schritt ausgeschält. Meist ist es dabei nicht möglich, die

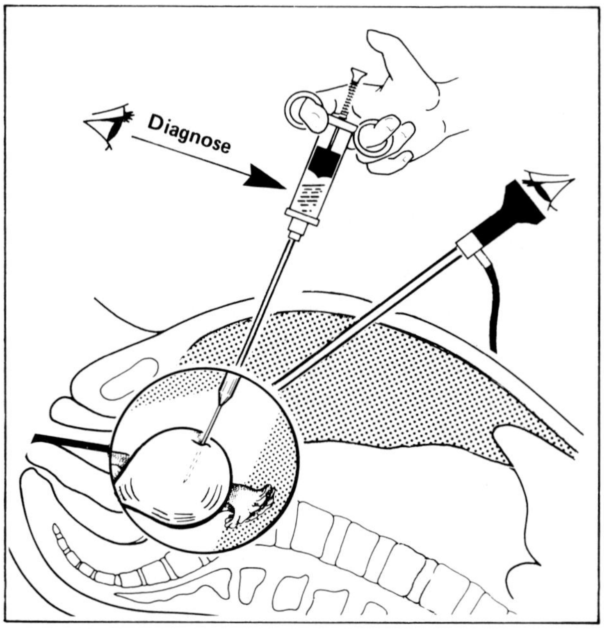

Abb. 32. Ovarialzystenpunktion mittels des atraumatischen Vakuum-Aspirators

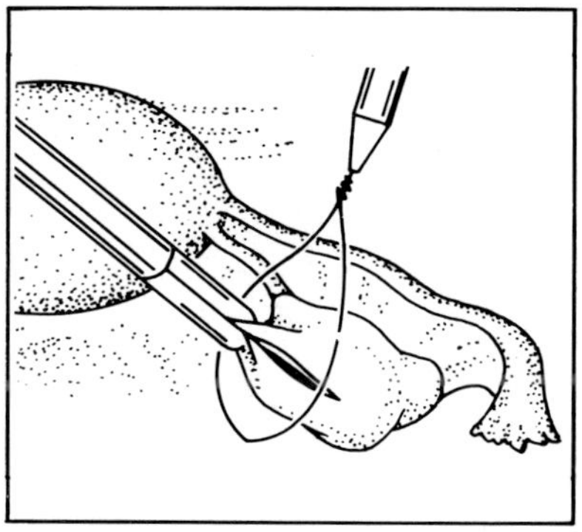

33

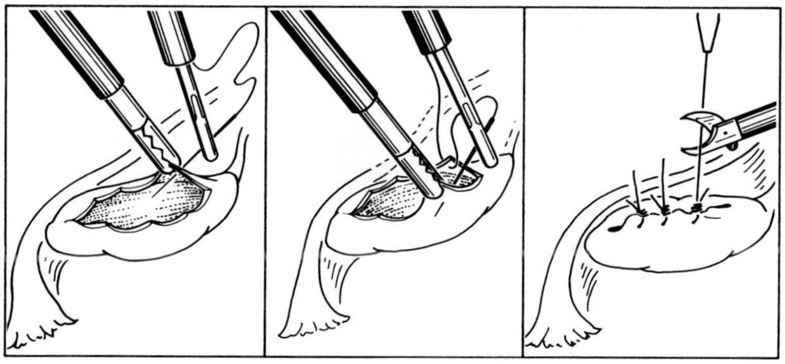

34

Abb. 33. Adaption von Ovarialwundrändern mittels Roeder'scher Schlinge

Abb. 34. Verschluß einer Ovarialwunde mittels Endonaht

Zyste unverletzt zu enukleieren. Man sollte jedoch bei Schokoladenzysten, wenn möglich, versuchen, sie ohne völlige Entleerung auszuschälen, da dies technisch leichter durchführbar ist. Eventuelle Blutungen aus dem Zystengrund stillt man mit dem Punktkoagulator. Anschließend erfolgt die Adaption der Wundränder. Zwei Möglichkeiten bieten sich an:

1. Adaption der Wundränder mit der Biopsiezange, die vorab durch eine Roeder'sche Schlinge geschoben wurde, so daß der Roeder'sche Knoten (Abb. 33) die Wundränder adaptiert.
2. Bei größeren klaffenden Ovarialwunden empfiehlt sich die Adaption durch eine, evtl. Z-Endonaht (Abb. 34). Man sticht großzügig mit der Endonaht durch das Ovarialparenchym und stillt damit auch gleichzeitig noch kleine bestehende Blutungen. Es ist nicht notwendig, die Wundränder wie bei einer Laparotomie sehr sorgfältig zu adaptieren, da sie sich in kurzer Zeit involvieren und wegen Fortbestands der Peristaltik und des peripher nicht verletzten Peritoneum postoperative Verwachsungen praktisch unbekannt sind.

Nach Abschluß jeder ovarial-chirurgischen Maßnahme wird das kleine Becken mindestens mit 1-2 l Kochsalzlösung mit Hilfe des Aquapurators gründlich gespült, bis einerseits völlige Bluttrockenheit herrscht und andererseits sich keinerlei Gewebepartikel mehr im kleinen Becken befinden. Das Spülen ist nur möglich mit Hilfe einer atraumatischen Zange, welche die Appendices epiploicae, Därme, Ampullen etc. vom bivalenten Spül-/Saugrohr fernhält.

Läuft versehentlich Spülflüssigkeit in den Oberbauch, d. h. bis zum subphrenischen Raum, so wird kurzzeitig das Becken bis zu 45° tiefgelagert (s. Abb. 5), um das rücklaufende Spülwasser aus dem kleinen Becken bequem aufnehmen zu können.

Nach jeder konservativen Ovaroperation empfiehlt sich - wegen nachgewiesener überdurchschnittlicher Transsudation - das Legen einer Robinson-Drainage (s. Abb. 43) für 24 Stunden.

Endoskopische Fimbrioplastik (Tabelle 1/2.7): Zur operativen Korrektur des Tubenfaktors ist die endoskopische Fimbrioplastik ein sehr erfolgversprechender Eingriff. Entsprechend Tafel 2/2.7 wird zunächst das alte Ampullenende ggf. mit der Tubensonde dilatiert, dann mit der atraumatischen Faßzange oder Greifzange etwas gespreizt, bis man die geschlossenen Greifer einer atraumatischen Faßzange ganz einführen kann. Das Herausziehen der elastischen Greifer im geöffneten Zustand führt nach ein oder mehrmaligem Wiederholen zum unblutigen Wiederherstellen der alten Ampullenöffnung. Die simultane Chromosalpingoskopie zeigt den Effekt insofern, als der vorab geblähte präampulläre Tubentrichter kollabiert und die Blaulösung und anschließend das CO_2-Gas frei austreten.

Endoskopische Salpingostomie (Tabelle 1/2.8): Die in Tafel 2/2.8 aufgeführte Operationstechnik erlaubt unter Einsatz der Aufstecklupe nahezu mikrochirurgische Operationsschritte. Nach Koagulation der alten verschlossenen Ampullenöffnung - oder nach Injektion eines Vasokonstriktoriums, z. B. POR 8 - wird das alte Ostium in klassischer Manier durch Mikroscherenschläge eröffnet und die Ampulle umgekrempelt. Es folgen Mikronähte mit PDS 4- oder 6-fach Null unter endokorporaler Knotung zur Fixierung des evertierten Zustandes. Der Operationserfolg wird durch laufende aszendierende Chromosalpingoskopie verfolgt.

Für weitere hier noch aufzuführende technische Einzelheiten der operativen Korrektur der tubarbe-

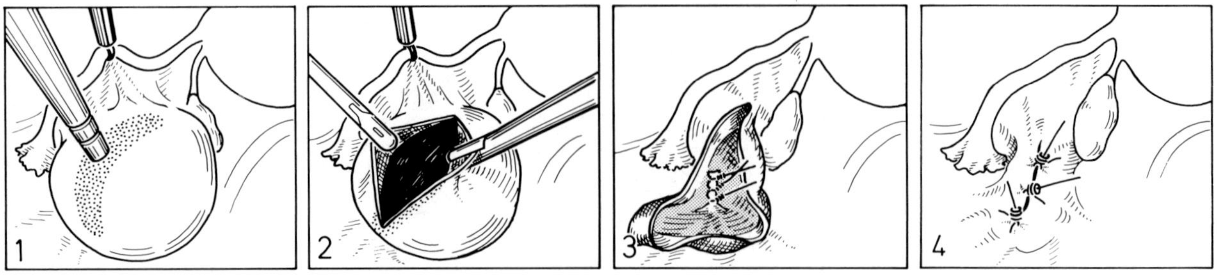

Abb. 35. Spaltung des Ligamentum latum und Ausschälen einer Parovarialzyste mit nachfolgender Stumpfligatur nach der „3-Schlingen-Technik" mit Peritonealnaht

dingten Sterilität ist hier aus Platzgründen keine Möglichkeit. So ist auch die isthmische Salpingostomie und die End-zu-End-Anastomose schon realisierbar.

Grundsätzlich ist die ausgedehnte Adhäsio-, Salpingo- und Ovariolyse oftmals eine präoperative Maßnahme für eine nachfolgende mikrochirurgische Refertilisierung per laparotomiam.

Pelviskopische Entfernung einer Parovarialzyste (Tabelle 1/2.11): Selbst bei faustgroßen Parovarialzysten ist es oftmals gerechtfertigt, mit dem Versuch der endoskopischen Entfernung zu beginnen. Hat man einen genügend langen Streifen Peritoneum mit dem Punktkoagulator blutungsfrei (Abb. 35/1) gemacht, schlitzt man dieses und schält mit Hilfe von 2 Biopsiezangen (Abb. 35/2) die Zyste in toto aus. Meist gelingt dies überraschend gut. Der verbleibende Stiel wird mit der 3-Schlingen-Technik ligiert (Abb. 35/3). Die schlaffen Peritonealwundränder rafft man mit einer fortlaufenden Endo-Z-Naht zusammen (Abb. 35/4).

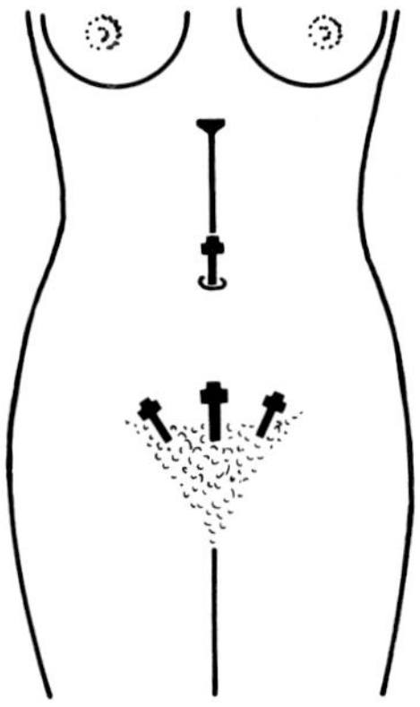

Abb. 36. Typische Insertion der Optik- und Operationstrokare

3. ... total an den Adnexen

Ovarialzystenentfernung durch Ovar- (Tabelle 1/3.1) *bzw. Adnektomie* (Tabelle 1/3.4): Ist aufgrund des vorliegenden Alters etc. die Indikation zu einer konservierenden Ovaroperation nicht gegeben, so ist der angegebenen 3-Schlingen-Technik der Ovar- bzw. Adnektomie zur Sanierung des zystischen Ovarialtumors in toto der Vorzug zu geben.

Pelviskopische Ovarektomie (Tabelle 1/3.1): Bewegliche Ovarien (Ovarialzysten) oder solche, die sich leicht aus ihren Adhäsionen lösen lassen, werden nach „3-Schlingen-Technik" amputiert. Dazu empfiehlt sich folgende Technik: Neben dem Einstich für die Optik im Nabel folgen 3 Einstiche im Schamhaarbereich (Abb. 36): 2 seitliche mit 5 mm-Durchmesser für die Instrumenten-Trokarhülsen und einer dazwischen für die 11 mm-Durchmesser-Trokarhülse. Entsprechend des in Tafel 2/3.1 aufgezeigten Schemas ergreift zunächst die große durch eine Roeder'sche Schlinge geschobene 11 mm-Durchmesser Krallenzange das Ovar. Durch scharfen Zug auf die andere Seite und mit Hilfe einer atraumatischen Faßzange läßt sich die Schlinge hinter das Ovar plazieren, so daß man beim ersten Knoten das Ligamentum utero ovaricum und das Mesovar ligiert. Im Anschluß daran werden 2 weitere Schlingen hinter das Ovar gelegt, wobei man bemüht ist, diese jeweils proximal der 1. Schlinge zu plazieren. Mit der Hakenschere, die auf der Seite eingeführt wird, auf der sich das zu amputierende Ovar befindet, wird im rechten Winkel zum Gewebestumpf das Ovar abgesetzt. Man beachte, daß ein kleiner Gewebestumpf stehen bleibt. Dieser wird anschließend zur Vermeidung postoperativer Verwachsungen mit dem Punktkoagulator koaguliert. Man vermeide zu intensives Koagulieren, da dadurch die Catgutfäden aufgehen können.

Läßt sich das Ovar wegen seiner Größe nicht in toto durch den 11-mm-∅-Trokar entfernen, so wird es entweder durch kleine Einschnitte mit der Hakenschere in eine längliche Form verwandelt

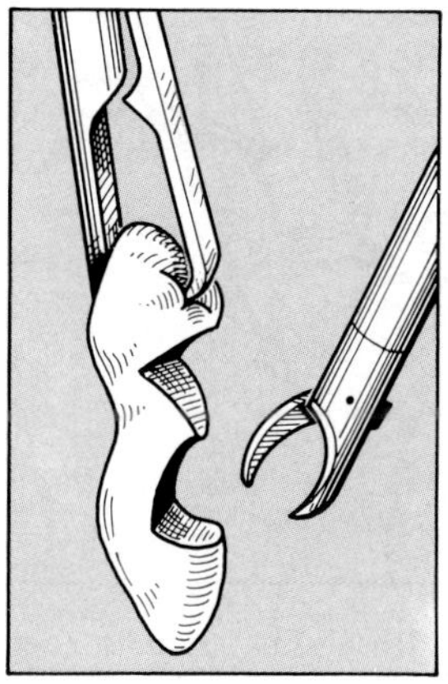

37

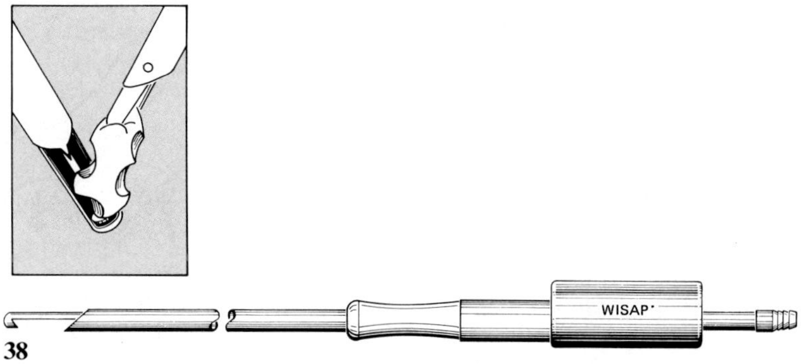

38

Abb. 37. Einschneiden des Ovars zum Durchziehen durch die 11 mm ∅ Trokarhülse

Abb. 38. „Automorz-Wisap®" (10 mm oder 15 mm ∅) zum mühelosen Morzellement größerer Gewebestücke, z. B. Ovar, Myomknoten etc.

(Abb. 37) und dadurch trokargängig gemacht oder mit Hilfe des Hand-Morzellators oder bequemer des „Automorz-(WISAP)" (Abb. 38) zerkleinert und durch die 11-mm-∅-Trokarhülse extrahiert.

Anschließend spült man das kleine Becken mit 1-3 l Kochsalzlösung sorgfältig, bis das Peritoneum spiegelnd blank ist. Man beachte dabei, daß keine Spülflüssigkeit in den Mittel- oder Oberbauch läuft.

Die einzige Komplikationsgefahr ist das Abgleiten der 3 Catgutschlingen nach Absetzen des Ovars. In solchem Falle werden das Lig. infundibulo-plevicum und das Lig. utero ovaricum nochmals mit Roeder'schen Schlingen (Abb. 39) gefaßt und ligiert. Da infolge der nicht vorhandenen Gefäßparalyse die Blutung aus dem Ramus ascendens der A. uterina und der A. ovarica schwach ist, lassen sich diese Ligaturen langsam und sicher durchführen.

Pelviskopische Eileitersterilisierung (Tabelle 1/3.2): Die pelviskopische Eileitersterilisation (Tafel 2/3.2) hat weltweit zur explosionsartigen Einführung der Pelviskopie geführt. Den verschiedenen Techniken wird deshalb in diesem Werk ein gesondertes Kapitel gewidmet (s. Kap. II).

Tubektomie bei Hydrosalpinx (Tabelle 1/3.3): Zeigt sich eine Hydrosalpinx, wie dies oftmals z. B. nach Eileitersterilisationen (Abb. 40) beobachtet wird, so läßt sich diese mit Hilfe der „3-Schlingen-Technik" sicher und komplikationslos entfernen. Man faßt zunächst mit der Krallenzange durch eine Roeder'sche Schlinge die Hydrosalpinx in toto, die sich dadurch meist entleert, und ligiert deren Stumpf.

Pelviskopische Adnektomie (Tabelle 1/3.4): Technisch einfacher als die vorab beschriebene Ovarektomie ist mit Hilfe der „3-Schlingen-Technik" die pelviskopische Adnektomie, da sich damit ein größerer Gewebestumpf durch das Miteinbinden der Tuba Falloppii bilden läßt als bei der reinen Ovarektomie. Sind Ovar und Tube gut beweglich - ggf. nach entsprechender Ovario- und Salpingolyse (mit Kontrolle des Ureterverlaufs) - so wird die „3-Schlingen-Technik" wie folgt angewandt:

Entsprechend Tafel 3/3.4 greift die große Krallenzange durch die Roeder'sche Schlinge Tube und Ovar. Unter kräftigem Zug schiebt die atraumatische Faßzange die Roeder'sche Schlinge tief in die Mesosalpinx, so daß Tube, Lig. infundibulo-pelvicum und utero ovaricum tief ligiert werden. Bei vorausgegangener Adhäsiolyse ist vorab noch die Lage des Ureters sorgfältig zu prüfen. Sind 3 Roeder'sche Schlingen gut plaziert, erfolgt unter straffem Zug das Absetzen des Adnexbündels mit Hilfe der Hakenschere, wobei diese im Winkel zu 90° den Gewebestumpf Schritt für Schritt durchtrennt. Keinesfalls z. B. die rechten Adnexe mit Scherenführung von links bzw. umgekehrt abschneiden, da man dabei leicht die Ligaturschlingen durchtrennt oder in das Parametrium hineinschneidet.

Anschließend trennt man mittels Scherenschlag die Tube vom Ovar, um sie durch die 11-mm-∅-Hülse zu entfernen. Meist kann das Ovar dann schon durch die 11-mm-∅-Hülse gezogen werden. Ist es größer, morzelliert man. Es empfiehlt sich der elektronisch gesteuerte „Automorz (WISAP)" für größere Ovarialfibrome etc.

Letztlich wird, wie schon bei der Ovarektomie, der Gewebestumpf mit dem Punktkoagulator koaguliert, um spätere Adhäsionen zu vermeiden.

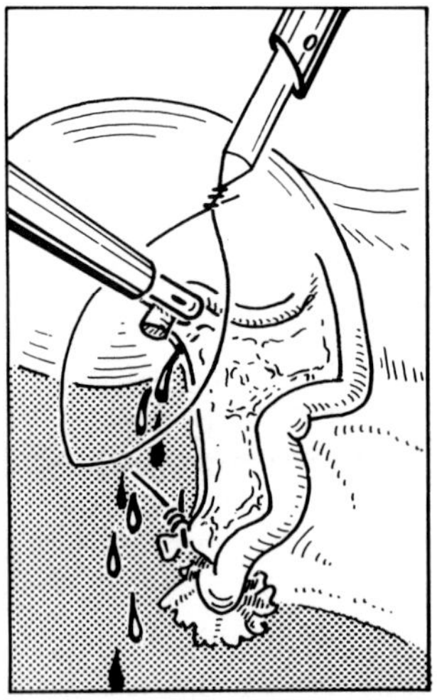

Abb. 39. Nachträgliche Ligatur des Ramus tubarius etc. nach Ausschlüpfen der 3-Schlingen in Tafel 2/3.1 mittels Roeder-Schlinge (oder Umstechung)

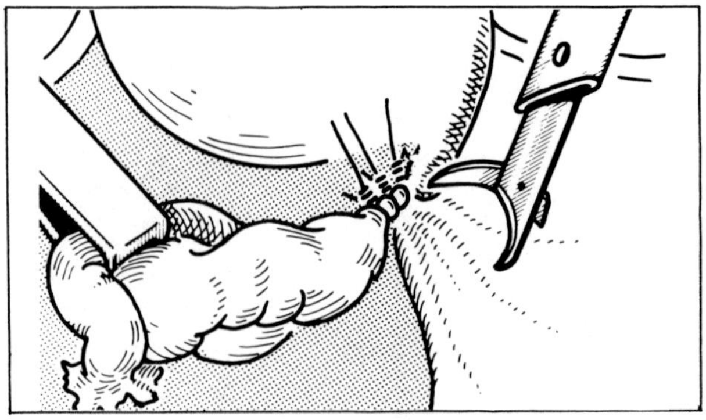

Abb. 40. Absetzen einer Hydrosalpinx mittels der „3-Schlingen-Technik" (nach SEMM)

Ist das Adnexbündel nicht gut mobil, so empfiehlt es sich, vorab das Lig. infundibulopelvicum, wie in Abbildung 41/1 gezeigt, zweifach zu umstechen und ligieren und dann blutfrei zu durchtrennen. Der jetzt verbleibende Tuben- und Mesosalpinxstumpf läßt sich gut nach der „3-Schlingen-Technik" absetzen (Abb. 41/2), ohne daß die Gefahr gegeben ist, daß die sich unter zu starkem Zug befindlichen Roeder'schen Schlingen nach dem Absetzen des Ovars ausschlüpfen. Eine zusätzliche Roeder-Schlinge sichert zusätzlich (Abb. 41/3). Tritt diese Komplikation einmal auf, wird genau so wie bei der Ovarektomie beschrieben verfahren: Man greift sich die auseinandergewichenen Gewebsstümpfe und ligiert sie einzeln mit Roeder'schen Schlingen (s. analog Abb. 39) oder umsticht sie. Eine Indikation zur Laparotomie besteht bei dieser Komplikation nicht. Letztlich kann man die Adnexe auch durch Umstechung vorne und hinten absetzen, d. h. klassisch nach Laparotomieart; dies ist jedoch zeitraubender.

4. ... der Extrauteringravidität

Pelviskopische Operation der Eileiterschwangerschaft (Tabelle 1/4): Bis vor kurzem war es anerkannte Lehrmeinung, bei Eileiterschwangerschaft wegen bestehender Rezidivgefahr die Tubektomie als Methode der Wahl durchzuführen. Heute hat sich dies im Wandel der mikrochirurgischen Eingriffsmöglichkeiten im Sinne einer Verbesserung der Lebensqualität geändert. Wir unterscheiden zwischen der radikalen Tubektomie bei Eileiterschwangerschaft und der konservierenden operativen Therapie. Letzterer ist im Reproduktionsalter der Frau der absolute Vorzug zu geben, um das Rete ovarii zu erhalten.

Tubektomie bei Eileiterschwangerschaft mit der „3-Schlingen-Technik (Tabelle 1/4.1.1): Nach Legen der 3 Schlingen (Tafel 3/4.1.1) wird die Tube im

Abb. 41. Operationsschritte zum Absetzen des Ligamentum infundibulum pelvicum vor vaginaler Entfernung eines Ovarialtumors anläßlich einer vaginalen Hysterektomie

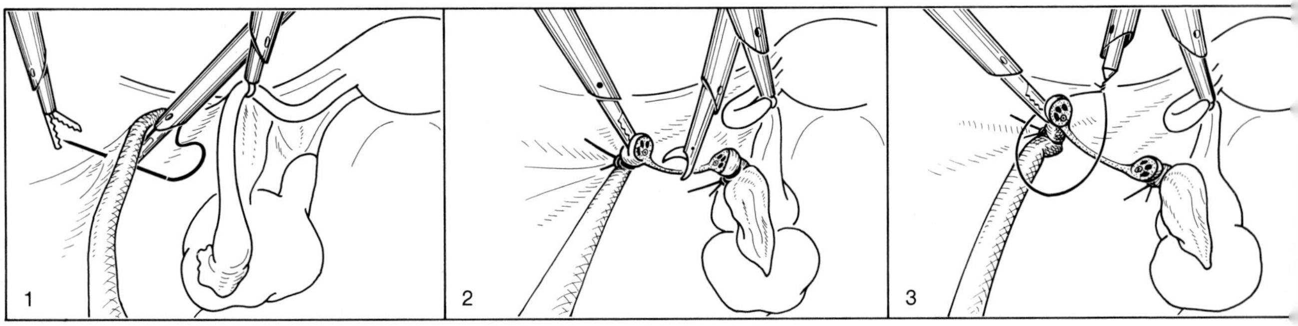

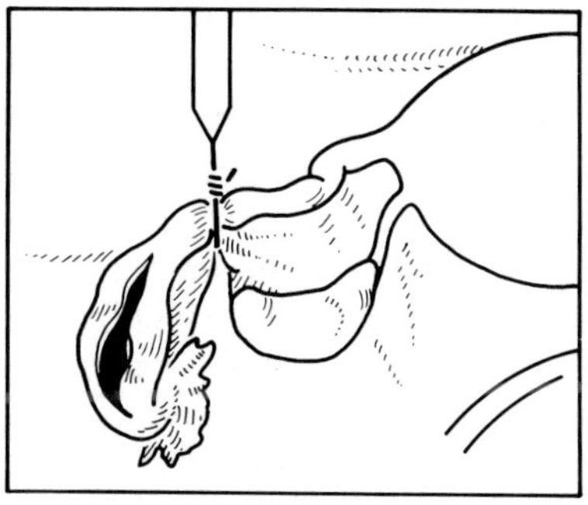

42

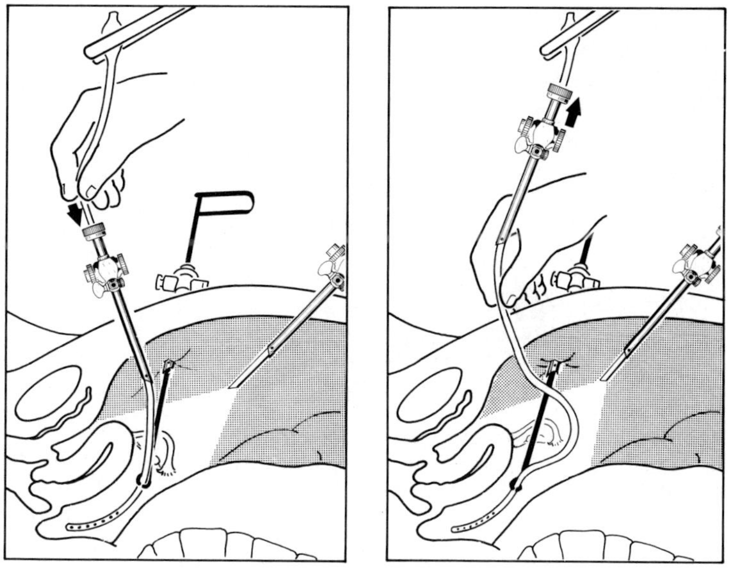

43

Abb. 42. Temporäre „leichte" Ligatur der Tuba Falloppii bei stark blutender konservierender Operation einer Eileiterschwangerschaft

Abb. 43. Legen einer Robinson-Douglas-Drainage durch die 11 (bzw. 5) mm ∅ Trokarhülse zur Kontrolle einer Nachblutung und zum Ableiten von Spülflüssigkeit

rechten Winkel scharf reseziert und durch den 11 mm-Durchmesser Trokar mit Hilfe der großen Löffelzange extrahiert. Abschließend koaguliert man den verbleibenden Gewebestumpf, um spätere Verwachsungen zwischen Darm und Netz zu vermeiden.

Liegt das Schwangerschaftsprodukt extrauterin z. B. im Douglas'schen Raum oder im Bereich des Intestinum, so läßt sich dieses mit der großen Löffelzange unter Zuhilfenahme atraumatischer Greifer gut darstellen und extrahieren. Eventuell hilft eine Umspritzung mit vasokonstriktorischen Mitteln (Vasopressin-Derivate).

Man kontrolliere nach endoskopischer Sanierung ektopischer Schwangerschaften grundsätzlich mit Schwangerschaftstest nach 7 und 14 Tagen, um eventuell zurückgebliebenes choriales Gewebe rechtzeitig zu diagnostizieren.

Konservierende Korrektur der Eileiterschwangerschaft (Tabelle 1/4.1.2): Da es sich zeigte, daß sich auch Tubenfragmente rasch plastisch regenieren (eine Beobachtung) die man bei Laparotomie nie machte, ergeben sich für die tubenkonservierende operative Therapie an der Tuba uterina Falloppii neue Perspektiven. Befindet sich die Eileiterschwangerschaft im ampullären Bereich, handelt es sich also mehr um einen Tubarabort, so wird über 3 suprasymphysäre Einstiche (zwei 5-mm-∅ und einer mit 11-mm-∅) nach dem Zurückschieben der Därme in den Oberbauch, das Blut aus dem Douglas'schen Raum mit der bivalenten Saugvorrichtung gründlich ausgespült. Das choriale Gewebe läßt sich meist transampullär absaugen. Notfalls wird es mit der Biopsiezange disloziert. Kleinere Blutungen werden durch Einspritzen eines Vasokonstriktoriums (z. B. Ornipressin) in die Mesosalpinx gestillt, spritzende lassen sich umstechen oder mit einer Roeder'schen Schlinge unterbinden. Ist die Blutung zunächst nicht zu beherrschen, so kann man das ampulläre Tubenende temporär mit einer Roeder'schen Schlinge unter leichtem Zug ligieren (Abb. 42). Man versucht die Schlinge nach 5–10 Min. wieder abzunehmen. Meist steht dann die Blutung. In solchen Fällen drainiert man obligatorisch mit einem Robinson-Drain (Abb. 43). Auch eine partielle Tubenresektion ist möglich für den Fall, daß eine nachfolgende End-zu-End-Anastomose per laparotomiam erfolgen soll.

Eine Schwangerschaft, die sich im interstitiellen oder mittleren Verlauf (Tabelle 1/4.1.2) befindet, wird zunächst mit einem Vasokonstriktorium (POR 8 = Ornipressin) umspritzt, bevor man mit dem Punktkoagulator zusätzlich einen Koagulationsstreifen auf der konvexen Antimesosalpinxseite zieht. Unter Assistenz einer Biopsiezange wird die Tubenwandung longitudinal gespalten – sagittale Spaltung wird diskutiert. Meist preßt die Tube anschließend offenbar durch den Thermoreiz das Schwangerschaftsprodukt spontan aus, evtl. mit

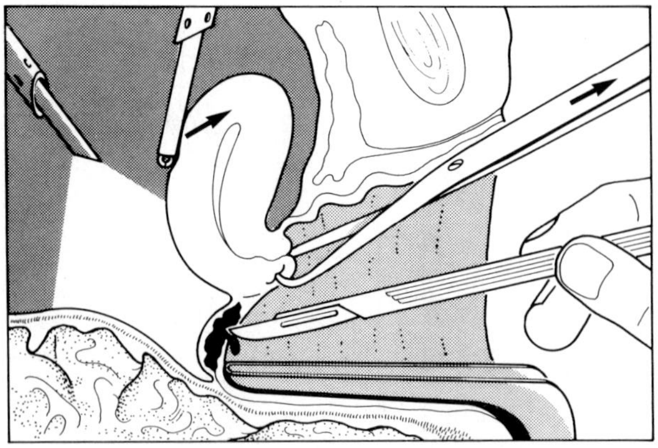

Abb. 44. Inzision retrozervikaler Endometrioseherde unter simultaner Beobachtung des Douglas'schen Raumes über eine Gliederoptik (s. a. Abb. 46)

Unterstützung der großen Löffelzange. Sorgfältiges Spülen der Nidationshöhle ist unabdingbar notwendig, um evtl. choriale Wucherungen (Rezidivgefahr!) zu verhindern. Die verbleibende Serosawunde adaptiert man mit Endonähten: Entweder Endonaht mit extrakorporaler Knotung oder besser 4-fach-0 Mikronähte mit endokorporaler Knotung. Während der etwa 15–20-minütigen Operation erfolgt meist eine starke Retraktion des Eileiters, wobei sich oft auch stark „zerfetzte" Tuben überraschend gut konfigurieren.

Ist eine venöse Blutung aus der Mesosalpinx nicht zu stillen, hilft oftmals auch hier eine temporäre Ligatur der gesamten Tube mit einer Roeder'schen Schlinge. Im Notfall steht immer noch die Amputation der Tube mit Hilfe der 3-Schlingen-Technik zur Verfügung, was aber nur selten notwendig wird. Die Lavage mit 2–3 l physiologischer Kochsalzlösung des gesamten Bauchraumes ist eine wesentliche Adhäsions-Prophylaxe und Verkürzung der Rekonvaleszenzzeit. Zum Zwerchfell abgelaufenes Blut und Spülwasser wird durch Kopfheben (s. Abb. 5) aus dem kleinen Becken völlig abgesaugt. Das Legen einer Robinson-Drainage sollte Routine sein. Ist bei der Eileiterschwangerschaft ein nichtkonservierendes Vorgehen der Tuba Falloppii indiziert, so erfolgt die partielle Tubenresektion entsprechend der 3-Schlingen-Technik.

5. ... der Endometriose

Koagulation von Endometrioseherden (Tabelle 1/5.1 bis 5.7): Endometrioseherde werden ohne elektrisches Stromrisiko thermisch bei 100–120 °C denaturiert. Wegen der geringen Wärmeausbreitung ist solches auch auf dem Blasendach – nicht aber im Bereich der Därme! – möglich. Der kombinierte Einsatz von Pelviskopie und vaginaler Operationstechnik (Abb. 44) erlaubt die sichere Inzision und Ausräumung retrovaginaler oder -zervikaler Endometrioseherde.

Abb. 45. „Unblutige Adhaesiolyse" durch schrittweise Umstechung breitbasiger Netzverwachsungen

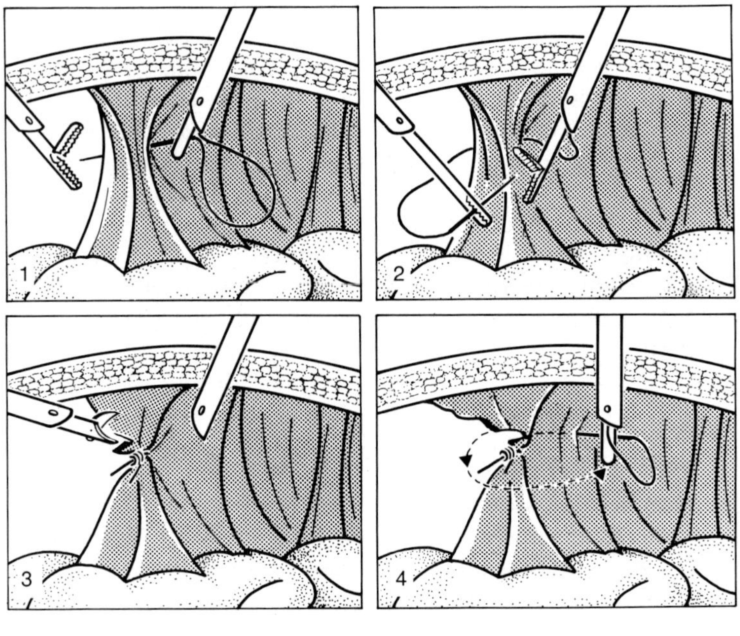

6. ... zur Follikel-Punktion und Gameten-Transfer
Pelviskopische Follikelpunktion zur Oozytengewinnung (Tabelle 1/6): Die Punktion sprungreifer Follikel ist technisch einfach, insbesondere wenn sie mit dem aufgeführten Instrumentarium durchgeführt wird. Meist handelt es sich beim selektierten Patientengut zur in vitro-Fertilisation mit nachfolgender Embryorückführung um ein- oder mehrfach voroperierte Patientinnen; ausgedehnte Adhaesiolysen (s. S. 687) sind nötig.

Heute steht aber die vaginosonographisch kontrollierte transvaginale Follikelpunktion im Vordergrund.

7. ... zur intraabdominalen Adhäsiolyse
Netzadhäsiolyse im Ober-, Mittel- und Unterbauch mit oder ohne Netzresektion (Tabelle 1/7): Bei der Adhäsiolyse von Netzgewebe unterscheiden wir zwischen der blutigen (s. u.) und der unblutigen Adhäsiolyse. Man sollte grundsätzlich der zweitgenannten den Vorzug geben, denn bei der erstgenannten gewinnt man nur scheinbar anfänglich Zeit, verliert sie dann aber wieder, wenn die Blutungen nicht sofort gefunden und mit einer Roeder'schen Schlinge unterbunden werden können.

Blutige Adhäsiolyse (Tabelle 1/7.1): Nach vorausgegangener Laparotomie entstandene gefäßarme Netzverwachsungen, meist in der Medianlinie im Bereich der Peritonealnaht oder im Adnexbereich, lassen sich scharf mit der Hakenschere nahe am Peritoneum durchtrennen. Entsteht nach solcher Durchtrennung trotzdem eine Blutung, so führt man - durch den grundsätzlich schon vorab eingeführten 2. und 3. Trokar - eine Roeder'sche Schlinge ein und unterbindet (Tafel 4/7.1) den blutenden Gefäßstumpf. Bilden sich bei der Resektion längere Netzzipfel, so werden diese nachträglich nochmals großzügig nachligiert und distal reseziert.

Unblutige Adhäsiolyse (Tabelle 1/7.2): Entsprechend der in Tafel 4/7.2 gezeigten Unterbindung von Adhäsionssträngen wird die scharfe Durchtrennung erst nach der Ligatur stark vaskularisierter Gewebebrücken vorgenommen. Meist ist der Einsatz der Endoligatur ohne Naht ausreichend. Gelegentlich müssen größere Gewebebrücken Schritt für Schritt zunächst umstochen werden, wozu die Endonaht (Abb. 45) dient. Allgemein gilt der Hinweis: *Prophylaktische Blutstillung ist zeitsparender als nachträgliche.*

Daher nie zu forsch vaskularisierte Gewebstränge abtrennen, um sie dann anschließend zeitsparend mit der Roeder'schen Schlinge unterbinden zu wollen! Besonders im Oberbauch geht das oftmals schief und man verliert viel Zeit beim Wiederaufsuchen spritzender Netzgefäße, wie dies auch von der Laparotomie her allgemein bekannt ist. Zum Auffinden solcher blutender Gefäße ist die Spülung mit dem CO_2-Aquapurator (WISAP®) hilfreich.

Beide Methoden dienen gelegentlich auch zur Vorbereitung einer späteren Laparotomie, z. B. mikrochirurgische Korrektur von tubarbedingter Sterilität. Wenn alle Adhäsionen bei der vorab erfolgten diagnostischen/operativen Pelviskopie gelöst sind, beschränkt sich der Eingriff ein bis zwei Monate später ausschließlich auf die Tuben, dies verbessert das Operationsergebnis wesentlich.

8. ... am Darm
Darmadhäsiolyse (parietales Peritoneum) (Tabelle 1/8.1): Am Peritoneum parietale adhärente, oftmals Beschwerden bereitende, nach gynäkologischen Operationen entstandene meist longitudinal der Peritonealnaht entstandene Darmverwachsungen sind pelviskopisch fast rezidivfrei zu lösen. Man bedient sich hierzu der Mikroschere und Lupe, um eine versehentliche und ungewollte Eröffnung des Darmlumens zu vermeiden. Der entstandene Serosadefekt wird anschließend durch Endonähte, entweder mit extrakorporaler Knotung oder solchen mit intrakorporaler Knotung (s. Abb. 19 u. 20) gedeckt. Ist eine Dünndarmschlinge geöffnet, so läßt sich diese ebenfalls entsprechend chirurgischer Manier durch eine 2-Schichtnaht endoskopisch verschließen.

Darmadhaesiolyse (viszerales Peritoneum) (Tabelle 1/8.2): Bestehen zwischen Darmschlingen und Appendices epiploicae Netzbrücken oder Verwachsungen (Tafel 4/8.2), die zu subilischen Beschwerden führen, so werden diese entsprechend der in der Laparotomie üblichen Technik zunächst 2-fach umfahren oder umstochen, bevor man sie blutungsfrei in der Mitte durchtrennt. Aus Sicherheitsgründen erfolgt auch hier das Legen einer Zweitligatur entsprechend der blutigen Adhäsiolysetechnik mit der Roederschen Schlinge (s. Tafel 4/7.1).

Endoskopische Appendektomie (Tabelle 1/8.4): Unter minimaler physischer Belastung der Patientin, nahezu mikrochirurgischen Bedingungen und postoperativer Verwachsungsfreiheit läßt sich heute auch die Appendix bei gegebener Indikation entfernen. Es ist hervorzuheben, daß die Appendizitis nicht in den Bereich der operativen Gynäkologie

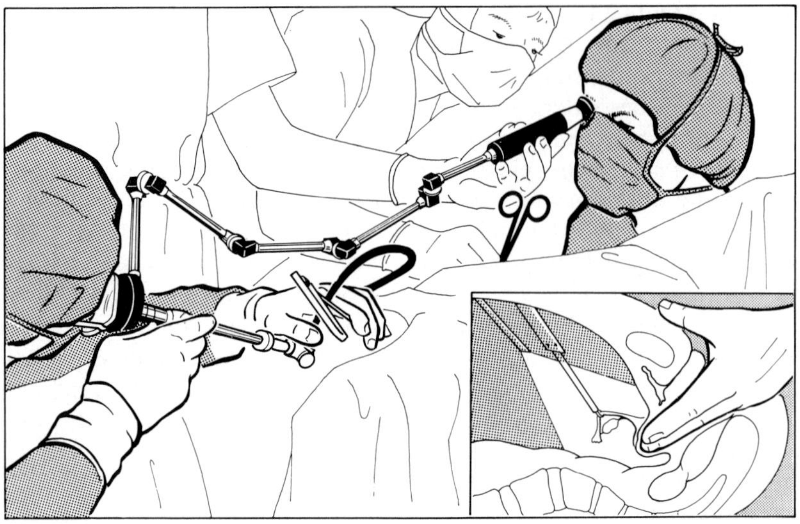

Abb. 46. Präparation einer künstlichen Scheide unter simultaner Beobachtung des Douglas'schen Raumes über eine Gliederoptik oder eine Fernsehkette (Ersatz einer Laparotomie)

gehört. Die gynäkologische Indikation zur Appendektomie stellt sich bei mit den rechten Adnexen verwachsener Appendix, Appendixendometriose, sehr lange ins kleine Becken reichende chronische Beschwerden machenden Appendix mit Adhäsionen. Die akute Appendizitis wird bereits von zahlreichen Abdominal-Chirurgen mit nachfolgend beschriebener Technik bis zu 95% mit Erfolg operiert.

Die Technik der orthograden Appendektomie entspricht völlig der von McBURNEY und SPENGEL für die Laparotomie beschriebenen. Bei gegebenen Voraussetzungen sind 3–4 Einstiche erforderlich: 1. für die Optik im Nabel, 2. und 3. suprasymphysär und evtl. 4. im rechten Oberbauch für die Führung der Instrumente.

Nach Legen eines Haltefadens (Tafel 4/8.4) wird die Appendix gestrafft, das Mesenteriolum appendiculare dargestellt und freipräpariert. Es folgt die Umstechung und Ligatur der A. appendicularis mit einer Endonaht mit extrakorporaler Knotung.

Dann wird das Mesenteriolum scharf abpräpariert, d.h. die Appendix partiell skelettiert. Nach Abbinden der Appendix am unteren Zökumpol mit einer Roeder'schen Schlinge legt man die Krokodilklemme, erhitzt auf 90 °C, an und sterilisiert den zu durchtrennenden Appendixabschnitt. Damit wird gleichzeitig auch eventueller Kot aus diesem Bereich exprimiert. Es folgt die zweite Ligatur mit Roeder-Schlinge und nach Abnahme der Krokodilzange im sterilisierten und ligierten Bereich das scharfe Absetzen der Appendix vermicularis mit kontaminationsfreiem Transport derselben in das Appendixextraktionsrohr. Aus Sicherheitsgründen wird die Appendix-Resektionswunde noch mit Jod betupft und eine zweite Roeder-Schlinge gelegt. Nach vorliegenden Erfahrungen aus aller Welt kann die Operation hier beendet werden. Eine nachfolgende Tabaksbeutel- oder Z-Naht erscheinen nicht mehr erforderlich. Auch das Koagulieren und Durchtrennen des Wurmfortsatzes ohne vorherige Ligatur der A. appendicularis ist möglich.

Simultane pelviskopische Kontrolle bei Operation einer Neovagina: Das Anlegen einer künstlichen Scheide bei Vorliegen eines Rokytanski-Küstner-Mayer-Hauser-Syndroms bereitet von vaginal her stets die Schwierigkeit, den Bereich des topographischen Vaginalraumes maximal bis zum Peritoneum im Douglas'schen Raum zu präparieren. Gelegentlich wird zur Kontrolle das Abdomen breit eröffnet. Heute empfiehlt sich die simultane (Abb. 46) pelviskopische Kontrolle beim vaginalen Operieren. Durch diese kombinierende Methode kann man die Entfaltung der gegebenen räumlichen Möglichkeiten optimal ohne Perforationsgefahr nutzen.

1.7 Der Übergang vom endoskopischen Eingriff zur Laparotomie in gleicher Sitzung

Da die Patientin für den endoskopisch-operativen Abdominaleingriff grundsätzlich die gleiche Vorbereitung erfährt wie für eine Laparotomie und für eine solche aufgeklärt wird, ist in gleicher Sitzung jederzeit eine Laparotomie möglich. Entweder entsteht die Indikation für eine Laparotomie aus der gegebenen Situation oder sie war vorab schon in gleicher Sitzung als geplante Maßnahme vorhergesehen. Dies ist z. B. der Fall bei Verdacht auf Ovarialkarzinom, Differentialdiagnose Uterus myomatosus zugunsten eines Ovarialtumors etc. Gleichermaßen ist die Laparotomie beim endoskopischen Eingriff in gleicher Sitzung als Grenzfall eine vorgesehene Maßnahme. Mit anderen Worten, sie ist grundsätzlich als solche akzeptiert, wenn eine operative Pelviskopie geplant ist. Die operative Pelviskopie stellt im Grundsatz stets den Versuch dar, die breite Öffnung der Leibeshöhle zu vermeiden; dies ist aber unter keinen Umständen zu erzwingen.

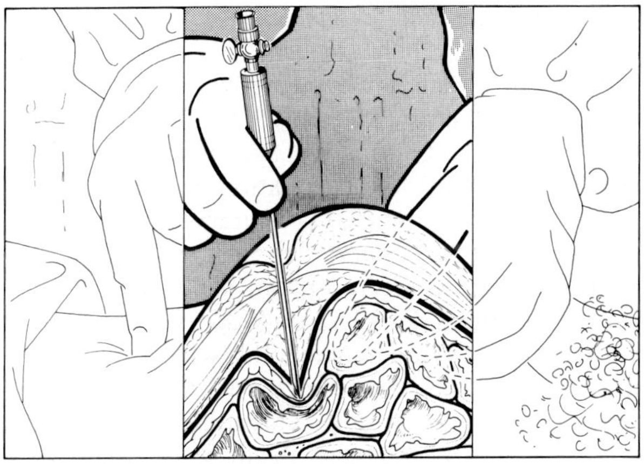

Abb. 47. Schematische Darstellung des Blindeinstiches mit der Veress-Nadel und dem zur Sicherheit abgespreizten kleinen Finger

1.8 Postoperative Nachsorge

Für die postoperative Nachsorge nach endoskopischer Abdominalchirurgie gelten grundsätzlich die gleichen Regeln wie für den Eingriff per laparotomiam.

Wurde dieser Eingriff aus Gründen einer Sterilitätsoperation, d. h. einer refertilisierenden Maßnahme durchgeführt, so ist die postoperative Hydropertubation an 5 aufeinanderfolgenden Tagen mit folgender Lösung bei uns obligatorisch:

I.	Hydrokortisonacetat	0,1 g
	Streptomycinsulfat	4,0 g
	Procainhydrochlorid	0,4 g
	destilliertes Wasser auf	100,0 mg
II.	+ 5 mg α-Chymotrase® zu 20 ml Hydrotubationslösung direkt vor der Instillation	

Der hierzu benützte flexible Portioadapter gestaltet das Vorgehen schmerzlos.

Da die Rekonvaleszenz und die Arbeitsunfähigkeit nach der endoskopischen Abdominalchirurgie im wesentlichen auch der nach einer diagnostischen Pelviskopie bzw. einer pelviskopischen Sterilisation entsprechen, ergibt sich hieraus eine völlig neue Einstufung abdominaler Eingriffe in Bezug auf die postoperative Rehabilitationsphase.

Da z. B. selbst bei mikrochirurgischen Eingriffen per laparotomiam das Bauchdeckentrauma im Vordergrund steht, gelten bei der Pelviskopie die für die klassische Chirurgie hier festgelegten Maßstäbe nicht.

Da der endoskopische Eingriff ohne große physische Belastung der Patientin wiederholbar ist, ist auch die Indikationsstellung für einen endoskopischen Abdominaleingriff eine andere als für eine Laparotomie. So wird z. B. insbesondere bei Behandlung der Endometriosis genitalis, die 3-Phasen-Therapie, die grundsätzlich eine Repelviskopie nach der Hormontherapie einschließt, als Routineverfahren empfohlen.

1.9 Kontraindikationen für die pelviskopische Operation

Wir unterscheiden zwischen absoluten und relativen Kontraindikationen. Die absoluten Kontraindikationen sind identisch mit denen in der Allgemeinchirurgie, d. h. im wesentlichen die Narkoseunfähigkeit oder die hämorrhagischen Diathesen. Als relative Indikationen sind im wesentlichen Tumoren von über Faustgröße zu nennen, wenn es nicht darum geht, diese lediglich diagnostisch-histologisch durch den endoskopischen Eingriff abzuklären.

Das ehemals ein- oder mehrfach vorlaparotomierte Abdomen gilt keineswegs mehr als Kontraindikation, sondern stellt heute geradezu die klassische Indikation für den endoskopischen Eingriff mit der grundsätzlichen Vorbedingung, daß die Patientin über einen großen abdominalen Eingriff nicht nur aufgeklärt, sondern auch voll vorbereitet ist. Dies gilt auch für das entzündlich veränderte kleine Becken.

Beim mehrfach voroperierten Abdomen geschieht das Einführen des Optiktrokars nicht mehr blind, sondern unter endoskopischer Sicht (s. Abb. 60).

1.10 Dokumentation der endoskopischen Eingriffe

Die Dokumentation der operativen Eingriffe per pelviskopiam ist sowohl filmisch (=Vollformat-Color-Diapositiv) als auch für das moderne Videotape-Verfahren in voller Perfektion herangereift. Inwieweit das moderne CCD-(Charged-Cupple-Device-)Verfahren in Zukunft das lichtoptische Transmissionssystem völlig verdrängt, bleibt der explosiven Entwicklung der Elektronik der nächsten Jahre vorbehalten. Mit zunehmender Bildschärfe und Farbtreue der Bildschirmwiedergabe wird es mehr und mehr möglich, nach dem Videobild zu operieren (=Videoskopie) und das Beamsplitter-Bild wird man nur noch für extrem diffizile Operationsschritte (Salpingostomie, Darmnaht etc.) nötig haben.

1.11 Fehler, Komplikationen und ihre Verhütung

Die Vorbedingung für die operative Pelviskopie ist das sichere Beherrschen des vorausgehenden diagnostischen Schrittes. Da das voroperierte bzw. subakute Abdomen aber das Indikationsspektrum für die Pelviskopie wesentlich erweitert, sind im Ablauf einer Pelviskopie Sicherheitsschritte erforderlich, die bislang bei der Laparoskopie vernachlässigt werden konnten. Die Eingrenzung des Perforationsrisikos beim Primäreinstich durch die Veress-Nadel geschieht durch die **10 Sicherheitsteste:**

1. Test: Prüfung der Nadeldurchgängigkeit: Bei einwandfreier Insufflationsnadel darf das Insufflationsgerät gegen freie Luft maximal 6-8 mm Hg/1 Ltr./min. anzeigen.
2. Test: Palpieren der Aorta (s. Abb. 29): Hat man die Topographie der Bifurkation getestet, sticht man auch nicht mehr „versehentlich" hinein!
3. Test: Schnapp-Test: Bei maximal elevierter Bauchdecke beobachtet man das Vorschnellen der stumpfen Insufflationskanüle in den Peritonealraum, Ausgangsposition (Abb. 47), richtiger und falscher Sitz (Abb. 48/1-3). Der senkrechte Einstich vermeidet das präperitoneale Emphysem.
4. Test: Zisch-Phänomen: Springt die stumpfe Insufflationskanüle in den Peritonealraum, so wird zischend Luft angesaugt; das akustische Phänomen läßt sich auch optisch an einer Wassersäule demonstrieren (Abb. 49).
5. Test: Aspirations-Test: Können ca. 5 ml Kochsalzlösung (Abb. 50 u. 51) nicht mehr respiriert werden (Abb. 52), liegt die Nadel weder im Darm (Abb. 53) noch in einem großen Gefäß.
6. Test: Manometer-Test: Das Insufflationsgerät zeigt beim Elevieren der Bauchdecken (Abb. 54) einen negativen Druck an, wenn die Nadelspitze in der freien Bauchdecke liegt.
7. Test: Differenz-Druck-Test: Durch simultanen Vergleich zwischen Insufflationsdruck und statischem Druck (=aktueller intraabdomineller Druck) erkennt der Operateur sofort die richtige oder falsche Lage der Nadel (Abb. 55).
8. Test: Volumen-Test: Die Anzeige „Verbrauchtes Gasvolumen" steigt nur langsam an, wenn die freie Bauchhöhle spannungsfrei gefüllt wird (s. Abb. 9, = Quadrotest).
9. Test: Sondierungs-Test: Ist das Pneumoperitoneum bis auf ca. 10-12 mm Hg aufgebaut, sondiert man den geschaffenen Hohlraum (Abb. 56 u. 57) und erkennt dabei im Nadelbereich liegende Adhäsionen (Abb. 58) zur Richtungswahl des Nabeleinstiches: Entsprechend dem Sondierungsergebnis führt man mittels des Z-Stiches (Abb. 59) den Trokar nach rechts oder links durch den Muskel. Bei Verdacht auf hochgradigen Verwachsungsbauch empfehlen wir die Perforation des Peritoneum unter Sicht (Abb. 60), was jedoch nur mit elliptischen Trokarhülsen möglich ist.
10. Test: Diagnostischer Rundblick-Test: Nach dem Einstechen des Optiktrokars erfolgt sofort der orientierende 360°-Rundblick (Abb. 61) zum Ausschluß von Darm- oder retroperitonealen (Abb. 62) Gefäßverletzungen bzw. konsekutiven Hämatomen (Abb. 63). Merke: Es blutet dabei fast *nie* in den freien Bauchraum.
    Die Probleme des 360°-Rundblickes beim voroperierten Abdomen zeigen die Abbildungen 64/1-3.

Sind für das endoskopische Operieren im Abdomen die Ausbildungsstufen eingehalten:

A) völliges Beherrschen der entsprechenden Organ-Operationstechniken per laparotomiam,
B) hervorragende Ausbildung in diagnostischer Pelviskopie und Laparoskopie,
C) ausreichende Assistenz und Beobachtungsmöglichkeiten bei perfekter endoskopischer Abdominalchirurgie,

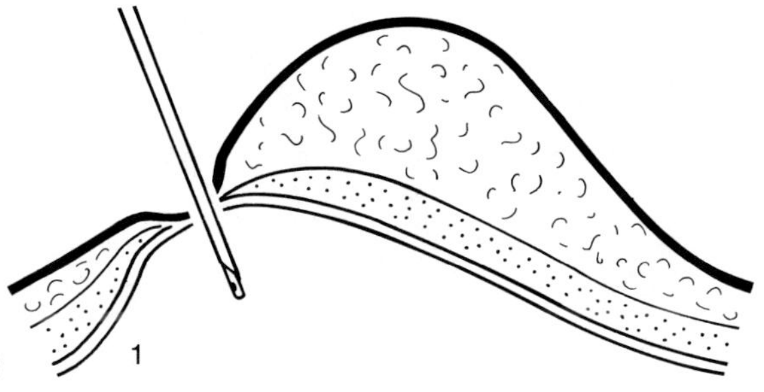

48

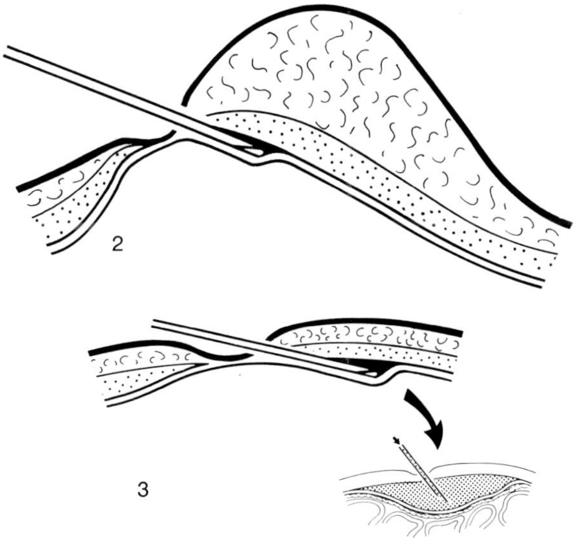

Abb. 48. Richtige (1) (= senkrechte, transumbilikale) und falsche, d. h. epiperitoneale (2) Plazierung der Veress-Nadel mit Erzeugung eines präperitonealen Emphysems (3)

Abb. 49. Sicherheitstest 4 mit spontaner Wasseraspiration sobald das Peritoneum parietale richtig perforiert ist

Abb. 50. Aspirationstest 5: Instillation von 5 ml physiol. Kochsalzlösung

Abb. 51. Aspirationstest 5: Die instillierte Flüssigkeit verteilt sich frei im Intestinalbereich

Abb. 52. Aspirationstest 5: Versuch der Reaspiration der instillierten Flüssigkeit. Hier negativ; die Flüssigkeit hat sich zwischen den Därmen verteilt

Abb. 53. Aspirationstest 5: Reaspiration der instillierten Flüssigkeit. Hier: positiv aus Darmlumen

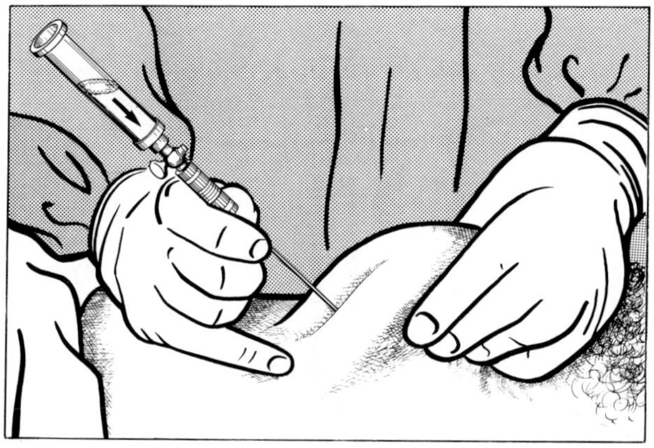

49

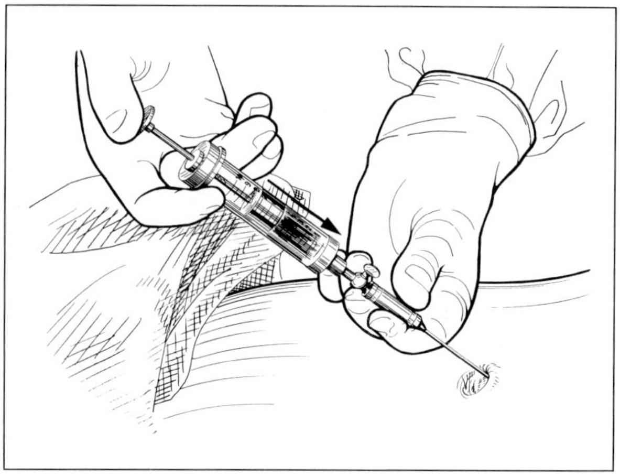

50

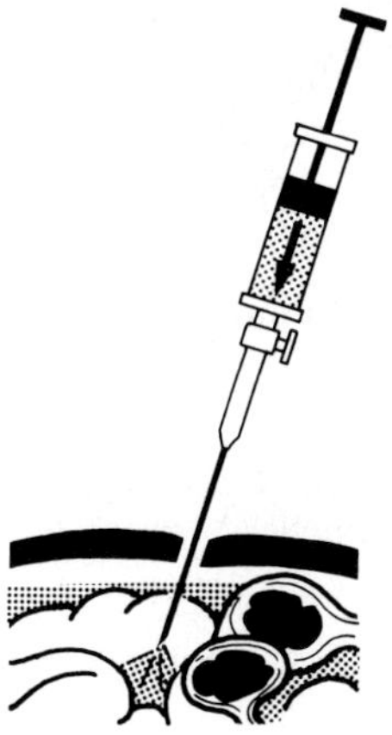

51

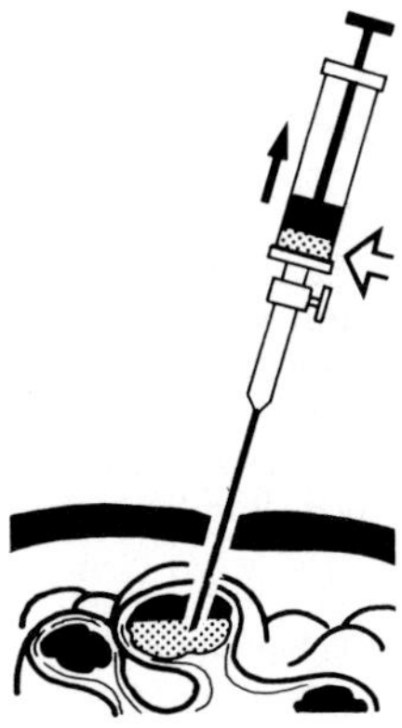

53

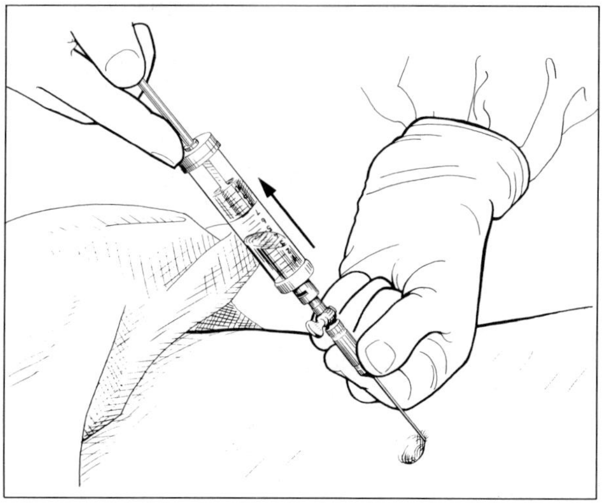

52

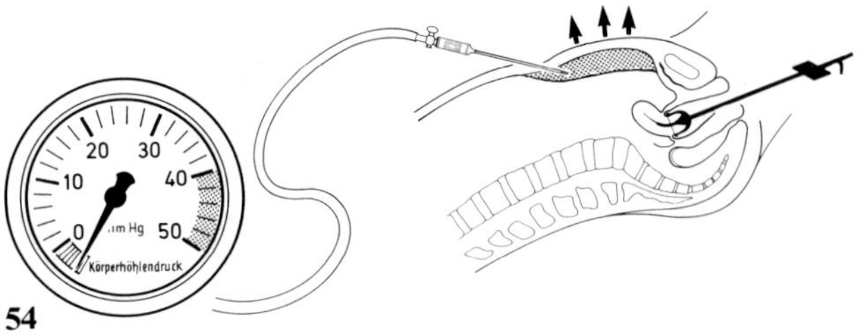

54

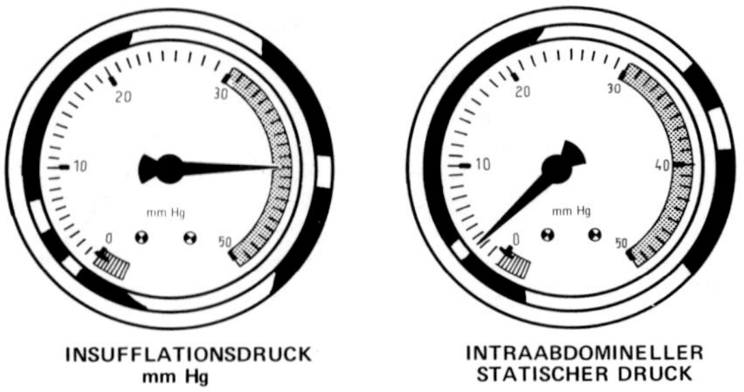

55

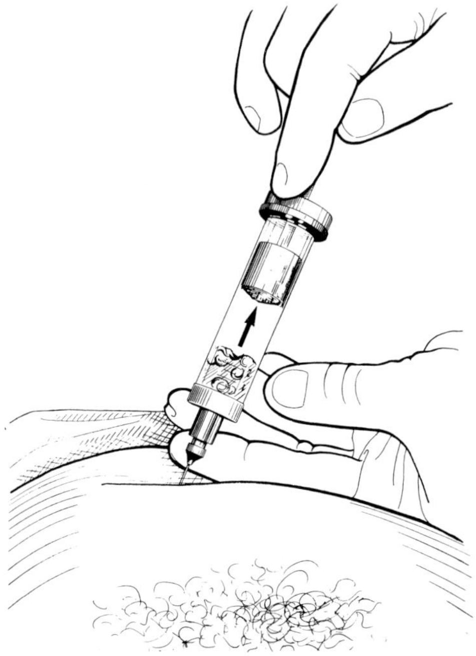

56

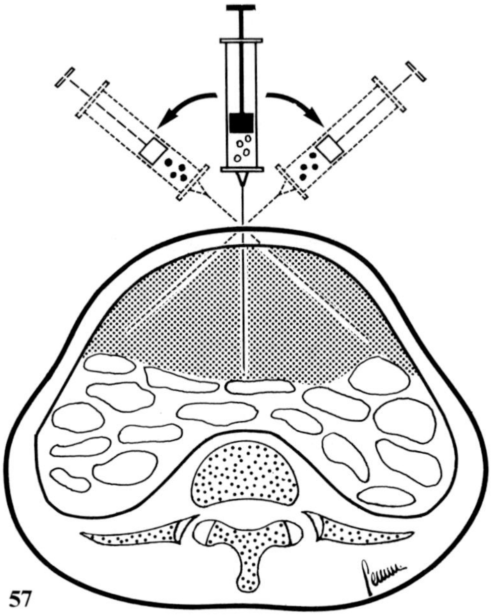

57

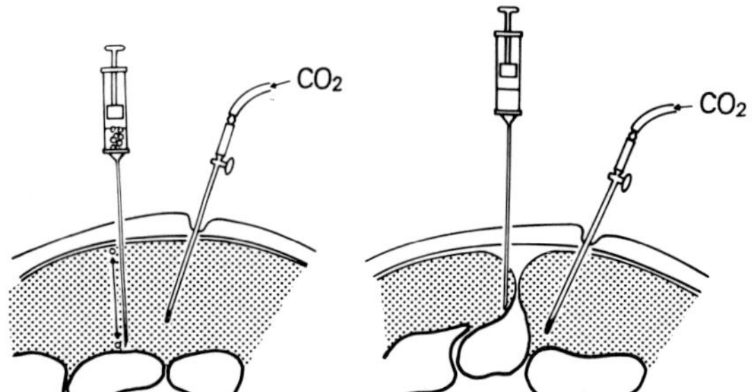

58

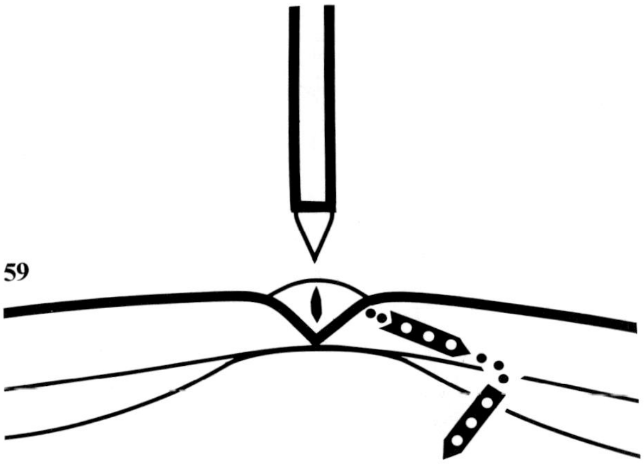

59

Abb. 54. Manometertest 6: Sind wenige cm^3 Kohlensäuregas instilliert, so zeigt das Manometer einen negativen Druck bei Gas in der freien Bauchhöhle, wenn man die Bauchdecke anhebt

Abb. 55. Differenz-Druck-Test 7: Der konstante simultane Vergleich von aktuellem intraabdominellen Druck und Insufflationsdruck gibt die Sicherheit, ob sich die Nadel im Intraperitonealraum befindet

Abb. 56. Sondierungstest 9: Im verwachsungsfreien Abdomen kann beim Rundumbewegen der Nadel kontinuierlich Gas aspiriert werden

Abb. 57. Sondierungstest 9: Demonstration der Nadelführung zum Ausloten des Pneumoperitonealraumes auf Verwachsungen

Abb. 58. Sondierungstest 9: Schematische Demonstration der positiven Sondierung intraabdomineller Verwachsungen

Abb. 59. Schematische Darstellung des Z-Einstiches mit dem konischen Trokar

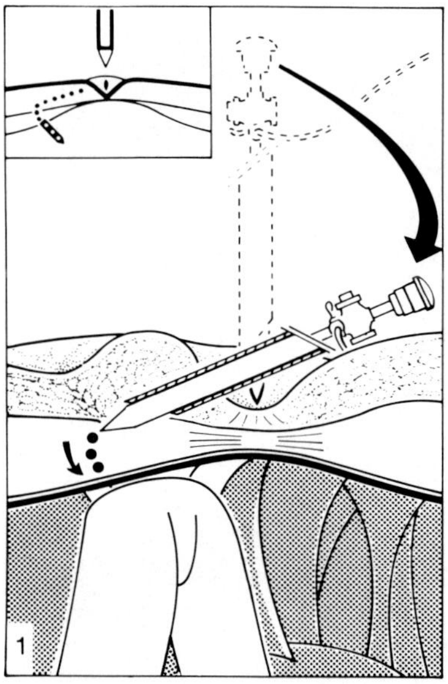

1. Die elliptisch geformte Trokarhülsenspitze eines 5 mm ∅-Trokars wird bestückt mit einem Kegeltrokar und nach dem Z-Stichverfahren bis zum Muskel geschoben.

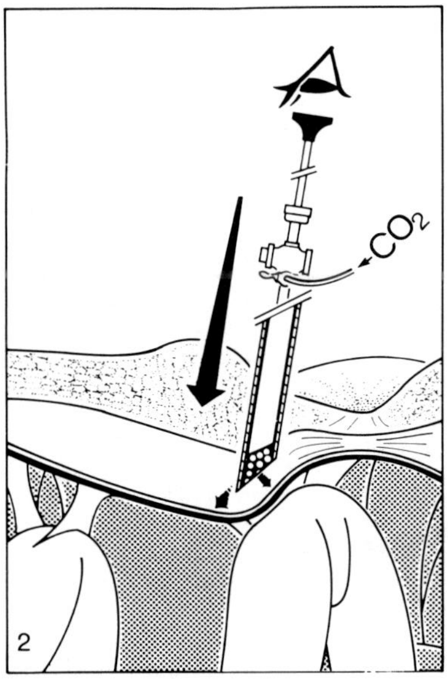

2. Nach Ersatz des Kegeltrokars durch das 5 mm ∅-Pelviskop schiebt man mittels drehender und wippender Bewegungen die Trokarhülse durch den Bauchmuskel unter Sicht bis zum Peritoneum vor.

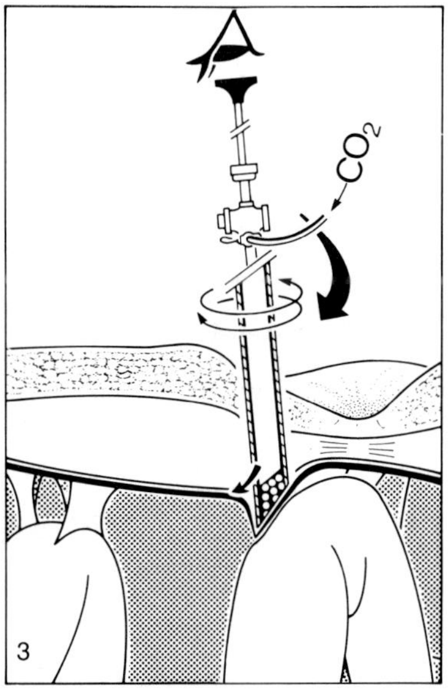

3. Bei dahinterliegenden Verwachsungen (Netz oder Darm) entsteht durch Totalreflexion des Lichtes eine weiße Oberfläche.

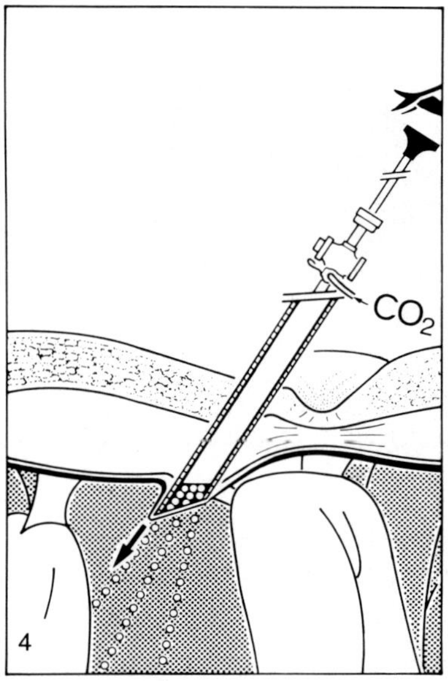

4. Durch seitliches Verschieben des elliptischen Trokars auf der Rektusfaszie und dem Peritoneum ist jetzt durchscheinendes Peritoneum erreicht, in dem man Gefäße erkennt.

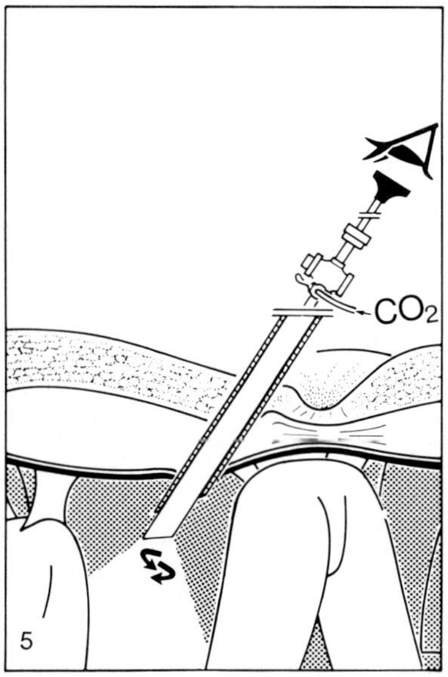

5. Stumpfer Druck perforiert das Peritoneum parietale unter Sicht und der Blick in den Verwachsungsbauch ist frei.

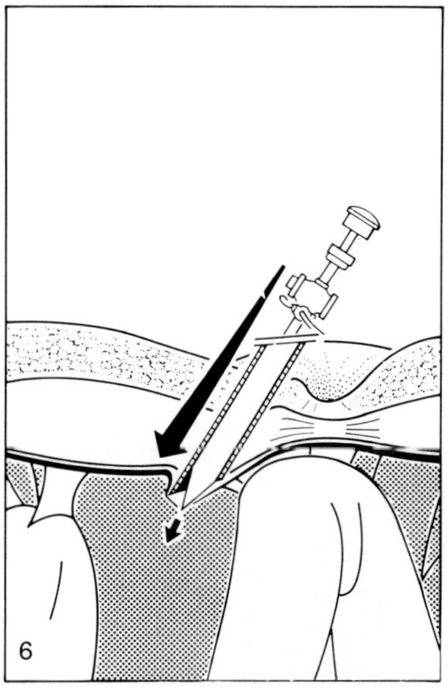

6. Falls 5) nicht – evtl. wegen zu dicker Faszie – gelingt, erfolgt die optisch kontrollierte Perforation des Peritoneums nach Austausch der Optik gegen den Kegeltrokar in klassischer Weise.

Abb. 60. Schematische Darstellung der Perforation des Peritoneum parietale unter Sicht mit dem Endoskop zum Ausschluß von Verwachsungen an der Perforationsstelle (Ersatz der „offenen Laparoskopie“)

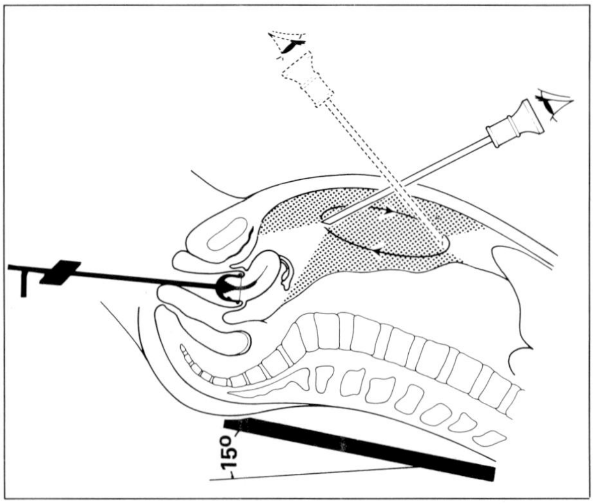

61

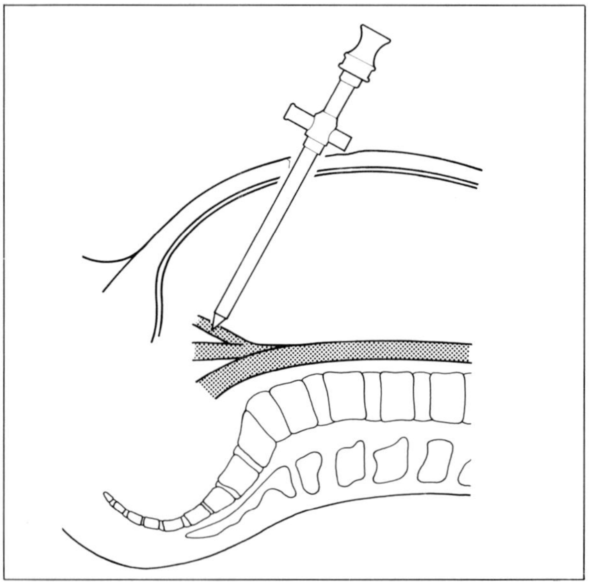

62

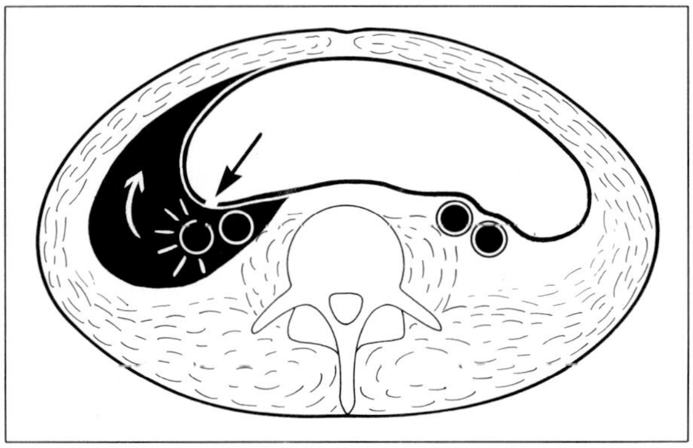

63

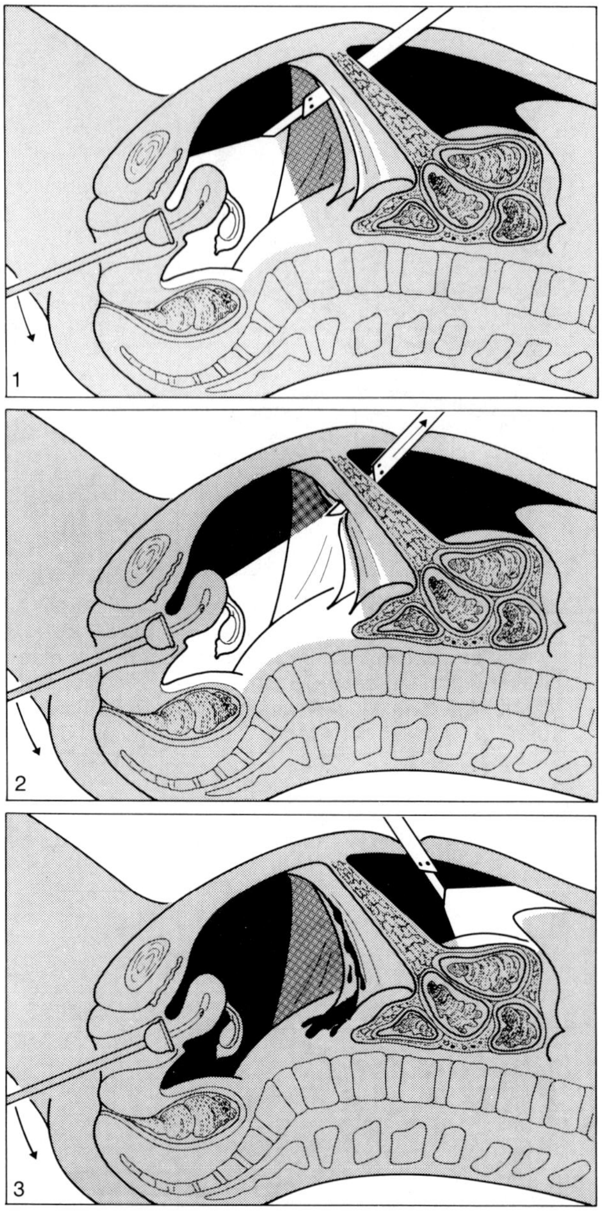

64

Abb. 61. Diagnostischer Rundblick: Schematische Darstellung der sofort nach dem Einfahren des Endoskopes erfolgenden 360° Rundumsicht-Kontrolle

Abb. 62. Schematische Darstellung der leichten Verletzbarkeit großer Gefäße, da die Bifurkation sich meist unmittelbar unter dem umbilikalen Einstich befindet

Abb. 63. Schematische Darstellung des sich ausbreitenden extraperitonealen Hämatoms nach Verletzung eines großen Gefäßes *ohne* intraperitoneale Blutung!

Abb. 64. Schematische Darstellung der typischen kompletten Netz-Bauchvorderwandverwachsung nach vorausgegangener Laparotomie nach kompletter Perforation des Netzes mit der Optik-Trokarhülse. (1) Beim Versuch eines 360° Rundblicks (s. Abb. 61) stößt man auf Schwierigkeiten (2). Die Leber muß auf jeden Fall gesehen werden um auszuschließen, daß bei der Netzperforation nicht auch Därme verletzt wurden (3)

D) das Vorhandensein aller Instrumente und Apparate in ausreichender Zahl und letztlich
E) die gründliche Übung aller endoskopischer Eingriffe am Pelvitrainer (s. Abb. 2/1-3) in drei Stufen

so ist das rein technische Operationsrisiko äußerst gering.

Entsprechend den Statistiken von SEMM [11], RIEDEL und SEMM [6] und RIEDEL et al. [7], wurden in der Bundesrepublik Deutschland bei insgesamt 807809 Eingriffen – und zwar von 1945-1977 bei 265900 in 0,09 ‰ und von 1978-1982 bei 292442 diagnostischen und operativen Pelviskopien, in 0,051 ‰ sowie von 1983-1985 bei 249467 Eingriffen in 0,024 ‰ Todesfälle beobachtet.

Die Ursache der in der Pelviskopiestatistik 2 [6] angegebenen insgesamt 15 Todesfälle, waren 9 × das zu späte Erkennen einer Darmläsion, 3 × eine Gefäßverletzung und 2 × ein Anästhesiezwischenfall und in 1 Fall war die Ursache nicht näher spezifiziert worden.

Die in der Pelviskopieumfrage 3 [7] aufgeführten insgesamt 6 Todesfälle teilen sich in 2 × anästhesiologische Komplikationen, 2 Fälle von Peritonitis und Tod im septischen Schock nach Darmläsion und 2 Todesfälle nach Gefäßverletzungen auf.

In der Pelviskopieumfrage 2 [6] wurden insgesamt 518 schwere Komplikationen (die einer Re-Pelviskopie bzw. einer Laparotomie bedurften) verzeichnet. Davon entfielen 36% auf die Läsion großer Gefäße durch Verres-Nadel oder Optiktrokar, 25% auf Läsionen von Darmschlingen und Magen und 14% auf Verbrennungen von Darm, Blase, Ureter etc. Der Rest wurde als sog. „Andere Komplikationen" zusammengefaßt.

In der Pelviskopieumfrage 3 [7] wurden insgesamt in den Kliniken, die sich an der Pelviskopieumfrage beteiligten, 429 schwere Komplikationen verzeichnet, 23,3% wurden ursächlich durch Läsionen großer Gefäße, 38% durch versehentliche Punktion von Darmschlingen bzw. Magen, 15,2% durch Verbrennungen von Darm, Blase, Ureter etc. sowie 23,5% durch sog. „Andere Komplikationen" hervorgerufen (unter „Andere Komplikationen" wurden u. a. auch Blutungen aus gelösten Netzzipfeln, Blutungen aus durchtrennten Eileitern, Entzündungen post pelviscopiam, sowie anästhesiologische Zwischenfälle subsummiert).

Die endoskopische Abdominalchirurgie stellt für die gynäkologische Chirurgie technisch eine wesentliche Bereicherung dar. Für die Patientin bringt sie eine bedeutende Erleichterung und Minderung der physischen Belastung durch Wegfall zahlreicher großer Bauchdeckenschnitte, für den Soziallastenträger eine wesentliche Verkürzung der Hospitalisierungs- und Rekonvaleszenzzeit.

1.12 Der Einsatz von Laser

Die Gefährlichkeit, d. h. Unkontrollierbarkeit, des Hochfrequenzstromes förderte die Einführung der Endokoagulation (s. Abb. 16). Hier erfolgt die Blutstillung bei ca. 100 °C. Die Miniaturisierung des Laserstrahles erlaubt dessen endoskopische Nutzung zum blutfreien Durchtrennen von nicht großlumig durchblutetem Gewebe. Zur Verfügung stehen bislang CO_2-, Dynyjag-, Argon-, Rubin- u. a. Lasertechniken. Sie stellen eine wesentliche Instrumentenbereicherung für die operative Pelviskopie dar.

Anhang

Film- und Video-Programm:
K. SEMM, Kiel
Die Therapie der gutartigen Erythroplakie
(16 mm color, Magnetton, 12 min.)
Gynäkologische Pelviskopie – Neue Aspekte
(16 mm color, Magnetton, 17 Minuten)
Die gynäkologische Pelviskopie
(16 mm color, Magnetton, 17 min.)
Chirurgisch-therapeutische Pelviskopie
(16 mm color, Magnetton, 20 min.)
Sterilisation per coagulationem
(16 mm color, Lichtton, 10 min.)
Die Pelviskopische Adnektomie
(16 mm color, Lichtton, 10 min.)
Konservierende Operation der Eileiterschwangerschaft per pelviskopiam
(16 mm color, Magnetton, 10 min.)
Endoskopische Appendektomie
(16 mm color, stumm, 10 min.)
Fetoskopie
(16 mm color, stumm, 12 min.)
Die Follikelpunktion
(16 mm color, stumm, 12 min.)
Operative Pelviskopie bei Endometrios (60 min., deutsch)

LITERATUR

1. Frangenheim H (1958) Die Bedeutung der Laparaskopie für die gynäkologische Diagnostik. Fortschr Med 76: 451
2. Hasson HM (1974) Clinical application of the wing sound. Obstet Gynecol 43: 498-506
3. Kalk H, Wildhirt E (1962) Lehrbuch und Atlas der Laparaskopie und Leberpunktion. Thieme, Stuttgart
4. Koenig UD (1979) Technik der offenen Pelviskopie –

eine neue Methode für bessere Sicherheit in der Laparaskopie. Fortschr Med 97: 1850–1853
5. Palmer R (1946) La celioscopie gynecologique. Rapport du Professeur Mocquot. Acad de Chir 72: 363–368
6. Riedel HH, Semm K (1985) Die deutsche Pelviskopiestatistik der Jahre 1978–1982. Geburtshilfe Frauenheilkd 39: 537–544
7. Riedel HH, Lehmann-Willenbrock E, Mecke H, Semm K (1988) Die Häufigkeitsverteilung verschiedener pelviskopischer (laparoskopischer) Operationsverfahren und deren Komplikationsraten. Geburtsh u. Frauenheilkd 48: 791–799
8. Semm K (1964) Zur Technik der Eileiterdurchblasung. Z Geburtsh Gynäk 162: (Beil.) 48–53
9. Semm K (1965) Die gezielte und dosierbare Wärmekoagulation der gutartigen Portio-Veränderung. Geburtsh u Frauenheilk 25: 795–802
10. Semm K (1976) Pelviskopie und Hysteroskopie – Farbatlas und Lehrbuch. Schattauer, Stuttgart
11. Semm K (1979) Statistischer Überblick über die Bauchspiegelung in der Frauenheilkunde bis 1977 in der Bundesrepublik Deutschland. Geburtsh. u. Frauenheilk. 39, 537–544
12. Semm K (1980) Die Automatisierung des Pneumoperitoneums für die endoskopische Abdominalchirurgie. Arch Gynecol 232: 738–739
13. Semm K (Hrsg) (1980) Pelviskopie, Hysteroskopie und Fetoskopie (Textbuch mit 240 Diapositiven) Universitäts-Frauenklinik, Kiel
14. Semm K (1983) Die operative Pelviskopie. In: Schwalm H, Döderlein G, Wulf K-H (Hrsg) Klinik der Frauenheilkunde und Geburtshilfe, Bd. I, 3. Erg. Urban & Schwarzenberg, München, S 353–424
15. Semm K (1983) Die endoskopische Appendektomie. Gynäkol prax 7: 131–140
16. Semm K (1984) Operationslehre für endoskopische Abdominal-Chirurgie – operative Pelviskopie-operative Laparoskopie. Schattauer, Stuttgart
17. Semm K (1985) Differentialdiagnose der Endometriose. Endometriose 2(3): 21–37
18. Semm K (1986) Endometriose. In: Schneider HPG, Lauritzen Ch, Niermann H (Hrsg) Grundlagen und Klinik der menschlichen Fortpflanzung. De Gruyter, Berlin, S 1009–1057
19. Semm K (1986) Pelvi-Trainer, ein Übungsgerät für die operative Pelviskopie zum Erlernen endoskopischer Ligatur und Nahttechniken. Geburtsh u Frauenheilkd 46: 60–62
20. Semm K (Hrsg) (1988) Pelviskopie – ein operativer Leitfaden. Universitäts-Frauenklinik, Kiel
21. Semm K (1988) Die Drainage der Bauchhöhle nach operativer Pelviskopie. Böhringer, Ingelheim
22. Semm K, Mettler L (1988) Local infiltration of Ornithine 8-Vasopressin (POR 8) as a Vasoconstrictive Agent in Surgical Pelviscopy (applied to myoma enducleation, salpingotomy in cases of tubal pregnancy and peripheral salpingostomy. Endoscopy 20: 298–304
23. Steptoe PC (1967) Laparoscopy in Gynaecology. Livingstone, Edinburgh
24. Wildhirt E (1956) Mediastinalemphysem bei Laparoskopie und zur Luftembolie bei Laparaskopien. MMW 98: 48–58

Anhang: Technik der offenen Laparoskopie

F. JÄNICKE

INHALT

1 Entwicklung

Die Indikationen zur Laparoskopie wurden infolge technischer und methodischer Fortschritte erweitert. Das laparoskopische Vorgehen stellt heute ein unverzichtbares Instrument diagnostischer und therapeutischer Maßnahmen in der Gynäkologie dar. Trotz der Bedeutung und der unbestreitbaren Vorzüge der Methode unterliegt die Breite des Einsatzes einer immer noch kontrovers geführten Diskussion, die durch die Möglichkeit wenn auch seltener, so doch ernster Komplikationen beeinflußt wird.

Die definierten Risiken auf der einen Seite und die zunehmende Notwendigkeit einer breiteren Anwendung auf der anderen Seite erforderten technische Verbesserungen bezüglich der Sicherheit des Eingriffs. Im Jahre 1971 führte HASSON [2] die offene Laparoskopie durch Entwicklung einer speziellen Pelviskopie-Führungshülse ein. Dieses Verfahren wurde in Deutschland von König 1979 verfeinert und weiterentwickelt [4]. Ziel dieser Entwicklung war, die Vorteile der Laparotomie, also die schichtweise, anatomiegerechte Präparation der Bauchdecken unter Sicht, mit den Vorteilen der Endoskopie zu kombinieren, d. h. minimale Traumatisierung bei optimalem Überblick über die Organe des kleinen Beckens.

2 Instrumentarium

Die offene Laparoskopie wird über eine Inzision im Nabelbereich durchgeführt, wobei sowohl das Einführen des Laparoskopie-Instrumentariums als auch die Anlage des Pneumoperitoneums unter visueller Kontrolle möglich wird. Die Veress-Nadel wird ebenso wie der scharfe Trokar durch eine spezielle Laparoskopie-Führungshülse ersetzt. Das neue Kombinationsinstrument unterscheidet sich von den herkömmlichen Führungshülsen in drei wesentlichen Punkten (Abb. 1):

1. Anstelle des üblichen scharfen Trokars wird ein abgerundeter Obturator verwandt.
2. Die Führungshülse besitzt einen Ventilverschluß, an dem zwei gegenüberliegende Fadenhalterungen angebracht sind, die zur Fixierung der Hülse nach dem Einführen in die Bauchdecken dienen. Zusätzlich befindet sich ein Gaseinfüllstutzen mit Verschlußhahn direkt an der Hülse.
3. Ein verschiebbarer, gleitender Konus in Form eines stumpfen Kegels kann mit einer Schraube auf der Führungshülse fixiert werden. Hierdurch wird die Peritonealöffnung im Nabelbereich gasdicht verschlossen.

CO_2-Insufflator, Kaltlichtquelle und Laparoskop sind identisch mit dem bei der konventionellen Laparoskopie verwendeten Gerät.

3 Operationstechnik

In der Regel wird der Eingriff in Vollnarkose nach entsprechender Vorbereitung (Desinfektion, Portio-Adapter, sterile Abdeckung) vorgenommen. In den USA wird auch häufiger in Lokalanaesthesie laparoskopiert. Bei überblähtem Magen kann es ratsam sein, einen Magenschlauch vor dem Eingriff zu legen.

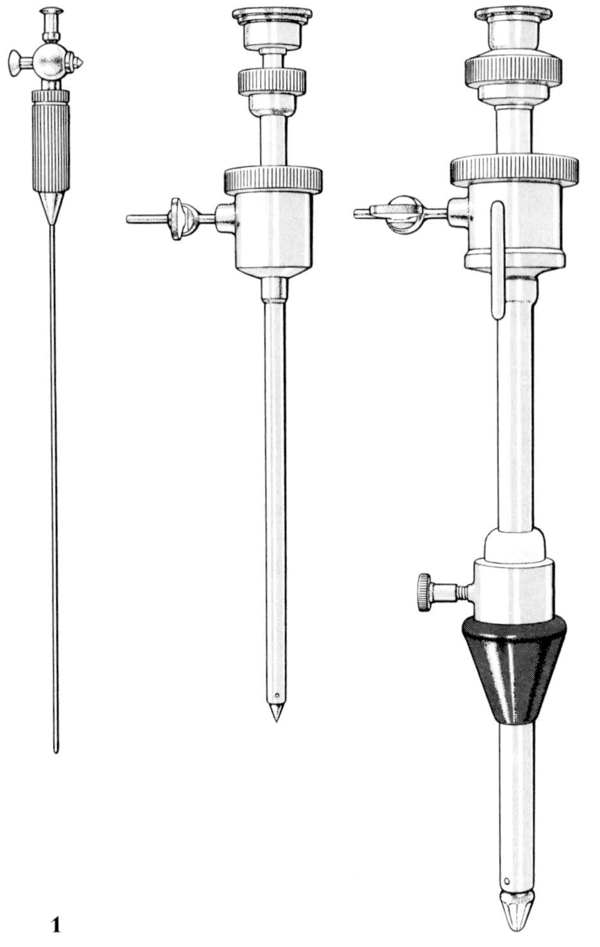

1

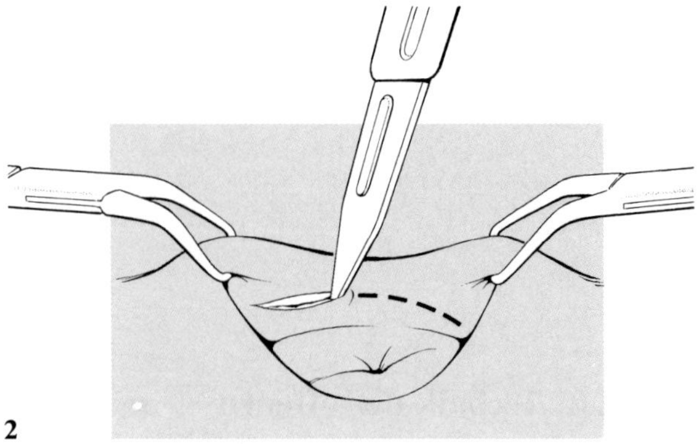

2

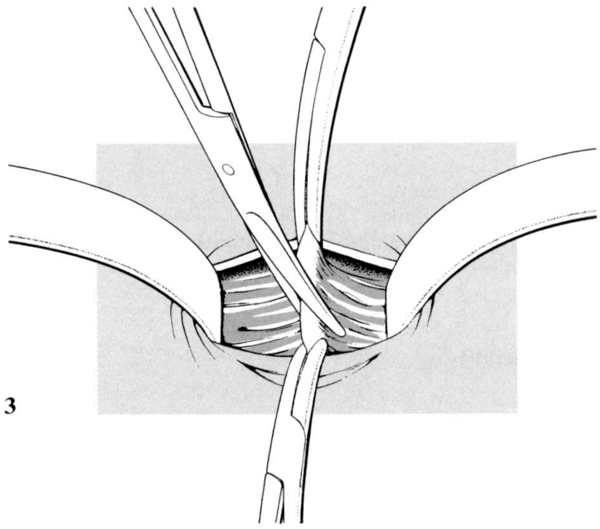

3

Abb. 1. Kombinationsinstrument als Laparoskophülse mit stumpfem Obturator und Insufflationsstutzen *(rechts)* im Vergleich zu Veress-Nadel und scharfem Trokar *(links)*

Abb. 2. Quere Inzision im Bereich der unteren Nabelgrube. Die Haut wird hierzu zwischen 2 Klemmen angehoben

Abb. 3. Stumpfe Präparation des subkutanen Bindegewebes und Darstellung der Faszie durch Einsetzen der S-förmigen Spekula. Fassen und Anheben der Faszie mit zwei scharfen Klemmen und quere Spaltung derselben bis zur Darstellung der Muskelbäuche des M. rectus abd.

Nach nochmaliger sorgfältiger Desinfektion der Nabelgrube erfolgt der *erste Schritt:* Die Inzision der Haut und die Darstellung der Faszie. Hierzu werden 2 Backhaus- oder Ellis-Klemmen jeweils seitlich der Nabelgrube gelegt und der Rand der unteren Nabelgrube durch Anspannen der Haut dargestellt. Eine leicht bogenförmige Inzision zwischen beiden Klemmen wird am unteren Rand der Nabelgrube durchgeführt, und zwar innerhalb des Hautareals, das sich in die Nabelgrube zurückziehen wird (Abb. 2). Die Länge der Inzision ist abhängig von der Dicke der Bauchdecke und beträgt im allgemeinen 2–3 cm. Der kraniale und kaudale Wundrand wird mit zwei Ellis-Klemmen gefaßt und das subkutane Fettgewebe stumpf und zum Teil durch Spreizen mit der Schere von der Faszie abpräpariert. Die Faszie wird endgültig durch Einsetzen der S-förmigen Spekula (alternativ auch andere schmale Spekula möglich) dargestellt.

Nun folgt der *zweite Schritt:* Die Inzision der Faszie und das Anlegen von Haltefäden. Zuerst wird die Faszie mit 2 scharfen Klemmen, die kranial und kaudal angelegt werden, angehoben und zwischen beiden Klemmen quer mit der Schere gespalten (Abb. 3). Die Inzision kann durch Spreizen und vorsichtiges Erweitern mit der Schere verbreitert werden, so daß die S-Spekula eingesetzt werden können. Die Klemmen werden durch zwei kräftige synthetische Haltefäden ersetzt, die die gesamte

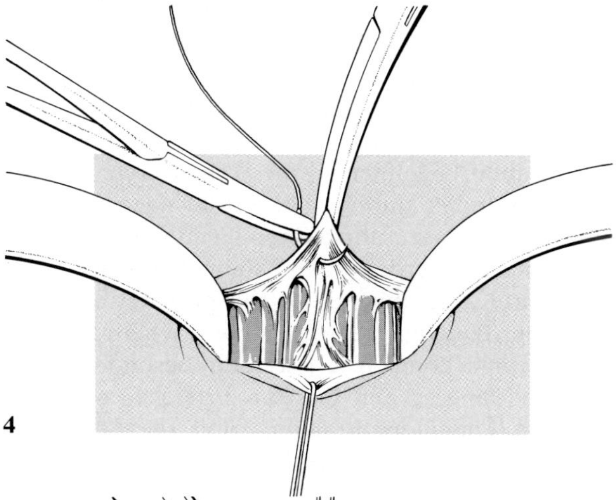

4

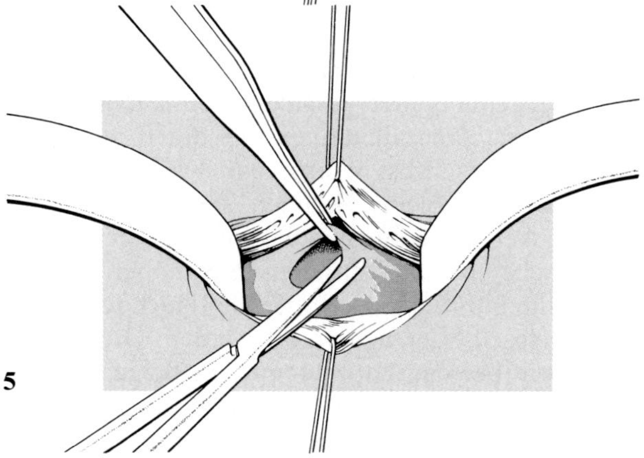

5

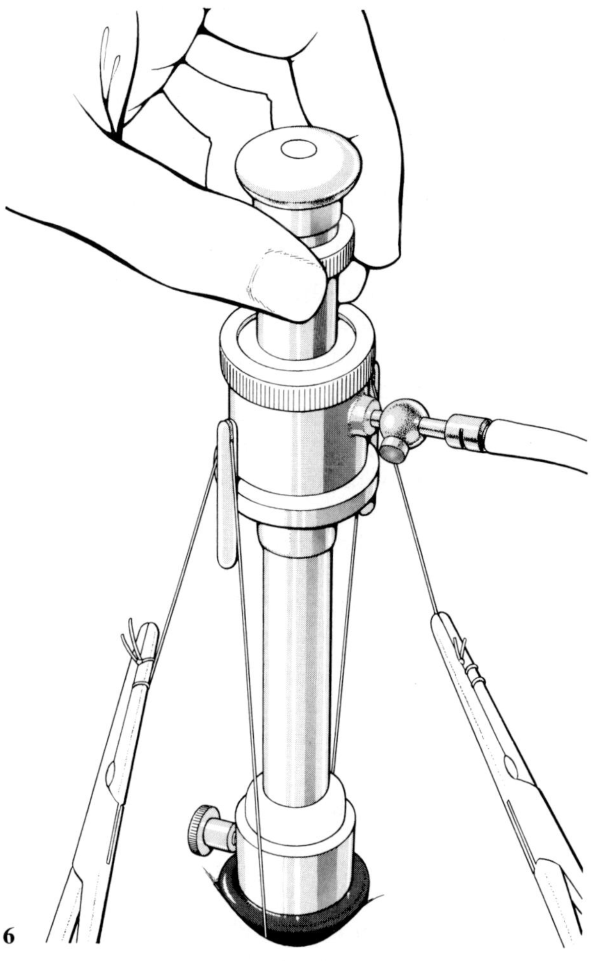

6

Abb. 4. Annaht der Faszie mit kräftigen Nähten und Entfernung der Klemmen. Die Fäden werden primär nicht verknotet und dienen als Haltefäden für die Laparoskophülse

Abb. 5. Durch stumpfes Präparieren mit den Spekula werden nun die Rektusbäuche auseinandergedrängt, das Peritoneum dargestellt und mit der chirurg. Pinzette angehoben. Eröffnung des Peritoneums unter Sicht analog zur Laparotomie. Hierbei bewährt sich das Anheben der Bauchdecken mit den Haltefäden durch den Assistenten, so daß Darmschlingen und Netz distanziert werden

Abb. 6. Einführen der Laparoskophülse mit dem stumpfen Obturator nach Arretierung des Konus in der jeweiligen Position. Fixierung der Hülse durch die Fasziennähte, die über die Fadenhalterungen eingespannt werden. Der Konus dichtet die Nabelöffnung gasdicht ab

Faszie durchgreifend erfassen sollten und zunächst nicht geknüpft werden (Abb. 4). Diese Fäden sind wichtig für die Fixierung der Laparoskop-Hülse in den Bauchdecken. Unter der gespaltenen Faszie kommen meist die beiden Bäuche der Rektusmuskulatur zur Ansicht. Durch weitere stumpfe Präparation mit den Halte-Spekula können diese auseinandergedrängt und das Peritoneum dargestellt werden. In manchen Fällen ist über dem Peritoneum noch eine bindegewebige Schicht im Sinne einer präperitonealen Fascia transversalis vorhanden.

Es folgt der *dritte Schritt,* nämlich die Eröffnung des Peritoneums. Hierzu wird nach Darstellung durch den Assistenten das Peritoneum mit der Pinzette gefaßt, angehoben und vorsichtig unter Sicht entsprechend dem Vorgehen bei der Laparotomie eröffnet (Abb. 5). Die sichere Eröffnung der Bauchhöhle muß durch Sichtbarwerden von Darm oder Netz nachgewiesen sein.

Beim *vierten Schritt* wird der gleitende Konus auf der Laparoskopie-Hülse durch eine Schraube fixiert und so das Instrument an die Dicke der Bauchdecken angepaßt. Das vorbereitete Instrument wird zwischen den liegenden S-förmigen Spekula unter Sicht in die Peritonealhöhle eingeführt und die S-Spekula entfernt. Der gleitende Konus muß Wunde und Instrument gasdicht abdichten. Die Fixierung der Hülse erfolgt über die Faszien-Haltefäden, die unter Spannung in die Fadenhalterungen eingelegt werden (Abb. 6). Das CO_2 kann nun über den Gaseinfüllstutzen und die Laparoskop-Führungshülse direkt insuffliert werden, wobei bereits während der Insufflation mit der Laparoskopie begonnen werden kann.

Beendet wird die Laparoskopie durch den Wundverschluß nach Ablassen des Pneumoperitoneums. Es sollte auf möglichst vollständige Entfernung des Gases aus dem Abdomen geachtet werden, um die postoperativen Beschwerden durch die Distension möglichst gering zu halten. Zum Wundverschluß werden die Haltefäden am kranialen und kaudalen Faszienrand miteinander verknotet. Der Verschluß des Peritoneums durch eine besondere Naht erscheint nicht erforderlich. Auch auf die Naht des subkutanen Fettgewebes kann verzichtet werden. Die Versorgung der Hautwunde geschieht nach dem Ermessen des Operateurs durch Klammerung der Haut, übliche Hautnähte oder Intrakutan-Naht.

4 Verhütung von Fehlern und Komplikationen

Der wesentliche Vorteil der offenen Laparoskopie liegt in der Vermeidung der 2 kritischen „blinden" Schritte:

1. der Einführung der Veress-Nadel mit nachfolgender blinder Insufflation und
2. der Einführung des scharfen Trokars nach Herstellung eines Pneumoperitoneums.

Durch diese Schritte sind die häufigsten und auch gefährlichsten Komplikationen der konventionellen Methode bedingt, die durch die offene Methode vermieden werden. In der Literatur werden vor allen Dingen Verletzungen der großen Gefäße (Aorta, Aa. iliacae, Mesenterialarterien) sowie Verletzungen des Magens, des Dünn- und Dickdarms sowie der Harnblase beschrieben [5, 6, 7, 8, 9, 10]. Obwohl diese Komplikationen selten eintreten, sind ihre Konsequenzen doch meist schwerwiegend und unter Umständen fatal. Mögliche Komplikationen der offenen Laparoskopie entsprechen denen der Eröffnung der Bauchdecken bei der Laparotomie und sind – im Gegensatz zu denen bei der geschlossenen Methode – meist sofort bemerkbar und korrigierbar.

Die Gasinsufflation erfolgt unter Sicht und somit sicher intraperitoneal, Fehlinsufflationen in präformierte Hohlräume (prä-peritoneal, Omentum, Magen, Intestinum) sind ausgeschlossen. Mit der Inspektion der Bauchhöhle kann bereits während der Insufflation begonnen werden. Hierdurch sind unter Umständen nur geringe Gasmengen erforderlich, da die Gaszufuhr bei genügend guter Sicht sofort beendet werden kann. Somit kann der etwas vermehrte Zeitaufwand für die präparative Eröffnung der Bauchdecken durch die raschere Insufflationstechnik kompensiert werden, besonders wenn man die längere Zeit bis zum Erreichen eines adäquaten Pneumoperitoneums und die Durchführung der Sicherheitsteste bei Insufflation mit der Veress-Nadel berücksichtigt.

Bei einem geübten Operateur ist deshalb mit einer nur um wenige Minuten verlängerten Narkosedauer gegenüber der geschlossenen Laparoskopie zu rechnen. Komplikationen, die durch das Pneumoperitoneum selbst bedingt sind, wie kardiale und pulmonale Probleme, können sowohl durch die Möglichkeit der kontrollierten Insufflation als auch des rascheren Ablassens des Pneumoperitoneums durch die Führungshülse oder die Bauchdeckenöffnung selbst besser beherrscht werden. Die Wunde wird, wie bei der Laparotomie, in Schichten verschlossen, wodurch die korrekten anatomischen Strukturen erhalten bleiben. Eine Hernienbildung als auch eine nicht primär sichtbare Hämatombildung sind unwahrscheinlich.

Die größere Sicherheit der offenen Laparoskopie [3] ermöglicht eine Erweiterung der Anwendungsgebiete durch die Verminderung der Kontraindikationen. Vor allen Dingen sind vorausgegangene chirurgische Eingriffe mit mutmaßlichen Adhäsionen [1], Zustände nach entzündlichen Veränderungen im Bereich des Abdomens oder die ausgeprägte Adipositas keine Kontraindikationen zur offenen Laparoskopie. Dies ermöglicht die „Second look-Laparoskopie", die nach Tubenchirurgie oder Behandlung des Ovarialkarzinoms Verwendung findet. Auch wiederholte Laparoskopien, wie sie im Rahmen der In-vitro-Fertilisation zur Follikel-Punktion notwendig werden, sind mit der offenen Laparoskopie weniger problematisch.

Die Methode ist leichter zu erlernen und leichter zu beherrschen und deshalb für den Anfänger wie auch für den Gynäkologen, der seltener laparoskopiert, vorzuziehen.

LITERATUR

1. Feldblum P (1982) Laparoscopic sterilisations requiring laparotomy. Am J Obstet Gynecol 142: 712
2. Hasson HM (1971) A modified instrument and method for laparoscopy. Am J Obstet Gynecol 110: 886
3. Hasson HM (1978) Open laparoscopy vs closed laparoscopy: a comparison of complication rates. In: Advances in Planned Parenthood, Vol 13, No. 3+4. Excerpta Medica, Princeton, p 41
4. Koenig UD (1979) Technik der „Offenen Pelviskopie", eine neue Methode zur Erhöhung der Sicherheit bei der Bauchspiegelung. Fortschr Med 41: 1850
5. Loffer FD, Pent D (1975) Indications, contraindications and complications of laparoscopy. Obstet Gynecol Surv 30: 407
6. Mintz M (1977) Risks and prophylaxis in laparoscopy: a survey of 100000 cases. J Reprod Med 18: 269
7. Ohlgisser M, Sorokin Y, Heifetz M (1985) Gynecologic laparoscopy. A review article. Obstet Gynecol Surv 40: 385
8. Penfield AJ (1979) Open Laparoscopy, Surgical Equipment and Training in Reproductive Health. In: Burkman RT, Magarick RH, Waife RS (eds) The John Hopkins Program for International Education in Gynecology and Obstetrics. Baltimore, pp 17
9. Phillips JM, Hulka J, Hulka B, Keith D, Keith I (1978) American Association of Gynecologic Laparoscopists 1976. Membership Survey. J Reprod Med 21: 3
10. Semm K (1979) Statistical survey of gynecological laparoscopy/pelviscopy in Germany till 1977. Endoscopy 2: 101

II Operative Sterilisation

K. Semm

INHALT

1 Allgemeine Einführung

Unter Sterilisation versteht man allgemein die Unfruchtbarmachung der Frau. Die Idee einer Tubensterilisation wurde erstmals 1834 publiziert. Ihrer Realisation durch Lundgren 1881 [26] folgte die erste Tubenligatur in den Vereinigten Staaten [54]. Vorab hatte schon Kocks 1878 in Bonn die transuterine Verkochung der Eileiter mit dem Galvano-Kauter beschrieben [23]. Berücksichtigt man sämtliche Variationen, so sind bis heute etwa 1000 unterschiedliche Sterilisationstechniken publiziert [42]. Allein für „das Problem der temporären Sterilisierung der Frau“ zählte Naujoks schon 1925 22 operative Verfahren auf [31].

Unabhängig von der Ausdehnung der Destruktion der Tuba Falloppii,[1] die in der großen Vielfalt der Techniken zum Ausdruck kommt, wurde keine operative Methode dem Namen „Eileitersterilisation“ gerecht, d. h. erreichte ausnahmslos das Ziel, zwischen den aufsteigenden Spermien und dem Ei im Bereich der Eileiter eine absolute Barriere zu schaffen. In der Literatur [22] sind 26 Extrauterinschwangerschaften beschrieben, selbst ausgetragene nach Hysterektomie [5]. Alle operativen Maßnahmen bewirken lediglich einen mehr oder minder hohen Grad der Fertilitätsminderung der geschlechtsreifen Frau. Die „Sterilisatio“, d. h. also dem Worte nach die Unfruchtbarkeitsmachung, ist ausschließlich durch die beidseitige Ovarektomie möglich. Die Kastration allein zu Sterilisierungszwecken ist jedoch keine akzeptierbare Methode.

Nach einer weltweiten Statistik von Stephan et al. [52] wurden bis 1980 ca. 100 Millionen Frauen auf der Welt sterilisiert. Die ungeheuere Verantwortung, die hierfür der Gynäkologe trägt, macht es notwendig, nur Sterilisationstechniken zu praktizieren, die einerseits das Operationsrisiko auf ein Mindestmaß einschränken und andererseits die Morbidität, hier insbesondere in Bezug auf die Eierstocksfunktion, nicht oder nur äußerst gering beeinflussen. Daneben besteht grundsätzlich das Problem einer später erwünschten Refertilisierung.

Die meisten operativ sterilisierenden Maßnahmen beschädigen das Rete ovarii, was zu Störungen im endokrinen Geschehen des Reproduktionstraktes führen kann, wie dies erstmals Werth[2] schon 1898 als „Ausfallserscheinungen der Frau nach Ovarektomie oder Ovariotomie“ formulierte [59].

Veränderungen dieser Art werden als vermehrtes Auftreten von Menstruationsstörungen und praemenopausale Beschwerden im Schrifttum meist unter dem Namen „Post Sterilisationssyndrom“ beschrieben (Literaturzusammenstellung s. [15, 41, 48]).

Wegen der steten „Mißerfolge“, die meist nicht in der Sorglosigkeit ärztlich-operativen Handelns zu suchen sind, sondern in der Natur der Rekonstruktionskraft des Müller'schen Ovidukts liegen, wurden über Jahrzehnte fast alle nur erdenklichen Maßnahmen zur Ausschaltung des tubaren Weges – alle mit „Mißerfolgen“ gekennzeichnet – erprobt. Diese tausendfach durchgeführten Operationen wie z. B.:

---

[1] Falloppio, Gabriele, Italien, Anatom, 1523–1562, in Padua.

[2] Richard Werth, 1885–1907 Direktor der Universitäts-Frauenklinik Kiel.

Durchschneiden der Tuben, Ausbrennen der Schleimhaut [62], Verlagerung der Tube in den Leistenkanal [28], Bildung zweier Schleimhautlappen am Ostium externum [24], Exzision der Tuben aus der Uteruswand [10], Unterbindung, Durchtrennung, Versenkung der Tuben [16], extraperitoneale Verlagerung der unversehrten Tube [45], Verlagerung der Tube in das hintere Vaginalgewölbe [44], extraperitoneale Verlagerung der Ovarien [4], Dislokation des Tubentrichters nach vorne [35], Exzision der Tuben (SCHAUTA 1911), intraperitoneale Versenkung der Eierstöcke [2], Durchschneiden der Tuben, Versenken der Enden [17], Durchtrennung und Verlagerung der Tuben [55], Verlagerung der unversehrten Tube in den Leistenkanal [53], Teilexzision der Tuben [9], Verlagerung der Ovarien in den Leistenkanal [60], intraperitoneale Verlagerung der Eierstöcke [57], Verlagerung des Tubentrichters in die Bauchdecken [12], Salpingotomie [37], intraperitoneale Versenkung des Tubentrichters [43], Verlagerung der Tuben in die Bauchdecken [7], Verlagerung der Tuben in die Scheide [8], Verlagerung der Fimbrienenden auf die Vorderfläche des Uterus [35, 36], Durchtrennen der Tuben und Extraperitonealisierung des peripheren und Intramuralisieren des proximalen Tubenstumpfes [20, 21], Quetschen der Tuben, Ligieren und Durchtrennen [27], Ligieren der Eileiter, Durchtrennen und extraperitoneales Versenken beider Tubenstümpfe [34], U-förmiges Abbinden der Eileiter und Abschneiden des proximalen Schenkels [38], Unterbinden der Tube, Durchtrennung und intramurales Einpflanzen des proximalen Tubenstumpfes, das „Tubengrab“ nach NELLER [32] und letztlich Durchtrennen und Unterbinden der Tube und distanziertere Extraperitonealisierung beider Tubenstümpfe [56].

mögen auch Juristen davon überzeugen, daß gynäkologische Chirurgen alles operativ Denkbare unternommen haben, um der abundanten Refertilisierungskraft der Natur einen absoluten Riegel vorzuschieben. Seit der Möglichkeit der Tubenverkochung mit Hochfrequenzstrom durch WERNER [58] per laparotomiam und BOESCH [3] per laparoskopiam wurden die Eileiter auf diesem Wege bis zu ihrem nahezu völligen, anatomischen Verschwinden thermisch zerstört. Trotz allem sind bei jeder aufgeführten Operationstechnik Schwangerschaften beschrieben (Literaturübersicht [48]).

2 Grundsätze zur operativen Sterilisation – Indikationen

Die operative Sterilisierung ist ein schwerwiegender Eingriff in das Leben der Frau. Der Arzt hat deshalb die gegenwärtige gültige Rechtsauffassung der guten Sitten bzw. die Definition der Sittenwidrigkeit einer Tat zu beachten, wobei die Definition von „sittenwidrig“, d. h. Verstoß gegen das Anstandsgefühl aller „Billig- und Rechtdenkenden“, in seiner besonders heute sehr breiten Interpretation nicht immer Gültigkeit haben muß. Gegenwärtig stellen sich sechs Indikationsgruppen für die operative Sterilisation [51]:

Medizinische Indikation: Besteht für den Eingriff eine medizinische Indikation, so ist die Sittenwidrigkeit in diesem Fall eindeutig zu verneinen, auch wenn im Hinblick auf die Verhinderung künftig zu erwartender Gesundheitsschäden die Sterilisation eine prophylaktische Maßnahme darstellt.

Medizinisch-soziale Indikation: Eine medizinisch-soziale Indikation leitet sich ab von der Tatsache, daß eine physisch und psychisch belastete Mutter durch weitere Schwangerschaften mit an Sicherheit grenzender Wahrscheinlichkeit erheblich gesundheitlich geschädigt würde.

Eugenische Indikation: Die eugenische Indikation projiziert die Verantwortlichkeit derzeit voll und ganz auf den Arzt. Auch dann, wenn die Grundlage einer Sterilisation – z. B. die geistig Behinderter oder mit Sicherheit erbkranker Kinder – über die Entscheidung eines gesetzlichen Vertreters, der wiederum der Überprüfung durch das Vormundschaftsgericht unterliegt, gestellt wird und dabei selbstverständlich auch noch die Betroffene über die Art des Eingriffs und die Folgen der Sterilisation aufzuklären ist! Der Arzt hat sich gerade hier um das Abwägen ernster Gründe zu bemühen, bevor er den Eingriff ausführt, um die Voraussetzungen des § 226 a StGB für seine Handlungsweise zu belegen, nämlich nicht gegen die guten Sitten zu verstoßen. In Zweifelsfällen, insbesondere in Fällen, in denen eine Einverständniserklärung nicht möglich ist, ist eine richterliche Entscheidung einzuholen.

Vikariierende Indikation: Bei der vikariierenden Sterilisation soll der Ehepartner sterilisiert werden, der sich aus gesundheitlichen Gründen risikoloser für die sterilisierenden Maßnahmen anbietet – mit anderen Worten –, wenn z. B. die Samenstrangunterbindung den kleineren Eingriff darstellt im Gegensatz zur Eileiterunterbindung bei der schon schwer gesundheitsgeschädigten Frau, die des Sterilisierungsschutzes bedarf. Bei der vikariierenden Sterilisation steht die ausgedehnte Aufklärung beider Partner im Vordergrund. Ist die Aufklärung hierbei nur in einem Punkt nicht ausreichend oder unvollkommen, so ist auch die Einwilligung nicht rechtswirksam; der Eingriff findet dann ohne rechtswirksame Einwilligung statt und kann als Körperverletzung eine strafrechtliche Handlung bedeuten. Mit zivilrechtlichen Schadensersatzansprüchen oft erheblichen Umfanges muß gerechnet werden.

Soziale Indikation: Entgegen der vielschichtigen Diskussion ist nach geltender Meinung eine Sterilisation aus rein sozialen Gründen, d. h. soziale Indikationen, unzulässig, da sich theoretisch rein wirtschaftliche Notfälle auf andere Weise lösen bzw. beseitigen lassen.

Gefälligkeitsindikation: Wenngleich auch heftig diskutiert und angegriffen, gilt in bezug auf die Gefälligkeitssterilisation die herrschende Meinung, daß diese unzulässig ist, d. h. mit dem § 226 a StGB kollidiert.

Da, wie schon erwähnt, es technisch keine 100%ige Sterilisationsmethode – außer die der Kastration – gibt, hat der Arzt einvernehmlich die Patientin über die Möglichkeit des Wiedereinsetzens einer Schwangerschaft trotz seines operativ Tätigwerdens aufzuklären. Diese einverständliche Aufklärung soll schriftlich fixiert – auch vom Ehepartner mitunterzeichnet – sein.

Weiterhin haben primär zwei Gesichtspunkte für den operativen Eingriff Relevanz:

1. Die biologische Vorbedingung für eine Sterilisation; hier steht die völlige Erhaltung der Persönlichkeit im Vordergrund, sowohl in psychischer als auch physischer, d. h. speziell anatomischer Hinsicht. Die Fähigkeit zum Geschlechtsverkehr muß erhalten bleiben, wenn eine Barriere geschaffen wird, die die Vereinigung der Gameten verhindert.
2. Als zweiter Gesichtspunkt sind die Bedingungen an das Verfahren aus chirurgischer Sicht anzusprechen, unter denen eine Sterilisation der Frau ärztlich verantwortet werden kann.
   Für die Patientin muß der Eingriff möglichst risikoarm und sicher sein. Für den Operateur muß die Operation einfach und leicht durchführbar sein, und letztlich sollte die Möglichkeit bestehen, den Eingriff rückgängig machen zu können.

Wir unterscheiden somit zwischen biologischen Vorbedingungen, die erfüllt sein müssen, wenn eine Frau sich einer Sterilisation unterzieht, und rein technischen Bedingungen für den operativen Eingriff.

3 Anatomie der Tuba Falloppii

Das optimale Ziel besteht in der operativen Erzeugung einer Scheidewand im Eileiter unter möglichst geringer Verletzung desselben (Refertilisierungsmöglichkeit). Das Erreichen dieses Ziels setzt die genaue Kenntnis der Topographie und der Anatomie der Tuba Falloppii und die physiologische Bedeutung der einzelnen Tubenabschnitte voraus.

Seit WERTH (1898) wissen wir, daß die Beeinträchtigung der Blutversorgung des Ovars zu endokrinen Ausfallserscheinungen führt [59]. Es ist darauf hinzuweisen, daß zwei Drittel des arteriellen Blutes aus der A. uterina über den Ramus tubarius und ovaricus und nur ein Drittel durch die A. ovarica zum Ovar gelangen.

Die Abbildung 1 zeigt die Tubenquerschnitte im intramuralen (1), isthmischen (2) und ampullären (3) Bereich. Letzterer ist für die Eiernährung von größerer Bedeutung als der isthmische. Jedenfalls sind mikrochirurgische End-zu-End-Anastomosen erfolgreicher, wenn die mittleren Tubenabschnitte bei der Sterilisation voll erhalten bleiben. 1–2 cm Verlust des isthmischen Teiles werden kompensiert.

Eine Verletzung der ovariellen Gefäße (= Rete ovarii) muß bei der operativen Sterilisation vermieden werden.

4 Transabdominale Eileitersterilisation per laparotomiam

Die über Jahrzehnte dominierenden Techniken per laparotomiam haben heute praktisch kaum noch Bedeutung. Sie werden nur dann noch eingesetzt, wenn das Abdomen, z. B. bei Kaiserschnitt, schon eröffnet ist oder die technische Einrichtung für endoskopische Maßnahmen fehlt. Im Vordergrund steht heute das Verfahren, das ausschließlich die Tube durchtrennt, das Rete ovarii nicht beeinflußt und die Chance einer Reversibilität offenläßt. Die schonendste Technik dafür ist (Abb. 2) die Schaffung einer Hämostase auf 0,5 bis maximal 1 cm (Tafel 1/I, 1) und abschließend die blutfreie scharfe Durchtrennung (Tafel 1/I, 1–2). Ist die Hämostase mit destruktiven Temperaturen unter 140 °C hergestellt, erfolgt keine Sequestrierung des koagulierten Gewebes. Der offene Tubenstumpf wird von innen her reepithelialisiert, wie wir dies in Kiel anhand von über 1000 pelviskopischen und zum großen Teil durch Re-Pelviskopie kontrollierten Sterilisationen sehen konnten (Tafel 1/I, 1–3). Davon abweichende chirurgische Maßnahmen sind demgegenüber als größere und gelegentlich auch blutungsreiche Eingriffe zu betrachten. Sie können zu postoperativen Verwachsungen führen, die erst nach Einführung der Pelviskopie richtig bekannt wurden. Sie sind summarisch in Tafel 1 zusammengefaßt. Die Detailbeschreibung erfolgt in der Legende.

Prinzipiell ist die Schaffung einer Barriere zwischen den aufsteigenden Samen und dem befruchtungsfähigen Ei wie folgt operationstechnisch zu erzielen:

1. Koagulation und scharfe Durchtrennung (Tafel 1/I, 1–3 und Abb. 2).
2. Unterbindung der Tube mit dazwischenliegender Quetschung mit und ohne Durchtrennung der Kontinuität (Tafel 1/II, 1–2).

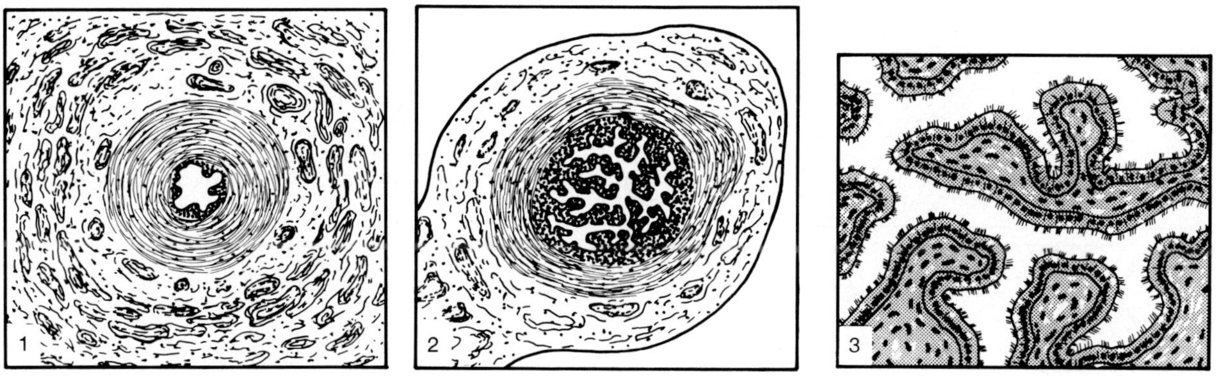

Abb. 1. Schematische Darstellung der Tubenlumina im *1.* intramuralen, *2.* isthmischen und *3.* ampullären Bereich der Tuba Falloppii

3. Durchtrennung des mittleren Tubenabschnittes mit keilförmiger Exzision des uterusnahen Tubenstückes und Extraperitonealisierung des distalen Tubenstumpfes in die Mesosalpinx (Tafel 1/III, 1–3).
4. Durchtrennung der Tuba Falloppii im isthmischen Verlauf mit Versenkung des distalen Stumpfes in die Mesosalpinx des proximalen Teiles in die Uterushinterwand (Tafel 1/IV, 1–2).
5. Extraperitonealisierung beider ligierter Stümpfe in die Mesosalpinx (Tafel 1/V, 1–2).
6. Amputation des peripheren Ampullenteiles (Tafel 1/VI, 1–2).
7. Totalresektion der Tube mit Invagination des intramuralen Tubenverlaufes (Tafel 1/VII, 1–2).
8. Vaginale (abdominale) Totalexstirpation der Gebärmutter mit Belassung der Adnexe (Tafel 1/VIII, 1–2).

Transabdominale Eileitersterilisation per laparotomiam im Intervall: Die Technik der sogenannten Intervall-Operation orientiert sich an einem physiologisch-normalen oder pathologisch-veränderten inneren Genitale. Sie bedarf der Eröffnung des Abdomens per laparotomiam. Man empfiehlt dazu den Mini-Pfannenstielschnitt[3] im suprasymphysären aber noch Schamhaarbereich (Abb. 3/2) oder den Subumbilikalschnitt (Abb. 3/1).

Alle diese Operationen verpflichten einerseits zu einer möglichst klein gehaltenen Eröffnung des Abdomens. Sie schließen damit das Risiko ein, daß bei nicht frei beweglichem inneren Genitale auch die

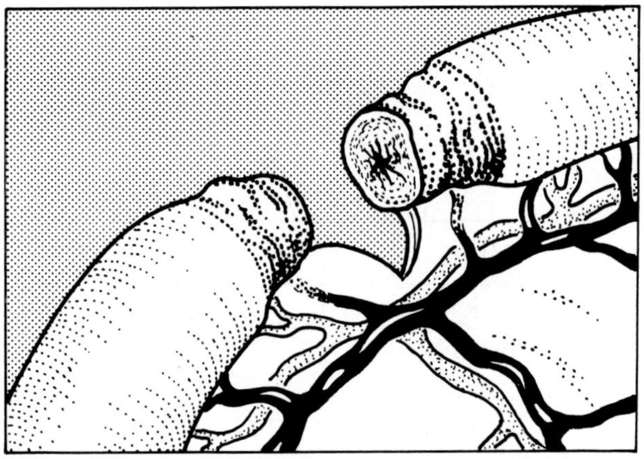

Abb. 2. Schematische Darstellung der Eileiterdurchtrennung im isthmischen Abschnitt nach Endokoagulation. Darstellung der verbleibenden Gefäßarkade

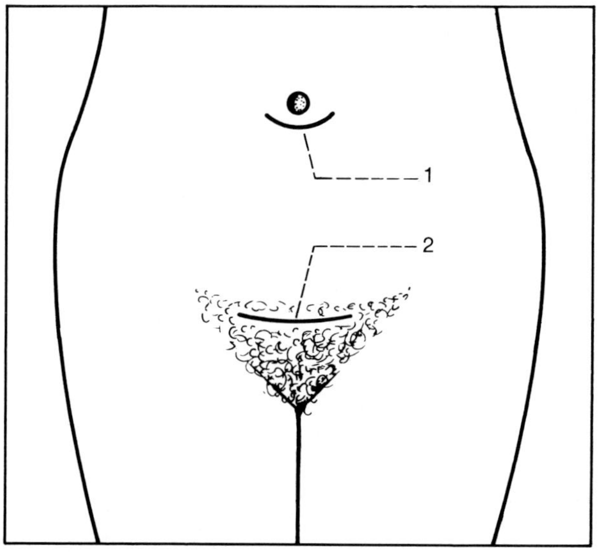

Abb. 3. Schematische Darstellung der transabdominalen Schnittführung zur Sterilisation: *1* subumbilikaler Schnitt; *2* suprasymphysärer „Pfannenstiel-Schnitt“ im Schamhaarbereich

[3] H. J. Pfannenstiel (†), 1907–1909 Direktor der Universitäts-Frauenklinik Kiel.

Tafel 1

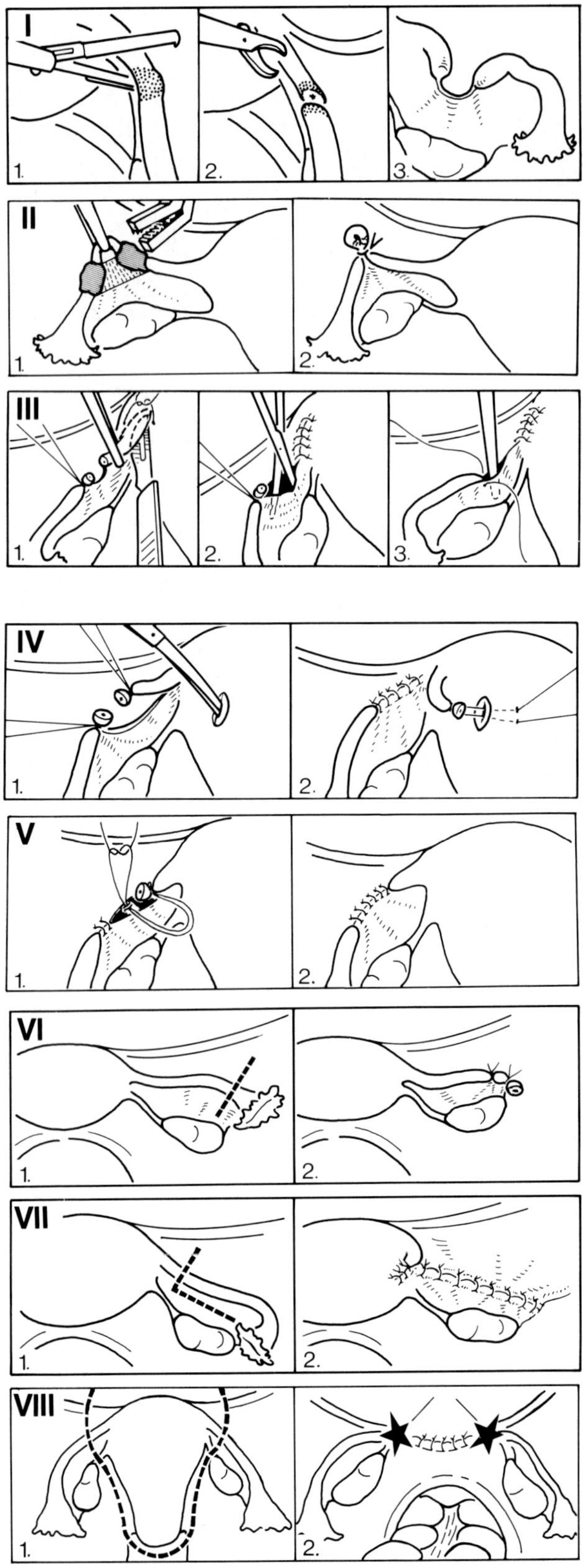

I: Über operative Sterilisierungsmaßnahmen:
1. Erzeugung einer Hämostase ca. 2–3 cm distal des Eileiterabgangs durch Endokoagulation;
2. Blutungsfreie, scharfe Durchtrennung der Tube mit Dislokation der Enden;
3. Tubenverschluß 2–3 Wochen nach Operation.

II: Tubenquetschung nach Madlener
1. Fassen und Quetschen der Tube mit der Madlener Quetsche;
2. Ligatur der gequetschten Stelle (mit oder ohne Durchtrennung der unterbundenen Schlinge).

III: Tubensterilisation durch Resektion des interstitiellen-isthmischen Tubenanteils (nach Peitmann 1926):
1. Durchtrennung der Tube im isthmischen Teil mit keilförmiger Resektion des uterusnahen Tubenteils;
2. Verschluß der Uteruswunde durch Naht, Spreizen der Mesosalpinxblätter und
3. Versenken des lateralen Tubenstumpfes.

IV: Unterbindung nach Irving (1924)
1. Durchtrennung der Tube im oberen Drittel zwischen zwei Ligaturen;
2. Versenken des proximalen Stumpfes in den Uterusmuskel und Extraperitonealisierung des lateralen Stumpfes in die Mesosalpinx.

V: Modifikation nach Ushida 1975
1. Durchtrennung der Tube im oberen Drittel und Versenken des proximalen und distalen Ligaturfadens;
2. Versenken beider Tubenstümpfe in die Mesosalpinx.

VI: Sterilisation durch Amputation des distalen Teiles der Ampulla tubae nach zweimaliger Ligatur

VII. Eileitersterilisation durch Totalresektion der Ampulla tubae mit Invagination des intramuralen Tubenverlaufs.

VIII. Eileitersterilisation durch Totalexstirpation der Gebärmutter. Extraperitonealisierung der verbleibenden Eileiterstümpfe.

Eileiter schlecht mobil sind, der Eingriff entweder in bezug auf die Leibesöffnung erweitert werden muß oder die Operationsschritte in ihrer Technik unter den geringen Platzverhältnissen leiden.

Die Eingriffe können daher zu einer stärkeren Traumatisierung des peritubaren Peritoneum bei entsprechend erhöhtem postoperativem Verwachsungsrisiko führen. Die möglichen operativen Variationen sind Tafel 1 zu entnehmen.

Transabdominale Eileitersterilisation intra sectionem: Bei wiederholten Kaiserschnitten stellt sich meist zu irgendeinem Zeitpunkt die medizinische Indikation zur Eileitersterilisation. Alle, die in 4.1. genannten Verfahren sind technisch möglich. Wegen der breiten Eröffnung des Abdomens kann die Tube in ihrer gesamten Verlaufsform gut dargestellt und die Tubenkontinuität sorgfältig unterbrochen werden. Die starke Gefäßvergrößerung im Mesosalpinxbereich stellt ein gewisses Blutungsrisiko dar. Die Blutstillung kann zu Lasten, d. h. der Beeinträchtigung der Rete ovarii führen.

Auch hier hat sich seit 15 Jahren in Kiel die Anwendung des Endokoagulationsverfahrens bestens bewährt: Koagulation der schwangeren Tube auf 1 cm durch zweimaliges Anlegen der Krokodilzange (s. Tafel 1 I/1) und anschließend scharfe Durchtrennung der Eileiter mit mäßiger Dislokation durch Zug an beiden Stümpfen mit dem Finger. Bei sorgfältigem Arbeiten entsteht keine Blutung. Die koagulierten Tubenstümpfe epithelisieren sich disloziert. Fistelungen wie beim Hochfrequenzstrom infolge Karbonisierung des Gewebes mit nachfolgender Sequestrierung sind unbekannt.

Transabdominale Eileitersterilisation im Wochenbett: Die schlaffen Bauchdecken post partum und das relativ gut bewegliche Genitale erlauben es, im Wochenbett durch einen kleinen Subumbilikalschnitt (Abb. 3/1) die Tuben relativ gut aufzufinden und sie dann entsprechend der auf S. 716 angegebenen Technik zu unterbinden. Liegen keine intraabdominalen Verwachsungen vor, gelingt der Eingriff rasch, die Traumatisierung des Peritoneum ist gering und größere postoperative Verwachsungen sind nicht zu befürchten. Man sollte den Eingriff am 1. und 2. Tag post partum durchführen, da dann die Gebärmutter noch genügend hoch steht, um sie durch den kleinen subumbilikalen Querschnitt gut aufzufinden.

Fehler und Komplikationsraten der transabdominalen Eileitersterilisation per laparotomiam: Komplikationen der Operation finden meistens in der intraoperativ nicht kompletten Realisierung vorausgegangener entzündlicher Veränderungen der Eileiter ihre Ursache. Die Eileiter lassen sich entweder nicht gut finden, oder nicht aus ihrem Adhäsionsbett voll isolieren. Ihre Kontinuität wird nicht mit absoluter Sicherheit unterbrochen.

Intraoperative größere Blutungen können zu nicht vorgesehenen Umstechungen führen, die ihrerseits wieder das Operationsziel untergraben und zur Rekanalisation bzw. zu einer Fistelbildung Anlaß geben können. Nachfolgende Schwangerschaften entstehen meist ursächlich aus solchen Gründen. Sie haben primär nichts mit einer fehlerhaften Operationsweise des Operateurs zu tun. Schon eine kleine Blutung zwingt zum Verlassen der klassischen Operationsschritte.

Es sei in diesem Zusammenhang nochmals darauf hingewiesen, daß die Erzeugung der intratubaren Hämostase durch Ansetzen einer monopolaren HF-Pinzette auch per laparotomiam nicht ratsam ist. Wir beobachteten in Kiel post sectionem nach sorgfältiger Durchführung einer monopolaren Sterilisation mit Hochfrequenzstrom am zweiten Tag eine fünfmarkstückgroße Nekrosewunde im Colon transversum und ein pfenniggroße in einer Dünndarmschlinge.

Nochmals sei aufgeführt: Alle Verfahren haben bisher Schwangerschaftsraten von 0,1–2% aufgezeigt [13, 14, 15].

5 Transabdominale Eileitersterilisation per pelviskopiam

Die Laparoskopie erlaubt nach Eliminierung der Gefahr einer Verbrennung durch Einführung des Kaltlichtes und Ausschluß der Luftembolie durch den CO_2-PNEU [46] erstmals eine risikoarme operative Eileitersterilisation. Schrittmacher für die weltweite Verbreitung war die Anerkennung der Pelviskopie als fachspezifische Operationstechnik in den Jahren 1967–1969. An allen Kliniken, in denen eine Pelviskopie-Einrichtung zur Verfügung steht, wird heute in 98% der Fälle die Eileitersterilisation auf endoskopischem Wege realisiert.

Der anfänglich verwendete, einfach zu handhabende Hochfrequenzstrom hat sich in seiner monopolaren Anwendung als gefährlich, da aufgrund physikalischer Gesetze vom Arzt nicht kontrollierbar, ausgewiesen. Der als Ausweg empfohlene bipolare Hochfrequenzstrom ist auch nur bedingt kontrollierbar. Entsprechend der schon zitierten

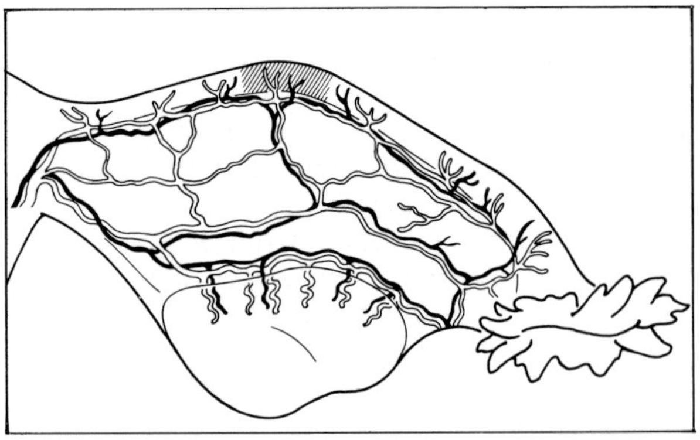

Abb. 4. Schematische Darstellung mit Skizzierung des Hämostasebereiches für die blutungsfreie Durchtrennung zum Erhalt des Rete ovarii

deutschen Pelviskopiestatistik [40] war die Ursache für Verbrennungskomplikationen bei 125 000 Sterilisationen in 64% die Anwendung des bipolaren Stromes.

Die transabdominale Eileitersterilisation bietet sich sowohl für die Intervallsterilisation als auch post partum an.

Als Grundsatz bei den endoskopischen Operationen hat zu gelten:

1. kleinstmögliche Zerstörung von Eileitergewebe zur Erhaltung späterer refertilisierender Maßnahmen,
2. keine Ausdehnung auf die Gefäßarkaden des Ovars, die unmittelbar parallel zum Tubenverlauf beginnen (Abb. 4, siehe auch Abb. 2),
3. es muß eine Operationsmethode gewählt werden, die methodisch keine Möglichkeiten für postoperative Verwachsungen bietet.

Ziehen wir aus den oben genannten drei Forderungen die Konsequenz, so bleiben bei kritischer Betrachtung von den nachfolgenden Methoden nur noch wenige Verfahren.

Durch zahlreiche Publikationen aus den mikrochirurgischen Bemühungen der Wiederdurchgängigmachung der Eileiter post sterilisationem ist heute bekannt, daß die besten Erfolgsergebnisse bei der Reanastomosierung von Tuben vorliegen, die 2–3 cm neben dem Uterus durchtrennt wurden. Erfolgt die Beschädigung und Durchtrennung der Tuben weiter ampullär, so sind die mikrochirurgischen Fertilisationsergebnisse wesentlich schlechter.

Wie in Arbeiten von Riedel u. Semm [40] belegt werden konnte, ist auch die Schwere des sogenannten „Poststerilisationssyndroms" abhängig vom Grad der Zerstörung des peritubaren Gewebes, d. h. des Rete ovarii. Je geringer die Beeinflussung des Rete ovarii, desto seltener die postoperativen Blutungsstörungen. Die genaue Kenntnis der Gefäßarkaden (s. Abb. 4) und der Tubenanatomie im Quer-

Abb. 5. Anatomische Darstellung des Tubenquerschnittes im prae-ampullären Tubenverlauf

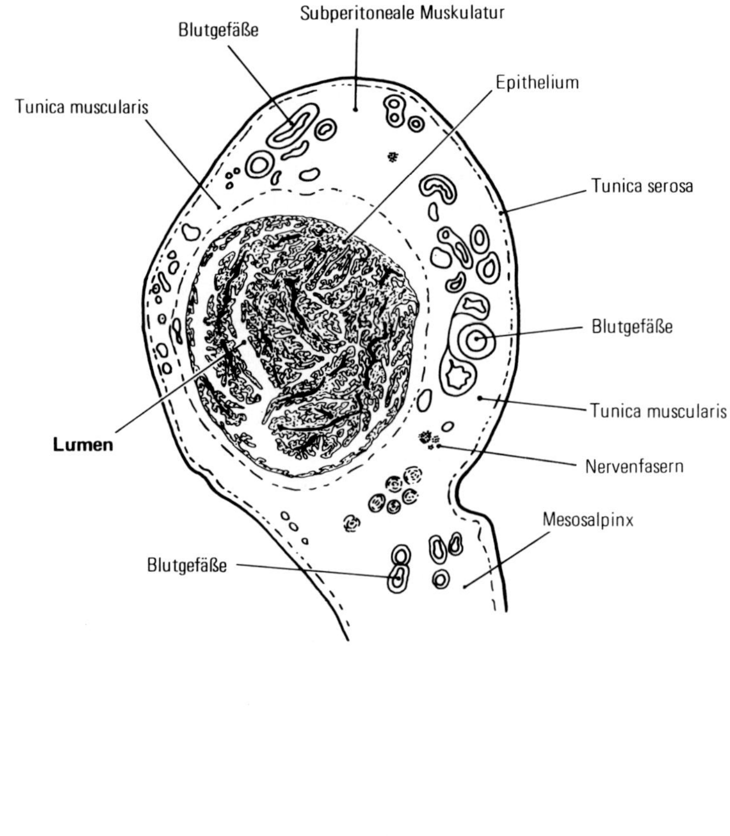

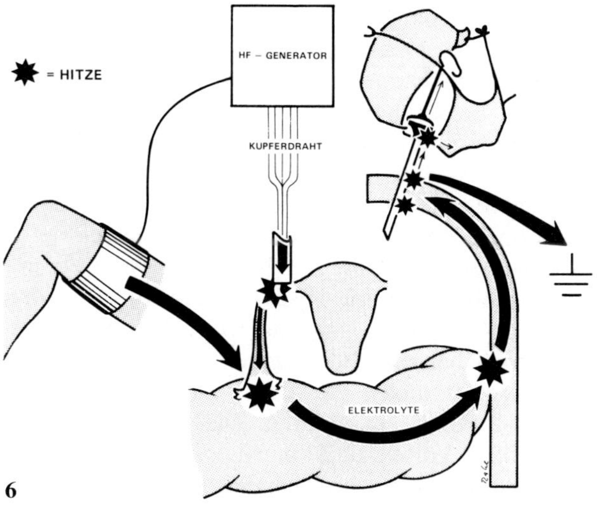

6

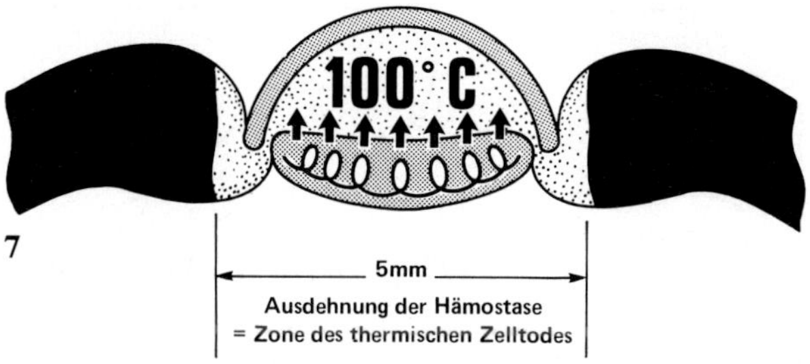

7

Abb. 7. Eileitersterilisation durch Endokoagulation: Mittels Krokodilklemme wird bei 100 °C die Hämostase erzeugt

◁ **Abb. 6.** Möglichkeiten der Aberration des hochfrequenten Stromes bei der Eileitersterilisation über Darm, Bauchdecke etc.

schnitt (Abb. 5) erlaubt es dem Operateur, die für seine Patientin optimale Operationstechnik - auch in Abhängigkeit vom Lebensalter - vorzuschlagen und operativ zu realisieren.

Der elektrische Strom folgt grundsätzlich dem Weg des geringsten Widerstandes, das sind - in abfallender Reihe - Nerven, Blutgefäße, Muskeln etc., d. h. hoch-elektrolythaltige Formationen. Zudem sucht sich der Hochfrequenzstrom mit zunehmender Frequenz die Oberfläche seines Stromleiters, man nennt dies „Skin Effekt". Im geschlossenen Abdomen nimmt der hochfrequente Strom Wege (Abb. 6), die auch der gewissenhafteste Arzt nicht kontrollieren kann. Es sei bemerkt, daß schon bei Temperaturen höher als 57 °C thermolabile Enzyme desintegriert werden. Solches kann auch der Operateur nicht beobachten. Eine Verfärbung von Gewebe, die dem Operateur evident wird, erfolgt erst über 95 °C. Die dazwischen liegende Temperaturspanne von ca. 50 °C tritt dem Operateur nicht in Erscheinung. Bei der Anwendung von unkontrolliertem Hochfrequenzstrom vorkommende Verbrennungen sind daher methodisch bedingte Fehlermöglichkeiten und sind meist nicht auf den unkontrollierten Einsatz der Operationsinstrumente durch den Arzt zurückzuführen.

Da der Hochfrequenzstrom noch in einer Vielzahl der Fälle einerseits wegen seiner leichten Handhabung und andererseits seiner kurzen Operationszeit zur Anwendung gelangt, seien im folgenden alle technisch bekannten Koagulationstechniken aufgeführt.

Transabdominale Eileitersterilisation per pelviskopiam mit Endokoagulation: Bei der Endokoagulationstechnik wird das Eileitergewebe mit einer krokodilmaulartigen Klemme (SEMM®) gefaßt (s. Ta-

Abb. 8. Schematische Darstellung der Tubenkoagulation zur Erzeugung der Hämostase mittels Wärmeleitung (= Endokoagulation) zur blutungsfreien Durchtrennung

Abb. 9. Eileitersterilisation durch Endokoagulation: Blutungsfreie Durchtrennung des blutfreien Tubenabschnittes mit der Hakenschere

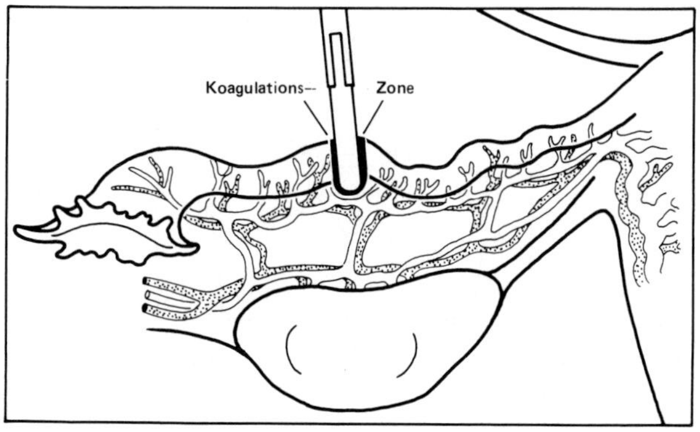

8

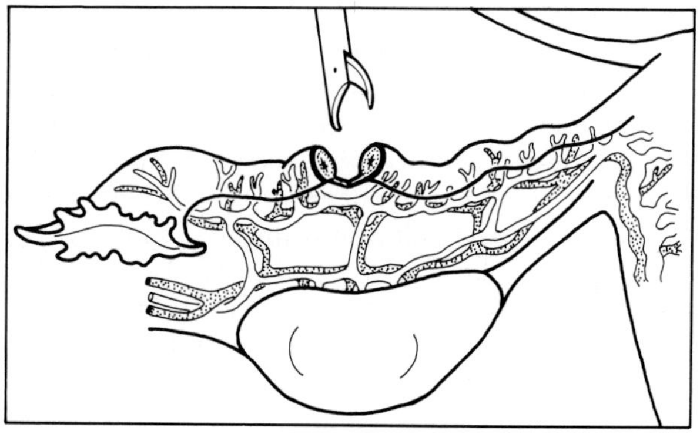
9

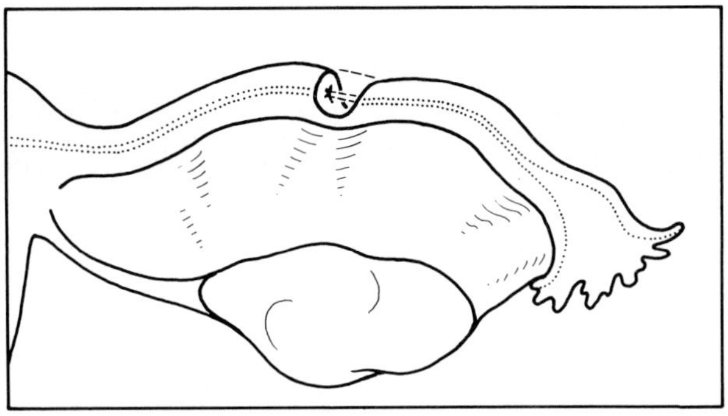

Abb. 10. Schematische Darstellung der Fehlermöglichkeiten bei der Tubendurchtrennung: Die Eileitermuskulatur wird unvollständig durchtrennt, infolgedessen kommt es zu einer Rekanalisation

fel 1/I/1) und bei etwa 100 °C koaguliert (ähnlich dem Gerinnen des Eiweißes beim Kochen eines Frühstückseis). Dabei beschränkt sich die Koagulationsstelle (Abb. 7) auf die Zangenmaulbreite, d. h. 5 mm. Nach 20 Sek. Koagulation - wobei man darauf achten muß, daß die Koagulationszange nicht in die Mesosalpinx greift (Abb. 8) - wird mit der Hakenschere das Tubenlumen völlig durchtrennt. Man achte dabei auf die völlige Durchtrennung (Abb. 9, s. auch Abb. 2), denn bei einer nur teilweisen Dislokation der Tuben können sich die Stümpfe wieder vereinen und eine Rekanalisation (Abb. 10) stattfinden, da der thermische Reiz eine starke Mitosetätigkeit im Müller'schen Ovidukt auslöst [49]. Grundsätzlich bedient man sich bei diesem Eingriff der sogenannten „Two-Entry-Technik", d. h. man setzt außer dem 5 mm ∅ Einstich für die Optiktrokarhülse noch einen wenn nicht zwei suprasymphysäre Zweiteinstiche (Abb. 11). Damit lassen sich die Tuben einwandfrei darstellen, der Koagulationszange optimal präsentieren (Abb. 12) und anschließend die durchtrennten Stellen mit zwei atraumatischen Faßzangen exakt durch Dehnung der Mesosalpinxbereiche dislozieren (Abb. 13).

Sogenannte Operationslaparoskope haben den Nachteil, daß zum Primäreinstich durch den Nabel ein 11 mm ∅ Trokar transabdominal gestochen werden muß - wenn man sich nicht der zeitraubenderen Offene-Laparoskopie-Technik (s. Kapitel K, Anhang) - bedient. Zudem ist das Arbeiten mit Greif- und Koagulationsinstrumenten in der optischen Achse sehr erschwert, weil man keine Dislokationsmöglichkeit besitzt und weil Distanzen und Größenverhältnisse sehr erschwert erfaßt werden können. Außerdem sind optische Qualität und Lichtverhältnisse stark reduziert, da ja für den Instrumentenkanal schon 6 mm ∅ verloren gehen. Da aber das Operationslaparoskop, insbesondere unter diesem Namen, in die Literatur eingegangen ist, sind Belehrungen in dieser Hinsicht nicht verbal, sondern nur durch Eigenerfahrung zu erreichen.

Werden Eileitersterilisationen mit der Endokoagulationstechnik durchgeführt, so lassen sich gleichzeitig auch andere pathologische Veränderungen - soweit sie ohne Risiko durchgeführt werden können - angehen. Das sind Koagulation von Endometrioseherden, Beseitigung von Adnex- und Netzverwachsungen etc. Die Patientin ist darüber natürlich vorab aufzuklären. Dieses Vorgehen hat den großen Vorteil, daß unter Umständen, nach der Sterilisation auch schon langjährig bestehende Beschwerden verschwinden. Damit dient der Eingriff der Verbesserung der Lebensqualität entsprechend der minimal invasiven Chirurgie.

Wird die Sterilisation im Wochenbett durchgeführt, so soll der Fundus Corpus uteri mindestens 3 Querfinger unterhalb des Nabels stehen, wenn die Pelviskopie durchgeführt wird, damit bei der primären CO_2-Gasinsufflation weder die Verresnadel noch später der Optiktrokar in den Fundus des Corpus uteri gestochen wird. Die Koagulation der Eileiter ist dann besonders sorgfältig mit einem Zweiteinstich durchzuführen wegen der Hyperämie. Man erleichtert sich das Arbeiten wesentlich durch das symphysäre Legen von zwei Trokarhülsen, damit die Tuben optimal der Koagulationszange und der Durchtrennungsschere präsentiert werden.

Die viel diskutierte Frage, soll der Eileiter anschließend durchtrennt werden oder nicht, ist ein-

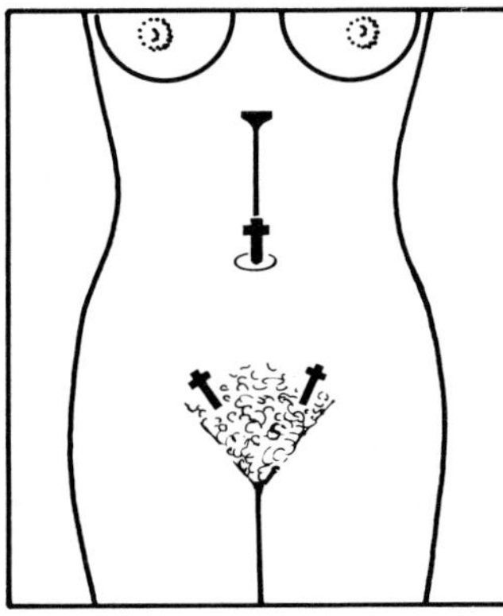

Abb. 11. Schematische Darstellung der Einstiche der Trokare für Endoskop und Arbeitsinstrumente im Schamhaarbereich

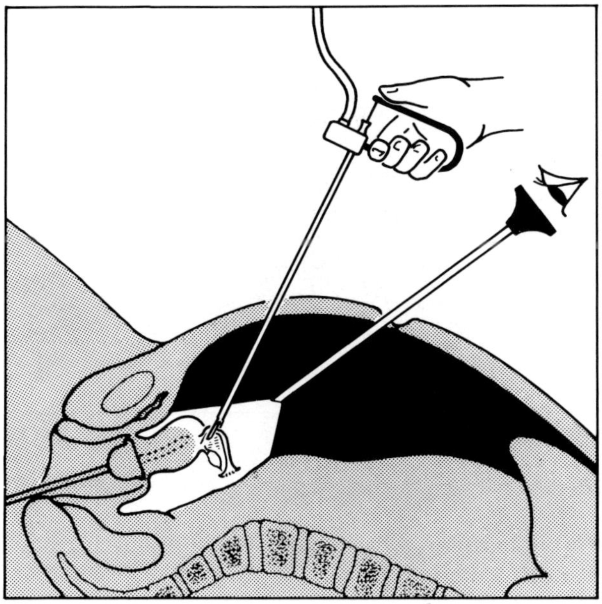

12

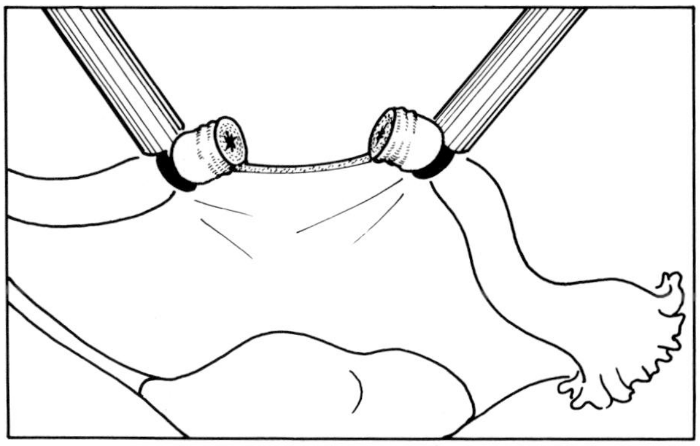

13

Abb. 12. Schematische Darstellung der sorgfältigen Dislokation der Tube vom Intestinalgewebe zur Vermeidung von Verbrennungsschäden bei Anwendung destruktiver Wärme (Endokoagulation, HF-Strom)

Abb. 13. Dislokation der durchtrennten Eileiterstümpfe nach erfolgter scharfer, blutungsfreier Durchtrennung. Visuelle Kontrolle, daß tatsächlich auch die gesamte Tubenmuskulatur durchtrennt ist und das Tubenlumen klafft

wandfrei aufgrund der Untersuchungen von SEMM u. PHILIPP [50] mit „ja" zu beantworten. Der ursprünglich als solider Strang angelegte Müller'sche Ovidukt besitzt offenbar zeitlebens eine hohe Tendenz zur Kanalisation. So fanden wir bei 1000 retrospektiv untersuchten Tubenoperationspräparaten keine Mitosen, jedoch in einem Kontrollkollektiv beobachteten wir in allen Eileiterpräparaten nach thermischer oder mechanischer Sterilisation noch nach Monaten mindestens zwei bis drei Mitosen pro Blickfeld. Wenn man bedenkt, daß eine Mitose nur maximal 20–30 Min. anhält, stellt dies einen ungeheueren wiedererlangten Proliferationsdruck dar, der die zahlreichen beobachteten Rekanalisationen auch in fast völlig „verkochten" Tuben erklärt.

Die Eiweißkoagulation führt in keinem Fall zu einem Verschluß des Eileiters. Dieser erfolgt erst durch nachfolgendes, proliferatives Wachstum, d. h. durch Epithelisierung der Stümpfe (s. Tafel 1/I/3), d. h. durch das Einwandern von Histiozyten und Fibroblasten in das denaturierte Eiweiß. Der Ausdruck „Verschweißen" der Tube ist irreführend, das thermisch abgetötete Gewebe muß allenfalls erst durch einen Wachstumsprozeß ersetzt werden und dieser führt erst zum Tubenverschluß.

Transabdominale Eileitersterilisation per pelviskopiam mit monopolarem Hochfrequenzstrom: Nachdem BÖSCH [3] per laparotomiam und WERNER [58] per pelviskopiam die Eileiter mit monopolarem Hochfrequenzstrom ausgiebig verkocht und damit undurchgängig gemacht hatten, empfahl sich die Technik für eine breite Anwendung. Diese Sterilisationsart führte dann auch in den siebziger Jahren – nach nochmaliger Inauguration in Paris und in Deutschland – zur jetzt weltweiten Verbreitung der Pelviskopie. Einerseits aus Unkenntnis der physikalischen Eigenschaft des Hochfrequenzstromes und andererseits der zum Verkochen wirklich notwendigen Energie kam es diesseits und jenseits des Atlantiks vermehrt zu Unglücksfällen. Durch Reduktion sowohl der Koagulationszeit als auch der eingesetzten Energiemenge unter 30 Watt lassen sich diese Unfälle jetzt jedoch in Grenzen halten. Da der Hochfrequenzstrom grundsätzlich, wie schon ausgeführt, auf vom Arzt unkontrollierbaren Wegen (s. Abb. 6) von der unspezifischen zur spezifischen Elektrode gelangt, ist nie mit absoluter Sicherheit zu vermeiden, daß auch Verbrennungen z. B. am Ureter, am Darm, etc. durch Stromfeldverdichtungen zwischen 57–90 °C entstehen, also unsichtbar zu irreversiblen Gewebsnekrosen führen.

Man ist daher gut beraten, bei der Anwendung des monopolaren Stromes keinesfalls das sogenannte Operationslaparoskop zu verwenden. Man soll die Tube (s. Abb. 12) über einen Zweiteinstich sorgfältig vom übrigen Gewebe dislozieren. Unter Kontrolle des Auges, daß auch nicht der Ampullentrichter als Leitschiene für den Hochfrequenzstrom auf einer Darmschlinge ruht (Abb. 14), erfolgt die Koagulation.

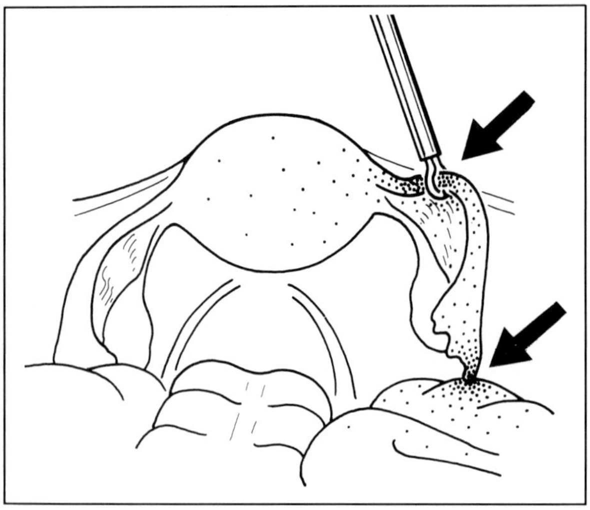

14

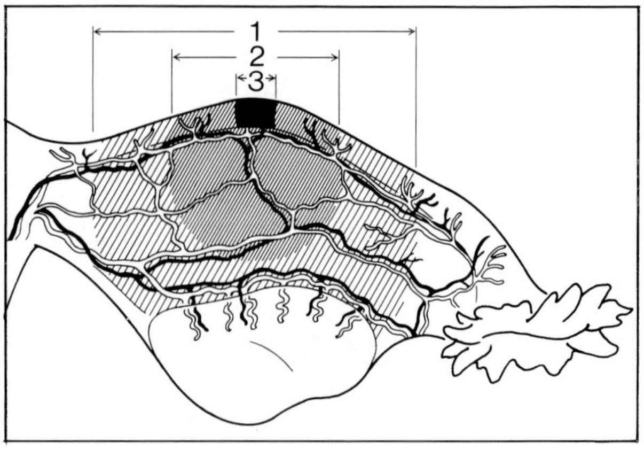

15

Abb. 14. Schematische Darstellung der Aberration von monopolarem Hochfrequenzstrom bei Eileitersterilisation über das Intestinum mit der Folge von Darmverbrennungen

Abb. 15. Schematische Darstellung der thermischen Zerstörung im Bereich des Adnexbindegewebes bei Anwendung von *1.* bipolarem Hochfrequenzstrom, *2.* monopolarem Hochfrequenzstrom, *3.* Endokoagulation, besonders in bezug auf den Erhalt des Rete ovarii

Die zusätzliche Durchtrennung solcher auf große Länge zerstörter Tuben mindert zwar die Rekanalisationsgefahr, fördert aber die Fistelung durch Abstoßung des karbonisierten Gewebes.

Bei der monopolaren Hochfrequenzstrom-Koagulation wird grundsätzlich – physikalisch nicht vermeidbar – außerhalb des Tubengewebes die Mesosalpinx und damit das Rete ovarii teilweise mitzerstört (Abb. 15/1), was zu einer partiellen Kastration, d. h. Semikastration infolge Depression des endokrinen ovariellen Kreislaufes führt.

Transabdominale Eileitersterilisation per pelviskopiam mit bipolarem Hochfrequenzstrom: Zur Vermeidung des Weges des Hochfrequenzstroms durch weite Bereiche des menschlichen Körpers entwickelte man – entsprechend der schon in der Neurochirurgie seit Jahrzehnten üblichen Verfahren – Koagulationszangen, deren Greifarme gegeneinander isoliert sind. Der hochfrequente Strom fließt von einem Greifarm durch das menschliche Gewebe zum anderen (Abb. 16/1 u. 16/2). Dies ist theoretisch zwar richtig, in praxi können sich aber auch Stromschleifen außerhalb des Greifers in der Mesosalpinx bilden, weil sich der hochfrequente Strom immer den Weg des geringsten Widerstandes sucht. Er bildet, wenn zwischen den Greifern durch Exsikkation Isolation besteht, Stromschleifen entsprechend der vorhandenen Spannung von einem Pol zum anderen (Abb. 17). Wie bei der monopolaren Anwendung ist auch bei der bipolaren Anwendung die Möglichkeit gegeben, daß nach anfänglich sehr starker Reaktion z. B. Rauchentwicklung Weiß- und Schwarzfärbung des Gewebes als ein scheinbarer ausgedehnter Koagulationseffekt entsteht. In der Mitte des Eileiters (Abb. 18) erfolgt jedoch infolge

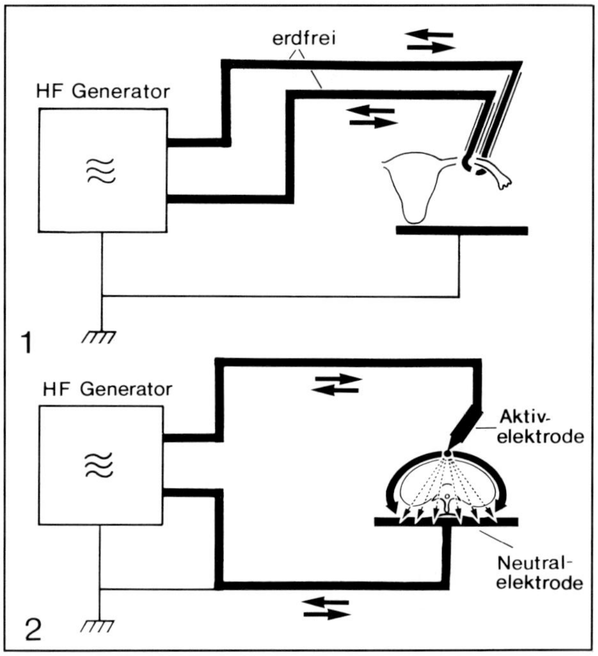

Abb. 16. Schematische Darstellung des Stromverlaufs bei Anwendung der Bikoagulations- *(1)* und der monopolaren *(2)* Hochfrequenzzange zur Eileitersterilisierung

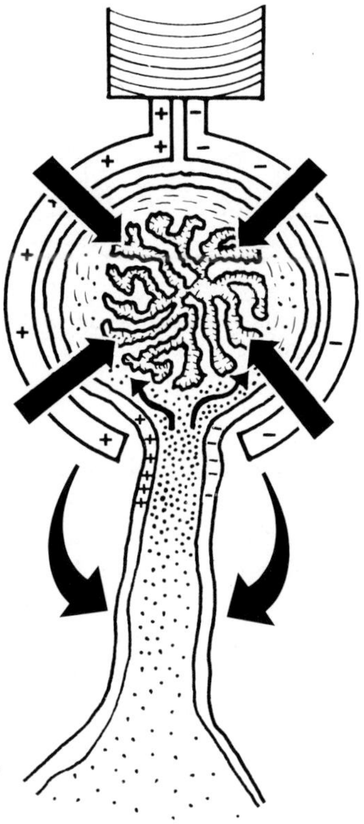

17

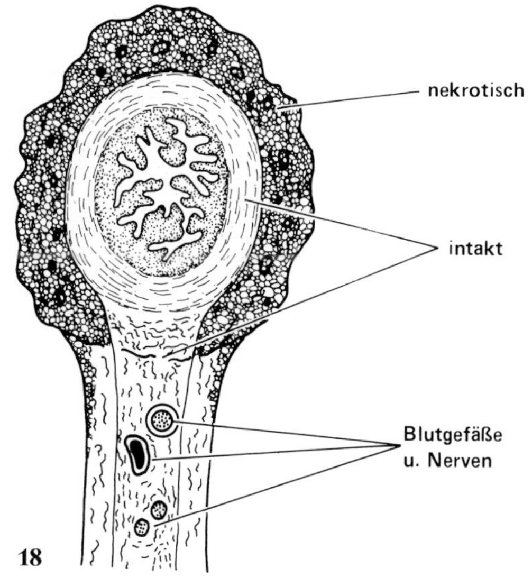

18

Abb. 17. Schematische Darstellung des Stromverlaufs bei Eileitersterilisation mit der Bi-Koagulationszange

Abb. 18. Schematische Darstellung der Ausbreitung von destruktiver Wärme bei Hochfrequenzerwärmung des Eileiters: Selbst bei hochgradiger Schwarzverfärbung der Eileiteroberfläche kann das Lumen unversehrt bleiben

des Oberflächeneffektes des Hochfrequenzstromes keine Koagulation. Wird in solchem Fall der Eileiter nicht zusätzlich durchtrennt (s. Abb. 9), so ist die Rekanalisation vorprogrammiert.

Auch für die bipolare Hochfrequenzstrom-Anwendung ist die „Two-Entry-Technik" zu empfehlen, da nur damit bei nicht idealen topographischen Verhältnissen die Tube genügend dargestellt, disloziert und einwandfrei koaguliert werden kann. Bei der bipolaren Sterilisationstechnik ist das Auftreten des Poststerilisations-Syndroms gegenüber dem nach monopolarer Koagulation geringer [39].

Eine Methode steht und fällt damit, daß sie auch für schwierige Fälle absolute Sicherheit garantiert. In Fällen von Verwachsungen im kleinen Becken ist die einwandfreie Tubendarstellung nur durch den Zweit- und Dritteinstich möglich.

Letztlich sei die Bemerkung erlaubt, daß es im Zeitalter der hochmodernen Technologie nicht mehr vertretbar ist, menschliches Gewebe unkontrolliert dem elektrischen Strom zum Zwecke seiner Eigenerwärmung auszusetzen. Beim Endokoagulationsverfahren kommt das menschliche Gewebe nicht mit dem elektrischen Strom in Berührung, das Eiweiß wird lediglich durch Konduktion, Konvektion und Wärmestrahlung erwärmt.

Transabdominale Eileitersterilisation per pelviskopiam mit Clips: Wegen des Strom- und Wärmerisikos sind einige Clipverfahren (Haemoclip [1, 11, 18, 19] u. a.) entwickelt worden. Der Grundgedanke war sehr verheißungsvoll: Der Clip greift über die Tube (Abb. 19), quetscht sie zusammen und führt zum absoluten und primär reversiblen Tubenverschluß. Beides hat sich nicht erfüllt.

Das Anlegen der Clips bei nicht idealen topographischen Verhältnissen ist erschwert. Manchmal täuscht der pelviskopisch einwandfreie Sitz (Abb. 20/1). Erst im histologischen Bild erkennt man die falsche topographische Lage (Abb. 20/2).

Die Clips unterbinden grundsätzlich den zum Tubenverlauf parallelen arteriellen Blutversorgungsstrang (s. Abb. 4) (d. h. den Ramus tubarius des Ramus ascendens, der A. uterina), der das Ovar mitversorgt.

Darüberhinaus stellen die Clips eine notfalls 30 bis 40 Jahre andauernde Fremdkörperbelastung dar, die bislang sowohl in Bezug auf die Reaktionen der verwendeten Materialien noch auf die im Abdomen umherirrenden abgestoßenen Objekte geprüft ist.

Die anfänglich empfohlenen Hämo-Clips (s. Abb. 19) haben infolge ihrer nur scheinbar perfekten Abklemmung der Eileiter - ein kapillarer Spalt

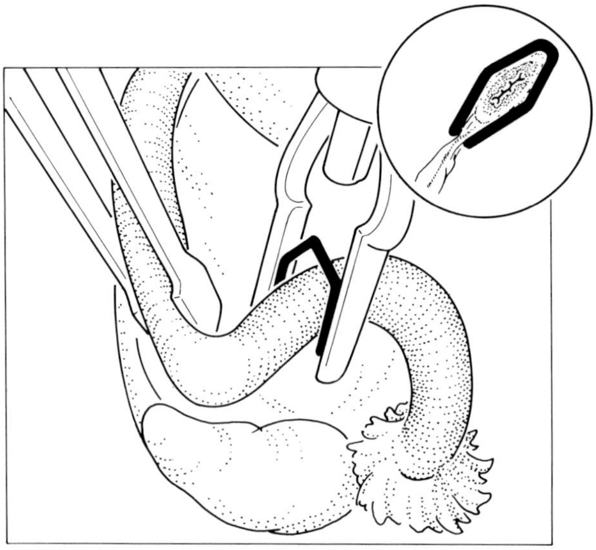

19

Abb. 19. Eileitersterilisation durch Metall-Clip (Week-Klemme) Schematische Darstellung der Möglichkeit der Remanenz des Tubenlumens

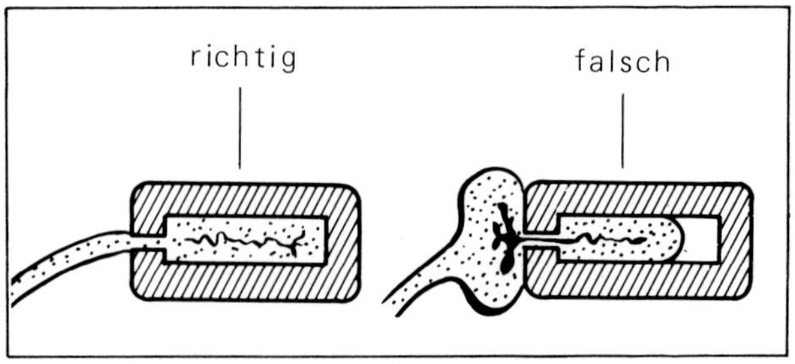

Abb. 20. Schematische Darstellung der richtigen *(1)* und falschen *(2)* Applikation von Clips

Abb. 21. Eileitersterilisation nach der Yoon-Ring-Technik: *1.* Fassen der Tube im interstitiellen Teil und Herabschieben eines Silikonringes; *2.* Endsitus nach richtiger Applikation des Yoon-Ringes

Abb. 22. Schema über den Verbleib des Yoon-Ringes: *A* Partielle Atrophie des ligierten Tubenabschnittes, *B* der ligierte Tubenabschnitt wird nekrotisch und stirbt ab, *C* der Ring wird abgestoßen und eine Rekanalisierung resultiert

bleibt offen – auch bei multiplem Anlegen von Klemmen an ein und derselben Tube, die höchste Schwangerschaftsrate gezeigt. Man hat diese reine Titanium-Clip-Methode deshalb frühzeitig wieder verlassen.

Heute werden Kombinations-Clips mit Metallfederspannung und Silikonpolster mit Erfolg eingesetzt [1, 18]. Sie stellen jedoch grundsätzlich ein Fremdkörperimplantat dar, über das einverständlich aufzuklären ist.

Transabdominale Eileitersterilisation per pelviskopiam mit Ring: Wegen der in obigen Abschnitten aufgeführten zahlreichen Komplikationen – sei es durch Wärme, durch Strom, Abgleiten der Clips – entwickelten YOON et al. [61] die wohl einfachste Methode der Eileiterunterbindung. Entsprechend der klassischen Ligaturmethoden nach MADLENER u. a. [27] wird über eine U-förmig gezogene Schlinge des Eileiters (Abb. 21/1) ein elastischer Ring geschoben, der die Tubenwände permanent elastisch zusammenpreßt (Abb. 21/2) und dadurch das Lumen an zwei Stellen unterbricht. Der Nachteil der Methode ist, daß auf mindestens 2–4 cm Länge die Tube zerstört wird, was einer Refertilisierung weitgehend schlechte Chancen einräumt.

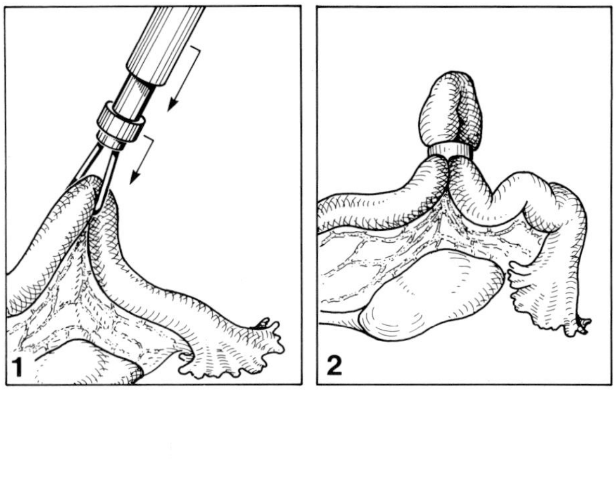

21

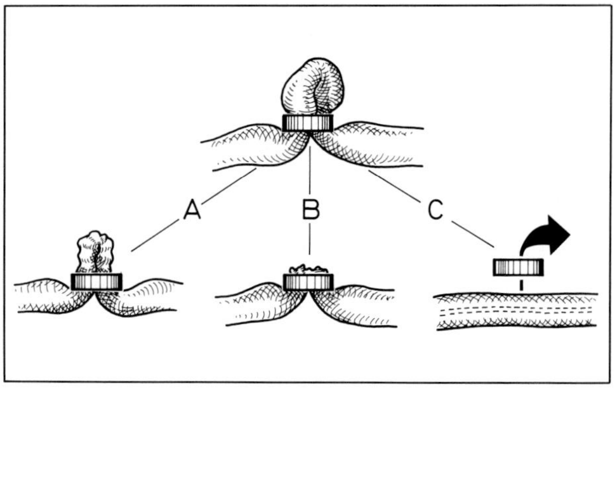

22

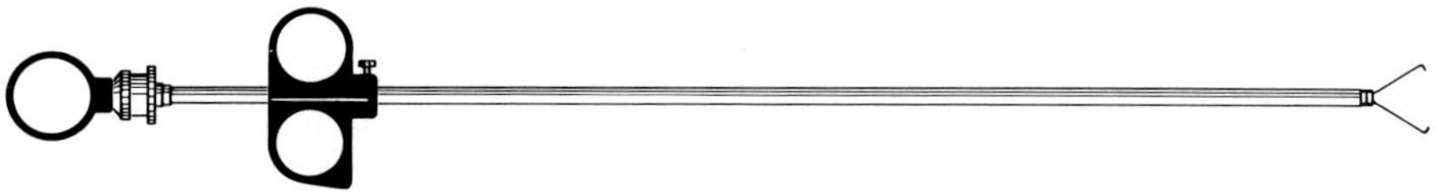

Abb. 23. Applikator für die Ringsterilisation nach der Yoon-Ringtechnik

Für das Verweilen der Schlinge ergeben sich drei Möglichkeiten, die in Abbildung 22 dargestellt sind. Die Applikationszange (Abb. 23) benötigt einen mindestens 8 mm Trokar, ihre Bedienung ist einfach.

Wenn ein höher differenziertes Instrumentarium nicht zur Verfügung steht, ist die „Ring-Technik" die wohl technisch einfachste, daher heute meist verbreitetste Methode in den Entwicklungsländern. Dort beträgt die Sterilisationszeit für das beidseitige Applizieren der Ligaturringe inkl. der Narkose routinemäßig 3–5 Min. (eigene Beobachtung).

Fehler und Komplikationsraten: Die Fehlermöglichkeiten bei der Anwendung des mono- oder bipolaren Hochfrequenzstromes liegen in der Unkontrollierbarkeit des Stromverlaufes durch den Arzt. Sie sind daher methodisch bedingt und als solche zu werten. In der deutschen Pelviskopiestatistik [39] sind bei einer Gesamtzahl von 269 603 Pelviskopien 118 444 Sterilisationen (44%) erfaßt. Ihr Anteil an schweren Komplikationen war insgesamt etwas höher als im gesamten Pelviskopiekrankengut. Verbrennungen durch Wärmekoagulation wurden bei 84 Tubensterilisationen gemeldet. Die Komplikationsinzidenz durch monopolaren HF Strom war höher als durch bipolaren HF Strom. Bei der Endokoagulationstechnik wurden keine Verbrennungen gemeldet. Hier steht das Koagulationsgeschehen unter optischer Kontrolle und ausschließlich das gefaßte Gewebe wird erwärmt.

Die Clips haben von allen Methoden international die höchste Schwangerschaftsrate. Ihre Anwendung ist daher nach einer Zeit erhöhter Applikation sehr zurückgegangen. Zudem ist bei den Clips auch in vermehrtem Maße – wie bei dem monopolaren Hochfrequenzstrom – das Poststerilisationssyndrom zu beobachten.

Der Ring hat zwar eine sehr geringe Schwangerschaftsrate, da er wohl eine sehr große Eileiterlänge zerstört. Es wird aus den Ländern mit großer Anwendung des Yoon-Ringes (Indien) aber die höchste Zahl an Fällen mit „Poststerilisationssyndrom" genannt. Die Refertilisierungschancen sind reduziert.

6 Transvaginale Eileitersterilisation

Aus der Zeit, in der transabdominale Eingriffe zur Eileitersterilisation noch eine starke physische Belastung der Patientin darstellten, stammt die Entwicklung der Technik, durch eine Kolpotomia posterior die Eileiter aufzusuchen, in die Scheide zu ziehen und dort mit einer der in 4.1. genannten Methode zu durchtrennen.

Es ist verständlich, daß die raumbeengenden Verhältnisse die exakte Durchführung der angegebenen Operationsschritte einschränkt. Besonders bei Vorliegen von Adnexverwachsungen wird der Eingriff durch nicht vorhergesehene Blutungen beeinträchtigt.

Die Enge des Operationsraumes mit entsprechender Traumatisierung durch Zerren etc. führt zu pelviskopisch häufig zu beobachteten postoperativen Verwachsungen im kleinen Becken und ist Anlaß in Gemeinschaft mit der Traumatisierung des Receptaculum seminis für postoperative Kohabitationsbeschwerden.

Technik: Nach gründlicher Desinfektion des äußeren und inneren Genitale wird die hintere Muttermundslippe mit zwei Kugelzangen straff gefaßt, das Receptaculum seminis mit dem hinteren Blatt eingestellt und durch Querspaltung des Douglas'schen Raumes eröffnet. Anschließend wälzt man sich die Tuben nach vorne und führt ein in 4.1. angegebenes Sterilisationsverfahren zur Unterbrechung der Eileiterkontinuität durch. Wenn der Uterus nicht gut beweglich ist, bieten sich nur Verfahren an, die sich im ampullären Bereich abspielen. Nach dem Eingriff wird das hintere Scheidengewölbe verschlossen. Bei ausgeprägten Verwachsungen muß der Eingriff u. U. abgebrochen werden.

Fehler und Komplikationen: Die Fehler der transvaginalen Eileitersterilisation liegen in erster Linie bei der falschen Indikationsstellung, nämlich beim Zustand nach abgelaufener Adnexitis. Hier lassen sich transvaginal die Eileiter immer erschwert mobilisieren. Wird die Operation trotzdem erzwungen, sind Fehlresultate, d. h. Schwangerschaften methodisch vorprogrammiert.

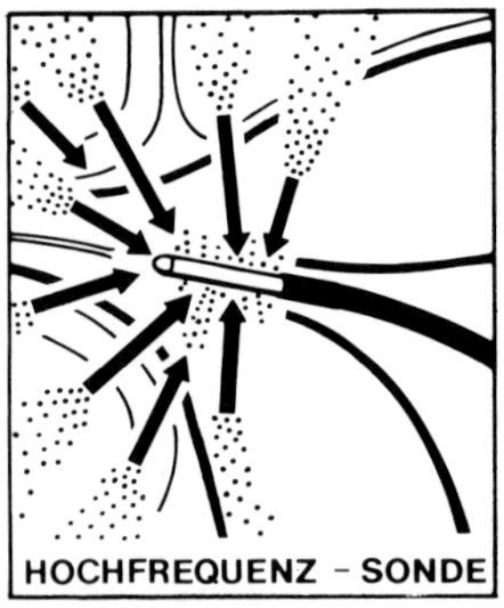

24

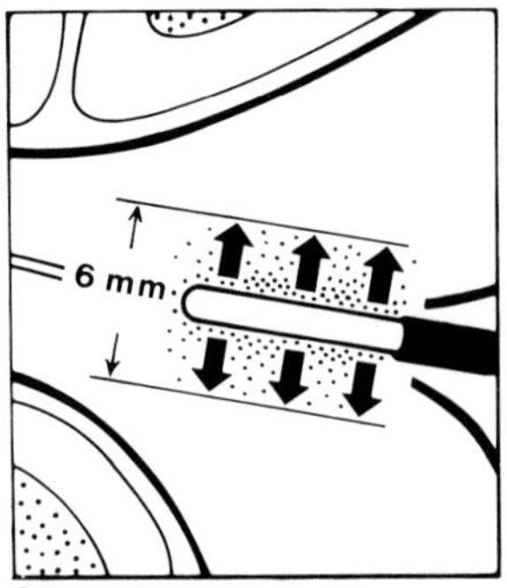

25

Abb. 24. Koagulation des intramuralen Tubenabschnittes durch Hochfrequenzstrom: Schematische Darstellung des unkontrollierten Entstehens destruktiver Wärme im uterinen und parauterinen Bereich

Abb. 25. Sterilisation durch destruktive Wärme: Durch Endokoagulation wird ein in Länge und Durchmesser reproduzierbarer, thermischer Nekrosebereich erzeugt [47]

Beobachtet man die Forderungen nach postoperativer Beschwerdefreiheit besonders im Hinblick auf Kohabitationsbeschwerden, so dürfte sich heute bei Vorhandensein eines endoskopischen Instrumentariums die Indikation zur transvaginalen Eileitersterilisation nur selten stellen.

7 Transuterine Eileitersterilisation

Seit KOCKS 1878 die transuterine Verkochung der Eileiterostien im Cavum uteri empfohlen hat, wurde dieser Weg wegen seines einfachen Zuganges intensiv weiter verfolgt [23]. MIKULICZ-RADECKI stellte 1926/1929 ein Tubenhysteroskop vor, das er zur Sterilisation der Eileiter erfolgreich einsetzen wollte [29, 30].

Nach anfänglichen Mißerfolgen bei der Eileitersterilisation per pelviskopiam stellt LINDEMANN 1973 das transuterine Vorgehen per Hysteroskop erneut in den Vordergrund [25]. Er verwendete zur Verkochung eine in das Ostium tubae Fallopii eingeschobene monopolare Hochfrequenzsonde (Abb. 24). Sie wurde aber wegen der Gefährdung anliegender Darmschlingen bald wieder aus dem Handel gezogen.

Es folgte eine Thermosonde [47], mit der Koagulationszylinder exakter Größe entsprechend der zugeführten Energiemenge (Abb. 25) hergestellt werden konnten. Es zeigte sich jedoch, daß die Anwendung destruktiver Wärme im Bereich der Tubenostien zwar zur Erzeugung eines mehr oder minder großen nekrotischen Gewebezylinders führt, dem aber letztlich nicht eine Verwachsung des Tubenlumens - siehe die vorab schon gemachte Bemerkung zur Rekanalisationskraft des Müller'schen Ovidukts - folgt, sondern ein entsprechend größeres Ostium. Lediglich in Anwesenheit einer gleichzeitigen Endometritis entsteht aus diesem Koagulationsgewebe ein Granulationsgewebe, das in der Mehrzahl der Fälle die Eileiter verschließt. Aus den genannten Gründen mußte bis zum heutigen Tage der Wunschtraum, transvaginal die Eileiter verschließen zu können, wieder verlassen werden.

Derzeit laufen Versuche, durch Einspritzung von plastischem Fremdmaterial in die Tubenostien nach Art von Tubensplinten eine temporäre oder durch Injektion von Gewebeklebern eine permanente Sterilisation durchzuführen. Sie erlangten bislang wegen der Rekanalisierungs- bzw. Rekonfigurationskraft des Müller'schen Ovidukts die erforderliche 99% Sterilisationsrate nicht.

Technik mittels Endokoagulation: Das Vorhandensein eines kompletten Hysteroskopieinstrumentariums und die Beherrschung der Technik ist obligatorisch. Das Hysteroskop (Abb. 26) wird in das Cavum uteri eingeführt, das Tubenostium dargestellt und anschließend die Thermosonde in das Ostium eingeführt und 10-20 Sek. mit vom Endokoagulator vorprogrammierter Energie versorgt, damit der in Abbildung 25 gezeigte Gewebezylinder durch Aufheizung auf 100 °C gut denaturiert wird. Eine Nachbehandlung erfolgt nicht.

Technik mittels Hochfrequenzstrom: Das Applizieren des Hochfrequenzstromes erfolgt technisch auf dem gleichen Weg wie für die Endokoagulation angegeben. Den Hochfrequenzstrom liefert ein Hochfrequenzstrom-Generator, der zwar eine feste Leistung nach Zeit und Watt abgibt, die entstehende Wärme hängt jedoch von der Leitfähigkeit der die Sonde

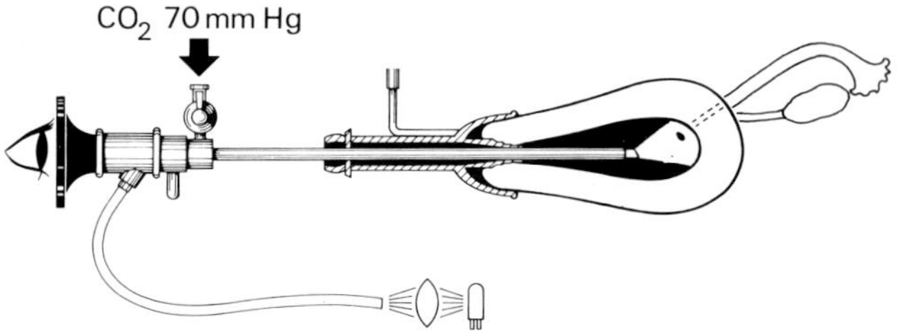

Abb. 26. Eileitersterilisierung durch Hysteroskopie: Schematische Darstellung der Inspektion der Tubenlumina durch Hysteroskopie

umgebenden Elektrolyte ab. Ist das Gewebe um die 1,5 mm dicke Sonde exsikkiert, ist sie gleichzeitig elektrisch isoliert. Dies hat zur Folge, daß der Koagulationszylinder stets unterschiedliche Größe hat und in einigen Fällen sogar neben Därmen auch die Ovarien mitkoaguliert.

Technik mittels Fremdkörperinjektion, Plastiksplinte etc.: Das Ostium tubae internum wird endoskopisch eingestellt und in dieses eine dünne Kanüle eingeführt. Entsprechend der vom Hersteller angegebenen Daten wird der nach Mischung rasch selbst polymerisierende Kunststoff in das Tubenlumen eingespritzt. Die Möglichkeit, Form bzw. Verteilung des in die Tube eingespritzten Fremdkörpermaterials zu kontrollieren, besteht nicht. Bei normaler Topographie entspricht die Formengebung den vom Hersteller angegebenen Vorstellungen. Bei pathologischen Tubenverhältnissen folgen diese Regelvorstellungen nicht den Erwartungen.

Fehler und Komplikationsraten: Die Fehlermöglichkeiten der transuterinen Applikationsmethoden liegen in erster Linie in der Schwierigkeit der transuterinen hysteroskopischen Einstellung der Tubenostien. Werden diese nicht achsengerecht zu den Heizsonden bzw. den Instillationskanülen eingestellt, so erfolgt eine Fehlapplikation. Diese kann zu unkontrollierten thermischen Schädigungen von dem Uterus aufliegenden Gewebe, bzw. zum Fremdkörperaustritt aus der Gebärmutter in das freie Abdomen führen. Die Schwangerschaftsrate bei allen bislang bekannten transuterinen Sterilisationsverfahren liegt derzeit bei weit über 10%. Dies schließt die Routineempfehlung als sterilisierende Maßnahme aus.

Die mancherorts vorgeschlagene postoperative Prüfung des Operationserfolges quoad sterilisationem, d. h. Diagnostik, ob die Schaffung der gewünschten Membran zwischen aufsteigendem Samen und dem deszendierendem Ei gelungen ist, z. B. mit Hilfe der hysterosalpingographischen Kontrolle oder ultraschallkontrollierter CO_2-Gaspertubation, wird heute allgemein abgelehnt. Einerseits ist es bekannt, daß Hysterosalpingographie, CO_2-Gas Insufflation etc. zur Eileiterdurchgängigkeitsprüfung bis zu 25% falsch negative Ergebnisse zeigen, andererseits aber durch den zur Einführung des Kontrastmittels bzw. des Gases notwendigen Druck die durch den operativen Eingriff erzeugte Verschlußmembrane gesprengt und damit eine Rekanalisierung erzeugt werden kann. Zudem stellt diese Belastung einen erneuten intrauterinen operativen Eingriff dar, der wegen der unsicheren Diagnose ärztlich nicht vertretbar ist.

LITERATUR

1. Bleier W (1975) Tubensterilisation mit einem Polyacetal-Clip. Hug, Umkirch
2. Blumberg (1913) Neue Operationen zur Sterilisierung des Weibes. Möglichkeit der späteren Wiederherstellung der Fruchtbarkeit. Berl klin Wschr 16: 729
3. Boesch W (1936) Laparoskopie. Schweiz Zschr f Anstaltsw 6: 62
4. Bucara (1910) zit nach Naujoks H (1925)
5. Coks PS (1980) A realistic ectopic pregnancy after vaginal hysterectomy. Brit J Obstet Gynec 87: 363–365
6. Frangenheim H (1958) Die Bedeutung der Laparoskopie für die gynäkologische Diagnostik. Fortschr Med 76: 451
7. Freund H (1923) Die einseitige Schwangerschaftsunterbrechung und Sterilisierung und über die temporäre Sterilisierung. Zbl Gynäk 47: 1615–1618
8. Freund H (1923) Ergebnisse der inneren Medizin, Bd 14; zit nach Naujoks H (1925)
9. Gsell (1915) Inaug Diss Zürich, zit nach Naujoks H (1925)
10. Harries (1903) zit nach Naujoks H (1925)
11. Hasson HM (1974) Clinical application of the wing sound. Obstet and Gynec 43: 498–506
12. Hellendall H (1921) Eine neue Methode zur temporären Sterilisierung. Zbl Gynäk 45: 822–824
13. Hirsch HA (1974) Laparoskopie und Sterilisation. Gynäkologe 7: 157–165
14. Hirsch HA (1974) Verbrennungen bei der laparoskopischen Tubensterilisation und Möglichkeiten ihrer Vermeidung. Geburtsh u Frauenheilk 34: 345
15. Hirsch HA (1977) Derzeitiger Stand der Tubensterilisation. Geburtsh u Frauenheilk 37: 461–472
16. Hofmeier (1906) zit nach Naujoks H (1925)
17. Holzapfel (1913) zit nach Naujoks H (1925)
18. Hulka JF (1972 a) Anatomy, biochemistry, physiology and bioengineering of the oviduct and the uterus as they pertain to sterilization techniques. In: Duncan GW, Falb RD, Speidel JJ (eds) Female sterilization: Prognosis for simplified outpatient procedures. Academic Press, New York, London, pp 51–64
19. Hulka JF, Omran KF (1972 b) Comparative tubal occlusion, rigid and spring-loaded clips. Fertil and Steril 23: 633–639
20. Irwing FC (1927) Vaginal sterilization with or without vaginal hysterectomy. Am J Obstet Gynec 14: 170–175
21. Irving FC (1950) Tubal sterilization. Am J Obstet Gynec 10: 1101–1109
22. Jackson P, Barrowzloudh JW, France JG, Phillips LJ (1980) A successful pregnancy following total hysterectomy. Brit J Obstet Gynec 87: 353–355
23. Kocks J (1878) Eine neue Methode der Sterilisation der Frauen. Zbl Gynäk 2: 617–619
24. Kocks J (1902) Zur Sterilisationsfrage. Zbl Gynäk 26: 967–980
25. Lindemann H-J (1973) Transuterine Tubensterilisation per Hysteroskop. Geburtsh u Frauenheilk 33: 709–715
26. Lundgreen (1881) zit nach Naujoks H (1925)

27. Maldener M (1919) Über sterilisierende Operationen an den Tuben. Zbl Gynäk 43: 380–384
28. Menge (1900) zit nach Naujoks H (1925)
29. Mikulicz-Radecki F von (1926) Experimentelle Untersuchungen über Tubenbewegungen. Arch Gynäk 128: 318
30. Mikulicz-Radecki F von (1929) Experimentelle Untersuchungen über Tubensterilisation durch Elektrokoagulation. Z Geburtsh Gynäk 94: 318
31. Naujoks H (1925) Das Problem der temporären Sterilisierung der Frau. Enke, Stuttgart
32. Neller K (1934) Sterilisierung durch Eileiterversenkung in die Uterusmuskulatur. Chirurg 6: 837–842
33. Palmer R (1946) La celioscopie gynécologique. Rapport du Professeur Mocquot. Acad de Chir 72: 363–368
34. Peitmann H (1926) Zur Technik der tubaren Sterilisation. Zbl Gynäk 50: 1720–1721
35. Pfeilsticker W (1909, 1910, 1924) zit nach Naujoks H (1925)
36. Pfeilsticker W (1930) Neues zur Tubensterilisation auf Zeit. Zbl Gynäk 54: 1829–1830
37. Pirkner (1921) zit nach Naujoks H (1925)
38. Pomeroy (1930) zit nach Lull CB, Mitschell RM (1950) The Pomeroy method of sterilization. Am J Obstet Gynec 59: 1119
39. Riedel H-H, Semm K (1982) An initial comparison of coagulation techniques of sterilization. J Reprod Med 27: 262–267
40. Riedel H-H, Semm K (1985) Die deutsche Pelviskopi-Statistik der Jahre 1978–1982. Geburtsh u Frauenheilk 39: 537–544
41. Riedel H-H, Ahrens H, Semm K (1982) Spätkomplikationen nach Anwendung unterschiedlicher Sterilisationstechniken – ein Vergleich zwischen der unipolaren Hochfrequenzsterilisierung und dem Endokoagulationsverfahren nach Semm. Geburtsh u Frauenheilk 42: 273–279
42. Rubens M (1980) 100 years of female sterilization: 1001 methods. Proceedings, IX Annual Meeting of the AAGL, New Orleans 1980
43. Schweitzer (1921) zit nach Naujoks H (1925)
44. Sellheim H (1913) zit nach Naujoks H (1925)
45. Sellheim H, Nürnberger (1909) zit nach Naujoks H (1925)
46. Semm K (1964) Zur Technik der Eileiterdurchblasung. Zschr Geburtsh Gynäk 162 (Beilageheft): 48–53
47. Semm K (1973) Sterilisierung durch Thermokoagulation der Pars intramuralis tubae per hysteroscopiam. Endoscopy 5: 218–220
48. Semm K (1984) Operationslehre für endoskopische Abdominal-Chirurgie – operative Pelviskopie – operative Laparoskopie. Schattauer, Stuttgart
49. Semm K, Philipp E (1979) Eileiterregeneration post sterilisationem. Geburtsh u Frauenheilk 39: 14–19
50. Semm K, Philipp E (1980) Vermeidung von Spontanrekanalisation des Eileiters post sterilisationem. Gynäkol prax 4: 63–74
51. Spann W (1982) Rechtsgrundlagen der operativen Sterilisation beim Mann und bei der Frau in der Bundesrepublik Deutschland
52. Stephan I, Kellog EH, Piotrow PT (1981) Legal trends and issues in voluntary sterilization. Popul Rep (E) 6: 73–102
53. Stoeckel W (1915) Die extraperitoneale Tubenverlagerung als Methode der Sterilisierung der Frau. Zbl Gynäk 39: 161–167
54. Tappan JG (1973) Kroener tubal ligation in perspective. Amer J Obstet Gynec 115: 1153–1157
55. Tarnowsky G de (1913) Tubare Reimplantation. Zbl Gynäk 37: 1312
56. Uchida H (1975) Uchida tubal sterilization. Am J Obstet Gynec 115: 1312
57. Velde Th van de (1921) zit nach Naujoks H (1925)
58. Werner R (1934) Sterilisierung der Frau durch Tubenverkochung. Chirurg 6: 843–845
59. Werth R (1898) zit nach Naujoks H (1925)
60. Wessel O (1921) Eine neue Methode der zeitweiligen Sterilisation der Frau auf operativem Wege. Zbl Gynäk: 75–78
61. Yoon J, Wheeless CR jr, King TM (1976) Preliminary report on a new laparoscopic approach: the silicone rubber band technique. Am J Obstet Gynec 120: 132–136
62. Zweifel E (1922) zit nach Naujoks H (1925)

III Hysteroskopie

H.-J. LINDEMANN

INHALT

Für die intrauterine Diagnostik und Therapie findet heute zunehmend die Hysteroskopie Anwendung. Obgleich älteste endoskopische Methode der Gynäkologie – 1869 von PANTALEONI eingeführt [59] – wurde sie in den letzten einhundert Jahren nur sporadisch und von nur wenigen Untersuchern angewendet. Technische Schwierigkeiten hinderten immer wieder ihre Durchführung. Erst nach Weiterentwicklung der Endoskope, Kaltlichtquellen und durch die Einführung des CO_2-Gases als Aufdehnungsmedium für die Entfaltung des Cavum uteri ist sie ein praktikables Verfahren und erlangte ihren Stellenwert. Sie vermittelt dem Untersucher ein naturgetreues Bild der Gebärmutterhöhle.

Eine ungestörte endoskopische Untersuchung, wie z. B. bei der Blasenspiegelung, läßt sich mit keiner Technik erreichen. Die Ursache liegt im Organ selbst. Im Gegensatz zur Harnblase, die mit einem nur wenig funktionierenden Epithel ausgekleidet ist, stellt das Endometrium ein hochempfindliches, funktionelles Organ dar. Blutungen und Sekretbildungen sind physiologisch und werden häufig durch kleinste Berührungen provoziert. Entsprechend treten auch zeitweilig Sichtbehinderungen auf. Dieses muß der Untersucher sich immer wieder vergegenwärtigen. Beim Erlernen der Hysteroskopie begegnet ihm eine neue Welt. Er muß das normale, sich zyklisch verändernde Endometrium und pathologische Befunde kennenlernen, ebenso das richtige Verhalten in einer so kleinen Dimension. Genau wie bei der Entwicklung anderer endoskopischer Methoden sind die Fortschritte bei der Hysteroskopie fließend. Optiken, Instrumente und Apparate werden wie in der Vergangenheit, so auch in der Zukunft modifiziert und effektiver gestaltet werden.

1 Technik

Drei Aufgaben haben die für die Hysteroskopie erforderlichen Instrumente und Apparate zu erfüllen. Das normalerweise nur einen flachen Spalt darstellende Cavum uteri muß zu einem Hohlraum entfaltet werden, so daß ein genügender Abstand zwischen der Optik des Hysteroskops und der zu betrachtenden Gebärmutterwand entsteht. Eine Hysteroskopie ohne Entfaltung der Gebärmutterhöhle gleicht einer Laparoskopie ohne Pneumoperitoneum. Eine Kaltlichtquelle muß die dunkle Gebärmutterhöhle ausleuchten. Das Hysteroskop muß dem Untersucher optisch ein naturgetreues Bild der Gebärmutterhöhle wiedergeben [53].

1.1 Aufdehnungsmedien

Für die Entfaltung des Cavum uteri werden flüssige oder gasförmige Medien gebraucht. Bei Verwendung von Flüssigkeiten entsteht durch optische Brechungsindices eine Verzerrung des Bildes. Im Vergleich zum Kohlendioxyd mit einem Refraktionsindex von 1,0 wie Luft, ist er bei der physiologischen NaCl-Lösung 1,37 und bei Dextran sogar 1,39. Die 32%ige Dextran- in 10%iger Glukose-Lösung mit einem mittleren Molekulargewicht von 70000 – Hyskon® – hat den Vorteil klar wie farblos zu sein und sich nicht mit Blut zu vermischen [15, 44, 73]. Ihr Nachteil ist die starke Viskosität. Optiken, Öffnungen und Einfüllstutzen der Instrumente karamelisieren und werden untauglich, wenn sie nicht sofort in heißem Wasser gewaschen und durchgespült werden. Hyskon® wird schwer resorbiert und seine Reaktivität in der Bauchhöhle ist nicht bekannt, allergische Reaktionen, auch schwerer Art, wurden beschrieben [3, 24, 39, 41, 81, 84, 86].

Die wässrigen Flüssigkeiten wie 5%ige Dextrose oder 4%iges Dextran und physiologische Kochsalzlösung vermitteln ebenfalls gute Sichtverhältnisse. Ihr Nachteil ist, daß sie sich mit Blut vermischen, wodurch die Sicht behindert oder ganz verhindert wird, wenn nicht eine ständige Spülung erfolgt. Die Resorption der intraperitoneal sich ansammelnden Flüssigkeiten ist bekannt, sie geht schnell voran, allergische Reaktionen treten nicht auf [11, 22, 66, 68].

In einigen Ländern wird eine 1,5%ige Glyzinlösung als Aufdehnungmedium für das Cavum uteri bei hysteroskopischen Operationen verwendet. Diese Lösung kann zu ernsthaften Zwischenfällen führen, wenn die Glyzinmenge mehr als 15 gr. pro die übersteigt, wie Publikationen bei Prostataresektionen aussagen. Über 2 Todesfälle wurde nach hysteroskopischen Operationen berichtet. Intravaskuläre Absorption von größeren Glyzinmengen können zur Hyperammonaemia führen. Oxalate können als metabolisches Endprodukt die Nierenfunktion unterbrechen und ebenso können Störungen im Aminosäurestoffwechsel mit der Folge einer Enzephalopathie eintreten [33].

Bei der Wahl des Aufdehnungsmediums hat man sich heute weitgehend für das CO_2-Gas entschieden. Innerhalb bestimmter Grenzwerte insuffliert, auch bei Einströmen in die Blutbahn, wird es nebenwirkungsfrei vertragen. Seine Physiologie, Resorption und Transportkapazität sind bekannt. Im Blut, dem natürlichen Transportmedium sind in 100 ml bei Körpertemperatur und Atmosphärendruck 54,1 ml CO_2 löslich [6, 18, 32, 35, 36, 67, 92]. Die Ausscheidung des CO_2-Gases erfolgt durch Ausatmung schon bei der ersten Lungenpassage, nachdem es von der Bauchhöhle über das Peritoneum absorbiert in die venöse Blutbahn aufgenommen wurde. Bei unseren blutgasanalytischen Untersuchungen während Hysteroskopien in Vollnarkose und in Lokalanästhesie am nichtblutenden und blutenden Uterus mit Flowwerten zwischen 20 und 80 ml CO_2/min zeigten sich keine Veränderungen der pH-, pCO_2- und pO_2- oder Bicarbonat-Werte. Auch im arteriellen System ist es nicht nachweisbar [52, 61].

1.2 Apparate

Die für die Hysteroskopie erforderlichen Gasinsufflationsapparate müssen speziell konstruiert sein. Alle sind so hergestellt, daß sie nicht mehr als 100 ml CO_2/min nach außen abgeben. Eine Menge, die in keinem Fall negative Reaktionen im menschlichen Körper hervorruft. Wir bevorzugen den Metromat 2001 der Fa. Wolf wegen seiner Wirtschaftlichkeit [17]. Die Firmen Storz, Wiest und Wisap stellen ähnliche Geräte her [55]. Der Mikrohysteroflator von Storz arbeitet nach dem Prinzip des Hysteroflators 1000 [50, 60, 61], er zeichnet sich durch eine elektronische Gasmolekülzählung aus. Kaltlichtquellen werden von vielen Firmen hergestellt. Sie unterscheiden sich durch ihre Leistung kaum. 150–300 Watt sind für die Ausleuchtung der Gebärmutterhöhle ausreichend. Die Lichtzufuhr zum Hysteroskop erfolgt über ein flexibles Glasfiberkabel.

In letzter Zeit werden mehr und mehr elektronische Bildübermittlungen auf einen Monitor durchgeführt. Hierdurch ist der Ablauf einer endoskopischen Operation nicht nur für den Operateur sichtbar, sondern ebenso für alle mittel- und unmittelbar Beteiligten. Auch so aufgezeichnete Videofilme sind hervorragende Lernmedien für Lehrveranstaltungen. Entsprechende bildgebende Systeme werden von den Endoskopherstellern angeboten.

1.3 Hysteroskope

Das Hysteroskop besteht aus Optik, dem Hysteroskopschaft und dem Hysteroskop-Adapter. Für die optische Betrachtung der Gebärmutterhöhle werden im Durchmesser unterschiedliche Endoskope gebraucht. Für den sogenannten Panoramablick zur bloßen Information verwenden wir ein Übersichtshysteroskop von 10 Charr. mit einer 2,7 mm Optik. Soll eine Gewebeentnahme vom Endometrium oder Mukus aus der Gebärmutterhöhle oder den Tuben entnommen werden, muß man einen etwas größeren Schaft mit eingebautem Arbeitskanal zum Einbringen einer Biopsiezange oder eines Katheters auswählen. Als Arbeitshysteroskop gebrauchen wir die 7 mm Endoskope mit einem größeren Arbeitskanal. Durch ihn können flexible Biopsiezangen, Hakenscheren und Faßzangen für intrauterine Operationen hindurchgeführt werden. Der Durchmesser der Optik beträgt 4 mm und bringt ein naturgetreues lichtstarkes Bild. Ist der Einsatz besonders kräftiger und starrer Operationsinstrumente, z. B. für die Resektion eines fleischigen Septum uteri erforderlich, muß ein Operationshysteroskop mit geradem Arbeitskanal gebraucht werden. Die hierfür zur Verfügung stehenden Endoskope sind dem abgewinkelten Palmer'schen Laparoskop nachempfunden, wobei Optik und Schaft eine Einheit bilden. Für den Einsatz der Neodym Yag Laserchirurgie werden die üblichen Hysteroskope mit einem Arbeitsschaft verwendet. Der Laserlichtleiter wird wie eine flexible Sonde durch den Arbeitskanal in das Cavum uteri eingeführt. Hysteroskope werden von verschiedenen Herstellern weltweit angeboten, in Europa vor allem von den deutschen Firmen Storz, Wolf, Olympus Winter & Ibe. Für die Hysteroskopie haben sich nur Vorausblickoptiken bewährt. Besonders sind die mit einem Blickwinkel von 30° oder 150° geeignet. Mit ihnen lassen sich ohne Schwierigkeit das Kavum übersehen und die Uterus-Tubenwinkel durch entsprechende Richtungsänderung des Endoskops darstellen. Ebenso sind die unteren Kavumregionen im isthmischen Teil und der Zervikalkanal beurteilbar. Entsprechend dem Abstand zwischen Optik und Objekt erscheint das Bild in natürlicher Größe oder bis zu etwa 4fach vergrößert bzw. verkleinert. Die Kontakt-Mikro-Kolpo-Zerviko-Hysteroskope von Storz und Wolf erzielen sogar eine Vergrößerung bis zu 150fach. Für die Chorionbiopsie zur pränatalen chromosomalen Diagnostik wurden spezielle Chorionskope entwickelt.

Um ein Kollabieren des mit CO_2-Gas entfalteten Cavum uteri zu verhindern, was insbesondere bei operativen Eingriffen notwendig ist, wird der Lindemann-Hysteroskop-Adapter [45, 46, 54] für den gasdichten Abschluß der Portio uteri gebraucht. Es gibt ihn in klein, mittel und großer Ausführung, entsprechend der Portiogröße wird er ausgewählt. Durch permanente Vakuumfixierung hält der Adapter selbständig an der Portio und verhindert auch bei stärkeren seitlichen Bewegungen mit dem Hysteroskop sein Abgleiten. Für intrauterine Eingriffe sind gasdichte Instrumente erforderlich. Es gibt Biopsiezangen, Scheren, Haken, Koagulationssonden u. a. Auch isolierte Instrumente stehen für gleichzeitige Hochfrequenzkoagulation und Lichtleiter für Laseranwendung zur Verfügung. Zur Sekretaspiration benutzen wir einen durchsichtigen Plastikkatheter von 0,8–1 mm Durchmesser. Dieser läßt sich meist auch ohne Schwierigkeit in den interstitiellen Tubenanteil und weiter einführen.

2 Indikationen

2.1 Diagnostik

Die Indikationen für die Diagnostik und Differentialdiagnostik in den Bereichen der Gynäkologie und der pränatalen Zeit des Embryos sind in Tabelle 1 zusammengefaßt. Die Methode ist geeignet zur Auffindung von Ursachen rezidivierender therapieresistenter Uterusblutungen im Reproduktionsalter wie in der Postmenopausenzeit, insbesondere wenn die Histologie einer schon vorangegangenen Abrasio keine therapiekonsequente Diagnose ergab und der Verdacht besteht, daß der Operateur um ein pathologisches Gebiet herumgeschabt hat (Tab. 2). Ein submuköses Myom, ein gestielter Schleimhautpolyp oder ein kleines verstecktes Adenokarzinom im Uterus-Tubenwinkel kann verfehlt worden sein. Für den Geübten ist es einfach solche Veränderungen zu erkennen [2, 8, 37, 69, 84, 95]. Die histologische Untersuchung der gezielten Gewebeentnahme bestätigt die Diagnose. In manchen Fällen ist durch den diagnostischen Eingriff auch gleich die Therapie mit durchgeführt. Bei der intrauterinen Sterilität und Infertiliät ist der Einsatz der Hysteroskopie von besonderer Wertigkeit. Mit ihr ist es im Vergleich zu dem blinden Verfahren mit Sonde und Kürette möglich den Ort, an dem das befruchtete Ei sich einnisten soll durch direkte Betrachtung zu beurteilen. Terrainstörungen der Uteruswand wie Polypen, Myome, Synechien und durch Polypen hervorgerufene interstitielle Tubenverschlüsse oder Fehlbildungen wie ein Uterus subseptus oder -duplex, die beim instrumentellen Eingriff oder bei der Hysterosalpinographie nicht immer diagnostiziert werden, werden aufgedeckt [12, 14, 19, 43, 62, 93, 96, 98, 101, 103]. Eine Sammelstatistik ergab bei 34,4% von Infertilitäts- und Sterilitätspatientinnen auffällige Befunde (Tab. 3). Vor einem Embryotransfer nach in vitro-Fertilisation ist die Indikation zur Hysteroskopie ebenfalls empfohlen worden [4]. Eine vorherige Abklärung der intrauterinen Verhältnisse erlaubt die Selektierung untauglicher Uteri. In bestimmten Fällen ist eine Vorabsanierung des uterinen Terrains möglich. Auch für die Reproduktionsforschung bietet die Uteruskopie wertvolle Dienste. Sekretanalysen und Beobachtungen der Spermienmigration können von gewonnenem Mukus aus den verschiedenen Bereichen des Cavum uteri und der Tube vorgenommen werden [19, 29, 40].

Zwischen der 9. und 12. Schwangerschaftswoche lassen sich Chorionzotten für die pränatale chro-

Tabelle 1. Indikationen und Kontraindikationen

Diagnostische Indikationen:
- Auffindung intrauteriner Blutungsursachen bei rezidivierenden und therapieresistenten Metrorrhagien sowie bei Prä- und Postmenopausenblutungen
- Entdeckung von Endometriumkarzinomen unter Zuhilfenahme einer gezielten Biopsie, Erkennung von Lokalisation und Ausbreitung
- Suche nach intrauterinen Sterilitäts- und Infertilitätsursachen, auch im Zusammenwirken mit der gynäkologischen Laparoskopie
- Chorionzottenbiopsie

Therapeutische Indikationen:
- Suche und Entfernung verlorengegangener Intrauterinpessare
- Resektion von Synechien und intrauterinen Septen
- Entfernung von Polypen und submukösen Myomen

Tabelle 2. Hysteroskopische Befunde bei 2360 Frauen mit Blutungsstörungen

1683 Hysteroskopien bei Frauen unter 50 Jahren	
Polyposis	211 = 12,5%
Polypen	172 = 10,2%
Myome	93 = 5,5%
Deziduale Reste	21 = 1,2%
Korpuskarzinome	2 = 0,1%
677 Hysteroskopien bei Frauen über 50 Jahren	
Polyposis-Hyperplasie	59 = 8,7%
Adenome	34 = 5,0%
Isolierte Polypen	28 = 4,1%
Korpuskarzinome (6 × stumm bei high risk Patientinnen)	12 = 1,7%

Tabelle 3. Sammelstatistik hysteroskopischer Befunde von 1557 Infertilitäts- und Sterilitäts-Patientinnen [16, 32, 44, 50, 74]

Polypen	202 = 13,0%
Polyposis	75 = 4,8%
Adhäsionen	194 = 12,5%
Myome	59 = 3,8%
Uterus arcuatus	12 = 0,8%
Uterus septus	13 = 0,8%
Uterus subseptus	14 = 0,9%
Uterus unicollis bicornis	10 = 0,6%
Uterus bicornis bicollis	3 = 0,2%
	582 = 37,4%

mosomale Diagnostik transzervikal gezielt mit einer Biopsiezange gewinnen [25, 26, 42]. Der Vorteil der Methode liegt auf der Hand. Der Eingriff wird mit dem Auge direkt und nicht indirekt wie bei der Ultraschallkontrolle überwacht [28, 38, 90]. Eine Verletzung des Amnionsackes oder Plazenta ist kaum möglich. Jedoch hat sich die endoskopische Methode nicht so durchgesetzt wie die transzervikale und transabdominale Zottenentnahme unter sonographischer Sicht. Die postoperative Abortrate ist günstiger; bei ca. 2% im Vergleich zu den transzervikalen Verfahren, die bei ca. 3% liegt. Zu beachten ist jedoch, daß die Spontanabortrate in der Frühschwangerschaft ebenfalls bei 3% liegt [5, 23, 27, 34, 65, 74, 85, 91].

Bei Verdacht eines okkulten Intrauterinpessars findet der Untersucher schnell das dislozierte IUP oder den retrahierten Faden oder ein leeres Cavum uteri, wenn die Spirale unbemerkt hinausgeglitten ist. Ist die Entfernung der Spirale indiziert, wird sie in derselben Sitzung entfernt [89, 97, 99, 100]. Die visuelle Inspektion des Cavum uteri gibt auch gelegentlich Auskunft, warum Unverträglichkeiten bei der Pessarträgerin vorliegen. So kann z. B. ein Polyp, ein Myom oder eine Mißbildung Ursache für einen permanenten sanguilenten Fluor, Krämpfe im Rücken oder Unterbauch sein [20, 31, 63].

2.2 Therapie

Liegt eine organische Pathologie vor und ist ihre Beseitigung von Bedeutung wie Synechien, Schleimhautpolypen und submuköse Myome einer bestimmten Größe oder ein Septum uteri, operieren wir intrauterin transzervikal per hysteroscopiam [12, 93, 98, 101]. Dislozierte Intrauterinpessare bei Nichtgraviden und Graviden und hier besonders bei gewünschter auszutragender Schwangerschaft werden entfernt, um einem Abortus vorzubeugen.

Die Ergebnisse der transuterinen Tubensterilisation sind bis heute enttäuschend. Die anfangs hoffnungsvollen Aussichten auf einfache Weise einen Tubenverschluß herbeizuführen, brachte nicht den gewünschten Erfolg [47, 49, 58, 59, 73, 78, 79, 80]. An neuen Methoden wird weltweit gearbeitet. Insbesondere sind z. Zt. mechanische Verstöpselungen des Tubenkanals mit Silikon-Material in der Diskussion. Gelingt es die Effizienz der transuterinen Tubensterilisation den abdominalen Methoden gleichzusetzen, ist sie in der Praxis sicher ein willkommenes Verfahren.

3 Kontraindikationen

Die Hysteroskopie soll nicht ausgeführt werden bei starken Uterusblutungen, Aborten, Entzündungen der Genitalorgane.

4 Praktische Handhabung

Vorbereitung: Bis auf wenige operative Eingriffe kann die Hysteroskopie ambulant durchgeführt werden. Für die Untersuchung wird die Patientin in Steinschnitt'Position gelagert. Lage und Beweglichkeit des Uterus sind festzustellen, ebenso die Adnexe und Parametrien zu befunden. Die weiteren Vorbereitungen sind die gleichen wie zu einer Abrasio. Für die Desinfektion benutzen wir eine Betaisodona-Lösung®. Soll die Spermienmigration beurteilt werden, hat die Desinfektion zu unterbleiben, um nicht lebende Spermatozoen abzutöten. Eine Infektion haben wir trotzdem niemals gesehen. Wird nur eine Informationshysteroskopie durchgeführt, gebrauchen wir die 3–4 mm Panoramaendoskope. Eine vorangehende Dilatation des Zervikalkanals und eine Narkose sind nicht erforderlich. Dies gilt auch für kleine intrakavitäre Eingriffe mit der Biopsiezange oder einem Katheter. Der zur Mukusgewinnung für Analysen oder den Spermiennachweis in das Kavum oder die Tuben eingeführte transparente Plastikkatheter muß am Ende mit einer Spritze abgeschlossen werden, andernfalls entweicht das Gas und die Gebärmutter kollabiert. Für die operative Hysteroskopie gebrauchen wir entsprechend der Indikation ein 7 mm Hysteroskop mit gebogenem Arbeitskanal oder ein abgewinkeltes Operationshysteroskop mit geradem Instrumentenkanal. Um ein störungsfreies Arbeiten zu gewährleisten ist besonderer Wert auf die gasabdichtenden Gummikappen an den Einführungsstutzen des Hysteroskops zu legen. Man muß immer daran denken, daß das Kavum zusammenfällt, wenn durch Entweichen des Gases nach außen der in ihm herrschende statische Druck sinkt. Die Gleitfähigkeit des Hysteroskops und der Instrumente wird verbessert, wenn sie mit Silikon-Spray® besprüht werden.

Anästhesie: Wird eine Lokalanästhesie notwendig, injizieren wir 2%iges Ultracain® beidseitig je 2,5 ml parazervikal. Nach geraumer Zeit kann der Zervikalkanal schmerzarm dilatiert und das Hysteroskop eingeführt werden. Die kombinierte Untersuchung – Hysteroskopie und Pelviskopie – erfolgt in Allgemeinnarkose. Der Anästhesiologe sollte, wie von der Laparoskopie her bekannt, auch bei der Hysteroskopie auf eine gewisse Hyperventilation bedacht sein [7, 56].

Diagnostische Hysteroskopie: Sind alle Vorbereitungen getroffen, wird mit einer Kugelzange die vordere Muttermundslippe quer angehakt. Soll der Zervikalkanal dilatiert werden, sind Hegarstifte in Halbgröße zu verwenden. Sie sind gerade bis über das Os internum cervicis einzuführen, andernfalls setzt man Artefakte des zu beurteilenden Endometriums, die den nicht Erfahrenen zu einer falschen Diagnose verleiten. Auch der präoperative Gebrauch einer Uterussonde hat zu unterbleiben, weil hierdurch ausgelöste Blutungen und vermehrte Mukusproduktion die Sicht behindern. Nachdem der zuführende Gasschlauch und das Kaltlichtkabel am Hysteroskop angeschlossen sind, wird es unter leichtem Druck gegen den Zug der in der linken Hand gehaltenen Kugelzange in den Zervikalkanal eingeschoben. Wird der Hysteroskop-Adapter gebraucht, drückt man ihn fest gegen die Portio uteri, und im selben Augenblick übernimmt die im Gasinsufflationsapparat integrierte elektrische Vakuumpumpe die permanente Fixierung. Der Negativdruck muß mindestens 0,4 bar, was etwa 300 mgHg entspricht, betragen. Ist er zu niedrig gewählt, kann der Positivdruck des insufflierten CO_2-Gases den Adapter lösen, die Gebärmutterhöhle entfaltet sich nicht.

Blickt man von Anfang an in das Hysteroskop, sieht man zunächst nur einen roten Kreis. Hin und wieder verändert er sich durch das einströmende Gas in kleine Bläschenformationen. Abhängig ob und wieviel Blut oder Mukus in der Gebärmutterhöhle sind, klärt sich nach 30–60 sec das Bild. Blut und Sekrete sind in die Tuben oder gegen die Uteruswand gedrückt worden. Bei konstantem Gasflow entwickelt sich ein intrakavitärer Druck zwischen etwa 40 und 60 mmHg, abhängig von den anatomischen Verhältnissen und dem funktionellen Verhalten des uterotubaren Bereiches sowie dem Manipulieren mit dem Hysteroskop. Der Gasflow liegt normalerweise zwischen 30 und 40 ml/min. Der Gasinsufflationsapparat führt automatisch nur die Gasmenge zu, die durch die Tuben in die Bauchhöhle und durch den Zervikalkanal nach außen, sofern kein Adapter gebraucht wird, entweicht. Je höher der Kavuminnendruck steigt, umso kleiner wird die zufließende Gasmenge. Beide Abläufe sind, wie von den physikalischen Gesetzen bekannt, voneinander abhängig. Besteht Druckausgleich zwischen dem Insufflationsgerät und Gebärmutterhöhle, fließt auch kein Gas mehr. Bei beidseitigem Tubenverschluß geht der Gasflow auf 0 ml/min zurück und der intrakavitäre Druck steigt auf die Höhe des Insufflationsdruckes. Dieser Vorgang ist uns von der Tubendurchgängigkeitsprüfung bekannt. Hin und wieder ist die Optik mit Blut oder Sekret verschmiert. Durch zartes Antippen der Linse gegen die Gebärmutterwand lassen sich diese Benetzungen leicht entfernen. Gelingt dieses nicht, muß die Optik aus dem Schaft herausgezogen und die Linse mit physiologischer Kochsalzlösung oder 70%igem Alkohol gesäubert werden. Nach Wiedereinführen der Optik in den in situ belassenen Schaft ist die Untersuchung erst nach Wiederherstellung einer Pneumometra möglich.

Operative Hysteroskopie: Sind chirurgische Eingriffe vorgesehen, leistet die präoperative Infiltration einer Lösung von 20 ml des Vasopressin-Derivats POR 8® (1 Amp. mit 2,5 I. E. gelöst in 100 ml physiologischer Kochsalzlösung) in den submukösen parazervikalen Bereich gute Dienste. Die Injektion erfolgt verteilt auf 3, 6, 9 und 12 Uhr. Nach etwa 10 min tritt eine Ischämie auf, erkennbar an der weißlichen Verfärbung der Zervix. Die Blutungsneigung des Endometriums ist nur noch gering. Im Gegensatz zu Vasopressin ruft Por 8® nur in seltenen Fällen eine systemische Reaktion hervor. Alle intrauterinen Operationen, insbesondere die Resektion eines Septums führen wir unter dieser Medikation durch. Vorangehend muß differentialdiagnostisch geklärt sein, daß nicht ein Uterus duplex vorliegt. Die Diagnose durch die Interpretation eines Hysterogramms kann falsch sein. Nur die hysteroskopische und laparoskopische Untersuchung gemeinsam ergeben eine objektive Aussage, besonders bei Vorliegen eines breiten fleischigen Septums. Wir durchtrennen das Septum mit einer kräftigen Schere nahe der Vorder- und Hinterwand des Uterus, soweit wie möglich bis zum Fundus herauf. Dann erfolgt Stück für Stück mit einer kräftigen Biopsiezange die Herausnahme der gelösten Scheidewand. Die im Kavum locker liegenden Gewebereste werden nach Entfernen des Hysteroskops durch eine Kürettage mit kleiner stumpfer Kürette eliminiert. Nach dem Eingriff wiederholen wir die Hysteroskopie, noch haftende Septumreste werden mit der Biopsiezange abgetragen. Findet sich in diesem Untersuchungsgang zuviel Blut, das die Sicht behindert, ist eine Spülung mit einer Hämostyptika-Lösung, z. B. Altodor® oder auch nur mit physiologischer Kochsalzlösung, nützlich. Die Instillation erfolgt durch den seitlichen Einfüllstutzen am Hysteroskopschaft nach vorherigem Schließen des Gaseinfüllstutzens, damit die Flüssigkeit nicht in den Gasapparat gelangt. Für die Enukleation eines submukösen Myoms oder der Entfernung von Polypen und Synechien geht man mit entsprechendem Instrumentarium ähnlich vor [1, 71, 77, 93, 95, 98, 101]. In letzter Zeit werden diese Eingriffe auch mit der Neodym Yag-Lasertechnik erfolgreich durchgeführt [13, 21, 70, 102].

Abb. 1. Blick vom Os internum auf den Fundus eines ▷ normal konfigurierten Uterus. Das Endometrium ist in der frühen Proliferationsphase

Abb. 2. Blick von der Mitte des Uterus in das rechte Cornu. Im Hintergrund kreisrund das offene Ostium tubae erkennbar. Das Endometrium ist in allen Bereichen an der Oberfläche deutlich gefäßinjiziert, das typische Bild während der Ovulationszeit

Abb. 3. Intakte Gravidität der 8. Woche. Rechts der Am- ▷ nionsack mit den ihn überdeckenden Chorion frondosum, links ein Intrauterinpessar mit retrahiertem Faden

Abb. 4. Breitbasiger Endometriumpolyp im Fundus uteri-Bereich. Mit der eingeführten kalibrierten Meßsonde wird die Größe des Tumors ermittelt

Abb. 5. Mit dem in das rechte Ostium tubae eingeführten, ▷ transparenten Plastikkatheter läßt sich Mukus gewinnen. Sekretanalysen und postkoitale Untersuchungen für die Beurteilung der Spermienmigration können durchgeführt werden

Abb. 6. Adenokarzinom in Nachbarschaft eines Myoms im rechten Uterus-Tubenwinkel. Pathologien in solcher Lokalisation können leicht mit der Kürette verfehlt werden

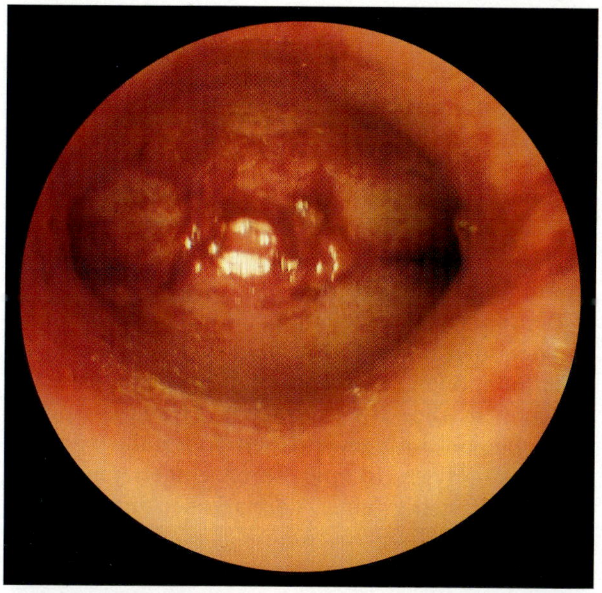
1

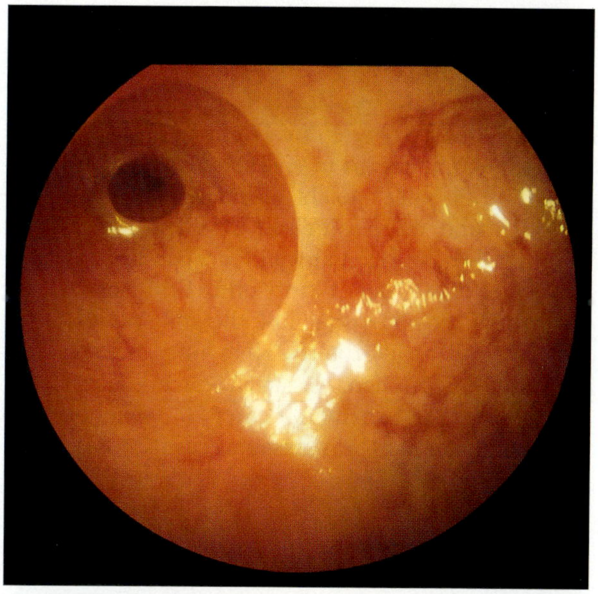
2

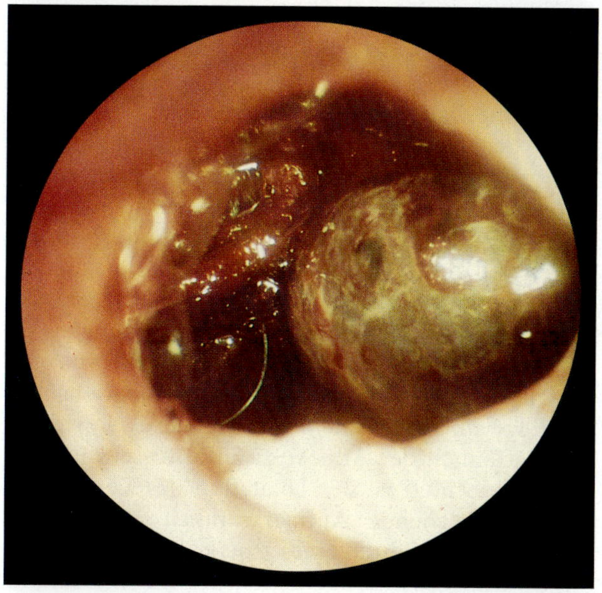
3

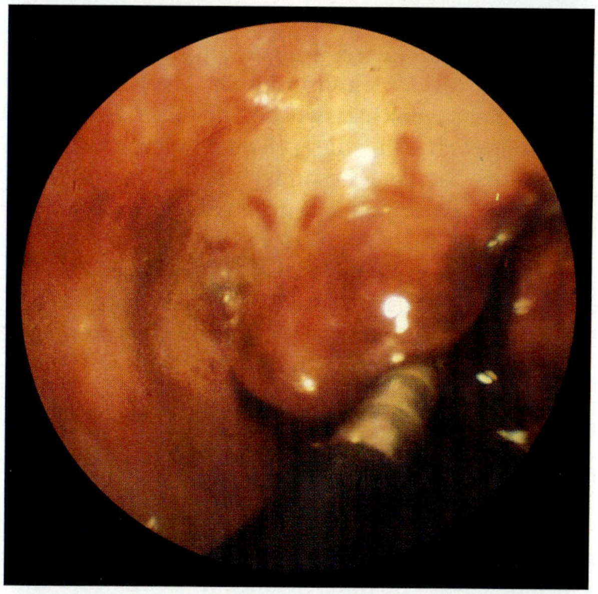
4

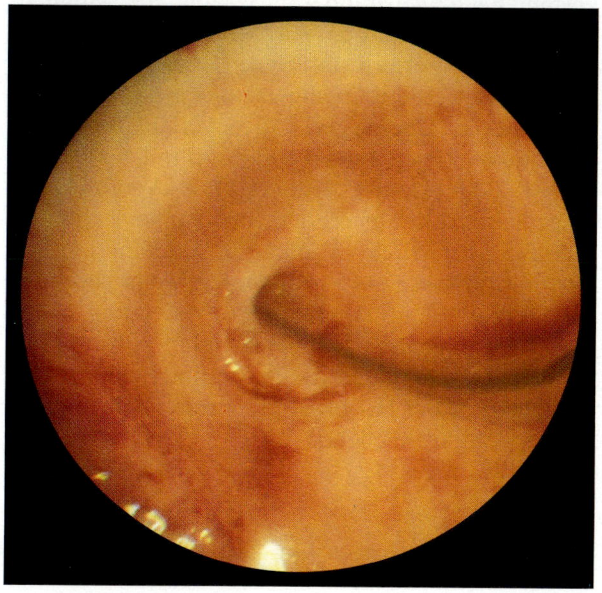
5

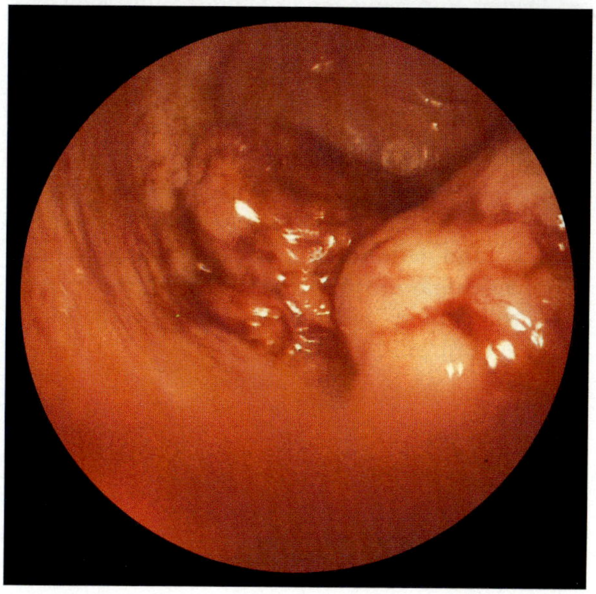
6

Kontakt-Mikro-Kolpo-Zerviko-Hysteroskopie: Die Kontakt-Mikro-Kolpo-Zerviko-Hysteroskopie hat bei suspekter Zytologie ihre Domäne in der Auffindung eines Karzinoms in vivo. Die Methode ist, obgleich sie technisch leicht erscheint, u. E. nur von Geübten und morphologisch bzw. zytologisch geschulten Gynäkologen anwendbar. Die Betrachtung der Oberfläche der Ekto- und Endozervix mit 150facher Vergrößerung läßt die mit chinesischer Tinte vorher angefärbten Zellen und ihre Nukleii wie im zytologischen Ausstrich gut erkennen [30]. Ob die Untersuchungen mit einer 20–50fachen Vergrößerung zusätzliche Aussagen bringen, ist z. Zt. nicht erkennbar.

Chorionskopie: Der gravide Uterus ist außerordentlich dehnbar. Er entfaltet sich abhängig von der einfließenden Menge des Aufdehnungsmediums wie ein Ballon. Wenn überhaupt, sollte die Hysteroskopie nur bei besonderer Indikation ausgeführt werden. Bei der Chorionskopie zwischen der 9.–12. Schwangerschaftswoche zur Gewinnung von Choriongewebe für die pränatale chromosomale Diagnostik ist eine besondere Aufdehnung nicht notwendig. Es genügt 2–3 ml physiologische Kochsalzlösung in das Kavum zu instillieren um die Zotten darzustellen. Die Traumatisierung des Choriongewebes durch die Biopsie ist gering. Eine postoperative Behandlung ist nicht erforderlich. Die natürliche Abortrate scheint durch den transzervikalen Eingriff nicht erhöht [25, 26].

Folgebehandlung: Nach der Hysteroskopie ist eine Folgebehandlung nicht erforderlich und die Patientinnen können aus der ärztlichen Betreuung entlassen werden. Ein typischer Schulterschmerz durch ein mögliches Pneumoperitoneum ist nur von kurzer Dauer. Vorübergehende Schmierblutungen lassen sich auf die mechanischen Einwirkungen durch das Einbringen des Hysteroskops oder das Manipulieren mit den Instrumenten zurückführen. Sind intrauterine Operationen vorgenommen worden, die Adhäsionen hervorrufen könnten, wie z. B. nach einer Septum-, Myom- oder Synechieentfernung legen wir für die nächsten 8 Wochen ein flächendeckendes Intrauterinpessar, am besten ein Lippes Loop, als Adhäsionsprophylaxe ein. Für die schnellere Proliferation des Endometriums verabfolgen wir eine Östrogen-Medikation.

5 Komplikationen, Fehler und ihre Vermeidung

In einer Erhebung von 184563 Hysteroskopien, 1986 und 1988 nach einer Umfrage zusammengestellt, ermittelten wir 0,012% ernsthaftere Vorkommnisse. Beteiligt waren kardio-vaskuläre und respiratorische Zwischenfälle durch Narkoseeinwirkungen, allergische Reaktionen und instrumentelle Manipulationen. Eigene letal ausgegangene Fälle berichteten die 101 befragten Hysteroskopisten nicht. Die bekannt gewordenen Todesfälle während einer CO_2-Hysteroskopie waren eingetreten, wenn auch gleichzeitig eine Vollnarkose durchgeführt worden war.

Der Einfluß des Narkosegases bewirkt Veränderungen im Blutpuffersystem mit der Folge einer möglichen metabolischen und respiratorischen Azidose, besonders bei zusätzlich insuffliertem Kohlendioxid.

Die mechanische Komplikationsrate liegt, obgleich das Vorgehen bei der Hysteroskopie ähnlich wie bei einer Abrasio ist, noch weit unter dieser Größenordnung. Wir beobachteten bei über 14000 Hysteroskopien lediglich 8 Fundusperforationen. Auch die Komplikationsrate in der internationalen Literatur ist gering und kann fast vernachlässigt werden [89]. Um Uterusverletzungen zu vermeiden hat der Operateur sich wie vor der Durchführung einer Abrasio durch Palpation über die Lage und Beweglichkeit des Uterus sowie die Beschaffenheit der Adnexe zu informieren. Bei der Retroflexio uteri ist der Dilatation des Zervikalkanals entsprechende Aufmerksamkeit zu widmen. Auch beim Einführen eines Übersichtshysteroskops ohne vorausgehende Dilatation des Zervikalkanals, besteht bei Lageveränderung erhöht die Möglichkeit einer Perforation. Wird ein Trauma gesetzt, kann nach unseren Erfahrungen ohne Intervention abgewartet werden. Im allgemeinen erübrigt sich eine Therapie. Der postoperative Verlauf bleibt unauffällig wie nach einer Perforation mit Sonde, Dilatator oder kleiner Kürette. Die Verabfolgung eines uteruskontrahierenden Medikaments wie Methergin® ist nützlich, es führt zur Verkleinerung der Perforationsstelle und Minderung einer Blutung. Bei Verdacht auf eine größere Verletzung, sollte man sich zunächst per laparoscopiam informieren. Findet sich eine blutende Perforationsstelle ist ihre Koagulation mit Hochfrequenzstrom oder Thermosonde wohl ausreichend.

Entzündliche Komplikationen werden vermieden, wenn man die Kontraindikationen beachtet. Kommt es zu einem Aufflackern ruhender Prozesse ist eine Antibiotika-Abschirmung angezeigt. Die Verschleppung eines Karzinoms durch die Hysteroskopie ist wie bei der Hysterosalpingographie niemals beobachtet worden.

Letale Komplikationen während einer CO_2-Gasapplikation ohne gleichzeitigen Einsatz einer Vollnarkose sind bei der gesteuerten Insufflation mit den für die Hysteroskopie konstruierten Gasapparaten nicht eingetreten. Werden andere Geräte mit einem Gasflow von mehr als 100 ml/min gebraucht, z. B. Tubenpertubations- oder Laparoskopie-Insufflatoren, muß mit einer Unverträglichkeit gerechnet werden [7, 48, 57, 61]. Die zu Beginn der CO_2-Hysteroskopie bekannt gewordenen Zwischenfälle konnten jedesmal auf eine zu große Gasapplikation/min zurückgeführt werden. In den USA war eine Patientin sogar an einen CO_2-Gastank ohne Druckminderung angeschlossen worden. Ihr Exitus letalis war die unmittelbare Folge. Bei anderen Patientinnen in Allgemeinnarkose führte ein nicht ausreichendes Eliminieren von CO_2 zur Azidose mit der Folge von zunächst Rhythmusstörungen, Kreislaufversagen und letztlich Lähmung des Atemzentrums. Bei vollnarkotisierter Patientin hat der Anästhesiologe wie bei der Laparoskopie stets auf eine leichte Hyperventilation zu achten um eine Azidose, wie sie bei einfacher Maskennarkose schon eintreten kann, zu vermeiden.

Ein typischer Schulterschmerz, wie von der Tubenpertubation bekannt, kann der nicht narkotisierten Patientin, die während der Hysteroskopie in Steinschnitt'Position gelagert war, nach der Untersuchung, wenn sie wieder in eine aufrechte Haltung gekommen ist, unangenehme Beschwerden mit Atemnot bereiten. Durch horizontale Lagerung wandert das auf das Diaphragma wirkende CO_2 in den Beckenraum, und die Symptome verschwinden augenblicklich. Abhängig vom Absorptionsflow des CO_2 über das Peritoneum und seine Abatmung über die Lunge, stellt sich bald wieder eine normale Situation ein. Im weiteren sei auf die entsprechenden Lehrbücher verwiesen [9, 16].

LITERATUR

1. Anderson RK (1984) Electrical and thermal aspects of high frequency electrosurgical energy as applied to hysteroscopy. In: Sciarra JJ, Butler JC, Speidel JJ (eds) Hysteroscopy, Sterilization. Intercont Med Book Corp, New York
2. Baggish MS (1984) Contact endoscopy for evaluation of endometrial adenocarcinoma. In: Siegler AM, Lindemann H-J (eds) Hysteroscopy: Principles and Practice. Lippincott, Philadelphia, p 162
3. Bailer G, Strub RL, Klein RC, et al (1967) Dextran-induced anaphylaxis. JAMA 200: 185-889
4. Bordt J, Belkien K, Vancaillie T, Stening C, Schneider HPG (1984) Ergebnisse diagnostischer Hysteroskopien in einem IVF/ET-Programm. Geburtsh u Frauenheilk 44: 813-815
5. Brambati B, et al (1983) Diagnosis of fetal trisomy 21 in first trimester. Lancet I: 586
6. Buchwald W (1965) Die Verwendung schnell resorbierbaren Gases bei diagnostischer Gasinsufflation. Fortschr Geb Röntgenstr Nuklearmed Ergänzungsband 103: 187
7. Buros M, Partecke G (1984) Choice of anesthesia. In: Siegler AM, Lindemann H-J (eds) Hysteroscopy: Principles and Practice. Lippincott, Philadelpha
8. Cittadini E, Perino A, Gullo D (1984) Hysteroscopic endometrial patterns during replacement estrogen therapy. In: Siegler AM, Lindemann H-J (eds) Hysteroscopy: Principles and Practice. Lippincott, Philadelphia
9. Cognat M, Gerald D (1978) Cardiac arrest during laparoscopy: Physiopathogenesis and prevention. In: Phillips JM (ed) Endoscopy in Gynecology. Christion Board of Publication, St. Louis
10. Dallenbach-Hellweg G, Hohagen F, Hohlweg-Majert P (1984) Die histologische Reaktion des Endometriums auf Sondenreizung im Hinblick auf die Problematik des Embryotransfers bei der In-vitro-Fertilisation. Geburtsh u Frauenheilk 44: 381-387
11. David C (1908) L'endoscopic utérine (Hystéroscopie) Applications aus diagnostic et au traitement des affections intrautérines. Thesis at the University of Paris. Jacques J, Paris
12. De Cherney AH (1984) Hysteroscopic management of müllerian fusion defects. In: Siegler AM, Lindemann H-J (eds) Hysteroscopy: Principles and Practice. Lippincott, Philadelphia, p 204
13. Dequesne J (1989) Laser in der Gynäkologie - Gestern, Heute und Morgen. Laser-Brief 14
14. Dolff M (1984) Carbondioxide hysteroscopy before tubal microsurgery. In: Siegler AM, Lindemann H-J (eds) Hysteroscopy: Principles and Practice. Lippincott, Philadelphia, p 211
15. Edström K, Fernström I (1970) The diagnosis possibilities of a modified hysteroscopic technique. Acta Obstet Gynec Scand 49: 327
16. Frangenheim H (1977) Die häufigsten Komplikationen bei der Laparoskopie; ihre Ursachen, Folgen und Vorschläge zu ihrer Verhütung. In: Frangenheim H (Hg) Die Laparoskopie in der Gynäkologie, Chirurgie und Pädiatrie. Thieme, Stuttgart, S 109
17. Gallinat A (1978) Metromat - a new insufflation apparatus for hysteroscopy. Endoscopy 10: 234

18. Gallinat A (1978) Carbondioxide hysteroscopy: Principles and Physiology. In: Siegler AM, Lindemann H-J (eds) Hysteroscopy: Principles and Practice. Lippincott, Philadelphia, p 45
19. Gallinat A (1984) Hysteroscopy as a diagnostic and therapeutic procedure in sterility. In: Siegler AM, Lindemann H-J (eds) Hysteroscopy: Principles and Practice. Lippincott, Philadelphia, p 180
20. Gallinat A, Lueken RP, Lindemann H-J (1978) Komplikationen mit Intrauterinpessaren. Sexualmedizin 7: 215-218
21. Gallinat A, Lueken RP, Möller CP (1989) Die Neodym Yag-Laser Applikation in der gynäkologischen Endoskopie. MBB-Laser-Brief 14
22. Gauss CJ (1928) Hysteroskopie. Arch Gynäk 133: 18
23. Gerilardini G, Gualerzi C, Fochi F, Spreatico L, Agnelli P, Diazzi M (1986) Chorionscopy and chorionic villi sampling. In: Cittadini E, Mencaglia A, Perino A, Van Herendael B (eds) Proceedings of the Second World Congress on Hysteroscopy. Acta Eur Fertil 17: 495
24. Getzen JH, Speiggler W (1963) Anaphylactic reaction to Dextran. A case report. Arch Intern Med 112: 168-170
25. Ghirardini G, Camurri L, Gualerzi C, Fochi F, Foscoglu AMS, Spreatico L, Agnelli P (1986) Chorionic villi sampling by mean of a new endoscopic device. Acta Eur Fert 17: 495
26. Ghirardini G, Foscoglu AMS, Spreatico L, Gualerzi C (1984) Vorgeburtliche Diagnose im ersten Trimenon: Chorionembryoskopie. Berichte Gynäk Geburtsh 120: 514
27. Gustavii B, et al (1986) Chorionic biopsy and miscarriage in first trimester. Lancet I: 562
28. Gustavii B, Chester MA, Edvall H, Iosif S, Kristoffersson U, Löfberg L, Mineur A, Mitelman F (1984) First-trimester diagnosis on chorionic villi, obtained by direct vision technique. Hum Genet 65: 373-376
29. Hammerstein J, Koch U, Zielske F (1974) Investigation on sperm migration in the human female genital tract as a routine diagnostic method for sterility. World Congress on Fertility and Sterility, Buenos Aires
30. Hamou J (1981) Microhysteroscopy. A new procedure and its original applications in gynecology. J Reproduc Med 26: 376
31. Hepp H (1977) Zum Problem des „verlorenen" Intrauterinpessars. Geburtsh u Frauenheilk 37: 653-659
32. Hoeffken W, Junghans R, Zykla W (1957) Die Grundlagen der Pneumoradiographie des rechten Herzen mit Kohlendioxid (Basic principles of CO-2-pneumoradiography of the right heart). Fortschr Röntgenbestr 86: 292-301
33. Hoekstra PT, Kahnoski R, McCamish MA, Bergen W, Heetderks DR (1983) Transurethral prostatic resection syndrome - a new perspective: encephalopathy with associated hyperammonemia. J Urol 130: 704-707
34. Hugentobler E, et al (1988) Die transabdominale Chorionbiopsie im 2. und 3. Trimenon. In: Saling E (Hg) Perinatale Medizin, 13. Deutscher Kongreß f perin Med. Thieme, Stuttgart
35. Hulf JA, Corall IM, Knights KM (1979) Blood carbondioxide tension changes during hysteroscopy. Fertil Steril 32: 193
36. Hulf JA, Knights KM, Corall IM, et al (1976) Arterialized venous pCO-2 changes during hysteroscopy. Br J Anaesth 48: 237
37. Joelsson IS (1984) Hysteroscopy for delineating the intrauterine extent of endometrial carcinoma. In: Siegler AM, Lindemann H-J (eds) Hysteroscopy: Principles and Practice. Lippincott, Philadelphia, p 154
38. Klink F, Froster-Iskenius U, Grzesjszczyk G, Schwinger E, Oberheuser F (1985) Gynäkologische und zytogenetische Aspekte der Pränataldiagnostik im ersten Schwangerschaftstrimenon. Geburtsh u Frauenheilk 45: 73-78
39. Knudtson ML, Taylor PJ (1976) Überempfindlichkeitsreaktion auf Dextran 70 (Hyskon) während einer Hysteroskopie. Geburtsh u Frauenheilk 36: 263
40. Koch UJ (1980) Sperm migration in the human female genital tract with and without intrauterine devices. Acta Eur Fertil 11: 33
41. Kohen M, et al (1970) A study of three untoward reactions to dextran. J Allerg 4: 309
42. Kullander S, Sandahl B (1973) Fetal chromosome analysis after transcervical placental biopsies during early pregnancy. Acta Obstet Gynec Scand 52: 355-359
43. Labastida R, Dexeus S, Arias A (1984) Infertility and hysteroscopy. In: Siegler AM, Lindemann H-J (eds) Hysteroscopy: Principles and Practice. Lippincott, Philadelphia, p 175
44. Levine RU, Neuwirth RS (1973) Simultaneous laparoscopy and hysteroscopy for intrauterine adhesions. Obstet Gynec 42: 441
45. Lindemann H-J (1971) Eine neue Untersuchungsmethode für die Hysteroskopie. Endoscopy 4: 194-199
46. Lindemann H-J (1973) Historical aspects of hysteroscopy. Fertil Steril 24: 230-242
47. Lindemann H-J (1973) Transuterine Tubensterilisation per Hysteroskop. Geburtsh u Frauenheilk 33: 709-715
48. Lindemann H-J (1975) Komplikationen bei der CO_2-Hysteroskopie. Arch f Gynäk 219: 257
49. Lindemann H-J (1976) Die Sterilisationsmethoden bei der Frau unter besonderer Berücksichtigung der Möglichkeiten mit der hysteroskopischen Sterilisation. Münch Med Wschr 118: 903-906
50. Lindemann H-J (1977) Gasinsufflationsapparate. In: Frangenheim H, Lindemann H-J (Hg) Die Laparoskopie in der Gynäkologie, Chirurgie und Pädiatrie, 3. Aufl. Thieme, Stuttgart, S 177-179
51. Lindemann H-J (1980) Geschichte. In: Lindemann H-J (Hg) Atlas der Hysteroskopie. Fischer, Stuttgart, S 3-4
52. Lindemann H-J (1980) CO_2-Gasinsufflation. In: Lindemann H-J (Hg) Atlas der Hysteroskopie. Fischer, Stuttgart, S 5
53. Lindemann H-J (1980) Methoden und Techniken. In: Lindemann H-J (Hg) Atlas der Hysteroskopie. Fischer, Stuttgart, S 5-8
54. Lindemann H-J (1980) Der Hysteroskop-Adapter. In: Lindemann H-J (Hg) Atlas der Hysteroskopie. Fischer, Stuttgart, S 13
55. Lindemann H-J (1980) Gasinsufflationsapparate. In:

Lindemann H-J (Hg) Atlas der Hysteroskopie. Fischer, Stuttgart, S 13
56. Lindemann H-J (1980) Anästhesie. In: Lindemann H-J (Hg) Atlas der Hysteroskopie. Fischer, Stuttgart, S 23
57. Lindemann H-J, Gallinat A (1976) Physikalische und Physiologische Grundlagen der CO-2-Hysteroskopie. Geburtsh u Frauenheilk 36: 729–737
58. Lindemann H-J, Mohr J (1974) Tubensterilisation per Hysteroskop. Sexualmedizin 3: 122–125
59. Lindemann H-J, Mohr J (1974) Ergebnisse von 274 transuterinen Tubensterilisationen per Hysteroskop. Geburtsh u Frauenheilk 34: 775–779
60. Lindemann H-J, Mohr J (1976) CO_2-hysteroscopy: Diagnosis and treatment. Amer J Obstet Gynec 124: 129
61. Lindemann H-J, Mohr J, Gallinat A, Buros M (1976) Der Einfluß von CO-2-Gas während der Hysteroskopie. Geburtsh u Frauenheilk 36: 153–162
62. Lübke F, Hindenburg H-J (1984) Hysteroscopy as an examination method in sterility. In: Siegler AM, Lindemann H-J (eds) Hysteroscopy: Principles and Practice. Lippincott, Philadelphia, p 173
63. Lueken RP (1984) Management of the lost intrauterine device with hysteroscopy. In: Siegler AM, Lindemann H-J (eds) Hysteroscopy: Principles and Practice. Lippincott, Philadelphia, p 227
64. Maddi VI, Wyso EM, Zimmer EN (1969) Dextran anaphylaxis. Angiology 20: 243
65. Mencaglia L, Ricci G, Perino A, Cittadini E, Catinella E (1986) Hysteroscopic chorionic villi sampling; a new approach. In: Cittadini E, Mencaglia L, Perino A, Van Herendael B (eds) Proceedings of the Second World Congress on Hysteroscopy. Acta Eur Fertil 17: 491
66. Menken FC (1971) Ein neues Verfahren mit Vorrichtung zur Hysteroskopie. Endoscopy 3: 200
67. Metzler R, Habighorst LV, Diethelm L (1972) Komplikationen des Retropneumoperitoneum unter Verwendung von Kohlendioxid als Insufflationsgas. Radiol 12: 367–371
68. Mikulicz-Radecki F von, Freund A (1928) Ein neues Hysteroskop und seine praktische Anwendung in der Gynäkologie. Z Geburtsh Gynäk 92: 13
69. Miyazawa K (1984) Selective use of hysteroscopy in gynecologic oncology. In: Siegler AM, Lindemann H-J (eds) Hysteroscopy: Principles and Practice. Lippincott, Philadelphia, p 165
70. Morawski A, Wallwiener D (1989) Neue therapeutische Möglichkeiten für Laser in der Gynäkologie. MBB-Laser-Brief 14
71. Neuwirth RS (1978) A new way to manage submucous fibroids. Contemporary OB/Gyn
72. Neuwirth RS, Amin HK (1976) Excision of submucous fibroids with hysteroscopic control. Amer J Obstet Gyn 126: 95
73. Neuwirth RS, Levine RU, Richart RM (1973) Hysteroscopic tubal sterilization. I A Preliminary report. Amer J Obstet Gynec 116: 82
74. Nicolaides E, et al (1986) Why confine chorionic villus biopsy to the first trimester. Lancet I: 543
75. Norlen H, Allgen L, Vinnars E, Bedrelidou-Classon G (1986) Glycine solution as an irrigating agent during transurethral prostata resection. Scand J Urol Nephrol 20: 19–26
76. Pantaleoni D (1969) On endoscopic examination of the cavity of the womb. Med Press Circ 8: 26
77. Perino A, Cittadini E, Hamou JE, Mencaglia L (1985) Hysteroscopic treatment of uterine septa. Acta Eur Fertil 16: 331
78. Quinones GR (1974) Tubal electrocoagulation and Quinacrine instillation. In: Phillips JM (ed) Gynecological laparoscopy. Stratton Intercontinental Medical Book Corp., New York
79. Quinones GR, Alvarado DA, Aznar RR (1973) Tubal occlusion by electrocoagulation under hysteroscopy. A preliminary report. Int J Fertil 18: 167
80. Rimkus V, Semm K (1975) Die Schwachstromkoagulation als Methode der Sterilisation unter hysteroskopischer Kontrolle. Arch f Gynäk 219: 40
81. Rioux JE (1984) Methods of uterine distension. In: Siegler AM, Lindemann H-J (eds) Histeroscopy: Principles and Practice. Lippincott, Philadelphia, p 38–39
82. Rösch RP, Stölting RK, Lingemann JE, Kahnoski RJ, Backer DJ, Gephardt SA (1983) Ammonia toxicity resulting from Glycine absorption during a transurethral resection of the prostate. Anaesthesiology 58: 577–579
83. Salat-Baroux J, Hamou J, Maillard E, Chonraqui A, Verges P (1984) Complications from microhysteroscopy. In: Siegler AM, Lindemann H-J (eds) Hysteroscopy: Principles and practice. Lippincott, Philadelphia, p 112
84. Scarselli G, Mencaglia L, Colafranceschi M, Taddei G, Branconi F, Tantini C (1984) The standardization of morphologic precursors of endometrial adenocarcinoma by microhysteroscopy. In: Siegler AM, Lindemann H-J (eds) Hysteroscopy: Principles and practice. Lippincott, Philadelphia, p 151
85. Schaetti D, et al. (1989) Chorionbiopsie: Eine neue Methode der pränatalen Diagnostik. TW Gynäkologie 2: 246–250
86. Shepard D, Vandam L (1964) Anaphylaxis associated with the use of dextran. Anaesthesiol 25: 244
87. Siegler AM (1983) Risk and complications of hysteroscopy. In: Van der Pas H, Herendael B van, Lith D van, Keith L (eds) Hysteroscopy. MTP Press Ltd, Boston, p 75
88. Siegler AM (1984) Adverse effects. In: Siegler AM, Lindemann H-J (eds) Hysteroscopy: Principles and practice. Lippincott, Philadelphia, p 108
89. Siegler AM, Kemman E (1975) Hysteroscopic removal of occult intrauterine contraceptive device. Obstet Gynec 46: 604
90. Simoni G, Brambati B, Danesino C, Rossella F, Terzoli GL, Ferrari M, Fracarro M (1983) Efficient direct chromosome analyses and enzyme determinations from chorionic villi samples in the first trimester of pregnancy. Hum Genet 63: 349–357
91. Simoni G, et al (1985) Discordance between prenatal cytogenetic diagnosis after chorionic villi sampling and chromosomal constitution of the fetus. In: Fraccaro M, Simoni G, Brambati B (eds) First Trimester Fetal Diagnosis 137. Springer, Berlin Heidelberg New York Tokyo
92. Stauffert HM, Durant TM, Oppenheimer MJ (1956) Gas embolism: Roentgenologic considerations including the experimental use of carbondioxide as an intracardiac contrast material. Radiology 66: 686

93. Sugimoto O, Nishimura T (1974) Diagnosis and therapeutic hysteroscopy for Asherman's snydrome. Abstracts 8th World Congress on Fertility and Sterility
94. Sugimoto O, Ushiroyama T, Fukuda Y (1984) Diagnostic hysteroscopy for endometrial carcinoma. In: Siegler AM, Lindemann H-J (eds) Hysteroscopy: Principles and practice. Lippincott, Philadelphia, p 157
95. Sugimoto O, Ushiroyama T, Fukuda Y (1984) Diagnostic and therapeutic hysteroscopy for traumatic intrauterine adhesions. In: Siegler AM, Lindemann H-J (eds) Hysteroscopy: Principles and practice. Lippincott, Philadelphia, p 186
96. Taylor PJ, Leader A, George RE (1984) Combined laparoscopy and hysteroscopy in the investigation of infertility. In: Siegler AM, Lindemann H-J (eds) Hysteroscopy: Principles and practice. Lippincott, Philadelphia, p 207
97. Valle RF, Freeman DW (1975) Hysteroscopy in the localization and removal of intrauterine devices with „missing strings". Contracept 11: 161
98. Valle RF, Sciarra JJ (1984) Hysteroscopic treatment of intrauterine adhesions. In: Siegler AM, Lindemann H-J (eds) Hysteroscopy: Principles and practice. Lippincott, Philadelphia, p 193
99. Wagner H, Schweppe KW (1984) The influence of intrauterine device displacement on the pregnance rate. In: Siegler AM, Lindemann H-J (eds) Hysteroscopy: Principles and practice. Lippincott, Philadelphia, p 221
100. Wagner H, Schweppe KW, Kronholz HL, et al (1980) Möglichkeiten der Extraktion von Intrauterinpessaren bei eingetretener Schwangerschaft. Med Welt 31: 1317
101. Wamsteker K (1984) Hysteroscopy in Asherman's syndrome. In: Siegler AM, Lindemann H-J (eds) Hysteroscopy: Principles and practice. Lippincott, Philadelphia, p 198
102. Wallwiener D (1989) Fertilitätschirurgische Therapiekonzepte. Lasertechnische Neuentwicklungen. Habilitationsschrift. Universitäts-Frauenklinik Heidelberg
103. Weyl B, Daniel JL, Vogel W (1985) Value of surgical hysteroscopy in the treatment of myomas and intracavitary fibrous polyps. Evaluation of 16 operations. J Obstet Biol Reprod 14: 1845

Sachverzeichnis